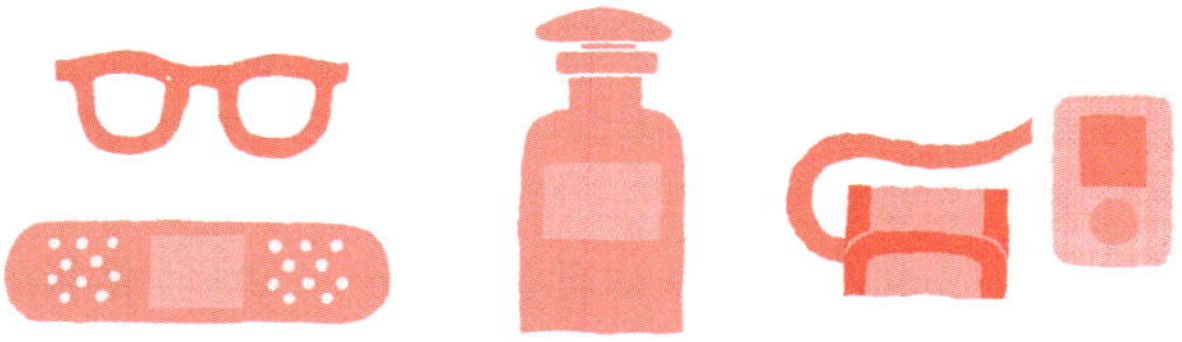

100歳まで元気に暮らす！

家庭の医学

すぐわかる　よくわかる

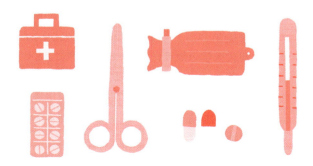

主婦の友社

本書の特徴

健康で長生きをしたい。いつの時代も変わらない、多くの人の願いです。日本は現在、平均寿命は世界でも最高水準です。100歳を超えて生きる人は6万5000人以上おり、年々ふえる傾向にあります。100歳を超えて生きることは、特別な人の話ではなくなっているのです。

一方、健康についてはどうでしょう。50代に入れば、どこかに痛みや不調があり、60代になれば持病をかかえて通院している人も多いのではないでしょうか。体調に不安を感じたとき、インターネットサイトで症状を検索すると、膨大な医療情報がでてきます。そのなかから、正しく信頼に足る情報であるかどうかを判断することは簡単ではありません。情報がありすぎて、かえって不安になることもあります。インターネットが一般に普及する前であれば、すぐさま病院に行くか、書棚にある家庭医学書を開くという人も多かったことでしょう。

情報があふれる現代だからこそ、インターネットでは得ることができない、体系的にまとめられた信頼できる家庭医学書が必要ではないか。これが今回、最新版の『家庭の医学』が目ざしたことです。

本書は、気鋭の医師による最新医学情報である「病気編」を軸に編集しています。不調を感じたとき、その症状からどのような病気を疑うか、病院に行くか様子を見るべきか、診察を受けるのは何科がよいか、病気の原因・症状・治療について、一読してわかるよう工夫しました。

現代医学の知識に加え、ツボ刺激によるセルフケア、漢方・伝統医療も紹介しています。病院に行くほどではないけれど不調があるというとき、東洋医学の知恵が役立つことがあります。病気が治ったあとの健康維持にも参考になる内容です。読めば役立つ健康に過ごすためのホームケア、知っておくとよい医学情報もコラムにまとめました。

巻頭では「健康と長寿のための食事の新常識」と「認知症とその予防」を特集し、巻末では、いざというときのための応急手当と、家族介護のポイントとコツをとり上げました。寿命が長いことは、人生の後半、だれかの助けが必要になる機会がふえることでもあります。また、健康は身体的な側面だけではありません。精神的な面にも焦点をあて、心の病気についてとり上げました。ちいさなお子さんのいるご家庭のために、子供の病気、アレルギー、発達障害についても記しました。

本書で紹介したことが、健康に対する不安を解消し、あなたと家族の健康をまもる一助になれば幸いです。

平成30年1月　主婦の友社

100歳まで元気に暮らす！

家庭の医学

すぐわかる　よくわかる

目次

ご執筆・ご指導いただいた先生

新啓一郎 宮内庁東宮侍医
池下育子 いけした女性クリニック銀座院長
石川隆俊 東京大学名誉教授・喫煙科学研究財団理事長
石田禎夫 日本赤十字社医療センター血液内科部長
石橋由孝 日本赤十字社医療センター腎臓内科部長
伊藤公一 伊藤病院院長
岡本美孝 千葉大学大学院医学研究院 耳鼻咽喉科・頭頸部腫瘍学 教授
小田瑞恵 こころとからだの元氣プラザ理事 診療部長 東京慈恵会医科大学 産婦人科講師
笠貫宏 早稲田大学特命教授
熊谷公明 東京慈恵会医科大学小児科客員教授／横浜総合病院 小児(神経)科
小橋隆一郎 コハシ文春ビル診療所院長・医学博士
齊藤厚 佐世保同仁会病院院長
斎藤元章 東京慈恵会医科大学葛飾医療センター産婦人科講師
笹子三津留 兵庫医科大学上部消化管外科教授
佐原力三郎 東京山手メディカルセンター副院長・大腸肛門病センター長
塩沢育己 東京医科歯科大学 歯学部附属病院臨床教授
司馬理英子 司馬クリニック院長
渋谷紀子 総合母子保健センター 愛育クリニック小児科部長・母子保健科部長
清水伸幸 山王病院 副院長
杉田美由紀 蒔田眼科クリニック院長
鈴木壱知 秀和総合病院 消化器病センター
清佳浩 帝京大学医学部附属溝口病院皮膚科 教授
高木誠 東京都済生会中央病院院長
田窪敏夫 東京女子医科大学呼吸器内科非常勤講師
田村仁 田村医院院長
坪井正博 国立研究開発法人国立がん研究センター 東病院呼吸器外科科長
冨永健 日本乳癌学会名誉会長・JMTO理事
夏井睦 なついキズとやけどのクリニック院長
西常博 三井記念病院乳腺内分泌外科非常勤医師
野村総一郎 日本うつ病センター副理事長 六番町メンタルクリニック所長
廣田彰男 医療法人社団 広田内科クリニック 理事長
古堅進亮 新都心クリニック東京 前立腺センター院長
松田圭二 帝京大学医学部外科 准教授
三井弘 三井弘整形外科リウマチクリニック院長
三森明夫 岩手県立中央病院腎臓リウマチ科参与
村山公 苑田第一病院副院長
百村伸一 自治医科大学附属 さいたま医療センター センター長
八木聰明 日本医科大学名誉教授
矢島正純 汐留第二セントラルクリニック 院長
綿田裕孝 順天堂大学大学院医学研究科 代謝内分泌内科学 教授

「健康と長寿のための食事の新常識」でご指導いただいた先生

貴堂明世 管理栄養士・アムティッシュ主宰
福田千晶 医学博士・健康科学アドバイザー

「認知症とその予防・健康診断と検査値」でご指導いただいた先生

朝田隆 創和会理事長 東京医科歯科大学特任教授 メモリークリニックお茶の水院長
飯島治 亀戸大島クリニック院長

植木 彰　自治医科大学附属さいたま医療センター神経内科教授
河岸洋和　静岡大学農学部教授
高田明和　浜松医科大学名誉教授
田平 武　元・国立長寿医療センター研究所長
丁 宗鐵　日本薬科大 研究員教授
安田和人　元・帝京大学名誉教授
家森幸男　武庫川女子大学国際健康開発研究所所長
京都大学名誉教授 医学博士
池谷裕二　東京大学大学院薬学系研究科教授
久郷晴彦　薬学博士
村上光太郎　元崇城大学名誉教授
小橋隆一郎　コハシ文春ビル診療所院長

〈家族の介護、認知症の介護〉の間違えてはいけないポイントとコツでご指導いただいた先生

山田理恵子　ウェルビーイング21居宅介護支援事業所・主任介護支援専門員
沼田裕樹　一般社団法人 町田市介護サービスネットワーク
町田市介護人材開発センター理事
佐藤典子　順天堂大学医学部附属
順天堂東京江東高齢者医療センター
看護部教育課長
齋藤正洋　東京都リハビリテーション病院
医療福祉連携室地域リハビリテーション科
作業療法士主査

「応急手当」指導　東京防災救急協会

「ホームケア ツボ刺激 漢方」の療法でご指導をいただいた先生

赤石 博　日本きのこ研究所 常務理事
新啓一郎　宮内庁東宮侍医
武庫川女子大学
池村聡文　骨盤整体高田馬場施術室代表
岩井和夫　京都大学名誉教授・公益社団法人ビタミン・バイオファクター協会名誉会長
植田進一朗　下北沢整形外科リウマチ科クリニック院長
植田理彦　下北沢整形外科リウマチ科クリニック名誉院長
内田輝和　倉敷芸術科学大学教授・鍼メディカルうちだ院長
遠藤きよ子　料理研究家
岡本羽加　一般社団法人美巡ライフ協会代表理事
小川卓良　杏林堂院長
落合 敏　管理栄養士、栄養学博士

貝津好孝　福島中医学研究会監事
梶本修身　大阪市立大学大学院医学研究科特任教授
片倉武雄　漢方研究会命門会代表理事
重野哲寛　株式会社重野体質医学研究所 代表取締役
菅野道廣　九州大学・熊本県立大学 名誉教授
住江正治　水前寺大腸肛門科医院院長
芹澤勝助　元筑波大学名誉教授
高野耕造　高野治療院院長
高橋紘一郎　高橋祐蔵研究所所長
田村哲彦　東医食治研究会会長
永井孝英　学校法人創志学園
日本健康医療専門学校 教育顧問
長塩守旦　薬草研究家
中村治雄　防衛医科大学校名誉教授
二木昇平　二木皮膚科院長
根本幸夫　漢方平和堂薬局 店主
横浜薬科大学
野村喜重郎　漢方和漢薬調査研究センター長 特任教授
野村消化器内科院長
湘南予防医学研究所所長
原 久子　H・M・A株式会社 代表
福井準之助　恵生会 竹山病院 泌尿器科

藤田紘一郎　東京医科歯科大学名誉教授
船水隆広　東京医療専門学校鍼灸・マッサージ科科長
古谷郁彦　純粋卵の油研究家
辨野義己　理化学研究所辨野特別研究室
星 虎男　元つくば国際大学教授
松本紘斉　一般財団法人梅研究会 理事長
三浦理代　女子栄養大学名誉教授
水嶋丈雄　水嶋クリニック院長
宮本登喜子　広池ヨーガ健康研究所 代表
村上光太郎　崇城大学名誉教授
森山朝正　筑波技術大学名誉教授
矢数圭堂　温知堂矢数医院院長
安田和人　元女子栄養大学大学院教授
山浦計介　薬剤師
山口 智　埼玉医科大学東洋医学科 講師
山崎正利　帝京大学客員教授
山田紀彦　山田クリニック院長
家森幸男　武庫川女子大学国際健康開発研究所所長
湯浅 愛　東京慈恵会医科大学附属柏病院栄養部課長
管理栄養士
ユーコ・牛山　コスメティックカレッジ校長
吉田企世子　女子栄養大学名誉教授

本文デザイン・DTP●植田尚子、鹿島一寛、有限会社ティオ、清水信次（スタジオパラム）、高橋秀哉（高橋デザイン事務所）、高橋芳枝（高橋デザイン事務所）、永井秀之、平野智大（マイセンス）、柳浦聡子（エフカ）
編集協力●池内加寿子、伊藤左知子、植田晴美、宇田川葉子、漆原 泉、島上絹子（スタジオパラム）、髙森千織子、田中掌子、内藤綾子、中島さなえ、中村茂雄（りんりん舎）、早寿美代（兎兎工房）
イラスト●CHIMA、植木美江、勝山英幸、シママスミ、高橋芳枝（高橋デザイン事務所）、竹口睦郁、タナカユリ、ツグヲ・ホン多、長岡伸行、原田弘和、福留鉄夫、古谷 卓（有限会社1ミリ）、堀込和佳、松澤ともみ（ローヤル企画）、三浦晃子、山田 円、横井智美、手塚由紀
校正●安倍健一、株式会社ぷれす、北原千鶴子、内藤久美子、畠山美音
装丁●鈴木あづさ（細山田デザイン事務所）
カバーイラスト●木野聡子
編集協力●古林里菜、片野真琴、崎川菜摘
編集担当●田川哲史、中村芳生、八丹陽子、平野麻衣子（以上主婦の友社）、長岡春夫（主婦の友インフォス）
【健康と長寿のための食事の新常識】料理レシピ／早 寿美代（兎兎工房） 料理／浦 美保 スタイリスト／安保美由紀（兎兎工房）
本文デザイン／周 玉慧 撮影／佐山裕子 **【からだのしくみカラー図解】**イラスト／吉田 真 デザイン／永井秀之
【人体経絡経穴図】イラスト／越田正之

〈注〉●文中の漢方療法の煎じ方・飲み方は769ページからの基礎を参照してください。●文中のツボのさがし方と各種の刺激法は773ページからの基礎を参照してください。●「認知症とその予防」のページは書籍『食べて飲んで脳が若返る、物忘れが治る』（小社刊）を再編集したものです。

おいしくて簡単!

健康料理100品のレシピつき

健康と長寿のための食事の新常識

「これを食べると健康になる」「必ずやせる」など、ちまたには健康情報があふれています。なかには、これまでの常識をくつがえすような内容もあります。正しい食事とはどのようなものでしょう?
5年先、10年先も健康でいるために、近年わかってきた栄養の新たな情報と、健康と長寿のためのレシピを紹介します。

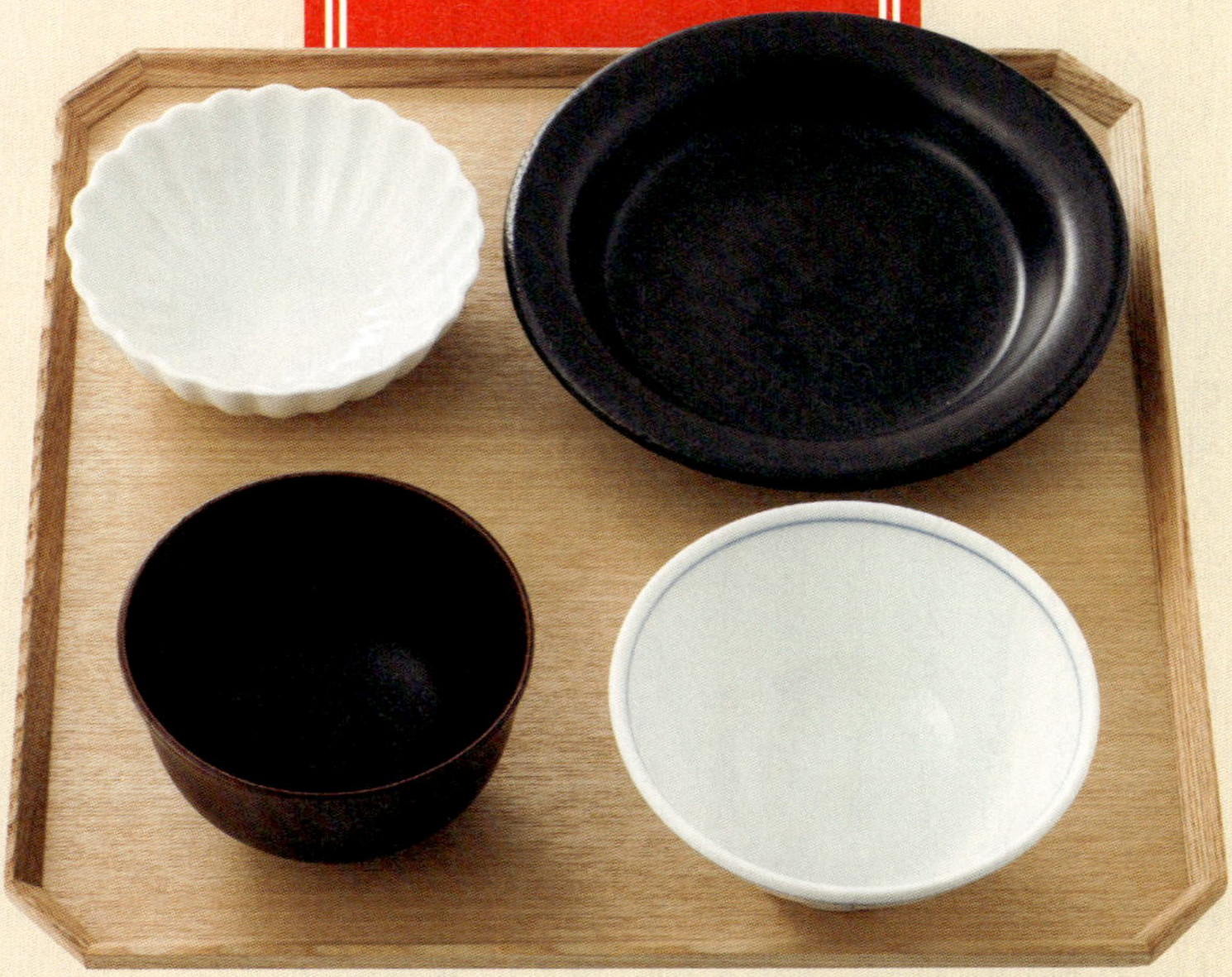

[この章の料理レシピの決まりごと]

●料理の材料は2人分が基本ですが、常備菜など一部は作りやすい分量になっています。1人分は材料の使用量を割り算して減らしますが、調味料は味をみながらかげんしてください。掲載写真は1人分ではない場合があります。
●分量の表記の1カップは200mℓ、大さじ1=15mℓ、小さじ1=5mℓ。小さじ1/6未満と目分量で少量のものは「少々」と表記しています。
●調味料の「塩」は自然塩を使っています。「だし」は指定がないもの以外は昆布と削りがつおでとったものを使用しています。
●料理ごとに1人分のエネルギー量と、必要に応じた栄養価を表示しています。季節によって食材の栄養素含有量に違いがあるので、数字は目安と考えてください。

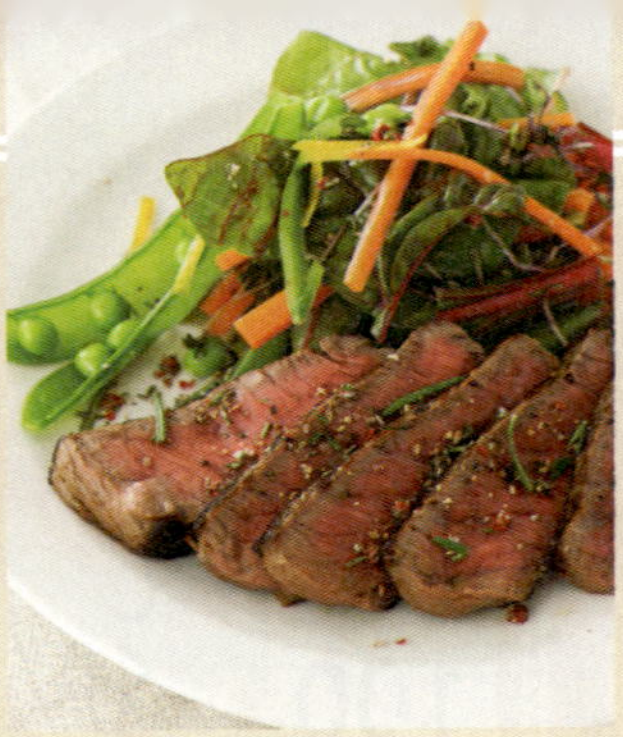

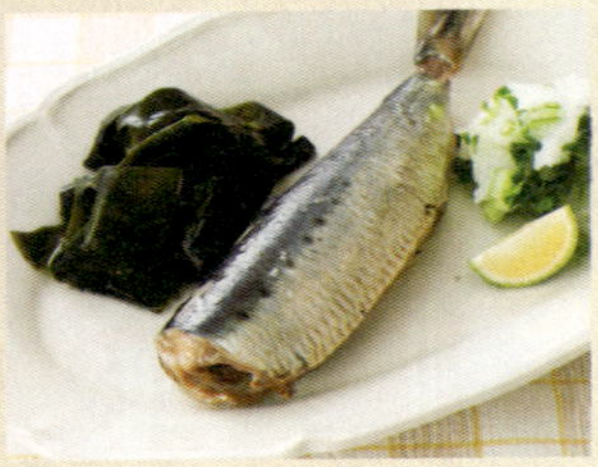

本当に体によい、正しい食事とは？

減量は必要ですが、数字だけにとらわれるのは危険です

「健康のためにカロリー制限をしているのにほとんど成果がない」「糖質も脂質も減らしているのにやせない」といった悩みを抱えている人も多いのでは？

原因は、栄養素の代謝を促すビタミンが足りていない、栄養ロスからくる「隠れ栄養失調」に陥っているからかもしれません。エネルギーを消費するには、ビタミンやミネラルが欠かせません。栄養素が足りていないために、食事量を制限してカロリーを控えても減量できないのです。また、標準体重をキープしていても体脂肪率が高い、いわゆる「隠れ肥満」になる人もいます。一方で、中年期の女性や若い人は、減量の必要がないのにダイエットをして、やせ傾向が強まっています。

健康のために、目標を決めて減量にとり組むことは大切です。ただ、高い目標を掲げて極端な食事制限に走ると、免疫力の低下や貧血などの不調をきたしたり、リバウンドして以前より体重がふえて脂肪を蓄えてしまう結果を招く可能性があります。自分は本当に減量が必要なのか、どのぐらい減量すれば健康状態なのかを見きわめましょう。そのうえで、バランスのよい食事を心がけることが大切です。

「カロリー」より「栄養」シニアのメタボ対策は注意が必要です

バランスがとれた食事とは、「栄養素が過不足なくとれる食事」。いずれかの栄養素を極端に減らすと、それを補おうとして他の栄養素が余分に使われ、代謝が低下します。減量の数字だけにとらわれては危険なのです。

40～50代の男性は太り続ける傾向にあり、そのような人は生活習慣病のリスクが高いためメタボ対策が必要です。その食事管理は過食をしない、カロリーを考えた食事です。

しかし、65才以上のシニア世代が同じようにカロリー重視の食事をするのは要注意です。私たちの体は年齢を重ねることによって消費エネルギー量は減りますが、必要な栄養素の摂取量はほとんど変わりません。特に高齢者は加齢によって体力が落ちるとともに消化機能も低下していきます。そのため、消化がよいものを選び、動物性たんぱく質をとらない粗食で終わる場合があります。「肉類は体に悪い」と敬遠する高齢者もいます。それによって、たんぱく質やミネラルなどが足りない低栄養を引き起こすこともあるのです。低栄養が続くと、骨や筋肉量が減り、骨粗鬆症を招きます。食事は「量」やカロリーよりも「質」。バランスが重要なのです。

正しい食事のとり方
基本ポイント

1 3食規則正しくきちんと、腹八分目に
食べすぎず、大食い、早食いはしない。

2 ひとつのものだけを集中して食べない
偏食をしない、健康情報をうのみにせずに、
ライフスタイルに合わせる。

3 体によくても加算のみはNG
体によいからとそればかりとる"加算"はNG。
プラスしたらマイナスすることも必要。

4 五大栄養素をまずとることから
たんぱく質、脂質、炭水化物（糖質）、ビタミン、ミネラルが
体をつくる五大栄養素。まずは、五大栄養素をしっかりとる。

5 添加物や、保存料にも気を配る
材料は新鮮なものを使い、できるだけ手作りを。
調理の段取りをつけることは認知症予防にもなる。

栄養を効率よくとる食事の
基本ルール7カ条 （＊20ページからも参照）

ルール1
肉、魚、卵、大豆製品からまんべんなく！
たんぱく質をしっかりとる
健康のためにと植物性たんぱく質だけとるのは禁物。
動物性のたんぱく質もしっかりとって。

ルール2
脂質の種類を知り、良質の油を賢くとる
「量」と同時に「質」も！
調味料の油、肉の脂、魚の油。
脂質の種類によって、健康効果に差がある。

ルール3
砂糖、果糖はとりすぎない！
主食で上手に糖質コントロール
主食の極端な制限は禁物。
砂糖など二糖類を控え、そのうえで主食は適量をとる。

ルール4
抗酸化作用が期待できる！
野菜は1日350g以上とる
副菜はもちろん、主菜のつけ合わせにも
たっぷりとることを心がけて。

ルール5
とりすぎも不足も問題！
ミネラルは過不足なくとる
不足しがちなカルシウム、鉄は多く含まれる
食材を常備して、コツコツとり入れる。

ルール6
第六の栄養素！
食物繊維を意識してとる
やわらかいもの、汁物など液体に頼る食事はNG。
かみごたえのあるレシピで。

ルール7
塩分は1日8g！ 薄味でもおいしく
「適塩」と「減塩」
天然のだしをとって活用、
さらに料理の工夫で薄味に仕立てる。

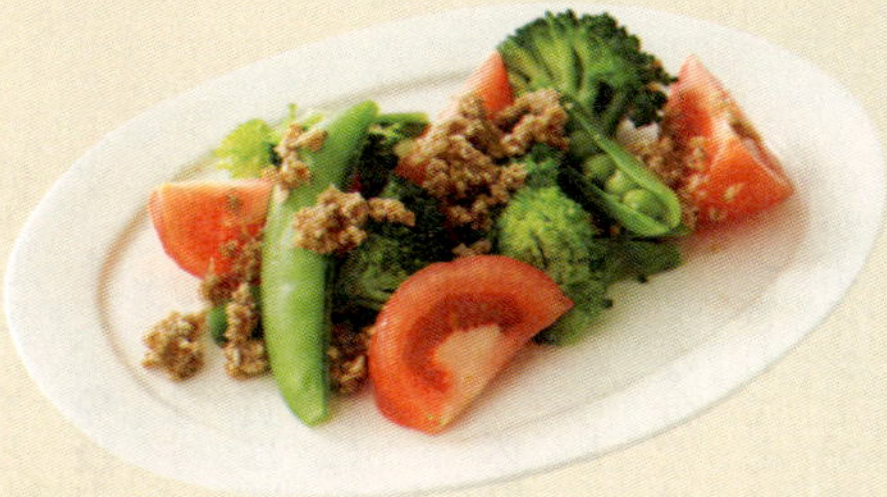

健康情報はうのみにしない！ 〝加算〟だけでなく〝引き算〟も必要

もう一つ心がけたいのが、「健康にいい」といわれていることをうのみにしないこと。たとえば油脂。オリーブ油やアマニ油の健康効果が高いからといって、何にでも油をかけるのは健康的といえません。油は1gで9㎉と高カロリーです。調理で油を使ったらその分、材料の肉は脂身のない赤身を使うなど、加算だけではなく引き算をして、食事全体でバランスをとることが必要です。

どんなに健康によい食品とうたっていても、一度にすべての栄養素を満たす食品はありません。栄養バランスのよい食事をするには、偏食をせずに、さまざまな食品からまんべんなくとることが大切なのです。

では、バランスが大切なのはわかるけど、どうしたらよいのでしょうか。まずは、三度の食事に主菜、副菜、汁物をそろえた献立にするところから始めましょう。そして、一日の終わりに食事内容を振り返る習慣をつけることも有意義です。食事内容を意識するようになれば、改善すべき点が見えてきます。

次ページから体に必要な栄養素の役割とともに、日々の食事でいかに栄養を効率よくとるか、その基本ルールと、とり入れやすい料理レシピを紹介しています。現在の体調に合わせて、できるところから始めてください。

ルール1

肉、魚、卵、大豆製品からまんべんなく！
たんぱく質をしっかりとる

高齢期はそしゃく力や運動量の低下などから低栄養になりやすく、たんぱく質が不足すると骨や筋肉が弱くなります。動物性のたんぱく質をしっかりとることも肝心です。

どんな栄養素？

アミノ酸が結合した体の主成分

たんぱく質は三大栄養素（たんぱく質・炭水化物〈糖質〉・脂質）のひとつ。英語名のプロテイン（Protein）はギリシャ語の「第一のもの」が語源で、その名のとおり、体を構成する細胞の中心的な役割を担っています。筋肉や臓器、皮膚など体の組織を構成し、エネルギー源として、酵素やホルモンの材料にもなります。不足すると基礎代謝力が低下して、子どもの場合は成長不良になります。また、免疫力が低下して病気への抵抗力が弱くなります。

たんぱく質は20種類のアミノ酸がいろいろな順番で鎖状につながったものです。そのうち9種類のアミノ酸は体内でつくることができないため、必須（不可欠）アミノ酸と呼ばれ、食事からとる必要があります。たんぱく質は必要な分だけ使われて、余分なアミノ酸は排泄されてしまいますので、効率よくとるのがポイントです。

豊富な食品は？

肉、魚、卵、乳製品と大豆は良質のたんぱく質

たんぱく質は肉や魚、乳製品、卵など、主に動物性の食品に多く含まれています。植物性食品のなかでは、大豆や大豆製品がたんぱく質を豊富に含んでいます。それぞれ必須アミノ酸の組み合わせは異なりますが、いずれもたんぱく質の「質」を決定するアミノ酸スコア（＊1）が高く、良質です。アミノ酸スコアとは、必須アミノ酸9種が適切な割合で含まれているか、理想的な割合と比較してたんぱく質の栄養価を算定したものです。肉や魚、卵、大豆はほとんどが満点です。

また、穀類にもたんぱく質が含まれています。ご飯やパン、めんなどから一日合計で10～15gはとることができます。しかし、アミノ酸スコア的には低いので、肉や魚などアミノ酸スコアの高い食品といっしょにとると利用効率が高くなります。

＊1）アミノ酸スコア―栄養価を評価する欧米の専門機関【FAO／WHO】が割り出した、必須アミノ酸の基準値をもとにたんぱく質の質を算出したもの。

賢くとるには？

肉だけでは脂質量もふえる大豆だけでは足りない！

肉や魚などは良質のたんぱく質ですが、同時に脂質も含まれています。その分、たんぱく質の含有量が減ることになり、脂質量も多くなってしまいます。

一方、植物性たんぱく質の大豆製品は〝畑の肉〟と呼ばれるほど健康によい成分が豊富です。そのため、たんぱく源を大豆に頼っている方も多いかと思いますが、大豆は動物性たんぱく質と比較すると、アミノ酸の量で見劣りする面もあります。

たんぱく質は1回の食事で吸収できる量に限りがあり、まとめてとることができません。まず、肉、魚、卵、大豆製品など、アミノ酸スコアの高い食品をまんべんなくとりましょう。そのうえで、アミノ酸スコアの低いけれどエネルギー源にもなる穀類をしっかりとっておくと効率よくとることができます。

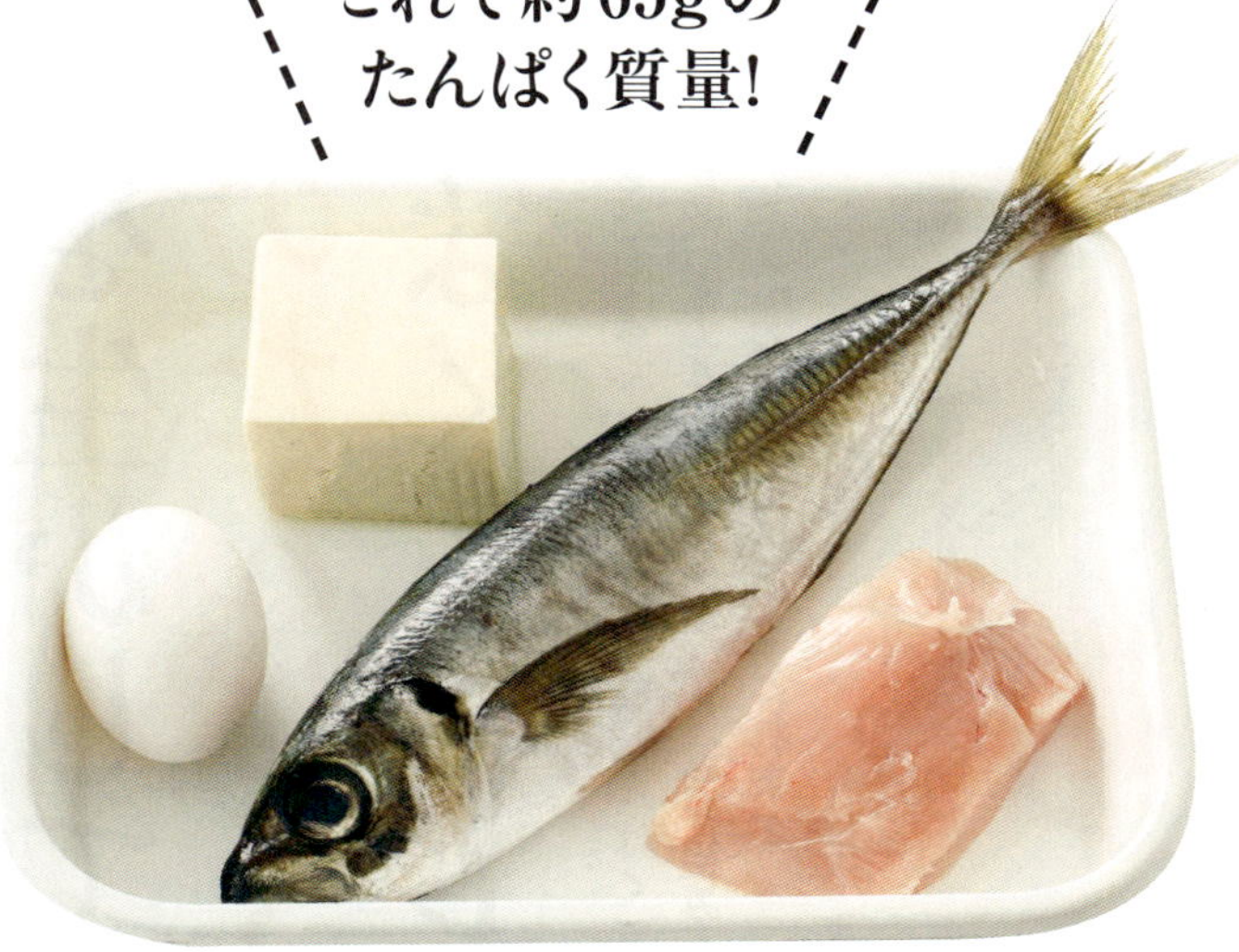

鶏胸肉（皮なし）150g、あじ1尾、卵1個、木綿どうふ150g

＊一日にとりたいたんぱく質の適量は年齢、性別、運動量によって違いがある。
高齢者でも最低50gは必要（70才・女性、活動レベルが普通で56.9～87.5g）

[必須アミノ酸９種の働き]

イソロイシン（＊）	肝機能や筋肉を強化し、神経の働きを助ける。疲労回復、成長促進。
ロイシン（＊）	肝機能や筋肉を強化し、運動時のエネルギー源として活用される。
リジン	成長を促し、組織の修復に欠かせない。抗体などの材料にもなる。
メチオニン	血中コレステロールを下げ、活性酸素をとり除く。解毒作用や老化予防もある。
フェニルアラニン	神経伝達物質の材料となる。不安感や緊張感を和らげる効果も。
スレオニン	酵素の材料となり、成長・新陳代謝の促進に欠かせない。
トリプトファン	神経伝達物質の材料となる。鎮静作用があり、免疫力を高める効果もある。
バリン（＊）	肝機能や筋肉を強化。成長を促したり、運動時のエネルギーにもなる。
ヒスチジン	赤血球や白血球の形成にかかわり、特に幼児の発達に不可欠。

＊イソロイシン、ロイシン、バリンは、筋肉が衰えやすい高齢者には特に必要なアミノ酸。筋肉の質を高めてエネルギー供給に大きな役割がある。

それぞれのグループから毎日1種類は食べましょう。

[たんぱく質を多く含む食品]

＊1食分の目安

肉類	
牛肉（もも・赤身）100g	21.9g
牛肉（ヒレ・赤身）100g	20.8g
豚肉（もも・赤身）100g	22.1g
豚肉（ヒレ・赤身）100g	22.2g
鶏肉（胸・皮つき）100g	21·3g
鶏肉（ささ身）100g	23.0g
魚介類	
まぐろ（赤身）100g	24.3g
かつお100g	25.0g
あじ1尾（正味68g）	13.4g
いわし1尾（正味40g）	7.7g
鮭100g	22.3g
たら100g	17.6g
いか100g	17.9g
たこ（ゆで）100g	21.7g
えび100g	18.4g
卵・乳製品	
卵1個（正味51g）	6.3g
牛乳200mℓ（210g）	6.9g
プレーンヨーグルト100g	3.6g
プロセスチーズ1個（20g）	4.5g
大豆・大豆製品	
大豆（ゆで）½カップ（55g）	8.1g
木綿豆腐½丁（150g）	9.9g
納豆1パック（50g）	8.3g
豆乳200mℓ（210g）	7.6g

素材を生かして良質のたんぱく質を効率よくとるレシピ

たんぱく質が最も効率よくとれるのは、高たんぱくで低脂肪の肉や魚介。肉、魚介、大豆製品、卵の4種類のたんぱく源を組み合わせてとることで体が必要とするアミノ酸がバランスよくとれます。

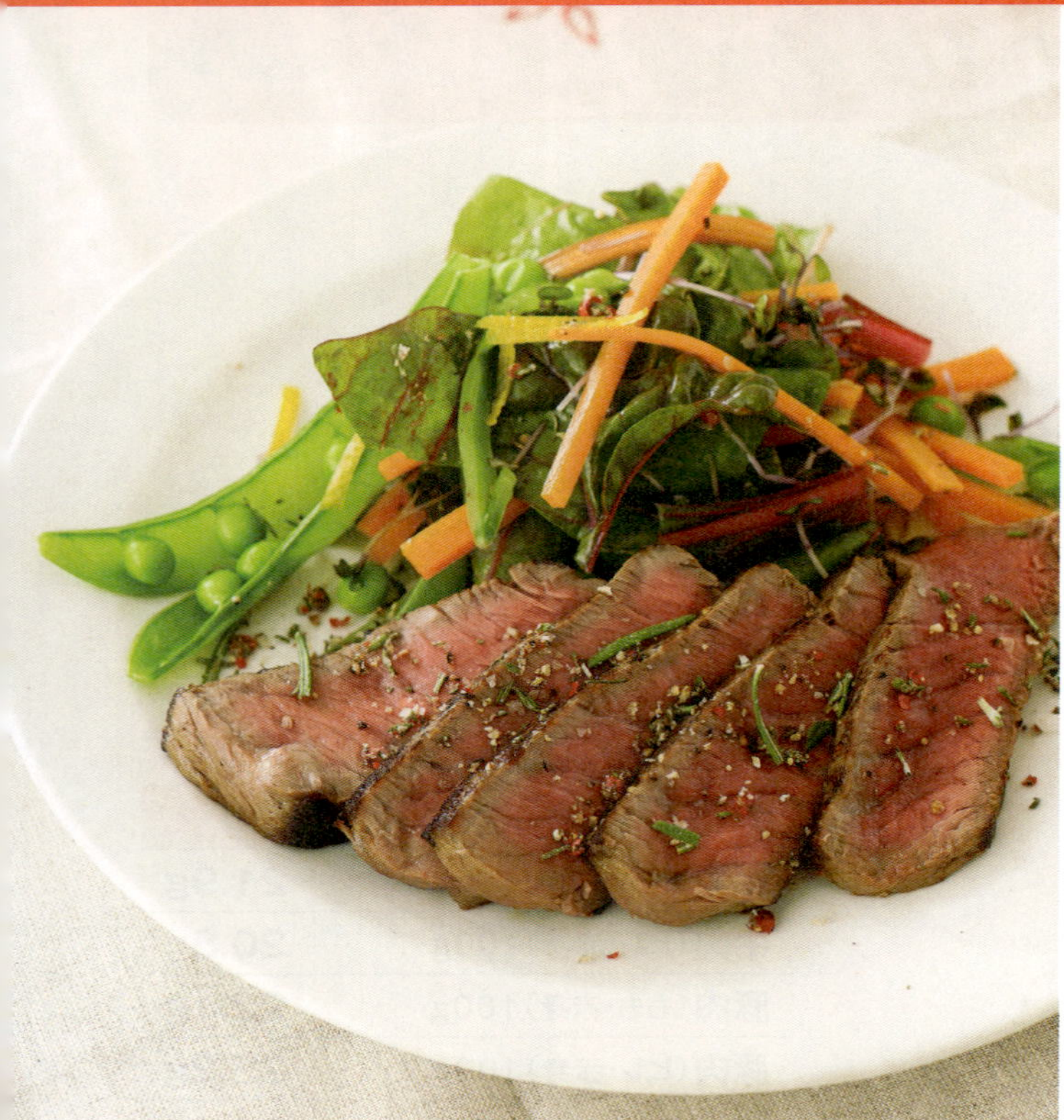

上質の肉は塩、こしょうでシンプルに

牛肉のステーキ ハーブ塩添え

1人分 300kcal
たんぱく質 21.1g
脂質 19.2g
糖質 6.0g
塩分 0.2g

材料（2人分）

牛もも肉（ステーキ用）…200g
スナップえんどう…5〜6本
さやいんげん…5〜6本
にんじん…¼本（50g）
ベビーリーフ…適量
A ┌ にんにく（みじん切り）…小½かけ分
　│ ローズマリー（あらいみじん切り）…½枝分
　└ 黒こしょう、ピンクペッパー…各適量
塩、黒こしょう、オリーブ油、レモンの皮（細切り）…各適量

作り方

1 牛肉は筋切りをし、塩、黒こしょう各少々を振る。

2 フライパンを熱してオリーブ油小さじ1を入れ、牛肉を強火で2〜3分焼く。焼き色がついたら返して同様に焼き、とり出してアルミホイルに包み、5分ほどおく。

3 いんげんは斜め半分に切り、にんじんは細切りにし、スナップえんどうとともにさっとゆでる。

4 肉を切り分けて器に盛り、**3**とベビーリーフを添え、まぜた**A**とオリーブ油少々を振り、レモンの皮を散らす。

MEMO 肉質が少しかたい場合は、赤ワイン、しょうゆ、おろしにんにくなどを少量もみ込んでおくと、やわらかく焼き上がります。

［牛肉］

栄養

必須アミノ酸のバランスがよく、赤身部分には鉄分、亜鉛をはじめ、多くのミネラルが含まれている。貧血予防効果も期待できる。

効率よくとるコツ

高たんぱくで低脂肪のヒレやももなどの赤身肉を選んで。牛肉は肉自体の味が強いので、ステーキやローストビーフなどシンプルな調理がおすすめ。一方で強い香りの野菜や香辛料などとも相性がよい。

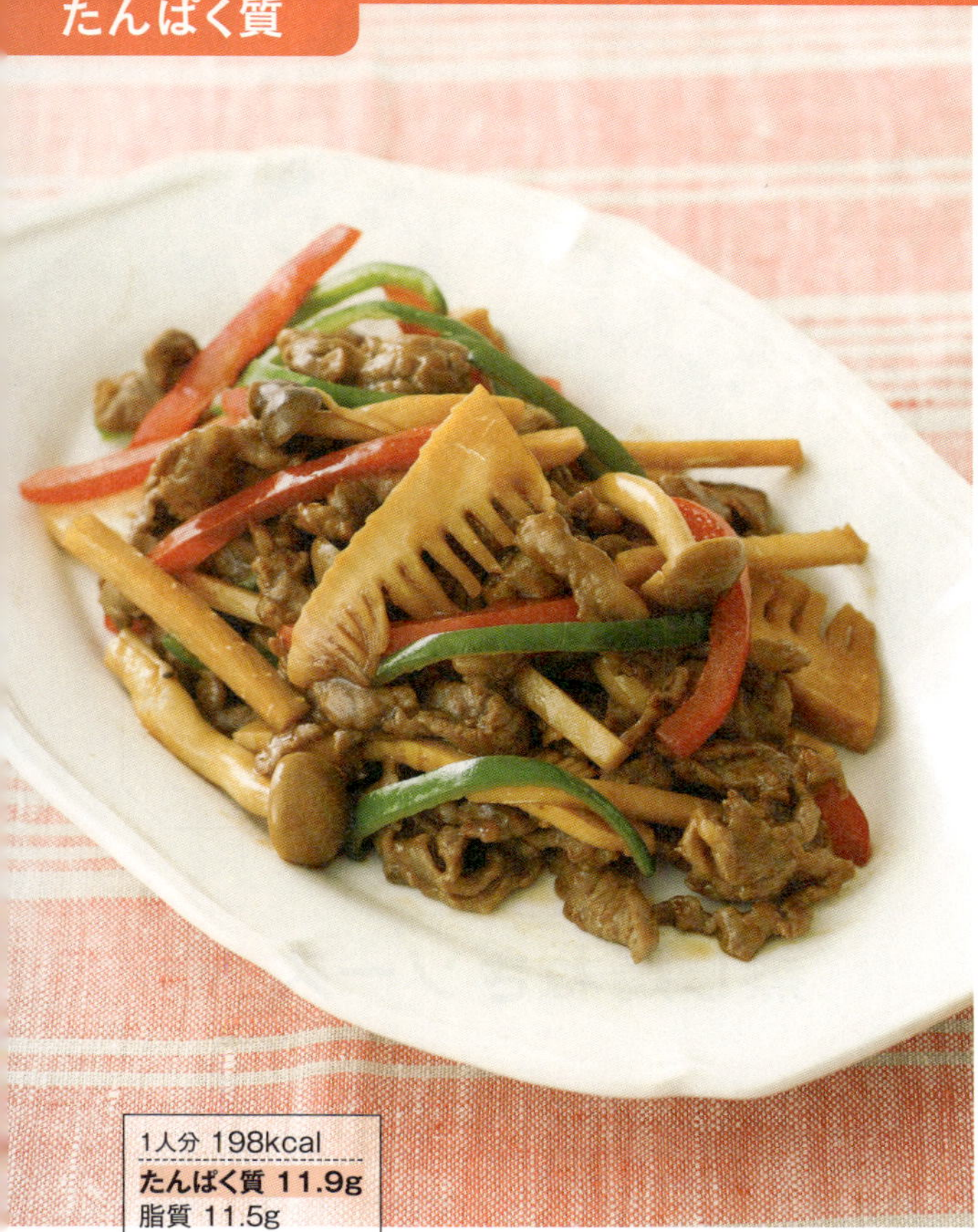

1人分 198kcal
たんぱく質 11.9g
脂質 11.5g
糖質 8.0g
塩分 1.3g

パプリカで栄養と彩りがアップ

カラフル青《チン》椒《ジャオ》肉《ロー》絲《スー》

材料（2人分）

牛もも薄切り肉…100g
A［酒、しょうゆ、かたくり粉…各小さじ1弱
たけのこ（ゆで）…50g
ピーマン…1個
パプリカ（赤）…¼個
しめじ…¼袋
B［オイスターソース、酒、みりん…各小さじ2
　しょうゆ…少々
ごま油…小さじ1

作り方

1 牛肉は5～6㎜の細切りにし、**A**をもみ込む。

2 たけのこ、ピーマン、パプリカは細切りにし、しめじはほぐす。以上をさっとゆでる。

3 フライパンにごま油を熱して牛肉を中火で炒め、肉の色が変わったら**2**の野菜、まぜた**B**を加え、強火で軽く炒め合わせる。

MEMO　野菜はさっとゆでておくと色よく仕上がります。

相性のよいごぼうと薄味に仕上げます

牛肉とごぼう、しいたけのさっと煮

材料（2人分）

牛もも薄切り肉…100g
ごぼう…½本（100g）
しいたけ…2個
A［だし…2カップ
　みりん…大さじ1
　薄口しょうゆ…小さじ2
　塩…少々
三つ葉（ざく切り）…適量
粉ざんしょう…適宜

作り方

1 ごぼうはよく洗い、ピーラーで薄くリボン状にし、しいたけは3等分のそぎ切りにする。

2 なべに**A**を入れて煮立て、牛肉をくぐらせてさっと火を通し、引き上げる。

3 なべのアクをすくいとり、ごぼうとしいたけを入れて軽く煮たら肉を戻し入れ、あたためる。

4 器に盛り、三つ葉を添え、粉ざんしょうを振る。

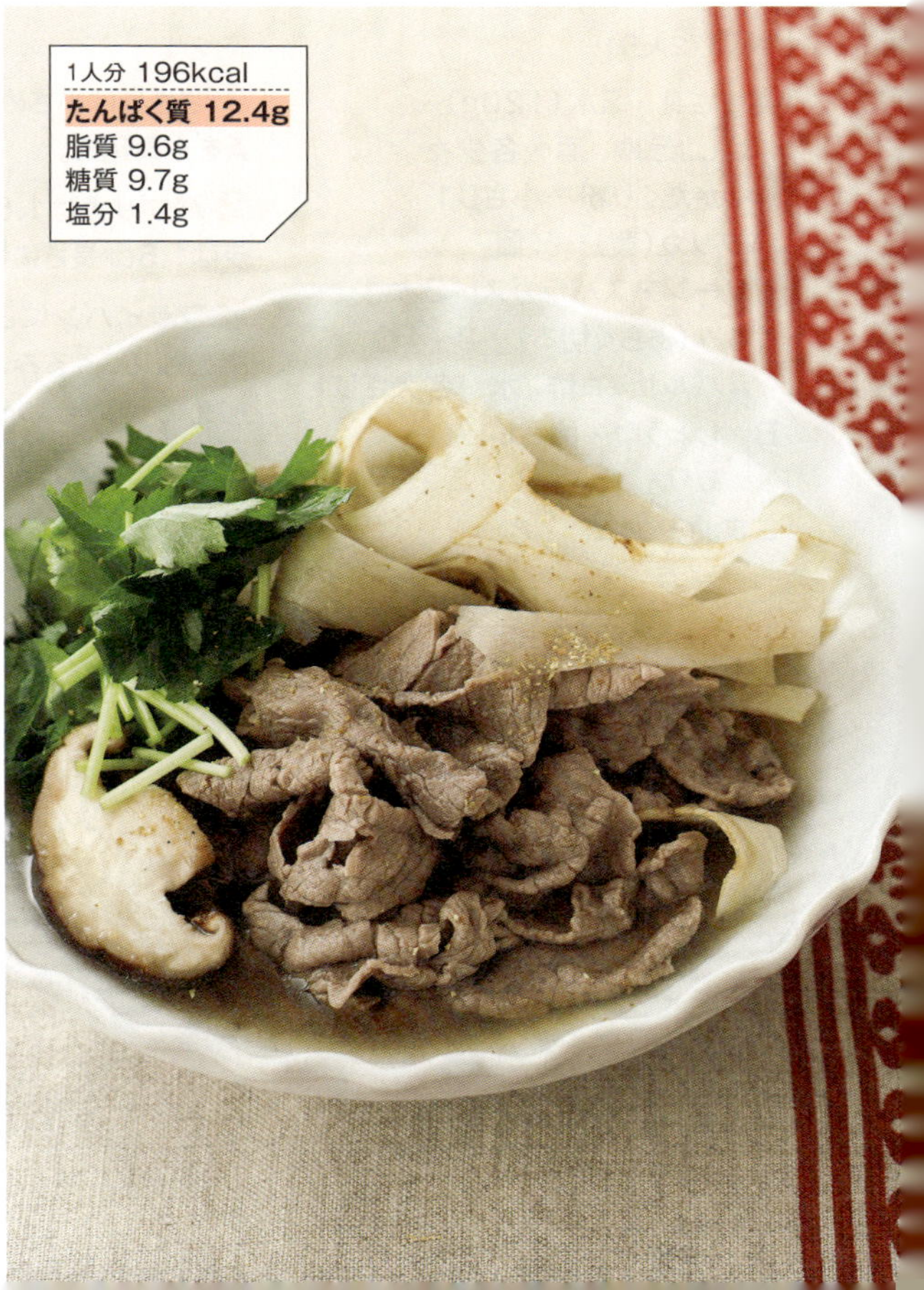

1人分 196kcal
たんぱく質 12.4g
脂質 9.6g
糖質 9.7g
塩分 1.4g

材料（2人分）

鶏胸肉…1枚（300g）

A
- 酒…大さじ3〜4
- ねぎ（青い部分・ぶつ切り）…1本分
- しょうが（薄切り）…4枚

B
- ねぎ（みじん切り）…50g
- おろししょうが…30g
- 酢、ごま油…各小さじ1
- 塩…小さじ¼

作り方

1 鶏肉は余分な脂をとり除き、身の厚い部分に包丁を入れて開き、皮目をフォークでところどころつつく。

2 耐熱の器に皮を上にして入れ、皮にごま油少々（分量外）を塗ってAの酒を振り、残りのAをのせて中火で15分ほど蒸す。蒸し汁ごと冷ます。

3 肉を切り分けて器に盛り、Bと蒸し汁大さじ3をまぜてかける。

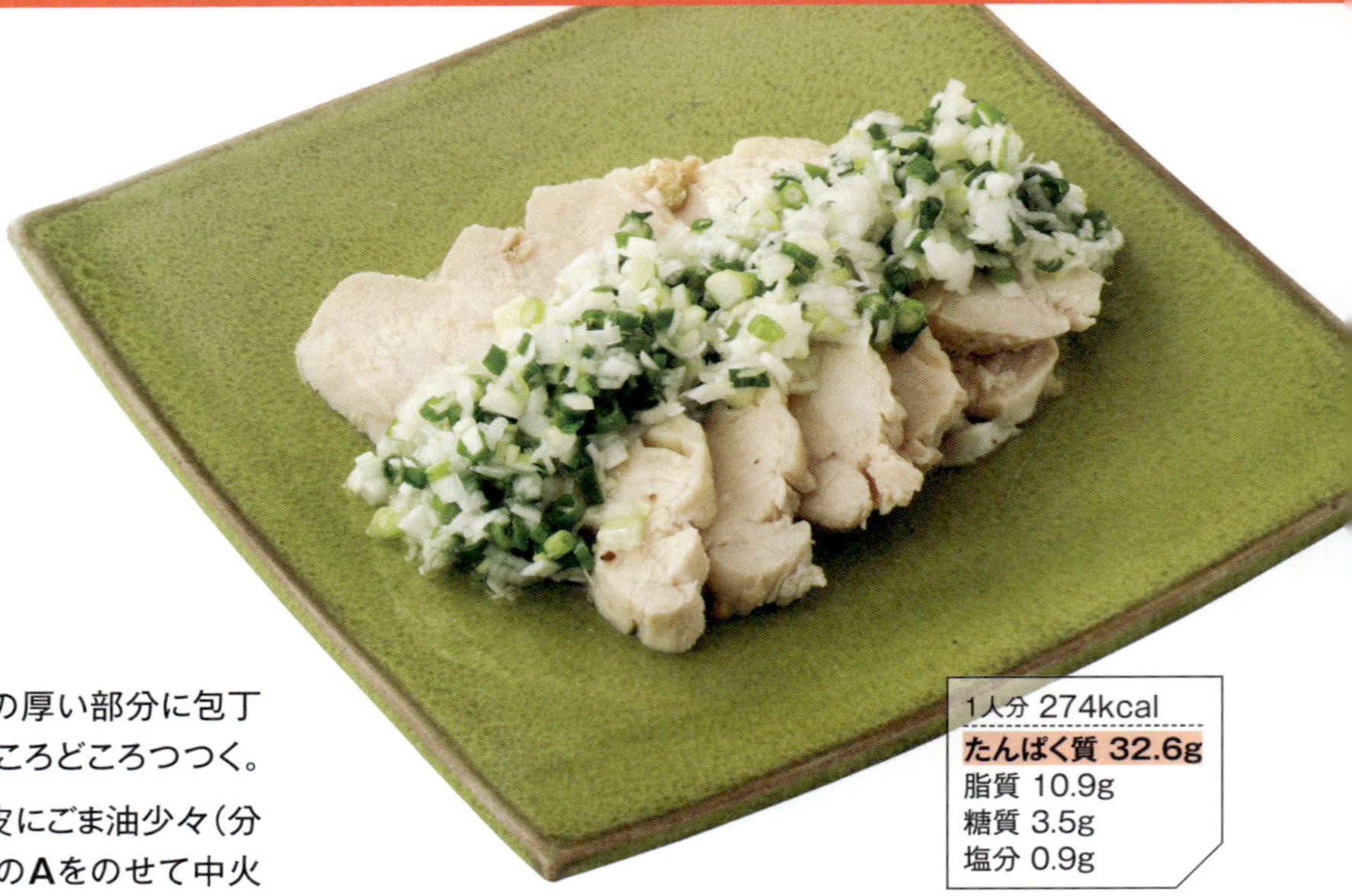

1人分 274kcal
たんぱく質 32.6g
脂質 10.9g
糖質 3.5g
塩分 0.9g

ねぎはたっぷり合わせて

蒸し鶏ねぎソース

くるみの食感がアクセントに

鶏ささ身とピーマン、ナッツの香り炒め

1人分 195kcal
たんぱく質 16.2g
脂質 10.5g
糖質 7.8g
塩分 1.5g

材料（2人分）

鶏ささ身…2本（120g）

A
- しょうゆ、酒…各少々
- かたくり粉…小さじ1

パプリカ（黄）…½個

グリーンアスパラガス…2本

くるみ（あらく切る）…3〜4粒

B
- バルサミコ酢、水…各大さじ1
- しょうゆ…大さじ½
- みりん…小さじ1

ごま油…少々

作り方

1 ささ身は小さめの一口大に切り、Aをもみ込む。

2 パプリカは1.5㎝角に、アスパラは1.5㎝長さに切る。

3 フライパンにごま油を熱して鶏肉を炒め、くるみ、2の野菜の順に加えて炒め合わせ、肉に火が通ったらBを加えてざっとまぜる。

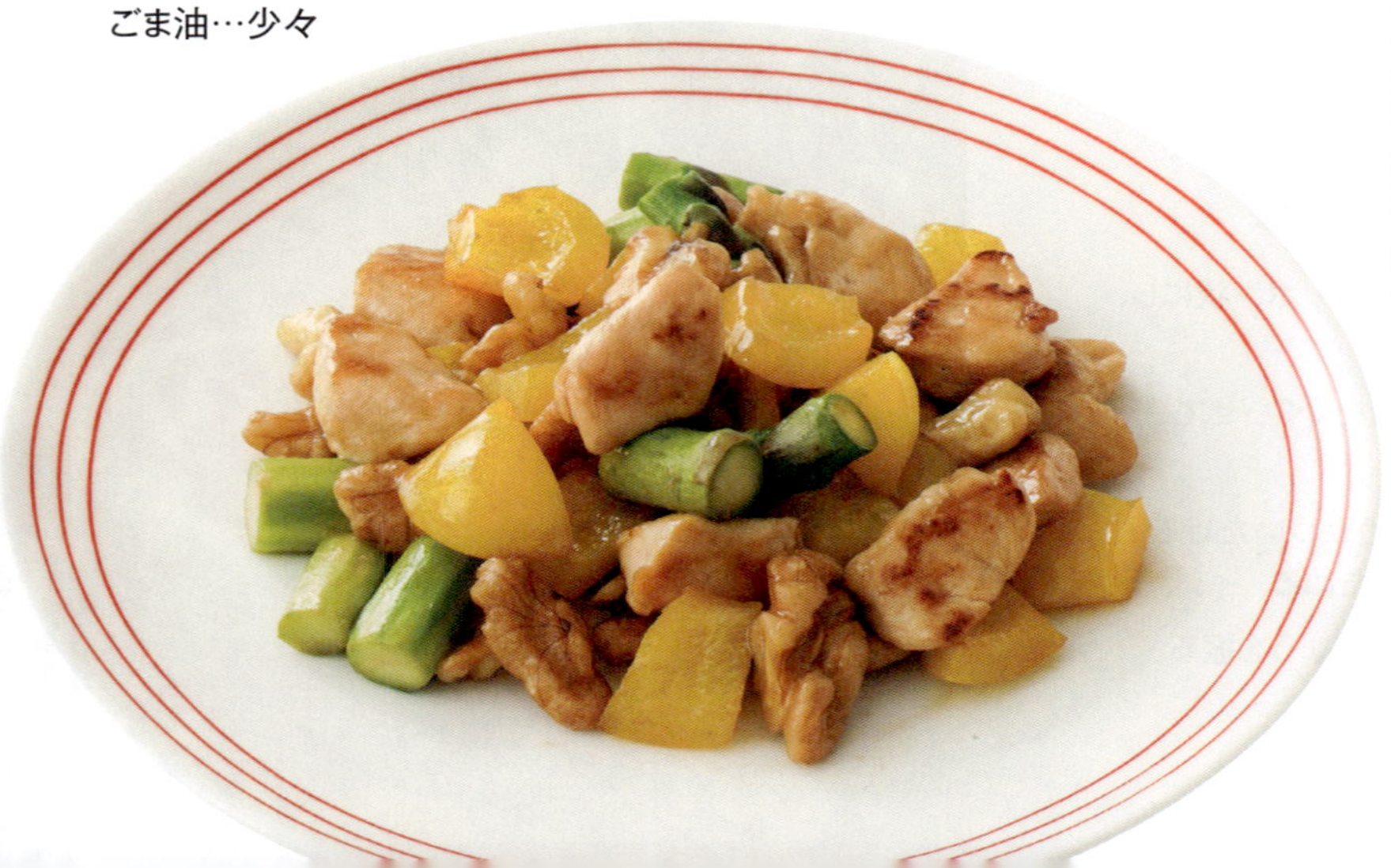

［鶏肉］

栄 養

肉のなかでは脂肪が少なく、高たんぱくで、消化・吸収がよい。①ささ身、②胸、③もも、④手羽元の順に脂肪が少ない。皮膚や粘膜の健康を保つビタミンAも豊富。

効率よくとるコツ

ささ身や胸肉は淡泊でパサつくのが難。蒸す、下味をつけて炒める、揚げるといった調理がおすすめ。もも肉はソテーや煮込みに、だしが出る手羽元は煮込みやスープにと、部位ごとに使い分けて。

MEMO　ささ身は少量のかたくり粉をもみ込んでから炒めると、やわらかくしっとりと仕上がります。

北京ダック風に皮をパリッと焼いて

パリパリチキン

1人分 350kcal
たんぱく質 25.9g
脂質 21.4g
糖質 6.4g
塩分 1.8g

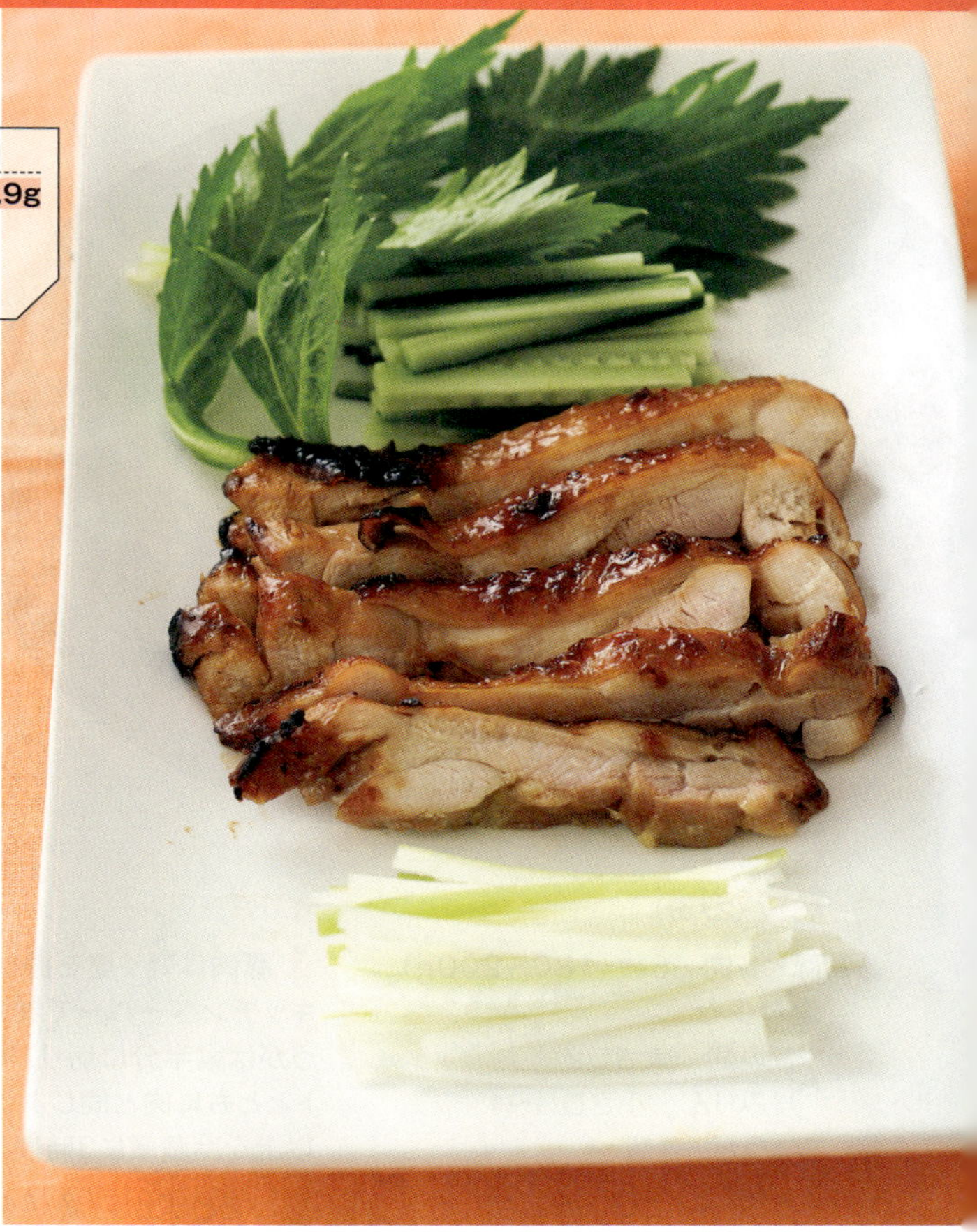

材料（2人分）

鶏もも肉…1枚（300g）
塩、こしょう…各少々
A［おろしにんにく、おろししょうが…各1かけ分
　 酒、しょうゆ、はちみつ…各大さじ1
セロリ…1本
きゅうり…½本

作り方

1 鶏肉は余分な脂をとり除き、身の厚い部分に包丁を入れて開き、皮目をフォークでところどころつつく。塩、こしょうをすり込み、Aをまぜたバットに入れて30分ほどつける。

2 天板にクッキングシートを敷いて焼き網をのせ、鶏肉を皮目を上にしておき、途中、つけだれを塗って上下を返し、170度のオーブンで20分ほど焼く。

3 肉を切り分け、5～6㎝長さの細切りにしたきゅうりとセロリ、ちぎったセロリの葉を添える。

MEMO　皮をパリッと焼くことで脂がほどよく落ち、香ばしさも加わります。魚焼きグリルでもおいしく焼けます。

焼いてから蒸し煮にするとうまみ十分

鶏手羽と豆の蒸し煮

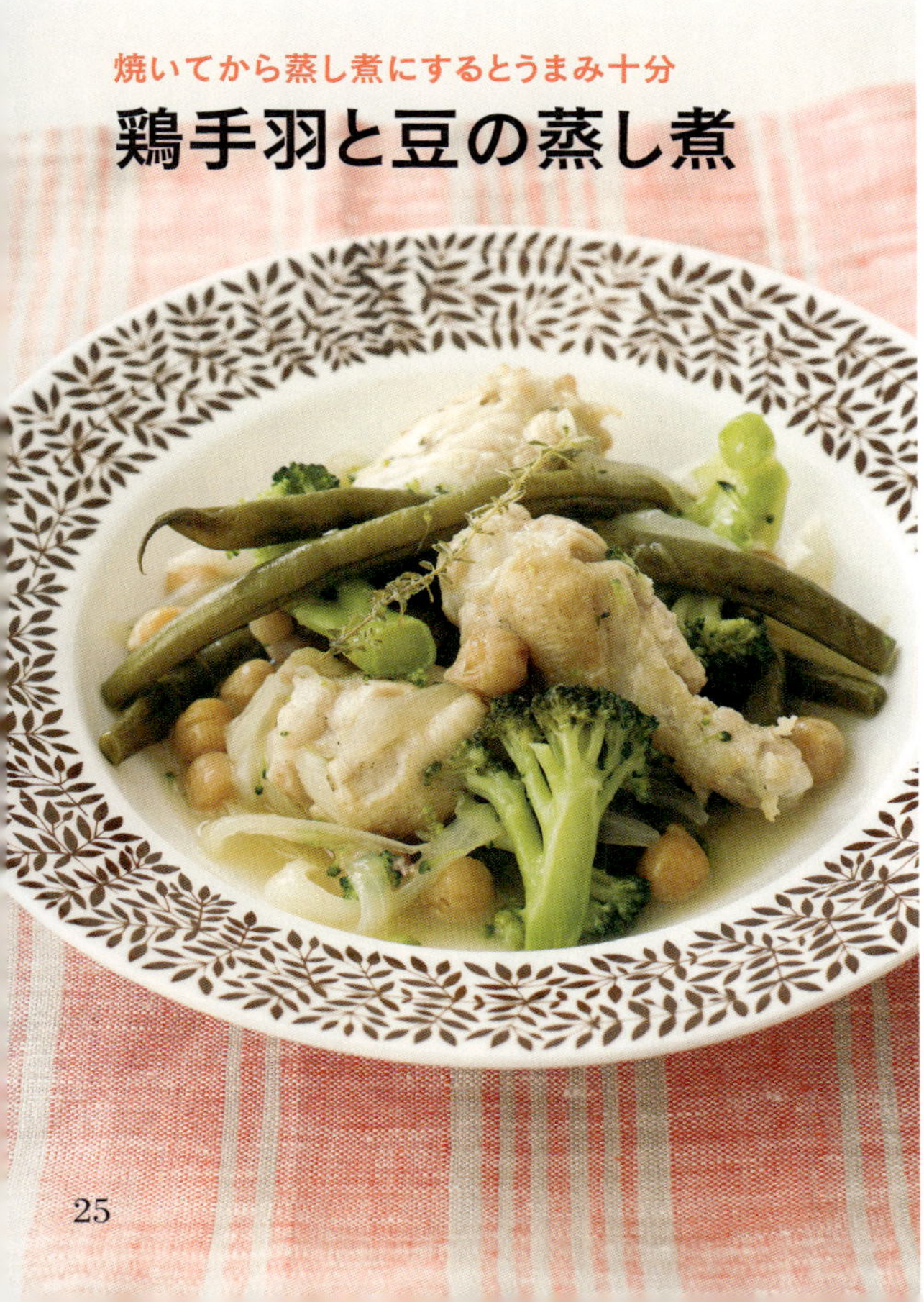

材料（2～3人分）

1人分 337kcal
たんぱく質 26.8g
脂質 17.7g
糖質 9.4g
塩分 0.6g

鶏手羽元…6本
ひよこ豆（ゆで）…100g
玉ねぎ…½個
ブロッコリー…50g
さやいんげん…10本
にんにく（つぶす）…1かけ分
塩、こしょう、タイム…各適量
オリーブ油…小さじ1
白ワイン…大さじ1～2

MEMO　ひよこ豆は大豆に、野菜はなす、ズッキーニ、かぶなどでもおいしくできます。

作り方

1 玉ねぎは1㎝幅の薄切りにし、ブロッコリーは小房に分ける。いんげんはへたを切る。

2 手羽元は塩、こしょう各少々、タイムの葉2枝分をまぶし、オリーブ油を熱したフライパンに皮目を下にして並べ入れ、焼き色がついたらとり出す。

3 2のフライパンに1の野菜、にんにく、タイム2枝、塩少々を入れて軽く炒め、肉を戻し入れ、ひよこ豆を加える。ワインを振り入れ、ふたをして弱火で15分ほど蒸し煮にする。

4 火を止め、5分ほど蒸らし、味をみて、塩、こしょうを振る。

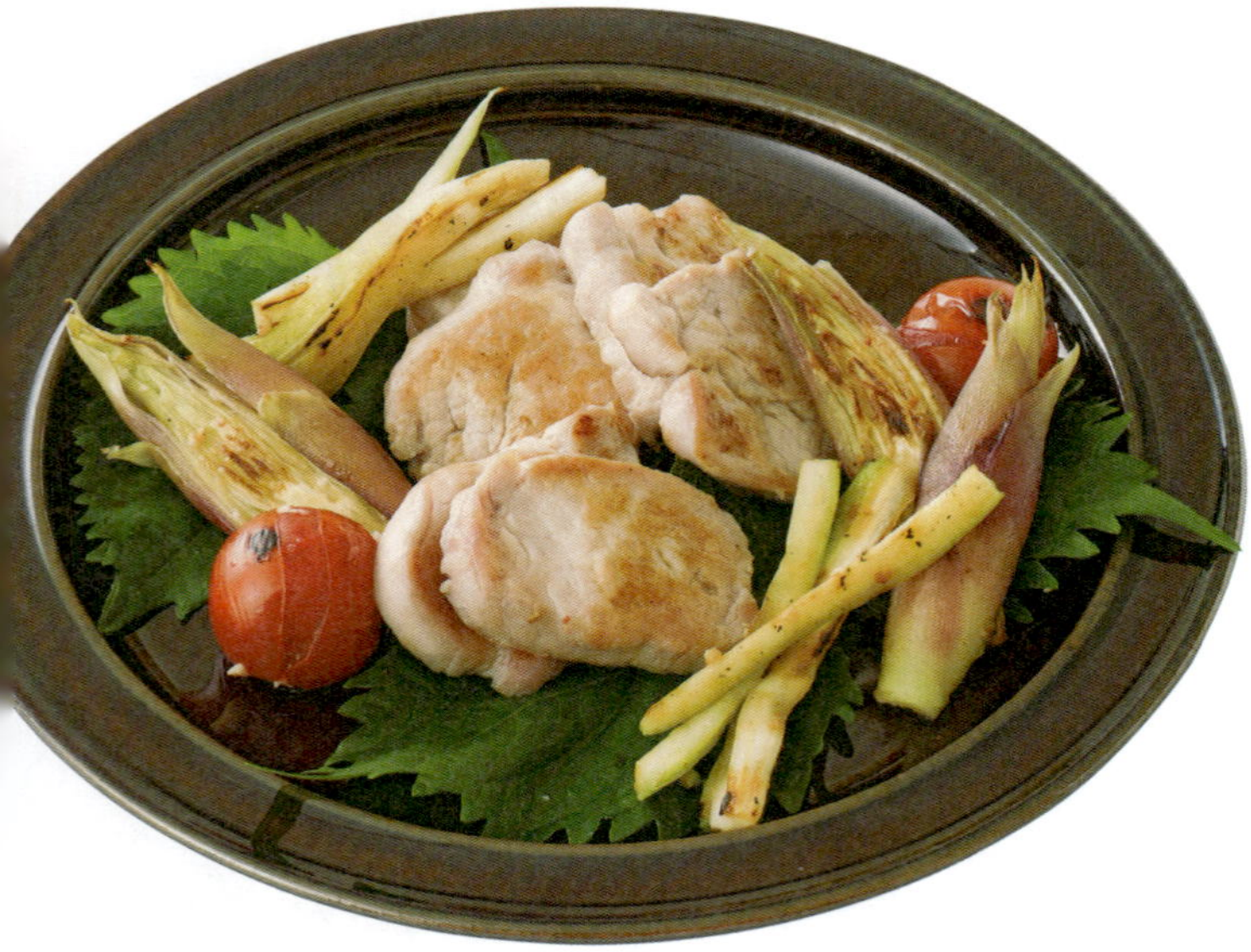

麹に漬けると肉はやわらかくジューシーに

豚肉の塩麹漬け焼き

［豚肉］

栄養

たんぱく質を構成するアミノ酸の質がよいのが長所。糖質の代謝を促すビタミンB_1をはじめ、B群、血行を促すナイアシンも豊富。

効率よくとるコツ

豚肉のビタミンB_1はアリシンを含む玉ねぎとともにとると、吸収率が高まる。

材料（2人分）

豚ヒレ肉…6枚（180〜200g）
塩…少々
A［塩麹…大さじ2
　みりん…小さじ½〜1
みょうが…4個
ミニトマト…4個
セロリ…⅓本
青じそ…適量

作り方

1 豚肉は軽く塩を振って水けをふき、1枚ずつキッチンペーパーで巻き、Aを両面に塗る。みょうがは縦半分に切り、セロリは棒状に切り、トマトとともに肉と同じようにし、保存袋に入れる。以上を冷蔵庫に3時間以上おく。

2 1をとり出し、魚焼きグリルやフライパンで両面をこんがりと焼く。

3 青じそを敷いた器に盛り合わせる。

1人分 302kcal
たんぱく質 41.6g
脂質 7.0g
糖質 6.6g
塩分 1.5g

酢を加えてしょうゆの量を減らし減塩

ポークジンジャー

材料（2人分）

豚肉（しょうが焼き用）…200g
小麦粉…適量
エリンギ…1本
キャベツ…100g
にんじん、赤玉ねぎ…各少々
サラダ油…小さじ1
A［しょうゆ、酢、酒…各大さじ1
　おろししょうが…小さじ1
　玉ねぎ（すりおろし）…⅛個分
　マーマレード（またははちみつ）…小さじ1

1人分 319kcal
たんぱく質19.0g
脂質 21.4g
糖質 7.4g
塩分 1.5g

作り方

1 豚肉は筋切りし、両面に薄く小麦粉をまぶす。エリンギは5㎝長さの薄切りにする。

2 キャベツとにんじん、赤玉ねぎはせん切りにし、合わせて器に広げる。

3 フライパンにサラダ油を熱して豚肉を並べ入れ、両面をさっと焼き、エリンギも加えてAをからめる。2の器に盛る。

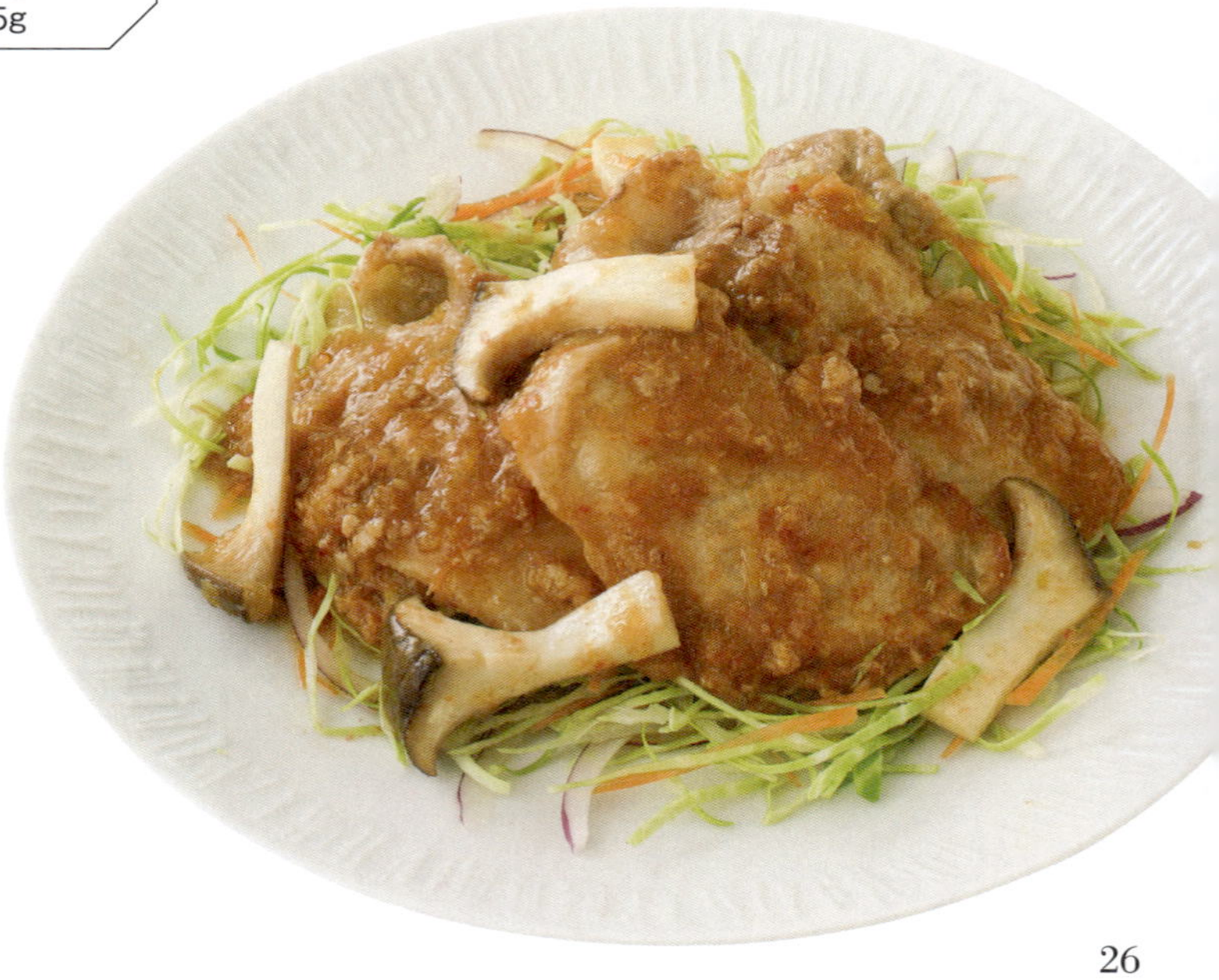

ゆで汁に加えた香菜で風味よく

豚しゃぶのエスニック冷製サラダ

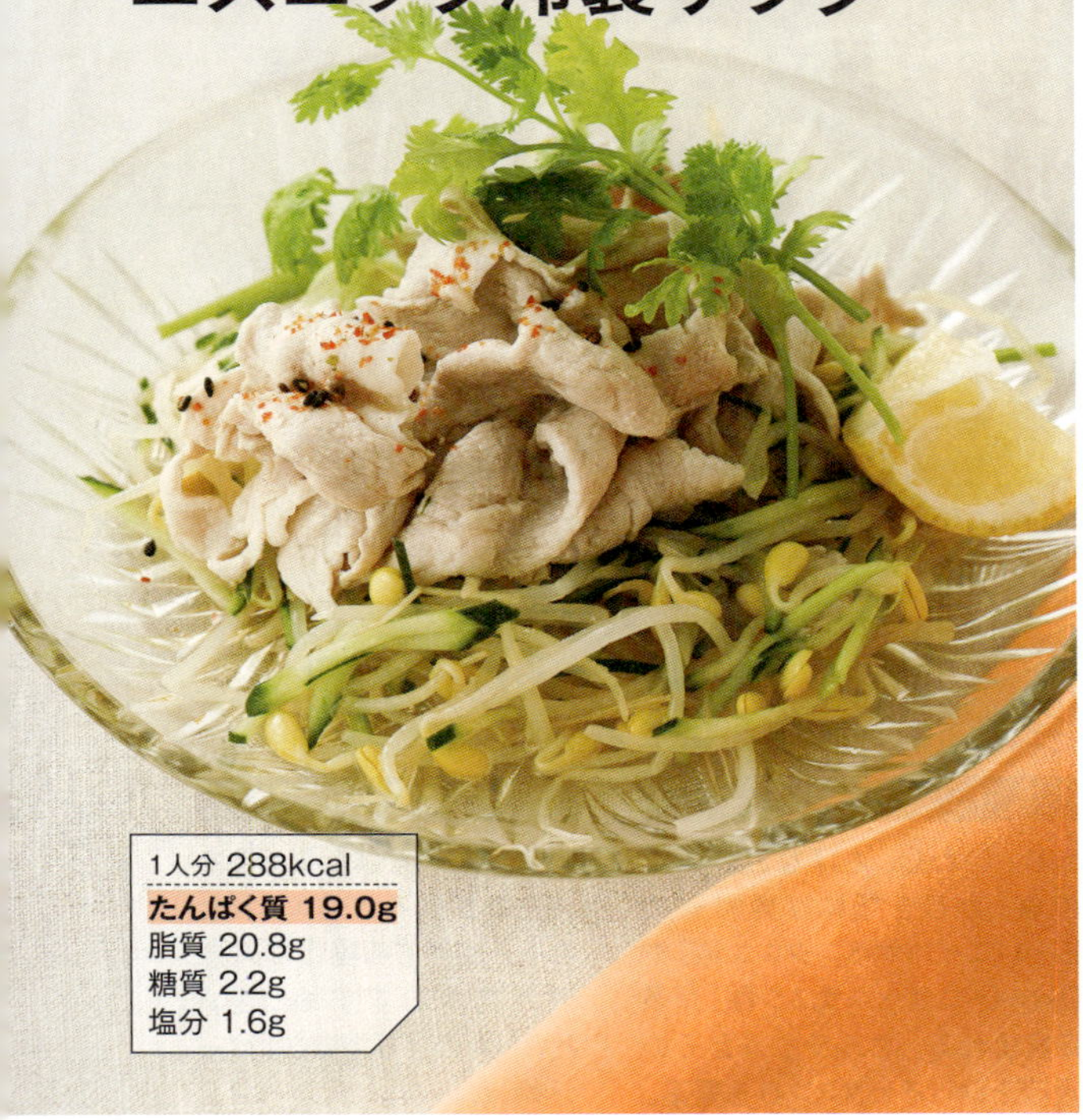

1人分 288kcal
たんぱく質 19.0g
脂質 20.8g
糖質 2.2g
塩分 1.6g

材料（2人分）

豚薄切り肉（しゃぶしゃぶ用）…200g
豆もやし…½袋（50g）
きゅうり…1本
A 酒…大さじ1
　しょうが（薄切り）…1〜2枚
　香菜の根…1〜2本分
B 酢…大さじ1½
　ナンプラー…大さじ½
塩、ごま油、七味とうがらし、香菜、レモン…各適量

作り方

1 なべに湯を沸かしてもやしを1分ほどゆで、引き上げて湯をきり、塩とごま油各少々をまぶす。

2 1のなべにAを加えて煮立たない程度にあたため、肉を少しずつほぐしながらゆで、色が変わる程度で引き上げる。ボウルに移して塩少々を振り、Bを加えてざっとまぜる。

3 きゅうりは斜め薄切りからせん切りにしてもやしと合わせ、肉と盛り合わせる。好みで七味とうがらしを振り、香菜とカットレモンを添える。

MEMO　肉をゆでる湯は煮立たせないこと。このひと手間でパサつきがカバーできます。

トマトのフレッシュソースでさっぱりと

ヒレカツフレッシュトマトソース

1人分 338kcal
たんぱく質 23.5g
脂質 18.1g
糖質 16.1g
塩分 1.3g

材料（2人分）

豚ヒレ肉…小6枚（180g）
塩、こしょう…各少々
A 小麦粉、とき卵、パン粉（こまかめ）…各適量
B トマト（5㎜角）…⅛個分
　ピーマン（5㎜角）…½個分
　玉ねぎ（みじん切り）…大さじ2
　塩、こしょう…各少々
　酢…大さじ1
　アマニ油（またはサラダ油）…小さじ½
サニーレタス、揚げ油…各適量

作り方

1 豚肉は軽くたたいて塩、こしょうし、Aの衣を順にまぶす。

2 フライパンに1㎝ほどの揚げ油を熱し、豚肉を入れて揚げ焼きにする。焼き色がついたら返して同様に揚げる。

3 キッチンペーパーで余分な脂をふきとり、サニーレタスを敷いた器に盛り、Bをまぜてかける。

MEMO　パン粉はこまかいほうが揚げ油の吸収率が低くなります。

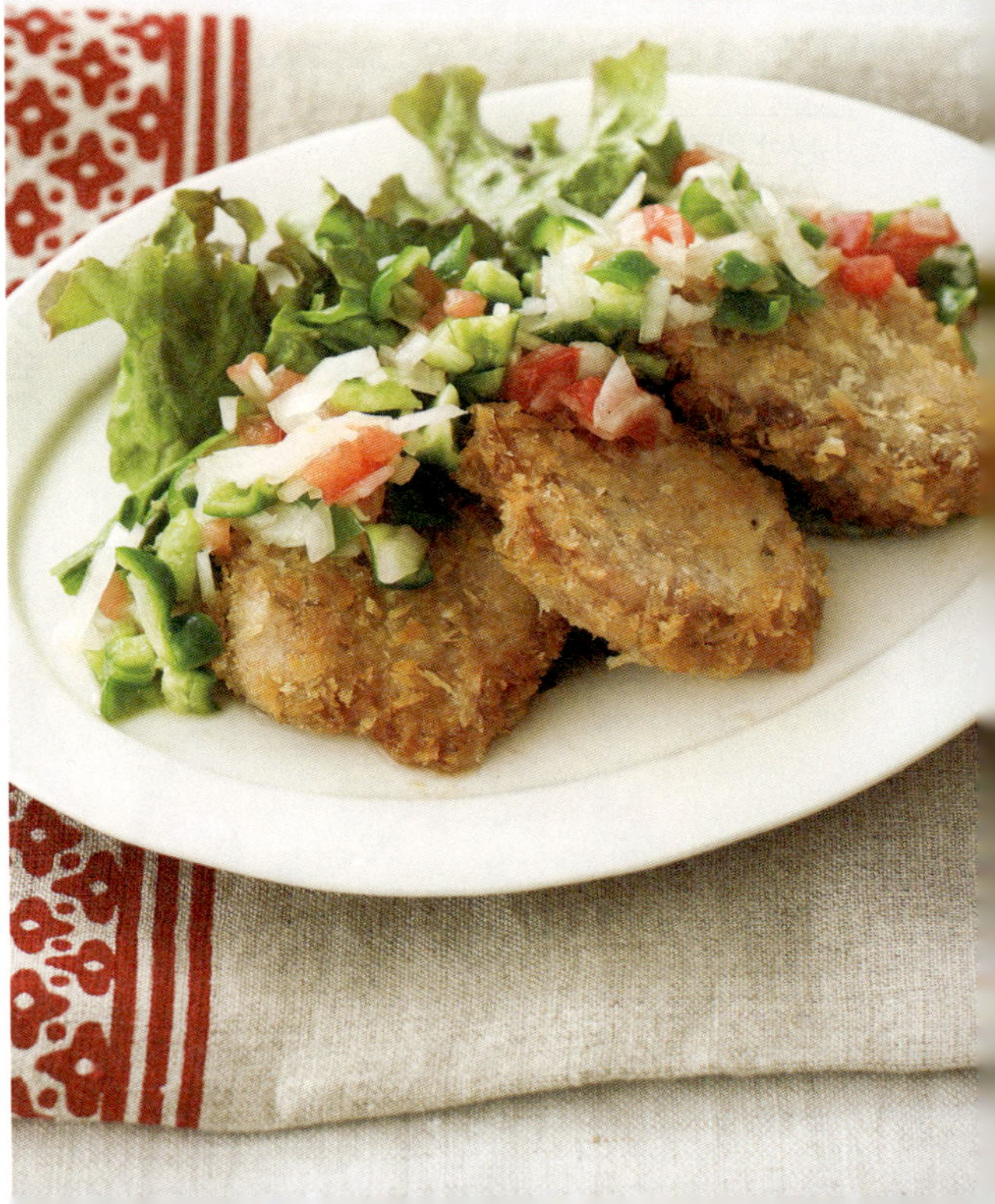

揚げずに焼いてから漬けることで脂質をカット！

焼きあじの南蛮漬け

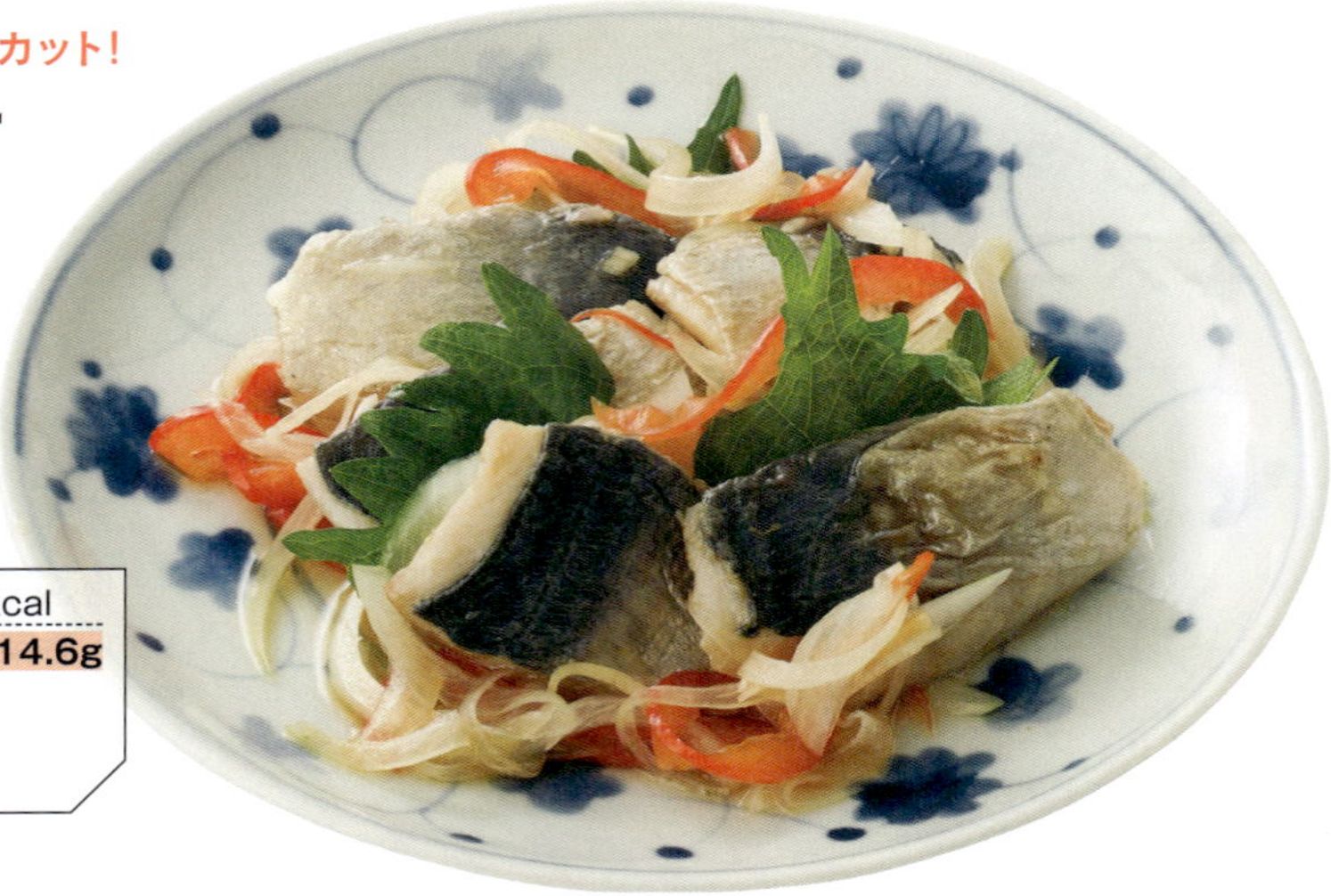

材料（2人分）

あじ（三枚におろしたもの）…中2尾分
塩…少々
玉ねぎ…1½個
パプリカ（赤）…¼個
しょうが…1かけ
A
- だし…½カップ
- 酢…¼カップ
- 砂糖…大さじ1
- しょうゆ…小さじ2
- 塩…小さじ⅓
- 赤とうがらし（半分に切る）…1本

サラダ油…少々
青じそ…適量

1人分 182kcal
たんぱく質 14.6g
脂質 9.1g
糖質 7.9g
塩分 1.4g

作り方

1 あじは3～4等分のそぎ切りにし、塩を振って10分おく。玉ねぎとパプリカは薄切りにし、しょうがは細切りにする。

2 Aはひと煮立ちさせ、冷ましておく。

3 あじの水けをふき、サラダ油を熱したフライパンで両面を焼いて火を通す。熱いうちに野菜とともに2に漬け、20分ほどおいて味をなじませる。青じそとともに器に盛る。

［青背の魚・かじき類］

栄養

あじ、いわし、さばなどの青背の魚、かじき類には魚特有のEPA（エイコサペンタエン酸）やDHA（ドコサヘキサエン酸）が多く含まれる。カルシウムとその吸収を助けるビタミンDも豊富。

効率よくとるコツ

EPAとDHAは新鮮なうちに生で食べると効率よくとれる。加熱する場合は煮魚や汁物がおすすめ（EPAとDHAのとり方は34ページ参照）。

香草パン粉で淡泊な味をカバーして

かじきとトマトの香草パン粉焼き

1人分 256kcal
たんぱく質 21.7g
脂質 13.9g
糖質 7.4g
塩分 0.7g

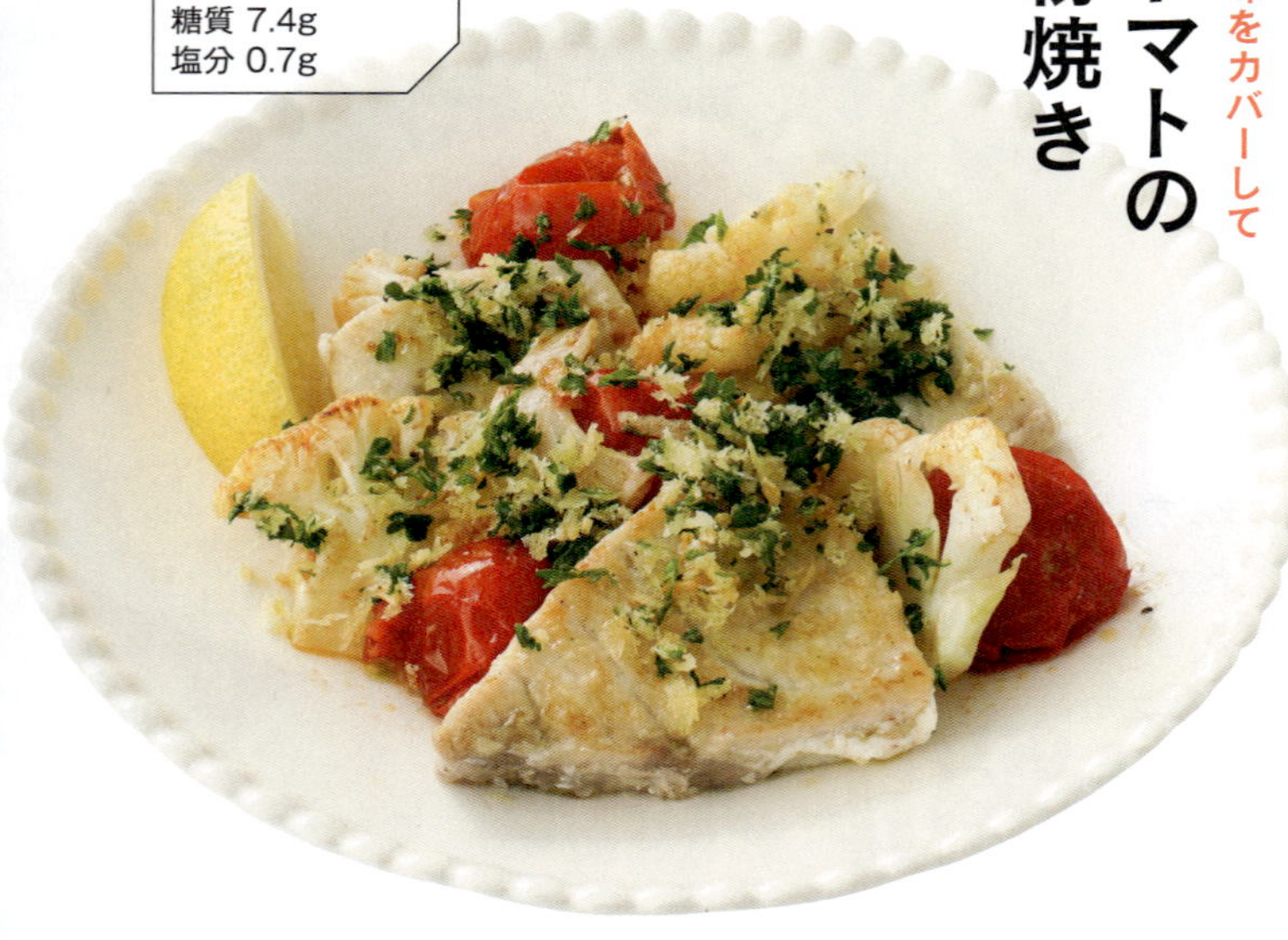

材料（2人分）

めかじき…200g
小麦粉…少々
ミニトマト…8～10個
カリフラワー（小房に分ける）…80～100g
A
- にんにく（みじん切り）…小さじ1
- パン粉…大さじ3
- オリーブ油…小さじ2
- パセリ（みじん切り）…適量

オリーブ油、塩、こしょう、レモン…各適量

作り方

1 かじきは3～4等分に切って塩、こしょう各少々を振り、薄く小麦粉をまぶす。トマトはへたをとり、カリフラワーは縦薄切りにする。

2 フライパンにAを入れて中火にかけ、焼き色がつくまで炒めたらとり出す。続いてオリーブ油小さじ1を足し、かじきを入れて両面を焼く。あいたところでトマトとカリフラワーも焼き、塩、こしょう各少々で味をととのえる。

3 器に盛り、香草パン粉をかけ、くし形レモンを添える。

魚の油×アマニ油で栄養効果がアップ！

いわしのレモンマリネ

1人分 154kcal
たんぱく質 11.2g
脂質 8.4g
糖質 5.8g
塩分 1.5g

材料（2人分）

いわし…小3～4尾
塩…小さじ1～1½
酢…適量
はちみつ…小さじ1½
A 玉ねぎ（薄切り）…¼個分
　レモン（輪切り）…½個分
　ディル…1～2枝
アマニ油…大さじ1

作り方

1 いわしは三枚におろし、塩を振って15～30分おく。

2 1をさっと酢水（分量外）で洗い、水けをふいてバットに移す。ひたひたの酢とはちみつを加え、Aを散らし、冷蔵庫に入れて5～10分おく。

3 いわしはとり出して皮をはぎ、そぎ切りにして2の残りと器に盛り合わせ、アマニ油を回しかける。

MEMO　レモンなどかんきつ類をのせて漬けると香り高い仕上がりになり、減塩効果も大。

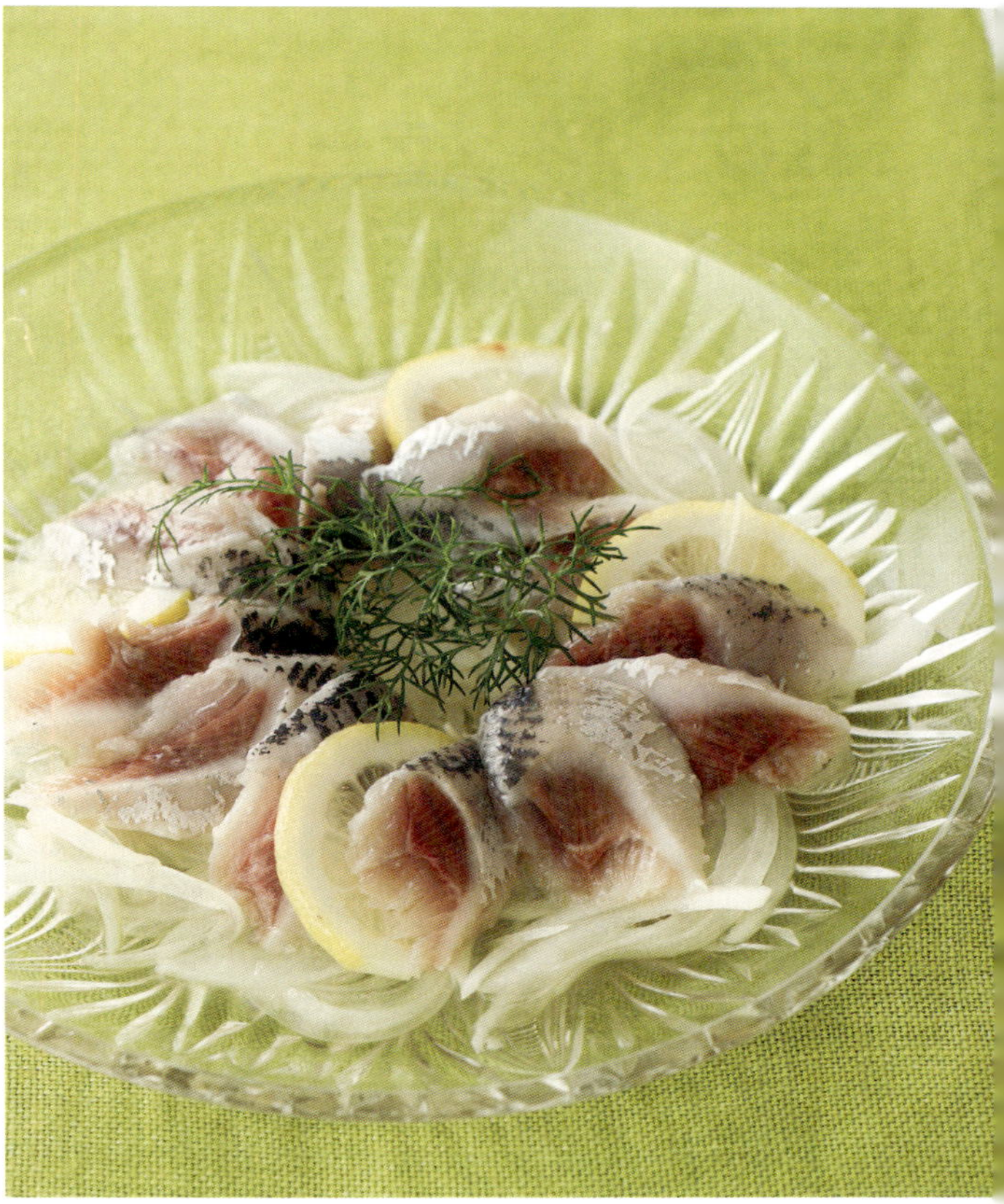

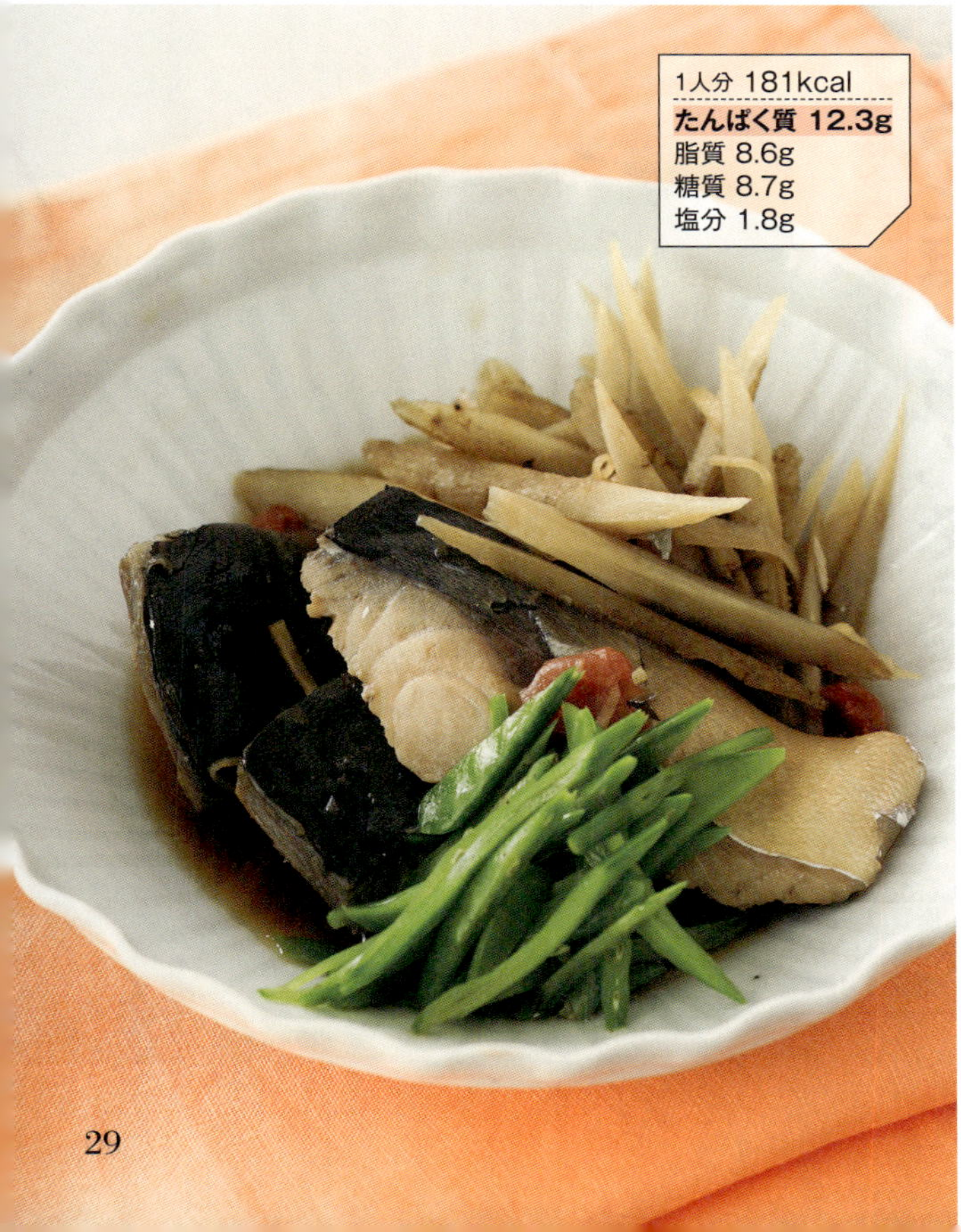

1人分 181kcal
たんぱく質 12.3g
脂質 8.6g
糖質 8.7g
塩分 1.8g

梅干しのクエン酸効果で血液もサラサラに

さばとごぼうのさっぱり梅煮

材料（2人分）

さば…2切れ（200g）
ごぼう…¼本（50g）
A 梅干し…小2個
　しょうが（細切り）…少々
　酒、砂糖、しょうゆ…各小さじ2
　みりん…小さじ1½
　だし（または水）…2カップ
絹さや…4～5枚

作り方

1 さばは1切れを2～3等分に切る。ごぼうは大きめのささがきにし、水にさらす。

2 なべにAを煮立ててさばとごぼうを入れ、落としぶたをして中火で10分ほど煮る。

3 器に盛り、ゆでて斜め細切りにした絹さやを添える。

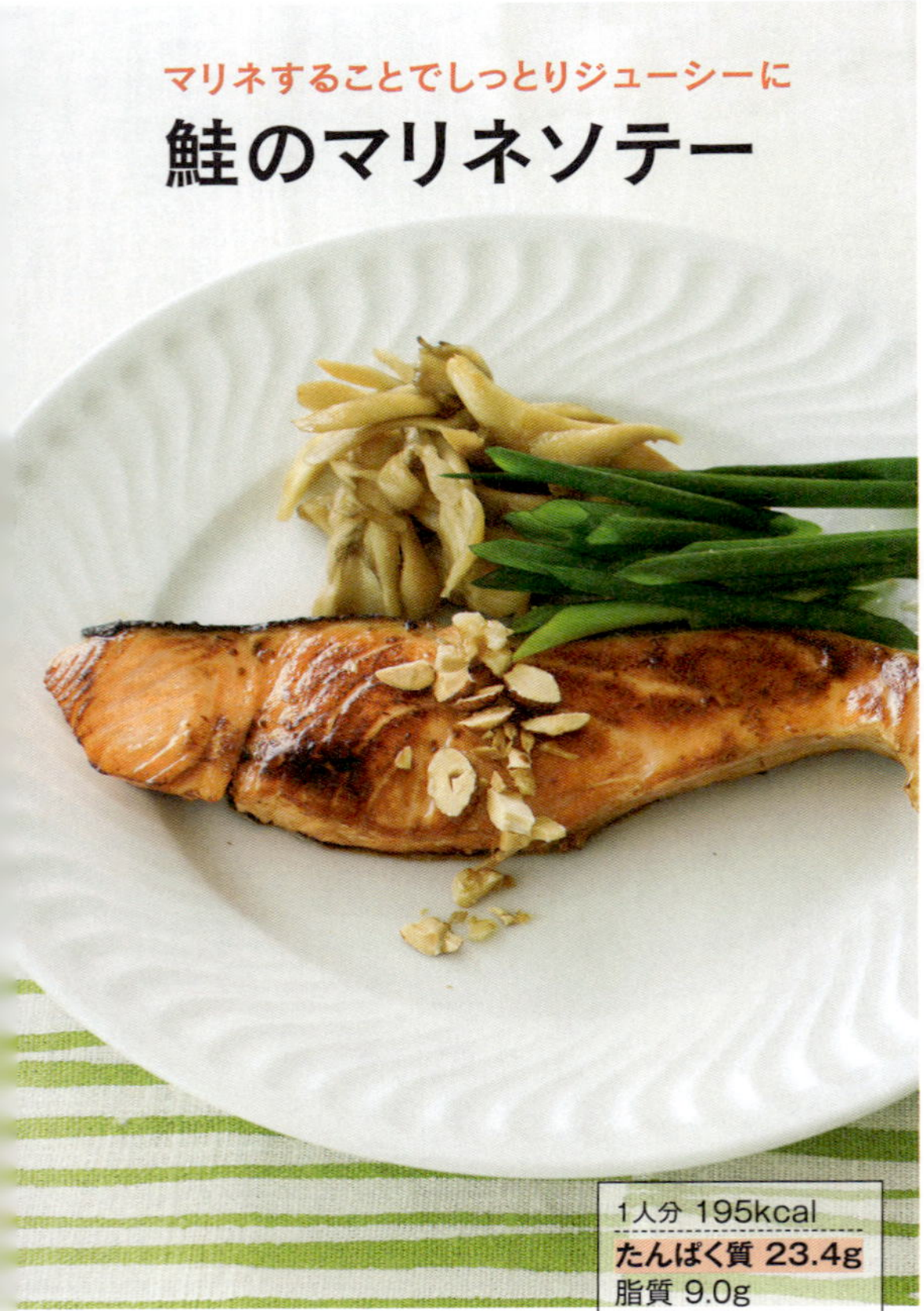

マリネすることでしっとりジューシーに

鮭のマリネソテー

1人分 195kcal
たんぱく質 23.4g
脂質 9.0g
糖質 3.6g
塩分 1.1g

材料（2人分）

生鮭（またはトラウト）
…2切れ（200g）
A［薄口しょうゆ…大さじ1
はちみつ（またはメープルシロップ）…大さじ1
オリーブ油…大さじ1
おろしにんにく…小さじ½］
まいたけ…½パック
万能ねぎ…3〜4本
B［オリーブ油、塩…各少々
アーモンド（刻む）…2〜3粒

作り方

1 Aのマリネ液は少しとり分け、鮭をつけて2時間以上おく。残りの液でまいたけをあえる。

2 魚焼きグリルに1をのせ、途中返しながら10分ほど焼く。

3 2の鮭を器に盛り、まいたけと斜め切りにした万能ねぎはBであえて添え、鮭にはアーモンドを散らす。

［鮭・白身魚］

栄養

●鮭はカロテノイド系の機能性成分アスタキサンチンを含み、強い抗酸化作用がある。ビタミンD、Eも豊富。
●たら、たいなどの白身魚は、たんぱく質を多く含み、低脂肪・低カロリー。ビタミンB_1、B_2、E、カリウムなどのミネラルも豊富。

効率よくとるコツ

鮭のアスタキサンチンは脂溶性のため、油と組み合わせると吸収率が高まる。

豆乳で作るホワイトソースでさっぱりと

たらとほうれんそうのグラタン

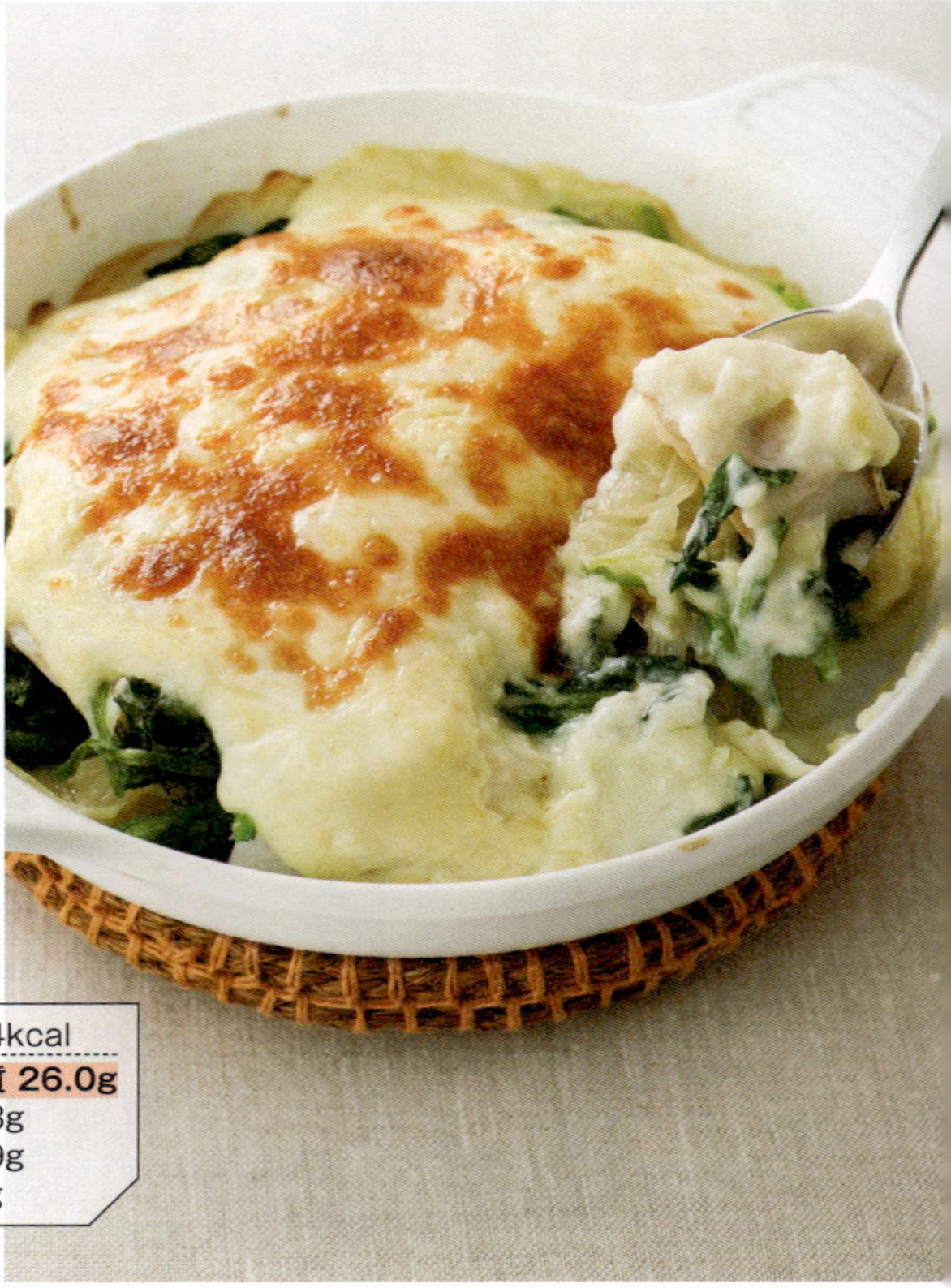

1人分 314kcal
たんぱく質 26.0g
脂質 14.3g
糖質 15.9g
塩分 1.4g

材料（2人分）

生だら…2切れ
ほうれんそう…1束（200g）
玉ねぎ…½個
豆乳…300mℓ
小麦粉…20g
A［顆粒コンソメ、塩、こしょう…各少々
オリーブ油、塩…各適量
ピザ用チーズ…30g

作り方

1 たらは一口大に切り、塩少々を振る。ほうれんそうはゆでて4㎝長さに切り、水けをしぼる。玉ねぎは薄切りにする。

2 なべにオリーブ油大さじ1を熱し、小麦粉を入れ、豆乳を加えてなめらかにまぜ、Aで調味する。

3 フライパンにオリーブ油少々を熱し、たらと玉ねぎを炒めて塩少々で調味し、ほうれんそうも加えて炒める。

4 耐熱皿に3を入れて2のソースをかけ、チーズをのせ、220〜230度のオーブンで15分（オーブントースターで7〜8分）焼き色がつくまで焼く。

えびは殻ごと調理でおいしさと食べごたえ十分

ガーリックシュリンプ

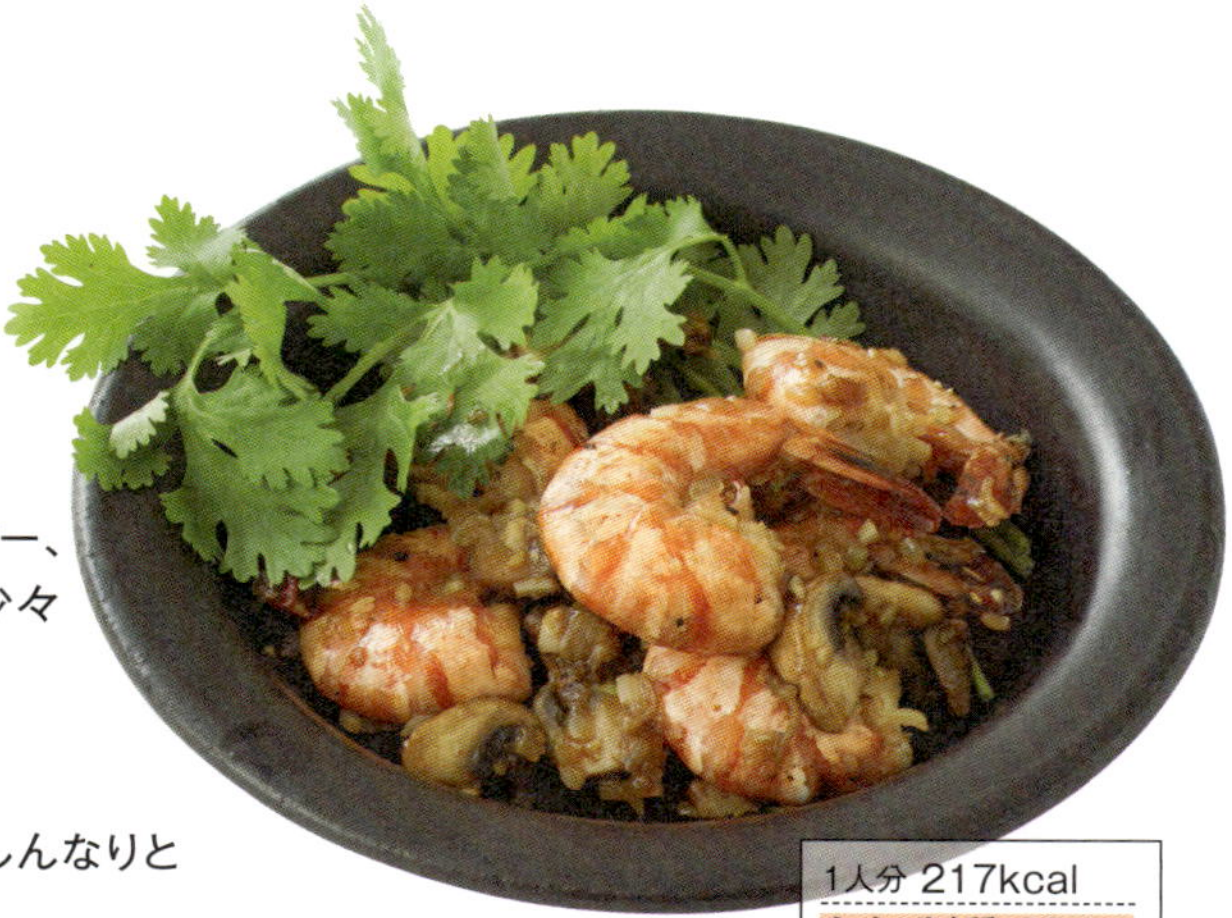

1人分 217kcal
たんぱく質 32.7g
脂質 4.9g
糖質 7.9g
塩分 1.5g

材料（2人分）

えび（殻つき）…10尾

A
- バター…10g
- 玉ねぎ（みじん切り）…¼個分
- ねぎ（みじん切り）…½本分
- にんにく（みじん切り）…1かけ分

B
- 塩、オイスターソース、パプリカパウダー、はちみつ、あらびき黒こしょう…各少々

イタリアンパセリ…適量

作り方

1 フライパンにAを入れて中火で炒め、しんなりとしたら、えびを加えて強火で焼きつける。

2 Bを加えて手早くまぜ、味をからめる。器に盛り、イタリアンパセリを添える。

うまみのあるわたも生かして風味よく

いかと青菜のわたバターじょうゆ炒め

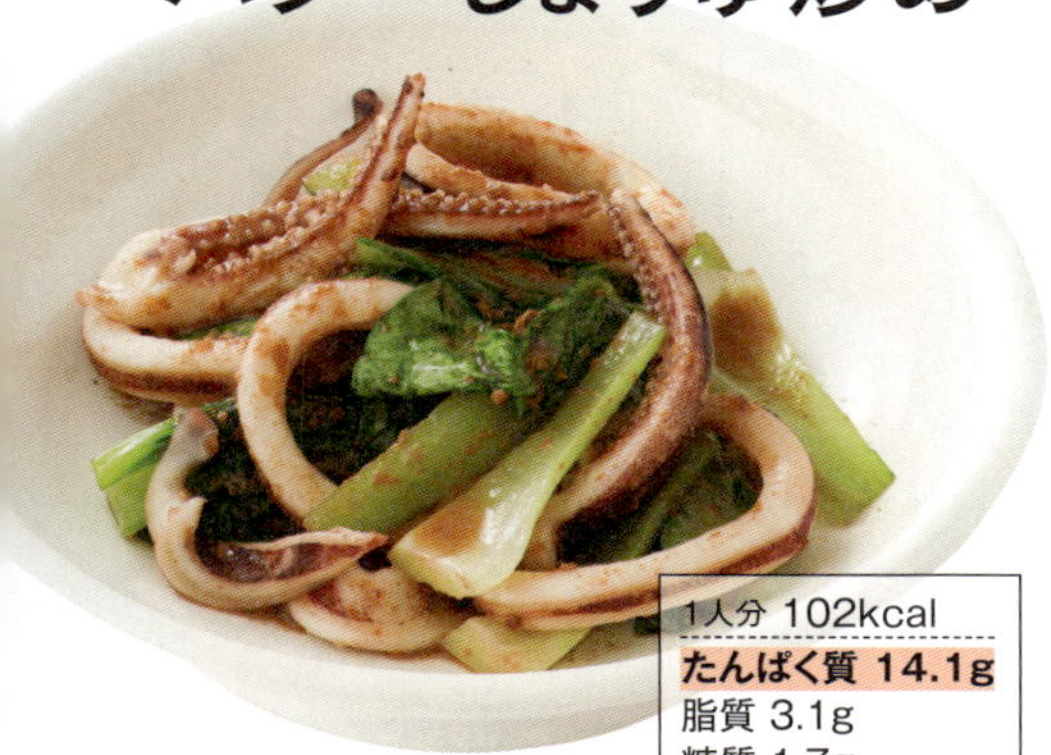

1人分 102kcal
たんぱく質 14.1g
脂質 3.1g
糖質 1.7g
塩分 0.8g

材料（2人分）

するめいか…½ぱい（150g）
バター…大さじ½
チンゲンサイ…100g

A
- 酒…大さじ1
- しょうゆ…小さじ1
- おろしにんにく…少々

作り方

1 いかは下処理して胴は7㎜幅に切り、足は2〜3本に切り、わたはバターとまぜる。チンゲンサイは5㎝長さに切る。

2 フライパンにチンゲンサイ、いかの順にのせ、わたとAも加えてふたをし、中火で5〜7分蒸し煮する。最後にふたをとってまぜ、味をからめる。

［えび・たこ・いか・貝類］

栄養

●いか、たこ、えびに含まれるタウリンは、アミノ酸の一種でコレステロールの抑制に効果がある。
●あさり、しじみなどの貝類は鉄分、ビタミンB_{12}が多く含まれ、貧血予防に最適。

効率よくとるコツ

●貝類に多いビタミンB_{12}は水溶性ビタミン。蒸し煮やスープなどで汁ごととると効率がよい。

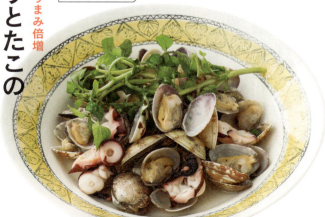

貝とたこでうまみ倍増

あさりとたこのワイン蒸し煮

1人分 217kcal
たんぱく質 20.1g
脂質 12.7g
糖質 1.0g
塩分 1.5g

材料（2〜3人分）

あさり（殻つき・砂出ししたもの）…300g
たこ（ゆで）…150g

A
- 白ワイン、オリーブ油…各大さじ2
- タイム…1枝
- にんにく（薄切り）…1〜2枚

クレソン…1〜2枝
こしょう…少々

作り方

1 たこは5㎜厚さに切り、あさりとともになべに入れ、Aを加えてふたをし、中火にかける。煮立ったら弱火にし、5分ほど蒸し煮する。

2 貝の口があいたらクレソンを加え、こしょうを振る。

豆腐と卵を組み合わせて

ゴーヤーチャンプルー

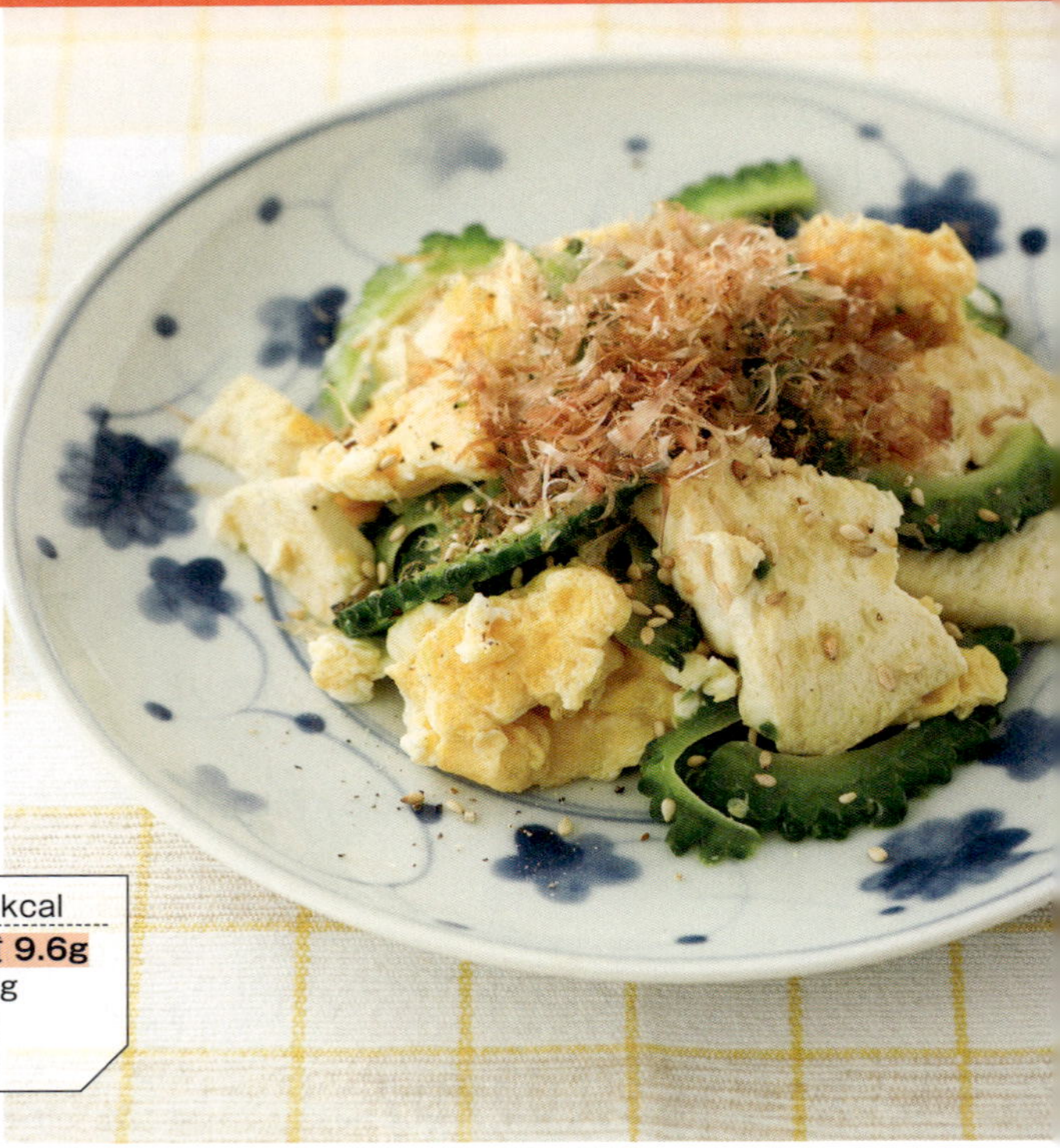

材料（2人分）

木綿豆腐…½丁（150g）
ゴーヤー…½本（100g）
とき卵…1個分
ごま油…大さじ1
A［和風顆粒だし…小さじ½
　 こしょう…少々
削りがつお、いり白ごま…各適量

作り方

1 豆腐は軽く水きりし、一口大に切る。ゴーヤーは縦半分に切ってわたをとり、薄切りにする。

2 フライパンにごま油を熱して豆腐を入れ、焼き色がついたらとり出す。

3 2のフライパンにゴーヤーを入れてさっと炒め、豆腐を戻し入れ、Aで調味する。卵を回し入れて大きくまぜ、削りがつお、ごまを振る。

MEMO　和風顆粒だしのみでシンプルに仕上げています。味をみて、お好みでしょうゆを加えてください。

1人分 165kcal
たんぱく質 9.6g
脂質 12.0g
糖質 2.1g
塩分 0.5g

［大豆製品］

栄　養

大豆・大豆製品はたんぱく質に富み、各種の必須アミノ酸を含む。また、イソフラボン、レシチンなど、健康効果が高い成分を含む。

効率よくとるコツ

肉や魚にくらべるとたんぱく質量は多くないので、他のたんぱく源である肉や魚、卵と組み合わせると効率がよい。

ひき肉でたんぱく質量がふえうまみもアップ

豆腐ステーキ オクラソース

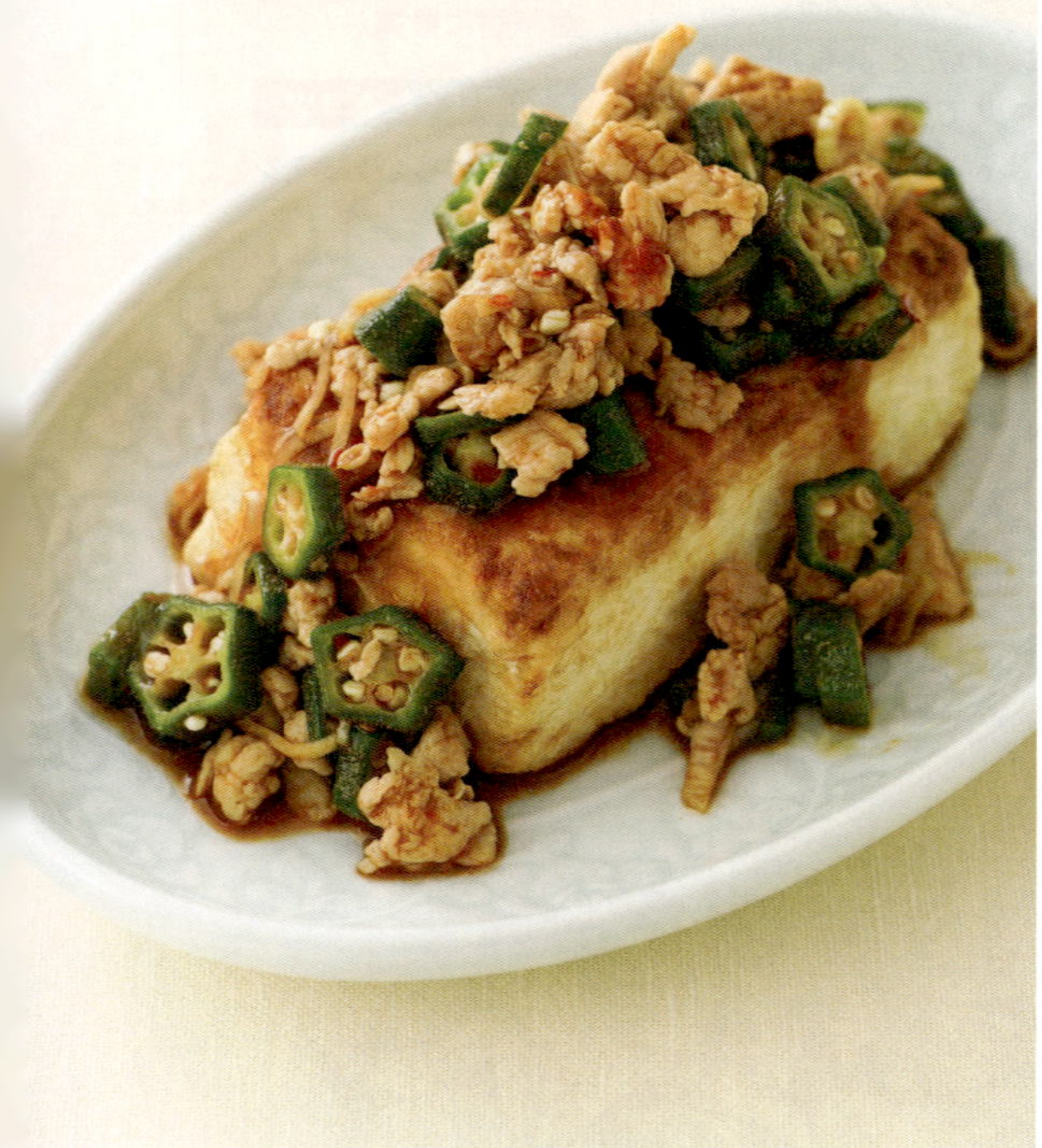

1人分 253kcal
たんぱく質 16.8g
脂質 16.4g
糖質 5.5g
塩分 1.7g

材料（2人分）

木綿豆腐…1丁（300g）
小麦粉…少々
鶏ひき肉…50g
オクラ…4〜5本
A［コチュジャン…大さじ⅔
　 豆板醤…小さじ⅓
　 みりん…少々
ごま油…適量

作り方

1 豆腐は水きりして半分に切り、小麦粉を薄くまぶす。オクラはさっとゆでて2〜3㎜厚さの小口切りにする。

2 フライパンにごま油大さじ1を熱して豆腐を入れ、両面がカリッとするまで焼いて器に盛る。

3 2のフライパンにごま油少々を熱してひき肉を炒め、Aで調味する。オクラも加えて炒め合わせ、豆腐の上にかける。

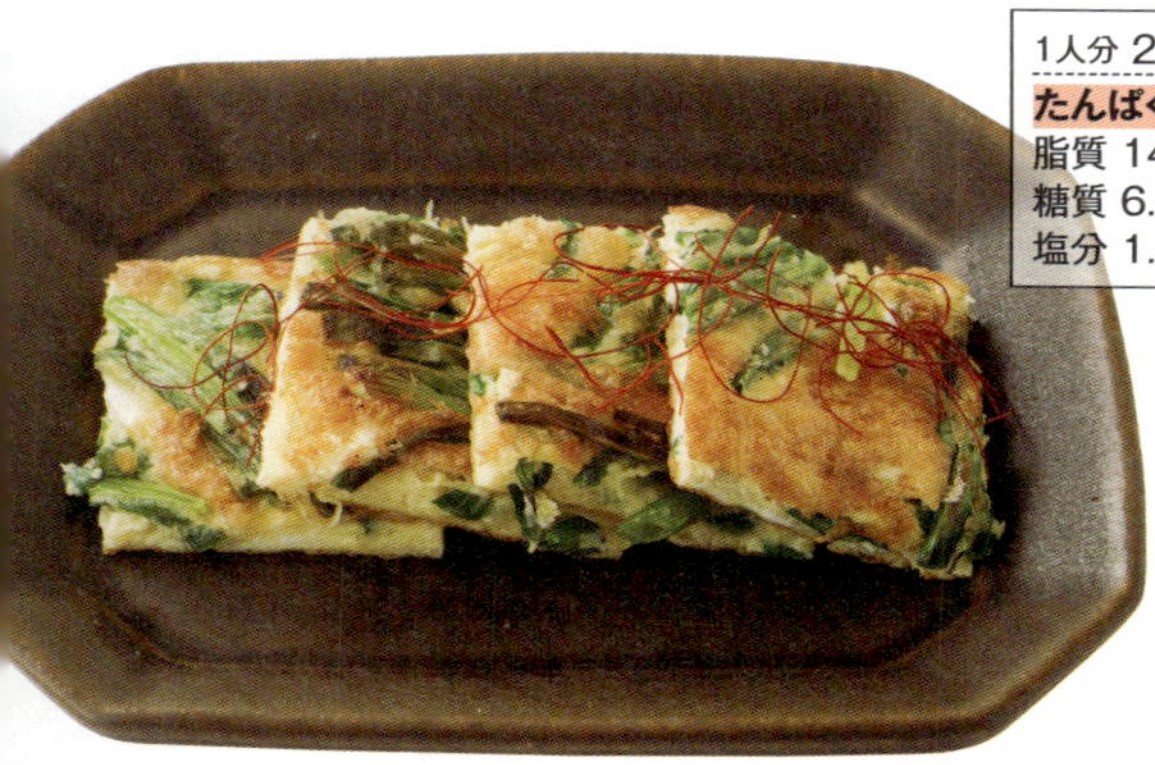

1人分 204kcal
たんぱく質 10.4g
脂質 14.1g
糖質 6.4g
塩分 1.2g

［卵］

栄　養

良質のたんぱく源で脂肪、カルシウム、鉄分、ビタミンAを含む完全栄養食品といえる。

効率よくとるコツ

卵にないビタミンCや食物繊維を含む野菜や海藻、きのこなどと組み合わせてとりたい。

万能ねぎをたっぷり使ってチヂミ風

チヂミ風万能ねぎの卵焼き

材料（2人分）

卵…3個
A
- 鶏ガラスープのもと…小さじ1
- 水…大さじ1½
- 塩…少々
- かたくり粉…大さじ½

万能ねぎ…10本（30g）
小麦粉、ごま油…各大さじ1
糸とうがらし…適宜

作り方

1 万能ねぎは3～4㎝長さに切り、小麦粉を振りまぜる。卵を割りほぐしてAをまぜ、万能ねぎも加えてまぜる。

2 フライパンにごま油をなじませ、1を流し入れて平らに広げ、両面をこんがりと焼く。

3 食べやすく切って器に盛り、糸とうがらしを散らす。

きくらげの食感がアクセントに

卵ときくらげの炒め物

材料（2人分）

とき卵…2個分
きくらげ（もどしたもの）…10g
桜えび…小さじ1
サラダ油…小さじ1
A
- だし…¼カップ
- しょうゆ…小さじ½
- みりん…小さじ2

作り方

1 フライパンにサラダ油を熱してきくらげを炒め、油が回ったらと桜えびとAを加えてさっと炒める。

2 卵を回し入れてさっとかきまぜ、ふたをして半熟になったら火を止める。

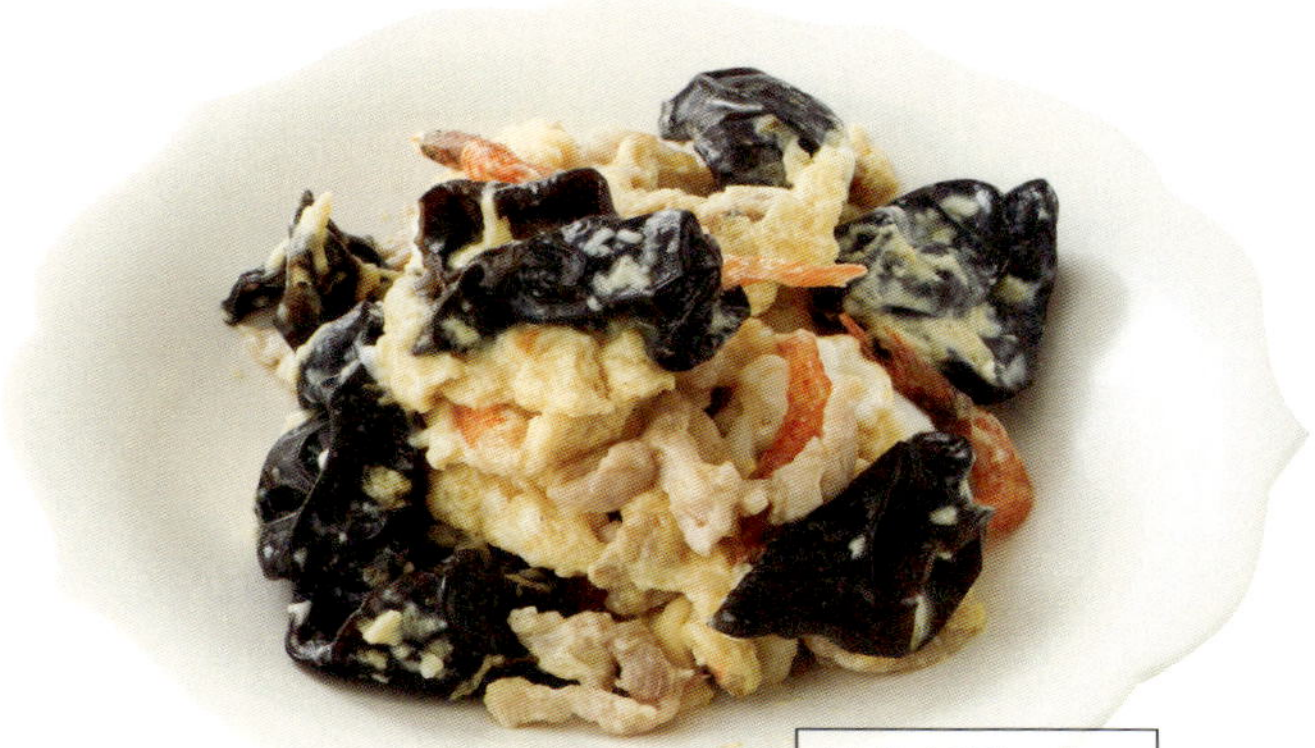

1人分 115kcal
たんぱく質 7.1g
脂質 7.3g
糖質 3.0g
塩分 0.4g

ゆで卵でたんぱく質が手軽にとれます

焼きアスパラのゆで卵添え

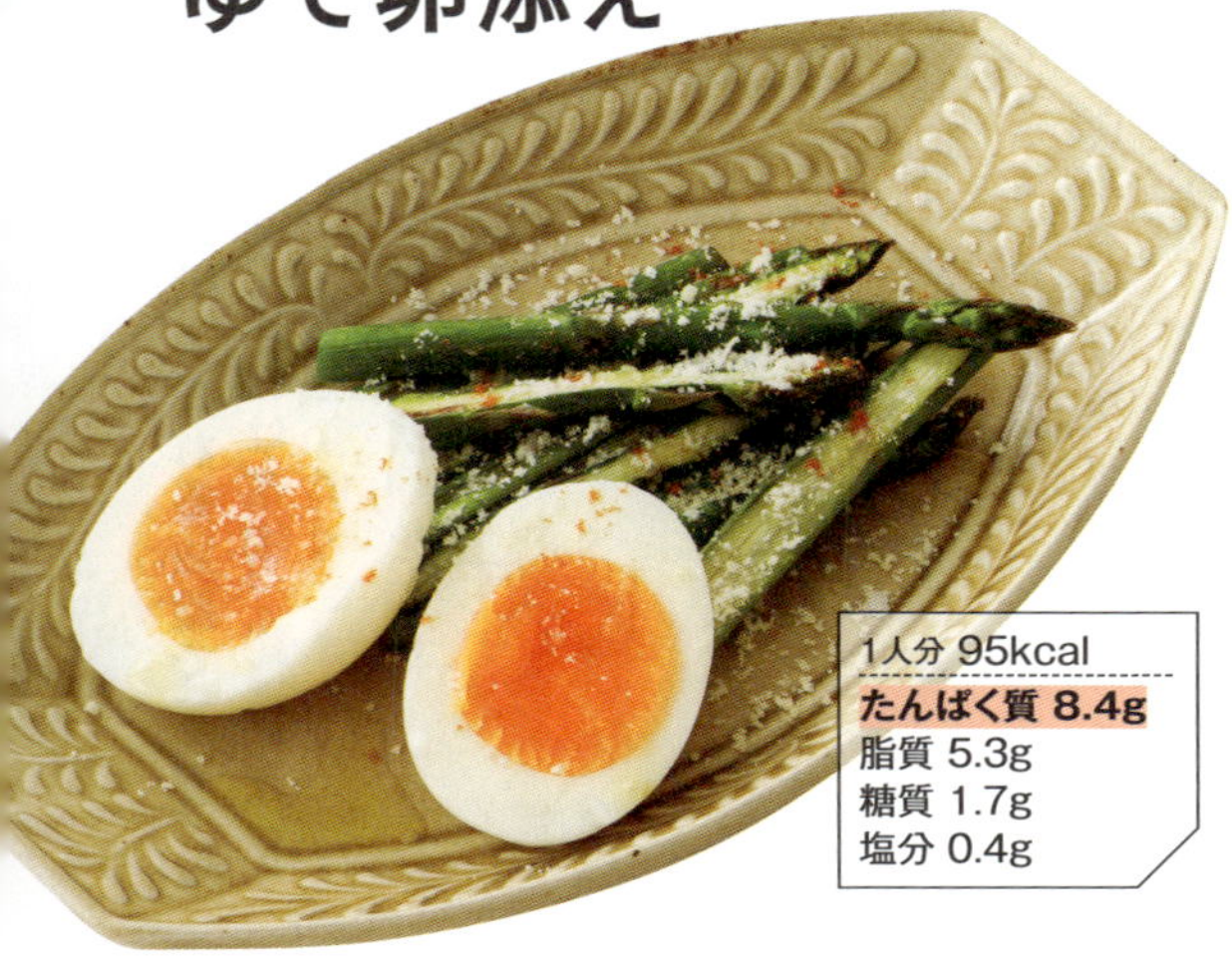

1人分 95kcal
たんぱく質 8.4g
脂質 5.3g
糖質 1.7g
塩分 0.4g

材料（2人分）

ゆで卵…2個
グリーンアスパラガス…8本
A
- 塩、こしょう、粉チーズ…各少々
- パプリカパウダー…適宜

作り方

1 アスパラは根元のかたい部分を切り、縦半分に切る。魚焼きグリルかフライパンで香ばしく焼き、半分に切る。

2 卵と1を盛り合わせ、Aを振る。

MEMO　卵はまとめてゆでておくと重宝。さらに味つけ卵にしてもおいしいものです。しょうゆ大さじ4、酒大さじ3、砂糖とみりん各大さじ2、水1カップを煮立てて冷まし、ゆで卵5～6個を漬け込めばOK。

ルール2

脂質の種類を知り、良質の油を賢くとる
「量」と同時に「質」も！

どんな栄養素？

最も効率のよいエネルギー源

脂質は脂肪や油脂に含まれる栄養素。体内では中性脂肪として存在し、コレステロールも脂質の一種です。1gで約9kcalというエネルギーを持ち、少量でも大きなエネルギー源となります。水に溶けないため、体内での貯蔵エネルギーにも適しています。骨や筋肉、内臓を守る役割があり、体の機能をととのえるホルモンの材料、細胞膜などをつくるのにも重要な働きをしています。

豊富な食品は？

常温で固まる「脂」常温で固まらない「油」

油脂の性質を決めるのが、脂肪酸。大きく飽和脂肪酸と不飽和脂肪酸の二つのタイプに分けられます。飽和脂肪酸は常温で固体となるもので、肉の脂身やバターなど動物性の脂質に多く含まれています。とりすぎると、血管に入ってから固まり、LDL（悪玉）コレステロールや中性脂肪をふやし、いわゆる〝血液ドロドロ〟状態に。動脈硬化を引き起こす要因になります。

一方、不飽和脂肪酸は常温で液体となるもので、植物油や青背の魚に多く含まれています。一価不飽和脂肪酸と多価不飽和脂肪酸に分けられ、さらに多価不飽和脂肪酸にはn・6系の脂肪酸、n・3系の脂肪酸などの種類があり、LDLコレステロールを減らす働きがあります。

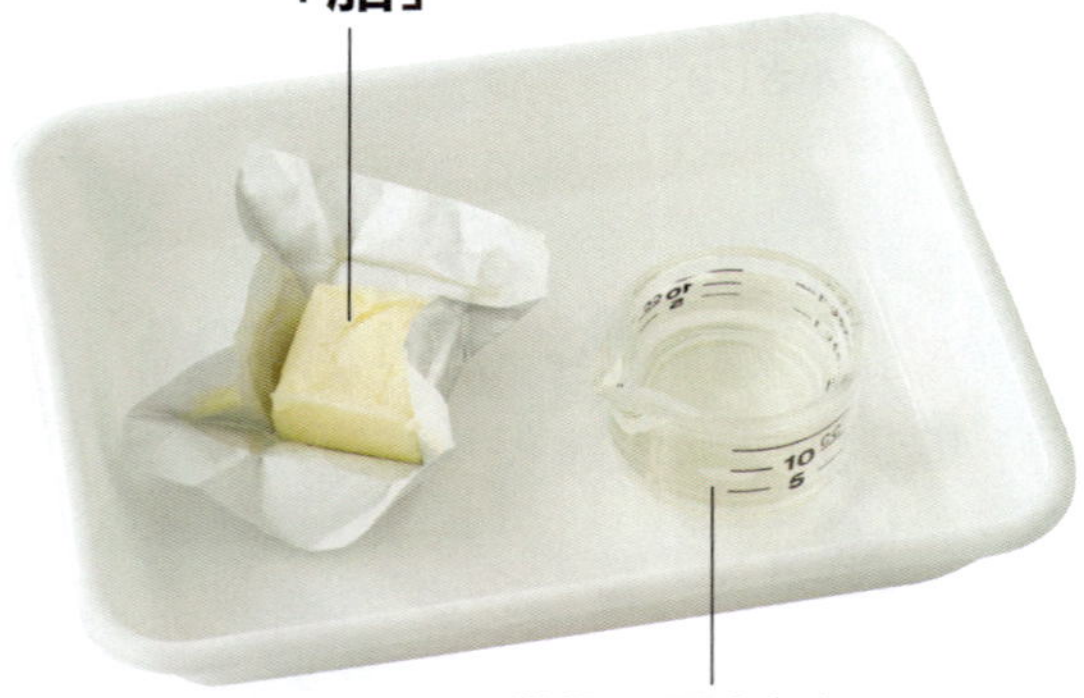
常温で固まるのが
「脂」
常温で固まらないのが
「油」

肥満の大敵とされる油脂ですが、むやみに減らすのは禁物。総量を控えると同時に、注意すべきは脂肪のバランス。脂質の種類を知り、「質」による使い分けが必要です。

賢くとるには？

意識してとりたい必須脂肪酸

●とるべきはn-3系脂肪酸

必須アミノ酸と同じように、脂肪酸にも体内で合成できない必須脂肪酸があります。リノール酸とα・リノレン酸。これらは食べ物からとる必要があります。

リノール酸のn・6系脂肪酸はサラダ油やごま油などの植物油に含まれているので、日常生活で不足することはないでしょう。

一方、α・リノレン酸のn・3系脂肪酸は、えごま油やアマニ油などごく一部の油と、魚に含まれるEPA（エイコサペンタエン酸）やDHA（ドコサヘキサエン酸）にしか含まれていません。特に意識してとりたい油です。

●脂肪酸のバランスは3：4：3

油脂のとり方で次に注意したいのが、SMPバランス。Sは飽和脂肪酸、Mは一価不飽和脂肪酸、Pは多価不飽和脂肪酸。その割合は3：4：3が理想とされています。理想的

[脂肪酸の種類と理想的な摂取バランス]

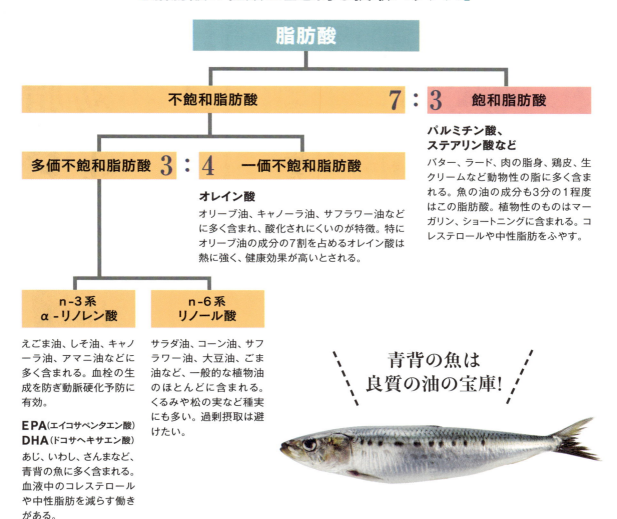

脂肪酸

不飽和脂肪酸 7 : 3 飽和脂肪酸

飽和脂肪酸

パルミチン酸、ステアリン酸など

バター、ラード、肉の脂身、鶏皮、生クリームなど動物性の脂に多く含まれる。魚の油の成分も3分の1程度はこの脂肪酸。植物性のものはマーガリン、ショートニングに含まれる。コレステロールや中性脂肪をふやす。

多価不飽和脂肪酸 3 : 4 一価不飽和脂肪酸

一価不飽和脂肪酸

オレイン酸

オリーブ油、キャノーラ油、サフラワー油などに多く含まれ、酸化されにくいのが特徴。特にオリーブ油の成分の7割を占めるオレイン酸は熱に強く、健康効果が高いとされる。

n-3系 α-リノレン酸

えごま油、しそ油、キャノーラ油、アマニ油などに多く含まれる。血栓の生成を防ぎ動脈硬化予防に有効。

EPA(エイコサペンタエン酸)
DHA(ドコサヘキサエン酸)

あじ、いわし、さんまなど、青背の魚に多く含まれる。血液中のコレステロールや中性脂肪を減らす働きがある。

n-6系 リノール酸

サラダ油、コーン油、サフラワー油、大豆油、ごま油など、一般的な植物油のほとんどに含まれる。くるみや松の実など種実にも多い。過剰摂取は避けたい。

青背の魚は良質の油の宝庫!

トランス脂肪酸に要注意!

人工的に作られた油脂や、それらを使った食品に含まれる脂肪酸。LDL(悪玉)コレステロールをふやす作用があり、多量にとり続けると動脈硬化を引き起こす要因になるといわれている。トランス脂肪酸が多いのは、マーガリンやショートニング、市販の揚げ物、スナックパンや菓子、インスタントめんなど多岐にわたる。知らず知らずのうちに摂取していることが多いので、注意が必要。

な割合を守るのはむずかしいのですが、体によさそうだからとオリーブ油ばかり使ったり、魚だけ食べていると偏ってしまいます。用途や目的に合わせてバランスよく摂取するように心がけましょう。

●「見えるあぶら」と「見えないあぶら」

調理で使う油脂のほかに、食事でとる「あぶら」には、食材自体に含まれる油脂もあります。肉類、牛乳やチーズなどの乳脂肪、ごま、油揚げなど「見えないあぶら」。カレーライスやギョーザ、とんカツといった料理も脂質が多いので、要注意です。

たとえば肉を調理する際、脂身の少ない部位を選び、脂が多い部位を使う場合は焼く、蒸すなどして適度に落とすことも必要です。良質の油脂をとるためにも、「見えないあぶら」も意識しましょう。

良質の脂質を手軽に効率よくとるレシピ

体内で合成できない必須脂肪酸は、食べ物からとる必要があります。賢くとるポイントを押さえておきましょう。

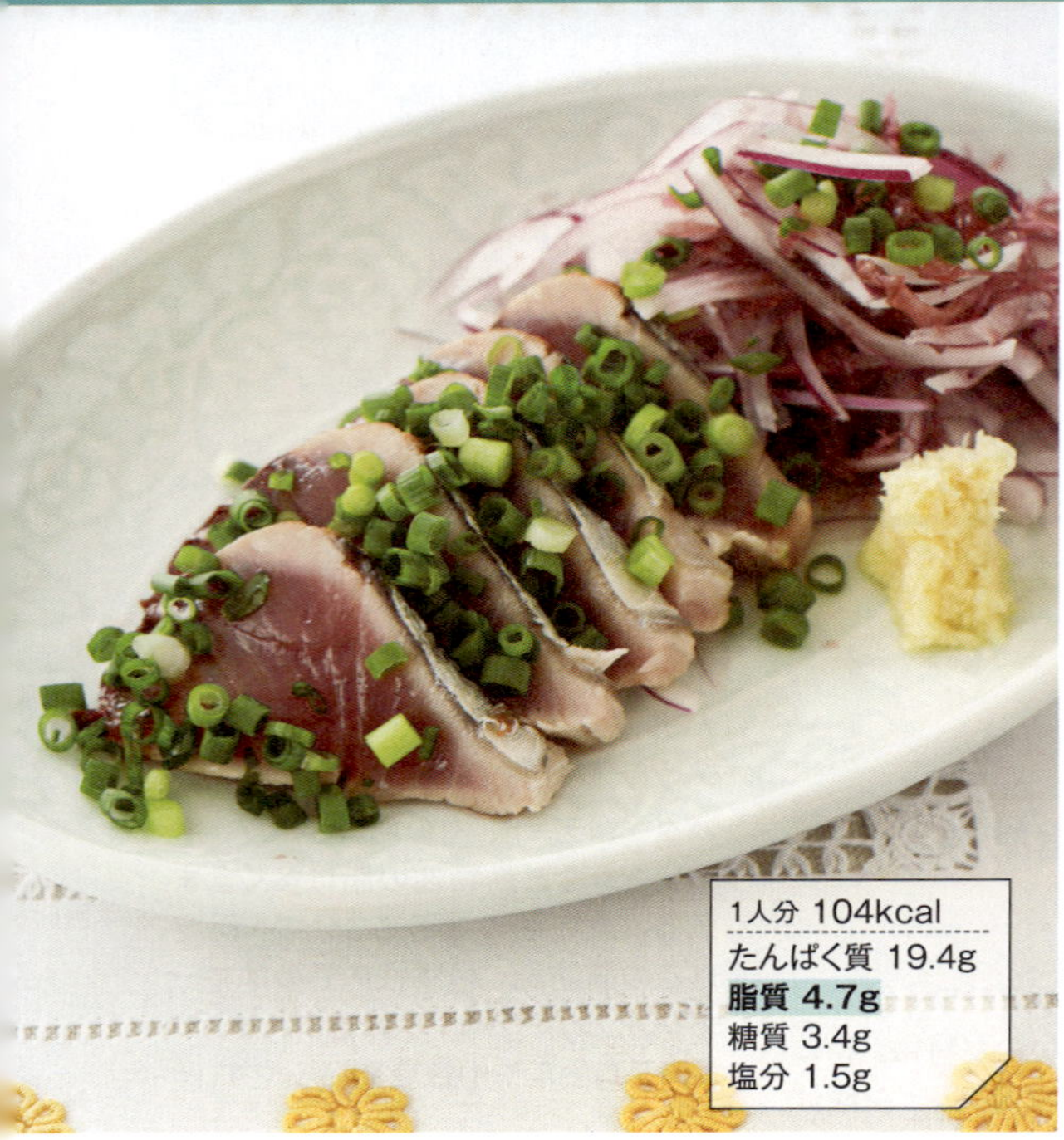

さっとあぶって香味野菜をたっぷり

かつおの塩たたき

1人分 104kcal
たんぱく質 19.4g
脂質 4.7g
糖質 3.4g
塩分 1.5g

材料（2人分）

かつお（刺し身用）…½さく
塩…少々
赤玉ねぎ…¼個
万能ねぎ…5～6本
おろししょうが…小さじ1
A しょうゆ、かんきつ果汁…各大さじ½
A 酢…小さじ½

作り方

1 かつおは塩をまぶしてから表面をあぶり、冷蔵庫で冷やす。

2 赤玉ねぎは薄切りにし、万能ねぎは小口切りにする。

3 1を切り分け2とともに盛り合わせ、Aをかけ、しょうがを添える。

青背の魚は？

n-3系脂肪酸を含む代表格が魚。新鮮なうちに生で食べるか、蒸す、煮る場合は蒸し汁や煮汁も食べるようにして。また、酸化を防ぐ効果があるビタミンAを多く含む緑黄色野菜といっしょに食べるのがベスト。

短時間で蒸して魚の油をキープ

いわしの酒蒸し

1人分 101kcal
たんぱく質 10.7g
脂質 4.8g
糖質 1.6g
塩分 0.9g

材料（2人分）

いわし（頭と内臓をとったもの）…大2尾
酒…小さじ1～2
塩…小さじ¼
かぶ（葉も含む）…1個
わかめ（生・ざく切り）…20g
かぼす（くし形切り）…適量

作り方

1 耐熱皿にいわしとわかめを並べ入れ、酒と塩を振る。蒸し器に入れ、7～8分蒸す。

2 かぶは皮ごとすりおろし、葉は刻んでまぜる。

3 1を器に盛り、2とかぼすを添える。

MEMO　かぶは大根でもOK。少しついている葉も生かすと見た目もきれいで、栄養価もアップ。

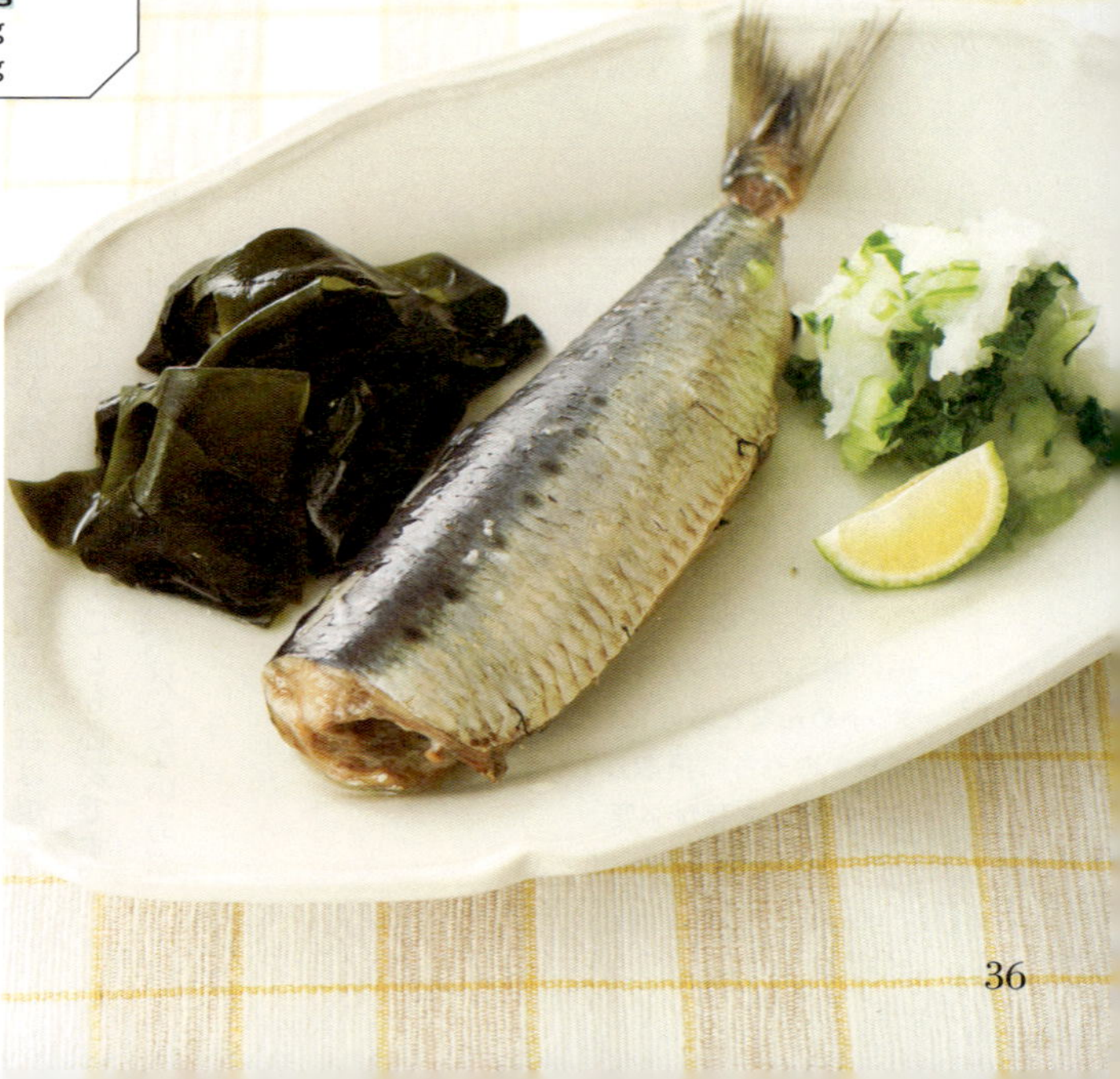

さばのうまみで風味よく焼き上がります

さば缶とねぎのシンプルグラタン

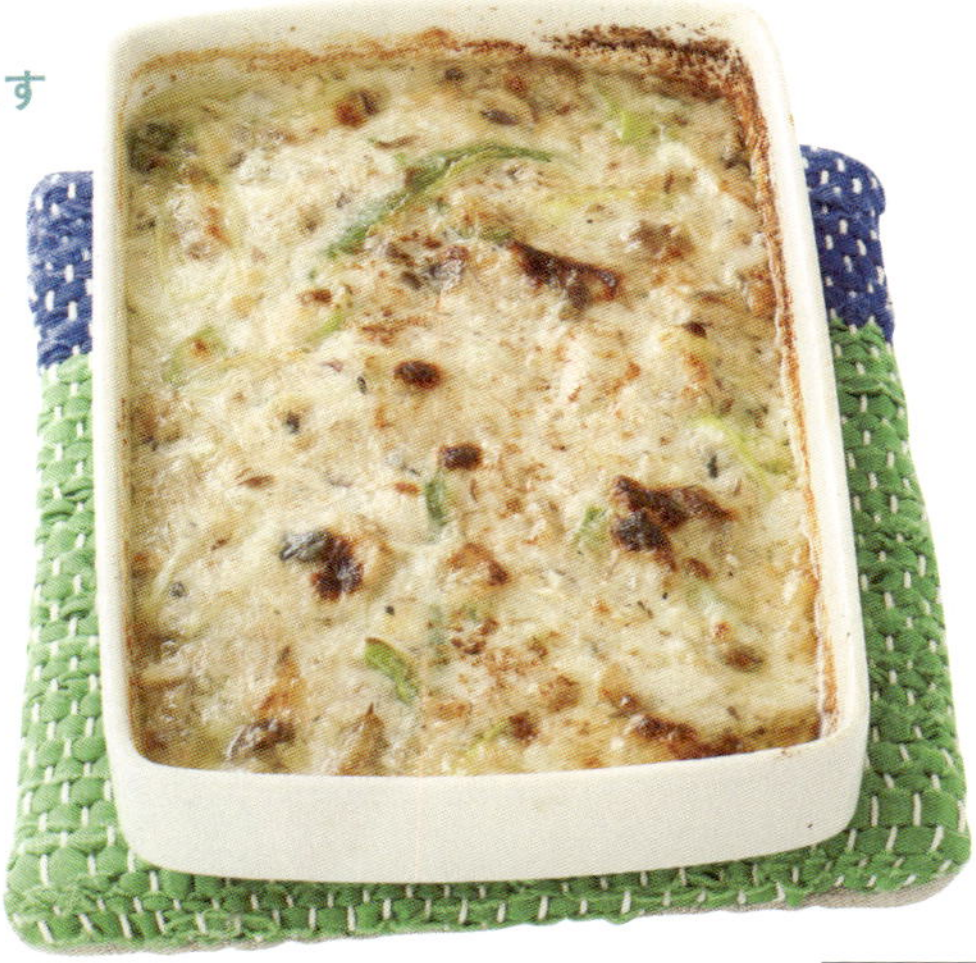

缶詰で簡単!

青背の魚をとるには缶詰も心強い味方。EPAやDHA、ミネラルが豊富な缶汁ごと利用して。

材料（2〜3人分）

さば水煮缶…小1缶（80g）
ねぎ（薄切り）…1本分
ピーマン（細切り）…1個分
塩、こしょう…各少々
ホワイトソース（市販）…100g
バター…適量

作り方

1 ボウルにさば缶を汁ごと入れ、野菜、塩、こしょう、ホワイトソースを加えてまぜる。

2 耐熱容器に薄くバターを塗って1を流し入れ、バター少々をちぎってのせ、200度のオーブンで10分（オーブントースターで6〜7分）焼き色がつくまで焼く。

MEMO　さば缶はツナ缶（水煮）に、ねぎは玉ねぎにかえて作ってもOK。

1人分 186kcal
たんぱく質 10.2g
脂質 11.7g
糖質 8.1g
塩分 1.4g

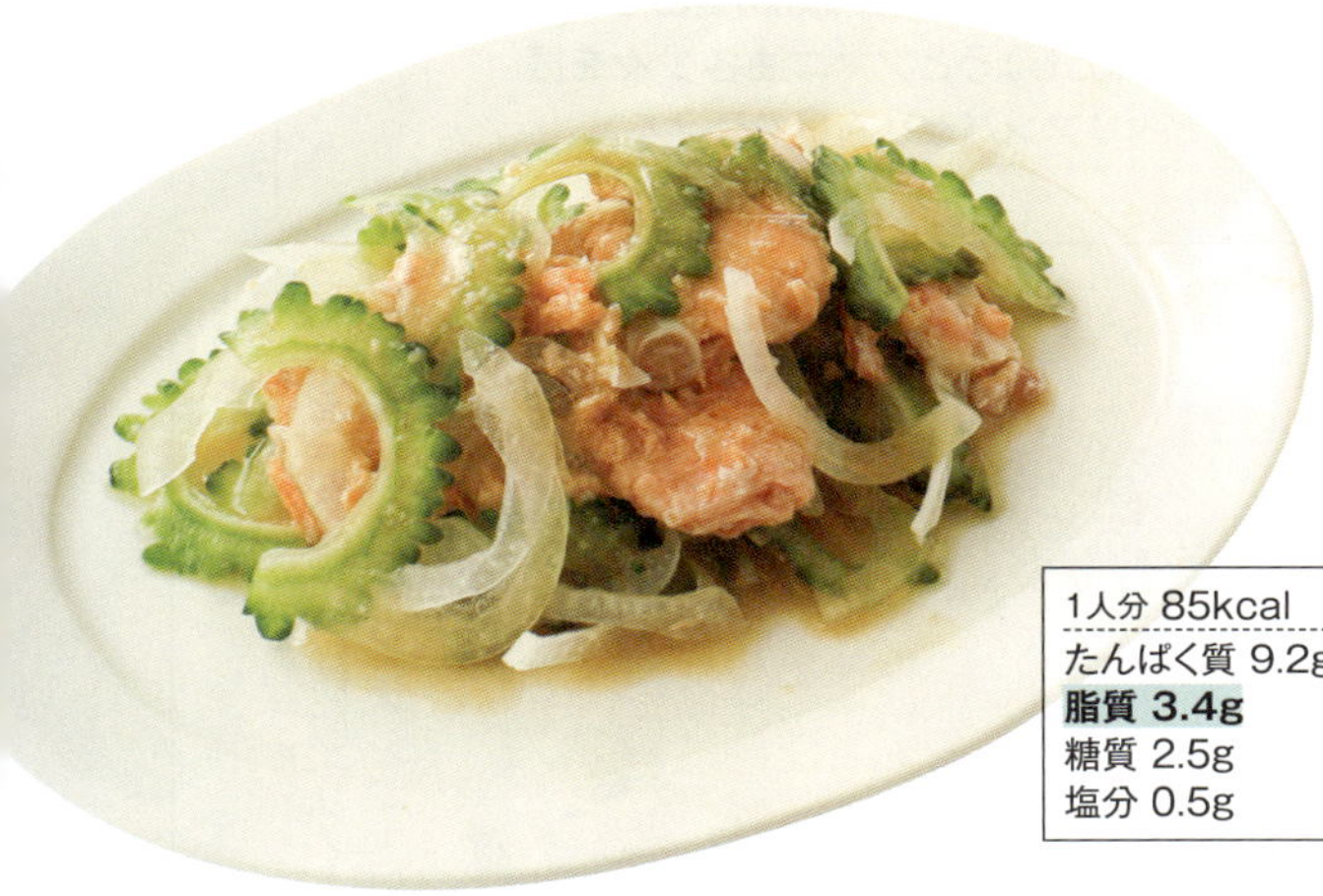

缶汁とポン酢で簡単ドレッシング

鮭缶とゴーヤーのポン酢あえ

1人分 85kcal
たんぱく質 9.2g
脂質 3.4g
糖質 2.5g
塩分 0.5g

材料（2人分）

鮭水煮缶…½缶（80g）
玉ねぎ…¼個
ゴーヤー…¼本
ポン酢しょうゆ（市販）…大さじ1

作り方

1 玉ねぎは薄切りにし、ゴーヤーは縦半分に切って種とわたをとり、薄切りにする。

2 鮭缶は身をとり出してほぐし、1と合わせ、器に盛る。缶汁大さじ2とポン酢を合わせたものをかける。

缶の油でソテーして栄養を逃さない!

オイルサーディンとズッキーニのソテー

1人分 110kcal
たんぱく質 3.4g
脂質 9.8g
糖質 1.0g
塩分 0.5g

材料（2人分）

オイルサーディン缶…2尾分
ズッキーニ…小1本（100g）
塩、あらびき黒こしょう…各少々
バジル…適量

作り方

1 ズッキーニは厚さ1㎝の輪切りにする。

2 フライパンにサーディンの缶汁大さじ1をなじませ、1を両面を焼いて器に盛る。

3 2のフライパンでオイルサーディンを軽く炒めてほぐし、2にのせ、塩、こしょうを振り、バジルを添える。

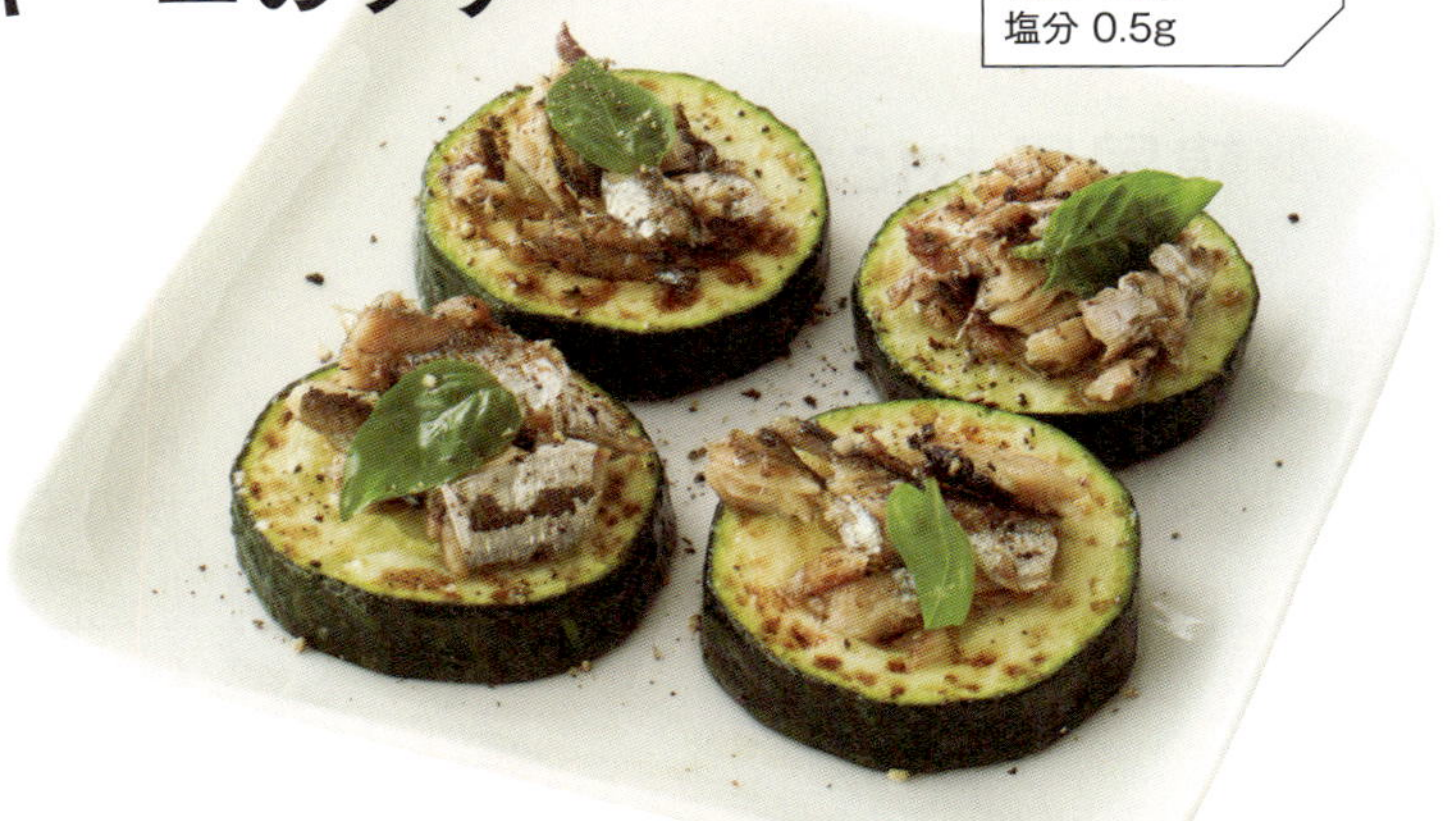

種類ごとに使い分けるコツ

アマニ油、しそ油〈多価不飽和脂肪酸（α-リノレン酸）〉

納豆に
かけて

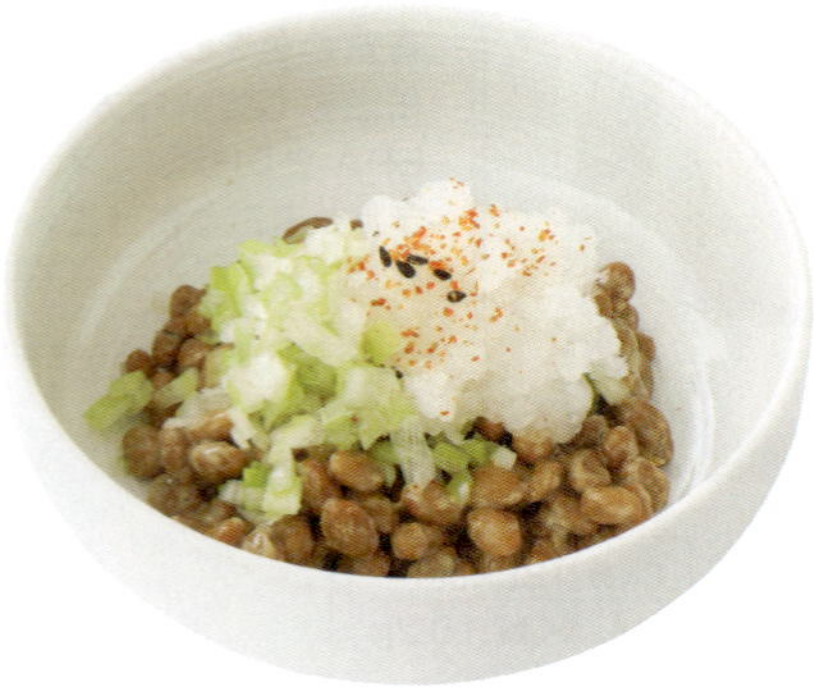

おろし納豆

材料と作り方（2人分）

納豆2パックは添付のたれを半量まぜ、大根おろしとねぎのみじん切り各適量をのせ、七味とうがらし、しそ油各少々を振る。

スープに
ひと振り

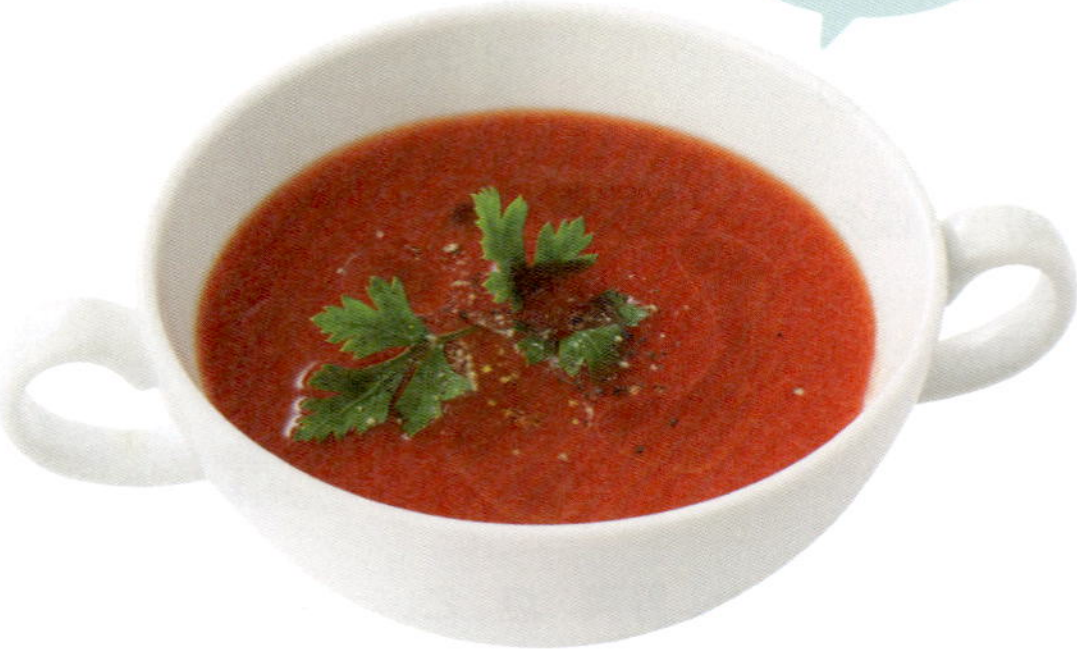

トマトジュースの簡単スープ

材料と作り方（2人分）

トマトジュース（食塩無添加）2缶をあたため、黒こしょうとアマニ油各少々を振り、イタリアンパセリ適量を添える。

ごま油〈多価不飽和脂肪酸（リノール酸）〉

おにぎりに
風味づけ

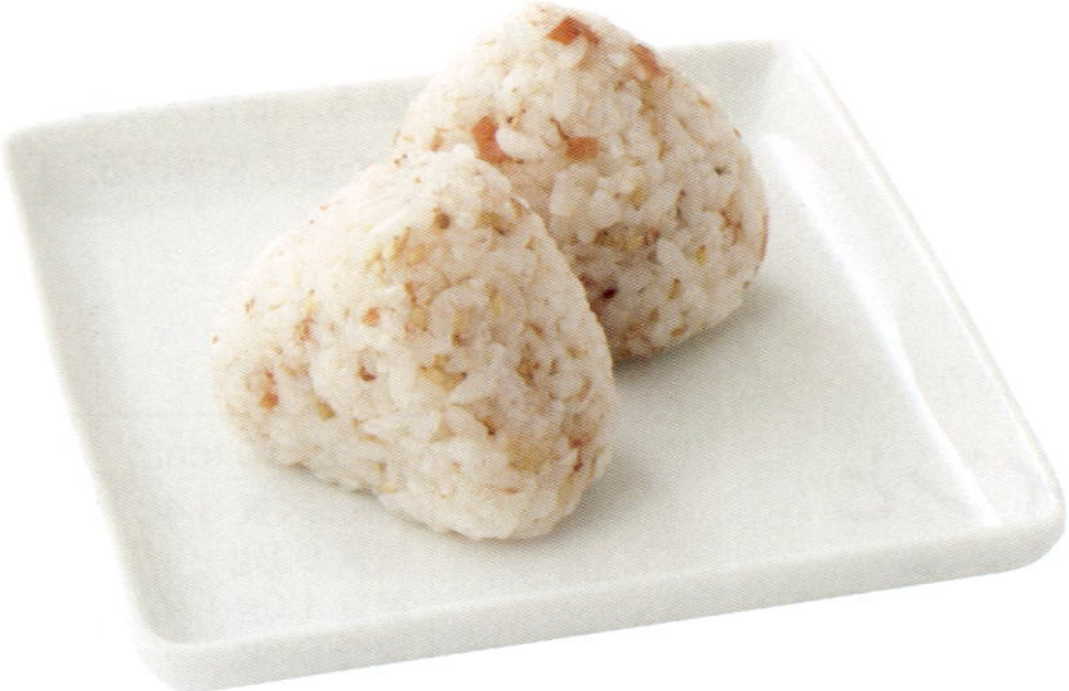

韓国風おにぎり

材料と作り方（2人分）

あたたかいごはん300gに梅肉小さじ1、いり白ごま、削りがつお、ごま油各少々をまぜ、4等分にしてにぎる。

熱して
香りよく

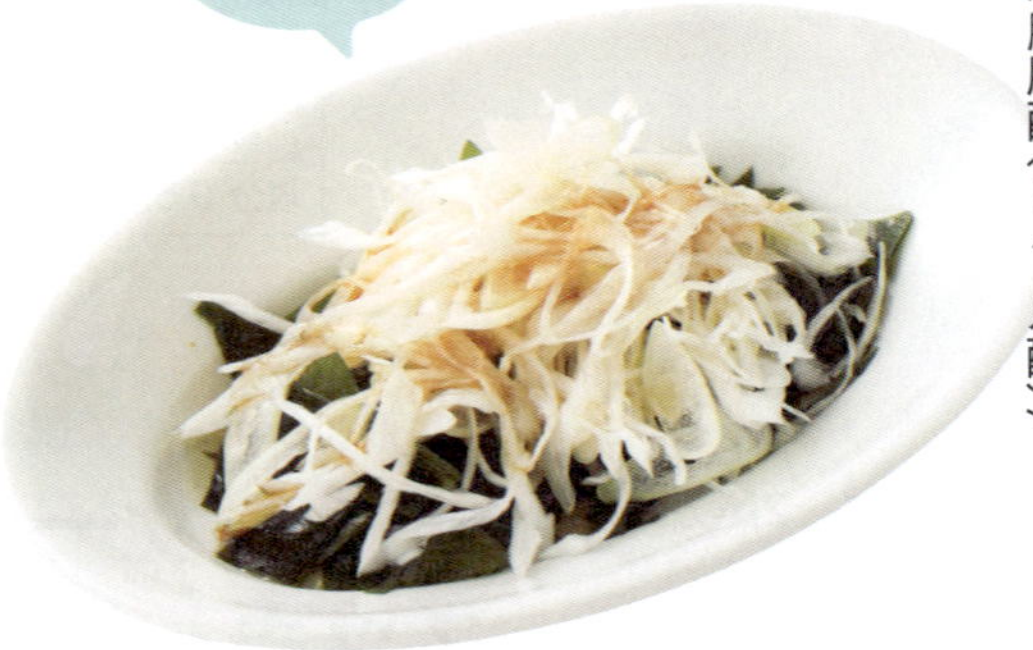

わかめとねぎのホットオイル

材料と作り方（2人分）

わかめ（生）30g、斜め薄切りにしたねぎ½本分を器に盛る。しょうゆ少々を振り、ごま油小さじ2を熱してかける。

オリーブ油〈一価不飽和脂肪酸（オレイン酸）〉

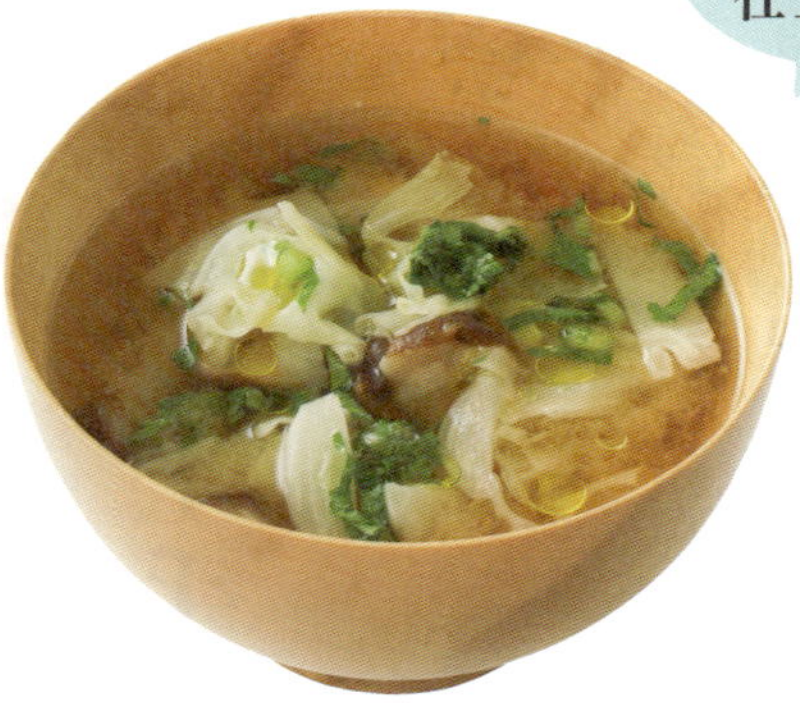

みそ汁の仕上げに

野菜としいたけのみそ汁

材料と作り方（2人分）

キャベツ1枚はざく切りに、かぶ小1個は薄切りにし、葉少々は刻む。しいたけ2個は薄切りにする。以上をだし1½カップで煮て、みそ小さじ2を加え、仕上げにオリーブ油少々を振り入れる。

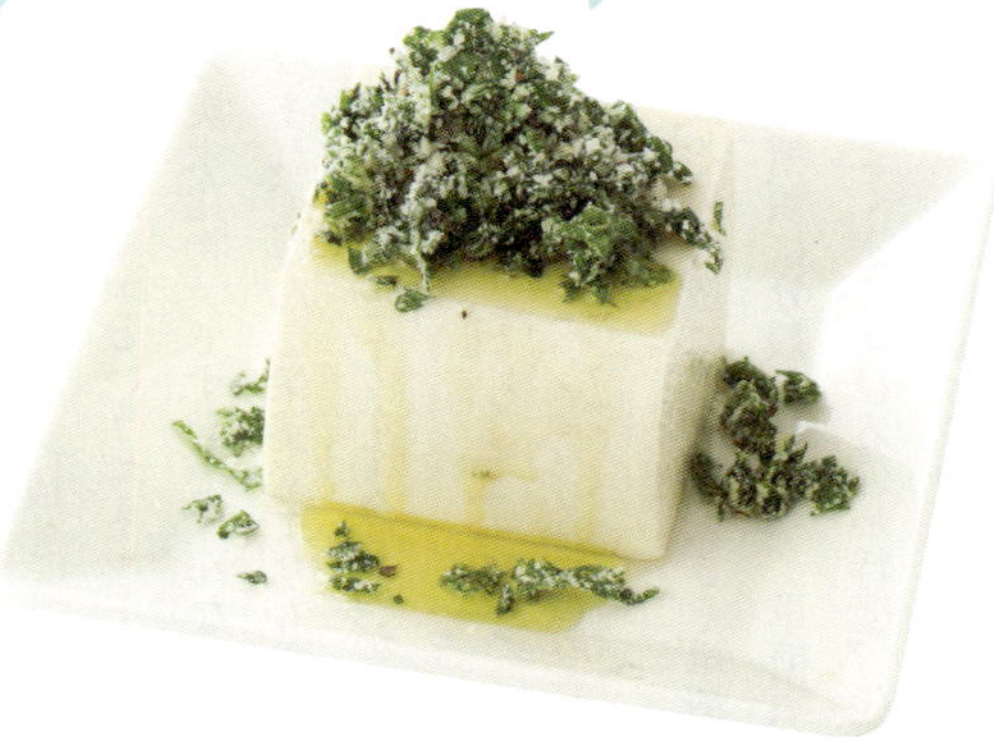

冷ややっこに

パセリ豆腐

材料と作り方（2人分）

絹ごし豆腐½丁は半分に切って器に盛り、パセリとナッツみじん切り各適量、粉チーズ、塩、こしょう、おろしにんにく各少々、オリーブ油小さじ1をまぜてかける。

アーモンド〈一価不飽和脂肪酸（オレイン酸）〉

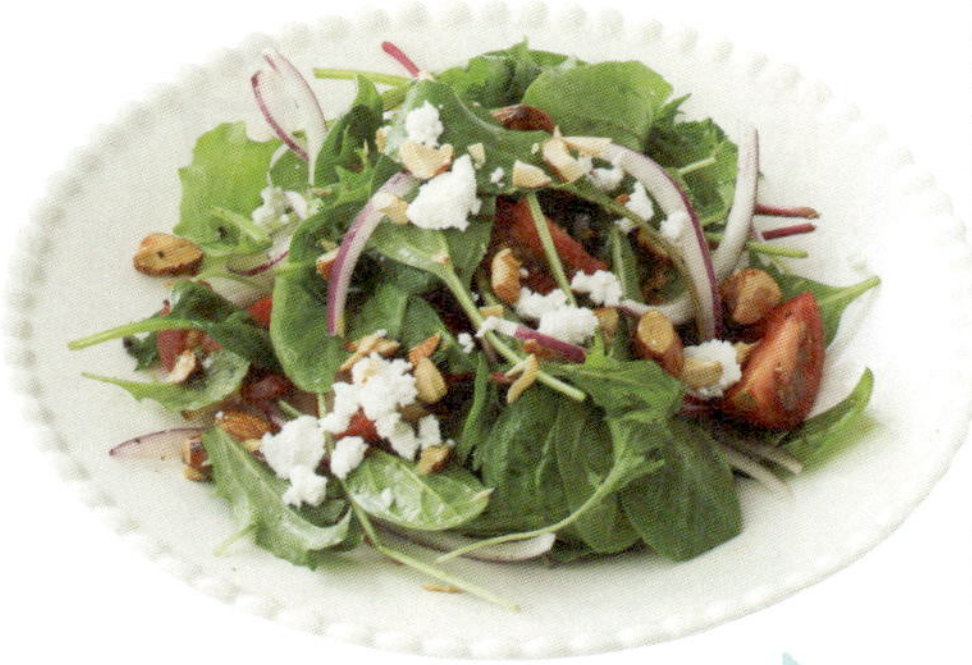

サラダにプラス

グリーンサラダ ナッツ入り

材料と作り方（2人分）

赤玉ねぎ¼個は薄切りにし、ミニトマト3個は縦4等分に切る。以上とベビーリーフ1袋を合わせてフレンチドレッシング（市販）大さじ1〜2であえ、刻んだアーモンド3〜4個分とカッテージチーズ適量を散らす。

バター〈飽和脂肪酸〉

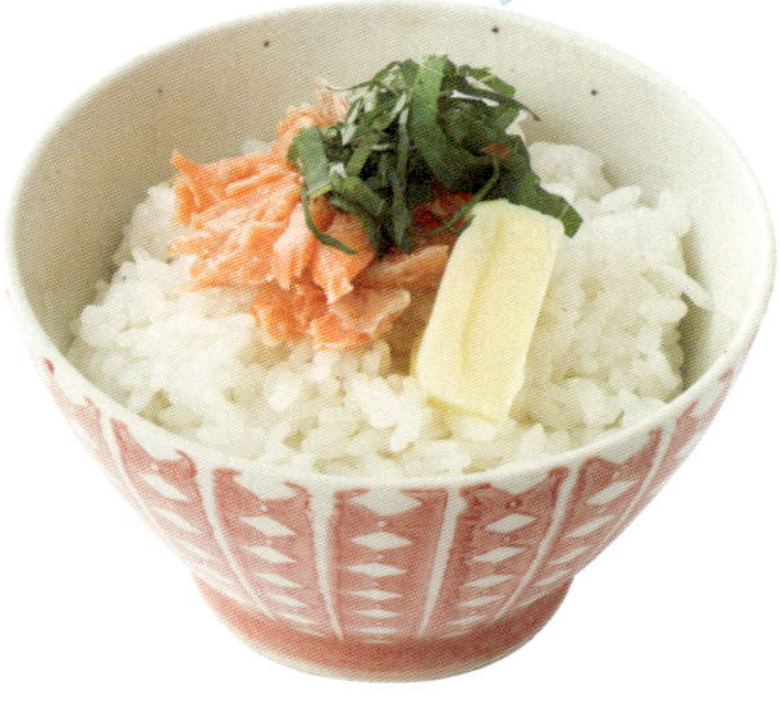

コクだしに

鮭バターごはん

材料と作り方（2人分）

あたたかいごはん300gに鮭フレーク大さじ2、バター小さじ1、青じそのせん切り適量をのせ、まぜて食べる。

MEMO　風味がよいバター。少量を風味やコク出しに上手に使うとよい。

ルール3

砂糖、果糖はとりすぎない!

主食で上手に糖質コントロール

糖質のとり方で注意したいのが、主食のごはんやパン、めん類など。炭水化物と糖質の違いと働きを知って、効率よくとるのが鍵。

どんな栄養素?

糖質＝炭水化物－食物繊維

一般的に糖質＝炭水化物のイメージを持つ人も多いようですが、炭水化物は糖質と食物繊維を含めた総称です。食物繊維は食べても栄養素として吸収されない、「人の消化酵素で消化されない食品中の成分」。対して糖質は、「1gで4kcalというエネルギーを含有している炭水化物」です。ごはんなどの穀類に多く含まれ、どんな栄養素よりもすばやくエネルギーをつくることができるのが特徴です。

豊富な食品は?

糖質は甘いもの!? 穀類のデンプンも糖質

糖質はその構造によって大きく単糖類、二糖類、多糖類に分類されます。単糖類は甘みがあってよく水に溶けるのが特徴、代表格はブドウ糖。人間の脳はこのブドウ糖をエネルギーにしています。料理に使う砂糖に含まれるショ糖や牛乳等に含まれる乳糖などは二糖類のグループです。そして、多糖類のデンプン。糖質は甘いものというイメージがありますが、穀類、いも類、豆類などに大量に含まれています。

賢くとるには?

極端な糖質制限は禁物 適量をとること

●二糖類や単糖類を過剰にとらないのが優先

糖質は必須アミノ酸、必須脂肪酸同様、人の体では合成できないため、食事でとる必要があります。その必要量は年齢、性別、活動量などによってさまざまですが、気をつけたいのが極端に制限すること。ダイエットのためにと主食である穀類をまったくとらない、あるいは量を極端に減らすといった食事はおすすめできません。穀類は体や脳の重要なエネルギー源です。また糖質には体内の脂肪を燃えやすくする働きがあるので、むやみに制限すると効率的にやせることができず、健康を害することにもなりかねません。

まずは、砂糖が多く使われる菓子類や菓子パンなどの嗜好品や、清涼飲料水に含まれる二糖類や単糖類の過剰摂取を避けることが優先。そのうえでデンプンである穀類は毎日一定量とることが大切です。糖尿病や肥満など健康上問題を抱えている場合は、現状より食べる量を一口、二口減らすなど、糖質量の見直しが必要です。

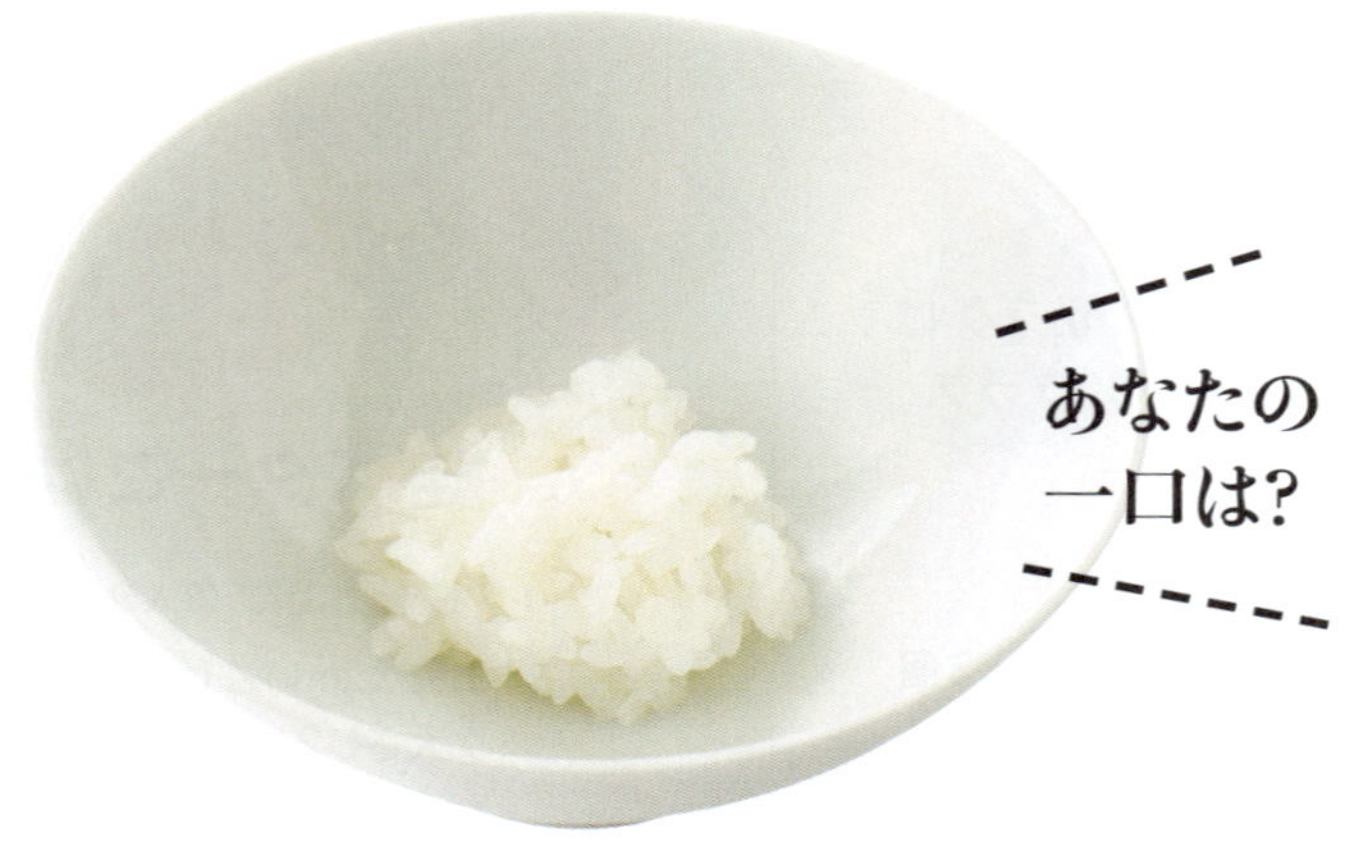

ごはん一口は約15gで、25kcal、糖質5.5g!
いつも適当にごはん茶碗に盛っていると、
気がつかないうちについ食べすぎに。
食べているごはんの量を把握しましょう。

［糖質を多くとりすぎるとどうなる？］

糖質の多い食事をすると、血液中にブドウ糖がふえて血糖値が急上昇します。すると、血糖を下げるために膵臓からインスリンというホルモンが大量に分泌され、肝臓や筋肉にブドウ糖をとり込みます。とり込む余地がなくなると脂肪細胞に中性脂肪としてため込んでしまうのです。これが、肥満の原因に。

糖質が多い食事をとる
↓
血液中のブドウ糖がふえすぎる
↓
インスリンを大量に分泌
↓
余分な糖が肝臓や筋肉にとり込まれる
↓
限度を超えた分を脂肪としてため込む
↓
肥満体質に！

体が焦げる!? 糖化とは?

糖化とは体内に入ったブドウ糖や果糖が、コラーゲンなどの体内のたんぱく質と結合して、茶褐色のAGE's《エージーイーズ》（コゲ）を生成すること。老化を促進するといわれています。お菓子や甘い飲み物、ごはんなどをとりすぎると肥満を招くだけでなく、「糖化」が進みます。

［糖質の特徴］

炭水化物

糖質

↑ 血糖値が急激に上がりやすい

- **単糖類**
  はちみつなどに含まれるブドウ糖、果物に含まれる果糖、ガラクトースなど
- **二糖類**
  砂糖に含まれるショ糖、乳製品に含まれる乳糖、麦芽糖など
- **多糖類**
  穀物やいも類などに含まれるデンプン、ペクチンなど

食物繊維

↓ 血糖値の上昇を抑える働きがある

- 果物、海藻などに多い水溶性食物繊維
- 野菜や穀類、豆類、いも類などに多い不溶性食物繊維

（食物繊維のことは58ページ参照）

●粉より粒、白より茶色

とはいえ、主食の食べすぎは肥満につながるので注意が必要です。食べすぎを防ぐためには食べ方の工夫が必要。そのひとつが「粉より粒」「白より茶色」の法則。これはめんよりごはん、ごはんなら白米よりも玄米や胚芽米といった色のついたものを選ぶというもの。ごはんは消化吸収がゆっくりで、パンと比べると満足感が得やすく、血糖値が急激に上がりにくく、また下がるときもゆっくり下がるというのが利点です。

さらに、玄米や胚芽米といった精製度の低い米や雑穀は食物繊維が豊富で、かみごたえがあるので満足感も味わえます。食品別の糖の吸収スピードをあらわすGI値（GI：グリセミック インデックス）も、白米より玄米のほうが低く、血糖値の急上昇を抑えられます（GI値、血糖値のことは71ページ参照）。

●食べる順番は〝ベジファースト〟

食べる順番に気を配るだけでも、満足感に変化があらわれます。まずは、野菜中心の副菜を食べるようにするのです。最初に野菜を食べるのは、野菜（きのこや海藻も含む）に含まれる食物繊維に、糖質の吸収を遅らせる働きがあるためです。結果、血糖値の急上昇を防いでくれます。

糖質を抑える工夫でボリューム満点の主食

主食のごはんやパン、めんの極端な制限は禁物。ゆるやかに減らしつつ、上手に食べる工夫をしましょう。

血糖値をコントロールする主食のとり方

コツ1 白い色より茶色

精製度の低い玄米や胚芽米、雑穀米などは食物繊維も同時にとれ、かむ必要もあるので無理なく満足感を味わえます。同様に食パンも胚芽入りやライ麦パンなどかみごたえのあるものにかえると、食べるスピードがゆっくりになります。

●精白米と胚芽米、雑穀米をくらべてみると…

ごはん（精白米）…150g

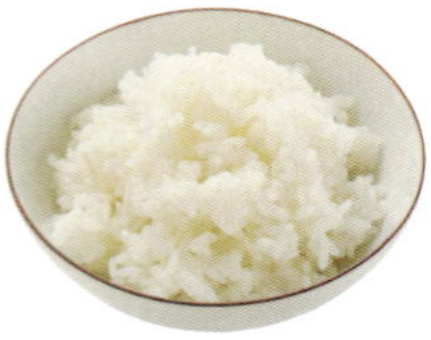

1人分 252kcal
たんぱく質 3.8g
糖質 55.2g
食物繊維 0.5g
塩分 0g

ごはん（胚芽精米）…150g

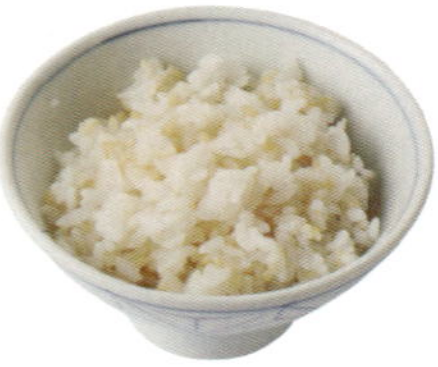

1人分 251kcal
たんぱく質 4.1g
糖質 53.4g
食物繊維 1.2g
塩分 0g

ごはん（雑穀入り）…150g

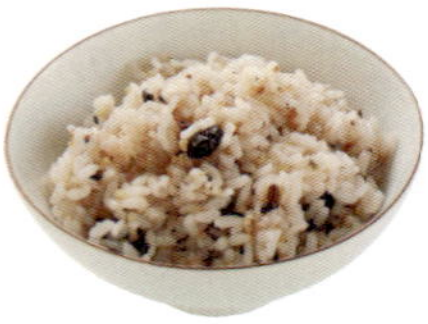

1人分 233kcal
たんぱく質 4.3g
糖質 49.5g
食物繊維 0.6g
塩分 0g

ごはん（押し麦入り）…150g

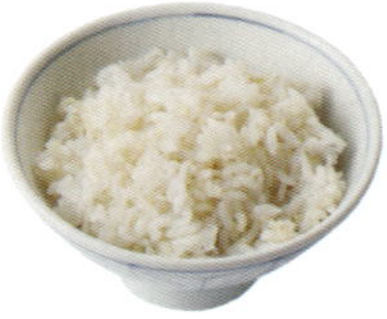

1人分 230kcal
たんぱく質 4.9g
糖質 47.4g
食物繊維 2.2g
塩分 0g

コツ2 うどんよりそば

めん類を選ぶなら、うどんよりそばがおすすめ。そばは食物繊維、ビタミン、ミネラル、抗酸化物質が豊富で、消化に時間がかかるので満足感が得られます。さらに、うどんにくらべると塩分も少ないのが長所。

そば（ゆで）…1玉（170g）

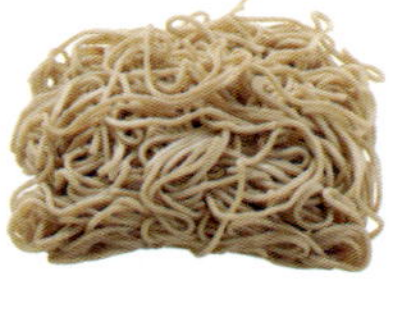

1人分 224kcal
たんぱく質 8.2g
糖質 40.8g
食物繊維 3.4g
塩分 0g

うどん（ゆで）…1玉（240g）

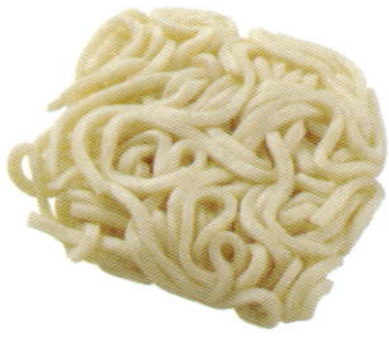

1人分 252kcal
たんぱく質 6.2g
糖質 49.9g
食物繊維 1.9g
塩分 0.3g

コツ3 さまざまな食材をまぜ込む

ダイエットのために主食の全体量を少しだけ控えたいという場合、ごまや削りがつお、香味野菜やスプラウトなどをまぜ込むのもおすすめ。風味もよく、ボリュームも出るうえ、ビタミンB群も手軽に補給できます。

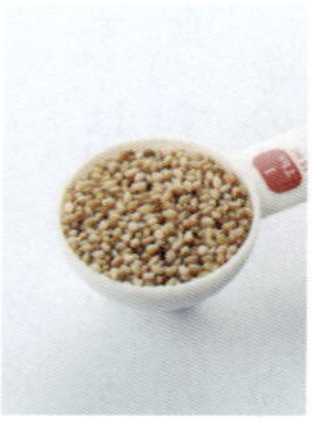

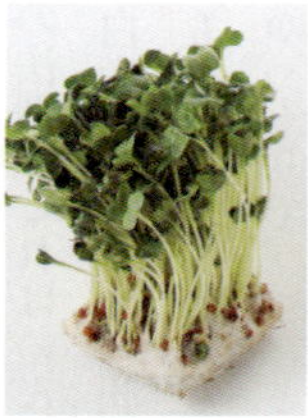

野菜で彩りとボリュームをプラスして

韓国風のり巻き

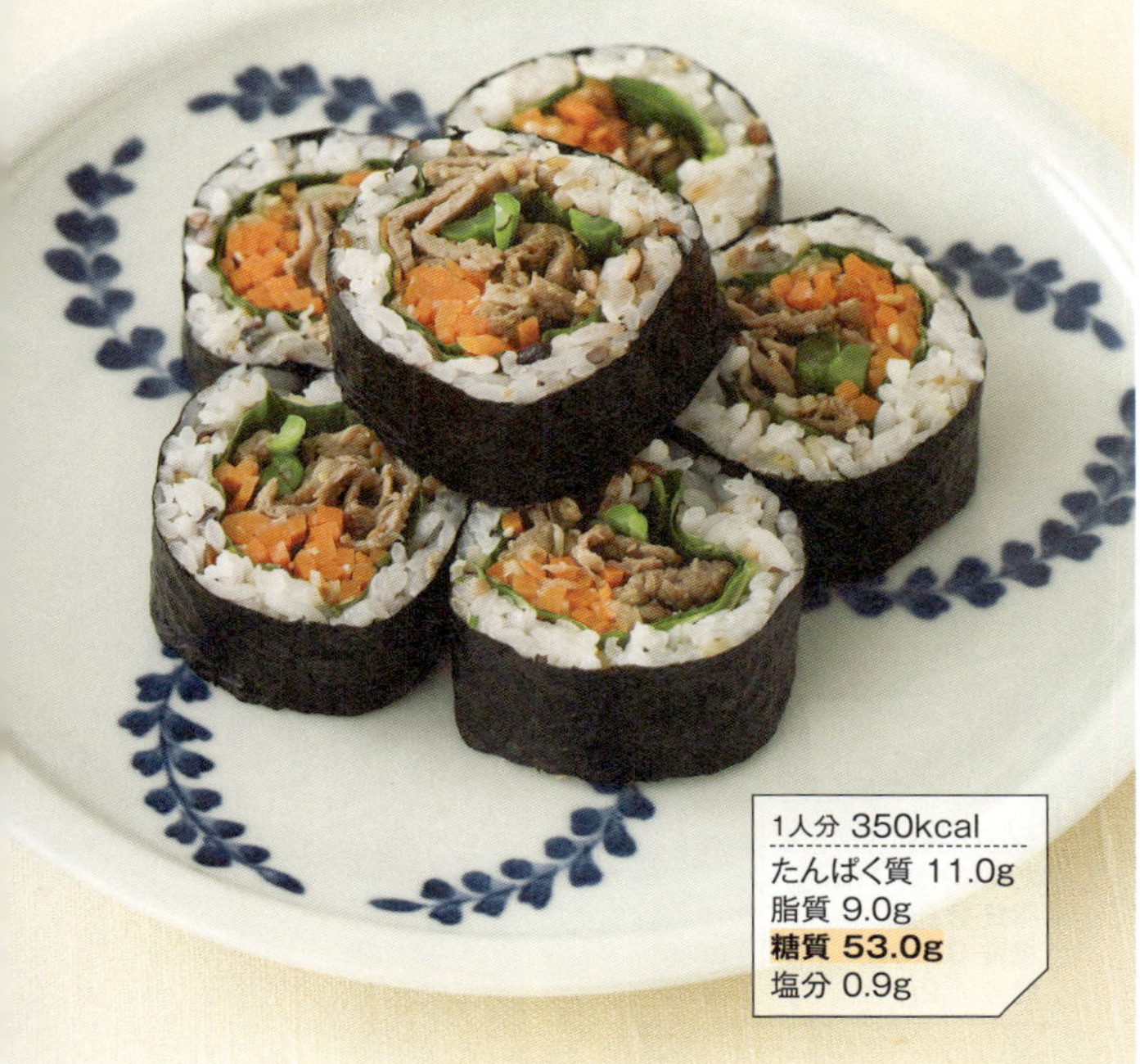

1人分 350kcal
たんぱく質 11.0g
脂質 9.0g
糖質 53.0g
塩分 0.9g

材料（のり巻き2本分）

雑穀ごはん…300g
牛薄切り肉…50g
焼き肉のたれ（市販）…小さじ1
にんじん…¼本
さやいんげん…3〜4本
焼きのり…2枚
塩、ごま油、いり白ごま…各適量

作り方

1 フライパンにごま油少々を熱し、食べやすく切った牛肉を炒めてたれで調味する。

2 にんじんはせん切りにしてさっとゆで、ごま油と塩各少々をまぜる。いんげんはさっとゆでて斜め切りにする。

3 巻きすにのり1枚を敷き、ハケでごま油少々を塗り、塩少々を振る。ごはん半量をのせて広げ、1と2を半量ずつのせ、ごま適量を振って同様に2本巻く。

MEMO　野菜はほうれんそうやもやしのナムル、貝割れ菜などでも。また、卵焼きを加えるとより彩りよくなります。

夏野菜を煮込むだけのやさしい味わい

野菜のカレー風味煮込み

材料（2人分）

玄米ごはん…260g
A
- なす…1個
- ズッキーニ…½本
- パプリカ（黄）、トマト…各1個
- 玉ねぎ…½個

合いびき肉…50g
にんにく（みじん切り）…½かけ分
B
- カレー粉…大さじ1
- ガラムマサラ…小さじ2

オリーブ油、塩、こしょう、サニーレタス、スプラウト、カイエンヌペッパー…各適量

作り方

1 Aの野菜はすべて大きめの角切りにする。

2 なべにオリーブ油とにんにくを入れて弱火にかけ、香りが立ったらひき肉を入れて炒め、トマト以外のAを加えて炒め合わせる。軽く塩、こしょうをしてBとトマトを加え、ふたをして蒸し煮する。

3 塩、こしょう各少々で調味し、ごはんにかける。サニーレタスとスプラウトを添え、カイエンヌペッパーを振る。

MEMO　市販のカレールウは塩分、脂質ともに多いので、夏野菜を煮込んで香辛料で風味をつけます。

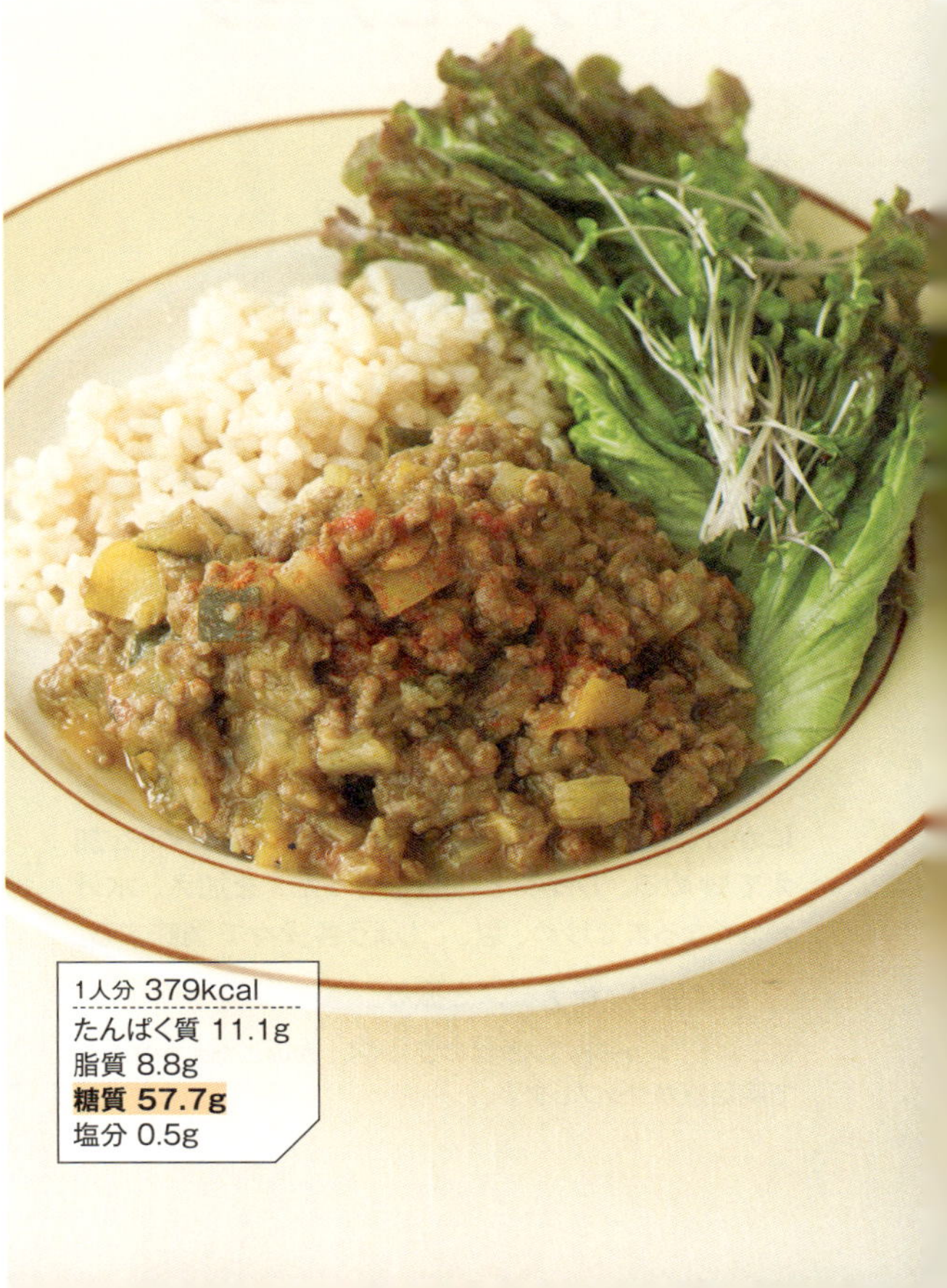

1人分 379kcal
たんぱく質 11.1g
脂質 8.8g
糖質 57.7g
塩分 0.5g

具だくさんのサラダ風に仕立てて

そばと香味野菜のサラダ仕立て

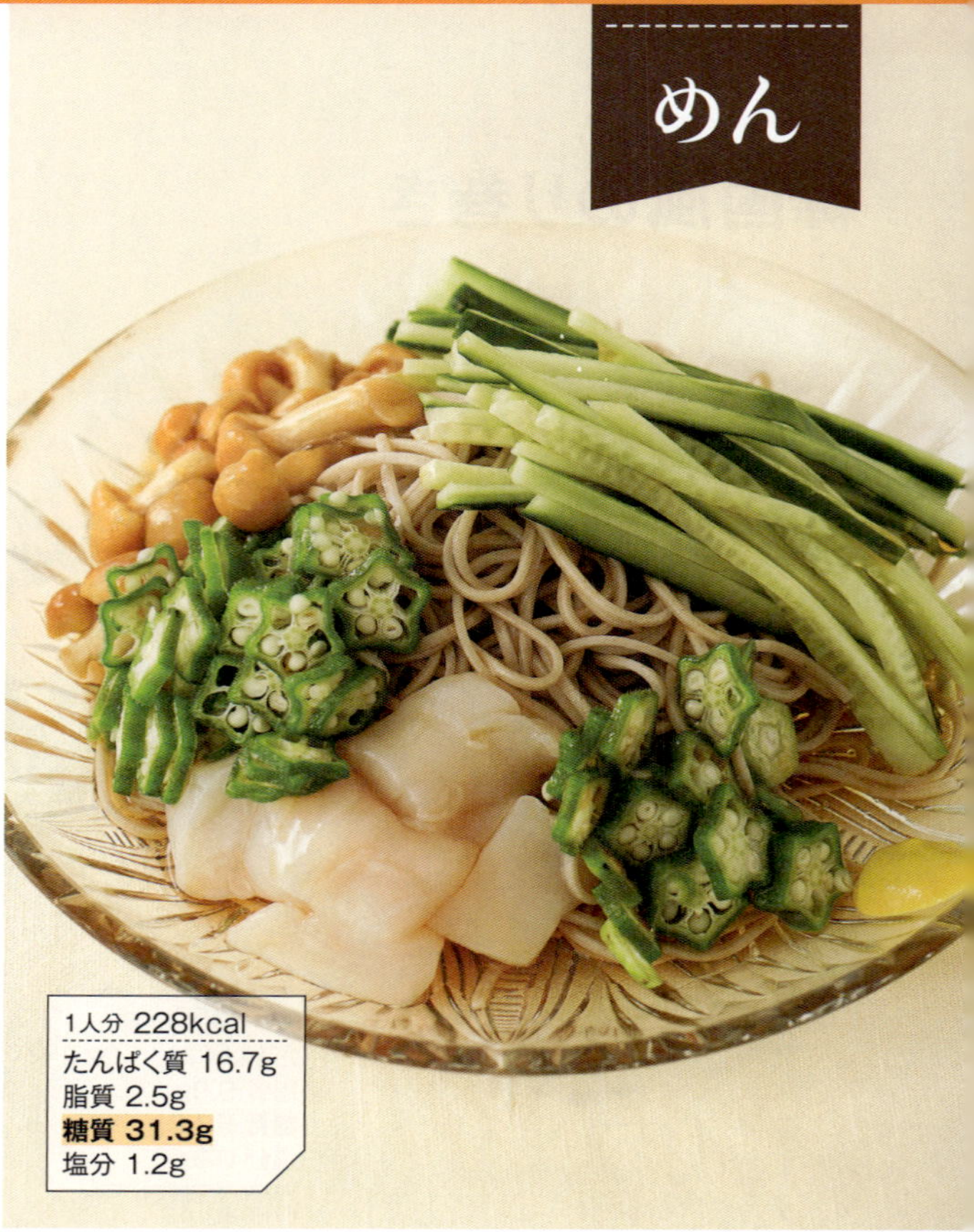

1人分 228kcal
たんぱく質 16.7g
脂質 2.5g
糖質 31.3g
塩分 1.2g

材料（2人分）

そば（ゆで）…200g
ほたて（刺し身用）…4個
きゅうり…1本
オクラ…2本
なめこ…50g
A ┌めんつゆ（ストレート）…½カップ
　│酢…大さじ1〜2
　└ごま油…小さじ1
ねりがらし…適宜

作り方

1 ほたては食べやすい大きさに切り、きゅうりは縦に細切りにする。オクラはさっとゆでて小口切りにし、なめこはさっと湯通しする。

2 器にそばと**1**を盛り合わせ、Aをまぜてかける。からしを添える。

かみごたえのあるショートパスタで満足感大

ペンネアラビアータ

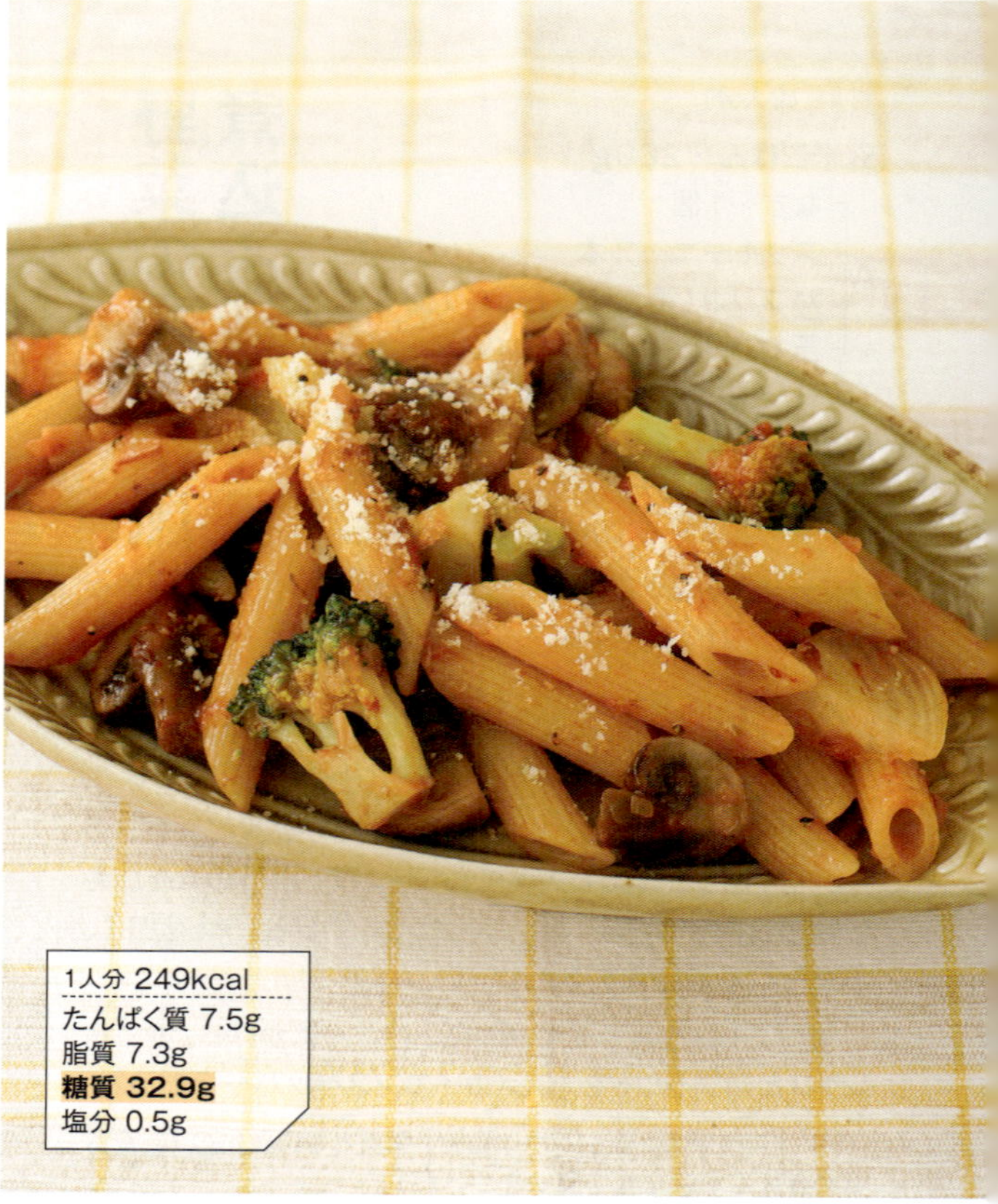

1人分 249kcal
たんぱく質 7.5g
脂質 7.3g
糖質 32.9g
塩分 0.5g

材料（2人分）

ペンネ（乾燥）…80g
トマト（あらいみじん切り）…1個分
ブロッコリー…50g
マッシュルーム（四つ割り）…3〜4個分
オリーブ油…大さじ1
にんにく（みじん切り）…少々
白ワイン…大さじ1〜2
塩、こしょう、粉チーズ…各適量

作り方

1 なべに湯を沸かし、ペンネを表示どおりにゆでる。ゆで上がる1分前に小房に分けたブロッコリーを加え、いっしょにゆでる。

2 フライパンにオリーブ油とにんにくを入れて弱火にかけ、香りが立ったらマッシュルームとトマトを加えて炒める。ワインと水けをきった**1**を加え、水けがなくなるまで炒め、塩、こしょう各少々で調味する。

3 器に盛り、粉チーズを振る。

MEMO　ショートパスタはのびにくく、かみごたえがあるので満足感がアップします。

パン

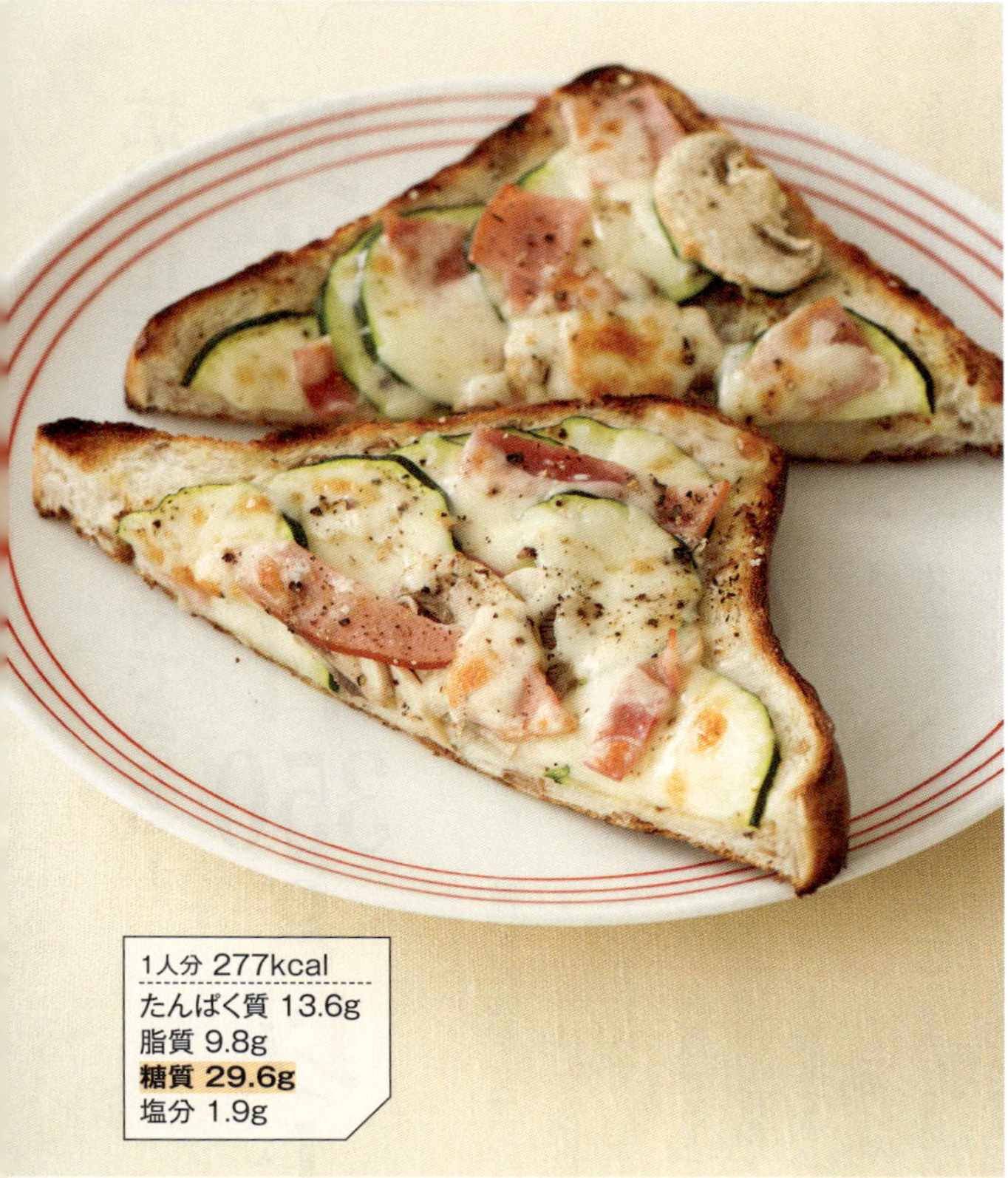

1人分 277kcal
たんぱく質 13.6g
脂質 9.8g
糖質 29.6g
塩分 1.9g

具だくさんのチーズトーストでボリュームアップ

ズッキーニとツナのチーズトースト

材料（2人分）

食パン（胚芽入り·6枚切り）…2枚
ハム…2枚
ズッキーニ…¼本
マッシュルーム…3〜4個
粒マスタード…小さじ1〜2
こしょう…少々
ピザ用チーズ…40g
タバスコ…適宜

作り方

1 ハムは太めの短冊に切り、ズッキーニは薄い輪切りに、マッシュルームも縦薄切りにする。

2 パンに粒マスタードを塗り、ズッキーニ、マッシュルーム、ハムの順にのせ、こしょうを振る。チーズをのせ、オーブントースターでチーズがとけるまで焼き、好みでタバスコを振る。

彩りも栄養も充実

ライ麦パンのオープンサンド

材料（2人分）

ライ麦パン（厚さ8㎜）…2枚
A［とき卵…1個分 / 牛乳…大さじ1 / 塩…少々］
にんじん…⅓本
塩…少々
赤玉ねぎ…¼個
B［マヨネーズ、ねりがらし…各少々］
レタス、カッテージチーズ、オリーブ油…各適量

作り方

1 小さめのフライパンか卵焼き器にオリーブ油を熱し、Aをまぜて流し入れ、薄焼き卵を作る。

2 にんじんは細切りにして軽く塩を振り、玉ねぎは薄切りにする。

3 パンは軽くトーストしてBを塗り、ちぎったレタス、1、2を½量ずつ順にのせ、カッテージチーズを散らす。

MEMO　オムレツをベースにして数種類の野菜をたっぷりのせるだけ。きゅうりやトマト、スプラウトなど、野菜はお好みで。

1人分 250kcal
たんぱく質 8.8g
脂質 10.0g
糖質 27.4g
塩分 1.3g

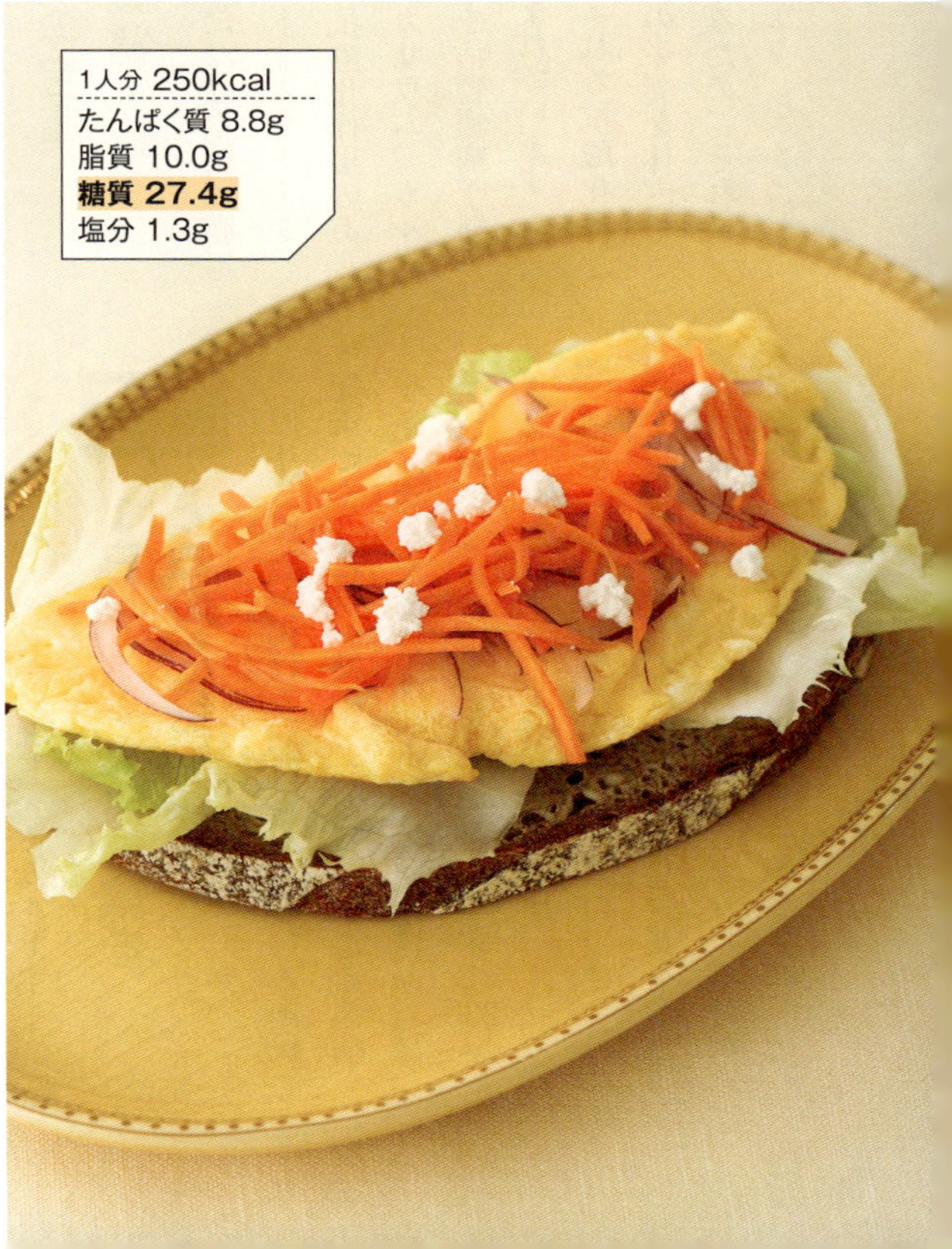

ルール4

野菜は1日350g以上とる

抗酸化作用が期待できる!

野菜、野菜といわれるわりに足りていない野菜。体のあらゆる化学反応をサポートするビタミンが豊富な野菜。野菜不足は万病のもと。1日350g以上が目標です。

どんな栄養素?

ビタミンが不足するとエネルギー代謝は低下!

ビタミンはたんぱく質、脂質、炭水化物、ミネラルと並ぶ五大栄養素の一つですが、エネルギーをつくり出すことはできません。たんぱく質、脂質、炭水化物のエネルギー代謝を促し、生命活動に欠かせない体のさまざまな生理機能が正常に働くようにサポートする役割があります。微量でも重要な役割を果たすため、「微量栄養素」と呼ばれています。栄養素として不可欠なビタミンの種類は13種で、大きく二つのグループに分類されます。一つは「水溶性ビタミン」。水に溶けやすく熱に弱く、ビタミンB群とビタミンCがあり、補酵素として働きます。体内で使わないと短時間で排出されるため、食事ごとにとりたい栄養素です。もう一つが「脂溶性ビタミン」。油に溶けやすくて熱に強いのが特徴。体に蓄積されるため、とりすぎると過剰症を起こすものもあります。

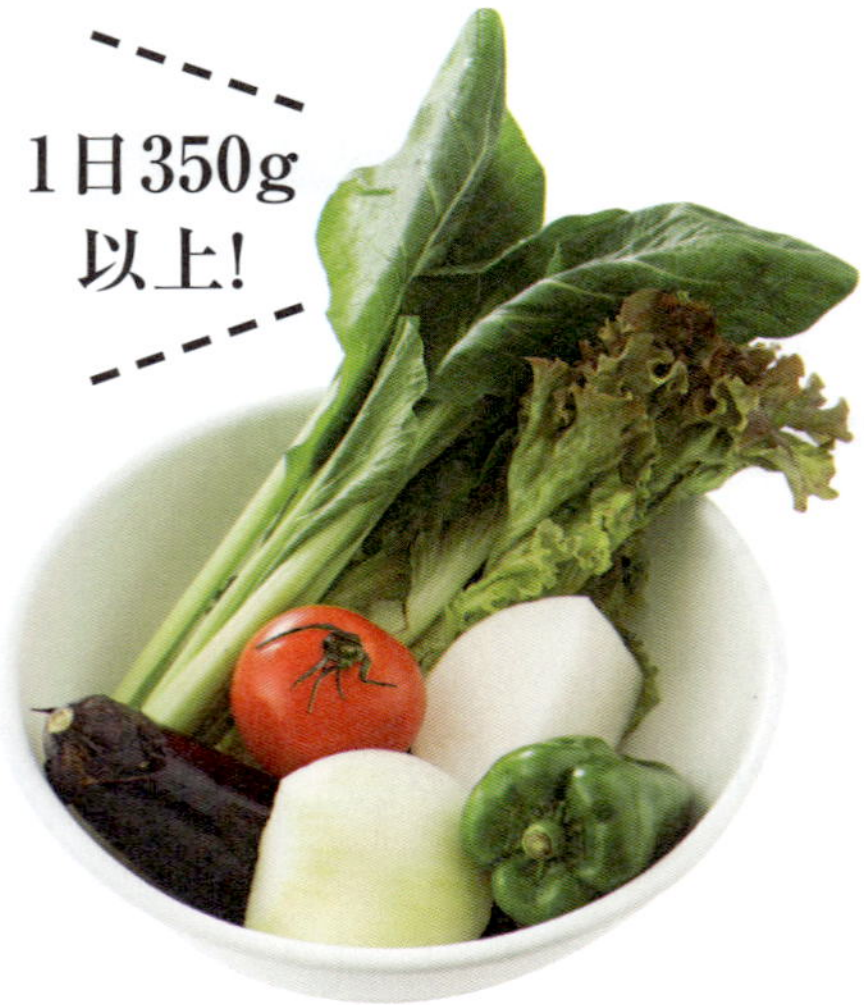

緑黄色野菜、淡色野菜を合わせて350g以上を目指しましょう!

豊富な食品は?

野菜はビタミンの宝庫 機能性成分も豊富

野菜はビタミン類の宝庫。たんぱく質、脂質、炭水化物の代謝をサポートするビタミンB_1やB_2などのビタミンB群、抗酸化作用のあるビタミンA、C、Eのほか、カリウム、カルシウム、鉄、食物繊維など、生活習慣病予防に欠かせない栄養素も多く含まれています。

なかでも注目は野菜に含まれる抗酸化作用。私たちはたんぱく質などの栄養を体内で燃焼させてエネルギーに変えるため、それに必要な酸素をとり入れています。ところが、この過程でも活性酸素なるものが誕生します。活性酸素は強い酸化力を持つので、ウイルスや病原菌を殺菌するなどの有効な働きをする一方、過剰になると体内の正常な細胞を酸化させたり、内臓や肌を老化させて機能を衰えさせてしまったり、悪さもするのです。

この活性酸素の作用を食い止め、予防する働きが「抗酸化作用」。それが期待できる成分が、野菜や果物に多いビタミンA、ビタミンC、ビタミンEとフィトケミカルです。

賢くとるには?

1日350g以上の野菜をとるのが目標

厚生労働省が掲げる、21世紀における国民健康づくり運動「健康21」では、生活習慣病を予防するためには、1日に350g以上（緑黄色野菜120g以上、それ以外の野菜で230g以上）をとるように推奨しています。

副菜としてはもちろん、肉や魚のつけ合わせとして、できるだけいろいろな野菜を組み合わせて毎食欠かさず食べましょう。それが抗酸化力を高めることにつながります。

[ビタミンの種類と働き]

水溶性ビタミン

ビタミンB1
炭水化物の代謝に欠かせない。代謝を促す補酵素として働く。神経機能の維持や疲労回復の効果も。
●多く含む食品ー豚ヒレ肉、豚赤身肉、たい、あじ、カシューナッツ、玄米、胚芽精米、まいたけなど

ビタミンB2
三大栄養素の代謝にかかわる。たんぱく質の合成をサポートして細胞の再生を促し、成長を促進。
●多く含む食品ー豚レバー、牛レバー、卵、うなぎ、納豆、まいたけ、モロヘイヤ、豆苗、菜の花など

ビタミンB6
たんぱく質やアミノ酸の代謝にかかわり、皮膚や神経を正常に保つ働きがある。
●多く含む食品ーまぐろ、かつお、牛レバー、鶏ひき肉、にんにく、赤ピーマン、ピスタチオ、玄米など

ビタミンB12
「赤いビタミン」とも呼ばれ、赤血球の生成に欠かせない。不足すると貧血を招く。
●多く含む食品ーあさり、しじみ、いわし丸干し、牛レバー、鶏レバー、プロセスチーズ、焼きのりなど。

パントテン酸
ビタミンB群の一種。糖質、脂質、たんぱく質の代謝を促し、ホルモンの合成にもかかわる。
●多く含む食品ー鶏レバー、豚レバー、イクラ、からし明太子、卵黄、納豆など

ナイアシン
ビタミンB群の一種。糖質、脂質、たんぱく質の代謝に大きくかかわる。アルコールの代謝も促す。
●多く含む食品ーかつお、まぐろ、豚レバー、牛レバー、ピーナッツ、アーモンド、エリンギ、えのきだけなど

葉酸
ビタミンB群の一種。赤血球や核酸などの細胞の新生にかかわる。特に妊娠中の女性に重要。
●多く含む食品ー田作り、ほたて貝、菜の花、モロヘイヤ、ブロッコリー、鶏レバーなど

ビオチン
ビタミンB群の一種。糖質、脂質、たんぱく質の代謝にかかわる。皮膚の健康を保つ。
●多く含む食品ー鶏レバー、くるみ、卵、きな粉など。

ビタミンC
コラーゲンの生成にかかわり、皮膚、血管、筋肉、骨などを強化する。抗酸化成分としても豊富。
●多く含む食品ーピーマン、菜の花、ブロッコリー、かぶの葉、カリフラワー、ゴーヤー、レモン、キウイなど

脂溶性ビタミン

ビタミンA
皮膚や粘膜、細胞などを強くし、抗がん作用も期待されている。野菜に含まれるカロテンが体内でビタミンAに変わる。
●多く含む食品ー鶏レバー、豚レバー、うなぎ、卵、モロヘイヤ、にんじん、あしたば、かぼちゃなど

ビタミンD
カルシウムの吸収を促進。骨や歯の健康維持に欠かせない。血中のカルシウム濃度も調整する。
●多く含む食品ーいわし丸干し、鮭、さんま、しらす干し、きくらげ、しめじ、まいたけ、干ししいたけなど

ビタミンE
「若返りのビタミン」といわれるほど強い抗酸化作用があり、細胞膜の酸化を抑制する。
●多く含む食品ーアーモンド、ピーナッツ、イクラ、モロヘイヤ、うなぎ、かぼちゃ、赤ピーマン、植物油など

ビタミンK
血液凝固作用がある「止血ビタミン」。丈夫な骨づくりにも需要で、カルシウムの吸収をサポートする。
●多く含む食品ー納豆、生揚げ、モロヘイヤ、あしたば、春菊、つるむらさき、豆苗、生わかめなど

野菜のフィトケミカルとは?

食品には栄養素以外にもさまざまな成分が含まれており、機能性成分と呼ばれます。活性酸素を減らす抗酸化成分もその一つで、野菜にも多く含まれています。

フィトケミカルは野菜の色素に含まれる植物由来の成分。たとえば、なすの紫紺色はポリフェノール、トマトの鮮やかな赤はリコピンです。

また、体内でビタミンAに変わるカロテンも、だいだい色や黄色の色素で、この仲間。いずれも、血液をサラサラにして、体をさびから守る、活性酸素を除去するなどの働きが注目されています。

また、フィトケミカルには玉ねぎのように香り成分が効果を発揮するものや、きのこなどに含まれるβ-グルカンのように免疫力を高める効果が認められているものもあります。

野菜のカラフルな色が抗酸化力を発揮!

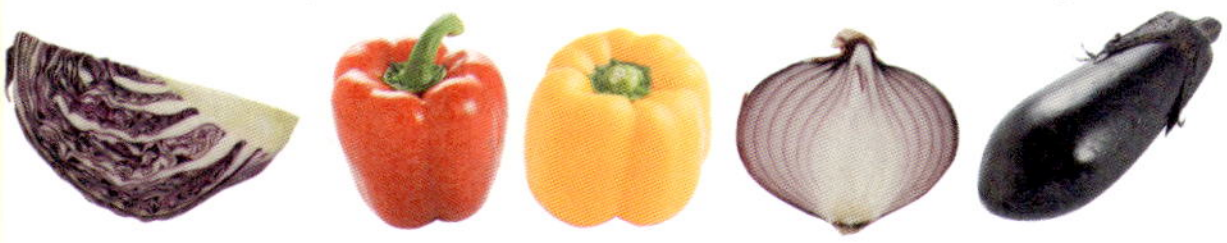

プラスひと皿でビタミンアップ！ 野菜の簡単レシピ

食事の最初の一口は野菜やきのこ、海藻から。最初に野菜を食べることで血糖値の急上昇が抑えられます。「ベジファースト」を意識して、効率のよい下ごしらえや調理の工夫で野菜料理のレパートリーをふやしましょう。

（49～53ページのビタミンAの数値はβ-カロテン当量を表示しています。）

キャベツは軽く塩でもむ

キャベツや白菜など大型の野菜は少人数の家庭では使いきれないもの。まとめて塩もみにしておくと、しんなりしてかさが減って食べやすくなるうえ、味がのりやすくなります。

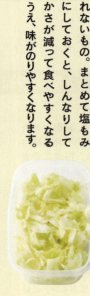

●塩もみの方法―キャベツはざく切りかせん切りにし、軽く塩でもむ。そのままでつけ合わせに、ごま油や削りがつお、ごまを加えてあえ物に。ほかには、白菜、大根、にんじんなどもこの方法で。

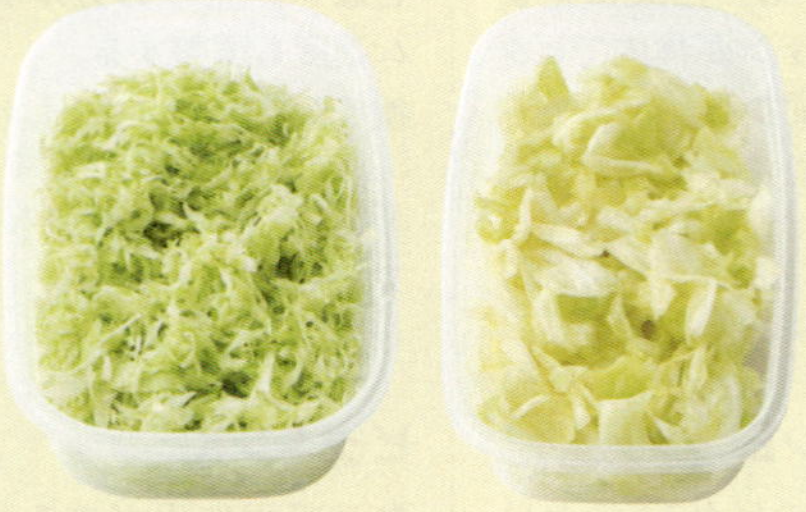

青菜やブロッコリーはゆでておく

ほうれんそう、小松菜、春菊、ブロッコリー、オクラ、アスパラ、さやいんげんなど、生で食べにくい野菜、加熱に時間がかかる根菜類をまとめてゆでるか蒸し煮にしておくと、あえ物や煮物の副菜に大活躍。

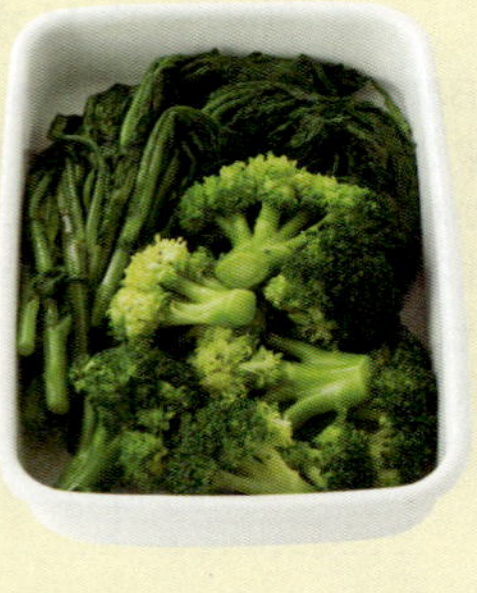

●ゆで方―ブロッコリーは小房に分けて塩少々を加えた湯でゆで、ざるに上げる。同じ湯で春菊をゆでてざるに上げる。春菊は切らずに保存。青菜を数種類一度にゆでる場合、ほうれんそうはアクが出るので最後にゆでるとよい。キャベツや白菜、れんこん、ごぼうなどもこの方法で。じゃがいもは蒸すのがおすすめ。

ピクルスなど酢漬けにする

中途半端に残った野菜はぬか漬けにしたり、ピクルスや甘酢漬けなどの酢漬けに。最近は少量漬けができるぬか漬け用セットもありますので、チャレンジするのもよいでしょう。酢漬けは酢に漬けることで保存性が高まり、ベジファーストとしても重宝します。

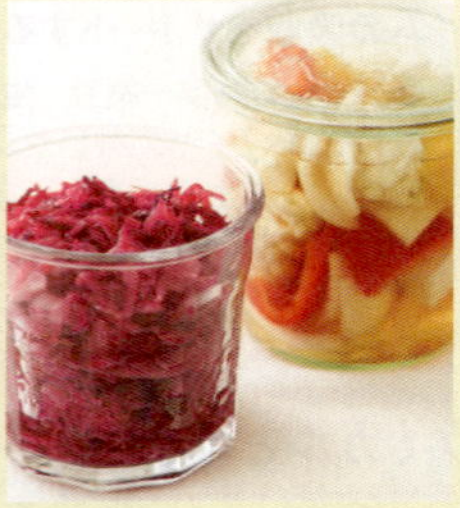

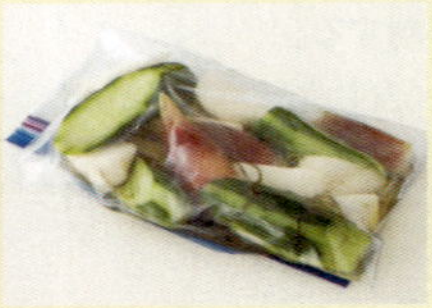

●酢漬けの作り方―キャベツはせん切りにしてコールスローや酢漬けに、パプリカか玉ねぎ、カリフラワーはお好みの大きさに切ってピクルスに。砂糖などで甘みを加えて和風の甘酢漬けにしても（いずれも詳細は53ページ）。

ドレッシングにする

抗酸化作用の強いにんじんや玉ねぎは、酢とオリーブ油と合わせてドレッシングに。酢の抗酸化作用も加わって、栄養価が高まります。

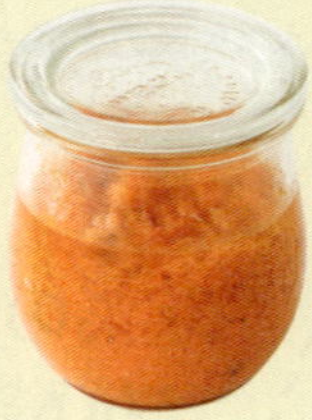

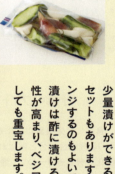

●作り方―にんじんはすりおろし、オリーブ油や酢と合わせる（詳細は52ページ参照）。にんじんのほか、玉ねぎのすりおろし、あらく刻んだトマトなどもおすすめ。

香味野菜は刻む

みょうがや青じそ、しょうがなどの香味野菜は刻んでまぜておくと、料理のつけ合わせに、サラダや汁物に使えます。スプラウトも常備しておくと便利。

・あえ物

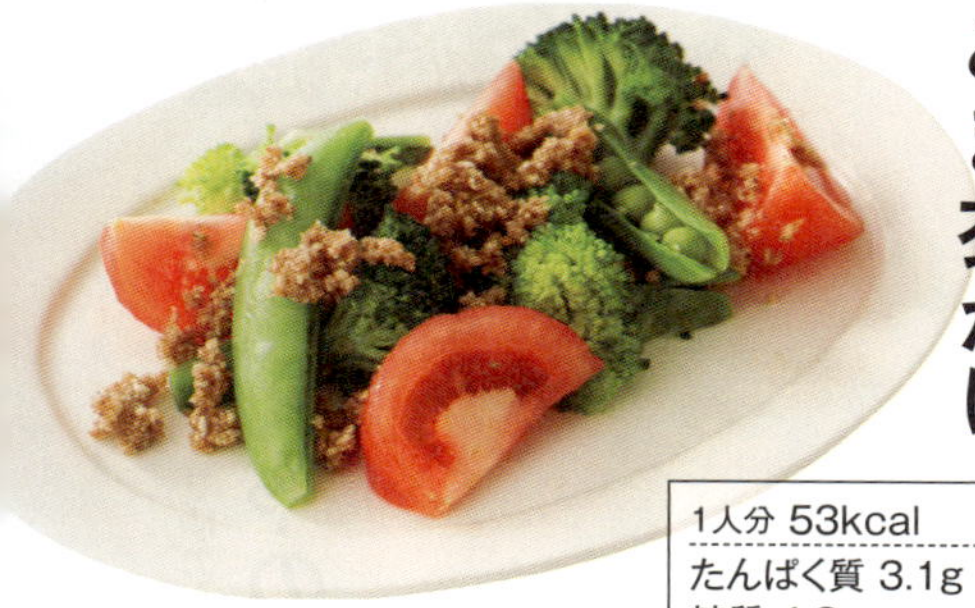

あえ衣をかけると食べごたえ十分

温野菜とトマトのごま衣がけ

1人分 53kcal
たんぱく質 3.1g
糖質 4.2g
ビタミンA 451μg
塩分 0.5g

材料（2～3人分）

ブロッコリー…½個
スナップえんどう…4本
トマト…中1個
A いり白ごま…大さじ3～4
　きび砂糖、薄口しょうゆ…各小さじ1½

作り方

1 ブロッコリーは小房に分け、スナップえんどうは筋をとり、ともにゆでる。トマトは皮を湯むきし、6～8等分に切る。以上を器に盛る。

2 すり鉢でごまをすり、残りのAを合わせ、1にかける。

MEMO　ブロッコリーには抗酸化作用、解毒作用が高い成分スルフォラファンが多く、ビタミンやミネラルも豊富。

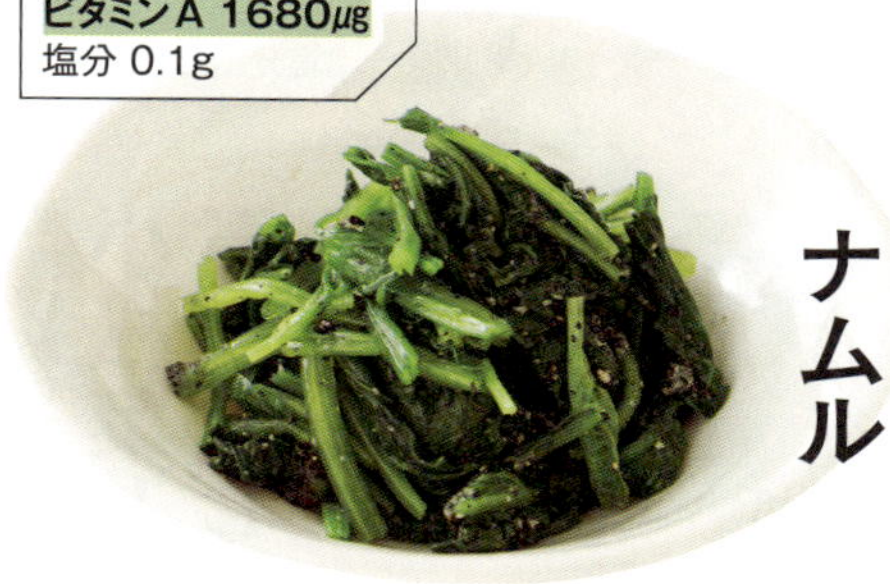

にんにくの風味が味のアクセントに

ほうれんそうのナムル

1人分 22kcal
たんぱく質 1.1g
糖質 0.4g
ビタミンA 1680μg
塩分 0.1g

材料（2人分）

ほうれんそう…80g
A すり黒ごま、ごま油…各小さじ½
　おろしにんにく…小さじ¼
　塩…少々

作り方

1 ほうれんそうはゆでて冷水にさらし、水けをしぼって4～5cm長さに切る。

2 Aはまぜ合わせ、1をあえる。

MEMO　ほうれんそうはβ-カロテンのほか、鉄分も豊富。ビタミンの損失を防ぐためには、ゆで時間は1分程度に。

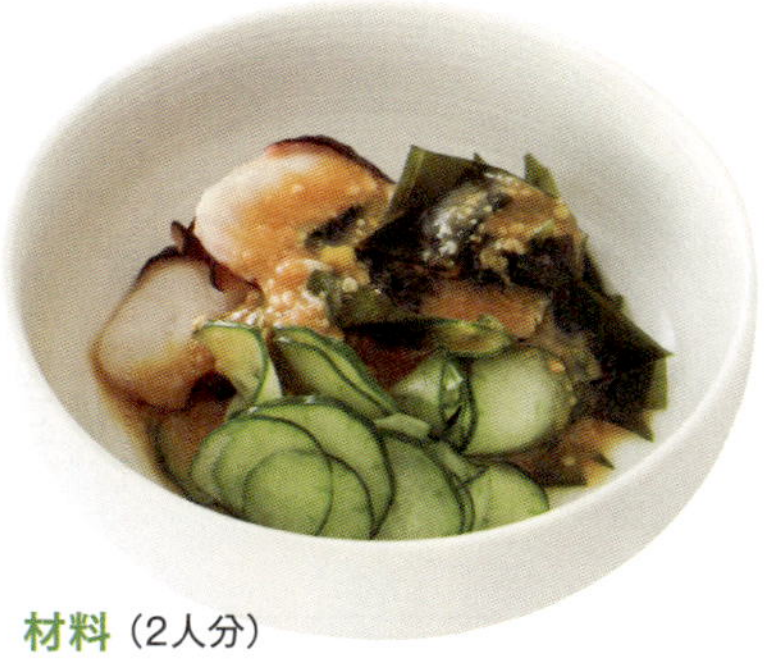

酢みそを塩分控えめで仕上げて

きゅうりとわかめのからし酢みそあえ

1人分 30kcal
たんぱく質 4.2g
糖質 2.3g
ビタミンA 191μg
塩分 0.8g

材料（2人分）

きゅうり（薄切り）…⅓本分
わかめ（生）…20g
たこ（ゆで）…30g
A みそ、酢…各小さじ1
　砂糖、だし…各小さじ½
　薄口しょうゆ、ねりがらし
　　…各少々

作り方

1 きゅうりは塩少々（分量外）を振ってもみ、しんなりしたらさっと洗って水けをしぼる。わかめはさっと熱湯にくぐらせ、3～4cm長さに切る。たこは薄切りにする。

2 Aを合わせ、1を加えてあえる。

MEMO　きゅうりはβ-カロテンやビタミンCのほか、利尿作用のあるカリウムを多く含みます。

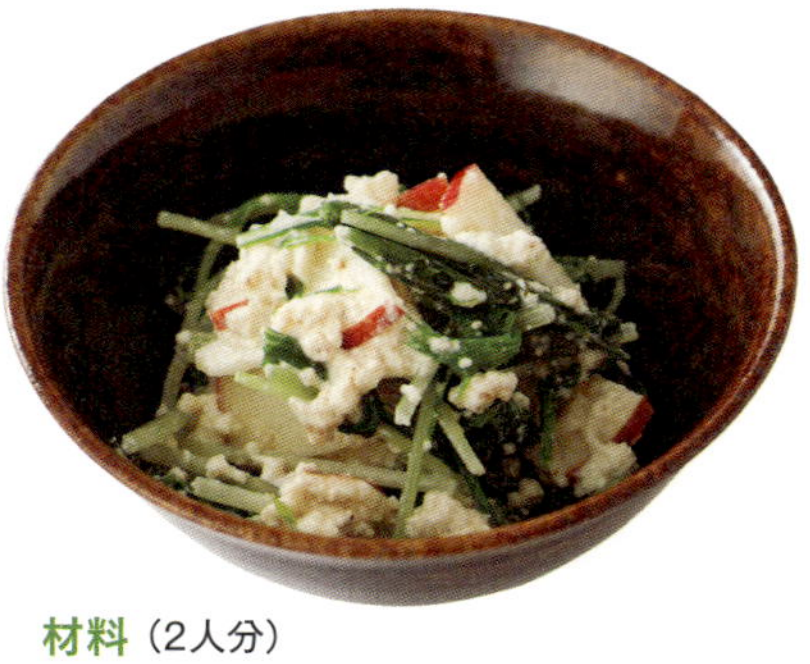

りんごは皮ごと使って彩りをプラス

水菜とりんごの簡単白あえ

1人分 72kcal
たんぱく質 4.2g
糖質 4.5g
ビタミンA 114μg
塩分 0.4g

材料（2人分）

水菜…¼束
りんご…¼個
木綿豆腐…⅓丁（100g）
いり白ごま…大さじ1
A 酢…小さじ½
　薄口しょうゆ…小さじ1弱

作り方

1 水菜はさっとゆでて水けをしぼり、ざく切りにする。りんごは皮つきのままいちょう切りにする。

2 豆腐は軽く水きりし、ごまをすったすり鉢に加え、なめらかにすりまぜる。Aを加えて1をあえる。

MEMO　水菜は鉄分やカルシウムが豊富で、その吸収率を高めるビタミンCも豊富。

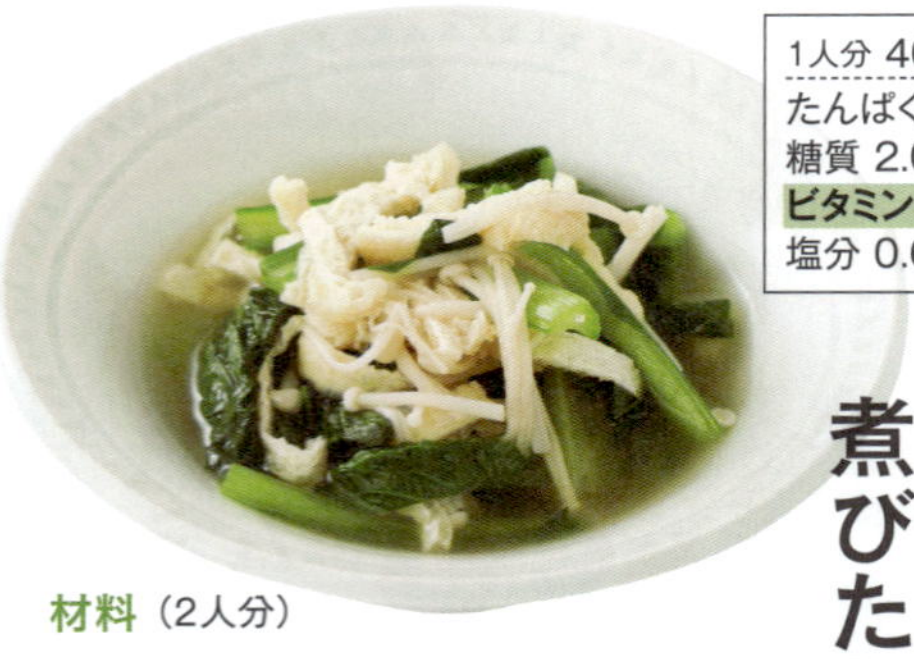

1人分 40kcal
たんぱく質 3.0g
糖質 2.0g
ビタミンA 1550μg
塩分 0.6g

油揚げからうまみが出て薄味でもおいしい

小松菜と油揚げの煮びたし

材料（2人分）

小松菜…100g
えのきだけ…40g
油揚げ…½枚
だし…150mℓ
A［しょうゆ、みりん…各小さじ⅔弱
　 塩…少々

作り方

1 小松菜はさっとゆでて5㎝長さに切り、水けをしぼる。同じ湯に油揚げをさっと通し、細切りにする。えのきは半分に切る。

2 なべにだしを煮立ててAを加え、**1**を入れて弱火で軽く煮る。

MEMO　小松菜の鉄分、カルシウムの含有量は野菜のなかではトップクラスで、β-カロテンも豊富。

・煮物・蒸し物

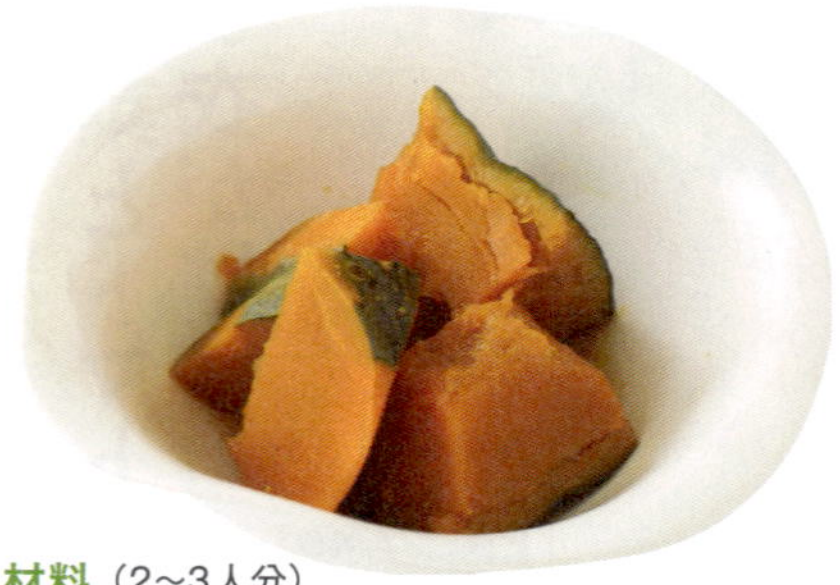

味つけはしょうゆのみで

かぼちゃの煮物

材料（2～3人分）

かぼちゃ…¼個（300g）
A［だし…1カップ
　 酒…大さじ½
　 しょうゆ…小さじ1

1人分 86kcal
たんぱく質 1.9g
糖質 15.6g
ビタミンA 3600μg
塩分 0.3g

作り方

1 かぼちゃは種とわたをとり、皮をところどころむいて2～3㎝角に切る。

2 なべにAを煮立て、かぼちゃを並べ入れて落としぶたをし、弱めの中火でやわらかくなるまで10分ほど煮含める。

MEMO　かぼちゃの黄色はβ-カロテン由来で豊富に含まれます。

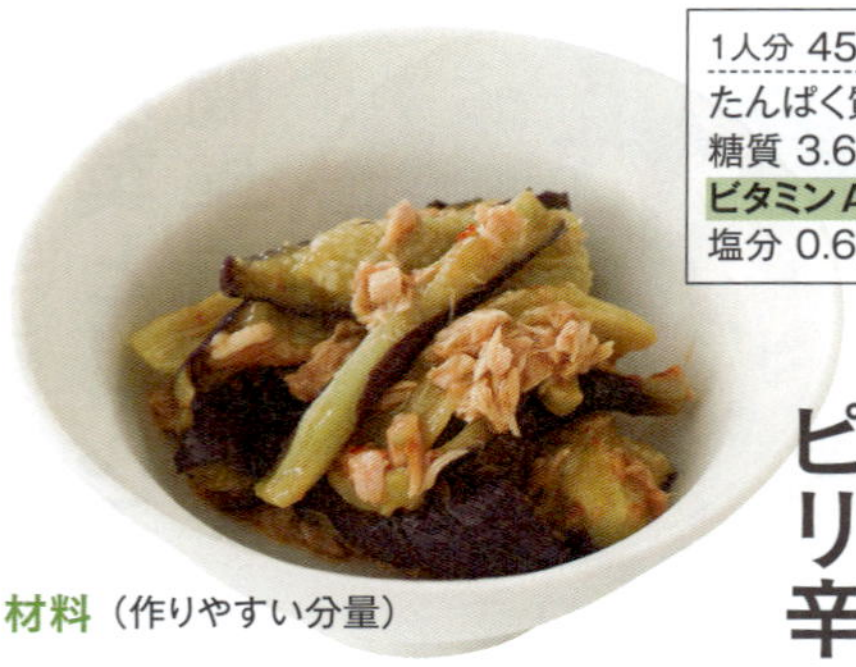

1人分 45kcal
たんぱく質 4.7g
糖質 3.6g
ビタミンA 102μg
塩分 0.6g

豆板醤の辛みが味のアクセント

なすとツナのピリ辛だれ

材料（作りやすい分量）

なす…4個
ツナ缶（スープ煮）…小1缶
しょうが汁…小さじ2
A［豆板醤、しょうゆ…各小さじ1½
　 みりん…小さじ2
　 酒…小さじ1

作り方

1 なすはへたを落として1個ずつラップに包み、電子レンジ（500W）で4分ほど加熱する。冷水にとり、ラップをとって冷まし、食べやすく裂く。

2 ツナ缶は汁けを軽くきってしょうが汁をからめ、なすを合わせ、Aを加えてあえる。

MEMO　なすはレンジで加熱すると特有のあざやかな色が残り、皮に含まれるポリフェノールも効率よくとれます。

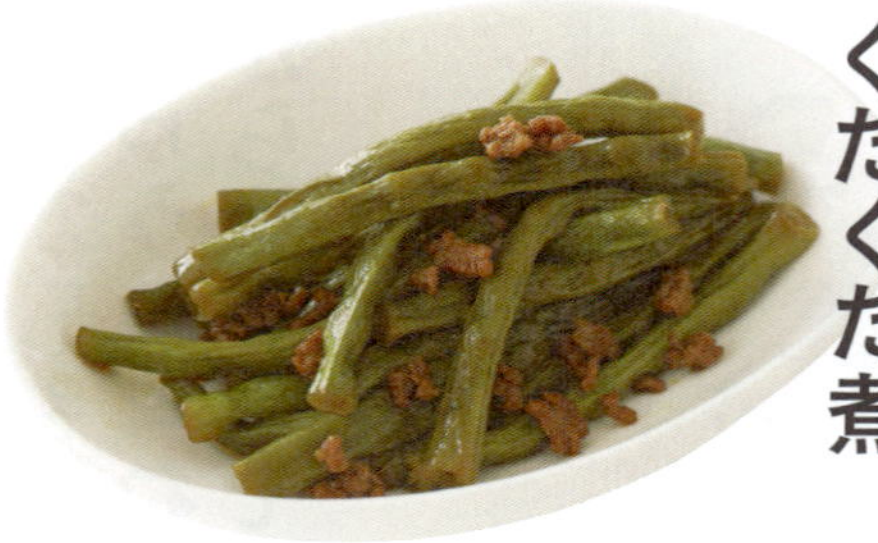

一度にまとめて煮てストックするのがおすすめ

いんげんのくたくた煮

材料（作りやすい分量）

さやいんげん…30本
豚ひき肉…30g
サラダ油…小さじ1
A［だし（または水）
　 　…300mℓ
　 しょうゆ、みりん、酒…各大さじ1

1人分 61kcal
たんぱく質 3.1g
糖質 4.1g
ビタミンA 339μg
塩分 0.7g

作り方

1 いんげんは筋をとり、長さを半分に切る。

2 なべにサラダ油を熱してひき肉を炒め、いんげんも加えて炒め合わせる。Aを加え、中火で汁けがなくなり、いんげんがくたくたになるまで煮る。

MEMO　さやいんげんはβ-カロテンやビタミンCが豊富で栄養価が高い野菜。うまみの出る食材と合わせて煮るといつもとは違うおいしさが楽しめます。

・炒め物

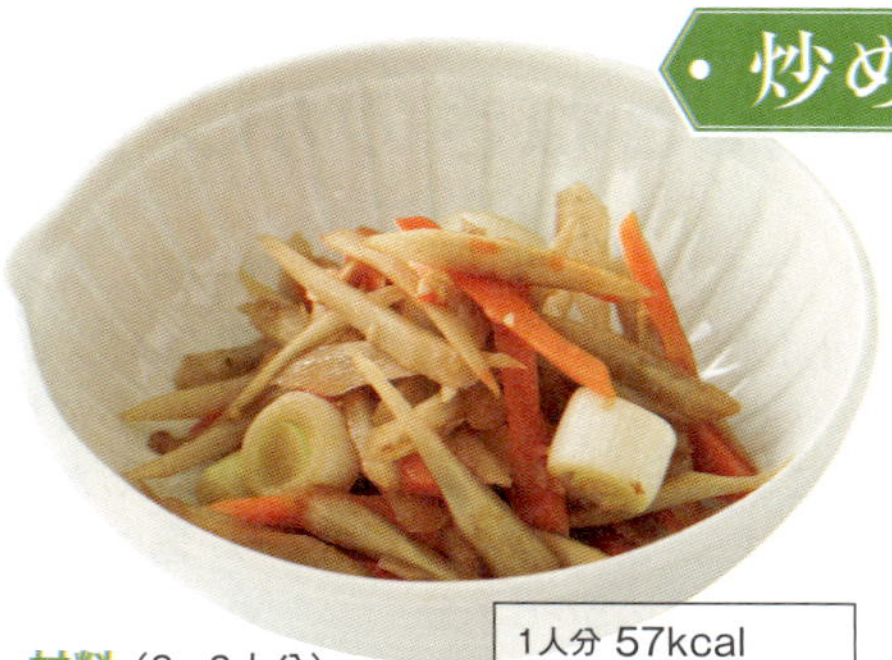

3種野菜のきんぴら

切り方を変えた食感の違いが楽しい

1人分 57kcal
たんぱく質 1.4g
糖質 6.7g
ビタミンA 1444μg
塩分 0.9g

材料（2～3人分）

ねぎ…½本
ごぼう…¼本
にんじん…⅓本
しょうが（みじん切り）…½かけ分
ごま油…小さじ1
A［ 酒、みりん、しょうゆ…各大さじ1

作り方

1 ねぎは2㎝幅に切り、ごぼうはささがきにする。にんじんは細切りにする。

2 フライパンにごま油としょうがを入れて弱火にかけ、香りが立ったら1を炒める。油が回ったらAで味つけし、汁けがなくなるまで炒め煮する。

MEMO ねぎも加えてきんぴらに。あえて切り方を変えるといろいろな食感が楽しめます。

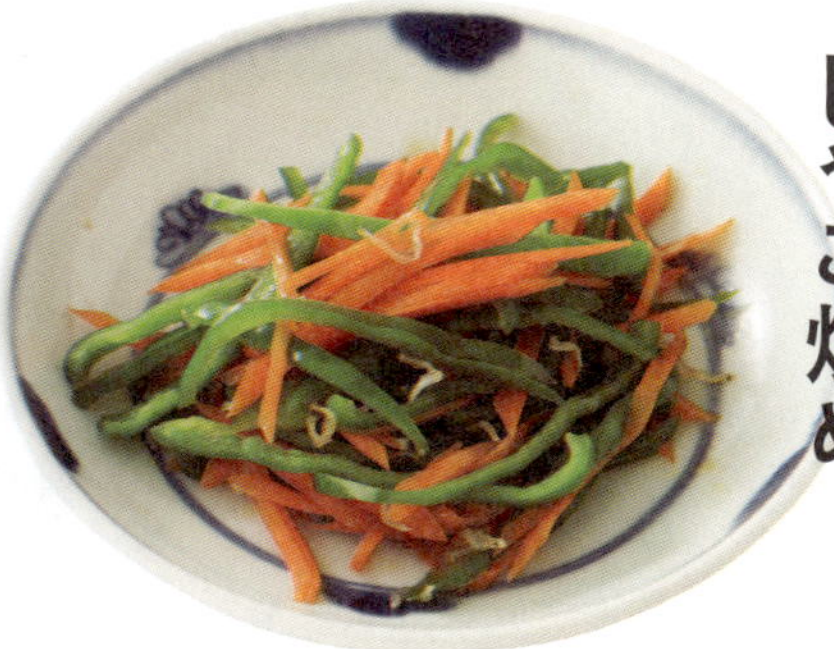

ピーマンとにんじんのじゃこ炒め

ちりめんでうまみアップ

1人分 52kcal
たんぱく質 3.0g
糖質 5.9g
ビタミンA 2780μg
塩分 0.7g

材料（2人分）

ピーマン…3個
にんじん…5㎝
ちりめんじゃこ…10g
A［ しょうゆ…小さじ1
　 みりん、酒…各小さじ2
サラダ油…小さじ1

作り方

1 ピーマンとにんじんは5㎜幅の斜め細切りにする。

2 フライパンにサラダ油を熱し、1を炒める。油が回ったらちりめんじゃこも加えて香ばしく炒め、Aを加えて炒め煮する。

MEMO 免疫力を高めるβ-カロテンが豊富なピーマン。カロテンは油といっしょにとると吸収率が高まります。

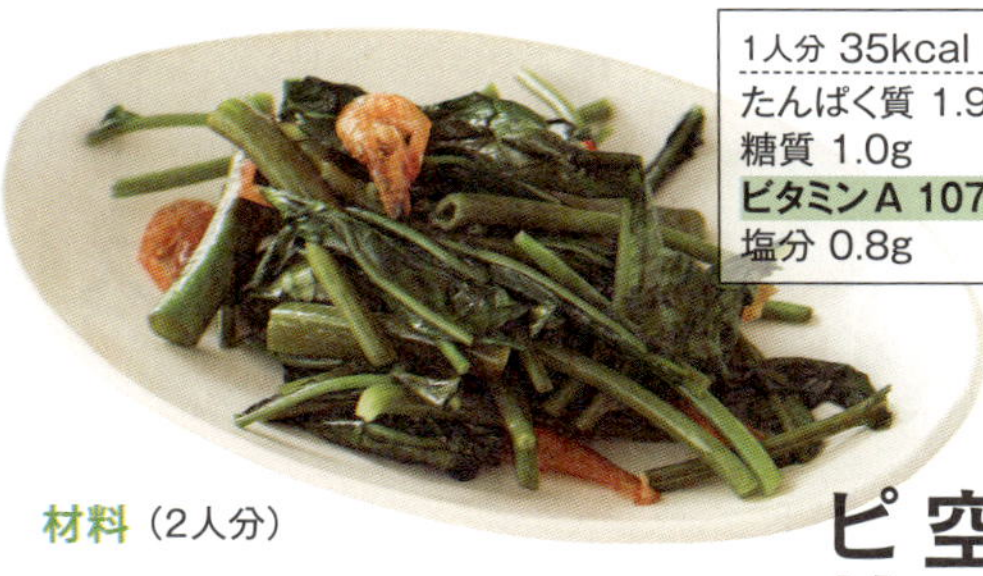

空心菜のピリ辛炒め

桜えびで香りとうまみをプラス

1人分 35kcal
たんぱく質 1.9g
糖質 1.0g
ビタミンA 1075μg
塩分 0.8g

材料（2人分）

空心菜…½袋（50g）
桜えび…大さじ½
にんにく（つぶす）…1かけ
赤とうがらし（小口切り）…½本分
A［ ナンプラー…小さじ½
　 塩…少々
サラダ油…小さじ1

作り方

1 空心菜は根元を落とし、食べやすい長さに切る。

2 フライパンにサラダ油とにんにくを入れて弱火にかけ、香りが立ったら赤とうがらし、桜えび、空心菜の順に加えて炒め、Aで調味する。

MEMO 空心菜はβ-カロテンが豊富で、葉には鉄分が多く含まれます。豆苗で作ってもおいしくできます。

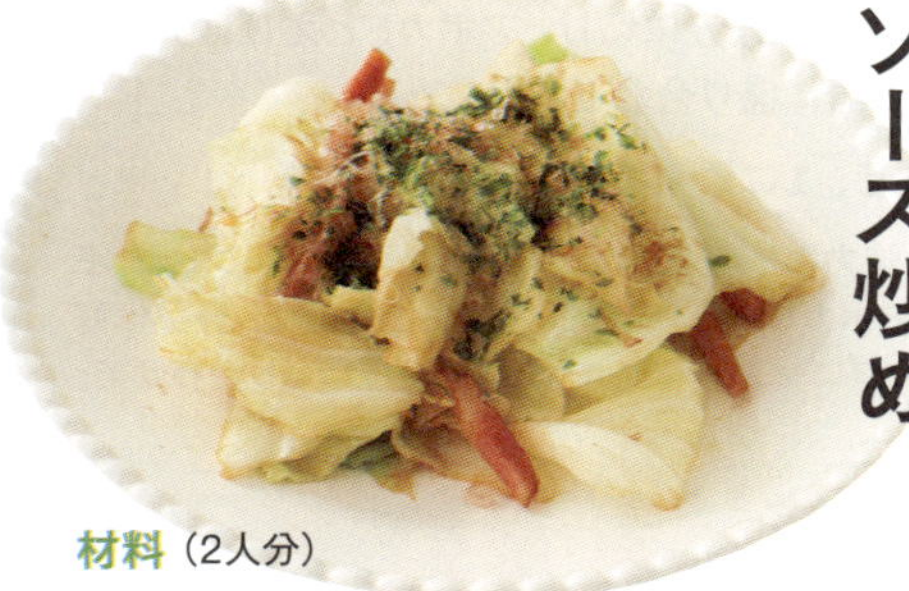

キャベツのソース炒め

ウスターソースでお好み焼き風

1人分 113kcal
たんぱく質 2.3g
糖質 5.7g
ビタミンC 177㎎
塩分 0.5g

材料（2人分）

キャベツ…2～3枚
にんにく（薄切り）…½かけ分
ごま油…大さじ½
A［ ウスターソース…大さじ½
　 塩、こしょう…各少々
青のり、削りがつお…各適量

作り方

1 キャベツは手でちぎり、冷水に放してパリッとさせる。

2 フライパンにごま油とにんにくを入れて弱火にかけ、香りが立ったらキャベツを加えて炒める。少ししんなりしたらAで調味し、青のりと削りがつおを振る。

MEMO ビタミンCの宝庫キャベツ。ビタミンCは熱に弱いので、短時間で歯ごたえが残る程度に火を通します。

ポン酢であえるだけの簡単サラダ

にんじんとねぎのポン酢サラダ

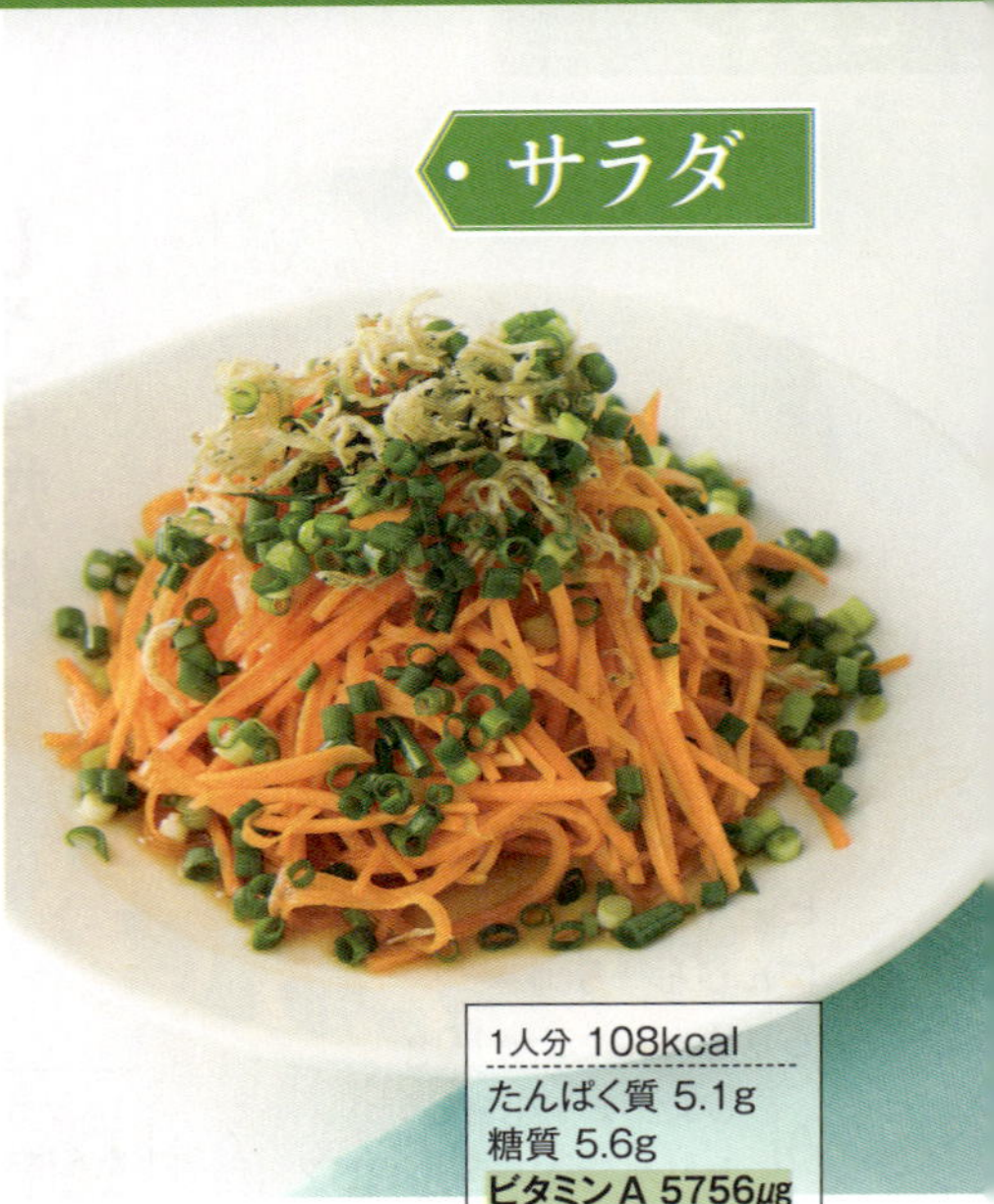

1人分 108kcal
たんぱく質 5.1g
糖質 5.6g
ビタミンA 5756μg
塩分 0.9g

材料（2人分）

にんじん…小1本（130g）
塩…少々
ちりめんじゃこ…20g
ごま油…大さじ1
万能ねぎ（小口切り）…5～6本分
A［ポン酢しょうゆ（市販）…大さじ1
　 レモン果汁…大さじ1

MEMO　にんじんに含まれるβ-カロテンは皮に多いので、皮ごと調理しましょう。市販のフレンチドレッシングであえてナッツを加えると、洋風のサラダになります。

作り方

1 にんじんはごく細いせん切りにして塩を振り、少ししんなりしたら洗って水けをきり、器に盛る。

2 フライパンにごま油を熱してちりめんじゃこをカリッと炒め、油ごと**1**にのせる。**A**を回しかけ、万能ねぎを散らす。

アボカドと卵で栄養面も充実

トマトとアボカド、えびのタルタルソース

1人分 140kcal
たんぱく質 8.3g
糖質 2.9g
ビタミンA 282μg
塩分 0.6g

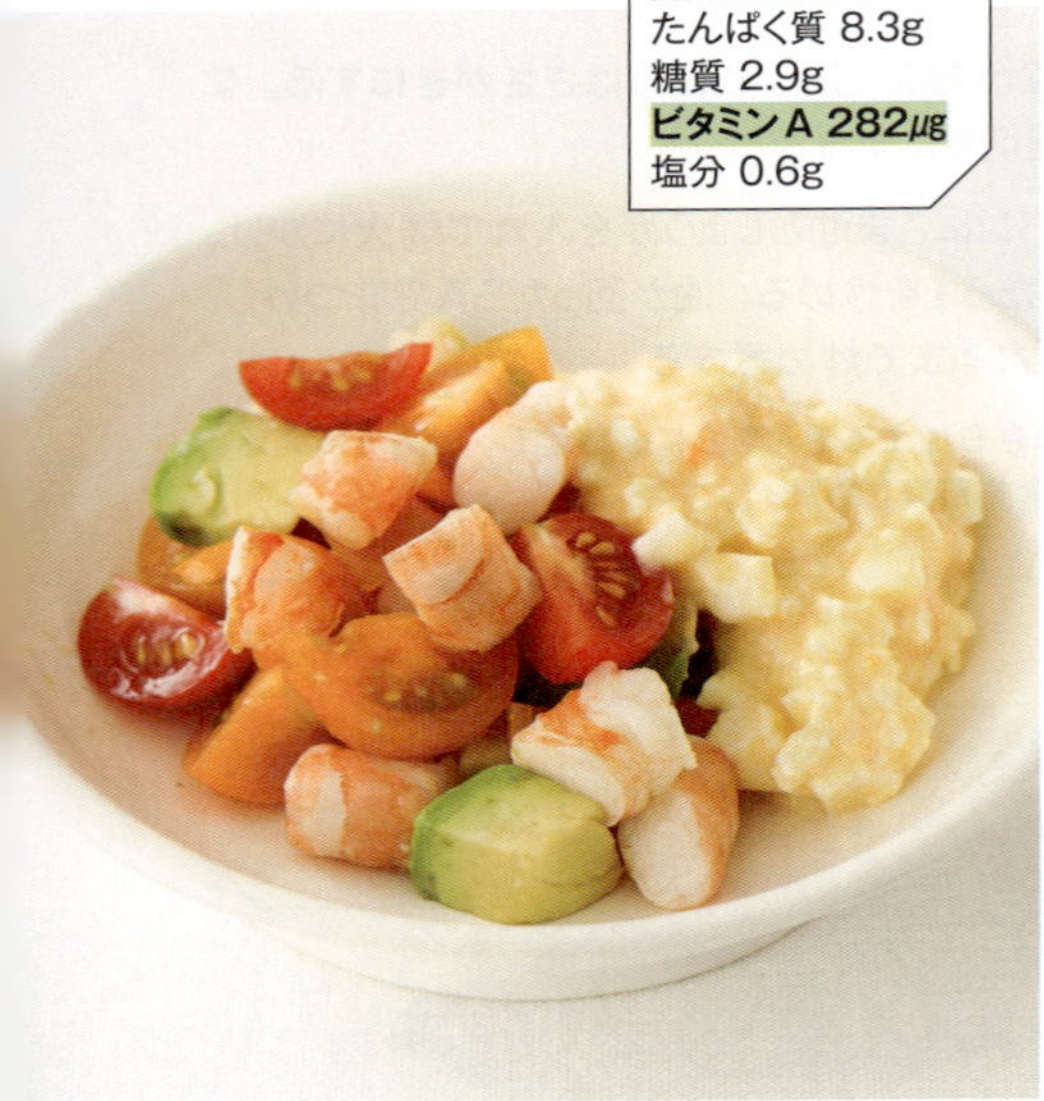

材料（2～3人分）

ミニトマト（赤・オレンジ合わせて）…8個
アボカド…½個
えび（ゆで）…4尾
A［ゆで卵（みじん切り）…1個分
　 玉ねぎ（みじん切り）…大さじ1
　 マヨネーズ、プレーンヨーグルト…各大さじ1
　 塩、こしょう…各少々

作り方

1 トマトは縦4等分に切り、アボカドとえびは1.5㎝角に切り、器に盛り合わせる。

2 **A**をまぜ、**1**に添える。

MEMO　強力な抗酸化作用があるトマト、ビタミンB群、Eが豊富なアボカドに卵、えびも加わり栄養満点。野菜は好みでゆでたブロッコリー、きゅうりなど数種類とり合わせて。

にんじんのドレッシングで彩りよく

レタスの野菜ドレッシング

1人分 66kcal
たんぱく質 0.6g
糖質 3.3g
ビタミンA 1410μg
塩分 0.2g

材料（2人分・ドレッシングは作りやすい分量）

レタス…¼個
赤玉ねぎ…¼個
スプラウト（ブロッコリーなど）…適量
A［にんじん（すりおろし）…½本分
　 オリーブ油、酢…各¼カップ
　 塩、こしょう…各少々

MEMO　レタスはビタミンやミネラルを適度に含み、カロリーが低いのが特徴。ダイエット向きの野菜。

作り方

1 レタスは手でちぎって冷水に放ち、シャキッとさせる。玉ねぎは薄切りにし、スプラウトは根元を切り落とす。

2 **A**は合わせてまぜる。

3 **1**を器に盛り、**2**のドレッシングを大さじ2程度かける。

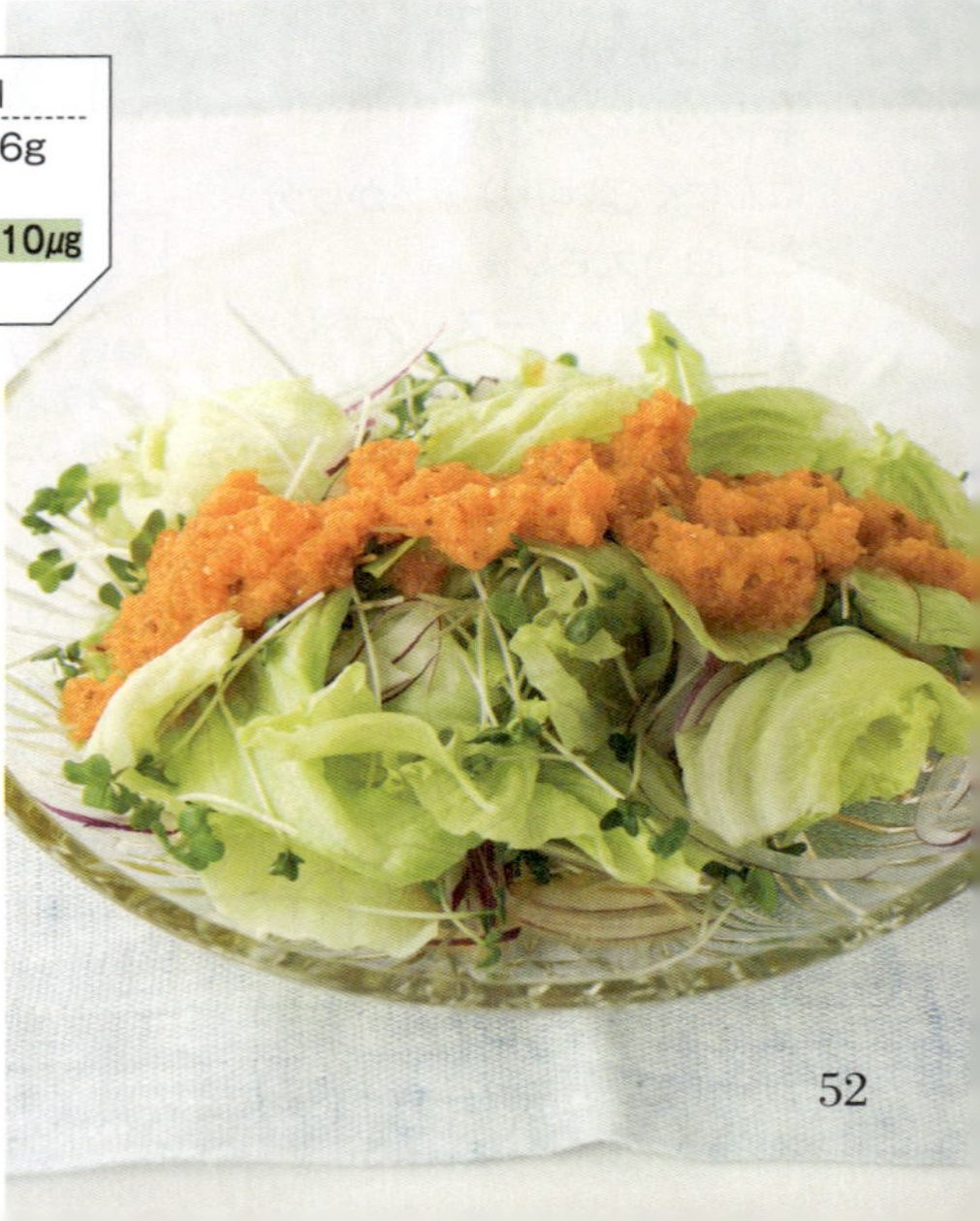

キャベツの紫色は酢を加えるとあざやかなピンクに

赤キャベツのコールスロー

1人分 71kcal
たんぱく質 0.9g
糖質 1.9g
ビタミンC 31mg
塩分 1.0g

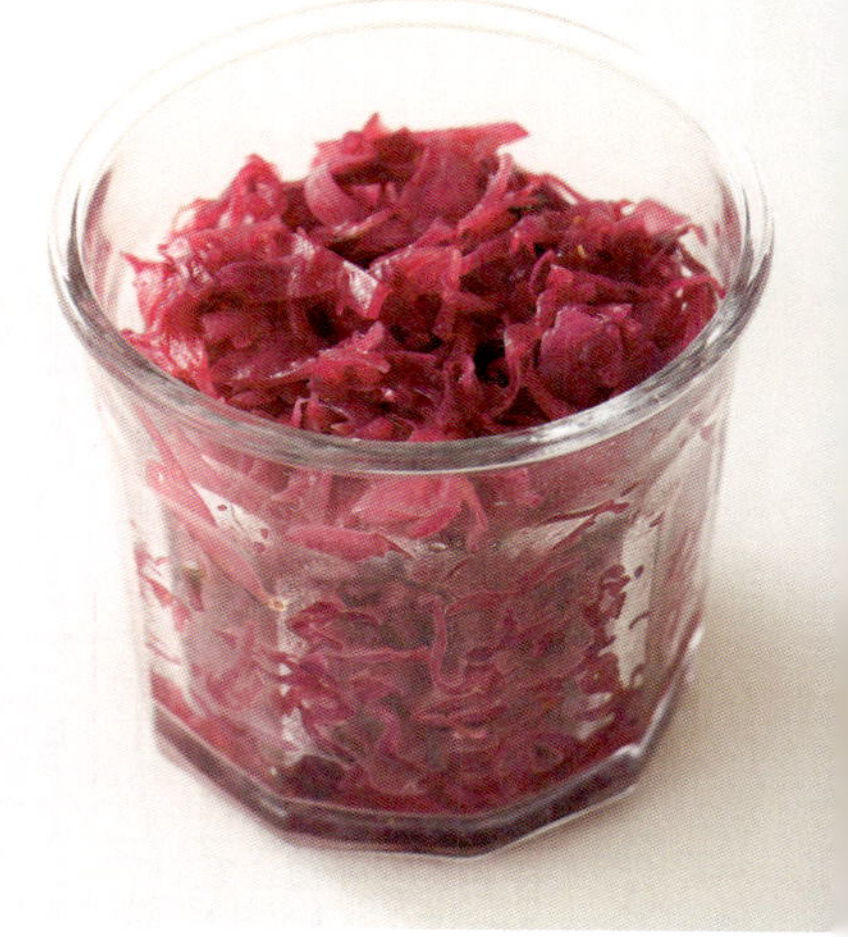

材料（作りやすい分量）

赤キャベツ…¼個（200g）
塩…少々
A
- 赤ワインビネガー…大さじ1
- 塩、マスタード…各小さじ½
- オリーブ油…大さじ2

作り方

1 キャベツはせん切りにし、塩を加えた熱湯にさっとくぐらせてざるに上げ、あら熱をとって水けをしぼる。

2 ボウルにAをまぜ合わせ、**1**を加えてあえる。

保存 保存容器に移し、冷蔵庫で1週間。酢漬けもおすすめ。＊キャベツ（せん切り）小½個分を小さじ2の塩でもみ、酢1カップ、はちみつとクミン各小さじ1をまぜる。

MEMO 赤キャベツのあざやかな紫色はアントシアニンによるもの。酢との相性がよく、酢漬け向き。普通のキャベツで作る場合は赤ワインビネガーを白ワインビネガーにかえます。

・ピクルス・マリネ

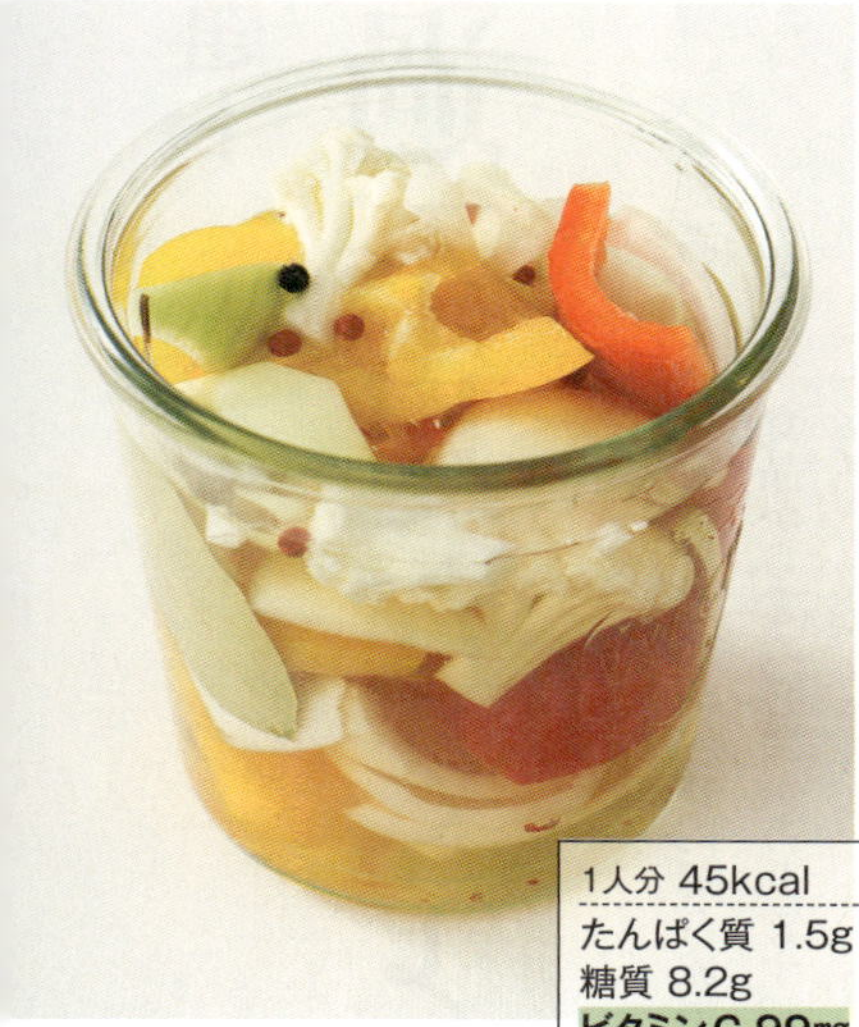

野菜を数種類とり合わせて彩りよく

カラフル野菜のピクルス

1人分 45kcal
たんぱく質 1.5g
糖質 8.2g
ビタミンC 99mg
塩分 0.3g

材料（作りやすい分量）

カリフラワー…½個
パプリカ（赤、黄）…各1個
玉ねぎ…1個
A
- 酢、水…各1カップ
- はちみつ…大さじ3～4
- 塩（あら塩）…小さじ1
- 赤とうがらし（ちぎる）…1本
- 粒黒こしょう、ピンクペッパー…各5～6粒
- ローリエ（好みで）…1枚

作り方

1 カリフラワーは小房に分け、かために ゆでる。パプリカと玉ねぎはカリフラワーの大きさに合わせて乱切りにする。

2 **1**を保存びんに詰め、Aを煮立ててから注ぎ入れる。

保存 冷暗所で1週間、冷蔵庫で3週間。材料がピクルス液につかっていれば、2～3カ月は保存可能。

MEMO 野菜はにんじん、ミニトマト、れんこん、きゅうりなどお好みで。カリフラワーに豊富なビタミンCは、ゆでてもたっぷり残るのが特徴。パプリカはβ-カロテンが豊富で彩りがよい。

甘みを加えた漬け汁は淡泊な野菜と合います

野菜の甘酢漬け

材料（作りやすい分量）

みょうが…5～6個
きゅうり…2本
かぶ…2個
塩…少々
A
- 酢、水…各½カップ
- 砂糖…40～50g
- 塩…少々

刻み昆布（乾燥）、赤とうがらし…各適宜

1人分 36kcal
たんぱく質 0.8g
糖質 2.3g
ビタミンA 170μg
塩分 0.4g

作り方

1 なべにAを合わせ、煮立たせて冷ます。

2 みょうがは縦半分に切り、塩を加えた熱湯でさっとゆでて冷ます。きゅうりは皮をところどころむいて乱切りにし、かぶは縦8等分に切る。

3 **2**を保存容器に移し、好みで昆布、赤とうがらしを加え、**1**を注ぎ入れ、冷蔵庫に3時間以上おく。

保存 冷蔵庫に入れて1日おくとみょうがの色があざやかに。冷蔵で1週間。

MEMO みょうがの香り成分は血液の循環をよくします。かぶはビタミンCが、葉にはβ-カロテンが豊富。

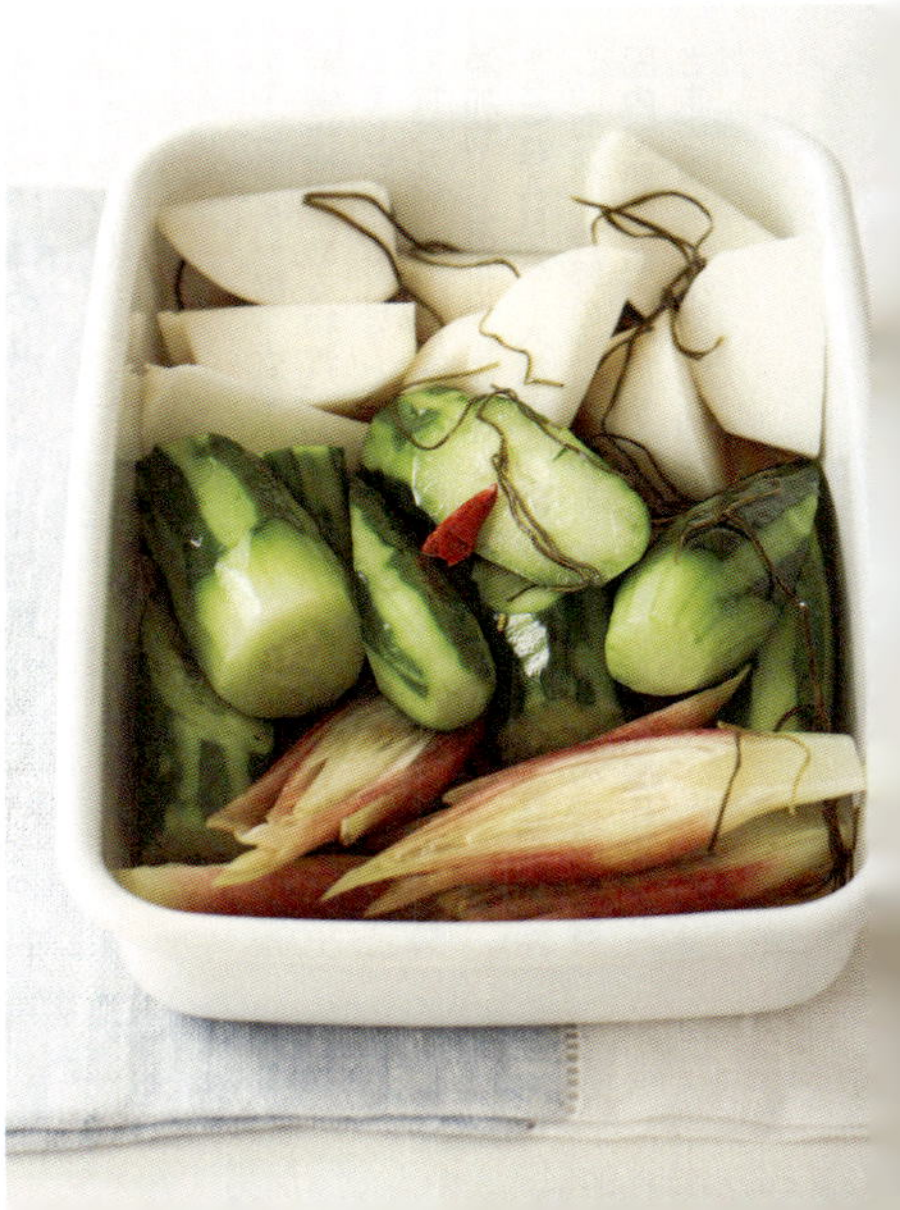

ルール5

ミネラルは過不足なくとる

とりすぎも不足も問題！

現代人に不足しているといわれているのが、カルシウム、マグネシウムといったミネラル。一方で、ナトリウムやリンはとりすぎる傾向に。過不足なくとるのがポイント。

どんな栄養素？

無機質の栄養素 微量ながら不可欠

地球上に存在する元素のうち、酸素、炭素、水素、窒素を除いたものをミネラル（無機質ともいう）といいます。人の体を元素レベルでみると、酸素、炭素、水素、窒素が96パーセントを占めていて、残りの4パーセントがミネラル。ミネラルは約100種類あり、そのうち体のために必要なミネラルは16種類です。

ミネラルは五大栄養素の一つで、ビタミンと同じようにそれ自体に体を動かすパワーはありません。また体の構成成分に占める割合は少ないのですが、ビタミンをはじめとするほかの栄養素をサポートして機能を調整するなど、重要な役割を果たしています。ミネラルがなければ体は完成されないのです。

豊富な食品は？

乾物や海藻、大豆製品 乳製品は積極的にとる

ミネラルの1日の必要量はどれも1gに満たないほど微量ですが、体内で合成できないため、食品からとる必要があります。

ミネラルが含まれる食品は多種多様です。カルシウムが豊富な食品は乳製品。牛乳やヨーグルトは間食にとるなど習慣づけると手軽にとれます。乾物や海藻類、大豆も意識してとりたい食材。乾物は干すことでうまみも増すうえ、栄養も凝縮されてミネラルも豊富に含みます。

肉の赤身やレバー、貝類などもミネラルが豊富な食材です。主食では玄米のミネラル含有量が断トツです。カルシウム、マグネシウムやビタミンB群、食物繊維なども多く含み、解毒作用を促すフィチン酸（＊1）やストレスを緩和する作用のあるGABA（＊2）など、注目の健康成分も豊富に含んでいます。

賢くとるには？

適量の幅が狭いので要注意 過不足がないようにとる

ミネラルのとり方で気をつけたいのが、過不足なくとるということ。ミネラルは必要量の幅が狭いため、過不足が長く続くと各ミネラル特有の過剰症や欠乏症に陥るからです。たとえばカルシウム。不足すると歯の質の低下や骨粗しょう症になります。不足を補おうとしてサプリメントやカルシウム強化食品からとりすぎてしまうと高カルシウム血症などを引き起こす可能性があります。また、リンとナトリウムも加工食品の添加物に使われていることが多く、不足を心配するよりとりすぎが問題。リンが多いとカルシウムは吸収されにくくなり、ナトリウムはとりすぎると、高血圧症を発症しやすくなります。

ミネラルは一度にたくさんとればいいというものではありません。毎日、さまざまな食品から少しずつとるのがよいのです。

＊1）フィチン酸―玄米の胚芽の部分に含まれる、強力な解毒作用がある物質。必要以上にミネラルを体外に排出してしまうのでは？という疑問もあるが、あくまでも「生」で食べた場合。100度で炊飯した玄米はその作用は弱まり、添加物などの化学物質を体外に排出する。

＊2）GABA―天然アミノ酸のひとつ。脳や脊髄に存在し、血液と神経の調整をする。高血圧・肝臓の機能改善、腸内で悪玉菌が増加するのを抑制する、整腸作用など、さまざまな健康効果が期待できる。

[ミネラルの種類と働き]

＊体に必要なミネラルは16種ですが、厚生労働省が摂取基準を示している13種類。塩素、コバルト、イオウの3種はとりすぎの心配がないとされ、摂取基準が設けられていません。

主要ミネラル

1日の必要量が100mg以上のものを「主要ミネラル」という。

カルシウム(Ca)

骨や歯の主成分。体の機能の調節にかかわり、筋肉が正常に収縮するのを保つ働きがある。

●多く含む食品―牛乳、プロセスチーズ、桜えび、わかさぎ、厚揚げ、モロヘイヤ、小松菜など

マグネシウム(Mg)

全身の酵素の作用を活性化する。正常な血液の循環を保ち、筋肉や神経の働きを正常に保つ。

●多く含む食品―玄米、大豆、いわし丸干し、するめ、わかめ(乾燥)、刻み昆布、アーモンドなど

リン(P)

骨や歯をつくる主成分でカルシウムと結合して骨の硬度を保つ。エネルギー代謝にも不可欠。

●多く含む食品―プロセスチーズ、牛乳、いわし丸干し、きんめだい、ししゃも、牛レバー、ハム、大豆など

ナトリウム(Na)

カリウムとともにバランスをとって、体内の水分量を調整する。筋肉の興奮を抑える働きなどもある。

●多く含む食品―食塩、しらす干し、いわし丸干し、生ハム、カップめん、梅干しなど

カリウム(K)

ナトリウムの排泄を促し、体内の水分と塩分濃度を調整。筋肉の収縮や神経伝達を正常に保つ。

●多く含む食品―ほうれんそう、枝豆、にら、里いも、アボカド、刻み昆布、ひじき、納豆、大豆など

微量ミネラル

1日の必要量が100mg未満のものは「微量ミネラル」と呼ばれている。

鉄(Fe)

赤血球をつくるミネラル。酸素を全身に運び、筋肉内に酸素をとり込む働きがある。

●多く含む食品―豚レバー、鶏レバー、しじみ、赤貝、大根の葉、菜の花、青のり、ひじきなど

亜鉛(Zn)

新しい細胞をつくるのに必要な酵素で成長に欠かせない。味を感じる味蕾の形成にもかかわる。

●多く含む食品―カキ、うなぎ、豚レバー、牛肩ロース赤身肉、牛もも赤身肉、ラム肩肉など

銅(Cu)

鉄が赤血球のヘモグロビンの材料になるのをサポート。活性酸素を除去する働きもある。

●多く含む食品―牛レバー、豚タン、ほたるいか、カキ、くるみ、ピスタチオなど

マンガン(Mn)

骨に多く含まれるミネラルの一種。骨の成長を支え、糖質、脂質の代謝にもかかわる。

●多く含む食品―モロヘイヤ、くり、干しずいき、ライ麦粉、アマランサス、玄米など

ヨウ素(I)

甲状腺ホルモンの主成分。発育や基礎代謝の促進にかかわる、重要な働きをする。

●多く含む食品―昆布、わかめ、いわし、かつお、たら、ぶり、カキ、はまぐりなど

セレン(Se)

老化の原因となる活性酸素をとり除く抗酸化作用がある。甲状腺ホルモンを活性する働きもある。

●多く含む食品―かに、うに、たらこ、かつお、かれい、まぐろ赤身、牛肉、ラム肉など

クロム(Cr)

インスリンの働きを助ける成分となって糖の代謝を促す働きがあり、糖尿病予防効果が期待できる。

●多く含む食品―あなご、あさり、牛肉、豚肉、刻み昆布、ひじきなど

モリブデン(Mo)

主に尿酸の代謝にかかわる。プリン体を尿酸に分解して体外への排泄をサポートする。

●多く含む食品―大豆、納豆、レバー、ハム、玄米、そば、青のり、そら豆、枝豆など

ミネラル豊富な食材はストックして活用!

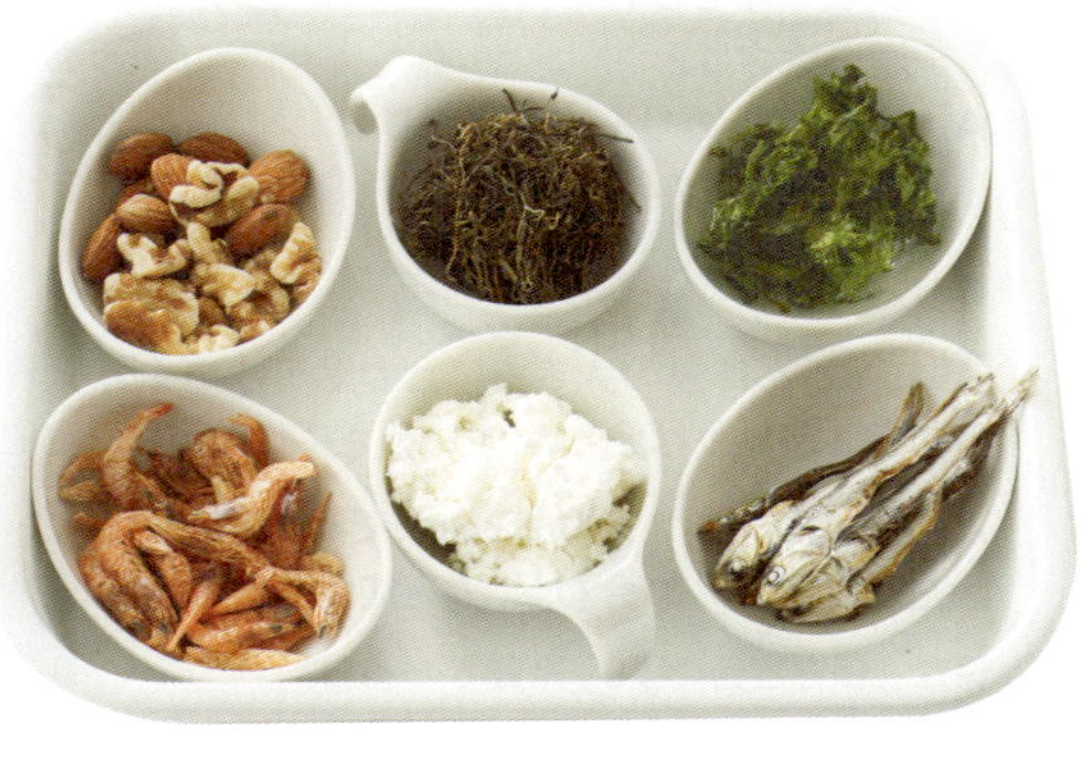

小魚、海藻、ナッツ類、カッテージチーズなどを常備しておくと、手軽にミネラルが補給できます。ただし、小魚は塩分過多にならないように、量はかげんして。

ふだんとりにくい食材はストック！ミネラル常備菜

大豆、レバー類や牛肉の赤身、ふだんとりにくい食品は常備菜としてストックしておくと、不足しがちな鉄分、カルシウム、マグネシウムなどが手軽に補給できます。

［大豆］

大豆はゆでてさまざまな料理に活用して

ゆで大豆

1/10量 84kcal
たんぱく質 6.8g
糖質 2.3g
マグネシウム 44mg
塩分 0g

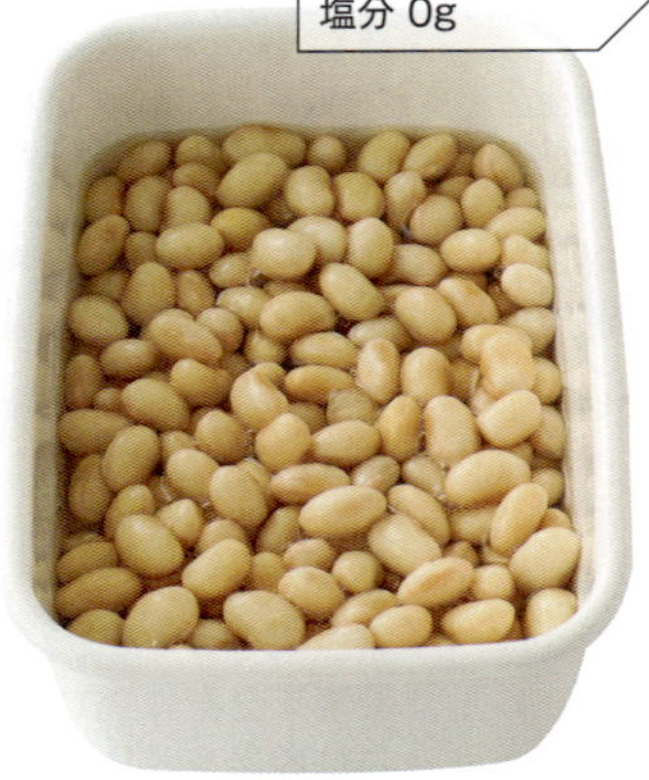

材料（作りやすい分量）

大豆（乾燥）…200g

作り方

1 大豆は洗ってたっぷりの水に一晩ひたす。

2 なべに**1**をひたした水ごと入れて火にかけ、煮立ったらアクをとり、弱めの中火で30分ほどコトコトとゆでる。

3 火を止めてそのまま冷まし、ゆで汁ごと保存容器に移す。

保存　汁ごと保存容器や袋に入れ、冷蔵1週間、冷凍約1カ月。

MEMO　大豆はマグネシウム、カルシウムが豊富。乾燥豆をゆでたものは、豆自体のうまみや風味があり、市販の水煮とは違う味わいがあります。

青大豆で作ると色もきれいでおいしい

ひたし豆

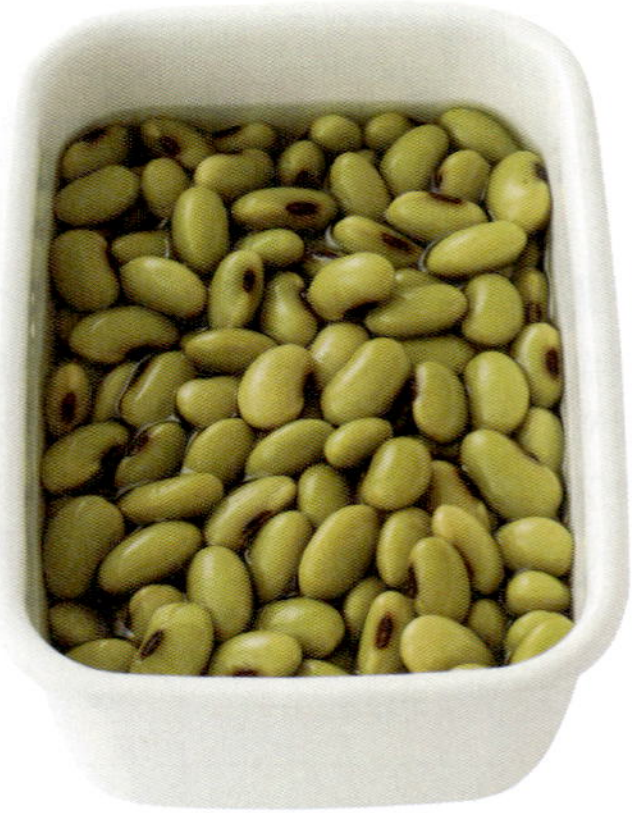

材料（作りやすい分量）

青大豆（乾燥）…200g

A
- だし…2カップ
- 薄口しょうゆ…小さじ1
- 塩…小さじ½
- みりん…少々

1/10量 89kcal
たんぱく質 7.8g
糖質 3.3g
マグネシウム 45mg
塩分 0.4g

作り方

1 青大豆は大豆（上記）と同じようにゆでる。

2 なべに**A**を入れて中火にかけ、ゆでた青大豆を加えてひと煮する。

保存　保存容器に移し、冷蔵1週間、冷凍は保存袋に汁ごと入れて約1カ月。

MEMO　そのまま食べられるほか、あえ物やサラダに加えたりと活用できます。

ゆで大豆にひじきを加えてさらに栄養アップ

大豆とれんこん、ひじきのきんぴら

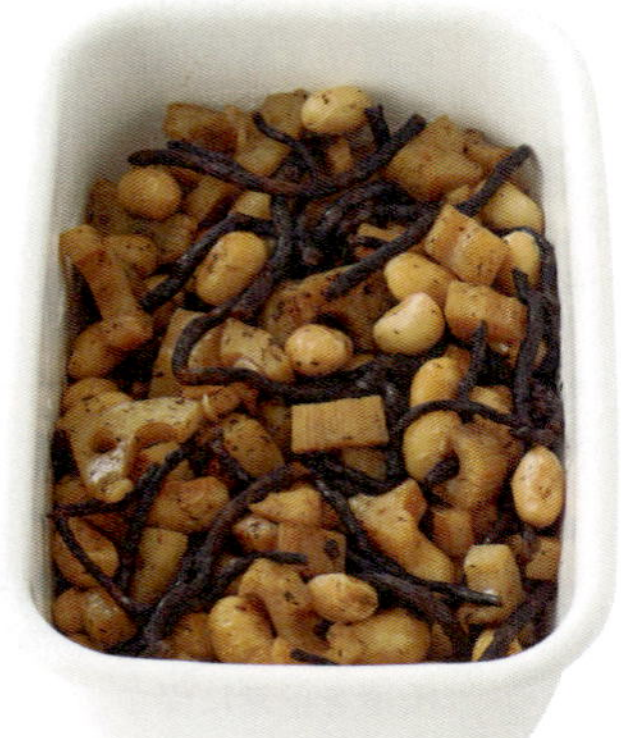

1人分 85kcal
たんぱく質 3.2g
糖質 8.9g
マグネシウム 26mg
塩分 0.7g

材料（作りやすい分量・4人分）

ゆで大豆…½カップ
れんこん…150g
ひじき（もどしたもの）…30g
サラダ油…小さじ1

A
- 酒…大さじ2
- しょうゆ、みりん…各大さじ1
- 砂糖、酢…各小さじ1

作り方

1 れんこんは豆の大きさに合わせて小さく切り、ひじきは長ければ食べやすい長さに切る。

2 フライパンにサラダ油を中火で熱して**1**を炒め、大豆も加えて炒め合わせ、**A**を加えて炒め煮する。

保存　保存容器に移し、冷蔵で4～5日。

［レバー、ひき肉］

鉄分の宝庫、レバーをしょうがと煮てストック!

鶏レバーのしぐれ煮

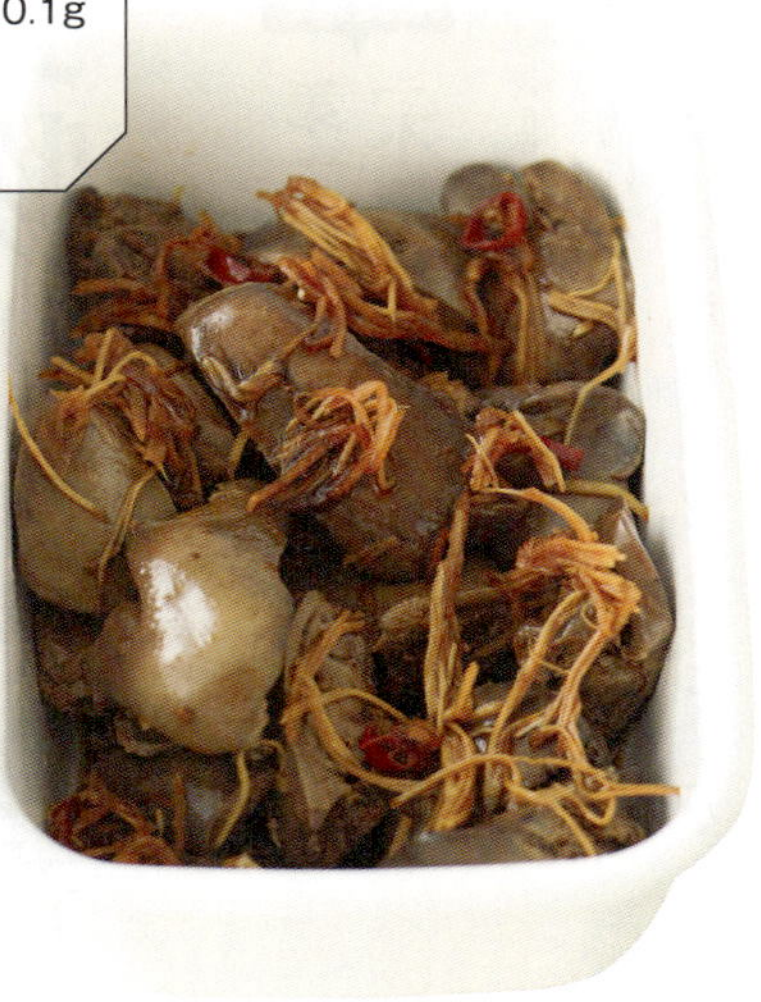

1人分 107kcal
たんぱく質 10.1g
糖質 8.7g
鉄 4.9mg
塩分 1.0g

材料（作りやすい分量・6人分）

鶏レバー…300g

A
- 酒…大さじ2〜2½
- しょうが（薄切り）…1かけ分

B
- 酒、水…各80mℓ
- しょうゆ、みりん、きび砂糖…各大さじ2
- 赤とうがらし（小口切り）…½本分
- しょうが（せん切り）…1かけ分

作り方

1 レバーは洗って血抜きし、脂や筋などを除き、一口大に切る。

2 なべに湯を沸かしてAとレバーを入れ、1〜2分下ゆでする。

3 なべに2とBを入れて煮立て、弱火にしてアクをとりながら15〜20分、煮汁がなくなるまで煮る。

保存　保存容器に入れて冷まし、冷蔵で1週間。

MEMO　豚レバー、あさりや牛薄切り肉（赤身）、かつおなどで作るのもおすすめです。

うまみのある調味料として活用できます

肉そぼろ

材料（作りやすい分量）

合いびき肉（または豚ひき肉）…300g
ごま油…大さじ1
しょうゆ…大さじ2〜3
黒こしょう…適量

作り方

1 フライパンにごま油をなじませ、ひき肉を入、ポロポロとほぐれるまでよく炒める。

2 1にしょうゆを加えてさらに炒め、少ししっとりしたらこしょうを振る。

保存　冷めたら保存容器に移し、冷蔵で4〜5日。保存袋に入れて冷凍で約2週間。

MEMO　豆腐やゆで野菜にかけたり、ごはんにまぜてもおいしい。炒めて出る脂はうまみがありますが、脂肪も多いのでキッチンペーパーでふきとってから保存してもよいでしょう。

⅙量 150kcal
たんぱく質 9.2g
糖質 0.8g
鉄 1.0mg
塩分 1.0g

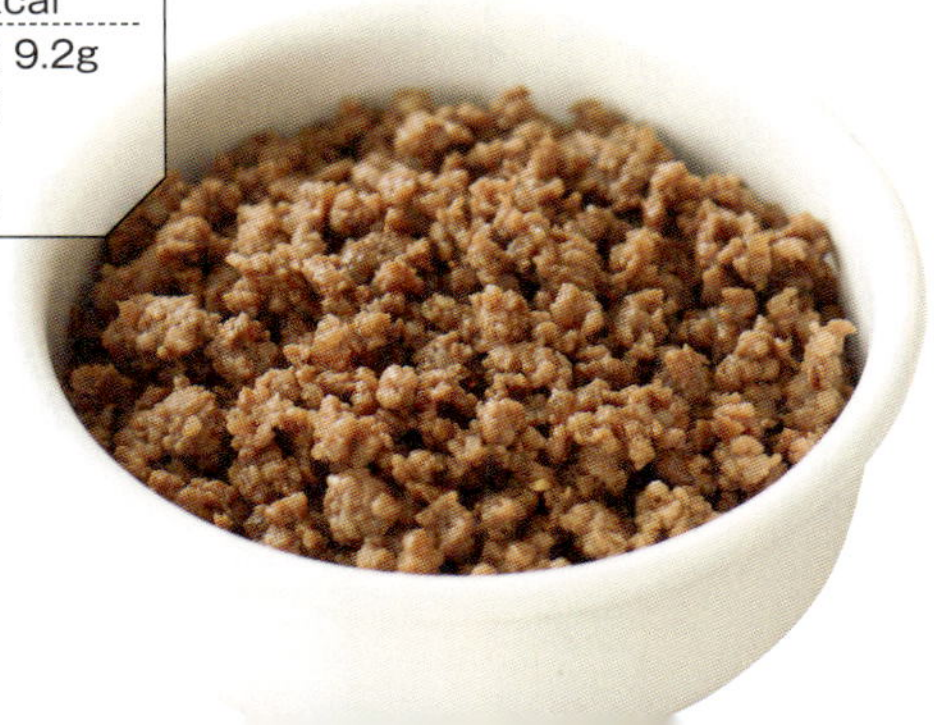

コリコリッとした食感がおいしい

砂肝の韓国風マリネ

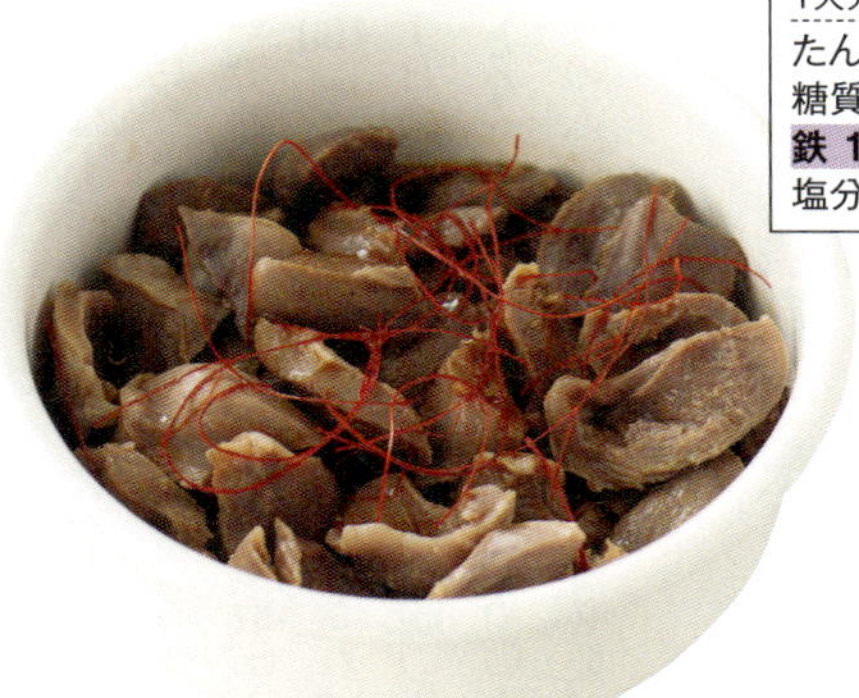

1人分 65kcal
たんぱく質 9.7g
糖質 1.2g
鉄 1.3mg
塩分 0.8g

材料（作りやすい分量・4人分）

砂肝…200g

A
- ねぎ（青い部分）…適量
- しょうが（薄切り）…1かけ分

B
- しょうゆ、酢、水…各大さじ1
- コチュジャン、ごま油…各小さじ1
- しょうが（薄切り）…1かけ分

糸とうがらし…適量

作り方

1 砂肝は下処理して洗い、食べやすく切る。

2 なべに湯を沸かしてAと砂肝を入れ、4〜5分ゆでる。水けをきってBであえ、糸とうがらしを散らす。

保存　冷めたら保存容器に移し、冷蔵で4〜5日。

MEMO　砂肝は白い筋（腱）のない下処理したものを使うと下ごしらえが楽。筋がある場合はとり除いて調理を。

ルール6

第六の栄養素！
食物繊維を意識してとる

血糖値の急上昇を防ぐ、腸内環境をととのえるなど健康効果が高い栄養素として、重要視されています。ふだんから意識してとることを心がけましょう。

どんな栄養素?

第六の栄養素。「水溶性」と「不溶性」の2種類

食物繊維とは、人の消化酵素では分解できない食べ物に含まれている成分の総称。エネルギーにならないため、かつては役に立たないものとされてきましたが、さまざまな効用があることがわかり、「第六の栄養素」として重要視されるようになりました。

食物繊維は水に溶ける「水溶性」と、水に溶けない「不溶性」に大きく分けられます。水溶性食物繊維は主に生活習慣病の原因となる物質、たとえばコレステロールを吸着して体外に排出する作用や、糖質（ブドウ糖）の吸収をゆるやかにし、血糖値の上昇を抑える作用があります。また腸内細菌のエサとなって発酵分解されます。食物繊維からも短鎖脂肪酸をつくり、腸内環境や便通をよくします。

一方、不溶性食物繊維は、胃や腸で水分を吸着してふくらむことにより便のかさをふやし、便秘を予防します。同時に有害物質の排出にも役立ちます。

豊富な食品は?

野菜や穀類などの植物性と動物性の繊維がある

食物繊維の多くは植物の細胞壁に含まれており、野菜類や穀類、豆類、きのこ、果物などに多く含まれています。また、かにやえびの殻などにも含まれ、最近ではコラーゲンやキチン・キトサンといった動物性の繊維も見直されています。

食物繊維は不足すると便秘になり、有害物質が腸内にたまりやすくなります。食物繊維摂取の一般的な目標値としては、摂取エネルギー量100kcalに対して1gが目安とされています。1日のエネルギー摂取量が1600kcalの場合は16gとなりますが、血糖値が高めの人や肥満ぎみの人は多めに20g以上とる必要があります。

賢くとるには?

腸内環境を改善する発酵食品もとり合わせて

主菜はできるだけ野菜や海藻、きのこ、こんにゃくを組み合わせたメニューを心がけ、さらに食物繊維たっぷりの副菜をとるようにすると、無理なく食物繊維がとれます。また、主食を玄米や胚芽米に、パンは全粒粉やライ麦などに切りかえると効率よくとれます。たとえばごはん。白米は玄米から胚芽を削りとったもので、その胚芽に食物繊維が多く含まれているのです（主食のとり方は42ページ参照）。

さらにとり入れたいのが、みそ、しょうゆ、酢、みりんといった日本の伝統的な発酵調味料をはじめ、納豆やぬか漬けなどの発酵食品。腸内細菌の善玉菌は、酸性の環境を好みます。

一方、悪玉菌はアルカリ性の環境を好みます。発酵食品は腸内を酸性に保つので善玉菌が育ちやすく、悪玉菌がふえない環境をつくります。

また、発酵食品をとると善玉菌が短鎖脂肪酸をつくり、それが腸を刺激して便通がよくなり、さらに善玉菌がふえやすい環境ができるのです。食物繊維と発酵食品を組み合わせるとより健康効果が高まります。

[食物繊維の種類]

水に溶けるタイプ
水溶性食物繊維

ネバネバ、ヌルヌルとした粘りけがあり、水分保持力が強いのが特徴。果物に含まれるペクチン、海藻類に多いアルギン酸、こんにゃくのグルコマンナン、大麦などのβ-グルカンなど。腸内にたまる毒素をそのヌルヌルで包んで体外に排出する。野菜、海藻、熟した果物、こんにゃくなどに多く含まれる。

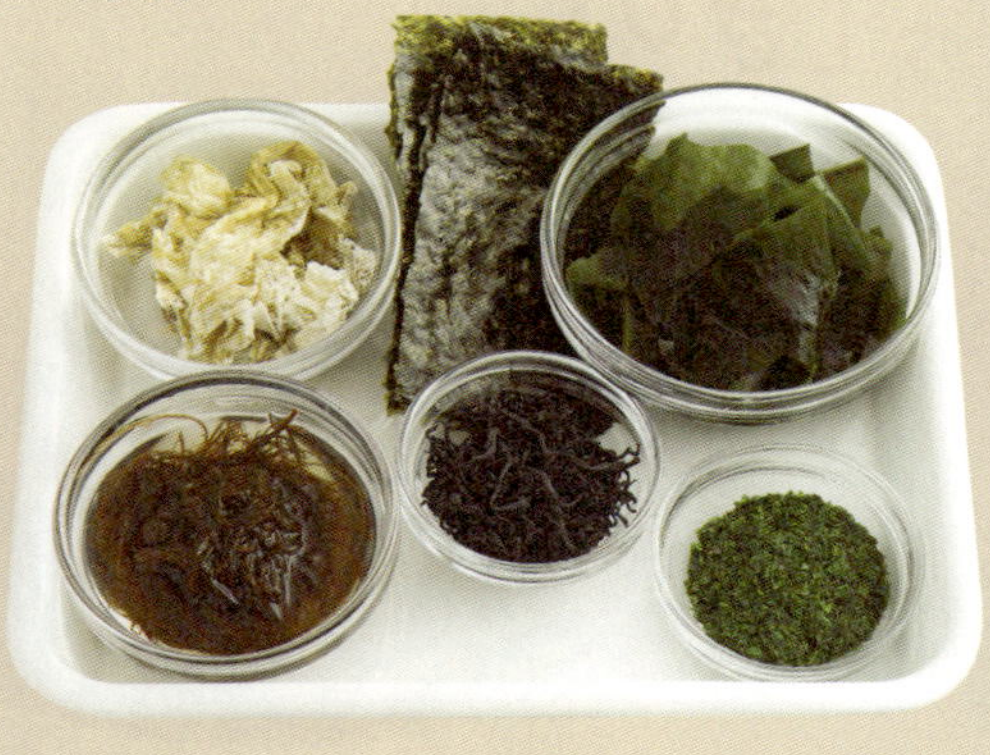

水に溶けないタイプ
不溶性食物繊維

大豆やごぼうなどのセルロース、ヘミセルロースなど。水に溶けにくいので胃や腸で水分を吸収して膨張する。腸を刺激して便通を促すため、便秘の改善に有効。豆類、いも、きのこ、根菜類、穀類、えびやかにの殻などに多く含まれる。

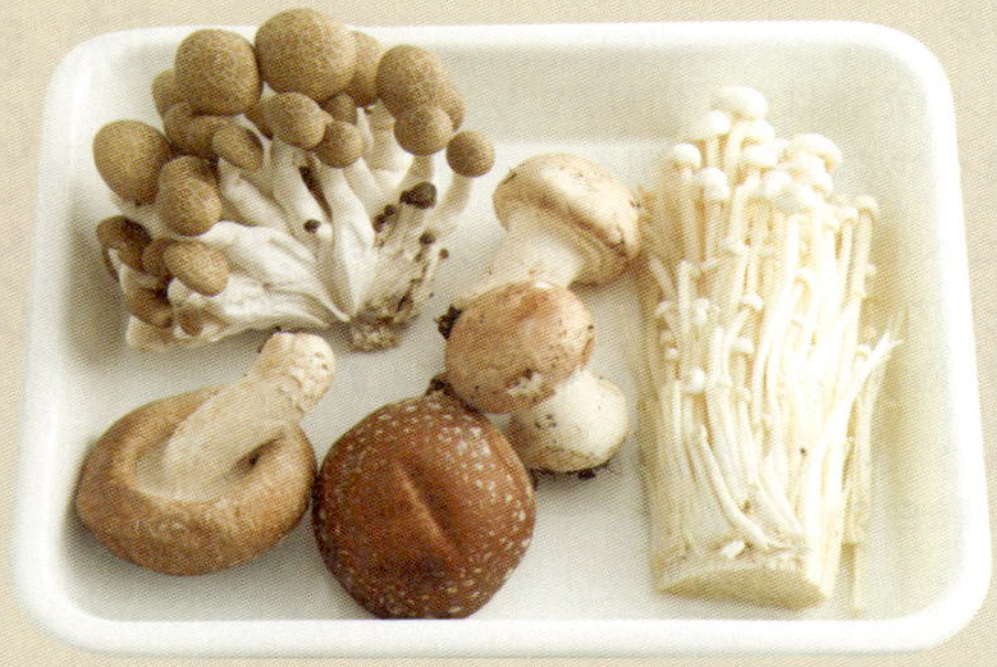

[主な発酵食品]

日本の伝統的な調味料など、身近な発酵食。毎日の食事にとり入れたい食品です。

みそ	大豆や米、麦などの穀物に米麹と塩をまぜて発酵。アミノ酸が豊富。
しょうゆ	穀物でつくるもろみを麹菌、酵母菌、乳酸菌で発酵。GABAを含む。
醸造酢	穀物や果実に麹と水でアルコール発酵させ、酢酸菌を加えて発酵・熟成させる。
塩麹	麹に塩と水を加えて発酵。塩みがとれ、まろやかな甘みが出る。
納豆	蒸し大豆を納豆菌で発酵。酵素のナットウキナーゼも豊富。
キムチ	野菜にアミ、いか、塩辛などを加え、唐辛子やにんにくで調味。乳酸菌が豊富。
ぬか漬け	米麹を乳酸発酵させたぬか床で野菜を漬ける。乳酸菌、抗酸化作用が豊富。
チーズ	乳を酵素で凝固、脱水後に乳酸菌や酵母で発酵・熟成させる。
ヨーグルト	牛乳を乳酸菌で発酵。乳酸菌が豊富。

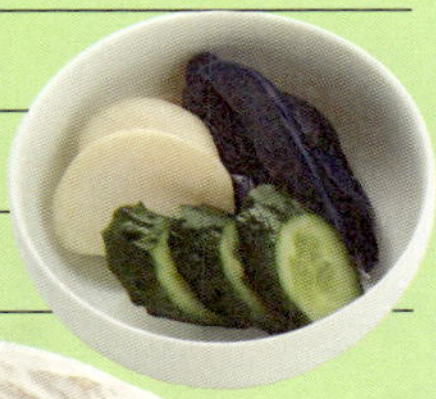

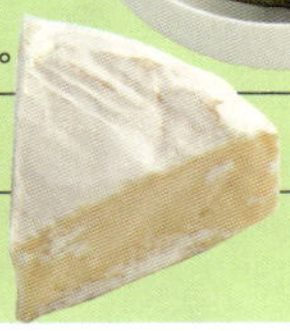

食物繊維が豊富な食材で簡単レシピ

不足しがちな食物繊維。野菜はもちろん、きのこや海藻、かみごたえのある乾物、腸内環境をととのえる発酵食品とともに、積極的にとりましょう。

［きのこ］

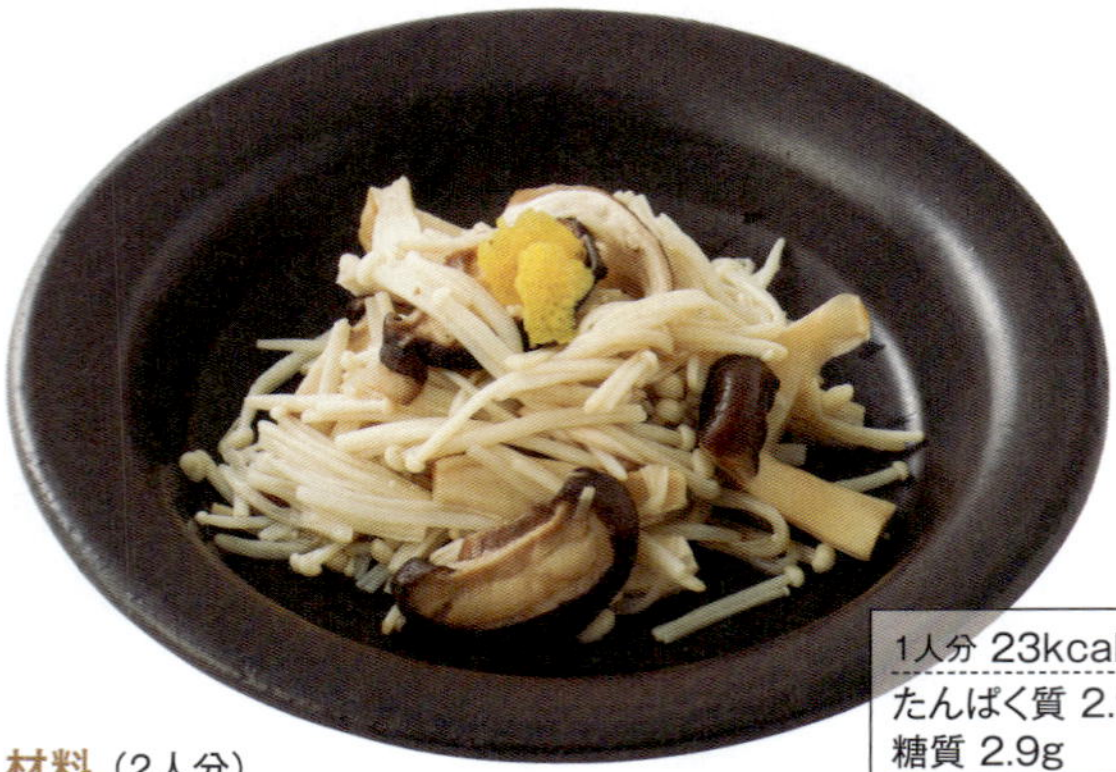

酒蒸しにすることでうまみが凝縮

蒸し煮きのこのゆず風味

1人分 23kcal
たんぱく質 2.9g
糖質 2.9g
食物繊維 3.8g
塩分 0.7g

材料（2人分）

きのこ（しいたけ、えのきだけ、エリンギを合わせて）…200g

A
- 酒…小さじ1～2
- 薄口しょうゆ…小さじ½～1
- 塩…少々

ゆず（またはかぼす）…¼個

作り方

1 しいたけは薄く切り、エリンギとえのきは食べやすい長さに切る。

2 なべにきのことAを入れて火にかけ、ふたをしてしんなりするまで蒸し煮する。器に盛り、ゆずをしぼり、皮もそいで適量のせる。

MEMO きのこは数種類合わせると深い味わいに。酒を白ワインにかえると洋風味になります。

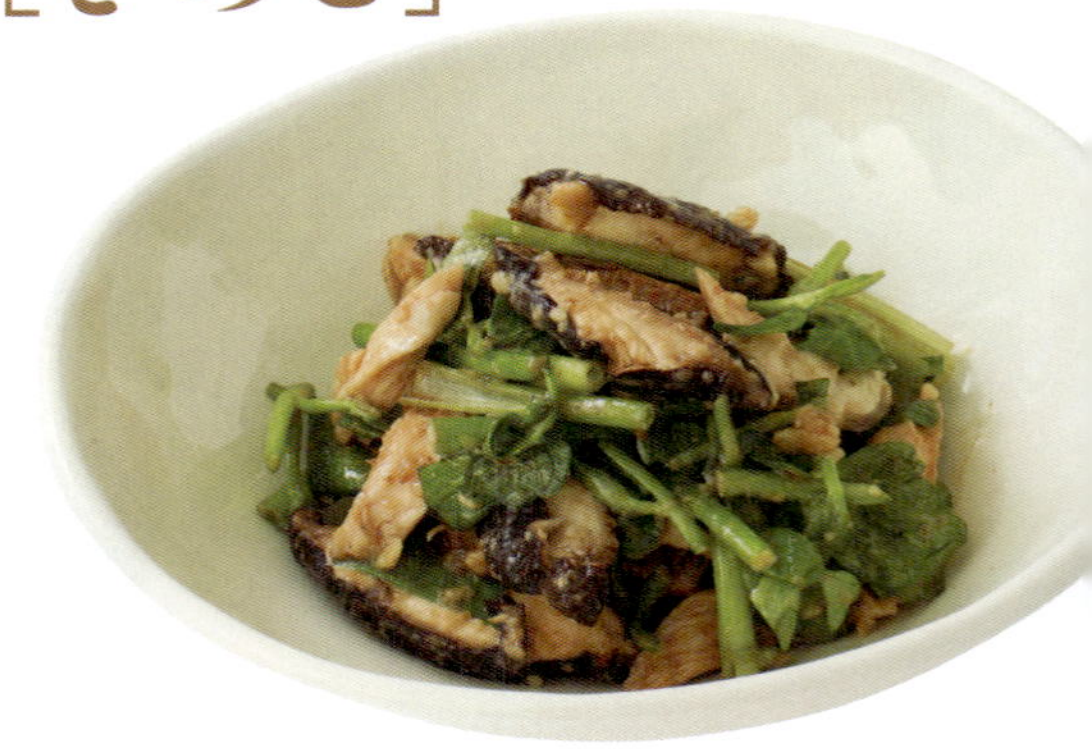

香ばしいしいたけとくるみがマッチ

焼きしいたけとささ身、せりのくるみあえ

1人分 106kcal
たんぱく質 8.0g
糖質 2.5g
食物繊維 3.1g
塩分 0.9g

材料（2人分）

しいたけ…6個
鶏ささ身…1本
せり…½束
塩…少々
くるみ…20g

A
- しょうゆ…小さじ1
- めんつゆ（3倍濃縮）、砂糖…各小さじ½

作り方

1 しいたけとささ身は塩を振って網焼きにし、食べやすく切る。せりはざく切りにする。

2 すり鉢にくるみを入れてあらくつぶし、Aを加えてまぜる。

3 2に1を加えてあえる。

エスニックな味つけが新鮮！

まいたけとなすのマリネ

材料（2人分）

まいたけ…100g
香菜…1株
なす…2個

A
- ナンプラー、酢…各小さじ2
- ごま油…小さじ1

サラダ油…大さじ1

作り方

1 まいたけは食べやすく裂き、さっと湯通しする。香菜は葉先を摘み、茎はみじん切りにする。

2 なすは縦に4～5等分に切り、サラダ油を熱したフライパンで香ばしく焼く。

3 Aを合わせ、1と2を入れてあえ、冷ます。

1人分 106kcal
たんぱく質 2.6g
糖質 3.3g
食物繊維 3.9g
塩分 1.4g

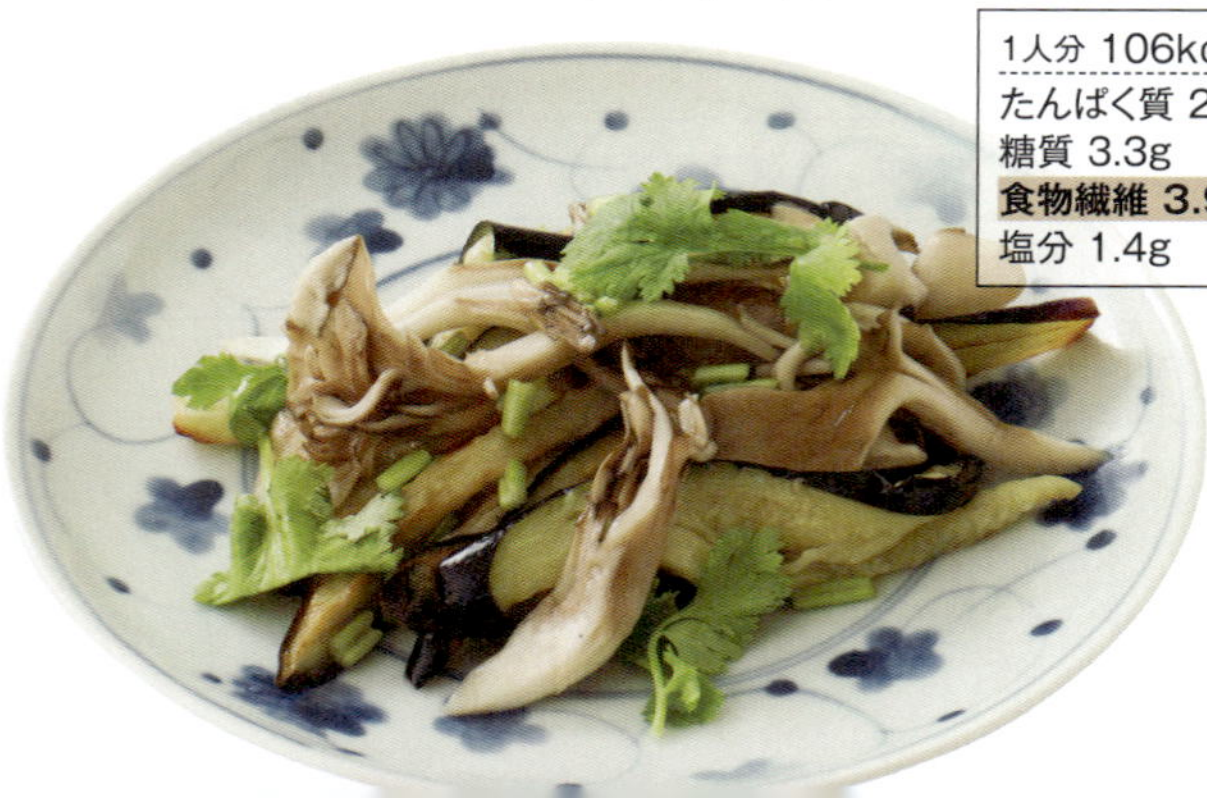

［海藻］

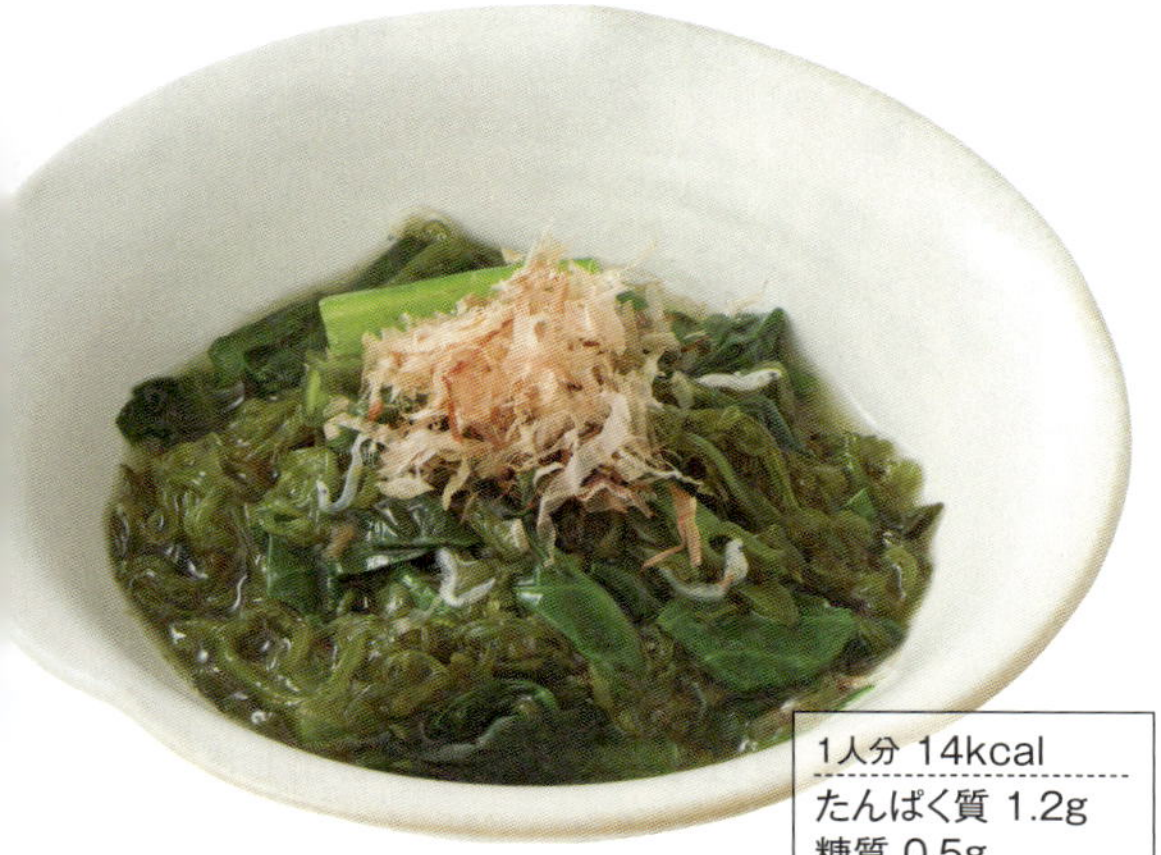

1人分 14kcal
たんぱく質 1.2g
糖質 0.5g
食物繊維 2.1g
塩分 0.3g

わさびで味を引き締めて塩分も抑えます

めかぶとつるむらさきのおひたし

材料（2人分）

つるむらさき…100g
A
- めかぶ…2パック（60g）
- しらす干し…小さじ1
- だし…小さじ1
- しょうゆ…小さじ¼
- ねりわさび…少々

削りがつお…適量

作り方

1 つるむらさきはゆでて冷水にとり、水けをしぼって2cm長さに切る。

2 ボウルに**1**と**A**を合わせ、粘りが出るまでまぜる。器に盛り、削りがつおを振る。

ヌルヌル食材のとり合わせで健康効果がアップ

オクラとめかぶのあえ物

材料（2人分）

オクラ…6本
めかぶ…1パック（30g）
青じそ…2枚
みょうが…1個
A
- 酢…大さじ2
- 薄口しょうゆ…小さじ2
- 削りがつお…少々

作り方

1 オクラはゆでて3cm長さに切り、青じそはせん切りに、みょうがは縦半分の薄切りにする。

2 ボウルに**1**とめかぶ、**A**を合わせ、粘りが出るまでまぜる。

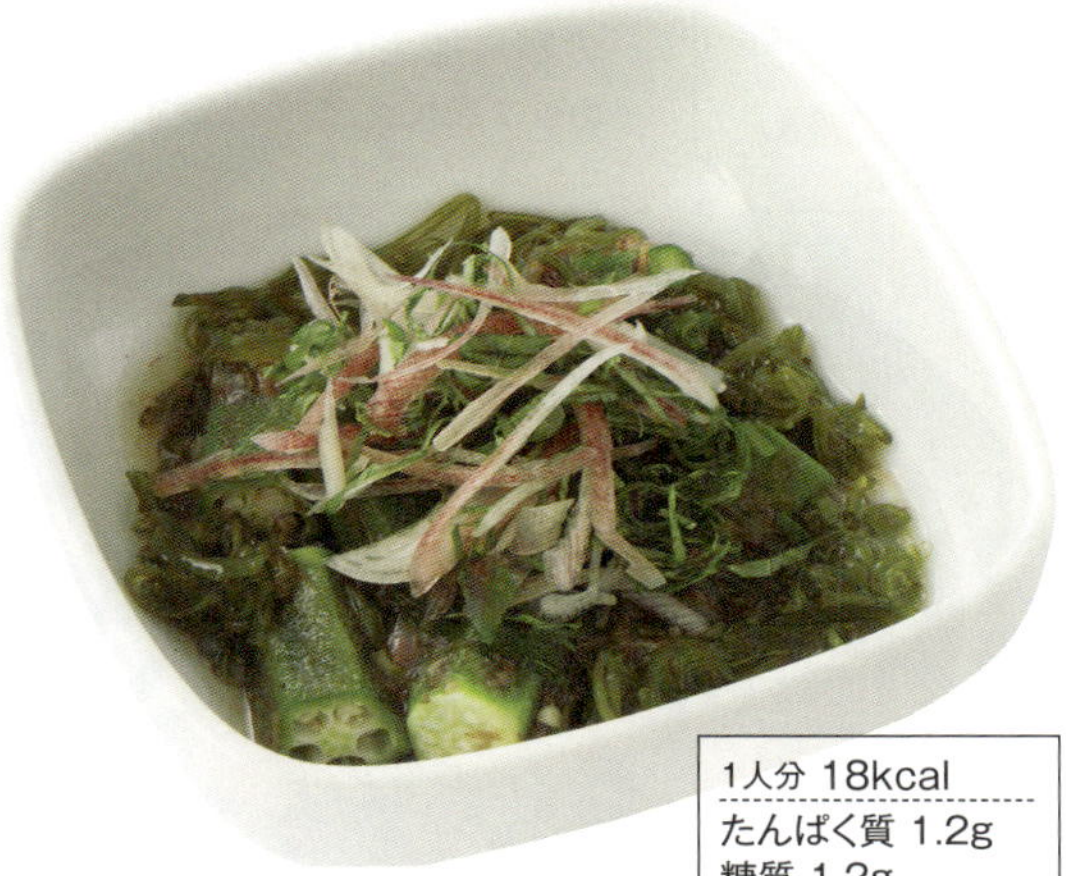

1人分 18kcal
たんぱく質 1.2g
糖質 1.2g
食物繊維 1.8g
塩分 1.1g

1人分 16kcal
たんぱく質 0.9g
糖質 2.6g
食物繊維 1.1g
塩分 0.8g

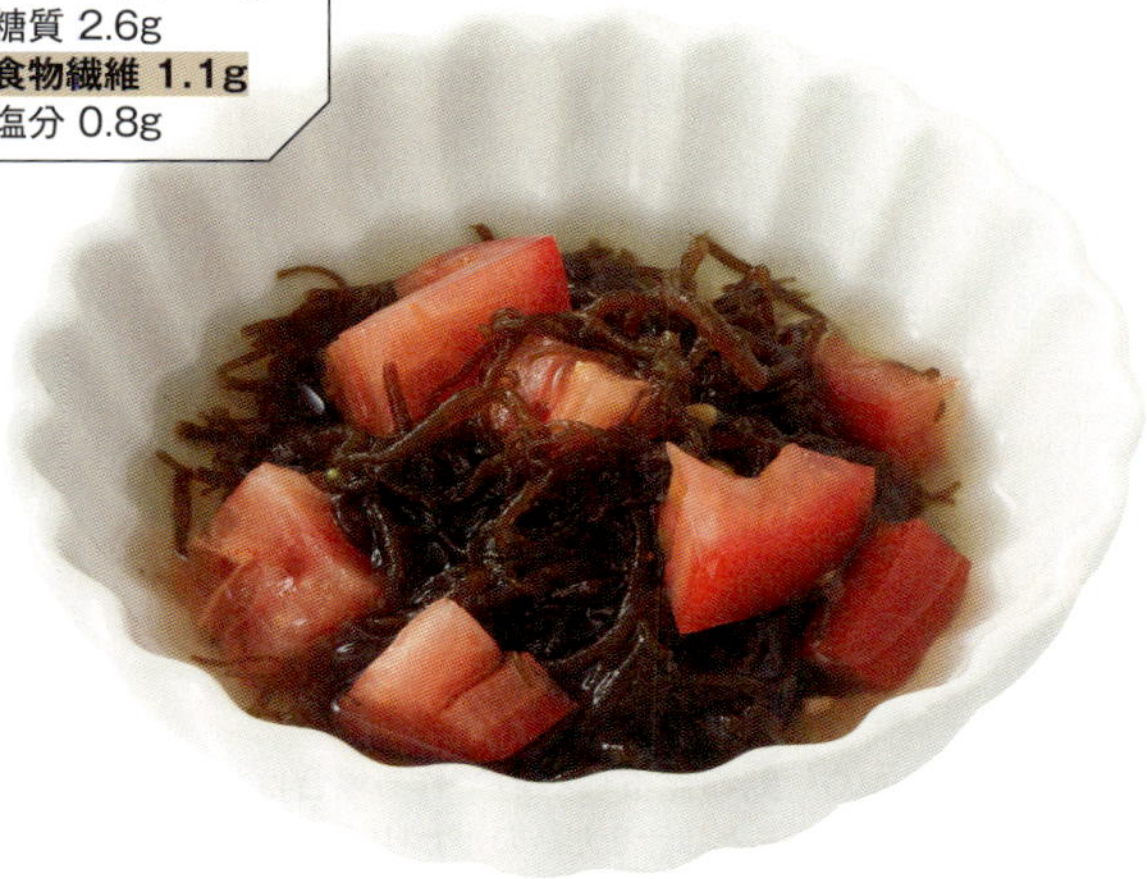

もずくとトマトが絶妙にマッチ

もずくとトマトの酢の物

材料（2人分）

もずく（市販・たれつき）…60g
トマト…小1個
だし…大さじ2

作り方

1 トマトは小さく切る。

2 もずくのたれとだしを合わせ、**1**ともずくをあえる。

MEMO たれがついていない場合は、市販のすし酢をだしで割って代用を。だしで割ることでうまみも増し、減塩につながります。

［乾物］

炒めた高野豆腐が新しい味わい

高野豆腐と豆苗の炒め煮

1人分 152kcal
たんぱく質 11.5g
糖質 3.0g
食物繊維 2.1g
塩分 0.9g

材料（2人分）

高野豆腐…2個
豆苗…½パック
ねぎ（斜め薄切り）…½本分
しょうが（細切り）…少々
A ┌ 鶏ガラスープのもと…小さじ⅓
　│ 酒…大さじ1
　└ 塩、こしょう…各少々
サラダ油…小さじ1

作り方

1 高野豆腐はもどして水けをしぼり、薄切りにし、豆苗は4㎝長さに切る。

2 フライパンにサラダ油を熱してしょうがとねぎを炒め、高野豆腐、豆苗の順に加えて炒め合わせ、Aと湯½カップを加えて炒め煮する。

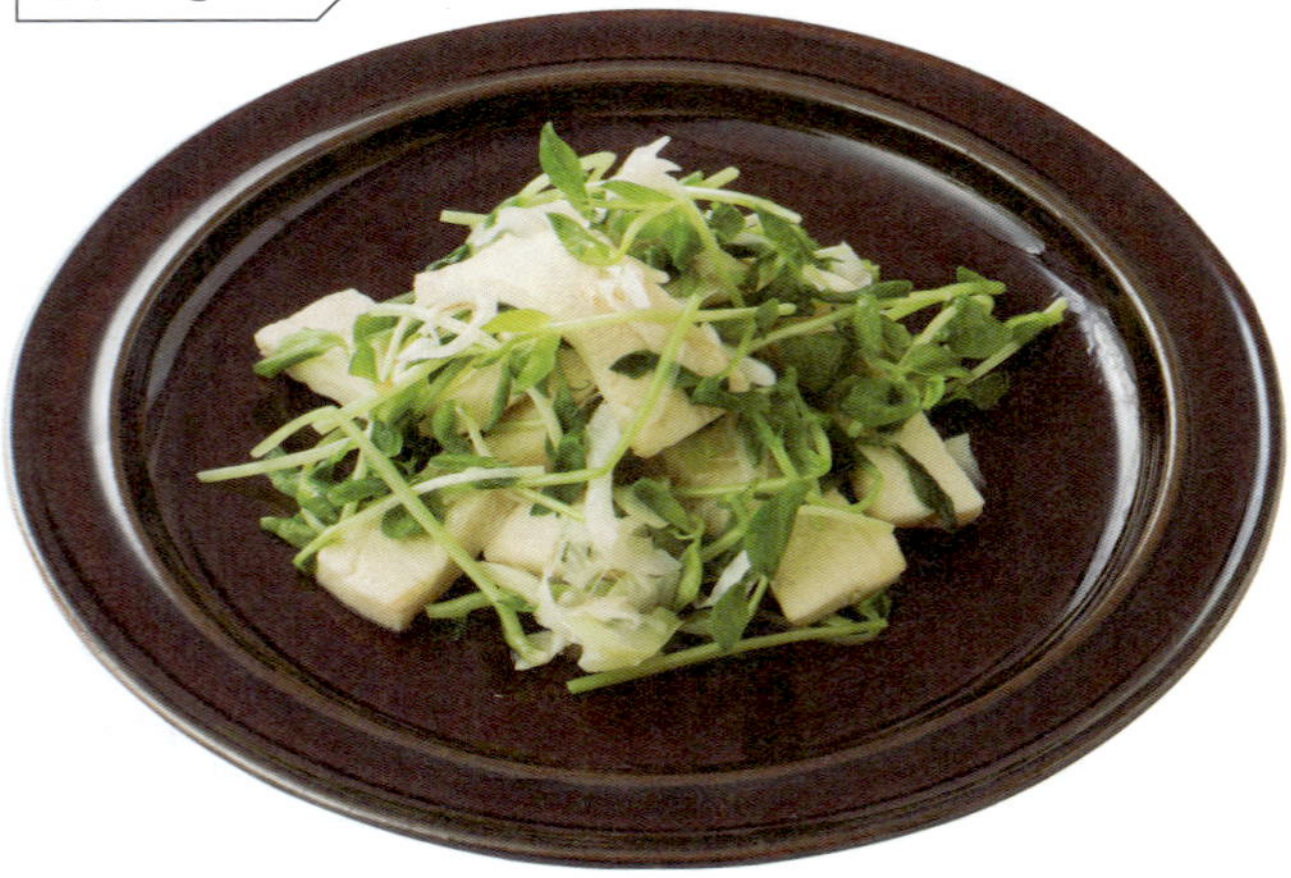

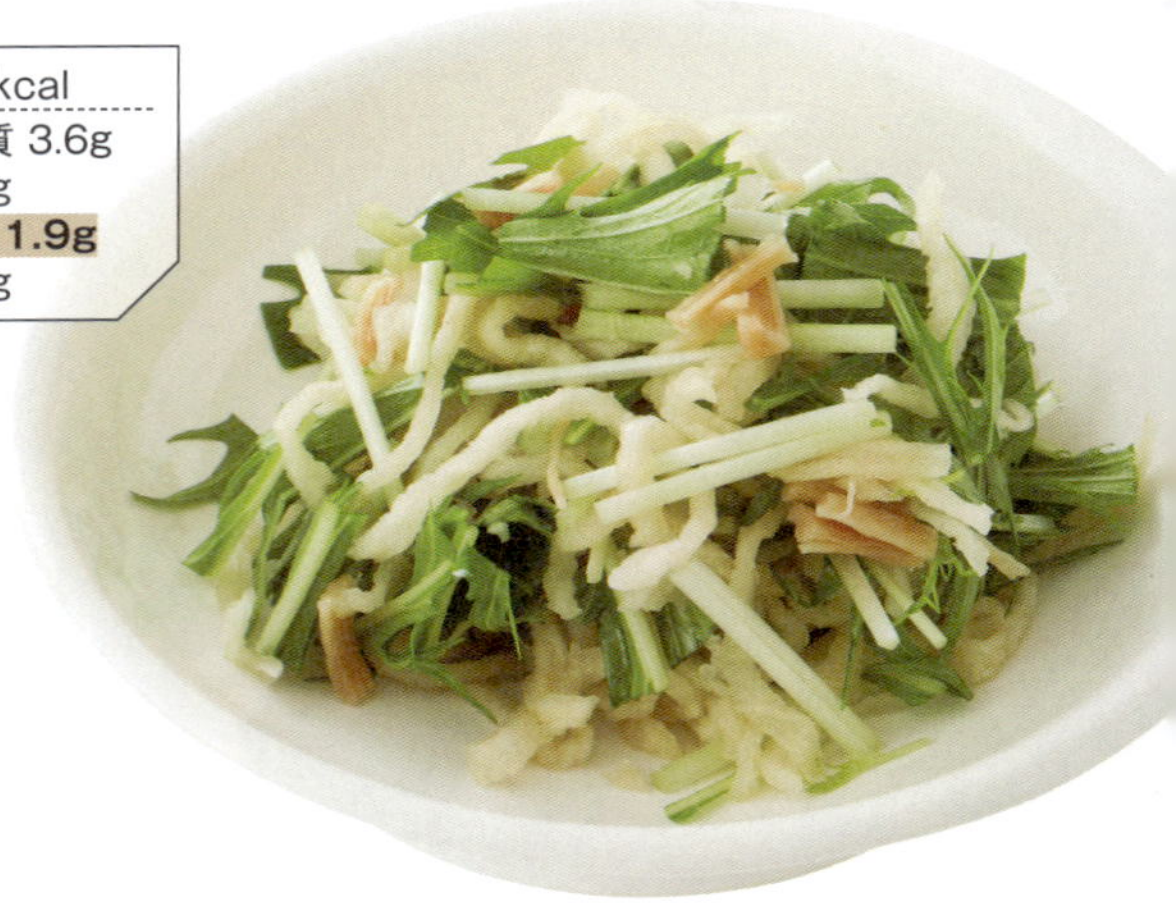

1人分 78kcal
たんぱく質 3.6g
糖質 4.6g
食物繊維 1.9g
塩分 0.5g

干し貝柱を加えてうまみを出します

切り干し大根と水菜のあえ物

材料（2人分）

切り干し大根（乾燥）…15g
干し貝柱…1個
水菜…¼束
A ┌ ごま油…小さじ2
　│ 薄口しょうゆ…小さじ1
　└ 黒酢…少々

作り方

1 切り干し大根はもどし、水けをよくしぼって食べやすい長さに切る。干し貝柱は大さじ1の水でもどし、ほぐす。

2 水菜は2～3㎝長さに切ってボウルに入れ、切り干し大根とA、貝柱をもどし汁ごと加えてあえる。

うまみの出るさつま揚げを使うとおいしい

切り昆布とさつま揚げのさっと煮

材料（2～3人分）

切り昆布（生）…40g
にんじん…⅓本
さつま揚げ…1枚
ごま油…小さじ1
A ┌ だし…½カップ
　│ 酒、しょうゆ、みりん
　└ …各小さじ1

作り方

1 昆布は食べやすく切り、にんじんは細切りにする。さつま揚げは薄切りにする。

2 フライパンにごま油を熱し、昆布とにんじんを入れて炒め、油が回ったらさつま揚げ、Aを加えて炒め煮する。

1人分 56kcal
たんぱく質 3.1g
糖質 4.7g
食物繊維 1.5g
塩分 1.3g

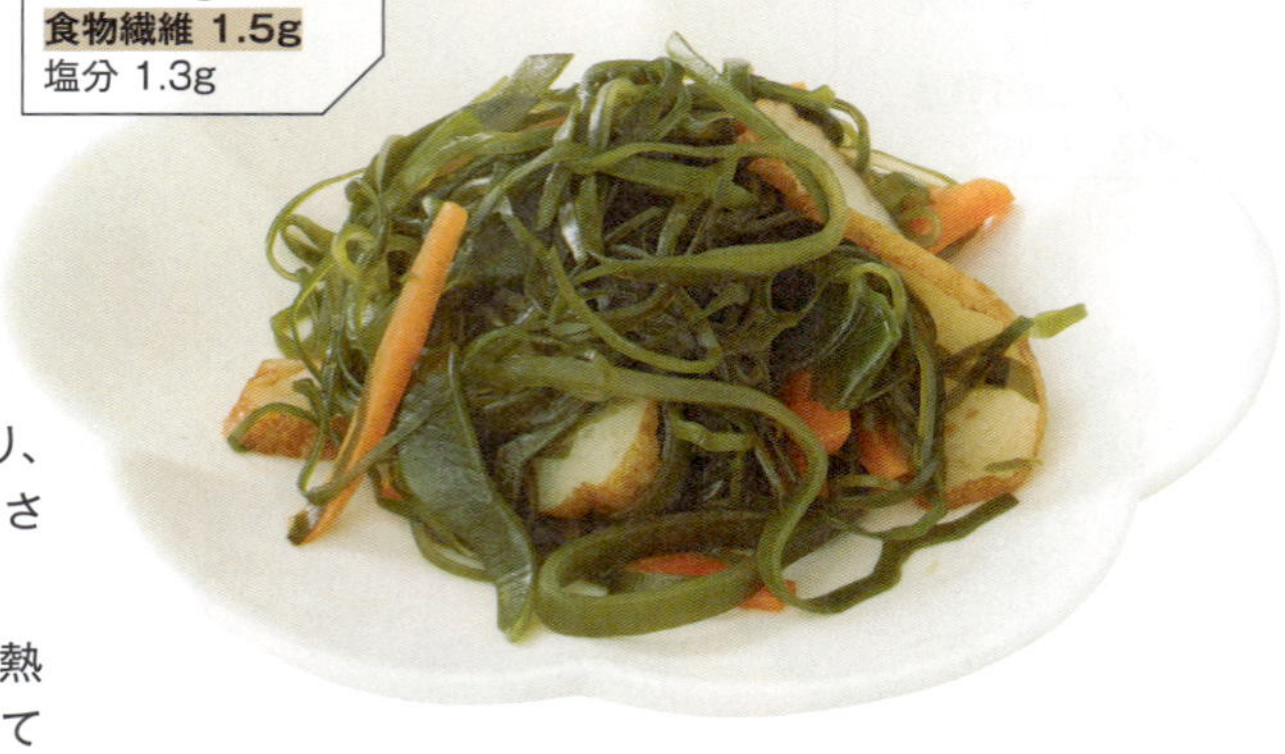

MEMO 刻み昆布（乾燥）で作る場合は10gをもどし、もどし汁をだしのかわりに使います。

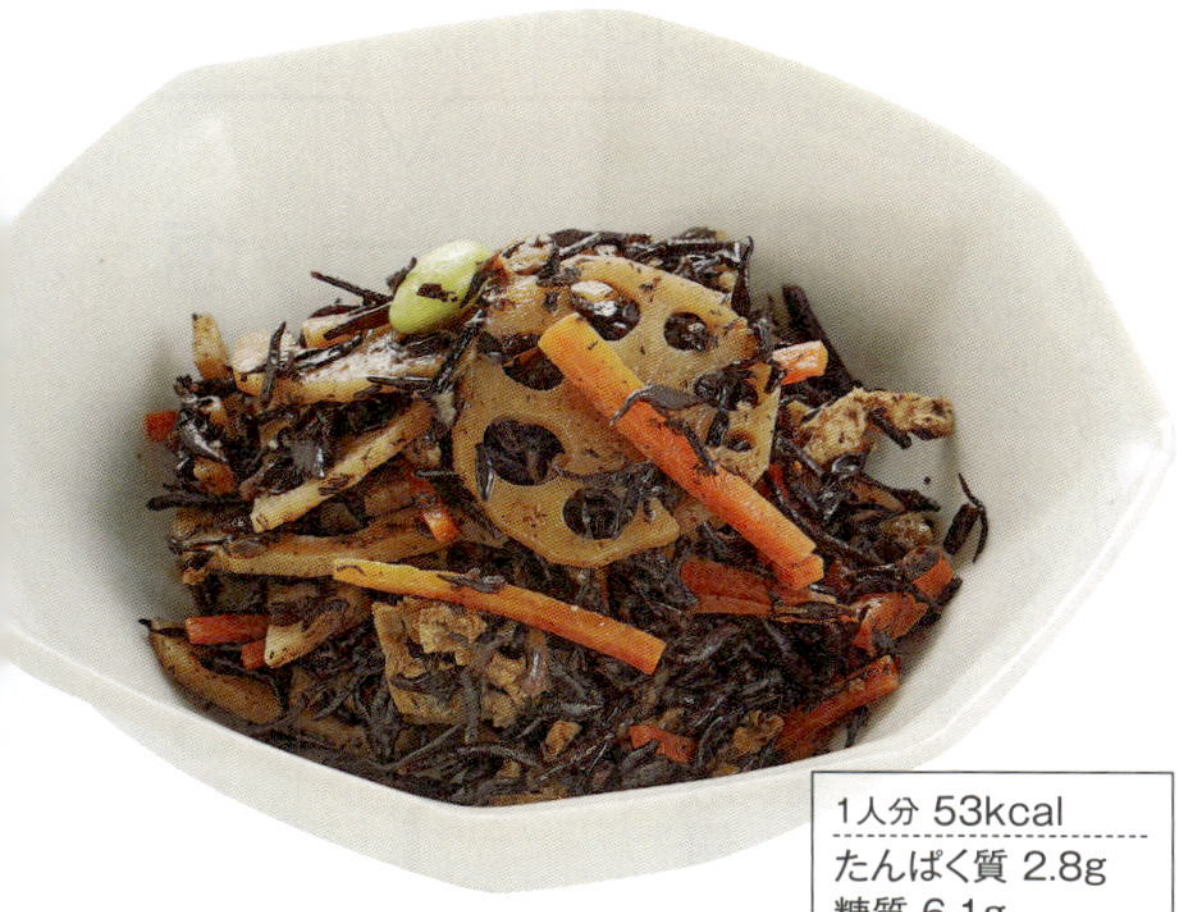

1人分 53kcal
たんぱく質 2.8g
糖質 6.1g
食物繊維 4.5g
塩分 1.3g

ミネラル豊富なひじき。常備しておきたい一品

ひじきとれんこんの煮物

材料（2〜3人分）

ひじき（乾燥）…20g
れんこん…50g
にんじん…30g
枝豆（ゆで）…30g
A
- だし…½カップ
- 酒…小さじ2
- 砂糖…小さじ1½
- しょうゆ…小さじ2

作り方

1 ひじきは水でもどし、れんこんは薄い輪切りか半月切りにする。にんじんは細切りにする。

2 なべにAを煮立てて**1**を加え、煮汁が少なくなるまで中火で煮る。やわらかく煮えたら枝豆を加えてひと煮する。

明太子の塩けだけで仕上げます

しらたきの明太子あえ

材料（2人分）

しらたき…80g
からし明太子…20g
酒…小さじ2
青じそ（せん切り）…適量

作り方

1 しらたきは5〜6㎝長さに切り、なべに入れてからいりして水けをとばす。

2 明太子は薄皮をとってほぐし、酒でのばす。

3 **1**と**2**をまぜ合わせ、器に盛り、しそをのせる。

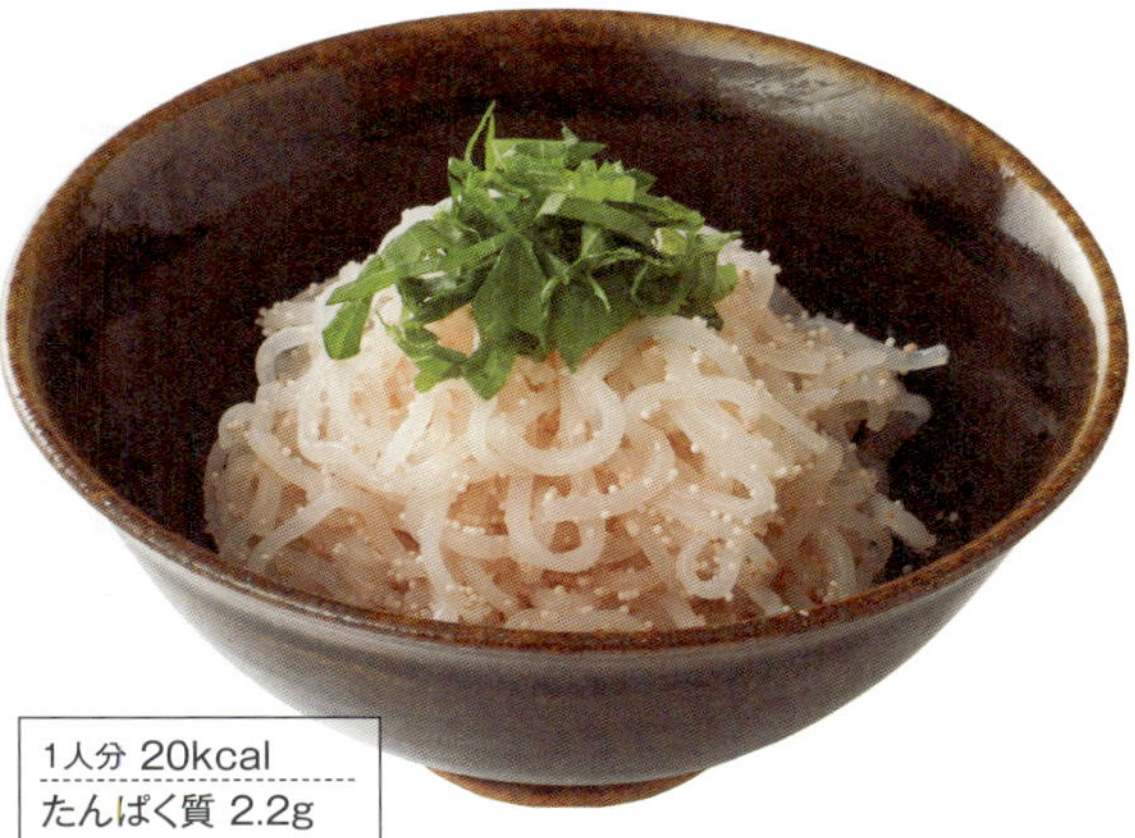

1人分 20kcal
たんぱく質 2.2g
糖質 0.5g
食物繊維 1.2g
塩分 0.6g

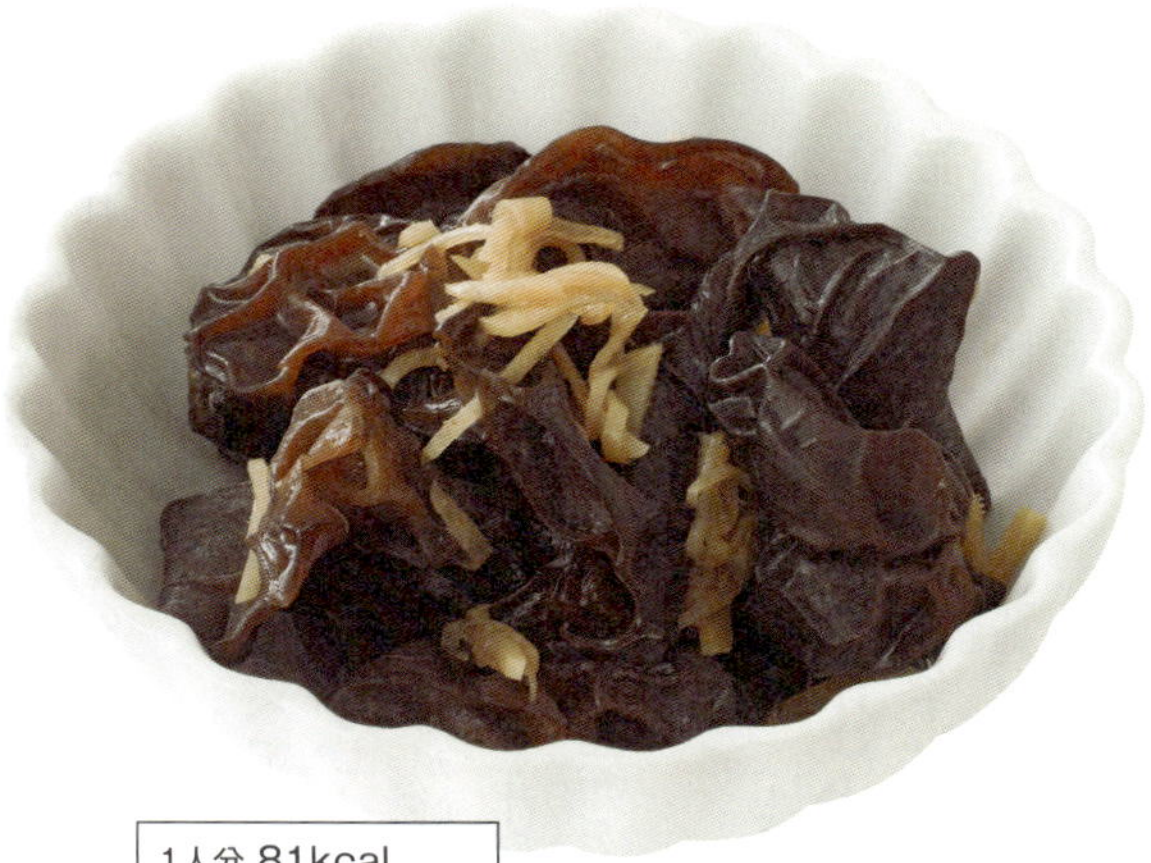

1人分 81kcal
たんぱく質 5.0g
糖質 2.5g
食物繊維 2.0g
塩分 0.6g

たっぷりのしょうがで香りよく

きくらげのしょうが炒め

材料（2〜3人分）

きくらげ（乾燥）…10g
しょうが（せん切り）…1かけ分
オリーブ油…小さじ2
A
- 酒…大さじ1
- しょうゆ…小さじ2

作り方

1 きくらげは水でもどして根元のかたい部分は切り落とし、大きいものは一口大に切り、5分ほどゆでる。

2 フライパンにオリーブ油を熱してしょうがを炒め、香りが立ったらきくらげを加えて炒め、Aも加えて汁けをとばすように炒める。

ルール7

塩分は1日8g! 薄味でもおいしく
「適塩」と「減塩」

どんな栄養素?

1日の塩分摂取量は8g未満が目標

塩はナトリウムと塩素からできています。ナトリウムは体の水分量の調節を行い、神経や筋肉を動かす働きがあります。塩素は胃液などになります。塩分とは塩の主成分である塩化ナトリウムのことです。ナトリウムは塩素との結びつきが強く、多くが食塩の形でとり込まれます。そのため、1日の摂取基準も食塩で目標量が定められています。

「塩分＝不健康」というのが常識ですが、一日に2~3gは生命維持に必要です。問題はとりすぎると高血圧が動脈硬化を進行させ、脳梗塞や脳出血、狭心症、心筋梗塞などを引き起こすことです。

厚生労働省の「日本人の食事摂取基準」(2015年版)では、1日の塩分摂取量の目標を男性は8g未満、女性で7g未満にするよう指導しています。

さらに高血圧の人は6g未満と厳しい塩分制限が必要です。

豊富な食品は?

調味料だけでなく食品自体にも含まれている

塩分は料理に使う調味料はもちろん、パンやめん類、肉や魚、野菜など食品自体にも含まれています。なかでも、干物や漬け物といった加工品には、塩分が多く含まれているので注意が必要です。わたしたちは通常、食品から1日3g程度の塩分をとっているといわれていますので、そのことを知っておきましょう。

日常的に塩辛い食品を食べていませんか?濃い味つけが好き、何にでもしょうゆやソース、塩などをかけて食べるのが好き、干物・漬け物などをよく食べる、みそ汁やすまし汁は必ずおかわりをする、めん類を食べるとき、汁も飲んでしまう……。

まず、塩分を無意識にとってしまう食習慣を見直しましょう。みそ汁は1日1杯にする、めん類の汁は半分に残すなど、できるところから始めるのが無理なく続けるコツです。

ナトリウムと塩分はどう違う? 塩分を抑える調理の工夫は? 知っておきたい塩分のことをしっかりと把握して、適塩、減塩につなげましょう。

ナトリウムを塩分量に置き換える計算式

新しい食品表示制度が施行され、義務表示である「ナトリウム」は「食塩相当量」で表示されることになりましたが、完全に切りかわるのは2020年以降ということに。ナトリウムを食塩相当量(塩分量)に置き換えるには、下記の計算式で算出できますので、覚えておくとよいでしょう。

食塩相当量(g)＝
ナトリウム値(mg)×2.54(*)÷1000

*は塩分換算係数

賢くとるには?

素材のうまみ、香り、酸味を生かす

薄味でもおいしい料理を作るには、素材のうまみ、香り、酸味に工夫を凝らすことが大切。塩分が多くなりがちな汁物のベースとな

［減塩効果を高める6つのポイント］

1 調味料はきちんとはかる

毎日使うみそ、しょうゆ、塩など、基本的な調味料の塩分量を知り、きちんとはかる習慣を身につけましょう（調味料の塩分量は80ページ参照）。

2 調味料は良質のものを

だしや調味料は質のよいものを選びたいもの。少量でも満足感が得られ、無理なく減塩に。

3 加工品の塩分量に注意

干物、ハムやかまぼこなどの加工食品には、塩分が多く含まれています。食べる回数や量を減らしましょう。

4 だしをきかせ、素材のうまみを引き出す

だしをていねいにとり、汁物や煮物などはだしをきかせることで、塩やみその量を減らすことができます（だしのことは66ページ参照）。

5 汁物は1日1杯が目安

みそ汁やお吸い物、スープは汁の量を少し減らして具だくさんに。減塩のためには1日1杯を目安にします（減塩の汁物は66ページ参照）。

6 塩分を控える味つけを工夫する

単に塩分を減らすだけではおいしくありません。塩分に頼らなくても、十分に味つけできる工夫をしましょう。

●香辛料をきかせる
スパイスをきかせて味にメリハリをつけ、薄味をカバー。ただし、辛みをきかせすぎてごはんが進まないように注意!

●酸味を生かす
酢やかんきつ類の果汁を使うと、酸味が薄味のもの足りなさをカバーしてくれる。

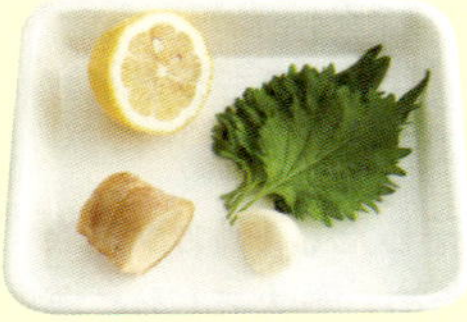

●香味野菜の香りを生かす
香りのよいにんにく、しょうが、ねぎ、みょうがなどを料理に少し添えると、深い味わいが出る。

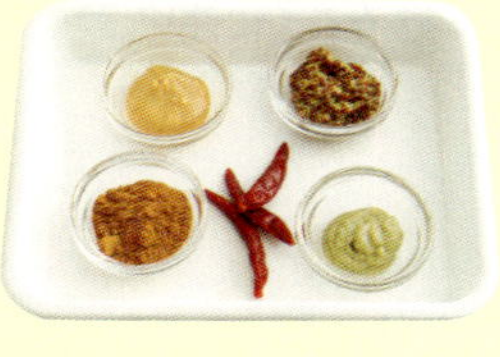

●甘みも減らす
塩やしょうゆだけでなく、甘みも控えると味のバランスがよくなり、減塩につながる。

●風味のよい油を使う
風味のよいオリーブ油、ごま油、バターを適量使うと、薄味を補いおいしさが増す（脂質のとり方は34ページ参照）。

塩小さじ1（並塩・5g）**で塩分4.8g**

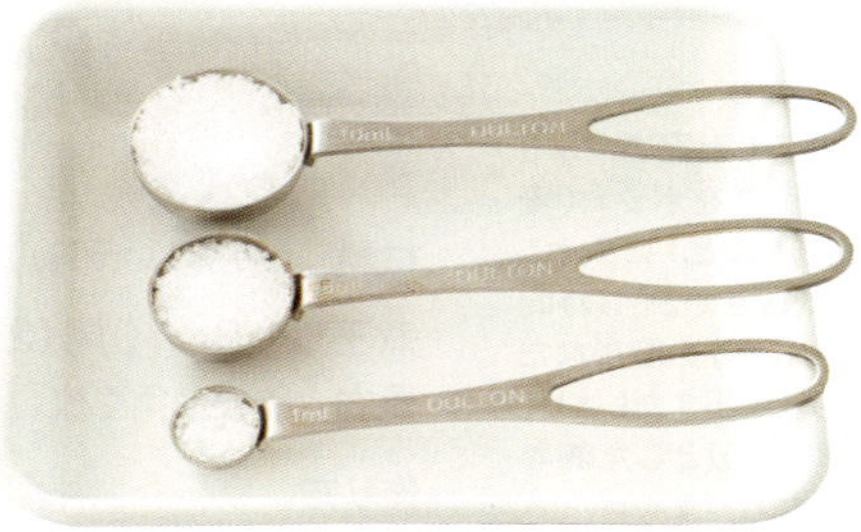

調理に使う塩はうまみのある自然塩がおすすめ。

るだしは、昆布や削りがつお、煮干しなど天然素材からとりましょう。干ししいたけ、干しえび、干し貝柱などうまみのある食材を活用するのもよい方法です。独特の風味があり、煮物や炒め物に活用すれば、うまみがだしのかわりになります。

食材も旬の新鮮なものを選ぶのがポイントです。たとえば刺し身。新鮮なものなら少量のしょうゆとわさびだけで満足感が味わえます。鮮度が落ちたものは栄養成分も減って、おいしく食べることができず、濃い味つけをしてしまいがちです。

さらにカレー粉でアクセントをつける、酢やかんきつ類の酸味を利用する、にんにくやしょうがなどの辛み成分で風味をつけるのも、おいしい減塩食にするアイデアです。

だしのうまみで薄味でもおいしい！汁物と煮物レシピ

汁物や煮物はだしをきかせると薄味でもおいしく仕上がります。減塩料理に活用できるだし5種をマスターしましょう。

【煮干しだし】

煮干しのうまみで濃厚なだしに。みそ汁や和風の煮物はもちろん、エスニック料理にも合います。

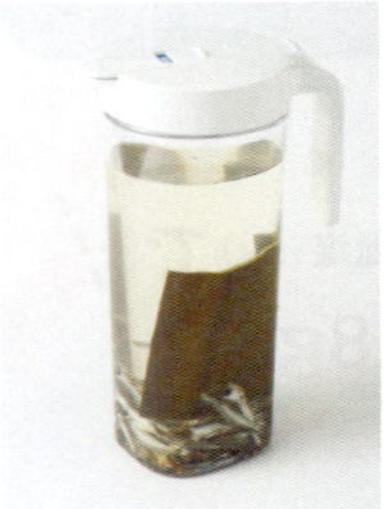

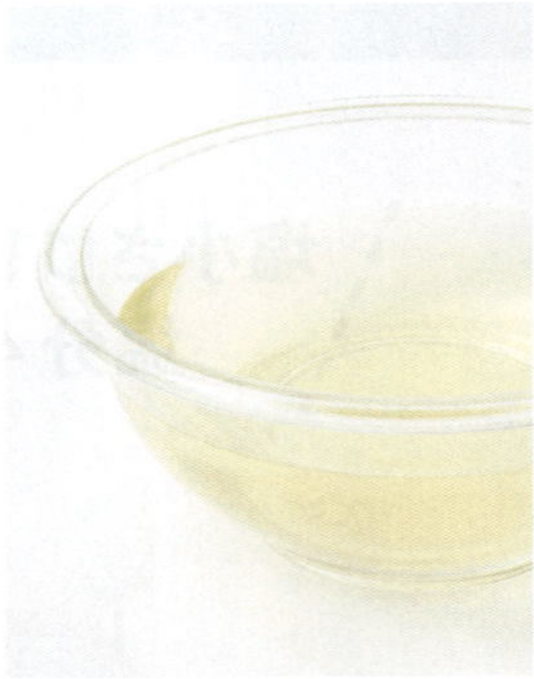

水だし
煮干しと昆布、水5カップをポット（麦茶用など）に入れ、冷蔵庫で2〜3時間おくだけの簡単なだし。煮出すだしより、すっきりとした味わいになります。

材料（作りやすい分量）
煮干し…8〜10尾（20〜30g）
昆布…10㎝角1枚

作り方

1 煮干しは頭とはらわたをとり、昆布は表面をふく。

2 なべに水1ℓ、**1**を入れて火にかけ、煮立ったらアクをとり除き、煮立たない程度の弱火で10分ほど煮る。こして、冷めたら保存容器に移す。

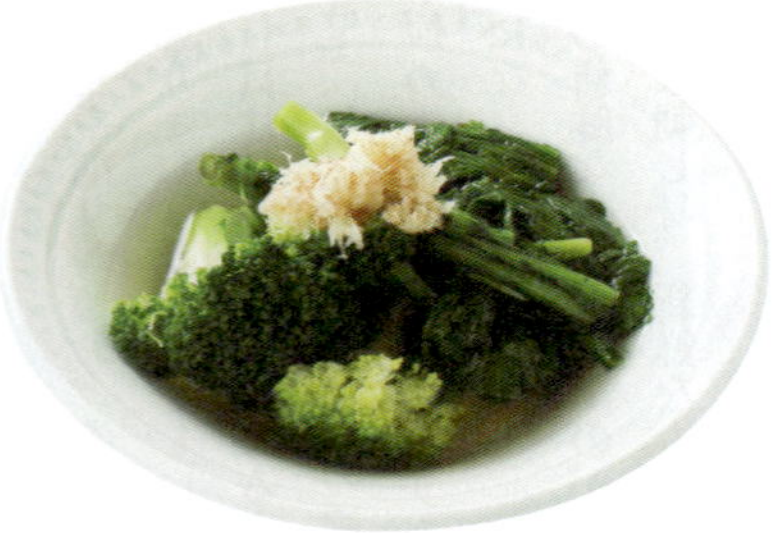

ゆで青菜の煮びたし しょうが風味

材料と作り方（2人分）

1 ブロッコリー6〜8房を小房に分けてかためにゆで、春菊⅓束もゆでて4㎝長さに切る。

2 なべに**煮干しだし**1カップを入れてあたため、しょうゆと塩各少々で味をととのえ、**1**を加えてひと煮する。器に盛り、おろししょうが小さじ1をのせる。

1人分 11kcal
たんぱく質 1.2g
脂質 0.2g
糖質 0.5g
塩分 0.5g

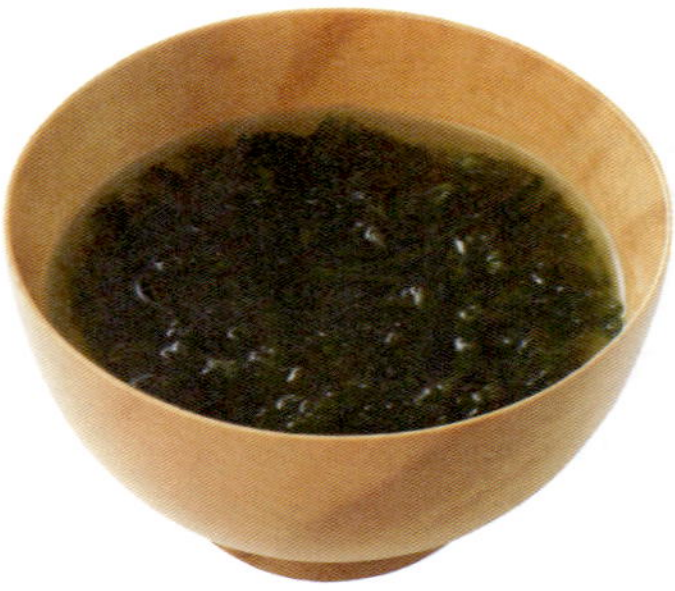

あおさ汁

材料と作り方（2人分）

1 あおさ10gは洗ってざるで水けをきり、器に入れる。

2 なべに**煮干しだし**1½カップを入れてあたため、酒大さじ2と塩少々で調味し、熱々を**1**に注ぐ。

1人分 24kcal
たんぱく質 1.3g
脂質 0.2g
糖質 1.2g
塩分 0.9g

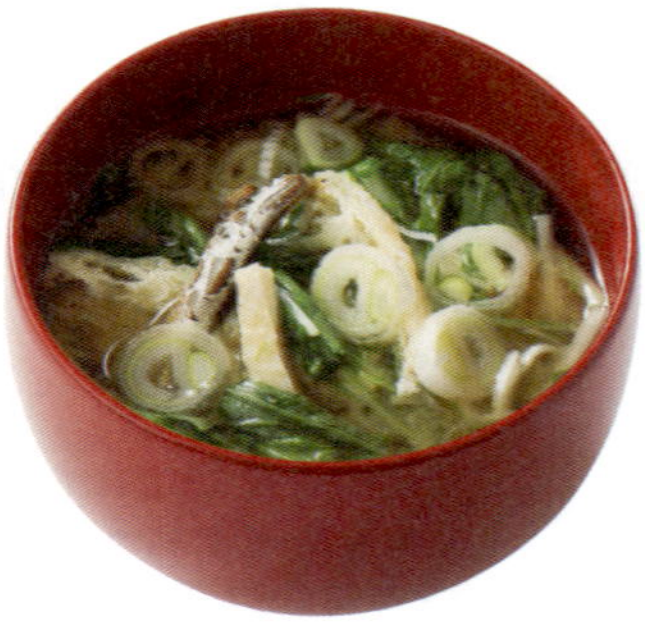

油揚げとねぎのみそ汁

材料と作り方（2人分）

1 油揚げ½枚は油抜きして細切りにし、水菜½株はざく切りにする。

2 なべに**煮干しだし**1⅓カップ、だしをとった煮干し3〜4尾を入れてあたため、油揚げを入れ、ひと煮立ちしたらみそ小さじ2をとき入れ、水菜とねぎの小口切り適量を加えてさっと煮る。

1人分 52kcal
たんぱく質 4.6g
脂質 2.4g
糖質 1.6g
塩分 0.6g

かつおだし

かつお節と昆布でとった「一番だし」と呼ばれる、和風料理の基本だし。汁物や煮物のほか、刺し身用のしょうゆもだしで割れば減塩につながります。

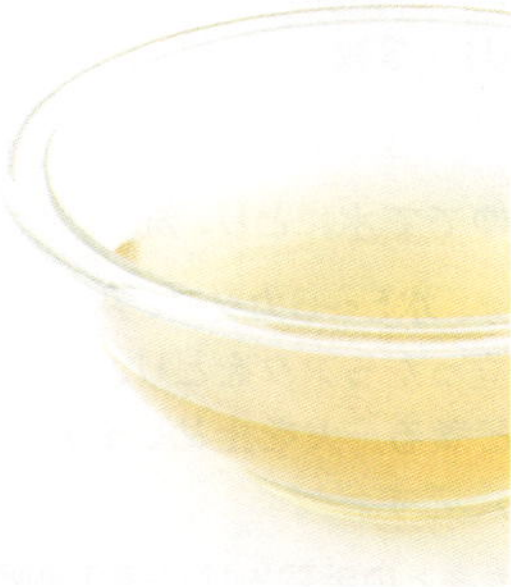

材料（作りやすい分量）

昆布…10×5㎝1枚
削りがつお…20～30g

作り方

1 なべに水6カップと昆布を入れて1時間以上おく。弱火にかけ、こまかい泡が出てきたら昆布をとり出す。

2 水1カップと削りがつおを加えて中火にし、煮立ったら弱火で1分ほど煮て火を止め、5分ほどおき、こす。

MEMO　材料の水の量を半分にして同様に作れば、うまみがより濃い「濃縮だし」に。これで煮物を作れば調味料がごく少量ですみ、減塩効果大。

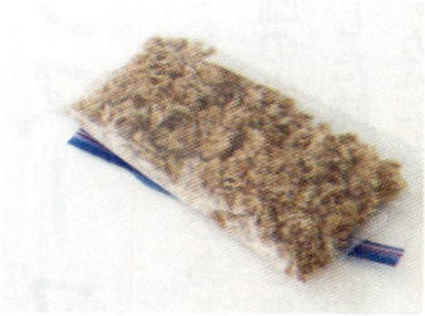

だしをとったあとの昆布と削りがつおも捨てずに活用を。削りがつおはしょうゆ少々を加え、オーブンやフライパンで乾かして粉状にし、だしのもとやあえ物に。昆布はごく細切りにしてきんぴらや煮物に活用。

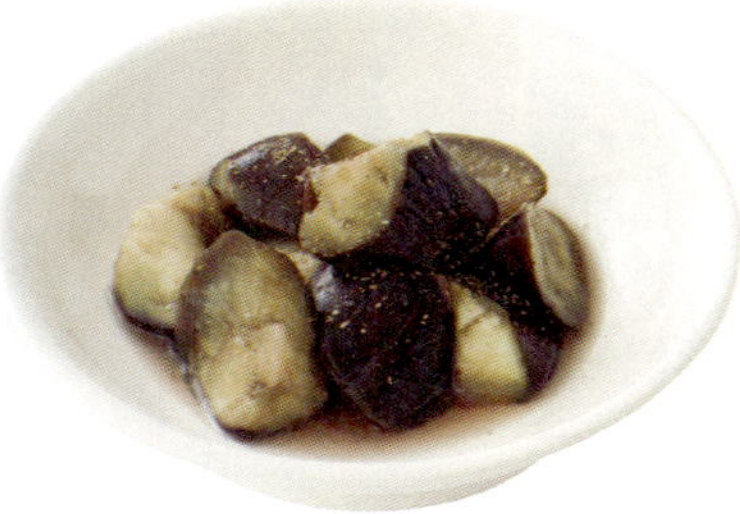

なすの煮びたし

材料と作り方（2人分）

1 なす2個は大きめの乱切りにし、ごま油を多めに熱したなべに入れて炒める。

2 全体に油が回ったら**かつおだし**（2倍濃縮）1カップを加え、5分ほど煮る。器に盛り、好みで粉ざんしょう少々を振る。

MEMO　濃縮のだしで煮ることで味つけはごく少量でも満足の味わいに。さらになすを揚げるとコクが出て調味料なしでもおいしい!

1人分 74kcal
たんぱく質 1.3g
脂質 6.1g
糖質 2.1g
塩分 0.1g

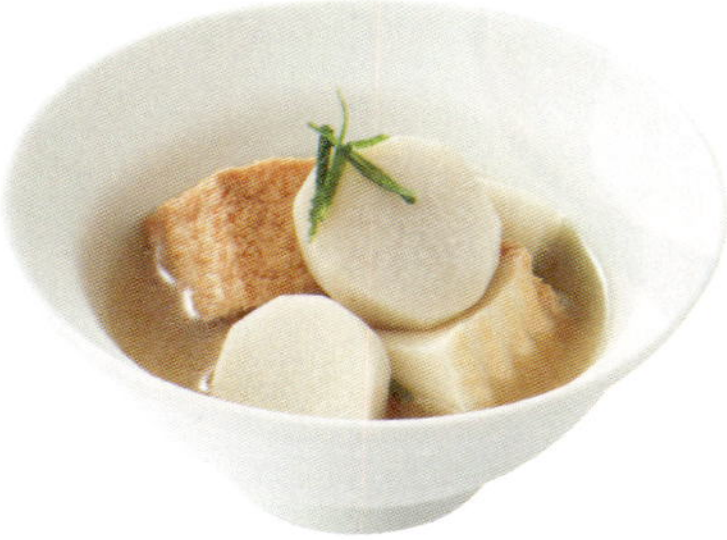

里いもと厚揚げの含め煮

材料と作り方（2人分）

1 里いも4個は皮をむいて半分に切り、厚揚げ½枚は熱湯を回しかけて油抜きして一口大に切る。

2 なべに**かつおだし**1½～2カップを煮立て、酒大さじ1、しょうゆ小さじ⅓、塩少々で味をととのえ、**1**を加えて弱めの中火でゆっくりと煮含める。器に盛り、好みで青ゆずの皮のせん切り少々を添える。

1人分 124kcal
たんぱく質 6.1g
脂質 4.2g
糖質 11.3g
塩分 0.5g

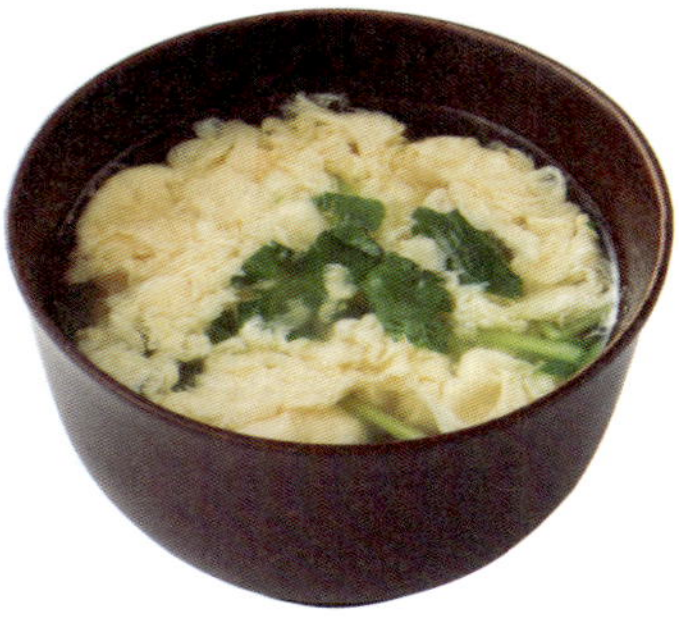

かき玉汁

材料と作り方（2人分）

1 なべに**かつおだし**1½～2カップを入れて煮立て、薄口しょうゆ小さじ½、塩少々で味をととのえる。かたくり粉小さじ⅓を水小さじ⅔でといて加え、とろみをつける。

2 煮立ったらとき卵1個分を少しずつ流し入れ、三つ葉（ざく切り）10gを加えてひと煮立ちしたら火を止める。

1人分 46kcal
たんぱく質 4.0g
脂質 2.8g
糖質 0.5g
塩分 0.7g

【チキンスープ】

鶏手羽先だけでもうまみのあるだしができますが、脂の少ないささ身を加えるとあっさりした味わいで使いがってもよく、おすすめです。

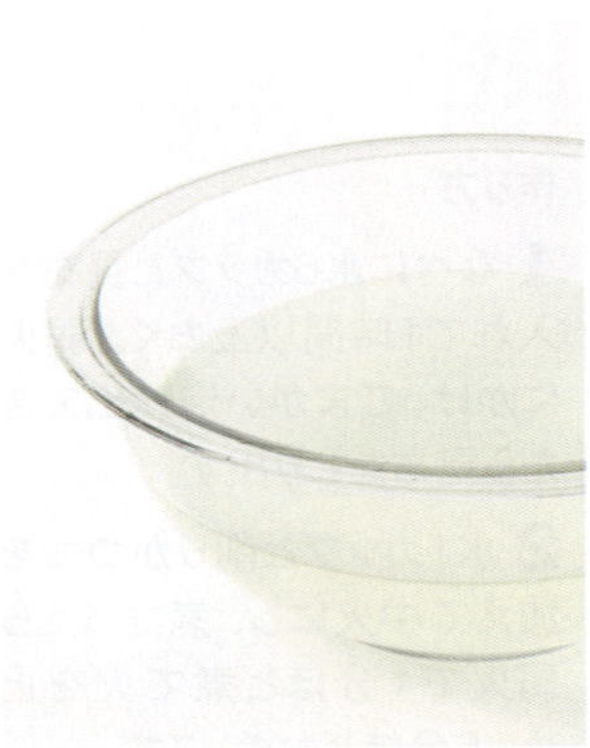

材料（作りやすい分量）

鶏手羽先…3～4本
ささ身…3本
A［ねぎ（青い部分）…1本分
　 しょうが（薄切り）…3枚

作り方

1 手羽先はさっとゆでて水にとり、洗う。

2 なべに**1**、ささ身、水5～6カップ、**A**を加えて火にかける。煮立ったらアクをとり、火を弱めて10～15分ほど煮る。火を止め、そのままおいてあら熱をとり、こす。

MEMO　だしをとったあとの手羽先は塩焼きや照り焼き、スープの具に。ささ身はあえ物などに活用できます。

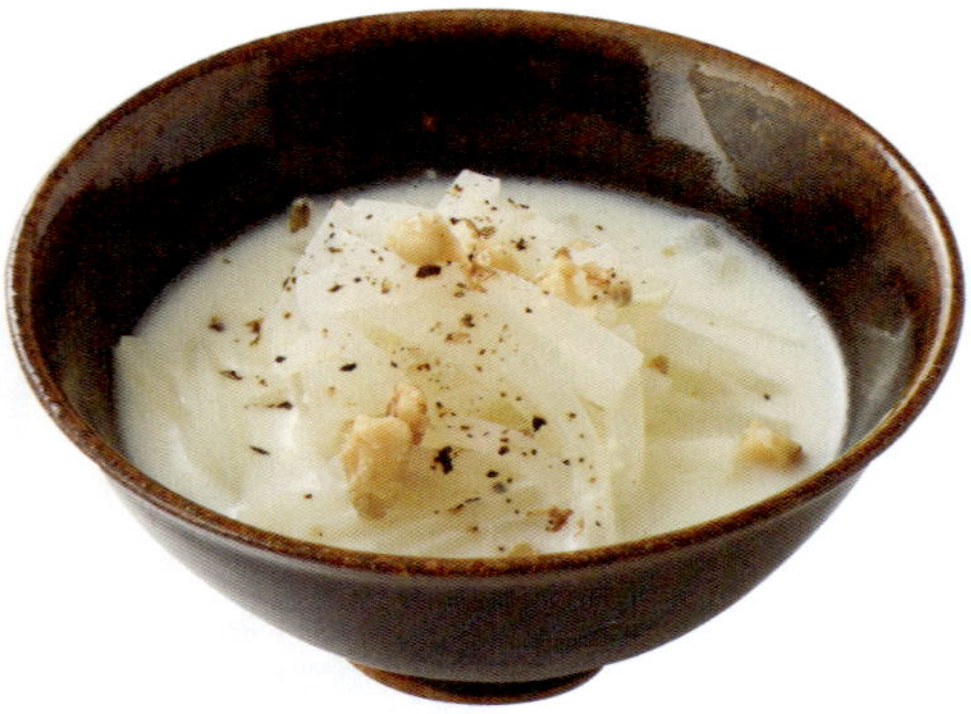

大根と豆乳のスープ

材料と作り方（2人分）

1 大根150gはせん切りにし、くるみ2～3粒はいってあらく砕く。

2 なべに大根と**チキンスープ**1カップを入れて中火にかけ、大根がやわらかくなるまで煮る。

3 豆乳1カップを加えて火を弱め、ひと煮し、塩小さじ¼で味をととのえる。器に盛り、くるみ、あらびき黒こしょう少々を振る。

MEMO　豆乳は火が強いと分離するので、煮立つ前に火を弱め、煮立てないこと。好みで鮭や貝類、きのこなどを加えて具だくさんにしても。

1人分 103kcal
たんぱく質 9.9g
脂質 5.8g
糖質 5.4g
塩分 0.7g

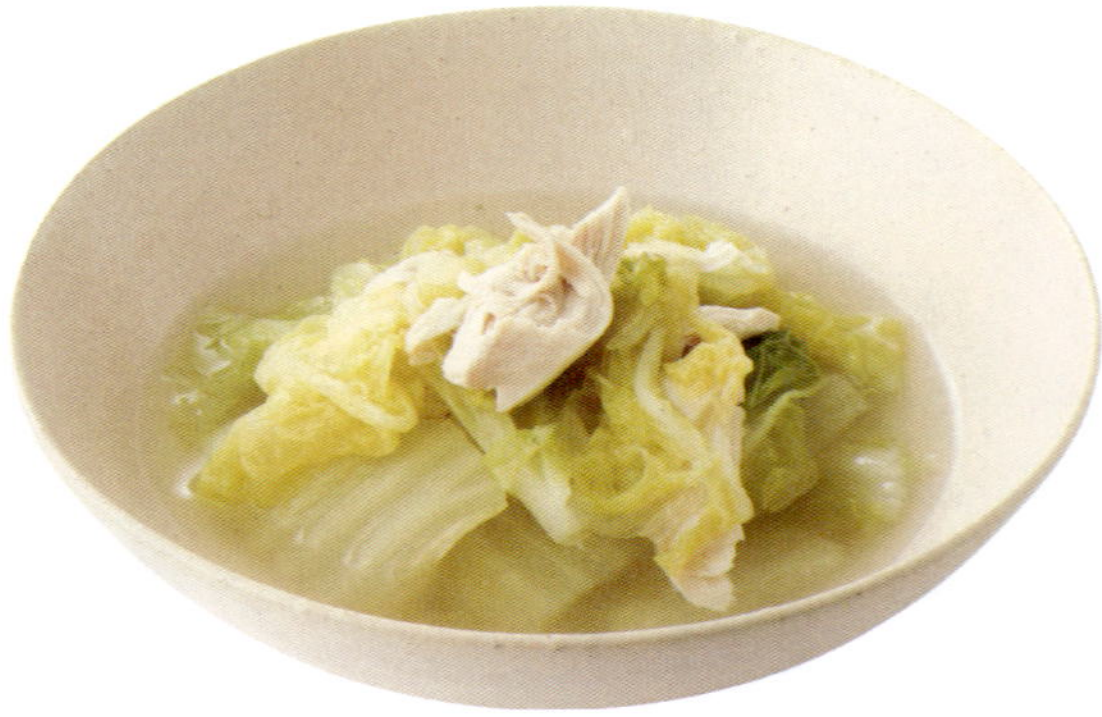

白菜のあっさりスープ煮

材料と作り方（2人分）

1 だしをとった鶏ささ身2本は食べやすく裂き、白菜⅙個はざく切りにする。

2 なべに**1**、**チキンスープ**1カップを入れ、塩、こしょう各少々を振り、ふたをして中火で白菜がやわらかくなるまで蒸し煮する。

MEMO　だしをとったあとの手羽先やささ身をおいしく食べるには、だしといっしょに冷めるまでおくこと。パサつきがなく、ジューシーに。

1人分 86kcal
たんぱく質 11.6g
脂質 6.2g
糖質 5.7g
塩分 0.7g

野菜スープ（ベジブロス）

にんじんの皮、ピーマンやトマトのへた、ねぎの青い部分など、野菜くずを水で煮出せば野菜のうまみが凝縮したおいしいだしが出ます。野菜の抗酸化物質として作用する成分もとけ出て、健康効果も期待できるので捨てずに利用しましょう。くせがないので洋風全般に使えます。

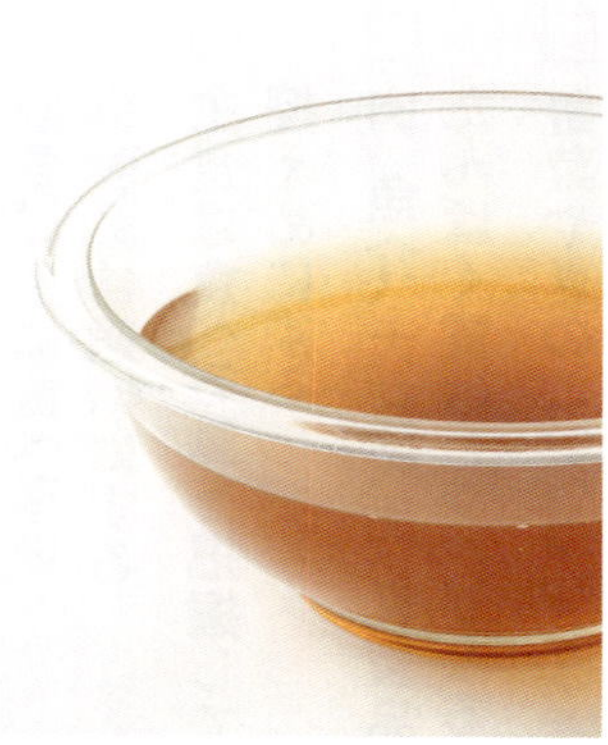

材料（作りやすい分量）

野菜くず（にんじんや大根の皮、ピーマンやトマトのへた、かぼちゃの種、玉ねぎの皮、セロリの細い茎、しいたけの軸など合わせて）…約200g
酒…大さじ1～2
塩…少々

作り方

1 なべに野菜くずと水1ℓ、酒、塩を入れて火にかけ、煮立ったらアクをとり除き、弱火で20分ほどじっくりと煮出す。

2 1をざるでこす。

MEMO　野菜くずは洗って保存容器に入れ、冷蔵庫で適当な量までためておきましょう。野菜の種類によって仕上がりの色やうまみに違いがあります。
野菜スープは魚介と相性がよいので洋風スープがおすすめ。たら2切れを4等分にして塩少々を振り、じゃがいも1個と玉ねぎ¼個の各薄切りと野菜スープで煮て、塩、こしょうで味をととのえればでき上がり。

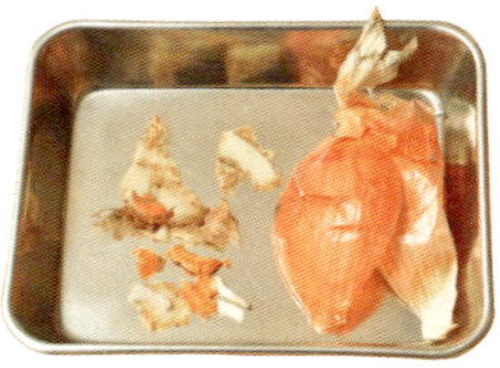

玉ねぎの皮を加えると
色が濃くなります。
お好みで量はかげんして。

市販のだしのもととうまみの出る食材の使い方

市販のスープのもとはごく控えめに

市販の和風の顆粒だし、鶏ガラスープのもと、コンソメなどの市販のだし、スープのもとは種類もいろいろで、塩分量も原材料もさまざまです。魚介など食材自体に含まれる塩分も考慮して、最初は控えめに使うとよいでしょう。

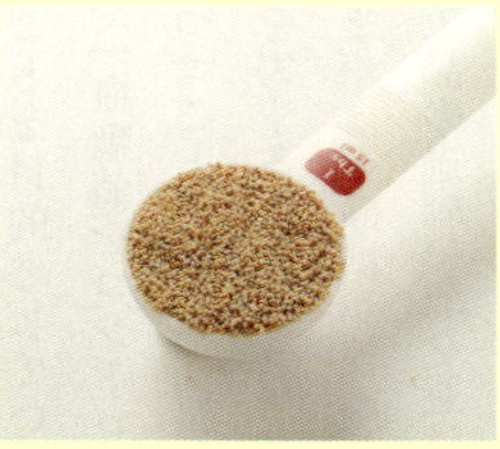

和風顆粒だしは大さじ1で塩分3.7g。汁物1人分なら、塩分は約0.3g。対して天然のだしの塩分量は汁物1人分で約0.13gと少なめ。汁物1杯の塩分量に大きな差が出る。

うまみの出る食材をだしに使う

削りがつおや昆布、煮干し以外にも、桜えび、干し貝柱、ちりめんじゃこ、干ししいたけなどはうまみが出る食材です。汁物や煮物に加えるとだしが出て、調味料の量を控えることができるので上手に活用しましょう。

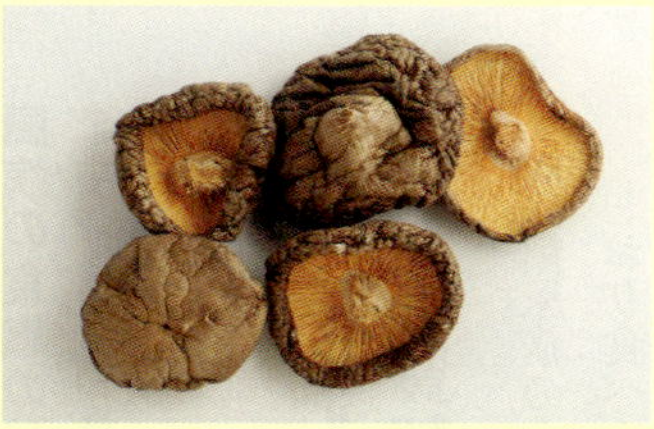

干ししいたけや昆布などの植物系のだしはあっさりした味わいに。

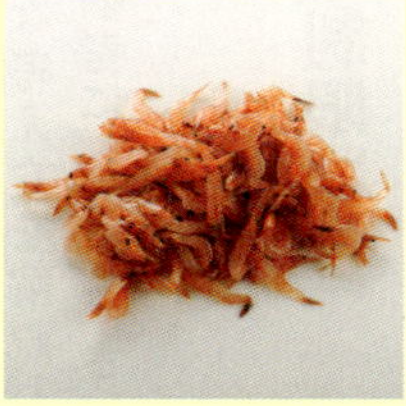

桜えびやちりめんじゃこなどの魚介系は濃厚な味わいに。魚介系は多すぎると臭みが出るので、入れすぎないように注意して。

生活習慣病の食事療法

生活習慣病は食事を見直すことが不可欠。ここでは、高血圧、糖尿病、脂質異常症、腎臓病の食事の基本的な考え方を解説しています。日々の食事の参考にしてください。

糖尿病

血糖値をコントロールする食べ方Point

- □必要以上に食べない **食事量は適切にする**
- □**主食**は食べる量を把握して **控えめにする**
- □肉、魚介、大豆製品、乳製品などで **たんぱく質はしっかりとる**
- □野菜やきのこ、海藻などで **食物繊維を毎食とる**
- □**薄味にして塩分をとりすぎない**
- □偏食、欠食は禁物。**3食献立スタイルでとる**
- □早食い、ドカ食いは禁物 **ゆっくりかんでよく味わう**
- □食事の最初は野菜から。**主食は最後に食べる**

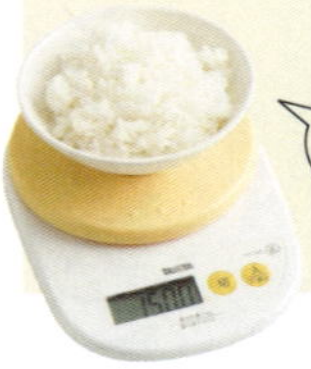

主食の食べ方が鍵！

食事量を適切にし、適正体重を維持する

糖尿病は、内臓脂肪型肥満と関連が深く、内臓脂肪が蓄積すると血糖値を適正に保つ仕組みが働きにくくなります。とにかく「内臓脂肪を減らして減量する」ことが最良の治療です。そのためにも、まず1日に食べることのできるエネルギー摂取量を知ることが肝心。これは、日常生活を前提とした、体を維持し、健康に生活するために最低限必要なエネルギーのことです。年齢や性別、体格、身体活動量によって決まっていますので把握しておきましょう。

必要エネルギーより少し少なめの食事を続ければ、体重を減らすことができます。ただし、焦りは禁物。ゆっくりと減量するとともに、運動などもとり入れます。さらに、食事は単品ではなく、主菜、副菜、汁物がそろった献立でバラエティのある組み合わせにして、栄養バランスをとるようにします。そして節酒、禁酒もあわせて実行しましょう。

「エネルギー制限」と「糖質制限」

糖尿病の食事療法として、前にご説明したとおり食べる量全体を減らす「エネルギー制限」のほか、「糖質制限」を推奨するケースもあります。糖質制限とは文字どおり、糖質量を減らすことです。「エネルギー制限食」、「糖質制限食」ともに過度に血糖値を上げないことを目的としている点は同じです。要は、「血糖値をコントロールして一定範囲に保つ」ことが肝心。いずれも極端な制限は健康を害することにもなりかねません。

まずは、砂糖が使われる菓子類や飲み物、加工品の過剰摂取を避けることが先決。主食のごはん以外にも、食事を見直すと1日にかなりの糖質をとっている場合が多いのです。注意しないとすぐに糖質過多になってしまいます。そのうえで主食の量を現状より減らすなど、糖質量の見直しが肝心です。

食べる順番は？

1 野菜のおかずや汁物（食物繊維）
野菜、きのこ、海藻などの食物繊維が糖質の吸収をおだやかにする。

2 肉や魚、大豆、卵などのおかず（たんぱく質）
たんぱく質は血糖値の上昇がおだやか。

3 ごはん、パンなどの主食（糖質）
最後に。よくかむと満足感がアップ!

食事の最初は野菜から。最後に主食

食品中の糖質は、ほぼ100％が小腸で吸収され、ブドウ糖に変換されて血液に送りこまれます。さまざまなホルモンの働きにより、口にしてから約15分で急激に血糖値を上げ、インスリンが分泌されて血糖値が元に戻ります。それに対し、たんぱく質や脂質は血糖値を急激に上昇させません。つまり、食後血糖値を大きく押し上げるのは糖質なのです。

食事の最初は、食物繊維の多いおかずや汁物をとりましょう。糖質の消化吸収をゆるやかにし、食べすぎも防ぐことができます。次は肉や魚のおかずでたんぱく質をとり、主食をとるなら必ず最後にします。

薄味にして塩分を控える

おかずの材料が塩けのある食品だったり、味つけが濃かったりすると、ついごはんが進んでしまいます。食べすぎにならないように、食塩の摂取量を減らします。高血圧や糖尿病腎症の予防にもなります。

偏食、欠食、早食い、どか食いはしない

単に食べる量を減らすだけでは、体が必要とする栄養素が十分にとれず、活動量が減って筋力も低下していきます。逆に多すぎると中性脂肪となって皮下脂肪や内臓に蓄積されたりします。要は偏食しないこと。食事は主食、主菜、副菜、汁物がそろった献立スタイルにし、肉、魚、大豆製品、野菜、きのこ、海藻などからまんべんなくとるようにします。

欠食、どか食い、早食いもインスリン分泌過剰の原因になり、肥満へと導く元凶。食間をあけすぎると次の食後の血糖値は急上昇します。また、血糖値がある程度上昇し、脳の満腹中枢に信号を送るまで、時間にして15分。この前に食べ終えてしまうと、満腹感を感じる間がないので過食に走ってしまいがち。15分以上かけてゆっくりと食べましょう。

糖質の多い食品は賢く選ぶ

1回の食事の糖質量を厳しく減らそうとすると、長続きしません。主食はGI値の低いものを選ぶのも一法。GI値は食品の糖の吸収速度を表す指標で、低いほうが血糖値の上昇もゆるやかです。さらに、一口で20～30回はかみ、ゆっくりと食べることで満腹感が得られやすくなります。料理に使われる食材、調味料にはほとんど糖質が含まれています。おおむね、糖質が少なく食物繊維を多く含んだ食品を選ぶとよいでしょう。

●**主食**　精白されていないもの。白米より玄米、白いパンより全粒粉のパン、めん類ならうどんよりそばがGI値は低い。

●**野菜**　野菜はほぼOK。糖質を多く含むかぼちゃ、れんこん、じゃがいも、ごぼうなどは注意が必要だが、食べすぎなければOK。

●**海藻・きのこ**　ミネラルが豊富な海藻、食物繊維が豊富なきのこ。どちらも低エネルギーで使いやすい食材。

●**果物**　いちごなど果物全般は少量を食間ではなく、食後のデザートとしてとる。アボカドはビタミンEが豊富でおすすめ。糖分が凝縮しているドライフルーツは要注意。

●**調味料**　砂糖、みりん、はちみつ、ジャム、ソース、ケチャップ、市販のルウなどは糖質が多め。

高血圧

血圧を下げる食べ方Point

- □1日の塩分摂取を**6g未満**に制限する
- □調理の工夫で**おいしく減塩**
- □塩分の多い食品は極力避ける
- □必要以上に食べない**食事量は適切に**する
- □**献立スタイル**でさまざまな食品をとる
- □野菜や果物で**カリウム**を積極的にとる
- □海藻や魚介などで**マグネシウム・カルシウム**をとる
- □コレステロールや脂質の多い食品を控える

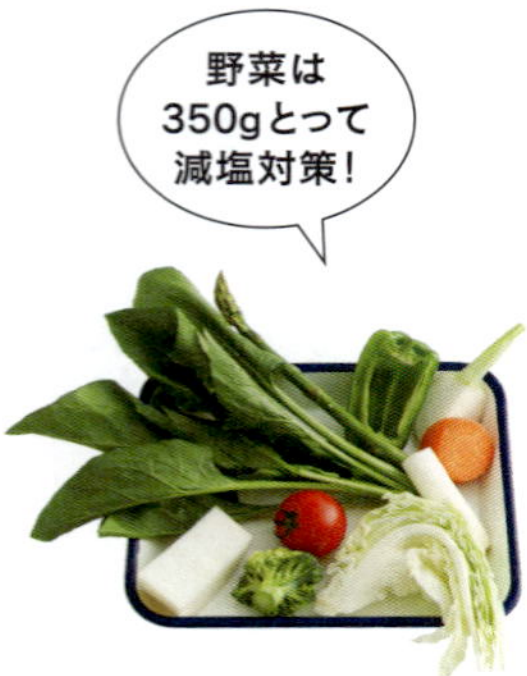

塩分量は1日6g未満に調理に使う塩は4g以下

高血圧の食事療法においては、減塩が大切です。塩分をとりすぎると、体内にナトリウムと水分がたまって体液量がふえ、血圧が上昇します。高血圧の場合は、塩分のとりすぎで血圧が上がり、血管が収縮することで腎臓への血液の流れが悪くなります。そのために排泄能力が低下して尿量が減少します。そこで、体はなんとか正常に排泄しようと働き、それがさらに血圧を上げてしまうという悪循環を招くのです。高血圧の食事療法に、減塩が重要視されるのはそのためです。

高血圧の人は、塩分を1日6g未満に抑えるように推奨されています。

私たちが1日に食べる食材そのものに約2gの塩が含まれています。そうすると、調理に使う塩は4g以下が目標です。厳しいようですが、味つけを薄くするだけでなくさまざまな方法で高血圧対策はできます。また、塩分控えめでもおいしい料理にすることができますので、調理に工夫を加えましょう。

（＊66～69ページで減塩につながるだしのとり方や調理の工夫を紹介しています）。

1日の食事を献立スタイルで栄養バランスよくとる

高血圧には減塩と思い込みがちですが、実は栄養バランスのよい食事が最も大切。三大栄養素の炭水化物、たんぱく質、脂質をバランスよくとる必要があります。肉、魚、大豆製品、野菜、きのこ、海藻など、さまざまな食品を組み合わせてまんべんなくとるようにします。主食、主菜、副菜、汁物がそろった献立スタイルにすると、バランスがとりやすくなります。

これは洋食より和食のほうが実現しやすいのですが、和食献立は塩分が多い煮物や汁物も多いので調理の工夫が必要です。

肥満を解消し、適正体重を維持する

バランスのよい食事を心がけても、量を多く食べてしまっては効果半減です。肥満は高血圧の一因です。まず「体重を落とす」こと。適正体重にするだけでも血圧を下げることにつながります。1日に食べることのできるエネルギー摂取量を把握し、常に腹八分目を心がけ、間食なども極力控えることも重要です（1日の適正エネルギー量の計算式は79ページ参照）。

血圧降下作用のある主な食品

減塩生活では、血圧降下を促す栄養を多く含んだ食品をとり入れることが大切。カリウムは水に溶けやすいので、ゆでたり水にさらしたりするときは、時間をかけないようにしましょう。

じゃがいも・里いも

カリウムを豊富に含む。じゃがいもは抗酸化作用があるビタミンCも豊富。里いも特有のぬめり成分ガラクタンには、血中コレステロールを低下させ、降圧作用がある。

かぼちゃ

ビタミンEが豊富。ビタミンEは体を活性酸素から守り、高血圧や動脈硬化を防ぐ。カリウム、亜鉛などのミネラルのほか、エネルギー代謝にかかわるビタミンB_1、B_2も豊富。

ほうれんそう・小松菜

ほうれんそう、小松菜ともに血圧を下げるカリウム、マグネシウム、カルシウムをバランスよく含む。鉄分も豊富。

きのこ類

きのこのなかでもしいたけは、活性酸素を抑える抗酸化成分の一種エリタデニンが含まれ、代表的な降圧食材。干すと降圧に有効なカリウムもふえる。

大豆・大豆製品

ビタミンE、カルシウム、カリウム、レシチンなど血圧の上昇を防ぐ成分が豊富。苦み成分のサポニンは血圧を下げ、コレステロールを減少させる。

海藻類

昆布のカリウムは100g中6100㎎と全食品中でトップクラス。海藻のぬめり成分アルギン酸は、腸内のコレステロールを吸着して便として排出し、同時にナトリウムも排出するので血圧降下にも有効。

青背の魚・たこ・いか・あさり

動脈硬化や高血圧予防に効果があるEPAは、青背の魚に豊富。いかやたこは降圧作用のあるタウリンを含み、カリウムも豊富。あさりはタウリンのほか、ビタミンB_{12}、マグネシウムやカルシウム、鉄を多く含む。

カリウムが豊富な野菜や果物を積極的にとる

減塩のために積極的にとり入れたいのが、カリウム。体内のナトリウム（塩分）を体外に排泄し、血圧を下げる働きをします。また、末梢血管を拡張させて血液の流れをスムーズにしたり、腎臓から分泌される血圧を下げる酵素・カリクレインをふやしたりします。

カリウムを多く含むのは野菜と果物。カリウムのほか、降圧作用のあるマグネシウム、カルシウムなどのミネラルやビタミン類、食物繊維も豊富に含みます。野菜は1日350g以上、果物は200g以上が摂取目標として推奨されています。

飽和脂肪酸やコレステロールが多い食品を控える

肉の脂身などに多く含まれる飽和脂肪酸、卵やイクラ、レバー、牛乳などに多く含まれるコレステロールは、血中コレステロールや中性脂肪をふやします。ただし、食事でとるコレステロールに対する感受性には個人差があることがわかっています。とはいえ、飽和脂肪酸のとりすぎは健康的な食事とはいえません。適量を心がけます（コレステロールについては74ページ参照）。

知らずにとっていない？ 塩分が多い食品

減塩のために忘れていけないのが食品自体に含まれている塩分量。加工食品は塩分量が多いので気をつけましょう。
（＊1食分の目安量です）

食品	目安量	塩分
あじの開き干し	小1枚（80g・正味52g）	0.9g
梅干し（塩漬け）	1個15g（正味10g）	2.2g
さつま揚げ	1枚（65g）	1.2g
たらこ	¼腹（20g）	0.9g
はんぺん	½枚（60g）	0.9g
白菜キムチ	1食分（30g）	0.7g
焼きちくわ	小1本（30g）	0.6g
プロセスチーズ	1㎝厚さ1枚（20g）	0.6g
ししゃも（子持ち）	1尾（20g）	0.3g
ウインナソーセージ	1本（20g）	0.4g
ロースハム	1枚（20g）	0.5g
ベーコン	1枚（15g）	0.3g

脂質異常症

コレステロール・中性脂肪を下げる食べ方Point

- □必要以上に食べない**食事量は適切にする**
- □**PFCバランス**を意識して栄養のバランスをよくする
- □**油脂は「質」**のよいものを効率よくとる
- □**青背の魚、大豆製品**は1日、1皿はとる
- □**抗酸化**力のある野菜は1日350g以上とる
- □きのこ、海藻で**食物繊維**を十分にとる
- □アルコールは控える
- □甘いものや果物はとりすぎない

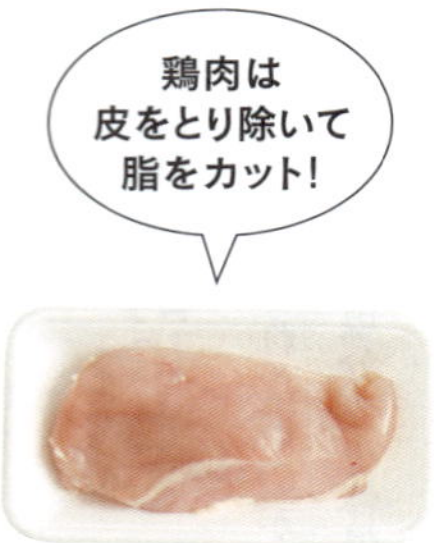

肥満を解消し、適正体重を維持する

脂質異常症の最も大きな要因は、食べすぎとそれからくる肥満です。食べすぎると、肝臓で中性脂肪やコレステロールの合成が促進され、使われなかった中性脂肪が腹腔内に蓄積します。これが内臓脂肪型肥満です。

まずは、標準体重を目標に減量する必要があります。特に内臓脂肪を減らすことは脂質異常症治療の根幹です。

ただし、減量は急激にではなく、1カ月間で現在の体重の5％程度を減らすことを目標に始めましょう。それが、健康維持のポイントです（標準体重の計算式は79ページ参照）。

脂質と糖質はPFCバランスを意識して

体重を減らすだけで栄養バランスが悪いと、健康効果は高まりません。栄養をバランスよくとる目安になるのが、たんぱく質（P）、脂質（F）、炭水化物（糖質）（C）の三大栄養素の比率です。脂質異常症の場合、タイプによってその比率に違いがありますので把握しておきましょう。

一般に健康な人はたんぱく質13～20％、脂質20～30％、糖質50～60％が目安。高中性脂肪血症は糖質が少なめの45～50％、脂質25～30％と糖質制限が強化されます。一方、高コレステロール血症は糖質が多めの55～60％、脂質20～25％と脂質制限を強化するというのが、推奨される基本となります。

エネルギー比率（PFC）による栄養バランス

P（プロテイン＝たんぱく質）
F（ファット＝脂質）
C（カーボン＝糖質）

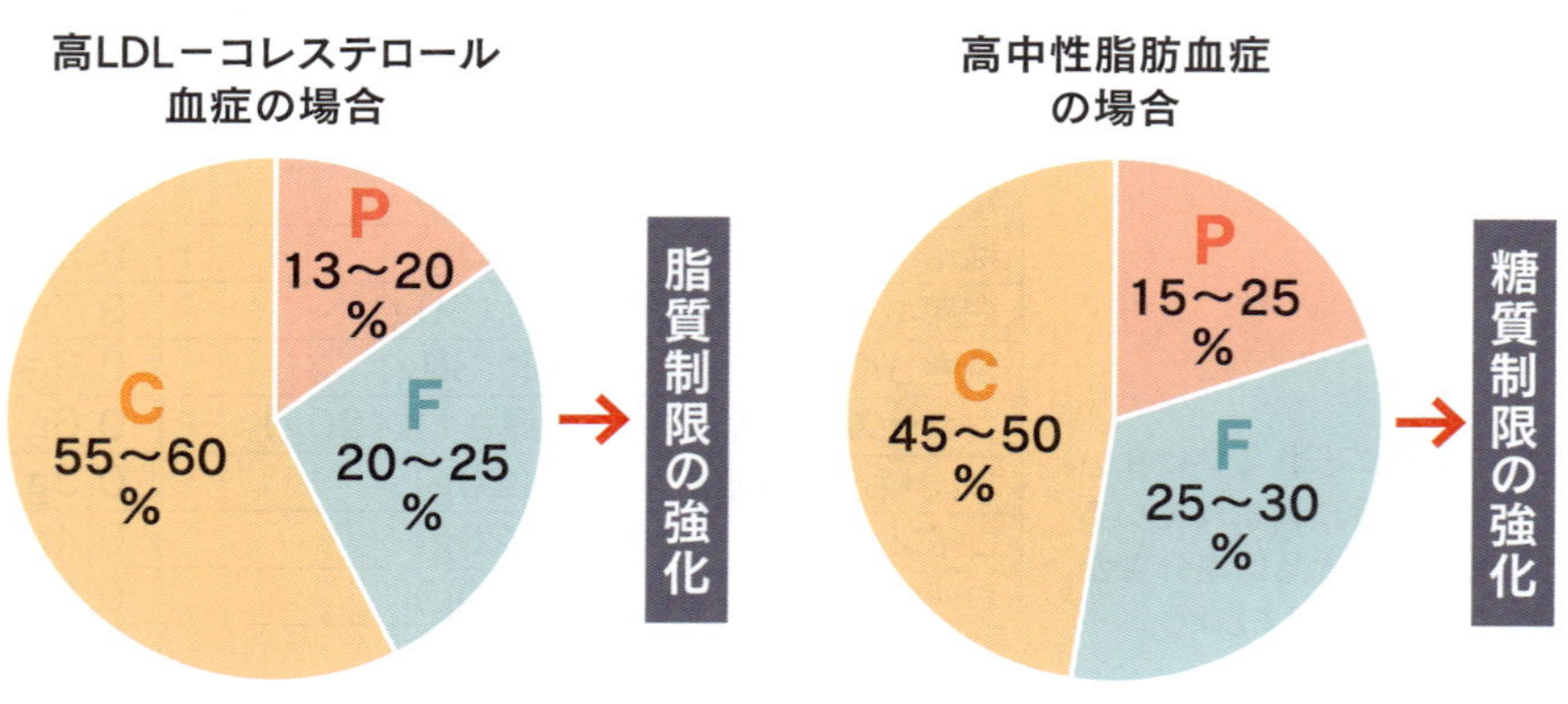

コレステロールを下げる食品と食べ方は？

脂質異常症の食事といえば、コレステロールのとりすぎが気になるところですが、食事でとる量は体内でつくられる量の1/5程度です。コレステロールは体に不可欠な成分ですから、食事でとらないと体内で産生が高まります。過剰摂取は禁物ですが、適量を意識してとることも大切です。

●ヌルヌル食品でコレステロールを排出

水溶性の食物繊維（納豆、モロヘイヤ、わかめ、きのこ、果物など）を含む食品を多くとりましょう。よくかんで食べることでコレステロールが速やかに体外へ排出されます。

●抗酸化作用のある野菜で酸化を防ぐ

動脈硬化を起こすのは、活性酸素によって酸化LDLになった悪玉コレステロール。抗酸化物質を含む野菜を1日350g以上とりましょう。野菜には強い抗酸化作用があるビタミンA・C・E、β-カロテン、ポリフェノールなどが豊富に含まれています（ビタミンのとり方は46ページ参照）。

●魚と大豆製品は1日1皿

青背の魚に多いEPA（エイコサペンタエン酸）やDHA（ドコサヘキサエン酸）は、コレステロールや中性脂肪を下げ、血小板の凝集を抑制する働きがあるため、血栓をつくりにくくします。ただし、青魚には飽和脂肪酸も含まれるため、量は白身の1/2で十分です。大豆に含まれるたんぱく質と食物繊維にはコレステロール低下作用があり、納豆に含まれる酵素ナットウキナーゼは血栓を溶かして、サラサラ状態に維持します。主菜は肉より魚と大豆製品をふやすなどして、積極的にとりましょう。

LDLコレステロールを上げる食品は？

●油を含む食品の食べすぎに要注意

油脂は「質」による使い分けが必要です。LDLコレステロールをふやす原因になるのは、飽和脂肪酸。肉やバター、生クリーム、乳製品などの動物性脂肪や脂っこいものはとりすぎないこと。逆に下げる働きがあるのは植物性油に多く含まれる不飽和脂肪酸です。脂質は種類に関係なく1gで9kcalと高カロリーなため油を使った料理は控えめにし、鶏肉は皮を除いて調理するなど工夫が必要です（油脂のとり方は34ページ参照）。

飽和脂肪酸
バター、肉の脂身などに多く含まれている。
→ ↑コレステロールをふやす

多価不飽和脂肪酸
青背の魚、大豆、コーン油、ごま油などに多く含まれている。

一価不飽和脂肪酸
オリーブ油、なたね油、ごま油、アマニ油、しそ油などに多く含まれている。
→ ↓コレステロールを減らす

中性脂肪をふやすアルコールと甘いもの

●アルコールは節度ある適度な量を

純アルコールは1g7kcalあり、飲みすぎると高カロリーになります。そして、肝臓で中性脂肪の合成を促進し、少量でも中性脂肪を上昇させます。また、肝臓にたまった中性脂肪は脂肪肝の原因にもなります。さらにアルコールは食欲を増進させるため、おつまみなどを食べすぎることも。中性脂肪の高い人は禁酒するのが賢明です。

●甘いものはとりすぎない

砂糖、果物、ジュースなどの単糖類は分解する手間が省けるので体内への吸収が早く、余分な糖質は中性脂肪へと変わります。食事は1日3食を基本として、間食でお菓子やジュース、果物を食べすぎないようにしましょう。果物は1日80～100kcal程度が目安です。

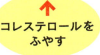

腎臓病

腎臓病の食事のPoint

- □ 塩分は1日6g未満に抑える
- □ たんぱく質をとりすぎない
- □ 摂取エネルギー量はしっかりと確保する
- □ 症状によってはカリウム・リンを制限する

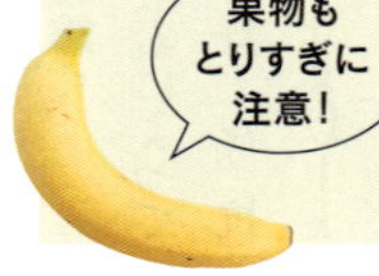

慢性腎臓病の食事療法は症状に応じた指示がある

慢性腎臓病は腎機能の状態により、G1～G5までのステージに分類されます。ステージによって治療方針は決められますが、いずれも、末期腎不全で透析療法が必要になる患者さんを減少させることに加え、さまざまな合併症を減らすことを目的に行われます。

G2までは食事も含む生活改善と薬物療法で腎臓病が進行しないように治療を行います。糖尿病などの合併症がある人は、その治療も同時に行っていく必要があります。G3以降は、腎臓病の進行が速くなってきますので腎不全への進行を少しでも遅らせるように、食事療法に加え、重症化しないための治療を行います。

食事療法の目的は腎臓の負担を減らすこと

食事療法の目的は腎臓の負担を減らし、腎臓病の進行を遅らせることです。腎臓の機能が低下すると、不要となった老廃物が排泄されにくくなり、体全体に悪影響を及ぼします。たとえば、たんぱく質を多くとりすぎると、腎臓からしか排泄されない尿素窒素、クレアチニンなどが多くなって体に負担をかけます。ナトリウムの排泄機能も弱まるため、塩分を控えることも必要になってきます。腎臓にかかる負担をできるだけ減らすには、食事療法を行うことが重要なのです。

食事療法の基本は、塩分制限、たんぱく質制限、十分なカロリー摂取の三つ。そのポイントを押さえておきましょう。

塩分制限は? 塩分は1日6g未満!

腎臓病の場合、人の「体液量」の観点から塩分制限を行います。人の体の60％は電解質（塩分やカリウム）などを含んだ体液からできています。その体液量の調整をしているのが塩分であり、その排泄をしているのが腎臓です。腎機能が低下すると、塩分の排泄機能が落ちて排泄できずに体にたまります。体液の塩分は0.9％に保たれるはずですが、塩分が排泄されないため、体内にこれをためておこうとするのです。その結果、高血圧やむくみが生じます。それを避けるため、塩分の制限が必要になるのです。1日の塩分摂取量は6g未満を目標とします。

減塩のポイント ここを☑

肉や食材に1日2g程度の塩分は含まれていますので、調味料はその分を差し引いて使います（減塩のコツは64ページを参考にしてください）。

たんぱく質の制限は? 通常より4割少ないと考える

食事でとったたんぱく質は体内で代謝され、不要なものは老廃物となり尿に排泄されます。腎臓の機能が低下すると、老廃物が血液中にたまり、腎臓への負担がふえ、さらなる症状の悪化を招いてしまいます。このために必要となるのが、食事でのたんぱく質の制限です。

慢性腎臓病のガイドラインでは、たんぱく質制限は標準体重あたり0.6～0.8g／kg／日。標準体重60kgでは36～48g／日になります。一般的には80g程度摂取しているので、今までの食事より4割程度少ない量と考えるとよいでしょう。

たんぱく質は主菜になる魚や肉、卵、大豆だけでなく、主食のごはんやパン、めん、副菜の野菜や果物などにも含まれます。たんぱく質の制限量を守るには、主食や副菜に使うたんぱく質量も考慮することが肝心です。

たんぱく質のとり方 ここを✓

主菜で肉や魚をある程度確保するとなると、主食のたんぱく質を減らすことが必要。さらに主食を市販の低たんぱく食品に置き換えると献立が立てやすくなります。

エネルギー量の制限は？

十分なエネルギー摂取が必要

たんぱく質制限を行うと、その分摂取エネルギーが減りがちです。エネルギー不足が続くと、体を構成するたんぱく質がエネルギーとして使われる「たんぱく異化亢進」状態になり、むしろ老廃物がふえて腎臓の負担をふやします。むくみや貧血、体重減少、体力低下を招き、腎機能も悪化させます。これでは、せっかくたんぱく質を制限した意味がなくなってしまいます。これらを防ぐために十分なエネルギー摂取が必要になります。

慢性腎臓病のガイドラインでは、標準体重あたり25～30㎉/kg/日とされています。標準体重60kgでは1500～1800㎉が目安です。

エネルギーのとり方 ここを✓

主食の制限があるので、エネルギーの確保はたんぱく質をほとんど含まない油脂や砂糖、でんぷん類を活用するのが効率的。また、腎臓病の人のための特殊食品のゼリーなどを間食にとり入れてもよいでしょう。

カリウムの制限は？

症状によって制限する

腎臓の機能が低下すると体内にカリウムがたまりやすくなります。病態によりカリウムを制限します。慢性腎臓病の重症度が低くてもカリウム制限が必要になることもあるので、医師の指示に従いましょう。このほか、症状によってはリンの制限や水分のコントロールが必要な場合があります。

カリウムのとり方 ここを✓

カリウムが多い食品（野菜や果物、いも類など）は控えます。野菜は水にさらす、ゆでることでカリウムが水に溶け出して量が減ります。また、カリウムは肉や魚にも多く含まれるので、たんぱく質制限を守ることで摂取量をセーブできます。

■たんぱく質の摂取量の目安

制限する量はステージによって内容が異なります。次の計算で求められますが、あくまでも参考にして、主治医や管理栄養士から指示された量を守ることが大切です。

尿たんぱく量が1日0.5g以上のステージG1･G2および尿たんぱく量が1日0.5g未満のG3の人は

1日のたんぱく質摂取量(g)＝標準体重(kg)×0.8～1.0(g)

尿たんぱく量が1日0.5g以上のステージG3、およびG4･G5の人は

1日のたんぱく質摂取量(g)＝標準体重(kg)×0.6～0.8(g)

ステージG5で医師が超低たんぱく食が必要と認める場合は、標準体重1kgあたり0.5g以下とする

1日の総摂取エネルギー量(kcal)＝標準体重(kg)×25～35(kcal)

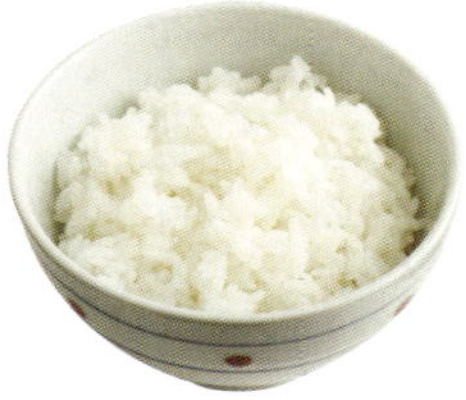

主食でのたんぱく質制限も必要！

ごはん茶碗1杯分(150g)に含まれるたんぱく質は3.8g。

メタボリックシンドローム

メタボリックシンドロームとその危険性について

日本人の三大死因は、がん、心臓病、脳卒中。そのうち心臓病と脳卒中は、動脈硬化が引き起こす病気です。

動脈硬化は加齢とともに少しずつ進んでいきますが、肥満の中でも特に内臓脂肪型肥満、そして脂質異常症、高血圧、高血糖（糖尿病）の四つが動脈硬化の進行を早めます。この四つの動脈硬化危険因子は、単独ではなく二つ、三つと複数合わさったときに、動脈硬化の進行をよりいっそう早めるのです。そして、四つが重なると、心臓病や脳卒中が起こる危険が著しく高まることから、「死の四重奏」と呼んでいます。

内臓脂肪とは、おなかの内部に蓄積した脂肪（中性脂肪）のこと。メタボリックシンドローム（内臓脂肪症候群）は、この内臓脂肪型の肥満に加えて、脂質異常、高血圧、高血糖のうちの二つ以上が診断基準に当てはまる場合に下されます。しかも、「血糖値が少し高め」「血圧が少し高め」といった、まだ病気とは診断されない予備群でも併発することで、動脈硬化が急速に進行します。

なお、〝メタボリック〟とは〝代謝の〟という意味です。食事によって体内にとり入れられた栄養を分解して、体の細胞やエネルギーをつくりだす働きが〝代謝〟ですが、これがうまく行われなくなり、さまざまな症状（シンドローム）があらわれるというわけです。

〝おなかぽっこり〟の「りんご型肥満」が危険！

肥満には二つのタイプがあり、一つは皮下に脂肪が蓄積している状態の皮下脂肪型、そして内臓、特に腸のまわりに脂肪が蓄積している内臓脂肪型です。前の項でも説明しましたがメタボリックシンドロームと関係が深いのは、内臓脂肪型肥満です。

どちらも問題なのですが、内臓脂肪型肥満の人はそうでない人の何倍も生活習慣病にかかりやすいというデータが出ています。メタボと診断されたら、まずは摂取エネルギーを見直し、適切な食事量を守ることが肝心です。

適正な食事量とは？どのぐらい食べたらよいのか

では、適正な食事量とは？　どのぐらい食べてよいのでしょうか。体重の相違や体質などにより多少の個人差はありますが、一日に必要なエネルギーは、基礎代謝量（生命維持に必要な最低限のエネルギー量）と運動強度を合わせた行動に必要なエネルギーを足した量です。基礎代謝は年齢が進むとともに下がっていくので、若いときと同じ量を食べ続けているとエネルギー過多になるわけです。必要エネルギー量より少し少なめの食事を続ければ、体重は減らすことができます。

そして、次に重要なのは食事の「質」。単に食べる量を減らすだけでは、体が必要とする栄養素が十分にとれず、活動量が減って筋力も低下していきます。逆に多すぎると中性脂肪となって脂肪細胞や肝臓に蓄積されたりします。結果、体調をくずし、合併症の発症を早めます。

ポイントは栄養バランスのよい食事で適量をとること。これはメタボリックシンドロームだけでなく、生活習慣病を防ぐ・治すためのキーポイントです。食生活を見直し、適正な食事をとることを心がけましょう。

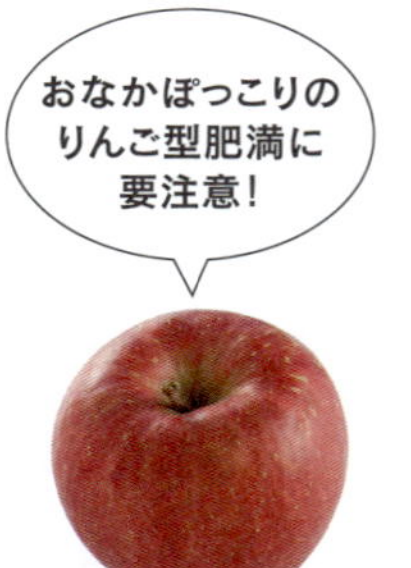

見た目は細身でも実際には体脂肪が多い、いわゆる"隠れ肥満"。このタイプの人に糖尿病が非常に多いので、要注意！

肥満度の判定

統計上、BMIが22のときが最も疾病率が少なく、死亡率が低いとされています。

$$\mathrm{BMI}(*)=\frac{現在の体重(kg)}{身長(m)\times身長(m)}$$

＊Body Mass Index:体格指数

BMI	判定
18.5未満	やせている
18.5〜25未満	ふつう
25〜	肥満
35以上	高度肥満

＊日本肥満学会による肥満判定基準より

メタボリックシンドロームの診断基準

内臓脂肪の蓄積

腹囲（へそまわり）	男性	女性
	85cm以上	90cm以上

（男女ともに腹部CT検査の内臓脂肪面積が100㎠以上に相当）

＋

上記に加え、
以下の２項目以上が当てはまると該当

中性脂肪 150mg/dl以上
HDLコレステロール 40mg/dl未満
のいずれかまたは両方

最高（収縮期）血圧 130mmHg以上
最低（拡張期）血圧 85mmHg以上
のいずれかまたは両方

＊高血圧と診断される「最高血圧140mmHg以上／最低血圧90mmHg以上」より低めの数値がメタボリックシンドロームの診断基準

空腹時血糖値 110mg/dl以上

＊糖尿病と診断される「空腹時血糖値126mg／dl以上」より低めの数値で、「境界型」に分類される糖尿病の一歩手前がメタボリックシンドロームの診断基準

基礎代謝とは？

基礎代謝とは生命維持に最低限必要なエネルギー量のこと。一般に40歳を過ぎると急激な下降線をたどります。これは加齢による筋肉の減少が原因。若いときと同じ食事量では、中・高年の肥満、いわゆる「中年太り」の原因となるわけです。

1日の適正エネルギー量の計算式

短期間で急激に体重を落とすのは禁物。まず、現在の体重の5%減量を目標にして、クリアできたら標準体重をめざしましょう。

1 標準体重を算出する

標準体重(kg)＝
身長(m)×身長(m)×22(＊)

＊体格指数を表すBMI（ボディ・マス・インデックス）に基づく。BMIが22のときが病気になりにくく理想的な体重（標準体重）とされている。

2 身体活動レベルを判定する

低い	軽い労作 歩行は1時間程度。デスクワークなど軽作業が多い職業	25〜30 kcal/kg
普通	普通の労作 歩行は1日2時間程度。 立ち仕事が多い職業	30〜35 kcal/kg
高い	重い労作 歩行が1日に1時間程度。 力仕事が多い職業など	35〜40 kcal/kg

＊肥満の人は低いほうの数字を選ぶ

3 1と2をかけて適正エネルギーを算出する

適正エネルギー量(kcal)＝
標準体重(kg)×身体活動量(kcal/kg)

例） 身長170cm、会社員（男性）の場合
1.7×1.7×22＝約64kg⇒標準体重
64kg×30kcal/kg＝1920kcal⇒適正エネルギー
肥満の人は
64kg×25kcal/kg＝1600kcal⇒適正エネルギー

調味料大さじ1のカロリー、塩分、糖質早わかり表

毎日使う調味料のカロリー、塩分、糖質の量を知りきちんとはかる習慣を身につけましょう。

塩（精製塩）　18g

0kcal
塩分 17.8g
糖質 0g

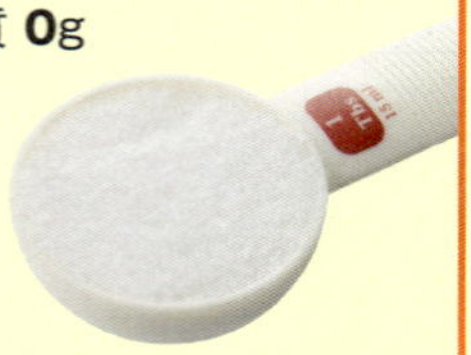

しょうゆ　18g

13kcal
塩分 2.6g
糖質 1.8g

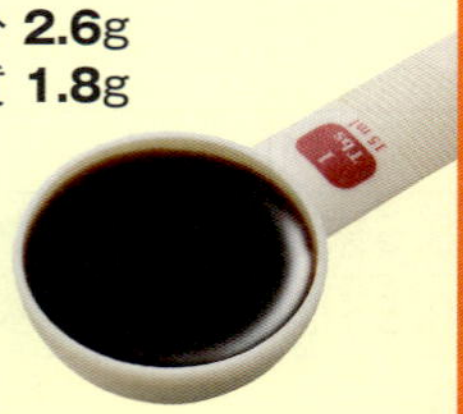

しょうゆ（薄口）　18g

10kcal
塩分 2.9g
糖質 1.4g

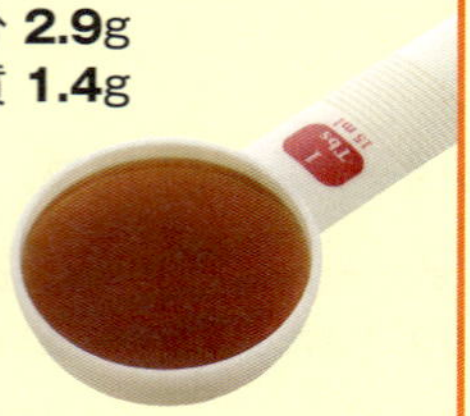

みそ（淡色）　18g

35kcal
塩分 2.2g
糖質 3.1g

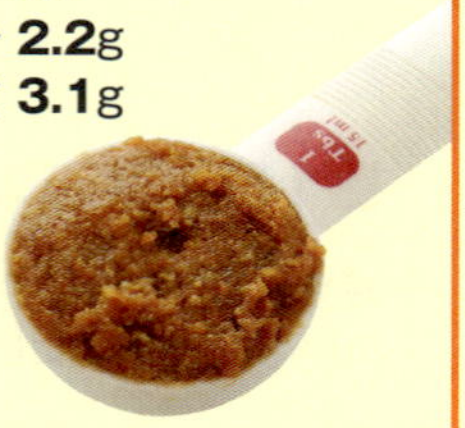

みりん　18g

43kcal
塩分 0g
糖質 7.8g

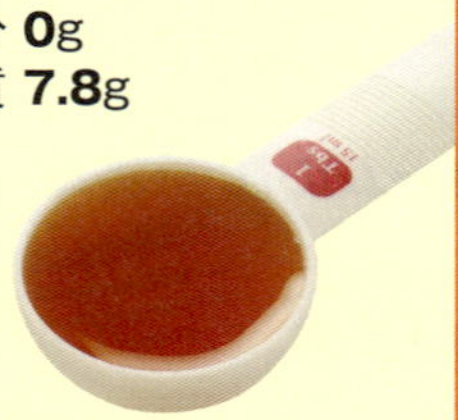

米酢　15g

7kcal
塩分 0g
糖質 1.1g

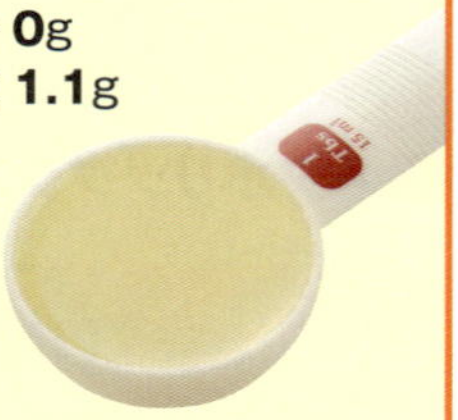

酒　15g

16kcal
塩分 0g
糖質 0.7g

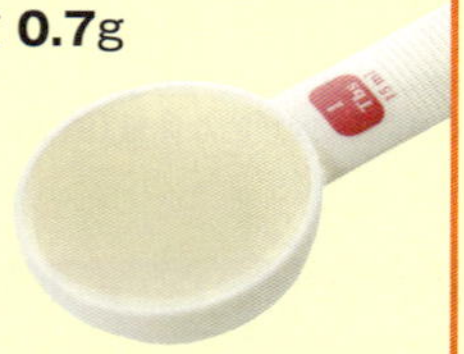

砂糖（上白糖）　9g

35kcal
塩分 0g
糖質 8.9g

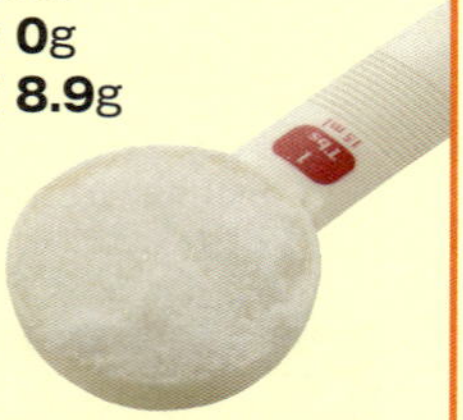

ソース（濃厚）　18g

24kcal
塩分 1.0g
糖質 5.4g

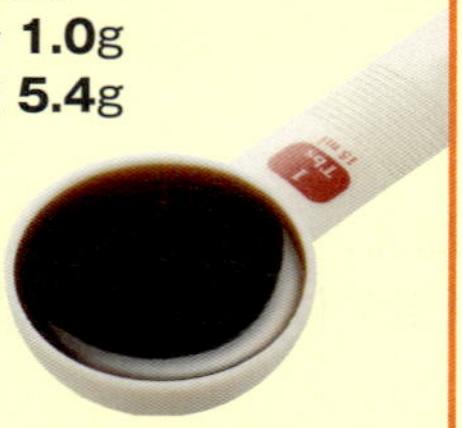

トマトケチャップ　15g

18kcal
塩分 0.5g
糖質 3.8g

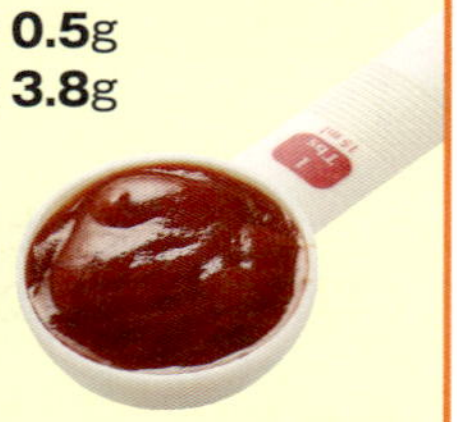

マヨネーズ　12g

84kcal
塩分 0.2g
糖質 0.5g

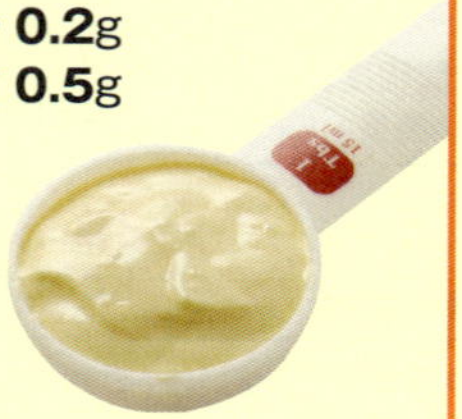

オイスターソース　18g

19kcal
塩分 2.1g
糖質 3.3g

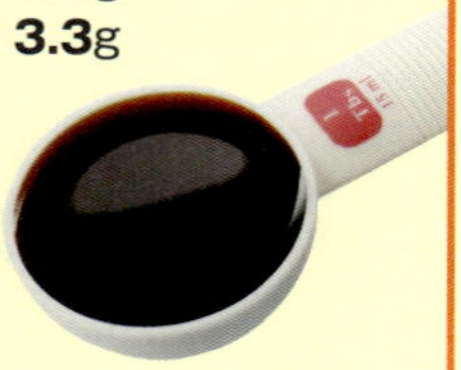

豆板醤　18g

11kcal
塩分 3.2g
糖質 0.6g

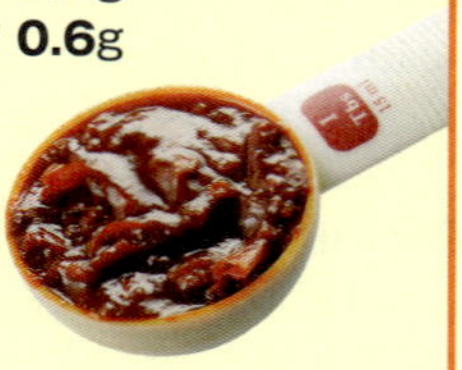

コチュジャン　18g

32kcal
塩分 1.4g
糖質 8.3g

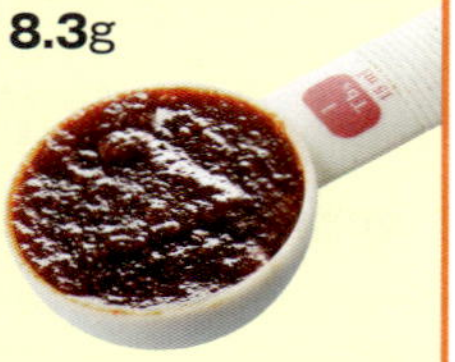

油　12g

111kcal
塩分 0g
糖質 0g

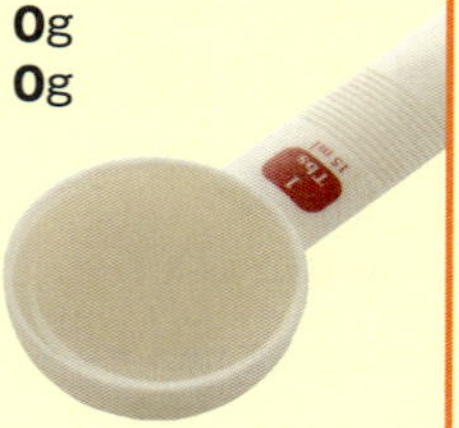

バター（有塩）　12g

89kcal
塩分 0.2g
糖質 微量

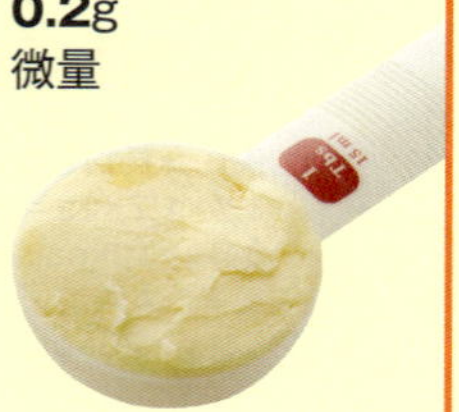

和風だし（顆粒）　9g

20kcal
塩分 3.7g
糖質 2.8g

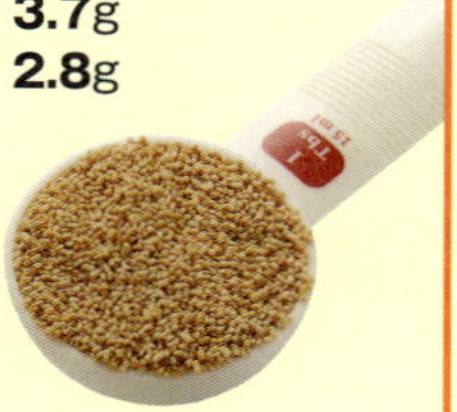

鶏がらスープの素（顆粒）　9g

17kcal
塩分 4.3g
糖質 2.7g

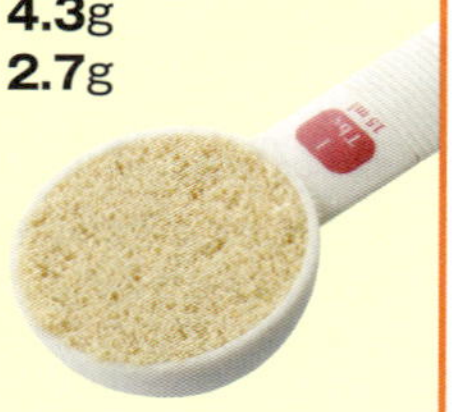

料理の材料に「酒」と記載しているのは、清酒のこと。「料理酒」は米、アルコール、食塩、米こうじ、水あめなどが原料で塩分があります。減塩のためには「酒」を使うように。

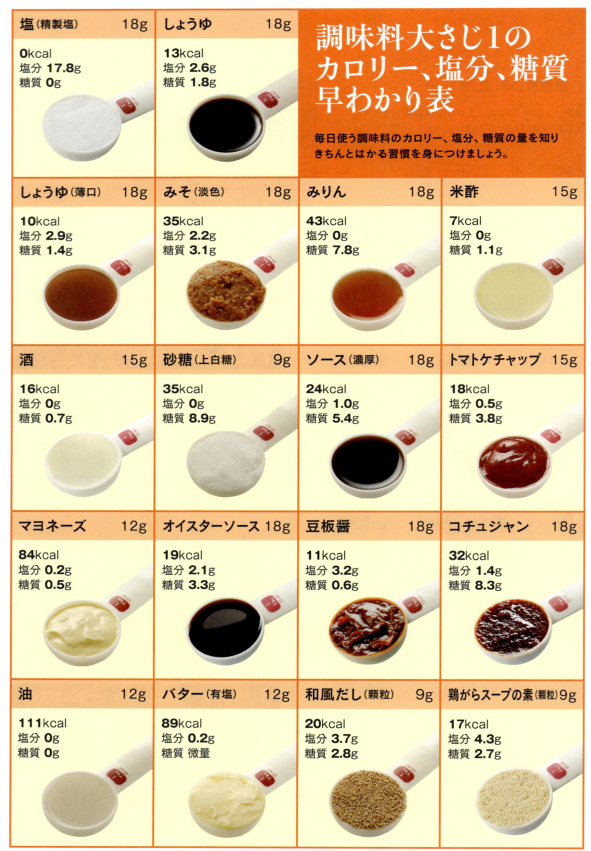

がんの正しい知識

●食道がん●胃がん●大腸がん（結腸がん・直腸がん）●肝臓がん●胆嚢がん・胆管がん●膵がん●肺がん●頭蓋内腫瘍（脳腫瘍）
●腎腫瘍●膀胱がん●前立腺がん●陰茎がん●白血病●皮膚悪性腫瘍●鼻・副鼻腔の悪性腫瘍●咽頭がん●喉頭がん●舌がん
●扁桃がん●耳の悪性腫瘍●甲状腺がん●縦隔腫瘍●がん性胸膜炎●がん性腹膜炎（腹膜がん症）●精巣（睾丸）腫瘍●脊髄腫瘍
●悪性リンパ腫●多発性骨髄腫●乳がん●子宮がん●卵巣がん●絨毛がん●外陰がん●子供のがん　ほか

がん発生のメカニズム

日本人の死亡原因のトップはがん

1981年以来、日本人の死亡原因の第1位はがんです。亡くなる人の3人に1人はがんによる死亡であり、しかも40～60代の働き盛りの人が多く、家庭的にも社会的にも、大きな損失になっています。

がんの原因については昔から、刺激説、ウイルス説などいろいろな説がありましたが、世界じゅうで本態解明の研究が急ピッチで進められた結果、最近になって真の原因がわかってきました。

一つは遺伝ですが、その割合はさほど多くなく、特定のがんに限られます。現在、ほとんどのがんの原因の80％は外的な因子であると考えられます。

たとえば、日本人のがんのなかでは、以前は胃がんが第1位で、ハワイやアメリカ本土の日本人移民一世の胃がん発生率も日本人とほとんど同じでしたが、二世、三世になると胃がんは減少し、アメリカ人と同じような状況になります。つまり、人種や遺伝的なものよりも、環境因子、生活様式の差が、がんの発生に関係していると考えられるのです。

がんはDNA遺伝子の異常で起こる

人の体は細胞でできています。その一つ一つの細胞の中には核があり、その中にDNA（デオキシリボ核酸）という遺伝子が入っています。細胞が二つに分裂するときには、DNAはコピーされて、新しい細胞にも分配されます。

ところが、このDNAになんらかのきっかけで傷がつくと、その細胞に狂いが生じ周囲の細胞と無関係に増殖を繰り返すようになります。この状態が、がんです。つまり、がんは、本人の体の細胞の一つから発生したものなのです。その原因が細胞自体であるために、予防や治療がむずかしいのです。

DNAが異常な増殖を繰り返すようになるきっ

かけで、最もはっきりしているのは、特定の産業と関係した化合物です。これらの化合物に接して長時間過ごすと、がん発生の危険性が高くなることは、周知の事実です。しかしどの因子が原因になっているかを特定することはむずかしく、はっきりした因果関係はつかみきれないことが少なくありません。

発がん物質は、食物や呼吸を介して体内に侵入してくるとともに、体内で合成される場合も考えられます。また、紫外線や放射線もがんの原因になりますし、最近の研究では、ある種のウイルスの感染もがんを発生させることが明らかになってきました。

がんはどのようにして発生するのか

発がんの過程は大きく2段階に分けられます。初期は、発がん物質が細胞の核のDNAに傷をつける時期です。次いで、がん細胞が誕生して、目に見えるような細胞集団にまで成長する時期です。この時期は比較的長く、数カ月から数十年にわたることもあります。

一般に、がんは小さいうちは性質がおとなしいのですが、成長するにつれて性質が悪性化し、急速に増殖するようになります。また、がんの悪性化が進むに伴って遺伝子上に新しい変化が連鎖的に引き起こされることも、しだいに明らかになってきました。

（石川隆俊）

がんを予防するには

私たちが病気から身を守るためには、一次予防、二次予防、三次予防の三つが大切です。「一次予防」とは、食事をはじめとする日常生活に注意し、健康増進をはかって発病を予防すること、「二次予防」とは、健康診断や人間ドックをきちんと受けて病気を早期発見し、早期治療すること、「三次予防」とは、病気にかかったあと治療を続けたり、機能の回復・維持をはかるとともに、再発防止に努めることをいいます。

がんにしてもそのとおりですが、特に一次予防と二次予防が大事です。

がん予防に大切な三つの柱

体内にがん細胞が生じるには、がん細胞を目覚めさせるイニシエーター（誘発物質）と、がん細胞の増殖を活発にさせるプロモーター（促進物質）の、二つが関与しています。こうした作用をもつ物質（発がん物質）としては、タバコ、排気ガス、化学薬品、ウイルス、活性酸素、食品、食品添加物、X線、紫外線などがあげられます。

①まず、こうした発がん物質をできるだけ避け、接触をできるだけ減らすことが大事です。

②ビタミンCやEをはじめとするビタミン類、キノコや海草、野菜類などに含まれる成分に、イニシエーターやプロモーターの作用を抑えたり、生成を防ぐ作用があることがわかっていますから、そうした食品を十分とることです。

③免疫力を増強することも大切です。私たちの体内では、小さな子供のうちから、がん細胞は絶えず発生しています。けれども、免疫力のおかげで、できたがん細胞はすぐに退治されてしまいます。しかし、過労や病気、不摂生、あるいは加齢現象などによって免疫力が低下すると、がん細胞が増殖し始め、がんができてしまうのです。

がんの一次予防のために、左の「がんを防ぐための12カ条」を実行してください。**（小橋隆一郎）**

早期発見するために

がんの二次予防、すなわち早期発見するためには、定期的に検診を受けることが必要です。ほかの病気では自覚症状が発見の手がかりになりますが、初期のがんの多くは、ほとんど自覚症状がありませんから、それに頼っていたのでは手遅れになります。

男性の場合は40才を過ぎたらがん年齢と考え、1年に1回がん検診を受けましょう。女性の場合は、女性特有の乳がんと子宮がんが比較的早くからあらわれますから、30才を過ぎたら、同じく年1回は検診を受けてください。検診では次のような検査を行います。

■**胃がん**　バリウムを飲んでX線撮影を行います。

■**食道がん**　胃がんの検査と同時に行います。

■**肺がん**　痰《たん》を調べる喀痰《かくたん》検査と胸部X線撮影で発見できます。確実に調べるには、体をらせん状に輪切りにしてX線撮影するヘリカルスキャンCT検査を行います。

■**肝臓がん**　超音波（エコー）検査やCT検査などを行います。B型あるいはC型の慢性肝炎の人、特に肝硬変まで進んでいる人は、年3～4回の検査が必要です。

■**胆道がん、膵《すい》がん**　超音波検査やCT検査を行います。

■**大腸がん**　便に出ている血液を調べる便潜血反応検査を行います。さらには、大腸内視鏡検査を行えば、より確実です。

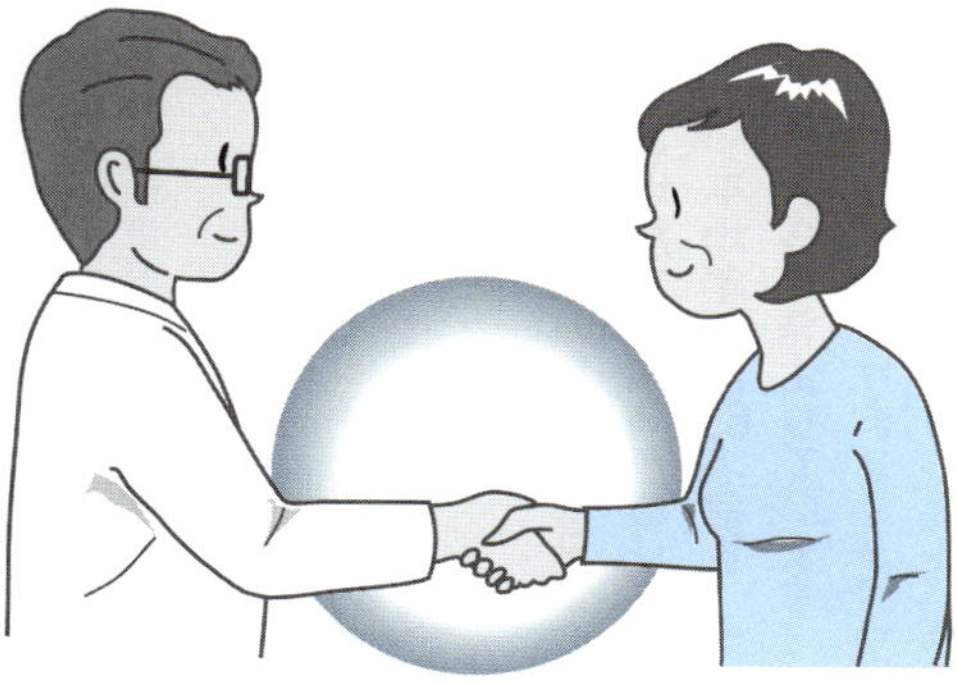

■**乳がん**　触診、マンモグラフィー、エコーを合わせた検査が主流です。なによりも、手でふれて、しこりを見つけることです。

■**子宮がん**　子宮の頸部や内部の粘膜の組織を採取して顕微鏡で調べます。

■**卵巣がん**　超音波検査で見つかります。

■**前立腺がん**　肛門に指を挿入して調べる直腸診や超音波検査で見つかります。

以上の検査を受ければ、日本人に多い、あるいはふえているがんは、ほとんど網羅することができます。なお、これらはスクリーニングテスト（ふるい分け検査）ですから、これで疑わしい場合には、さらに精密検査を受けることになりますが、むやみにおそれて受診が遅れることのないようにしましょう。

（小橋隆一郎）

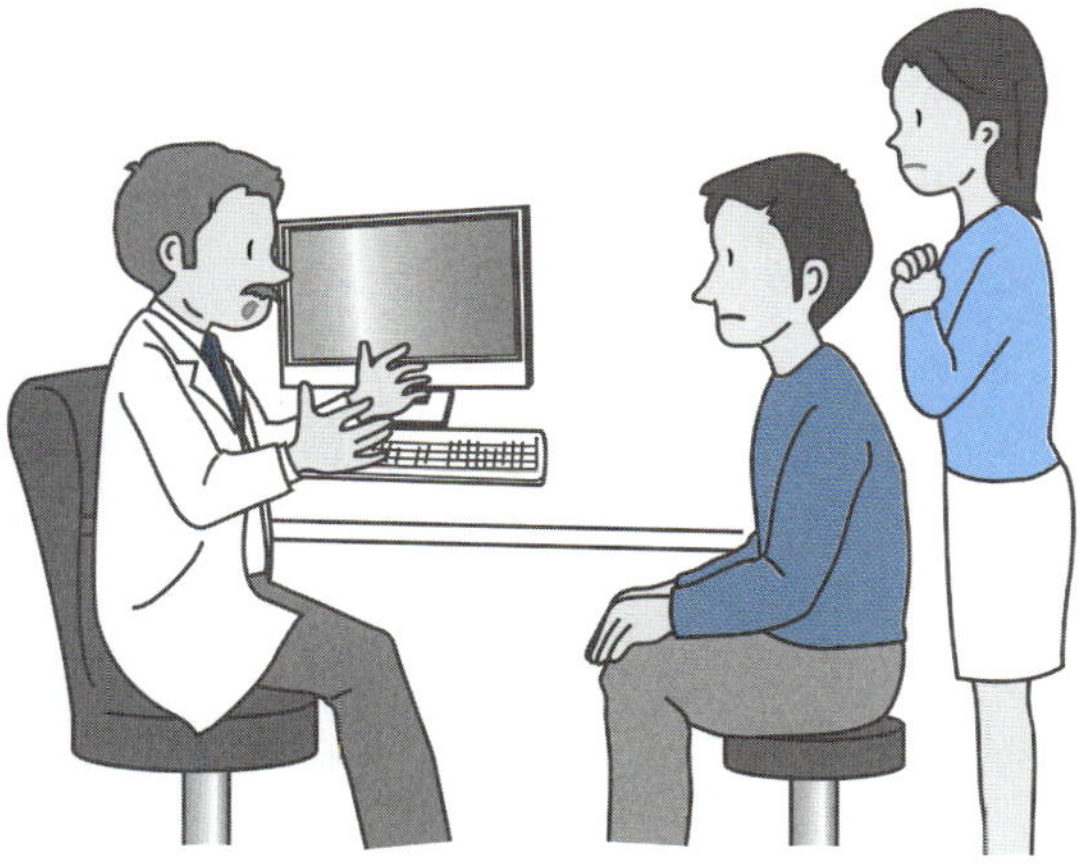

がんを防ぐための12カ条

1. **バランスのとれた栄養をとる。**
2. **毎日、変化のある食生活を。**
3. **食べすぎを避け、脂肪は控えめに。**
4. **お酒はほどほどに。**
5. **タバコは吸わないようにする。**
6. **食べ物から適量のビタミンと十分な食物繊維をとる。**
7. **塩辛いものは少なめに、あまり熱いものは冷ましてから。**
8. **焦げた部分は避ける。**
9. **カビの生えたものに注意する。**
10. **日光に当たりすぎない。**
11. **適度な運動をする。**
12. **体を清潔にする。**

食《しょく》道《どう》がん

食道がんは、胃がんや大腸がんに比べると少ない病気ですが、進行が早く、手術不能のがんが多いので、早期発見、早期治療が大きな決め手になります。

食道がんは、先進諸国のなかでは日本に目立って多く、現在でも増加する傾向があります。50～70代に特に多く、平均年齢は65才前後、女性よりも男性に4～6倍も多く発生しています。

食道がん特有の症状はありませんが、初期には食後に胸にしみる感じがあることが多く、このような症状がある人は早く精密検査を受けるようにしましょう。

原因・症状

すべてのがんに共通することですが、明らかな原因はわかっていません。しかし、統計資料によれば、強いアルコール飲料を連用したり、熱い飲食物が好きな人、喫煙者に発生する頻度が高くなっています。

特に男性に食道がんが多い理由として、アルコール飲料の多飲と喫煙の影響が最も大きいと指摘している研究者が多いようです。さらに、咽頭《いんとう》がん、喉頭《こうとう》がんなどの頭頸部《とうけいぶ》がんとの合併や、胃切除後に食道がんの発生が多いことが、研究でわかってきました。

アルコール類や熱い飲食物は食道粘膜を刺激して炎症を起こしたり、粘膜がはがれやすくなり、このような障害が繰り返されていると、食道粘膜が変性を起こしてがん化するものと思われます。

がんの発生する場所によって症状も多少、異なりますが、食道がんの症状として最も多いのは、食事の際に胸につかえるような感じがあることです。初めは固形物がときどきつかえる感じがある程度ですが、徐々につかえる感じが多くなり、流動食も通りにくくなっていきます。

また、初期に胸にしみる感じや胸やけがあり、精密検査を行って食道がんが発見されることがありますが、全く無症状のこともあります。

検査・診断

食道がんの診断は、バリウムを飲んで食道造影をするX線検査と、内視鏡検査によってなされます。

X線検査では造影剤の通過状態を観察したり、粘膜やひだのわずかな乱れをとらえて精密検査を行い、早期食道がんを発見します。

内視鏡検査は、食道内を直接肉眼的に観察して、

食道がんの発生しやすい部位

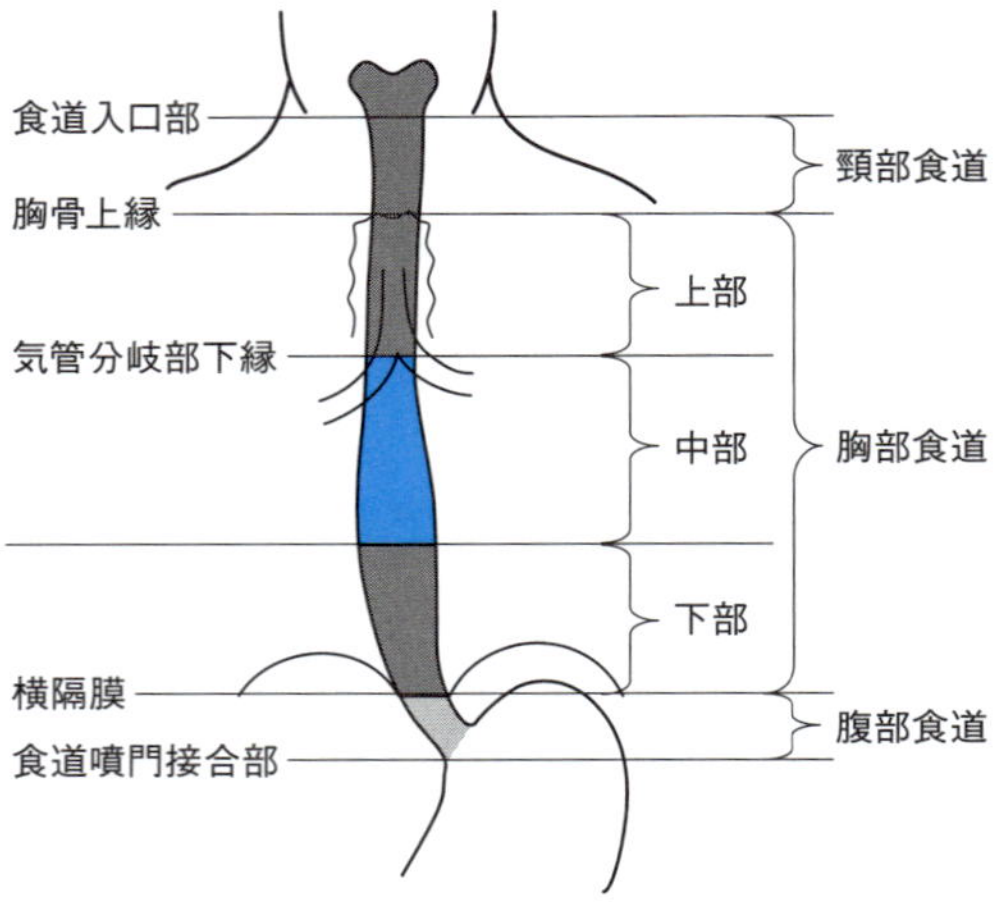

進行食道がん

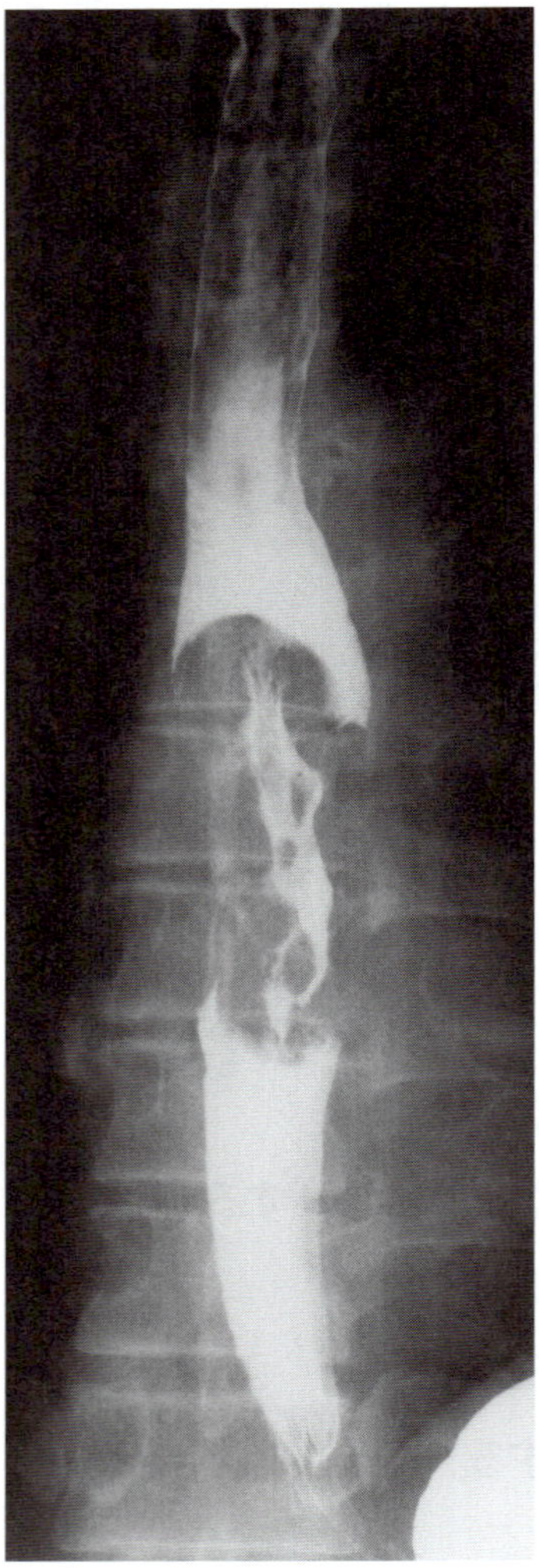

変色していたり凹凸しているところを見つけ、その部位から粘膜の一部を採取して生検《せいけん》し、病理組織標本を作製して確定診断します。

　また、がんの広がりをみるために、食道内視鏡検査を行う際、ヨード剤や人体に無害な色素を散布して染色し、病変部と正常粘膜との境界部をより明瞭に把握する方法なども行われています。

　肉眼で見ただけでは、がんが存在しているかどうかわからないものでも、ヨード剤の染色や画像強調法により早期発見される人がふえています。50才以上の男性では、アルコールの多飲者と喫煙者はリスクが高いので、ぜひ内視鏡検査を受けられるようおすすめします。

　現在用いられている内視鏡はファイバースコープと電子スコープで、いずれも細径で、特に電子スコープはテレビモニターに映し出して診断するため拡大率が高く、微小ながんでも診断が可能で、検査時間も数分以内に終了します。

　そのほか、治療方針を決定するため、内視鏡の先端に超音波検査のビームを装着したスコープでがんの粘膜下への浸潤《しんじゅん》状態を診断することもあります。

　周辺臓器との関係や、ほかの病気との鑑別《かんべつ》のため、X線CTや腹部超音波検査なども併用します。

治療

　今まで食道がんの大部分は外科でとり扱われていましたが、早期発見が可能になって、その治療法は大きく変わってきました。

　原則的には手術によってがん病巣を切除するのが理想であり、また確実な治療法ですが、食道は胸腔の最も内側にあり、気管や大血管、神経などと交わっているので、手術もなかなか大変です。

　幸い、がんの浸潤が粘膜内にとどまって、周辺のリンパ節に全く転移のみられない早期食道がんに対しては、内視鏡観察下で、粘膜下層剥離《はくり》術が行われるようになってきました。（左の写真参照）

　この方法で100％治癒する可能性がありますが、くわしいことは専門医に相談しましょう。

　また、手術の前に放射線照射を行って、がん病巣を縮小させてから手術をする方法のほか、化学療法、温熱療法を併用する方法などが用いられています。

　最近、食道がん治療のガイドラインができましたので、くわしいことは専門医に遠慮なくたずねましょう。

手術後の注意

　手術の場合は、術式によって退院後の注意事項も多少異なるので、主治医から諸注意を受けてください。

　食道を切除したあと、胃を頸部や胸腔内につり上げたり、腸管を移植して食道の代用にしたりしているので、夜間就寝中に胃液や腸液が逆流しやすい欠点があります。

　このような場合、背をやや高くして傾斜をつけて寝るか、右側を下にして臥床《がじょう》するよう心がけましょう。

　また、初めは流動食で吻合部《ふんごうぶ》を十分に慣らしてから、徐々に固形物に戻していきます。

　禁酒、禁煙に努めることが術後の管理では特に必要です。

まちがえやすい病気

　食物が胸にしみたり、つかえたりするような病気には、食道炎（P147参照）、食道憩室《しょくどうけいしつ》（P150参照）、食道アカラシア（P150参照）など良性の病気もあるので、がんと同じような症状があっても、必ずしも悲観することはありません。

　しかし、疑わしい場合には迷わず診断を受けて、早く治療を受けることがなによりも大切です。

（村山公）

内視鏡下の粘膜下層剥離術

写真提供　日本大学病院

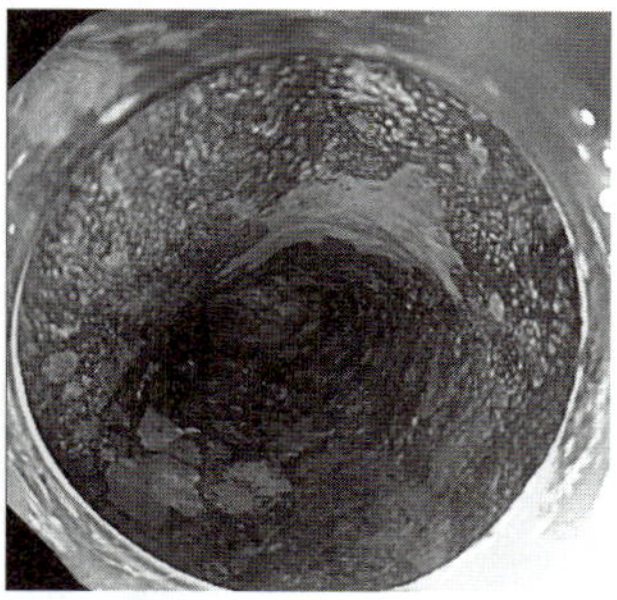

ヨード染色後

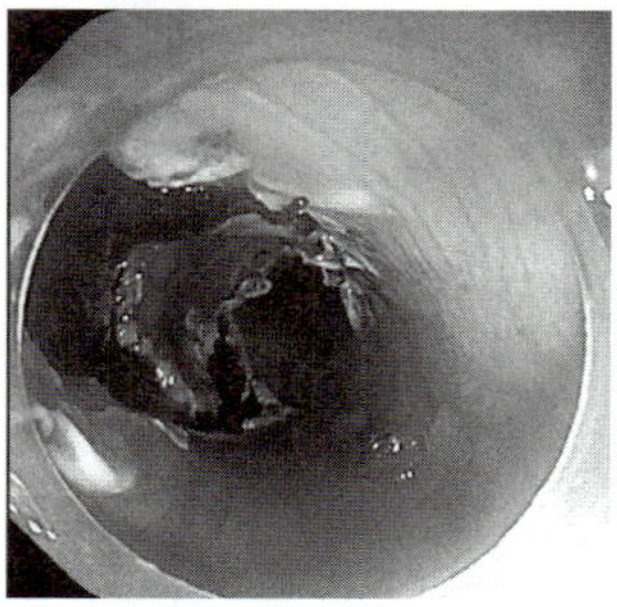

粘膜下層剥離術終了後

胃《い》がん

日本人の胃がんは、集団検診による早期発見率の向上、治療法の進歩、食生活の変化（塩分摂取量の減少）に加え、最近ではヘリコバクター・ピロリ菌の感染率の低下、除菌療法の普及などによって徐々に減り、2000年以降、肺がんにトップの座をゆずって、がんによる死亡率の第2位になりました。

胃がんによる死亡数は年間4～5万人で、全がん死の約10％を占めており、男女ともに最も警戒すべきがんの一つです。

民族性や生活習慣との関連もいろいろと考えられていますが、やはり大切なのは早期発見です。初期に発見できれば、胃がんは100％近く治癒するようになりました。

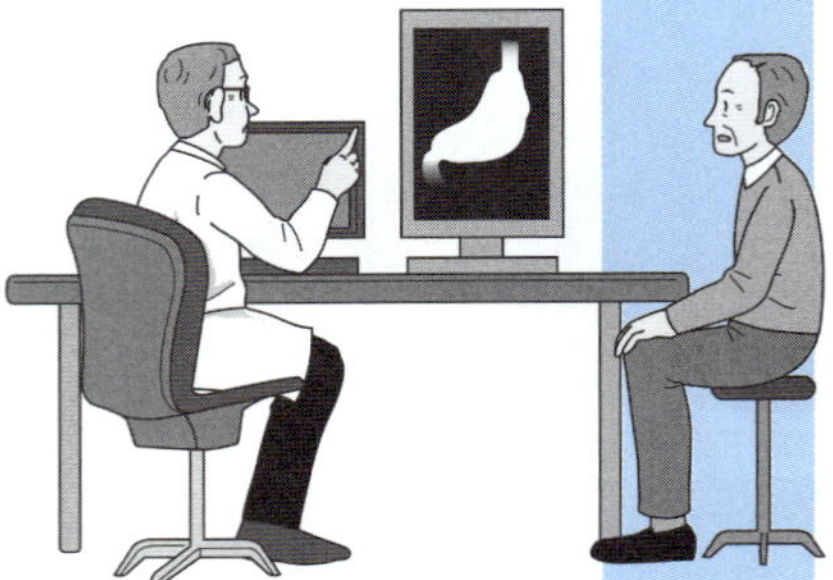

原因・症状

胃がんの発生要因については、以前は疫学的調査から喫煙や食生活が考えられていました。しかし最近では、ヘリコバクター・ピロリ菌の感染をはじめ、遺伝的要因、自己免疫疾患（A型胃炎）、ウイルス感染（EBウイルス）などがあげられています。

初発症状として最も多いのは、みずおちの痛みと胃部膨満感《ぼうまんかん》です。

がんの型によって症状も異なりますが、空腹時の痛みがいちばん多く、そのほかの鈍痛も多くみられます。がんが進行してくれば膨満感を感じますが、それほど進行したがんでなくても、不快感や膨満感が起こることがあり、食後または食事中に、いわゆるもたれる感じがし、食欲がなくなります。しかし、無理に食べれば食べられないことはありません。

がんが進行してくると、吐きけ、嘔吐《おうと》、胸やけ、ゲップ、下痢、便秘、全身倦怠感、食欲不振、体重減少などの諸症状がしだいに強くあらわれるようになります。なかには吐血、下血、嚥下《えんげ》障害（飲み込むのが困難）、背痛、貧血、胸痛などを伴う場合も出てきます。

しかし、胃がんの症状と経過には個人差が大きく、発病してから症状があらわれるまでに数年を経過したと思われるものから、急に悪くなるもの、あるいはほとんど症状がないままに進行していくものなどさまざまです。

また、症状がある場合でも一定せず、いろいろな症状が出てくるので、いつからそうした症状が始まったのか、自覚できにくいものです。もともと胃の弱い人は「またか」と思い、胃の丈夫な人は「そのうち治るだろう」と放置することが多く、これが早期発見を遅らせる一因となっています。

先にあげたような症状があって、食欲の衰えが目立つようになり、肉類や脂肪分といったしつこいものがきらいになるなど、食べ物の好みにも変化があらわれてきたら病院で検査を受けましょう。

また、とりたてて自覚症状のない人でも、年に一度は胃がんの検診を受けることが大切です。早く見つかれば、胃がんは、がんのなかでは比較的治しやすい部類に入るのですから、機を逸しないことがなにより重要です。

治療

できるだけ早期に発見し、早期に手術をするのが原則です。

手術は、胃を部分的に切除する方法と、胃を全部摘出する方法とがあります。また最近では、腹《ふく》腔鏡下《くうきょうか》で、胃を部分的に切除する方法、小さい早期胃がんには、内視鏡で観察しながら、粘膜を切除する方法も多く行われるようになっています。

そのほか、全身の病気などがあって手術が不可能な場合は、抗腫瘍《しゅよう》剤の内服や注射をすることがあります。

胃がん治療のガイドラインが、ホームページで一般にも公開されています。参考にしてみるのもよいでしょう。

〈アドレス〉http://www.jgca.jp/guideline/

手術後の注意

胃切除術を行ったあとは、通常2週間で手術創は治り、かゆ食か、やわらかい米飯が食べられるようになります。したがって、この時期には退院も可能ですが、体力の回復は十分でないので、手術後せめて3週間くらいは入院しているようにします。

胃をすべて切除した場合は、退院はさらに1週間遅れます。

腹腔鏡下の胃の手術

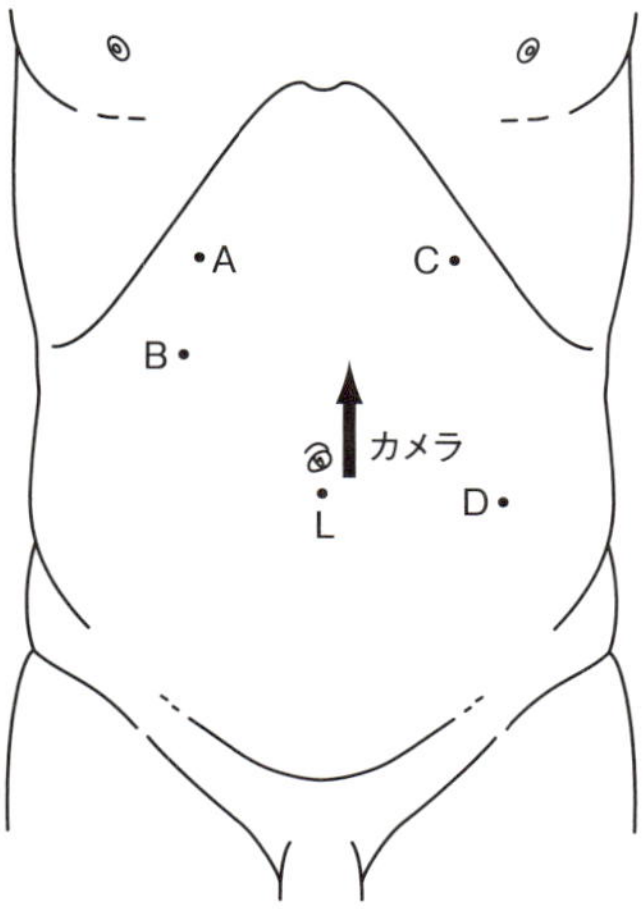

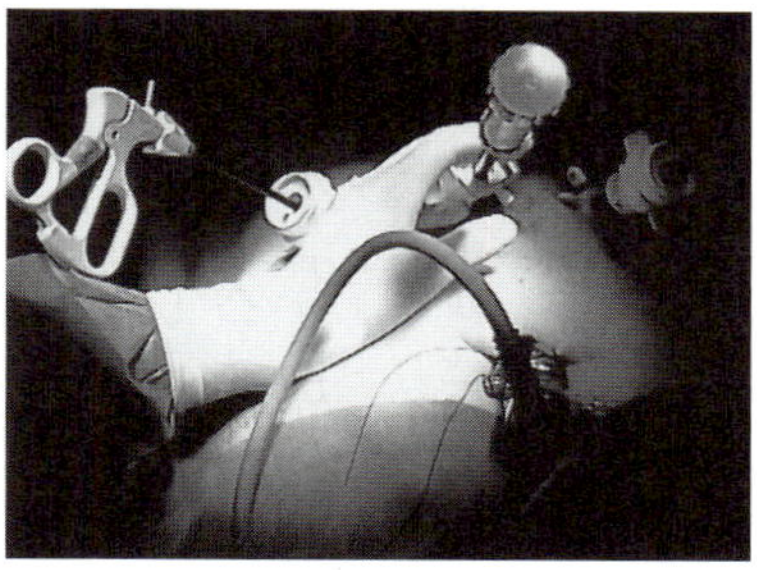

就業は退院後1〜2カ月でできますが、手術後5年くらいは月に1回の診察を受けて、健康の管理と経過の観察をしてもらいます。さらにその後も年に2〜3回、定期的に診察を受けるようにします。

●手術後の食事

手術直後は、消化管の吻合部《ふんごうぶ》（手術でつなぎ合わせた部分）が十分にくっつくのを助けるために絶食します。吻合部周辺のはれがひいてくるころから、流動食→半流動食→かゆ食→軟食→軟常食というように、少しずつ普通食に戻していきます。

その間の栄養分は点滴注射で補い、できるだけ胃の負担を軽くします。

手術で胃が小さくなっているので、初めのうちは食べるとすぐにおなかがいっぱいになります。また、消化しにくいため、一時的に下痢をしやすくなります。したがって、食物繊維の多いもの、冷たいもの、量の多い食事はできるだけ避け、量は少なくしてもカロリーが高く、良質のたんぱく質に富んだ食物を選ぶようにします（胃切除後症候群の項P170参照）。

手術後、牛乳を飲むと下痢をする人がいますが、これは乳糖の消化がうまくいかないためで、そのような人は牛乳は当分飲まないほうがいいでしょう。

豆類、いも類、コンニャクなど、腸に入って量がふえる食品は腸閉塞《へいそく》の誘因になるので、大量に食べないようにします。

手術後間もないときは、1日5〜6回の食事が必要ですが、2〜3カ月後にはしだいに1日3回の食事にして、体を慣らしていくことが必要となります。

胃切除の方法

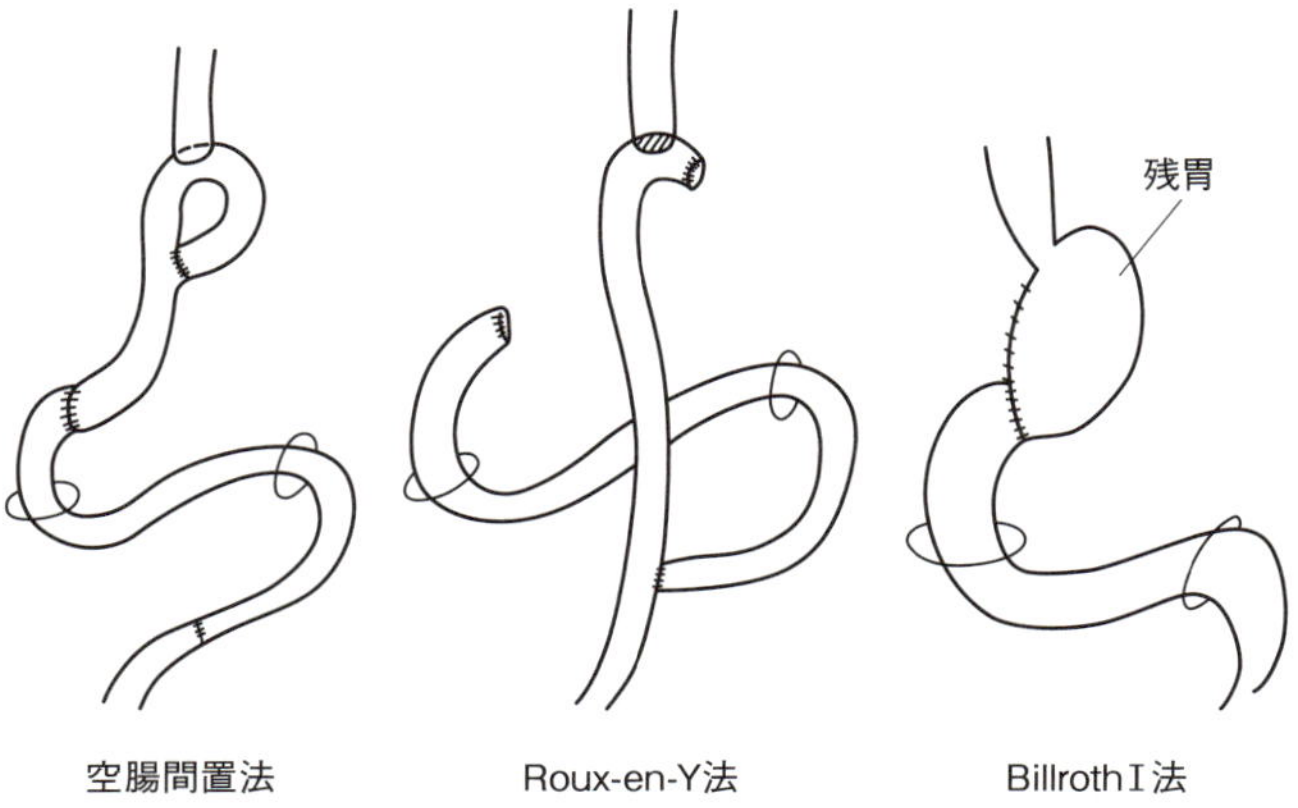

まちがえやすい病気

症状が最もよく似ていてまちがえやすいのは、慢性胃炎（P157参照）です。胃潰瘍《かいよう》（P160参照）もまちがえやすい病気の一つですが、必ずしも痛みがあるのが胃潰瘍で、痛くないのが胃がんともいえません。

胃がんと、こうした病気とをはっきり区別するためには、やはり専門医による精密検査が必要です。

（村山公）

大《だい》腸《ちょう》がん（結《けっ》腸《ちょう》がん・直《ちょく》腸《ちょう》がん）

大腸がんは、全長1.5ｍの大腸の大部分を占める結腸にできる「結腸がん」と、肛門に近い直腸にできる「直腸がん」に大きく分類できます。

大腸がんは日本人には比較的少ないとされてきましたが、食生活の変化やストレス社会の影響もあり、年々増加。国立がん研究センターのデータでは、２０１６年には年間14.7万人が大腸がんになり、この数は全がん中の1位ではないかと予測されています。その内訳は男性が8.47万人で第5位（1位は前立腺がん）、女性が6.25万人で第２位（同・乳がん）です。

大腸がんは発生細胞でみると「腺がん」であり、組織のタイプとしては「高分化型」がほとんどです。腺がん治療の第一選択は切除です。こういった特徴から、大腸がんは「比較的おとなしく、治りのよいがん」とされています。早期に発見できれば、がんの病変そのものをとり切ることができ、治癒率は90％以上です。ただし発見が遅れ肝臓や肺に転移していると、生存率も低くなります。

きちんと治すためには早期発見が重要ですが、早期の大腸がんには自覚症状がないため、自分で見つけるのは困難です。40才を過ぎたら大腸内視鏡検査を一度受けるか、年に1回は便潜血検査を受けましょう。早期の大腸がんは転移も少なく、術後の経過も良好です。

大腸がんが発生する部位と割合

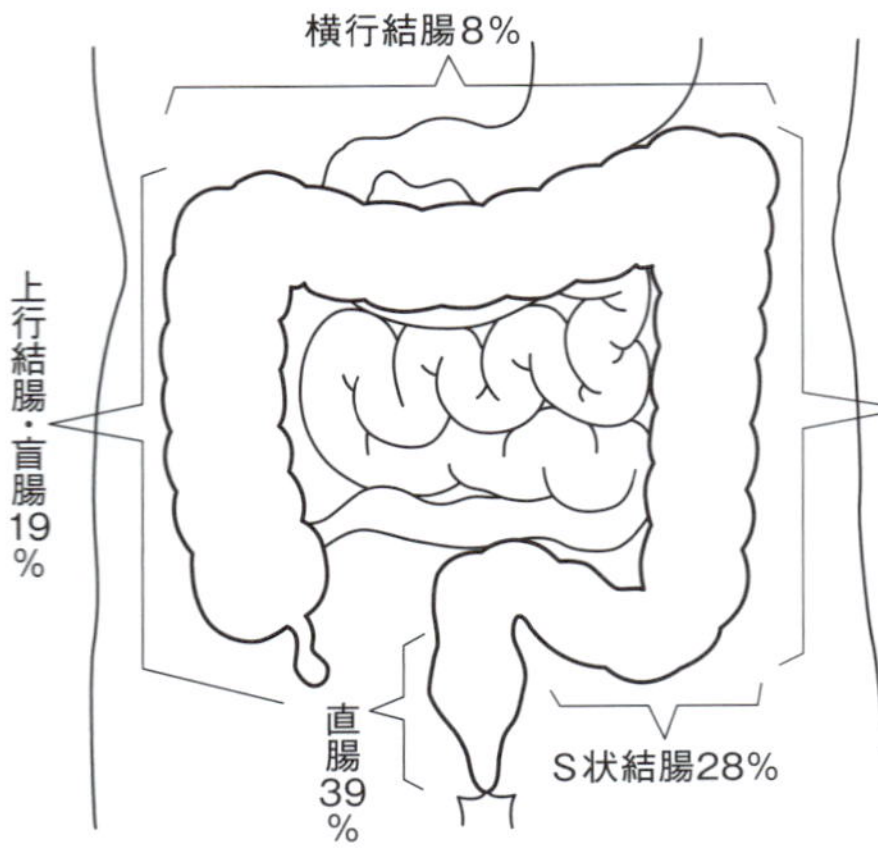

原因・症状

日本人の食生活が和食から高たんぱく・高脂肪の欧米型の食事に変わったことが、大腸がんの増加に影響しているとされます。精神的なストレスも腸の働きに影響し、病気のリスクを高めます。

予防にはビタミン、カルシウムが豊富な食事や、適度な運動も効果が認められています。

大腸がんの代表的な症状は出血、便通異常、腸閉塞《へいそく》です。そのあらわれ方は、がんの発生部位と進行度によって異なるので、結腸がんと直腸がんでは異なります

結《けっ》腸《ちょう》がん

結腸がんは男性の大腸がんの62％、女性なら同75％を占めるがんです。結腸のなかでは、S状結腸が最もがんを発症しやすい部位です。

上行結腸のがん症状では貧血がよくみられます。血液検査でヘモグロビン値が半分以下になり、くわしく調べたら大腸がんが見つかったというケースが少なくありません。おなかをさわると、クリッとしたしこりにふれることもあります。

上行結腸や横行結腸でがんが発生し出血しても、肛門から出るときに便に血がまじっているかどうかを肉眼で見ることはできません。小腸から入ってきた便はこの段階では液状のため通過障害が起こりにくく、液便が通らなくなった場合でも出血ではなく、腸閉塞の症状（腹痛、腹満、嘔気《おうき》、嘔吐など）があらわれるからです。このため、上行結腸や横行結腸のがんは発見が遅れやすいとされています。

一方、便が形になる下行結腸やS状結腸でがんが発生し出血すると、粘血便が多くなります。下痢と便秘を繰り返したり便が細くなったりする便通異常や、腸閉塞（P198参照）も起こります。

このため下行結腸やS状結腸のがんは、上行結腸や横行結腸のがんと比較して症状が出やすいとされています。

直《ちょく》腸《ちょう》がん

直腸は排便に備えて便がためられる部分で、便に含まれる発がん物質にさらされる時間が長いた

め、がん化するリスクも高くなります。直腸がんの特徴的な症状は血性便です。約70％の人にみられます。結腸がんでは血がまじった黒っぽい便が出ますが、直腸がんではより鮮血の色に近くなります。また血液だけでなく粘液の排出もあり、トマトケチャップのような粘血便となります。

　これらの出血症状は痔《じ》の出血とまちがえやすいので、痔持ちの人には注意が必要です。直腸がんの出血と痔の出血は、次のように違います。

・肛門痛がなく、便のまわりに血が繰り返しつくようになったら要注意。痔でも、切れ痔の場合に便のまわりに血がつくことはありますが、肛門痛を伴うのが通常だからです。

・直腸がんの出血は、じわじわと少しずつ出つづけます。痔（特にいぼ痔）の出血はポタポタ、あるいはシューと鮮血が出ます。

・2～3カ月間継続する肛門出血に残便感を伴うときは、直腸がんを強く疑います。

治療

●結腸がん

　現在、早期の大腸がんは、体への負担が少ない内視鏡でがんを切除する手術法が第一選択です。EMRと呼ばれる以前からの手法は、その対象が粘膜内あるいは粘膜下層のごく浅いレベルでとどまり、2cmまでの大きさの病変でした。

　しかし、現在は、これより広範囲の大きな病変も切除できるESDと呼ばれる手法を行う医療機関もふえてきました。

　腫瘍《しゅよう》が大きい場合や、進行がんには、腹腔鏡《ふくくうきょう》手術が適応になります。体への負担が少ない低侵襲《しんしゅう》の医療が主流で、先端技術が普及しています。ただし、浸潤《しんじゅん》がさらに進んだ進行がんや早期がんでも条件によっては、おなかにメスを入れる開腹手術が必要になります。

●直腸がん

　直腸がんの手術は、結腸がんより複雑でむずかしいとされます。周囲にある他の臓器や自律神経を傷つけないように配慮しながら、肛門側に余裕をもって切除するという課題があるからです。こういった問題をカバーするため、新しい手法や器具などが開発されています。

　直腸がんでも、早期の場合や浸潤が軽度な場合には内視鏡的粘膜切除術が可能です。また病変が肛門に近い場合は、経肛門的内視鏡下マイクロサージェリーという手術を行います。これらの術式は、病変が局所切除のみでとり切れると診断した早期がんに対応します。進行がんは開腹して病変を切除し、リンパ節の郭清《かくせい》（徹底的にとり除くこと）をします。この場合も、可能な限り機能を温存する手法が開発されています。

　直腸がんというと「人工肛門の造設」というイメージがありますが、現在は可能な限り肛門を残す方向にあり、下部直腸がんの手術の多くは肛門を温存する手術になっています。具体的には、肛門を締める内側の括約筋である内肛門括約筋を切除して、残りの結腸と肛門を縫い合わせる括約筋間直腸切除術（ISR）などの手術です。こういった手術でも腹腔鏡による低侵襲な手術が適応となる場合がふえています。ただし、再発の可能性が高い場合や人工肛門にしたほうが生活しやすい場合は、造設します。

　大腸がんに効果のある抗がん剤も開発されており、術前、術中、術後に使われます。放射線療法も、直腸がんの再発予防に有効です。

手術後の注意

　開腹手術をすると、癒着《ゆちゃく》が起こりがちです。また、癒着による腸閉塞（イレウス）に悩まされることもあります。こういった事態は、術後早く床から起き上がり、体を動かすことで避けられます。

　人工肛門を設置した場合、慣れないうちは便(特に下痢）の処理が面倒ですが、慣れてくれば1日1回の排便、週に2～3回の人工肛門装具の交換ですむようになります。最近の人工肛門装具は高機能で使いやすくなっているので、問題なく社会復帰できます。

　大腸がんの再発は、術後の定期検査を怠らずに受ければ、80％以上は2年以内に発見でき、このくらいのうちなら十分に切除が可能です。肝臓や肺への転移も早いうちに発見し、数が少なければ切除術が行えます。定期的に全身の精査を受けることが大切です。

まちがえやすい病気

　結腸がんは腹痛、下痢などの症状から、慢性腸炎（P179参照）、潰瘍《かいよう》性大腸炎（P185参照）などとまちがえられることがあります。直腸がんは、肛門からの出血で、痔（P232参照）とまちがえられることが多くみられます。

（佐原力三郎）

肝《かん》臓《ぞう》がん

肝臓がんは、世界ではがんのなかで死因の第2位ですが、日本では2013年の統計（主要部位別がん年齢調整死亡率。人口10万対）では第5位です。男性に圧倒的に多く、死亡者数、患者数とも女性の2倍以上です。

肝がんは他の消化器系のがんと異なり、多くの場合、背景に肝疾患があります。そのため、肝がんでは、がんが小さくても背景の肝疾患の状態により治療の選択肢が制限されることがあります。

治療法としては外科的治療、ラジオ波焼灼《しょうしゃく》療法、肝動脈化学塞栓《そくせん》術などが主な治療法です。このような治療法が行えない場合に化学療法や分子標的治療（がん細胞の特徴を認識し、がん細胞の増殖にかかわる特定の分子だけを標的にして攻撃するもの）などの治療が行われます。

肝がんに対する肝移植も、適応症例の基準を満たせば保険適用で可能です。さらに、適応条件が厳しい高額な先進医療ですが、放射線療法の陽子線や重粒子線治療なども行われるようになってきました。

原因・症状

肝臓がんには、肝臓に発生した原発性肝がんと、他臓器にできたがんが転移した転移性肝がんがあります。原発性肝がんの95%は肝細胞からできる肝細胞がんです。ほかに、肝臓の中の胆管細胞に発生した胆管細胞がんがありますが、一般に肝臓がんといえば肝細胞がんをさします。

肝細胞がんの原因は約80%が肝炎ウイルスで、B型肝炎が約15%、C型肝炎が約65%です。

非ウイルス性肝がんの原因の半数はアルコールが原因の肝がんですが、脂肪肝から発症する肝がんも増加傾向にあります。そのほか、糖尿病と肝がんの関連も指摘されています。

がんが発生しても特別な症状はみられません。

検査・治療

慢性肝炎や肝硬変があればもちろんですが、健康診断などで肝機能検査に異常が見つかった場合も、定期的に肝臓の状態をチェックし、特に腹部超音波検査を受けてがんの早期発見に努めましょう。

肝がんは腫瘍《しゅよう》マーカーと画像検査で診断することができます。画像診断法としては、腹部超音波検査が一般的ですが、腹部超音波検査で肝がんがはっきりしない場合や腫瘍があっても肝がんと診断できない場合には腹部CT検査やMRI検査を行うことがあります。

肝がんの治療法は、画像検査で判明したがんの個数、大きさ、肝機能の程度を考え合わせて選択します。基準とされるのは、日本肝臓学会の肝癌診療ガイドラインの治療アルゴリズムにのっとった治療法です。

●肝切除療法

肝切除療法は、肝細胞がんの治療法の第一選択ですが、肝臓の予備能によって適応は限定されます。

●ラジオ波焼灼療法（RFA）

超音波やCT画像を見ながら、細い針を肝がんに刺して高周波を使って熱を発生させ、がんを焼き切る治療法です。最大の特徴は、肝臓を切除しないため、肝機能が悪い場合や高齢者にも治療が可能なことです。安全性も高く、治療成績も切除術とほとんど変わらないとされています。

●肝動脈化学塞栓療法（TACE）

動脈にカテーテルを挿入して肝臓の動脈まで進め、肝がんに栄養を供給している動脈（栄養血管）に抗がん剤とともに塞栓物質を流し込み、がん細胞への栄養補給路を断つ治療法です。

この治療法は患者さんの負担が少ないのですが、肝切除療法やラジオ波焼灼療法と比べて再発率が高く、繰り返し行うことが必要なことが多くなります。

肝動注化学療法という治療法もあります。カテーテルを肝動脈に長期的に留置し、抗がん剤を定期的に流し込む方法です。経口薬による化学療法と異なり、肝臓だけに抗がん剤が届くので副作用が出にくいのが利点ですが、根治治療ではありません。切除術前にがんを縮小させたり、肝臓の予備能力が大きく低下した症例に行うなど、適応は限られます。

●化学療法

肝臓の外にまでがんが転移している場合は、抗がん剤による治療が第一選択です。細胞分裂の過程に直接作用する抗がん剤はがん細胞だけではなく、正常細胞も傷害するため重篤な副作用が多いなどの欠点がありました。

●分子標的治療

がん細胞の増殖、浸潤《しんじゅん》、転移にかかわる分子を標的として、がん細胞の増殖を抑制することを目的に開発された分子標的薬を用いた治療です。分子標的薬は腫瘍の縮小効果は期待できませんが生存期間の延長が期待されます。つまり分子標的薬はがんを不変の状態にして延命効果がもたらされる治療法と考えられます。

●放射線療法

放射線療法は、門脈腫瘍感染併発例、切除不能例、他臓器転移例、他疾患の合併例などを対象に行われます。X線治療、陽子線、炭素線を使った粒子線治療があり、粒子線治療による効果が注目されています。ただ、報告数が少ないために標準治療とはなっておらず、高額の自己負担を要する先進医療です。

●肝移植

肝移植は、肝臓をがんと、その素地となっている硬変部分ともそっくり正常な肝臓ととりかえることができるので、成功すれば再発率が低く、予後も期待できます。

肝障害度が中等度で、腫瘍数3個以下、最大直径3～5㎝以下であれば、生体肝移植が保険適用ででき、多くの施設で肝移植後の5年生存率80％、再発率10％以下が達成されています。

●転移性肝がんの治療

転移性肝がんは、元の臓器のがんの治療がきちんと行われたかどうかによって、治療法の選択や効果が違ってきます。元のがんの治療がきちんとできていれば、肝切除療法や化学療法を行う場合があります。

肝がんの治療はさまざまな方法があります。また肝がんは慢性肝疾患を背景に発生しているので、治療法の選択肢は、肝がんの大きさ、発生部位、背景肝疾患の状態によって限定される場合が多いのが現状です。必ず肝臓病専門医と十分に相談のうえ、治療法のメリット、デメリットを理解することが最も大切です。

（鈴木壱知）

肝細胞がんの状態・肝障害度と治療

参考資料：日本肝臓学会編「科学的根拠に基づく肝癌診療ガイドライン2013年版」

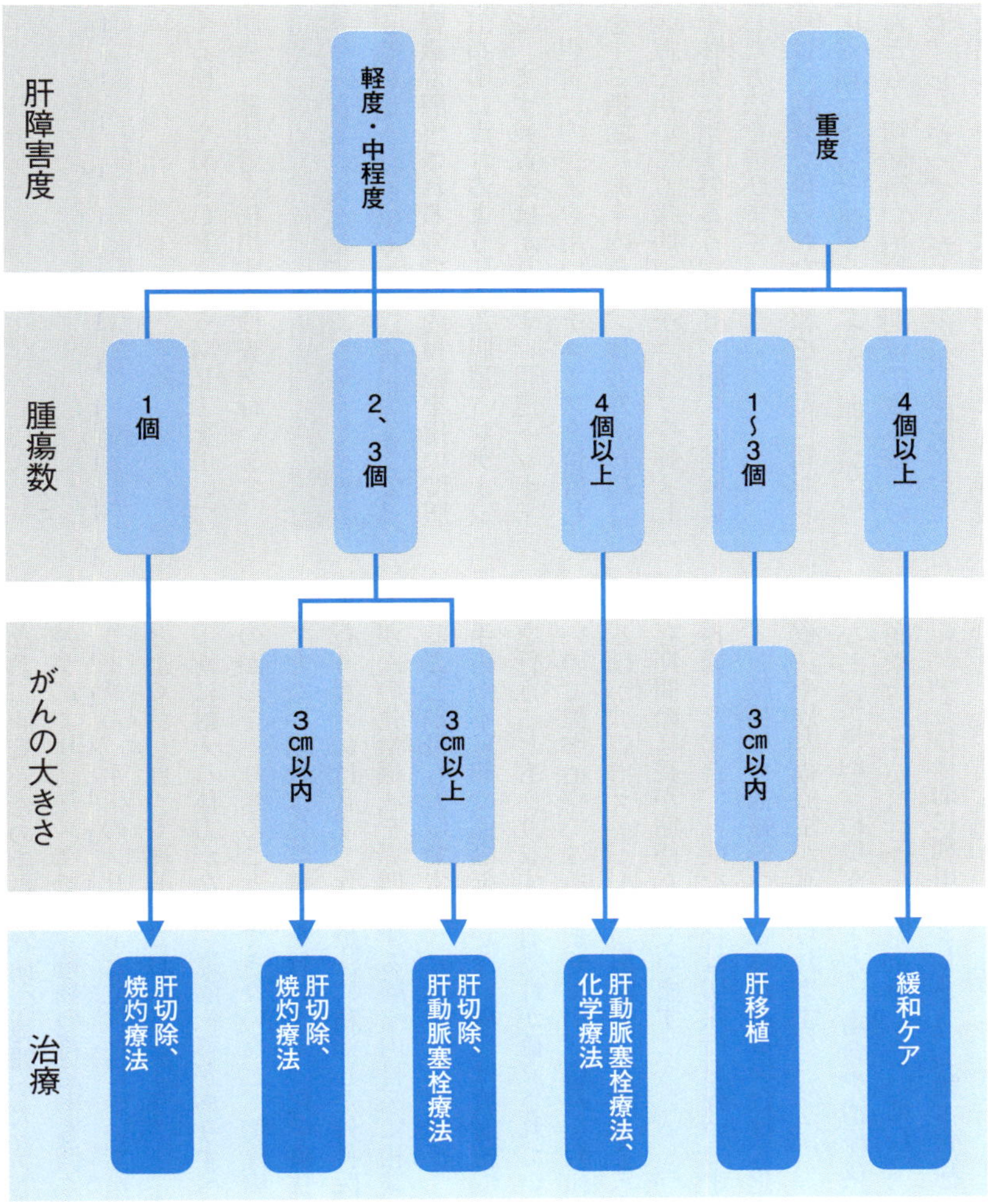

胆《たん》嚢《のう》がん・胆《たん》管《かん》がん

胆嚢は肝臓の下にあり、肝臓でつくられた胆汁という消化液をためておく臓器です。肝臓でつくられた胆汁は胆管を通って胆嚢へいったんためられ、食事をすると胆嚢は収縮し胆汁を排出し、胆汁は総胆管を通って十二指腸に流れ込みます。この胆嚢と胆管、総胆管を合わせて胆道といい、この胆道に発生したがんを胆道がんと呼びます。

胆嚢、胆管がんの罹患《りかん》率は男女ともがん全体の3%です。国際的にみると日本人は高い傾向で、1980年代後半までは増加傾向でしたが、近年は減少傾向にあります。

症状

初期は無症状です。がんが大きくなって胆汁の流れが悪くなると黄疸《おうだん》が出現します。

検査

血液検査で胆道系酵素（ALPやγ《ガンマ》-GTP）の上昇がみられたり、黄疸がみられた場合には腹部超音波検査などの腹部画像診断を行います。胆嚢がんの場合にはさらに診断を確定するために造影CT検査が行われます。

胆管がんや総胆管がんでは腫瘍《しゅよう》の部位を確定し、治療に結びつけるために内視鏡的逆行性胆道造影検査という内視鏡を使って直接総胆管や胆管を造影する検査やMRCPというMRIを用いて胆管や胆嚢、総胆管を描出する検査を行います。

治療

黄疸が強い場合は肝臓や腎臓に負担がかかり、肝臓や腎臓が障害されるので、内視鏡を用いて胆汁を十二指腸に流れるようにする胆道ドレナージを行って、まず減黄をはかります。胆道ドレナージには、胆管に内視鏡を用いてチューブを留置して胆汁を十二指腸に流す内ろう、体の外から超音波検査装置を用いて直接胆道にチューブを挿入して胆汁を体外に出す外ろうがあり、胆管の閉塞《へいそく》場所に応じた方法を選びます。

治療法は、検査で得られた情報をもとに判断される臨床病期によって決まりますが、胆嚢がん、胆管がんとも、切除術が治癒を期待できる唯一の治療です。したがって、がんの広がりに応じて、胆嚢を摘出し、胆管を切除するだけでなく、肝臓や膵臓まで切除することもあります。

なお、胆管がんの手術は、切除範囲が大きく、他のがんより高リスクです。術後の再発率も低くありません。手術のメリットと危険性について医師とよく話し合って理解しておきましょう。

手術に耐える体力がない、遠隔転移がありすべてのがんをとりきることができないなど、切除術ができない場合は化学療法を行います。化学療法を行う場合には必ず、化学療法に精通した外科医やがんの化学療法を専門とする腫瘍内科医に相談することが最も大切です。

手術が不可能で遠隔転移がない場合は放射線療法を行うこともあります。有効性が確立されていないので標準治療ではありませんが、痛みを緩和するほか、胆道ステントの留置期間が延長でき、生存期間の延長が期待されています。

再発した場合、可能な場合は切除術を行いますが、腹膜播種《はしゅ》や他臓器への転移がある場合は、化学療法や放射線療法が試みられます。

なお、積極的な治療ができない場合や治療後、苦痛やつらさから日常生活がむずかしい場合は、緩和ケアを積極的に利用しましょう。（鈴木壱知）

膵《すい》がん

膵臓は胃の裏側の深い場所にあって画像検査でがんを見つけにくく、自覚症状も乏しいため、早期発見がむずかしく、他のがんに比べて予後は不良です。

膵臓がんのリスクは、糖尿病や慢性膵炎、肥満、喫煙、大量の飲酒、家族に膵臓がんの人がいるなどです。

早期発見できれば生存率は確実に上がります。リスクが高い人は定期的に血液検査だけではなく腹部画像検査を受けることが大切です。

症状

膵臓がんの症状は、腹痛、食欲不振、満腹感、背中の痛みなどです。膵臓は血糖値をコントロールするインスリンを分泌しているので、糖尿病が発症することもあります。急に血糖値が上昇した場合や、糖尿病で治療中に血糖値が急に上昇した場合には、腹部超音波検査を受けることが大切です。また、膵頭部には胆汁が流れる総胆管が走っているので、がんができると胆汁の流れが悪くなって黄疸《おうだん》がみられます。

ただ、これらはほかの病気でも起こる症状であり、膵臓がんであっても初期には出にくく、進行しても出てこないことがあります。

検査

上腹部痛や血糖値が急に高くなった場合には、膵臓がんの可能性を疑って検査を受けることが推奨されています。まず、血液検査で肝機能検査を行い、胆道系酵素（ALPやγ-GTPなど）が高値の場合には腹部超音波検査を行います。また、胆道系酵素の上昇がみられない場合にも、膵臓がんが疑われる場合には膵酵素（アミラーゼやリパーゼなど）や膵腫瘍《しゅよう》マーカーの測定を行い、腹部超音波検査を行います。膵臓は体の深い場所にあるため腹部超音波検査で診断がつかない場合には腹部CT検査を行います。

膵臓がんのリスクが高い人は、以上の検査を定期的に行うことで早期発見が期待できます。

膵臓がんが発見された場合にはがんの状態を詳細に把握するために超音波内視鏡検査（EUS）やMRCP（MRIを用いた胆管・膵管造影）やERCP（内視鏡を用いた胆管・膵管造影）を行います。また、どうしても確定診断ができない場合にはEUS（超音波内視鏡検査）を行って観察をしたり、組織を採取して診断を確定する場合もあります。

治療

標準的な治療法は、切除術、化学療法、放射線療法の3つです。治療法の選択は、がんの大きさや広がり、リンパ節や離れた臓器への転移の有無によって決まる病期が基準とされます。がんが膵臓内にとどまっている早期がんでは切除術だけですみますが、膵臓の外に及んだ場合は、化学療法や放射線療法も組み合わせます。

黄疸がある場合はまず黄疸を改善するために、胆汁を十二指腸に流すために狭くなった胆道にチューブを留置したり、体外に排出するためのドレナージを行い黄疸の軽減をはかります。

膵臓がんの手術では腫瘍だけを摘出するのではなく胃や十二指腸、胆管や胆嚢をあわせて摘出する場合があります。手術を受ける場合には医師とどのような手術になるのか確認し、理解することが大切です。

手術ができない進行膵臓がんも、近年、効果的な抗がん剤が複数開発され、治療成績も徐々に向上しています。さらにがんを縮小させる放射線療法を組み合わせる化学放射線療法を行う施設もあります。

初回治療後、再発した場合も、さまざまな抗がん剤を組み合わせることで、一定の延命効果が得られます。また、温熱療法や免疫療法でも良好な治療成績が報告されており、今後の発展が期待されています。

治療後の注意

切除範囲が広い切除術を受けた場合は回復に時間がかかります。食事も消化機能が低下するために、胃や腸に負担をかけない食材や調理法を選び、少量ずつ数回に分けて食べるなどの食べ方にも工夫が必要です。

化学療法や放射線療法も、消化器症状などさまざまな副作用があります。多くは一過性で、症状を抑える薬剤もありますが、症状が強い場合は治療の休止や変更も含めて医師と相談しましょう。

なお、合併症や副作用がつらいからと、寝たきりになってしまうと身体機能が低下して、回復力も低下します。日常の身体活動や筋力トレーニング、有酸素運動などをリハビリテーションとして行うことが大切だとされています。日常生活のなかでできるトレーニングを医師に確認してみましょう。

（鈴木壱知）

肺がん

がんのなかで最も死亡者の多いのが肺がんです。2015年の「最新がん統計」によると、男性の死亡者は5万3208人、女性の死亡者は2万1170人で、男女合わせて実に1年間で7万4000人超もの人が肺がんで死亡していることになります。

胃がんや大腸がん（結腸がん・直腸がん）、肝臓がん、女性では乳がんなども、患者数は多いのですが、残念ながら肺がんは全体としてまだ相対5年生存率が低く、難治がんの一つです。肺がんは早期発見しやすいとはいえませんが、最近ではほぼ100％治る肺がんも見つかるようになっています。職場や自治体での肺がん検診を積極的に受け、気がかりな呼吸器症状があるときは、病気をこわがらずすぐに受診しましょう。

原因・症状

最も重要な原因は喫煙であり、自ら確実に予防できるのが禁煙です。喫煙者は非喫煙者に比べて男性では約4.5倍、女性では約3倍、リスクが増すことがわかっています。しかも、喫煙のこわさは吸っている本人だけでなく、周囲にいる人にも影響を与えることです。喫煙者が周囲に出す煙を吸うことを受動喫煙といいますが、受動喫煙の肺がんリスクは非喫煙の1.19倍になると考えられています。タバコ以外では、大気汚染、アスベスト、ディーゼル排ガス、クロム、コールタール、砒素なども原因になります。

肺がんの種類は、一般に、発生する部位により、肺門型肺がんと肺野型肺がんに分類され、組織型によって小細胞がんと非小細胞がんに分類されます。非小細胞がんはさらにこまかく分類されますが、発生頻度の高いものは、順に腺がん、扁平上《へんぺいじょう》皮《ひ》がん、大細胞がんです。また、最近では上皮成長因子受容体（EGFR）の遺伝子変異の有無によっても分類がいわれています。これらの分類は、がんの特徴を把握し、治療方針を立てるうえで重要な情報となります。

肺門型《はいもんがた》肺がん　肺の入り口にできるがんで、ヘビースモーカーに多く発生します。早い時期からせき、痰《たん》、血痰《けったん》などが出やすく、喀痰《かくたん》細胞診で見つかることがあります。進行して気道が狭くなるとゼーゼー、ヒューヒューという息苦しい呼吸になります。確定診断するためには主に気管支鏡検査が行われます。

肺野型《はいやがた》肺がん　肺の奥のほう、細気管支や肺胞にできる肺がんで、非喫煙者にも発生します。症状が出にくいので、早期発見には単純胸部X線検査やCT検査が必要です。進行して周囲に浸潤《しんじゅん》すると、胸の痛み、食べ物の飲み込みにくさ、声のかすれなどが起こります。確定診断には経気管支肺生検（TBLB）（P320参照）、気管支肺胞洗浄法（BAL）（P320参照）、皮膚の上から針を刺して吸引した細胞を調べる穿刺《せんし》吸引細胞診、X線やCTで確認しながら針を刺して組織を採取して調べる透視下針生検などを行います。

腺がん　唾液腺や胃腺などの腺組織と似た形のがんで、肺がんのなかで最も多いがんです。高分解能ヘリカルCT検査をすると、すりガラスに似た陰影が見つかることがあります。すりガラス陰影すべてががんではありませんが、このすりガラス陰影のみ、あるいはそれに近い影で見つかるがんはごく初期であり、ほぼ100％治癒します。

扁平上皮がん　皮膚や粘膜をおおっている上皮に

肺門型肺がんと肺野型肺がんの特徴

	肺門型肺がん	肺野型肺がん
発生部位	・太い気管支	・細気管支や肺胞
ハイリスクグループ	・ヘビースモーカー	・喫煙に関係なく発症
症状	・比較的早い時期から出るせき、痰、血痰など	・症状が出にくい
スクリーニング検査	・喀痰細胞診	・単純胸部X線検査 ・CT検査
主な確定診断	・気管支鏡検査	・気管支肺胞洗浄法（BAL） ・経気管支肺生検（TBLB） ・穿刺吸引細胞診 ・透視下針生検

似た形のがんで、局所的に広がります。喫煙者に多く、主に肺門部にできますが、肺野部にできることもあります。

大細胞がん　がん細胞が大きく、進行の早いがんで、主に肺野部にできます。なかには小細胞がんと区別がつきにくいタイプもあり、手術によって切除した組織を病理検査して、診断をつけることもあります。

高悪性度神経内分泌がん

（ⅰ）**小細胞がん**　発生部位はほとんどが肺門部で、小さいがん細胞が密集して広がっていきます。増殖の速度が速く、転移しやすいがんです。

（ⅱ）**神経内分泌大細胞がん**　主に肺野部にできる進行の早いがんです。

治療

早期の非小細胞がんでは、一般に手術が行われます。肺は右が三つ、左が二つの肺葉というブロックに分かれているので、いずれかの肺葉にがんが限局している場合は、肺葉切除術といって、その肺葉ごとを切除し、周囲のリンパ節も合わせて切除します。がんの広がりによっては、二つの肺葉や片側の肺全部を切除することもあります。がんが大きい場合やリンパ節など周囲に広がっている場合には、抗がん剤や放射線でがんを小さくしてから、手術を行うこともあります。最近では、がんが小さい場合は、肺葉より小さい範囲の縮小手術も行われるようになっています。切除する範囲が少なければ肺機能の低下は小さくなりますが、再発のリスクはまだはっきりしていません。

また、1cm以内のごく早期の肺門型肺がんには、レーザー光線を使った光線力学的治療（ＰＤＴ）が行われることもあります。

一部の早期がんを除いて手術だけでは再発する可能性があるので、術後に抗がん剤や放射線が使われることがあります。抗がん剤としては、Ⅰ期の一部ではテガフール・ウラシル配合剤、Ⅱ期以上にはシスプラチンあるいはカルボプラチンにパクリタキセル、ドセタキセル、ゲムシタビンなどから1剤を組み合わせた2剤を用いるのが一般的です。ただし、75歳以上の高齢者ではその効果が明らかではありません。

進行した肺がんには、シスプラチンあるいはカルボプラチンにパクリタキセル、ドセタキセル、ゲムシタビンなどから1剤を組み合わせた2剤を基本に抗がん剤治療が行われています。組織型や遺伝子変異、ＰＤ-Ｌ1というタンパクの有無などの状況により、従来の抗がん剤治療と創薬の異なる分子標的治療薬のゲフィチニブ、エルロチニブ、アファチニブ、オシメルチニブ、クリゾチニブ、アレクチニブ、セリチニブ、ベバシズマブ、ラムシルマブ、免疫チェックポイント阻害剤のニボルマブ、ペンブロリズマブが用いられています。

小細胞がんの場合は、抗がん剤や放射線に対する感受性が高いので、これらを組み合わせて治療します。Ⅰ期では手術が行われることもあります。小細胞がんの抗がん剤にはシスプラチンあるいはカルボプラチンに加えてエトポシド、イリノテカン、アムルビシン、シクロホスファミド、ドキソルビシン、ビンクリスチンなどを2剤あるいは3剤組み合わせて用います。

治療後の注意

もともとの体力、肺の切除による呼吸機能低下、年齢、治療の内容と期間などにより回復は異なりますが退院後、身の回りのことができるようになったら、体力と呼吸機能アップのためにラジオ体操などの体操と散歩を始め、習慣にしましょう。

術後の定期検診の間隔は病状と医療機関により異なりますが、3～4カ月間は月に1～2回、その後は3～6カ月に1回程度が多いようです。

まちがえやすい病気

血痰は肺結核（Ｐ322参照）、気管支拡張症（Ｐ316参照）、急性気管支炎（Ｐ310参照）、肺炎（Ｐ318参照）、息苦しさは気管支ぜんそく（Ｐ312参照）、ＣＯＰＤ（Ｐ316参照）などでも起こります。また、せきや痰や声がれはかぜ（Ｐ305参照）でも起こりますが、2週間以上続くときは、呼吸器科を受診しましょう。

（坪井正博）

肺門型肺がんと肺野型肺がん

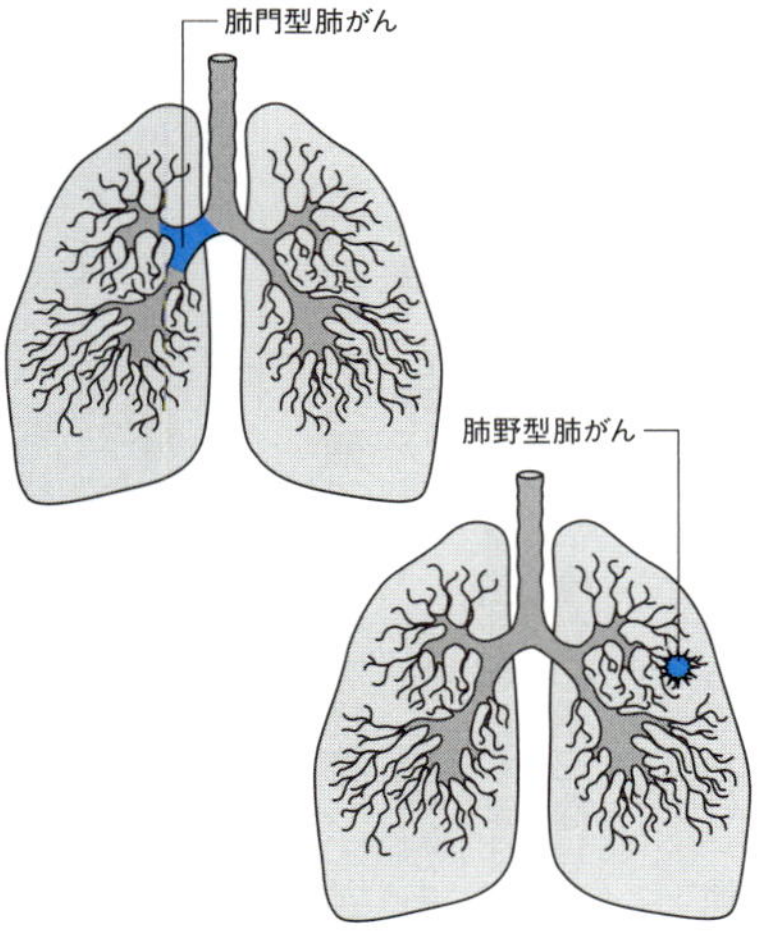

頭《ず》蓋《がい》内《ない》腫《しゅ》瘍《よう》（脳《のう》腫《しゅ》瘍《よう》）

脳の中で異常細胞が増殖する病気を総称して頭蓋内腫瘍（脳腫瘍）と呼びます。良性と悪性があり、進行すると脳を圧迫して障害を起こしますので、良性・悪性にかかわらず治療が必要になります。

良性腫瘍は症状の進行がゆっくりしており、他の部位に転移することもないので、手術で完全に摘出できれば完治します。

悪性腫瘍は急激に増殖し、脳の他の部位へ転移することもあります。手術で腫瘍を完全に摘出できたとしても、再発する可能性がないとはいえません。

脳腫瘍には、できる部位によって次のような種類があります。

症状

腫瘍の種類や発生部位によって症状はさまざまですが、共通して起きる症状もあります。局所の神経症状と頭蓋内圧亢進《こうしん》症状です。

●局所の神経症状

腫瘍が脳神経を圧迫したり浸潤《しんじゅん》したりすることで起きます。手足のしびれ、まひ、歩行障害、視野の異常、言語障害、聴力の低下などが生じ、しだいに悪化していきます。たとえば、左の前頭葉の運動野に腫瘍ができると右半身にまひが起こり、右の前頭葉の運動野にできたときには左半身にまひが起こります。

●頭蓋内圧亢進症状

頭蓋骨で囲まれた頭蓋内で腫瘍が大きくなると、脳を圧迫して頭蓋内圧が上昇します。持続的な頭痛、嘔吐《おうと》、視力障害などの症状があらわれ、一般的な鎮痛剤では緩和されません。進行するにつれて頭痛がはげしくなり、ときにはけいれんや失神を起こすこともあります。

治療

CT検査、MRI検査、脳血管造影、超音波検査などの画像診断を行います。画像検査では5㎜程度の小さな腫瘍まで発見可能です。

治療は外科的治療が第一選択です。最近ではコンピュータ技術を用いた患者に負担のかからない手術法（ニューロナビゲーター）が開発され、治療成績も向上しています。しかし、悪性のものは全部とり除くことがむずかしいことが多く、その場合は化学療法や放射線療法を併用した治療を行います。

化学療法は抗がん剤による薬物治療です。しかし、脳には異物を脳内に侵入させないための血管脳関門があるため、抗がん剤が効きにくいという難点があります。

放射線療法は、ガンマナイフやIMRT（強度変調放射線治療）などの装置を用いて、腫瘍に集中的にγ《ガンマ》線を照射します。脳腫瘍ができている部位が脳の奥深くで、手術が困難な場合にもこれらの治療は有効です。

（高木誠）

代表的な脳腫瘍

●神経膠腫《こうしゅ》（グリオーマ）

悪性脳腫瘍の代表格。脳腫瘍の30%を占め、周囲の脳にしみ込むように急速に広がり、手術で全部摘出することは困難です。腫瘍ができた部位により、運動まひ、言語障害、視野異常などの症状があらわれます。

●髄膜腫《ずいまくしゅ》

最も多い良性腫瘍。脳を包む膜（髄膜）に腫瘍ができます。

●神経鞘腫《しょうしゅ》

ほとんどが良性。脳神経をとり巻くさや（鞘）に腫瘍ができ、大半は聴神経に、残りは三叉神経に発生します。耳鳴り、聴力低下、顔面神経まひなどの症状が特徴です。

●下垂体腺腫

ほとんどが良性。ホルモン中枢である下垂体に生じ、視力低下や視野狭窄、無月経、末端肥大などの症状があらわれます。

●髄芽腫《ずいがしゅ》

最も悪性度が高い腫瘍の一つ。小脳に発生します。小児に発生することが多く、好発年齢は5～14才です。頭痛、嘔吐、転びやすい、手のふるえ、眼球のふるえなどが起きます。かつては死亡率が高かったが、外科的治療に化学療法や放射線療法などを組み合わせた集学的治療の導入により、生存率が高まっています。

●頭蓋咽頭腫《ずがいいんとうしゅ》

胎児のころの組織である頭蓋咽頭管（下垂体になる細胞）が一部残ってしまったために発生する悪性腫瘍。子供に多く、成人にもまれに発生します。ホルモン分泌が減少し、子供の場合は身体の成長や二次性徴に遅れが生じます。（高木誠）

腎《じん》腫《しゅ》瘍《よう》（腎《じん》がん（腎《じん》実《じっ》質《しつ》腫《しゅ》瘍《よう》）・腎《じん》盂《う》腫《しゅ》瘍《よう》・尿《にょう》管《かん》腫《しゅ》瘍《よう》）

腎腫瘍は、腎実質《じんじっしつ》腫瘍と腎盂《じんう》腫瘍とに分けられます。代表的なものは、腎実質の悪性腫瘍である腎がんと、ウィルムス腫瘍（P123「子供のがん」参照）で、前者は40才以降の男性に多く、後者は乳幼児の腹部の腫瘍の大部分を占めます。ごくまれには良性のものもあります。

腎盂の粘膜にできる腎盂腫瘍は、腎腫瘍の10～15％で、やはり40才以降の男性に多く、良性のものから悪性のがんまであります。成人の腎腫瘍の85％は腎細胞がんで、血尿で発見されることがほとんどです。40才以上の人の血尿は、泌尿器科の専門医の診察を受けなければなりません。

腎《じん》がん（腎《じん》実《じっ》質《しつ》腫《しゅ》瘍《よう》）

症状

なんの原因もなく、突然に血尿が出て、数日から数週続いて急に止まり、尿が透明になるというような血尿を繰り返すことが多く、頻尿《ひんにょう》や排尿痛などの苦痛は全くありません。

ごく軽い血尿から、血が固まって出るような強い血尿まであり、後者は尿管に凝血が詰まり、尿管結石（P491参照）と同じような鈍痛や疝痛《せんつう》を起こしたり、膀胱《ぼうこう》内に大きな凝血がたまって尿道口をふさいでしまい、尿閉《にょうへい》になることもあります。

進行してくると、腎臓が大きくなるので触診できるようになり、また鈍い痛みを背側部に感じるようになります。血尿、腎部の腫瘤《しゅりゅう》、腎部の痛みが三大症状といわれます。

以上の症状のほかに、早期に発熱することもあります。多くは微熱ですが、進行の早いものには高熱を出すものもあります。

現在では、健康診断や他の疾患の検査中に、超音波（エコー）検査やCTスキャン、MRIなどの画像検査で、全く無症状の早期の腎がんが発見されることが多くなってきました。腎がんは肺、肝臓、リンパ節、骨に転移しやすく、その場合は転移した臓器に症状が出てきます。

治療

できるだけ早く腎摘除術を受けます。腎臓は脊柱の左右に各1個ずつあり、どちらか一方でも十分にその機能を果たすことができます。術後は正常な生活に戻ることができます。手術療法で根治がむずかしい場合には、放射線療法や、化学療法、薬物療法（免疫療法「インターフェロンなど」、分子標的治療）が追加されることもあります。がんになった部分だけを切除する方法も行われています。

腎腫瘍と尿管腫瘍

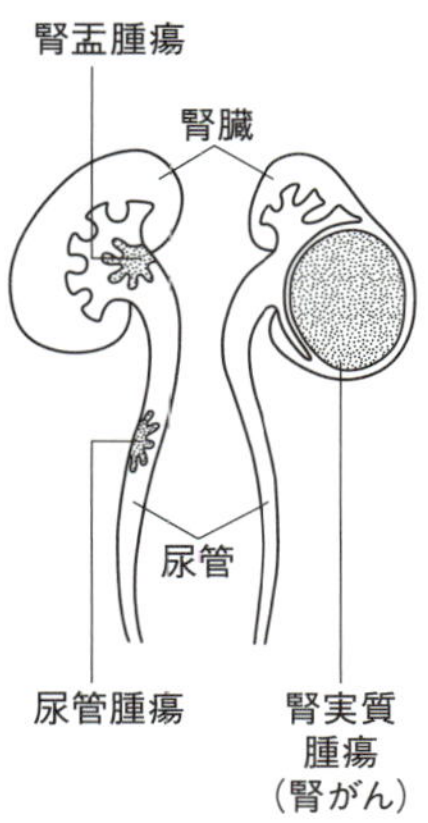

腎《じん》盂《う》腫《しゅ》瘍《よう》・尿《にょう》管《かん》腫《しゅ》瘍《よう》

腎臓でつくられた尿は、腎杯《じんぱい》から腎盂、そして尿管へと流れ、膀胱をへて尿道から排出されます。この腎杯、腎盂、尿管の粘膜部分に発生するのが、腎盂腫瘍と尿管腫瘍です。比較的まれな疾患で50代以上の男性に多く発症します。

症状

血尿と痛みが主な症状です。最初にあらわれるのは、肉眼でわかる血尿です。しかしその血尿が止まり、数日から数カ月間、無症状になることもあります。腫瘍がまわりに広がったり、血のかたまりができて尿の流れを妨げると、腰、わき腹、背中などがはげしく痛みます。

治療

外科治療が主体です。腎臓と腎杯、腎盂は密に接しているので、腫瘍ができている側の腎臓と尿管を全体的に摘出し、膀胱の一部を切除します。腫瘍の状態によっては全摘せずに、部分切除したり、腫瘍をレーザーで破壊する方法をとることもあります。転移がある場合は化学療法が中心となります。この腫瘍を発症した人は膀胱内に再発するリスクが高いので、術後3年以内は定期的に膀胱鏡検査を受けることが重要です。（古堅進亮）

膀《ぼう》胱《こう》がん

尿路の悪性腫瘍《しゅよう》のなかで最も発生率が高いのが膀胱がんです。40才以上の人に多く、3対1の割合で、女性より男性に多くみられます。

膀胱がんのうち、90%は粘膜にできるもので、多発することが多いようです。

粘膜以外の腫瘍には、悪性の肉腫と良性の線維腫などがあります。

症状・原因

70%以上の人に、ほかになんの症状も伴わない血尿がみられます。突然、原因もなく血尿が出て、数日から1～2週間で急に尿が透明になることが多く、これが数カ月の間隔で繰り返して起こります。

また、膀胱炎を併発することがよくあります。腫瘍が膀胱頸《けい》部近くにできる場合は、それによって内尿道口がふさがれてしまうために、排尿の中断などの排尿異常が起こります。頻尿《ひんにょう》、排尿痛のある人もあります。

膀胱がんがなぜできるのか、まだわかっていませんが、喫煙との因果関係も着目されています。膀胱がんの30～50%の人は喫煙習慣があるといわれ、喫煙習慣のない人の4倍の発生率といわれています。

また、特別な化学薬品を扱う人の膀胱にがんができることがあります。膀胱がんは再発の多いがんなので注意が必要です。

治療・手術後の注意

治療の方法は、腫瘍の進行状態によって異なります。膀胱の腫瘍は早期発見、完全除去が大事です。

良性の乳頭腫や小さいがんの場合は、尿道から内視鏡を挿入して、電気で切除する経尿道的電気切除術（ＴＵＲ）を行います。

少し大きい腫瘍の場合は、腫瘍とともに膀胱壁を外科的に切除しますが、最近ではほとんどＴＵＲで処置します。この場合、最初の手術が大切で、早期に発見されたがんの場合、最初の手術で完全に切除されれば完治が期待できます。また、結核ワクチン（ＢＣＧ）の膀胱内注入療法も行われます。非常に大きい腫瘍では、膀胱を全摘して、尿を体の他の部分から出すようにします。

尿を尿道以外から体外に出す方法を尿路変更術といい、この方法には数種類ありますが、状況によってよいものを選択します。

一般に、膀胱がんは膀胱の粘膜に再発しやすいので、腫瘍を切除し、ＢＣＧや抗がん剤の膀胱注入療法を追加することもあります。

手術の不可能な場合は、放射線治療、抗がん剤などの治療を行います。

膀胱がんは再発しやすいがんですから、手術後も、3カ月から半年に1回は膀胱内を検査する必要があります。普通、手術後3年間くらい、確実には8年間の経過観察が必要とされています。

（古堅進亮）

膀胱、前立腺の構造

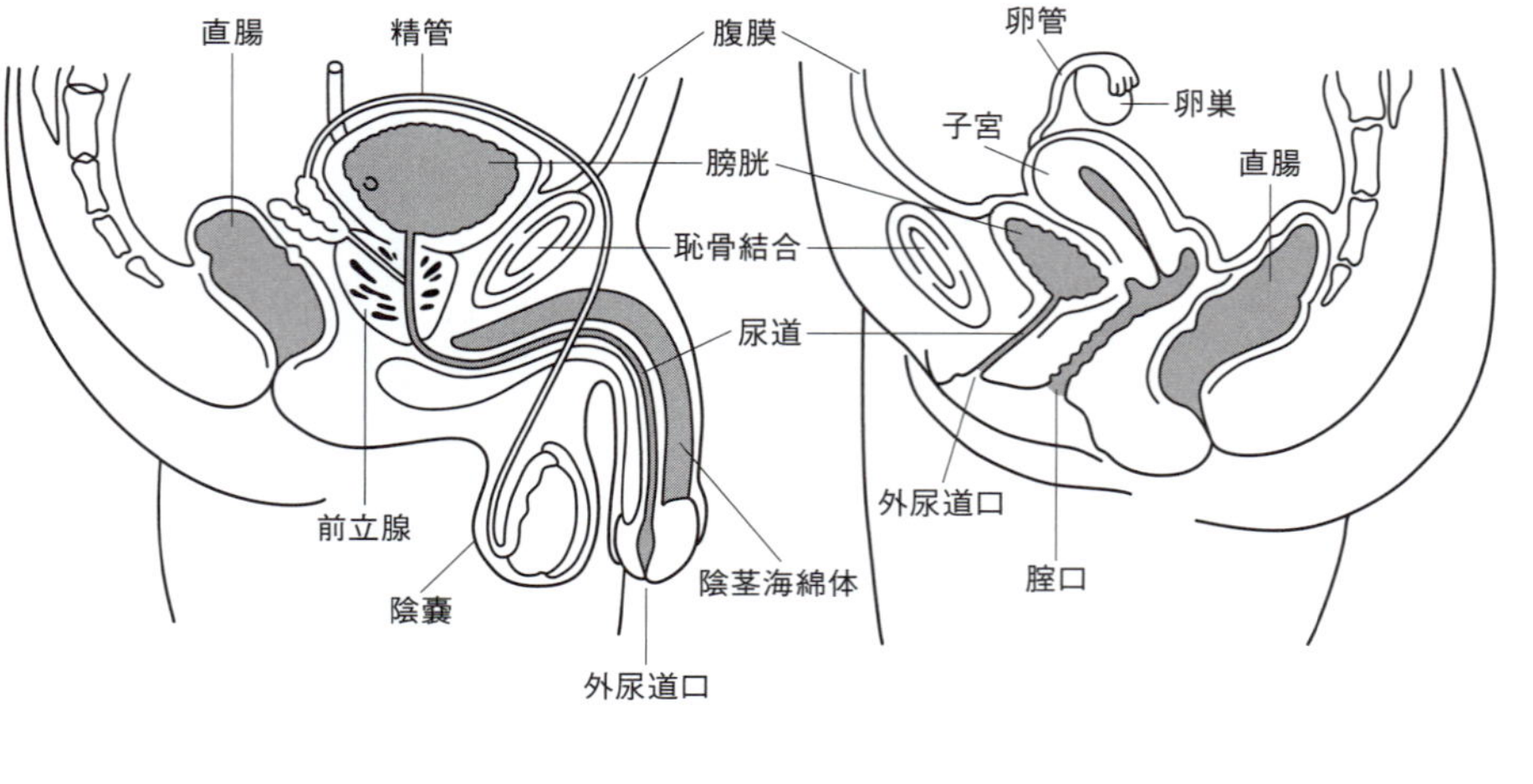

前《ぜん》立《りつ》腺《せん》がん

前立腺がんは、日本人には比較的少ないがんとされてきましたが、最近ふえているがんの一つです。60才以上の高齢者に多いのが特徴で、平均寿命の延びとともに増加傾向を示しています。アメリカでは男性のがんの第1位で、死亡率では肺がんに次いで二番目に多いがんです。日本も今後、アメリカと同じように前立腺がんが多くなってくると考えられます。

初期には自覚症状に乏しいため、早期発見のむずかしいがんですが、治療による延命効果が非常に高いことで知られています。

症状

がんが前立腺の内部だけに限られている初期には全く自覚症状がないので、偶然、検診などのときに直腸内触診や、前立腺がんの腫瘍マーカーであるPSAが高値である場合に発見されるにすぎません。

進行してがんが大きくなると、頻尿、尿が出にくい、尿が細くなる、放尿力減退、尿閉《にょうへい》（尿が出ない）など、前立腺肥大症（P505参照）と似た症状を示します。また、血尿のみられることもありますが、頻度からみると前立腺肥大による血尿のほうが多くなっています。

がんが周囲に広がると、下腹部ないし会陰部《えいんぶ》に不快感、鈍痛、重圧感などを感じます。このほか、リンパ液や血液を介して、骨、肺、肝臓などに転移を起こすと、その転移した場所によってはときに腰痛、坐骨神経痛などの症状が起こり、歩行が困難になることもあります。

しかし、骨に転移していながら全く無症状で、ほかの病気でレントゲンを撮ったときや、貧血や病的骨折などによって初めて発見されることもあります。

治療

前立腺がんは進行度により、ステージA・B・C・Dの4期に分けられます。

ステージAは、いわゆる潜伏がんの状態で、たまたまPSAの検査や前立腺肥大症の手術などで発見される小さなものです。

ステージBは、PSAや超音波（エコー）検査、組織生検などでわかるようになりますが、まだがんが前立腺の中だけにとどまっている状態です。

この段階までなら、前立腺を完全に摘除する根治手術を行って治療するのが一般的です。以前はステージCやステージDの段階で発見されることが多かったのですが、1980年代に腫瘍マーカーであるPSAが開発され、ステージAやステージBの段階でも発見されるようになってきました。

ステージC以上は進行がんであり、必ずしも根治的な治療は期待できません。この場合は抗男性ホルモン療法が非常に効果を示します。具体的には、両側の睾丸《こうがん》を除去する手術や、女性ホルモン剤や抗男性ホルモン剤などを用いて治療する方法があります。

この治療をすると前立腺がんは急速に縮小し、腰痛などの症状も軽くなるなど、劇的な効果があります。また、抗がん剤などを使った治療も行われます。しかし一般的には生命をおびやかすようながんは少ないのが特徴です。

睾丸をとらない方法としては、それと同じホルモン効果のある注射薬（LH・RHアゴニスト）による治療があり、これは月に1回（最近では3カ月や12カ月効果が持続するものもあります）、おなかや肩に皮下注射します。使用後1カ月ほどで、男性ホルモンの量は、睾丸をとった人とほとんど同じになり、症状も軽快し、前立腺がんも小さくなります。

そのほか、放射線療法も行われます。放射線療法には、局所に放射線源を打ち込む方法と、外から照射する方法があります。手術療法、放射線療法、いずれの方法も早期に発見し治療を受けなければ根治は期待できません。早期に発見するためには、50才を過ぎたら、定期的にPSAの検査を受けることが大切です。

また、根治できずに排尿障害がひどい場合には、前立腺の電気切除や放射線療法を行うと、排尿が楽になります。

（古堅進亮）

陰《いん》茎《けい》がん

陰茎の悪性腫瘍《しゅよう》です。陰茎がんは、包茎《ほうけい》（P510参照）の人で60代の人に多く起こります。包茎のために慢性の亀頭包皮炎《きとうほうひえん》（P511参照）を繰り返し起こして、この刺激によって起こってくるといわれています。子供のときに割礼を行い、包皮を切開する人々には、陰茎がんはほとんど起こらないとの報告があり、包茎が陰茎がんの要因の一つと考えられます。

最近では、ヒトパピローマウイルスの関与も指摘されています。

陰茎がんは扁平上皮《へんぺいじょうひ》がんですが、二つの型があります。一つは乳頭状がんで、菜の花の形に増殖します。もう一つは潰瘍《かいよう》状がんで、亀頭部や冠状溝の周辺にやや隆起した潰瘍ができ、それが深部に浸潤《しんじゅん》して板状硬結になり、増殖します。潰瘍状がんの発育は乳頭状がんに比べてやや遅いものですが、転移しやすい傾向があります。

症状

亀頭部や冠状溝に、無痛の腫瘍か潰瘍として発生しますが、包茎のために気づかないことが多く、相当進行してから気づく人が多いようです。だんだん大きくなり、不快な悪臭のある分泌液が多量に出てきます。

進行したがんは診断がつきますが、初期の小さい腫瘍では診断が困難なこともあります。このような場合は、組織を切除して、がん細胞の有無を調べなければならないこともあります。

症状がよく似ていて、まちがえやすい病気としては、硬性下疳《こうせいげかん》、尖圭《せんけい》コンジロームなどがあります。

治療

初期の場合には、環状切除術やレーザー手術を行ったり、放射線療法と、扁平上皮がんに効果のあるブレオマイシンの併用療法で治療します。やや大きくなったものには、放射線療法とブレオマイシンの併用によりがんを縮小させてから、がん浸潤のない部分で陰茎切断術を行います。リンパ節転移のないものでは比較的予後がよいとされています。

以前は、陰茎を根部で摘出して、尿道を会陰部に新設し、局所のリンパ腺の郭清《かくせい》術（疑わしい組織を徹底的にとる手術）を行いましたが、今では、早期発見により、レーザー手術や放射線療法とブレオマイシンの併用療法などが行われるようになり、治療成績はよくなっています。（古堅進亮）

白《はっ》血《けつ》病《びょう》（急性《きゅうせい》白血病《はっけつびょう》・慢性《まんせい》白血病《はっけつびょう》）

白血病はいわゆる血液のがんで、骨髄や脾臓《ひぞう》といった血液をつくる器官（造血器）で白血球系細胞が無制限に増殖する病気です。

発生頻度は低いものの、1回発症すると命にかかわることが多いものです。

確かな原因はまだ不明ですが、ウイルスの感染、放射線の照射、発がん性のある薬物との接触、もともと発病しやすい遺伝的な因子などが誘因となって発症すると考えられています。

白血病は、増殖する悪性の細胞の種類や病気の経過などによって、急性白血病と慢性白血病に分類され、治療法も違ってきます。幼児から高齢者まで、すべての年齢での発病がみられますが、子供の場合はほとんどが急性型で、成人では慢性・急性の両型があります。

急《きゅう》性《せい》白《はっ》血《けつ》病《びょう》

血液細胞は骨髄でつくられます。初期には未熟ですが、やがて成熟し、完全な細胞に分化します。急性白血病はこの分化・成熟の能力を失った未熟な細胞（白血病細胞）が骨髄内で無制限にふえてくる病気です。

このため、骨髄での血液をつくる働きが低下し、貧血、好中球減少、血小板減少といった血液の異常があらわれます。

また、悪性の細胞が血流にのって全身をめぐるため、いろいろな臓器に侵入して障害を起こします。

増殖する白血病細胞の種類によって、**急性骨髄性白血病**と**急性リンパ性白血病**に大きく分けられています。

症状

疲れやすい、顔色が悪い、動悸《どうき》、息切れなどの貧血症状のほか、発熱、寝汗などが起こります。歯肉出血、鼻出血、皮下出血などを起こしやすい出血傾向がみられるのも特徴です。

また、骨の痛み、リンパ節のはれを訴えることもあります。

治療

治療の目標は、白血病細胞を退治して、正常な細胞の再生をはかることです。次のような順に治療を進めていきます。

寛解《かんかい》導入療法

さまざまな抗白血病薬を使用し、できるだけ白血病細胞を減少させるように試みます。

支持療法（対症療法）

白血病にかかると、出血を起こしやすく、感染に対する抵抗力が低下するので、大量出血や細菌などの感染によって、生命にかかわる状態になることがあります。これらを防ぐため、大量の抗生物質を投与するなどして感染を防ぎ、たびたび赤血球の輸血をして出血に備えたりします。出血を防止するには、血小板の輸血が有効です。

地固め療法

抗白血病薬が効いてくると、体内に1兆個以上あった白血病細胞が100億個以下にまで減少してきて、正常な血液をつくる働きも回復してきます（この状態を完全寛解という）。

しかし、この段階で治療を打ち切ると、白血病細胞が再び増殖するおそれがあるので、100万個程度に白血病細胞が減るまで治療を続けます。これを地固め療法といいます。

維持強化療法

完全寛解の状態を続けるために、抗白血病薬の使用など、必要な治療を継続します。

骨髄移植

白血球抗原の適合や患者の年齢・健康状態などの条件がそろえば、骨髄移植が検討されることもあります。

慢《まん》性《せい》白《はっ》血《けつ》病《びょう》

徐々に起こってくる白血病で、慢性骨髄性白血病と慢性リンパ性白血病の2種類があります。

症状

徐々に発症するので、健康診断などを受けた際に白血球数がふえていたり、はれている脾臓がふれたりして発見されることが多いものです。

自覚症状はないことが多いのですが、体がだるい、疲れやすい、体重の減少、寝汗などがあらわれることもあります。

治療

慢性骨髄性白血病では、異常な細胞の増殖を根本的に抑える治療法として、チロシンキナーゼ阻害薬療法があります。イマチニブという薬が最初に使用可能となりましたが、他にも開発され、ほぼコントロールできるようになりました。

病気が末期になると、急性白血病と同じ症状になります。これを急性転化といい、その際には多剤併用化学療法を行います。しかし、イマチニブ等の治療でほとんど急性転化は起こらなくなりました。

一方、慢性リンパ性白血病は中高年の人に多くみられます。抗がん剤や副腎皮質ホルモン剤などを用いて治療しますが、発病初期には治療しないで経過をみることもあります。

（石田禎夫）

白血病の分類

急性白血病	①急性骨髄性白血病（急性前骨髄性白血病、急性骨髄単球性白血病を含む） ②急性リンパ性白血病
慢性白血病	①慢性骨髄性白血病 ②慢性リンパ性白血病
その他の白血病	①赤白血病（赤血球系と白血球系の同時的腫瘍化） ②巨核球性白血病（赤白血病と巨核球性白血病が共存すれば汎骨髄症） ③汎骨髄症（赤白血病と巨核球性白血病が共存）

皮《ひ》膚《ふ》悪《あく》性《せい》腫《しゅ》瘍《よう》（有《ゆう》棘《きょく》細《さい》胞《ぼう》がん・基《き》底《てい》細《さい》胞《ぼう》がん・悪《あく》性《せい》黒《こく》色《しょく》腫《しゅ》・菌《きん》状《じょう》息《そく》肉《にく》症《しょう》・乳《にゅう》房《ぼう》外《がい》ページェット病《びょう》）

皮膚（表皮・真皮・皮下組織・付属器）は、種々の上皮細胞、非上皮細胞で構成されています。そのため、それぞれの細胞由来の悪性腫瘍を生じることがあります。

悪性腫瘍といっても、手術で完全切除すればほぼ完治するものから、転移しやすいものまでさまざまです。

診断には、ダーモスコピーと呼ばれる病変部を拡大して観察する方法が有効です。

有《ゆう》棘《きょく》細《さい》胞《ぼう》がん

表皮の角化細胞に発生するがんです。腫瘍細胞の形態が表皮の有棘細胞に似ているため、この名が用いられています。

4割は顔面にできますが、ふくらはぎ、手の甲、頭部などにもみられます。女性より男性に多く、好発年齢は80代です。

いくつかの原因遺伝子変異が判明しているほか、紫外線・放射線・発がん化学物質・ヒト乳頭腫ウイルスなどが関係して発症すると考えられています。

初期には、熱傷の瘢痕《はんこん》のような状態や日光角化症などの病変があらわれ、次第に角質でおおわれたカリフラワーのようなかたく赤い結節（いぼのような皮疹）となります。進行すると潰瘍《かいよう》化して悪臭を伴い、潰瘍の周囲は堤防のように盛り上がります。

治療は手術が第一選択となり、完全切除ができれば治癒する確率が高く、5年生存率は90%を超えます。ただし、リンパ節転移や肺などへの遠隔転移をきたした場合は、リンパ節の切除や放射線治療、化学療法などが行われます。

基《き》底《てい》細《さい》胞《ぼう》がん

日本人の皮膚がんでは最も多く、特に高齢者の顔面（目のまわり、鼻、ほお、唇上部、耳のまわり）によくみられます。

発症にかかわる第9染色体上の遺伝子変異が明らかになっています。発症早期には、表皮のいちばん下にある基底層の細胞や毛芽細胞に似た細胞が増殖し、黒紫色の小さな腫瘤《しゅりゅう》となります。表面はなめらかで、ロウのような光沢のある結節が特徴ですが、進行すると中央に潰瘍を生じます。

転移はごく少なく、多くの場合は病変の完全切除により完治が期待できます。放射線治療も有効ですから、手術による損傷を避けたい場合などに検討します。

悪《あく》性《せい》黒《こく》色《しょく》腫《しゅ》

メラノサイト（メラニンをつくる色素細胞）に発生する悪性腫瘍で、悪性度が高く、皮膚がんのなかでは転移しやすいものです。

紫外線の影響を受けやすい白人に多くみられ、世界的に増加傾向にあります。いくつかの遺伝子異常が判明していますが、オゾン層の破壊による紫外線の増加との関連が指摘されています。顔や体、手足、足のうらなどの皮膚をはじめ、爪、口腔、外陰部、肛門などにも発生します。

ほとんどは小さな黒褐色の斑として始まるため、ほくろとの鑑別が重要になります。6～7㎜を超える斑で、周囲がなめらかでない、左右対称でない、色調や形が変化するといった兆候がみられたら、皮膚科を受診しましょう。

治療の主体は手術で、早期の原発病巣で厚さが1㎜未満であれば切除によりほぼ完治します。リンパ節転移があれば、リンパ節郭清《かくせい》と化学療法を追加します。近年、免疫チェックポイント阻害薬が承認され、従来の化学療法を上回る生存期間延長効果が期待されています。

菌《きん》状《じょう》息《そく》肉《にく》症《しょう》

免疫を担当しているリンパ球が悪性化して発症する「悪性リンパ腫」のうち、異常なリンパ球が皮膚に集まり、増殖を始めるものが「皮膚リンパ腫」です。

皮膚リンパ腫の約半分を占める菌状息肉症は、CD4陽性T細胞リンパ腫で、斑状の皮疹として始まる紅斑期をへて、局面期・扁平浸潤期、結節ができる腫瘤期へと移行します。腫瘤期以降は急速に進展して内臓浸潤期にいたります。

緩慢に進行する紅斑期から扁平浸潤期の初期までに気づいて皮膚科を受診することが大切です。ステロイド薬の塗布や紫外線照射療法、インターフェロン投与などで抑えます。進行した場合は、放射線療法や多剤併用化学療法が必要になります。

乳《にゅう》房《ぼう》外《がい》ページェット病《びょう》

アポクリン腺由来の悪性腫瘍で、肛門の周囲や外陰部、わきの下などに発症します。日本人を含むアジア人に多く、好発年齢は主に60才以上です。同じページェット病でも、乳房や乳輪に発症する乳房ページェット病は乳がんに分類されています。

皮膚に紅斑や糜爛《びらん》などの症状があらわれて、やや盛り上がった局面になり、進行すると、結節（大きめの皮疹）を形成します。離れた場所に複数の病変ができることもあります。

腫瘍細胞が表皮内にとどまっている場合は、手術で腫瘍を切除します。病巣が複数の場所にあるときや境界が不明瞭な場合は、完全切除できずに再発することがあるので、病巣の範囲を見きわめることが重要です。リンパ節に転移がある場合にはリンパ節郭清を行い、遠隔転移がある場合には化学療法を行います。ただ、保険で使える治療薬がないため、治療法は病院によって異なります。早期の場合は、近年登場したイミキモドなどの外用薬の効果も期待されています。

（清佳浩）

鼻《はな》・副《ふく》鼻《び》腔《くう》の悪《あく》性《せい》腫《しゅ》瘍《よう》（上《じょう》顎《がく》がん）

鼻は、鼻中隔で左右に仕切られた鼻腔と、鼻腔の左右の外側にある副鼻腔からなります。副鼻腔は鼻腔と細い穴でつながった粘膜におおわれた4つの空洞で、前頭洞、篩骨洞《しこつどう》、蝶形骨洞、上顎洞《じょうがくどう》に分かれています。

鼻・副鼻腔の悪性腫瘍（がん）の大部分は上顎洞の粘膜に発生する上顎がんで、その他のがんはほとんどみられません。

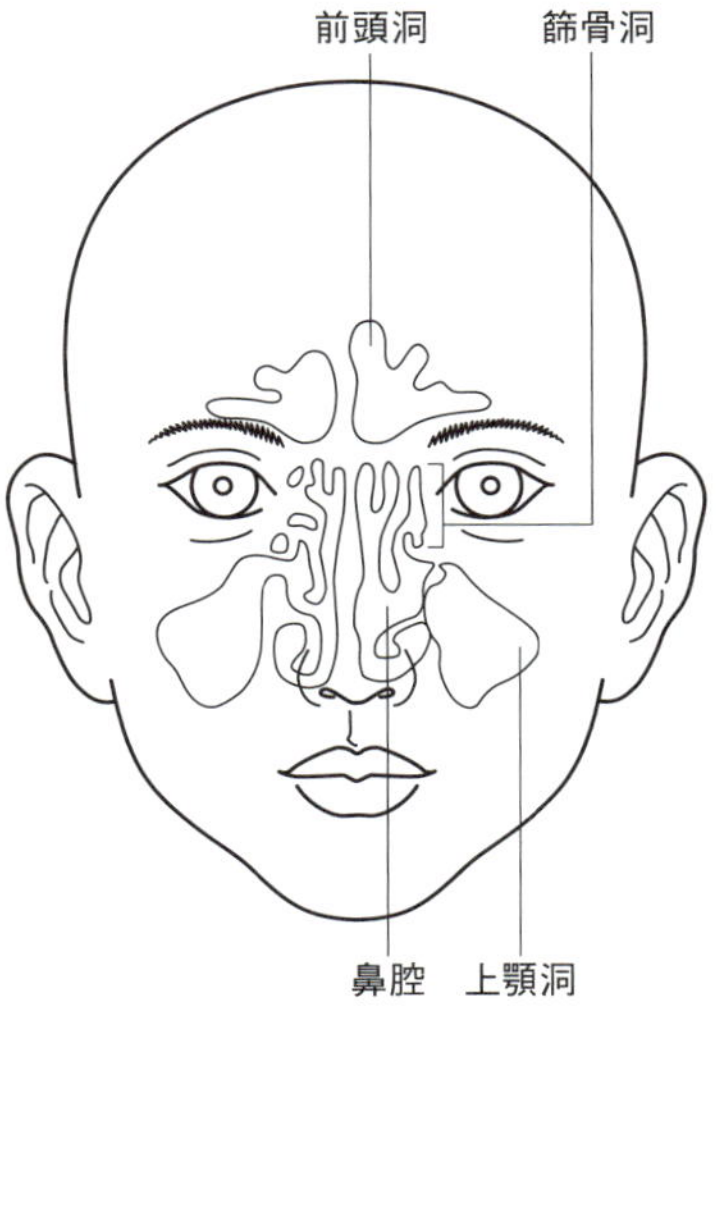

上《じょう》顎《がく》がん

発症しやすいのは50～60代で、男性にやや多くみられるがんですが、近年、上顎がんの発生と関連ある慢性副鼻腔炎（P440参照）の発症の減少と治療効果の向上に伴い、減少傾向にあります。

症状

上顎がんの症状は、左右どちらか「片側だけ」にあらわれるのが特徴です。しかもがんの進行や広がる範囲に伴って、鼻だけでなく、目や歯、あご、ほおなどにも症状が出てきます。

「片側だけ」のひどい鼻詰まり、鼻出血、悪臭のする黄色く粘ついた鼻汁、歯肉・上顎・ほおのはれや痛み、歯痛、頭痛、眼球突出、目の動きの障害、ものが二重に見える、といった症状があるときには、上顎がんの疑いがあります。総合病院の耳鼻咽喉科、がん専門病院の頭頸科（頭頸部外科）を受診してください。診断は視診、触診、CTおよびMRIなどの画像検査、患部の組織を一部とって顕微鏡で調べる生検（生体検査）などを組み合わせて確定します。

治療

がんの発生した部位や進行の程度に応じて、放射線照射、抗がん剤の投与、手術による上顎の部分または全体の摘出などを組み合わせて行います。手術の場合は、治療による顔の変形を少なくするために形成外科と共同であたります。

上顎がんはがんが上顎洞の中にとどまっているうちはほとんど無症状なので、症状が出始めたときには進行していることが多いものです。「片側だけ」であれ、症状があらわれたら、すぐに治療を始めることが大切です。

（八木聰明）

咽頭《いんとう》がん

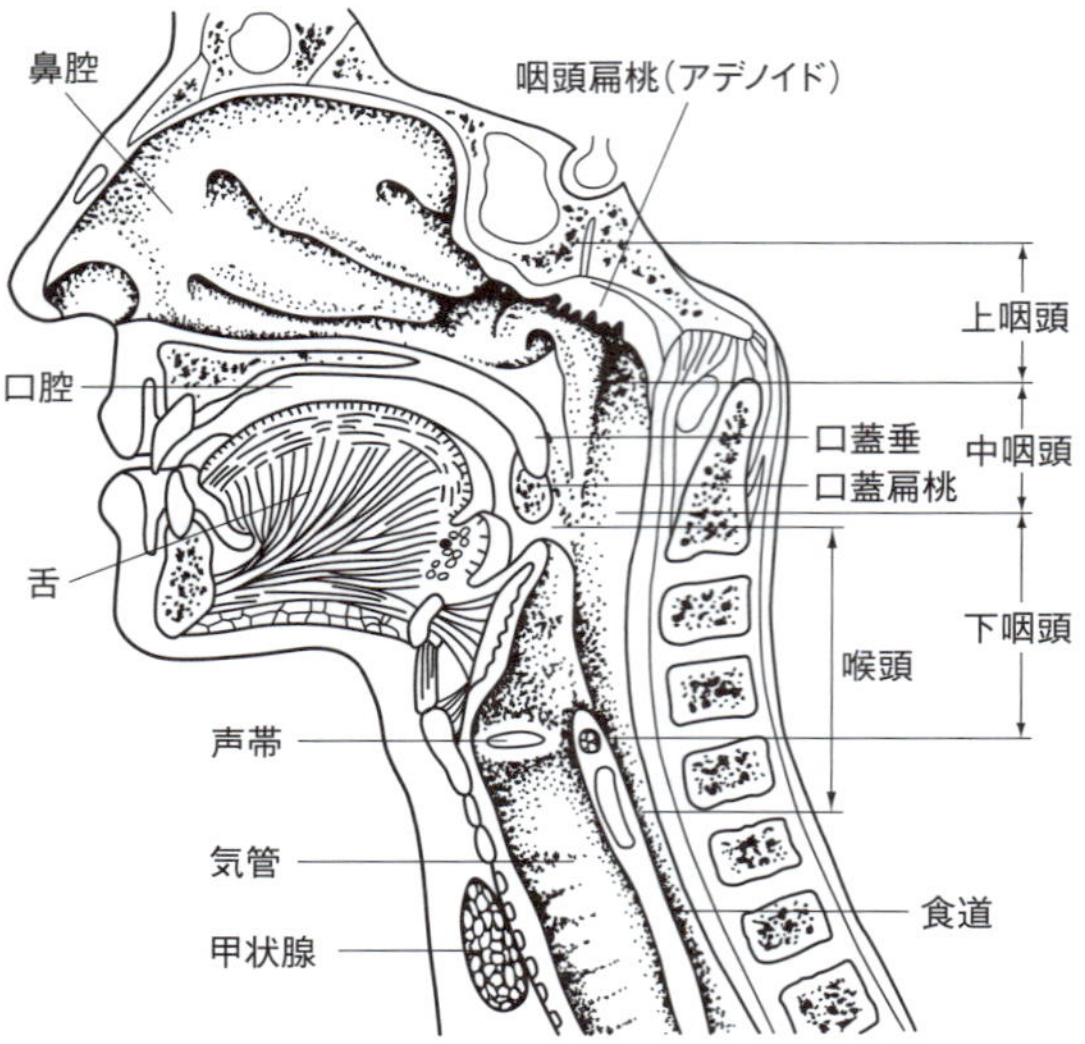

咽頭はいわゆる「のど」の部分で、鼻の奥の上咽頭、口を大きく開けたときに見える中咽頭、食道につながる下咽頭の三つに分けられ、がんも、その発生した部位によって、上咽頭がん、中咽頭がん、下咽頭がんに区別されます。

診断は、いずれの場合も、喉頭鏡やファイバースコープを口や鼻から挿入して視診を行い、組織の一部を採取して顕微鏡で調べる生検（生体検査）を行って確定します。進行範囲を確認するために、患部周辺のX線やCT、MRI、超音波検査などの画像診断を行い、さらに胃カメラや胸部レントゲン、CT、PET、骨シンチグラフィーを行うこともあります。

症状

咽頭がんの症状がみられたときは、専門医のいる耳鼻咽喉科や頭頸部外科を受診します。咽頭がんはいずれも頸部リンパ節に転移していることが多いため、のどやその周辺に症状がみられず、頸部リンパ節のはれだけがあらわれることがあるので注意が必要です。

上咽頭《じょういんとう》がん　最もかかりやすい年齢は40～70代ですが、日本人には比較的少ないがんです。濃い塩味の食物を食べる習慣やホルムアルデヒドを扱う職業が危険因子として知られ、伝染性単核症の原因となるEBウイルスや、HLA（ヒト白血球型抗原）も発生に関与するといわれています。症状はのどではなく、鼻、耳、脳神経症状としてあらわれます。片側の耳の詰まった感じ、軽い難聴《なんちょう》などの耳の症状、鼻出血、血痰《けったん》、鼻詰まりといった鼻の症状から始まり、がんが進行し、頭蓋《ずがい》内まで広がると、脳神経が圧迫されたりおかされるため、片側の目の動きがおかしくなってものが二重に見えたり、はげしい頭痛や顔面の知覚異常や痛みを訴えるようになります。

中咽頭《ちゅういんとう》がん　日本人には比較的少ないがんです。長期にわたる飲酒と喫煙習慣が要因と考えられ、50～60才の男性に多くみられます。

早期には、食物を飲み込むとき、ひっかかる感じや、しみる感じがします。がんが進行すると、食物を飲み込むときにのどの片側が痛むようになります。片側の扁桃《へんとう》だけが大きくはれることもあります。さらにがんが広がると、のどの痛みや飲み込みにくさ、しゃべりにくさなどが少しずつ強くなり、やがてのどのはげしい痛み、口内出血、呼吸困難などが起こります。

下咽頭《かいんとう》がん　ヘビースモーカーで大量飲酒の習慣のある男性がかかりやすく、50～60代に多くみられます。下咽頭はがんが大きくならないと症状が出にくい部位のうえ、頸部リンパ節に特に転移しやすいため、症状を自覚したときにはかなり進行しています。のどになにかつかえている感じやのどの痛みが続く、食物を飲み込むとつかえる感じや耳の奥に鋭い痛みが走る、などの症状がみられたら、すぐに受診することをおすすめします。がんがさらに広がると、声がかれ、息苦しくなったり、水ものどを通らなくなります。

治療

上咽頭がん　がんそのものに対しても、頸部リンパ節転移をしている場合も、原則として手術は行わず、放射線治療を中心に抗がん剤の投与を組み合わせて治療します。放射線治療でリンパ節転移が消失しない場合は、リンパ節を切除するリンパ節郭清《かくせい》術をすることもあります。

中咽頭がん　早期では放射線治療、進行がんでは手術を中心に、抗がん剤の投与を組み合わせて行います。早期では、がんの種類や大きさ、部位によっては、放射線を出す物質を密封した容器をがんのある部位やその周囲の組織に挿入して照射する密封小線源治療をすることもあります。進行がんの手術で、がんとともに扁桃や舌根などを大きく切除した場合は、飲み込む機能やしゃべる機能に支障をきたさないように、切除部分の再建形成手術も行います。ある程度進行した中咽頭がんでは、頸部リンパ節郭清術も行うのが普通です。

下咽頭がん　放射線治療や抗がん剤の投与だけで完治することはまれなので、手術を中心に、放射線治療と抗がん剤投与を組み合わせて行います。手術では、がんとその周囲の喉頭《こうとう》・下咽頭・食道の一部または全部を切除します。飲み込みや発声機能をできるだけ残すように、食道など切除部分の再建形成手術を同時に行いますが、多くの場合、声を失ったり、呼吸をするための穴を頸部に開ける必要があります。元の声を失っても、電気喉頭など特殊な道具を用いたり、トレーニングで食道発声の方法を覚えることでしゃべることはできるようになります。

（八木聰明）

喉《こう》頭《とう》がん

喉頭は、「のどぼとけ」の軟骨に囲まれた声帯を含む器官です。のどぼとけの下のあたりに左右一対の声帯（声門）があり、さらに下のほうは気管から肺に続いています。

喉頭がんは声帯やその上下にできるがんで、最も多いのが声門がん、次いで多いのが声門上がん、声門下がんはごくまれです。男性に圧倒的に多く、50～80代で急激に増加します。最大の危険因子は、喫煙と飲酒の習慣です。アスベストを扱う職業、胃酸の逆流なども誘因としてあげられます。ほかの部分に比較的広がりにくく、声の変調で早期発見されるため、治癒率が高いがんです。特に早期なら声を失うことなく治すことができます。

症状

声門がんでは、がんがかなり小さなうちから、しわがれ声や声がれといった声の変調があらわれます。がんが進行すると、しわがれ声はさらにひどくなり、呼吸困難や血痰《けったん》を伴うようになります。**声門上がん**では、食べ物を飲み込みにくい、飲み込むときに痛みや刺激を感じる、といった症状から始まり、進行すると耳まで痛みが広がってきます。**声門下がん**は、進行するまでほとんど症状があらわれません。声門上がん、声門下がんともに、進行するにつれてしわがれ声、呼吸困難を伴うようになります。40代以上で、しわがれ声が1カ月以上続くときは喉頭がんの疑いがあるので、がん専門医のいる耳鼻咽喉科、頭頸部外科をすぐに受診する必要があります。

診断は、喉頭鏡やファイバースコープを口や鼻から挿入して患部を見て確かめ、組織の一部を採取して顕微鏡で調べる生検（生体検査）を行い、確定します。進行範囲を確認するために、X線やCT、MRIなどの画像診断を行ったり、声帯振動を観察する喉頭ストロボスコピーという検査をすることもあります。

治療

早期がんでは、まず放射線治療を行い、必要に応じて手術も行います。レーザーによる患部の切除を行うこともあります。進行がんでは、手術を行ったうえで、放射線や何種類かの抗がん剤による治療を組み合わせていきます。

放射線治療は、喉頭をそのまま残せるので自然な声を残すことができますが、進行がんの場合やがんの部位によっては効果が得られません。手術は、がんの周辺だけを切りとり、声帯を一部残す喉頭部分切除術と、声帯を含む喉頭を全部摘出する喉頭全摘出術に分けられます。喉頭部分切除術では聞きづらいものにはなりますが声を残すことができます。しかし、喉頭全摘出術では声は出なくなります。喉頭を全摘した場合でも、食道で発声する練習をしたり、電気喉頭など特殊な道具を用いることで、話をすることは可能です。喉頭全摘後でも、食事は治療前と同じようにとることができます。

（八木聰明）

舌《ぜつ》がん

症状

40～60代に多く起こります。腫瘍《しゅよう》のできる場所は、舌の辺縁の奥のほうに多く、初めは小さなこぶ状の腫瘍や浅い潰瘍《かいよう》で、大きくなると表面が深潰瘍や大きなかたまりになり、舌の運動障害やはげしい痛みが起こり、食べ物の飲み込みが不自由になります。

また、感染が起こり、強い口臭があります。舌にはリンパ管がよく発達していて、早期に顎下腺《がくかせん》やくびに転移が起こるので、予後は必ずしもよくありません。

治療

レーザーを使った手術や放射線療法、抗がん剤投与が行われます。

（八木聰明）

扁《へん》桃《とう》がん

症状

50才前後に起こり、男性のほうが女性よりやや多く起こります。初期症状は、ものを飲み込むときに片側だけが痛んだり、異物感があること。腫瘍が大きくなって潰瘍ができると痛みもはげしくなり、飲み込むときの痛みも増します。

治療

がんの種類によって、放射線、化学療法、手術のいずれかを行うか、どのように組み合わせて治療するかが決められるので、正確な病理診断がなによりも重要となります。

（八木聰明）

耳《みみ》の悪《あく》性《せい》腫《しゅ》瘍《よう》

症状

耳の腫瘍は非常にまれですが、主に耳介《じかい》や外耳道《がいじどう》にできます。中耳《ちゅうじ》に腫瘍ができることは比較的まれです。

外耳に腫瘍ができると、悪臭のある血のまじった耳だれが出たり、痛みが起きたりします。

病気が中耳に進むと、耳鳴りや難聴《なんちょう》が起きます。腫瘍が中耳の顔面神経を圧迫すると顔面神経まひが起こり、顔が曲がってきます。

治療

早期発見が望ましく、腫瘍が見つかれば、手術を組み合わせる治療が行われます。かたい頭蓋骨の中までは放射線も薬物も到達しにくく、また重要な器官が近いので、手術も根治的には行いにくいため、予後のよくないがんの一つです。

（八木聰明）

甲《こう》状《じょう》腺《せん》がん

症状

甲状腺がんは女性に多く、広い年齢層にみられるがんで、20才未満の発症も珍しくありません。

組織型により乳頭がん、濾胞《ろほう》がん、髄様《ずいよう》がん、未分化がんの4種類に分類されており、どの型であるかによって予後が全く異なります。最も多いのが乳頭がんで、次いで多いのが濾胞がん。この二つをあわせて分化がんといいます。さらに遺伝的要素を含んだ病変もある髄様がんまでは、比較的予後のよいがんです。これらに比べ、きわめて悪性度が高いのが未分化がんです。進行が早く、現在のところ完全な治療法が存在していませんが、まれながんです。

症状はくびの前、のどぼとけの下にふれるしこりですが、初期の段階で触知できないので超音波検査によるチェックが必要です。

治療

分化がんは転移しないうちに手術をすれば、ほぼ完治します。進行し、肺や骨などに転移を認める場合には甲状腺にとり込まれやすいヨウ素を使った放射線ヨウ素治療を行うこともあります。未分化がんは手術、放射線療法、薬物療法を組み合わせて治療を行います。

（伊藤公一）

縦《じゅう》隔《かく》腫《しゅ》瘍《よう》

症状

縦隔とは左右の肺の間で、前方は胸骨、後方は胸椎に囲まれた部分で、この中には心臓、気管、大動脈、神経、胸腺、食道などといった重要な臓器があります。縦隔腫瘍とは、ここにできた腫瘍の総称であり、いろいろな種類があります。約半数は良性で無症状ですが、がんなど悪性腫瘍もあります。多いのは、**胸部食道がん**、**浸潤《しんじゅん》性胸腺腫**、**胸腺がん**、甲状腺がん、**胚細胞性腫瘍**です。

症状は腫瘍が大きくなって、周囲を圧迫・浸潤することによって生じるものです。たとえば、気道を圧迫・浸潤すればせき、血痰《けったん》、呼吸困難などが起こりますし、食道であれば嚥《えん》下《げ》障害が、胸膜であれば胸痛が起こります。そのほか、神経痛、声のかすれ、眼球の陥凹、縮瞳、顔・くび・腕のむくみ、胸腺腫の合併症として重症筋無力症（P346参照）が起こることもあります。

治療　腫瘍のできた部位や腫瘍の性質、周囲への圧迫や浸潤の状態により、治療が異なります。がんの場合は、手術のほか、抗がん剤や放射線療法を行うこともあります。

（坪井正博）

がん性《せい》胸《きょう》膜《まく》炎《えん》

症状　肺をおおっている胸膜に炎症が起こり、胸膜腔に水がたまる病気を胸膜炎（P325参照）といいますが、がんが原因となって水（胸水）がたまるのががん性胸膜炎です。がん性胸膜炎の多くは、肺がんの胸膜への直接浸潤、肺がんのがん細胞が胸腔（胸の中）にこぼれおちる胸膜播種《はしゅ》、ほかのがんの転移などにより起こります。肺がん以外で胸膜に転移しやすいのは乳がん、胃がん、膵《すい》がん、腎がん、卵巣がんなどです。

原発性のがん性胸膜炎としては、主にアスベスト（石綿）により発症する**悪性胸膜中皮腫**《きょうまくちゅうひしゅ》があります。悪性胸膜中皮腫はかつてまれな病気でしたが、最近、急増しています。アスベストを吸い込むと、30～40年くらいあとに悪性胸膜中皮腫を発症します。以前、日本では建築物の断熱材などにアスベストを大量に使っていました。アスベストの輸入のピークは１９７４年ですから、今後しばらくこの病気は増加するものと予想されています。健康な状態でも胸膜腔には数mℓ程度の胸水が含まれていますが、その量がふえると、胸痛、せき、痰《たん》、血痰、発熱、呼吸困難、体重減少などが起こります。

治療　胸腔に針を刺して胸水を吸引する胸腔穿刺《せんし》か、胸腔に管を入れて胸水を排出する胸腔ドレナージを行い、再度胸水がたまるのを予防するために、ピシバニールという薬やタルクなどを胸腔内に注入、散布します。体力しだいですが、標準的にはシスプラチンとペメトレキセドという抗がん剤を全身投与します。予後は必ずしもよくありませんが、苦痛を緩和する方法はいろいろありますので、医師に対処してもらいましょう。

（坪井正博）

がん性《せい》腹《ふく》膜《まく》炎《えん》（腹《ふく》膜《まく》がん症《しょう》）

症状　腹腔内の臓器にがんができ、それが内臓をおおっている漿《しょう》膜《まく》（腹膜）を破って広がり、がん細胞が腹腔内に散らばった状態をがん性腹膜炎といいますが、正確には腹膜炎というよりも、腹膜がん症です。胃、腸、肝臓、胆嚢《たんのう》、膵臓、子宮、卵巣などのがんの末期に起こる場合が多いといえます。

がん末期の一つの兆候なので、全身状態は不良です。腹水がたまり、腹部が全体にふくれます。腹水が多量にたまると横隔膜を押し上げるため、心臓や肺を圧迫し、あおむけに寝ることも苦しくなります。栄養状態は悪化し、脱水のため皮膚は乾燥し、腹部に腫瘤《しゅりゅう》をふれることもあります。特にがん細胞が散らばりやすい骨盤腔への転移はダグラス窩《か》の転移といわれ、直腸が押されて便が出なくなることもあります。

がんの進展あるいは転移部位によっては、各種の知覚神経が圧迫されて、腹部の鈍痛、背部痛、腰痛を伴います。

治療　根本的な治療は困難です。しかし腹水がたまると苦しいので、対症療法を行います。利尿剤によって排尿を促しますが、同時に電解質、たんぱく質の補給を行う必要があります。利尿剤があまり効かない場合は、腹部に針を刺して（腹腔穿刺《ふくくうせんし》）、腹水をとりますが、3～4日で再貯留してしまうことが多いものです。

腹腔穿刺の際に、抗がん剤や免疫療法剤を注入する方法もあります。有効であれば腹水が減って、食事がとれるようになることもあります。また、温熱療法といって、腹部に温水を通したり、全身の体温を上げて、熱によってがん細胞を死滅させる治療法も行われています。

卵巣がんなどでは抗がん剤がよく効いて治ることもありますが、一般的には、発症後2～3カ月で不幸な転帰に至ることが多いようです。最近では デンバー・シャント手術といって、腹水を大静脈内に戻す方法も行われることがあります。また、CART（Cell-free and Concentrated Ascites Reinfusion Therapy：腹水濾過《ろか》濃縮再静注法）といって、腹水を採取し、そこからがん細胞や細菌などの細胞成分と余分な水分をとり除き、アルブミンなど濃縮された腹水を体内へもどす方法があります。施行後、ＱＯＬの改善とともに腹水の再貯留がしにくくなる場合もあります。（斎藤元章）

精《せい》巣《そう》（睾《こう》丸《がん》）腫《しゅ》瘍《よう》

症状　20～40才の人に発生しやすく、青年期の男性のがんでは最も多いものです。痛くもかゆくもないのが特徴ですから、表面が凹凸していたり、ゴロッとかたくて重いときは、すぐに泌尿器科を受診しましょう。

治療　精巣（睾丸）の摘出手術をします。精巣は左右に1対あるので、片側を摘出しても残った精巣が正常であれば不妊やホルモン異常は起こりません。摘出した精巣の病理検査（顕微鏡による検査）の結果、抗がん剤、放射線療法、あるいは後腹膜リンパ節郭《かく》清《せい》術などを行います。適切な治療が行われれば80％以上の人が治癒します。（古堅進亮）

脊《せき》髄《ずい》腫《しゅ》瘍《よう》

症状　脊髄やその周囲組織に発生します。腫瘍による脊髄の圧迫や脊髄そのものの障害により、圧痛、鈍痛、放散痛、知覚障害、運動障害、排便・排尿障害などの症状があらわれますが、腫瘍の発生部位により、出現する症状は異なります。一般には良性の腫瘍が多く、進行はゆるやかです。悪性の場合は早く進行します。

治療　ＭＲＩ検査を行い、摘出が可能な場合は手術で腫瘍をとり除きます。悪性では、化学療法や放射線療法を併用することもあります。（高木誠）

悪《あく》性《せい》リンパ腫《しゅ》

症状　リンパ節のはれが起こり、ときに脾《ひ》臓《ぞう》のはれを伴うことがあります。

はれに最初に気づくのは頸部が多く、かたいものや、やわらかいものなどさまざまです。リンパ節がはれて、痛みや熱があまりなく、抗生物質を飲んでもはれがひかないときは、血液病の専門医を訪れる必要があります。まれに白血病と似た症状を起こすことがあり、その場合の予後はあまりよくありません。

治療　放射線治療と化学療法（抗がん剤）が中心となります。（石田禎夫）

多《た》発《はつ》性《せい》骨《こつ》髄《ずい》腫《しゅ》

症状・診断　抗体を産生する形成細胞が腫瘍化し、主に脊髄で増加します。骨折・腎機能障害・貧血などを合併することが多い病気です。

体の健康を守っている免疫システムの一翼をになう抗体はたんぱく質でできていて、免疫グロブリンと呼ばれています。

免疫グロブリンは骨髄に存在する形質細胞でつくられますが、この形質細胞ががん化して骨髄腫細胞と呼ばれる異常な細胞となり、無制限に増殖するのが多発性骨髄腫です。

形質細胞の働きが低下するだけでなく、正常な血液をつくる骨髄の働きも障害されます。

50才以上の発症が多く、背中や腰の痛み、骨の痛みのほか、倦怠感、動悸《どうき》、息切れ、貧血症状などがあらわれ、出血しやすくなります。抵抗力も低下し、肺炎などの感染症にかかりやすくなります。

骨髄腫細胞には骨を溶かしてしまう因子が含まれているため、健康な人ではなんともない程度の外力が加わっても骨折（病的骨折）を起こしやすく、骨折でこの病気が発見されることも少なくありません。またカルシウムが骨から出て、血中の濃度が高値となり、意識がぼんやりすることもあります。骨のX線撮影で「打ち抜き像」と呼ばれる骨の破壊像がみられることや、血清たんぱく質中に異常な免疫グロブリンの増加がみられることで診断がつきます。

治療　最近、多くの新薬が登場し、治療成績が大きく改善しています。プロテアソーム阻害薬（ボルテゾミブ、カルフィルゾミブ、イキサゾミブ）、免疫調節薬（サリドマイド、レナリドミド、ポマリドミド）、抗体薬（エロツズマブ、ダラツムマブ）、ＨＤＡＣ阻害薬（パノビノスタット）などを使用することで深い奏効が得られるようになってきました。65歳以下の患者さんには、自家末梢血幹細胞移植を行うことが標準療法となっています。（石田禎夫）

乳《にゅう》がん

乳がんは、乳房の中の乳腺という、乳汁を分泌するために重要な役割をもつ組織にできるがんです。以前は欧米人に比べて日本人の乳がん罹患率《りかんりつ》は低いとされていましたが、近年では年々増加し、女性の一生のうち12人に1人はかかるといわれています。

ほかのがんが年齢とともに罹患率が高くなるのに比べ、乳がんの場合、最も多いのが40代後半で、女性に発症するがんの第1位、死亡率では第5位となっています。

早期発見のポイント

乳がんは体表近くにできる腫瘍《しゅよう》なので、自分で腫瘤《しゅりゅう》（しこり）を発見することができます。

早期発見のポイントは自己検診と定期検診です。自己検診（P111参照）は、毎月1回、日を決めて行うとよいでしょう。閉経前の人は月経開始後5～7日後、閉経後の人は毎月一定の日を、それぞれ乳房自己検診の日と決めて実行します。入浴時や就寝前に行うとよいでしょう。

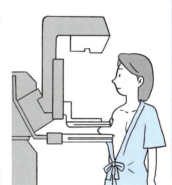

会社の健康診断や自治体の検診、人間ドックなどで、マンモグラフィーによる検査を受けましょう。マンモグラフィーとは乳房専用のX線撮影のことで、触診では見つけられないような小さなしこりや、しこりになる以前の石灰化を見つけることができ、乳がんの早期発見に欠かせない検査です。40才を過ぎたら必ず定期的に受けたい検査で、厚生労働省からも「マンモグラフィーを原則とした乳がん検診」を推進する指針が出されています。

若い人の場合や、乳腺密度が高い閉経前の人の場合、マンモグラフィーでは画像が見にくいことがあります。この場合、超音波検査（エコー検査）が有効です。

原因・症状

閉経後の高年齢層の乳がんが増加しているのは、食生活や環境に加え、女性が社会進出したため、出産の高齢化、少子化などにより、女性ホルモンの影響を受ける期間が長くなったことも一因といわれています。タバコやアルコール、長期間のホルモン補充療法、放射線被曝なども関連がある可能性が指摘されています。

乳がんになりやすい人（右表参照）は、特に予防と早期発見に留意しましょう。

乳がんの最初の症状はしこりです。乳がんのできやすい場所は乳房の外側で上側の四分円です。乳がんの約半分がここにできます。楕円形や不整形ででこぼこし、かたくふれます。境目が割合はっきりしており、良性腫瘍に比べ、動かないしこりであることが特徴です。

がんが進行してくると、しこりによって引っぱられるために乳房の形が変わってきたり、皮膚や乳頭が陥没（エクボ症状という）したり、皮膚が赤くなったり、潰瘍《かいよう》が起きたりします。

乳がんは痛みがないといわれることも多いのですが、痛みを伴う場合もあります。痛みがあるからがんではないと自己判断して受診が遅れることがないようにしましょう。

ごく初期でがんが乳管内にとどまっている非浸《しん》潤《じゅん》がん（乳がん全体の10～20％）と、がんが乳管を突き破って周囲の組織にまで及んでいる浸潤が

乳がんになりやすい人

- 40才以上の女性
- 初潮が早く、閉経が遅い人
- 出産回数が少なく、授乳をしない人
- 初産年齢が遅い人、または高齢で未産の人
- 高脂肪の食べ物を摂取している人
- アルコールを摂取（毎日コップ2杯以上のビール等を飲んでいる）している人
- 肥満している人
- 乳がんの家族歴（母、姉妹）がある人

ん（乳がん全体の80～90％）に分けられ、浸潤がんはしこりの大きさとリンパ節への転移の状態によって病期分類されます（左表参照）。

　初期の段階ではリンパ節転移はみられませんが、リンパ節に転移するとわきの下にかたく腫大したリンパ節がふれるようになり、さらに進行すると胸骨のわきのリンパ節や、鎖骨の上下にあるリンパ節に転移し、また、血液にのって遠い場所に転移する血行性転移も起こり、骨、肺、肝臓、脳、皮膚などに遠隔転移します。

　乳がんは比較的初期から遠隔転移する可能性が高く、乳がんがしこりとして見つかる以前から、検査をしても目に見えない小さい転移（微小転移）が存在することもあり、これが全身病といわれるゆえんです。

　しこりができずに広がっていく炎症性乳がんや乳頭のがんのパジェット病などの特殊な乳がんもあります。

　炎症性乳がんは乳房がはれて皮膚が赤くなり、乳腺炎とまちがえられることがあります。

　パジェット病は乳頭に湿性のただれやかさぶたができたり、出血や疼痛《とうつう》が起きたりし、治りにくい湿疹とまちがわれやすいがんです。しこりはなく、乳頭が次第にくずれて乳輪部にただれが広がっていきます。

乳がんの進行度（臨床病期分類）

0（ステージ0）		非浸潤がん：乳がんが発生した乳腺の中にとどまっているもの（パジェット病を含む）
Ⅰ（ステージ1）		しこりが2cm以下で、リンパ節に転移なし
Ⅱ（ステージ2）	A	しこりが2cm以下で、腋窩リンパ節に転移あり
		しこりが2～5cm以下で、リンパ節に転移なし
	B	しこりが2～5cm以下で、腋窩リンパ節に転移あり
		しこりが5cmを超えるが、リンパ節に転移なし
Ⅲ（ステージ3）	A	しこりが5cm以上で、腋窩リンパ節に転移あり
		しこりの大きさを問わず、腋窩リンパ節転移が強い、または腋窩リンパ節に転移を認めず、胸骨傍リンパ節に転移あり
	B	しこりの大きさを問わず、皮膚や胸壁に浸潤がある（炎症性乳がんもこの病期から含まれる）が、リンパ節に転移なし、または腋窩リンパ節に転移がある、または腋窩リンパ節に転移を認めず、胸骨傍リンパ節に転移あり
	C	しこりの大きさを問わず、腋窩リンパ節、胸骨傍リンパ節の両方に転移がある、または鎖骨上のリンパ節に転移がある
Ⅳ（ステージ4）		しこりの大きさやリンパ節転移の状況を問わず、乳房から離れた臓器に転移しているもの

乳がん取扱い規約2012年【第17版】をもとに作表

診断

乳がんが疑われたら、乳腺診断用エコー検査やマンモグラフィー検査の受けられる病院で検査を受けます。乳腺外科、乳腺外来などがあればそこを受診しましょう。

　まず問診を行い、次に視触診を行います。同時に超音波（エコー）検査やマンモグラフィー検査も行います。これらの検査で疑いがある場合は、注射針のような細い針を刺して細胞のかたまりをとり出して検査する穿刺《せんし》吸引細胞診や、局所麻酔をして太い針を刺して組織をとり出す針《はり》生検を行います。エコーやX線と生検を組み合わせたマンモトーム生検という検査法も普及し、的確に組織をとることができるため診断が確定しやすくなっています。

治療

　乳がんの治療法は、手術、薬物療法（化学療法、ホルモン療法、分子標的治療）、放射線療法の三

乳がんの診断と治療

しこりの性質診断

進行度	悪性度
しこりの大きさ	異型度
広がり	ホルモン薬感受性
多発性	HER2たんぱく
リンパ節への転移	Ki-67

↓

※術前薬物療法

化学療法
ホルモン療法
分子標的治療

↓

手術

乳房切除術
乳房温存手術
センチネルリンパ節生検
腋窩リンパ節郭清
同時再建術

↓

※術後薬物療法

化学療法
分子標的治療
ホルモン療法

※放射線療法

乳房
胸壁
リンパ節

※は病気の状態や進行度で行う場合と行わない場合があります。

つを組み合わせて行います。

まず治療の前に進行度の診断を行い、針生検でとったがんの組織を調べてがんの悪性の度合いやホルモン剤が効くか効かないかなどを判断します。その結果で、しこりが大きかったり、悪性の度合いが高ければ、手術の前に薬物治療を行ってから手術をします。

手術治療としては、比較的しこりが小さい場合、がんとその周囲をとり除いて乳房は温存する乳房温存療法が可能です。腫瘤が大きい場合や複数ある場合は、皮下の脂肪組織を含めて乳房をすべてとり除く乳房切除術を行います。

以前は筋肉まですべて切除する方法が行われていましたが、筋肉を残しても生存率に変わりがないというデータから、筋肉にがんが浸潤している場合などを除いてほとんどの場合、筋肉切除は行われなくなりました。

早期がんでは50～60％が乳房温存手術で、進行した乳がんや、非浸潤がんでも広範囲に及んでいる場合などでは胸筋温存乳房切除術が一般的です。

わきの下のリンパ節は従来は必ず切除していましたが、最近では最初にがんが転移するリンパ節（センチネルリンパ節）だけを調べる方法が行われています。センチネルリンパ節に転移がなければ、リンパ節の切除は行わなくてすみます。

手術の方法は本人の希望も十分に考慮します。乳房切除術の場合、同時または術後あらためて乳房再建術を行うケースもふえています。

放射線治療は、乳房温存手術をしたあとの乳房には原則として行います。また、乳房切除術をしたあとも、リンパ節に4個以上の転移があった場合には放射線をかけます。しこりが再発したり、骨に転移が起きてはげしい痛みがある場合にも効果があります。

ホルモン療法としては、抗エストロゲン剤、LH-RHアゴニスト製剤、アロマターゼ阻害剤、合成黄体ホルモン剤などの薬物を用い、手術後の再発予防や、再発乳がんの治療に効果を上げています。

乳がんの自己検診法

ステップ1　入浴時、せっけんを使ったり、シャワーを浴びるときに、乳房の上に4本の指をそろえて当て、指の腹を押しつけるようにすべらせて、かたいしこりがないかどうかを調べます。

乳くびを中心にして、同心円を描くように指をすべらせていきます。両方のわきの下にも、しこりがないかを調べます。

ステップ2　鏡の前で、両手を同時に上げたり下げたりしながら、乳房の形に左右の違いがないか、皮膚がえくぼのようにひきつれたり、乳くびが引き込まれたりしていないかを観察します。

ステップ3　あおむけに寝て、右肩の下に枕かタオルを入れ、右手は頭の下におきます。左手の指先を使って、ステップ1と同じようにして右の乳房のしこりがないかを調べます。

右側が終わったら、同様にして左側を調べます。最後に両方の乳くびをつまんでみて、何か液体が出てこないかを調べます。

以上の三つのステップで月1回の検査は終わります。前回の検査と何か変わったことがあったら、すぐに医師の診察を受けてください。

（西　常博）

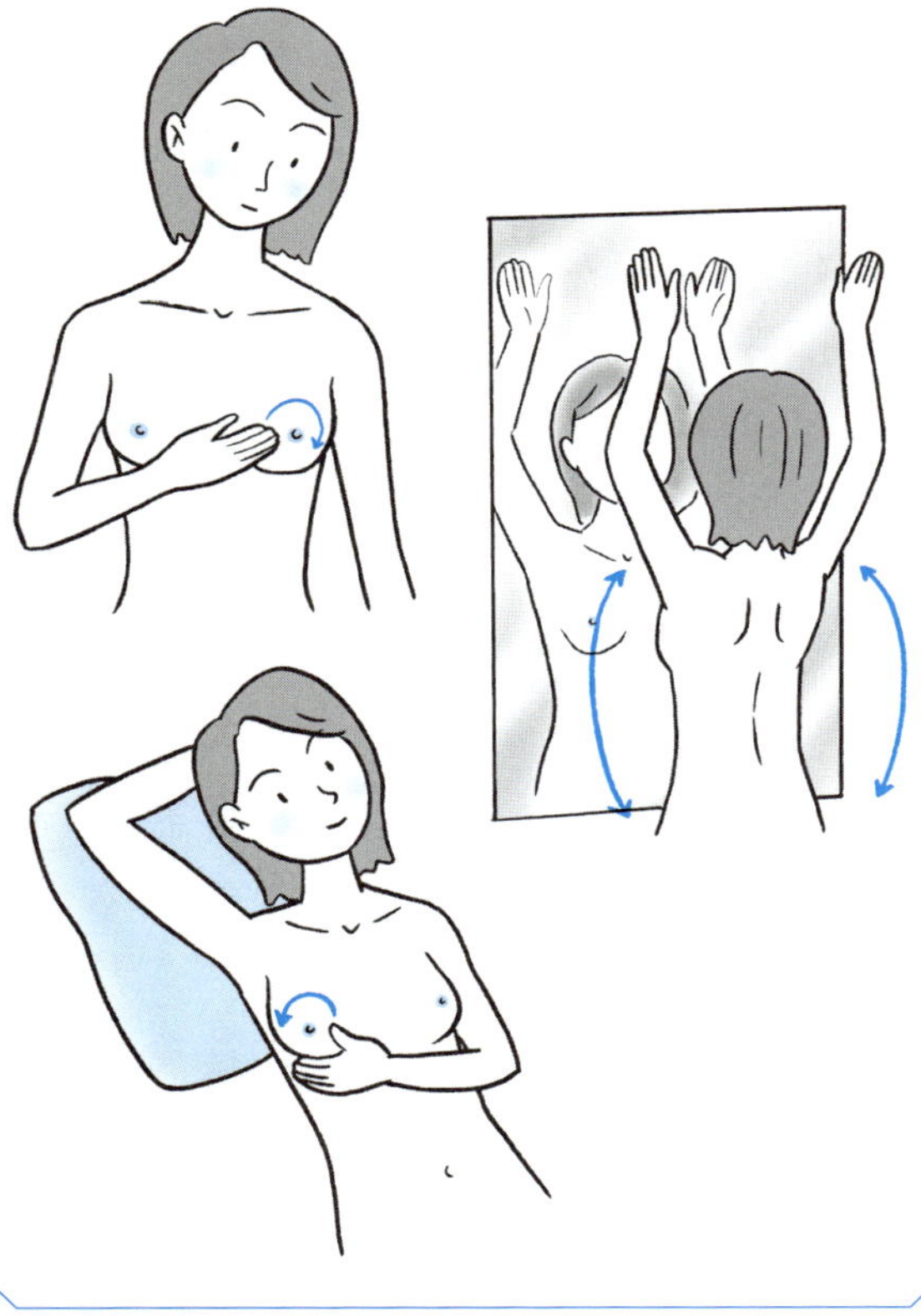

乳がん治療の流れ

がんの治療には、大きく分けて局所療法と全身療法があります。乳がんの局所療法は、乳房にできたがんを取り除く方法で、手術や放射線療法を行います。全身療法は、リンパや血液の流れにのって乳房から運ばれたがん細胞による転移を抑える治療です。抗がん剤、ホルモン薬、分子標的治療薬を使った薬物療法が行われます。治療法は、検査からわかるがんの進行度や、がんの特性をみて判断します。

がんが大きい場合は、まず薬物療法を行い、がんが小さくなってから手術を行うこともあります。また、リンパ節への転移が疑われる場合にも、手術前に薬物療法を行うことがあります。

ステージ0、1、2期の乳がんには、乳房部分切除術後に放射線療法を行います。これが乳房温存療法です。一般的には、しこりが3㎝以下の場合が乳房部分切除術の対象です。しこりとそのまわりの組織を円形に切りとるのが乳房円状部分切除術、扇形に切りとるのが乳房扇状部分切除術です。いずれも全身麻酔のうえ1～2時間の手術です。

しこりが大きい場合、また1か所にとどまっていない場合には、乳房全体を切除する乳房切除術を行います。全身麻酔のうえ2～3時間の手術です。

手術の方法や手術後の経過にもよりますが、手術のための入院期間は4～10日です。手術当日は安静が必要ですが、通常、翌日からはトイレに歩いていくことができます。手術後、痛みや吐きけなどつらい症状があるときは、がまんせず担当の医師に伝えて対処してもらいましょう。

退院後しばらくは通院します。必要な場合には、外来で放射線療法や薬物療法を受けます。

手術で失った乳房を作りなおす方法が乳房再建です。乳がんの手術と同時に行うのが一次再建、手術後に時間をおいて行うことを二次再建といいます。再建を考えている場合には、手術の前に主治医と相談しておきましょう。（西　常博）

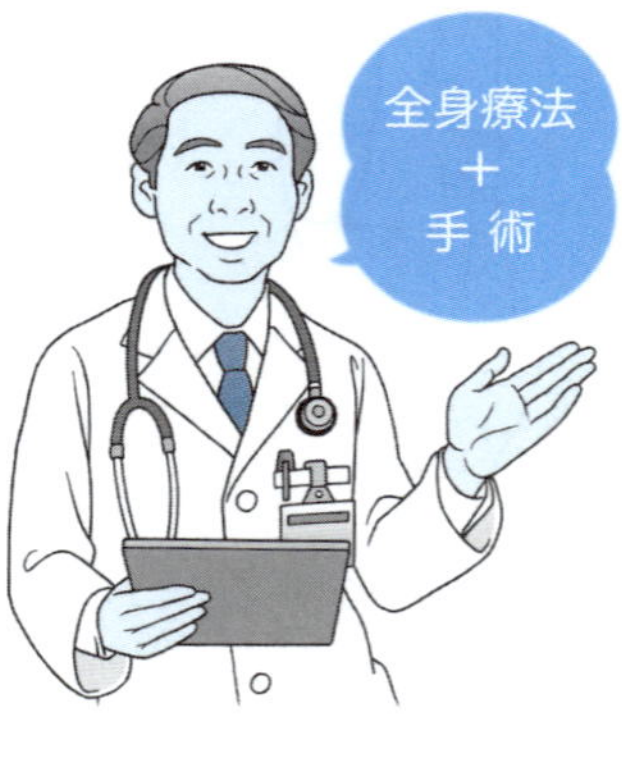

化学療法にはさまざまな抗がん剤が開発され、手術後の予防的補助療法や進行・再発乳がんの治療に使用されています。最近では手術前に化学療法を行って腫瘤を縮小することで乳房温存できるケースもふえています。

分子標的治療薬の代表的な薬トラスツズマブ（商品名・ハーセプチン）は、乳がん細胞の表面にあるHER2たんぱくを標的にして、乳がん細胞の増殖を抑える薬です。通常の抗がん剤とちがい、正常の細胞に与える影響が少ないのが特徴です。しかし、副作用がまったくないというわけではなく、初回投与時の発熱や、心臓機能の低下がみられることがあります。

手術後の注意

乳がんの手術を受けて数日すると、医師や看護師の指導により、次ページの図に示すような腕の機能回復を早める体操が始まります。

手術の術式によっては、初めのうちは痛みがあってつらいでしょうが、半年もすれば、ほぼ手術前の状態近くまで回復がみられます。1年くらいたつと、ゴルフ、水泳などの運動を始めることができます。

乳がんの手術を受けてわきの下のリンパ節を切除した人は、手術をした側の腕が、はれやすい状態になっています。日常生活では次のことに注意しましょう。

●重いものを無理に持ち上げない。
●けがをしない。
●注射、採血などは反対側の腕で。
●腕を使いすぎてはれぎみになったら、腕の下に枕などを入れて、高くして寝る。
●腕のはれがひかず、熱をもったり、赤くなったりしたら、すぐに受診する。

乳がんの手術を受けたあとは、少なくとも10年間は、定期的に診察を受け、再発をチェックする必要があります。

体のぐあいがよくないときには、できるだけ手術を受けた医師に相談してみましょう。（西　常博）

手術後の機能回復体操

壁上がり体操

①壁に向かい、ひたいと足先が壁につくまで近づき、よいほうの腕を耳につくように伸ばして、あらかじめ持っていたテープを壁にはりつける（これが目標）。
②両手指を壁につけて、徐々にはい上がってテープと同じ高さまで進み、わきに痛みを感じたら、両手を肩の高さまでおろして深呼吸する。
③これを4～5回繰り返す。
④手術した側の手が目標のテープの位置に届くまで行う。

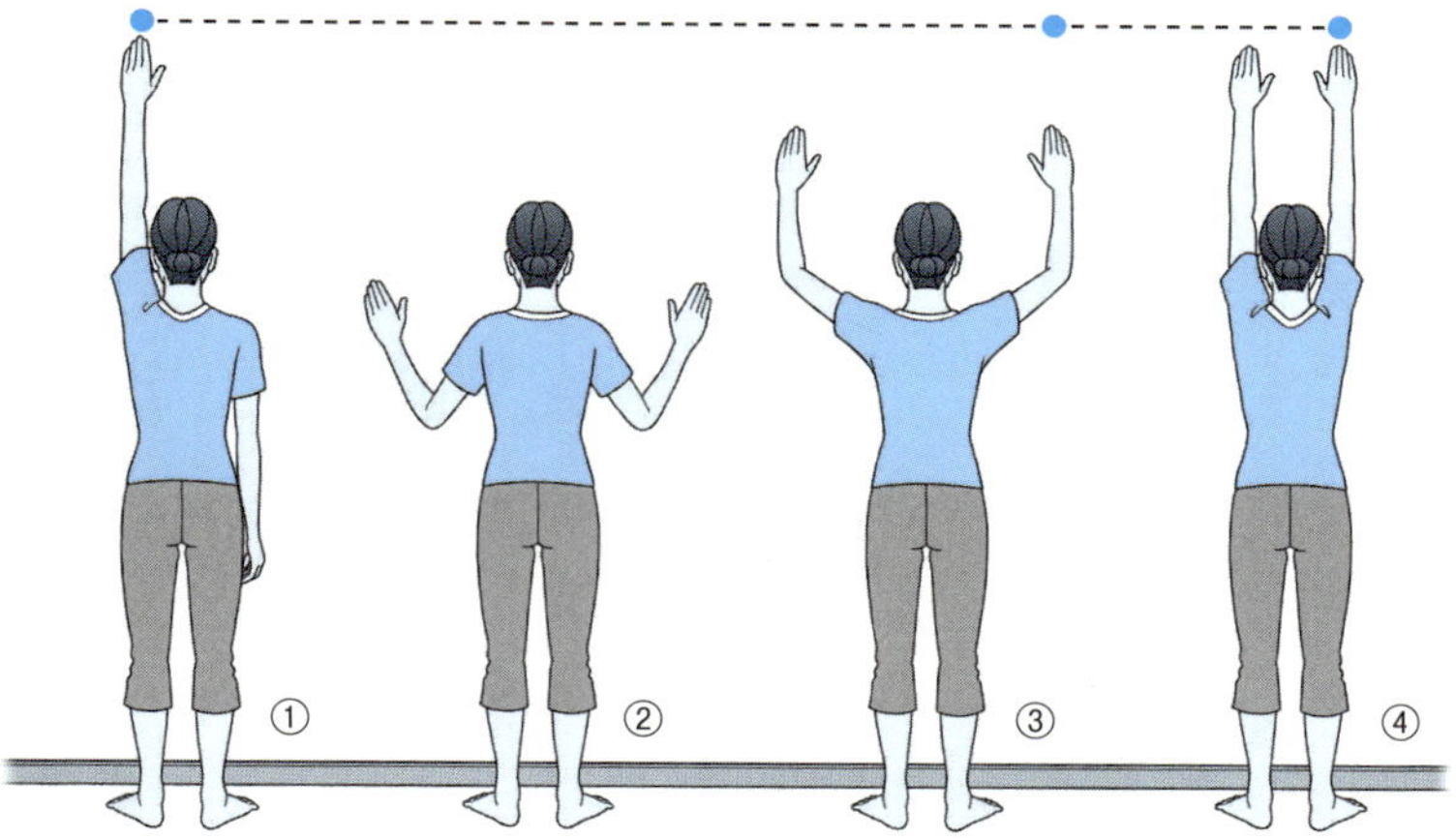

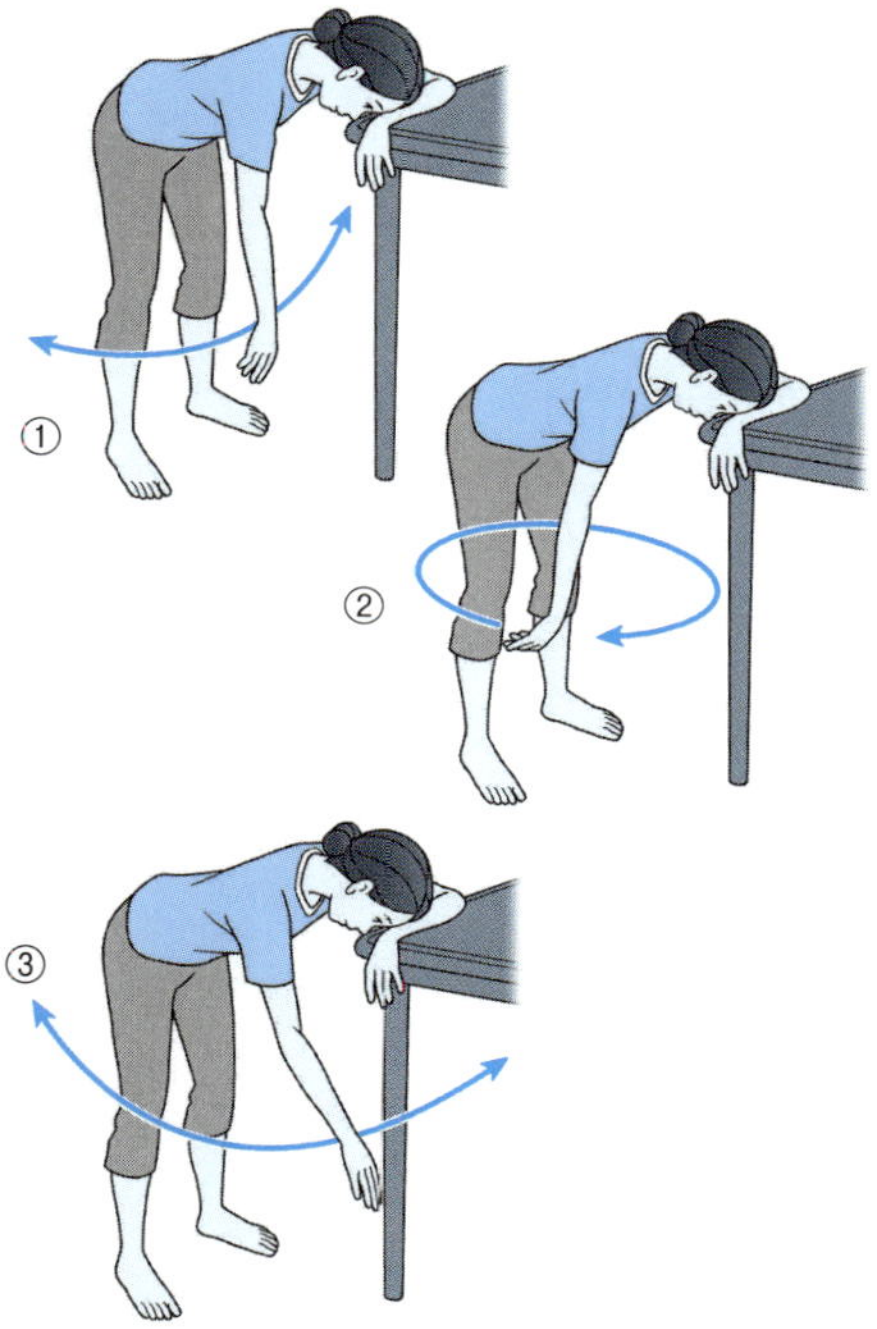

振り子体操

①机の端かイスの背に、よいほうのひじをついてうつむき、ひたいを腕にのせる。手術した側の腕は、力を抜いて下げ、ひじを伸ばしたまま左右に大きく振る。
②次はコンパスのように回す。できるだけ大きな円で、時計回りと反時計回り、各数回ずつ行う。
③次は、腕を前後に大きく何回も振る。

（西 常博）

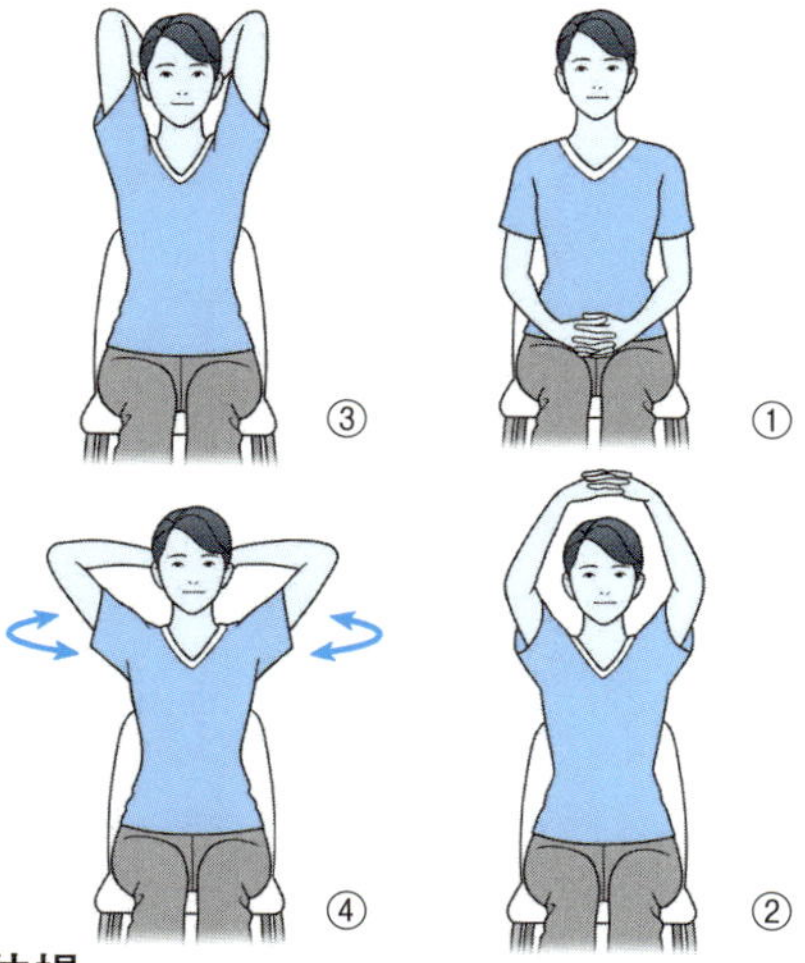

指組み体操

①イスに腰をおろし、指を組んで両手を上げる。初めは顔のあたりで痛くなるので、そこで深呼吸し、痛みが消えたらもう少し高く上げる練習をする。ひじはできるだけ開かない。
②日がたつにつれて、頭の上まで届くようになる。
③④後ろにも回せるようになったら、両ひじを左右に開いたり閉じたりする。

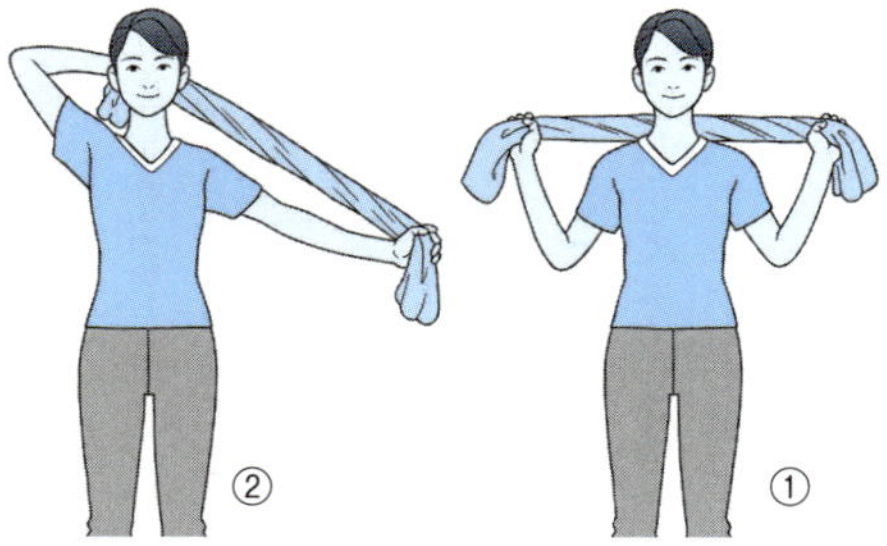

タオル体操

①背中を伸ばし、頭の後ろでタオルの両端を持つ。
②両端を持ったまま、左右に動かし、片方のひじを伸ばす。

リンパ浮腫の予防と対策

リンパ浮腫《ふしゅ》とは、体に張りめぐらされているリンパ管を流れるリンパ液が何らかの理由で滞り、腕や脚などにむくみがあらわれる症状です。乳がんや子宮がん、卵巣がんの手術で、リンパ節を切除したあとに起こりやすく、放射線治療のあとにもみられることがあります。だんだん悪化する進行性であることも大きな特徴の一つです。

リンパ浮腫は適切なケアによって必ず改善します。むくみを感じたり、だんだんひどくなったりするようなら、まずは医師の診察を受けましょう。もしリンパ浮腫と診断されたら、症状によってはケアのプロであるセラピストの助けも借りながら、リンパドレナージや運動などのセルフケアを日常生活にとり入れ、悪化させないように上手につきあうことが大切です。

■リンパの役割

リンパ液は、人体の60～70%を占める体液のうち、細胞の外にある細胞外液の一つです。動脈の毛細血管からしみ出た水分は、組織間液として栄養分を組織に運ぶと同時に二酸化炭素や老廃物を受けとり、静脈の毛細血管に戻りますが、その一部は血管ではなくリンパ管に吸収されます。これがリンパ液となり、リンパ管を流れていくのです。

体の要所要所にはリンパ管を流れてきた病原菌などを濾過《ろか》するリンパ節があります。ここでキャッチされた有害物質は、リンパ液に含まれるリンパ球などの攻撃を受けて死滅します。このようにリンパ液やリンパ節は、体を病気から守る役割を担っているのです。

■リンパ浮腫の原因

乳がんや子宮がん、卵巣がんの転移は、がん細胞が血液やリンパ液の流れにのって他臓器へ移り、そこで増殖することで起こります。その際、がん細胞が最初にたどりつくのがリンパ節です。したがって、リンパ節への転移があったり、あるいは疑いがある場合は、さらに遠くの臓器への転移を防ぐために、手術でリンパ節を切除する必要があるのです。

しかし、切除によってリンパ液が行き来する交通の要所を失い、スムーズに流れにくくなるというデメリットが生じます。体はそれに順応するため、新しいリンパ管をつくりだすので、リンパ液の流れはある程度確保できますが、新しいリンパ管は弱いため、ちょっとしたことで流れが悪くなってしまうのです。

リンパ液の流れが滞ると、細胞のすき間に水分がたまりやすくなります。すると組織間液に含まれるたんぱく質や脂肪なども細胞のすき間にたまります。たんぱく質には水分を引きつける作用があるので、ますます水がたまりやすくなり、むくみがひどくなるのです。

■普通のむくみとの違い

身近なむくみとしては「起立性のむくみ」があります。これは長時間の立ち仕事やすわり仕事などで、脚の静脈血の循環が悪くなるために起こります。体を動

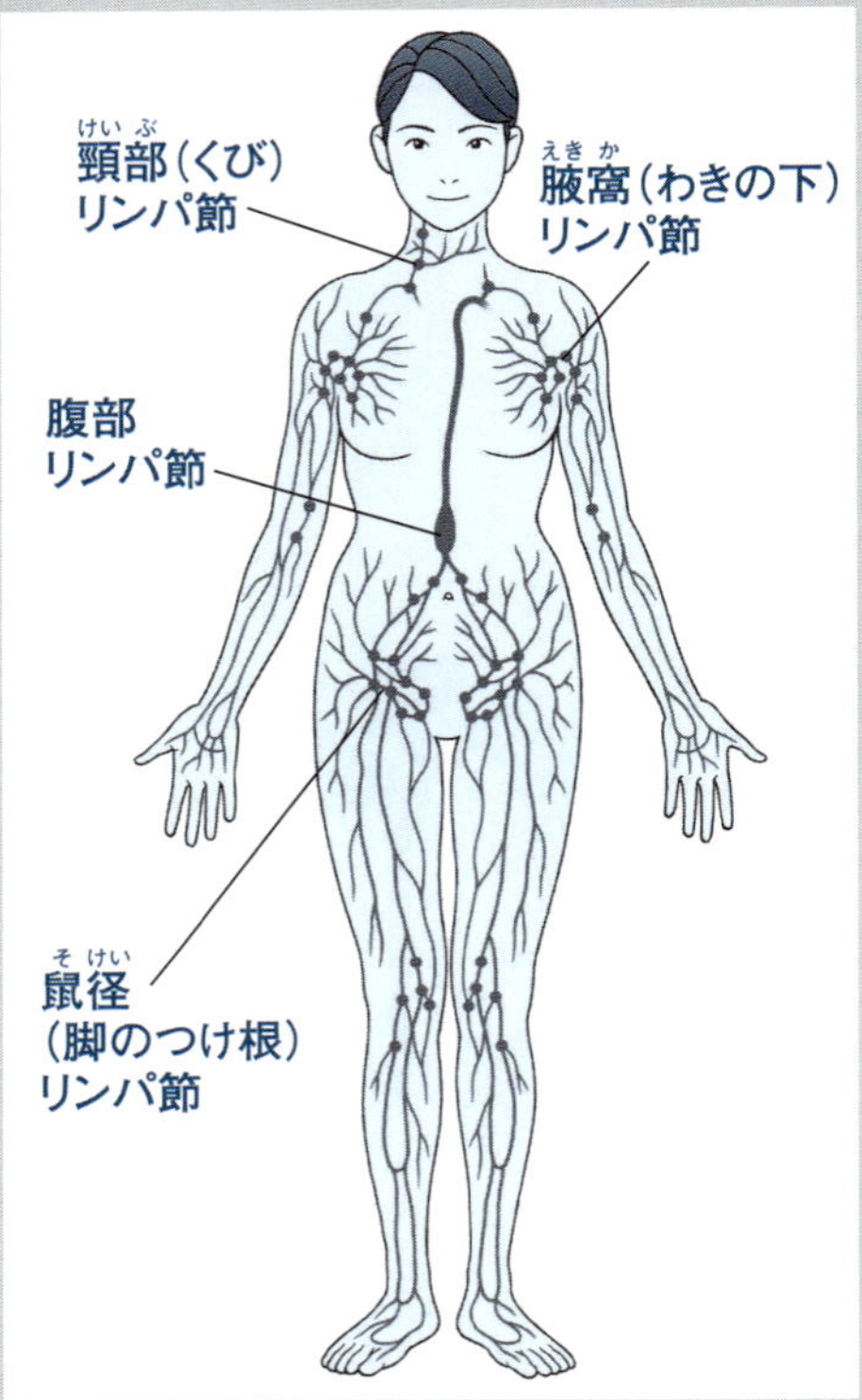

リンパ浮腫の状態

0期
リンパ循環不全はあるが、臨床的な症状はありません。

Ⅰ期…水分が多く、改善させやすい時期
押すとへこみますが、むくんでいる腕や脚を高くして寝ると、翌日には元に戻ります。

Ⅱ期…患肢を上げるだけでは改善しない時期
むくみのある腕や脚を押すとへこみます。Ⅱ期の晩期で組織の線維化が始まると、押してもへこまないことがあります。

Ⅲ期…皮膚のかたさが強くなる時期
腕や脚の太さがさらに増し、皮膚の線維化が進んでいっそうかたくなります。また、頻繁に炎症を起こすようにもなります。

リンパ浮腫を改善するケア

スキンケア●リンパ浮腫に伴う炎症の予防に不可欠なケアです。清潔を心がけ、汗をかいたらふく、クリームなどでまめに保湿して肌荒れを防ぐなど基本的なことを習慣にしましょう。長袖、長いスカートやズボンで傷や虫刺されなどを防ぐことや、冷えないようにすることも大切です。

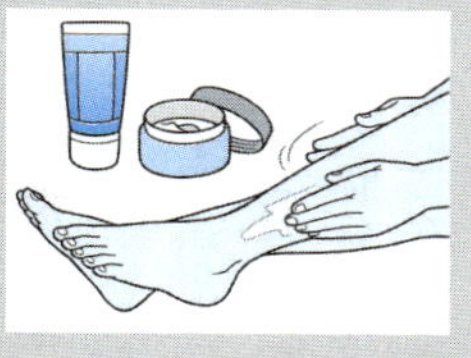

リンパドレナージ●むくみのある場所を手のひら全体でさするようにして、リンパ液を流すマッサージ法です。手の動かし方は「ずらす」と「流す」が基本。リンパ液は体の表面近くを流れていますので、強く押すのではなく、手の自然な重さを利用して皮膚を動かすようにするのがポイントです。

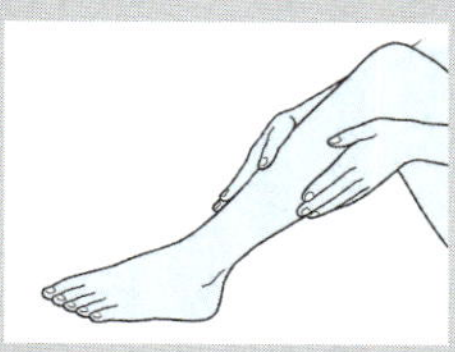

圧迫●弾力性のある包帯や、専用の弾性スリーブ／ストッキングで、むくみのある場所を圧迫するケアです。水分が組織のすき間にたまらないようにするとともに、リンパ液の滞りや逆流を防ぐ効果もあります。リンパドレナージで皮膚とその下の組織をやわらかくしてから行います。

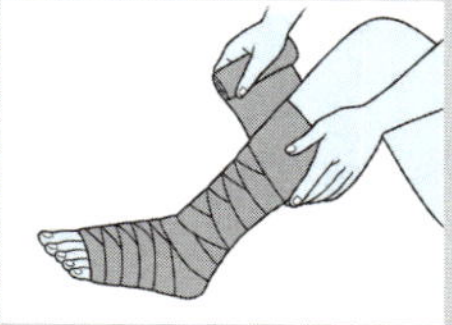

運動●腕や脚を圧迫した状態のまま適度な運動をすると、リンパ液の流れがさらによくなります。腕なら手くびを回転させたり、テーブルの上においたボールを動かしたりする、脚ならひざの屈伸運動や足踏みなどが有効です。無理なく疲れすぎない範囲で続けることが大切です。

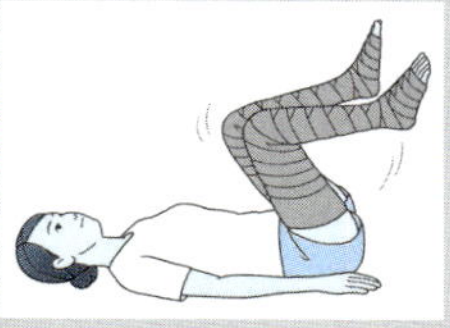

初期にむくみが起こりやすい場所

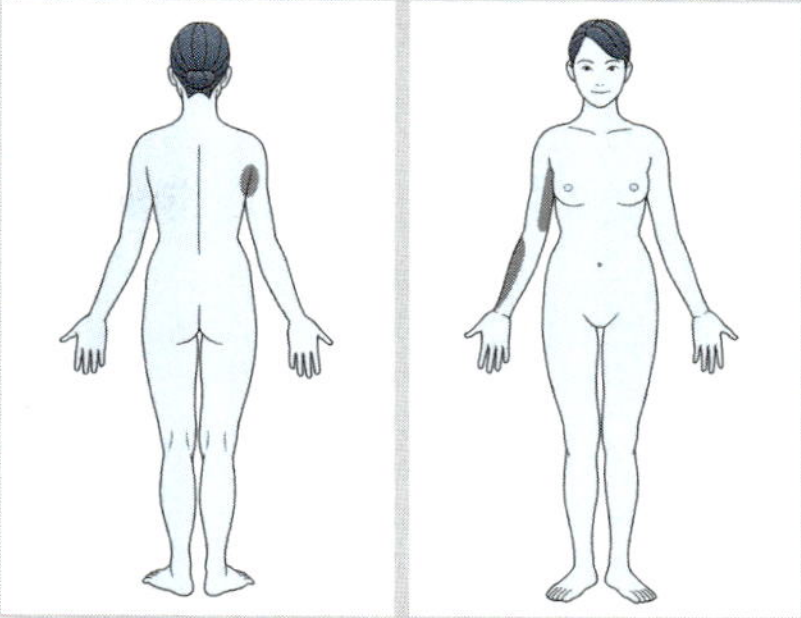

腕の場合●手術した側の腕の内側（二の腕、前腕）、わきの下の背中側など。胸にむくみを感じることも。

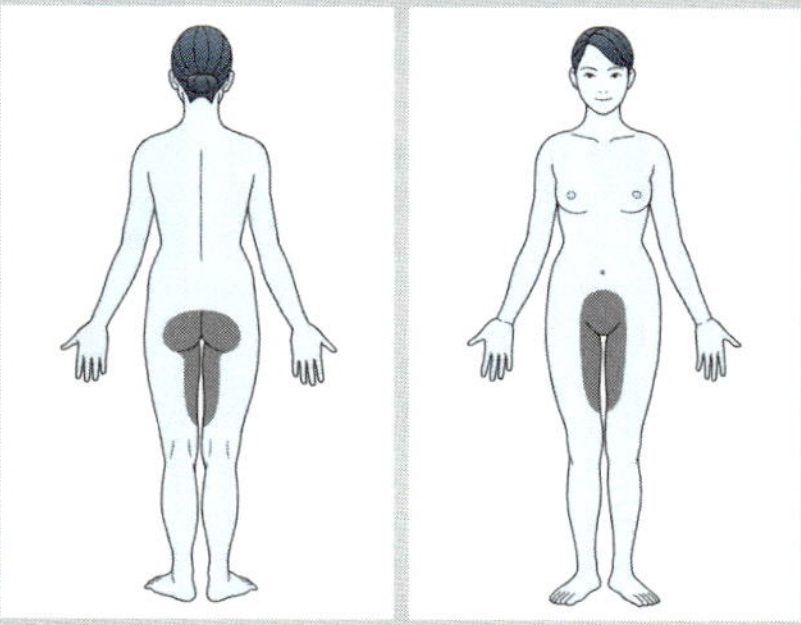

脚の場合●太ももの内側や下腹部、外性器、おしりなど。くるぶしの周囲にむくみを感じることも。

かして静脈血の循環をよくすれば症状は軽くなりますし、多くの場合、一晩眠れば翌朝には解消しています。

ところがリンパ浮腫は、適切なケアをしないと日に日に悪化していく「進行性」の症状です。軽症のうちは一晩たてばむくみがとれますが、徐々に戻りが悪くなり、腕や脚がどんどん太くなって、ついには皮膚がかたくなったり、合併症があらわれたりします。がんの術後などに大きな病気をしたり、もしくは片方の脚だけがむくみが強いなど一般的な起立性のむくみとは違う症状があらわれたら、リンパ浮腫を診療している医師の診察を受けましょう。

リンパ浮腫は、問診や視診（むくみの状態を見る）、触診（さわる）でだいたい診断できますが、血液や心電図などの一般的な検査や、画像検査などを行うこともあります。

■リンパ浮腫とわかったら

医師の診察を受け、むくみの原因がリンパ浮腫であるとわかったら、医師や専門家の指導を受け、積極的なセルフケアを行いましょう。

ケアの方法は大きく分けて「スキンケア」「リンパドレナージ」「圧迫」「運動」です。そのほか、むくんでいる部位や患肢を上げる、太らない、無理をしないなどの、日常生活上の注意が大切です。

重症度によっては、専門知識と技術を習得したセラピストによるリンパドレナージや、圧迫療法を受けることが望ましいでしょう。ただし健康保険はきかず、費用は自己負担となります。

平成20年より、がんの手術でリンパ節を広く切除した人へのケア方法の説明や、弾性スリーブ／ストッキングなどにかかる費用の一部が、また平成28年からは治療自体の一部にも健康保険が適用になりました。詳細はリンパ浮腫の治療を行っている医療機関やセラピストにたずねてください。

■日常生活での注意点

生活のなかでのちょっとした注意や心がけが、発症や症状の悪化防止に役立ちます。ポイントは「無理をしすぎないこと」と「皮膚を傷つけないこと」の2点。次のようなことに気をつけましょう。

- 重いものは持たないようにし、できるだけ小分けにして運ぶ
- きつい服や靴は避け、肌当たりのよいものを選ぶ
- 水仕事や庭仕事のときは手袋や長袖、長ズボンで保護を
- シャンプーや化粧品は自然原料を主成分とするものを選ぶ
- 寝るときはむくみのある脚や腕をクッションなどで高くする

（廣田彰男）

子《し》宮《きゅう》がん（子宮頸《しきゅうけい》がん・子宮体《しきゅうたい》がん）

子宮は、膣に近いほうを子宮頸部、奥のほうで妊娠時に胎児が発育する部分を子宮体部といい、それらの部位に生じるがんを、それぞれ子宮頸がん、子宮体がんと呼びます。

わが国の子宮がん罹患《りかん》率をみると、子宮頸がんは40代以降の中高年層においては、ここ10年間以上にわたり罹患率は減少の方向ですが、20〜30代の若い年代においては罹患率が増加してきました。死亡率も若年層では増加に転じており、若年者の子宮頸がんの増加が問題になっています。一方、子宮体がんの罹患率は増加傾向にあり、子宮がん全体に対する子宮体がんの割合は50％を超える勢いになってきました。

子《し》宮《きゅう》頸《けい》がん

原因・症状

子宮頸がんの原因については、他のがん同様に完全に解明されたわけではありませんが、ほとんどの子宮頸がんからヒトパピローマウイルス(human papillomavirus：ＨＰＶ)が検出されることから、ウイルスが原因の一つになっていることが明らかになりました。ＨＰＶはＤＮＡ遺伝子の配列の違いから100種類以上の型に分類されていますが、なかでも16型や18型などは子宮頸がんになりやすいことが知られています。健常人の約10〜20％がＨＰＶに感染しているといわれていますが、特に10〜20代の感染率がさらに高くなっていることは前述の罹患率の変動と関連しているものと思われます。ただしＨＰＶに感染したからといってすぐにがんになるわけではありません。その多くは一過性の感染で、しばらくすると子宮頸部から消滅してしまいます。感染したウイルスの型、その人の免疫能などさまざまな要因がからんでいますが、そのなかの一部の人に持続感染して、何年という長い年月を経てがんへと進展していくことがわかってきました。

子宮頸部に発生したがんは、最初のうちはごく浅い表面の部分（上皮）の中に限局していますが、しだいに上皮の下の組織に浸潤《しんじゅん》していくと同時に病巣も大きくなり、子宮を支える靭帯、腟に浸潤し、膀胱《ぼうこう》、直腸などの隣接臓器に波及していきます。また、骨盤内のリンパ節や血管を介して遠くの臓器にも転移していく経路もあります。したがって、子宮頸がんは左図のような4段階の進行期に分類されます。

症状としては、がんはもろい組織であることから、組織がくずれて出血したり、帯下《たいげ》（おりもの）がふえたりします。したがって、生理（月経）以外の出血（不正性器出血）や、異常な帯下があったら、思い切って産婦人科でがんの検診を受けることが大切です。また水のような帯下が非常にふえたときも要注意です。不正性器出血があっても、生理が不順になったと思い違いをしたり、閉経となり実際には生理が終わっているのに、不規則な生理が続いていると勘違いしたりして受診が遅れ、子宮頸がんの発見が遅れることがあるので、注意が必要です。

しかしこれらの不正性器出血などが出現するのはⅠB期以上のある程度進行したがんの場合であり、初期がんでは症状がないことが多いのです。したがって「何も症状がなくても、まず検診を受ける」ことが重要です。子宮頸がんの検査方法はすでに確立しており、ほとんどの産婦人科で可能なので、ぜひ受診したいものです。また、市区町村が中心になり、満20才以上の女性を対象に公費で子宮頸がん検診を行っているところが多いので、その機会を利用するようにしましょう。また職場の健康診断などチャンスがあれば積極的に受診するようにしてください。

検査・治療

子宮頸がんの診断は細胞診、コルポスコープ診（腟拡大鏡診）、組織診という三つの方法を組み合わせて行います。

①細胞診　ヘラや綿棒で子宮の入り口をこすって子宮頸部の細胞を採取し、細胞をスライドガラスに塗りつけて染色したあと、顕微鏡で観察し、がん細胞の有無を判定する検査法です。この方法はほとんど苦痛はなく、短時間に多くの人を検査できるので、子宮頸がん検診の最初のステップとし

て行われます。

②コルポスコープ診（膣拡大鏡診）　細胞診で異常が認められた場合でも、さらに診断を正確にするために、組織片を採取して病理組織学的検査を行い、確定診断を下します。その際、進行がんであれば肉眼的にがんの部分はすぐにわかりますが、異形成や早期がんの場合には病変は非常に浅いため、肉眼ではどこが異常なのかわかりません。そこでコルポスコープという器械で病変部を8～20倍に拡大して観察し、肉眼ではわからないような病変部をねらって小さな組織片を採取します。

③組織診　コルポスコープで見ながら採取した組織片で、病理組織標本をつくって顕微鏡下で診断します。細胞診検査がおおまかなスクリーニング検査であるのに対し、組織診はいわば精密検査です。子宮頸部の一部をつまみとりますが、つまみとる組織片は非常に小さいので、痛みもほとんどなく、出血も少量で数日で自然に止血します。

以上述べた三つの検査で診断を下しますが、治療方針を決めるには臨床進行期を決定し、がんの広がりを把握しなければなりません。このためには内診・直腸診（肛門に指を入れて、がんが子宮のまわりに広がっていないかどうかを調べる）、膀胱鏡（尿道口から膀胱内に細い器械を挿入して膀胱粘膜へのがんの浸潤の有無を調べる）、排泄性尿路造影法（尿路へのがんの浸潤の有無を調べる）などを行い、さらにＭＲＩやＣＴをとって広がりを把握します。

一般にがんの治療法には手術療法、放射線療法、薬物療法（抗がん剤、ホルモン剤、分子標的治療薬）がありますが、子宮頸がんも同じです。

前がん状態の軽度・中等度異形成の場合には自然に治ってしまうことが多いので治療を行わずに外来で経過を見ていくことが多いのですが、高度異形成になると治療を開始します。レーザーメスなどで子宮頸部を円錐状に切除する円錐切除術が一般的ですが、レーザーで子宮頸部の病変部分を焼いて炭化させてしまうレーザー蒸散法も行われます。

上皮内がんに対しては子宮を温存する円錐切除術あるいは子宮を摘出する単純子宮全摘出術が行われます。ただし円錐切除術をした場合には、切除した組織を術後にくわしく調べて、万一より進行したがんが見つかった場合には子宮を摘出する追加治療を行わなくてはなりません。

ＩＢ・Ⅱ期の主な治療法は手術療法（手術術式は広汎《こうはん》子宮全摘出術）あるいは根治的放射線治療（同時化学放射線療法）です。手術は子宮とそのまわりの組織や腟の一部も含めて摘出する広汎子宮全摘出術が行われ、骨盤内のリンパ節も徹底的に郭清《かくせい》（きれいにとり除くこと）します。一方、放射線治療は放射線と抗がん剤を同時に行う同時化学放射線療法と呼ばれ、手術療法のあとにさらに治療が必要とされる場合（術後

子宮頸がんの臨床進行期分類

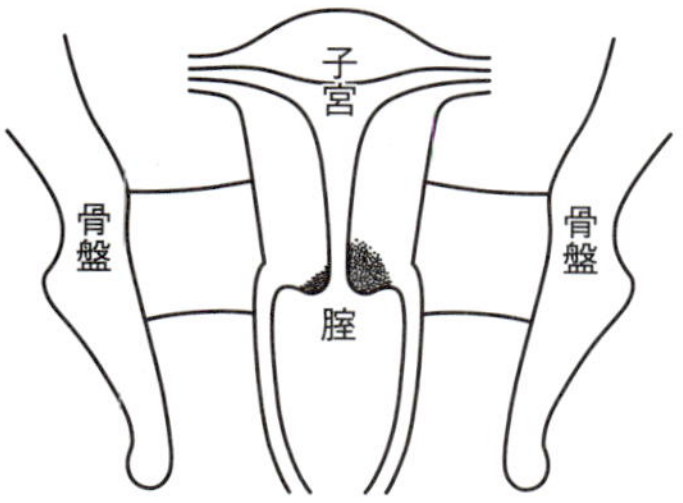

Ⅰ期
がんが子宮頸部にのみ限局しており、いまだに周囲の組織に広がっていない。Ⅰ期はさらに浸潤の浅いⅠA期と浸潤の深いⅠB期に細分類される。

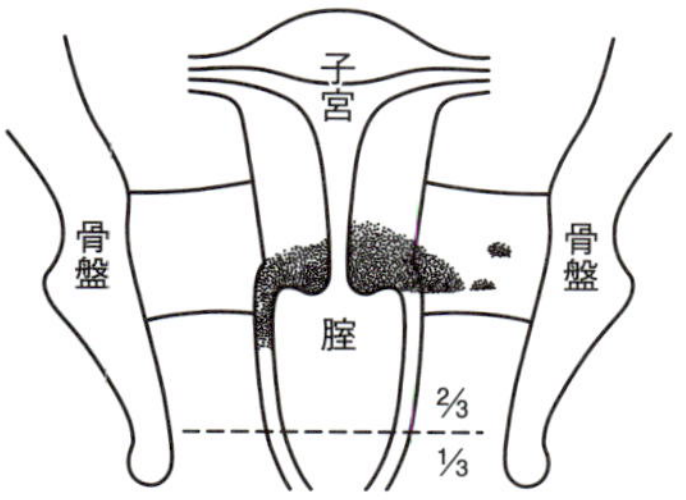

Ⅱ期
がんが子宮の周囲の組織か、あるいは腟の上2/3以内まで広がっている。

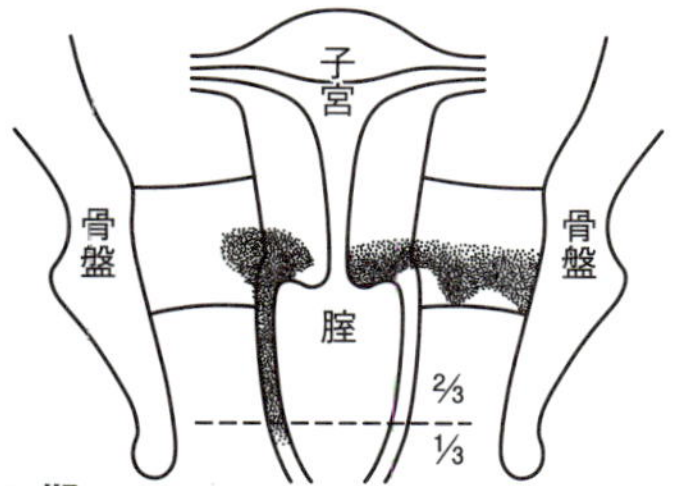

Ⅲ期
がんが骨盤壁まで広がっているか、あるいは腟の下1/3まで広がっている。

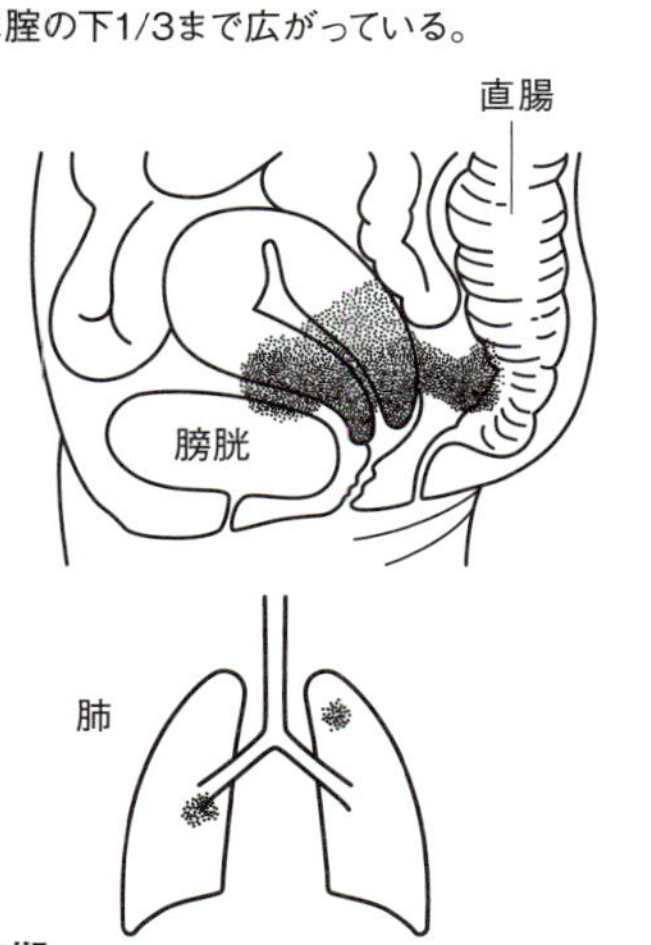

Ⅳ期
がんが膀胱や直腸の粘膜まで浸潤していたり、あるいは肺や肝臓などの遠くの臓器に転移している。

照射）にも行われる方法です。どちらも治療成績はほぼ同じです。放射線単独で治療をする場合は体の外から放射線を当てる外部照射に、子宮の腔内に線源を留置して放射線を当てる腔内照射を加えて行います。どの方法を選択するかは年齢や合併症の有無などを考慮したうえで、主治医とよく相談して決めるようにしましょう。

近年ＩＢ期であっても腫瘍《しゅよう》が小さければ、子宮頸部とその周辺の組織のみを摘出して子宮体部を温存する術式も行われており、その後の妊娠出産例も報告されています。

Ⅲ～Ⅳ期の治療は主に同時化学放射線療法ですが、遠隔転移がある場合には化学療法が主体です。

子宮頸がんの予防

子宮頸がんはＨＰＶ（ヒトパピローマウイルス）が発がんに関与していることが明らかになり、これに対するワクチンが開発され実用化されています。ＨＰＶは100種類以上の型がありますが、そのうち子宮頸がんの発がんに関与しているのは16、18型をはじめ13～14種類の型とされています。ワクチンはこのなかで16、18型に対するもので、およそ子宮頸がん全体の70％くらいに有効とされています。

したがって他の型のウイルスには無効であるため（残りの30％くらいを占める）、ワクチン接種をしたからもう子宮頸がんにならないというわけではありません。ワクチン接種を受けるとともに子宮頸がんの検診も怠らないようにしましょう。

手術後の注意

治療後も再発の有無や治療に伴う合併症のチェックなどのため、引き続き外来で定期的に検査を受けることが大切です。

治療の合併症としては、広汎子宮全摘出術のような大きな手術のあと、特にリンパ節郭清をしたあとの脚のむくみや排尿・排便障害、腟が短縮することによる性交障害、卵巣も摘出した場合の卵巣欠落症状などが、放射線療法後には腸炎（下痢や血便など）や膀胱炎（頻尿や血尿など）があります。これらは一部の人に起こるもので、すべての人に起こるものではありません。また万一、合併症が起こっても、合併症に対する治療は進歩していますので、治療を受けた病院、医師を信頼して長くつきあっていくことが治療後の健康維持のためにも大切なことです。

子《し》宮《きゅう》体《たい》がん

原因・症状

日本では子宮体がんは近年漸増《ぜんぞう》傾向にあり、全子宮がんの半数以上を占めるに至っています。もとより欧米では子宮体がんが多く、日本人の生活習慣が欧米化してきたことも一因と考えられています。

子宮体がん危険因子としては、未婚、不妊、閉経後、初婚年齢・初妊年齢の高さ、30才以後の月経不順、糖尿病、高血圧症、肥満などが指摘されています。また、子宮頸がんは多産婦に多いのに対し、子宮体がんでは逆に未産婦に多いという傾向があります。

子宮体がんは子宮内膜から発生するので、最初は内膜の中にとどまっていますが、しだいに筋層内に浸潤していき、ついには筋層を破り、子宮の外側にまで達し、腹腔内に広がっていきます。また、卵管、卵巣に波及したのち腹腔内に進展していく経路と、リンパ液や血液の流れにのってリンパ節や遠隔に転移していく経路があります。

したがって、子宮体がんの手術進行期は左図のように4段階に分かれます。

症状としては多くの場合、不正性器出血を初発症状とします。閉経後数年たって突然出血があったというような場合は特に要注意ですが、閉経前でも月経周期が乱れて頻繁に出血するような場合には、産婦人科を受診して子宮体がん検査を受けるようにしてください。

近年、若年者の子宮体がんも注目されていますが、その多くはエストロゲンという女性ホルモンと関係が深く、エストロゲンとプロゲステロンという2種類のホルモンのバランスが悪く、長年にわたりエストロゲン優位な状態が続いた人に多くみられます。慢性的に月経不順が続く人は注意が必要です。このタイプの子宮体がんでは、その前がん病変である子宮内膜（異型）増殖症という病態をへて、がんに進んでいくことが知られています。子宮体がんは閉経後の女性に多いことは事実ですが、30～40代の若い人でも長期にわたり月経不順が続く場合は一度、子宮体がんの検診を受けてみることが必要です。

一方、閉経後に発生する子宮体がんは前述のようなエストロゲン（ホルモン）とは無関係なものが多く、その組織像（がんの顔つき）はエストロゲン依存性の子宮体がんに比べ、やや悪性度が高い顔つきの悪いがんが多い傾向であることがわかってきました。閉経後の人は基本的に月経がないので、出血をすること自体が異常（不正性器出血）と考えるべきです。そのような症状があっても、子宮体がんである人はごくわずかですから、体がん検診を受けて安心するようにしたいものです。

検査・治療

①細胞診　子宮体がんは子宮頸がんと異なり、子宮の奥（体部）に病変が存在するので、細いポリエチレンチューブ、あるいは小さなヘラ、またはブラシを子宮腔内に挿入し、吸引あるいはこすって子宮内膜細胞を採取します。検査結果は陰性（がん細胞は認められない）、疑陽性（がんを疑う細胞が認められる）、陽性（がん細胞が認められる）の3段階に分類されます。

②組織診　子宮腔内に細い金属の器具を挿入し、中を何カ所か掻爬《そうは》する（ひっかきとる）ことにより組織片を採取して顕微鏡で診断します。組織診により、確定診断を下します。

そのほか、子宮鏡という内視鏡で子宮腔内の状態を直視下に観察したり、MRIやCTで病巣の深さや広がり、転移の有無などを検索します。

治療法としては術前にⅠ・Ⅱ期と考えられる場合のうち、がんが子宮体部に限局するものに対しては、子宮と卵巣・卵管（付属器）を摘出するとともにリンパ節も郭清します（単純子宮全摘出術＋両側付属器摘出術＋骨盤リンパ節郭清術）が、がんの浸潤の深さや顔つき（悪性度）によっては付属器を温存したりリンパ節郭清を省略することも可能です。さらに、子宮内膜（異型）増殖症や、ごく初期のがんで妊娠を希望する場合には、黄体ホルモンという薬で治療することもあります。がんが子宮頸部（下のほう）に広がっている場合は子宮周囲を大きくとる広汎子宮全摘出術を行います。

術後に再発のリスクが高いと考えられる場合には、抗がん剤や放射線による治療を追加しますが、日本では主に抗がん剤による治療が行われています。術前にⅢ・Ⅳ期と考えられる場合は、手術可能であれば子宮・付属器を摘出したあとに抗がん剤による治療を追加します。

子宮体がんは頸がんに比べて罹患年齢が高く、高血圧や糖尿病など合併症をかかえている患者さんも少なくないことから前述の治療を完遂できないこともあります。治療法については主治医とよく相談して決めるようにしましょう。**（矢島正純）**

子宮体がんの手術進行期分類

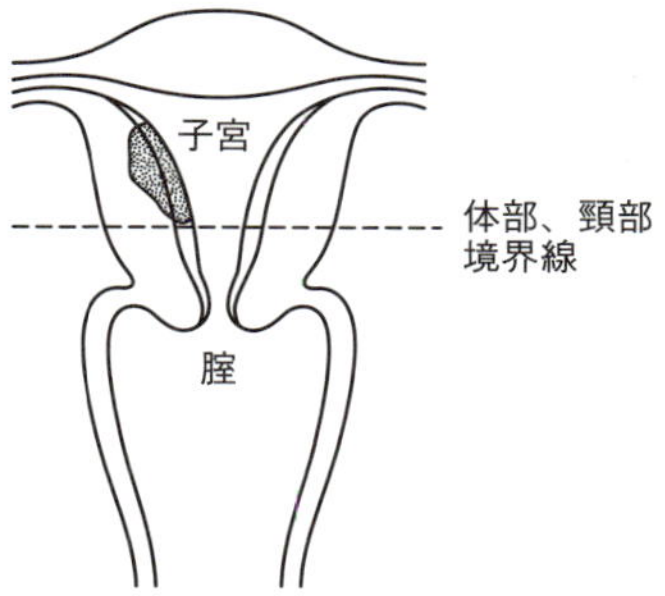

Ⅰ期
がんが子宮の体部にのみ限局している。

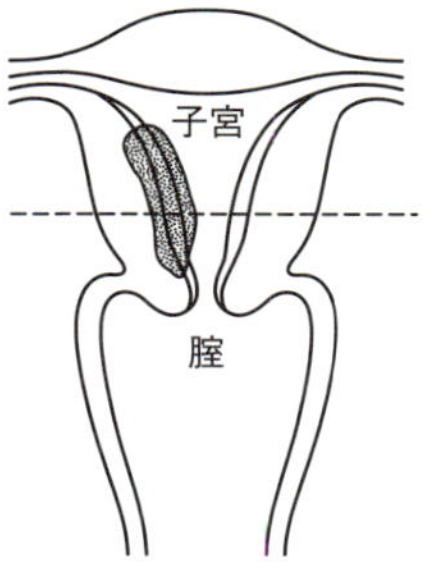

Ⅱ期
がんが子宮体部ばかりでなく、子宮頸部にまで広がっているが、子宮外には及んでいない。

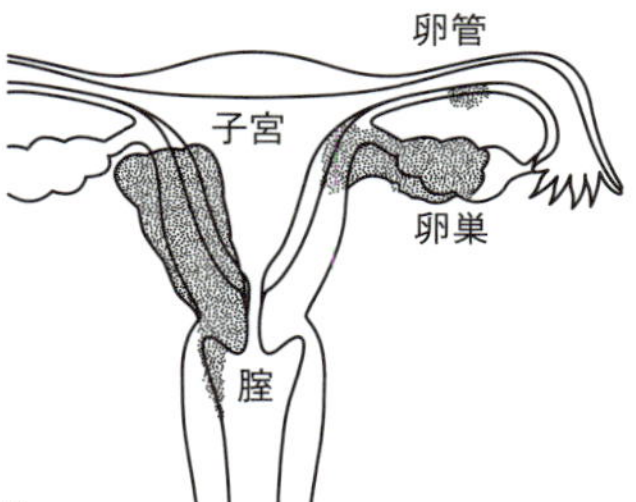

Ⅲ期
がんが子宮外にも広がっているが、小骨盤腔を越えていない。骨盤リンパ節転移を認める。

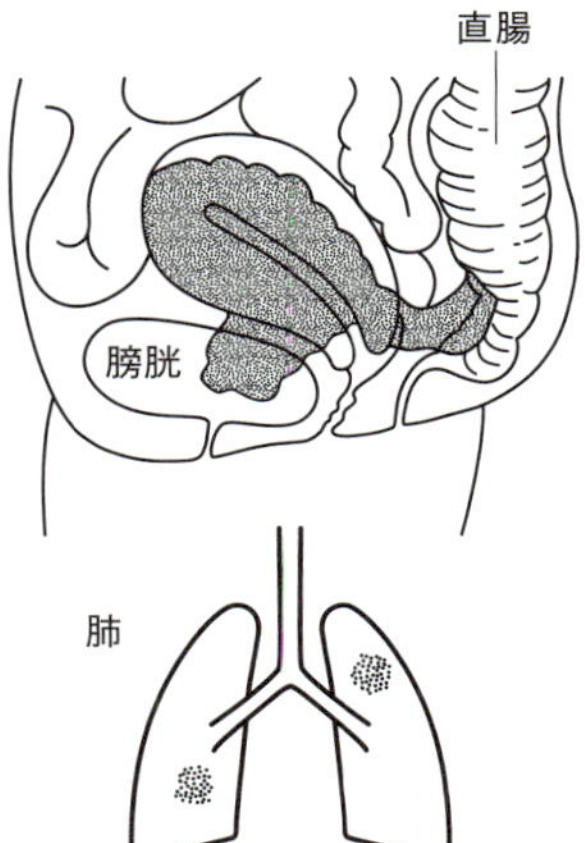

Ⅳ期
がんが直腸や膀胱の粘膜に浸潤したり、肺、肝臓など遠くの臓器に転移している。

卵《らん》巣《そう》がん

卵巣は卵子の貯蔵場所でもあると同時に、エストロゲン（卵胞ホルモン）などの女性に特有なホルモンを産生する場所でもあり、女性にとってたいへん重要な役割を担う臓器です。

卵巣の表面には薄い細胞層があり、卵巣実質には卵子やそれをとり巻く細胞、ホルモンを産生する細胞などがあります。これらの細胞はいずれも腫瘍《しゅよう》化することがあるので、卵巣からはきわめて多岐にわたる腫瘍が発生します。

また卵巣腫瘍は、良性のもの、悪性のもの、その中間的な境界悪性と3つに分類され、卵巣腫瘍のすべてが、がんというわけではありません。

卵巣がんは、若年から高齢者まであらゆる年代の女性にみられます。わが国では1万人に1～2人の割合で発見されるといわれており、それほど頻度の高いがんではありませんが、卵巣は腹腔内の臓器であるため、子宮がんや乳がんのように手軽にがん検診を行うことはできません。また、腫瘍が大きくなるまで無症状であることが多く、見つかったときにはすでに進行していることが少なくありません。

卵巣がんは女性性器のがんのなかでは最も治療成績が悪いので、卵巣腫瘍を指摘されたり、おなかにしこりをふれるなど異常を感じたら、すぐに産婦人科を受診しましょう。

症状

卵巣腫瘍は良性・悪性を問わず、初期にはなんの症状もないことが多いのですが、腫瘍が大きくなると、下腹部にしこりをふれるようになります。

卵巣に発生したがんは、最初は卵巣にとどまっていますが、やがて子宮、卵管、ほかの骨盤内の臓器に波及し、さらに腸の表面、腹膜、後腹膜のリンパ節、肝臓などに転移します。さらに進むと、肺などの遠い臓器にまで転移します。

がん細胞が腹腔内に散らばって多量の腹水がたまるとおなかがふくれ、肺に転移して多量の胸水がたまると息苦しくなります。また、まれに卵巣腫瘍が自然に破裂したり、ねじれたりすると、下腹部に激痛を感じます。

これらの症状があれば、すぐに病院で検査を受けましょう。また自覚症状がなくても、定期的に産婦人科を受診し、子宮がん検査とともに内診や、後述する超音波診断法により、卵巣がはれていないかどうかを診断してもらうことが大事です。これが、卵巣がんを早期に発見する最もよい方法です。

検査

大きな卵巣腫瘍はおなかの上からでもふれることができますが、卵巣がんのなかには小さなものもあるので、まず腟や肛門から指を入れて（内診・直腸診）、卵巣にしこりがないかを診察します。その結果、卵巣腫瘍の存在が疑われるようであれば、超音波検査を行い、卵巣腫瘍の存在の有無を確認します。

超音波断層法は、腟の中に検出器を入れ、そこから超音波を発信させて卵巣腫瘍の有無を観察するため、苦痛はほとんどありません。腫瘍マーカーは、がん細胞が産生して血中に流れ出た物質を、血液を検査することによりとらえ、がんの診断に役立てようとするもので、ＣＡ１２５をはじめ、幾つかの腫瘍マーカーが用いられています。

さらに、ＣＴやＭＲＩによって、卵巣、腫瘍の大きさや内部の性状、腹水や転移の有無などを検索します。

また、腹水が多くたまっているときには、細い針をおなかに刺して腹水の一部を抜きとり、顕微鏡でがん細胞の有無を検査することもあります。

以上のような検査を総合して、卵巣腫瘍が良性か、悪性かを判断します。最終的には手術で開腹して採取した組織を顕微鏡で調べ、卵巣腫瘍ががんであるかないか、また、がんであればいかなる組織型であるかを確定します。

治療

卵巣がんの主な治療法は、手術療法と抗がん剤を主体とした薬物療法です。

手術では卵巣がんを摘出することはもちろんですが、反対側の卵巣や子宮に転移することがあるので、原則として同時にこれらの臓器も摘出しま

卵巣がんの病期

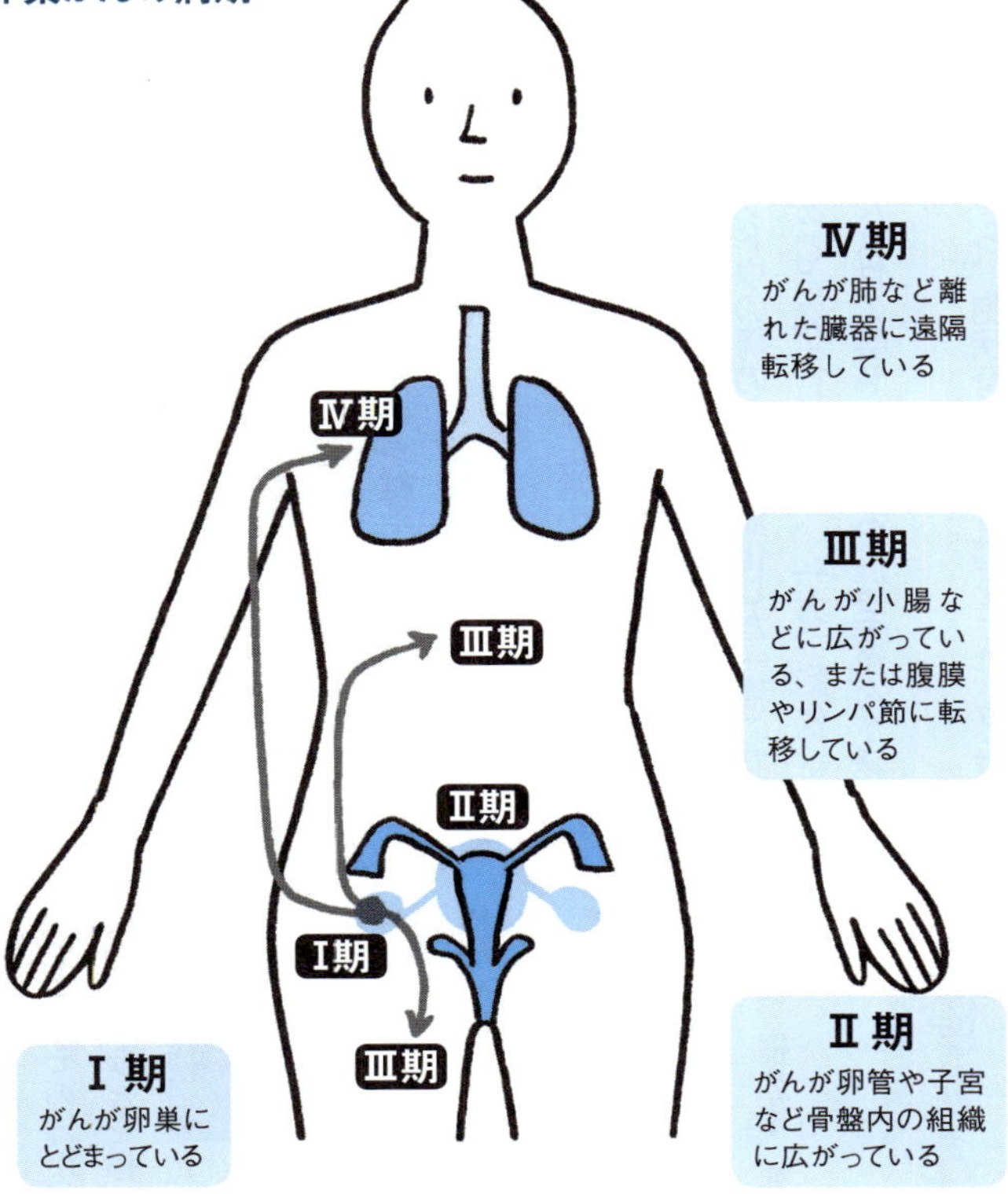
Ⅳ期
がんが肺など離れた臓器に遠隔転移している
Ⅳ期
Ⅲ期
がんが小腸などに広がっている、または腹膜やリンパ節に転移している
Ⅲ期
Ⅱ期
Ⅰ期
Ⅲ期
Ⅱ期
がんが卵管や子宮など骨盤内の組織に広がっている
Ⅰ期
がんが卵巣にとどまっている

す。親指ほどの大きさの卵巣にがんができると、がんはおなかの中に種をまくように転移していきます（播種性転移《はしゅせいてんい》）。そこで胃から下にぶらさがっている大網《たいもう》という脂肪のネットのような臓器も一緒に切除するとともに、おなかの壁や腸管、肝臓、脾臓《ひぞう》などにがん病巣が播種していれば、それらもできるだけ切除するようにします。また腹部の奥深いリンパ節（後腹膜リンパ節や傍大動脈リンパ節）に転移することがあり、これらのリンパ節も郭清《かくせい》して転移の有無を確認します。

このように卵巣がんは進行して見つかる場合も少なくありませんが、たとえ全部をとりきれなくても、残存する腫瘍径《しゅようけい》が小さいほうが予後がいいとされています。

一方、ごく早期のがんに限って、年齢が若く将来妊娠を希望する場合には、子宮や反対側の卵巣を残す場合もあります。

また胚細胞腫瘍《はいさいぼうしゅよう》という若い女性に多くみられる悪性腫瘍に関しては抗がん剤の効きがよいため、やや進行したものであっても可能な限り子宮や卵巣を温存します。

卵巣がんは手術を行ってがんをとりきれたと思っても、目に見えないがん細胞が残っていることがあるので、腫瘍が残存した場合はもちろんですが、多くは術後に抗がん剤を行います。抗がん剤としてはタキサン製剤（パクリタキセル）とプラチナ製剤（カルボプラチン）の併用療法が主体です。副作用としては血液毒性、すなわち白血球が少なくなり感染に対する抵抗力が弱くなったり、血小板が少なくなり出血しやすくなったりします。そのほかに消化器症状（吐きけ、嘔吐《おうと》、下痢）や神経症状（手足のしびれ）、脱毛などがあります。また、がんの増殖にかかわる分子を標的にしてその働きを阻害する分子標的薬（ベバシズマブ）を抗がん剤と併用して用いることがあります。副作用として高血圧、たんぱく尿、まれに血栓塞栓症《けっせんそくせんしょう》（血液が血管の中で固まったり詰まったりする）や消化管穿孔《せんこう》（腸に穴があく）などがあります。

卵巣がんは早期発見がむずかしく、発見されたときには進行したがんであることも少なくありません。大がかりな手術や長期にわたる抗がん剤治療は、肉体的、精神的に大きな負担になります。周囲の助けを借りながら治療を受けるようにしましょう。

治療後の注意

治療後は定期的に受診して、血液検査（腫瘍マーカー検査）、CTやPETなどの画像検査を受けて再発がないかどうかをチェックします。治療前に高値を示した腫瘍マーカーは、再発すると上昇してきます。頻回にCTやPETを撮るわけにはいかないので、腫瘍マーカーはとりあえずおおまかに再発の有無を検索するよい指標となります。

万一再発した場合には、再び抗がん剤や分子標的薬などの薬物療法を行ったり、再発したがんをとり除く手術をする場合もあります。

治療はけっして楽なものではありませんが、辛抱強く治療を行えば進行したがんでも長期生存できるようになりました。病気に対して前向きに立ち向かっていくことが何より大切です。（矢島正純）

絨毛《じゅうもう》がん

精子と卵子が受精すると受精卵になり、子宮に着床して胎盤が形成されます。胎盤は絨毛と呼ばれる小さな組織が多数集まってできているのですが、この絨毛のいちばん外側のトロフォブラストという細胞が悪性化したのが絨毛がんです。つまり、絨毛がんは胎児由来の胎盤から発生するがんといえます。

したがって、絨毛がんは正常の出産や、流産などからも発生する可能性はあります。しかし、その割合は多くはなく、絨毛がんの過半数は胞状奇胎（胎盤がブドウの房のように変化した一種の異常妊娠）のあとに発生しており、一方、胞状奇《ほうじょうき》胎《たい》を経験した女性の数%に、のちに絨毛がんが発生しています。

このことから、胞状奇胎後の管理をどれだけ厳重に行うかが、絨毛がんの早期発見、ひいては予防につながるといえるでしょう。

したがって、胞状奇胎を経験したら、定期的に医師の診察を受け、その指示に従う必要があります。

症状・診断

絨毛がんの最も多い症状は不正性器出血です。絨毛がんはたいへん血管に富んだ腫瘍《しゅよう》であり、ときに大量出血することがあります。また、血流を介して肺などへ転移しやすく、胸痛や血痰《けったん》、せきなどで見つかることもあります。

また、このがんはヒト絨毛ゴナドトロピン（hCG）というホルモンを産生するので、診断には血液中や尿中の同ホルモンの測定がきわめて有効です。そのほか、骨盤の血管造影やCT、胸部X線写真などを撮って診断します。

治療

絨毛がんには抗がん剤が奏効します。メソトレキセートやアクチノマイシンD、エトポシドなどの抗がん剤により、治療成績は飛躍的に向上し、高い治療効果をあげられるようになりました。

治療後は、先に述べたヒト絨毛ゴナドトロピンを測定して、再発の有無をできるだけ早期に診断します。

絨毛がんは、抗がん剤がよく効くことや、その前がん的な病変である胞状奇胎の管理がよくなったために、罹患率、死亡率ともに激減しています。

（矢島正純）

外陰《がいいん》がん

外陰がんは大陰唇《だいいんしん》、小陰唇《しょういんしん》、クリトリスなどに発生しますが、それほど頻度の高いがんではありません。60～70代の高齢者に多く、そのため羞恥心が先行したり、症状があっても自己判断で市販の塗り薬などを使用して受診が遅れ、その結果、すでに進行がんになっていることがときにあるのは残念なことです。

自分の目で見られる部位にできるがんですから、異常を感じたら早めに産婦人科を受診しましょう。

症状・診断

初期には症状はほとんどなく、腫瘍がしだいに大きくなると、しこりや異物感を感じるようになります。外陰部のかゆみが初発症状であることもあり、やがて表面がただれて潰瘍《かいよう》をつくるようになると、出血やおりもの（帯下《たいげ》）があり、感染を起こすと膿《うみ》状のおりものもみられるようになります。

病巣部から細胞や組織をとり、顕微鏡で調べて診断します（細胞診・組織診）。

しこりやただれがあったからといって、すべてががんというわけではありません。細菌やウイルスによる場合も多いので、早く受診して安心するようにしたいものです。

治療

治療は、がんの進行度や患者の年齢などを考慮し、手術療法、放射線療法、抗がん剤による化学療法を、単独または併用して行います。

手術方法は病巣の広がりによって、腫瘍を含む外陰を切除する方法や、広く周囲の皮膚を切除して鼠径部《そけいぶ》のリンパ節も郭清《かくせい》する方法、膀胱《ぼうこう》や直腸もともに摘出して人工肛門や尿路の変更を行う方法などがあります。

放射線療法は、同時化学放射線併用療法あるいは放射線単独で行われ、単独の場合には外から放射線を照射する方法（外照射）が主に行われますが、がん病巣の中にラジウム針などを埋め込む方法（組織内照射）が行われることもあります。

ひと昔前までは、手術後に外陰の皮膚がひきつれたりして、機能障害を残すこともありましたが、最近では形成外科的に皮膚や筋肉を移植する方法が行われることが多くなったため、術後の日常生活における不便さは軽減しました。

（矢島正純）

子《こ》供《ども》のがん

子供のがんは見つけるのがむずかしく、かぜのような症状や痛みが続くなどの理由で受診して、見つかることも珍しくありません。子供の場合、がんが増殖するスピードが速いので、発熱、頭痛、リンパ節のはれ、骨や関節の痛み、皮下や筋肉、胸、おなかのはれやしこりなどの症状が長く続く、進行するような場合は、必ず病院へ行きましょう。

治療では手術、化学療法（抗がん剤）、放射線療法、造血幹細胞移植などを組み合わせて行います。大人と比較すると化学療法や放射線療法の効果が高いこともあり、現在では70～80％が治ります。ただし、治療による合併症が数年後にあらわれることもあります。そのため、治ったあとも長期に経過観察をすることが大事です。

神《しん》経《けい》芽《が》細《さい》胞《ぼう》腫《しゅ》

0～5才までに多い病気で、1才以下と3～4才にピークがあります。転移を起こしやすいので、できるだけ早く発見したい病気。子供との入浴時など、おなかをさわるなどして、気になるしこりがないかどうか、ふだんからチェックを心がけましょう。

原因・症状

原因は不明で、腎臓の上にある副腎から発症することが最も多いです。主な症状はおなかのしこり、顔色が悪い、体重が減る、不機嫌など。腹痛や呼吸困難、眼球が飛び出る、皮下のしこりなどがみられる場合もあります。がんが背骨の近くから発生すると、腫瘍が脊髄を圧迫するので下半身のまひがあらわれることもあります。

治療

病気が見つかったら、手術で腫瘍を摘出し、その後、化学療法や放射線治療を行います。しかし年齢や腫瘍の性質、その広がり方によって、治療法は異なります。治療方針は専門施設で十分に検討したうえで、決定されます。

子《こ》供《ども》の白《はっ》血《けつ》病《びょう》

※P100（白血病）参照

0～10才に発症しやすく、子供の場合は多くが急性白血病で、そのうち3/4がリンパ性白血病、残りの1/4が骨髄性白血病です。

原因・症状

白血球ががん化して異常増殖して、骨髄の血液をつくる働きが低下する病気。小児がんの約半分を占めるといわれています。主な症状は元気がない、発熱、食欲がない、貧血、関節痛、皮膚の出血斑など。リンパ節や肝臓、脾臓《ひぞう》などがはれることもあります。

治療

抗がん剤を使った化学療法が主です。全身に広がる白血病細胞を減らし、造血機能が回復すると寛解《かんかい》（症状が軽減、消失すること）状態になります。この状態を、強化・維持する治療を続けます。

ウィルムス腫《しゅ》瘍《よう》

0～5才に発生しやすく、多くは2～3才までに発症します。腫瘍ができる子供のがんの中では、最も治療成績のよい病気です。

原因・症状

胎児期に腎芽《じんか》細胞が異常に増殖して、腫瘍となります。なぜ起こるのかという原因はよくわかっていませんが、遺伝的な要因も関係していると考えられています。

多くの場合は片方の腎臓だけですが、両方に腫瘍ができることもあります。腫瘍はかなり大きくならないと症状が出ないため、おなかがふくらんでくることで気づくケースが多いとされています。頭痛や血尿、肺に転移したことによるせきや呼吸困難などを起こすこともあります。

治療

手術で腫瘍のできた腎臓を摘出するのが一般的な治療です。病期によっては、手術前に化学療法で腫瘍を小さくしてから腫瘍摘出することもあります。

網《もう》膜《まく》芽《が》細《さい》胞《ぼう》腫《しゅ》

眼球摘出を避けるため、できるだけ早期に発見したい病気です。子供の目の様子がおかしいと思ったら、小児科や眼科を受診しておきましょう。

原因・症状

目の網膜にできるがんで、ほとんどが3才までに発症します。視力低下のほか、斜視や結膜の充血を伴うことも。乳児の場合は、目の内で大きくなった腫瘍に光が反射し、瞳孔が白く見える（白色瞳孔）ことで気づかれることが多いようです。

進行して脳に転移すると、頭痛や嘔《おう》吐《と》を起こします。

治療

腫瘍が大きいと、眼球を摘出することになります。腫瘍が小さく、視力が十分に残っている場合は、光凝固や冷凍凝固など、局所治療だけですむ可能性があります。

子《こ》供《ども》の脳《のう》腫《しゅ》瘍《よう》

がん全体の中で見ると、脳腫瘍は5％以下とそれほど多くはありません。しかし子供のがん患者だけに限ると5人に1人と、白血病に次いで多くなります。子供の場合は進行が速いため早期に気づくことが重要です。

症状

子供に多いのは神経膠腫《こうしゅ》、胚細胞腫瘍、髄芽腫《ずいがしゅ》、頭蓋咽頭腫など。頭蓋内圧が高くなるための頭痛や嘔吐、歩行障害、手足のしびれやまひ、視力低下や視野の異常などの視力障害、言語障害、聴力の低下、のどの渇きを訴えて尿量がふえる、けいれん発作を起こすなどの症状が出ます。

治療

子供の脳腫瘍は成人に比べて種類が多く性質も異なるため治癒法も異なります。腫瘍の種類や進展度により、手術療法、放射線療法、化学療法の3つをさまざまに組み合わせて治療しますが、脳は重要な機能をもつ臓器なので、合併症に注意しながら工夫して行います。部位によっては手術後にホルモン補充療法が必要な場合もあります。

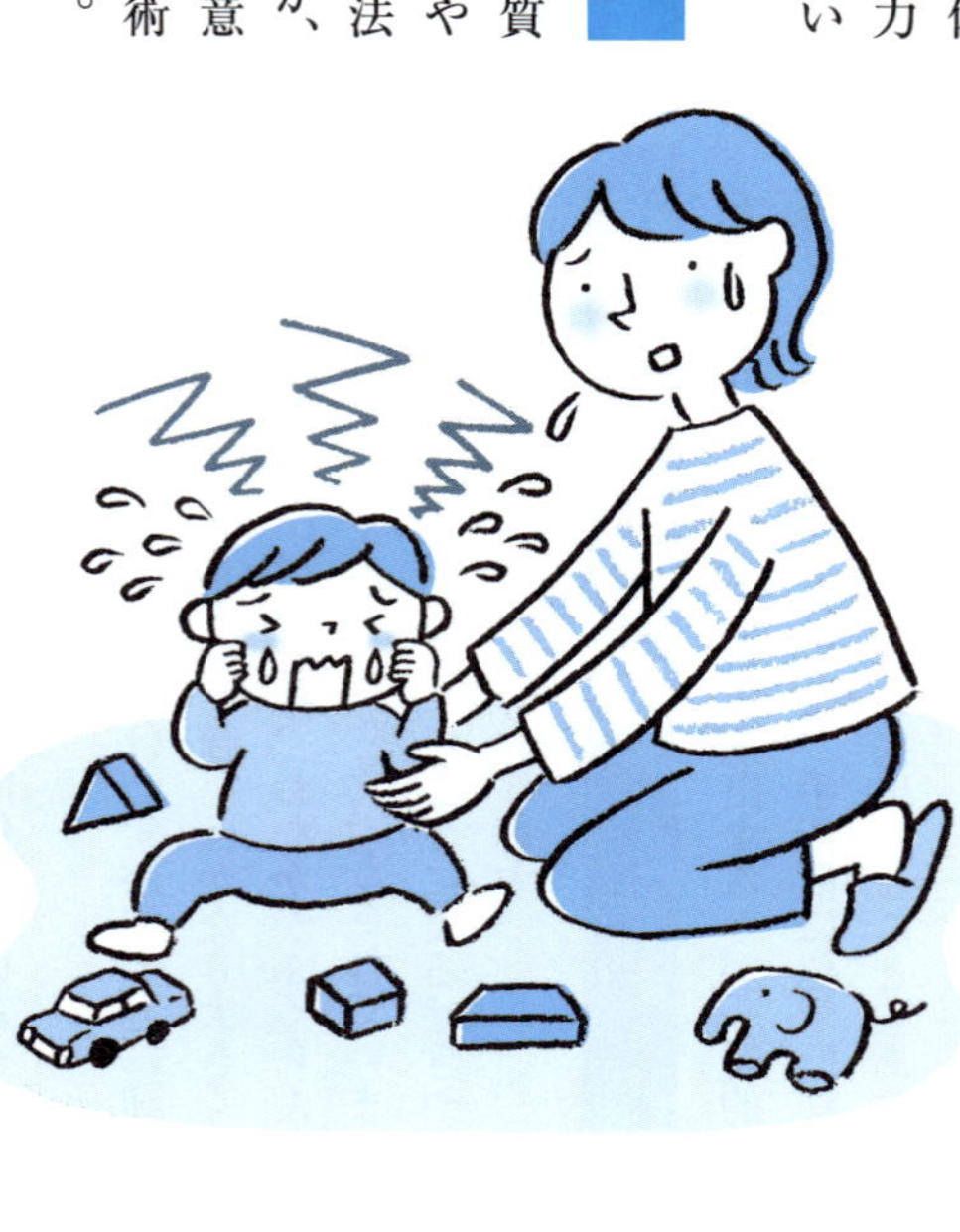

その他の子供のがん

●ユーイング肉腫《にくしゅ》

骨（まれに軟部組織）に発生する肉腫。患者の約半数が10～20才で、70％は20才までに発症しています。腫瘍ができた部分に痛みやはれがあらわれる、発熱を伴う、発症部位によっては足のまひや、排尿しにくいなどの症状があらわれることも。

骨盤に腫瘍ができた場合、かなり大きくならないと気づきにくく、診断が遅れることがあります。四肢の場合も成長痛や打撲とまぎらわしいことがあります。症状が続くときは念のため検査を受けましょう。

●悪性《あくせい》リンパ腫《しゅ》

リンパ組織のがんで、学童期に多くみられます。主な症状はかぜやけがなどの原因がないのにリンパ節がはれる、はれたリンパ節がかたくて痛みを感じない、リンパ節が急激に大きくなる、発熱、体重減少など。リンパ組織は全身にあるので、体のあらゆる部分に発生する可能性があります。

●横紋筋肉腫《おうもんきんにくしゅ》

将来骨格筋になるはずの未熟な細胞から発生した悪性腫瘍。目、膀胱や前立腺、精巣、会陰部などから発生することもあります。最初にあらわれる症状は体の各部にできる痛みのないこぶ。5～10才ぐらいに多く、患者の約70％が6才以下です。

●骨肉腫《こつにくしゅ》

小児の骨にできる悪性腫瘍で、主な症状は手や足の痛みとはれ。発生しやすいのは10代ですが、日本でこの病気にかかる人はまれです。

がんの最新治療

がんの治療はめざましく進歩しています。一般に、局所にとどまるがんに対しては手術を中心とした局所療法が有効で、全身病と考えられる時期のがんに対しては化学療法、内分泌療法、免疫療法などの全身療法が行われます。

多くの場合は、主病巣に対する切除や放射線療法と全身療法を組み合わせた、集学的治療と呼ばれる治療を行います。薬物療法の進歩にともない、従来手術の対象とならなかった進行期のがんを切除対象としたコンバージョン手術も増えてきております。

●手術療法

外科技術の進歩と麻酔や術後管理、手術機器の進歩で、出血量の少ない安全な手術ができるようになっています。特に日本は、消化器がんの手術の水準は世界一とされています。また比較的早いステージの多くのがんでは、体腔鏡下手術が行われるようになり、小さな傷で同じような内容の手術が試みられています。しかし、開腹手術と同等のがんを治す効果があるかどうかは未解決です。

また最近の研究では、腹腔鏡で胃切除を受けた患者さんと開腹で胃切除を受けた患者さんとで1年後の消化機能には何ら変わりがないことが判明してきており、傷口が小さいことによる1か月から3か月程度の短期のメリット以外は、現時点でははっきりしていません。

また、ロボットを用いる手術は鏡視下手術の一つと考えられますが、狭い空間での細かい操作に優れており、骨盤内や縦隔内など狭い場所の手術では有用性が評価され、たとえば前立腺がんに対する前立腺全摘手術ではロボット手術が標準となっています。

ただ通常の鏡視下手術同様、触覚の欠如は克服されておらず、消化器がんなどにおける適応は慎重に検討されています。

●内視鏡治療

リンパ節転移を伴う可能性がきわめて低い初期のがんに対して、内視鏡的粘膜下層剥離術が広く行われるようになっています。さまざまな情報の蓄積から、早期胃がんでは現行のガイドラインより広い適応をしても手術例と同様な成績が得られることがわかってきています。ことに高齢の方では、胃を切る手術をすると肺炎での死亡率が高くなることから、がんで死亡する確率と肺炎で死亡する確率の増加とのバランスで考える必要があり、経験値の高い真の専門医とよく相談されることをお勧めします。大腸がんや食道がんでも広く行われており、人口の高齢化が進む状況を鑑みると、今後ますます重要な治療手段となっていくと思われます。

●放射線療法

放射線療法はがん治療に重要な役割を果たしていますが、大量照射はいろいろな放射線障害を引き起こします。そこで、照射したい部分にだけ集中して当たり、健常な部分の障害を最小限に抑えるように、陽子線や重粒子線、強度変調放射線治療などが開発され、照射可能な部位が広がったといわれています。より強力な放射線を狭い範囲に集中して照射するため、健常部への影響が少なく、がんの部分でのより高い効果が期待されます。定位放射線治療（ピンポイント照射）専用の装置として、ガンマーナイフやサイバーナイフがあります。

これらは脳腫瘍や転移性脳腫瘍に対してピンポイントに攻撃できることから、広く用いられています。通常の抗がん薬は脳内へ到達できないため（血液脳関門というバリヤーがあるため）、分子標的薬以外は無効で、ことに転移性の腫瘍に対しては、ガンマーナイフ、あるいはサイバーナイフによる照射が広く行われています。

●化学療法

２０００年以降さまざまな抗がん薬が開発され、がんの薬物療法による治療成績は改善されてきていますが、治癒できる対象は依然限られています。

多くの場合は、進行を抑えて、ＱＯＬの維持できる延命が目的で実施されますが、手術を念頭に術前に強力な化学療法を行うネオアジュバント治療や、著効例において残存した腫瘍を切除するコンバージョン手術など、集学的治療の一環として用いられることが増えてきています。

また分子標的薬と呼ばれる腫瘍の増殖、浸潤、転移に関わる分子を標的にして、その分子を阻害することにより、がんの治療を行う薬剤がたくさん開発されるようになり、薬物療法の世界が一変されつつあるがん種もあります。

同じがんでも、増殖、転移などに関わる分子の異常が異なることもわかってきており、個々の患者さんで、腫瘍に出現している分子の異常を遺伝子的に解析して、効果のある薬剤を投与するという考え方に移りつつあります。

これはプレシジョンメディシンと呼ばれていますが、これが適応できるがんは、今のところ非小細胞肺がん、乳がんくらいです。今後の薬物療法はがん種によることなく、個々のがんの増殖や転移を支配している分子、それにかかわっている遺伝子の異常に基づいて、薬剤を選択する時代が来ると考えられます。

●内分泌療法

内分泌療法は、増殖がホルモンに依存するがん（乳がん、前立腺がん、子宮体がん）において効果が認められています。最近では、閉経後の乳がん患者において、従来のタモキシフェンに加えて、閉経前はLH-RHアゴニスト製剤が、閉経後の方にはアロマターゼ阻害剤が臨床導入され、術後および転移・再発例で治療成績の向上が認められています。

前立腺がんおよび乳がんでは、作用機序の異なる数種類の薬剤を併用したり、切り替えることにより治療成績を向上させることが試みられています。

●免疫療法

免疫のシステムは、外から侵入する病原菌を除くだけでなく、毎日、体の中で発生するがんの芽を早期につみとる重要な役割も果たします。この免疫の力全般を高めることで、がんに対抗するのが免疫療法です。また、がんは前述の「がんの芽を摘み取る仕組み」に対抗する装置を持っていることがわかり、そのシステムに対抗する薬剤も出てきました。

免疫療法は、さまざまな物質を使って一般的な免疫の力を高める方法（免疫賦活療法）、固有のがん細胞を殺すように訓練された免疫細胞を輸注する方法（細胞免疫療法）、そして白血球ががんを排除しようとする部分にがんが対抗してくる仕組みを阻止する方法（免疫チェックポイント阻害剤）に分けられます。

一般的免疫賦活療法では、インターフェロンなどのサイトカイン療法、がん抗原を用いたワクチン療法、キノコから抽出した物質による免疫賦活などがあります。

細胞免疫療法では、樹状細胞療法などが盛んに研究されていますが、治療効果については、まだ十分に証明されていません。

一方、免疫チェックポイント阻害剤は一部のがんでは高い有効性が証明され、その他のがん種でも有効性が期待されている薬剤です。今まで固形がんが薬物療法で治癒することは極めてまれとされてきましたが、この薬剤では一定の割合で患者さんが治癒する事が観察され、期待を持たれています。放射線や化学療法との併用で、よりよい治療法がさらに検討されるものと思われます。

●遺伝子治療

がんの発生に遺伝子の異常が関係する仕組みが科学的に解明され、正常な遺伝子をウイルスにくっつけてがん細胞に感染させて異常を修復し、がんを治すことが試みられました。しかし、当初の期待に反して著明な効果は得られませんでした。

現在では、免疫療法の効果を高める目的で、免疫細胞の中にがん抗原や免疫の働きを高めるサイトカインの遺伝子を導入する手法が開発されつつあります。また、血液脳関門をウイルスは通過するので、脳転移に対する治療としてあきらめずに開発が継続されていますが、道半ばです。

（笹子三津留）

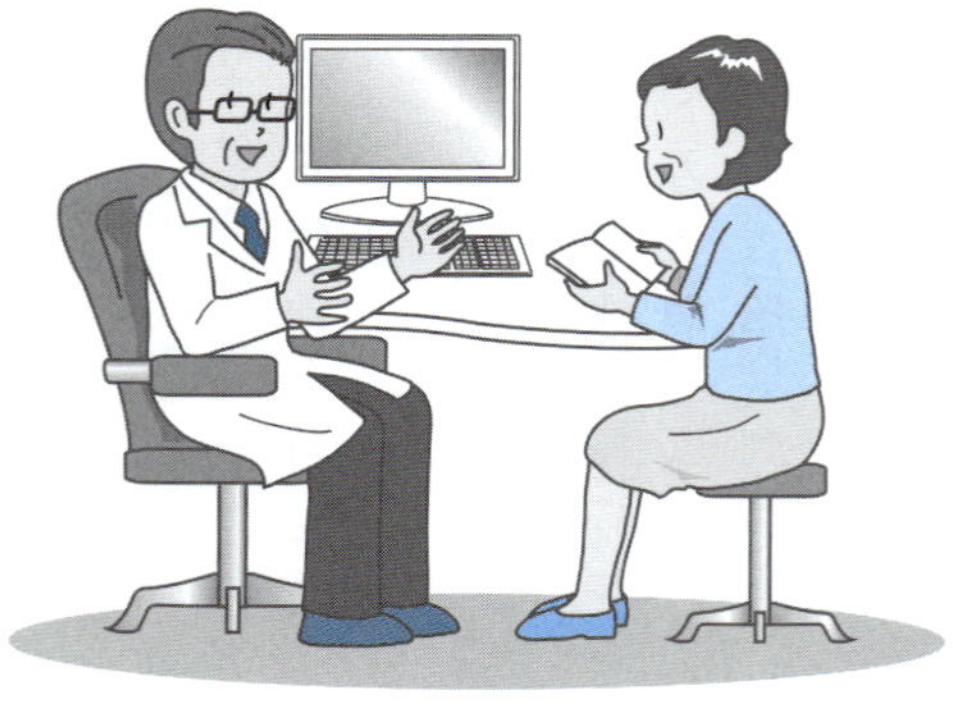

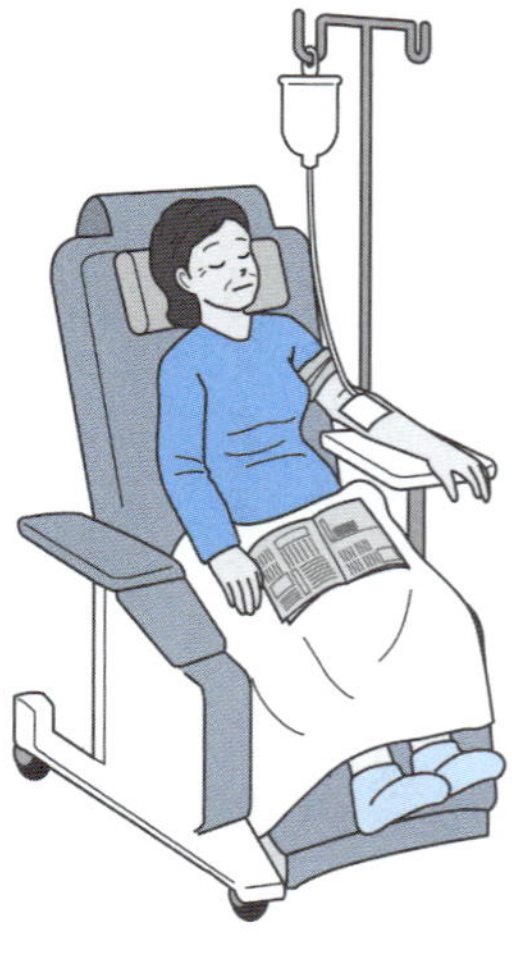

症状別がんのチェックリスト

ここに示した症状は主なものです。がんの発生した部位によって、これら以外の症状も出ます。現在は診断技術がかなり進歩しているので、早期発見も可能です。早期に発見すれば治療も軽くてすみ、身体的にも経済的にも負担が軽くてすみます。とにかく、これらの症状を自覚したら、医師にすぐ相談することです。かかりつけの医師がいればなおけっこうで、それぞれの専門医にも紹介してもらえるでしょう。（冨永健）

頭頸部の症状

気になる症状	可能性のあるがん	診断確定のための検査	受診する科
原因不明の頭痛、耳鳴り、手足のまひ、吐きけ、千鳥足、物が二重に見える、視力の急激な低下	頭蓋内腫瘍（脳腫瘍）	CT（コンピュータ断層撮影）、MRI（磁気共鳴断層撮影）、血管造影	脳外科 神経内科
のどがかすれて声がしわがれる	喉頭がん、甲状腺がん	喉頭鏡、触診、X線（CTを含む）、MRI、アイソトープ検査、超音波	耳鼻咽喉科 外科
のどが詰まったような感じ、圧迫感がある	甲状腺がん、食道がん	X線（CTを含む）、MRI、食道ファイバースコープ、超音波、アイソトープ検査、組織診	消化器科 外科
つばを飲み込むと、のどのあたりに何かがある感じ	喉頭がん、甲状腺がん、食道がん、咽頭がん	X線（CTを含む）、MRI、喉頭鏡、アイソトープ検査、食道ファイバースコープ	耳鼻咽喉科 消化器科
食べ物がのどにつかえて飲み込みにくい	食道がん、喉頭がん、胃がん、咽頭がん	X線（CTを含む）、MRI、喉頭鏡、食道ファイバースコープ、胃ファイバースコープ	耳鼻咽喉科 消化器科
刺激物でもないのに、ものを食べると食道がしみる	食道がん	X線、食道ファイバースコープ	消化器科
むし歯でもないのに上顎の歯が頑固に痛む	上顎がん	X線（CTを含む）、MRI	耳鼻咽喉科 口腔外科
くびの前側がはれている	甲状腺がん	触診、アイソトープ検査、超音波	外科・内科
片側の鼻が頑固に詰まる	上顎がん、咽頭がん	X線（CTを含む）、MRI、アイソトープ検査	耳鼻咽喉科 口腔外科
ほお骨のあたりがはれる	上顎がん	X線（CTを含む）、MRI	耳鼻咽喉科 口腔外科
舌や口腔に痛みのない潰瘍ができて、治らない	舌がん、口腔がん	視診、触診、細胞診	耳鼻咽喉科 口腔外科
かぜのようなせきが出て、なかなか治らない	肺がん	X線（CTを含む）、MRI、アイソトープ検査、気管支ファイバースコープ	呼吸器科
痰に血がまじる、痰がよく出る	肺がん	X線（CTを含む）、MRI、アイソトープ検査、喀痰検査、気管支ファイバースコープ	呼吸器科

腹部の症状

気になる症状	可能性のあるがん	診断確定のための検査	受診する科
いつも腹が張っている感じがする	大腸がん、肝臓がん、ウィルムス腫瘍（小児）	X線（CTを含む）、MRI、アイソトープ検査、超音波、大腸ファイバースコープ	消化器科 小児科
いつも胃がふくれているような気がする	胃がん、膵がん	X線、胃ファイバースコープ	消化器科
空腹になるとみずおちに鈍い痛みがある	胃がん	X線、胃ファイバースコープ	消化器科
便が暗赤色になる	胃がん、十二指腸がん、結腸がん	X線、胃・十二指腸ファイバースコープ、大腸ファイバースコープ	消化器科
便に鮮血が付着している、粘液状の血がまじる	直腸がん、肛門がん	指診、X線、大腸ファイバースコープ	消化器科 外科

細い便しか出ない、便の形がおかしい	直腸がん、肛門がん	指診、大腸ファイバースコープ、X線	消化器科 外科
下痢と便秘を繰り返す	結腸がん、直腸がん	X線（CTを含む）、MRI、大腸ファイバースコープ	消化器科 外科
便の色が抜けて象牙のような色になる。黄疸が出る	肝臓がん、十二指腸がん、膵がん、胆管がん	X線（CTを含む）、MRI、アイソトープ検査、ファイバースコープ	消化器科

生殖器・泌尿器の症状

ときどき膀胱炎のような症状（下腹部のもやもや、残尿感、頻尿）がある	膀胱がん	X線（CTを含む）、MRI、膀胱鏡、組織診	泌尿器科
尿が出にくい、力を入れないと排尿できない	前立腺がん、膀胱がん	指診、X線（CTを含む）、MRI、膀胱鏡、組織診、超音波、腫瘍マーカー（前立腺）	泌尿器科
尿が出ない	前立腺がん、膀胱がん	指診、X線（CTを含む）、MRI、膀胱鏡、組織診、超音波、腫瘍マーカー（前立腺）	泌尿器科
尿の色がピンク色、あるいは赤い	膀胱がん、前立腺がん、腎腫瘍、腎盂・尿管腫瘍	指診、X線（CTを含む）、MRI、膀胱鏡、組織診、超音波、腫瘍マーカー（前立腺）	泌尿器科
排尿の最後に血液がポタポタ落ちる	膀胱がん、前立腺がん	指診、X線（CTを含む）、MRI、膀胱鏡、組織診、超音波、腫瘍マーカー（前立腺）	泌尿器科
亀頭や冠状溝に硬結や紅斑、丘疹がある	陰茎がん	視診、組織診	泌尿器科
睾丸のはれ	精巣（睾丸）腫瘍	視診、組織診	泌尿器科

全身的な症状

急にほくろが大きくなる、ほくろがくずれる	皮膚悪性腫瘍	視診、触診、組織診	皮膚科
皮膚に治りにくい潰瘍ができる	皮膚悪性腫瘍	視診、触診、組織診	皮膚科
骨に重苦しい圧迫感や鈍痛がある	骨のがん	X線、アイソトープ検査	整形外科
手足などの骨がはれてくる	骨のがん	X線、アイソトープ検査	整形外科
ぶつけた覚えがないのに紫斑ができる、鼻血、歯肉からの出血	白血病	骨髄穿刺、血液検査	小児科 血液内科
リンパ節のはれ	悪性リンパ腫、リンパ節転移	触診、組織診	内科・小児科 外科・血液内科
腰、背中の痛み	膵がん、腎腫瘍	X線（CTを含む）、MRI、超音波、ファイバースコープ、アイソトープ検査、PET	消化器科 泌尿器科

女性の症状

乳房のしこり、乳頭の分泌物（着色したもの、出血）、乳頭のただれ	乳がん	視診、触診、X線、CT、MRI、超音波、細胞診、組織診	外科
女性性器からの不正出血、おりもの	子宮がん、膣がん、外陰がん	視診、組織診、CT、超音波	婦人科

認知症とその予防

最新研究でわかった 今日から始める20のコツ

新しくつくられる脳細胞をいかにふやし、活用するかが脳の老化を予防するコツ

100才でも脳を鍛えるとかくしゃくとなる

双子で長寿のおばあちゃんだった、きんさん（107才没）、ぎんさん（108才没）のことを覚えていますか。愛知県の出身で、たいへんな人気者でした。数え年100才でマスコミ・デビューをしたおふたりには、若干、脳に機能の衰えがみられました。それまで家にじっとしていましたが、人気が出てからというもの、テレビや雑誌に引っぱりだこで登場し、あちこちに出かけるようになりました。

すると、いつの間にか受け答えもはっきりしてきて、思わずふき出してしまうようなジョークを言うなど、脳の機能がどんどん回復してきたように見受けられました。それから亡くなるまでの6～7年間は、それはみごとな活躍でした。

きんさん、ぎんさんが元気になった理由

100才という年齢は、日本人の平均寿命をはるかに超えています。それなのに、きんさんとぎんさんの脳の働きは、なぜ、若々しくなったのでしょうか。

まず、人が物忘れをしたり、ぼけたりする主な原因には、脳の動脈硬化が進んで血管が詰まって起こる脳血管性認知症と、脳が萎縮して老人斑があらわれるアルツハイマー型認知症があります。

日本人には、脳梗塞が原因の脳血管性認知症が多かったのですが、最近では、アルツハイマー型認知症がふえています。

一般に、脳の血管がしっかりしていれば、脳の神経細胞も元気でいつづけるので、人間は100才まで生きられるようにできています。つまり、だれでも100才までは、ぼけずに生活できるはずなのです。

ところが、神経細胞がダメになる前に、動脈硬化によって脳の血管が詰まり、神経細胞が死滅したり障害を起こしてしまうことが日本人に脳血管性認知症が多い原因だと、考えられています。

脳梗塞の原因には、食生活の内容が大きくかかわっています。また、アルツハイマー型認知症も、現在では食生活が関係していることがわかってきました。

動脈硬化を防ぐには、肉などの動物性脂肪の多い食品を避け、いわし、あじ、さばなどの青背の魚に多いDHAやEPAなどの不飽和脂肪酸を多くとるとよい、といわれています。きんさん、ぎんさんも、まぐろの刺し身が大好物でした。

脳を刺激しつづけ、新しい脳細胞を活用する

脳を活性化するためには、毎日、運動をして体に刺激を与えることが大切です。ぎんさんが亡くなる前年の10月、名古屋市で行われた式典に参列するときに、「車いすでは失礼になる」と、足の軽い筋力トレーニングや散歩をして、歩けるようにと準備をしました。寝たきりでは、体も脳も、ダメになってしまうことを知っていたのでしょう。

これまで、人間の脳細胞、特に神経細胞は新しくふえることはない、と考えられていましたが、最近の脳の研究で、新しい脳細胞がつくられていることがわかりました。特に、海馬でさかんに増殖することが確かめられています。この新しくつくられる脳細胞をいかにふやし、活用するかが脳の老化を予防するコツともいえます。

（田平 武）

週6回の【魚】と【緑黄色野菜】が認知症予防に有効であることが判明

だれでも年齢とともに脳の機能は低下する

認知症の予防・改善に大きくかかわっているのが、日々の食生活です。実験の結果、魚と野菜を中心にすべての栄養素をまんべんなくとることが認知症を改善することがわかってきました。それから、たとえば食べ物の「とり方」に気をつけることで、認知症の予防・改善効果を高めることも十分期待できるのです。

野菜と魚介類の摂取量で認知機能が変わってくる

離島の高齢者95人（平均72才）を対象に1年間食生活を追跡調査し、認知機能が改善したグループ（29人）、変化がなかったグループ（47人）、悪化したグループ（19人）に分けて比較しました。

その結果、魚介類の摂取量は、認知機能が悪化したグループが1日あたり91gだったのに対し、改善したグループは151gと約1・7倍もありました。緑黄色野菜も改善したグループは悪化したグループに対して1日あたり約1・25倍多い量を摂取していました。

このことから、認知症を防ぐためには、魚や野菜を中心に、さまざまな栄養素をバランスよく摂取することが大事であるということがわかります。

長年の食生活の積み重ねで、認知症を誘発するのか、おくらせるのか大きく変わってきます。認知症を予防する栄養素、食品を率先して取り入れて認知症の改善につとめましょう。（植木 彰）

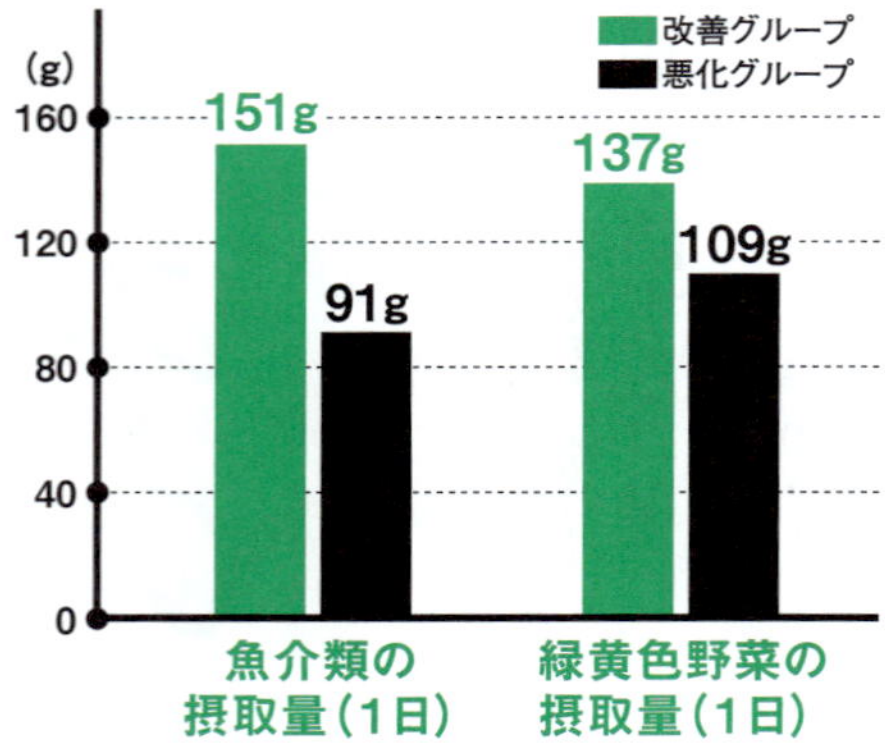

1日1回【DHA】たっぷりの青背の魚を食べて認知症を予防・改善する

2つの認知症を予防・改善するDHA

「頭をよくする食べ物」としておなじみの魚。その魚の脂の主成分はDHA（ドコサヘキサエン酸）と呼ばれる脂肪酸です。

DHAは、認知症の2つのパターンである、脳血管性認知症とアルツハイマー型認知症の両方を予防し、症状を改善する働きがあります。

脳血管性認知症は脳梗塞など脳の血管障害が原因です。コレステロールや中性脂肪が動脈の壁に付着して血管が狭くなり、そこを流れる血小板などが固まって血栓となり、脳梗塞になります。

DHAは、血小板が固まるのを抑え、血栓ができるのを防ぎます。また、DHAが豊富な赤血球は柔軟で、血管をなめらかに通り抜けるため血栓ができにくくなります。さらに、DHAは脳の神経細胞に多く蓄えられるため、壊れそうな神経細胞を修復する働きがあるのです。

アルツハイマー型認知症は、脳の神経細胞が死滅して脳が萎縮することが原因です。

DHAは、傷ついたシナプス（神経突起）を修復するとともに、生きているシナプスを活性化して、シナプス間の情報伝達をスムーズにする効果があります。また、DHAは脳でつくられているNGF（神経成長因子）の量を増加させる働きがあります。

ある実験では、認知症の患者にDHA（700～1400mg／日）を6カ月投与した結果、脳血管性認知症13例中10例、アルツハイマー型認知症5例中すべてにおいて意思の伝達、意欲・発動性の向上、うつ状態、歩行障害、せん妄、徘徊などなんらかの改善がみられました。

DHAはさばやあじ、いわし、さんまなど背が青い魚に豊富に含まれています。認知症の予防のためにはDHAを1日1g、改善のためには2gとると理想的です。さば1尾、あじの開き1尾、いわし1～2尾、さんま1尾が、DHAの1日摂取量の目安です。（矢澤一良）

認知症を防ぐ20のコツ 3

【卵】のコリンと【緑茶】のカテキンが脳血管性認知症、アルツハイマー型認知症を予防する

コリンが不足すると脳血管性認知症、アルツハイマー型認知症に

脳を鍛えるには、コリンを含む卵と、カテキンを含む緑茶を組み合わせた「卵茶スープ」がおすすめです。

卵のなかで重要な物質は卵黄脂質中に約30％含まれているリン脂質の一種であるコリンです。コリンは、記憶に関係が深い神経伝達物質・アセチルコリンのもととなる物質です。

脳血管性認知症の場合、コリンの不足が原因で血液が固まりやすくなります。アルツハイマー型認知症はまだ原因が特定されていませんが、患者の脳内にアセチルコリンが不足していることがわかっています。

コリンは体内ではほとんど合成できないため、食べ物からとります。卵黄中のリン脂質には約85％のコリンが含まれているのに対し、よく比較される大豆には30％ほどしか含まれていないことから、コリンを効率よくとるためには、卵がいちばんです。コリンを摂取すると、自律神経の働きが活発になり、自律神経失調症をはじめ、更年期障害の予防も期待できます。また、コリンは、水溶性と脂溶性のものをまぜ合わせる作用をもち、細胞中に栄養分を取り入れ、細胞から老廃物を排除するといった働きもしています。

緑茶は脳の衰えを防ぐ成分がぎっしり

一方、脳の老化防止には、アミノ酸の一種で、お茶の葉独特の成分テアニンが深く関わっています。緑茶に含まれる渋み成分のひとつ「エピガロカテキンガレード」には、アルツハイマー病の原因物質とされるアミロイドβが脳内でつくられるのを抑える作用があります。さらに、お茶に含まれるセロトニンは、脳細胞を死滅させて脳の萎縮や老化を起こすコルチゾールの分泌を抑える物質として知られています。

また、カテキンには、抗酸化作用や血中コレステロール・血圧の上昇を抑える効果があるため、動脈硬化を防ぎ、脳血管性認知症の予防が期待されています。

（井上正子）

認知症を防ぐ20のコツ 4

緑茶に豊富な【カテキン】が脳細胞を守りアルツハイマー型認知症を強力に予防

脳内の活性酸素を取り除く抗酸化作用をもつカテキン

アルツハイマー型認知症の原因のひとつとして注目されている活性酸素は、脳内の過酸化脂質を増加させます。その結果、脳細胞が死滅して脳が萎縮し、アルツハイマー型認知症を引き起こします。

脳の重さは全体重の2％ほどですが、脳の酸素消費量は全体の18％にもなります。他の臓器とくらべると9倍の酸素を使っており、活性酸素が発生しやすい環境といえます。

アルツハイマー型認知症は、脳内に発生する活性酸素を排除すれば、予防できます。活性酸素を取り除く物質をスカベンジャー（英語で「掃除人」の意味）といい、代表的なものにビタミンEがあります。さらに近年、緑茶に含まれるカテキンに、ビタミンEの20～50倍ともいわれる強力な活性酸素消去作用があることがわかりました。

カテキンは水溶性と脂溶性の中間の性質をもち、お茶の葉に熱湯を注ぐと、お湯にとけ出します。体内で吸収されると、細胞膜にはりついてビタミンCやビタミンEと協力し合い、活性酸素を排除します。

ラットを使った実験では、1日あたり1mℓ／kgのカテキンで、大脳皮質や海馬の過酸化脂質を確実に減らせることがわかりました。

大脳皮質や海馬は、言語や思考、記憶をつかさどり、脳内で最も高度な働きをしている部位。ここの脳細胞が死滅するとアルツハイマー病になると考えられています。カテキンの1日の摂取量の目安は60mℓで、これは緑茶10杯ほどになります。

（平松 緑）

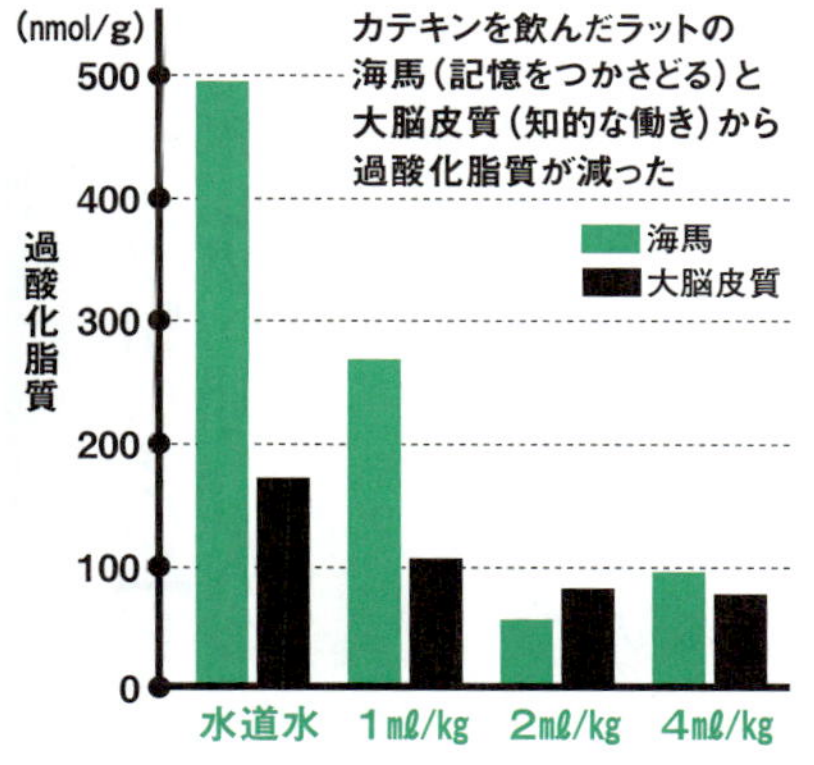

海馬の成長を促し、記憶力を増進させるには、【栄養のバランスがとれた食事と、適度なおやつ】

海馬を成長させる情報伝達物質セロトニン

セロトニンは、脳の神経細胞が情報を交換するときに必要な情報伝達物質のひとつです。このセロトニンに、海馬の神経細胞をふやす働きがあることがわかりました。

セロトニンを積極的にとれば、海馬を活性化して、記憶力を増進させることができるのです。セロトニンは、トリプトファンというアミノ酸からできています。

トリプトファンは人間の体内でつくることができない必須アミノ酸なので、食事によって摂取する必要があります。そのため、トリプトファンが不足するとセロトニンが十分に分泌されなくなり、海馬の神経細胞が活性化されなくなってしまいます。

食事でとったトリプトファンは、腸から吸収されると血液とともに脳に送られますが、脳に入るときにブドウ糖を必要とします。

脳の栄養になる成分はブドウ糖だけです。脳だけですべてのエネルギーの約24％を使っています。ちなみにチンパンジーの場合は約9％ですから、人間の脳の働きがいかに高度なのかがわかります。

たとえば体重が70kgの人は、1日のエネルギーをブドウ糖だけからとるとすると約360gを必要とし、脳はそのうち約90gのブドウ糖を使うことになります。

最低限これだけのブドウ糖をとっていなければ、海馬の働きは低下してしまいます。海馬の働きの低下を防ぎ、活性化させるためには、デザートやおやつなどで適度に甘みを補給することがコツといえます。

また、新たに脳細胞をつくるには、細胞膜の材料となるDHAなどの不飽和脂肪酸を必要とします。

それには、朝食で胚芽や麦芽が入ったシリアルに、トリプトファンが入った牛乳と砂糖（ブドウ糖）をかけて食べると、海馬を活性化するために必要な3つの物質をバランスよく補給することができて、すっきりした頭で一日を過ごすことができます。

（高田明和）

ナッツ類に多い【ビタミンE】がアルツハイマーの発症を予防する

実験が証明！ ビタミンEがアルツハイマーの発症を抑える

アルツハイマー型認知症の人の大脳皮質には、老人斑と呼ばれるシミのようなものがあり、アミロイドβタンパクという物質が多数詰まっています。これは高齢者になると、少数であればだれにも見られるものです。

このアミロイドβタンパクは、酸化によってつくられると考えられ、その生成を抑える物質として注目されているのがビタミンEです。

アメリカのある研究所で、アルツハイマー型認知症の患者341名を対象に実験が行われました。

対象者を4グループに分け、2年間にわたり①偽薬（薬に似せたもの）、②1日10mgのパーキンソン病治療薬、③1日2000IU（国際単位）のビタミンE、④パーキンソン病治療薬＋ビタミンE、をそれぞれ投与して、違いを調べました。

その結果、③のビタミンE単独投与のグループが、最も認知症の進行が抑えられていました。なかでも、入浴や着替えなど日常活動の能力が劣化する速度は、③のグループが①のグループに比べ、25％も減っていたのです。

食べやすいナッツ類でビタミンEを気軽にとろう

ビタミンEには、血管を柔軟にして脳の老化を防ぐ働きのほかに、動脈硬化や高血圧を防ぎ、血管壁の細胞を強化して血行を促進し、血液中の中性脂肪を減らす効果もあります。

ビタミンEが豊富な食品には、小麦胚芽油や紅花油などの油類、うなぎやまぐろ、ししゃもなどの魚類、すじこやたらこなど、高カロリー食品が多いという欠点があるのですが、ピーナッツやアーモンドなどのナッツ類なら、カロリーをそれほど気にせずおやつがわりにつまむだけで、必要なビタミンEを十分に摂取することができます。

（安田和人）

認知症を防ぐ20のコツ 7

豆腐など大豆製品に豊富な【イソフラボン】が認知症、寝たきりを防ぐ

高血圧は認知症のもと。大豆で血圧を下げて予防を

認知症には、脳血管性認知症とアルツハイマー型認知症の2種類がありますが、日本では脳血管性認知症の割合が欧米とくらべ多いのです。

脳梗塞は、脳の血管壁にコレステロールや中性脂肪などが付着して動脈硬化を起こしたり、血管壁が壊死に陥り、血液が流れにくくなるために、周辺の脳細胞に障害が生じてあらわれる症状で、主に高血圧などが原因です。

高血圧は、塩分のとりすぎによって起こりやすいので、高血圧を防ぎ、血圧を正常に保つには、塩分を控え、大豆や魚からたんぱく質をとると塩分の害をおさえます。

そんなわけでおすすめなのが大豆です。大豆に豊富なたんぱく質は脳血管を丈夫にする効果が期待できます。

また、大豆に多いマグネシウムやカリウム、食物繊維が余分な塩分を体外に排出してくれるので、血圧が下がるようになるのです。

大豆製品を食べて寝たきりを防ごう

さらに大豆に豊富なイソフラボンは、骨粗鬆症による骨折や、それにともなって寝たきりになるのを予防してくれます。

骨粗鬆症は骨のカルシウムが流出して、骨がスカスカになる病気で、女性ホルモンが減少する更年期以降の女性に多くみられます。また、骨密度の低い女性には脳卒中が多いといわれています。

イソフラボンには、女性ホルモンに似た活性物質が含まれているので、骨のカルシウムが血液中にとけ出すのを抑える役割をします。

イソフラボンで骨粗鬆症を予防するには、1日に50㎎とることが必要です。これは、豆腐なら100g、納豆なら50~60g、きな粉では20~30g食べると摂取できる量です。

認知症と寝たきりを防ぐために、塩分に気をつけながら、大豆製品をたくさん食べるようにしましょう。

（家森幸男）

認知症を防ぐ20のコツ 8

認知症の予防・改善に効果が期待できる【ヤマブシタケ】。アルツハイマー病にも対抗

アルツハイマーの予防・改善が期待できるNGFを脳内でふやす

ヤマブシタケは直径5~10㎝の白くてふわふわした糸玉のようなきのこです。山伏の着物についている房に似ていることからその名がつけられました。ヤマブシタケには、「ヘリセノン」と「エリナシン」という、認知症に効く可能性をもつ物質が含まれています。

この2つは、脳の神経細胞をつくることに欠かせない、「NGF＝神経成長因子」の合成を促進する作用をもつ物質です。

NGFとはアミノ酸が結合したたんぱく質の一種で、加齢とともに合成量が減ったりうまく機能しなくなったりすることが、脳の老化（物忘れや学習能力の低下）や、アルツハイマー型認知症の原因につながるといわれています。

ヘリセノンとエリナシンは、脳に入り込み、NGFをふやすことができます。つまり、ヤマブシタケを食べることにより、脳の老化やアルツハイマー型認知症に抗うことが期待できるのです。

ヤマブシタケを食べて要介護度5から4に改善

ヤマブシタケにはもうひとつ、アルツハイマー病に対抗する作用があることが明らかになっています。

アルツハイマー病の患者の脳には、脳の神経細胞を殺すといわれているアミロイドβという黒い斑点が見られます。これには毒性があるのですが、ヤマブシタケには、このアミロイドβの毒性を抑える働きがあるのです。

そのほか、①整腸作用やコレステロール低下作用、②発毛促進効果、③院内感染などの原因となる黄色ブドウ球菌への抗菌効果が確認できました。また、きのこ類にはβグルカンという抗腫瘍作用をもつ成分が含まれ、ヤマブシタケを食生活に積極的に取り入れていくことは、ぼけや認知症をはじめとする病気の予防や改善に役立つと思われます。

（河岸洋和）

認知症を防ぐ20のコツ 9

物忘れ、ボケなど脳の衰えをカバーし集中力をアップしてくれる旬の野菜【たけのこ】

ドーパミンが不足すると集中力が低下して無気力に

脳の神経細胞は、約1千億個あるといわれています。この神経細胞の間で情報伝達が行われることで、私たちは考えたり、体を動かしたりしています。

ドーパミンは、情報の伝達にかかわる物質で、伝達物質と呼ばれています。伝達物質は、神経細胞と神経細胞が結びついているシナプスから分泌されており、これが特定の受容体に受けとられて神経ネットワークに情報を伝え、情報伝達の方法を調節しています。

伝達物質には多くの種類がありますが、そのなかでもドーパミンは、思考力、集中力、運動機能に深くかかわり、やる気、思考、集中力、注意力などに大きく関係しています。

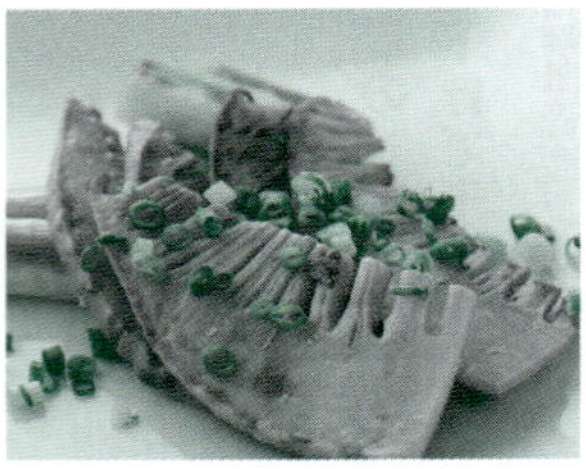

不足すると、運動機能の情報が脳内で伝達されにくくなり、筋肉の動かし方がわからなくなって、運動そのものができなくなります。また、忘れっぽくなったり、行動や反応が鈍くなり、集中力が低下したり、無気力、無感動になっていきます。

ドーパミン産生に最も効率的な食材がたけのこ

このような状態を招かないために、ドーパミンの分泌を促したり、補給したりすることが大切です。

たけのこには、アミノ酸の一種チロシンという、えぐみのもとである物質が多量に含まれています。このチロシンが体内で収集され、ドーパミンへと変化するのです。

たけのこ以外で多量にチロシンを含む食べ物はありませんので、たけのこはドーパミンの産生に最も効率的な食べ物といえます。

たけのこは水煮などで一年中食べられるようになりました。1日1〜2切れ食べれば脳の若返りには十分でしょう。

（村上光太郎）

認知症を防ぐ20のコツ 10

赤ちゃん用【粉ミルク】には脳の衰えを防ぐタウリンが豊富！ コーヒーに大さじ1杯

脳細胞の成長に必要な栄養分のすべてが母乳に含まれている

脳を若返らせる食品にはいろいろなものがありますが、なかには「えっ、こんなものが?!」と驚くようなものもあります。その筆頭ともいえる食品が赤ちゃん用の「粉ミルク」。

ご存じのとおり、粉ミルクは母乳がわりに赤ちゃんの成長をまかなう完全栄養食品です。

乳児の脳細胞は猛烈なスピードで成長し、生まれたときはおよそ２５０ｇだった脳の重量は、3才で約2倍になり、大人になるとおよそ１３００ｇにもなります。

この驚異的に成長する脳細胞の栄養となっているのが母乳です。研究により、脳細胞の成長に必要な栄養分は、すべて母乳に含まれていることがわかっています。

なぜよいのかというと、アミノ酸の一種であるタウリンが豊富に含まれているからです。脳は興奮した状態がつづくと神経細胞が壊れてしまい、確実に衰えをみせます。タウリンは、脳が興奮したとき活発に働き、神経細胞の活動を抑える効果があることがわかりました。

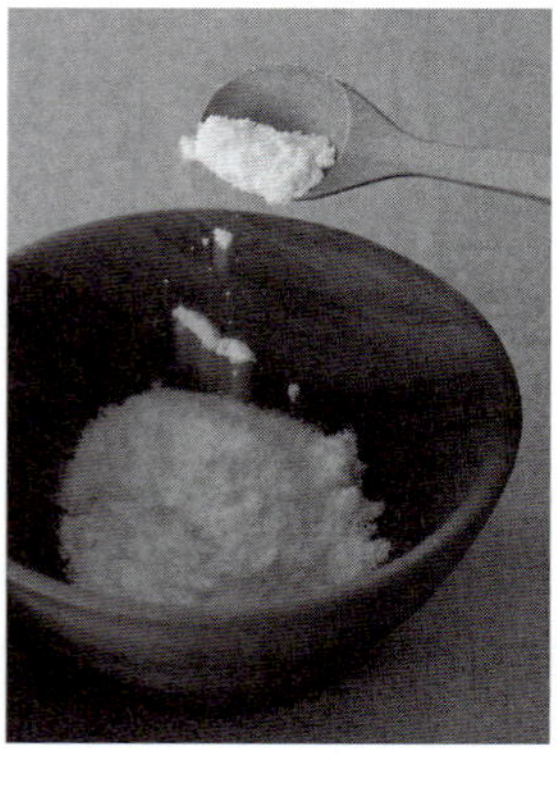

さらにマウスを使った実験によって、神経細胞の興奮を示す値が、タウリンの投与によって劇的に低下することもわかっています。

脳の衰えを防ぐタウリン。粉ミルクで摂取できる

母乳はだれでも手に入るものではないので、ほぼ同じ栄養が含まれている粉ミルクで手軽にタウリンをとることができるのです。飲み方は、カップ1杯のコーヒーに大さじ1杯とかすと飲みやすくなります。脳の若返りのために、皆さんにも、ぜひ飲んでいただきたいです。（久郷晴彦）

認知症を防ぐ20のコツ 11

米ぬかやコーヒーに含まれる【フェルラ酸】が神経細胞の機能を助けて転倒、認知症を予防

運動療法とフェルラ酸で危険な転倒を防ごう

高齢になると、筋肉の神経機能の低下などが原因となって転倒する場合があります。これは反応速度や筋肉の神経機能が低下して、「危ない!」と思った瞬間に体がうまく反応しないことで起こります。このような転倒から入院生活を送り、そのまま、認知症が進むというケースも少なくありません。

こうした転倒に対処するのには、運動療法による機能の改善も有効ですが、神経機能を助けてくれる栄養分の摂取も心がけたいところです。

神経機能を助けてくれる栄養分はさまざまなものがありますが、なかでもフェルラ酸は、さまざまな食物に含まれています。たとえばコーヒーの抗酸化成分として有名なクロロゲン酸や、更年期障害の医薬品成分として知られるγ-オリザノールもフェルラ酸の仲間です。

フェルラ酸は、抗酸化作用、血糖値や血圧の調整など生活習慣病の改善にも役立ちますが、最近は神経機能に対する働きも注目されています。まず、老化によって死んでしまう神経細胞を保護してくれます。それだけでなく、神経細胞が新たにネットワークをつくる場合に、神経細胞の数をふやす手助けもしてくれるのです。

フェルラ酸は、脳の中に入り込むことができる数少ない栄養成分です。血液と脳の間には「血液脳関門」と呼ばれる関所があります。その関所が血液中の物質を簡単に脳へ通さず、脳を守る仕組みになっています。

しかしフェルラ酸は、ビタミンCですら通れないこの関所を通ることができるのです。

フェルラ酸はトウキやセンキュウといったセリ科の和漢薬、また玄米（特に米ぬか）に多く含まれておりますが、サプリメントでとることもできます。

転倒を予防して健康な生活を送るために、運動療法とあわせてフェルラ酸をとってみましょう。

（早川明夫）

認知症を防ぐ20のコツ 12

アルツハイマーを予防できる【カレー】。豊富なスパイスが血管を拡張して脳内の血流をふやす

カレーをよく食べるインドではアルツハイマーの発症率が低い

カレーはカロリーが高いと敬遠している人も多いのではないでしょうか。それは誤解です。作り方によっては毎日食べてもいいくらい、カレーは私たちを健康へ導く食べ物です。

カレーに使われるスパイスにはさまざまな効能があり、いずれも漢方の生薬として使われるものです。

毎日のようにカレーを食べるインドでは、胃がんやアルツハイマーの発症率が日本より低いことがわかっています。また、カレーは脳内の血流をふやす作用があり、脳の活性化に役立ちます。食べてから60分後も、脳の血行促進に効果があり、これは血管拡張剤であるニトログリセリンとほぼ同じ作用があることになります。注意力や計算力を上げる情報統合、処理能力が向上することもわかっています。

カレーに使われる多様なスパイスには、食欲増進や塩分の減量、発汗・血行促進の働きがあります。また、カレーを食べるだけで、たくさんの野菜をとることができますから、野菜不足などが原因で生じる糖尿病や高血圧などの生活習慣病や冷え症の予防、改善にも役立ちます。

カレー独特の色と香りは、ターメリック（ウコン）によるものです。ウコンには抗菌、防腐、健胃、整腸、血行促進作用などがあり、ウコンに含まれるクルクミンには、がんの成長をおくらせる働きがあることも明らかになりました。

カレーの本場であるインドカレーのスパイスは多くて5種類くらいに対して、日本のカレーには、15～30種類ものスパイスが使われています。つまり、日本のカレーのほうが、健康効果が高く、栄養バランスのよいカレーが食べられるというわけですが、スパイスの1種類あたりの量が少ないという弱点もあります。

そこで、カレーにさらにウコンを加えることで、健康効果を高めたルーを使わないヘルシーカレーで、アルツハイマーを予防しましょう。

（丁 宗鐵）

1日15分以上の【料理】を習慣化すれば前頭葉が活性化され認知症の予防に

毎日料理をする・しないで脳の活動に歴然の差が

料理をすることにより、脳が活性化されるということが実験の結果明らかになりました。59～81才の男性21人を対象に、週5日以上、1日15～30分程度の時間料理をしてもらいました。この実験を3カ月つづけたあとに脳機能検査で、脳のなかでも記憶や学習と深く関係している部分である前頭前野を調べると、小学生レベルだった実験前と比べ、成人に近いレベルまで向上したのです。

脳は、運動の脳（前頭葉）、触覚の脳（頭頂葉）、聴覚の脳（側頭葉）、視覚の脳（後頭葉）の4つの部分に分かれていますが、この実験で特に活性化された部分は、前頭葉です。調べてみると、献立を立て、野菜を切って炒め、盛りつける工程に至るまで、いずれの場面でも前頭葉がよく働いているという結果が出ました。

前頭葉は、人間だけが特別に発達している部分であり、想像力、記憶力、コミュニケーション力、自制力などの源となります。毎日食事を作ることが多い主婦の皆さんは、日々料理をすることにより脳のトレーニングができているといえます。日常生活を営むことで脳のトレーニングができるということはたいへん素晴らしく、これを使わない手はありません。

1日15～30分、目玉焼きや野菜炒めなど簡単なものでかまいませんが、毎回同じものばかり作っていると、脳が慣れてしまい働かなくなることもあるので、新しいメニューに挑戦したり、季節の旬の食材を使うようにするといいでしょう。高齢者が料理を日常的に行わなくなったとたんに、認知症が出始めたという話をよく耳にします。試しに料理をやめてみると、いままで毎日料理をすることでいかに脳が鍛えられていたかを実感できるでしょう。

料理をする習慣のない人はもちろん「最近料理がおっくうで」という人も、これからは、体と脳の健康のため、また家族のためにも1日1食、料理をしてみてはいかがでしょうか。

（『健康』編集部「脳」研究班）

【色彩と絵】を見て脳を刺激すると、脳の働きが活発になり、ぼけないという治療法

ピンク色で心身ともに若返る

私たちの生命のリズムは、太陽の光を全身で浴びることが基本となって働いています。

太陽光線と同じように、色彩も、私たちの心と体に大きな影響を及ぼしています。光の放射エネルギーである色彩を目で見るだけでなく、皮膚でも感じとっているのです。

色彩のなかで、脳の働きを最も活発にするのがピンク色です。ある女性が、ピンク色のブラウスを着て、部屋のカーテンをピンク色にかえたところ、肉体的に若返り、性格も明るくなった、という実験報告もあります。

次の色彩呼吸法を用いると、ピンク色の効力を有効に活用することができます。

まず、目を閉じて、きれいなピンク色を想像します。次に、ピンク色の空気をたっぷり吸い込むことをイメージしながら、息を深く吸い、ゆっくりと吐き出します。これを一度に2～3回繰り返し、1日に3セット行います。その際、「脳が若返りますように」と願いながら行うと、さらに効果があります。

物をイメージすることで右脳が鍛えられる

脳の老化を防ぐには、左脳と右脳のバランスをとることも大切です。特に、物をイメージするときに働く右脳を鍛えることが重要です。

「絵画療法」は、絵を見たり、描いたりすることで、日常生活ではあまり使われない右脳を刺激して脳の働きを活発にする治療法のひとつです。

「絵を描くなんて無理」という人も、「空や水や植物が描かれている風景画」を1日5分でも見ていると、右脳の感覚を癒やすことができます。

絵をながめながら、絵に描ききれなかった空の広がりや海の青などを想像してください。それによって右脳のイメージ形成、思考、感情、感覚などの働きが刺激され、活性化されていきます。

（野村順一）

認知症を防ぐ20のコツ 15

日ごろから【日記や手紙をこまめに書く習慣】が、脳の訓練になりぼけを防いでくれる

脳を訓練して活力を与える

認知症や脳の老化を防ぐためには、常に知的刺激を受けることが大切です。

積極的に刺激を求めるにはいろいろな方法がありますが、漫然とテレビを見ているよりも日記をつけたり、手紙を書いたりするほうが注意の集中力や知的能力をより必要とします。

その分、頭の訓練となり、脳の神経細胞に活力を与えることができるのです。

手紙を書くときには、それを読む相手がいるわけですから、たいへん神経を使います。

季節のあいさつから始まって、内容や言葉づかい、文章の流れなどを考えているとき、脳は非常に活発に働いています。

また、日記を書くためには、その日にあったでき事を「覚える」「それを書くまで、ずっと記憶しておく」「書くときに思い出す」という行程をへなければなりません。

特に「思い出す」という行為は、脳のなかでも重要な前頭葉という部分を刺激してくれます。

新聞記事を書き写す訓練も

いままで手紙を書いたり、日記をつけたりする習慣がまったくなかった人にとっては文章を「書く」ことはたいへんめんどうに感じられるはずです。

そんな人はいきなり自前の文章を書こうとせず、まずは新聞記事などを書き写すことから始めてみましょう。

目から入った情報が脳に伝わり、脳からの命令が手の筋肉に伝わって筆を動かすという一連の動作だけでも、脳細胞を働かせることができます。

最初は1時間かかっていたのが、30分でできるようになるだけでも脳の訓練の意義があるといえるでしょう。

（高田明和）

認知症を防ぐ20のコツ 16

【30分の昼寝】をすることで、アルツハイマー型認知症を発症する確率が5分の1に激減する

これまでは、昼寝の習慣は高齢者の健康にとっては好ましくないと考えられていました。昼寝をすると、人間がもっている睡眠と覚醒のリズムを乱す、と考えられていたからです。確かに1時間以上の昼寝は、アルツハイマー型認知症の発症を促す傾向にあり、アルツハイマー型認知症患者の多くは、1日3時間ほど昼寝をしています。

このことから昼寝をしても、30分で目覚めるように心がけていれば、アルツハイマー型認知症を防ぐことができるのです。

正しい昼寝を行うための注意点は、次のとおりです。①目覚まし時計などで時間をセットして眠る、②部屋の電気をつけて明るいまま寝る、③完全に横にならず、机でうつぶせに寝てもよい、いすやソファを使う。④1週間に3日以上昼寝する。

このように正しく昼寝をするなら、睡眠と覚醒のメリハリがつき、ぼけを予防できるうえに、昼間の活動の効率をアップさせることができます。

（朝田 隆）

アルツハイマー型認知症と睡眠時間の興味深い関係

アルツハイマー型認知症が増加しています。原因は、まだはっきりわかっていませんが、この病気にかかった人がどのようなライフスタイルであったのか、調査が行われました。

調査の対象は、現在治療を受けている認知症の患者265名と、健康な高齢者213名の計478名です。

その結果をまとめると、以下のようになりました。①女性が男性の2倍かかりやすい、②10才年をとるごとにアルツハイマー型認知症になる確率が2・9倍増加する、③配偶者と死別した人は、そうでない人の5・7倍アルツハイマー型認知症になりやすい。

また、注目すべきなのは睡眠時間との関係です。心身ともに健康な高齢者は30分以内の昼寝をする習慣のある人が多く、アルツハイマー型認知症になる確率は、昼寝の習慣のない人の5分の1でした。

認知症を防ぐ20のコツ 17

【いつもと少し違う散歩】をするだけで、脳の海馬の神経細胞はぐんとふえる

「空間の情報」は海馬にとっていちばんの刺激

海馬の神経細胞は、刺激を与えることで生まれるスピードが速くなります。その刺激として、私が最もおすすめしたいのは「旅行」です。

海馬にとって「空間の情報」は、いちばんの刺激。ほんの数メートル歩いて移動するだけでも、海馬は刺激を受け、神経細胞がふえていきます。

そのうえ、旅先では空間だけでなく、食べるもの、見るもの、ふれ合う人々など、すべてが新鮮で大きな刺激になります。これ以上の海馬アップ方法はありません。

かといって、実際の旅行はそうそう行けるものではありません。そんな人には、いつもと少し違う散歩をおすすめしています。

散歩ではなく、通勤、通学の道のりでもOKです。移動することに意味があるのです。

ただし、海馬はすぐに刺激に慣れてしまいます。毎日決まった時間に出発し、同じコースを回るだけという散歩ではダメ。これでは、海馬にとってはマンネリで、あまり刺激になっていません。

刺激になる散歩の2つの方法

そこで、簡単な海馬アップ方法を2つ紹介しましょう。

ひとつは、いつもの散歩コースを逆回りしてみること。もうひとつは、散歩の時間帯を変えてみること。まずはどちらかひとつを試してみましょう。見慣れたはずの風景も角度を変えてみると、刺激になります。時間帯をずらすことで、空気のにおいや体感温度が変わるのも、海馬にはいい刺激になります。

また、これの応用で、いつもよりもひとつ先のブロックで曲がってみたり、利用しているひとつ手前の駅でおりて歩いてみたりするのも効果的です。

ちょっとした工夫が海馬を鍛えます。ぜひきょうから試してください。

（池谷裕二）

認知症を防ぐ20のコツ 18

海馬の細胞を活性化するキーワードは、セロトニンを分泌する【呼吸法】だった

ストレスに対してセロトニンが分泌される

海馬の細胞は、とてもデリケートです。特にストレスには弱く、すぐにダメージを受けてしまいます。そこで登場するのが、セロトニンという脳内の神経伝達物質です。

最近、米国エール大学で、呼吸と精神の安定についての興味深い研究が発表されました。

私たちが息を止めると苦しくなるのは、血中の二酸化炭素の量がふえてくるからですが、このとき、二酸化炭素濃度が上がるほど、セロトニンが多く分泌されることがわかったのです。つまり、ストレスに対して、感情を安定させる物質であるセロトニンが分泌されるのです。

呼吸法が精神の安定にかかわるという点では、私が研究をした禅の世界でも「数息《すそく》」という呼吸法があります。

ゆっくりと数を数えながら呼吸をする方法ですが、仏教以外でも、あらゆる世界の宗教が、精神を安定させるために呼吸をゆっくりするようにすすめているのは興味深いことです。ゆっくり呼吸をすると、血中の二酸化炭素がふえます。

これに刺激を受けて、脳の海馬が必要とするセロトニンの分泌が活発になります。

セロトニンはうつ病の薬としても用いられる物質です。

セロトニンの分泌が活発になると、海馬の細胞がふえ、元気が出て気分がよくなるのです。

数息は丹田呼吸法の一種で、「ひとーつ、ふたーつ」と唱えながら息を吐き、10まで数えたら、最初に戻ります。2回繰り返せば、5分間くらいたっているでしょう。

なるべくなら座禅のように姿勢を正し、ゆっくりと腹式呼吸（息を吸ったときにお腹がふくらむ）するのがベストです。

もっとも、いすにすわったままでも、列車などの座席でも、いつでも行うことができます。いやなことや心配事があったら、ぜひ試してみてください。

（高田明和）

認知症を防ぐ20のコツ 19

昔ながらの【和式の生活】が骨折を防ぎ、こわい寝たきりやぼけを予防する

欧米人にくらべて日本人は骨折しにくい

日本人は欧米人にくらべて骨折しにくい、という興味深い調査結果があります。

高齢者の骨折で多いのは足のつけ根の骨折（大腿骨頸部《だいたいこっけいぶ》骨折）ですが、その発生率は欧米人の2分の1から3分の1程度とかなり低いのです。

足のつけ根を骨折すると、歩くのがむずかしくなりますし、そのまま寝ついてしまい、寝たきり、さらには認知症を招く要因にもなりかねません。

日本人は欧米人にくらべて骨量が少なく、骨のもろい人が多いにもかかわらず、なぜ骨折する率が低いのでしょう。その背景として考えられるのが、住宅環境による生活様式の違いです。

和式の暮らしが大腿部を鍛える

畳の上で生活し、布団を敷いて寝るという日本人の伝統的な生活様式は、欧米人の「いすの生活」にくらべて、立ったりすわったりする機会が多くなります。

これが大腿部の骨や筋肉を鍛え、体のバランス感覚をみがくことにつながっているのです。

また、狭い住宅事情を反映して階段が急であることも、大腿部を鍛える適度な運動になっているといえるでしょう。

さらに、毎日の布団の上げおろしは軽い全身運動になり、骨に適度な負荷を与え、骨を鍛える効果を生んでいると考えられます。

もし転んでしまった場合も、畳がクッションの働きをして衝撃を吸収し、骨折が起こりにくくなっているという点も見のがせません。

実際、欧米式の生活スタイルで暮らす人がふえている都市部では、和式の生活スタイルの多い地方にくらべて、大腿骨頸部骨折の発生率が高いことがわかっています。

寝たきりの原因となる骨折を防ぐには、昔ながらの和式の生活がいちばんといえそうです。（飯島 治）

認知症を防ぐ20のコツ 20

年をとってもぼけたくなければ【五感を刺激する趣味】をもつのがおすすめ

70才を過ぎても脳細胞はふやせる

人間の体は、使えば使うほど発達します。脳も例外ではなく、刺激を受ければ受けるほど発達するのです。

年をとると脳細胞は死んでいくばかりだと思っているかたは多いでしょう。じつは、70才を過ぎても脳細胞をふやすことができるのです。

脳細胞をふやす具体的な方法としてぜひおすすめしたいのが、何か趣味をもつことです。趣味をもつことは自分の目標や生きがいになりますし、適度な刺激を与えて脳を活性化するのにもたいへん役立ちます。

趣味にもいろいろなものがありますが、脳細胞を活性化する度合いが高いものと、それほどではないものとがあることがわかってきました。

脳を存分に働かせる趣味とは

脳をより活性化させる趣味というのは〝五感を刺激するもの〟といっていいでしょう。

五感とは視覚、聴覚、嗅覚、味覚、触覚をさします。五感を刺激する趣味を楽しむことは、外部から音や光、においなどの刺激を脳が受けとり、さらに感じたり考えたりすることによって脳を存分に働かせる効果があるのです。

具体的に、脳細胞を活性化する度合いが高い趣味とは、日曜大工や手工芸、絵を描く、俳句や小説を書く、舞踊を習う、楽器を弾くなどがあげられます。

これらには及ばないものの比較的、脳細胞を活性化させやすい趣味は、茶の湯、小説などを読む、写真撮影、食べ歩き、園芸、プラモデル作り、ギャンブル・ゲームなどです。

一方、テレビを見るとか、音楽を聴くなど、ボーッとしてあまり集中することがないものは、脳細胞を活性化する度合いが低い趣味だといえるでしょう。ぼけを予防するためにも、できるだけ脳細胞を活性化する度合いの高い趣味をもつことをおすすめします。（高田明和）

よくわかる健康診断と検査値

特定健診（メタボ健診）と人間ドック

検査を受ける前に、これだけは知っておこう

病気が始まる前に病気を見つける

健康診断（検診）というと、「病気を早期に発見して、軽いうちに治してしまうためのもの」と考えているかたが多いと思います。この病気を早期に発見して予防することを〈二次予防〉といいます。

しかし今では、考え方がさらに進んで、病気になってしまう前に、病気になりやすい素因や体質、また病気になりやすい身体的な変化などを調べ、病気が始まる前にその予兆を見つけて病気を予防する、というように変わってきました。これを〈一次予防〉といいます。

つまり健康診断は、病気の早期発見も大切ですが、それ以前に、病気の芽がまだ地上に頭を出していないうちに、あるいは発芽前の種のうちに見つけてしまおうということが重要な目的なのです。

最近は、医学の進歩や検査機器の開発によって、病気を地下にいる芽のうちに、あるいは種の段階で発見することが可能になりました。しかし、健診を受けなかったら、その恩恵に浴することはできません。定期健診を欠かさずに受けて、病気を未然に防ぎたいものです。

生活習慣病は予防できる

健康診断で一次予防をめざすのは、主に生活習慣病です。生活習慣病とは、がん、高血圧、脂質異常症（高脂血症）、脳卒中、狭心症、心筋梗塞、糖尿病、高尿酸血症、脂肪肝、歯周病など、かつては成人病といわれていた病気です。

成人病というと、中高年の人たちの病気と考えられがちですが、必ずしもそうではなく、若い世代の人たちにもみられます。高齢になってもこうした病気にならない人もいますし、若いうちから不摂生をしていれば、早くから発病する人もいます。

これらの病気は生活習慣の積み重ねが原因になっているので、逆にいえば、生活改善を行えば十分に予防できるのです。厚生労働省が成人病を生活習慣病と言いかえたのも、そうした理由からです。

年1回の健診で「未病」を発見

生活習慣病のほとんどは、本人が気づかないうちに、なんらかの兆候があらわれています。それをいち早く見つけ、生活改善をして進行をストップさせれば、生活習慣病は未然に防ぐことができます。

そのためにも、また病気の早期発見のためにも、年1回の健診が大切です。

健康診断の受け方

健診のチャンスをのがさずに

平成20年4月から「特定健診」制度が導入され、40〜74才の全員が年1回この健診を受けることが、医療保険者（国保や健康保険組合）に義務づけられました。

お勤めの人とその家族は、職場健診と同じように、検査日時が通知されます（あるいは申し込みをする）から、それをのがさないように受診しましょう。40才未満の人は、1年に1回、職場での定期健診が行われますから、これを受診します。

それ以外の自営業、自由業、退職者などとその家族の人たちは、これまでの住民健診と同じように、自治体から通知があっ

て、期間内に指定された医療機関に行くと、無料で健診が受けられます。

75才以上の人は、自治体から通知があって、健診や保健指導を受けられます。

このように、40才以上の人は、年に1回の健診を受けられるようになりましたから、その機会をのがさず、必ず受診したいものです。

健診を受ける前の準備と心得

問診票に、健康状態や家族の病気（家族歴）、以前かかった病気（既往歴《きおうれき》）、自覚症状、日常生活（食事、酒、タバコ、運動、睡眠）などについて正直に記入し、当日忘れずに持参しましょう。

検査の前日は、原則として午後8時までに食事をすませ、そのあと飲食はいっさいしないようにします。ふだんから飲んでいる薬があれば、いつもどおりに飲んでかまいません。ただ、服用してはいけない薬もありますから、注意書きを参照し、わからない場合は医師や担当者に相談してください。

検査の当日も、飲食をしてはいけません。ただし、胃の検査以外であれば、少量の水分はとってもかまいません。

こうした禁止事項や注意については、印刷物が渡されますから、それをよく読んで、指示に従いましょう。

健診で行われる主な検査

職場で行われる定期健康診断は、厚生労働省の「労働安全衛生規則」第44条にもとづくもので、1年に1回、次の項目について検査することが義務づけられています。ただし、担当医の判断で一部省略されることもあります。

【既往歴・業務歴】 問診で、既往歴や家族歴を尋ねます。これにより、その人の素因がわかります。業務歴とは、これまでについた仕事のことです。

【自覚症状、他覚症状】 問診で自覚症状について尋ねます。また、顔色や皮膚の色つや、血管の浮きぐあい、つめの状態などを視診したり、聴診器をあてて、心臓や血管、呼吸器の状態などを聴診します。

さらに脈をみたり、腹部にふれて、胃腸や肝臓の状態を調べる触診を行い、他覚症状についても調べます。

【身長、体重、腹囲】 身長と体重を測定して、肥満度を算出します。肥満度の判定にはBMI（体格指数）が用いられます。腹囲を測って内臓脂肪を判定します。

【視力、聴力】 視力や眼圧、視野、色覚異常などの検査をします。聴力検査で、聴力障害や難聴を見つけます。

【胸部X線撮影、喀痰検査】 胸部X線撮影で、肺結核や肺がんを見つけるほか、心臓や大動脈の状態がわかります。喀痰検査は痰をとって肺がんを調べます。

【血圧測定】 高血圧は動脈硬化を進め、心臓病や脳卒中、腎臓病などの原因となるので、これをチェックします。

【貧血検査（血色素量、赤血球数）】 貧血とともに血液の異常を調べます。

【肝機能検査（AST、ALT、γ-GT）】 肝臓病がないかどうかを調べます。

【血中脂質検査（HDLコレステロール、LDLコレステロール、中性脂肪）】 血液中の脂質は動脈硬化を進める危険因子ですので、その危険度を調べます。

【血糖検査】 糖尿病とその兆候の有無、その危険度を調べます。

【尿検査（尿糖、尿タンパク）】 尿糖は糖尿病、尿タンパクは腎臓病や泌尿器の病気の兆候を示します。

【心電図検査】 狭心症、心筋梗塞、不整脈、心肥大など、心臓病の発見に役立ちます。

このほか事業所や自治体によって、検査項目をふやしたり少なくしたりしています。肝機能や腎機能検査の項目が追加されたり、大腸がんを調べる便潜血反応、骨密度検査、呼吸機能検査、歯科検診などが加わる場合も。胃がん、大腸がん、前立腺がん、子宮がん、乳がんの検診などが行われることもあります。

検査結果がわかったら

診断の意味は

健診の結果が出ると、今後、健康的な生活を送るにはどうしたらいいかという、おおまかな指針が示されます。これが「総合診断」です。

【A異常なし】 今回の検査の範囲では異常がないということです。しかし、限られた範囲の検査で異常がないだけですから、もしも自覚症状などがあれば、医師の診察を受けることが必要です。

【B異常なし（所見あり）】 わずかな異常が認められるが、日常生活に支障はないと思われる場合です。しかし、検査結果には個人差があるので、なにか自覚症状や心配なことがあれば、医師の診察が必要です。

【C要観察】 軽度の異常が認められるが、特に治療の必要はないという場合です。ただし、放置すると将来病気になる可能性があるので、毎日の生活習慣（生活リズム、食生活、運動など）を見直し、改善するようにして、3カ月後ぐらいに再度検査を受けましょう。

【D要精検】 異常所見があるので、精密検査を受け、さらにくわしく調べる必要があります。病気があれば治療を開始し、生活改善を行うなど、医師の指示に従いましょう。精密検査の結果、異常のないこともあります。

【E要治療】 明らかに異常が認められます。できるだけ早く病院や診療所を受診しましょう。医師の指示に従って治療を行い、日常生活についても生活改善の努力をしましょう。

【F治療中】 すでに病気が発見されていて、治療中のものです。ひきつづき治療を継続してください。

検査結果に一喜一憂しない

検査結果が出たとき、たとえひとつでも基準値の範囲内にない項目があると、とても気にする人がいます。検査報告書には基準値が記されていますが、これは一応の目安にすぎません。

検査を受けたときの一時的な体のコンディションや不摂生などでも、検査の数値は変化します。また、年齢差や個人差もあります。医師は、検査結果やその他のデータを見て総合的に判断しますから、その指示に従うことが大切です。

それとは逆に、検査値がすべて正常範囲にあっても、要注意という場合があります。

たとえば、両親やきょうだいに高血圧や脳卒中の人が多い場合、その人にはこうした病気の素因があると考えられますので、血圧や血中の脂質の値が、前回の検査にくらべて上昇傾向にあるようなら、それを予防するような注意が必要になります。こうした判断は医師にしてもらい、その指示に従いましょう。

検査値の変化を見ることが大切

一般的に、検査の数値ひとつひとつが正常範囲かどうかを気にする人が多いようですが、それよりも、前々回、前回、今回と、それぞれの数値がどのように変化しているかに注目することが肝心です。

その意味でも、かかりつけのホーム・ドクターをもち、健診や人間ドックの結果を見てもらい、病気のことだけでなく、日ごろの生活管理全般についても指導を受けることをおすすめします。

人間ドックとは?

人間ドックの目的

職場健診や住民健診では、基礎的な検査しか行われません。これだけでは十分とはいえないので、さらに幅広く全身をくまなく調べる健診を行ったり、あるいは消化器だけとか循環器だけなど、特定の臓器や器官についてくわしく専門的に調べるのが「人間ドック」です。ですから、集団健診だけでは不安だったり、ある特定の病気や臓器に不安がある（親族に心臓病が多いなど）ような場合に、人間ドックを利用するといいでしょう。

人間ドックを受けるには

全身的な健診を行うには1泊2日の人間ドックが必要ですが、検査項目を減らした1日コースとか半日コース、あるいは臓器や器官別のコースなども用意されています。それぞれの事情に合わせて選択するといいでしょう。

人間ドックの受診は、原則として自己負担になりますが、民間企業では所属する健康保険組合が、その費用の全額あるいは一部を補助しています。

政府管掌の健康保険や国民健康保険でも補助を受けられますので、所轄の役所などに相談してみてください。

人間ドックの種類

人間ドックは、行っている施設によって、その種類や検査項目が違っています。一般に行われている主なドックについて説明しておきましょう。

【基本人間ドック】 職場健診で行われる基本的な検査項目、あるいはそれにいくつかの検査項目を加え、生活習慣病予防に必要なひととおりの検査を行います。検査項目の数や種類によって、半日〜1日のコースがあります。

【総合人間ドック】 多くは1泊2日で、全身的な検査を行います。睡眠中の心電図も記録するなど、ふだんの健診ではできない検査も受けられます。生活習慣病年齢に達した人は、数年に1回は受けておくと安心です。

【脳ドック】 頭蓋内を画像に映し出すMRI（磁気共鳴画像）やCTを用いて、脳の形状や血管の状態を調べます。高血圧や脂質異常症（高脂血症）などのある人、頭痛を繰り返す人、脳卒中の家系の人などが受けておくと、脳出血、脳梗塞、くも膜下出血、脳腫瘍などの予防や早期発見に役立ちます。

【循環器ドック（心臓ドック）】 動脈硬化や心臓病（冠動脈硬化、不整脈、心肥大など）についての検査を行い、心臓発作や脳卒中など動脈硬化が原因で起こる病気の予防に役立ちます。心臓病の家系の人、脂質異常症（高脂血症）、高血圧、糖尿病などのある人は、受けておくと安心です。

【呼吸器ドック】 CT検査で肺がんを調べるなど、肺がんを中心にした呼吸器の検査を行います。肺がんの家系の人、現在タバコを吸っている人、あるいは過去に吸っていた人は受けておきましょう。

【消化器ドック】 食道がん、胃がん、大腸がんの検査を中心に、胃・十二指腸潰瘍、慢性胃炎、大腸の病気などを調べる検査を行います。胃がんや大腸がんの家系の人、胃腸の弱い人におすすめのドックです。

【婦人科ドック】 子宮がん検診、乳がん検診を中心に、女性特有の病気についての検診を行います。

主な検査の基準値一覧

■検査項目	■基準値	■異常がある場合に疑われる病気
血圧の検査		
血圧	収縮期(最大)血圧　140mmHg未満 拡張期(最小)血圧　90mmHg未満	高血圧、低血圧など
血液の検査		
赤血球数	男性　427万～570万個/μℓ 女性　376万～500万個/μℓ	高値：多血症(赤血球増加症) 低値：貧血
白血球数	男性　3900～9800/μℓ 女性　3500～9100/μℓ	高値：扁桃炎、気管支炎、肺炎、腎盂腎炎、虫垂炎、白血病など 低値：再生不良性貧血、肝硬変、白血病など
ヘモグロビン(Hb)	男性　13.5～17.6g/dℓ 女性　11.3～15.2g/dℓ	鉄欠乏性貧血、再生不良性貧血、溶血性貧血など
ヘマトクリット(Ht)	男性　39.8～51.8% 女性　33.4～44.9%	高値：多血症(赤血球増加症) 低値：貧血
血小板数	男性　13.1万～36.2万個/μℓ 女性　13.0万～36.9万個/μℓ	高値：慢性骨髄性白血病など 低値：紫斑病、白血病、悪性貧血、肝硬変など
糖質の検査		
血糖値	110mg/dℓ未満(空腹時)	高値：糖尿病、膵炎、甲状腺機能亢進症、肝硬変など 低値：肝硬変、肝臓がんなど
ブドウ糖負荷試験(OGTT)	2時間値　140mg/dℓ未満	高値：糖尿病
ヘモグロビンA1c(HbA1c)	4.6～6.2%	高値：糖尿病、腎不全など　低値：溶血性貧血など
脂質の検査		
総コレステロール(T-Cho)	150～219mg/dℓ	高値：脂質異常症(高脂血症)、糖尿病、脂肪肝、甲状腺機能低下症、ネフローゼ症候群など　低値：甲状腺機能亢進症、肝臓病など
HDLコレステロール(HDL-C)	男性　40～86mg/dℓ 女性　40～96mg/dℓ	低値：動脈硬化、糖尿病、肝臓病など
LDLコレステロール(LDL-C)	70～139mg/dℓ	高値：脂質異常症(高脂血症)、糖尿病、甲状腺機能低下症、ネフローゼ症候群など
中性脂肪(トリグリセライド=TG)	50～149mg/dℓ	高値：脂質異常症(高脂血症)、急性膵炎、脂肪肝、糖尿病、甲状腺機能低下症、肥満など　低値：甲状腺機能亢進症、肝硬変など
たんぱく質の検査		
血清総たんぱく	6.7～8.3g/dℓ	高値：慢性肝炎、多発性骨髄腫、膠原病など 低値：肝硬変、ネフローゼ症候群など
アルブミン	4.1～4.9g/dℓ	低値：肝臓病、ネフローゼ症候群など
A/G比(アルブミン/グロブリン比)	1.2～2.0	低値：肝硬変、慢性感染症、膠原病、多発性骨髄腫など
肝臓の検査		
AST(GOT)、ALT(GPT)	AST(GOT)10～40U/ℓ ALT(GPT)5～40U/ℓ	高値：急性肝炎、慢性肝炎、アルコール性肝障害、肝硬変、脂肪肝、肝臓がん、胆石症、胆嚢炎など ASTのみ高値：心筋梗塞、筋ジストロフィーなど
γ-GT(γ-GTP)	男性　70U/ℓ以下 女性　30U/ℓ以下	高値：急性肝炎、慢性肝炎、肝硬変、肝臓がん、アルコール性肝障害、胆嚢炎、胆石、膵がん、膵炎など
ビリルビン	総ビリルビン　0.3～1.2mg/dℓ 直接ビリルビン　0.0～0.4mg/dℓ 間接ビリルビン　0.0～0.8mg/dℓ	急性肝炎、慢性肝炎、肝硬変、胆石症、胆嚢炎、胆管がん、膵がん、溶血性貧血、甲状腺機能低下症など
膵臓の検査		
血清アミラーゼ	37～125U/ℓ	高値：急性膵炎、慢性膵炎、膵がん、腹膜炎、腸閉塞など 低値：腎不全、肝硬変、糖尿病など
リパーゼ	11～53U/ℓ	高値：急性膵炎、慢性膵炎、膵がん、肝硬変、腎不全など 低値：慢性膵炎、糖尿病など
腎臓の検査		
血清尿素窒素(BUN)	8.0～22.0mg/dℓ	高値：慢性腎炎、急性腎不全、慢性腎不全など 低値：肝硬変、尿崩症など
尿酸(UA)	男性　3.7～7.0mg/dℓ 女性　2.5～7.0mg/dℓ	高値：痛風、多発性骨髄腫、慢性腎不全など
クレアチニン(Cr、CRE)	男性　0.61～1.04mg/dℓ 女性　0.47～0.79mg/dℓ	高値：腎不全、尿毒症、肝硬変、心不全など 低値：筋ジストロフィー、尿崩症など
尿の検査		
尿たんぱく	陰性(−)	腎炎、ネフローゼ症候群、尿路結石、膀胱炎など
尿糖	陰性(−)	糖尿病
尿ウロビリノーゲン	擬陽性(±)	陽性：急性肝炎、慢性肝炎、肝硬変など 陰性：胆道閉塞など
尿潜血反応	陰性(−)	腎炎、膀胱炎、腎結石、尿路結石、腎がんなど
目と耳の検査		
眼圧	10～21mmHg	高値：緑内障　低値：網膜剥離など
聴力	−10～+20dB	難聴、突発性難聴、メニエール病など

「病気」編

最新医学情報
漢方療法
ホームケア
ツボ刺激
民間・伝統療法
体操

食道の病気

- 急性食道炎
- マロリー・ワイス症候群
- 食道裂孔ヘルニア
- 胃食道逆流症（GERD）
- 食道静脈瘤
- 食道狭窄
- 食道アカラシア
- 食道憩室
- 食道がん

食道の構造

食道は咽頭から胃につながる管状の臓器で、長さは約25㎝、断面は前後約1㎝、横幅約2㎝の楕円形をしています。咽頭の後ろ側からはじまり、気管と脊柱との間、心臓の後ろ側を通り、横隔膜を貫いて胃の噴門部につながっています。筋肉で構成され、内側は粘膜でおおわれて潤っているため、食べ物が通りやすくなっています。

食道の両端には上部括約筋と下部括約筋があり、ふだんは緊張して閉じていますが、食物が通過するときにはゆるんで広がるしくみになっています。食道と隣り合って気管の入り口がありますが、ふだん呼吸をしているときは上部括約筋が食道の入り口を閉じているため、空気は食道には入らず気管を出入りします。

食道には、食道の入り口部、大動脈弓と左気管支の交叉部、横隔膜を貫通する食道裂孔部の3カ所に、細くなっている生理的狭窄《きょうさく》部があります。これらの箇所は、よくかまずに食べ物を飲み込むとつかえやすいところです。

食道の働き

食道は口から入ってきた食べ物を胃へ運ぶ働きをしています。食道を食べ物が通過する時間は、液体は1秒前後、固形物は5～7秒とされています。食道は消化器の一つですが、食べ物の消化・吸収は行いません。

口に入った食べ物は、舌によってのどの奥へと送り込まれます。食べ物がすすむと、喉頭蓋がさがって気道の入り口をふさぎ、食道の入り口にある上部食道括約筋がゆるんで食べ物を食道に迎え入れます。食道に食べ物が入ると筋肉がゆるんで食べ物を迎え入れ、食べ物が通過すると収縮し食べ物を食道の先へと送ります。この収縮と弛緩《しかん》を繰り返す蠕動《ぜんどう》運動により、食べ物は胃に向かって運ばれていきます。

食べ物が食道と胃がつながる噴門部に達すると、ふだんはきっちりと閉じている下部食道括約筋がゆるみ、胃に食べ物が入っていきます。そのあとは再び括約筋は緊張して噴門を閉じ、胃に入った食べ物が逆流しないしくみになっています。

●何科に行ったらよいか

この項の病気は、まず消化器科か内科を受診します。（清水伸幸）

食道の構造

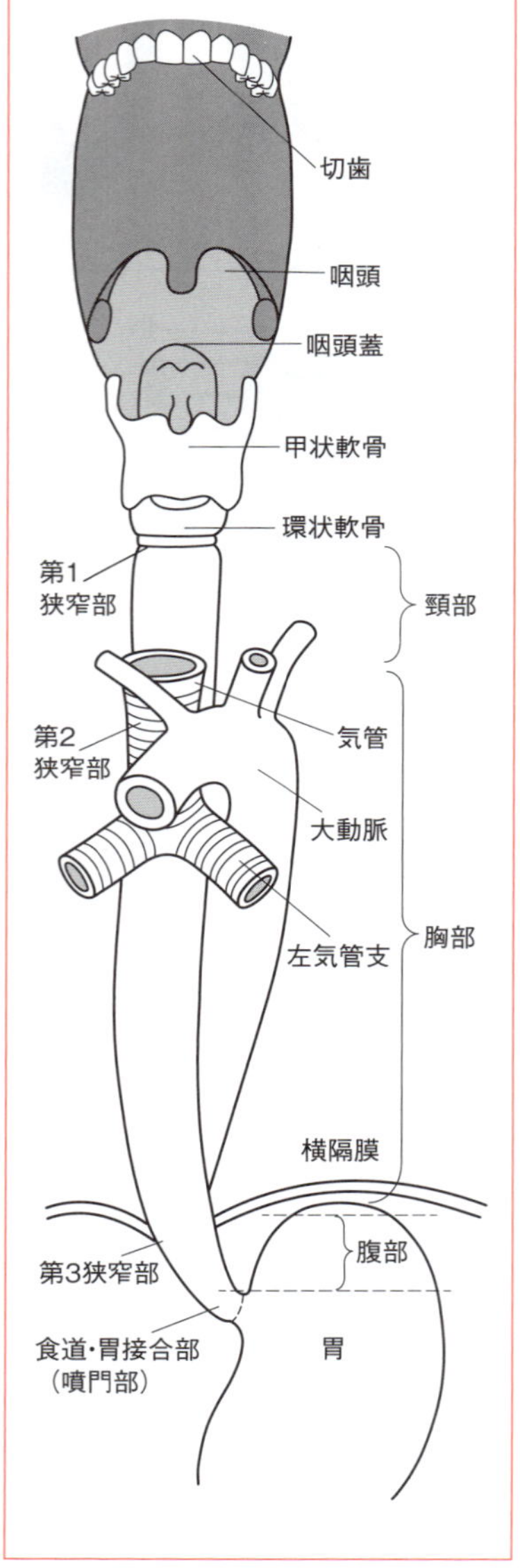

急《きゅう》性《せい》食《しょく》道《どう》炎《えん》

食道炎は強酸や強アルカリを誤飲したり、非常に熱いものを食べるなど、なんらかの原因で食道の粘膜が炎症を起こしたものです。食道炎には急性食道炎と、最も一般的にみられる胃食道逆流症（P148参照）があります。

原因・症状

酸やアルカリなど粘膜を腐食するものが原因の腐食性食道炎、抗菌剤などの薬が食道にとどまってしまったことで起こる薬剤性食道炎、細菌感染などが原因の感染性食道炎など、急性食道炎にはさまざまな原因があります。

胸やけ、のどの痛み、食事中の胸痛、嚥下《えんげ》困難、嚥下時の痛みなどの症状がみられます。粘膜障害がひどくなり、病変が粘膜下層にまで達したものは食道潰瘍《かいよう》と呼びます。

腐食の程度が強い場合、食道が破れてしまうこともあります。こうなると炎症は気管支や縦隔《じゅうかく》におよび、呼吸困難や薬物の中毒症状が起こり死亡するケースもあります。

治療

腐食性食道炎は早急に中和をはかる処置が必要です。ほかにも急性食道炎は症状が重篤なケースがあり、救急車での受診が必要な場合もあります。

（清水伸幸）

食道炎の漢方療法

食道炎は物理的または化学的な刺激によって、食道の粘膜が炎症を起こしてただれるもので、漢方では、消炎鎮静作用がある山梔子《さんしし》や甘草《かんぞう》を主薬とした処方を中心に用います。

梔子鼓湯《しししとう》

胸中が形容しがたいほどにわずらわしく苦しくて、しばしば不眠を訴えるものに用います。体温の上昇の有無にかかわらず、体全体、または体の一部に熱感を覚えることが目標です。山梔子と香豉《こうし》の二つの生薬から構成されており、どちらも消炎作用があります。

梔子甘草鼓湯《ししかんぞうしとう》

前記の梔子鼓湯《しししとう》の症状に、呼吸が促迫し、息苦しいといった状態が加わった場合には、この処方を用います。

甘草湯《かんぞうとう》

甘草一味の処方で、急激なのどの痛み、のどの奥の痛みに即効があります。

利膈湯《りかくとう》

食道の炎症で、食べ物や飲み物の通過障害を訴えるものに用いると、胸中が爽快になり、通過障害がよくなることが多いものです。

（矢数圭堂）

マロリー・ワイス症候群《しょうこうぐん》

はげしい嘔吐《おうと》を繰り返すことで、食道・胃接合部の粘膜が裂け、大出血をする疾患です。上部消化管出血の約5%にあたり、特に中高年層の男性に多くみられます。

原因・症状

はげしい嘔吐、悪心《おしん》を繰り返したあと吐血します。過度のアルコール摂取による嘔吐の習慣化が最も多い誘因です。はげしい嘔吐により食道・胃接合部に強い力がかかり、粘膜が縦に裂けて鮮血のまじった吐血がみられます。

飲酒だけでなく、妊娠時のつわりや、はげしいせき込み、強くいきんだとき、おなかの打撲などでも起こります。また、過度のストレスで発症することもあります。

治療

内視鏡による検査・治療が行われます。ほとんどの出血は自然に止まるため、すでに止血している場合は絶食、胃酸分泌抑制剤や胃粘膜保護薬などの薬物治療が行われます。

出血が続いている場合は、内視鏡により止血処置を行います。止血処置には、クリップで出血部位をふさぐ方法や、高周波電流で血管を焼いて出血を止める方法などがあります。

マロリー・ワイス症候群は痛み

や呼吸困難の症状はみられません。痛みや呼吸困難、ショック症状を伴う場合は、食道壁全層が裂けた特発性食道破裂の可能性があり、この場合は緊急手術が必要です。

（清水伸幸）

食《しょく》道《どう》裂《れっ》孔《こう》ヘルニア

食道裂孔（食道が横隔膜を貫通しているあな）から、横隔膜の下にあるべき胃の一部が胸腔内にはみ出た状態を食道裂孔ヘルニアといいます。胃食道逆流症（GERD）の原因になります。

原因・症状

加齢によって食道裂孔がゆるんだり、脊椎変形で背中が曲がることで食道裂孔がひらいて発症する高齢女性と、内臓脂肪の増加により腹腔内圧が上昇して発症する肥満中年男性に罹患率《りかんりつ》のピークがみられます。ぜんそくなど慢性的にせきが出ている場合も腹圧が上昇するのであらわれやすくなります。

食道裂孔ヘルニアがあっても自覚症状がない場合もあります。その場合は、経過観察で特に治療の必要はありません。しかし、胃酸が逆流することで胃食道逆流症（GERD）を併発すると、胸やけ、胸痛、胸のつかえ感などの自覚症状があらわれます。夜間の睡眠時（特に明け方）や食後に症状が強く出る傾向があります。

治療

胃酸分泌抑制剤などによる薬物治療を行うと同時に、刺激の強いものや脂っぽいものを控え、胃酸の過剰な分泌を抑えるなどの食事指導や就寝時に上半身を起こすなどの生活指導が行われます。

肥満が原因の場合は、減量することも必要です。

症状が強く、保存的に軽快しない場合には手術が必要になる場合もあります。

（清水伸幸）

食道裂孔ヘルニア

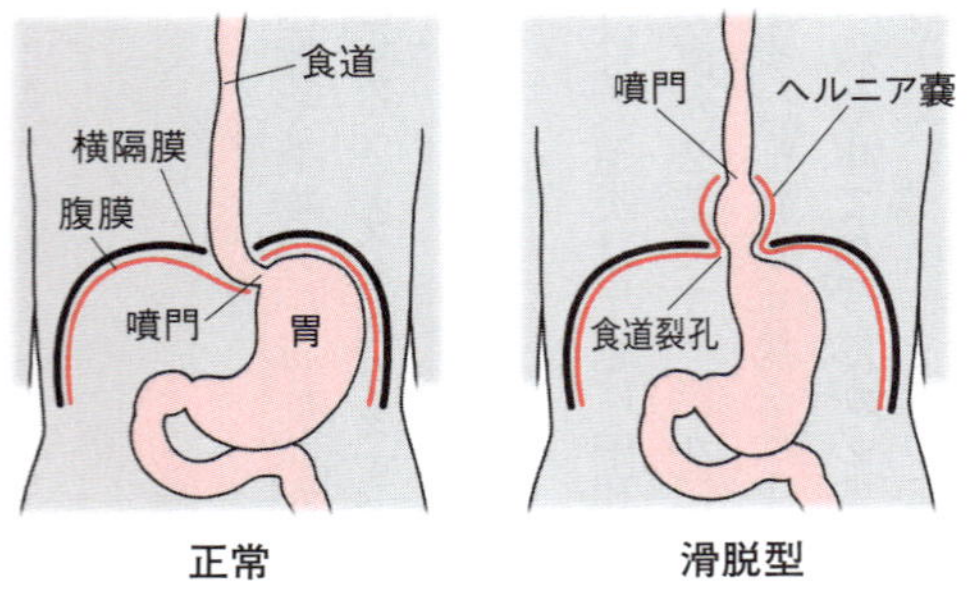

胃《い》食《しょく》道《どう》逆《ぎゃく》流《りゅう》症《しょう》（GERD）

胃酸を含む胃の内容物が食道を口腔に向かって逆流することで、胸やけや呑酸《どんさん》などの症状があらわれる病態を胃食道逆流症（GERD）といいます。日本の食生活の欧米化と高齢者の増加により、近年患者数は増加傾向にあります。

内視鏡検査により、糜爛《びらん》性GERDと非糜爛性GERDに分類されます。糜爛性GERDは逆流性食道炎とも呼ばれるもので、胃食道逆流症（GERD）の約$\frac{1}{3}$がこれにあたります。また約$\frac{2}{3}$の非糜爛性GERDはNERDと呼ばれます。

胃食道逆流症（GERD）を放置しておくと、食道粘膜が再生過程でバレット粘膜という胃の粘膜に似た組織に変化してバレット食道になり、バレット食道になると食道腺がんが発生する可能性があると考えられています。

原因・症状

下部食道括約筋の圧の低下により、食道と胃の接合部の逆流防止機能が弱まり、胃酸のまじった胃の内容物が食道に逆流して食道の粘膜を刺激することで発症します。食道裂孔ヘルニアや胃の切除でも起こりやすくなります。

主な症状は胸やけ、食後や夜間、前屈位時の呑酸のほか、胸骨の後ろの痛み、飲み込むときの痛み、飲みづらくなるなど。のどが詰まる、いがらっぽいなど、のどの症状を訴えるケースもあります。逆流性食道炎は内視鏡検査で糜爛が認められても、自覚症状がない場合もあり、逆に非糜爛性GERDは内視鏡検査で粘膜障害は認められませんが、自覚症状があります。

治療

内視鏡検査で糜爛性GERD（逆流性食道炎）か非糜爛性GERD（NERD）に分類されます。症状が軽い場合は、就寝前（2時間以上）の食事を避ける、睡眠時に上半身を高くする、過食や飲みすぎを控え、禁煙、節酒などの生活指導を行います。肥満の人は、腹圧を下げるための減量も必要です。

薬物療法では、胃酸分泌抑制剤のプロトンポンプ阻害剤やH_2受容体拮抗薬などを投与し、症状にあわせて制酸薬や胃粘膜保護薬や消化管運動機能改善薬なども用います。症状がおさまっても、投薬を中止すると再発する可能性もあるため、医師の指示に従った服用を行いましょう。（清水伸幸）

食《しょく》道《どう》静《じょう》脈《みゃく》瘤《りゅう》

食道の粘膜下層の静脈が、こぶのようにふくらんだ状態になる病気です。胃の入り口にできることもあり、これは胃静脈瘤といいます。原因の多くは、肝硬変などの肝臓の病気です。ただし肝炎になる人が減少してきているため、今後は食道静脈瘤も減ってくると考えられています。

原因・症状

肝臓に血液を送り込む血管を門脈といいます。肝臓の病気や門脈自体の異常で門脈の血流が悪くなると、門脈の圧が高くなる門脈圧亢進症《こうしん》という状態になります。すると肝臓にうまく血液が流れ込むことができずに静脈を逆流するようになります。食道の静脈にも大量の血液が流れ込んでこぶのようにはれた状態になります。これが食道静脈瘤です。

食道静脈瘤ができても、通常はほとんど自覚症状はありません。注意が必要なのは、気づかないうちに静脈瘤が大きくなり、静脈瘤の中の圧が高くなって突然破裂し、大出血を起こすケースです。食道静脈瘤のいちばんの原因となる肝硬変では、最新の治療法ができるまでは食道静脈瘤破裂が死因の1/3ないし1/4を占めていました。

治療

食道静脈瘤の破裂によって出血すると、吐血や下血のために全身の血圧が下がり、致命的な状態に陥る場合もあります。

出血している緊急時には鼻からバルーン（風船）のついたチューブを挿入して圧迫止血を行い、点滴や輸血で全身状態を落ち着かせてから治療を行います。

内視鏡的治療法としては、静脈瘤に血液を固める硬化剤を注入する内視鏡的硬化療法やゴムバンドで静脈瘤を縛る結紮《けっさつ》療法が行われます。また、薬物療法（出血予防や再発予防のためにβ遮断薬や亜硝酸薬）や、血管内にカテーテルを挿入して行う治療も進歩してきました。以前は食道離断術と呼ばれる手術も行われていましたが、最近はほかの治療法の成績向上により少なくなりました。（清水伸幸）

食《しょく》道《どう》狭《きょう》窄《さく》

食道の一部が狭くなった状態を食道狭窄といいます。狭くなることで食べ物の通りが悪くなり、ひどくなると嚥下《えんげ》困難に陥ることもあります。良性と悪性があり、悪性では食道がんの腫瘍《しゅよう》が食道をふさぐことで狭窄が起こります。

良性の食道狭窄は先天性のもの、食道の潰瘍《かいよう》によるもの、逆流性食道炎によるもの、強酸や強アルカリを誤飲したために起きる腐食性食道炎によって起きる瘢痕《はんこん》性狭窄などがあります。ここでは瘢痕性狭窄について説明します。

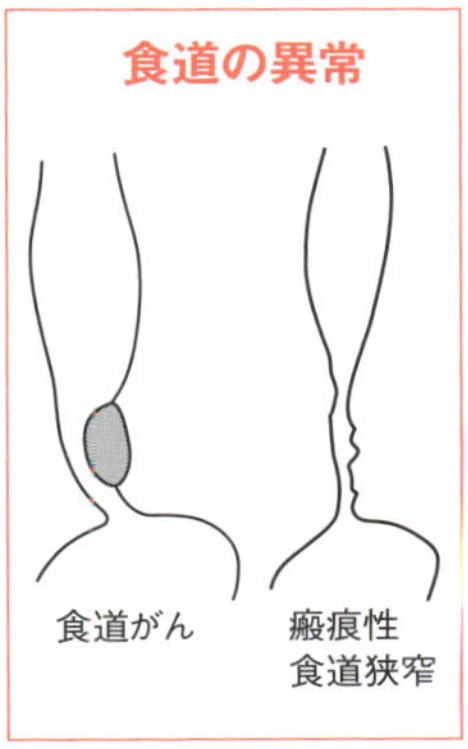

原因・症状

強酸や強アルカリを誤飲すると、食道にやけつくような激痛が起こります。食道の粘膜がはがれおち、深い潰瘍ができ、それが治る過程で強い狭窄が起こります。（急性食道炎の項目参照）

治療

良性の食道狭窄では、まず保存的治療を行います。内視鏡的切除術やバルーン拡張術を行い、改善がみられない場合には食道切除術も考慮されます。

（清水伸幸）

食道《しょくどう》アカラシア

食道は収縮と弛緩《しかん》を繰り返す蠕《ぜん》動《どう》運動によって、食べ物を胃に送り込みます。下部食道括約筋部は、食べ物を嚥下《えんげ》したときに反射的に弛緩し、食道に入った食べ物を胃の中に送り出します。それ以外のときは、胃の内容物の逆流を防止するために閉じています。

食道アカラシアはこの嚥下に伴う弛緩が起こらずに、食べ物の通過障害をきたし、食道が拡張してしまう病気です。アカラシアとは、ラテン語で「ゆるまない」という意味です。

長期間にわたり症状が続くことで、食道がんの発症リスクが高くなります。

原因・症状

蠕動運動を調節するアウエルバッハ神経叢《そう》の変性や消失により起こります。食道の蠕動運動の低下や下部食道括約筋が弛緩しないため、食べ物が食道を通過しにくくなります。そうなると、食道内に食べ物や唾液がたまり、食道が拡張していきます。

症状は、飲み込みにくくなる嚥下困難がみられ、冷たい流動物やストレスによって悪化します。また食道内にとどまった食べ物や唾液の逆流もみられます。ただし食道アカラシアの逆流は、胃食道逆流症（GERD）とは違って内容物に胃酸は含まれません。食道内にとどまっている食べ物が就寝時に逆流すると、誤嚥《ごえん》性肺炎を起こすこともあります。食事がとりにくくなることから、体重が減少することもあります。

治療

薬物療法では、下部食道括約筋を弛緩させる作用をもつ薬剤を投与しますが、投与を中止すると効果がうすれるため治療は長期にわたります。ほかに、バルーンによる拡張術や手術による食道下部筋層切開術・噴門形成術などが行われます。

（清水伸幸）

食道アカラシアのツボ刺激

食道の下端の噴門が一時的にけいれんを起こし、食物がつかえる状態です。けいれんが起こると、食道の通りが妨げられ、食道狭窄を残します。原因ははっきりしていませんが、多くは神経性の機能的な病気と考えられます。ツボ療法は、神経性のけいれんや狭窄に特に効果が期待できます。

のど元の**天突**《てんとつ》、左右乳房の間の**膻中**《だんちゅう》、みずおちの**巨闕**《こけつ》、みずおちとへその間の**中脘**《ちゅうかん》、そして、背中では、第7頸椎下の**大椎**《だいつい》、第5胸椎の下の**心兪**《しんゆ》、第1腰椎の下の**三**《さん》**焦兪**《しょうゆ》のツボを選びます。

以上のツボに加えて、けいれんを起こしやすい無力体質を強めるために、へその両側の**肓兪**《こうゆ》と、腰の第2腰椎の下の**腎兪**《じんゆ》を刺激し、同時に、手の**合谷**《ごうこく》と足の**足三里**《あしさんり》で、みずおちのつかえや痛み、腹部の不快な症状をととのえます。

ハリ治療がよく効きますが、家庭で行う場合や、病気が慢性の経過をとる場合は、灸治療がよいでしょう。知熱灸（P778参照）が合います。指圧治療も効果があります。

（芹澤勝助）

食道《しょくどう》憩室《けいしつ》

食道憩室とは、食道の壁の一部が嚢胞《のうほう》状にふくらんだ状態になる病気です。憩室は胃や十二指腸、大腸など消化管のどこにでもでき

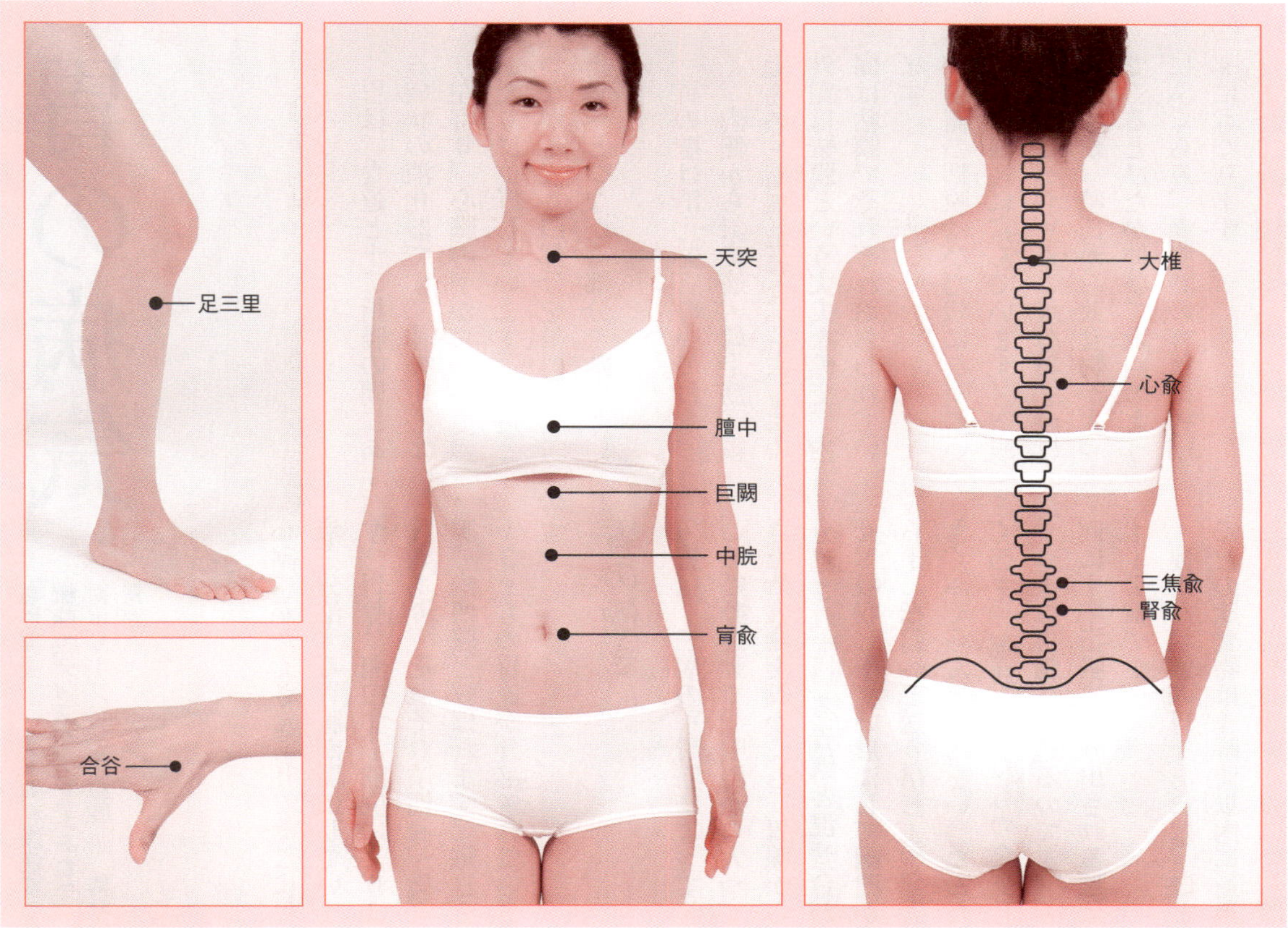

るもので、先天的に発生するものもあります。

原因・症状

食道憩室ができる原因は、主に二つあげられます。食道の内圧が高くなり食道粘膜が筋層の弱い部分から押し出されてできる**圧出性憩室**と、食道壁が食道周囲の炎症によって癒着《ゆちゃく》を起こし、外側にひっぱられてできる**牽引性憩室**です。食道の入り口、気管分岐部、横隔膜付近の、生理的狭窄部に発生しやすい傾向があります。

多くの場合無症状ですが、最も症状を起こしやすいものに、輪状咽頭筋の直上に発生する圧出性憩室の**ツェンケル憩室**があります。憩室内に食べ物が入って大きくなり、食道を圧迫するため、食べ物が飲み込みにくくなったり、つかえる感じがします。

食道の異常

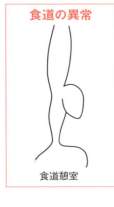

食道憩室

大きくポケット状になっているものは、憩室内に食べ物がたまることで異物感、圧迫感、胸痛を引き起こし、狭心症や心筋梗塞とまちがえやすいこともあります。

治療

小さくて浅い憩室は、自覚症状がなく、X線検査や内視鏡検査で偶然発見されることもあります。症状がなければ放置しておいても問題はありません。憩室が大きくなり、症状がある場合は、固形物はよくかみ砕いてから飲み込む、消化しやすいものを食べるなど、食事に注意が必要です。

ツェンケル憩室は症状が出やすいので、嚢胞を切除するなどの手術が必要なこともあります。

症状がなくても、肺や縦隔のがんが浸潤したために憩室ができる可能性もあるため、年に1～2回の経過観察は受けておくようにしましょう。

（清水伸幸）

食《しょく》道《どう》がん

84ページ参照

胃の病気

●急性胃炎 ●急性胃粘膜病変（AGML） ●慢性胃炎 ●ヘリコバクター・ピロリ胃炎 ●胃MALTリンパ腫 ●機能性ディスペプシア（FD） ●胃潰瘍・十二指腸潰瘍 ●NSAIDs潰瘍 ●胃アニサキス症 ●急性腹症 ●胃ポリープ ●胃腺腫 ●胃粘膜下腫瘍 ●GIST（消化管間質腫瘍） ●胃切除後症候群 ●急性胃拡張 ●胃がん

胃の構造

胃は、食道と十二指腸の間にある袋状の消化器です。体の中心より左寄り、心臓の下からおへそのあたりに位置しています。食道とつながる入り口部分を噴門《ふんもん》、十二指腸へとつながる部分を幽門《ゆうもん》といいます。

胃の壁は消化器官の中で最も厚く、内側から斜走筋、輪走筋、縦走筋の三層構造になっています。外側は漿膜《しょうまく》という丈夫な膜で、内側は粘膜でそれぞれおおわれています。

内側の粘膜はひだ状になっていて、伸縮性に富んでいます。空腹時は胃はぺちゃんこで容積50mℓほどですが、噴門から飲食物が入ってくるとひだが伸びて風船のようにふくらみ、満腹時の容積は約1.5ℓにもなります。

また、粘膜には小さなくぼみ（胃小窩《しょうか》）がたくさんあり、そこに胃液を分泌する胃腺が開口しています。胃腺は開口する部位により3種類あり、それぞれ噴門腺、胃底腺、幽門腺と呼ばれます。毎日2～3ℓもの胃液が分泌されています。

胃の働き

胃は、三層の平滑筋によって起こる蠕動《ぜんどう》運動で、噴門から入ってきた飲食物を細かくし、胃腺から分泌されている胃液と混ぜ合わせ、吸収しやすい形にして幽門から十二指腸へと送り出します。大きくふくらんで食物をいったんたくわえ、粥状《じゅくじょう》にしたものを少しずつ十二指腸へと送るのです。1回に十二指腸に送り出される量は1～7mℓです。

健康な状態の胃であれば、ほとんどの飲食物は4時間以内に通過します。胃を通過するのにいちばん長くかかるのは脂質で、液体なら数分、たんぱく質や糖質の通過時間が1～2時間とされるところ、脂質は3～4時間かかるとされます。

胃液の主な成分は、塩酸（胃酸）、ペプシノーゲン、粘液の3つです。塩酸やペプシノーゲンは胃底腺から、粘液は噴門腺、幽門腺から主に分泌されます。

塩酸は、飲食物を殺菌し、腐敗・発酵を防ぐ働きをしています。また、鉄やカルシウムを吸収しやすくする働きもあります。

ペプシノーゲンは、塩酸にふれると消化酵素のペプシンに変わります。ペプシンはたんぱく質を分解する働きをします。

粘液は胃粘膜をおおい、塩酸やペプシンが胃粘膜にじかにふれな

胃の位置と各部の名称

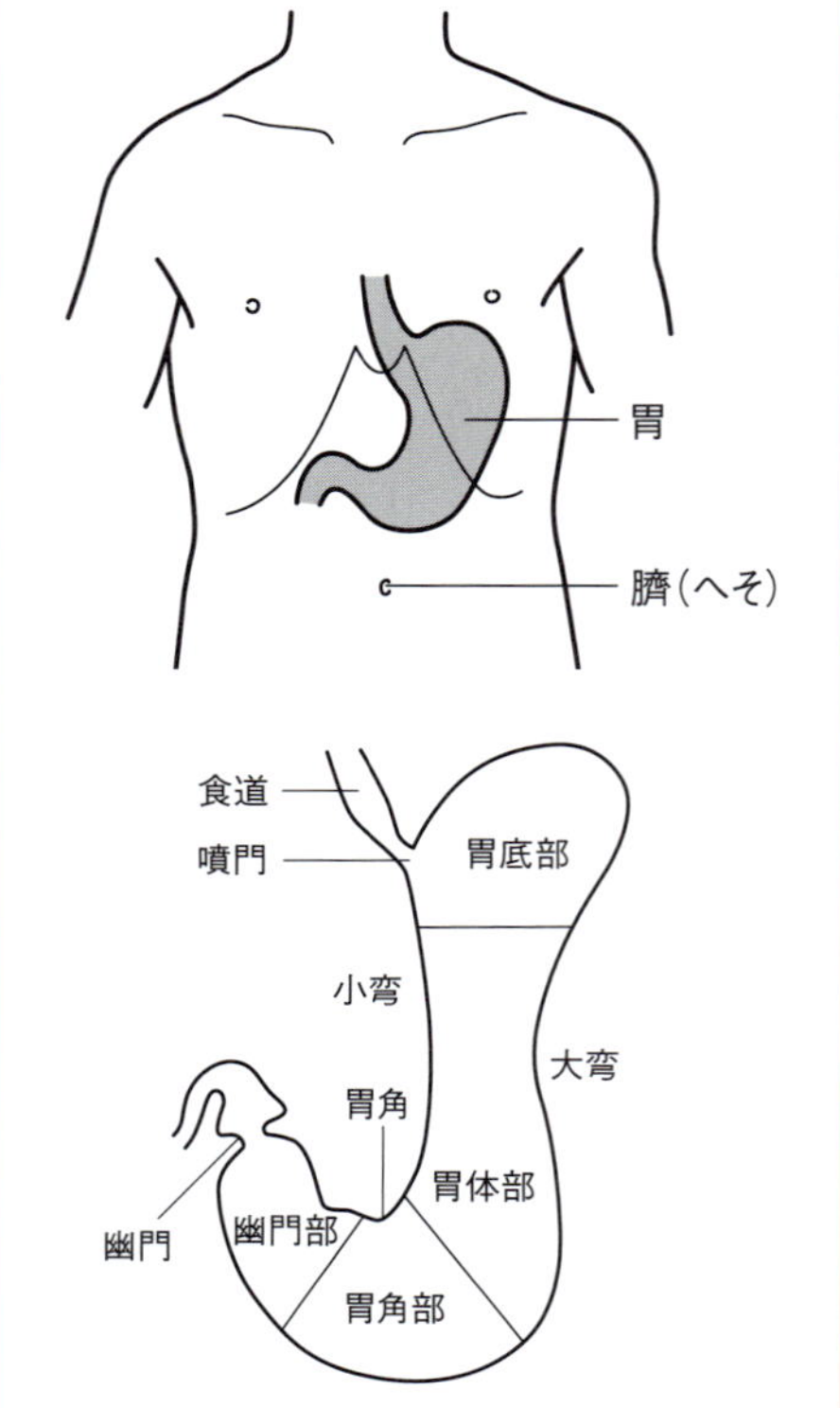

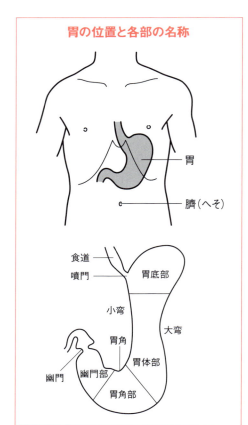

いようにしています。強い酸性の塩酸や、たんぱく質を分解する作用があるペプシンが胃粘膜につくと、粘膜がただれを起こしてしまいますが、そうならないのは、粘液が守っているからです。こうした塩酸とペプシン、粘液の働きのバランスが何かのきっかけでくずれると、粘膜が障害されて、炎症や潰瘍《かいよう》を引き起こします。

胃液の分泌を調整しているのは、自律神経とホルモンです。食べ物を見たり、想像したり、においや味を感じると、脳が副交感神経を刺激し、胃液が分泌されます。胃に食べ物が入ったときには幽門腺からガストリンというホルモンが分泌され、塩酸の分泌を増し、胃の運動を促進します。そして、十二指腸に食べ物が入るとセクレチンというホルモンの働きで、塩酸の分泌が抑制されます。

仕事や感情の高ぶりなどで緊張状態のときには、交感神経の働きが優位になり、胃液の分泌が抑制されると考えられます。

●何科に行ったらよいか

この項の病気は、まず消化器科か内科を受診します。（清水伸幸）

胃と各臓器との位置の関係

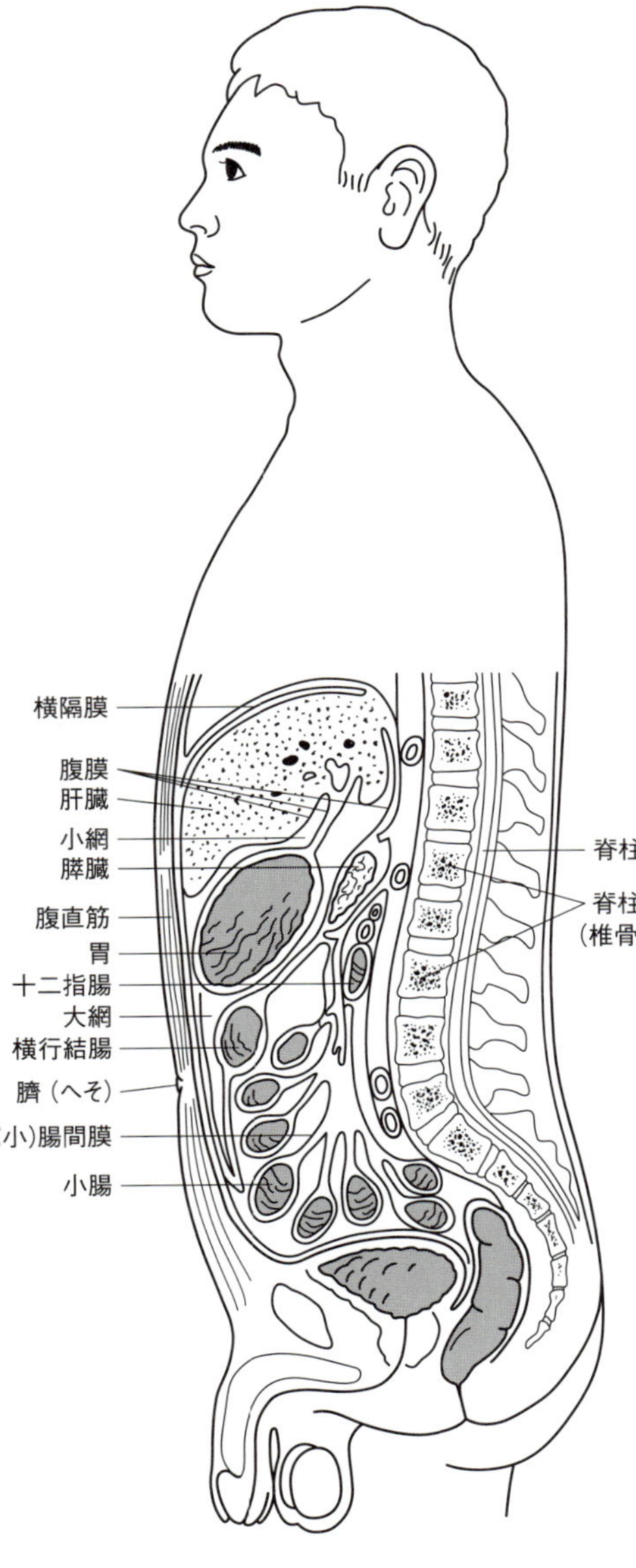

胃の内部

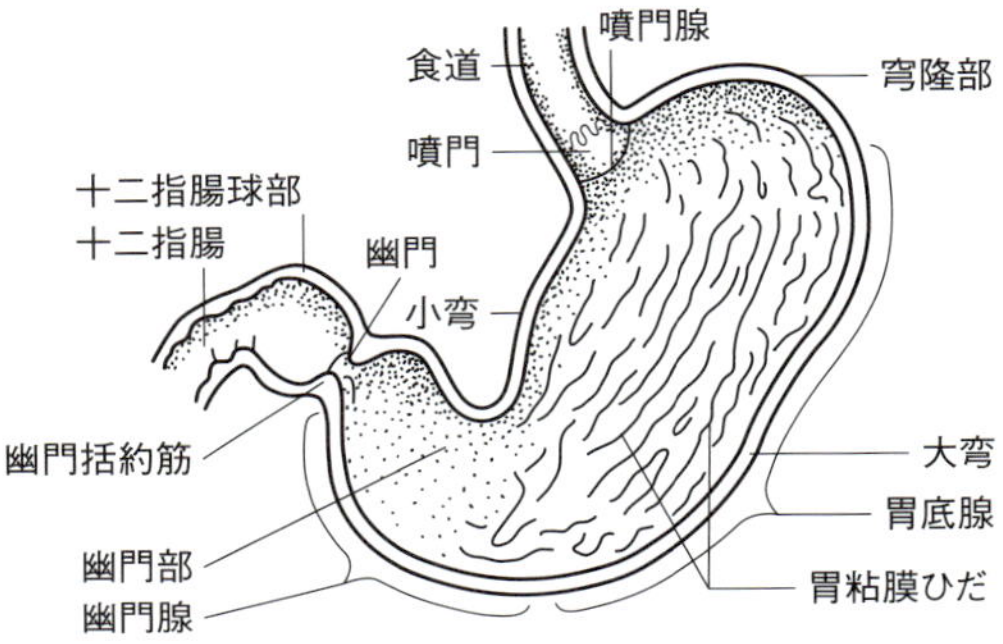

バリウムを飲んだときの胃の内容

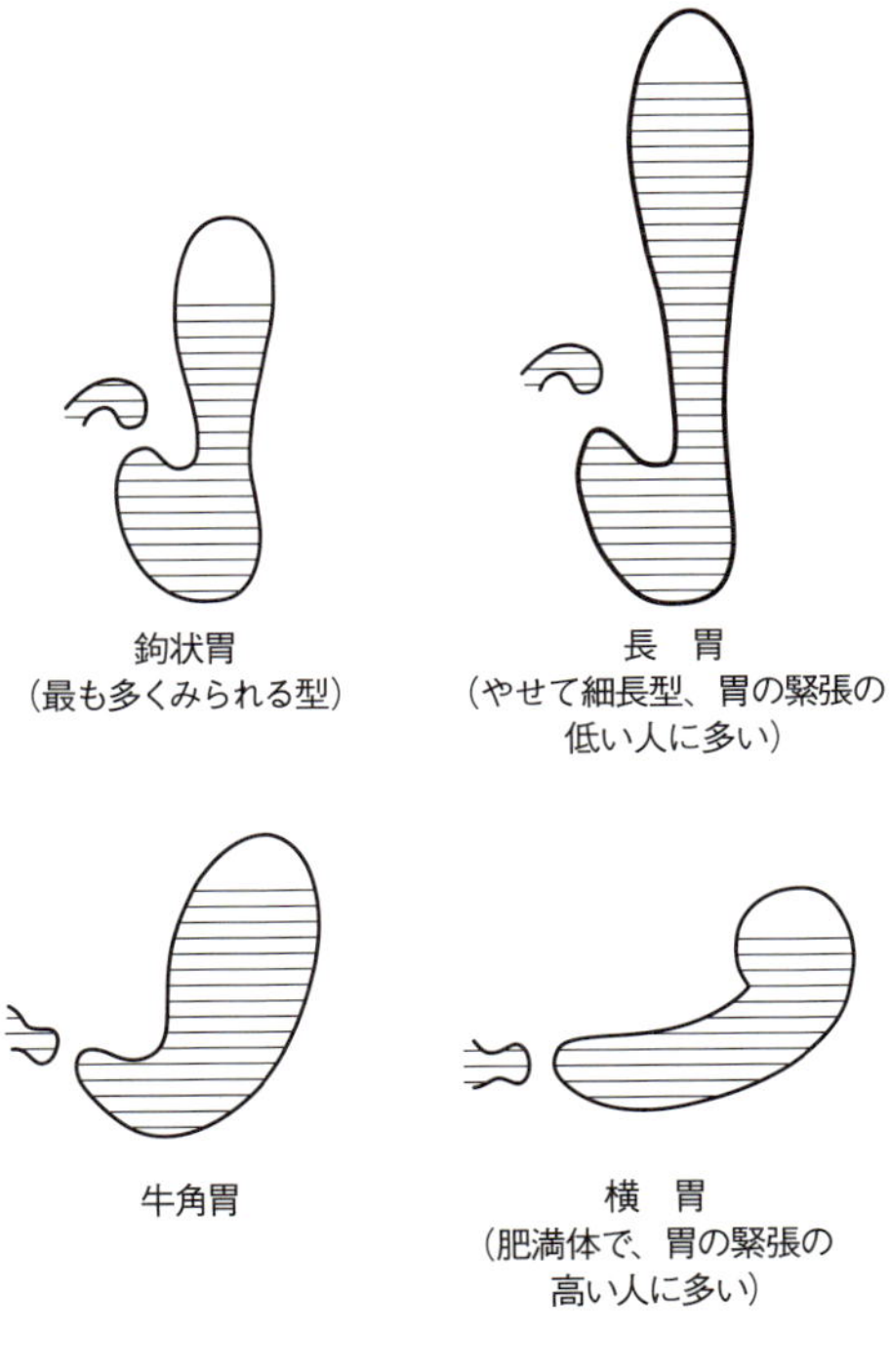

急《きゅう》性《せい》胃《い》炎《えん》

胃の粘膜に急性炎症が起こる、胃の疾患のなかでも日常的によくみられる病気です。細菌への感染、ストレスなど、さまざまな原因によって発症し、みぞおちのあたりの痛み、吐きけといった症状が、急激にあらわれます。

単なる胃の粘膜の浮腫《ふしゅ》から始まり、発赤《ほっせき》や糜爛《びらん》、はげしいものでは潰瘍《かいよう》を起こしていることもあり、すぐに治る軽症のものから、重症のものまで含まれます。

原因・症状

原因は多岐にわたります。まずあげられるのは飲食によるものです。暴飲暴食、香辛料やコーヒーなど刺激物の過剰摂取、アルコール、タバコは、胃の粘膜に刺激を与えて炎症を起こします。サルモネラ菌やボツリヌス菌、病原性大腸菌やアニサキス幼虫などの感染からも胃炎が起こります。

アスピリンなどの非ステロイド系消炎・鎮痛剤、ステロイド剤、抗生物質、抗がん剤といった薬剤の副作用でも胃炎が起こり、放射線治療も誘因となります。

ストレス性の胃炎も多く、中枢神経性疾患、敗血症などによる身体的ストレス、仕事、受験、人間関係などからくる精神的ストレスのどちらもが原因にあげられます。

洗剤などの強酸、強アルカリのもの、除草剤のパラコート、ヒ素など、腐食性のものの誤飲は強い炎症を起こし、急性腐食性胃炎と呼ばれます。

また、かぜやインフルエンザなどの症状の一部として起こったり、卵や牛乳など特定の食品を摂取したときにアレルギー反応として起こったりもします。

上腹部のしぼるような痛み、胸やけ、むかつき、嘔吐《おうと》などがよくみられる症状ですが、原因によって症状も異なり、細菌の感染では発熱や下痢を伴うこともあります。粘膜の炎症がひどければ痛み

胃の病気の主な検査

消化管X線検査

胃のX線検査では、ほとんどの場合バリウムなどの造影剤を使って検査を行い、胃の形、位置の変化、ふくらみ方、また、バリウムの付着状態などから胃粘膜の変化を観察します。前日は、夕食終了後から最低でも10時間は絶食し、当日は胃をふくらませるための発泡剤を飲んでからバリウムを飲みます。

内視鏡検査

先端にCCDといわれる超小型カメラを装着した内視鏡を使って行う検査です。通常、胃カメラと呼ばれています。カメラが撮影した画像はモニター・テレビに送られ、食道、胃、十二指腸の粘膜の微細な変化、色調、凹凸などを明るく鮮明な画像で観察できます。さらに微妙な変化をとらえるために、必要であれば検査中に色素散布を行います。最近では画像強調内視鏡や拡大内視鏡により、診断能力が向上しています。当日は、朝から絶食です。

早期の病変の発見が可能で、同時に組織生検検査を行うこともできます。また、内視鏡を使った治療も盛んに行われています（P165参照）。

経鼻内視鏡検査

鼻から内視鏡を挿入して検査を行います。径の細い内視鏡が開発され、鼻からの挿入が可能になりました。内視鏡を飲み込む苦痛は軽くなりますが、内視鏡的治療はできません。

超音波内視鏡検査

超音波振動子を装着した内視鏡を使って行います。消化管の内腔側から、消化管の壁の状態や隣接臓器の観察ができます。また、病巣の深達度、周囲のリンパ節の状態を調べることができ、内視鏡的な治療の可否を検討するうえで重要な検査です。

胃生検検査

病変の組織を病理組織検査にまわし、良性か悪性かなどを診断する検査です。がんの確定診断には欠かせません。病変組織は、内視鏡についている鉗子孔から生検鉗子を挿入し採取します。

胃液検査

胃液を採取し、酸度を調べます。胃液の採取は、口か鼻から細い特殊なチューブ（胃ゾンデ）を挿入して行います。24時間にわたりpHをモニタリングすることも可能です。

（清水伸幸）

も強く、吐血や下血も生じます。

診断・治療

原因がわかれば、まずは原因を取り除き、食事療法と薬物療法を併用するのが一般的な治療で、原因や症状の強さによって、治療は異なります。的確な治療を受けるために、早めに医師の診断を受けましょう。

食事療法では、食事の量を減らすとともに、食事内容も胃に負担をかけないよう、刺激物や油物を避け消化のよいものにします。よくかんでゆっくり食べること、禁酒、禁煙も大切です。

吐血がみられるなど重症の場合には、絶食が必要です。脱水状態にならないように注意し、湯冷ましや薄い番茶で様子をみながら、症状の軽減とともにおかゆなどから少しずつ食事を再開します。再開時は、おなかがすいているからといって、急にたくさん食べることはやめましょう。

薬物療法では、胃酸分泌抑制剤、胃粘膜保護剤、制吐剤、消化剤などが用いられます。

細菌への感染などが原因で、高熱や下痢がみられる場合には、脱水症状を起こす危険があり、点滴注射が必要になるケースもあります。また、O157など病原性大腸菌による食中毒では、細菌毒素が体内にまわらないよう、早期の治療が必要となります。

腐食性物質が原因の場合には、早急に毒物を含んだ胃の内容物を取り除き、毒物が体内に吸収されないようにすることが重要です。胃洗浄なども必要になるため、一刻も早く医療機関を受診し治療を受けることです。

精神的ストレスによって症状が起こっている場合は、心と体をゆったりと休め、できれば生活環境を変えてストレスを除去します。しかし、完全にストレスを除去することはむずかしいため、精神安定剤などを用いることもあります。

（清水信幸）

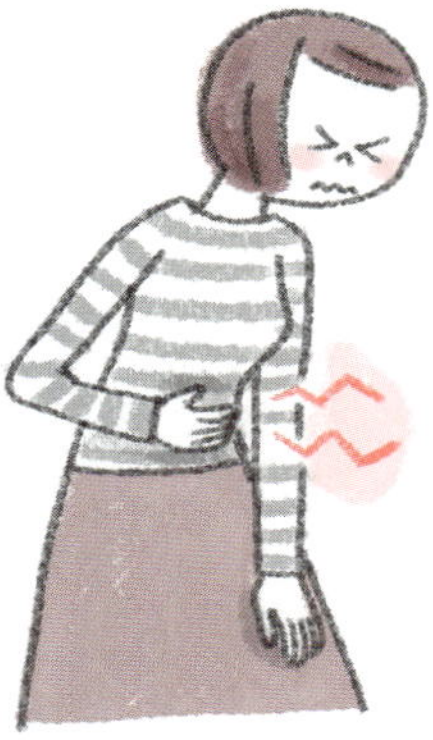

急性胃炎の漢方療法

急性胃炎は、次の処方を適切に応用すれば、漢方治療が非常に有効で、十分対応できます。

黄連湯《おうれんとう》

比較的体力のある人で、かなりはげしい上腹部痛があり、悪心《おしん》、嘔吐を伴い、胃部の停滞感や重苦しさ、食欲不振のあるものに用います。

半夏瀉心湯《はんげしゃしんとう》

黄連湯《おうれんとう》を用いる場合と症状は似ていますが、胃痛は軽く、おなかがゴロゴロ鳴るという特徴のあるのが目標です。やはり、比較的体力のある人に用います。

三黄瀉心湯《さんおうしゃしんとう》

日ごろ便秘傾向のがっしりした実証タイプの人が、胃が張って痛みを訴えたり、吐血した場合に用います。赤ら顔で、のぼせ感があり、いらいらして落ち着かないことも目標になります。

黄連解毒湯《おうれんげどくとう》

三黄瀉心湯《さんおうしゃしんとう》と同じ症状のときに用いますが、こちらは便秘傾向のないことが目標です。

安中散《あんちゅうさん》

虚証の人の急性胃炎に用います。食事に無関係にみずおちに痛みがあり、甘党の人に有効です。

（矢数圭堂）

急性胃粘膜病変（AGML）

急性胃炎のなかでも、胃の粘膜に多発性の出血性糜爛《びらん》や潰瘍が認められるものをいいます。アスピリンやステロイドなどの薬物、アルコール、中枢神経系障害、熱傷（やけど）、外科手術、精神的ストレスといったことが原因となって起こり、急激なはげしい胃の痛みとともに、吐血や下血がみられます。

出血の対策をし、胃酸分泌抑制剤と絶食によって治療します。多くの場合、短期間で軽快します。

（清水伸幸）

急性胃炎のツボ刺激

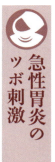

ツボ刺激は、はげしい胃部の痛みや吐きけ、嘔吐などの症状を一時的に抑える効果がありますが、まず、内科治療を受けて、急性胃炎の原因と思われる要因をとり除いてから行います。ツボは、腹部では、みずおちの**鳩尾**《きゅうび》、その下の**巨闕**《こけつ》、みずおちとへその間の**中脘**《ちゅうかん》、へその両側の**天枢**《てんすう》を選びます。

背中では、第9胸椎《きょうつい》の下の**肝**《かん》**兪**《ゆ》、第11胸椎の下の**脾兪**《ひゆ》、第12胸椎の下の**胃兪**《いゆ》を選びます。これら背中のツボは、急性胃炎の胃痛や嘔吐にも有効です。吐きけ防止には、のど元の**天突**《てんとつ》と背中の第7頸《けい》椎《つい》下の**大椎**《だいつい》を刺激します。

急性胃炎の症状で苦しんでいる患者の手足は冷えを伴いがちです。その場合は、腕の**内関**《ないかん》、足の**梁丘**《りょうきゅう》、**足三里**《あしさんり》、足の甲の**衝陽**《しょうよう》、足の内くるぶしの上の**三陰交**《さんいんこう》を用います。特に足三里は、胃の機能をよくし、冷え症のほかにも、体のだるさ、せき、のぼせなど多方面に効き、健康長寿のツボといわれます。

(芹澤勝助)

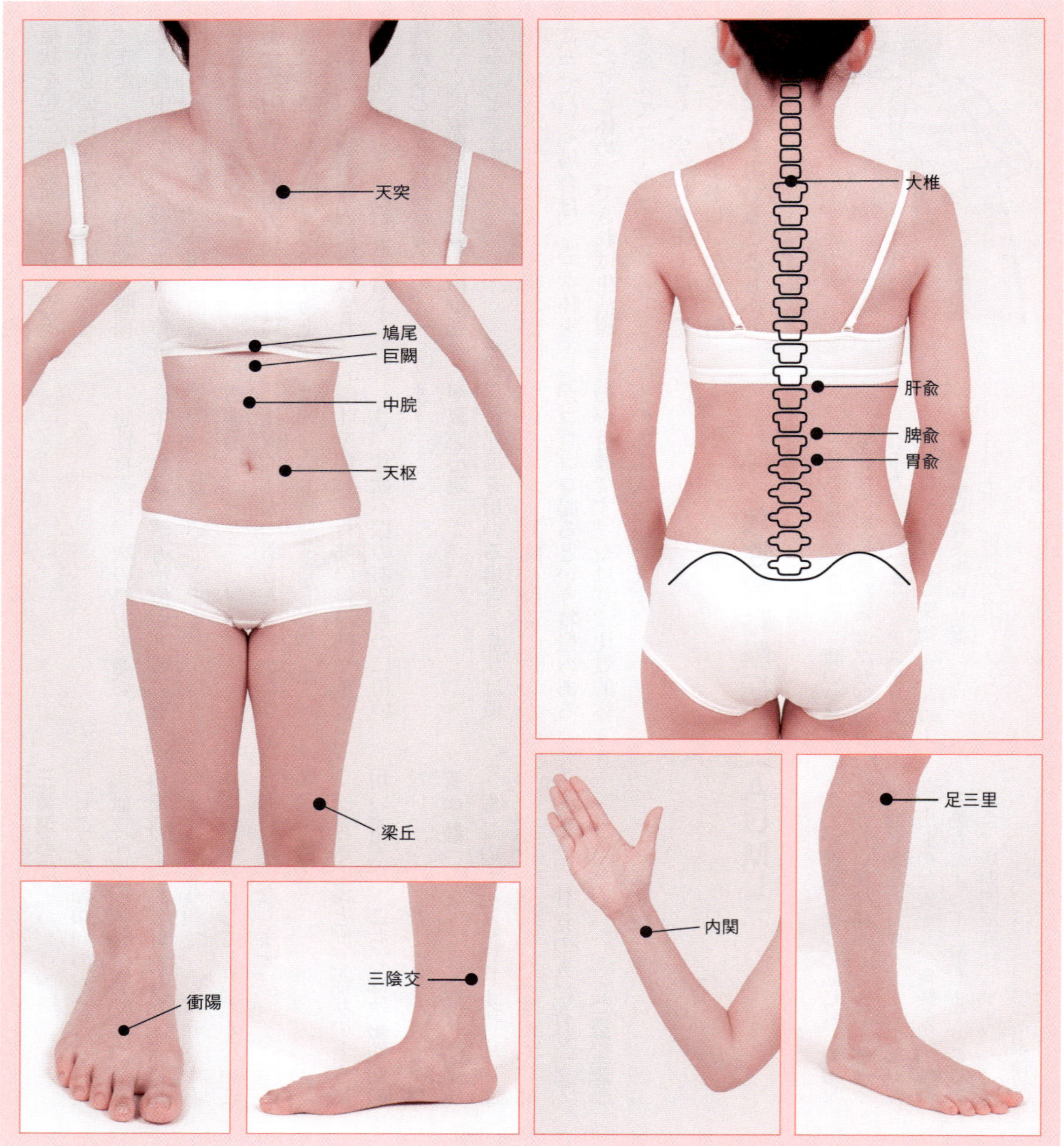

慢《まん》性《せい》胃《い》炎《えん》

胃粘膜の炎症が長く続き、胃腺が萎縮して胃液の酸度が低下した状態を一般的に慢性胃炎といいます。

原因・症状

胃腺の萎縮を起こす原因として、はっきりしているものには二つあり、一つはヘリコバクター・ピロリの感染です。慢性胃炎とされるものの多くが、この菌に感染することで起こると考えられています（P158参照）。もう一つは悪性貧血の原因となる高度の胃粘膜萎縮を引き起こす自己免疫性胃炎です。

そこに食生活の不摂生や、タバコ、アルコール、ストレス、体質、性別、年齢など、さまざまな因子が関与して、胃の萎縮を増悪させます。ただ、萎縮の程度と症状のあらわれ方は必ずしも比例せず、自覚症状がない場合もあります。

主な症状は、上腹部のもたれ感や不快感、食欲不振など、強い痛みを伴わないものです。このような症状がみられる病気は多いので、自覚症状が続くようなら、まずは検査を受けましょう。

診断・治療

症状に合わせ、消化剤、制酸剤など薬剤での治療が行われますが、慢性胃炎の進行を防ぐために大切なのは、規則正しい生活と食事です。胃に負担をかけないよう暴飲暴食を避け、刺激物やアルコールを控えましょう。

（清水伸幸）

慢性胃炎の漢方療法

漢方では、患者を体力のある実証と衰弱した虚証とに分け、さらにいろいろな症状と組み合わせた証《しょう》に応じて、処方を使い分けています。

半夏瀉心湯《はんげしゃしんとう》

この処方は、慢性胃炎に最もよく使われます。比較的体力のある人で、みずおちがつかえて、食欲がなく、腹中雷鳴（腹がゴロゴロ鳴る）があり、悪心《おしん》や嘔吐、下痢などがあるときに用いると効果があります。

安中散《あんちゅうさん》

慢性胃炎で、胃痛が長く続くものに用います。元来虚弱体質で、やせて皮膚も筋肉も軟弱で、血色がすぐれず、冷え症で、脈にも腹にも力がなく、胃内停水《いないていすい》があり、へそのところに動悸をふれることなどが目標になります。

人参湯《にんじんとう》

平素から胃が弱く、疲れやすい虚証タイプに用います。冷え症で、尿量が多く、みずおちのつかえ、ときに痛みがあり、少し食べると、すぐおなかがいっぱいになって苦しく、また口の中に薄い唾液がたまり、軟便かあるいは下痢しやすいことが目標です。

六君子湯《りっくんしとう》

この処方は、慢性胃炎で中等度の症状を呈しているものに広く用いられます。元来胃腸は弱いのですが、症状も虚弱程度もそれほど顕著でなく、一般に胃を丈夫にし、元気になりたいという人に用いると効果的です。

大学病院を中心とした全国規模の臨床試験で、西洋薬剤では治しにくい慢性萎縮性胃炎に六君子湯が著しい改善作用のあることが科学的に証明され、注目を浴びています。

（矢数圭堂）

慢性胃炎のツボ刺激

慢性胃炎に効く主なツボは、背中の第9胸椎の下の**肝兪**《かんゆ》、第11胸椎の下の**脾兪**《ひゆ》、第12胸椎の下の**胃兪**《いゆ》です。

腹部では、みずおちの**巨闕**《こけつ》、みずおちとへその間の**中脘**《ちゅうかん》、へその両側の**天枢**《てんすう》が、胃の痛みを抑え、調子をととのえるのに役立ちます。手の**合谷**《ごうこく》と**内関**《ないかん》は胃腸の調子をととのえ、足の**足三里**《あしさんり》は健康長寿のツボであるとともに、胃の症状をととのえるのによく、**三陰交**《さんいんこう》は、足の冷えを除きます。

以上のツボに加え、慢性胃炎にかかりやすい、ひ弱な無力体質を強めるために、腰の第2腰椎の下の**腎兪**《じんゆ》と、へその両脇の**肓兪**《こうゆ》を用います。灸は背中の脾兪、おなかの中脘、足三里が効果的です。1カ所に3壮（回）ずつ、約3週間毎日続けます。

（芹澤勝助）

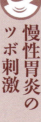

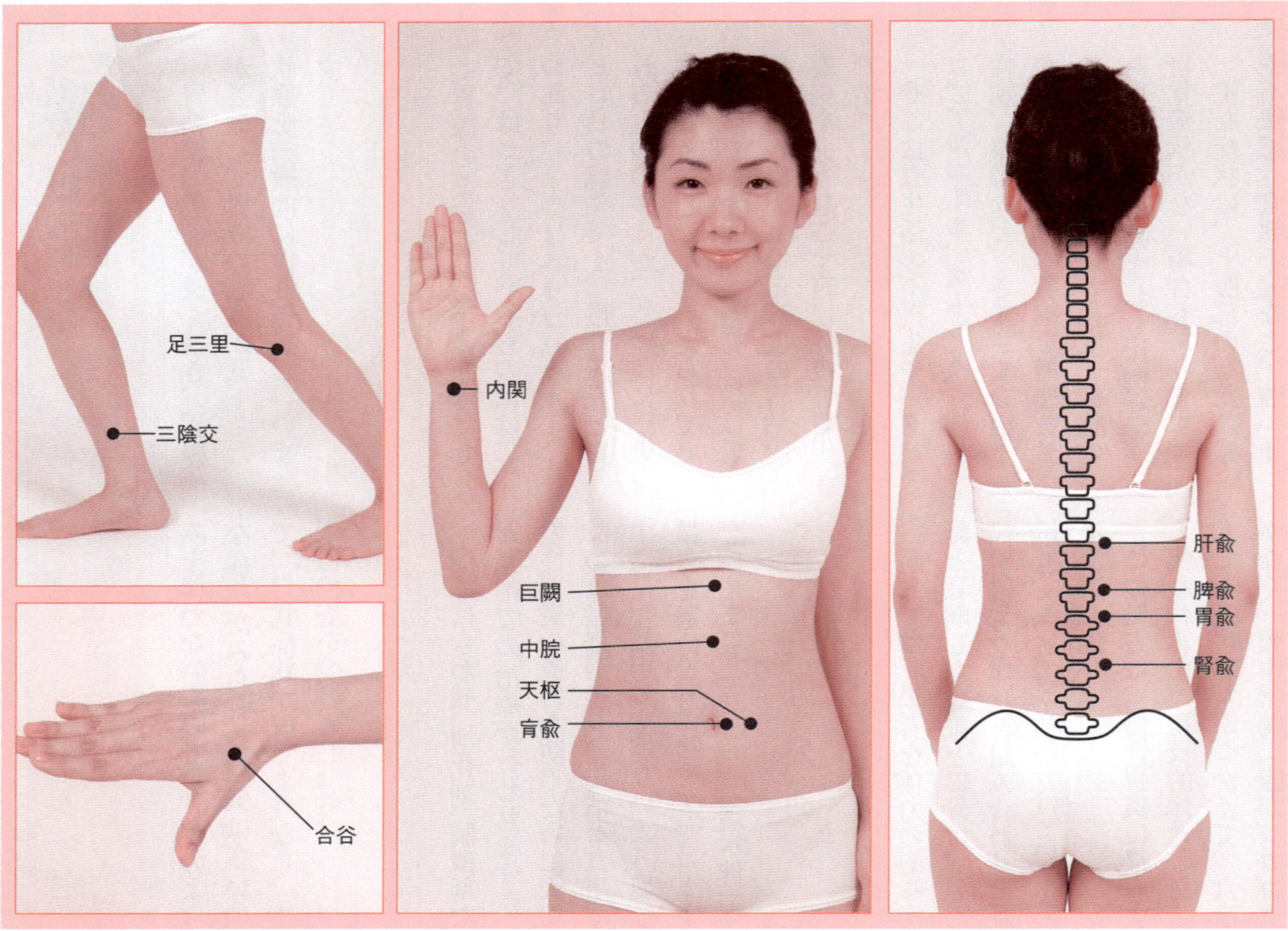

ヘリコバクター・ピロリ胃《い》炎《えん》

ヘリコバクター・ピロリという細菌に感染し、胃粘膜に炎症を起こした状態をいいます。ヘリコバクター・ピロリは一般的にピロリ菌と呼ばれる細菌で、感染には、衛生環境や生活習慣が関係すると考えられます。日本人の約半数が感染しているともいわれ、年齢が高くなるほど感染率が高いことが知られています。炎症が長く続いて起こる萎縮性胃炎の多くがヘリコバクター・ピロリ感染胃炎です。

原因・症状

細菌は普通、胃酸により殺菌されます。しかし、ヘリコバクター・ピロリはウレアーゼという酵素を分泌して胃の中の尿素を分解、アンモニアをつくり出して胃酸を中和することで、胃の中でも生存し、胃粘膜表面にすみつきます。

この菌に感染しているだけでは症状はあらわれませんが、つくり出されたアンモニアが粘膜を傷つけることや、細菌を攻撃するために起こる免疫反応などによって、炎症が引き起こされ、上腹部のもたれ感や不快感、食欲不振などが起こります。

治療

ヘリコバクター・ピロリの感染が確認されたら、除菌をすることがすすめられます。長く感染した状態が続くと、炎症だけでなく、潰瘍《かいよう》やリンパ腫などを引き起こし、胃がんのリスクも高まると考えられるからです。除菌すれば胃炎の治療効果だけでなく、潰瘍やがんなどの予防効果も期待できます。

除菌は、プロトンポンプ阻害剤（胃酸分泌抑制剤）と2種類の抗生物質を7日間服用することで行います。服用後検査をし、除菌ができていなければ、薬を変えてまた除菌を行います。

除菌だけで安心せず、生活や食事を規則正しくし、胃にやさしい食事内容を心がけることも大切で

す。また、除菌後に胃がんが発生することもまれではなく、定期的な医師の診察を受けることが重要です。（清水伸幸）

ヘリコバクター・ピロリの検査法

ヘリコバクター・ピロリの感染を調べる検査方法には、次のようなものがあります。

抗体価検査…血液や尿に菌への抗体があるかどうか調べる。

便中抗原測定…便中に菌の抗原があるかどうか調べる。

尿素呼気テスト…尿素を内服してその前後の呼気を調べる。

培養法…内視鏡検査時の生検組織を培養して調べる。

迅速ウレアーゼテスト…生検組織を尿素を含む溶液などに入れ、ウレアーゼ活性を調べる。

鏡検法…生検組織を顕微鏡で調べる。

（清水伸幸）

胃MALTリンパ腫

MALTリンパ腫は、消化管などにあるMALTというリンパ組織に発生するリンパ腫で、比較的進行が遅い悪性度の低いリンパ腫とされています。胃MALTリンパ腫もゆっくりと進行し、無症状であることがほとんどです。

胃MALTリンパ腫では、多くの場合でヘリコバクター・ピロリの感染が原因となっていると考えられます。治療の第一選択はヘリコバクター・ピロリを除菌することで、除菌により、60～80％の病変は退縮します。効果がなかった場合には、化学療法や放射線療法、手術療法を行います。ヘリコバクター・ピロリ感染から、必ず胃MALTリンパ腫になるわけではなく、なる人はまれです。

（清水伸幸）

機《き》能《のう》性《せい》ディスペプシア（FD）

胸やけや胃もたれなどの症状が慢性的にあるのに、内視鏡などの検査を行っても、炎症や潰瘍《かいよう》といった原因となる異常がみられない状態をいいます。これまでは慢性胃炎とされたり、神経性胃炎とされたりしてきました。

胃もたれや早期飽満感が主にみられる食後愁訴症候群（PDS）と、みずおちの痛み、灼熱感が主にみられる心窩部《しんかぶ》痛症候群（EPS）の二つのタイプに大きく分けられますが、はっきりと分けられないケースもあります。

原因・症状

症状は人によりさまざまなものがありますが、食事のあとに胃がもたれる、少し食べただけでおなかがいっぱいになる、みずおちが痛む、みずおちが焼ける感じがするの四つが、主な症状とされます。それが一時的ではなく、少なくとも一つ以上の症状が3カ月間続き、半年前には症状があらわれていたような場合、さらに検査をしても何も異常が見つからない場合が機能性ディスペプシアです。

胃の運動が十分でないこと、胃酸が出すぎていること、胃が知覚過敏になっていることなどから、不快な症状が引き起こされると考えられます。ストレスなどの心理的社会的要因も大きくかかわっており、ヘリコバクター・ピロリの感染も影響します。感染性の腸炎のあとに発症することもあります。しかしまだ機能性ディスペプシアのはっきりとした原因は明らかになっていません。

治療

症状の改善を目ざし、症状に応じて薬物療法を行います。食後のもたれ感には消化管運動機能改善剤、みずおちあたりの痛みには胃酸分泌抑制剤などを用います。消化管運動機能改善剤の一つアコチアミドは、世界で初めて機能性ディスペプシアへの適応をもつ薬剤として承認された薬です。漢方薬の六君子湯《りっくんしとう》も、機能性ディスペプシアの症状改善に効果があります。必要に応じて、抗不安薬や抗うつ薬の使用も検討されます。また、ヘリコバクター・ピロリの除菌も症状の改善につながることがあり、検査をして感染が認められたときには除菌療法を行います。治療では、生活習慣や食生活を見直し改善するよう生活指導も行われます。ストレスは症状を悪化させると考えられるため、十分な睡眠と休息が必要です。（清水伸幸）

胃《い》潰《かい》瘍《よう》・十《じゅう》二《に》指《し》腸《ちょう》潰《かい》瘍《よう》

胃や十二指腸の粘膜に潰瘍が生じる病気です。粘膜や皮膚の表面が深く傷つき、組織が欠損してしまっている状態を潰瘍といい、急性と慢性のものがありますが、胃潰瘍・十二指腸潰瘍といわれる場合には一般的に慢性のものをさし、両者をあわせて消化性潰瘍と呼びます。良性疾患ですが、治癒と再発を繰り返しやすい疾患です。

日本では胃潰瘍のほうが多いとされてきましたが、最近では十二指腸潰瘍が増加しています。また、40代以上に多くみられる胃潰瘍に比べ、十二指腸潰瘍は若年者が多い傾向にありましたが、高齢者の十二指腸潰瘍がふえています。

潰瘍の横断面

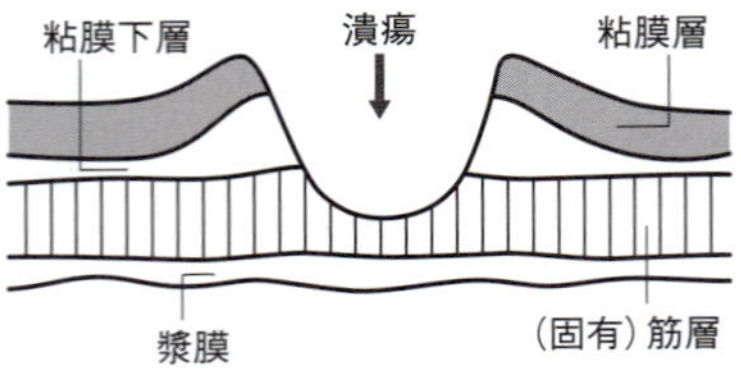

潰瘍のできやすい場所

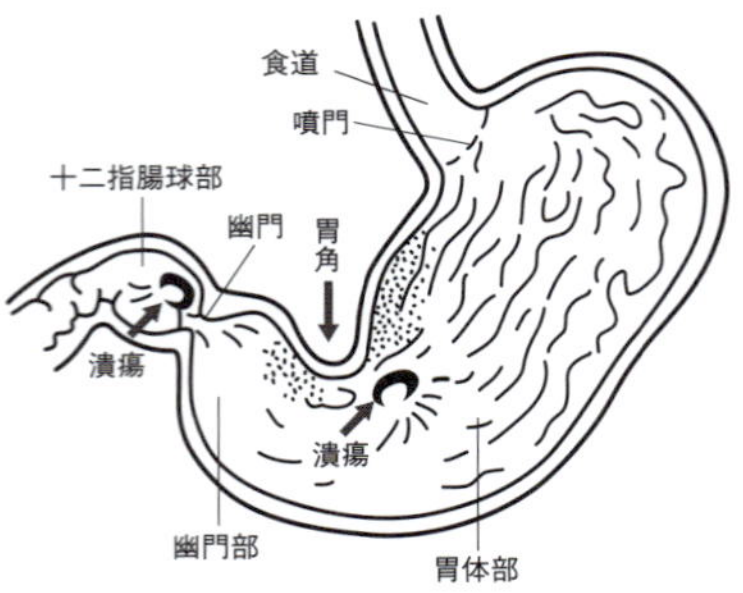

原因・症状

胃や十二指腸の粘膜を傷つける胃酸やペプシンなどの攻撃因子と、粘膜を守る働きをする粘液などの防御因子のバランスがくずれ、攻撃因子が優位に立つことで潰瘍が発生します。胃潰瘍は防御因子が弱まったこと、十二指腸潰瘍は攻撃因子が強まったことで起こる場合がほとんどです。

以前はストレスがこの攻撃と防御のバランスをくずす引きがねとなると考えられてきました。しかし今ではヘリコバクター・ピロリの感染が最も大きな誘因とされています。胃潰瘍では70〜90%、十二指腸潰瘍では90%以上に感染がみられ、感染症であると考えて除菌を行うことで、再発も減少してきています。

また、NSAIDs（非ステロイド系抗炎症薬）の副作用から発生するものも多く、ヘリコバクター・ピロリとNSAIDsが胃潰瘍・十二指腸潰瘍の二大原因とされています。喫煙や飲酒、過度のストレスも誘因となります。

症状は潰瘍の部位や、大きさ、深さ、数などによって異なり、個人差があります。多くみられる自覚症状は、焼けるような、差し込むような、シクシクと続く上腹部の痛みです。胃潰瘍の場合は食後に痛みます。十二指腸潰瘍の場合には空腹時、特に夜間に痛みがよく起こり、食事をすると治りますが、空腹になるとまた痛みます。胸やけ、ゲップもよくみられる症状です。しかし、痛みなどの自覚症状が全くあらわれない場合もあり、痛み方だけでは、潰瘍の程度はわかりません。

潰瘍から出血している場合には吐血や下血がみられます。吐血では、胃酸とまじり合い酸化した、コーヒーのような焦げ茶色の血が出ます。下血では、タール便といわれる黒っぽい便が出ます。

こうした出血は、潰瘍ができるときに血管を傷つけることで起こり、潰瘍でえぐれたところに太い血管があると大量出血を伴ってショック状態になることもあります。ショック状態では頻脈になり、血圧が下がります。救急処置を行う必要があります。

さらに潰瘍の状態がひどくなると、穿孔《せんこう》や穿通を起こすこともあります。穿孔とは胃や十二指腸の壁が深くえぐれて完全に穴があいた状態で、突発的なみずおちの激痛で症状が始まります。痛みは徐々に腹部全体に広がり、発熱やときには吐血もみられるようになります。早急に処置をしないと腹膜炎が進行し、命にもかかわります。胃潰瘍より十二指腸潰瘍のほうが穿孔になりやすく、2倍多いといわれます。

穿通は、穴があいていても大網《だいもう》や膵臓など周囲のほかの臓器でふさがれている状態です。痛みが背中などにもあらわれます。穿通した部位により痛みが出る場所が異なります。

潰瘍は再発しやすく、再発を繰り返しているうちに幽門や十二指腸球部に狭窄《きょうさく》が起こることもあります。食物が通過しづらくなってもたれ感や吐きけ、嘔吐《おうと》などの症状が起こり、通過障害がひどくなると栄養障害が起こってやせてきます。

治療・生活上の注意

出血がある場合には、出血を止めることから治療を開始します。止血は内視鏡を使って行われます（P165参照）。外科的な手術を行うことは減ってきました。内視鏡で止血できなかった場合には、カテーテルを用いた血管内治療や手術を行います。

出血がない場合には、胃酸分泌抑制剤の内服により治療を行います。強力な胃酸分泌抑制剤であるプロトンポンプ阻害剤やH_2ブロッカーは、消化性潰瘍に効果的で、症状も改善し、大部分の潰瘍は1～2カ月で治癒します。ほかに、プロスタグランジン製剤など、粘膜の防御機能を強める薬も使われます。薬物治療では、たとえ症状がなくなっても医師の指示に従い薬を飲み続けることが重要です。潰瘍が完全に治っても、再発のリスクが高いとみられる場合には内服を続けるよう指示されることもあります。

ヘリコバクター・ピロリの感染が認められたときには除菌療法も行います。除菌することで再発の予防に大きな効果があります。

心身ともに安静をはかり、過労やストレスを避けることも大切です。規則正しい生活を心がけましょう。出血や穿孔、狭窄がない場合には、厳しい食事制限はありません。ただし、アルコールやコーヒー、タバコ、香辛料など酸分泌を刺激するようなものは厳禁です。繊維の多いものや脂ものは胃に負担をかけるので控え、高カロリー、高たんぱく、高ビタミン食をとるようにします。（清水伸幸）

過酸状態（胃酸過多）と低酸状態（胃酸減少）

塩酸が過剰に分泌されて、胃液の酸度が高い状態が過酸状態（胃酸過多）です。逆に、塩酸の分泌が少なく胃液の酸度が低くなった状態を低酸状態（胃酸減少）といいます。

一般に十二指腸潰瘍では、過酸状態であることが多く、胃潰瘍では正常から低酸状態の場合がほとんどです。胃潰瘍の場合に低酸なのは、炎症で起こる胃粘膜の萎縮が進んで塩酸の分泌が抑制されるためと考えられます。

胃酸過多を起こす疾患に、ゾリンジャー・エリソン症候群があります。ガストリンを産生する腫瘍ができて胃酸の分泌を亢進し、難治性の消化性潰瘍を引き起こします。

（清水伸幸）

ＮＳＡＩＤｓ潰瘍

ヘリコバクター・ピロリと並び胃潰瘍の大きな原因の一つになっているのがアスピリンを含むＮＳＡＩＤｓ（非ステロイド系抗炎症薬）です。ＮＳＡＩＤｓの副作用で起こる潰瘍をＮＳＡＩＤｓ潰瘍といいます。ＮＳＡＩＤｓは、痛みや炎症を抑えたり、解熱を目的として広く用いられている薬剤で、関節性リウマチや心臓病などの治療薬としても使われています。

ＮＳＡＩＤｓは、痛みを増幅させる作用があるプロスタグランジンの合成にかかわる、シクロオキシゲナーゼという酵素を阻害することで痛みを抑えます。しかし、プロスタグランジンには胃粘膜を保護する役割もあることから、プロスタグランジンが減ることで粘膜を保護する機能が低下します。その結果、粘膜が傷つき潰瘍が生じてしまうのです。特に高齢者はリスクが高くなります。

治療には胃酸分泌抑制剤に加え、プロスタグランジン製剤を用います。基礎疾患の治療のためにＮＳＡＩＤｓの使用を中止できない場合はＮＳＡＩＤｓの服用は継続します。

（清水伸幸）

胃潰瘍・十二指腸潰瘍の漢方療法

漢方では胃潰瘍と十二指腸潰瘍を、治療のうえで区別する必要がありません。病人の体質、症状に合わせて、次のような処方を用います。

清熱解鬱湯《せいねつげうつとう》

実証タイプで、上腹部の疼痛《とうつう》を主訴とする人に用います。舌は乾燥し、こけ(舌苔《ぜったい》)があったり、脈や腹にも緊張があることが目標になります。精神的ストレスによる潰瘍に効果があります。

柴胡桂枝湯《さいこけいしとう》

症状が比較的初期で、体力もそれほど衰えていない人に用います。いわゆる胸脇苦満《きょうきょうくまん》の証があって、腹壁は厚く、比較的弾力があり、腹直筋の緊張が認められ、緊張のない場合でも腹力のあるものに効果があります。

四逆散《しぎゃくさん》

前記の柴胡桂枝湯《さいこけいしとう》の証に似ていますが、特に左右の腹直筋が季肋《きろく》下《か》で緊張して、手足が冷える人に用います。

半夏瀉心湯《はんげしゃしんとう》

比較的体力がある人の軽い潰瘍で、みずおちが張り、腹の中でゴロゴロと音がして、食後に胃痛があり、ときに悪心《おしん》、嘔吐があるものに用います。

千金当帰湯《せんきんとうきとう》

虚証タイプで、冷えがあり、血色が悪くて、心窩部に痛みを訴え、また痛みが肩や背中にまで及ぶ潰瘍に効果があります。

延年半夏湯《えんねんはんげとう》

慢性の潰瘍で、左季肋下の痛み、左肩のこりと痛みがあり、四肢の冷感、特に足先の冷えを訴えるものに、卓効を奏することがあります。体力は中等度またはそれ以下で、腹部では、腹直筋が左側のほうで張っていることが目標です。

堅中湯《けんちゅうとう》

潰瘍がやや慢性に経過し、疲労衰弱の状態を呈し、やせて顔色も悪く、腹壁は薄く緊張し、腹力がなく、胃内停水《いないていすい》を認めるもので、心窩部の痛み、吐きけ、嘔吐、食欲不振などがあるときに用います。

安中散《あんちゅうさん》

慢性の潰瘍の痛みに用います。やせていて体力がなく、冷え症で疲れやすく、皮膚や筋肉が弛緩《しかん》し、脈や腹は軟弱で、へそのところに動悸をふれ、胃内停水を認める人に効果があります。

六君子湯《りっくんしとう》

胃腸が虚弱で、胃内停水があり、脈、腹とも軟弱で、みずおちがつかえ、食欲がなく、疲れやすくて、貧血し、手足が冷えやすく、腹がシクシク痛む人に用います。

(矢数圭堂)

医師に必ず伝える病状

おなかの痛みといっても、部位や痛み方は人それぞれです。くわしく症状を伝えれば、原因のおおよその見当をつけることも可能です。受診する際には、自分の症状をよく把握し、次のようなポイントをおさえて医師に伝えましょう。

●**痛む部位**…みずおち、おへその周辺、左脇腹、右脇腹、下腹部、腹部全体、痛む場所が移動する、背中など腹部以外に痛む場所があるなど。

●**痛み方**…チクチク痛い、重たい痛み、眠れないくらいの痛みなど。また急激に痛みだしたのか、徐々に痛みだしたのかなど。

●**痛みの経過、時間**…痛みを感じはじめた時期、痛みの頻度、痛みが出やすい、またやわらぐのは(食事のあと、空腹時、ずっと続いている、朝、昼、夜など)、排便や排尿と関係しているかなど。

●**痛みのほかの症状**…もたれ感、胸やけ、吐きけ、むかつき、食欲不振、吐血、下血など。

●**食事について**…回数、量、内容など。

●**嗜好品**…アルコールやコーヒーを飲む頻度や量、喫煙の有無や本数など。

●**便の状態**…下痢、便秘、色など。

●**持病**…既往症、常用薬など。

●**そのほか**…仕事、生活の変化、旅行、同じ症状をもつ人が周囲にいるかなど。

(清水伸幸)

胃潰瘍・十二指腸潰瘍のツボ療法

元来、東洋医学療法は、内臓そのものにある病的変化よりも、患者の自覚症状や他覚症状を中心に、それらを徐々に軽減し、とり除く方法がとられます。同時に、患者の体力や体調を好転させて回復させ、病気への抵抗力を強めることを目ざします。

胃潰瘍、十二指腸潰瘍の場合も、潰瘍を直接治すツボがあるのではなく、潰瘍に伴う症状を正しく判断して、それらを除去し、さらに、体力の増強をはかる治療をします。

胃潰瘍、十二指腸潰瘍の症状は、大きく三つに分かれます。一つ目は、みずおちのあたりに起こる潰瘍痛です。二つ目は、吐血や下血などの出血、そして、三つ目は、胸やけ、ゲップなどの酸症状です。

ツボの処方は、まず、痛みが起こりやすい部位のみずおちのあたりを主な対象にします。

みずおちの第8肋骨の先端にある**不容**《ふよう》、第9肋骨の先端にある**期門**《きもん》、みずおちとへその間の**中脘**《ちゅうかん》を選びます。これらは胸やけやゲップに効果的です。また、吐きけがある場合は、のどの**天突**《てんとつ》も処方します。

さらに、おなかと腰骨の中間の**大巨**《だいこ》を求めます。大巨は腹筋の緊張をやわらげ、腸の機能をととのえるのに役立つツボです。

背中の、第9胸椎の下の**肝兪**《かんゆ》、第11胸椎の下の**脾兪**《ひゆ》で、背中のこりと重苦しさをとり、潰瘍によって起こる腹部症状を抑えます。

寝つきが悪いときは第7胸椎の下の**膈兪**《かくゆ》も刺激します。

潰瘍はストレスも原因の一つであると考えられます。心身の疲労は極力避け、体調の好転を期待し、体力の増強をはかります。

ストレスに有効なツボは、腰の第2腰椎の下の**腎兪**《じんゆ》と、へその両側の**肓兪**《こうゆ》です。

さらに、腕の**内関**《ないかん》と手の**合谷**《ごうこく》、足の**足三里**《あしさんり》を刺激して、胃腸の調子をととのえます。足の冷えは**三陰交**《さんいんこう》で、潰瘍による空腹時の痛みは足の甲の**衝陽**《しょうよう》でやわらげます。

治療法は、灸が最も効果がありますが。ハリも効きめがありますが、これは専門の**鍼灸師**《しんきゅうし》にまかせます。ツボを対象としたマッサージや指圧もよいのですが、腹部のツボは避けたほうが無難といえます。

家庭では、背中や腕、足のツボに指圧治療をし、あとのつかない知熱灸（P778参照）を試みるとよいでしょう。

（芹澤勝助）

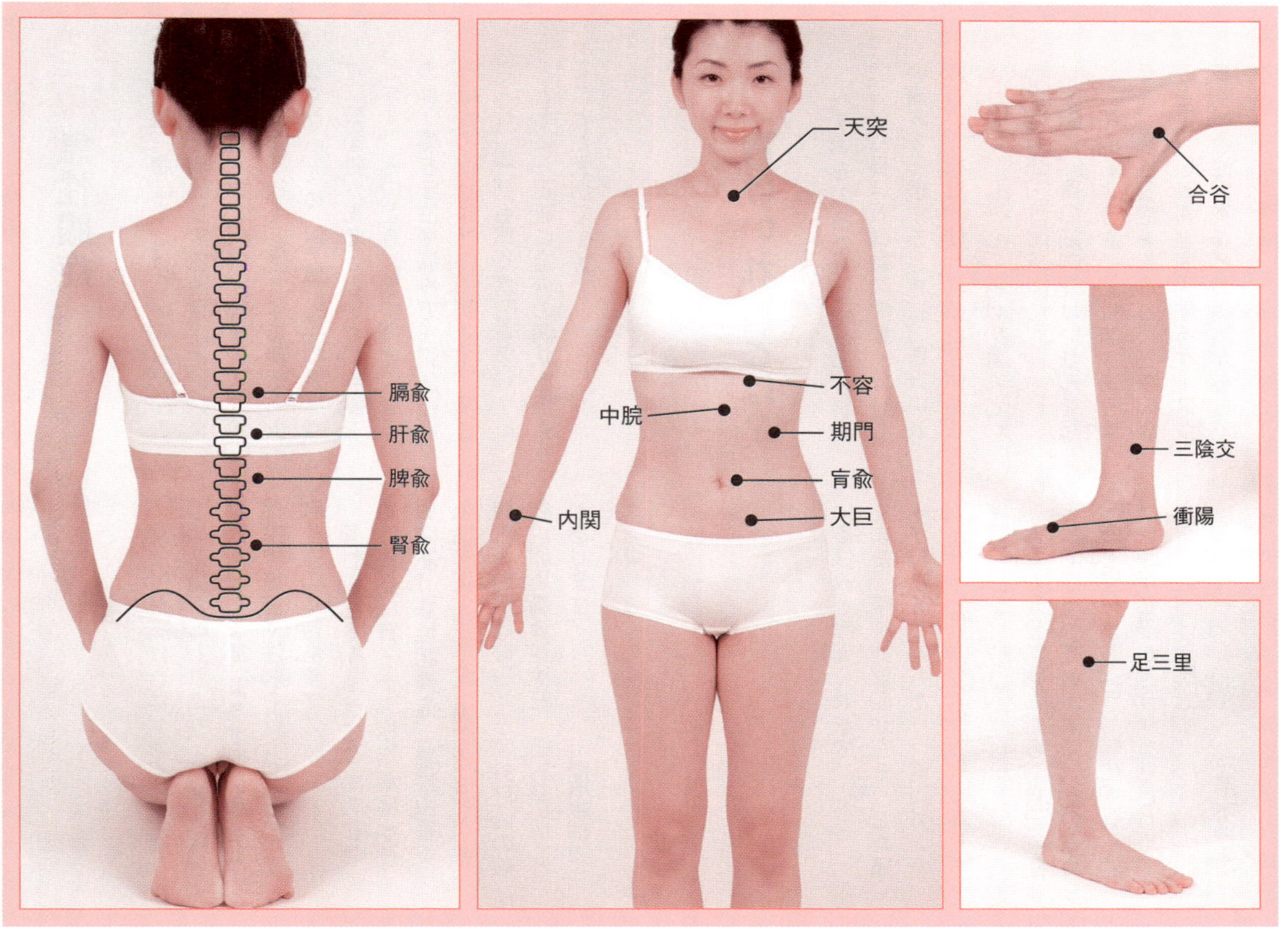

胃《い》アニサキス症《しょう》

アニサキスという寄生虫の幼虫が胃の中に入り、粘膜内にもぐり込んではげしい腹痛を引き起こす寄生虫症です。アニサキスに感染していても自覚症状がなく過ごしている場合もあり、アニサキスに再感染したときにアレルギー反応として症状が起こる場合もあると考えられています。

原因・症状

アニサキスの成虫はイルカやクジラなどを宿主としていますが、幼虫はアジやサバ、サケ、サンマ、タラ、カツオ、マス、イカなどに寄生しています。アニサキスが寄生した魚介を生で食べたり、加熱が不十分なまま食べてしまうことでアニサキス幼虫が胃に入り込みます。

魚を生食したあと、数時間で急激な腹痛や嘔吐が起こります。じんま疹《しん》、かゆみなどのアレルギー症状が出ることもあり、アナフィラキシーショックを引き起こす場合もあるので注意が必要です。

治療

内視鏡の鉗子を使い、胃壁内に刺入しているアニサキス幼虫を摘出します。摘出により腹部の痛みは軽快します。

予防

アニサキス幼虫は、70度以上での加熱ならすぐ死滅、60度では1分以上の加熱で死滅します。生食を避け、加熱して魚を食べるのがいちばんの感染予防です。マイナス20度で24時間以上冷凍することも、感染性を失わせるのに有効です。

魚の鮮度が落ちるとアニサキス幼虫が魚の内臓部分から筋肉に移動するとされます。そのため、生食する場合には鮮度のいいものを選び、新鮮なうちに内臓をとり除くことが重要です。アニサキス幼虫は長さ2～3㎝あり、目で見ると太めの白い糸のように見えます。調理の際には、直接目で見てとり除きます。

（清水伸幸）

急性腹症

突然、腹部にはげしい痛みが起こる病気を総称して急性腹症といいます。さまざまな病気が含まれ、なかには緊急手術を必要とする病気も少なくないため、早急に原因を探って、緊急性があるかないかの判断をします。そのとき、まず重要になるのは、痛む部位や痛み方、腹痛に伴うほかの症状などの情報です。患者さんは、一刻も早く病院を受診するとともに、正確に自分の病状を伝えることが大切です。

緊急性が高ければ、すぐに手術などの処置が行われたり、緊急入院となったりします。緊急でない場合は、外来で点滴や注射を行って症状が緩和するのを待ちます。

急性腹症を引き起こすものには、急性胃炎、胃・十二指腸潰瘍穿孔、腸閉塞、急性胆嚢症、急性虫垂炎、急性膵炎、憩室炎、腸間膜血管閉塞、腹部大動脈瘤破裂、子宮外妊娠の破裂、卵巣嚢腫茎捻転、結石発作などがあります。

（清水伸幸）

胃けいれんとは？

みずおちのあたりに突然起こり、数分から長ければ数時間続くはげしい痛みを表現するときに、胃けいれんという言葉が使われることがあるようです。しかし、胃けいれんという病名はありません。

実際に、胃の筋肉がけいれんを起こして痛むようなことはまずありません。急性腹症を起こしたときの痛みを胃けいれんと表現するケースが多く、急性胃炎などの病気からきている痛みと考えられます。

また、精神的要因からそうした痛みが起こることもあり、胃以外の病気がひそんでいる可能性もあります。

おなかが急に痛んだら、自己判断をしてほうっておかずに、念のため診察を受けましょう。特に、外科的な治療が必要かどうかを見きわめてもらうことは大切です。

（清水伸幸）

胃潰瘍にも効く梅肉エキス

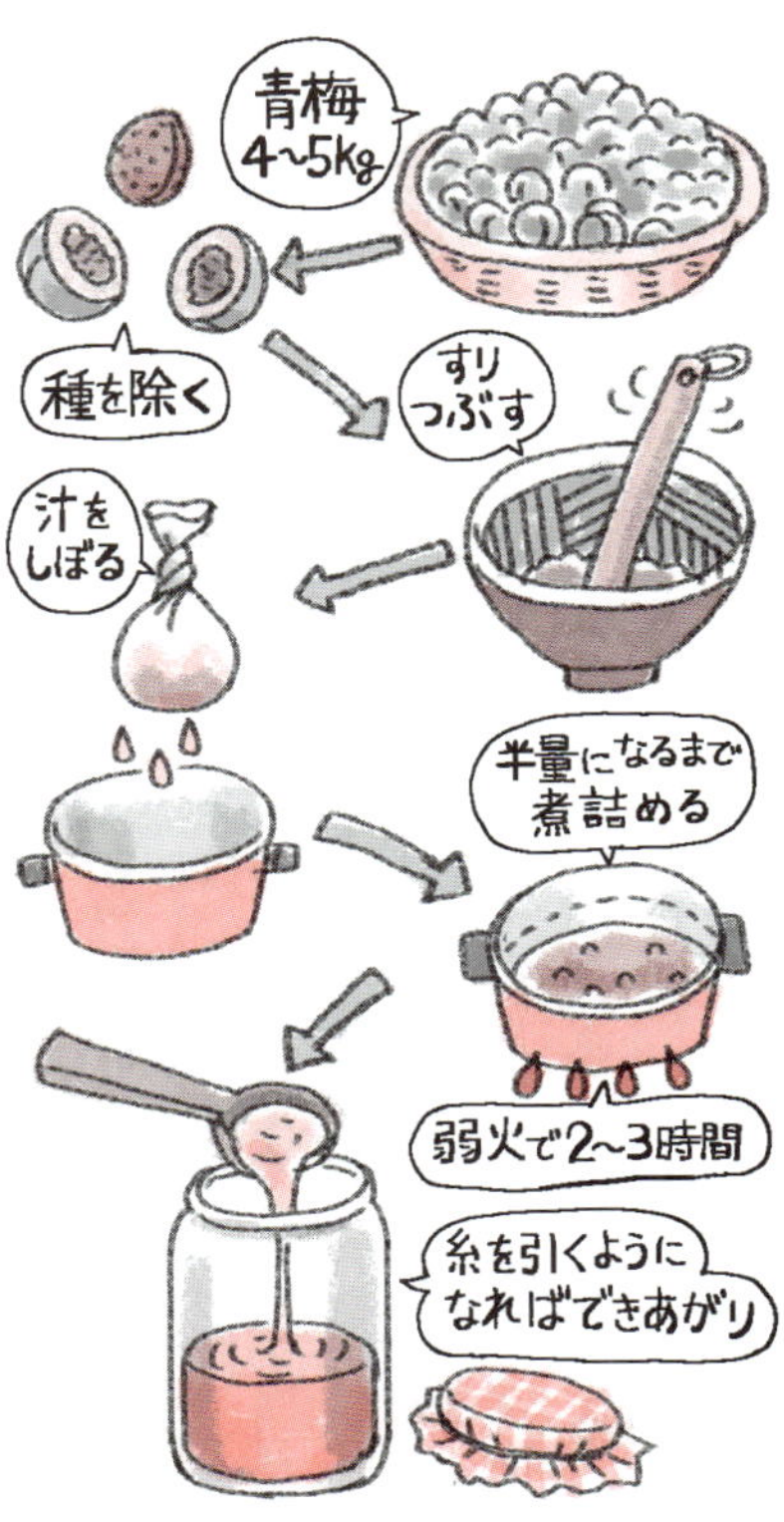
青梅
4〜5kg
種を除く
すり
つぶす
汁を
しぼる
半量になるまで
煮詰める
弱火で2〜3時間
糸を引くように
なればできあがり

家庭で作れる胃の特効薬

梅肉エキスは、江戸の昔から胸やけ、胃のもたれ、胃痛をおさめる胃薬として、また食中毒、下痢、便秘に効く腹薬として、長く伝えられてきました。

梅干しの約30倍の効力をもつといわれ、しかも塩分がゼロなので、生活習慣病が気になる人でも安心して使えます。

有効成分は青梅の果肉に多く含まれているので、完熟前の青梅を使って作ります。

青梅をよく洗って、種を除いてすりつぶし、木綿袋に入れて汁をしぼります。そのしぼり汁を弱火で煮詰めます。

所要時間は2〜3時間。泡が出て、糸を引くようになれば、でき上がりです。

青梅1kgから約20gの梅肉エキスがとれますが、長期保存がきくので、ある程度まとめて作るとよいでしょう。一度に作る分量は、青梅4〜5kgが適当です。

梅肉エキスの用い方

1日に3g程度（大豆粒3個分くらい）を毎日常用すれば、胃潰瘍にも効果抜群です。

すっぱいのが苦手で飲みにくいという人は、お湯や水でといたり、オブラートに包んで飲むとよいでしょう。また、ハチミツ入りの梅肉エキスや梅肉エキス入りしょうゆなどを作っておけば、飲み物や料理に幅広く利用できます。

（松本紘斉）

内視鏡による治療

内視鏡は、消化管（食道・胃・十二指腸・大腸）の検査に欠かせない医療器械です。技術の発達により、内部を観察するだけでなく、近年では止血や初期の腫瘍の切除など、治療にも活用され、成果をあげています。外科的な手術に比べて体への負担が少ないことがメリットです。

●止血する

・クリップ法…出血している血管や粘膜をクリップで直接はさんで圧迫、止血する、安全で確実な止血法です。クリップはしばらく体内に残ったあと、自然に脱落して便と一緒に排出されます。

・局注法…血管を収縮させたり、組織を固定させたりする薬剤を出血している部分に注射し止血します。純エタノールや高張ナトリウムエピネフリンといった薬剤が使われます。

・凝固法…熱を出血部分にあてることによって組織を凝固させ、止血する方法です。マイクロ波法、高周波電流法、レーザー法、ヒータープローブ法、アルゴンプラズマ凝固法などの方法があります。

・薬剤散布法…止血効果のある薬剤を散布する方法です。粘膜の広い部分から出血しているときや、ほかの止血法の補助として行われます。

●切除する

・内視鏡的ポリープ切除術（ポリペクトミー）…スネアという輪になったワイヤーを茎のあるポリープの根元にかけて締め、電流を流して焼き切ります。

・内視鏡的粘膜切除術（EMR）…平らな病変のときに行われる方法で、粘膜の下に生理用食塩水などを注入し、病変部分をもち上げてからスネアをかけて焼き切ります。

・内視鏡的粘膜下層剥離術（ESD）…特殊な電気メスで病変の周囲を切開し、病変の下の粘膜下層を剥離して、病変をまとめてとり除きます。切除した病変の詳細な検討が可能となるので、現在はこの切除方法が主流になりつつあります。

●異物をとり除く

硬貨や、薬の包装材、義歯などの誤飲した固形物を鉗子ではさんだり、バスケットに収納して摘出します。

●結石をとり除く

胆管にできた結石を砕いたり、胆管の出口を広げるなどしてとり出します。

（清水伸幸）

胃《い》ポリープ

胃粘膜の一部が盛り上がってできた、できものをポリープといいます。キノコのような形に隆起したものだけでなく、いろいろな形態のものがあります。肉眼的所見をいうもので、基本的に良性のものを示しますが、どういった性質のものかを確認し、悪性のものと鑑別することが必要です。

原因・症状

胃ポリープは、組織の細胞がなんらかの刺激を受けて異常に増殖してできたものがほとんどで、主なものに胃過形成性ポリープと、胃底腺ポリープの二つがあります。

胃過形成性ポリープは、胃の出口付近にできやすいポリープで、表面は赤く、小さな凸凹があります。2~3㎝くらいにまで大きくなり、糜爛《びらん》や出血がみられることもあります。最近では、ヘリコバクター・ピロリの感染による慢性的な炎症がこのポリープの起因になっているのではないかと疑われています。

胃底腺ポリープは胃底腺領域にできるポリープで、多くの場合、胃粘膜と同じ色をした数㎜のポリープが複数個できます。

ポリープから出血している場合には貧血がみられることもありますが、それ以外はどちらのポリープにも特有な症状はなく、無自覚に経過する場合がほとんどです。

治療

胃過形成性ポリープでは、2㎝以上のものはがん化の可能性もあるとされるため、年に1回程度の定期的な観察を行います。大きなものや、出血しているもの、またがんの合併が疑われるときは内視鏡的な切除の対象となります。

胃底腺ポリープは、がん化の可能性がほとんどありません。そのため、ポリープに対する治療は通常は行われません。（清水伸幸）

胃ポリープの漢方療法

胃ポリープは、若い人よりも中高年以上の人に多くみられる病気です。自覚症状は、胃部の不快感や食欲不振などが多く、漢方療法はそれらの不快症状をとることにポイントをおきます。しかし、胃の定期的な検査はきちんと受けることが大切です。

柴芍六君子湯加《さいしゃくりっくんしとうか》カワラタケ

柴芍六君子湯は、胃腸病によく用いる六君子湯に柴胡《さいこ》、芍薬《しゃくやく》を加えたもので、さらにカワラタケを加えると、胃ポリープが消失・縮小することがあります。胃腸が弱く神経質で、みずおちがつかえ、食欲不振、貧血、冷え症の傾向があって、腹直筋がひきつれ、腹痛を伴う人に用います。

柴胡桂枝湯加《さいこけいしとうか》カワラタケ

体力が中等度以下で、常に食欲がなく、みずおちがつかえ、疲れやすく、口の中が苦くて、胃が痛む人に、カワラタケを加えて用います。

参苓白朮湯加《じんりょうびゃくじゅつとうか》カワラタケ

日ごろ胃腸が虚弱で下痢しやすく、食欲がなくて、貧血し、疲れを感じる場合に用います。下痢は水様で、少し腹満、腹鳴がありますが、腹痛はほとんどないのが目標です。（矢数圭堂）

胃ポリープの種々の形態

型により、良性、悪性の別は一概にはいえない。

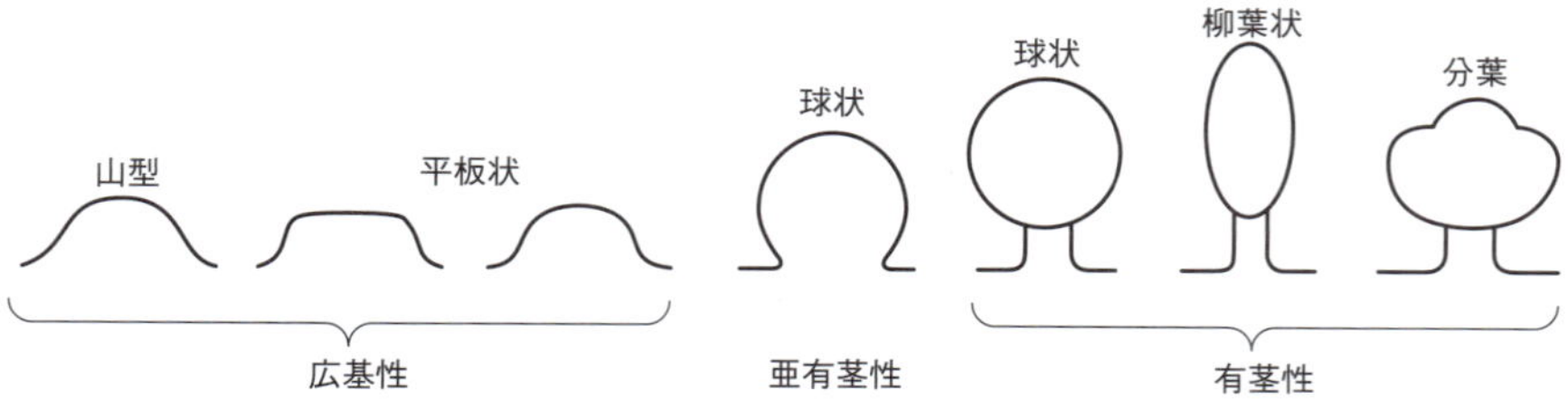

山型は粘膜下腫瘍に多く、平板状はⅡa型早期胃がんや、良性と悪性の中間型ポリープに多い。

胃腺腫《いせんしゅ》

胃の粘膜にできる良性の腫瘍です。ポリープの一つとして分類されることもあります。通常は平たいイボのような隆起ですが、まれにへこんだものもあります。

　がん化の可能性があり、見た目では早期胃がんと鑑別がむずかしいものもあります。また、一部にがんを伴っているものや、離れた場所にがんが発生していることもあり、胃腺腫が見つかったら慎重に検査をする必要があります。

原因・症状

　なぜ発生するのか、その原因ははっきりわかっていません。多くの場合で粘膜に萎縮がみられるため、ヘリコバクター・ピロリの感染が関係しているのではないかと指摘されています。実際、ほとんどがヘリコバクター・ピロリ陽性です。胃腺腫に特有の症状はありません。

治療

　まずは内視鏡で組織の一部をとって生検を行い、胃がんとの鑑別をしっかりと行うのが通常です。生検の結果は5つのグループに分けられ、グループ1が正常、グループ5ががん、中間のグループ3となった場合が胃腺腫です。胃腺腫であれば、基本的に経過観察となり、6カ月～1年ごとに内視鏡検査を行って、注意深く観察していきます。

　ただし、大きさが2cm以上のものや、表面がへこんでいるもの、赤みがあるもの、大きくなる傾向のものは、がん化するリスクが高いとされ、胃腺腫であっても内視鏡的に切除することが検討されます。

（清水伸幸）

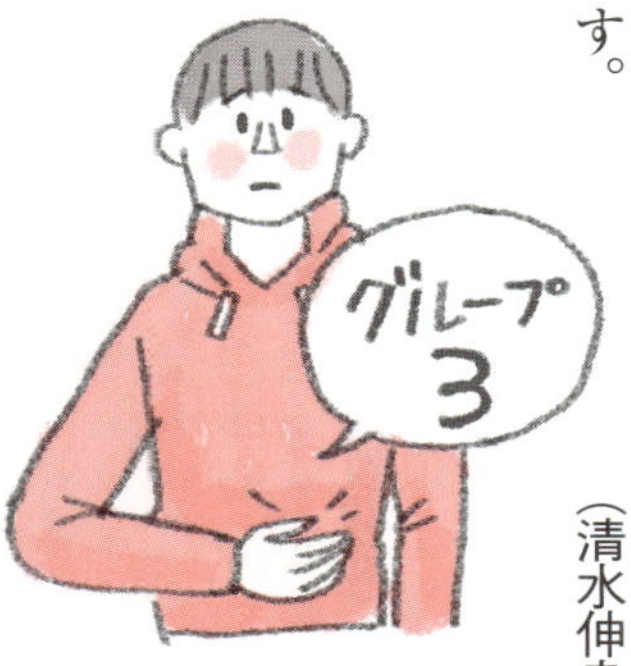

家庭での手当

おなかの痛みは、よく起こりがちです。強い痛みでない場合は、家庭で手当てを行って様子を見ることも考えられます。その際には、まず急を要する痛みかどうかを判断しましょう。

　目安となるのは、嘔吐、吐きけ、下痢、便秘、発熱などの腹痛以外の強い症状があるかないかです。これらの症状を伴っているときには、早めに医師の診察を受けたほうがいいでしょう。激痛がある場合には、ほかの症状がみられなくても、すぐに医療機関を受診しましょう。また、症状が軽くても、高齢者と子どもの場合は容体が急変することもあるため、受診したほうが安心です。

　痛みがはげしいものでなく、ほかの症状もみられず、全身状態がいい場合には、次のような手当てをしてみましょう。ただし、少しでも症状が変化したら、ただちに診察を受けてください。

（清水伸幸）

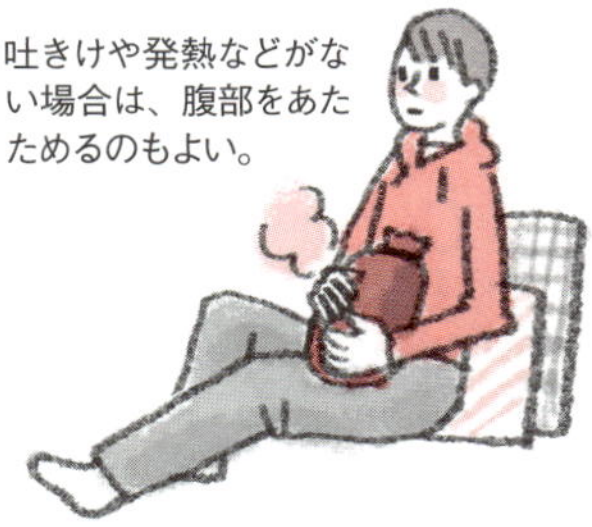

吐きけや発熱などがない場合は、腹部をあたためるのもよい。

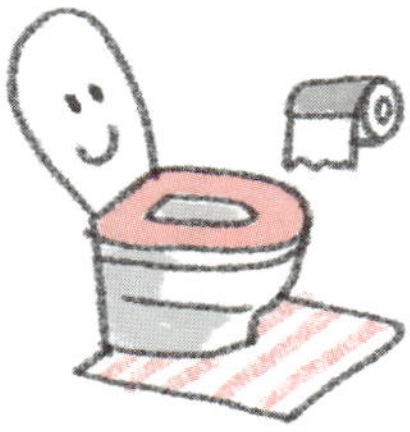

食べたあとに痛むときは、まず排便を試みる。

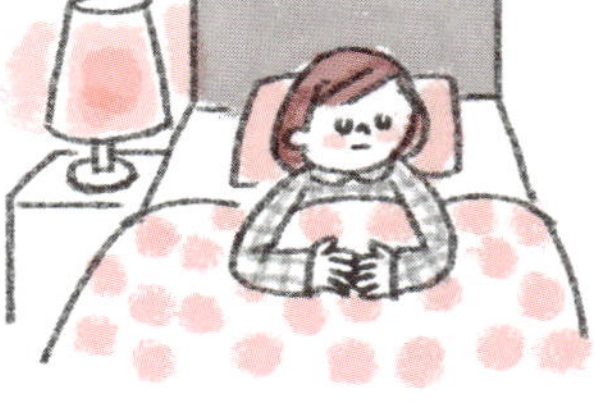

睡眠を十分にとって、心身を休ませる。

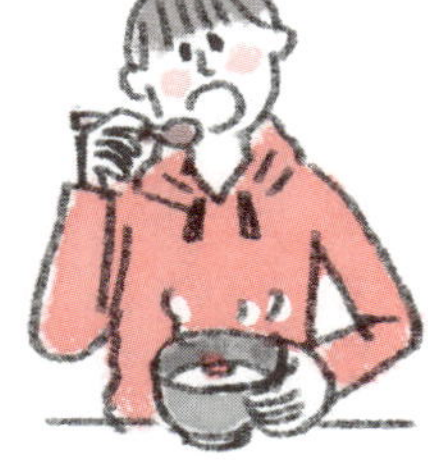

痛みがおさまっても、食事はしばらく消化のよいものを少量ずつ。刺激物や油っこいものは避けて。

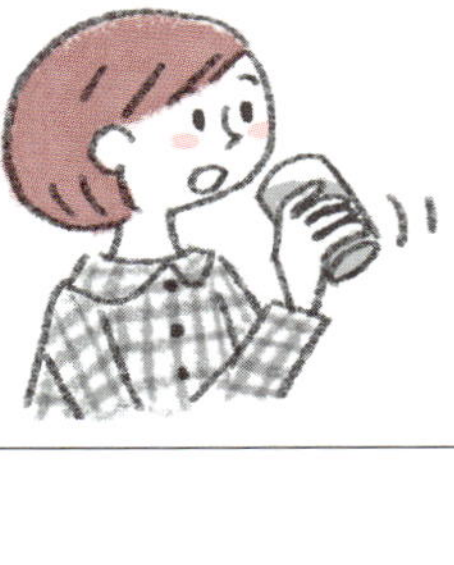

下痢のあるときは、脱水症状を起こさないように水分の補給を忘れずに。粘液や血液などがまじっていないか、便を観察することも重要。

胃粘膜下腫瘍《いねんまくかしゅよう》

胃粘膜の下の粘膜下層や筋層、漿膜《しょうまく》に発生する腫瘤《しゅりゅう》状の病変の総称です。大きくなると病変の表面が正常な粘膜におおわれた状態で胃の内腔に突出します。

さまざまな組織から発生する病変が含まれるため、多くの種類があります。大きく腫瘍性のものと非腫瘍性のものに分けられ、良性、悪性どちらの場合もあります。最も発生頻度が高いのは腫瘍性病変の間葉系腫瘍で、そのなかではGIST（消化管間質腫瘍）が多くみられます。

症状

腫瘍が小さいうちは、自覚症状はほとんどありません。大きくなってくると、腹痛、胃のあたりの不快感や痛みなどの症状もみられ、内部に潰瘍《かいよう》ができて出血すると、吐血や下血も生じます。

診断

内視鏡検査で発見され、超音波内視鏡検査、CT検査、MRI検査などが行われます。しかし、病変の種類も多く、画像所見のみでの確定診断は困難です。

確定診断のためには、さまざまな検査や病理診断を組み合わせて行うことが必要で、超音波内視鏡下吸引生検法、内視鏡粘膜切開下生検法などが用いられます。

治療

腫瘍が2㎝以下と小さく、良性のものと診断されれば、経過観察となります。それ以外であれば切除するのが基本です。悪性度や腫瘍の大きさなどにより、内視鏡的切除、腹腔鏡下の切除、開腹手術などを検討します。

（清水伸幸）

胃粘膜下腫瘍の分類

腫瘍性病変

- ●間葉系腫瘍
  - ・GIST（消化管間質腫瘍）
  - ・筋原性腫瘍…平滑筋腫、平滑筋肉腫など
  - ・神経原性腫瘍…神経鞘腫など
- ●血管原性腫瘍…血管腫、血管肉腫、グロームス腫瘍、カポジ肉腫など
- ●脂肪腫、脂肪肉腫
- ●悪性リンパ腫
- ●悪性黒色腫
- ●カルチノイド
- ●粘膜下腫瘍様形態を呈するがん腫
- ●転移性腫瘍
- ●その他

非腫瘍性病変

- ●異所性膵組織
- ●炎症性線維性ポリープ
- ●粘膜下層の異所性腺管や嚢腫
- ●その他

（清水伸幸）

GIST（消化管間質腫瘍）

胃粘膜下腫瘍の一種であるGISTは、平滑筋の運動を調節するカハール介在細胞という特殊な細胞が異常に増殖してできる悪性腫瘍です。同じ悪性の腫瘍でも、上皮から発生するがんとは性質が異なる肉腫と呼ばれるものです。

病理検査で免疫組織染色を行い、KITやCD34、DOG1というたんぱく質が陽性であればGISTと診断されます。発症は10万人に1～2人とまれな疾患で、50～60代に多くみられます。腫瘍が大きくなるまでは無症状か、症状があっても軽いため、検診などで見つかることがほとんどです。

治療の基本は手術による切除です。原則として開腹手術が行われ、腫瘍が5㎝未満であれば、腹腔鏡下手術も行われます。腫瘍が2㎝以下と小さく、症状もない場合には経過観察となることもあります。

手術で病巣が完全に切除できないケースでは、分子標的治療薬による薬物療法を行って腫瘍の増殖を防ぎます。まず使われるのはイマチニブというKITたんぱくの働きを阻害する薬で、イマチニブが効かない場合、また効果がなくなってきた場合は、スニチニブ、レゴラフェニブの順に用いられます。

（清水伸幸）

各地に伝わる胃腸病に効く家伝薬

古くから受け継がれ、親しまれてきた薬に家伝薬があります。昔の人たちは、各地のさまざまな家伝薬で病気を治していて、その効きめは経験によって裏づけられています。さらに最近は、科学的にもその有効成分が明らかにされているものも少なくありません。

胃腸病の家伝薬の中から、いまでも使われ、手に入りやすいものを紹介しましょう。

●百草《ひゃくそう》

長野県の木曽御岳の修験場に伝わる家伝薬で、修験者が売り歩いたのが始まりですが、現在はいくつかのメーカーから市販されています。主成分はキハダという木の皮からとった黄柏です。これに含まれるベルベリンという成分は、科学的に有効性が認められ、新薬にも配合されています。

ほかに、センブリ、ゲンノショウコ、ビャクジュツ（白朮）など、胃腸病に効果のあるいくつかの生薬が配合されています。健胃、整腸、下痢止めなどの効果が期待できます。

●陀羅尼助《だらにすけ》

大和の当麻寺、大峰山、吉野山の金峰山寺、紀州の高野山、四国の石槌山などの修験場に伝わる家伝薬。主成分は百草と同じく黄柏で、これもセンブリ、ゲンノショウコ、ビャクジュツなどが配合されていますが、メーカーによって含有成分が違っています。健胃、整腸、下痢止めなどに効果があります。

●熊参丸《ゆうじんがん》、熊《くま》の胆《い》、熊圓《ゆうえん》

クマの胆嚢が主成分で、健胃、整腸、殺菌作用があります。しかし、現在はクマの胆嚢はなかなか入手できませんから、ほかの動物の胆嚢などが使われていて、クマの胆嚢は含まれていてもほんのわずかです。

熊参丸には高麗人参や牛黄《ごおう》などが、熊の胆、熊圓には黄柏などが配され、健胃、整腸、下痢止めなどの効果が期待されます。なお、クマの胆嚢にはウルソデオキシコール酸という、胆石症や肝臓病に有効な成分が含まれていることが、科学的に明らかにされています。

時代劇で、旅の女性が急なさしこみで苦しがっていると、通りがかりの武士が印籠からとり出した薬を与え、痛みがおさまるというシーンがあります。女性のさしこみは胆石症、与えた薬はクマの胆嚢の薬ではないかと想像されます。　（野村喜重郎）

弱った胃にダイコンとカブ

胃の弱い人が積極的にとるとよい食材に、ダイコンとカブがあります。白い根の部分に含まれる、ジアスターゼ（アミラーゼ）という消化酵素が、胃を助け、健康に保つ働きをしてくれるのです。

ジアスターゼはデンプンの消化を促進させる酵素で、市販の消化薬としても使われる成分。胃がもたれる、胸やけがするといった胃の不調を改善するほか、胃液を中和することで胃痛や胃潰瘍を予防します。胃腸の調子がととのうので、下痢や便秘を繰り返すタイプの人にも効果的です。

また、ダイコンやカブの辛み成分には、血栓予防や解毒作用があり、豊富な食物繊維は、腸の老廃物をとり除きます。ダイコンとカブは、まさに胃腸薬のような野菜です。

葉には、根の部分より豊富なビタミンCをはじめ、強力な抗酸化作用をもつβ-カロテンなど、ビタミンやミネラルがたっぷり含まれています。捨ててしまわずに利用しましょう。

酢を加えて効果をアップ
「ダイコンおろし酢」

どんな料理もさっぱりと食べさせてくれるダイコンおろしは、弱った胃によく効いて食後の胃の不快感を軽減させます。その効果をさらにアップさせるのが酢です。

酢に含まれるクエン酸には、疲労物質である乳酸の生成を抑える働きに加え、唾液や胃液の分泌を促す働きがあります。ダイコンおろしに少し加え、胃の働きを高めましょう。

●作り方

ダイコン150gをすりおろしたものに対し、大さじ1～2杯の酢をかけます。酢は好みのもので、ポン酢でもかまいません。　（落合 敏）

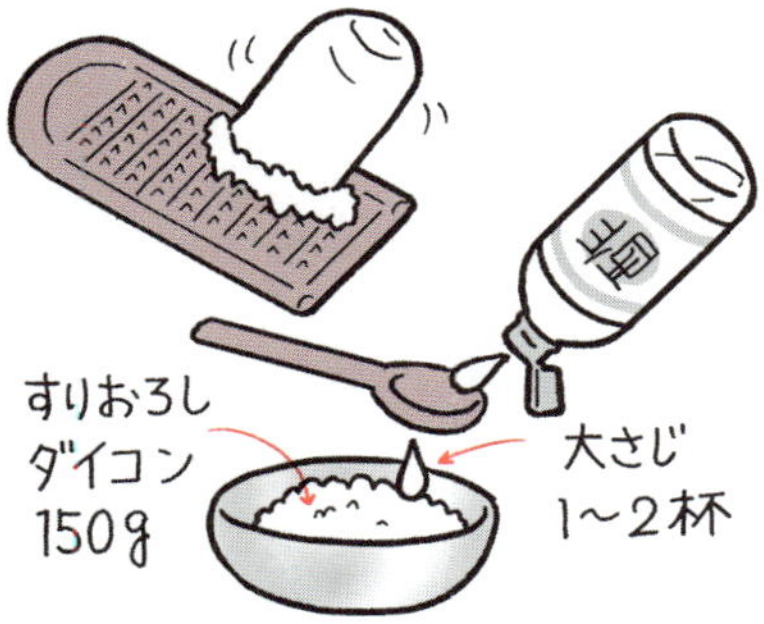

ダイコンおろしは、おろした直後に食べるとジアスターゼを有効活用できる。

胃《い》切《せつ》除《じょ》後《ご》症《しょう》候《こう》群《ぐん》

胃の切除後は、さまざまな胃の生理機能が失われます、そのために起こる多くの障害をまとめて胃切除後症候群といいます。切除した部分や切除範囲、再建の方法などによって症状のあらわれ方が違います。リンパ節郭清に伴い迷走神経を切除することも障害を起こす原因の一つです。

胃が小さくなることから、もたれ感が起こったり、おならやげっぷが多くなります。消化吸収がうまくいかず下痢をしたり、栄養障害を起こしてやせたり、貧血を起こしたりします。ダンピング症候群や、逆流性食道炎、胆石症、骨代謝障害なども起こります。手術直後からあらわれる症状もあれば、数年たってから起こるものもあり、発生率は25〜40%とされます。

消化のよいものをゆっくりとよくかんで食べる、といった日常の心がけが症状を抑えることにつながります。多様な症状に合わせた対処や治療が必要です。

ダンピング症候群

胃に食物が貯留できず、未消化のまま急激に小腸に流れ込むことで全身にあらわれるさまざまな不快症状をいいます。

食後30分以内に起こる早期ダンピング症候群と、食後2〜3時間で起こる後期ダンピング症候群に分けられます。

原因・症状

早期ダンピング症候群は、未消化で浸透圧の高い食物が一気に小腸に流れることで、体内の水分が小腸に移動し、その結果、体内を循環する血液が減少したような状態になり起こります。主な症状は、動悸《どうき》やめまい、しびれ、発汗、脱力感などで、腸が急に動くことで起こる腹痛も多くみられます。

後期ダンピング症候群は、炭水化物が一気に小腸に入って一時的

胃の弱い人の入浴法

胃の弱い人は入浴法を工夫することで、これを強化することができます。

胃の働きがよくない、いわゆる胃弱タイプの人は、体温と同じくらいのぬるい湯にゆっくりつかるのが適しています。全身の新陳代謝が高まり、胃液の分泌がよくなって、消化力が高まります。

胃弱の人たちは、しばしば胃の位置が下がっている胃下垂の状態がみられます。いまは胃下垂という病名は使われなくなりましたが、この人たちは胃だけではなく、ほかの臓器も下垂ぎみのことが多いのです。この胃下垂タイプの人も、体温くらいのぬるい湯にゆっくりつかるといいのですが、そのとき、できれば深い湯船で入浴するといっそうの効果が期待できます。水圧で下垂している内臓が押し上げられて、症状がよくなってきます。そして、お湯の中でお腹をふくらませたりへこませたりする運動を行うと、腹筋が強化されて、胃下垂や内臓下垂も改善されます。腹筋が弱くて便秘をする人にも、この運動はおすすめです。

一方、胃酸の分泌が多くて、胸やけを起こしたり、胃液がこみあげるという人は、42〜43度の熱い湯で入浴するといいでしょう。高温浴は胃酸の分泌を抑制するからです。ただし、血圧が高めの人は、熱い湯に入るのは危険です。

また、下痢の人は38〜39度のぬるめのお湯にゆっくりつかるのがいいでしょう。ぬるめのお湯は神経を鎮静させるので、精神的ストレスからくる下痢には効果的です。下痢症の人はもともとおなかが冷えがちですから、おふろでよくあたためるようにするといいのです。（野村喜重郎）

胃腸に効く温泉一覧

北海道	登別温泉
青森	酸ケ湯温泉
岩手	鉛温泉、夏油温泉
宮城	峨々温泉
福島	湯ノ花温泉、湯野上温泉
栃木	那須湯本温泉
群馬	四万温泉、沢渡温泉
石川	中宮温泉
静岡	谷津温泉
山梨	西山温泉
長野	扉温泉
和歌山	龍神温泉
鳥取	三朝温泉
島根	玉造温泉
大分	湯平温泉、壁湯温泉

に高血糖の状態になり、それを下げるために過剰分泌されたインスリンが低血糖を引き起こすことで発生します。動悸、めまい、頭痛、冷や汗、脱力感、倦怠感、手や指のふるえなどがみられ、ひどくなると失神する場合もあります。

治療

中心となるのは食事療法です。高たんぱく、低脂肪、低炭水化物の食事を1日4~5回に分け、よくかんで少量ずつ飲み込むようにします。食生活の慣れにつれて症状は軽快していきます。

早期ダンピング症候群では食後横になって30分程度休むこと、後期ダンピング症候群では飴などで糖分を補給することで症状が改善し、発症の予防にもなります。

症状や状態に合わせ、腸管運動抑制薬や抗不安薬などの薬物を使った治療も行われます。

（清水伸幸）

急《きゅう》性《せい》胃《い》拡《かく》張《ちょう》

胃に内容物が停滞し、胃が異常に大きくなる疾患です。内容物がうまく十二指腸に移動しないことで起こります。現在はたいへんまれな疾患です。

原因・症状

重度の感染症、脊髄《せきずい》損傷、腹部の外傷といったことが起因となり、胃の筋層などがまひして胃の運動機能が低下し起こります。以前は開腹手術後によくみられました。

強い腹部膨満《ぼうまん》感が主な症状で、嘔吐《おうと》が起こることもあります。

治療

胃管を挿入して胃の内容物を吸引します。電解質を補整、たんぱく質の補給、血糖のコントロールのためには点滴で処置をします。原因となる疾患の治療も大切です。

（清水伸幸）

胃《い》がん

86ページ参照

胃を元気にして、腸まで活性化する「かむかむキャベツ」

キャベツにはたくさんのビタミンUが含まれていますが、これには胃壁の粘膜を丈夫にして、胃潰瘍や十二指腸潰瘍、胃炎を予防し改善する働きのあることがわかっています。食物繊維も100g中に1.8gと、豊富に含まれていて、善玉菌をふやし悪玉菌を減少しますから、便秘はもちろん、大腸がんや高血圧、脂質異常症、糖尿病などの予防・改善が期待されます。

こうして腸内環境がととのえば、腸粘膜が重要な働きをになっている免疫力も高まります。かぜなどの感染症だけでなく、がん予防にも役立ちます。

このキャベツをよくかんで食べれば、これらキャベツの有効成分の作用だけではなく、かむことによる効用も加わって、より以上の健康効果が期待できます。よくかんで顔やあごの筋肉を動かせば、脳を活性化しますし、認知症の予防になります。唾液腺からはいろいろなホルモンが分泌されて、胃腸の働きを活性化するし、神経細胞、皮膚や粘膜の増殖に役立つといわれます。唾液はがん予防にも有効であるという研究もあります。

「かむかむキャベツ」を1口20~30回かむことが大切で、そうすれば胃腸の健康増進に役立ちます。

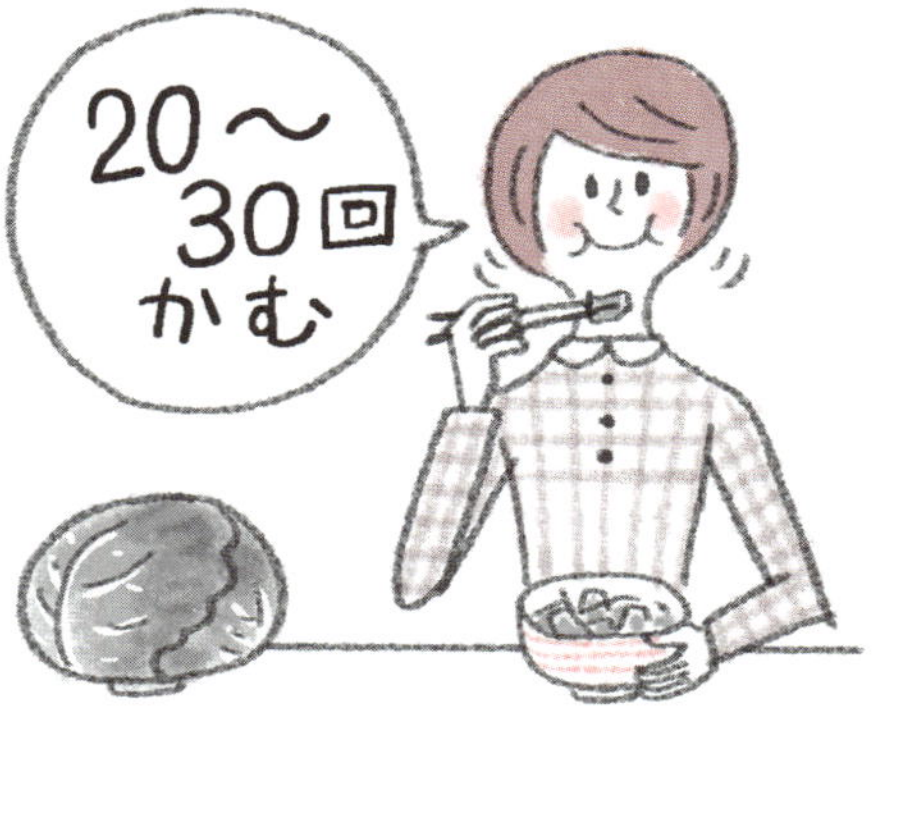

●かむかむキャベツの作り方

①材料　キャベツ1/4個、酢・しょうゆ各小さじ1

②キャベツは芯も含め、食べやすい大きさにざく切りにする。

③酢としょうゆをまぜ合わせ、酢じょうゆを作っておく。

④器に切ったキャベツを盛りつけ、酢じょうゆをかけてでき上がり。

⑤これを1口20~30回かんで食べる。

これにさらに納豆をまぜると、さらにおいしく食べられるうえ、納豆の効用も加味されます。

（落合 敏）

胃下垂とは？

胃が正常な位置より下がっている状態です。X線検査をすると、両方の骨盤の上線を結んだライン（ヤコビー線）より、胃角が下がっています。

体質的な病気と考えられていたこともありましたが、今日では胃が下がっていること自体は、病気ではないとされています。

胃下垂のように病気ではなく胃の形の異常とされるものには、ほかに胃の上部が拡大し下に折れた瀑状胃《ばくじょうい》などがあります。

（清水伸幸）

胃の位置と形

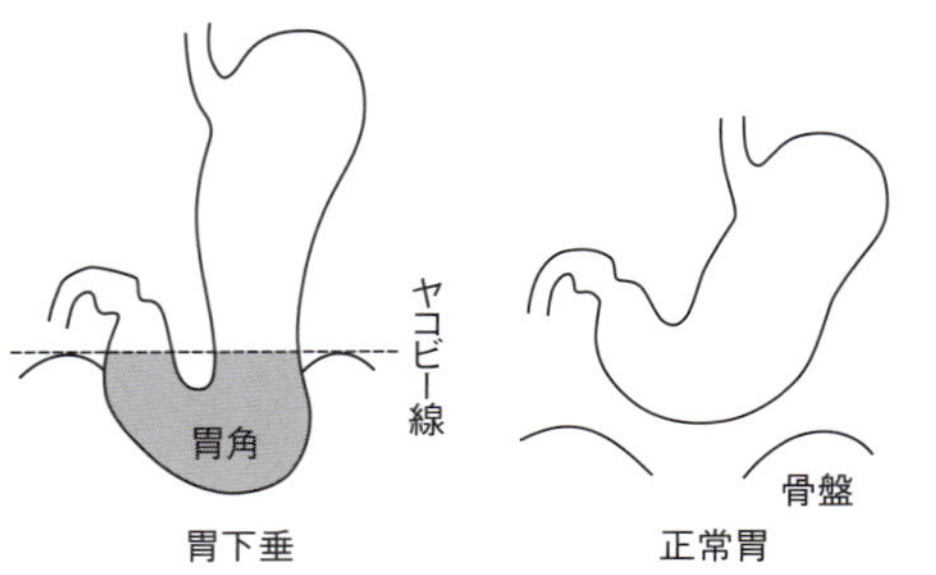

胃下垂の漢方療法

漢方では、胃アトニー症（胃壁の筋肉がたるんで動きが悪くなった状態）と胃下垂の両方とも同じように扱います。どちらも脾胃が虚弱なため、胃内に停滞する水毒《すいどく》があり、みずおちを指先でたたくと、ポチャポチャ音がする傾向が強いものです。

六君子湯《りっくんしとう》

胃腸が弱く、脈、腹ともに軟弱で、みずおちのあたりにつかえる感じがあり、手足が冷えやすい人に用いるとよく効きます。症状も虚弱の程度もそれほど顕著でなく、胃を丈夫にし、元気になりたいという人にもよいものです。

人参湯《にんじんとう》

胃腸が冷えて体力がなく、貧血ぎみで疲れやすいことを目標とします。みずおちがつかえ、下痢、胃の痛み、嘔吐などの胃腸症状があり、食欲がなく、冷え症で、尿量が多く、口の中に薄いつばがたまる人によく効きます。

平胃散《へいいさん》

軽症の胃アトニー症で、みずおちのあたりがつかえる感じ、腹《ふく》中雷鳴《ちゅうらいめい》（おなかがゴロゴロ鳴る）などがあり、脈も腹部もそれほど虚弱ではないものに用います。

半夏白朮天麻湯《はんげびゃくじゅつてんまとう》

平素から胃腸が虚弱で、主訴はめまい、頭痛、嘔吐で、さらに肩こり、背中の張り、足の冷えを訴え、しかも低血圧ぎみの人に用います。

真武湯《しんぶとう》

体力がやや衰えていて、胃腸に水分がたまり、尿が滞って、腹痛、下痢があり、雲の上をさまよっているようで頼りなく、倦怠感、手足の冷えなどを訴える人に用います。

茯苓飲《ぶくりょういん》

体力が中等度前後で、みずおちにいつも停滞感、膨満感があって、すっぱい水が口中に上がってきたり、胸やけがしたりして、胃内停水《いないていすい》があり、おなかに動悸を認め、尿が少なくなる人に用います。

丁香茯苓湯《ちょうこうぶくりょうとう》

胃アトニー症、胃下垂の症状がひどくて、体力が衰えた人に用います。胃内に水が停滞し、すっぱい水をしばしば嘔吐し、胃が痛み、食欲がなくなり、全身衰弱がはなはだしくなったときに効果を示します。

参苓白朮散《じんりょうびゃくじゅつさん》

平素から胃腸が弱くて食欲がなく、少しのことで下痢しやすく、脈、腹ともに軟弱で、疲れやすく、冷え症の人に効果があります。

下痢は水様性で、1日数回起こり、少し腹満、腹鳴がありますが、腹痛はほとんど伴わないことが目標です。

（矢数圭堂）

胃下垂のツボ刺激

胃下垂の人は、ひ弱な無力体質の人が多く、胃のもたれや痛みなどの腹部症状になりやすいのです。したがって、ツボ刺激は、胃下垂を複雑な症状を示す全身的な疾患としてとらえ、体調をよくし、体力を強めることを目的にして行います。

ツボは、のど元の**天突**《てんとつ》、みずおちの**巨闕**《こけつ》、みずおちとへその間の**中脘**《ちゅうかん》、へその両脇の**肓兪**《こうゆ》、その

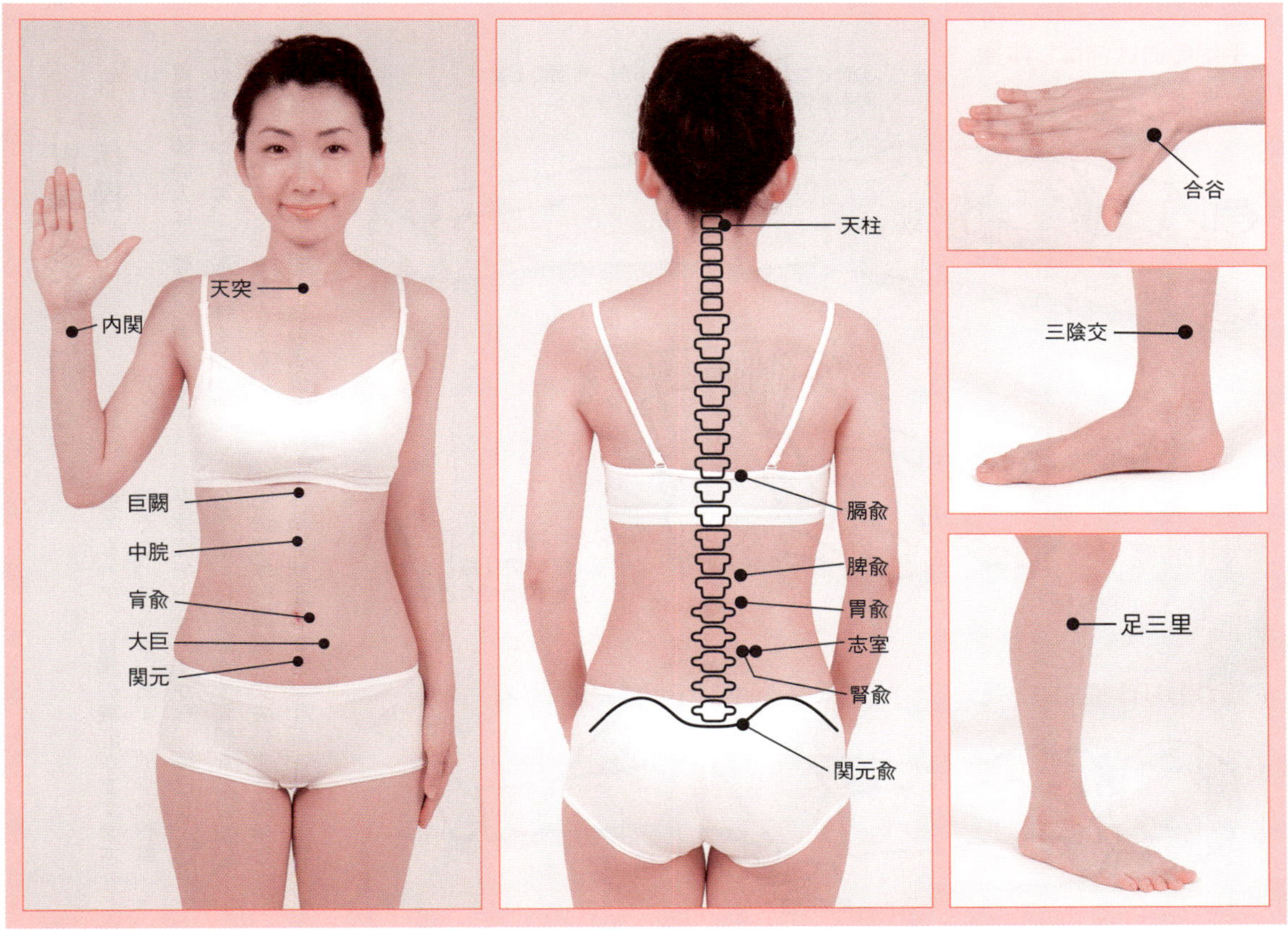

下の**大巨**《だいこ》、そして、へそ下三寸の**関元**《かんげん》を選びます。

背中側では、後頭部の髪の生えぎわの**天柱**《てんちゅう》、背の第7胸椎下の**膈俞**《かくゆ》、第11胸椎下の**脾俞**《ひゆ》、第12胸椎下の**胃俞**《いゆ》、腰の第2腰椎下の**腎俞**《じんゆ》、その外側の**志室**《ししつ》、そして、第5腰椎下の**関元俞**《かんげんゆ》を用います。さらに、腕の**内関**《ないかん》と手の**合谷**《ごうこく》、足の**足三里**《あしさんり》と**三陰交**《さんいんこう》も加えます。

灸点としての特効ツボは、巨闕、中脘、肓俞、足の三陰交、背中の脾俞、腰の腎俞、関元俞などです。灸治療は有痕灸《ゆうこんきゅう》（透熱灸《とうねつきゅう》）、知熱灸《ちねつきゅう》、そしてショウガ灸やニンニク灸など、患者の状態や灸の経験の有無によって選びます。　（芹澤勝助）

家庭でできるショウガ灸・ニンニク灸

灸には、皮膚に直接すえる有痕《ゆうこん》灸《きゅう》と、皮膚に直接すえないで間接にすえる無痕灸《むこんきゅう》があります。

家庭で灸治療をするには、手軽にできて灸をすえたあとを皮膚に残さず、またあまり熱くない無痕灸がよいでしょう。

無痕灸のなかに、皮膚の上に薄切りにしたショウガやニンニクなどをおく方法があります。

この方法は、1.5～2㎝四方の薄切りにしたショウガやニンニクをツボの上におき、その上にもぐさをのせて、灸を行うものです。

もぐさは親指頭大に丸めたものを使い、線香で火をつけます。1カ所に1～3壮（回）ぐらいが適当で、3週間ぐらい続けて、その後1週間ほど休んで様子をみます。

ショウガ灸、ニンニク灸はショウガやニンニクの成分が体に作用する効果があります。（芹澤勝助）

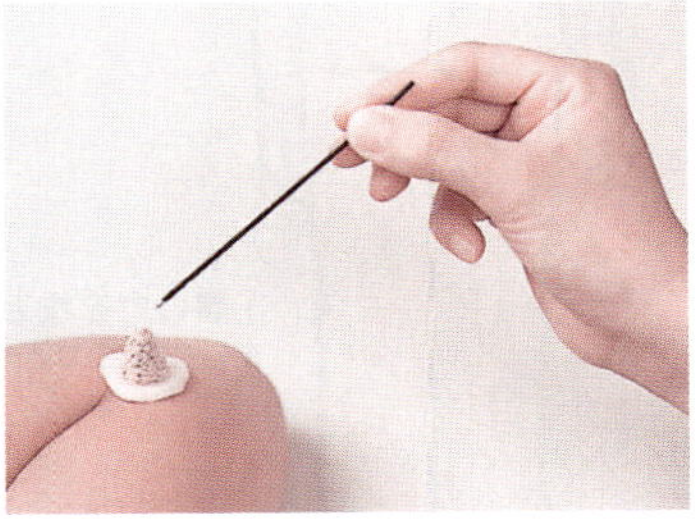

ショウガ灸。ショウガは薄切りに。ニンニクも同様。

胃腸を丈夫にする体操

胃腸の弱い人は、筋肉に力がなく疲れやすいため、一般に体を動かすことが苦手です。体を動かさないでいると、食欲がわかず、血液循環も悪くなって、胃腸の機能がますます弱くなってしまいます。散歩や簡単な体操で十分ですから、毎日5～10分でも、体を動かす習慣をつけたいものです。胃腸を丈夫にする簡単な体操を紹介しましょう。（片倉武雄）

手足の曲げ伸ばし体操

①起きたとき、または寝る前、布団の上で両手を伸ばし、思い切り伸びをする。

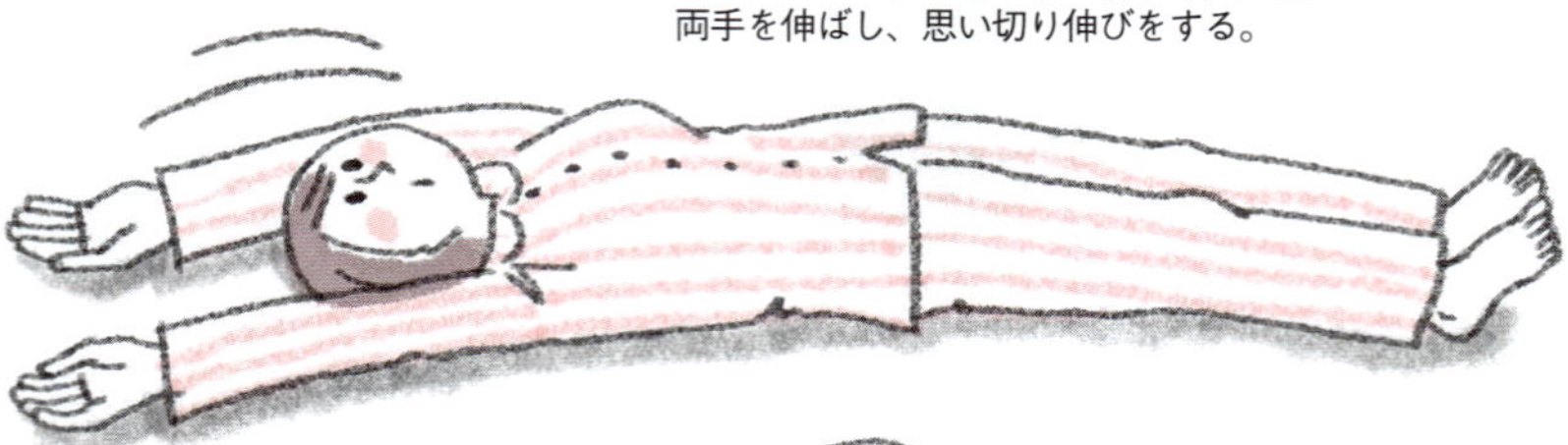

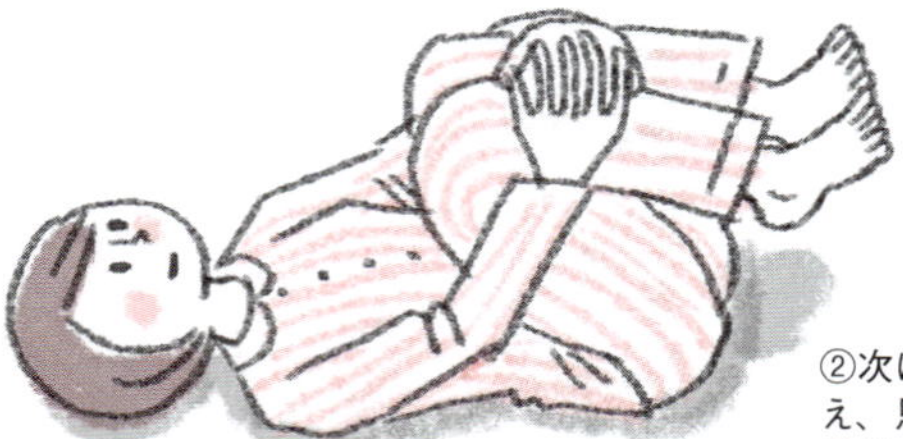

②次に両手でひざをかかえ、思い切り縮こまる。①②を10回繰り返す。

腰ひねり体操

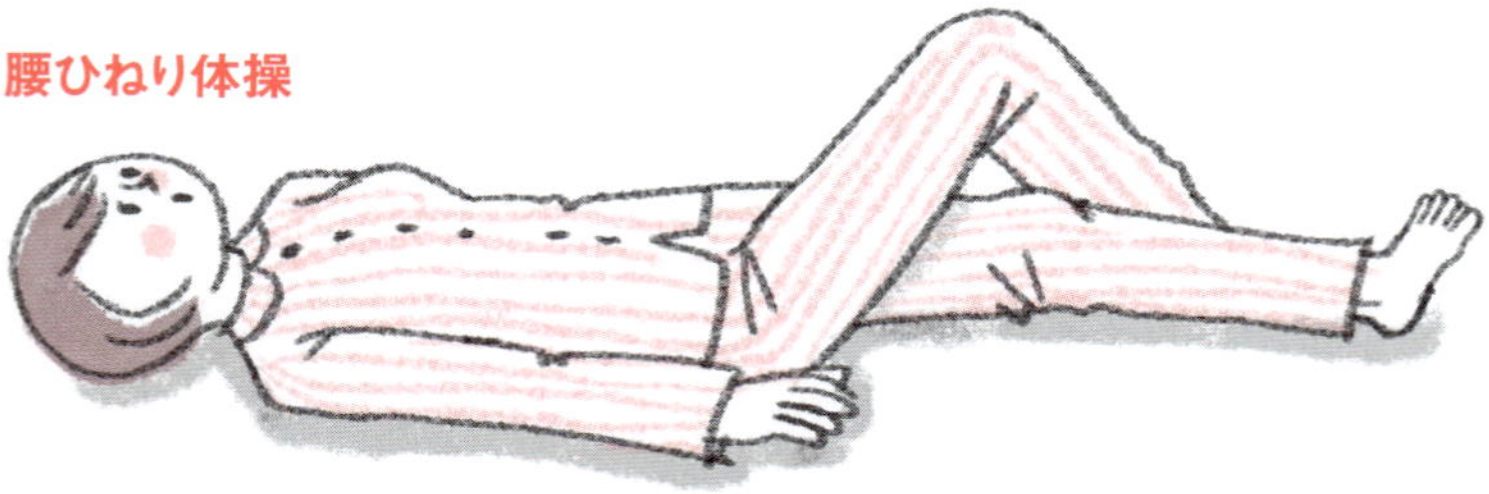

横になり、両手を自然に広げて、左足をまたぐように右足をおき、腰をねじる。左右交互に10回。

手のひらで天地を押す体操

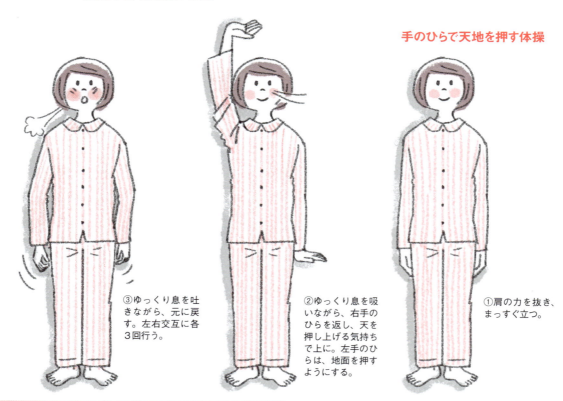

①肩の力を抜き、まっすぐ立つ。

②ゆっくり息を吸いながら、右手のひらを返し、天を押し上げる気持ちで上に。左手のひらは、地面を押すようにする。

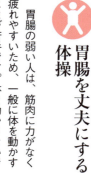

③ゆっくり息を吐きながら、元に戻す。左右交互に各3回行う。

腸の病気

- 急性腸炎
- 慢性腸炎
- 薬物起因性腸炎
- 虚血性大腸炎
- 急性腸間膜動脈閉塞症
- 過敏性腸症候群（ＩＢＳ）
- 潰瘍性大腸炎（ＵＣ）
- クローン病
- 慢性便秘
- 下痢
- たんぱく漏出性胃腸症
- 腸ポリープ
- 急性虫垂炎
- 移動性盲腸
- 結腸憩室炎
- 腸閉塞（イレウス）
- 結腸がん
- 急性腹膜炎

腸の構造とその働き

全長が約7～8ｍある腸は、その構造と働きから大きく小腸と大腸に分けられます。輪走筋と縦走筋という筋肉で構成され、筋肉の蠕動《ぜんどう》運動により、胃から送られてきた飲食物を運んでいきます。

小腸は口側から十二指腸、空腸、回腸に、大腸は盲腸、結腸、直腸に分類されます。腸を通過する間に、飲食物は消化され、栄養分と水分が体内に吸収されます。

十二指腸

太さ約5㎝、長さ約25～30㎝の十二指腸は、胃の幽門からつながる小腸です。空腸との境目に後腹膜につながっているトライツ靭帯があり、これによって十二指腸は後腹膜に固定されています。

肝臓でつくられた胆汁、膵臓《すいぞう》でつくられた膵液が大十二指腸乳頭（ファーター乳頭）から、小十二指腸乳頭からは膵液の一部が排出され、胃から送られてきたかゆ状の飲食物に作用して消化を助けます。粘膜にある十二指腸腺からは、粘液のほかにたんぱく質の消化酵素エンテロキナーゼや、膵液の分泌を促すホルモンも分泌されます。

空腸・回腸

長さが6～7ｍあり、口側から2/5が空腸、その続きが回腸と呼ばれる部分で、回腸のほうが少し細くなっています。腸間膜があり、後腹膜に固定されていないため可動性がありますが、回腸末端部の回盲部で腹膜後壁に固定されています。

内面には多数の輪状のひだがあり、粘膜の表面は絨毛《じゅうもう》という1㎜ほどの突起でびっしりとおおわれています。これを全部広げると、表面積はテニスコート1面ほどになり、栄養素や水分を効率よく吸収できるしくみになっています。

粘膜からは消化酵素を含む腸液が分泌され、アミノ酸、ブドウ糖、グリセリド、脂肪酸などに分解し、吸収していきます。

回腸と盲腸の境界部は、回盲弁があり、大腸から小腸への逆流を防ぐ役割をはたしています。

腸の位置と名称

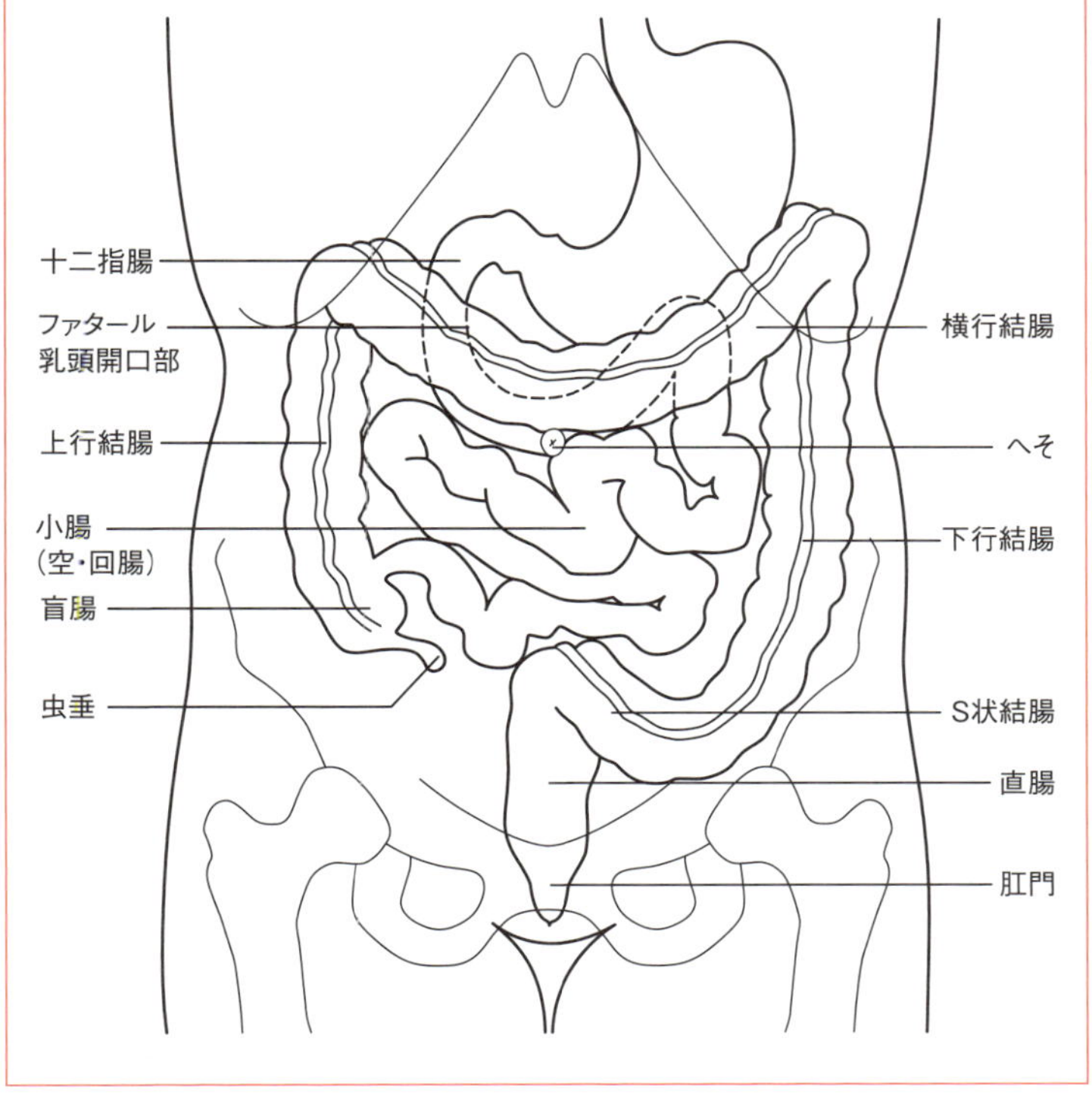

排便のメカニズム

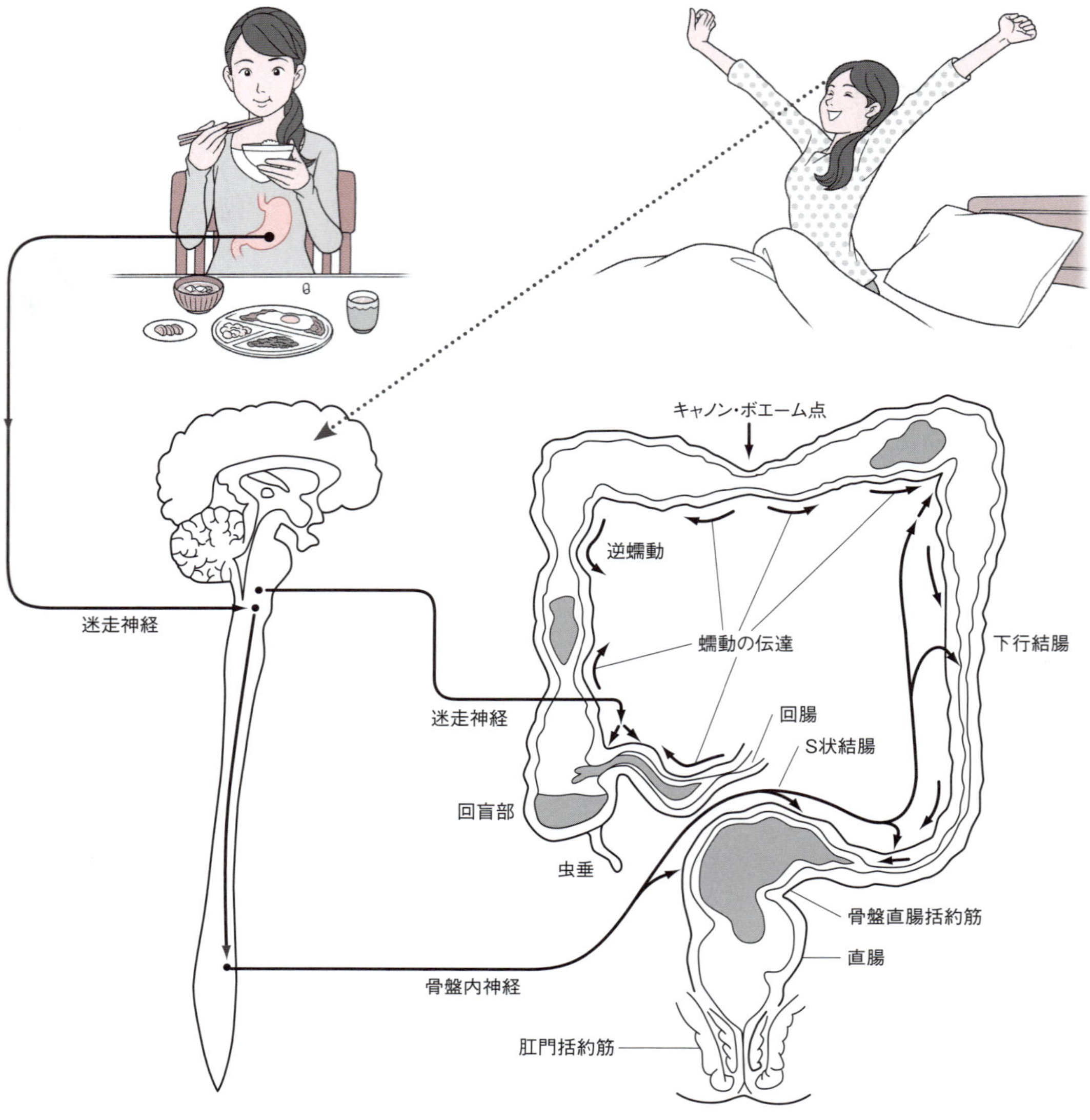

大腸

全長は約1.7m、小腸よりも太い管腔臓器で、盲腸、結腸、直腸に大別され、結腸はさらに上行結腸、横行結腸、下行結腸、S状結腸に区別されています。

食後4～6時間で食べたものは大腸に到達します。栄養素のほとんどは小腸で吸収されているので、残っている食べ物のかすと水分が大腸を時速10㎝ほどの速さで運ばれていきます。その間に残った水分と一部のミネラルを吸収し、便がつくられます。

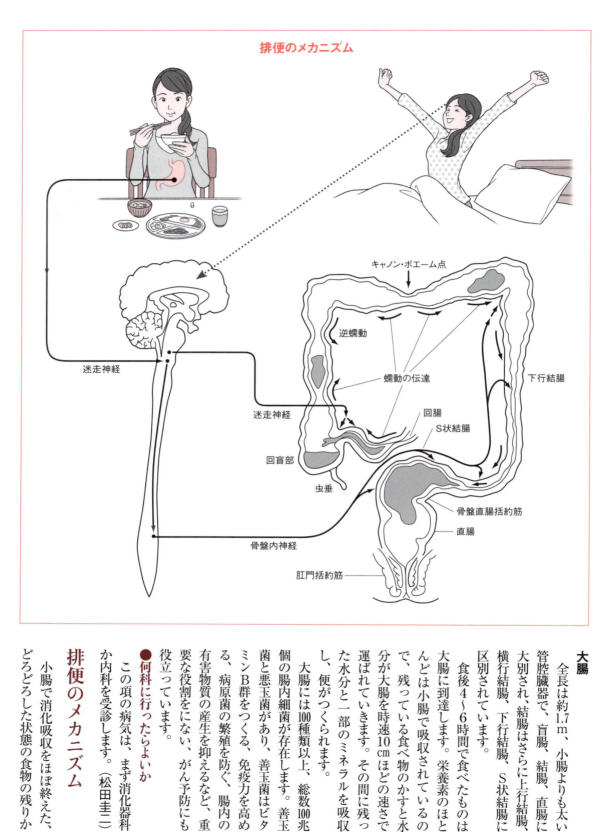

大腸には100種類以上、総数100兆個の腸内細菌が存在します。善玉菌と悪玉菌があり、善玉菌はビタミンB群をつくる、免疫力を高める、病原菌の繁殖を防ぐ、腸内の有害物質の産生を抑えるなど、重要な役割をにない、がん予防にも役立っています。

●何科に行ったらよいか

この項の病気は、まず消化器科か内科を受診します。（松田圭二）

排便のメカニズム

小腸で消化吸収をほぼ終えた、どろどろした状態の食物の残りかすは、大腸に送り込まれます。

回盲部から横行結腸の中ほどにあるキャノン・ボエーム点までの間では、肛門に向かう蠕動運動と口側に向かう逆蠕動の働きで内容物はしばらくこの部分にとどまり、水分と電解質の一部が吸収されて、ある程度のかたさになります。

さらに下行結腸に送られると、弱い蠕動運動で少しずつ進みながら、ごく少量の水分が吸収され、有形の便となります。ここに便が長くとどまると、水分が吸収されてさらにかたい便になります。

便がS状結腸から直腸へ移動し直腸内圧が上昇すると、その刺激が骨盤内神経の知覚神経を伝わって仙髄の排便中枢をへて、さらに脳中枢に伝わり、便意として意識されます。

便意を感じると、直腸が収縮して肛門括約筋がゆるみ、排便が起こります。（松田圭二）

急《きゅう》性《せい》腸《ちょう》炎《えん》

急激に腸に炎症が起きる疾患です。主な症状として、腹痛と下痢があらわれますが、自然に回復する軽い症状から、入院治療が必要なケースまで、症状の程度はさまざまです。

急性腸炎は暴飲暴食、寝冷え、アレルギーなどでも起こりますが、発熱や嘔吐《おうと》を伴う場合は、腸になんらかの感染が起こって発症する感染性腸炎が考えられます。ほかに、ヒ素、アンチモン、水銀などを摂取したときにも起こります。

感《かん》染《せん》性《せい》腸《ちょう》炎《えん》

感染性腸炎とは、細菌またはウイルスなどが、なんらかの方法で腸管内に侵入して増殖し、一定の潜伏期間をへて、腹痛、下痢、発熱などの症状があらわれる疾患です。

原因

感染性腸炎の一つである食中毒は、毒素型、感染型、中間型のタイプに分けられます。

毒素型の代表的なものは、傷口に多く存在する黄色《おうしょく》ブドウ球菌です。調理する人の手の傷口から食品に入り込むと、そこでエンテロトキシンという毒素を産生します。菌自体は熱に弱いのですが、この毒素は加熱しても効力を失わないため、食中毒を起こします。

ボツリヌス菌も毒素は神経・筋接合部を障害し、神経まひなどの症状を生じます。この菌は酸素のない状態でも生育するため、発酵食品やびん詰め、真空パック、腸詰めなどの食品でも安心はできません。

感染型の中心は、サルモネラ菌の感染です。肉類、卵、犬や猫などのペットが原因となることが多く、重症になると血性下痢があらわれます。

ほかにコレラ菌、毒素原性大腸菌、腸管出血性大腸菌、腸炎ビブリオ、カンピロバクターなどが含まれます。腸管出血性大腸菌O157は、溶血性尿毒症症候群を併発し重症になると死亡する危険性もあります。

腸炎ビブリオは生の魚介類から感染し、カンピロバクターは牛、豚、鶏などの生肉やペットなどによって感染します。

症状

感染した細菌により、症状は異なります。感染すると一定の潜伏期間をへて発症します。特に小児や高齢者、抵抗力の弱い人は重症化しやすいので注意が必要です。

一般的な症状としては、吐きけ、嘔吐、食欲不振、上腹部痛、急激なだるさなどで始まり、下痢や腹痛、発熱を生じます。腹痛は、重苦しい感じから、締めつけられるような強い痛みまでさまざまです。

下痢は休みなく頻回続く場合や、便意があっても少量しか出ずに頻回に便意をもよおす渋り腹になるケースがあります。便の状態は軟便から水様性までさまざまで、淡黄色、緑黄色、粘液がまじった血便になることもあります。

ほかに腸の動く感じや、腹鳴、腹部膨満《ぼうまん》感を生じることもあります。下痢によって水分や栄養分が大量に出てしまうと、口渇《こうかつ》や脱力感があり、ひどくなると顔面蒼白、血圧低下、体温下降、意識混濁などの虚脱状態に陥ることがあり、重篤な状態になります。細菌性のときには高熱が出て、関節痛もみられます。

治療

基本は水分と電解質を補給して、脱水に注意します。下痢があっても、早く病原菌や有害な毒素を体外に排出させるために、原則として下痢止めは使用しません。腸内に病原菌をとどめると、腸管から吸収されて敗血症を起こす危険性もあります。

腸管出血性大腸菌の感染などは、生命にかかわることがあるので、早急に医師の診察を受け、点滴や抗菌剤の早期投与などの治療を受ける必要があります。

感染以外の急性腸炎

感染性腸炎以外の急性腸炎では、症状がひどくない場合は脱水症状とショック症状に気をつけながら、自宅で安静を保ちましょう。

暴飲暴食、寝冷え、アルコールの摂取などは下痢の原因となります。またアレルギー性や、乳糖不耐症など、考えられる原因がある場合は、繰り返さないよう適切な予防が大切です。

●アレルギー性

サバやエビ、イカなどの魚介類や卵など、人によって、ある特定の食品を食べると下痢を起こすことがあります。これは特定の食品に対するアレルギー反応の一つです。

下痢のほかに、吐きけやじんま疹《しん》、嘔吐などを伴います。症状が強いときは早急に受診しましょう。

アレルギーのある食品を繰り返し食べてしまうと、呼吸困難などのショック症状を起こす危険性があります。一度アレルギーを起こした食品は、再び食べることがないように注意しましょう。

●乳糖不耐症

乳糖の消化酵素（ラクターゼ）が欠乏していたり欠如しているために、牛乳などに含まれている乳糖を分解することができない体質を乳糖不耐症といいます。乳製品を摂取すると、下痢や腹痛を起こします。

（松田圭二）

ノロウイルス

年間を通じて感染しますが、特に冬に多く発症するのがノロウイルス感染症です。汚染された二枚貝や、二次汚染されたあらゆる食品を摂取することで起こりますが、非常に感染力が強いため、患者の便や吐物から二次感染したり、人から人へ飛沫感染します。感染した食品取扱者を介して食中毒を起こすことも多く、食中毒を広める原因にもなります。アルコール消毒は無効なので、頻繁に水やお湯で手洗いすることを心がけましょう。

潜伏期間は24～48時間で、吐きけ、嘔吐、下痢、腹痛が主な症状です。通常はこれらの症状が1～2日続いたあと治癒します。体力の弱い乳幼児や高齢者は、脱水症状を起こしやすいので、水分と栄養の補給を心がけましょう。

ノロウイルスは少量のウイルスでも感染するため、感染者の汚物を処理する際は注意が必要です。吐物は、マスクと手袋を使い、ビニール袋に密封して処理します。ノロウイルスは乾燥すると空中に漂うため、吐物は乾燥する前にふきとり、次亜塩素酸ナトリウムを使ってふいておくようにしましょう。

（松田圭二）

ロタウイルス

ロタウイルスは乳幼児の急性重症胃腸炎の主な原因ウイルスで、下痢や嘔吐など、はげしい症状が出るため注意が必要です。

ロタウイルスに感染すると2～4日の潜伏期間のあと、下痢、吐きけ、嘔吐、発熱、腹痛などの症状があらわれます。米のとぎ汁のような水様便が特徴で、脱水症状がひどくなると、入院治療が必要になります。

ロタウイルスは口から入ることで感染します。感染者の便には、大量のロタウイルスが含まれているので、便を処理した手から感染が広がります。そのため感染を予防するには、爪のあいだまでしっかりと手を洗うことが大切です。衣類に便や吐物がついたときは、次亜塩素酸ナトリウムでつけおきしたあと、ほかの衣類と分けて洗うようにしましょう。

大人はすでにロタウイルスの感染経験があるため、ほとんどの場合症状は出ません。乳児はロタウイルスのワクチンを任意で接種することができます。

（松田圭二）

慢《まん》性《せい》腸《ちょう》炎《えん》

慢性腸炎とは、腸が慢性的に炎症を起こしている病気の総称です。暴飲暴食や不規則な生活、ストレスなどでも起こりますが、急性腸炎の治療が不十分なために起こることもあります。

また、胃や肝臓など、ほかの内臓の病気で腸が刺激されて起きる場合もあり、この中にはクローン病、潰瘍《かいよう》性大腸炎、腸管ベーチェット病などが含まれます。

腹痛や下痢、おなかが張る、食欲不振などの症状があります。治療法としては原因となっている疾患で良好とされる薬物治療が主体となります。また、消化のよいものを食べるなど、弱った胃腸の機能を改善させる食生活を心がけることも大切です。

（松田圭二）

慢性腸炎の漢方療法

人参湯《にんじんとう》

平素から胃腸の弱い冷え症の人を、漢方では「虚寒《きょかん》」の証といいますが、そんなタイプの人が、冷たいものを飲んだり食べたりして下痢を起こしたときに用います。特に胃に症状が強く、みずおちがつかえたり、胃が冷たく感じられたり痛んだりして、下痢をしたときに用います。また、脈も腹も軟弱で、胃内停水《いないていすい》があり、水様あるいは泥状便で、渋り腹がないときに用います。

附子理中湯《ぶしりちゅうとう》

人参湯《にんじんとう》に附子を加えた処方です。人参湯の適応例で、さらに新陳代謝が衰え、悪寒《おかん》、手足の冷えが強くなったものに用います。

真武湯《しんぶとう》

この処方も、平素から胃腸が弱く、冷え症で疲れやすく、下痢を起こしやすい人に用います。特に腸の症状が強く、はげしい下痢をしたあとはグッタリして疲れを感じ、脈も腹も軟弱で、便は水様か泡状のものが多く、渋り腹はなく、腸にガスがたまり、食事をすると反射的に便意をもよおして下

腸の病気の主な検査

小腸

●消化管X線検査

経口法と経管法の二つの方法があります。経口法は胃のX線検査と同様にバリウムを飲み、透視にて目的の部位に造影剤が達したのを確認して撮影する方法です。検査前に腹部単純撮影を行い、穿孔《せんこう》や腸閉塞《へいそく》がないかをチェックしてから行います。

経管法は口から細い管を空腸まで挿入し、直接造影剤を注入して撮影する方法です。経口法より局所の病変を選択して描出できます。

●内視鏡検査

カプセル内視鏡とバルーン内視鏡の二つの検査方法があります。

カプセル内視鏡は小型カメラを内蔵したカプセルを飲み込み、カメラが撮影した画像を体外の記録装置に無線で送信して画像を解析、診断します。バルーン内視鏡は、先端にバルーンがついたオーバーチューブを経口または肛門から挿入し、バルーンをふくらませることで腸管を伸展させ、腸管内に内視鏡を進めていく方法です。生検や簡単な処置も同時に行うことができます。

●超音波内視鏡検査

超音波装置を装着した内視鏡を用いて、体の中から超音波検査を行うことができます。これによって、組織の内部を観察することができるため、潰瘍の深さや、粘膜下の腫瘍などを調べることができます。

●機能検査法

消化吸収試験、たんぱく試験など。

大腸

●消化管X線検査

大腸の内容物をあらかじめとり去るために、下剤を使って前処置を行ってから検査します。通常は、バリウムと空気を肛門から大腸に注入して行う注腸二重造影法を行います。

●大腸内視鏡検査

前処置を行ってから、肛門から回盲部まで内視鏡を挿入します。胃の内視鏡検査（P154参照）と同様に、組織生検、色素散布、止血法などの内視鏡的処置を行うことができます。

●超音波内視鏡検査

小腸の超音波内視鏡検査と同様です。

●便潜血検査

●直腸指診

（松田圭二）

痢し、尿が少ないという場合によいものです。

胃風湯《いふうとう》

前記の真武湯《しんぶとう》を用いるような症状で、しかも大腸や直腸に炎症があって、粘血便や膿便を下し、軽い渋り腹があるときに効果的です、この場合、患者は排便のとき、便がピチピチ音を立てて飛び散り、下腹部のS状結腸部に索状のものをふれたり、抵抗、圧痛のあることを訴えるものです。

半夏瀉心湯《はんげしゃしんとう》

体力が中等度の人の慢性腸炎で、みずおちがつかえて、腹中《ふくちゅう》雷鳴《らいめい》があり、腹痛はあっても軽く、下痢をしても渋り腹はなく、さっと下る、という場合に用いるとよいものです。

甘草瀉心湯《かんぞうしゃしんとう》

前項の半夏瀉心湯《はんげしゃしんとう》を用いる場合よりは、下痢の回数が多く、はげしく、精神不安のあるときに用います。

桂枝加芍薬湯《けいしかしゃくやくとう》

比較的体力の低下した人で、軽い大腸炎で便意をしばしばもよおしますが、少量しか出なくて、便がまだ残っている、渋り腹のあるときに用います。腹部膨満感があり、腹直筋の緊張が認められ、とくにみずおちに振水音を呈することが目標になります。

六君子湯《りっくんしとう》

主として慢性化した胃腸機能の低下症状に用いる処方です。特に、下痢と便秘が交互にくる慢性腸炎で、ウサギのふんのようにコロコロした便が出るものに有効です。

（矢数圭堂）

消化のよい食べ物で胃腸の負担を減らす

おなかの不調を繰り返す人は、胃腸に負担をかけない消化のよいものを食べる工夫が必要です。

胃で未消化のものが小腸に送られると、小腸は栄養分を吸収しきれず、栄養分が残ったまま大腸に運ばれてしまいます。すると大腸では異常な発酵が起きて腸内細菌が乱れ、下痢や腹痛の原因にもなります。

油の多いものは控えめにして、高たんぱく低カロリーのメニューを選び、よくかむ、早食いしないという食べ方を習慣化しましょう。

（松田圭二）

薬《やく》物《ぶつ》起《き》因《いん》性《せい》腸《ちょう》炎《えん》

薬物を投与したことによって起こる腸炎です。原因となる薬剤としては抗生物質が最も多く、これを抗生物質関連腸炎といいます。ほかに経口避妊薬、抗がん剤、消炎鎮痛剤、免疫抑制剤なども誘発するといわれています。

ここでは抗生物質関連腸炎について説明します。抗生物質関連腸炎には、偽膜性《ぎまくせい》大腸炎と出血性大腸炎の二つのタイプがあります。

原因・症状

偽膜性大腸炎は、セファム系などの抗生物質の投与によって、腸内細菌のバランスが乱れることが原因で発症します。腸内でクロストリジウム・ディフィシルという菌が増殖し、それがつくる毒素が大腸の粘膜に炎症性変化をきたします。

抗生物質投与後、数日から数週経過後に、水様性下痢と腹痛、発熱があり、白血球が増加します。内視鏡検査では、黄白色の偽膜が多発しているのがみられます。基礎疾患のある高齢者に多く、直腸、S状結腸に好発します。

出血性大腸炎は主に合成ペニシリンなどの抗生物質の投与中または投与直後に、早い段階で急激に腹痛、水様性の下痢が始まり、トマトジュース状の血性下痢が出現します。内視鏡検査では、発赤《ほっせき》、糜爛《びらん》、出血、浮腫《ふしゅ》などがみられます。若年者、中年者に多く、横行結腸よりも口側に好発します。

治療

基本的には、原因となっている抗生物質の投与を中止します。

偽膜性大腸炎は原因薬剤の中止とともに、クロストリジウム・ディフィシルに効果があるバンコマイシンやメトロニダゾールを投与します。

出血性大腸炎は原因薬剤を中止し、輸液などの対症療法で、すみやかに症状の改善がみられることが多い疾患です。

（松田圭二）

虚《きょ》血《けつ》性《せい》大《だい》腸《ちょう》炎《えん》

大腸の末梢血管の血流障害によって、腸管に炎症や潰瘍《かいよう》を生じる疾患です。多くは中高年に起こりますが、便秘がちな若年者にもみられます。また、心疾患、高血圧、糖尿病、膠原《こうげん》病などの基礎疾患がある人のほうが起こりやすいといわれています。

原因・症状

動脈硬化や便秘などによって大腸の血流が悪くなると、十分な酸素や栄養が供給されずに腸管が虚血状態になります。すると腸粘膜に潰瘍や出血が起こり発症します。

起こりやすいのは腹部左側の下行結腸とS状結腸です。この部分は大腸が血液を受けている上腸間膜動脈と下腸間膜動脈の境界部分で、腸の構造的に虚血になりやすい部分だからです。

突然の腹痛や下痢が生じることで発症し、新鮮血の血性下痢が出現します。腹痛は激痛を訴える場合もあり、ほかに悪心《おしん》、吐きけ、発熱などが生じることもあります。

内視鏡検査では、粘膜の浮腫、糜爛《びらん》、粘膜下出血、縦走する潰瘍が認められます。薬物起因性腸炎や感染性腸炎、クローン病との区別がむずかしい場合もあり、抗生物質使用の有無や便の検査なども行われます。

治療

大部分は一過性のもので、1～2週間のうちに自然に治癒します。補液をしながら絶食をして腸を休ませ、腸の状態を回復させます。必要に応じて、鎮痛薬や抗生物質を投与し、安静に過ごします。

急性期を過ぎたあとに、腸に狭《きょう》窄《さく》が残ることがあり、腹痛や下痢が続くケースでは、まれに手術が必要な場合もあります。再発を防ぐには、日ごろから動脈硬化や便秘を予防する食生活を送り、生活習慣病のある人はその改善を行うことが大切です。

（松田圭二）

急《きゅう》性《せい》腸《ちょう》間《かん》膜《まく》動《どう》脈《みゃく》閉《へい》塞《そく》症《しょう》

腸間膜動脈に急性の閉塞が起こり、腸管が壊死《えし》したり腹膜炎を起こす疾患です。弁膜症や虚血性心疾患など心臓の基礎疾患のある人に起こりやすく、虚血性大腸炎よりも重い病態となって、早期に治療を行わないと死に至るケースもあります。

原因・症状

主な原因は、心房細動が起きているときに心臓内部にできた血栓や、動脈硬化による血栓が、上腸間膜動脈に詰まることで起こります。

突然強い腹痛が起こり、進行すると腹膜に強い刺激が生じる腹膜刺激症状がみられます。さらに進むとショック状態となります。

治療

緊急手術により、血栓の除去や壊死している腸管の切除を行います。治療が遅れると小腸をすべて切除したり、手術をしても回復できない場合もあるため、早急な治療が重要です。特に心房細動がある人が、突然腹部に激痛を生じた場合は、救急車で病院に向かうようにしましょう。

（松田圭二）

心疾患による上腸間膜動脈の閉塞

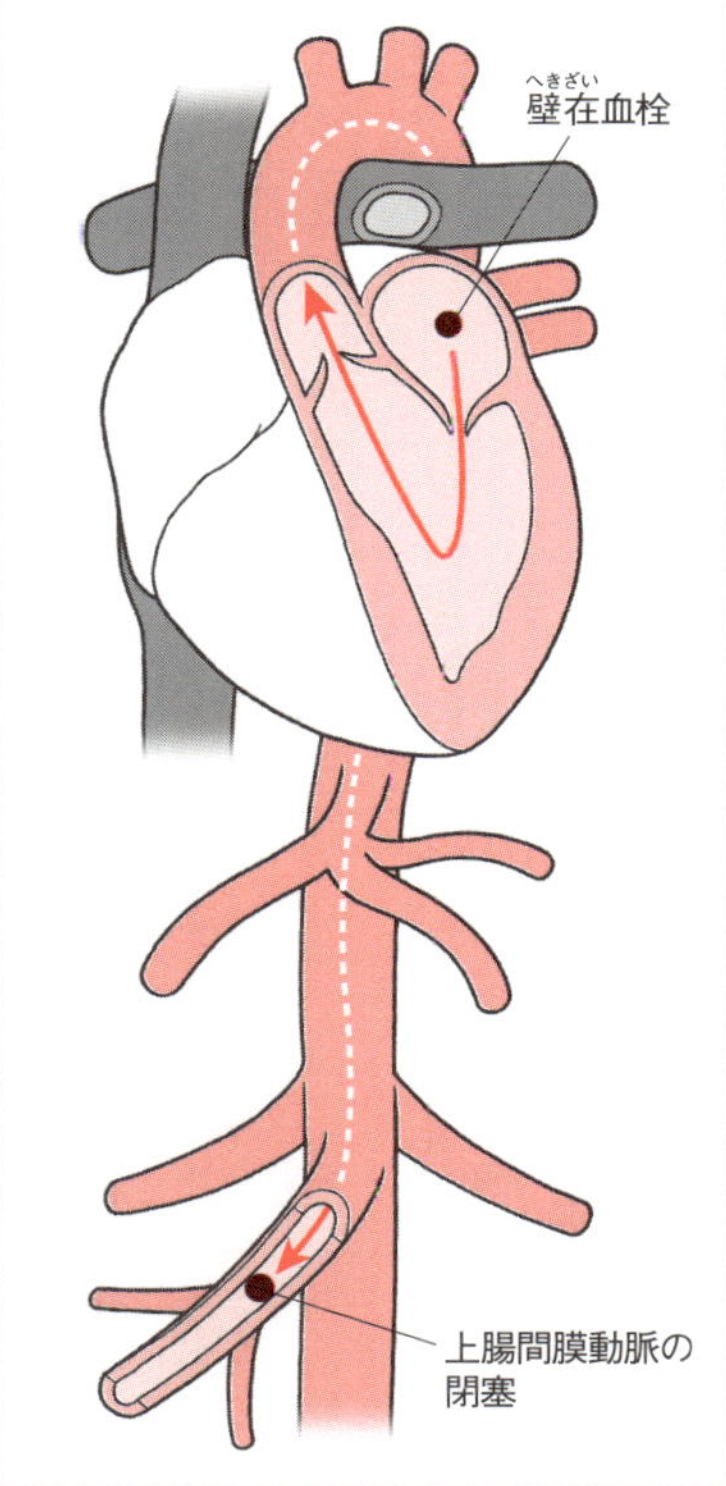

過《か》敏《びん》性《せい》腸《ちょう》症《しょう》候《こう》群《ぐん》（ＩＢＳ）

器質的な疾患はないのに、慢性の腹痛をはじめとするさまざまな腹部症状、下痢、便秘などの便通障害をきたす代表的な機能性消化管障害の一つです。

日本の成人の10～15％に起きている疾患で、ストレスが関与していると考えられていますが、はっきりした原因はいまだ解明されていません。

過敏性腸症候群は、胃食道逆流症（Ｐ148参照）や機能性ディスペプシア（Ｐ159参照）など、ほかの消化管疾患との合併も多くみられます。

原因・症状

ストレスや性格など心理的な要因を中心にして、食事、嗜好品、季節の変化、生理的な要因など、いろいろな要因が重なり合って起こります。

脳と消化管が影響を与え合うしくみを脳腸相関システムといいますが、このシステムによって、ストレスやプレッシャーなどの精神的な緊張や不安が、脳から腸へと伝わってさまざまな症状を引き起こすと考えられています。

主な症状は腹痛と便通異常（下痢や便秘）、ガスによる症状などで、腹痛は排便をすることやおならをすることで軽減します。腹痛は、左下腹部が痛むことが多いようですが、一定しません。女性の場合、月経前や月経中に症状が増強する傾向があります。

便の形状により、下痢型、便秘型、混合型、分類不能型の四つのタイプがあります。下痢型は男性に、便秘型は女性に多い傾向があります。

過敏性腸症候群の診断では、多くの場合、ＲｏｍｅⅣ診断基準が用いられます。それによると、繰り返す腹痛が最近3カ月のなかで、平均して1週間につき少なくとも1日以上占め、さらに①排便に関連する、②排便頻度の変化に関連する、③便形状（外観）の変化に関連する、この3項目のうち2項目を満たしているとされています。また、少なくとも診断の6カ月以上前から腹痛などの症状が出現していることも診断基準に含まれています。

治療

下痢を伴うケースでは、いつ襲ってくるかわからない下痢への不安感で生活の質（ＱＯＬ）を著しく低下させているケースが少なくありません。まずは患者自身が、この病気はけっして危険な病気ではないことを自覚して、ストレスへの対応を考えることが大切です。原因となっているストレスを解消し、それができない場合は発散の仕方を工夫しましょう。

ＱＯＬを改善させるために行う薬物療法では、腸の水分を調節する高分子重合体や腸の機能を正常化させる消化管運動機能調節薬を用います。さらに便秘、下痢、腹痛などの症状に合わせた治療薬を使用します。不安などを解消するために、抗不安薬や抗うつ薬を用いる場合もあります。カウンセリングを受けるなど、医師とよく相談して治療をすすめることが大切です。

（松田圭二）

過敏性腸症候群の漢方療法

腸をはじめ、どこにも器質的な病変がないのに腹痛や便通の異常が起こるもので、腸の運動を調節している自律神経が過敏なため起こる症状だとされています。生命にはさほど影響しないものの、長期に及ぶため、アンハッピー・ディジーズ（不幸な病気）と呼ばれていました。

現代医学ではきわ立った効果の報告はみられませんが、漢方がこの病気にかなり効果のあることが知られ、注目されています。

小柴《しょうさい》胡《こ》湯《とう》合《ごう》桂《けい》枝《し》加《か》芍薬《しゃくやく》湯《とう》

体力が中等度で、腹痛、排便異常、特に便秘を訴え、病気に対する不安感があり、腹直筋の緊張がみられる人に用います。

桂《けい》枝《し》加《か》芍薬《しゃくやく》大《だい》黄《おう》湯《とう》・桂《けい》枝《し》加《か》芍薬《しゃくやく》湯《とう》

比較的体力が低下した人で、粘液を出して渋る傾向があったり、腹痛、便秘傾向のあるものに用います。腹部の膨満、腹直筋の緊張が認められることも目安になります。

同じ症状でも便秘がないときは、桂枝加芍薬湯を用います。この処方は過敏性腸症候群では最も使用する機会が多いものです。

甘草瀉心湯《かんぞうしゃしんとう》

体力が中等度で、何かが気になり、情緒が不安定になると、下痢が始まるという人に用います。

人参湯《にんじんとう》

やせ型、胃下垂タイプで頑固に下痢が続き、手足やおなかが冷え、口に薄い唾液がたまりやすい人に有効です。

大建中湯《だいけんちゅうとう》

腸の蠕動《ぜんどう》が外から望見でき、自覚的にも腹にガスがたまって苦しい、手足が冷えやすいといった人に用います。小建中湯《しょうけんちゅうとう》と合方することも。

胃風湯《いふうとう》

体力が低下し、粘血便や膿便を下し、軽い渋り腹がある人に用います。左の下腹部に索状のものをふれたり、抵抗、圧痛があることが目標となります。

（矢数圭堂）

過敏性腸症候群を自律訓練法で治す

自律訓練法は、自分に軽い自己暗示をかけて心身をリラックスさせる方法です。

過敏性腸症候群のような機能性疾患には、著効をあらわします。

①静かなところで、イスにかけるか、あおむけに寝て、手足を投げ出し、楽な姿勢をとり、目を閉じて、ゆっくりと深く呼吸をする。

②右手が鉛になっていくように想像し、「右手が重くなっていく」と思う。右手に重さを感じたら、左手、右足、左足、全身と進んでいく。

③右手を火にかざしているところを想像し、「右手があたたかくなる」と思う。左手、右足、左足の順で行う。

④同様に、「おなかがあたたかい」「おなかが気持ちいい」と思う。

⑤最後に、リラックスしている自分を思い浮かべる。しばらくしたら「体が軽くなる」と思いながら、ゆっくりと目をあける。

これを毎日15～20分間、夜寝る前などに行います。

（片倉武雄）

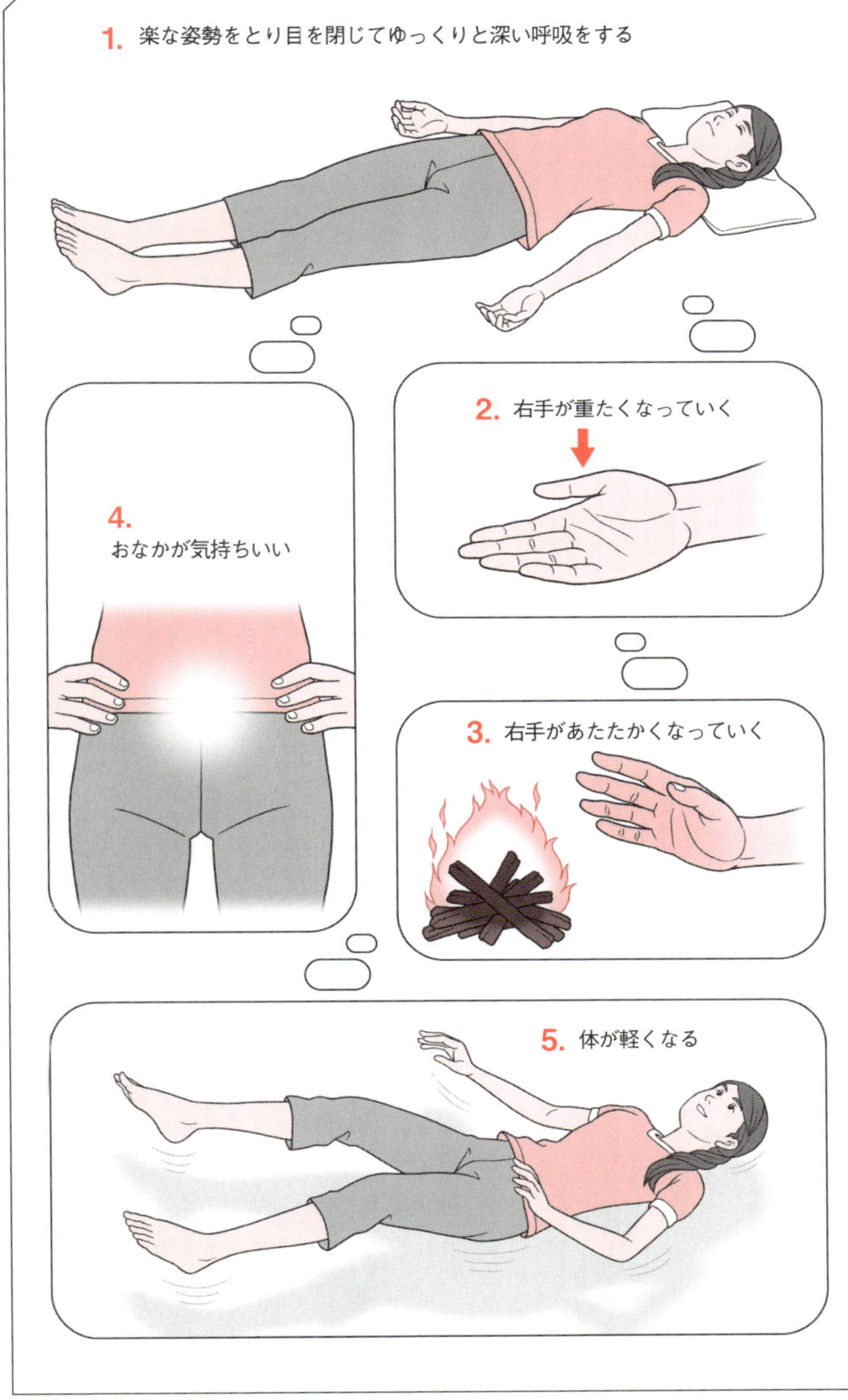

過敏性腸症候群のツボ刺激

　これまで、慢性大腸炎と呼ばれていた病気は、よく検査してみると、大腸の神経性機能異常、つまり、心理的、生理的なことが、大きな原因と考えられるようになってきました。

　そこで、①いつもおなかが張る、②ゴロゴロ鳴る（腹鳴）、③下痢っぽい、④ときに便秘する、⑤なんとなくだるい、⑥疲れやすいなど、過敏性腸症候群の症状がある場合には、その症状に応じてツボを選び、灸治療を行うか、またはツボによっては、指圧、温湿布をすると、著しい効果があります。

　こうした症状がある場合のツボは、おなかの**中脘**《ちゅうかん》、**肓兪**《こうゆ》、**天枢**《てんすう》、**気海**《きかい》、**関元**《かんげん》、**大巨**《だいこ》で、中脘は、なんとなく胃がもたれる症状を改善し、肓兪、天枢は大腸の機能をととのえ、大巨は便通をととのえます。

　気海、関元は全身の循環状態を改善します。

　背中のツボとしては、**天柱**《てんちゅう》、**大椎**《だいつい》、**厥陰兪**《けついんゆ》、**膈兪**《かくゆ》に灸治療を行い

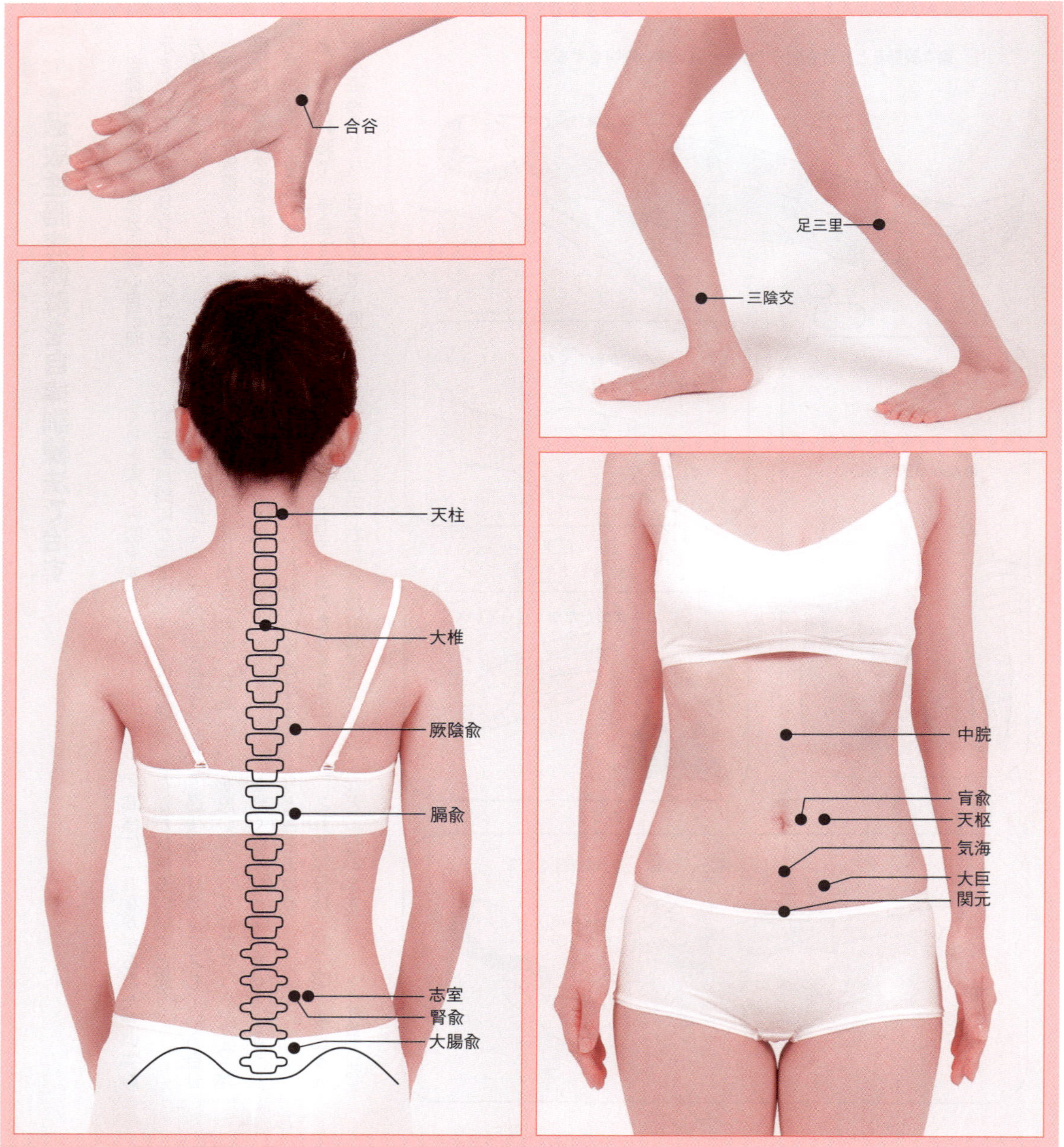

ます。天柱と大椎は、こうした病気につきものの頭痛や頭重を抑え、厥陰兪は肩こりを、膈兪は寝つきが悪い、夢見が多いなどの症状を改善します。

腰のツボとしては、体力を増強する**腎兪**《じんゆ》と**志室**《ししつ》、そして、大腸機能をととのえる**大腸兪**《だいちょうゆ》を用います。

このほか、同じように大腸の機能をととのえる、手の親指と人さし指のつけ根の間にある**合谷**《ごうこく》に、灸治療または指圧をするとより効果があります。

足では、胃腸の機能をととのえる**足三里**《あしさんり》、冷えをとる**三陰交**《さんいんこう》を用います。

灸治療は、米粒大のもぐさを一つのツボに3～5壮（回）、特におなかの天枢、気海、大巨、背中の腎兪、大腸兪、手の合谷を対象に3週間程度続けると、気分もすっきりし、おなかが張る症状もとれます。

あとのつく灸をきらう人は、知熱灸や、ショウガ灸、ニンニク灸（P173参照）などにします。

（芹澤勝助）

潰《かい》瘍《よう》性《せい》大《だい》腸《ちょう》炎《えん》（UC）

大腸の粘膜に糜爛《びらん》や潰瘍を形成する炎症性腸疾患です。病変は直腸から始まり、口側に向かって連続的に広がっていき、結腸全体に広がる場合もあります。

厚生労働省の指定した特定疾患で、2014年の統計では、患者数は17万人（人口10万人あたり130人ほど）。年齢的には20～30代に多くみられ、年々患者数は増加傾向にあります。

原因・症状

原因は明確になっていませんが、免疫異常などの遺伝因子や食生活の変化、ストレスなどが複雑に関連していると考えられています。

主な症状は下痢、粘血便で、徐々に始まり、排便回数がふえます。便の中には、粘液、血液、膿《うみ》がまじり、病変が広範囲に及ぶと、水様性の下痢になることがあります。

便の回数がふえ、腹痛、腹鳴、渋り腹といって便意があっても少量しか排便はなく残便感が残る症状、発熱、全身倦怠感、体重減少、貧血、低たんぱく血症を伴うなど、病変の状態により病状が変わってきます。

重大な合併症として、中毒性巨大結腸症を起こすことがあります。これは消化管穿孔《せんこう》を起こすことがある重篤《じゅうとく》な症状で、緊急手術になることもあります。

治療

治療方法は軽症、中等症、重症とで異なります。軽症や中等症でも、直腸付近の病変である直腸炎型、左側大腸炎型、全大腸炎型など、病変の範囲によっても多少異なります。

寛解《かんかい》（よくなる時期）と再燃（悪化する時期）を繰り返すのが特徴で、寛解を長期にわたって維持することが治療の目的となります。

薬物治療としては、炎症を抑え、寛解を維持し、再燃を予防するための基本となるアミノサリチル酸製剤や、強力に炎症を抑える副腎皮質ステロイド、免疫調整薬、抗TNF-α《アルファ》抗体製剤などが用いられます。抗TNF-α抗体製剤は、炎症のもとになる物質TNF-αの働きを抑える効果があります。

白血球除去療法や顆粒球除去療法といった、血球成分除去療法を行い、活性化した白血球を除去する治療法も一般的に行われています。

内科的治療で効果がみられない場合や、穿孔、狭窄、閉塞などのおそれがある場合、重篤な合併症が生じたときは、大腸を摘出する手術を行います。

潰瘍性大腸炎になっても、寛解を維持して生活している人はたくさんいます。発病後7～8年で大腸がんを合併するリスクがありますが、これはほんの一部です。症状がない場合でも、定期的な内視鏡検査を受け、継続的な治療を行いましょう。また、仕事や家庭でのストレスを極力避けて、心身の安静を保つことも大切です。

（松田圭二）

潰瘍性大腸炎の漢方療法

潰瘍性大腸炎は、原因がまだはっきりわかっておらず、厚生労働省指定の難病になっていますが、おそらく自律神経失調が大きな要因を占めているものと考えられ、漢方治療が有効なケースがあります。

小柴胡湯《しょうさいことう》

潰瘍性大腸炎の、比較的初期または寛解期に使用されます。発熱、食欲不振、舌の白苔《はくたい》、腹痛などがある場合が目標ですが、腹痛は強くありません。あまり虚弱な体質には不適当です。

柴胡桂枝湯《さいこけいしとう》

体力が中等度の人で、みずおちから季肋部《きろくぶ》にかけてつかえがあり、両腹直筋《ふくちょくきん》が緊張して、下痢、腹痛があることが目標で、潰瘍性大腸炎にしばしば著効を奏することがあります。ことに、精神的ストレスと思われるものに効果があります。

桂枝加芍薬湯《けいしかしゃくやくとう》

虚弱体質でやせており、手足が冷え、腹筋が強く緊張して、下痢、腹痛がある人に用います。

胃風湯《いふうとう》

虚弱体質の人の潰瘍性大腸炎で、冷え性体質で、粘血便を下し、軽い渋り腹のある場合に用います。

真武湯《しんぶとう》

下痢をしても腹痛が少なく、渋りもあまりない人に向く処方です。腹部は軟弱で力がなく、脈も弱く、足が冷え、疲れやすく、血色もよくない人に用います。真武湯は「少陰病（病気が進んで慢性化したもの）の葛根湯《かっこんとう》」とも称されるほど応用範囲の広い薬です。

断痢湯《だんりとう》

潰瘍性大腸炎が慢性化し、みずおちをたたくとポチャポチャ水音がして、下痢がやまず、いろいろな薬を用いても効かないときに効果があります。

参苓白朮湯《じんりょうびゃくじゅつとう》

体質的に胃腸が弱くて下痢をしやすく、貧血して、すぐ疲れ、水様性の下痢で、おなかにガスがたまってグーグー鳴り、膨満感を訴えますが、腹痛や渋り腹がない場合に用います。

小建中湯《しょうけんちゅうとう》

体質虚弱で、疲れやすく、血色がすぐれず、腹壁の筋肉が薄く、腹直筋が緊張して、ひきつけるような腹痛を伴う人に効果があります。また、心悸亢進《しんきこうしん》、寝汗をかきやすいことなども目安になります。

人参湯《にんじんとう》

虚証の人で、疲れやすく、手足が冷え、多くはやせた人で、腹痛、下痢、嘔吐があり、脈は緊張が弱く、腹壁は軟弱なものを目標にします。

（矢数圭堂）

腸を健康にして免疫力を高める 納豆・メカブ・オクラ

全身の免疫力を高めるには、腸内細菌のうち善玉菌をふやして、腸内環境をととのえてあげることが大切です。バランスのとれた腸内細菌の刺激で免疫細胞の活性が高まります。

腸内環境をととのえ、免疫力をアップするには、「ねばり3兄弟」が最適のおかずです。材料は、納豆、メカブ、オクラで、この3つに共通しているねばねば成分は、多糖類といわれ、腸内に善玉菌をふやし、免疫力を活性化する働きがあります。

そのほか、納豆に含まれる酵素のナットウキナーゼは、血液をさらさらにする働きがあります。メカブにはアルギン酸やフコイダンなどの食物繊維がたっぷり含まれていて、余分なコレステロールを排出して、血液中のコレステロールのバランスをよくします。

オクラにはペクチンという食物繊維が含まれていて、腸の働きを順調にしてくれます。この3つの食品を合わせた「ねばり3兄弟」は、免疫力を高めるだけでなく、血液をさらさらにし、脂質の代謝をよくし、生活習慣病の予防にも役立つ、究極の健康おかずといえるでしょう。

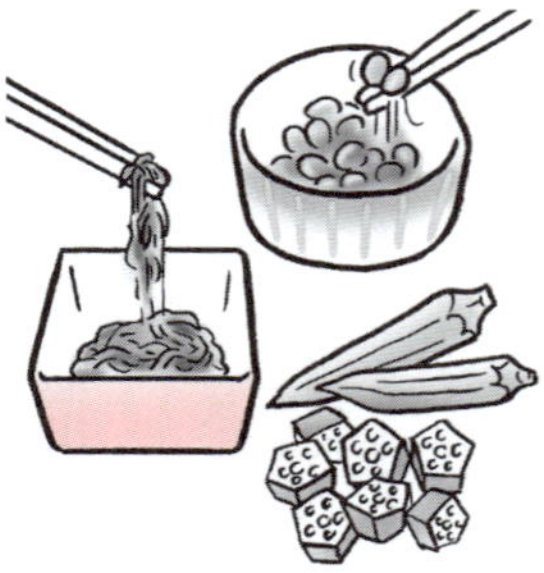

●ねばり3兄弟の作り方

①材料　納豆1パック、メカブ50g、オクラ1本、しょうゆ適宜。

②オクラを水洗いして薄い輪切りに。

③納豆、メカブ、オクラを器に入れ、よくまぜ合わせる。

④しょうゆを加えてよくまぜる。

ご飯にかけてもよし、トーストにのせてもおいしく、酒のつまみにも好適です。

（辨野義己）

クローン病《びょう》

小腸や大腸の粘膜をおかす、原因不明の肉芽腫性《にくがしゅせい》炎症性疾患です。10代後半から20代の若年層に好発し、年々患者数は増加しています。難病情報センターの統計によると2014年に4万人を超えています。潰瘍性大腸炎（P185参照）とクローン病が炎症性腸疾患の代表的疾患です。

原因・症状

遺伝因子と環境因子の影響により腸管で免疫異常が起こると考えられていますが、原因は明らかになっていません。

主な症状は、腹痛、下痢、発熱、体重減少、全身倦怠感で、便に出血を伴うこともあります。肛門周囲膿瘍《のうよう》や痔瘻《じろう》などの肛門病変の出現も特徴の一つで、ほかにアフタ性口内炎（小潰瘍《かいよう》を伴う口内炎）や関節炎などがみられることもあります。

内視鏡検査では、縦走潰瘍（5cm以上の長さを有する腸管の長軸に沿った潰瘍）や、敷石像（潰瘍間の大小不同の密集した粘膜隆起）、瘻孔《ろうこう》、狭窄《きょうさく》などがみられ、生検病理組織検査で非乾酪性類上皮細胞肉芽腫が認められます。

口から肛門まで、消化管全体に病変が発生しますが、特に好発する部位は回盲部です。

大きくは縦走潰瘍、敷石像、狭窄の存在部位など病変の範囲により、小腸型、小腸大腸型、大腸型に分類され、小腸大腸型が過半数を占めています。

クローン病の診断では、潰瘍性大腸炎と症状が似ていることも多く、鑑別がむずかしいケースもあります。

クローン病の病変の特徴

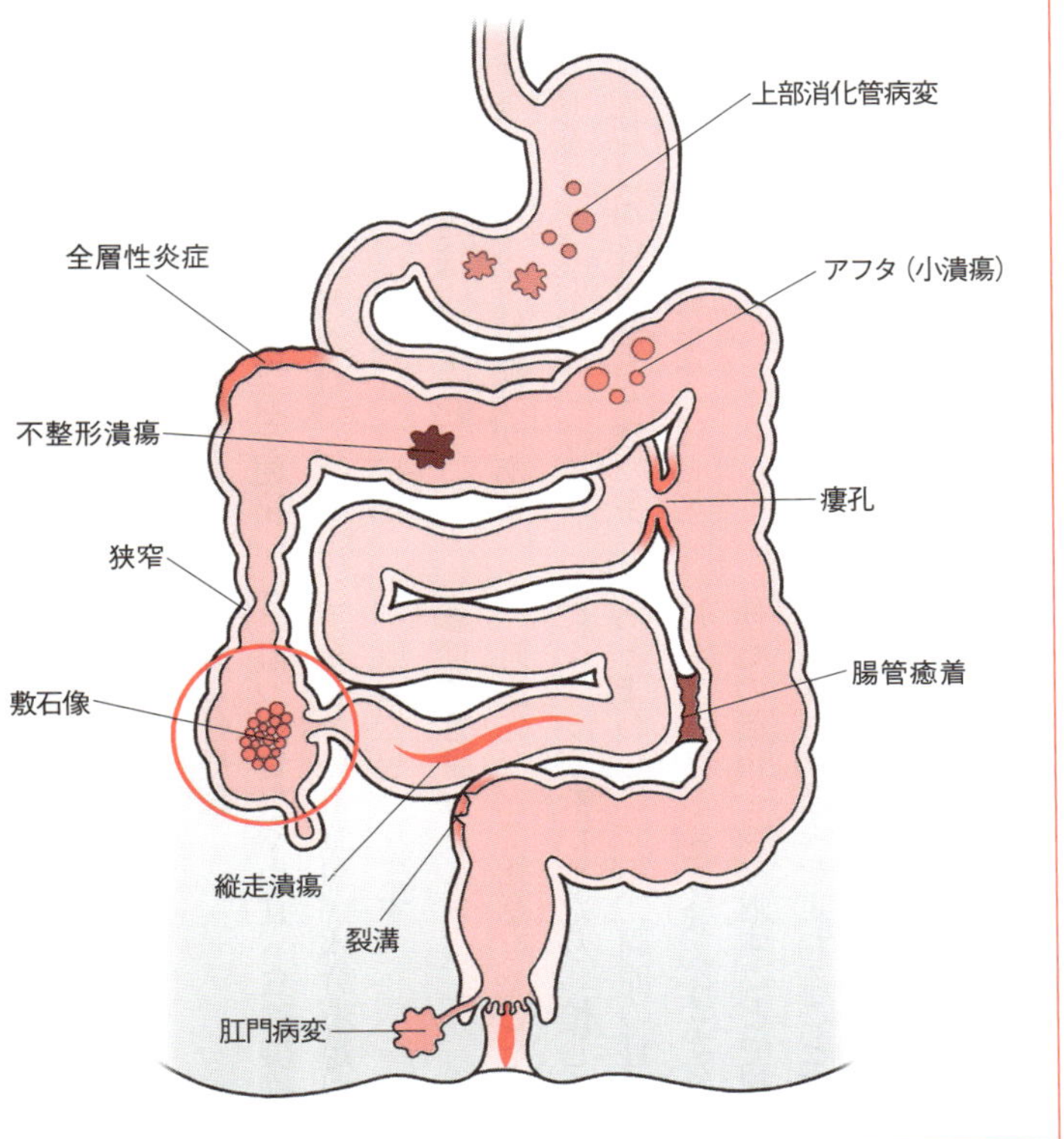

治療

治療は寛解《かんかい》の状態を維持し、生活の質（QOL）の向上を目的に行われます。根治治療はありません。

薬物療法は、軽症～中等症、中等症～重症、重症によって異なります。基本的治療薬としてはアミノサリチル酸製剤で、中等症以上になると副腎皮質ステロイドや免疫調整薬、抗TNF-α《アルファ》抗体製剤などが用いられます。炎症の制御に抗TNF-α抗体製剤の有効性が認められています。

手術療法は、腸閉塞や消化管穿《せん》孔《こう》、大量出血が起きたときなど、必要に応じて行われます。

食生活の欧米化により発症率が高まっているため、食事療法も必要です。高たんぱく、ビタミンの多い食事が原則で、脂肪分はなるべく控えるようにしましょう。

クローン病は長期にわたって慢性的に続くため、症状が安定しているときでも、治療を継続していく必要があります。（松田圭二）

慢《まん》性《せい》便《べん》秘《ぴ》

一般的に3～4日に1回またはそれ以下の排便回数の場合を便秘といいます。排便回数だけでなく、便の量が少なかったり、非常にかたくて強くいきまないと出ない、毎日排便があっても残便感がある状態も便秘と考えられています。

慢性便秘は男性よりも女性に多く、男女ともに高齢になるほど増加します。

原因・症状

慢性便秘は、その発生原因から大きく機能性便秘と器質性便秘に分けられます。さらに機能性便秘は食事性便秘、直腸性便秘、弛緩《しかん》性便秘、けいれん性便秘に分けられます。

【機能性便秘】

機能性便秘は腸に異常が認められないのに起こる便秘です。旅行や環境の変化などによって一時的に起こる一過性の便秘と、何年にもわたって便秘が続く常習性便秘があります。

●食事性便秘

偏った食事や小食、食物繊維が不足している食事、水分不足などが原因で起こります。

●直腸性便秘

外出先などで便意を感じたときにトイレがなかったり、忙しくてあとまわしにする、周囲の目を気にしてトイレをがまんするなど、便意の無視を繰り返すことで起こります。がまんを重ねることで直腸肛門反射が弱くなり、便が直腸に充満しているのに便意が弱く排便できなくなります。

下剤や浣腸の多用も原因となります。

●弛緩性便秘

大腸の緊張低下、蠕動《ぜんどう》運動の減退などで起こります。腹筋力が衰えたために、排便時に腹圧がかからない高齢者や出産後の女性にもみられます。

便が腸管内に長く停滞するため、水分がさらに吸収され、便はかたくなってよけい出にくくなります。

●けいれん性便秘

ストレスなどの影響で自律神経が乱れ、下行結腸の緊張が強くなることで起こります。腸管がけいれん状態となるので、便の移送が妨げられ、通過障害を起こします。

過敏性腸症候群による便秘がこれで、収縮している腸の上に水分がたまってしまい、便秘のあとに下痢が起こることもあります。

【器質性便秘】

大腸のある部分に炎症による狭窄《きょうさく》や腫瘍《しゅよう》、癒《ゆ》着《ちゃく》などが生じ、大腸の内腔が狭くなって通過障害を起こします。また肛門部の病変、直腸脱、肛門脱などの痛みで排便できないもの、糖尿病、甲状腺機能低下症、脊髄《せきずい》損傷、強皮症、ヒルシュスプルング病などの全身性の疾患で、腸管の運動が低下して起こるものがあります。さらに妊娠によって腸管が圧迫されて起こることもあります。

治療

器質的便秘は原因となる疾患の治療が必要です。

機能的便秘を改善するには、まずは規則正しい食生活を心がけることが大切です。食物繊維の多い食材を意識して食べること、水分を十分にとること、海藻類、寒天、コンニャク、果物も便通をよくします。

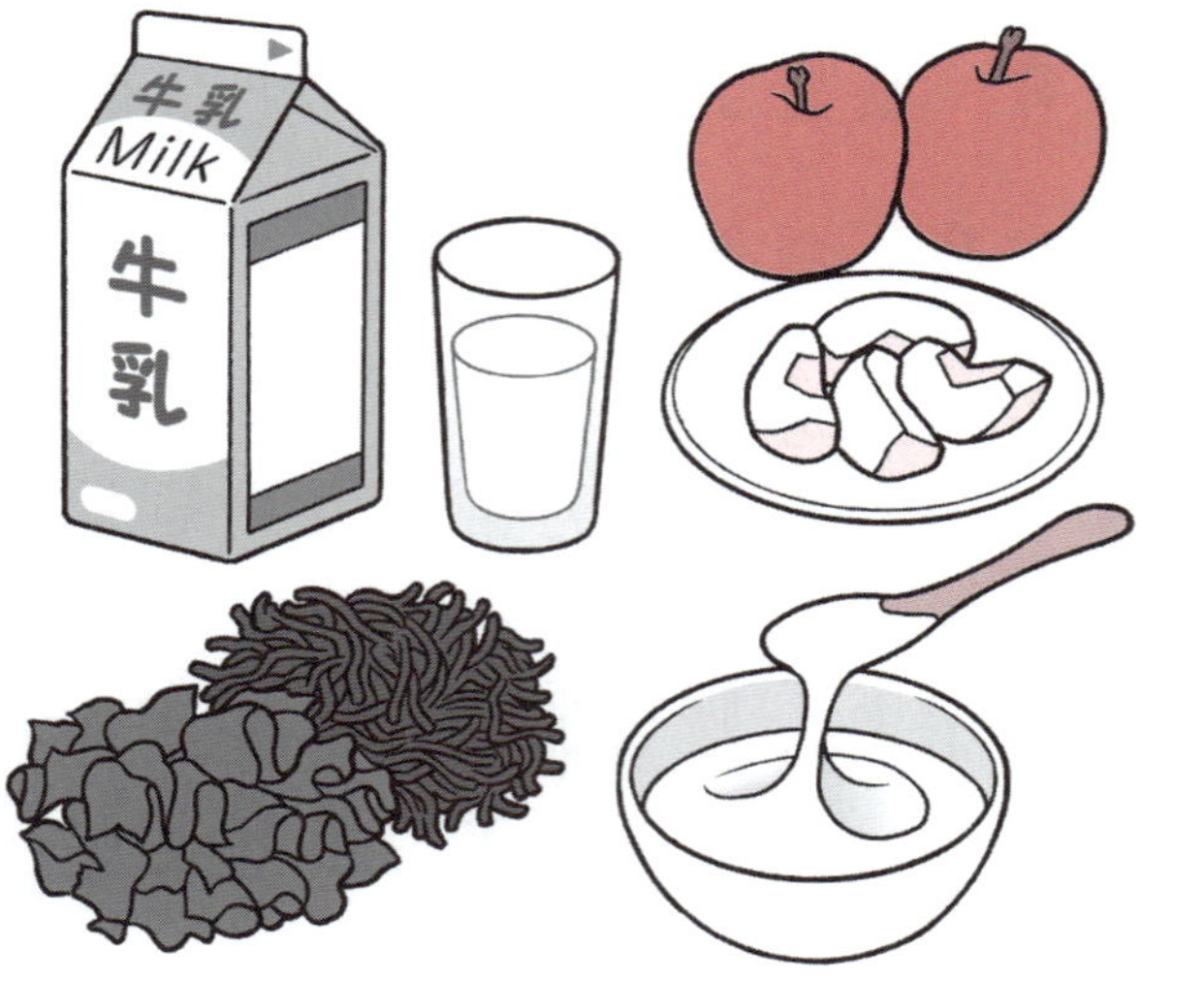

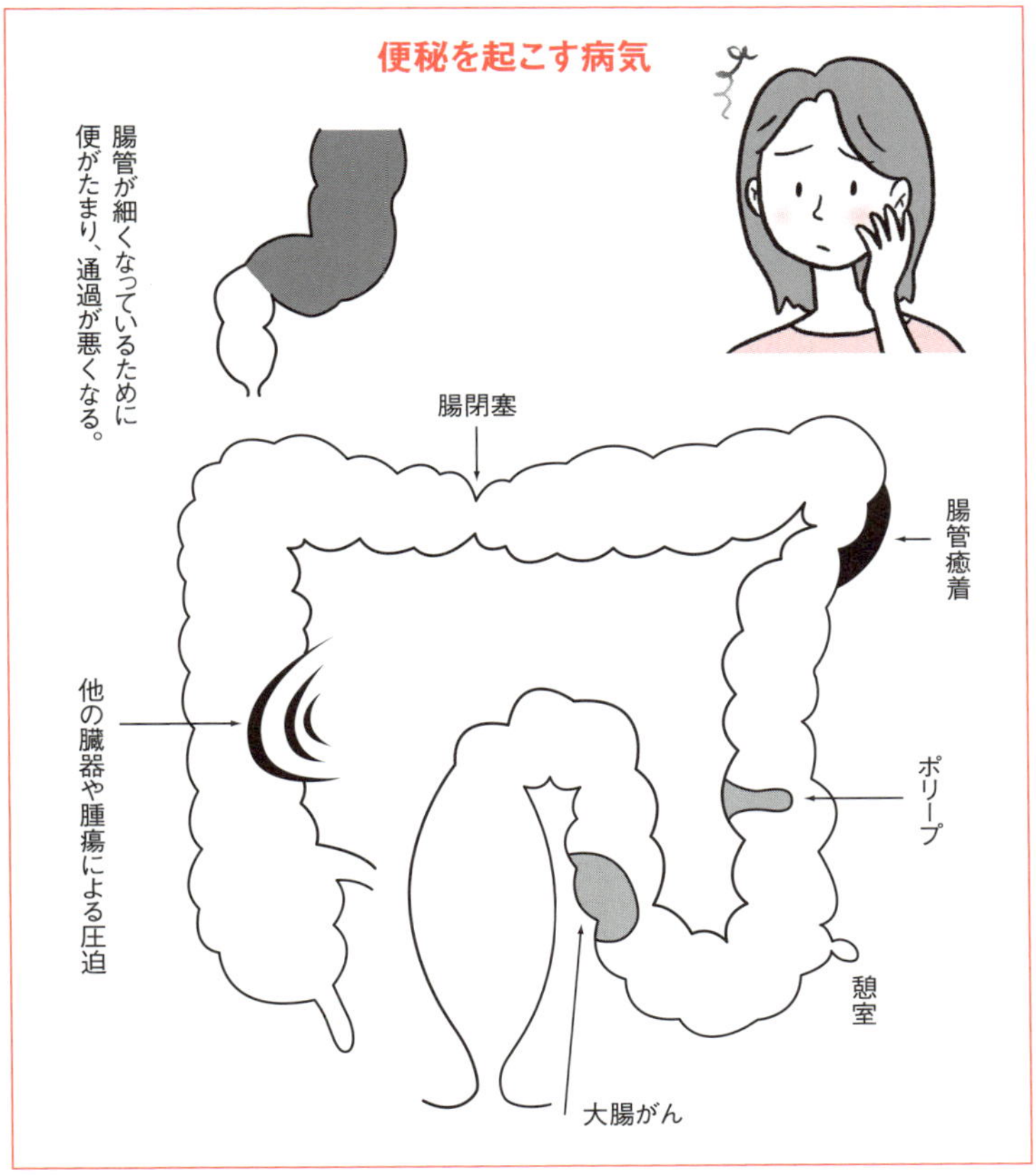

排便を促す胃・結腸反射は、朝にいちばん強く起こるので、朝食前にコップ1杯の水や牛乳を飲むことも便秘解消に効果があります。朝食をとらない習慣も便秘を悪化させるため、野菜ジュースやヨーグルトだけでもとるようにしましょう。

排便習慣をつけるために、毎朝トイレにすわることも大切です。

便意を感じたときはそれをのがさないように、可能な限りトイレに行くように心がけましょう。そのほか、腹部のマッサージやウオーキング、ストレッチなどで腸に刺激を与えることも有効です。

（松田圭二）

慢性便秘の漢方療法

漢方治療の対象とするのは、便秘のうちでも常習性便秘と呼ばれるものが大部分です。常習性便秘は、さらに弛緩性《しかんせい》便秘とけいれん性便秘とに大別できます。

漢方では、漢方的診断によって便秘を、実証の便秘と虚証の便秘とに分けて治療します。

大柴胡湯《だいさいことう》

体格のよい、がっしりした人で、胸脇苦満《きょうきょうくまん》があって、肩がこりやすく、口の中が粘ついたり、苦かったりする、といった実証の便秘に効果があります。

大承気湯《だいじょうきとう》・小承気湯《しょうじょうきとう》

実証タイプで、腹部全体が充満して弾力があり、皮下脂肪が厚く、脈にも力があって、便秘が強い人には大承気湯を用います。熱があって、うわ言をいうようなときの便秘によいものです。大承気湯を用いる場合より症状の軽い人には、小承気湯を用います。

潤腸湯《じゅんちょうとう》

体液が欠乏して皮膚、粘膜が枯燥し、便秘をきたした人に用います。特に、比較的体力のない高齢者、虚弱な人の常習性便秘に効果があります。

桂枝加芍薬湯《けいしかしゃくやくとう》・桂枝加芍薬大黄湯《けいしかしゃくやくだいおうとう》

比較的体力が低下し、腹痛、下痢、あるいは便が快通しない人には桂枝加芍薬湯を用います。冷え症で腹直筋の緊張が認められることが目標です。

渋り腹、あるいは便秘が強い人には桂枝加芍薬大黄湯のほうを用います。

小建中湯《しょうけんちゅうとう》

この処方は、桂枝加芍薬湯《けいしかしゃくやくとう》に飴《あめ》（膠飴《こうい》）を加えたものです。無力体質で疲れやすく、腹痛、手足の倦怠感、寝汗、口渇《こうかつ》、動悸があり、便意をもよおすにもかかわらず便が快通しない虚証の便秘に効果があります。

附子理中湯《ぶしりちゅうとう》

新陳代謝が極度に衰えた無力体質の人で、血色が悪くて生気に乏しく、胃腸の働きが弱く、胃内停《いないてい》水《すい》があるという、弛緩性で虚証の便秘に効果があります。

加味逍遙散《かみしょうようさん》

特に女性で、神経症的な訴えが多く、便秘に下剤を使うと不快な下痢をして疲れ、腹痛を起こす人には、この加味逍遙散に阿膠《あきょう》を加えて用いると、快便が出ていろいろな訴えがよくなることがあります。便が石のようにかたいと訴える人に、特に効果があります。

麻子仁丸《ましにんがん》

高齢者や病後で疲れた人などが、体の水分が少なく枯燥《こそう》し、皮膚や粘膜にうるおいがなくなり、尿は多くて、そのために便秘しているというときに有効です。おだやかな漢方下剤です。（矢数圭堂）

慢性便秘のツボ刺激

便秘といえば最も多いのが常習性便秘で、特に日本女性の70％は便秘症であるといわれるほどです。ツボ療法はこの常習性便秘に治療を施して効果があります。

まず、あおむけに寝て、ひざを立て、腹筋がゆるむようにします。そして、右手を下、左手を上に重ねて、右腰骨の内側→右脇腹→右肋骨の下→みずおち→左肋骨の下（胃）→左脇腹→左腰骨の内側→左下腹と、時計回りにマッサージを行います。

ツボでいうと、**巨闕《こけつ》**、**天枢《てんすう》**、**大《だい》巨《こ》**の周辺になります。

この場合、ちょうど舟の櫓《ろ》をこぐようにもみほぐす感じで行うのがコツです。ことに左腰骨の内側から左の太もものつけ根にかけては、念入りにマッサージしてください。この部分には排便に直接影響を及ぼすS状結腸や直腸があるからです。また、大巨は昔から便秘の特効ツボとして有名ですが、このツボは解剖学的にみると、大腸の一部である下行結腸からS状結腸にいくあたりになります。それを外から刺激すれば、腸の蠕動《ぜんどう》が盛んになり、便が直腸のほうに押し出されますから、よくなるのは必至なわけです。

刺激に敏感な人、あるいは症状の軽い人なら、この腹部の時計回りマッサージだけで症状が軽快し、排便がよくなります。

時計回りマッサージが終わったら、みずおちの真下から**中脘《ちゅうかん》**、へそ下にかけて、やはり櫓こぎマッサージを行います。本人の吐く息に合わせて、やや強めにもむのがコツ。

仕上げに、もう一度、時計回りマッサージをします。

以上、腹部のマッサージはあまり強くなく、しかも長くもみすぎ

胃腸の不快症状をツボで治す、あたためて治す方法

●胃のもたれ

食後、食べたものが胃の中でなかなか消化されず胃がもたれるときは、肋骨の下縁をマッサージします。みずおちから脇腹に向かって、あばら骨の下の縁を、親指を除く4本の指の腹で、上から下へとやや強めにこすります。繰り返しているうちに、げっぷが出て、胃がすっきりします。

●食後の胃痛

食べたあとの胃が痛むときは、足《あし》三里《さんり》や太衝《たいしょう》を押すとすっきりして痛みがおさまります。足の三里（左ページ参照）は、ひざのお皿の下にあります。すねの骨にそって下から軽くさすり上げ、骨のふくらみにあたり、自然に指が止まる場所です。太衝は足の親指と第二指の骨の間を指でこすり上げると指が止まるところにあります。二つのツボを、少し痛いけれど気持ちがいいという程度に、息を吐きながら押しましょう。息を吐きながら押して、息を吸いながら力を抜くのが基本です。

●緊張による急な胃痛

大事な会議や緊張するような場面で、急に胃痛が生じることがあります。そんなときは、すわったままひざの上にある梁丘《りょうきゅう》（P156参照）と、おなかの中脘《ちゅうかん》（左ページ参照）というツボを刺激します。梁丘は、ひざの外側上の角から、指幅2本分上方、筋肉の間のくぼみにあります。息を吐きながらじっくり押すと痛みがやわらぎます。

●慢性の下痢や腹痛はあたためる

疲れや心労で下痢をしたり、ときに腹痛を起こすという、いわゆる慢性下痢症の人には、おへそをあたためると効果的です。ホット専用のペットボトルにお湯（やけどをしない程度の熱さ）を入れ、服の上から、おへそを中心にあたためます。下痢の場合は、反時計まわりに、手でゆっくりとおなかをマッサージするのもよいでしょう。おなかのぐあいが悪いときは、おなかに手を当ててみましょう。ひんやりと冷たかったら全身が冷えている証拠ですから、おなかをあたためます。ひどい下痢のときは脱水に気をつけ、白湯《さゆ》を飲むなど、水分補給を忘れないようにしましょう。（船水隆広）

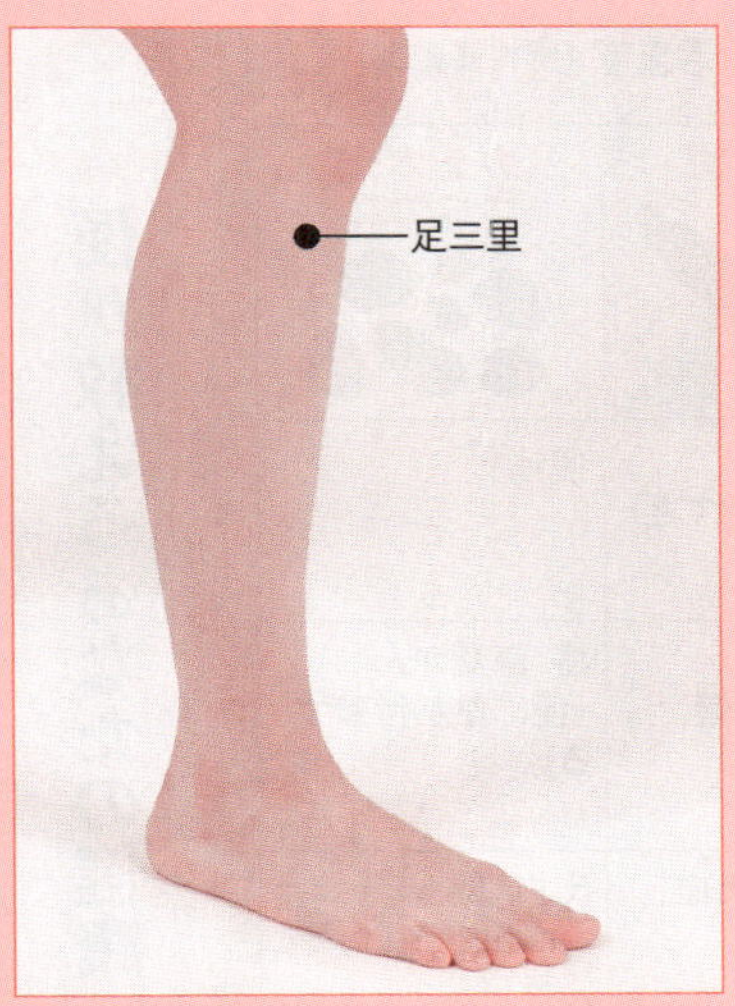

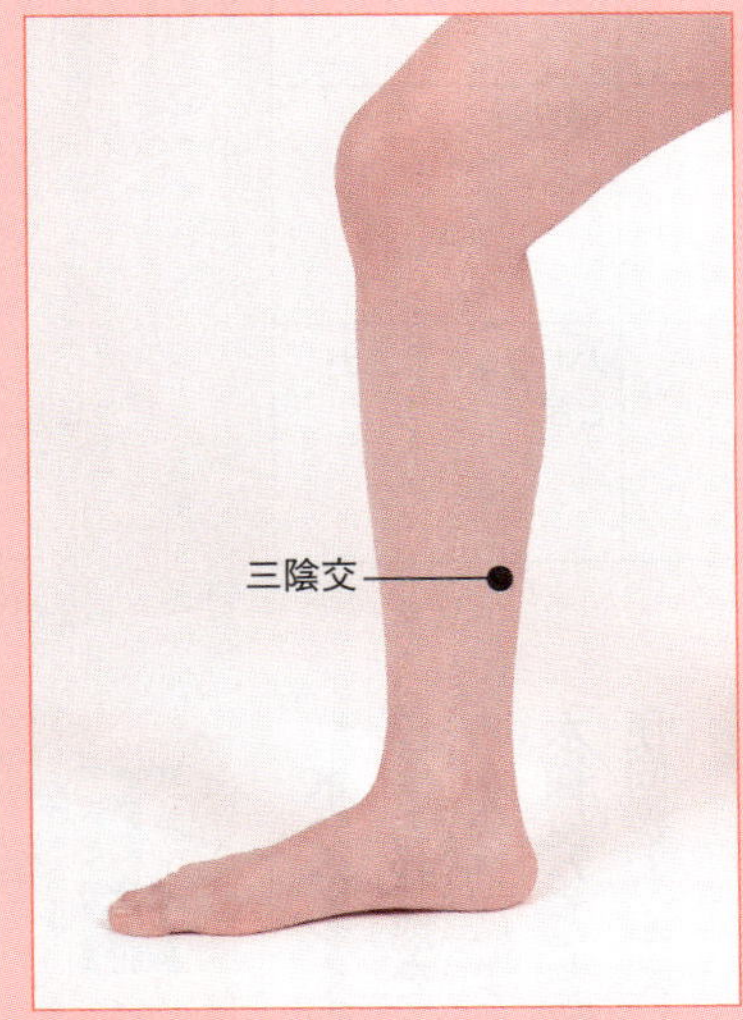

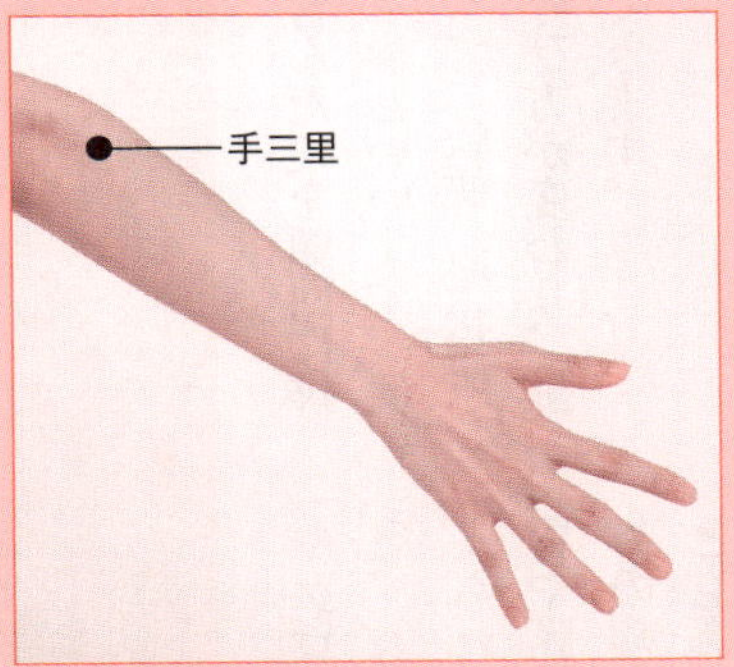

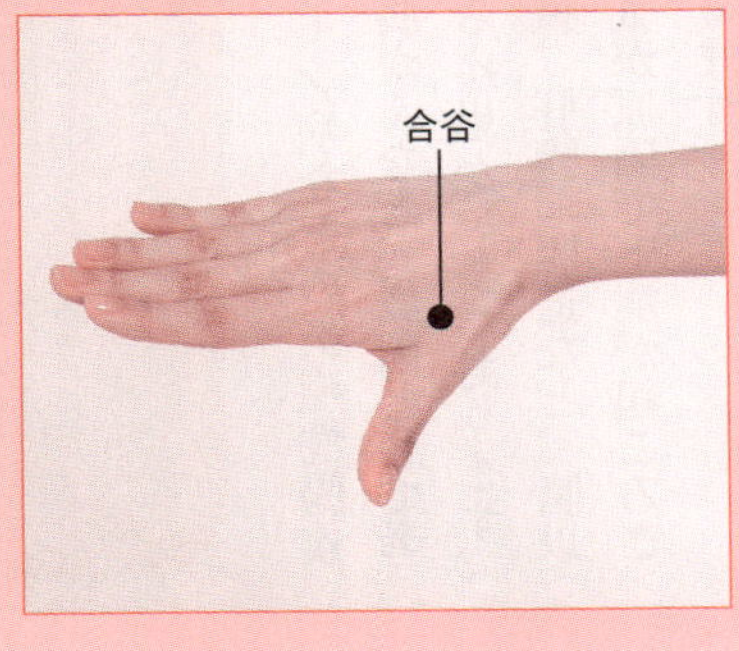

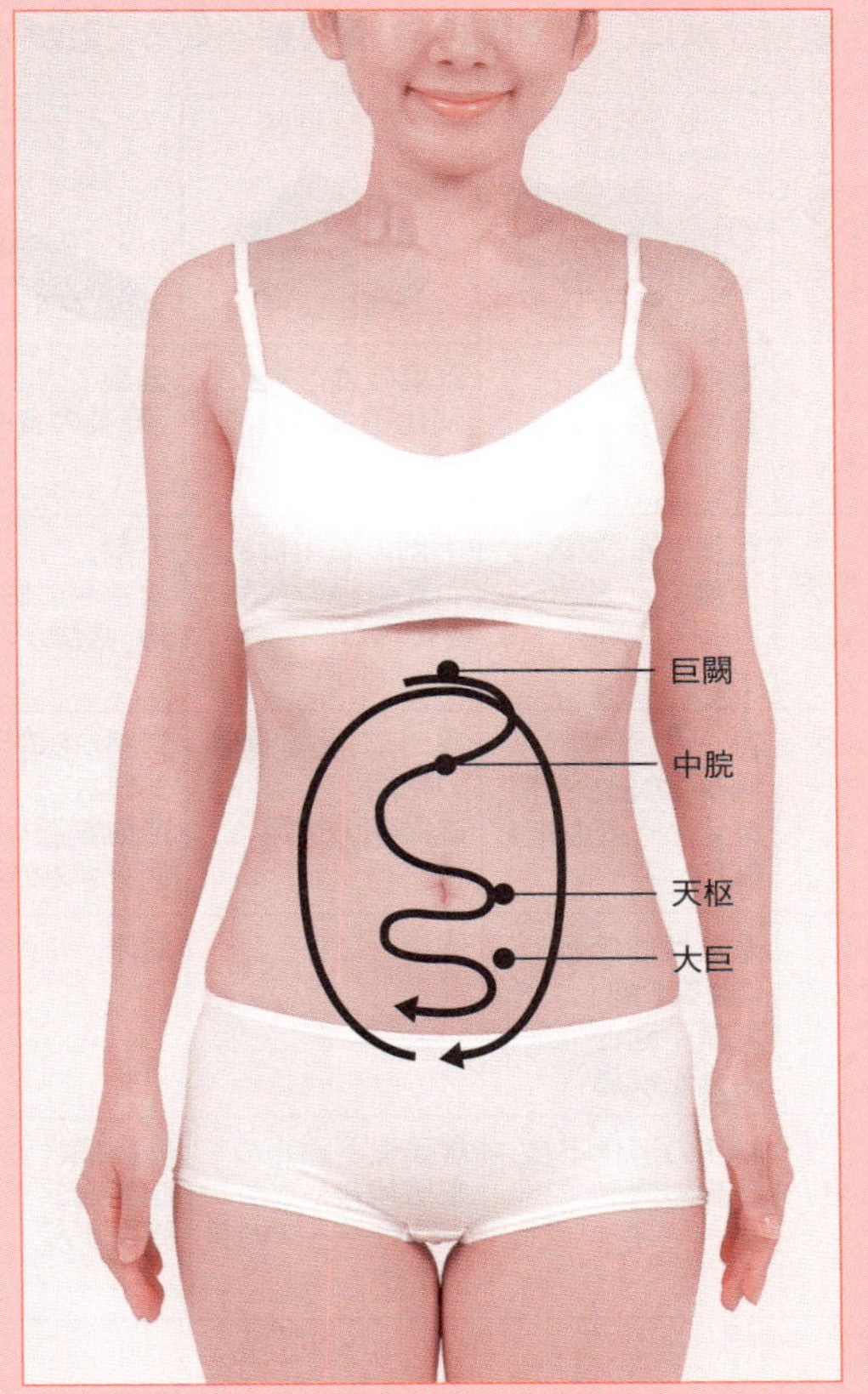

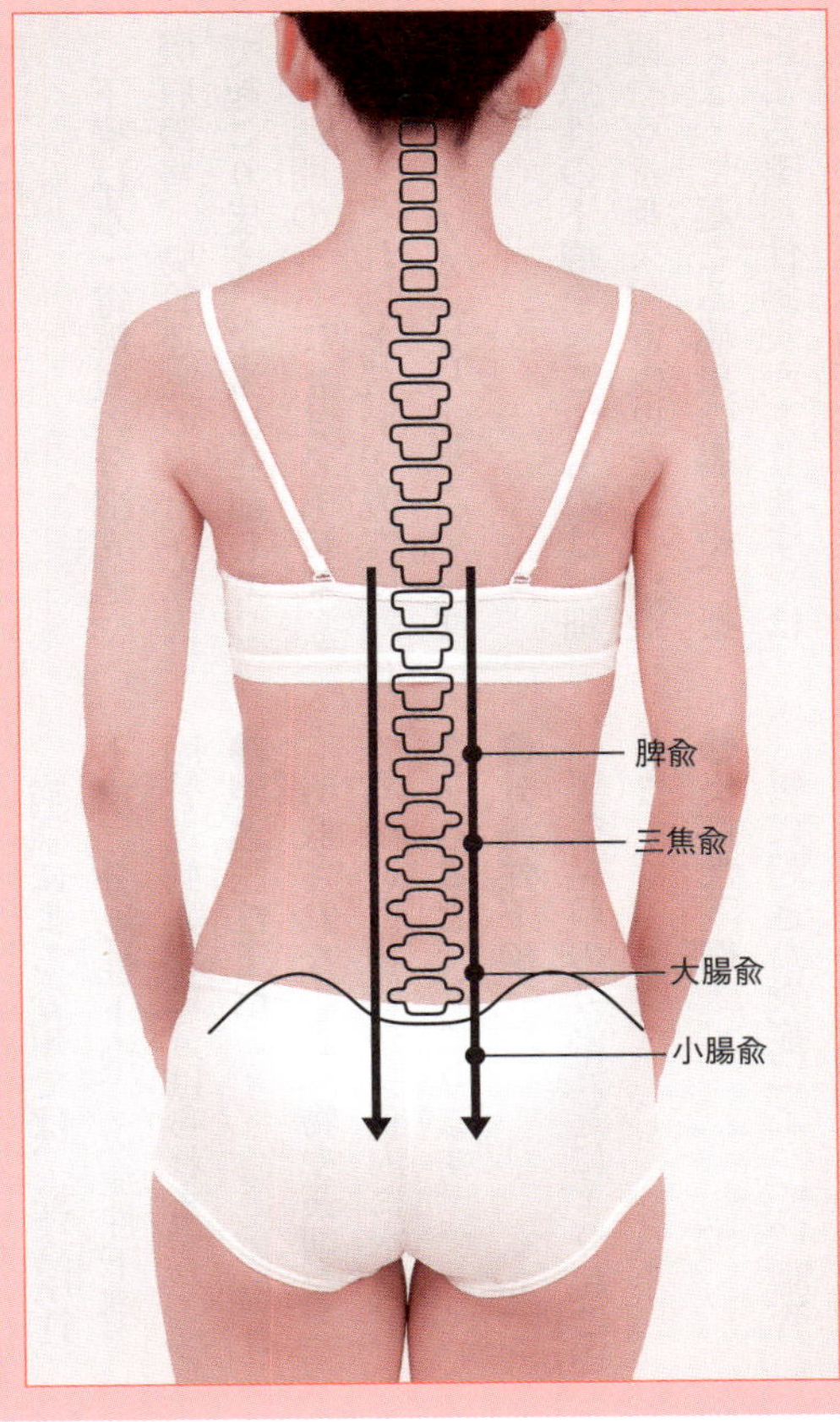

ないよう注意し、せいぜい1回5〜10分程度にします。

腹部の治療が終わったら、背中、腰の治療に入ります。背骨、腰骨の両側、ツボでいうと**脾兪**《ひゆ》、**三**《さん》**焦兪**《しょうゆ》、**大腸兪**《だいちょうゆ》、**小腸兪**《しょうちょうゆ》のあたり、つまり背中、腰の縦のラインを上から下に向かってマッサージします。手のひらや親指で小さな輪を描くようにして押してやるわけです。これらのツボは、腸の働きを促します。

最後に胃腸の調子をととのえるのに効果がある手の**手三里**《てさんり》、**合谷**《ごうこく》、足の**足三里**《あしさんり》、内くるぶし上の**三陰**《さんいん》**交**《こう》を指圧します。この場合は指先を立てるようにして刺激をします。

あわせて、朝起き抜けに、冷たい水や牛乳をコップ1杯飲むのも効果的です。

（芹澤勝助）

便が教えるあなたの健康

便の形状や色を観察すれば、胃や腸の健康状態を知ることができます（野村喜重郎）

形＼色	水様 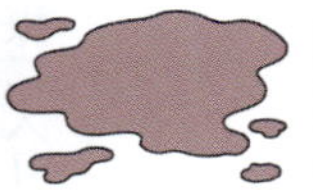	泥状 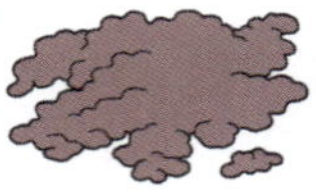	半ねり状 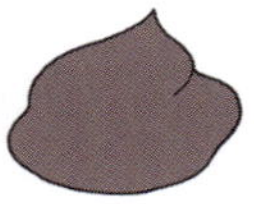	バナナ状 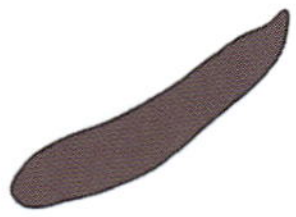	カチカチ コロコロ 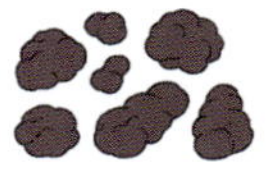
緑色	急性腸炎、暴飲暴食、アルカリ性下痢	溶血性黄疸、急性腸炎	野菜の食べすぎ、消化不良	健康（野菜の食べすぎ）	便秘
赤色	赤痢、コレラ、食中毒、潰瘍性大腸炎、直腸がん、ポリープ、痔	大腸がん、潰瘍性大腸炎	下剤の服用後、赤い着色料の食品を食べた	下剤、着色料の影響、痔、直腸がん	痔、直腸がん（便に血が付着する）
黒色	胃、十二指腸、小腸からの出血	胃、十二指腸、小腸からの出血、下痢止めや造血剤を服用	胃・十二指腸潰瘍の初期、造血剤の服用	胃腸からの出血、または造血剤服用、便秘ぎみのとき	出血、薬、コロコロならけいれん性便秘
茶色	暴飲暴食、冷えなどによる下痢	過敏性腸症候群による下痢、乳糖不耐症、内分泌疾患	健康	健康	便秘
灰白色	腸結核、膵臓がん、小児では白色便性下痢症、閉塞性黄疸	脂肪の消化不良、膵臓の病気	胃薬や下痢止め薬服用後、ホワイトチーズの食べすぎ	肝臓病、胆石症、胆道がん	バリウムを飲んだとき

下痢《げり》

水分を多く含んだ便を頻回に排出する状態を下痢といいます。便の水分量によって、軟便、泥状便、水様便などと呼び方が変わり、排便回数もふえてきます。

原因・症状

下痢は水・電解質の分泌亢進《こうしん》や吸収障害、腸管運動の異常が原因で起こります。急激に発症して2〜3週間のうちに止まるものを急性下痢、それ以上続いて慢性に経過するものを慢性下痢といいます。

急性の下痢を起こすものは、細菌やウイルス、寄生虫などの感染によって起こる感染性腸炎や、薬による薬剤性腸炎があります。ほかに消化不良下痢や神経性下痢、キノコやフグの中毒、ヒ素や水銀などの物質の摂取などでも起こります。

慢性の下痢は、腸結核などの感染性の腸の病気、近年増加している過敏性腸症候群、潰瘍《かいよう》性大腸炎やクローン病などの炎症性腸疾患、大腸がんなど、原因として考えられる疾患が数多くあります。胃や膵臓《すいぞう》、肝臓、胆道など、腸以外の病気が原因で下痢が起こることもあります。

病態による分類では、浸透圧性下痢、分泌性下痢、炎症性下痢、腸管運動異常に分けられます。

●浸透圧性下痢

吸収されない食べ物や薬剤などの高浸透性物質が腸管内に水を引き込むことで起こります。

●分泌性下痢

腸管粘膜の分泌亢進により起こります。

●炎症性下痢

腸に起きた炎症によって、腸管壁から多量の滲出液が腸管内にしみ出ることで起こります。血性下痢になることもあります。

●腸管運動異常

腸管運動が亢進して便が腸管内を早く通過したり、腸管運動が低下して脂肪や水の吸収障害が起こることが原因となります。

治療

下痢はさまざまな原因で起こるため、安易に下痢止めを使うことはおすすめできません。

脱水・電解質異常への対策も大切で、特に高齢者や小さな子供の脱水症状には注意が必要です。また絶食や流動食などの食事療法で、腸の負担を軽減させます。

原因不明の下痢が続く場合は、早めに受診して、原因となっている疾患を確かめましょう。

（松田圭二）

下痢の漢方療法

半夏瀉心湯《はんげしゃしんとう》・甘草瀉心湯《かんぞうしゃしんとう》・生姜瀉心湯《しょうきょうしゃしんとう》

みずおちがつかえて、かたく張り、腹鳴を伴う下痢があって、吐きけ、嘔吐、食欲不振、げっぷの出るものに用います。

下痢のはげしいものには甘草瀉心湯、悪臭のあるげっぷが多く出るときは生姜瀉心湯を用います。

五苓散《ごれいさん》

水様性の下痢があって、のどが渇き、水を飲んでも尿の出が少なく、ときに水を飲んでもすぐ吐いてしまうような場合に用います。

小児の下痢によいものです。

人参湯《にんじんとう》

平素、胃腸の虚弱な人が腹を冷やしたり、冷たいものを食べて下痢をする場合に用いてよいものです。脈も腹も軟弱で、胃内停水《いないていすい》があり、口中につばがたまることなどが目標です。

真武湯《しんぶとう》

この処方も、平素胃腸が弱く、冷え症で疲れやすく、特に腸の症状が強くて、はげしい下痢をしたあとグッタリと疲れを感じるという人に用います。人参湯《にんじんとう》と合方して用いることも、よくあります。

胃風湯《いふうとう》

真武湯《しんぶとう》を用いるような虚弱な体質の人の下痢で、粘血便が続き、渋り腹のあるときに用います。

柴胡桂枝湯《さいこけいしとう》

みずおちのところと、両肋骨《ろっこつ》弓《きゅう》の下部が緊張して、かたく張り、腹痛、下痢、また悪心《おしん》、嘔吐などがあるものに用います。ストレスなどによる下痢に有効です。

桂枝加芍薬大黄湯《けいしかしゃくやくだいおうとう》

比較的体力の低下した人で、下痢の回数は多いが1回の量は少なく、腹痛と渋り腹があって、絶えず便意をもよおし、苦しむといった場合に用います。腹部は膨満し、腹直筋の緊張が認められることが目標です。

葛根湯《かっこんとう》

急性の下痢で、発熱、悪寒《おかん》があり、汗が出ないで、脈が浮いて力のある実証タイプの人の症状に用います。この処方を与えると、汗が出て、下痢が早く治ります。

大柴胡湯《だいさいことう》

平素は胃腸の丈夫な人の急性下痢に用います。腹痛と渋り腹があり、悪心、嘔吐、口渇《こうかつ》、食欲不振などを訴え、胸脇苦満《きょうきょうくまん》が強く、舌は黄苔《おうたい》または黄褐色の苔があることが目標です。

大建中湯《だいけんちゅうとう》

日ごろから下痢しやすく、冷房などの冷えによって腹痛とともに下痢が増強するような人に用います。腹部が全体として軟弱無力で、腸管のうねうねした動きを外から見ることができるようなものに適応します。

腹痛が強い場合には大建中湯に桂枝《けいし》や芍薬《しゃくやく》を加えたり、小建中湯と合方する場合もあります。

（矢数圭堂）

下痢のときの食事のポイント

下痢がひどいときは、1~2日絶食するのがいちばんです。その後は重湯やくず湯、スープなどの流動食にし、回復したら、おかゆから普通食へと戻していきます。症状が軽いときは、絶食する必要はありません。回復の兆しが出るまで数日間、流動食で過ごすようにしましょう。

重湯　土なべか厚手のなべに、洗った米と米の分量の8~10倍の水を入れて強火にかける。煮立ったら、ふきこぼれないように火を弱め、15分くらい煮てから、清潔なガーゼ2枚でこす。

くず湯　くず粉（かたくり粉でもよい）に砂糖と少量の水を加えてねり、熱湯を注いでかきまぜる。

（原 久子）

消化・整腸の力が強い納豆菌

納豆が健康食品であることはよく知られていますが、納豆のあの独特のにおいと味はどうしてもだめという人も多いでしょう。そこで、納豆ぎらいの人にも抵抗なく利用できるものとしておすすめなのが、納豆菌です。

納豆をつくる納豆菌には、胃腸の不快症状を解消する著しい効果があることは、納豆業者の間では以前から知られていました。なかでも下痢、胃のもたれ、便秘などの症状の改善や、消化器系の病気の予防、二日酔いの解消などにすぐれた働きがあります。

納豆に関する研究が進んでいても、納豆菌それ自体の効果のメカニズムはまだ解明されていない部分が多いのですが、納豆菌そのものが、腐敗菌や病原菌などの腸内の悪玉菌を殺し、乳酸菌などの善玉菌をふやす働きをしているものと思われます。抗生物質が手に入らなかった戦前には、腸チフスや赤痢の特効薬として使用していたそうです。

さらに、納豆菌にまだまだ多くの効果があるらしいことがわかってきました。なかでも注目されるのは、納豆菌に制がん効果があるらしいこと、免疫能力を高める効果があることです。

納豆というと強烈なにおいを連想するでしょうが、驚いたことに、納豆菌はほとんど無味・無臭です。

一般には業務用に生産されているものですから、近くに納豆屋さんがあれば、分けてもらうとよいでしょう。また手作り納豆用として、一部では小売りもされています。

納豆菌には液体のものと、ぬるま湯にといて使用する粉末のものがあります。粉末の菌は一般にも使用しやすいように小分けされていて便利です。

一般には、液体なら1回5㎖を、粉末なら3gを、1日1〜2回飲むとよいでしょう。（高橋紘一郎）

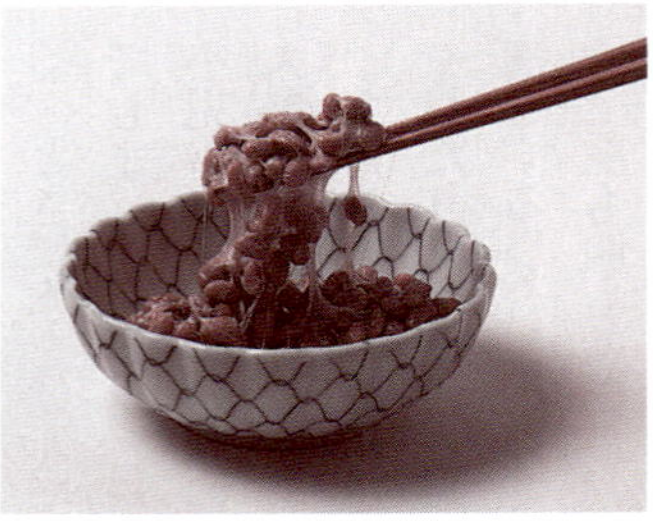

納豆をつくる納豆菌には、
体にいい効果がいっぱい。

たんぱく漏《ろう》出《しゅつ》性《せい》胃《い》腸《ちょう》症《しょう》

胃腸の粘膜から胃腸管腔内に、血漿《けっしょう》たんぱく（特にアルブミン）が異常に漏れ出して、低たんぱく血症を起こす病気の総称です。

原因・症状

通常、血漿たんぱくは生理的に消化管内に漏出していますが、健常時はそれが消化酵素の働きで腸粘膜より再吸収され、肝臓に運ばれてたんぱく合成に関与します。この腸肝循環が壊れ発症します。原因としてはリンパ系の異常や、毛細血管透過性の亢進《こうしん》、消化管粘膜上皮の異常が考えられています。

たんぱく漏出性胃腸症の原因となる病気はとても多彩です。胃ではメネトリエ病、小腸では腸リンパ管拡張症、熱帯性スプルー、クローン病など、大腸では潰瘍《かいよう》性大腸炎、クロンカイト・カナダ症候群、アレルギー性胃腸症があり、そのほか、うっ血性心不全、収縮性心膜炎、ネフローゼ症候群、ゾリンジャー・エリソン症候群、アミロイドーシスなどです。なかでも代表的な疾患は、メネトリエ病と腸リンパ管拡張症です。

主な症状は浮腫《ふしゅ》で、顔や下肢だけでなく、ときには腹水を伴う全身浮腫を生じることもあります。

ほかに下痢、腹痛、貧血、悪《お》心《しん》、嘔吐《おうと》、腹部膨満感、栄養障害などを伴うことがあります。

治療

消化管造影X線検査や内視鏡検査、組織検査などで原因となっている病気を特定し、それによって治療方法を選択します。

メネトリエ病の薬物療法では、H_2受容体拮抗薬やプロトンポンプ阻害薬を用います。また腸リンパ管拡張症では、高たんぱく低脂肪食が有効です。

局所的な病気が原因であれば、手術によって改善されることもあります。薬物療法での効果がない場合も外科的治療が適応されます。

（松田圭二）

腸《ちょう》ポリープ

ポリープとは、消化管の粘膜の表面から突き出た隆起です。腸の場合は大腸に多く、小腸にはあまりできません。大腸ポリープの約80%は「腺腫《せんしゅ》」と呼ばれる良性腫《しゅ》瘍《よう》ですが、直径が10㎜以上になるとがんになる危険性が高まります。

また放置された過形成性ポリープ（鋸歯状《きょしじょう》ポリープ）も大腸がんになるおそれがあるので、定期的に検査を受ける必要があります。

原因・症状

大腸ポリープは、通常は無症状です。直腸ポリープは放置せずに精密検査を受けることが大切です。

直腸ポリープは大きくなったり、茎があるタイプでは排便時に残便感や異物感を感じたり肛門から脱出したりします。ともに発生原因は、よくわかっていません。

治療

大腸がんの多くは大腸ポリープが成長したものなので、ポリープは発見されたらできるだけ摘出します。ポリープは、体への負担が少ない内視鏡を使った次のような手法で摘出します。

生検（バイオプシー）　5㎜以下のポリープは、内視鏡についている鉗子でつまんでとるか、焼き切ります。

ポリペクトミー　キノコ型のポリープは、内視鏡の先端から出したワイヤーで焼き切ります。

内視鏡的粘膜切除術（EMR）　直腸ポリープが無茎性で2㎝以上の場合は、EMRが第一選択です。痛みや傷が少なく、日帰り手術ができる病院もあります。

内視鏡的粘膜下層切開剥離《はくり》術（ESD）　EMRでとりきれない大きさのポリープに対応できます。術後の失血の心配はありません。入院期間は1週間前後です。

ポリープは切除後も別の場所にまたできる可能性があるため、切除後も定期的に検査します。

（佐原力三郎）

大腸ポリープとがんの関連性

内視鏡で摘出したポリープの組織を顕微鏡でみると、小さながん細胞の集団が見つかることがあります。これは「腺腫内がん」と呼ばれます。腺腫内がんは、大腸がんの最も若い状態で転移などの可能性は低いのですが、そのままにしておくと大きくなり、大きながんに育っていきます。

ポリープががんを含むかどうかを鑑別するため、成長したがんの毛細血管の様子がよくわかるNBI（ナローバンドイメージング）とそれを拡大して映し出す内視鏡を組み合わせて、そのポリープが悪性なのか良性なのかを肉眼で判断することもできるようになりました。

ポリープの大きさも、がん化の可能性を判断する材料です。大阪府立成人病センターの研究調査では、5㎜以下の大腸ポリープでがんが見つかる確率はわずか0.6%ですが、5～9㎜になると7%に上がり、10～19㎜では24.6%、20㎜以上の大きさになると35.8%の確率でがんが見つかるとしています。東京大学のデータでは、発見率はさらに高く、10～19㎜では28.7%、20㎜以上では65.6%にがんが見つかるとしています。

つまり、5㎜以下のポリープではがん化の可能性は非常に低いので、この段階のポリープは摘出する必要がない、と考える医師もいます。一方、ポリープが10㎜以上になるとがんになっている確率は高く、20㎜以上になると、がんである可能性はいっそう高くなるといえるのです。

ポリープは、切除するかどうかで、治療効果に大きな違いが出てきます。米国の研究では、ポリープを切除した人は、しなかった人より76～90%もがんになるリスクが減ると報告しています。

（佐原力三郎）

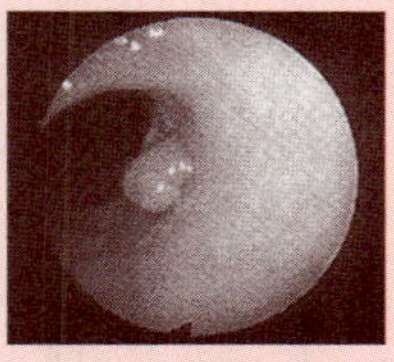

大腸ポリープ

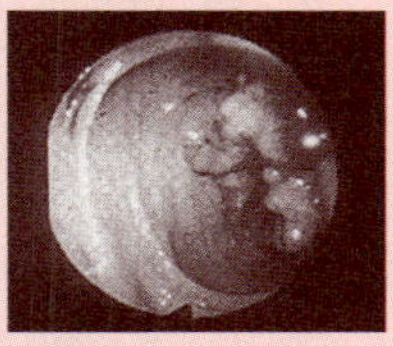

大腸がん

ポリープの大きさとがんである割合

ポリープの大きさ	がんである割合
～4㎜	0.6%
5～9㎜	7.0%
10～19㎜	24.6～28.7%
20㎜以上	35.8～65.6%

（大阪府立成人病センターおよび東京大学のデータより）

急《きゅう》性《せい》虫《ちゅう》垂《すい》炎《えん》

いわゆる、盲腸です。小腸が大腸に移行する部分は、下のほうが盲端（先端が閉じた状態）になっているため盲腸と呼ばれます。この先端から出る細い突起（虫垂）の内腔に炎症が起こるのが急性虫垂炎です。10～30代に最も多く発症し、症状はさまざまです。穿孔《せんこう》（孔があく）や癒着《ゆちゃく》が起こるまで放置すると治療はやっかいになりますし、重症化すると死に至ることもあります。

虫垂の位置

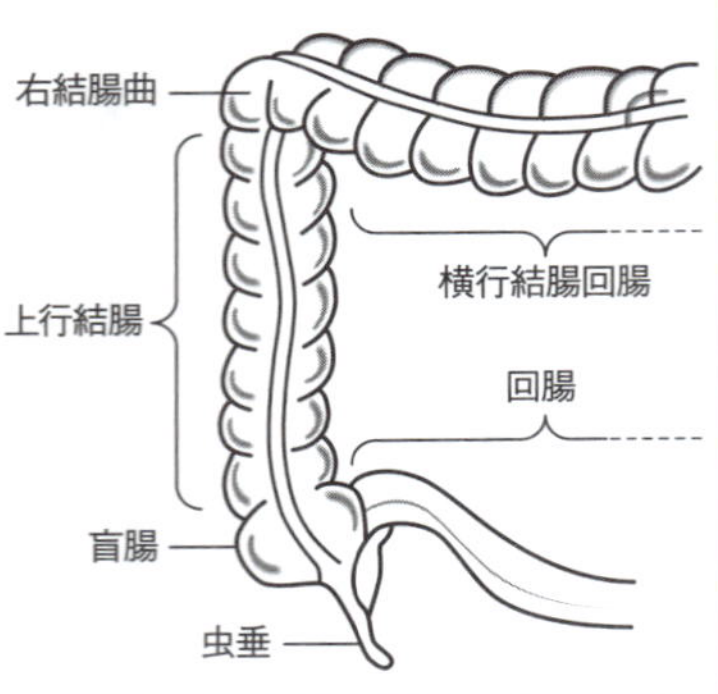

原因・症状

腹痛、嘔吐《おうと》、発熱が3大症状です。多くの場合、初めにみずおちに痛みがあらわれます。時間の経過とともに右の下腹部が痛くなり、嘔吐がみられます。発熱もありますが、37.5度前後です。また、食欲も低下します。

炎症が進み虫垂の壊死《えし》や穿孔が起こると、腹膜炎（炎症が虫垂と接している腹膜にまで及ぶ状態）を併発し、締めつけられるようなはげしい痛みがマック・バーネー点（下図参照）に集中します。

病気のはっきりとした原因は不明です。虫垂に便、異物、腫瘍などが詰まって、細菌感染を併発し、発症することが多いとされます。

診断

診断には、医師による腹部触診（手で腹部を圧迫して圧痛があるかを検査する）と、直腸診（肛門から指を挿入して骨盤腔内への炎症の進行状態を診断する）が重要です。血液検査で白血球数を調べます。白血球は、発症後約12時間するとふえて、少し遅れて炎症反応（CRP）が陽性になります。炎症が進んでいる場合は、虫垂の形態的変化を確認するため、腹部超音波検査、CT検査が必須です。

治療

急性虫垂炎の治療は外科的治療（虫垂の切除）が基本ですが、病気のレベルによっては、薬物療法を行います。病理診断的には、以下の3段階に分けられ、診断が遅れても②の段階で手術できれば、術後の経過も良好です。

①カタル性虫垂炎　粘膜の滲出性炎症で粘液の分泌が高まっている状態です。抗生剤で治療できますが、再発の可能性は残ります。

②蜂《ほう》窩《か》織《しき》炎《えん》性《せい》虫垂炎　膿《うみ》が虫垂の中に充満しているが、穿孔はない状態。虫垂の切除が不可欠です。

③壊《え》疽《そ》性《せい》虫垂炎　虫垂の組織が壊死し、穿孔が起こり、腹腔内に膿がたまっていたり（膿瘍《のうよう》）、腹膜炎がある状態。緊急手術の適応です。

虫垂を切除する手術は、従来の右下腹部を切開する開腹術に加え、腹腔鏡下虫垂切除術もかなり行われるようになっています。手術の傷も小さく、退院までの日数も短くできる手術です。

術後、合併症がなく24時間でガスが排出されれば、食事ができます。ただし、抗生剤の投与と、数日間の点滴は必要です。腹膜炎を併発して、腹腔内に膿がたまっている場合は、膿を腹腔の外に誘導するチューブを留置し、長期にわたって抗生剤投与や点滴が必要です。食事はできず、入院は1カ月以上になることもあります。

（佐原力三郎）

急性虫垂炎の圧痛点

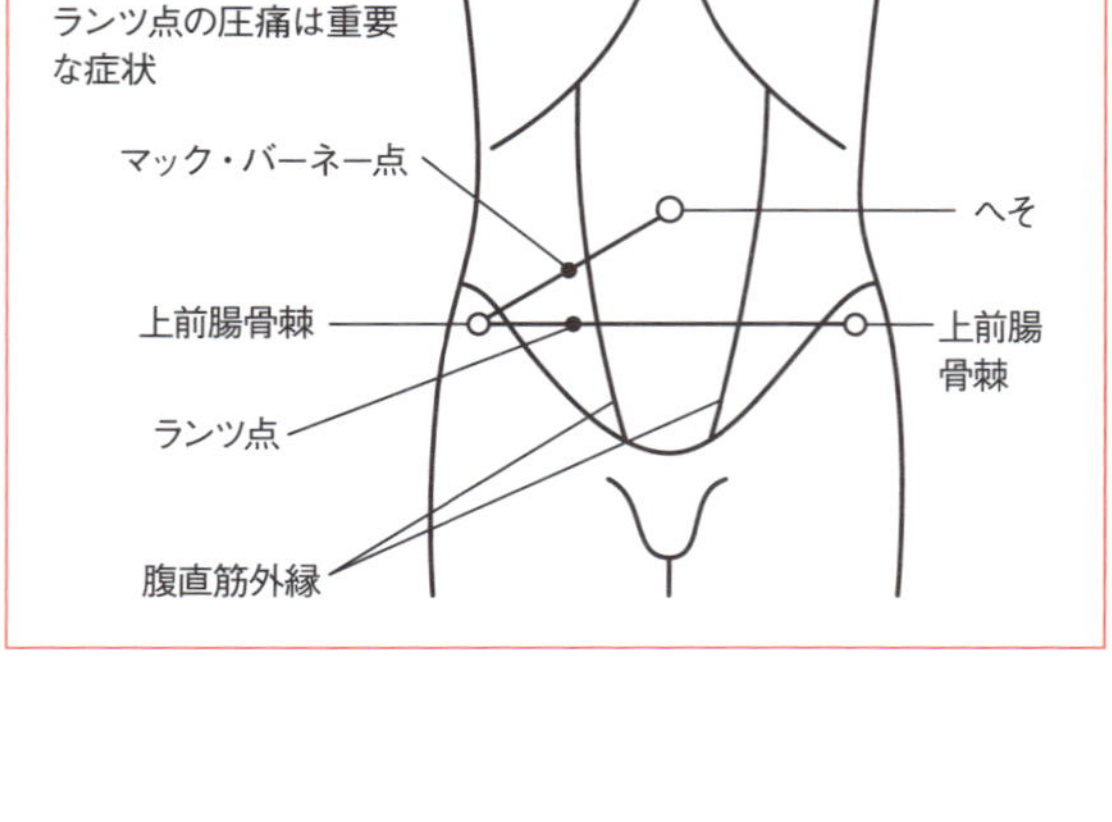
マック・バーネー点、ランツ点の圧痛は重要な症状

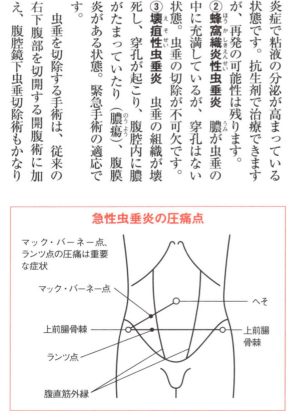

移《い》動《どう》性《せい》盲《もう》腸《ちょう》

盲腸が生まれつき異常に動きやすい人には、腹痛などの症状がみられます。多くは若くてやせた女性にみられますが、盲腸が移動しても特定の症状があらわれない人も多くいます。

原因・症状

右下腹部に、差し込むような痛みや、張る感じ、ガスがたまっている感じなど、不定な症状があります。この症状の多くは、ガスが出て排便すると軽くなります。

慢性的に右下腹部に不快感があり、重苦しく張って、下痢や便秘を繰り返すこともあります。軽い精神・神経症状を伴うこともあります。

盲腸が動きやすいのは先天的なものですが、その発症には、腸の内容物の停滞や回盲部の捻転、自律神経機能の異常などが複雑にかかわるとされています。

本人の食生活や生活環境、月経困難症、妊娠や分娩を反復すること、などが影響するともいわれます。

診断・治療

腹部はやわらかく、右下腹部に膨満した盲腸を、動いて弾力のある腫瘍《しゅよう》としてさわることができます。ふれると、軽い圧痛とグル音があります。圧痛点が、仰臥位《ぎょうがい》（あおむけ）のときと、左側臥位とで異なるのが特徴で、大腸X線検査で確認できます。

まちがって虫垂炎と疑われることもあります。盲腸がんとの見分けも簡単ではありません。

治療は、対症療法が中心となります。手術は、有効とは限らないため、原則として行いません。

便通をととのえ、適度な運動をするなど、心身の健康を心がけることにより軽快することが多いようです。

女性は成人して体重がふえると、だいたいの人はよくなります。

（佐原力三郎）

結《けっ》腸《ちょう》憩《けい》室《しつ》炎《えん》

消化管の壁が外側に袋のように飛び出している状態を消化管憩室といいます。食道や胃にもできますが、大腸に最も多くみられます。結腸にできた憩室に炎症が起こるのが結腸憩室炎です。

かねてより日本人は右側結腸に好発し、虫垂炎とまちがわれることがありました。逆に欧米人は左側結腸に好発し、近年では日本人も左側に発生することがふえてきました。

原因・症状

憩室の内腔に便がたまり、憩室内部で細菌が増殖して炎症を起こします。

主な症状は、下腹部痛や軽度の発熱で、血液を調べると白血球が増加しており、急性虫垂炎と同様の症状を示します。ただし虫垂炎に比べて吐きけや嘔吐《おうと》を伴うことは少ないとされています。穿孔《せんこう》や出血、狭窄《きょうさく》が起きたり、腸管と膀胱がつながってしまったりすることもあります。

治療

軽症の場合は、安静にして消化のよい食事と抗生物質で治療します。炎症が強い場合は、絶食して入院治療が必要になることもあります。

再発することが多いので、憩室がある人は、食生活を工夫して日ごろから便秘をしないように心がけましょう。

（松田圭二）

結腸憩室炎

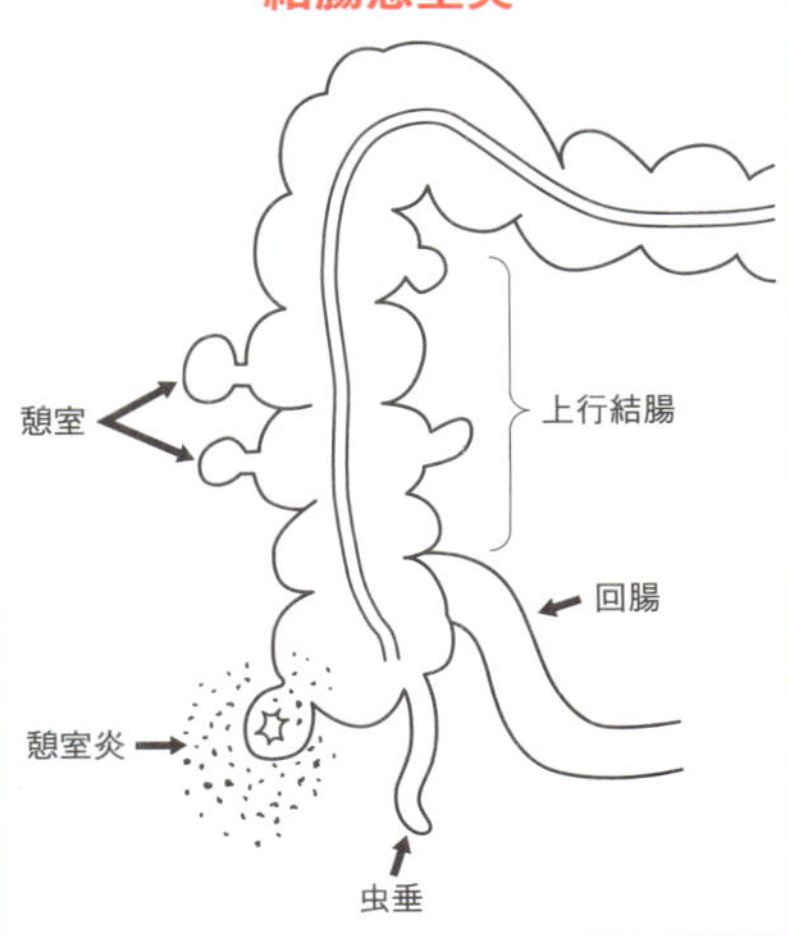

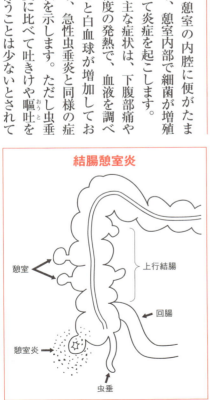

腸《ちょう》閉《へい》塞《そく》（イレウス）

　腸管がふさがり、腸の内容物（便、食物、消化液、ガス）が通過しなくなった状態です。おなかが張って痛くなったり、腸内にたまって肛門のほうへ進めなくなった内容物が口のほうへ逆流して、吐きけをもよおし嘔吐《おうと》したりします。

　食事がとれなくなり栄養や水分を吸収できなくなるので、いろいろな障害が生じます。

　ときには腸が壊死《えし》を起こし、穿《せん》孔《こう》（孔があく）性の腹膜炎を併発して死に至ることもあります。

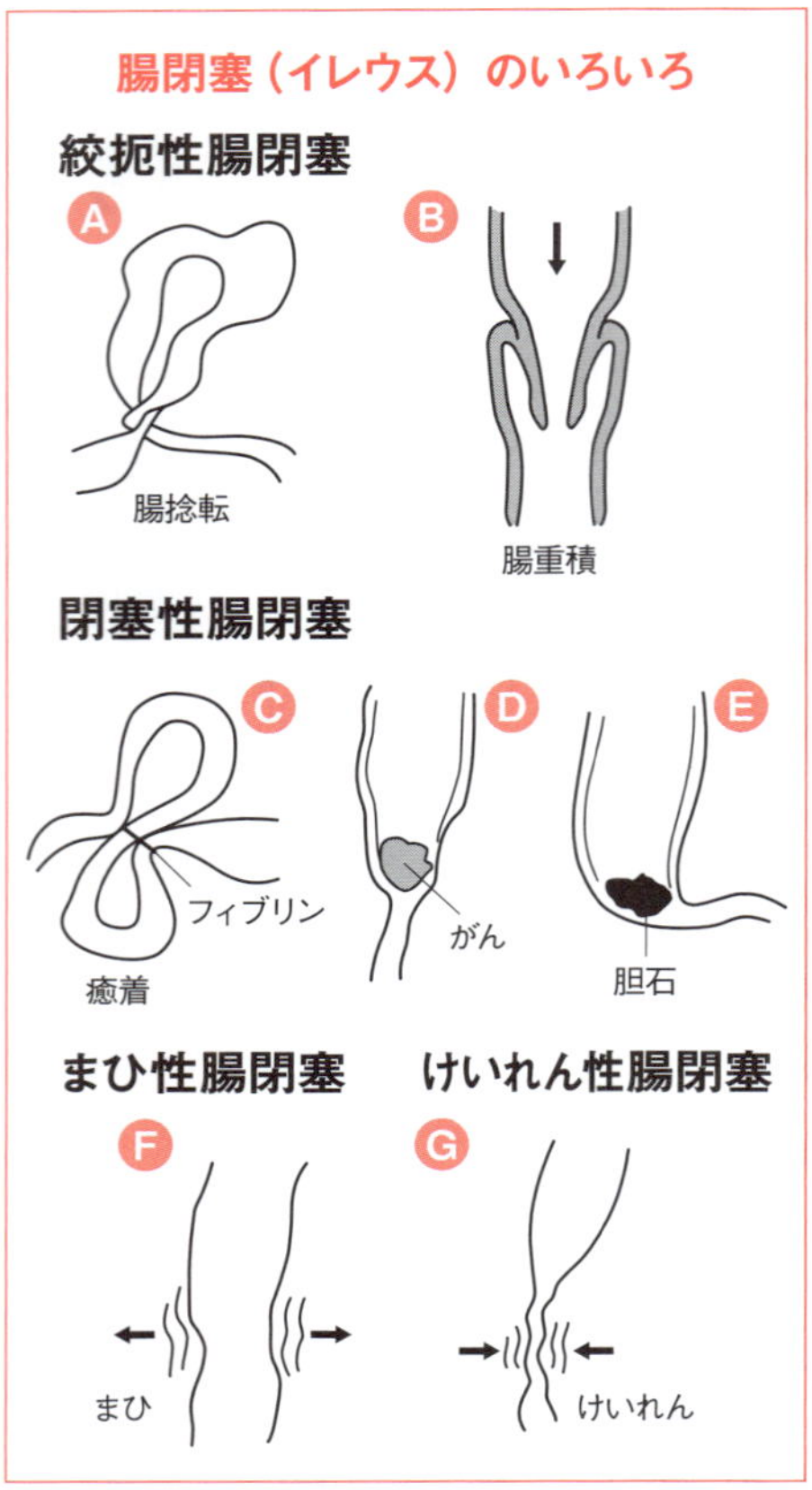

原因・症状

　原因によって機械的腸閉塞と機能的腸閉塞に分類され、症状や経過が異なることがあります。

機械的腸閉塞

　がんや異物などで腸管が閉塞される（閉塞性腸閉塞…図D・E）、癒《ゆ》着《ちゃく》による腸管の屈曲によって閉塞される（閉塞性腸閉塞…図C）、腸捻転や腸重積などによって腸自体が絞扼《こうやく》（圧迫）されたりねじれたりして腸管の血流障害が生じる（絞扼性腸閉塞…図A・B）、などが原因になります。

　腸閉塞は、この機械的腸閉塞が約90％を占め、なかでも開腹手術による癒着性のものが最も多く、次が大腸がんによるものです。

機能的腸閉塞

　腸管の運動が減少して起こるまひ性腸閉塞（図F）や、腸管の筋肉のけいれんによるけいれん性腸閉塞（図G）があります。

　最も重要な症状は腹痛で、まひ性腸閉塞以外は必ず起こります。きりきりと差し込むような痛み（疝痛《せんつう》）が特徴です。絞扼性腸閉塞では、突然激痛が起こり、重い場合はショック状態になります。閉塞性腸閉塞の痛みはそれほど強くはなく、徐々に起こりますが、急に閉塞が起こった場合は、強い腹痛が突然起こることもあります。

　嘔吐も、腸閉塞の重要な症状です。吐くものは最初、胃液や胆汁ですが、しだいに糞臭を帯びてきます。嘔吐の直後は腹痛や吐きけが軽くなることが多いようです。

　おなかの中がゴロゴロ鳴ったり、ムクムク動いたりする蠕動《ぜんどう》不安や、肛門からガスが出なくなる症状も、ほとんどの腸閉塞でみられます。

治療

　絞扼性腸閉塞の場合は、ただちに開腹手術を行います。手術が遅れて腸が壊死し、穿孔したりすると治療がやっかいで、死亡率も非常に高くなります。

　機械的腸閉塞は、まず保存的治療を行います。飲食を絶ち、吸引チューブ（イレウス管）を挿入して胃と腸管の内容物を吸引して内圧を下げます。輸液も行います。症状が改善しない場合や、さらに悪化する場合は、手術を行います。

　開腹手術後に起こる癒着は、手術の種類にもよりますが、避けがたいものです。予防の最善策は、早期離床です。なお、癒着すれば必ず腸閉塞になるわけではありません。疲労や暴飲暴食なども誘因になります。術後は、摂生を心がけましょう。


（佐原力三郎）

結《けっ》腸《ちょう》がん

88ページ参照

腸閉塞（イレウス）の漢方療法

腸の内容物である食物や消化液が、何かの原因で通過しにくい状態（腸狭窄《きょうさく》）になったり、全く通過しない状態（腸閉塞）になると、かなりはげしい症状があらわれて、なかには一刻も早く救急処置をしないと生命にかかわるものもあります。程度が単純なものは、漢方治療でよくなることもあります。

桂枝加芍薬湯《けいしかしゃくやくとう》・小建中湯《しょうけんちゅうとう》

比較的体質が虚弱な人で、悪《お》寒《かん》、自然発汗などがあり、腸管狭窄のため腹筋が緊張し、腹痛、腹部膨満《ぼうまん》があるときには桂枝加芍薬湯を、患者が疲労し、症状に急迫的な面が強くあらわれているときには小建中湯を用います。

中建中湯《ちゅうけんちゅうとう》

大建中湯《だいけんちゅうとう》と小建中湯《しょうけんちゅうとう》の二処方を合わせたもので、開腹手術後の癒着などのために起こった狭窄に用いる機会が多いものです。腸がモクモクと動くのを自覚し、腹痛、便秘を主訴とすることが目標です。

大建中湯《だいけんちゅうとう》

腸の狭窄のために、けいれん性の腸管収縮をきたし、腸がモクモクと動くのを外から望見でき、疼《とう》痛《つう》の部位が移動し、下腹部から上腹部に向かう傾向があるときに用います。

真武湯《しんぶとう》

腸の狭窄があって、下痢、腹痛、腸の蠕動《ぜんどう》が亢進《こうしん》するものに用います。慢性腹膜炎または腸結核などが治ったあとで狭窄を起こしたときに用いるケースがあります。

旋覆花代赭石湯《せんぷくかたいしゃせきとう》

狭窄のために腸の蠕動は亢進し、腹痛はないか、あっても軽く、げっぷや嘔吐を訴え、便秘傾向のある人に。

附子粳米湯《ぶしこうべいとう》

腸閉塞を起こして、血色が著しく悪く、腹鳴《ふくめい》がはげしく、激烈な腹痛を伴い、嘔吐し、四肢が冷たくなる人に用います。

半夏瀉心湯《はんげしゃしんとう》

体力が中等度の人で、みずおちがつかえ、悪心《おしん》、嘔吐、下痢があり、腹中雷鳴し、不安、不眠などを訴える腸閉塞に用いるとよいことがあります。

調胃承気湯《ちょういじょうきとう》

体力があり、腹が張って便秘をしている人に用いてよいものです。本方は大黄《だいおう》、甘草《かんぞう》、芒硝《ぼうしょう》の三つから構成されていますが、経口摂取不能な状態で、胃管から投与して治癒したという報告もあります。

潤腸湯《じゅんちょうとう》

体液が欠乏して皮膚、粘膜が枯燥し、便秘で、体力のない高齢者などの腸閉塞の再発防止に。

（矢数圭堂）

ニンジンの葉のお茶で便臭や口臭を消す

大腸がんなどのために人工肛門（P231参照）をつけるようになると、自分の便臭が気になります。こうした「気になるにおい」は必ずしも本人が悪いわけではありませんが、できれば、軽減したいもの。それには、ニンジンの葉のお茶が役に立ちます。ニンジンの葉を乾燥して粉末にしたものを、1日2g程度、お茶のように飲むだけでいいのです。人工肛門をつけている人でも、便臭が気にならなくなったという例が少なくありません。

この効果はニンジンの葉に豊富なクロロフィルがもたらす消臭作用と、ビタミン、食物繊維、香り成分などの総合作用によるものと考えられます。

（野村喜重郎）

作り方

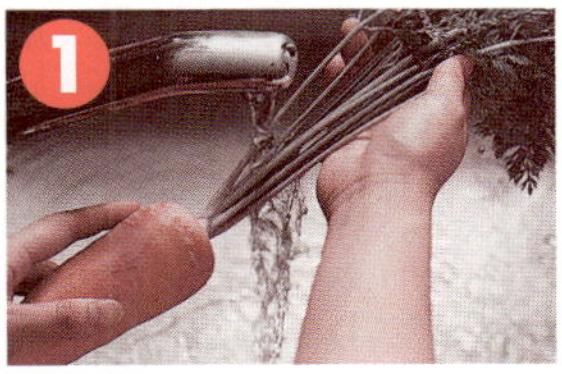

1 農薬を使用していないニンジンの葉を水洗いする。

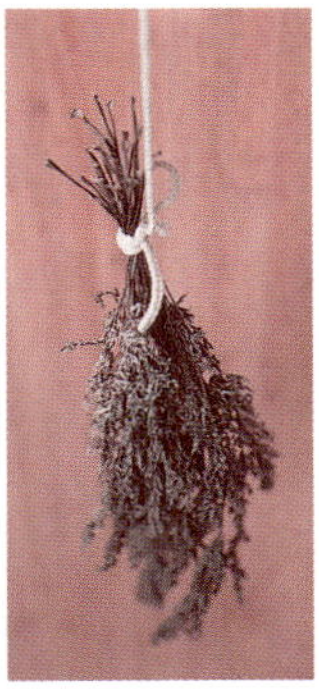

2 風通しのよいところで陰干しして、しっかり乾燥させる。

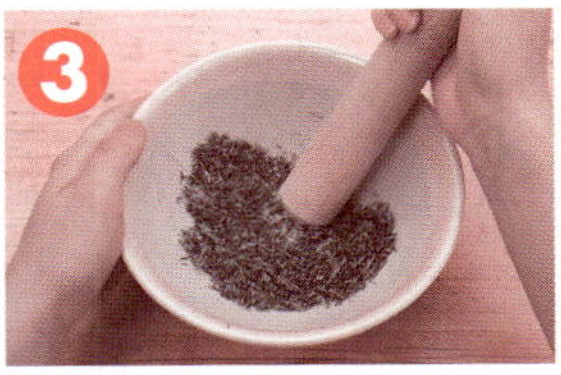

3 すり鉢などで粉末にする。

4 完全に乾燥したら蓋つきのびんに入れ、冷蔵庫で保存。1日2gを目安に、お茶にしていただく。

急《きゅう》性《せい》腹《ふく》膜《まく》炎《えん》

腹腔内をおおう膜（腹膜）に短時間で炎症が起こる病気です。特に、腹膜全体に炎症が広がる**汎発《はんぱつ》性《せい》腹膜炎**は、放置すればショック状態に陥り、全身状態が急速に悪化して死に至ります。

腹膜の一部に限られる**限局性腹膜炎**は、治療が遅れると膿瘍《のうよう》形成や敗血症を併発して重症化します。

腹膜

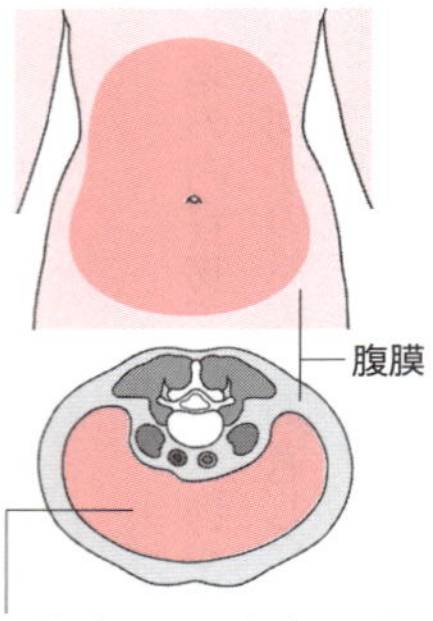

腹膜に包まれた腹腔には胃や腸などがおさまっている。

原因・症状

急性腹膜炎は、多くの場合、さまざまな消化器疾患の合併症として起こります。原因となる病気で最も多いのが急性虫垂炎です。炎症を起こした虫垂の穿孔《せんこう》（孔があく）や破裂によって、細菌や腸の内容物が腹腔内に流れ込み、腹膜に炎症が波及して起こります。

細菌感染以外では、外傷や手術などで機械的刺激を受けたり、胆汁や胃液が腹腔内に漏れ化学的な刺激にさらされたりして起こる場合もあります。

急性胆嚢炎《たんのうえん》に胆嚢穿孔が加わったり、重症の急性膵炎で胆汁や膵液の化学的刺激に細菌感染が重なったりすると、重症になることもあります。

子供の肺炎などに続く肺炎球菌性腹膜炎や、子宮内膜炎など女性性器の炎症によって起こる骨盤腹膜炎など、消化器疾患以外の病気が原因となる場合もあります。

症状として、腹痛は必ず起こりますが、原因となる病気によって、あらわれ方は異なります。

急性虫垂炎が穿孔を起こすと、それまでの腹痛が急に強まります。胃潰瘍《かいよう》や十二指腸潰瘍の穿孔では、突然急激な腹痛が起こります。胆石症や胆嚢炎の穿孔は、はげしい上腹部の痛みで始まります。

なお、急性腹膜炎の痛みは一般的には持続しますが、高齢者や全身状態が悪い人では痛みが弱く、腹膜炎が進んで末期になるとかえって軽快することがありますので、注意が必要です。

汎発性腹膜炎の段階になると、腹部全体がはげしく痛み、おなかが板のようにかたくなります。腹痛以外にも、吐きけ、嘔吐、発熱、腹部膨満《ぼうまん》、呼吸障害などがあり、また全身が細菌性毒素によるショック状態となり、手足が冷たくなる、脈拍が速くなる、血圧が急に下がるといったことも起こります。

極度の脱水のため、頬骨が突き出し、目が落ちくぼんでくまができ、鼻がとがった特有の腹膜炎顔《がん》貌《ぼう》になることもあります。

治療

急性腹症のなかには、急性腹膜炎とまぎらわしい病気があります。そのため急性腹膜炎の治療法は、血液検査や画像検査（X線、超音波、CTなど）で原因となっている病気をよく見きわめ、全身の状態を把握したうえで、慎重に決める必要があります。

いずれにしても、緊急性を要する病気ですから早期診断がポイントになります。患者さんは、たとえ夜間であっても、一刻も早く病院へ搬送することが大切です。搬送先はシステムがととのった総合病院がベストです。

ほとんどのケースは、早期に手術を行います。手術は、腹部を切開し、原因となっている病巣を切除し、穿孔を縫合したあと、腹腔内にたまっている液や膿《うみ》を排除します。さらに腹腔内を十分に洗浄してから、液を外へ出すための管（ドレーン）を留置しておきます。

背景となっている疾患を治療する必要もあります。

手術後は、上体を少し上げて腹部を曲げるファウラー体位が楽です。

（佐原力三郎）

ファウラー体位

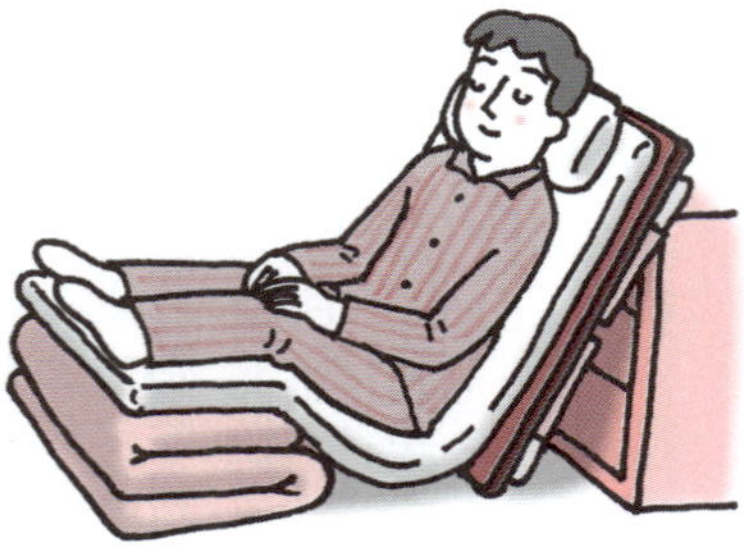

「腸内フローラ」をつくっている3つの菌の理想バランス

腸内フローラとは、腸の中に存在する多種多様な腸内細菌の群れのことです。腸内細菌は種類ごとに集まって、腸の壁面にすみついていて、それがまるで植物が群生しているお花畑に見えることから、「腸内フローラ」と呼ばれています。

腸内フローラは、大きく3つに分類できます。乳酸菌などの善玉菌、大腸菌などの悪玉菌、このふたつの優勢なほうに加担する日和見菌です。この3つが、2：1：7の比率になっているのが、腸の最もよい状態といわれています。

腸内細菌のバランスは、食事や運動、睡眠などで毎日変化します。まずは、善玉菌が常に優勢になるような食事を心がけましょう。そのために、①さまざまな食品をバランスよく食べる、②1日3食規則正しくとる、③野菜やきのこなどから食物繊維をたっぷりとる、④善玉菌が活性化する発酵食品をとる、⑤善玉菌のエサとなるオリゴ糖をとる、この5つのポイントを意識した食生活をするとよいでしょう。（岡本羽加）

悪玉菌グループ10%

大腸菌、ブドウ球菌、ウェルシュ菌などのグループ。肉の食べすぎ、食物繊維不足、過度のストレスなどが原因で増加し、腸内環境を悪くして便秘や下痢などを引き起こす。腸内をアルカリ性にして免疫力を低下させ、病気を引き起こす原因になる。

善玉菌グループ20%

乳酸菌やビフィズス菌、腸球菌などのグループ。消化吸収を促進して、腸の蠕動運動を促し、腸内環境をととのえる。腸内を弱酸性にして腸内の病原菌を抑え、免疫力を高め、悪玉菌の繁殖を抑える。

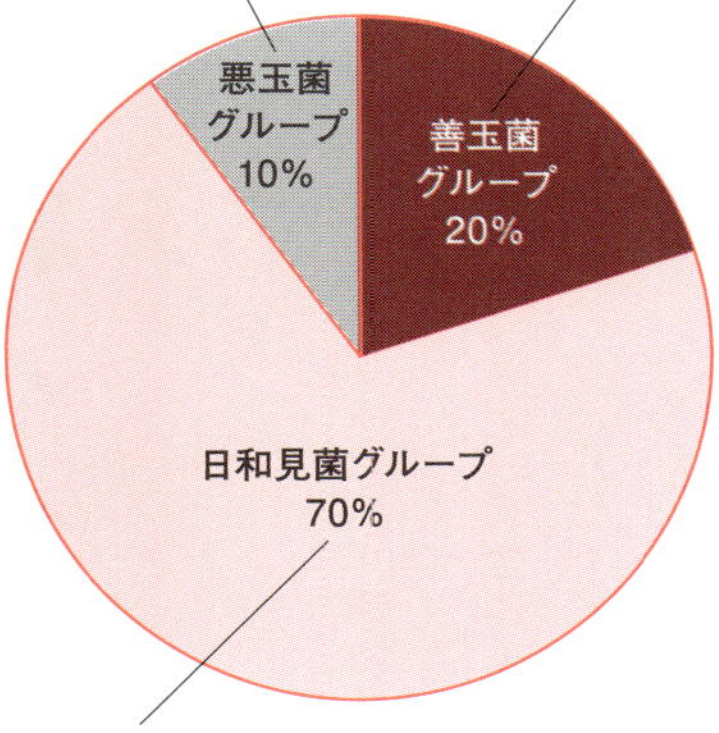

日和見菌グループ70%

バクテロイデス、ユウバクテリウム、嫌気性連鎖球菌などのグループ。腸内の状況によって、善玉菌か悪玉菌、優勢なほうに味方する。通常は害はないが、便秘や下痢などの不調が起こると悪玉菌に変化する。

腸内細菌のバランスをととのえ、ダイエット効果も期待できる"美腸スープ"

腸は消化、吸収、排出する役割だけでなく、免疫力の活性化や、ビタミンや酵素の合成、解毒など、健康を維持するために大切な働きをしています。腸を健康にすることは、体全体の健康につながっています。

健康な腸のためには、腸内細菌のバランスをととのえる食事が欠かせません。食物繊維をたっぷり含んだ美腸スープは、毒素の排出と快便を促し、腸の働きをととのえます。スープを毎日食べ続けると、代謝もよくなるので、ダイエットにもおすすめです。（岡本羽加）

美腸スープの作り方

[材料] 7～8杯分
押し麦……大さじ4
長いも……200～250g
玉ねぎ……1個（200g）
えのきだけ……大1袋（200g）
※だし……1.2ℓ
鶏がらスープの素……小さじ1/2

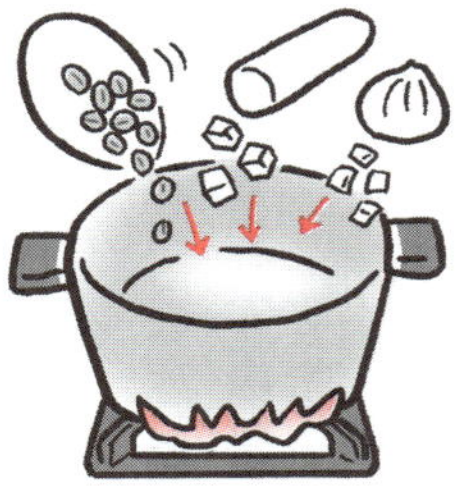

①鍋にだしを入れ、押し麦を洗わずにそのまま加えて火にかける。沸騰したら中火にし、10分ほどゆっくり煮る。
②押し麦を煮ている間に、野菜ときのこを切る。長いも、玉ねぎは皮をむいて1.5㎝角に切る。えのきだけは石づきをとり、2～3㎝の長さに切る。
③①の鍋に長いも、玉ねぎ、えのきだけを順に加え、煮立ったらアクをとり除き、長いもがやわらかくなるまで10分ほど中火で煮る。途中、スープのかさが減ってきたら、適宜水を足す。
④鶏がらスープの素を加え、味をととのえる。好みで塩、こしょう各少々を加えてもOK。
⑤ひと煮したらできあがり。長めに煮込んでもおいしさは変わらないので、煮る時間は好みで調整する。
（スープボウル1杯33kcal　塩分0.1g、食物繊維1.6g）
※こんぶと削りがつおでとった一番だしを使うとよりおいしく仕上がります。

[だしのとり方]
こんぶ10㎝角の表面をかるくふき、水1.2ℓにつけて2時間以上おく。弱火にかけてこんぶから泡がふつふつと出てきたらとり出す。削りがつお約50gを加え、箸で沈めるようにしてから火を止め、4～5分おき、ふきんでこす。
（岡本羽加）

肝臓の病気

●急性肝炎　●慢性肝炎　●薬剤性肝障害　●自己免疫性肝炎　●アルコール性肝障害
●NAFLD（非アルコール性脂肪性肝疾患）　●肝硬変　●肝膿瘍　●肝嚢胞症
●門脈圧亢進症　●肝臓がん

肝臓の構造

肝臓は体の中で最大の臓器で、男性では1000〜1500g、女性では900〜1300gで、全体重の約2%にあたります。おなかの上方で中央から右上に位置し、横隔膜直下にあり、左葉、右葉、方形葉、尾状葉に区分されます。中央部は肝門と呼ばれ、総胆管、門脈（腸で吸収された脂肪以外の栄養分を肝臓へ運ぶ血管）、肝動脈がここから肝臓に出入りします。

肝臓の働き

肝臓の働きをまとめると、次のようになります。

①栄養素を体内で活用できる形に分解・合成する　主として小腸から吸収された栄養素は、門脈やリンパ管を経て肝臓に運ばれ、化学的な処理が施されます。たとえば、穀物などに含まれる炭水化物は肝臓でブドウ糖に化学処理され、さらにグリコーゲンとして貯蔵されます。また体を構成するアミノ酸やたんぱく質、脂肪の合成、貯蔵を行い、必要に応じて血液中に放出します。各種ビタミンを貯蔵したり、つくり変えたりするのも、肝臓の大事な役目です。

②有害物質を解毒する　体組織を構成しているたんぱく質が分解されたり、消化管内の摂取したたんぱく質から人体に有害なアンモニアが発生しますが、これを無毒の尿素に変えるのも肝臓の働きです。また、薬などに含まれる有害物質や、食物の消化吸収の過程で産生される毒物も、無害な物質に変化させる機能をもっています。

よく知られている働きに、アルコールの処理（分解）があります。肝臓の酵素によってアルコールをアセトアルデヒドに、さらに酢酸にと分解して、最終的には炭酸ガスと水にして、息や尿とともに体外に排出します。

ただしアルコールは量が多すぎる場合には処理しきれず、かなり強い「酔い」や、はなはだしい場合は急性アルコール中毒を引き起こし、危険な状態になります。

③腸内での消化吸収を助ける胆汁の産生　肝臓は消化液の一種、胆汁をつくって分泌します。これは脂肪の消化に重要な役割を果たします。胆汁はいったん胆嚢《たんのう》に蓄えられ、必要なときに放出されて十二指腸に送られます。

④女性ホルモンとの関係　肝臓には女性ホルモンの分解作用がありますが、肝臓の働きが悪くなると女性ホルモンが多くなり、男性の乳房がふくらんでくる（女性化乳房）ことがあります。

●何科に行ったらよいか

この項の病気は、消化器科、内科を受診します。

（鈴木壱知）

肝臓の下面

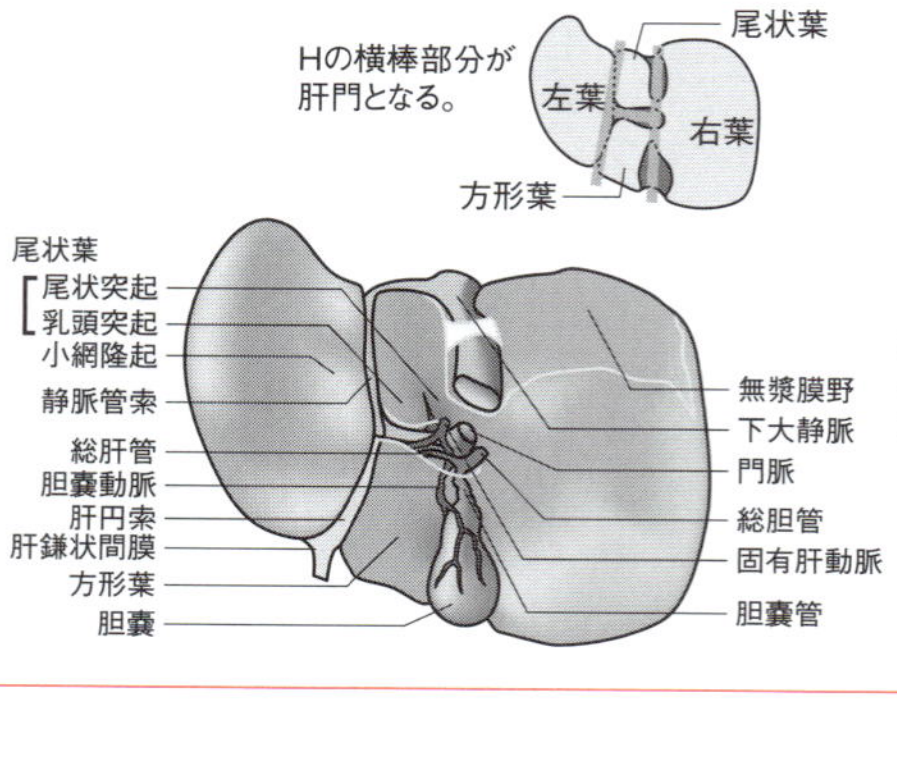

肝臓の正常位置

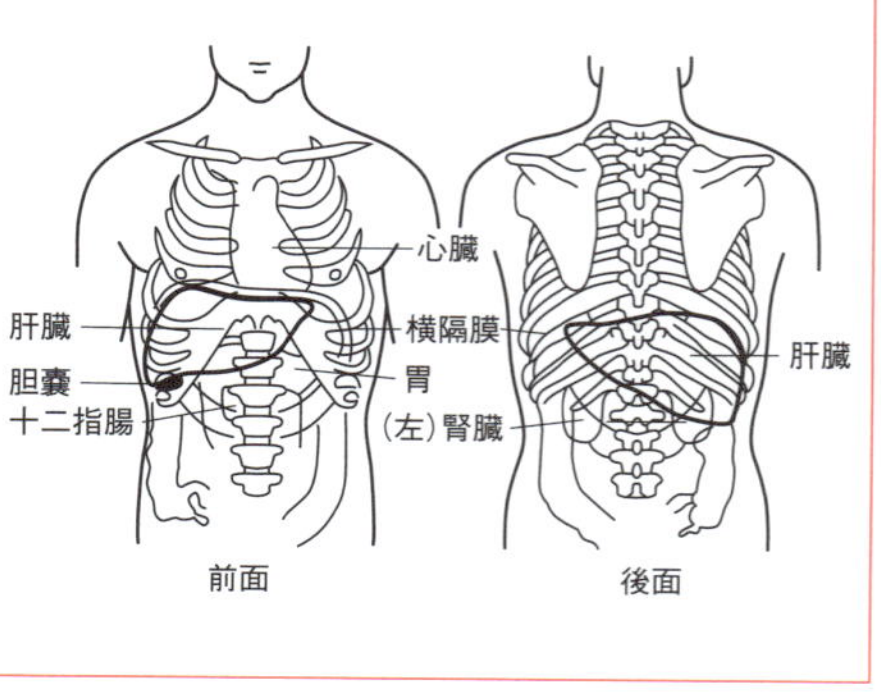

急《きゅう》性《せい》肝《かん》炎《えん》

　急性肝炎とは、一般には主に肝臓に感染する肝炎ウイルスによる急激な肝細胞障害をさします。広くは、ヘルペスウイルスの一種であるEBウイルス、サイトメガロウイルスなどによる肝細胞障害を含める場合もあります。

　急性肝炎を起こす肝炎ウイルスは、A型、B型、C型、D型、E型の5種類が知られています。ただしD型は、B型ウイルスが存在するときだけ感染する特殊なウイルスで、わが国ではほとんどみられません。

症状と診断

　急性肝炎に特徴的な症状はありませんが、肝障害の程度によって全身倦怠感、食欲不振、嘔気《おうき》、嘔《おう》吐《と》などの症状とともに、黄疸《おうだん》が出現することがあります。黄疸は、眼球の結膜と皮膚の色が黄色くなる症状で、尿も褐色になり、黄疸の進行とともに黒褐色になります。血液検査でAST（以前はGOT）やALT（以前はGPT）とビリルビン値（下のコラム参照）が上昇している場合には、肝細胞障害と診断されます。

　肝障害の原因の診断のために血液検査で各ウイルスに特異的なマーカーの検査を行い、原因ウイルスを特定します。

　C型肝炎は慢性化することが多く、B型肝炎でも最近は慢性化することがあります。そのほかのウイルスでは慢性化することはありません。

　急性肝炎もときに重症化し、劇症肝炎に移行することがあります。プロトロンビン時間が40％以下に低下した場合は重症急性肝炎と診断され、さらに意識障害（肝性脳症）がみられると劇症肝炎と診断されます。その場合は、速やかに専門医療機関を受診することが重要です。

治療

　急性肝炎と診断されたら入院し

肝臓の検査

　血液検査が基本です。血液検査では主に以下の項目をみます。

AST・ALT
肝臓の細胞中にある酵素。炎症により細胞が破壊されると血液中に流出して血中濃度が上昇するので、肝障害の程度がわかります。

γGTP
アルコールによる肝障害の診断に用いることが多い酵素ですが、飲酒がなくても胆汁の流れが悪くなると上昇します。

コリンエステラーゼ
肝臓でつくられる酵素。肝機能の低下を知ることができます。

アルブミン
肝臓でつくられるたんぱく質。肝臓の機能が低下すると減少し、この値が低くなると、むくみや腹水が出現。

ビリルビン
肝臓で処理する物質。肝臓の機能が低下するとこの値が高くなり、皮膚が黄色くなる黄疸《おうだん》が出現します。

プロトロンビン時間
プロトロンビンは肝臓で合成される血液凝固因子。肝機能が低下すると、この値が低くなります。抗凝固剤などを服用している場合には、肝機能とは関係なく低値となります。

　これらの検査結果を総合的に評価して肝臓の状態を調べます。また、肝障害の原因を調べるために肝炎ウイルスの有無を調べ、C型肝炎では治療薬を決めるためにウイルスの遺伝子型を調べます。また自己免疫性肝疾患（自分の免疫の異常で起こる肝臓の病気）の診断のために免疫グロブリン（IgG、IgA、IgM）を調べます。

　肝がんや肝硬変や脂肪肝など肝臓の中の状態を確認するために以下のような画像診断をあわせて行います。

腹部超音波検査
肝臓に超音波を当てて観察します。脂肪の沈着の程度、肝硬変の進行、肝がんのスクリーニング検査も可能。

フィブロスキャン
肝臓に振動波を当て、肝臓の硬さを数値で評価します。

CT・MRI検査
肝臓を数ミリ単位で輪切りにした画像を観察。脂肪肝や繊維化、肝がんの診断ができます。

　さらに詳しい情報を得るため、肝生検を行うことも。肝生検は肝臓に直接針を刺して肝臓の一部を採り、顕微鏡で観察する検査です。通常、入院しますが、NASH（P211）の確定診断などには必須です。（鈴木壱知）

て安静を保ち、十分な栄養補給を行います。食べられない場合は輸液も必要です。

重症肝炎、劇症肝炎の可能性があればまず、肝再生を促すためにグルコース・グルカゴン・インスリン療法やプロスタグランディン投与などの薬物療法を行います。効果がみられない場合には血漿《けっしょう》交換療法の特殊な治療が行われます。

これらの治療によっても肝再生がみられない場合には生命の危険がありますので、生体部分肝移植という肝臓移植治療が選択される場合があります。

生体部分肝移植とは血縁関係者の肝臓の一部（肝臓の約30％）を摘出し、患者に移植する方法です。

感染経過と予後

原因ウイルスによって、感染経路から予後まで大きく異なるので、原因ウイルス別に記載します。

A型肝炎

ウイルスに汚染された水や食物が口に入ることで感染します。東南アジア、アフリカ、中南米など

肝炎ウイルスマーカーについて

ウイルスマーカーとは、ウイルスに感染すると血液中に出てくる物質です。これらを調べることで、ウイルスの型が特定できるとともに、治療に必要なさまざまな情報が得られます。

B型肝炎ではまず、HBs抗原とHBs抗体の有無を調べます。HBs抗原が陽性なら現在、B型肝炎ウイルスに感染しています。HBs抗体が陽性なら、過去にB型肝炎ウイルスに感染したあと、現在は完治していて、再感染する可能性はないことを示します。

HBs抗原が陽性の場合はさらに、HBe抗原、HBe抗体やHBV-DNAを調べます。HBe抗原が陽性の場合や、HBe抗原が陰性であってもHBV-DNAが陽性の場合には、ウイルスの増殖が盛んで感染力が強いことが多く、肝障害が起きやすいと考えられます。

HBs抗原が陽性であってもHBe抗体が陽性でHBV-DNAが陽性の場合はウイルスの活動が弱まっていることを示します。HBs抗原が陰性であってもHBc抗体が高値の場合にはB型肝炎ウイルスキャリアの可能性があります。

そのほか、B型肝炎ウイルスの遺伝子型を調べることもあります。

C型肝炎では、まずHCV抗体を調べますが、その値が高値であればC型肝炎ウイルスに感染している可能性が高いと判断され、低値であれば過去に感染し、治癒している可能性があります。

HCV抗体が陽性の場合には、C型肝炎ウイルスの存在の確認のためHCV-RNA検査を行います。HCV抗体が陽性であってもHCV-RNAが陰性の場合には過去の感染を意味します。HCV-RNAが陽性の場合には、C型肝炎ウイルスの型を調べるために血清型や遺伝子型を調べて抗ウイルス治療薬を決定します。

（鈴木壱知）

主なウイルスマーカー

	検査項目	検査結果の意味
B型肝炎	HBs抗原	B型肝炎ウイルスの表面に存在する抗原。陽性なら感染している。
B型肝炎	HBs抗体	HBs抗原に対してつくられる。陽性なら治癒している。
B型肝炎	HBe抗原	B型肝炎ウイルスが増殖するときにつくられる。陽性ならウイルスの増殖力が強い。
B型肝炎	HBe抗体	HBe抗原に対してつくられる。陽性ならウイルスの増殖力が低下している。
B型肝炎	HBc抗体	抗体値が低ければ過去の感染歴、高ければ、現在、B型肝炎ウイルスのキャリア。

	検査項目	検査結果の意味
C型肝炎	HCV抗体	C型肝炎ウイルスに感染すると体内でつくられる。陽性なら現在、または過去の感染を示す。
C型肝炎	HCVコア抗体	C型肝炎ウイルスの中にあるHCV抗原に対してつくられる。陽性なら現在、感染している。
C型肝炎	HCV-RNA	C型肝炎ウイルスの遺伝子。陽性なら感染していることが確実。量を測定することで治療効果を予測できる。
C型肝炎	HCVの遺伝子型	2種類あり、詳しく分類できるのはジェノタイプだが、一般には簡便に測定できるセログループが用いられる。治療法の選択に役立つ。

熱帯・亜熱帯地域はA型肝炎ウイルスの流行地とされます。A型ウイルスは加熱に弱いので、これら地域では、生水、生鮮食物の摂取をできるだけ避けましょう。長期に滞在するときは、A型肝炎ウイルスワクチン（HAワクチン）を投与することが推奨されます。

2～6週間の潜伏期を経て発症し、通常は2カ月程度で回復します。一度、感染すれば終生免疫ができ、二度と感染することはありません。ただ、まれに劇症肝炎に移行することがあるので注意が必要です。

B型肝炎

血液や体液が感染経路です。ハリ治療、ピアス用の穴あけ、入れ墨、ひげそりや脱毛などの際に生じた皮膚の創からの感染、性行為、出産時の母子感染などが主な感染経路です。日常生活では、入浴やトイレなどで感染することはありませんが、他人とカミソリや歯ブラシ、タオルなどを共用することは避けたほうがよいでしょう。

感染した場合、1～6カ月の潜伏期を経て発症し、通常は2～3カ月で回復します。A型と同じく終生免疫が成立し、再感染することはありません。

母子感染、あるいは乳幼児期に感染した場合、ウイルスが排除されないままキャリア（保因者）になります。乳幼児期を過ぎて感染しても自己の免疫が発達しているためウイルスを排除し、一過性の急性肝炎を発症したり、不顕性感染（明らかな肝機能障害があらわれないまま治癒してしまうこと）で終結します。

なお、キャリアの母親が出産する場合は健康保険により、赤ちゃんに免疫グロブリンとHBワクチンによる予防処置を施します。これにより約95％、感染を予防できます。

B型肝炎ウイルスのキャリアの人と結婚する場合も、HBワクチンを接種することで感染を防ぐことができます。

C型肝炎

B型肝炎と同じく、血液や体液で感染しますが、B型より感染力が弱く、性行為や母子感染による感染はあまりありません。

ただ、C型肝炎ウイルスの感染を予防するワクチンはありません。したがって、皮膚の傷に他人の血液や体液がふれないよう注意し、カミソリや歯ブラシ、タオルの共用を避けるなど、基本的な感染予防に注意しましょう。

C型肝炎ウイルスに感染すると、6カ月くらいの潜伏期を経て急性肝炎を発症します。ただ、症状が軽く、自覚症状がないまま経過する場合もあります。

C型肝炎ウイルスは感染時の年齢に関係なく、50～80％という高率で慢性化します。慢性化を予防するために感染早期に抗ウイルス薬のインターフェロンを投与する方法がありますが、まだ確立された方法ではなく保険適応外です。

慢性肝炎になってしまった場合には、経口の抗ウイルス薬DAAを投与して早期に治療を始めることが推奨されています（P207慢性肝炎の項を参照）。

E型肝炎

E型肝炎は、人蓄共通感染症といい、ウイルスに感染された動物の肉を食べることで感染します。主な感染源は豚、イノシシ、シカで、特にレバーとされています。E型肝炎ウイルスは熱に弱いので、十分に加熱調理することが肝心です。

感染すると3～8週間の潜伏期間を経て急性肝炎を発症し、通常は一過性で回復に向かい、慢性化することはありません。（鈴木壱知）

急性肝炎の漢方療法

肝臓の障害について漢方は昔から注目し、胸脇苦満《きょうきょうくまん》という独特の診断法を創案して、肝機能検査にあらわれない潜在性障害の時期にも治療できるようにしました。漢方では急性肝炎の場合、攻撃的・清熱的な処方を用います。

茵蔯蒿湯《いんちんこうとう》

比較的体力のある人で、肝臓や胃腸に熱がこもって、みずおちから胸のあたりがふさがったように重苦しく、なんともいえない不快感があり、吐きけや食欲不振があって、便秘し、尿の出がやや悪く、黄疸《おうだん》を起こしているというような急性肝炎によく効きます。

茵蔯《いんちん》五苓散《ごれいさん》

体力が中等度で、口が渇いて、尿の出方が少なく、軽度の黄疸を伴い、むくみがあるものに用います。黄疸がないものにも効果があります。腹壁がやわらかく、胃内《いない》停水《ていすい》が認められることも目安になります。

急性肝炎の初期に、まず前記の茵蔯蒿湯で便通をつけて、そのあとでこの処方を用いるとよいものです。

小柴《しょうさい》胡《こ》湯合《とうごう》茵蔯《いんちん》蒿湯《こうとう》

体力が中等度で、胸脇苦満があり、全身がだるくて、根気がなく、食欲もあまりないといった場合に用いてよいものです。主薬の柴胡は肝機能を強化する働きがあります。便通がよいときには、処方中の大黄《だいおう》を除きます。

大柴《だいさい》胡《こ》湯合《とうごう》茵蔯《いんちん》蒿湯《こうとう》

前記の処方の人より体格がよくて、がっしりした実証タイプの人の肝炎に効果があります。

上腹部に抵抗があって、胸脇苦満が明らかで、見かけによらず疲れやすく、全身の倦怠感、食欲不振、吐きけなどの諸症状が強いことが目標です。

小柴《しょうさい》胡《こ》湯合《とうごう》茵陳《いんちん》五苓散《ごれいさん》

口渇があり、尿の出方が少なく、むくみがあり、黄疸を伴うようなとき、あるいは発熱するというような場合に用いてよいものです。

柴苓湯《さいれいとう》

この処方は、小柴《しょうさい》胡《こ》湯《とう》と五苓散《ごれいさん》を合方したもので、胸脇苦満があり、口の渇き、尿量減少、むくみ、胃内停水を認めるものに用います。

葛根《かっこん》加《か》半夏《はんげ》湯《とう》

急性肝炎の初期で、かぜをひいたような症状で始まり、頭痛、発熱、寒けがあって、くびの後ろがこり、汗が出てむかつき、ときには吐くというときに、黄疸のあるなしにかかわらず用います。

（矢数圭堂）

食欲を増す食事の工夫

急性肝炎の初期は、食欲がなく、食べ物のにおいをかいだだけで吐きけがして、思うように食事がとれない時期です。

しかし、たとえ少量でも食べ物を口に入れることが体力を回復させるいちばんの早道ですから、本人の好きなものを用意して、少しでも食べるようにすすめてください。フルーツジュース、ゼリー、アイスクリームなど口当たりのよいものや、ヨーグルト、牛乳、ポタージュといった栄養価の高いものがよいでしょう。

食欲が回復してきたら、徐々に高たんぱく・高ビタミンの食事に切りかえていきます。薄味で、消化のよい調理法にし、脂肪を控えるようにします。必ず新鮮な材料を使い、加工食品などは避けてください。

おかゆに白身魚、卵、鶏肉、とうふなど良質のたんぱく質を含む食品を添え、野菜類もたっぷりつけるようにします。シソの葉、ユズ、レモンなどのさわやかな香りは食欲を増進させるので、上手に利用しましょう。

（小橋隆一郎）

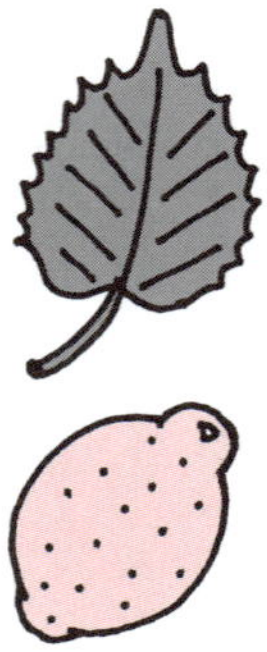

食後のゴロ寝で肝臓養生

肝臓の元気を回復させるために欠かせないのは、栄養価の高い食事です。その効果をさらに高めるのは、食後30分のゴロ寝です。

肝臓は大量の血液が集まる臓器です。ゴロ寝をして体を横にすると、肝臓への血流量がふえるからです。

肝臓を流れる血流量は、横になったときを100%とすると、立ち上がると70%、歩いているときは50%にまで減るといわれます。

食後は消化のために血液は胃腸に集中します。ゴロ寝をしてそのマイナス分をカバーしましょう。

また、小腸から吸収された栄養素は、脂質以外はすべていったん肝臓に集まります。肝臓への血液の80%は門脈によって運ばれますが、門脈は静脈なので、動脈よりはるかに血圧が低いのです。その門脈から肝臓への血流をスムーズにするには、体を横にして重力の影響を少なくすると効率的なのです。

食後はできれば30分、あおむけに寝ましょう。腹式呼吸を行って腹部の内圧を変動させると静脈の血流がよくなるので、さらに効果的です。

（野村喜重郎）

慢《まん》性《せい》肝《かい》炎《えん》

慢性肝炎とは、臨床的には肝機能障害が6カ月以上持続するものとされています。その原因としては基本的には肝炎ウイルスによるものであり、国際的には自己免疫性肝炎（P210参照）も含まれます。

慢性肝炎は基本的に大きく二つに大別され、肝機能異常が著しく進行性の慢性活動性肝炎と、肝機能異常が軽度で進行がゆるやかな慢性非活動性肝炎があります。しかし、この両者を血液検査だけで分けることは不可能であり、厳密に分けるには肝生検（肝臓に径1mm程度の針を刺して肝臓の一部を採取し、顕微鏡で観察する検査）が必要です。

原因

原因としては、B型肝炎ウイルスとC型肝炎ウイルスによるものがほとんどです。B型肝炎の慢性化は5％程度と少なく、慢性化しやすいC型肝炎ウイルスによるものが圧倒的（50～80％）です。

症状・検査

慢性肝炎に特有の症状はありません。一般的には全身倦怠感、食欲不振、疲れやすいなどがいわれています。しかし多くの場合には全く症状がないので、血液検査（AST、ALTなどの肝機能検査）を行わなければわかりません。

ただ、AST・ALT値が高いから重症で、低いから安心というわけではありません。AST・ALTの数値が低くても、一方で肝臓の予備能を示すプロトロンビン時間やコリンエステラーゼ値などが低下しているような場合には注意が必要です。また、AST・ALT値はいつも一定ではなく、短時間でその値は変化するため、1回の検査でこの値が低くても定期的に受診し、肝機能検査を行うことが最も大切です。

AST・ALT値というのは、肝障害の程度を示す数値であって、これが高ければ現在、肝臓の障害の程度が強いことを表しています。それが持続すれば肝臓の線維化が進行し、肝硬変へと進行します。ですから、AST・ALTの値をできるだけ低く維持していくことが大事なのです。

治療

慢性肝炎の治療は、食事療法と薬物療法の二つに大きく分けられます。

食事療法　慢性肝炎に対する食事療法としては、適正たんぱく・適正カロリー食が基本です。

また慢性肝炎では、偏った食事をやめて数多くの食品をバランスよくとることが大切です。

運動療法　いままでは安静が重要であるといわれてきましたが、最近では特に自覚症状がない場合には、持久力をつけるような運動（ウオーキングなど）を30分くらいすることが大事であると考えられています。ただ、食後すぐに体を動かすと肝臓への血液量が減少しますから、肝臓への血液量を維持するために、食後は30分程度安静（できれば横になって休む）にしておくことは必要です。

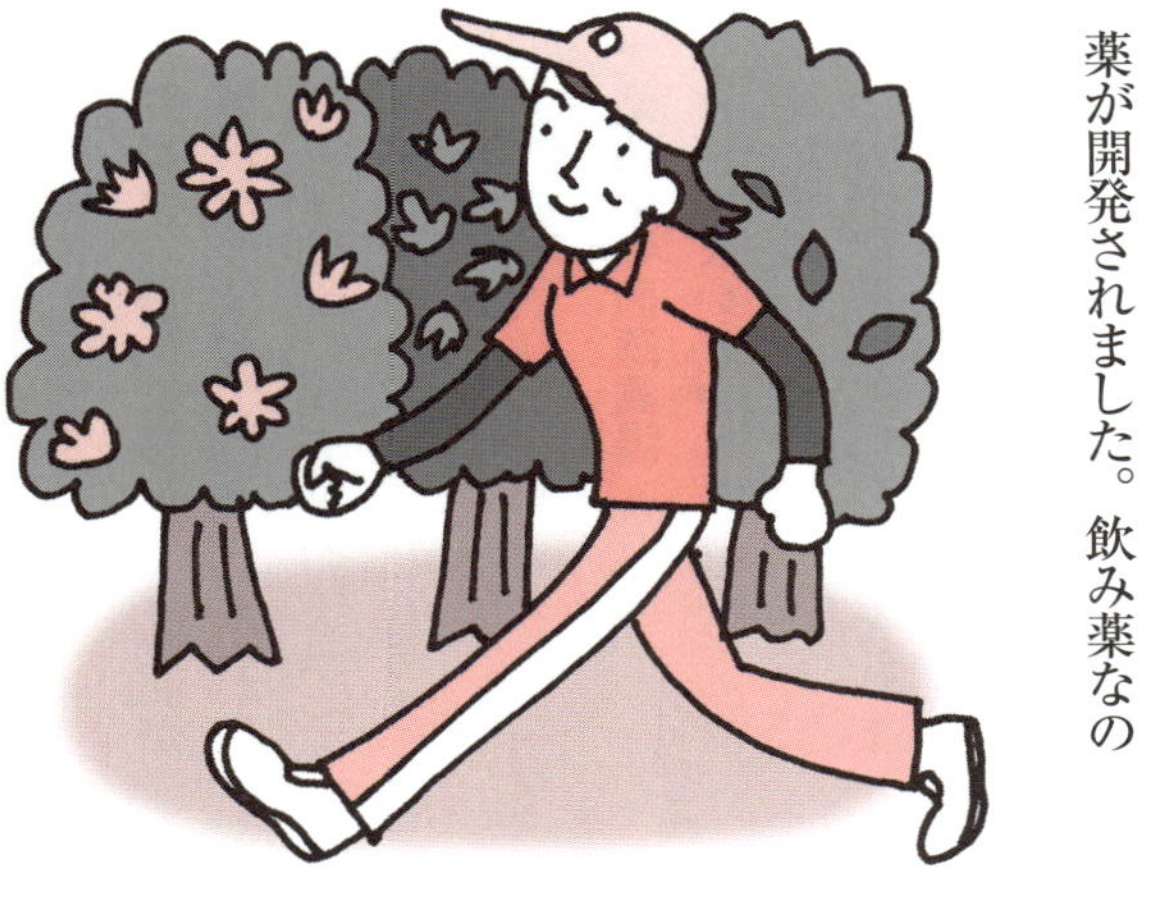

薬物治療　慢性肝炎の治療は、その原因ウイルスに対する治療と、肝機能検査値を抑える治療の二つに分けられます。

肝炎ウイルスに対する治療

肝炎ウイルスを排除するか、肝炎ウイルスの増殖を抑える薬物療法を行います。

かつては、免疫機能をもったたんぱく質の一種、インターフェロンを皮下注射で投与する治療が基本でしたが、その後、ウイルスに直接働きかけて増殖を阻害する経口薬が開発されました。飲み薬なので頻回に通院する必要がなく、重《じゅう》篤《とく》な副作用もなく、大きな治療効果が期待できます。薬剤は非常に高価ですが、公費による治療助成制度があります。

B型肝炎の場合　抗ウイルス治療の治療対象は、慢性肝炎では、ALTが31IU/L以上でHBV-DNAが2000IU/mL以上（または3.3 Log IU/mL以上）の場合です。慢性肝炎の初回治療では、インターフェロン治療が基本とされますが、経口剤（核酸アナログ製剤）による治療が優先されているのが現状です。

インターフェロン治療を行って再燃した場合には、核酸アナログ製剤の治療が行われます。肝硬変に進展している場合には、インターフェロン治療ではなく、核酸アナログ製剤が第一選択となります。

なお、核酸アナログ製剤の治療を行う場合には、自分の判断で服薬を中止しないことが重要です。

C型肝炎の場合　C型肝炎では、慢性肝炎とともに、肝炎が進行して肝線維化が進行した肝硬変であっても、黄疸《おうだん》や腹水などがみられない肝硬変の代償期（P214参照）であれば、基本的には経口剤（直接作用型抗ウイルス薬）による治療が第一選択です。現在のところ、さらに進行した非代償性肝硬変には直接作用型抗ウイルス薬は使用できませんが、適切な食事療法を併用することで抗ウイルス治療を行うことができる場合があります。

C型肝炎ウイルスは遺伝子の型によって大きくⅠ型とⅡ型に分けられます。このウイルスの型や腎機能の程度、いま飲んでいる薬剤によって治療薬は異なります。さらにウイルスの変異の有無によって治療効果に大きな差があるため、治療前にウイルスの変異を調べることがあります。

治療期間も薬剤によって異なります。基本的には12週間ですが、24週間の場合もあります。

注意するべきことは、治療によってウイルスが排除されても、肝臓がんのリスクがなくなったわけではないことです。治療後も定期的な検診が不可欠です。したがって、治療は必ず、ウイルス性肝疾患の治療に十分な知識と経験をもつ専門医が行う必要があります。

肝障害に対する治療

肝障害を抑えて肝臓病の進行を抑え、肝硬変への移行や肝細胞がんの発生を抑えようとする治療です。一般的には、内服薬としてはウルソデオキシコール酸、注射では強力ネオミノファーゲンシーがあります。

そのほか、最近では、肝臓に蓄えられた鉄（貯蔵鉄）が肝障害に関係していることから、瀉血《しゃけつ》療法（1カ月に血液200mℓ程度を抜く）がC型慢性肝炎では保険適応となり、インターフェロン無効例やインターフェロンが行えない場合に行われています。また、食事中の鉄分を減らす鉄制限食も行われていますが、これはたんぱく摂取量を減らす可能性もあるので、必ず栄養士の指導のもとで行う必要があります。

最近、健康への関心の高まりから、いろいろなサプリメントが市販され、利用している人も少なくありません。サプリメントのなかには鉄分を多く含んだ製品が多いので、基本的には肝臓病患者にはサプリメントはすすめられません。

（鈴木壱知）

慢性肝炎の漢方療法

肝炎は、慢性に移行し、時間がたてばたつほど、治療がむずかしくなりますが、漢方薬の場合、その人の体質に合致し、証に合うと、かなりの効果を示すことが多いものです。

大柴胡湯合茵蔯蒿湯《だいさいことうごういんらんこうとう》

体格のよいがっしりしたタイプの人の慢性肝炎に使われる処方です。大柴胡湯単独でも使用されますが、肝炎では一般に黄疸《おうだん》があったり、のどが渇いたりする症状がみられるので、茵蔯蒿湯を加えて効果を高めます。

上腹部に抵抗があって、胸脇苦《きょうきょうく》満《まん》が強く、腹部は全体として力があり、便秘の傾向があり、疲れやすくて根気がなく、口の中が苦かったりすることが目標です。

茵蔯五苓散《いんちんごれいさん》

体力が中等度の人で、口が渇いて、尿の出方が少なく、軽度の黄疸を伴い、腹水がたまったり、下肢にむくみができる慢性肝炎に用います。黄疸がない場合にも用いてよいものです。

柴胡桂枝湯《さいこけいしとう》

体力が中等度か、やや劣る人で、胸脇苦満と腹直筋の緊張がみられ、ときに上腹部に痛みを訴える慢性肝炎に用います。また、精神不安、不眠、動悸《どうき》などの精神・神経症状があることも目標になります。

加味逍遙散《かみしょうようさん》

主に女性の慢性肝炎で、体力が弱って、全身倦怠感があり、上半身の灼熱感、生理異常、頭重、不眠、いらいらなどを訴えるものに用います。

小建中湯《しょうけんちゅうとう》

体力が衰えた虚証の人で、疲れやすく、手足がほてってだるく、尿が近い、脈も腹も虚弱であることを目標として用います。

当帰白朮散《とうきびゃくじゅつさん》

平素、酒を好んで肝臓をおかされ、黄疸となり、疲れやすく、食欲不振、小便不利などがあるときによいものです。特に慢性肝炎がこじれ、はかばかしくないときに有効です。

（矢数圭堂）

慢性肝炎のツボ刺激

人間の内臓のなかでも「肝腎かなめ」というように、東洋医学では特に肝の臓と腎の臓の機能を重要視します。

「肝胆相照らす」という言葉もあるように、肝の臓と胆の腑《ふ》は相補い、助け合って人間の健康を保つ機能を果たしていると解釈しています。したがって、肝臓病のツボ刺激は肝・腎・胆を補強することを心がけます。

慢性肝炎の場合は、背中の**京門**《けいもん》、**腎兪**《じんゆ》、おなかの**肓兪**《こうゆ》が東洋医学でいう腎を補強するツボです。

次いで、背中の**肝兪**《かんゆ》、**胆兪**《たんゆ》、おなかの**期門**《きもん》、**日月**《じつげつ》のツボは、肝の臓、胆の腑に邪気（病気の原因）の注ぎ集まるところとして重要です。

さらに、みずおちの**巨闕**《こけつ》のツボで、みずおちからへそにかけてのつかえと重苦しさを取り除き、おなかの**大巨**《だいこ》のツボで、おなかの張りや便秘、ときに下痢などの症状を抑えます。

足の甲の**太衝**《たいしょう》は、慢性肝炎の疲れやすさやだるさをとり、下腿の**外丘**《がいきゅう》と**中都**《ちゅうと》のツボで、おなかの症状や背中の症状の改善をはかります。

（芹澤勝助）

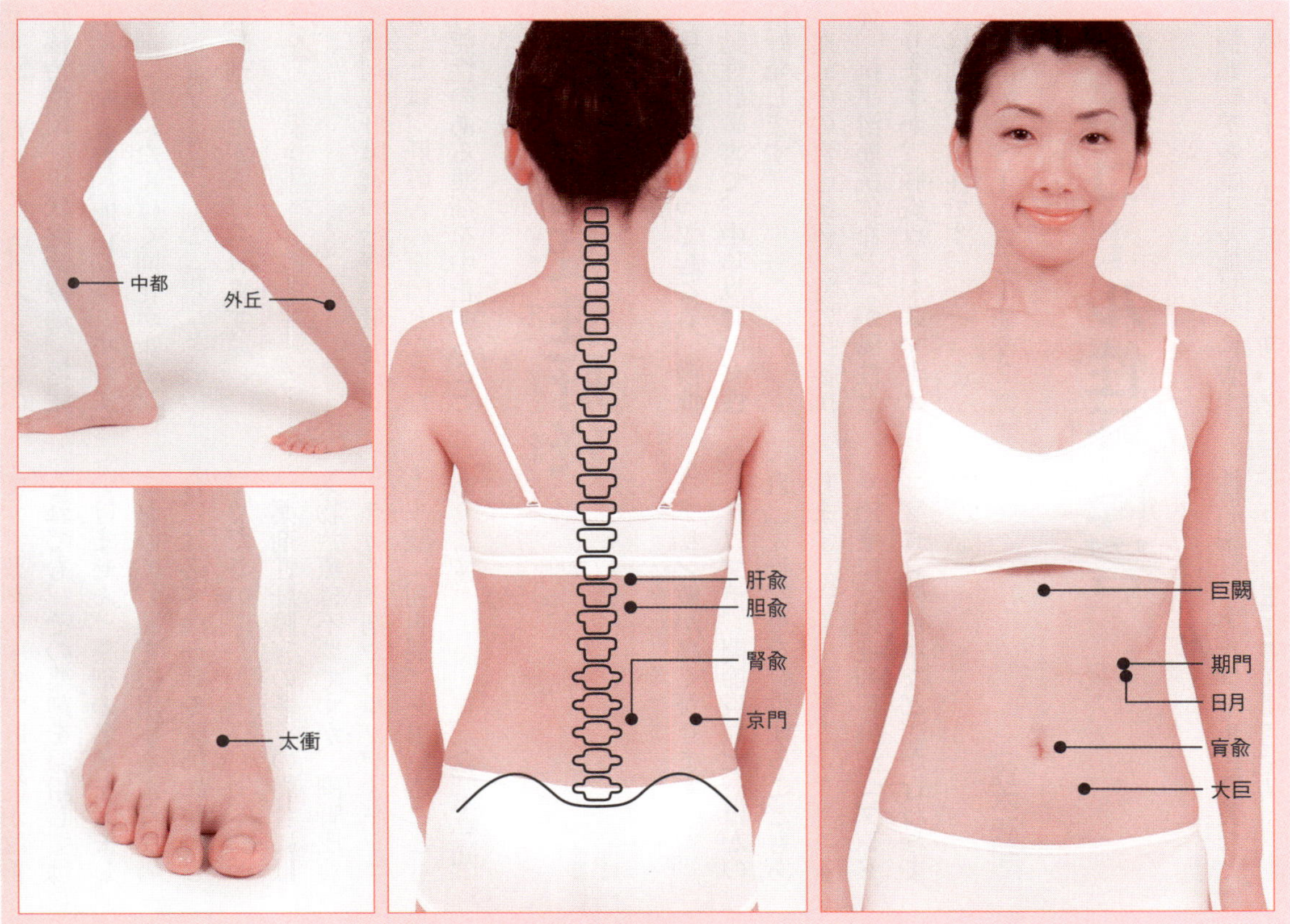

薬《やく》剤《ざい》性《せい》肝《かん》障《しょう》害《がい》

薬などで肝臓が障害されて生じる病気です。最近ではサプリメントによる肝障害も報告されています。薬剤性肝障害には、肝細胞障害型と胆汁うっ滞型があります。

原因と症状

肝細胞障害型はASTやALTの上昇がみられます。食欲不振やだるさに続いて黄疸《おうだん》があらわれ、急性肝炎に似た症状がみられます。発熱、発疹《ほっしん》、かゆみのみられることもあります。

胆汁うっ滞型は、閉塞《へいそく》性黄疸と同じような症状を示しますが、胆管の閉塞はなく、ビリルビンを胆管に排出する機構に障害がみられます。したがって、ALPやγ《ガンマ》-GTPなどの胆道系酵素の上昇がみられます。まれに劇症型で、急速に悪化する場合がありますが、慢性化はしません。

体の中に入った毒物や薬剤によって肝臓が障害されるために起こります。直接、肝障害を引き起こす物質としては、四塩化炭素、リン（ネコいらず）、クロロホルム、毒キノコなどがあり、これらが体内に入った場合は、直ちに症状があらわれて、しかも体に入った量と重症度が比例します。

治療薬剤のなかには、まれに肝臓に蓄積して肝障害を起こすものもありますが、こうした薬は最近使われなくなり、大部分は過敏反応（アレルギー反応）によって起こります。

しかしある薬剤を用いたからといって、すべての人に肝障害が起こるわけではありません。アレルギーによる病気をもつ人は、アレルギーのない人に比べて起こりやすい傾向にあるので注意は必要ですが、しかし、これも必ずあらわれるわけではありません。逆に全くアレルギー経験のなかった人に、肝障害が起こることもあります。

このような過敏型の肝障害を起こす頻度の比較的高い薬としては、抗生物質、かぜ薬（鎮痛解熱剤）、サルファ剤のような化学療法剤、結核治療剤、甲状腺治療剤、糖尿病治療剤（経口服用剤）、ホルモン剤（特にたんぱく同化ホルモン剤、男性ホルモン剤）、精神安定剤、麻酔剤などがあげられます。

治療

薬剤性肝障害の治療で最も重要なことは、肝障害の原因となった可能性のある薬剤を中止することです。薬剤の中止で肝機能が改善されても、その薬剤を服用してはいけません。薬剤の名前をメモしておいて、薬を服用するような場合には必ず薬剤師や医師に報告してください。

薬剤性肝障害の多くの場合には薬物治療は不要ですが、副腎皮質ステロイド剤やウルソデオキシコール酸（利胆剤）を用いることもあります。

（鈴木壱知）

自《じ》己《こ》免《めん》疫《えき》性《せい》肝《かん》炎《えん》

免疫異常によって起こる、慢性活動性肝障害で、中年以降の女性に好発します。

血液中の自己抗体（特に抗核抗体、抗平滑筋抗体など）が陽性となりますが、肝炎ウイルスマーカーは通常、陰性です。

血清のAST・ALT値やγ《ガンマ》グロブリン値が高くなります。

リウマチ、関節炎など、ほかの自己免疫疾患を合併することもあります。

治療には免疫抑制療法（プレドニゾロンの使用など）が行われます。

（鈴木壱知）

アルコール性《せい》肝《かん》障《しょう》害《がい》

酒類（アルコール飲料）によって起こる肝障害です。アルコール性脂肪肝、アルコール性肝炎などがあり、進行すればアルコール性肝硬変になります。

わが国の肝臓病は、ウイルス性肝炎によるものが多く、アルコール性肝障害は少ないといわれていましたが、飲酒量がふえるにつれて、しだいにアルコール性肝障害がふえてきました。

アルコール自体が問題の場合のほか、アルコールに含まれるカロリーが問題の場合もあります。

予防のポイントは、飲酒をやめるか少なくすること。バランスのとれた栄養をとり、特にたんぱく質不足にならないようにすることです。

そのため、酒を飲むときには、①自分の適量を知り、それを守る、②時間をかけてマイペースで飲む、③食べながら飲み、できるだけたんぱく質をとる、④毎日飲む場合は、多くとも日本酒なら2合（ビールなら中2本、ウイスキーならダブル2杯）以下を目安にする、⑤宴会などで大量に飲酒することは避ける、などの点に注意しましょう。

（鈴木壱知）

飲酒の適量とは

飲酒の適量は、アルコールの量で把握しましょう。一般的には1日20g以下とされていますが、NAFLD（下段参照）の非飲酒者の基準は、毎日飲む場合、男性は1日30g未満、女性は1日20g未満です。ときどきお酒を飲む人は、1週間で飲むお酒のアルコール量を男性では210g、女性では140gまでとします。

ビールやワイン、日本酒など、アルコール度数（%）はさまざまです。アルコールの量は下の計算式で求めます。いつも飲むお酒のアルコール量を算出して、自分の適量を把握し、飲みすぎないようにしましょう。

（鈴木壱知）

飲酒量に含まれるアルコール量の算出法

お酒の量（mℓ）× アルコール度数（%）÷ 100 × 0.8 ＝ アルコール量（g）

例）
500（酒の量／mℓ）× 5（アルコール度数／%）÷ 100 × 0.8 = 20（g）

NAFLD《ナッフルディー》（非《ひ》アルコール性《せい》脂肪《しぼう》性《せい》肝疾患《かんしっかん》）
NASH《ナッシュ》（非《ひ》アルコール性《せい》脂肪《しぼう》肝炎《かんえん》）

脂肪性肝疾患とは、肝細胞に中性脂肪（TG）が沈着して、肝障害を起こす疾患の総称です。このうち、明らかな飲酒歴（男性ではエタノール摂取量1日30g以上、女性では20g以上）のない脂肪性肝疾患を、非アルコール性脂肪性肝疾患（non alcoholic fatty liver disease、略称NAFLD）といいます。かつてはアルコール性肝障害に伴う脂肪肝が多かったのですが、近年、肥満、高血糖、高血圧、脂質異常症の増加とともにNAFLDが増加し、成人健康診断受診者の20～30%にみられます。

NAFLDの大半はとくに症状もなく、単純性脂肪肝として推移しますが、10～20%はNASH（ナッシュ、非アルコール性脂肪肝炎、non alcoholic steato hepatitisの略称）です。NASHは放置すれば肝臓の線維化が進み、5～10年で5～20%が肝硬変に進行し、肝細胞がんへ進行する場合も。

原因

NAFLDの病因は主に、肥満によるインスリン抵抗性です。インスリン抵抗性とは、インスリンの感受性が低下して糖がエネルギーに使われにくくなって高血糖が続く一方で、高インスリン血症になる状態です。インスリンは肝臓での脂肪の合成を促すので、過剰な糖は中性脂肪として肝臓に蓄積され、脂肪肝となります。

NAFLDの発症リスクは、肥満、糖尿病、脂質異常症、高血糖、高尿酸血症、睡眠時無呼吸症候群などです。いわばメタボリックシンドロームの一つと考えられるので、メタボリックシンドロームと判定されたらNAFLDにも注意することが大切です。たとえ肝機能障害がみられなくても脂肪肝が合併している場合があるので、腹部超音波検査を受けることをおすすめします。

症状

NAFLDは自覚症状がなく、肝臓に脂肪が沈着している状態です。この状態で推移する単純脂肪肝であれば問題はありませんが、生活習慣を改善しなければNASHへ進行する場合があります。

NASHも自覚症状がないことが多く、放置すれば平均5.3年で肝臓の線維化が進行し、肝硬変になると、5年以内に11・3%が肝細胞がんに至ります。NASHから肝がんになる症例の平均年齢は70歳、男性が女性よりやや多く、肝臓内に複数のがんが生じる多中心性発がんが生じます。

診断と治療

脂肪肝では肝機能障害がみられないことも少なくないので、血液検査だけでは診断を行うことは不可能です。

腹部超音波検査や腹部CT検査で肝臓に脂肪の沈着がみられ、ウイルス性肝炎や自己免疫性肝疾患、代謝性疾患が否定でき、飲酒歴がない場合にNAFLDと診断されます。

脂肪肝に加え、肝細胞の変性・壊死《えし》・炎症、線維化を伴う脂肪肝炎が生じるとNASHと診断されますが、自覚症状がないため、気づかない間に病気が進行し、肝硬変になってから診断されることもあります。NASHの確定診断には肝生検組織診断が必要です。

NASHを防ぐには、脂肪肝を放置しないことです。NAFLDの治療の基本は、食事療法と運動療法などで生活習慣を改め、肥満、糖尿病、脂質異常症、高血圧を改善することです。

食事療法では、標準体重（P215参照）1kgあたりの1日のエネルギー摂取量は25～35kcal、たんぱく質摂取量は1.0～1.5gとし、飽和脂肪酸を控え、精製された糖類を控え、未精製の穀物などで炭水化物をとります。

NASHの発症が疑われる場合は、脂肪の変性を防ぐために、酸化ストレスやインスリン抵抗性などを改善する薬物療法が試みられています。まだ確立された治療法はありませんが、まず現体重の7%減量することが重要であることがわかっています。（鈴木壱知）

脂肪肝によいきのこやシジミ汁

脂肪肝を早く治すためには、毎日の生活で次のようなことを守ってください。

①酒を飲まない。

②食事は低エネルギーにして、白身魚、貝類、大豆など、良質のたんぱく質を多めに摂取するように心がける。

③積極的に運動をし、エネルギーを消費するようにする（ただし、肝炎などを伴っているときは、安静にしなければならない場合もある）。

また、脂肪肝の患者に特にすすめたい食材の代表が、シジミなどの貝類と、シイタケなどのきのこ類です。

特にシジミは、必須アミノ酸をバランスよく含む良質のたんぱく質を含み、脂肪が少なく、ミネラル、ビタミンにも富む、肝臓によい食べ物です。

脂肪肝の患者は、このシジミを濃く煎じて、シジミ汁にして飲むとよいでしょう。

シジミ汁の作り方

①シジミ1kgを1.8ℓの水に入れて煮込む。

②1時間ほど煮込んだら、貝をとり出して、残りの汁が600mℓになるくらいまで煮詰め、しょうゆで薄く味をつける。

③これを1日3回、あたためてから飲む。

このシジミ汁は、黄疸《おうだん》や寝汗にもよく効きます。（貝津好孝）

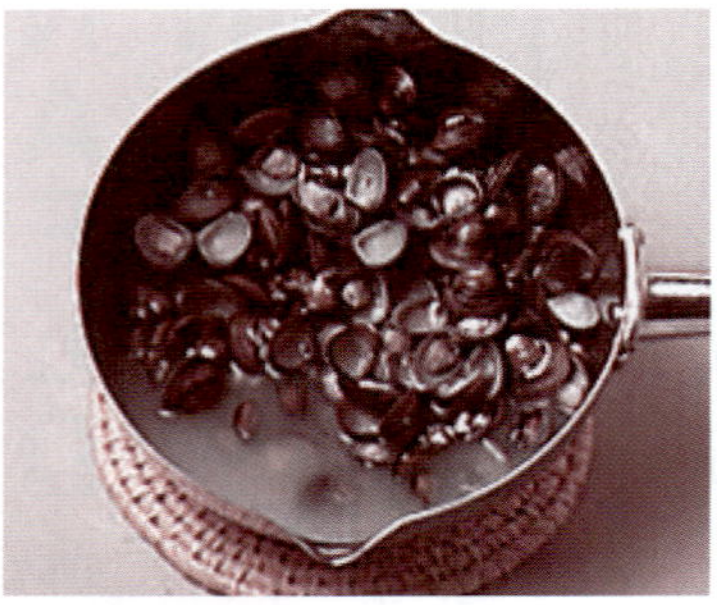

①シジミを水から1時間ほど煮込む。

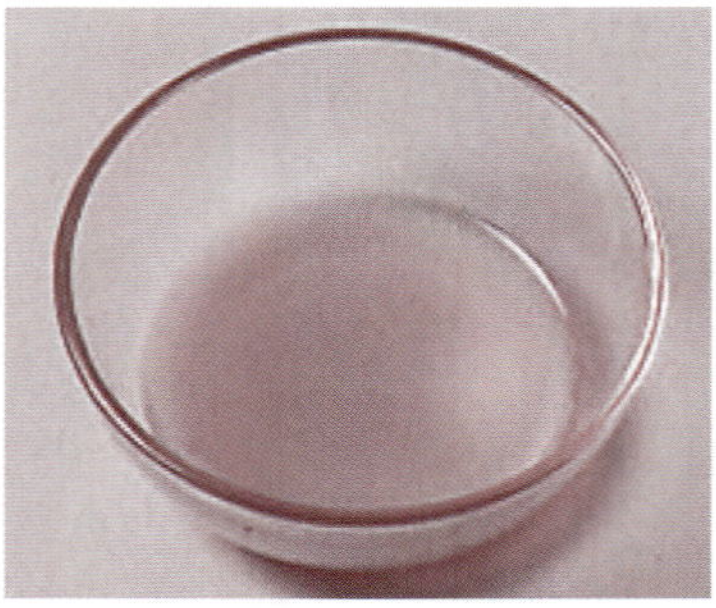

②シジミをとり、煮汁を最初の⅓量までさらに煮詰め、しょうゆで薄味をつける。

脂肪肝の漢方療法

脂肪肝は、大酒家や過食の人、高脂肪の食物が好きな人に多いものです。しかし、一般に漢方では、特徴的な症状がないので、肥満タイプで、肝臓がはれて大きくなっている場合には、脂肪肝を疑って、次の処方を用います。

大柴胡湯《だいさいことう》

体力、体格ともに充実しているタイプで、脈も腹も力があるものに用います。みずおちがつかえて、胸脇苦満《きょうきょうくまん》が強く、ベルトや帯を締めると苦しく、便秘がちというものが目標です。口の渇き、黄疸《おうだん》があるときは茵蔯《いんちん》と梔子《しし》を加えます。便通がよいときは、大黄《だいおう》を除きます。服用しているうちに、しだいに肝臓のはれがとれて、胸脇苦満がなくなり、全身的にも元気になってきます。

小柴胡湯《しょうさいことう》

体力が弱く、胸脇苦満も軽く、舌には白苔《はくたい》があって、口が苦かったり、粘ついたりし、便秘がないのを目標にして、脂肪肝に用います。みずおちがつかえて吐きけを訴えるときにも効果があります。

（矢数圭堂）

脂肪肝のツボ刺激

脂肪肝のツボ刺激のねらいとしては、だるい、食欲がない、腹部がつかえる、張るなどといった症状の軽減をはかります。同時に、脂肪肝は肥満症や糖尿病などから起こる場合が多いので、循環器系の機能の改善をはかります。

背中の**心兪**《しんゆ》、**肝兪**《かんゆ》、**魂門**《こんもん》、**腎兪**《じんゆ》がツボどころです。次いで、体の前面では胸の**膻中**《だんちゅう》、おなかの**巨闕**《こけつ》、**期門**《きもん》、**章門**《しょうもん》が重要なツボです。特に期門は、肝臓の邪気（病気の原因）の集まるツボとして大切です。

腹部では、胃のあたりのむかつきをとる**中脘**《ちゅうかん》、腎を補強する**肓兪**《こうゆ》などのツボを指圧します。

また、腕では**郄門**《げきもん》、足では**中都**《ちゅうと》、**太衝**《たいしょう》が、肝臓病のときの症状一般に効くツボです。（芹澤勝助）

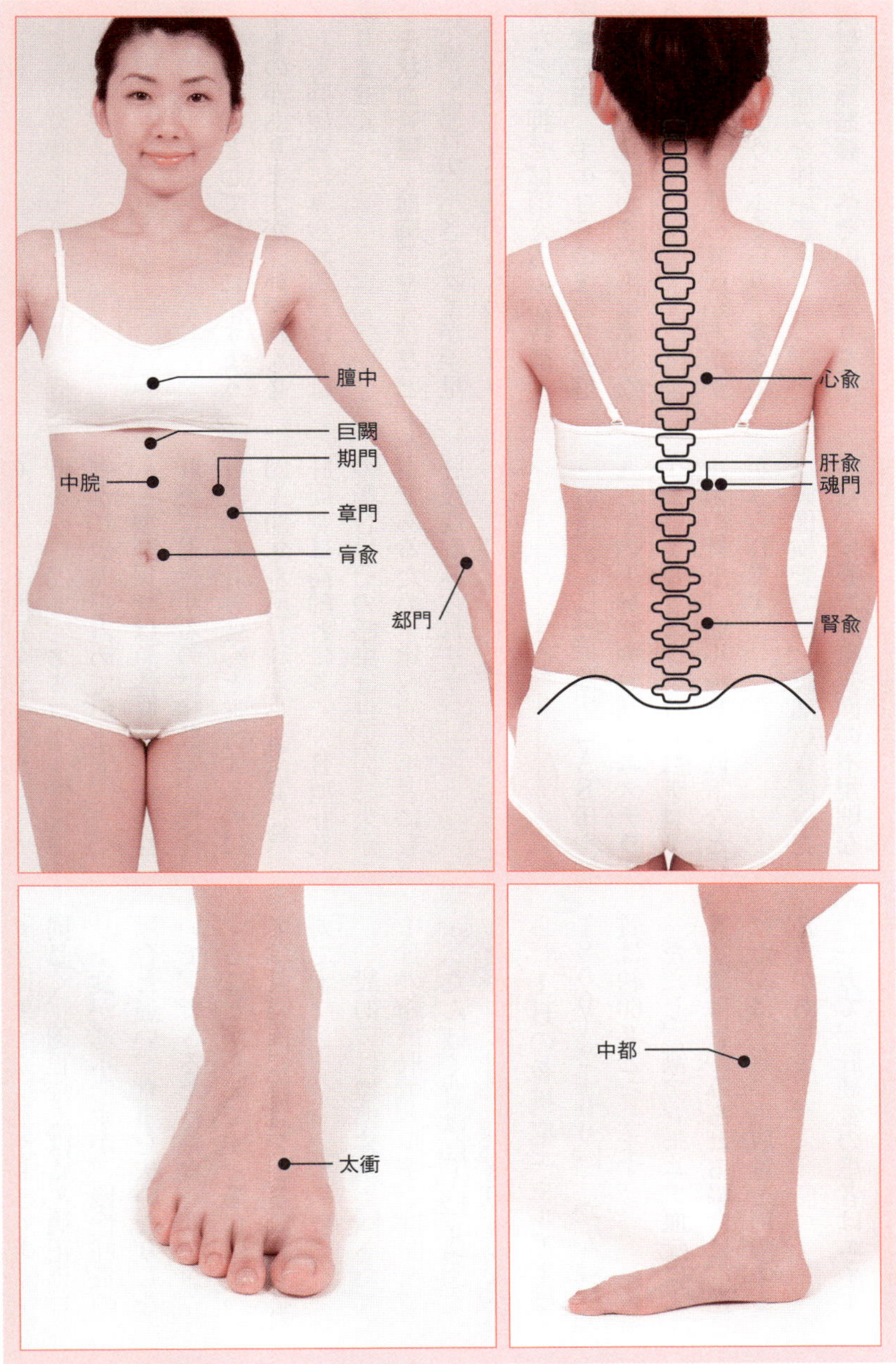

肝硬変《かんこうへん》

肝硬変とは、肝臓に起こった炎症の結果、障害された肝臓に線維化が起こり、肝臓がかたくなった状態で、慢性肝疾患（慢性肝炎、アルコール性肝障害など）が最後に行きつくところです。

しかし、肝硬変だからといっても、重症でなければ普通に生活できますし、病気の進行を抑えることもかなりできますから、むやみに悲観することはありません。

原因と症状

初期の肝硬変（代償《だいしょう》期）に特徴的な自覚症状はありませんが、進行して肝臓が十分な働きをすることができなくなると（非代償期）、腹水（おなかに水がたまってカエル腹のようになる）、下肢のむくみ、黄疸《おうだん》、意識障害（肝臓で分解できないため、血中アンモニアが増加して起こる）などの症状があらわれてきます。そのほか下肢のけいれん（こむらがえり）なども比較的、肝硬変に特徴的な症状です。

他覚症状としては次に示すようなものがありますが、いずれも必ずしも肝硬変にみられるわけではありません。

クモ状血管腫《けっかんしゅ》　前胸部やくびなどに、細い血管が、小さなクモが手足を広げたように見えるもの。ガラスなどで押せば消えるのが特徴。

手掌紅斑《しゅしょうこうはん》　手のひらのまわりの盛り上がった部分がまだらに赤くなります。

女性化乳房　男性の乳房があたかも女性のようにふくらみ、多くの場合、痛みを伴います。

腹壁静脈怒張《どちょう》　へそのあたりを中心に静脈が放射状にふくれて浮き上がっています。

出血傾向　肝臓で合成される血液凝固因子が減り、さらに血小板も減少するために出血傾向がみられます。

日本ではウイルス性肝炎が進行して慢性肝炎から肝硬変へと進行するケースが多く、肝硬変の原因のうち、C型肝炎が約50％、B型肝炎が約20％、アルコール性肝障害が10数％を占めています。

C型肝炎では急性肝炎から慢性肝炎に進行するのに10数年、慢性肝炎から肝硬変へと進行するのに20～30年を要します。そのため、肝硬変は高齢者に多く、B型肝炎の場合はその感染は母児間感染が主であるため、比較的若年者にも肝硬変がみられます。

検査

軽度の肝機能障害（ASTやALTの上昇）やコリンエステラーゼ、アルブミン、コレステロール値の低下、血小板数の低下などがみられます。

画像検査では、腹部超音波検査やCT検査で肝臓表面の不規則な凹凸がみられ、肝臓辺縁の鈍化、脾腫大《ひしゅだい》（脾臓《ひぞう》がはれて大きくなる）などが特徴的です。そのほか、内視鏡検査で食道静脈瘤《りゅう》がみられることも特徴的です。

治療

食事療法

肝臓の機能が保たれている場合の食事療法は、慢性肝炎の場合と同じく、適正たんぱく・適正カロリー食が基本ですが、慢性肝炎の場合と違い、食事を抜いたりしないで、できるだけ絶食時間を短くすることが必要です。場合によっては就寝前に夜食をとることも必要です。

一般的には標準体重1kgあたり1日の総摂取エネルギーは30～35kcal、たんぱく質は1.0～1.2gです。したがって、標準体重60kgの人なら、1日の総摂取エネルギーは1800～2100kcal、たんぱく質は約60gとなります。

ただし、高アンモニア血症により意識障害がみられる場合は、逆にたんぱく質の摂取量を制限する必要があります。

一方で、肝硬変の患者はエネルギー代謝が亢進《こうしん》している（安静にしていても消費エネルギー量が多い）ため、寝ている間に飢餓状態になる危険があります。そこで、予防のために就寝前に夜食をとることがすすめられています。

したがって、肝硬変の食事療法は、専門医に肝臓の状態を正しく評価してもらい、その指示に従って適切な栄養管理を行うことが重要です。最近は治療食の宅配サービスなどもあるので、主治医に相談してみるとよいでしょう。

※標準体重の算出法

身長（m）×身長（m）×22（BMI値）＝標準体重（kg）

運動療法

以前は肝硬変では、過度の安静をしいられることが多かったのですが、最近では腹水や意識障害がなければ、ある程度の運動も必要であるというように変わってきました。

それは肝臓の働きのうちでもアンモニア処理、糖処理などの機能を、肝硬変の人では骨格筋が代行することが明らかにされたためです。骨格筋はたんぱく質の貯蔵庫として重要なので、安静にしていて筋肉がやせたり、体内のたんぱく質が減少するのを防止するためです。

したがって、肝硬変では、慢性肝炎と同じようにウオーキングなどの運動をすることが重要です。

薬物療法

肝硬変に対する治療は、代償性肝硬変（黄疸や腹水、脳症がない比較的軽症の肝硬変）では、慢性肝炎と同様にウイルスが原因の場合には抗ウイルス治療が基本です。原因によっては免疫を抑える薬や肝庇《ひ》護《ご》剤（ウルソデオキシコール酸など）を用いて肝障害に対して治療が行われます。

非代償性肝硬変では、B型肝炎では抗ウイルス治療が行われますが、その他の原因の肝障害では肝庇護剤で肝障害を抑え、さらに肝臓の機能を補助するような薬が使われます。

腹水や浮《ふ》腫《しゅ》　低アルブミン血症（血液中のアルブミンというたんぱくが不足する）が原因であることが多いので、栄養士による食事療法を行ったうえで、たんぱく合成を促進させるアミノ酸製剤（分岐鎖アミノ酸製剤）を用います。

意識障害　進行した肝硬変では、肝性脳症という意識障害がみられることがありますが、その原因はアンモニアという物質が血中に増加するためです。アンモニアは腸内で産生され、血液中に入り、通常は肝臓で処理されますが、肝臓の働きが低下するとアンモニアの処理が十分でなくなり、高アンモニア血症が出現します。

高アンモニア血症を防止するには便通をつけることが重要ですが、目安として1日3～4回程度となるように下剤を服用したり、食物繊維を十分に摂取することが重要です。

便通を十分につけても高アンモニア血症がみられる場合には、たんぱく質制限（食事のたんぱく質を減らす）ことが必要になりますが、その場合には、分岐鎖アミノ酸製剤の併用が必要となります。

その他　進行した肝硬変に対して以上のような治療を行っても効果がみられない場合には、肝移植が適応となる場合もあるので、主治医に相談してください。

肝細胞がん防止のために

肝細胞がんにならないためには、抗ウイルス治療やそのほかの薬物療法を行うことが重要ですが、肥満を防止したり、糖尿病の発症を防止したり、血糖をコントロールすることもきわめて重要です。

正しい食事療法を行い、適当な運動を行うことも、病気の進行防止と発がん防止に有用です。

（鈴木壱知）

肝硬変の漢方療法

肝硬変における漢方治療はかなりの成果を上げており、現代医学から注目されています。しかし、難病であることには違いありませんから、精密検査を受けながら、漢方専門医の治療をすすめたほうがよいでしょう。

茵蔯《いんちん》五苓散《ごれいさん》

体力が中等度で、口が渇いて、尿の出方が少なく、尿の色が濃くて、軽度の黄疸《おうだん》を伴い、むくみ、腹水があるものに用います。黄疸がない場合にも用いてよいものです。

柴苓湯《さいれいとう》

体力が中等度の人の、ごく初期の肝硬変で、心下部より季肋《きろく》部にかけての苦満感、ならびに抵抗と圧痛があり、尿量減少、食欲不振があるが、腹水がそれほど目立たない時期に用います。

参苓湯《じんれいとう》

柴苓湯より、さらに体力のないときに用います。人参湯《にんじんとう》と五苓散《ごれいさん》を合方したもので、腹水と下半身のむくみ、黄疸で衰弱している人によいものです。

分消湯《ぶんしょうとう》

まだ体力が低下していない実証タイプが対象です。腹水がかなりたまって、みずおちから腹部全体がかたく張り、少し食べてもおなかがいっぱいになり、食後、腹が張って苦しく、尿の出方が少なく黄色であるものに用います。なお、みずおちのところがかたく張る場合は、小柴胡湯《しょうさいことう》を合方して用います。

加味逍遙散《かみしょうようさん》

虚証タイプの肝硬変の初期に用い、肝硬変になって、ノイローゼぎみではあるが、腹水がまだないときに有効です。

補気建中湯《ほきけんちゅうとう》

相当重症で体力が衰えたもので、腹水がたまり、腹部が膨張し、全身に浮腫《ふしゅ》があるものに用いて、効を奏することがあります。

（矢数圭堂）

肝硬変のツボ刺激

肝硬変は、現代医学でも決め手となる治療法はありません。高たんぱく・高カロリーの食事療法が基本の治療法といわれ、適度な運動療法も必要です。本人が十分に注意して生活していくことが要求されます。

現代医学でなかなか効果の上がらない病気に対しては、東洋医学に論拠をおくツボ刺激は病人の体力や病気に対する抵抗力を強め、肝臓病にあらわれる食欲不振、だるさなどの症状の軽減をはかることを試みます。実際にツボを対象にした治療法を根気よく続けることで、現代医学の効果も増加してくることが多いのです。

ツボ刺激は、後ろくびの**天柱**《てんちゅう》、手のひじの**曲池**《きょくち》、背中の**厥陰兪**《けついんゆ》、**心兪**《しんゆ》、**肝兪**《かんゆ》、**胆兪**《たんゆ》、**腎兪**《じんゆ》、**志室**《ししつ》などがポイントになります。天柱と曲池は、肝硬変にみられる意識障害やけいれんなどの精神・神経症状を抑えるツボです。厥陰兪と心兪は、腹水、吐血や下血、クモ状血管腫《けっかんしゅ》や手掌紅斑《しゅしょうこうはん》など心臓血管系の症状を予防し、症状があればその改善をはかります。

また、肝兪と胆兪は文字どおり肝臓、胆嚢《たんのう》のツボであり、腎兪、志室は腎を補強するツボです。

体の前側では、**巨闕**《こけつ》、**期門**《きもん》、**章門**《しょうもん》を処置します。これらのツボは、

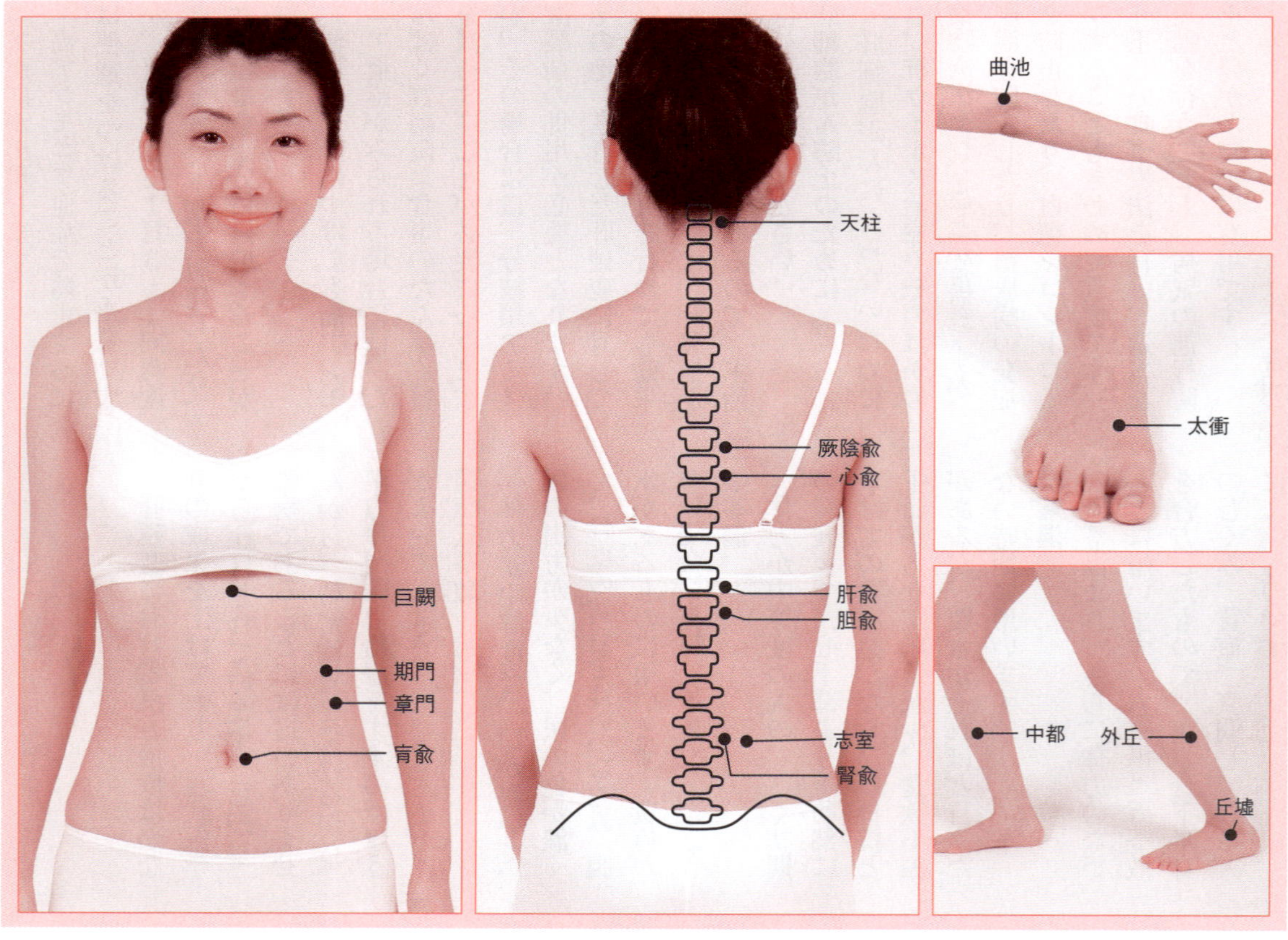

みずおちから脇腹にかけての、つかえとかたさをやわらげるツボです。

なかでも、9番目の肋骨《ろっこつ》の先端にある期門（特に右側の期門）は重要です。

おなかでは、へその両側の**肓兪**《こうゆ》は腎を補強するツボですから、肝硬変のツボ刺激には欠かせません。

足では、**太衝**《たいしょう》、**丘墟**《きゅうきょ》、**外丘**《がいきゅう》、**中都**《ちゅうと》がツボどころです。太衝は肝臓に、丘墟は昔から活用されるツボですし、外丘と中都は、肝臓と胆嚢に関する急性症状を軽減させるツボです。

ツボ刺激をするときは、後ろくびや背中は両手の親指で、体の前側はマッサージしたあと、親指を除いた四指で静かに指圧します。

腹水やむくみが強いときは、指圧は避けて、それぞれのツボをマッサージしてください。そのほか、心俞、肝俞、腎俞、期門の四つのツボを対象に、知熱灸かショウガ灸、ニンニク灸などの灸療法を続けるとよいでしょう。

その際は、米粒大のもぐさを一つのツボに3～5壮（回）、毎日1回ずつ3週間続け、その後1週間ほど休んで、また3週間続けるという繰り返しで、根気よく行います。（芹澤勝助）

肝《かん》膿《のう》瘍《よう》

肝臓の中の炎症・化膿《かのう》によって、膿瘍が生じたもので、1個だけの孤立性と、多数生じる多発性があります。細菌が原因の**細菌性肝膿瘍**と、アメーバが原因の**アメーバ性肝膿瘍**があり、後者は日本ではあまりみられません。細菌性肝膿瘍は、腸や胆道の炎症、特に虫垂炎、胆嚢炎《たんのうえん》、胆管炎などに引き続いて起こることが多いものです。原因菌としては大腸菌が圧倒的で、ブドウ球菌、連鎖球菌によることもあります。発熱と右上腹部痛が主な症状で、肝臓は大きくはれ、白血球数が増加します。全身性の感染を生じたり、肝膿瘍が破れて横隔膜下《おうかくまくか》膿瘍や急性化膿性腹膜炎を起こすこともあります。

治療は抗生物質を用いますが、針で穿刺《せんし》したり、外科的に切開して排膿したりする場合もあります。（鈴木壱知）

肝《かん》嚢《のう》胞《ほう》

肝臓の中に、液の貯留した袋状の嚢胞ができる病気で、寄生虫性と非寄生虫性に大別されます。一般に肝嚢胞といわれるのは非寄生虫性のもので、孤立性と多発性があります。

多発性の約半数は腎臓にも嚢胞がみられ、高血圧や腎機能低下を伴う場合があります。

上腹部痛、腹部膨満《ぼうまん》感、黄疸《おうだん》などの症状が出ることもありますが、ほとんど無症状で、人間ドックなどで発見される場合が多いようです。

腹部超音波検査、CT、MRIなどで診断されます。良性で、特別な処置も必要なく、定期検診で変化をみます。孤立性肝嚢胞に対して無水エタノール注入療法も行われますが、効果がなくて大きくなるようであれば、手術療法も行われます。

寄生虫性肝嚢胞は、野犬やキツネから感染するエキノコックス（虫）という寄生虫の幼虫が肝臓にすみついてできます。（鈴木壱知）

門《もん》脈《みゃく》圧《あつ》亢《こう》進《しん》症《しょう》

門脈またはその下流の肝臓側の血流が阻害されると、血液が門脈にうっ滞して門脈圧が亢進します。原因は、肝硬変が最も多く、門脈血栓症、バッド・キアリ症候群、原因不明の特発性門脈圧亢進症の場合もあります。門脈圧が高くなると食道静脈瘤《りゅう》ができ、これが破裂して吐血や下血を起こします。

内視鏡的硬化療法・結紮《けっさつ》療法や、外科手術で治療します。（鈴木壱知）

肝《かん》臓《ぞう》がん

P90参照

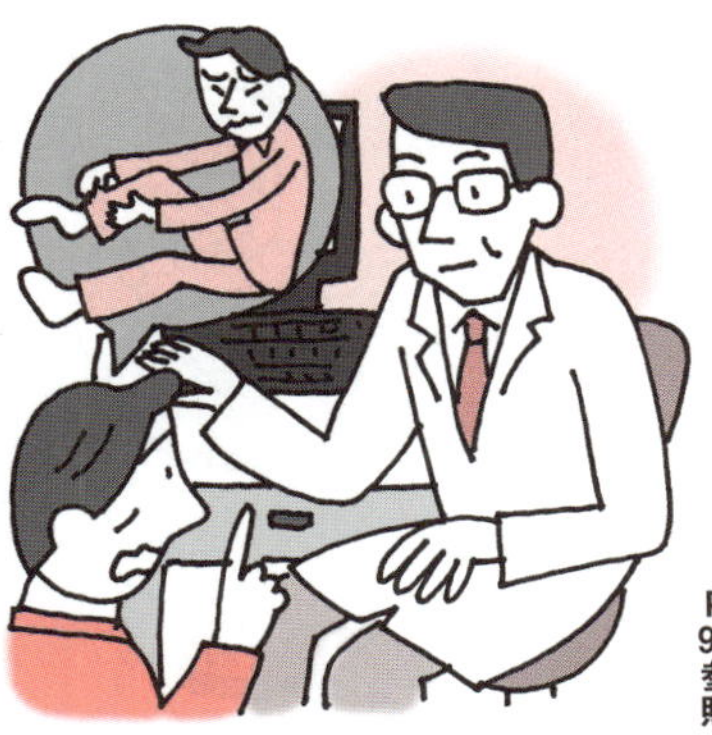

肝臓を元気にする食べ物

納豆

納豆は、大豆を発酵させて消化吸収をよくした食品です。悪玉コレステロールをふやす心配なく、良質たんぱく質、ビタミン、ミネラルが効率よくとれます。さらに、発酵によって脂質の代謝に欠かせないビタミンB_2がゆで大豆の6倍も含まれるため、肝機能の改善にも役立ちます。また、ネバネバ成分には血栓を溶かす酵素ナットウキナーゼも含まれています。

納豆には刻みネギが定番ですが、のり、青ジソ、ゴマもおすすめ。香りや香ばしさを添えることでしょうゆを控えても十分においしく、高血圧の予防になります。ゴマに含まれる抗酸化成分セサミンは、肝臓を活性酸素から守ってくれます。

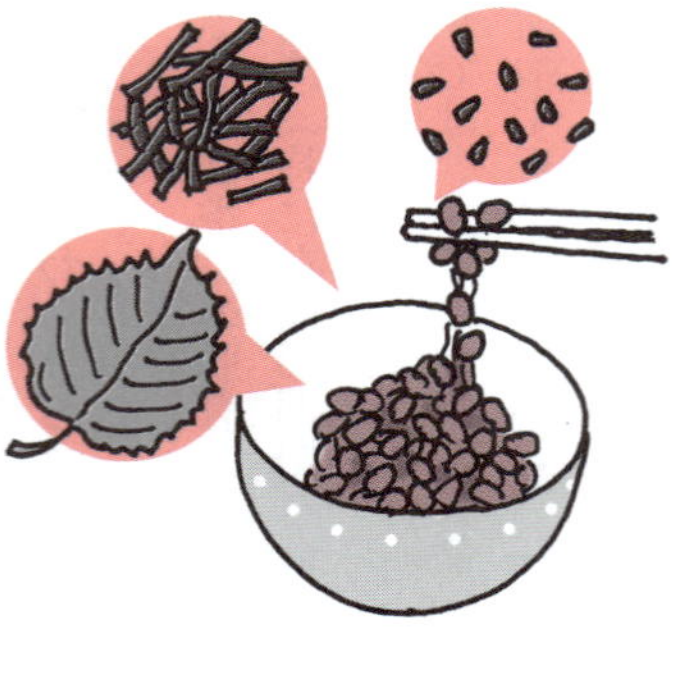

シイタケ

きのこは低カロリーで食物繊維の多い食品ですが、その食物繊維に、抗腫《しゅ》瘍《よう》多糖とされるβ《ベータ》グルカンが含まれています。なかでもシイタケに含まれるβグルカンのレンチナンは効果が高く、抗がん剤治療による免疫力の低下を補う薬剤に利用されています。

さらに、シイタケの香りには、肝臓のコレステロール合成を阻害するエリタデニンという成分も含まれています。エリタデニンと食物繊維の働きで、血中コレステロールを下げる効果も期待できるわけです。

シイタケは天日干しにすると、ビタミンDが吸収されやすい形に変わります。エリタデニンは水溶性成分ですが、干しても減りません。ただし、干しシイタケをもどした汁に溶け出るので、もどし汁は無駄なくだしとして使いましょう。

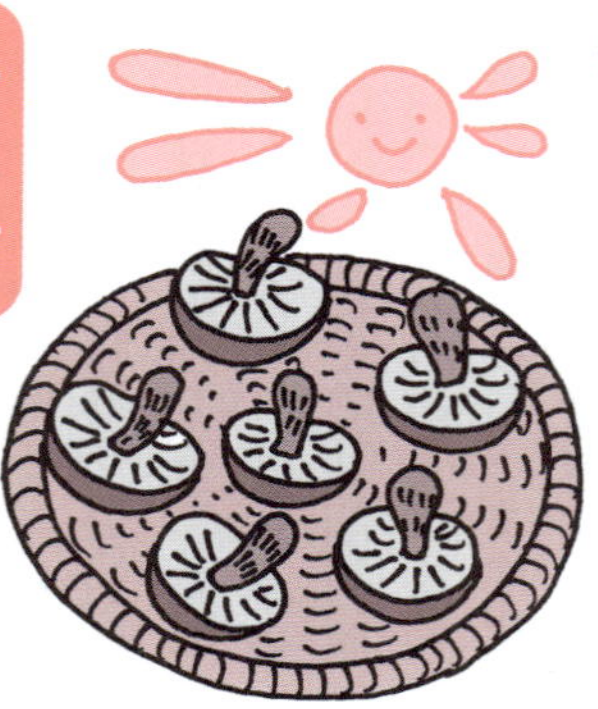

緑茶

茶葉にはポリフェノールの一種、カテキンが含まれています。カテキンは抗酸化作用、殺菌作用、発がん抑制作用などが確認されています。また、脂肪やコレステロールの排泄を促し、脂肪肝を防ぐ効果があるとも報告されています。

緑茶は、茶葉を蒸して酸化酵素の働きを止め、乾燥させた不発酵茶です。カテキンは発酵させると失われてしまうため、発酵してつくられる紅茶やウーロン茶より緑茶に豊富に含まれています。

緑茶には抗酸化作用をもつビタミンC、E、カロテンが多く含まれ、食物繊維も豊富です。これらをすべてとるには抹茶がいちばんですが、緑茶を抽出して飲み、茶がらを電子レンジで乾燥させてミキサーで粉砕し、つみれやハンバーグに入れてもよいでしょう。

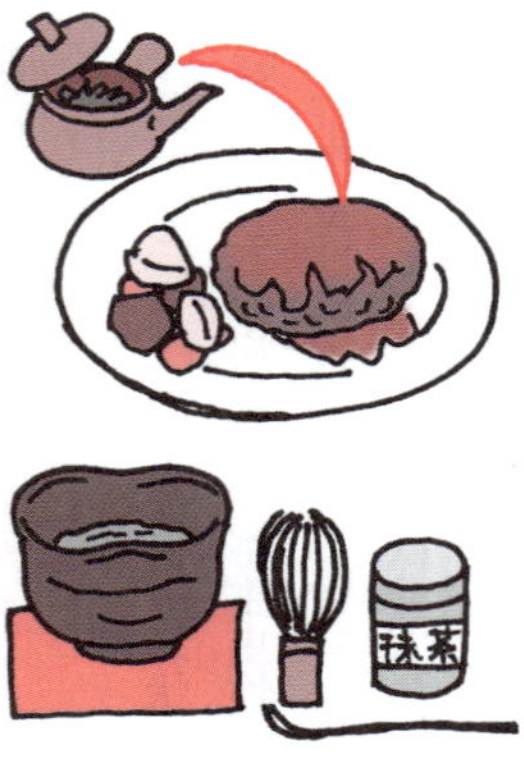

ウコン

ウコンはショウガ科の植物で、ターメリックの名称でカレー粉に含まれています。ウコンの黄色い色素成分はクルクミンと呼ばれ、強力な抗酸化作用があり、肝臓の解毒作用を促し、胆汁の分泌を促進することから、肝機能を向上させる効果があります。

ウコンを手軽にとるには、カレーがいちばんです。ただ、市販のカレールウに含まれるターメリックはわずかです。カレー粉にはおよそ30%のターメリックが含まれているので、ぜひカレー粉を使ってカレーを作りましょう。さらに、粉末のターメリックを追加しても味は変わりません。生のウコンが手に入ったらすりおろしてカレーに加えてもよいでしょう。生のウコンは1日20g、乾燥ウコンは10gが摂取量の目安です。

沖縄特産の発酵ウコン茶もおすすめです。発酵させることで、ウコン独特の苦みがやわらいでマイルドな味が楽しめます。

（湯浅愛）

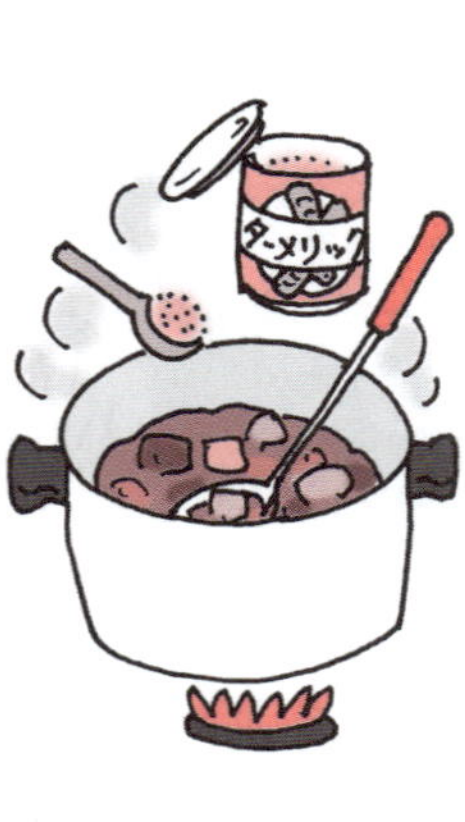

胆道・胆嚢・膵臓の病気

●胆石症　●胆嚢炎　●胆嚢がん
●胆管がん　●膵炎　●膵がん

肝臓、胆道、胆嚢、膵臓などの位置と名称

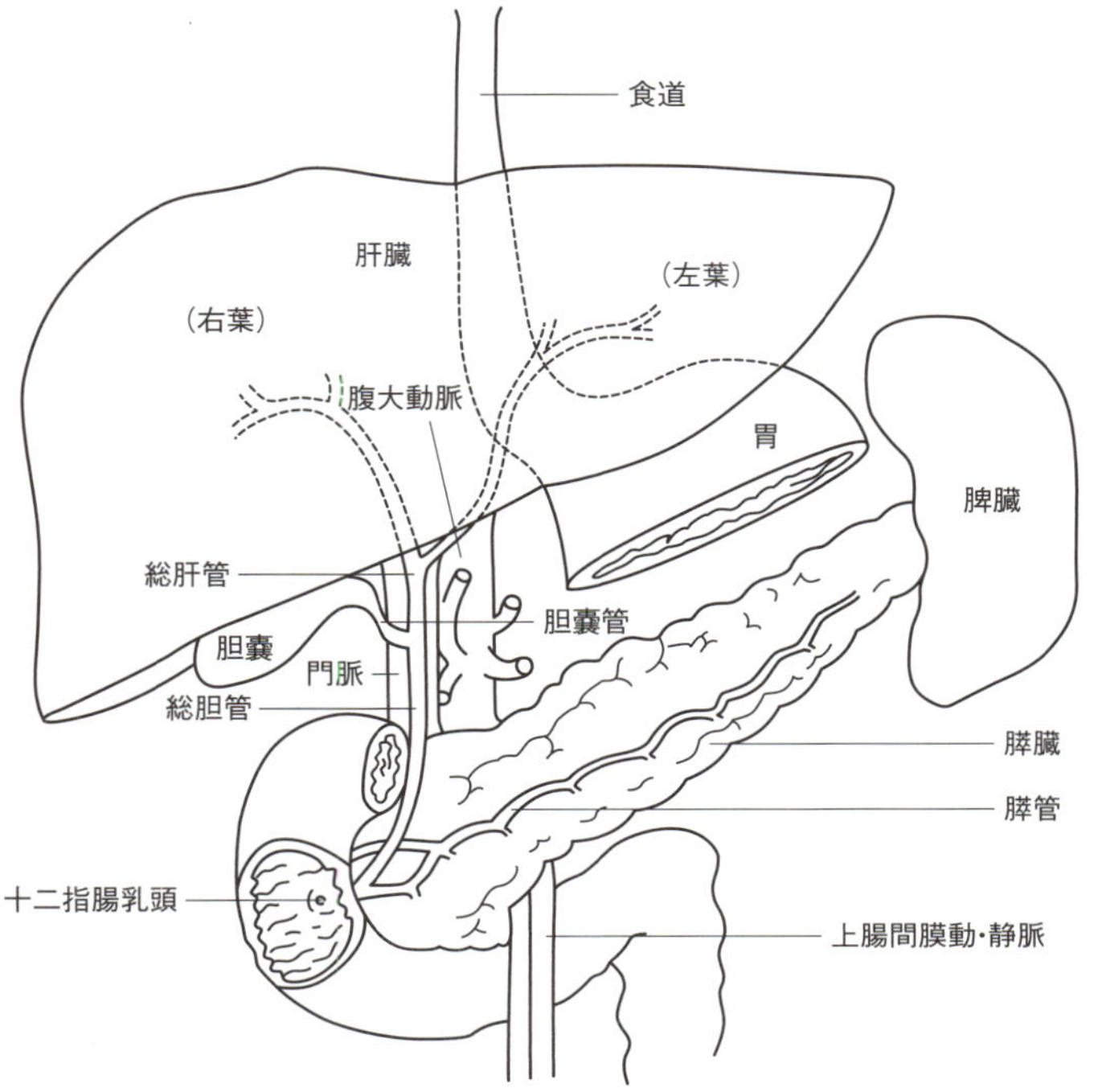

胆嚢《たんのう》の構造とその働き

胆嚢は、右季肋部《きろくぶ》下で肝臓の下側にあって、総胆管の上部にある総肝管によって肝臓と接続しています。形は洋梨またはナスのようで、長さ約８cm、最大横径４cm。内容は50㎖ほどの袋で、通常は外からはふれることができません。

肝臓から分泌された胆汁は、胆嚢に一時濃縮して蓄えられ、腸に食べ物、特に脂肪分の多いものが入ると、ホルモン（セクレチンなど）と神経の作用によって胆嚢は強く収縮し、胆汁をしぼり出します。

この胆汁は総胆管から十二指腸に排出されますが、十二指腸に流れ出る直前で、膵臓《すいぞう》から分泌される膵液を導く管と一緒になり、十二指腸乳頭部へ流れ出ます。

膵臓《すいぞう》の構造とその働き

膵臓は胃の裏側に位置し、おなかのいちばん深いところにあります。長さ15cm前後、重量約70gのオタマジャクシに似た平たい小さな臓器で、右端は太く、十二指腸に囲まれ、左端部はしだいに細くなり、脾臓《ひぞう》に接しています。奥深いところにある臓器なので、普通は外からふれることはできません。

膵臓は血糖を調節するホルモンのインスリンや消化管ホルモンのガストリンを分泌するほか、消化液である膵液を分泌する働きがあります。膵液は、１日に約700～１０００㎖分泌されます。

膵液は、特に食物中の重要な栄養物であるたんぱく質、脂肪、糖質のすべてを分解し、腸からの吸収をしやすくする働きのある消化酵素をたくさん含んでいます。つまり膵臓は消化にとって最も重要な臓器なのです。そのため慢性膵《すい》炎《えん》などで膵機能が極端に低下して消化液の分泌が十分でなくなると、いろいろな栄養物の消化が悪くなり、特に脂肪分の多いものを食べると下痢しやすくなります。

●何科に行ったらよいか

この項の病気はまず消化器科、内科を受診します。（鈴木壱知）

胆《たん》石《せき》症《しょう》

脂質の消化を助ける胆汁は、肝臓でつくられ、肝管を通って胆嚢《たんのう》にためられて、食事をすると胆嚢から総胆管をへて十二指腸に分泌されます。胆石とは、この胆汁の通り道（胆嚢、胆管などの胆道内）に胆汁成分が固まってできる結石をいいます。

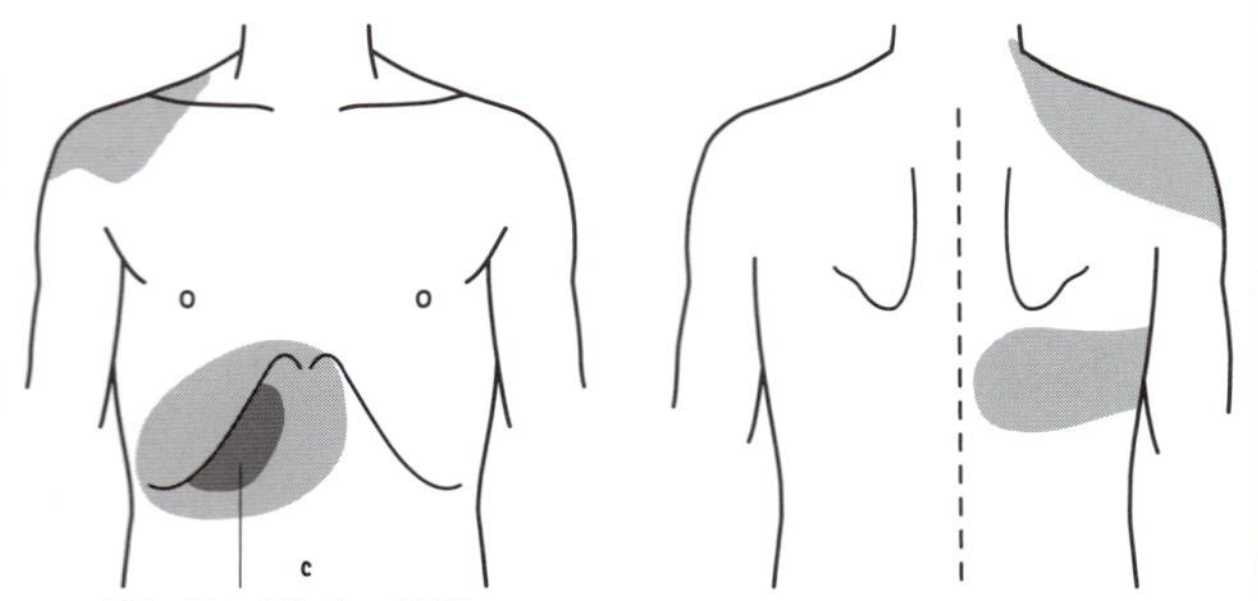

胆石は、その成分の違いからコレステロール結石、ビリルビン結石の二つに大別されます。最近では食生活の欧米化に伴い、コレステロール結石が多くなり、全体的にも胆石の保有者が増加しています。

症状

胆石発作を起こせば、はげしい右季肋部痛《きろくぶ》（右肋骨《ろっこつ》の下の痛み）、発熱、吐きけ、嘔吐《おうと》がみられます。痛みは右肩に響くような放散痛があるのが特徴です。

胆石発作が続くと胆汁の流れが悪くなり、黄疸《おうだん》や尿の濃染（紅茶のように濃くなる）や白い便（灰白色便）がみられます。

たとえ胆石があっても、発作を起こしていない場合には、ほとんど症状はありませんが、右肩のこりや右背部の圧迫感などの症状がみられる場合があります。

検査

結石をとかし、予防するウラジロガシ

ウラジロガシは、西日本に分布するブナ科の常緑樹です。温暖な山地に自生しており、高さ20mくらいにまで成長します。葉の表面は、光沢のある濃い緑色ですが、裏面はロウ質におおわれて白っぽい色をしていることが特徴です。

このウラジロガシの葉を煎じて飲むと、胆石や腎結石、尿路結石などのさまざまな結石をとかして排出を促し、再発を防ぐ働きがあるといわれ、四国地方で古くから伝承されてきました。その後、全国の多くの病院で臨床研究が行われ、効果が実証されています。

研究によると、結石をとかす作用があるのは、ウラジロガシの葉や樹皮などに多く含まれるタンニンで、なかでもカテコールタンニンと呼ばれる物質です。タンニンには体内の余分なカルシウムを吸着して、尿と一緒に流し出す作用があります。

結石には、さまざまな成分が含まれていますが、主成分はカルシウムです。そのため、タンニンをとれば、結石ができるのを防ぐばかりか、結石をとかして小さくする効果があるのではないかと考えられます。実際に、ウラジロガシを煎じたものを飲み続けることで、便や尿の中に結石の排出を確認した人がたくさんいます。

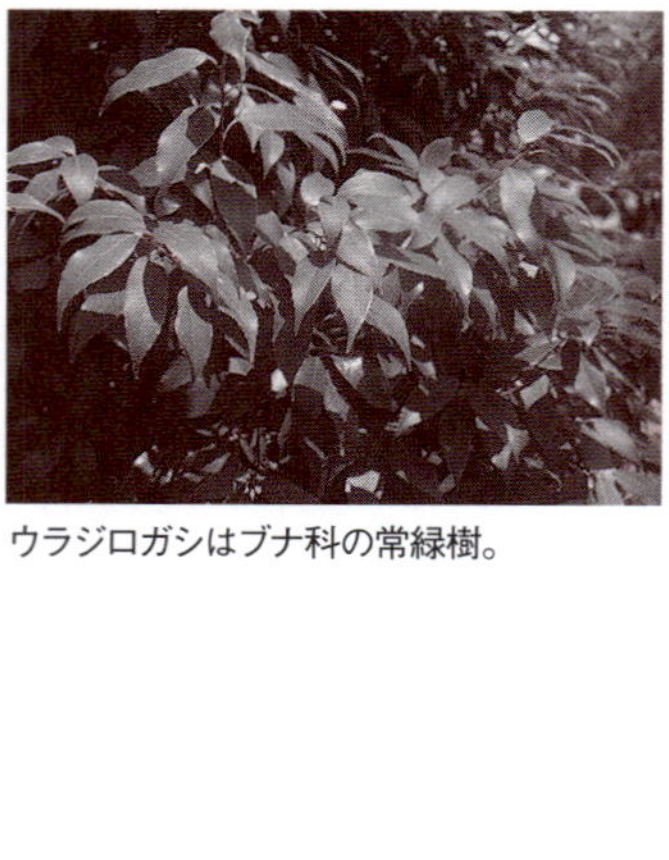
ウラジロガシはブナ科の常緑樹。

ウラジロガシの薬用部分は葉と小枝で、これをよく乾燥させたものをこまかく刻んで1日分10gを1.5～2ℓの湯で煮出し、お茶がわりに何回かに分けて飲みます。利尿効果のある猪苓湯《ちょれいとう》という漢方薬を5～10g併用すれば、効果が高まります。尿路結石なら1週間～1カ月、腎結石なら3カ月ほど、胆石なら半年～1年ほどで改善効果があるようです。

ウラジロガシには、全くといっていいほど副作用がないため、病院で治療を受けている人でも、補助療法として用いるとよいでしょう。

（村上光太郎）

胆石は腹部単純X線検査で発見されますが、写らない場合もあり、腹部超音波検査が最も有力な検査法です。

胆嚢以外にある胆石（総胆管結石など）では、経静脈性胆管造影や内視鏡的胆管造影なども行われます。

治療

発作を起こさないようにすることがいちばんです。そのためには、胆汁分泌を促す脂肪分を控えた食事をすることが大切です。内科的な治療としては胆石溶解療法がありますが、これは一般的にはコレステロール結石に対して有効です。

手術療法が胆石除去の基本ですが、最近ではおなかを大きく切らないで手術する腹腔鏡《ふくくうきょう》下《か》胆嚢摘出術が行われています。これは傷口が小さいため美容的な面でも社会復帰が早いなどの利点がありますが、繰り返し胆石発作を起こした人にはできないことがあるので、外科の医師によく相談してください。

また、総胆管結石では乳頭切開術（胆管の十二指腸への開口部を内視鏡を用いて切開する）を行って、内視鏡についた器具で胆石を取り出す治療を行う場合があります。

胆石発作を起こした場合には、絶食して抗生物質の点滴注射をするのが治療の基本です。

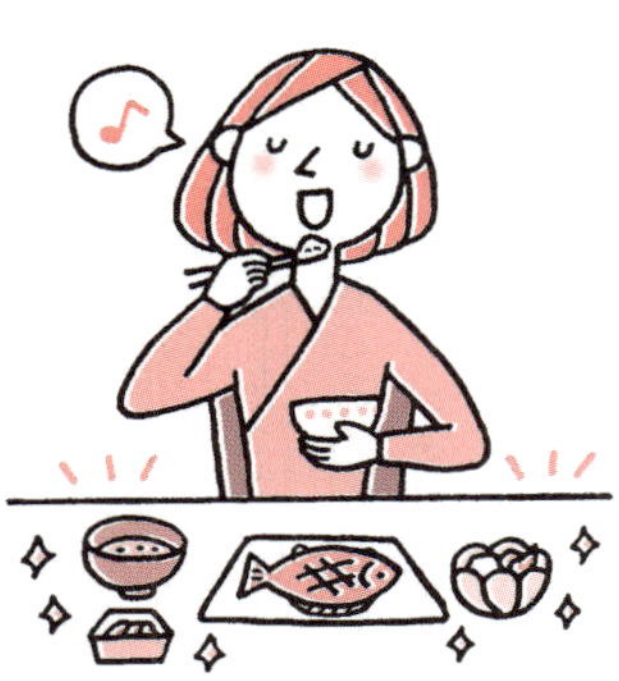

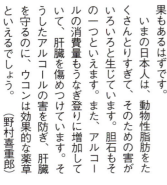

予防

胆石発作は脂肪分の多い食事をとったあとにみられることが多いので、脂肪分を制限した食事をとることが第一です。ただ、過度の脂肪制限を行うと栄養失調を起こすので、脂肪分の少ない鶏肉や魚をとるようにするのがいいでしょう。

ストレスも発作を誘発する可能性があるので、リラックスしてストレス解消を心がけることも必要です。

（鈴木壱知）

カレー粉の主成分ウコンが、胆石の予防・改善に役立つ

カレー粉の黄色い色素のターメリックは、ウコンを原料としてつくられます。ウコンはショウガ科クルクマ属の植物で、古くから香辛料や薬として使われ、特に肝臓病に効く薬草とされています。

このウコンについても科学的な研究が進められていて、抗ウイルス作用、抗炎症作用、抗腫瘍《しゅよう》作用、脂肪代謝促進作用などが明らかにされています。さらに、肝機能を高め、胆汁分泌を促進する作用もわかっていて、肝臓病に効くということも確認されているのです。

さて、胆石というのは、そのほとんどが胆汁に含まれるコレステロールが固まってできるものです。コレステロールというのは脂質の一種です。ウコンを取り入れて肝臓の働きがよくなり、脂肪の代謝が円滑に行われれば、胆汁に含まれるコレステロールも調整されて、胆石ができにくくなると考えられます。また、胆汁分泌が促進されて胆道の流れがよくなれば、胆石ができるのを防ぎ、できてしまった胆石を、洗い流す効果もあるはずです。

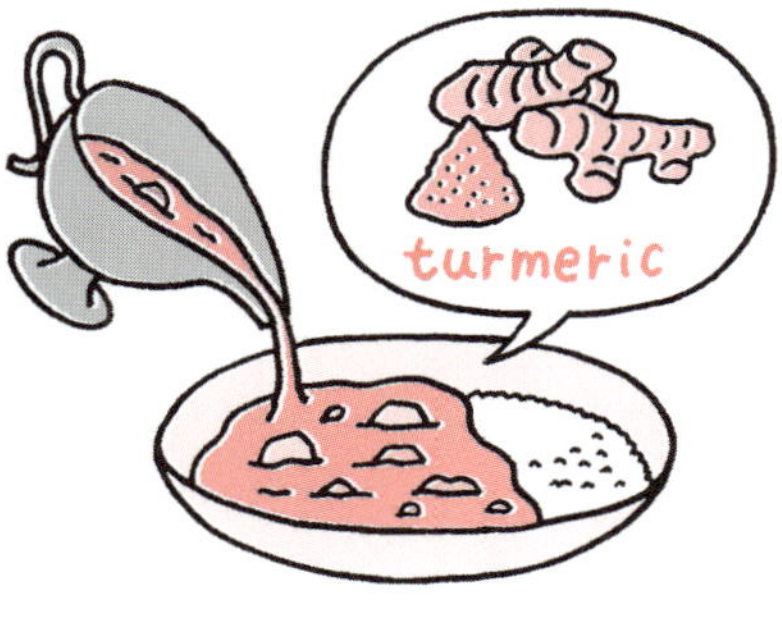

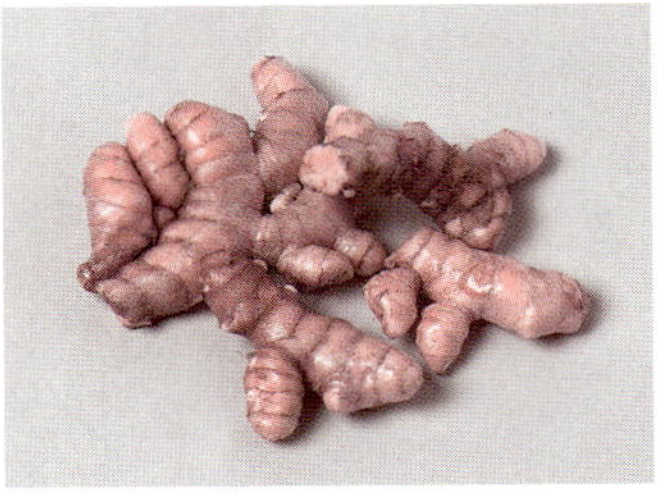
ウコンはショウガの仲間。

いまの日本人は、動物性脂肪をたくさんとりすぎて、そのための害がいろいろと生じています。胆石もその一つといえます。また、アルコールの消費量もうなぎ登りに増加していて、肝臓を傷めつけています。そうしたアルコールの害を防ぎ、肝臓を守るのに、ウコンは効果的な薬草といえるでしょう。

（野村喜重郎）

胆石症の漢方療法

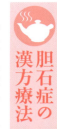

胆石症は発作性のはげしい疼痛《とうつう》が上腹部に起こるのが特徴ですが、発作のないこともあります。また、上腹部に鈍痛や重圧感を訴えるだけで、はげしい痛みのない場合や、痛みのあとで黄疸《おうだん》の出ることもあります。

そして多くの場合、胆石症と胆《たん》嚢《のう》炎とは合併しているので、治療法が共通しています。

大柴胡湯《だいさいことう》

胆石症の場合、多くは右胸下に胸脇苦満《きょうきょうくまん》があらわれ、便秘の傾向があり、患者も体格がよく、実証のことが多いので、大柴胡湯が最もよく用いられます。発作がないときでも続けて飲むと胆石が排出されることがあり、また胆石が消失することもあります。

柴胡桂枝湯《さいこけいしとう》

大柴胡湯の場合よりも、やや虚証の人に用います。胸脇苦満も軽く、また、便秘もなく、腹部の弾力も乏しく、腹直筋の緊張していることが目標です。発作時には茴《う》香《きょう》と牡蠣《ぼれい》を加えます。

芍薬甘草湯《しゃくやくかんぞうとう》

胆石発作を起こしてはげしく痛むときに、頓服《とんぷく》として用います。用いるポイントは、腹直筋が突っ張り、ひきつれて痛むことで、筋の緊張をゆるめて疼痛をやわらげます。

(矢数圭堂)

胆石症のツボ刺激

胆石をもっている人は専門医の治療を受けることが基本ですが、ツボ刺激を併用することにより、症状を軽快させ、痛みをやわらげることができます。

胆嚢の病気に共通な上腹部の不快感や、便通の不整、発作時の胆石疝痛《せんつう》(右脇腹から右肩、背中にかけてのはげしい痛み)以外の右脇腹の鈍痛や、おなかが張る症状には、指圧と灸によるツボ刺激がよく効きます。

ツボは背中の**心兪《しんゆ》**、**肝兪《かんゆ》**、**胆兪《たんゆ》**、胸の**膻中《だんちゅう》**、**巨闕《こけつ》**、おなかの**期門《きもん》**、**日月《じつげつ》**、**肓兪《こうゆ》**、**大巨《だいこ》**、腕の**曲池《きょくち》**、足の**丘墟《きゅうきょ》**を用います。

心兪は腹痛による動悸《どうき》を抑え、肝兪、胆兪は右脇腹から背中にかけての重苦しさや、痛み、こりの

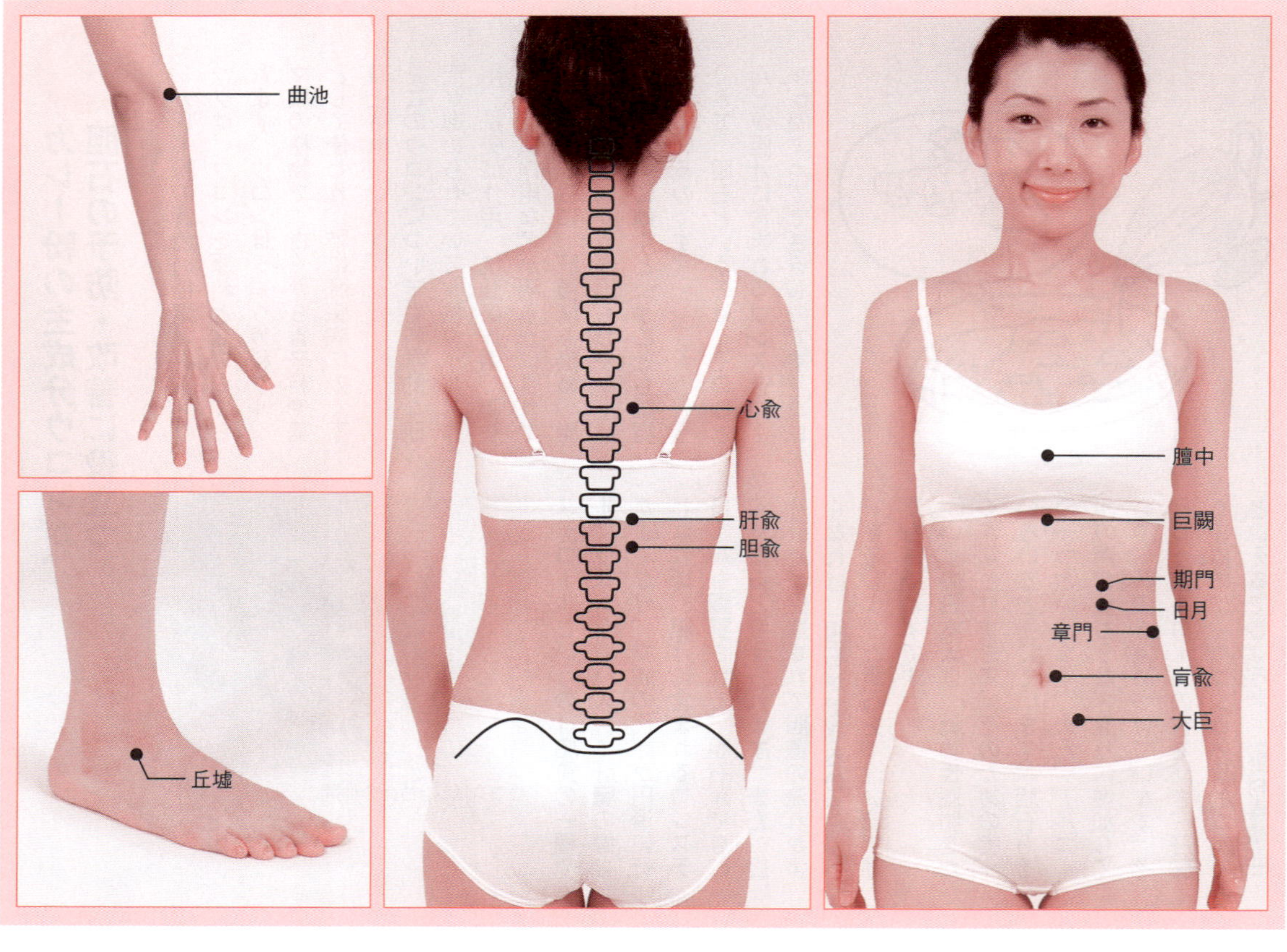

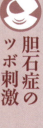

症状をとるツボで、腕の曲池は腕のあたりまで痛みが広がるときにこれを抑えるツボです。

胸の膻中は、心兪とともに動悸を抑えるツボです。巨闕、期門、日月、**章門《しょうもん》**は、みずおちから脇腹にかけてのつかえや重苦しさ、鈍痛をとり、日月、肓兪、大巨はおなかの張りをとり、便通をととのえます。

足の丘墟、特に右足の丘墟は、痛みのはげしいときに、ここを指圧すると痛みがやわらぐ重要なツボです。

指圧の方法は、後ろ頭から後ろくびの左右両脇、背骨の両側に沿って、背中のツボを中心に、両手の親指でしっかり指圧します。おなかのツボは、右脇腹の期門と日月とを避けて、軽く手のひらで指圧します。

灸は、胆兪、日月、腕の曲池の三つのツボを主に行います。3週間続けたら1週間休み、再び3週間続けるというのが理想で、知熱灸、ショウガ灸などもとても効果的です。

（芹澤勝助）

胆《たん》嚢《のう》炎《えん》

なんらかの刺激によって胆汁がうっ滞し、胆嚢粘膜が刺激を受けて細菌感染が起こるとされています。したがって、胆石があるとどうしても胆汁がうっ滞するので、胆嚢炎を起こしやすくなります。

細菌の感染経路としては、腸内の大腸菌などが胆道の十二指腸の開口部から侵入したり、腸管の細菌が門脈をへて肝臓へ行き、胆汁へ排出される場合などがあります。

急《きゅう》性《せい》胆《たん》嚢《のう》炎《えん》

一般的には胆石を合併していることが多いとされています。

症状

胆嚢炎の症状としては、右季肋《きろく》部痛（肋骨《ろっこつ》の下端の痛み）や心窩《しんか》部《ぶ》痛（みずおちの痛み）です。痛みは持続性であり、胆石発作と同様に右肩や背部に放散するのが特徴です。38度以上の発熱や吐きけ、嘔《おう》吐《と》などを伴うことも多いものです。

シャルコーの3徴（発熱、疼痛《とうつう》、黄疸《おうだん》）があれば診断は容易ですが、意識障害や乏尿《ぼうにょう》（尿が出なくなる）がみられればレイノーの5徴といわれ、**急性閉塞《へいそく》性化膿《かのう》性胆管炎**の合併が疑われ、外科的にドレナージ（管で胆汁を体外に出す治療）を行わないと生命にかかわる場合もあります。

治療

急激な激痛や発熱がみられた場合には入院して絶食し、点滴による栄養補給や抗生物質の注射を行います。

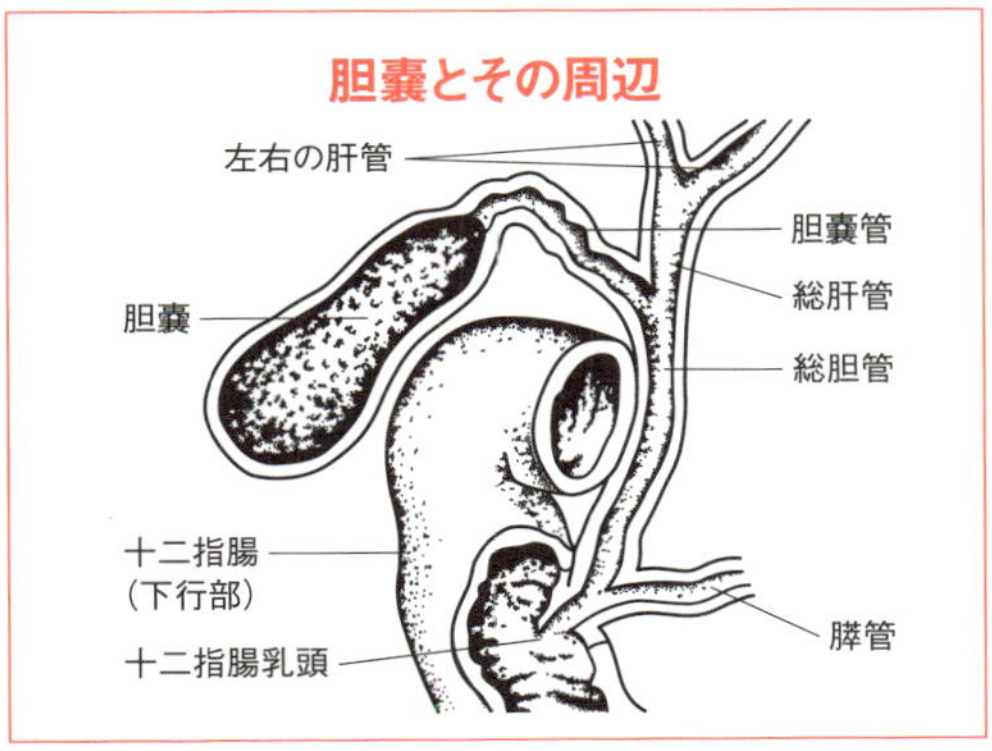

発作を繰り返し起こす場合や胆石を合併している場合には、胆嚢摘出手術が必要になることもあります。

いずれにしても胆嚢炎を繰り返す場合には、肝膿瘍《かんのうよう》を起こす可能性が高いので手術を行うのが最善と考えられます。

慢《まん》性《せい》胆《たん》嚢《のう》炎《えん》

急性胆嚢炎に引き続いて起こる場合と、初めから慢性胆嚢炎として発症する場合があります。

症状

右季肋下部《きろくかぶ》痛または上腹部の鈍痛、不快感などの上腹部の不定愁《しゅう》訴《そ》を伴いやすいとされていますが、ときに胆石疝痛《せんつう》様発作を起こすことがあります。

診断は、臨床症状が最も重要ですが、急性胆嚢炎の急性増悪《ぞうあく》では、白血球数の増加などの炎症所見がみられ、胆管炎を伴えば、黄疸（血清ビリルビン値の上昇）やＡＬＰ

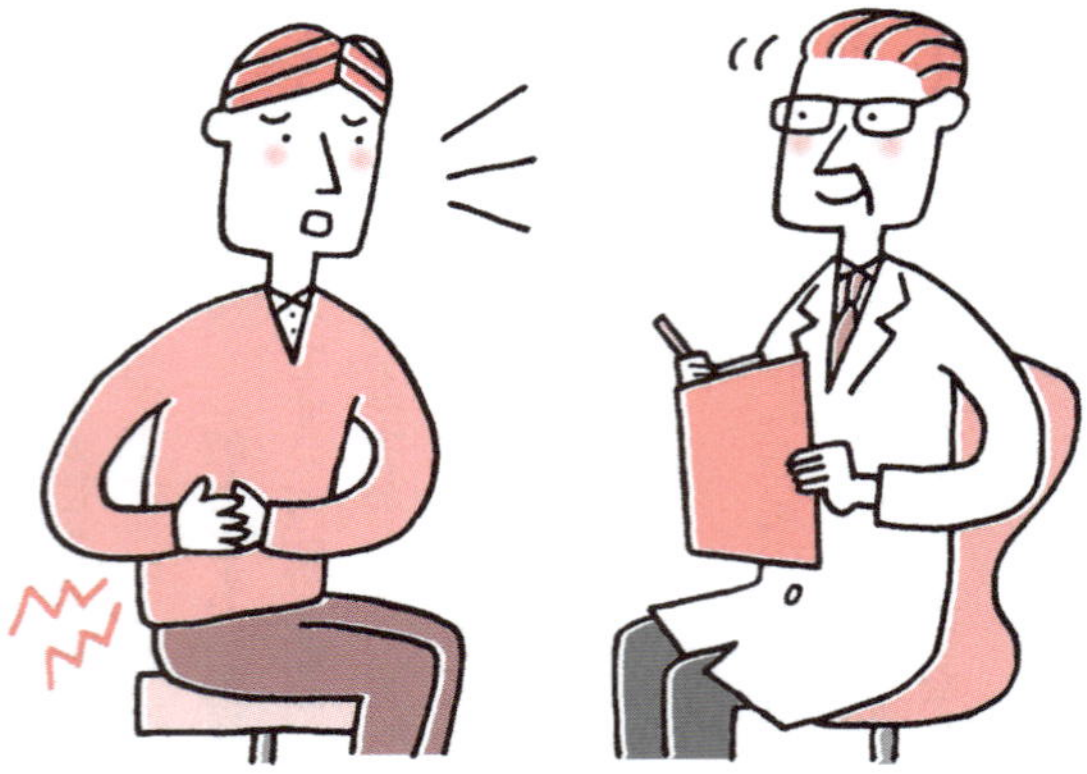

といった胆道系酵素（胆汁の流れが悪くなると上昇する酵素）の上昇がみられます。

急性胆嚢炎や慢性胆嚢炎では、腹部超音波検査が最も有力であり、胆嚢壁の肥厚《ひこう》や変形、胆嚢内の変化などで的確に診断できます。

治療

慢性胆嚢炎では、症状が強い場合には脂肪制限を行います。症状がきわめて強い場合には急性胆嚢炎と同様の治療を行うのが一般的です。

（鈴木壱知）

胆嚢炎の漢方療法

胆嚢炎の治療方針は胆石症の場合に準じますが、急性の重症例、あるいは慢性胆嚢炎で胆嚢の機能が悪くなってしばしば発熱するものは、現代医学の治療が必要です。

大柴胡湯《だいさいことう》

体力のあるがっしりした体格の人で、脈にも腹にも力があり、便秘がちで、肩がこりやすく、胸が詰まったように苦しい感じのする胸脇苦満《きょうきょうくまん》があり、右上腹部にときどき痛みがあるという胆嚢炎に用います。

柴胡桂枝湯《さいこけいしとう》

大柴胡湯を用いる場合よりも虚証で、胸脇苦満も軽く、便秘せず、腹部の弾力も乏しく、腹直筋が緊張し、右上腹部痛があり、病気を気にする傾向のある人の胆嚢炎に用います。

小柴胡湯《しょうさいことう》

体力、体格ともに中等度の人で、慢性の胆嚢炎で、症状は軽いが経過が長引き、わずかに体温が上昇して平熱とならず、右胸下に鈍痛がある場合に用います。もし熱が高くてのどの渇きがはげしい場合には、石膏《せっこう》を加えます。

柴胡桂枝乾姜湯《さいこけいしかんきょうとう》

慢性の胆嚢炎で、症状が長引いて体力が衰え、腹部の緊張も弱くなって、へそのところに動悸《どうき》が強くふれ、頭に汗をかいたり寝汗が出たりして、口が渇くものに用います。

良枳湯《りょうきとう》

体力が中等度か、それ以下の人で、胸が詰まって苦しいということのない胆嚢炎に用います。胆石を排出する力が強いので、快方に向かいます。

解労散《かいろうさん》

体力が衰えて疲労し、みずおちのつかえがなかなかとれないという胆嚢炎に用いてよい場合があります。

小建中湯《しょうけんちゅうとう》

体力が落ちている人の胆嚢炎で、右脇腹または右上腹部に、しばしばはげしい痛みを覚え、左右の腹直筋が強く緊張しているか、または逆に、腹壁が軟弱で頼りない感じを呈しているときに用います。

茵蔯蒿湯《いんちんこうとう》

体力が中等度またはそれ以上の

低脂肪でもおいしい調理のコツ

胆石発作や胆嚢《たんのう》炎を防ぐには、脂肪を控える必要があります。でも、低脂肪食は味けないもの。低脂肪でもおいしく調理するコツを紹介しましょう。

● 発酵食品でうまみをプラス

脂肪の少ない鶏胸肉や赤身肉、白身魚などは、漬け焼きがおすすめ。漬け床に、みそ、塩麹、ヨーグルト、酒粕などの発酵食品を使うとうまみとコクが増すだけでなく、肉質がやわらかくなり、焼いてもパサつきません。

● かたくり粉でコクをプラス

低脂肪の肉や魚介類は、かたくり粉をまぶしてから調味すると、とろみがからんで肉汁も逃げず、しっとり仕上がります。フッ素樹脂加工のフライパンを使用していため油を減らし、仕上げに少し油を落とすと、風味とコクがアップします。クリーム煮なども、かたくり粉でとろみを足すとバターやクリームを控えてもコクが出ます。

● 香りで満足感を演出

脂のコクは脳にとって快楽物質とか。その魔力に勝つには、ストレートに脳に届く香りがいちばんです。ネギやミョウガ、三つ葉や青ジソ、ノリ、洋風ならバジルやミントなど、エスニックにはシャンサイなど、好きな香りを選んで添えましょう。

（湯浅愛）

慢性化した胆嚢炎《たんのう》はフノリでコレステロールを減らす

海藻は生活習慣病の治療と予防に、海外でも人気のある食品ですが、なかでもフノリ（布海苔）の食効が注目されています。フノリというと糊を連想するかもしれませんが、それとは違う食用のフノリです。

胆嚢炎や胆石症は高脂肪食が原因の一つとされているので、脂肪を減らし、食物繊維の多い食事に切りかえることが大事です。食物繊維は、脂肪の吸収を抑え、胆汁酸と結合して、コレステロールを便として体外に出してしまう働きがあるからです。このため、フノリは格好の予防・治療食品です。

フノリにコレステロールや中性脂肪を減らす働きがあることを示す、次のような実験結果が報告されています。

高食塩・高脂肪で飼育するラットを2群に分け、片方にはフノリを与え、もう一方には与えないで、血清脂質の変化を比べてみました。その結果、総コレステロール、中性脂肪の平均値は、フノリをとった群のほうがずっと低くなっていたのです。

フノリにはこのほか、血圧を下げる働きがよく知られており、また目下研究中ですが、がんに対する効果も期待されています。

フノリは、満潮時は海面下にあり、干潮時は空気や太陽にさらされて乾燥して育つという、厳しい環境に耐えて生きていますから、生命力が非常に強く、さまざまな効能の原点もそこにあると考えられています。

調理しやすいようにこまかくカットしたものが市販されているので、みそ汁や吸い物に加えたり、煮物、サラダ、酢の物などにして食べます。どんな味つけにもなじむので、うまく利用して、食物繊維を毎日たっぷり食べましょう。

粉末でお湯にとかして飲む手軽なタイプのものも市販されています。

（野村喜重郎）

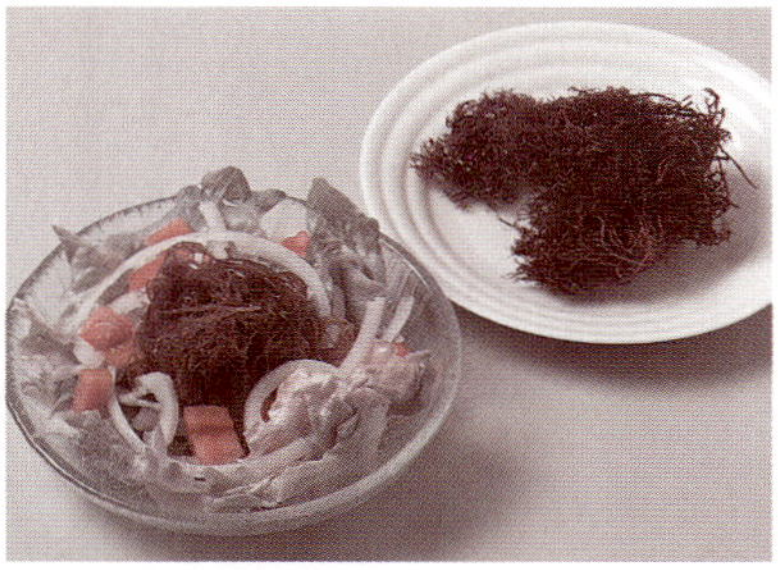
海藻サラダにしてもヘルシー。

人で、みずおちや肋骨《ろっこつ》の下の胸元がふさがったように重苦しく、のどが渇き、大小便の出が悪く、おなかが張り、便秘をしているような場合の胆嚢炎に用います。

茵蔯五苓散《いんちんごれいさん》

体力が中等度の人で、のどが渇き、水を飲んでも尿量が少なく、黄疸《おうだん》を伴っているような胆嚢炎に用います。

四逆散《しぎゃくさん》

比較的体力のある人で、胸脇苦満と腹直筋の緊張が強く、手足が冷えたり、不安、不眠、いらいらなど神経症状を訴える胆嚢炎に用います。

清熱解鬱湯《せいねつげうつとう》

体力がある人で、舌が乾燥し、苔《こけ》のあることもあり、脈や腹は緊張があり、みずおち、上腹部の疼痛《とうつう》に用いるもので、胆嚢炎で柴胡《さいこ》剤《ざい》の適応できないものに用いて効果があります。

芍甘黄辛附湯《しゃくかんおうしんぶとう》

体格や健康度が中等度以下で、慢性で長引き、緩慢な症状をあらわす胆嚢炎に、わきの下の痛み、発熱などがある場合を目標に用います。

（矢数圭堂）

胆嚢炎のツボ刺激

ツボ刺激は、慢性症で熱も高くなく、みずおちから右脇腹のつかえ、痛み、背中のこり、食欲不振やおなかの張り、便秘、ときどき起こる吐きけなどの症状がある場合に限ります。専門医の治療の補助として、これらの症状を軽減するために次の療法を行います。

ツボは、背中の**胆兪《たんゆ》**、**陽綱《ようこう》**、腰の**腎兪《じんゆ》**、**大腸兪《だいちょうゆ》**、胸の**巨闕《こけつ》**、おなかの**中脘《ちゅうかん》**、**期門《きもん》**、**日月《じつげつ》**を用い、足は**外丘《がいきゅう》**、**丘墟《きゅうきょ》**、**太谿《たいけい》**のツボを選びます。

背中のツボ、胆兪と陽綱は、「胆の兪穴《ゆけつ》」と昔からいわれ、胆に邪気（病気の原因）の兪ぐ《そそ》ところとされています。胆嚢炎のときは特に陽綱のあたりに鈍痛があり、こりがあります。

また腎兪と足の太谿は、体力、抵抗力を強めるツボで、大腸兪は、おなかの張りや、下痢、便秘という腸の不快な症状をととのえるツボです。巨闕、中脘は、みずおちからへそにかけてのつかえや重苦しさを取り除きます。

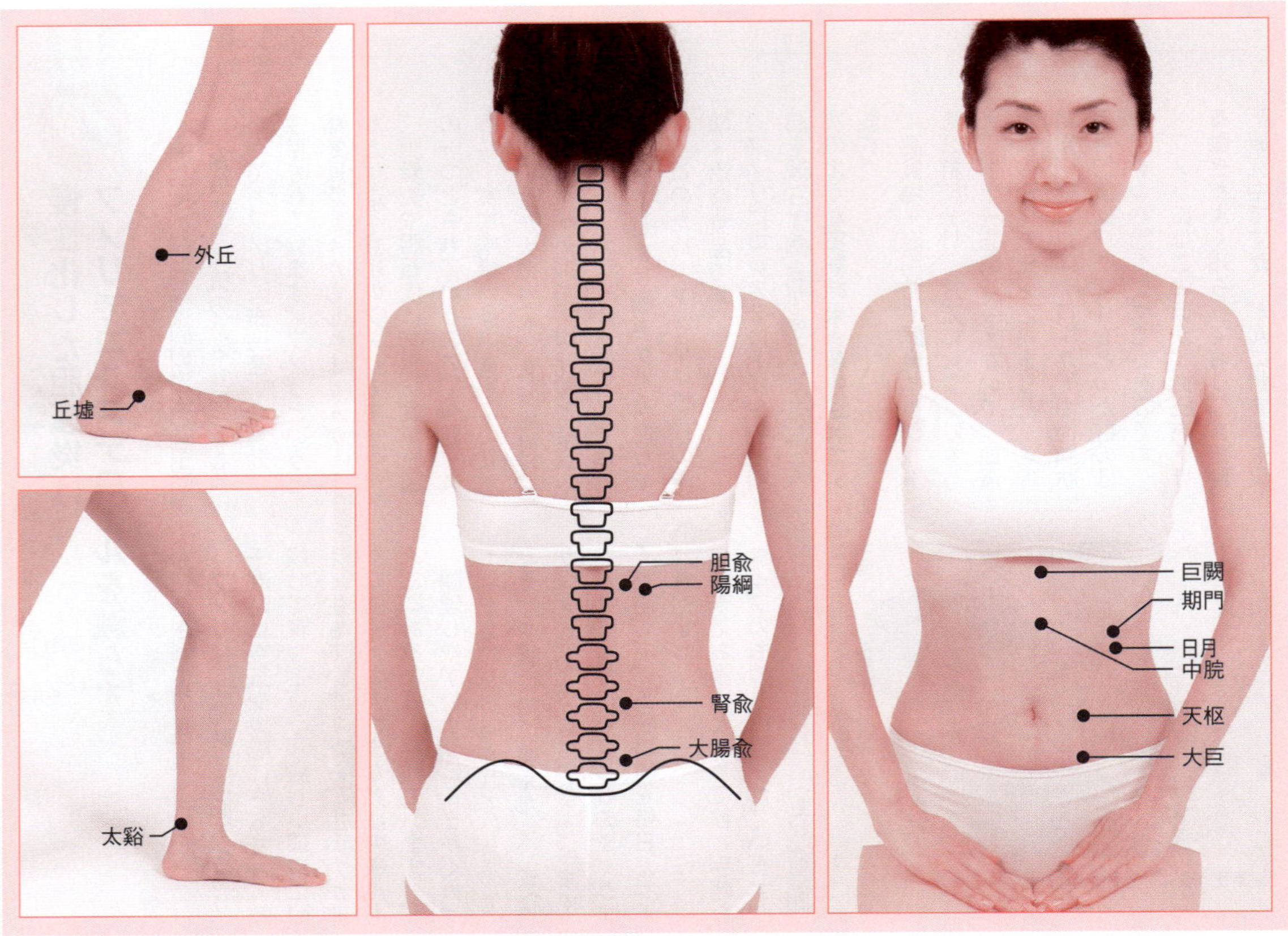

期門は肝臓に邪気が集まるツボで、日月も胆に邪気が集まるところとされているツボなので、肝胆の病気には必ず使われます。この二つのツボは、胆嚢を軽く刺激して、症状の改善をはかります。**天枢**《てんすう》と**大巨**《だいこ》は、大腸兪のツボとあわせて、おなかがゴロゴロ鳴ったり、便秘しがちで、しかも下痢するというようなときに効果のあるツボです。

足の外側にあるツボの外丘、外くるぶしの丘墟は、右脇腹から背中にかけての鈍痛や重苦しさなどをとるのに使います。ツボ刺激は、指圧、温湿布、灸治療などの方法があります。

背中は、左右の親指を使って、指圧をして背中のこりを取り除き、おなかは、みずおちから下腹部にかけて、手のひらでやんわりと指圧します。ただし、右脇腹の指圧は避けたほうがよいでしょう。

灸治療も、症状に応じてツボを選び、気長に続けると、家庭で行っても症状がとれます。しかし慢性の胆嚢炎の場合は、専門の治療師によるハリ治療が効果的といえます。

（芹澤勝助）

規則正しい食生活を心がけましょう

規則正しく食事をとることは、すべての消化器官に負担をかけないために重要ですが、特に胆石発作や胆嚢《たんのう》炎、膵炎《すいえん》を経験した人にも注意してほしい食生活の基本です。

食事をとらない時間が長くなると、胆嚢の定期的な収縮が起きないために胆石ができやすくなります。

1食抜いたあとに大量に食べると胆嚢や胆管が強く収縮して、濃縮された胆汁が多量に分泌されるので、胆石ができやすいうえ、発作が起こる危険もあります。1日3食、できるだけ食間を均一にし、1食にとる量もできるだけ一定にするよう心がけましょう。

（湯浅愛）

胆嚢《たんのう》がん

P92参照

胆管《たんかん》がん

P92参照

膵炎《すいえん》

膵臓《すいぞう》の働きは大きく分けて二つあります。一つは内分泌機能で、糖（血糖）の調節に不可欠なインスリンを分泌して血糖をコントロールすることです。もう一つは、外分泌機能で、いろいろな消化酵素を消化管に分泌して食物の消化吸収に関係しています。

したがって、膵臓の機能が低下し、膵外分泌機能が障害されると消化吸収障害がみられます。

また内分泌機能が障害されると、糖代謝異常（糖尿病）がみられるようになります。

膵臓とその周辺

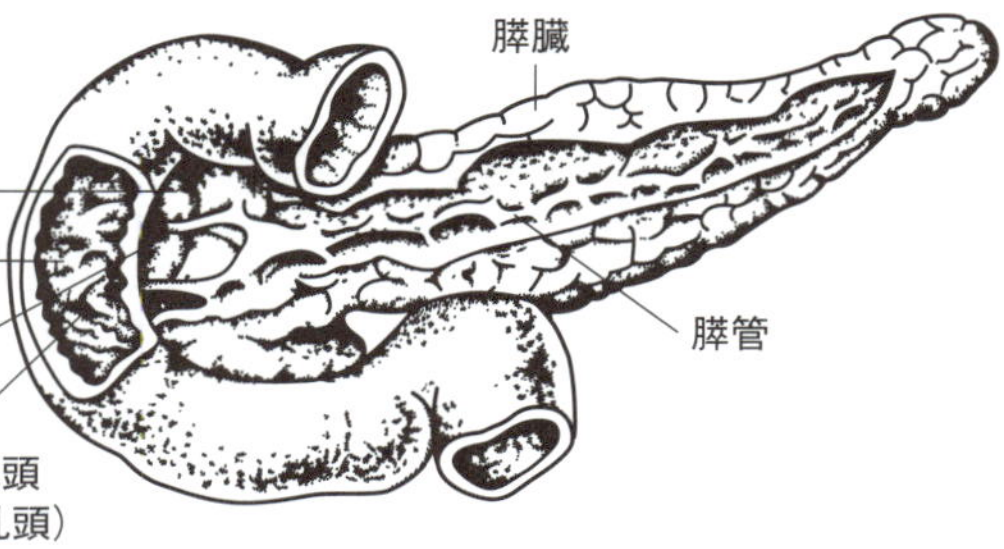

原因と症状

膵炎は急性膵炎と慢性膵炎の二つに大別されます。

急性膵炎

急性膵炎は、膵臓の自己融解です。すなわち膵臓から分泌される消化酵素が膵臓をとかすことです。急性膵炎は胆道の出口が閉塞されて胆汁が膵管に逆流したようなときに起こります。またアルコールが関係しているケースも多くみられます。

急性膵炎の症状としては、腹痛が必ずみられます。その痛みは心《しん》窩部《かぶ》（みずおち）から左季肋部《きろくぶ》（左肋骨《ろっこつ》の下端）や、背部に放散する痛みが特徴的で、膵臓痛といわれています。また、この痛みは前屈坐位《ざい》（膵臓姿勢）で軽快することが特徴です。

一般に、発熱は少ないとされていますが、腹膜炎などを併発すれば発熱がみられます。

急性膵炎のうち、急性壊死性《えしせい》膵炎という重症の場合には、ショック、乏尿《ぼうにょう》（尿が出なくなる）、意識障害がみられます。この場合には、しばしば皮膚に暗赤色の発疹《ほっしん》がみられます。

慢性膵炎

慢性膵炎は、膵臓がなんらかの原因により破壊されて、その結果、膵臓が線維化を起こしたものです。

慢性膵炎の原因は、男性と女性で大きく異なります。男性ではアルコールによるものが約70％を占め、次いで原因が不明なもの、胆石の順ですが、女性では原因不明なものが約50％を占め、次いで胆石、アルコールの順に多くみられます。

また、高脂血の人にも慢性膵炎がみられることがあります。

いずれにせよ慢性膵炎の原因としてはアルコールが最も多いのですが、アルコール性慢性膵炎の発症前の飲酒期間は、男性では平均18年間、女性では11年間とされ、女性のほうが男性よりもアルコールに対する感受性が高いとされています。最近の女性の飲酒人口の増加に伴い、女性のアルコール性慢性膵炎の増加が予想されます。

症状としては急性膵炎と同様に腹痛ですが、初めは痛みというよりもむしろ、こりや張りのような重苦しさのことが多く、しだいに

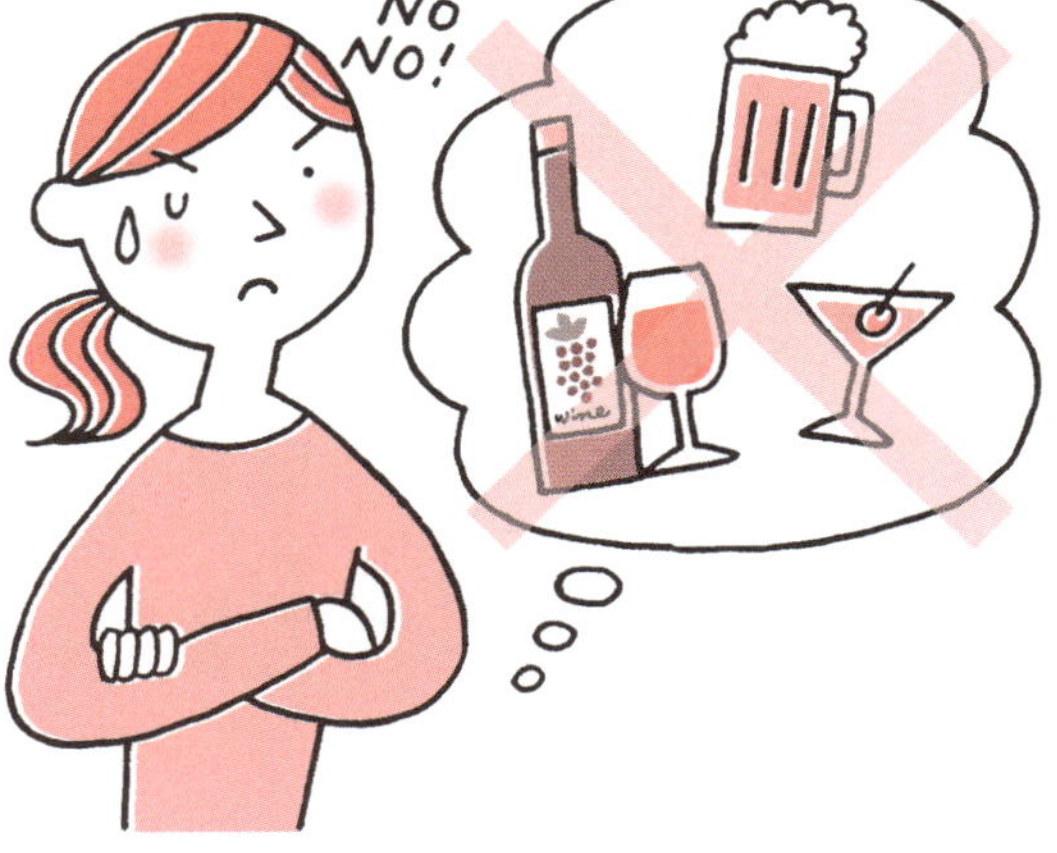

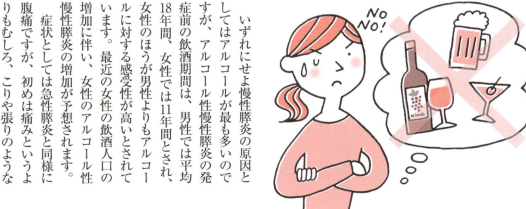

痛みを訴えるようになります。

慢性膵炎の痛みも前屈坐位（膵臓姿勢）で軽快することが特徴です。

一般に膵炎の痛みは食事により強まり、絶食で軽くなります。ほかに食欲不振、吐きけ、嘔吐《おうと》、下痢、体重減少など、多彩な腹部症状を呈します。

診断

急性膵炎

急性膵炎の診断は、まず前記のような症状がみられ、血液や尿中の膵酵素を測定して、高値であった場合には急性膵炎を疑います。臨床の場で診断に用いられている膵酵素は血液・尿中のアミラーゼ、血液中のトリプシン、リパーゼやエラスターゼ1です。

慢性膵炎

慢性膵炎は、膵酵素が6カ月以上高値であったり、膵臓の外分泌機能の低下がみられる場合や、膵管の不整や膵臓に石（膵石）がみられる場合に診断されます。

したがって、慢性膵炎の診断には腹部超音波検査、腹部CT検査、内視鏡的膵管造影や膵外分泌機能検査（PFD試験）などが行われます。

治療

膵炎の治療は基本的には膵外分泌機能を抑制するために飲食を禁じ、疼痛《とうつう》に対しては鎮痛剤の投与を行います。薬物療法としては、抗酵素剤（トラジロール、FOY）などの静脈投与を行います。

予防

膵炎の発症を予防するには、生活と食事を規則正しくし、暴飲暴食を避け、禁酒を守ることが重要です。

食事としては、膵液の分泌を刺激しないようにすることが大切です。つまり、脂肪を制限し、糖質・たんぱく質を中心とした食事を心がけます。

また、過労を避け、心身の安静を保つことも重要です。アルコールをやめることが最も大切です。

（鈴木壱知）

膵《すい》臓がん

P92参照

膵炎の漢方療法

膵炎は、手当てが遅れると腹膜炎を起こしたり、膵臓の壊死《えし》を起こして一命にかかわることがあるので、迅速で適切な処置が必要です。

漢方療法は慢性や、反復性の膵炎に対して有効です。

良枳湯《りょうきとう》

この処方は、右上腹部にかたまりがあって痛むものに特に効果があるとされ、慢性の胆石症に用いられることが多いものです。しかし、膵炎のような左寄りの上腹部に発することの多い疾患に用いても、かなりの効果を示します。

目標としては、膵炎が慢性に経過し、体力に衰えの傾向があり、脈も比較的弱く、腹も軟弱で虚状を呈しているところです。

柴胡桂枝湯《さいこけいしとう》

体力が中等度またはそれ以下で、腹直筋が緊張して腹痛がはげしく、便秘のない場合に用います。亜急性のものや慢性化したものによく効きます。

延年半夏湯《えんねんはんげとう》

慢性の膵炎で、左の肋骨《ろっこつ》の下や、左の乳の下に痛みを発し、左の肩から背にかけてこりと痛みがあるというものに用います。また、足くびより先が冷えることも目標の一つです。

（矢数圭堂）

慢性膵炎のツボ刺激

ツボ刺激の対象となるのは慢性の膵炎で、専門医の治療を受けていることが原則です。はげしい痛みや発作が頻繁に起きたりせず、症状がゆるやかな場合に限ります。ツボは、それぞれの症状に応じて選び、指圧を行います。

上腹部痛のある場合には、背中の**膈兪**《かくゆ》、**肝兪**《かんゆ》、**胆兪**《たんゆ》、**脾兪**《ひゆ》、**胃兪**《いゆ》のツボを、左右の親指で1カ所につき5秒くらい指圧し、3回繰り返し行うと、痛みがやわらぎます。

便秘の症状のあるときは、おなかの**大巨**《だいこ》、**天枢**《てんすう》、腰の**三焦兪**《さんしょうゆ》、**大腸兪**《だいちょうゆ》と、足の**足三里**《あしさんり》のツボを指圧します。下痢症状にあるときは、おなかの天枢、**中脘**《ちゅうかん》、**肓兪**《こうゆ》、腰の**腎兪**《じんゆ》、大腸兪、足の足三里のツボを指圧します。

おなかの指圧は、中指、または

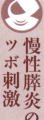

四指でやんわりと、中脘とその上部のあたりは、四指でやわらかく指圧します。

　ただし、痛みのあるとき、痛みが強い場合には腹部を指圧するのは避けたほうがよいでしょう。

　胸やけのあるときには、背中の膈兪、胆兪、胃兪、三焦兪、のど元の**天突**《てんとつ》、手の**内関**《ないかん》、足の足三里のツボを用い、また、吐きけや嘔《おう》吐《と》のある場合には、肝兪、胆兪、胃兪、三焦兪、天突、内関、足三里のツボを用います。

　おなかが張る場合には、背中の肝兪、脾兪、胃兪、三焦兪、腎兪、おなかの天枢、大巨のツボを選びます。

　天突のツボ指圧は、中指で上から下に押すのがコツ。足の足三里、手の内関も親指で指圧します。

（芹澤勝助）

消化のよい食事とは

胆嚢《たんのう》や膵臓《すいぞう》に炎症がある間はもちろん、炎症を予防するためにも、消化のよい食事をすることが大切です。

　消化のよい食事とは、胃にとどまっている時間が短い食事をいいます。胃にとどまっている時間が長いと、それだけ胃酸が多く出て、その結果、胆汁や膵液の分泌が促され、胆嚢は胆汁を放出して収縮し、膵臓は自らを刺激して傷つきます。

　食べ物が胃にとどまる時間は、長い順に脂質、たんぱく質、炭水化物です。同じ量で比べると、脂質のなかでもバターが最も長く、牛ステーキ、豚肉、ウナギ、天ぷらの3～4倍の長さです。たんぱく質食品は、主食や芋などの炭水化物食品の約2倍ですが、脂肪の多い肉や魚ほど長くなります。

　したがって、炎症後の回復期は、白ごはんや食パン、うどんなどの精製された穀物を中心にして食べ、炭水化物でエネルギーをとるようにします。

　なお、胆汁酸を吸着することから胆石の予防に役立つとされる食物繊維は、人の消化酵素で消化されませんが、胆嚢や膵臓に負担をかけるわけではありません。炎症がおさまって回復期になったら、根菜や海藻も食べられます。

　胃酸の分泌を促す食品を控えることも重要です。アルコールはもちろん、カフェインの多いコーヒー、紅茶、緑茶、過度なワサビやトウガラシなどの辛み食品を控えましょう。（湯浅愛）

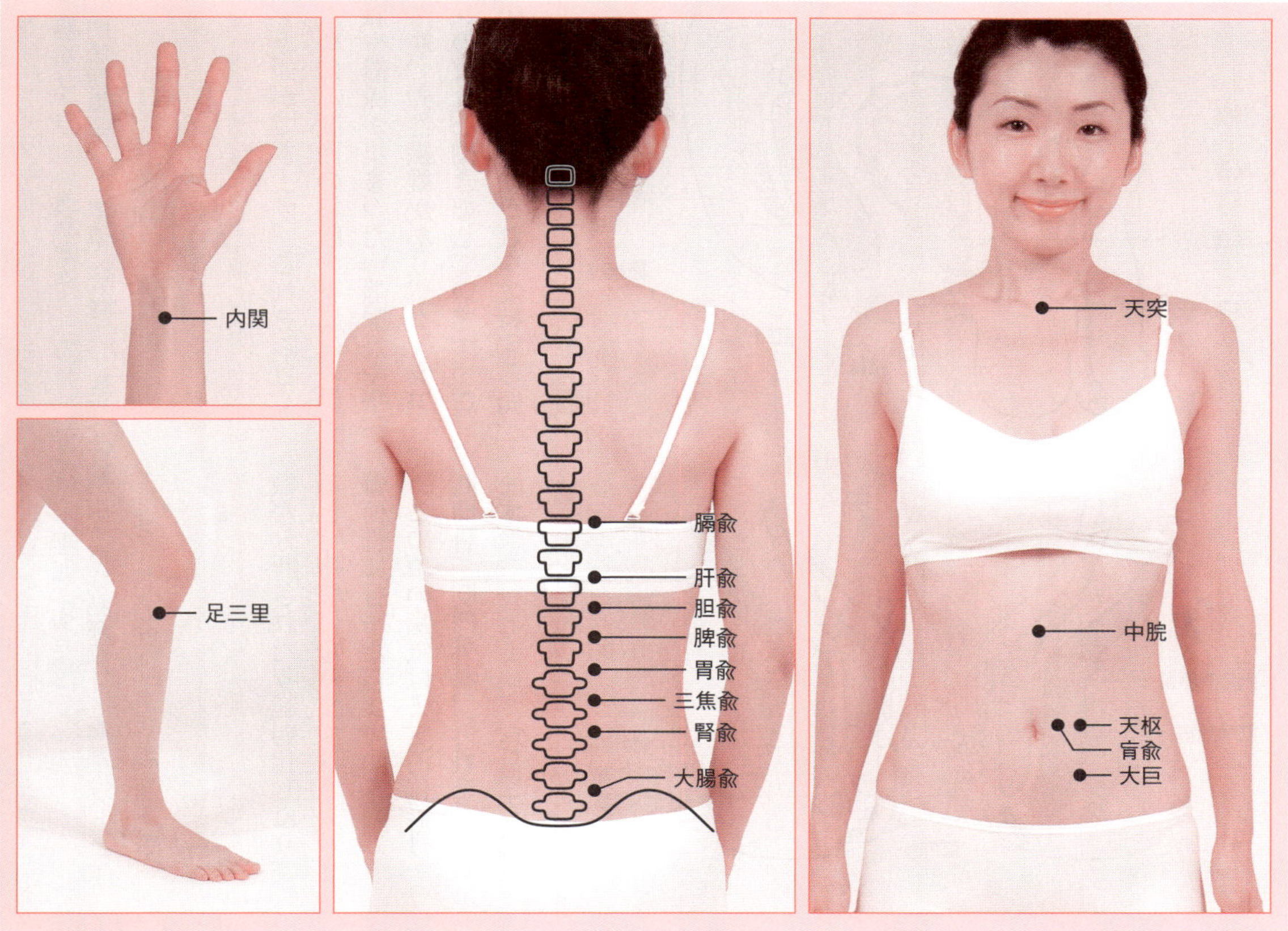

直腸・肛門の病気

- 直腸ポリープ
- 直腸がん
- 痔核（いぼ痔）
- 裂肛（切れ痔）
- 腹部のヘルニア
- 肛門周囲膿瘍
- 痔瘻（穴痔）
- 脱肛（肛門脱・直腸粘膜脱）

直腸・肛門の構造と働き

消化管の最後に位置する大腸は、小腸を取り巻くように走っていて、長さは約1.5ｍほど。こまかくみると、盲腸、結腸、直腸に分けられます。

直腸は、大腸の下端部で、肛門につながる部分です。

肛門（正確には肛門管）は、直腸の下方から肛門縁《えん》へ続く部分で、３～４cmの長さがあります。

直腸と肛門の境目は、下図のように粘膜が歯のようにギザギザといりくんでいて、歯状《しじょう》線と呼ばれます。この線を境に、奥は大腸と同じく自律神経によって支配されているため、ほとんど痛みを感じません。逆に歯状線より皮膚側は、皮膚と同じ体性神経（脊髄《せきずい》神経）に支配されているため、敏感に痛みを感じます。そのため発生する部位によって痔《じ》は、痛みなどの症状が違ってきます。

肛門は、たまった便を外に送り出す働きをしていますが、ふだんは意識していなくても、便が外へもれることはありません。これは、肛門の周囲を内肛門括約筋《ないこうもんかつやくきん》と外《がい》肛門括約筋という二つの筋肉が取り囲んで、肛門を閉じているためです。

粘膜の近くにある内肛門括約筋は、自律神経によって支配されている不随意筋で、本人の意思とは関係なく、肛門を一定の力で締めつけています。一方、その外側にある外肛門括約筋は、脊髄神経に支配されている随意筋で、意識して締めたりゆるめたりできます。

また肛門は、周囲の筋肉や粘膜だけではピタリと閉じることができず、すき間ができます。これをふさぐために、肛門の粘膜の下には、動脈や静脈が集まった痔静脈叢や平滑筋、弾性繊維があり、クッションのような働きをしています。このクッションやそれを支持する組織が分断されたり脆弱《ぜいじゃく》化したりすると、痔核《じかく》になります。

肛門の位置

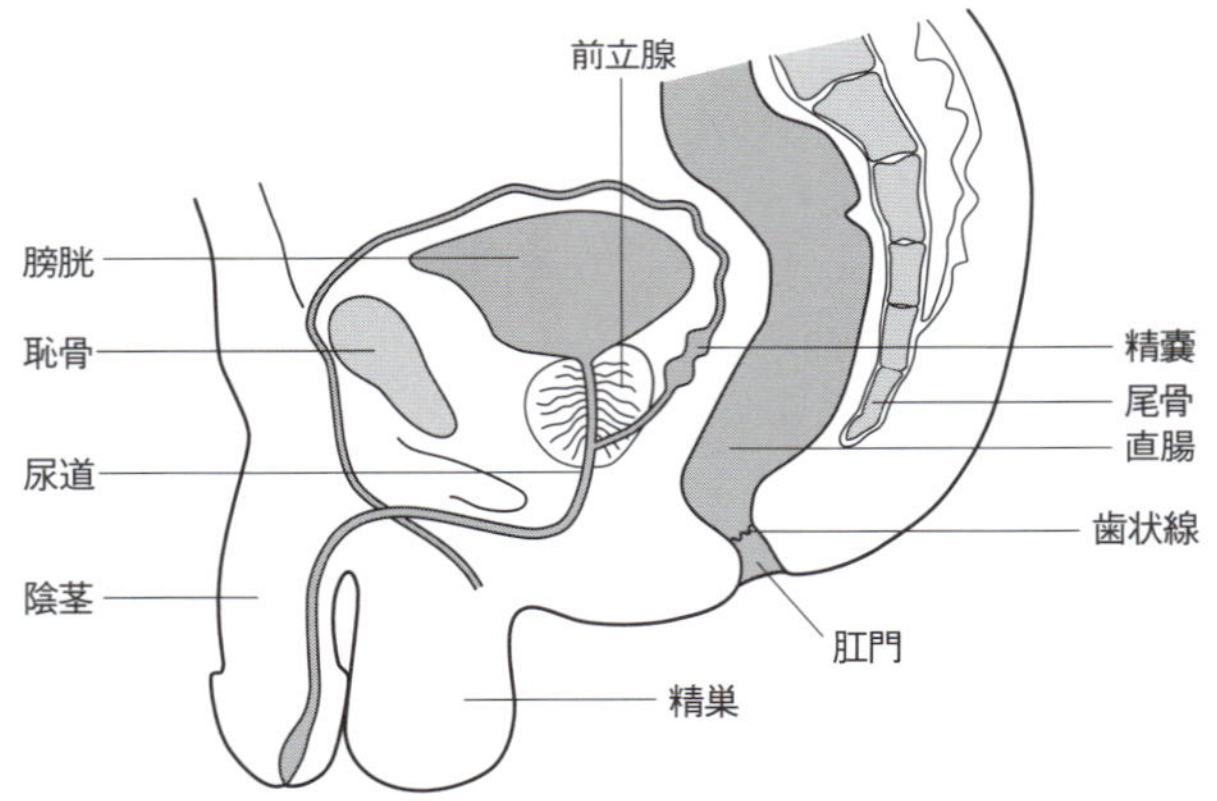

直腸下部および肛門の構造

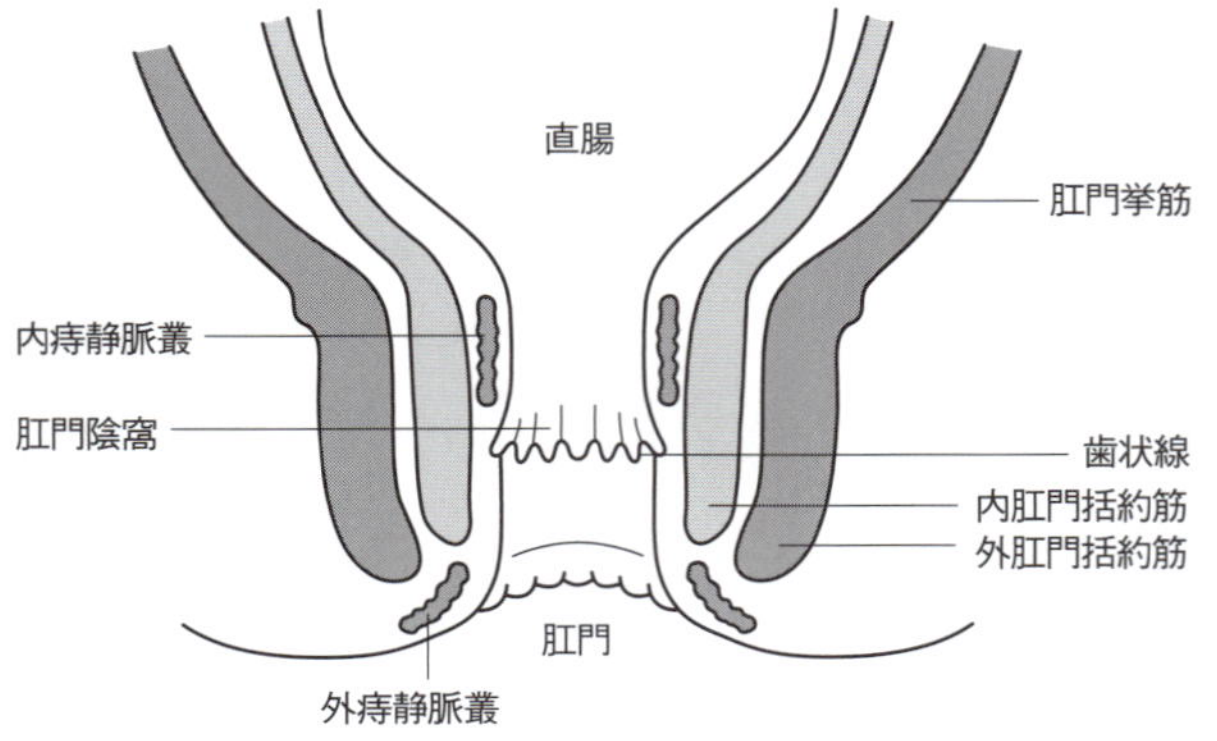

●何科に行ったらよいか

この項の病気はまず消化器科か肛門科・肛門外科、外科を受診します。

（佐原力三郎）

直《ちょく》腸《ちょう》ポリープ

大腸は消化管のなかで最もポリープ（腺腫《せんしゅ》）ができやすいところですが、特に直腸とS状結腸《けっちょう》に多発します。

直腸ポリープはすべての年齢にみられますが、高齢の人ほど多くなります。

直腸の粘膜上皮に生じ、きのこ状の有茎性のものと亜有茎性のもの、茎のない無茎性のものとがあります。

ポリープは良性の腫瘍《しゅよう》ですが、大きく成長する過程でがん化するものもあり、注意が必要です。

原因と症状

大腸がんと同じようにポリープは、生活習慣などの環境的な因子と、遺伝的な因子がからみ合って起こると考えられています。生活習慣では食事が最も重要で、高脂肪の食事がそのリスクを高めます。

肛門に近い部位にできると、排便の際に不快感があらわれることもありますが、小さいポリープは大部分が無症状です。

本人に自覚がないまま、人間ドックなどで偶然に発見されるケースが少なくありません。

ポリープの多くは有茎性で、大きくなると表面から出血しやすくなり、排便のときにこすれて、便に血がつくことがあります。また、肛門に近いものは、肛門の外に脱出することもあります。

しかし、ポリープが大きくなって問題なのは、がん化の危険性が高くなることです。血便を伴うことが多くなりますので、軽くみないで、肛門科などの専門医を受診することが大切です。

ポリープのタイプによる分類

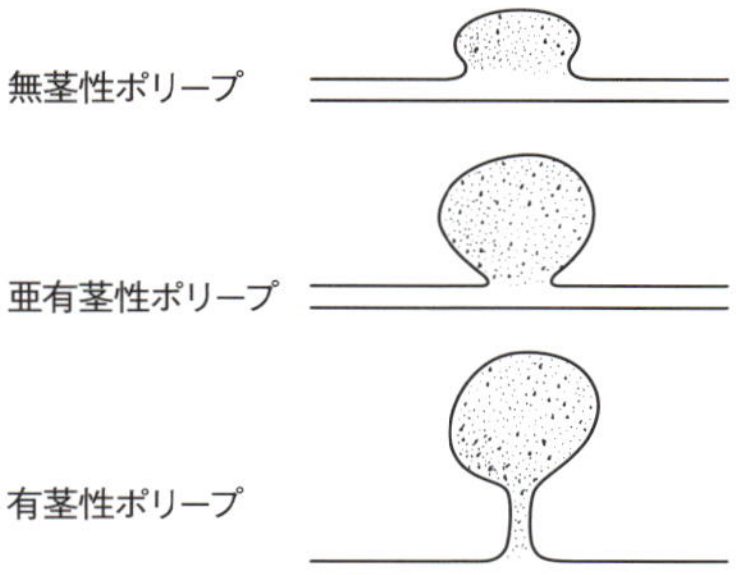

診断

血便のある場合や、便潜血検査が陽性の場合は、大腸の精密検査が必要となります。通常、大腸内視鏡検査が薦められます。

ポリープを発見すればすぐ組織検査ができ、内視鏡で切除することも可能です。

人工肛門の適応は減ったが必要な場合も

人工肛門（ストーマ）とは、通常の肛門が使えなくなった場合に、代わりに腹部に造設される、便の排泄口をさします。ストーマは、ギリシャ語で「口」の意味です。

次のようなケースでは、人工肛門を造設せざるをえません。

●肛門を無理に残したためにがんが切除しきれず、再発の危険性が高くなる場合。

●手術後の一定期間、手術部位の安静を保つため、一時的な人工肛門が必要な場合。

●もともと肛門括約筋《かつやく》の機能が低下している高齢者で、人工肛門にしたほうが術後の生活が安定すると思われる場合。

人工肛門は、腸管（S状結腸《けっちょう》、横行結腸、回腸などが多い）を腹壁まで引き出してつくります。患者さんは便が腹部から出ることに初めはとまどいますが、慣れると普通に暮らせ、社会生活もできます。いちばんの悩みは人工肛門のまわりの皮膚のただれですが、最近は装具がよくなり、皮膚を保護する接着剤も改善されています。

また、病院によってはストーマ外来があり、悩みや困難の相談にのっています。人工肛門をつけている人の会も各地にあり、情報交換や支援を行っています。（佐原力三郎）

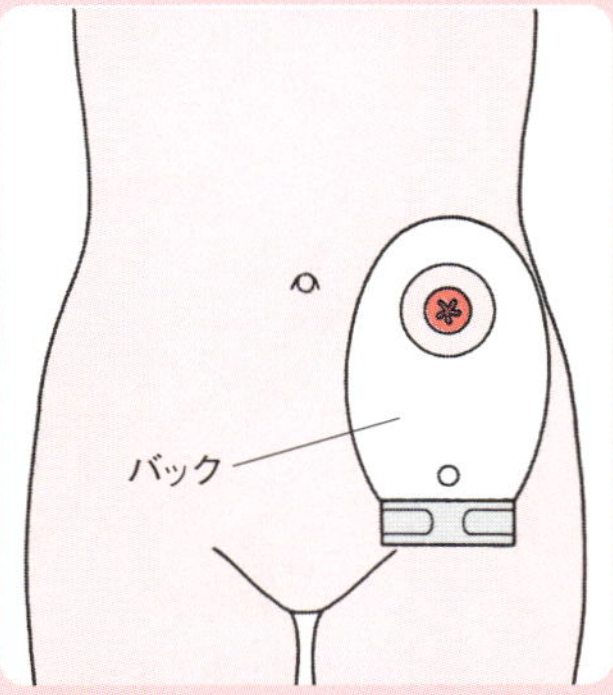

治療

ポリープは、前がん病変と考えられるため、現在はできるだけ切除します。内視鏡によって診断と治療の両方を兼ねることができます。

切除法は、有茎のものはポリペクトミー（茎の部分に金属の輪をかけて焼き切る方法）、無茎のものは内視鏡的粘膜切除術（ポリープを持ち上げて焼き切る方法）が行われます。近年さらに技術が進み、内視鏡にて広範囲の病変を粘膜下層まで含めて切除することができるようになりました。

なお、ポリープはがん化していなければ、摘出することで完治しますが、別の場所にできる可能性があります。ポリープの一部ががん化していても早期であればポリープ切除だけで完治する場合も多いのです。ポリープを摘出した人は定期的な検査を続けて受けて、早めに対処することが重要です。

（佐原力三郎）

直《ちょく》腸《ちょう》がん

P88参照

痔《じ》核《かく》（いぼ痔《じ》）

主な痔（痔核、裂肛《れっこう》、痔瘻《じろう》）のうち、男女を問わず、最も多いのが痔核です。

症状

肛門の内側の上皮直下には筋線維や結合組織や動脈、静脈が網の目のように集まってクッションとなり、便やガスがもれないようパッキングの役割をしています。また、動静脈の吻合《ふんごう》も多く集まって血流も豊富です。痔核は、便の出口に集まっているこの血管を主体とするクッションがふくらんでしまった病気（一部、静脈瘤《りゅう》を形成）と考えられるのです。

血管と結合織が肛門内に盛り上がり、たれ下がった形がいぼに似ているところから、いぼ痔とも呼ばれ、できる場所によって内痔核と外痔核に分かれます。

内痔核《ないじかく》の症状

内痔核は、歯状線より内側にある肛門クッションが血管を主体に大きくなり、肛門の中でずれるようになったものです。無痛域である肛門粘膜の領域に発生し、通常、痛みは感じません。症状の度合いによって4段階に分類されます。

Ⅰ度　排便時に出血しますが、排便が終われば出血はおさまります。痔核が肛門から脱出することはありません。

Ⅱ度　内痔核が大きくなり、排便時のいきみで外に脱出します。排便が終わると自然に戻ります。

Ⅲ度　内痔核が大きくなり、指で押さないと戻らなくなります。戻し方が悪いと一部が脱出したままとなり、うっ血して痛みが出たり、押し込むときに出血したりします。

Ⅳ度　痔核がいつも脱出したままになります。また直腸粘膜も、痔核に引っぱられて出てきます。

嵌頓痔核《かんとんじかく》　4段階に関係なく、脱出した痔核が指で押し込んでも戻らない状態。痔核の根元が肛門括《かつ》約《やく》筋で締めつけられ、うっ血し、痔核全体がはれあがって表面が赤黒くなります。肛門上皮も一緒に反転脱出してしまいます。内痔核で痛みがはげしい場合は、ほとんどがこの嵌頓痔核です。

外痔核《がいじかく》の症状

歯状線より外側（肛門側）の領域にできる痔核で、急に発生する血栓性外痔核でははげしい痛みがあります。循環障害を併発してむくみを合併すると痛みはさらに倍増します。排便直後のふくらみや、有痛性の豆のようなしこりや、突然おしりが痛みだし肛門の縁にいぼが出てきたら、外痔核を疑ったほうがいいでしょう。

嵌頓痔核

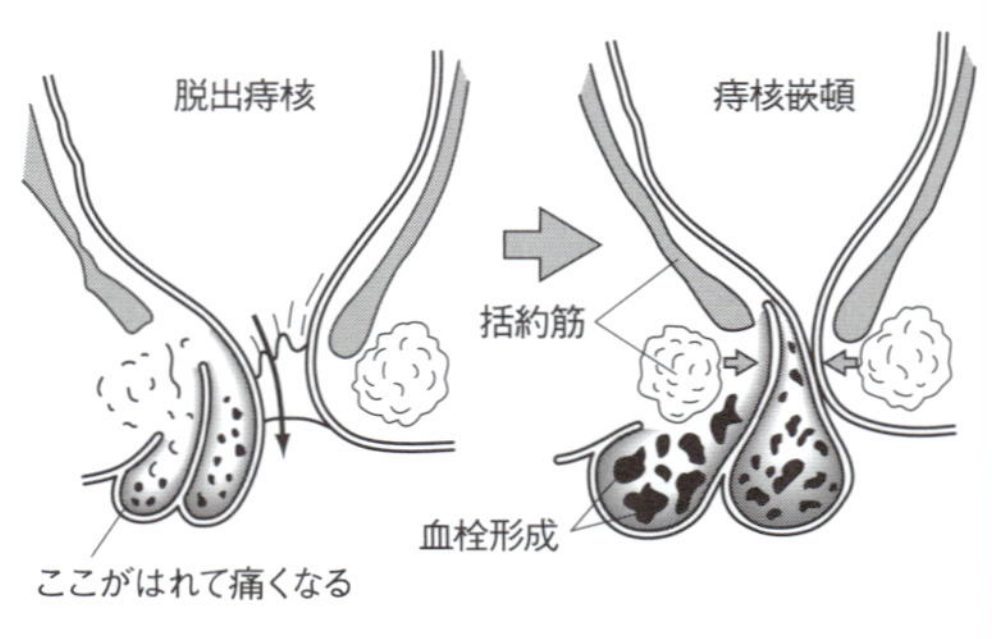

原因

痔核は、肛門部に負担がかかる次のような体調や姿勢が発病の原因になります。

便秘　便秘のために硬くなった便を何とか出そうと強くいきむことを繰り返しているうちに、肛門部のクッションに慢性的な負担がかかることによって痔核を大きくしていきます。

長時間、同じ姿勢をとる　座ったまま、立ったままなど、同じ姿勢を続けていると肛門がうっ血します。自転車や乗馬、ウエイトリフティング、トランペット演奏など、おなかに圧力がかかる運動や行為も、肛門に負担がかかります。

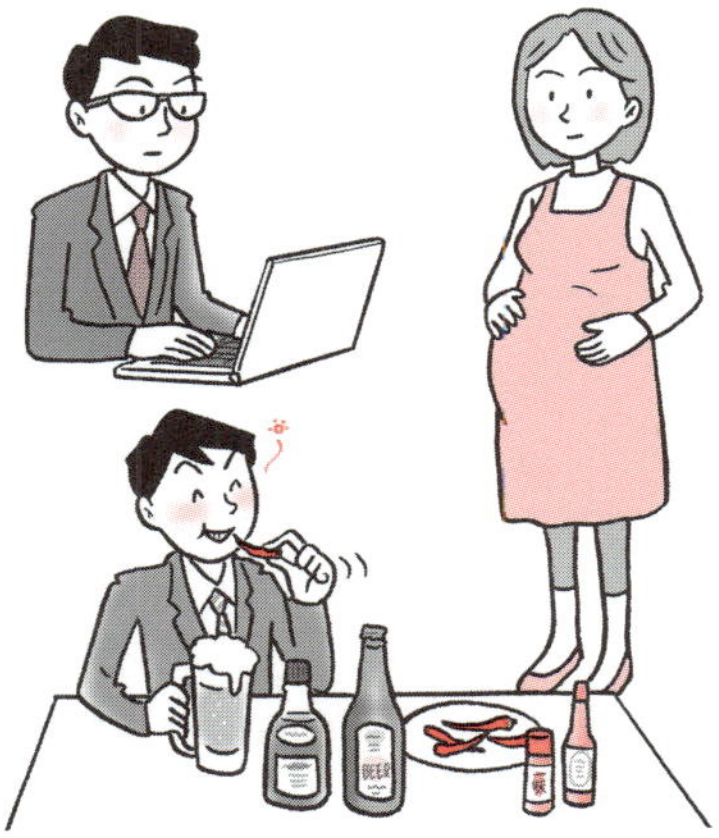

妊娠・出産　妊娠時に子宮が大きくなると、骨盤内の周囲の血管を圧迫しますので、肛門の血管もうっ血します。分娩の際のいきみも、痔核を誘発します。

香辛料・アルコール　香辛料には充血を促す刺激成分が含まれ、特にトウガラシは、便に成分が残りがちで、排泄のとき肛門を刺激し炎症を招きます。またアルコールは炎症を起こす物質で、大量に飲むと下痢を招き、痔核を悪化させます。

治療

痔核の治療は、本来の機能はできるだけ残し、手術は最小限にする保存療法が主流です。

生活療法

内痔核は生活習慣病ですから、専門家の指導を受け、毎日の習慣を見直して、セルフケアを行うことが大切です。食事は、食物繊維が豊富な献立にして便をやわらかくし、便秘を避けること。排便のときは、いきまないこと。毎日、入浴して肛門の周辺をあたため、血液の循環をよくすること。こういったケアを続けると、脱出、出血、腫脹《しゅちょう》、疼痛《とうつう》などの症状が軽くなり、治癒力が高まります。

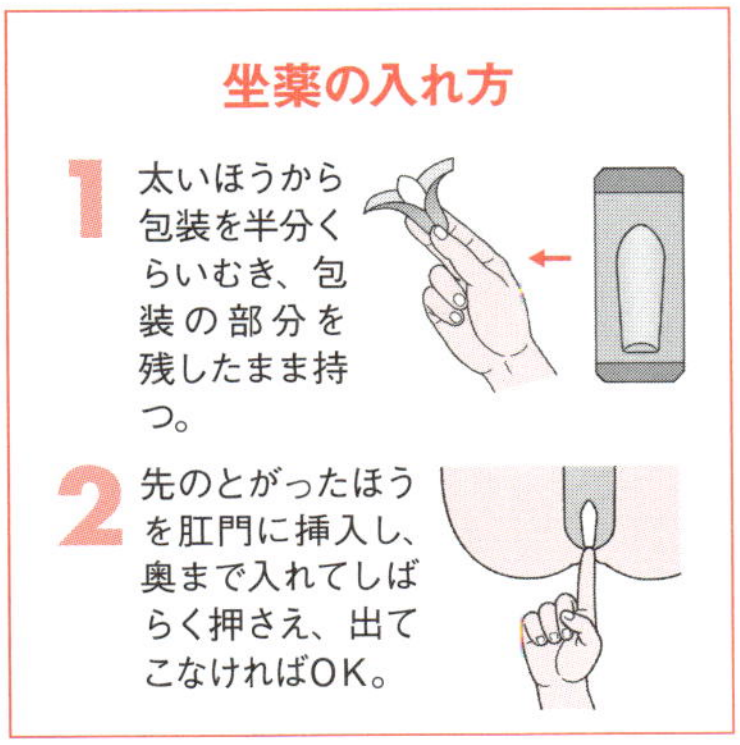
坐薬の入れ方
1
太いほうから包装を半分くらいむき、包装の部分を残したまま持つ。
2
先のとがったほうを肛門に挿入し、奥まで入れてしばらく押さえ、出てこなければOK。

薬物療法

薬だけで治すことはできませんが、薬によってつらい症状をやわらげることはできます。まず生活療法で治癒力を高め、薬はそれを補うものと考えるとよいでしょう。

薬は、専門医の診断を受け、治療方針を決めてから処方してもらいます。診察を受けずに市販薬のみを長く使うのは、危険です。

痔の治療薬は3種類あります。坐薬は、肛門内に入れると成分がとけて、肛門の粘膜や上皮の表面をカバーして、便が通過する刺激から守ります。痛み止めや止血の作用があります。塗り薬は、坐薬と同じく痛み止めや止血作用があります。肛門の粘膜を守り、負担を軽くします。飲み薬は、便をやわらかくする緩下《かんげ》薬や、炎症や腫脹を抑える消炎薬などを使います。

手術

内痔核では、Ⅲ度からⅣ度に達して日常生活に支障をきたし、患者さんが手術を望む場合や、出血性内痔核などで出血が止まらない場合に行います。痔核結紮《けっさつ》切除法、ゴム輪結紮療法、硬化療法、PPH法など負担の少ない方法が開発されています。硬化療法は四段階注射療法（ALTA療法）とも呼ばれ、内痔核の4カ所に分割して治療薬（硬化剤）を注射して痔核の脱肛ならびに失血を改善する療法です。

（佐原力三郎）

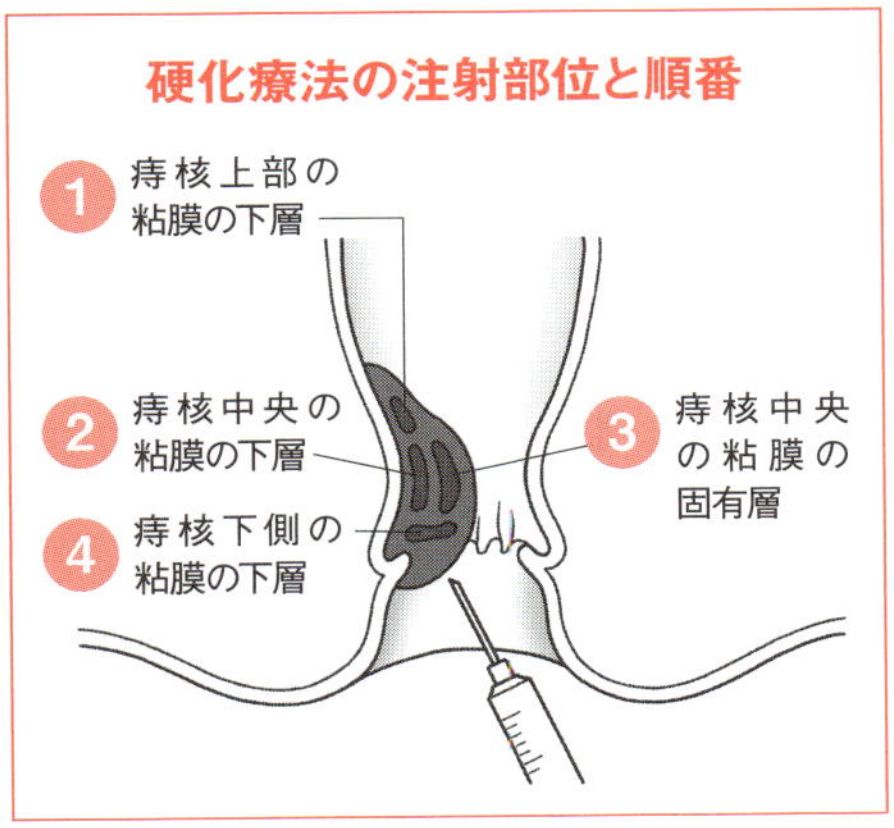
硬化療法の注射部位と順番
1 痔核上部の粘膜の下層
2 痔核中央の粘膜の下層
3 痔核中央の粘膜の固有層
4 痔核下側の粘膜の下層

痔核を予防する日常生活のケア

痔核は、肛門のクッション組織の血流が悪くなってうっ血し、血管が切れて出血したり、脱出したりする病気で、日常的に肛門部へ負担をかけ続けることは、最大のリスクになります。まず、おしりに負担がかからない排泄法を身につけることがポイントです。また、自分の生活習慣をチェックし、痔核を招く原因を取り除くことも大切です。

トイレは毎日同じ時間に　便意がないのにトイレに長く居すわっていきんでいると、肛門に大きな圧力がかかります。自然な便意を促すために、食事も含めたリズムのある生活を心がけます。

おしりはいつも清潔に　排便後は、おしりをお湯で洗い流して清潔を保ちます。紙でふきすぎると、肛門に傷をつけてしまうこともあるからです。温水洗浄式便座を利用するとよいでしょう。

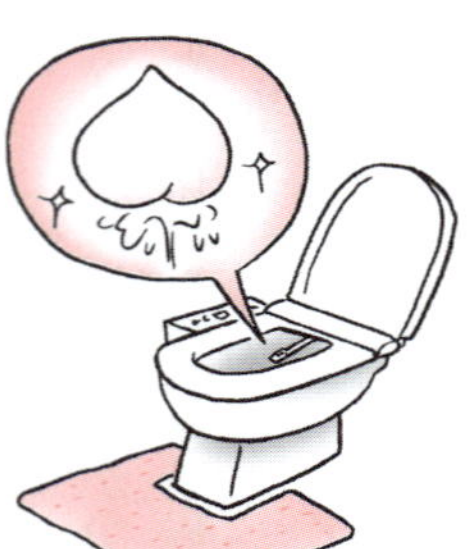

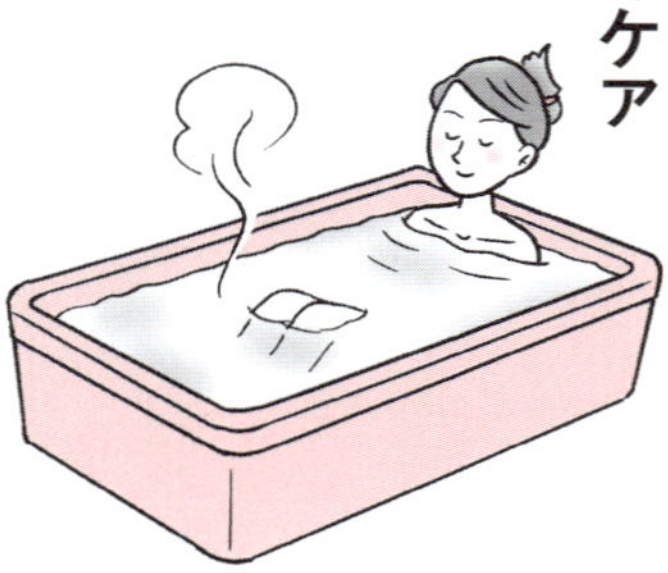

体は冷やさないこと　体が冷えると肛門括約《かつやく》筋が緊張し、血液の循環も悪くなります。入浴は、湯船につかって体のしんからあたたまるようにします。局所を石けんで洗ったら、十分に洗い流してください。

食物繊維と水をたっぷり　便秘を避けるために食物繊維の豊富な食事を。水分も十分にとります。

お酒は控えめに　アルコールを飲みすぎないように。香辛料のとりすぎにも注意します。

同じ姿勢はダメ！　長時間同じ姿勢をとったり、かたいイスに長く座り続けることも避けるようにします。

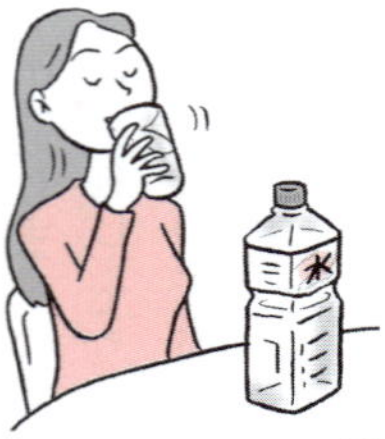

（佐原力三郎）

裂肛《れっこう》（切《き》れ痔《じ》）

歯状《しじょう》線より外側の上皮が切れたり裂けたりしてできる痔です。切れ痔とも呼ばれます。

原因と症状

傷をつくる主な原因は便秘などで硬くなった便ですが、下痢便の刺激でも傷ができます。出血は少量ですがはげしい痛みがあります。

慢性の下痢になると、肛門上皮が常に水様性の便にさらされ炎症が起こりやすくなるため、やはり裂肛の原因になります。

裂肛でつらいのは、はげしい痛みです。肛門上皮は脊髄《せきずい》神経の支配下にあり、痛みを感じる神経が発達しているためです。裂肛には次の二つのタイプがあります。

単純性裂肛《たんじゅんせいれっこう》

肛門上皮は裂けていますが、再生力は残っていて、その下の肛門括約《かつやく》筋は傷ついていない状態です。

慢性潰瘍性裂肛《まんせいかいようせいれっこう》

裂け目が深くなり、傷が肛門括《かつ》約《やく》筋に及びます。裂肛のまわりに炎症性のポリープができたり、裂け目に潰瘍ができたりします。肛門側には、皮膚が突起した見張りいぼができます。肛門が狭窄《きょうさく》し、排便しづらくなります。

治療

食事療法で便通をととのえ排便後の衛生を心がけて、保存的な治療をします。慢性化してポリープや見張りいぼができ、肛門狭窄がひどい場合は、内括約筋切開法やスライディング・スキン・グラフト法という手術が一般的に行われます。

（佐原力三郎）

慢性裂肛の発生部位と付属病変

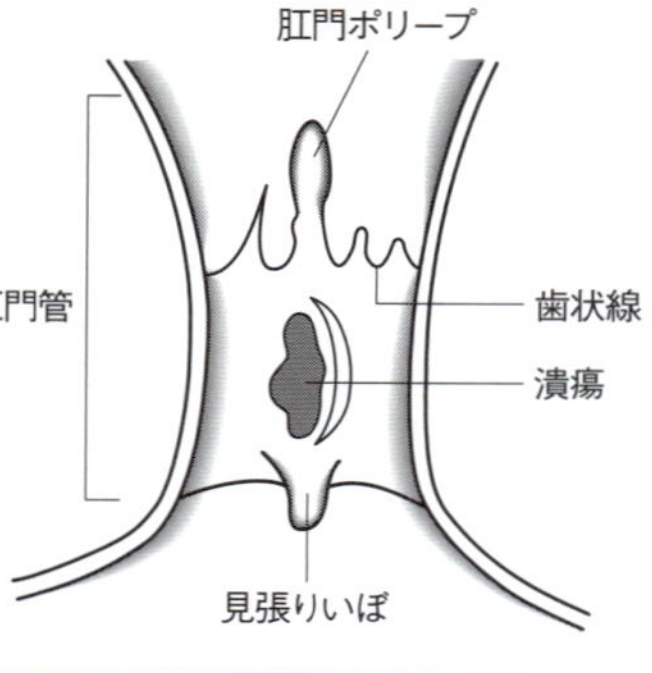

がんでないことを確認するためにも早めの受診を

「恥ずかしい」「痛そう」「なにをされるかわからない」「これくらいの痛みなら大丈夫」――。肛門科への受診を先延ばしする理由はさまざまです。

ですから、受診を先延ばししている間に症状がどんどん悪くなり、たまりかねて肛門科を受診したという患者さんがたくさんいらっしゃいます。もっと症状の軽いうちに受診すれば、早く治る可能性が高くなるのですが。

あるいは「痔の出血と思ってたら、直腸や大腸のがんだった」そして「直腸がん治療を始めたが、すでに手遅れだった」という事例もあります。自己判断は危険なのです。

「この痛みと出血は痔なのかな」と思ったら、それががんに由来するものではないことを確かめるためにも、肛門科もしくは肛門外科への受診を強くおすすめします。

（佐原力三郎）

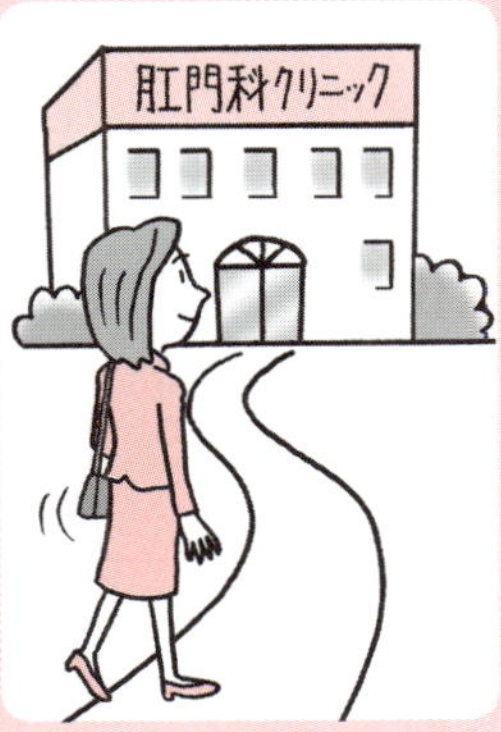

肛門科の診察の流れ

痔の診察には不安を抱く方が多いようなので、一般的な診察の流れをお話ししておきましょう。

痔を疑う場合、受診すべきは肛門科か肛門外科です。これらが近所にない場合は、外科または消化器外科を受診します。

医療機関ではまず、問診を受けます。痔は、不健康な生活習慣やストレスが原因で発症することが多いためです。症状が始まってから受診するまでの経緯をメモなどにまとめておくとよいでしょう。

続いて診察のため、本人は横向きに寝て（シムス体位）、下着を少し下げてもらいます。肛門部以外をシーツなどで覆ったら、肛門周囲を目で見る視診、指を肛門に入れる触診（ゼリーをぬるので痛みはほとんどありません）で肛門内部の痛みやしこりのぐあい、肛門括約《かつやく》筋の強さなどを調べ、肛門鏡を使って肛門を押し広げ、内部の様子を観察します。

便の中に血が混じっていないかどうかを調べる便潜血検査のほか、さらに詳しく調べる場合には内視鏡検査などが行われます。

診察後は、病名と症状、治療方針などを説明されます。わからないことがあれば質問し、その治療方針が自分の生活スタイルに合うように、相談するとよいでしょう。

（佐原力三郎）

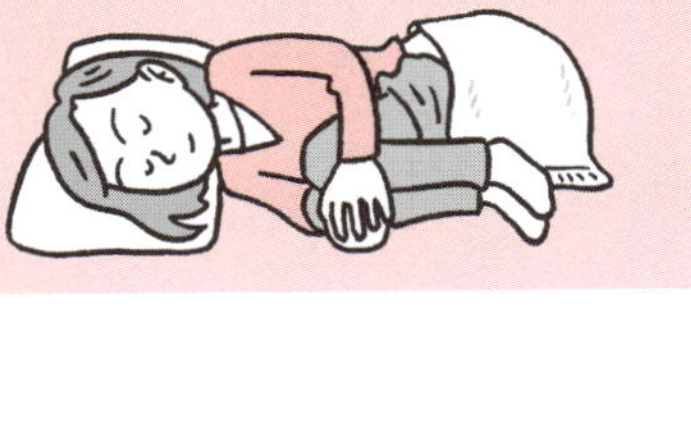

肛《こう》門《もん》周《しゅう》囲《い》膿《のう》瘍《よう》

下部直腸や肛門管周囲に炎症を起こし、膿瘍（膿《うみ》がたまる症状）をつくった状態をいいます。

昔は結核菌が起こす病気と考えられましたが、現在は便の中の大腸菌などに感染して起こる場合が大半です。

若い男性に多く、飲酒によって下痢になりやすいことが関係するとされます。

膿が出たあとに、瘻管《ろうかん》というトンネル状の穴ができると痔瘻《じろう》（次ページ参照）になります。肛門周囲膿瘍は、膿瘍ができる部位によって分類されます。

原因と症状

肛門の歯状線《しじょう》にはもともとだれにでも小さなポケット状の穴（肛門腺窩《せんか》）があり、排便時に便がたまることがあります。

免疫力があるため通常は炎症を起こすことはないのですが、ひどい下痢で大量の水様便が勢いよく出ると、この肛門腺窩にある分泌腺（肛門腺）に汚染が及びます。

そのときストレスや疲労が重なって免疫力が落ちていると感染、炎症を起こし、肛門腺を中心に化膿《かのう》し、周囲の皮膚がはれあがります。これが肛門周囲膿瘍です。

肛門周囲膿瘍と痔瘻

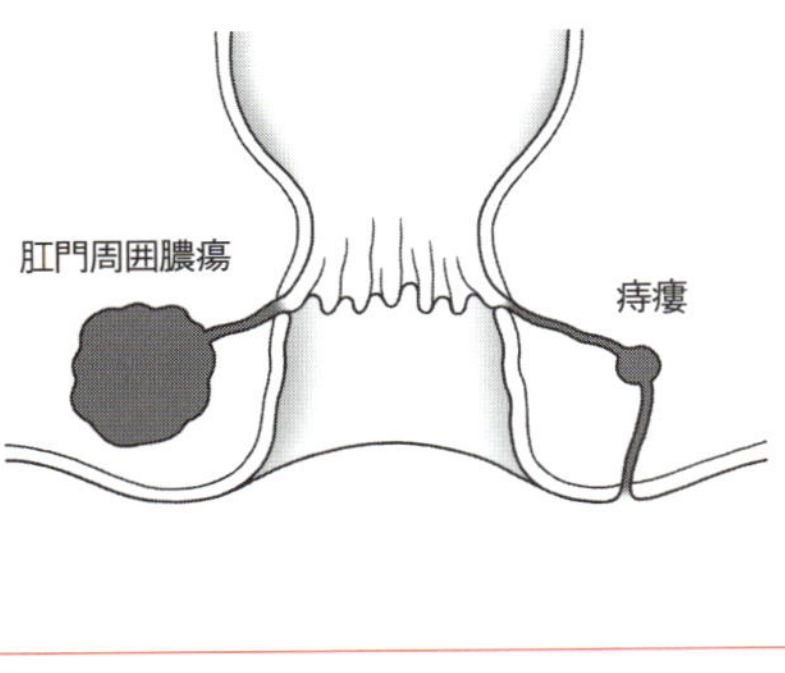

肛門部に特徴的な疼痛《とうつう》があり、排便したり座ったりすると強まります。

肛門近くの皮膚が赤くはれ熱感を伴ったり、38度以上の高熱やふるえなどの全身症状があらわれたりすることもあります。

治療

一刻も早く切開して、膿《うみ》を出す必要があります。浅い部位の膿瘍は、外来で切開でき、経過をみていきます。

痔瘻となった場合は、改めての入院と手術が必要になります。

（佐原力三郎）

「きのこヨーグルト」で善玉菌を増やし便もれを改善。肛門の炎症を鎮める

痔の原因の一つは、硬い便が肛門を通過することで肛門が傷つき、出血がしやすくなることです。

一方、下痢をしていると便が肛門から流れ出やすくなるため、ちょっとしたことで、いつにもまして便がもれやすくなります。

このような出血や便もれを改善するには「きのこヨーグルト」がおすすめです。

ヨーグルトは、腸内環境を改善します。そのメカニズムを紹介するために、まず腸内細菌のお話をしましょう。

腸には、善玉菌と悪玉菌と呼ばれる腸内細菌がいます。ビフィズス菌や乳酸菌に代表される善玉菌がふえると、腸内環境がよくなり、便秘や下痢も改善します。ヨーグルトに含まれる乳酸菌は、腸内の善玉菌をふやします。

腸内の善玉菌がふえると、腸内の免疫力も高まります。きのこ類にもβ《ベータ》グルカンと呼ばれる、免疫力を高める多糖体が含まれています。

十分な免疫力がないと、肛門の炎症をしずめることができませんが、きのこヨーグルトをとると、ダブルの力で免疫力アップが期待できるので、痔が治りやすくなると考えられます。

便もれ解消と、肛門の炎症をしずめるために、毎朝1皿のきのこヨーグルトを試してみてください。

（藤田紘一郎）

材料（1食分）

まいたけ40g、ヨーグルト100g
まいたけの代わりに、しめじやえのきだけを使ってもよい。

❶適当な大きさにほぐしたまいたけを沸騰したお湯に入れ、20秒ほどゆでる。

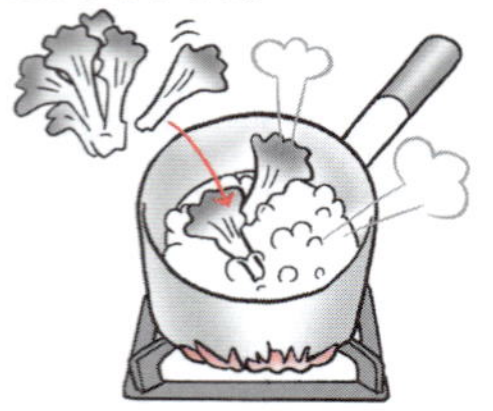

❷①の水けをきって器に盛り、ヨーグルトをかける。

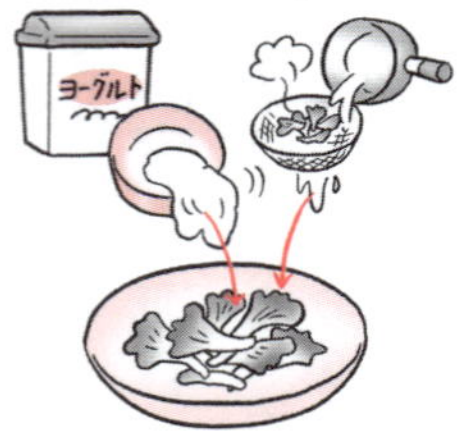

❸毎日、朝食時に食べる。塩を少々加えて食べてもよい。

痔瘻《じろう》（穴痔《あなじ》）

肛門の周囲に膿《うみ》がたまる肛門周囲膿瘍《のうよう》（前ページ参照）から進行する場合がほとんどです。

膿がたまった部分が自然に破れたり切開されて膿が出たりしたあとに、トンネル状の穴ができてしまう病気です。通常、薬物療法では治りにくく、手術療法が主体となります。

10年、20年と放っておくうちに、痔瘻がんに変化する場合もありますが、非活動性の痔瘻では、膿の産出が自然とおさまる場合もあります。

原因と症状

肛門周囲膿瘍を治療せずに放置していると、肛門腺窩《せんか》（原発口《げんぱつこう》）→肛門腺（原発巣《そう》）→管（瘻管《ろうかん》）→皮膚に膿が流れ出る口（二次口《こう》）へと、1本のトンネルができてしまいます。これが痔瘻です。

痔瘻は、手術をしないで長年にわたって放置していると化膿《かのう》を繰り返し、肛門が狭くなり、別な新たな痔瘻が発生してまれにがん化することがあります。

膿がたまると腫脹《しゅちょう》、痛み、発熱などがありますが、膿が出ると症状はなくなり、出口がふさがると再びたまるということを繰り返します。

治療

痔瘻の治療の基本は、手術です。切開して膿をきれいに取り去るだけで再発を予防できる方もいますが、原発巣になった肛門腺を取り除き、肛門管内での感染経路を処理しなければならない場合もあり

ます。

しかし、瘻管の走る深さや部位によっては、切除したあと肛門がいびつになったり、筋肉の締まりが悪くなったりします。こういうおそれがある場合は、括約筋《かつやくきん》温存術など体への負担が少ない手術を行います。

すぐに手術ができない場合は、応急手当てとしては肛門部を冷やすか、膿でベトベトになっている患部をぬるま湯でよく洗います。下痢は症状を悪化させるので、暴飲・暴食やアルコールは避けます。

（佐原力三郎）

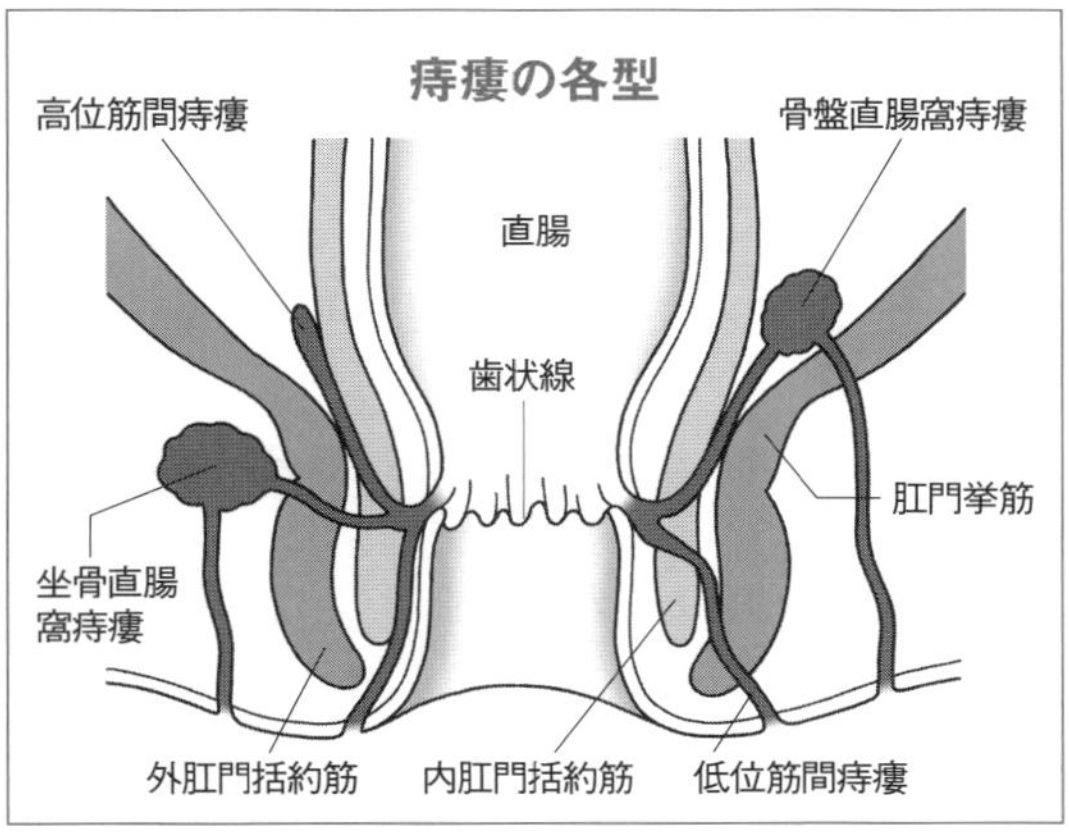

痔は保存療法が主流。手術はごく少ない

以前は多くの外科医が「痔は悪い部位をとってしまえばよい」と考えがちだったため、肛門科では手術をすすめられることが多かったのですが、いまは、手術しない、痛くない保存療法が主流になりました。その理由は、痔は生活習慣病であり、生活習慣を改めれば多くの痔の症状が改善するからです。内痔核《ないじかく》、外痔核《がいじかく》を手術で取り除かざるをえない症例は、少数派です。

ただし穴痔は、痔瘻のもとを除かないと治らないことと、まれに肛門がんに変化することもあるので、手術による治療をおすすめします。

（佐原力三郎）

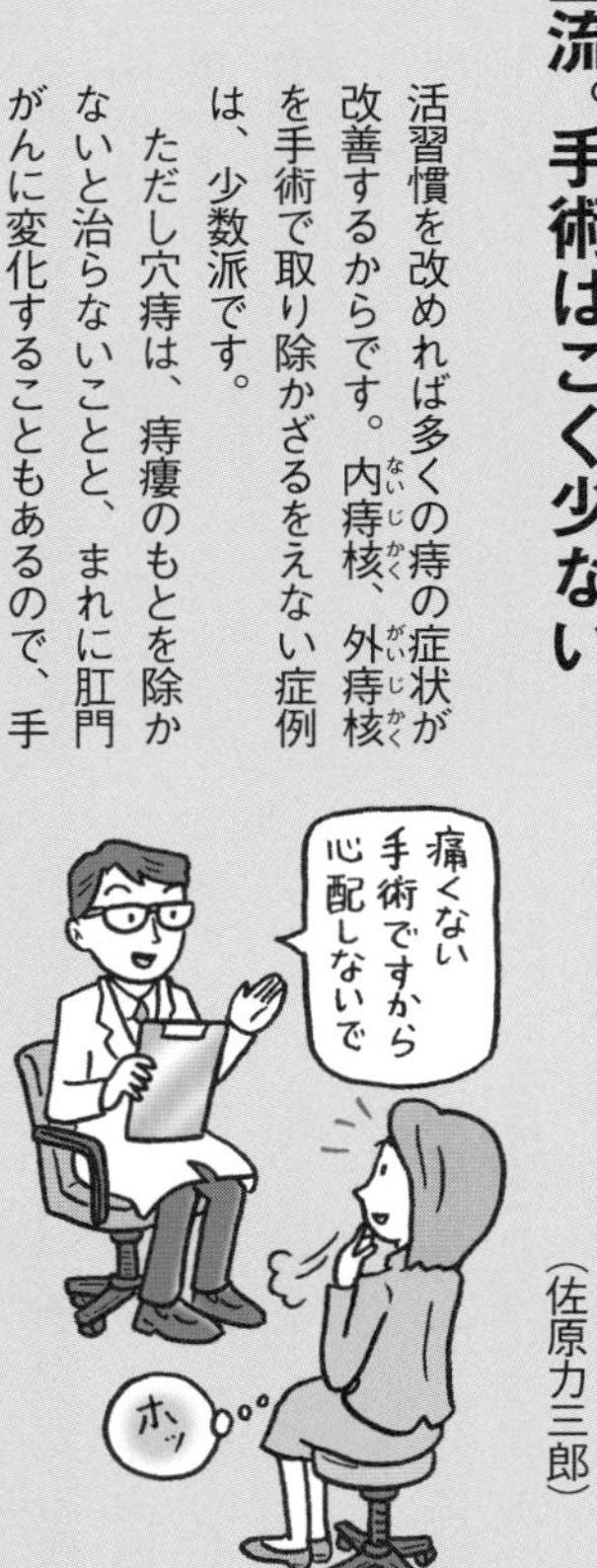

女性は、なぜ痔になりやすいのか？

痔は、男性に多い病気というイメージがありますが、実際のところは女性のほうがなりやすいといえます。女性には、次のような痔のリスクがあるからです。

便秘のリスク

便秘は痔を招く最大の原因。この最大リスクである便秘に悩む人は、圧倒的に女性に多くみられます。

その理由の一つが便意に忠実な排便習慣が不足していること。外出先や仕事中のせっかくの便意をがまんしてしまうことで自然な排便習慣を自ら避けてしまうことになります。

やせ願望の若い女性に多い無理なダイエットも、便秘を招きます。便をつくるには十分な量の食事が必要です。特に、便の主成分になる食物繊維が不足し、栄養バランスを無視したようなダイエットは、便秘の大きな原因になります。

月経のリスク

月経という女性ならではのホルモンのリズムは、腸の働きにも影響します。月経前は、腸の働きが抑制され便秘になり、逆に月経が始まると、子宮の収縮が影響して下痢になります。また月経中には、肛門の粘膜に炎症が起こり、痔がある人はさらに症状が悪化します。

妊娠・出産のリスク

女性は妊娠・出産を経験すると、痔が発病したり、痔を悪化させることが多くなります。

妊娠中、大きくなった子宮が骨盤の中に下がり、内腸骨静脈という肛門から下大《かだい》静脈に戻る血管を圧迫するため、肛門の痔静脈叢《そう》が慢性的にうっ血状態となり周囲組織も伸展し痔核《じかく》ができます。また妊娠中は、ホルモンバランスの変化や運動不足、大きくなった子宮が直腸を圧迫するといったことが影響し、便秘になりがちです。

さらに、分娩時のいきみは肛門にかなりな負担をかけ、痔を発症させたり悪化させたりする原因になります。

（佐原力三郎）

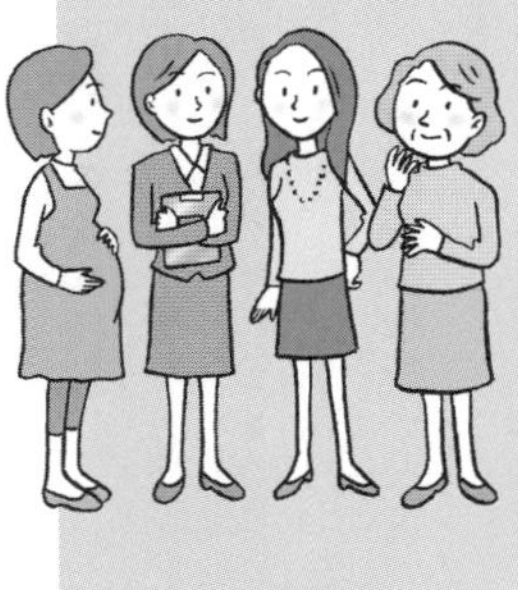

痔の漢方療法

痔にもいろいろな痔があり、最も多いのが内痔核《ないじかく》です。そのほか、外痔核《がいじかく》、裂肛《れっこう》、痔瘻《じろう》、肛門周囲膿瘍《こうもんしゅういのうよう》などがあり、痔核が進んで肛門の外に脱肛《だっこう》してしまったものを脱肛といいます。漢方ではこれらをすべて同一方針で取り扱い、下腹部のうっ血を去り、瘀血《おけつ》を除いて、便通をととのえ、体質を改善して治癒させようとはかります。

乙字湯《おつじとう》

痔にいちばん多く使用される処方で、江戸時代後期の水戸藩の名医・原南陽が創方したものです。体力が中等度の人を中心として、実証から虚証まで幅広く効果があります。比較的病状ははげしくなく、排便時に痛み、ときに出血し、便秘がち、という場合に用いるとよいものです。便のやわらかい人には大黄を取り去り、痛みが強いときには、甘草を増量することもあります。

桂枝茯苓丸《けいしぶくりょうがん》

乙字湯は、病状が比較的軽いものに用います。しかし、日がたって病状がやや進んだり、腹診して瘀血が認められるときには、この処方を用います。体力が中等度以上で、多少のぼせる傾向があり、へその左斜め下に抵抗と圧痛が認められることが目標です。

甲字湯《こうじとう》

乙字湯と同様、原南陽が創方したもので、桂枝茯苓丸に生姜《しょうが》と甘草《かんぞう》を加えたものです。したがって、適する症状も桂枝茯苓丸とほぼ同じですが、それよりも痛みがやや強く、新陳代謝が多少落ちている人に用います。

桃核承気湯《とうかくじょうきとう》

体格、体力ともに充実していて、のぼせ、めまい、不眠、不安、手足の冷えなど精神・神経症状を伴い、下腹部に抵抗と圧痛のある瘀血が強く、便秘がちな人の痔によいものです。

大黄牡丹皮湯《だいおうぼたんぴとう》

やはり体格、体力ともに充実していて、下腹部が緊張し、抵抗と圧痛のある瘀血が強く、便秘がちな人の痔に用います。桃核承気湯、大黄牡丹皮湯ともに痔の痛みが強いものに用いると有効です。

三黄瀉心湯《さんおうしゃしんとう》・黄連解毒湯《おうれんげどくとう》

体力が中等度以上で、のぼせぎみで顔面紅潮し、便秘の傾向があって、出血が多い人の痔に用います。便秘がない人には、黄連解毒湯を用います。

芎帰膠艾湯《きゅうききょうがいとう》

痔の出血が長く続き、そのために貧血ぎみで、体力が落ちて全身の疲労倦怠感が強い人に用います。

清肺湯《せいはいとう》

ほかにたいした苦痛がなく、ただ痔の出血をたびたび繰り返すという場合に用います。

当帰建中湯《とうきけんちゅうとう》

痛みがはげしく、排便後にひどく痛む痔に用います。虚弱体質で胃腸が弱く、貧血ぎみで手足が冷えやすい人に適応します。

十全大補湯《じゅうぜんたいほとう》

冷え症、虚弱体質で、痔出血のために貧血を起こし、疲労倦怠感がはげしく、食欲不振が強い人に用います。

甘草湯《かんぞうとう》

これは飲み薬ではなく、甘草一味だけを煎じて、その煎液で患部を温湿布する鎮痛剤です。はげしい痛みが速やかに消失するため、別名を「忘憂湯《ぼうゆうとう》」といいます。

托裏消毒飲《たくりしょうどくいん》・千金内托散《せんきんないたくさん》

托裏消毒飲は、痔瘻など化膿《かのう》がある痔疾に、急性炎症がおさまってから用います。症状が長引くものには、千金内托散を使うとよいものです。

防風通聖散《ぼうふうつうしょうさん》

体力が充実した、いわゆる卒中体質者で太鼓腹をしており、便秘し、痔瘻に悩む人に用います。

紫雲膏《しうんこう》

他の処方と兼用しながら患部に塗ると鎮痛効果があります。紫雲膏は、世界最初の全身麻酔手術に成功した華岡青洲《はなおかせいしゅう》が伝えた名方です。

（矢数圭堂）

痔のツボ刺激

痔は、肛門周囲の静脈血がうっ血して起こるので、その部分の血液循環をよくしてやることが大切です。それには灸治療が効果的です。

痔の特効穴として昔から知られているのは、尾骨の先端と肛門との間にある**長強《ちょうきょう》**です。なぜ長強が効くのかというと、長強は痔の患部、つまり肛門のすぐそばにある

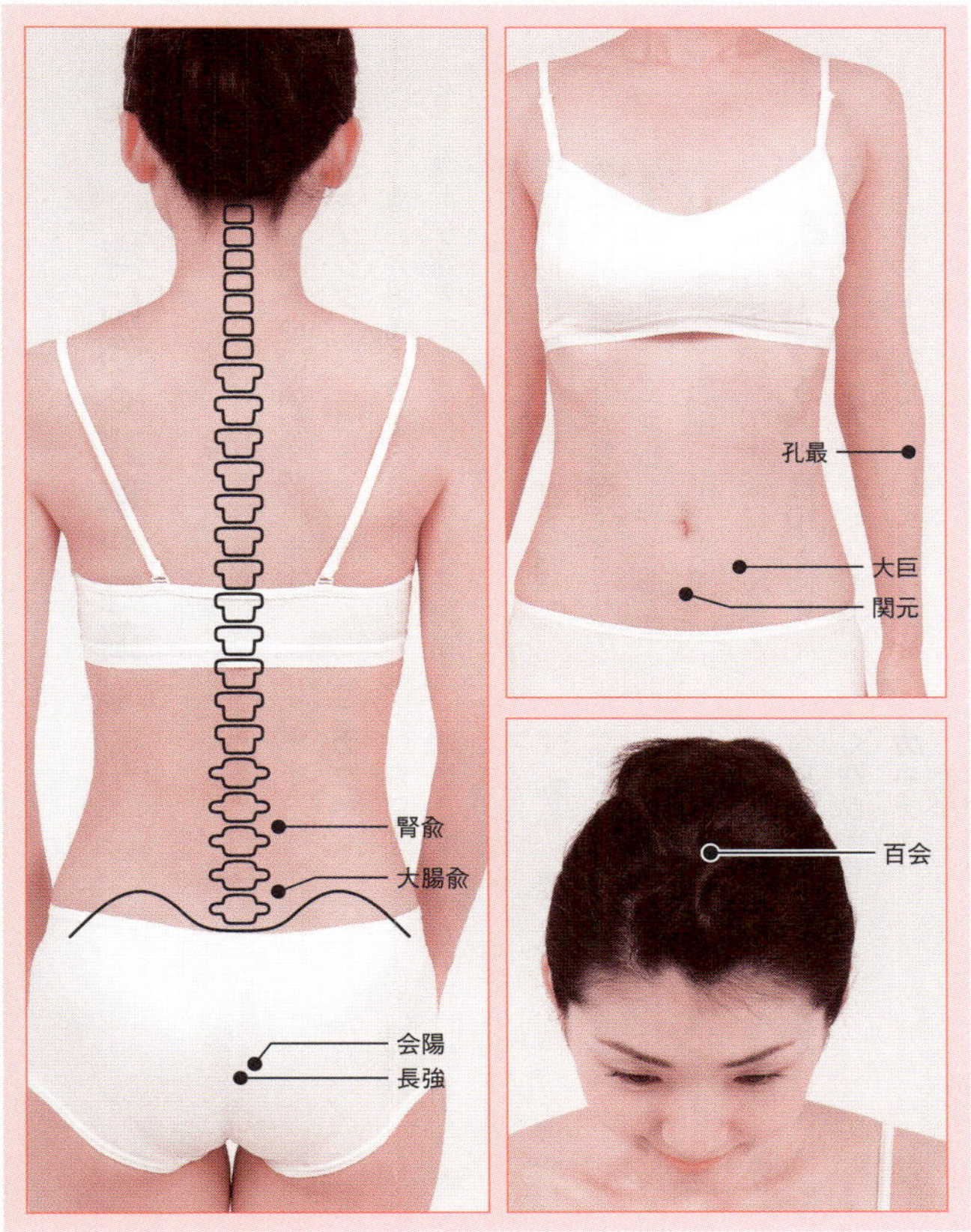

ので、そこに灸をすえると、肛門の括約《かつやく》筋が必然的に収縮し、この収縮が繰り返されることによって、ゆるんでいた肛門が締まって、痔がよくなっていくのです。

したがって、長強への灸を繰り返し、何回も熱刺激を与えることが効果を上げるコツです。家庭で灸をすえる場合は、米粒大のもぐさを1回に2～3壮（回）から始め、徐々に回数をふやして10～30壮行うとよいでしょう。1日おきに3週間も続けたら、まず痔がよくなるはずです。

もし、体がだるかったり、熱っぽくなったら、灸を休むか、回数を減らして様子をみます。調子がよければ、毎日続けます。

また、長強とあわせて、**会陽**《えよう》というツボにも同じように灸をすえると、より効果が上がります。会陽は長強の両脇にあり、熱刺激を加えることで、やはり肛門の締まりがよくなります。

ただ、長強、会陽とも汗をかきやすく、また不潔になりやすい場所なので、灸をすえたあとが汗にまみれ、よごれて細菌が入り込み、化膿《かのう》したりしがちです。清潔を心がけ、灸のときは熱いお湯にひたしてしぼったタオルを用意し、きれいにふいておくことです。また、灸のあとはアルコールなどでよくふいてください。

そのほか、頭のてっぺんにある**百会**《ひゃくえ》、腕の**孔最**《こうさい》、おなかの**大巨**《だいこ》、**関元**《かんげん》、腰の**腎兪**《じんゆ》、**大腸兪**《だいちょうゆ》も、痔には大切なツボですから、指圧か、灸をするとよいでしょう。

（芹澤勝助）

痔の急性の炎症を手の一点ツボで軽減する

魚際というツボには、炎症をしずめ、はれの熱を冷ます働きがあります。慢性化したものではなく、痔が発熱を伴う急性の炎症を起こした場合には、この魚際の刺激が効果的です。現代人に多い、手の使いすぎによる疲労、なかでも酷使される親指の使いすぎにも効果を発揮します。

魚際への刺激は、急性の症状があらわれたときや、毎朝行うのがおすすめです。（高野耕造）

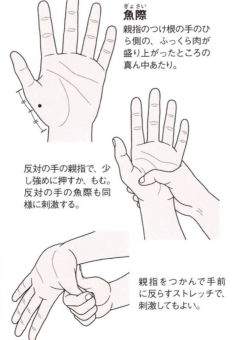

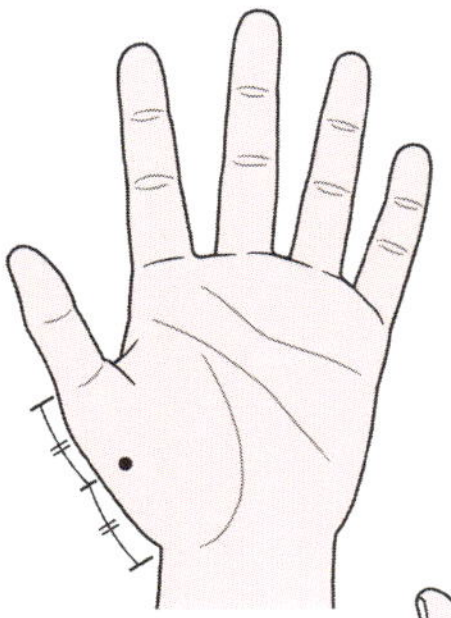

魚際《ぎょさい》
親指のつけ根の手のひら側の、ふっくら肉が盛り上がったところの真ん中あたり。

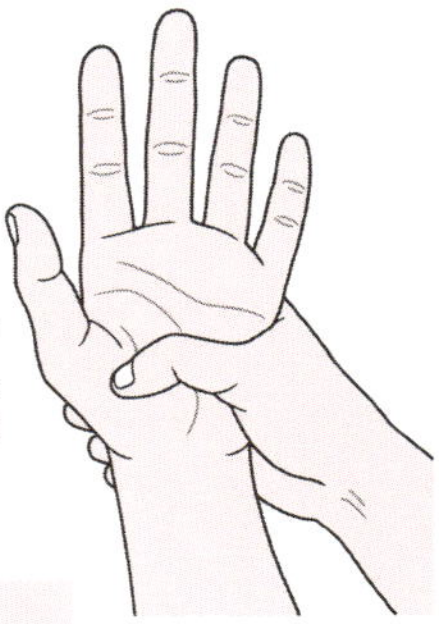

反対の手の親指で、少し強めに押すか、もむ。反対の手の魚際も同様に刺激する。

親指をつかんで手前に反らすストレッチで、刺激してもよい。

目安
毎日10秒、5回ずつ。朝、もしくは発熱を伴う急性の炎症の症状のあるときに、少し強めに行う。

痔に効く野草や野菜

痔の薬になるとされる野草や野菜は、全国各地に伝わっています。

ユキノシタ

痛みがあるときは、ユキノシタの湿布が効きます。ユキノシタは民間薬として広く使われてきた多年草で、円形に近い大きな葉と紫の茎、独特の形の白い花が特徴です。生の葉を火であぶってから、手でもんでやわらかくして患部に貼ります。

干した葉を煎じてお茶にして飲んでもよいでしょう。1日10～15gを目安に、ヨモギやドクダミなどの薬草とあわせて飲むと、いっそう強い効果が期待できます。

柿

柿の葉のお茶は、出血のある痔に効きます。ドクダミ、ビワの葉、スギナなどとまぜ合わせた茶にすると、薬効をより大きくすることができます。柿は食物繊維の多い果物なので、そのまま食べても便秘の解消に役立ち、痔を軽快させます。生でも干し柿でも、どちらでもOKです。

お茶の葉にするときは、柿の葉を3月から10月ごろにつみ、水洗いして2～3分蒸したら、冷めてから細切りにし、日に干して乾燥させ、茶筒などに入れて保存します。普通のお茶と同じように熱湯をさして飲みます。

カタバミ

クローバーによく似たハート形の葉が3枚ついている野草です。痔にはアカカタバミがよく効くようです。春から夏にかけて葉茎を採取し、陰干しにして保存します。

痔には、このカタバミを煎じて、半量まで煮詰め、煎じ汁で患部を洗ったり、塗ったりします。生のスベリヒユを同量まぜると、さらによく効きます。

カボチャ

痔核《じかく》には、カボチャの種子の煎じ汁が効きます。種子約100gに300mlの水を加え、半量になるまで煮詰め、この汁を日に数回、よく洗って清潔にした患部に塗ります。（根本幸夫）

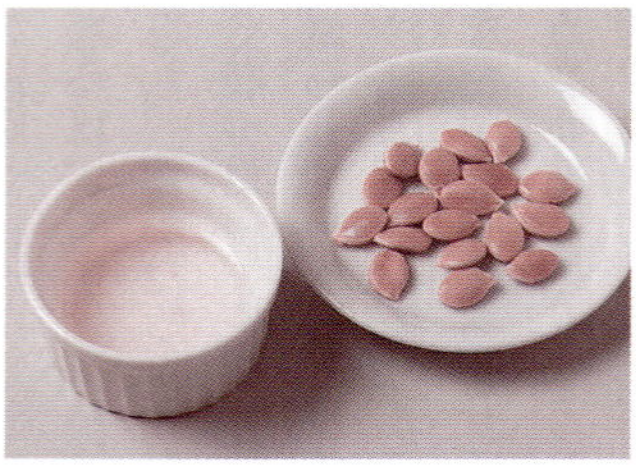

カボチャの種子とその煎じ汁。

痔を改善する食事、予防する食事

便秘には食物繊維をたっぷり

痔にとっていちばんの大敵は便秘です。便秘の改善は、イコール痔の改善といえるほど、両者の因果関係は大きいのです。

便秘をしていると、これ以上便をためて苦しい思いをしたくないと、食べ物の量を減らしたり、消化のよいものだけを選んで食べたりする方がいます。しかし、これでは便の量はふえず、便秘はますます進みます。便がスムーズに排泄されるためには、それなりの食事の量が必要で、それも食物繊維を含むものをしっかりとることが重要です。

食物繊維は、消化酵素では消化されない食物成分で、かつては、栄養もなく役に立たないカスといわれました。しかし、消化吸収されないため、便の量をふやし、大腸を刺激して便秘を解消したり、コレステロールの吸収を抑えたりするなど、大きな働きをすることがわかってきています。

食物繊維は便の量をふやすだけでなく、水分をよく含んで、便をほどよいやわらかさに保ちます。水分を適切に補うことも、スムーズな排便を促すのに役立つわけです。

食物繊維は、野菜や果物をはじめ、次ページにあげたような食品に多く含まれています。

善玉菌をふやす食品やビタミンも

腸内には、さまざまな細菌が存在していて、特に善玉菌の代表といわれるビフィズス菌は重要です。便秘の改善にも有効な、このビフィズス菌をふやすには、乳糖を含むヨーグルトや、オリゴ糖を含む食品（ゴボウやタマネギなど）を毎日とるようにするとよいでしょう。

またビタミンEやビタミンB群（B_1、パントテン酸）も、自律神経をととのえ腸の働きを活発にして、便秘に効果があるといわれています。

香辛料はスパイスとして使う

トウガラシ、ワサビ、カレー粉などの香辛料は、大量にとると刺激成分が便に残って上皮を刺激し、痔を悪化させることにもなります。

しかし、こういった香辛料は、食欲を増進させる効果や、刺激によって腸の運動が高まり、便秘の改善に役立つ面もあります。少量を、スパイスとして使うようにしましょう。

（佐原力三郎）

便秘を防ぐ食物繊維、ビタミンの上手なとり方

食物繊維とビタミンを上手にとれば、便秘を予防・改善することができます。そのためには、食物繊維の多い食材を選んだり、調理の際にも工夫したりするとよいでしょう。

食物繊維を多く含む食材をとる

次のような食材から、食物繊維を積極的にとりましょう。

穀類…玄米、胚芽米、ライ麦パン、胚芽パン、全粒粉パン、そばなど。

野菜…芽キャベツ、ゴボウ、カボチャ、ブロッコリー、ニンジン、ホウレンソウなどの緑黄色野菜。

豆類・大豆加工品…大豆、小豆、ソラ豆、インゲン豆、おから、納豆など。水煮缶を使い調理時間を短縮。煮物やサラダなどにしてたっぷりとりましょう。

イモ類・加工品…サツマイモ、サトイモ、ジャガイモ、ヤマイモ、コンニャクなど。

海草・きのこ類…コブ、ワカメ、シイタケ、エノキダケ、シメジなど。

果物類…キウイ、リンゴ、柿、イチゴ、バナナ、モモなど。

乾物類…ヒジキ、黒キクラゲ、切り干しダイコン、寒天など。

精製されていない穀物から、より多くの食物繊維をとる

ごはんを白米から玄米や胚芽米にかえると、食物繊維の量を大幅にふやすことができます。玄米や胚芽米にはビタミンEも豊富に含まれていますので、一石二鳥です。

玄米や胚芽米が苦手な人には、白米に麦を1~2割加えることをおすすめします。パンも、ライ麦パンや胚芽パンにするとよいでしょう。

食物繊維をたっぷり含むシリアル(オールブラン)やオートミールも、積極的に活用したい食品です。

野菜類はまるごと利用する

食物繊維は皮と身の間に多く集まっています。ダイコン、ニンジン、サツマイモなど皮ごと食べられるものは、そのまま使いましょう。

種実類を効果的にとり入れる

ゴマやアーモンド、カシューナッツなども食物繊維が豊富です。サラダにトッピングしたり、いため物に加えたりして工夫してください。

果物は皮や袋も食べる

柑橘類の皮や、皮の内側の白い部分、袋には食物繊維が実よりも多く含まれています。ミカンやオレンジなどは袋ごと食べましょう。リンゴも農薬の心配がないものなら、皮ごと食べるほうが効果的です。

ノーワックスのオレンジなどなら、手作りのマーマレードにして皮まで利用できます。

ビタミンEを多くとる

ビタミンEはゴマ油、コーン油、大豆油、ラードなどの食用油、小麦、玄米、胚芽米などの穀類、ウナギ、カツオ、サバ、サンマなどの魚類、また大豆、鶏卵などに多く含まれています。

魚類には、ビタミンEが豊富な食材がたくさんあります。なかでもウナギは、ビタミンEの含有量がダントツに多い食材です。ウナギは小さく切ってあえ物に入れたり、いため物に加えたりすると、少量でも味に変化がついて食べやすくなります。

大豆は水煮缶や納豆を利用する

大豆をはじめとする豆類は、非常にすぐれた食品ですが、煮るのに時間がかかるため敬遠されがちです。でも、水煮缶なら調理の手間がはぶけます。煮物やサラダなどに取り入れてたっぷりとりましょう。

納豆も手軽で、おすすめしたい食品です。

オリゴ糖をとる

砂糖大根(ビート)からとった液体のオリゴ糖が市販されています。料理や飲み物に活用しましょう。

(佐原力三郎)

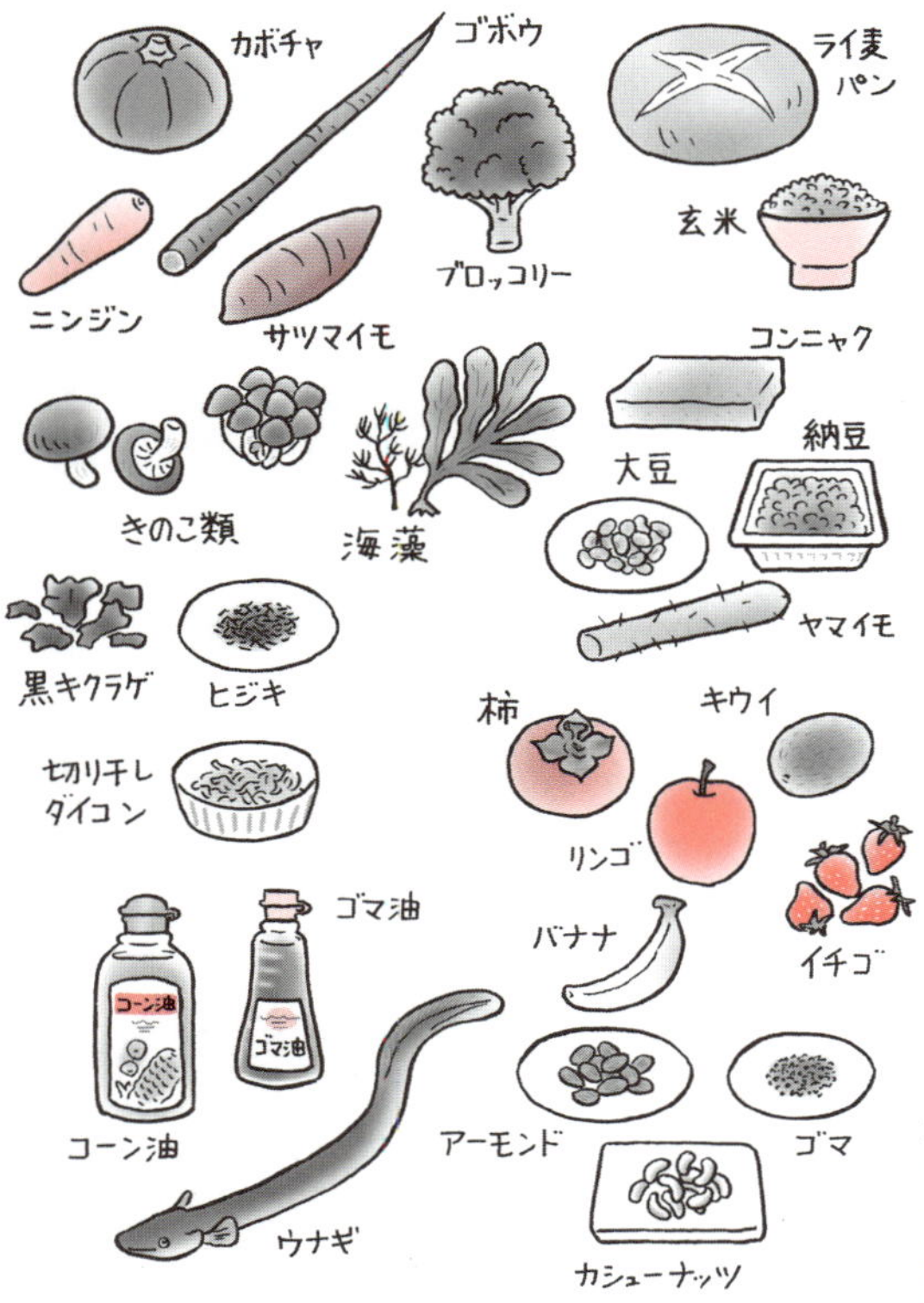

脱肛《だつこう》

（肛門脱《こうもんだつ》・直腸粘膜脱《ちょくちょうねんまくだつ》）

いわゆる脱肛とは、内痔核《ないじかく》が進んで肛門の外まで脱出する場合と、直腸下部の粘膜が脱出する場合の、二通りがあります。

加齢に伴って肛門部や直腸部の支持組織がゆるむため起こる場合が多いようです。

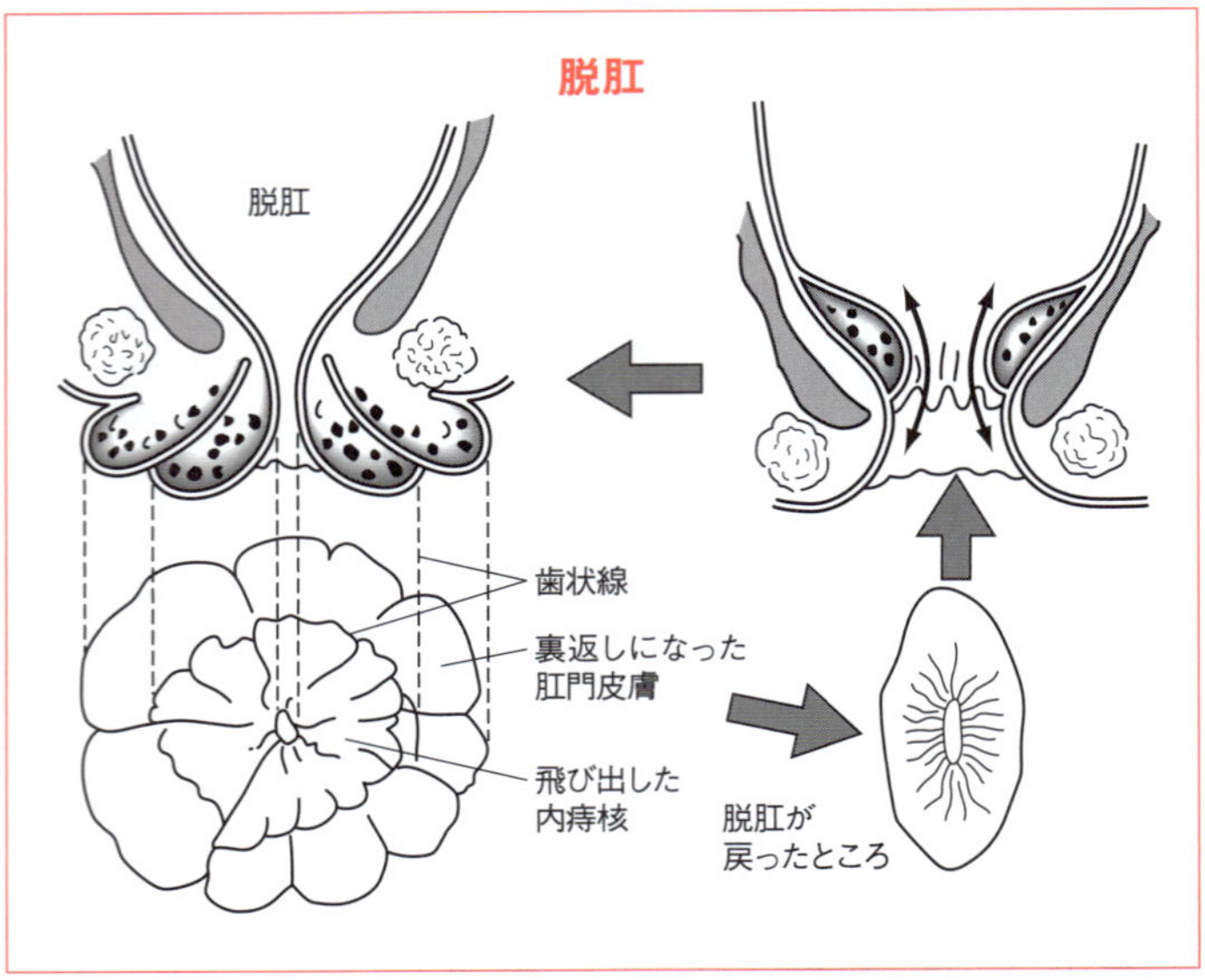

女性でよくみられるのは、出産がたび重なって痔がひどくなり、脱肛を起こすケースです。

原因と症状

原因は、結合組織が体質的に弱い先天的なものと、老化による後天的なものがありますが、最も多いのは内痔核の進行によるものです。まれに、肛門の手術を受けたあとの障害によっても起こります。

肛門全体、または同時に直腸粘膜が脱出してきます。粘膜が刺激を受け、分泌液がふえます。便がもれることもあります。下着がよごれ、肛門の周辺に分泌液がついて痛がゆく、湿疹になったりします。

また脱出した粘膜は、こすられるため、ときには出血したり潰瘍《かいよう》になったりします。

内痔核の脱出でも、上皮は慢性の角化傾向が強く通常痛みはなく出血も少量です。

治療

子供の場合は、成長とともに自然に治る場合もありますが、成人や高齢者では自然に治ることはありません。

軽症の場合は、脱出したら清潔な手指で静かに戻し、肛門の周囲は温湯で十分に洗って乾燥させ、清潔に保つようにします。

また、意識的に肛門括約《かつやく》筋を締める運動をして、肛門の締まりをよくすると、粘膜の脱出防止には効果があります。

下痢や便秘にならないよう食事に気を配ったり、アルコールや刺激物を避けたりすることも大切です。

根本的に治すためには、粘膜の脱出部分に外科的な治療をすることが必要です。

直腸粘膜脱の治療は、肛門からの手術（ゴム輪結紮《けっさつ》療法など）により、ほとんどの場合よくなります。しかし症状がひどい場合は、ＰＰＨ法や硬化療法や結紮切除法が適応です。

（佐原力三郎）

括約《かつやく》筋を保護する手術が主流

痔の手術は現在、肛門括約筋にできるだけ傷をつけない肛門括約筋温存手術が主流です。肛門を締めたりゆるめたりして便やガスの排出をコントロールする肛門括約筋に傷をつけないこの手術によって、便がもれるなどの後遺症の心配はなくなりました。

手術の費用としては痔核《じかく》（いぼ痔）、裂肛《れっこう》（切れ痔）、痔瘻《じろう》ともに3万〜4万円が目安です（一部の痔瘻を除く）。

最近では、痔瘻の手術でも肛門の中の敏感な部分に手術の傷をつけない肛門上皮温存手術も工夫されてきており、術後の痛みも以前よりかなり軽くなってきています。

（佐原力三郎）

脱肛の漢方療法

脱肛は、無力体質や高齢者、あるいは職業が原因で起こりやすく、体質を改善して治療する必要があります。

補中益気湯《ほちゅうえっきとう》

この処方は、体が弱く、体力のない人の脱肛にしばしば使用されます。食欲がなく、手足が冷え、全身倦怠感を訴え、脈、腹ともに緊張が弱い場合に用いると、だんだん体力がつき、脱肛が起こってもすぐにおさまるようになり、よくなってくるものです。

六君子湯《りっくんしとう》

痔、脱肛のため出血が続いて、体力も衰え、貧血ぎみで、食欲がなく、手足が冷え、腹部は軟弱無力で心下部やへそのかたわらに振水音を認める人に用いると、体力がついて、脱肛がよくなっていきます。

小建中湯《しょうけんちゅうとう》

体力が虚弱な人の脱肛で、血色が悪く、疲れやすい、手足が冷える、腹部が板を張ったようにかたくなっているが、指先を当てて押してみると腹内は力がなくフニャフニャして頼りないという症状に用います。

当帰建中湯《とうきけんちゅうとう》

小建中湯を用いる症状とほぼ同じで、それよりいっそう体力が衰えていて、脱肛のため痛みのはげしい人に用います。

当帰芍薬散《とうきしゃくやくさん》

比較的虚弱な体質で血色が悪く、冷え症で、めまいや動悸《どうき》、下腹部の痛みや腰のだるさがあって、便のやわらかい人に適します。分娩の繰り返しで起こった女性の脱肛にも効きます。

麻杏甘石湯《まきょうかんせきとう》

痔核から脱肛を起こして痛みがひどく、下腹が張って重苦しく感じ、痛みのために便の出が悪く、あるいはせきをするたびに肛門に響いて痛みがはげしくなる人に効きます。

乙字湯《おつじとう》

比較的軽症の脱肛に用いてよく効きます。体力が中程度で、排便時に痛み、ときに出血し、便秘がちの場合が目標で、炎症を除き、うっ血をとります。

甘草湯《かんぞうとう》・紫雲膏《しうんこう》

甘草湯は、甘草一味を濃く煎じたあたたかい液で、脱肛で痛みのはげしい患部を洗ったり、腰湯に使ったりします。また、そのあと紫雲膏を塗って、周囲からゆっくり押し込むと、楽に入ることがしばしばあります。

十全大補湯《じゅうぜんたいほとう》

体力が衰弱して、疲労倦怠感が著しく、顔色不良、食欲不振、手足の冷えなどを訴え、脱肛に悩む人に用います。

（矢数圭堂）

痔の炎症と化膿をやわらげるイチジクとナタ豆

イチジク

イチジクを続けて食べていると、おだやかな緩下《かんげ》作用が、無理なく排便を促します。その結果、痔の炎症や化膿《かのう》をやわらげる効果が期待できます。

用い方は二つ。一つは生の果実を食べる方法です。そのまま食べてもよし。生ハムと合わせてオードブルにしたり、薄く切って天ぷらにしてもおいしくいただけます。1日の量は1～5個が適当です。

もう一つは果実を日陰で2週間～1カ月乾燥させ、これを食べる方法です。そのまま食べても、こまかく切ってヨーグルトにまぜたり、かき揚げの具にしてもいいでしょう。1日に2～5個食べます。

ナタ豆

ナタ豆の豆に薬用効果があることが古くから知られています。具体的には強力な排膿《はいのう》、消炎作用があり、痔によく効くほか、副鼻腔炎《ふくびくうえん》、歯周炎、扁桃炎、口内炎などにも効果を発揮します。

用い方は、8～10月に採取し、1～2カ月、天日で乾燥させた豆を、軽くいってから、すり鉢で粉末にします。1回に1～5g（1～4粒）を200㎖のお湯でとかして飲みます。1日3回、食事の30分前に服用します。

なお、扁桃炎や歯周炎、口内炎などの場合は、しばらく口に含んでから飲むと効果的です。（村上光太郎）

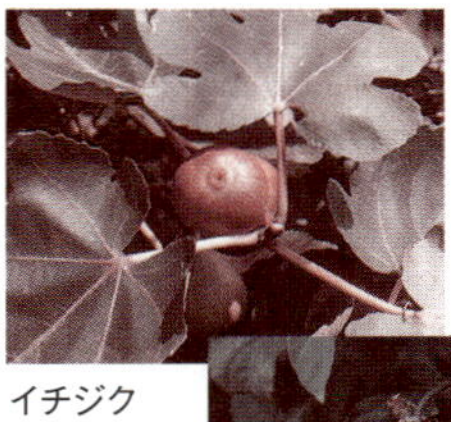
イチジク

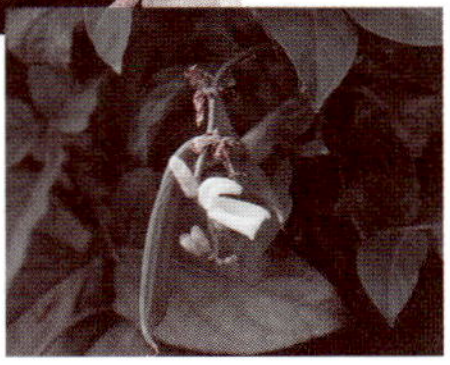
ナタ豆

痔を改善する4つの体操
（指導＝山田紀彦）

肛門括約筋トレーニング

期待できる効果…肛門のうっ血をとり痔核を緩和する。

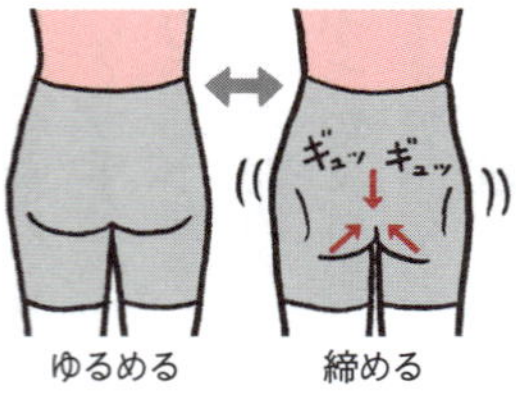

❶自然に立つ。
❷3秒間肛門をギュッと締める。
❸3秒間肛門をゆるめる。
❹②・③を5分繰り返す。
これを半年間、続ける。

ハワイアン腰振り動作

期待できる効果…肛門の働きを高めて痔核を予防、改善する。

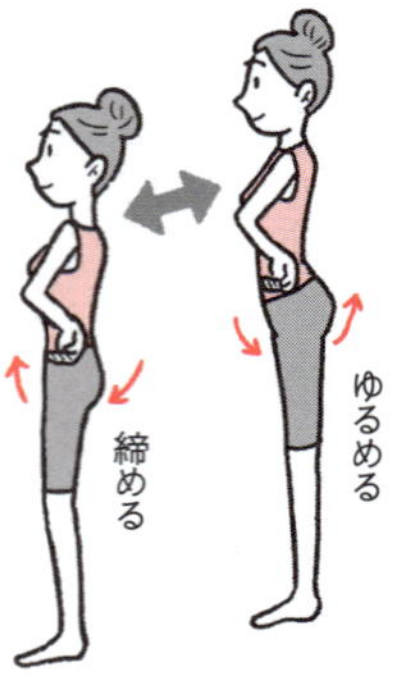

❶両ひざを肩と同じ幅に開いて立ち、両手を腰に当てる。
❷前方に腰を押し出すようにして肛門をキュッと締める。
❸おしりを後ろ上方に持ち上げるようにして、肛門をゆるめる。
❹②・③を10分ほど繰り返す。

入浴中のツイスト体操

期待できる効果…肛門周辺をあたためて、痔核、裂肛を緩和する。

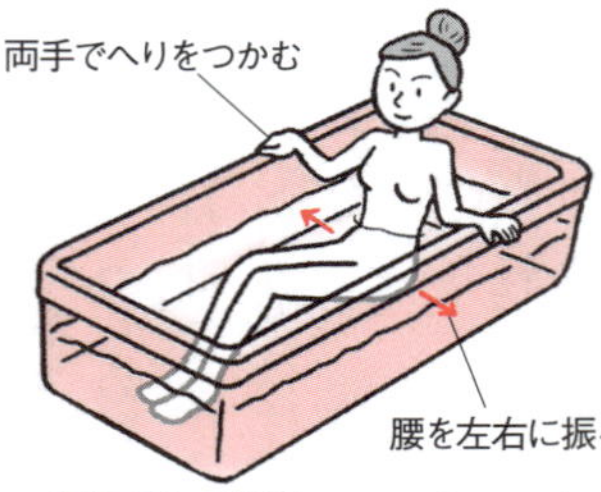

❶両手で浴槽のへりをつかむ。
❷足を伸ばして、中腰の姿勢で腰を左右に振る。これを30秒～1分続ける。

スクワット運動

期待できる効果…裂肛の原因になる便秘を改善する。

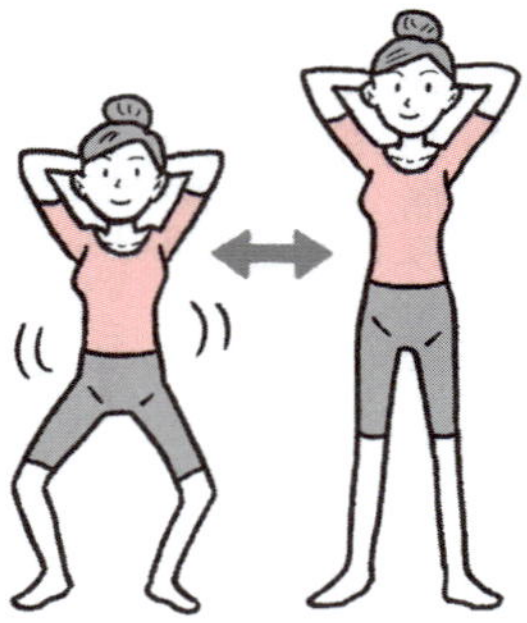

❶両足を肩幅より広めに開き、両手を頭の後ろで組む。
❷①の姿勢で上体をまっすぐに保ったまま、ゆっくりとひざを曲げる。
❸②を20回繰り返す。

お楽しみは痔の大敵

飲酒、スポーツなどは、痔にとってマイナス要素が多いお楽しみであることを覚えておきましょう。

アルコール

「酒は血行をよくするから、痔にもいい」かと思われがちですが、決してそうではありません。お酒を飲む席では、長時間にわたって座りっぱなしになることが多く、飲みすぎで下痢をすることもあるからです。お酒の席は適量でお開きにしましょう。

ゴルフ

プレー中に脱肛を起こしたり出血したりして、痔を悪化させる人がいます。長時間、車に座ってゴルフ場に到着。プレー中は立ち続けて肛門がうっ血状態のところへ、おしりを突き出した姿勢でスイングして、おなかに力を加えるためです。パットを打つとき、緊張のために心筋梗塞《しんきんこうそく》や脳卒中《のうそっちゅう》の発作を起こす人がいます。こうしたストレスは痔にもよくありません。ゴルフは痔の治療をすませてから楽しみましょう。

その他のスポーツ

ジョギング、水泳、ジャズダンスなどの全身運動は、血液循環をよくしてうっ血を改善し、痔核《じかく》によい効果をもたらします。

しかし、脱肛を起こす心配のある人は野球、テニス、ボウリングなど、瞬間的におなかに力の加わるスポーツは、治療をすませてから行うようにしましょう。また、野球の捕手、乗馬、重量挙げ、筋トレ、サイクリングなどは、持続的におなかに力が入るため、肛門にうっ血を起こし、痔を悪化させることは覚えておきましょう。

釣り

冷えたところで長時間立ち続けたり座り続ける、トイレをがまんするために便秘しやすいなど、釣りは痔にとって悪条件がそろっています。釣りの好きな方は、まず痔の治療を行い、釣りのときは体を冷やさない工夫をして、ときどき立って体操をするなどして、血液循環をよくしましょう。

麻雀、競馬、競輪、パチンコ

長時間、立ち続けたり座り続けたりすると、肛門にうっ血を招き、痔にはよくありません。特に麻雀とパチンコは患部への負担が大きいので、短時間で切り上げるようにしましょう。

（住江正治）

「あおむけあぐら」で痔を治す

痔のなかでいちばん多いのが痔核《じかく》（いぼ痔）です。この病気は、肛門部の静脈がうっ血するために起こります。

この痔核を予防し改善するには、あおむけになってあぐらをかき、おしりを高くする「あおむけあぐら」の姿勢を試してみましょう。まず、あぐらをかくと、肛門括約《かつやく》筋がゆんで血管も緊張がゆるみます。次に、あおむけに寝ておしりの位置を高くすると、うっ滞していた血液は低くなった上半身のほうへ流れていきます。ですから、この姿勢をとるときは、腰の下に座布団などをおいて、おしりをなるべく高くするとより効果的です。

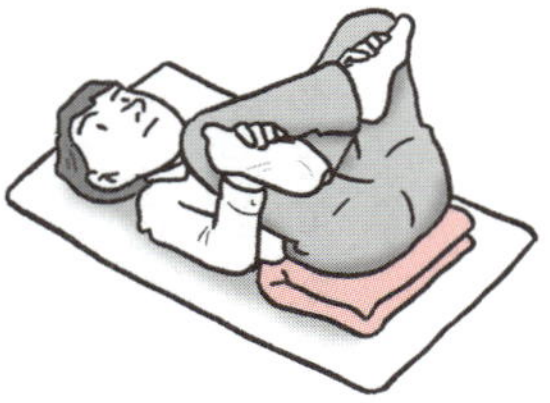

痔のけのある人は、仕事の合間やトイレで長時間座り続けたあとなどに、「あおむけあぐら」の姿勢をとって、肛門部のうっ血をとるようにするとよいでしょう。「あおむけあぐら」の姿勢をすれば大腸もより活発に動きますから、痔の最大の敵である便秘の改善にも効果が期待できるはずです。

（住江正治）

腹《ふく》部《ぶ》のヘルニア

ヘルニアとは、何らかの原因でまわりの組織の圧迫に耐えられなくなった臓器が、本来あるべき場所からはみ出して（脱出して）しまった状態をさします。ヘルニアといえば、腰痛の原因となる椎間《ついかん》板《ばん》ヘルニアがよく知られていますが、腹部にも鼠径《そけい》ヘルニア、大腿《だいたい》ヘルニア、臍《さい》ヘルニア、腹壁瘢痕《ふくへきはんこん》ヘルニアといったさまざまなヘルニアが発症します。

ヘルニアは年齢を問わず、発症します。乳児の臍ヘルニアは、先天性の場合がほとんどです。成人のヘルニアは、立ち仕事や力仕事からくるものが多くみられます。60才以降では、筋力低下によって内臓を支え保護する筋膜にゆるみや裂け目ができ、はみ出してしまう場合が多く見受けられます。

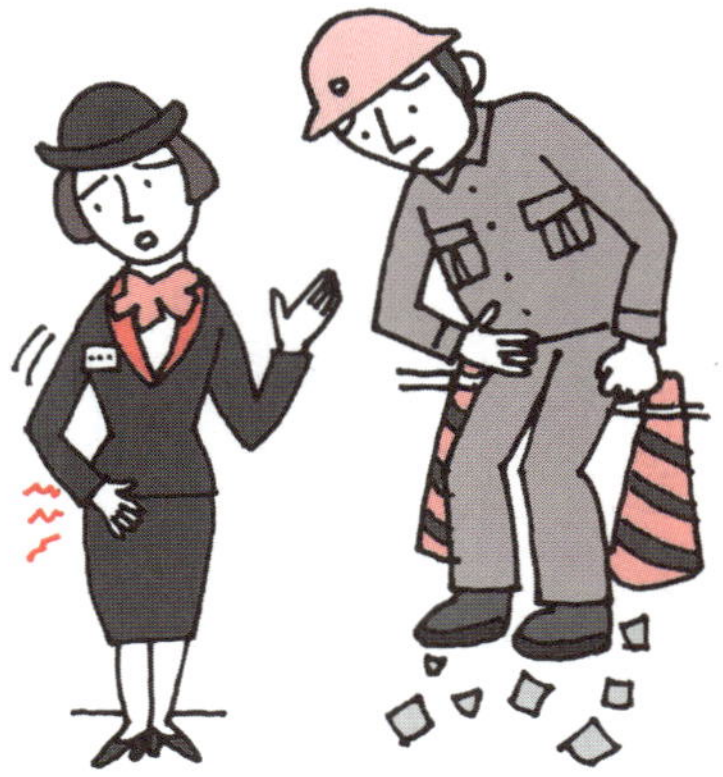

主な腹壁ヘルニアの発症部位

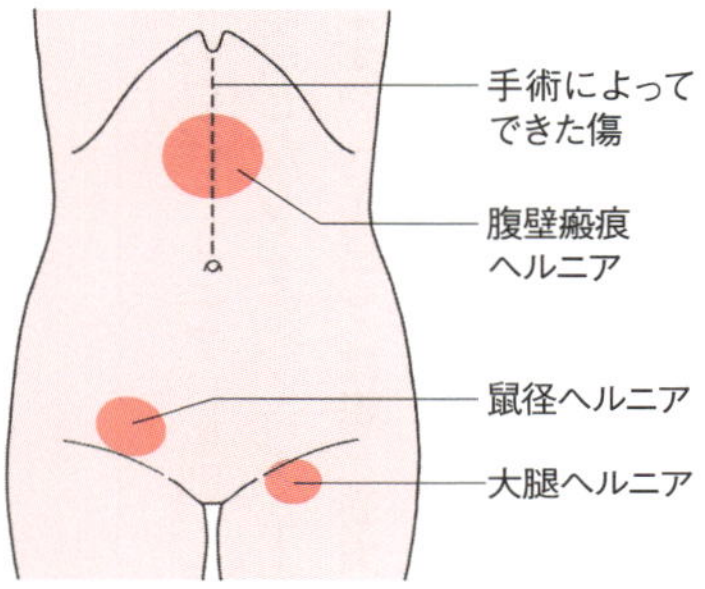

鼠《そ》径《けい》ヘルニア

原因と症状

俗にいう「脱腸」で、太もものつけ根（鼠径）皮膚の下に腸がはみ出た状態です。

幼児にも発症します。幼児は症状を訴えることができないため、泣いたとき、入浴させたり、おむつをとりかえたりしたときなどに、母親が鼠径部や陰嚢《いんのう》部のはれに気づき、発見される場合が多いようです。小児では先天性の場合が多く、男児の発症率は女児の約3倍に上ります。少し成長してくると、鼠径部の不快感や軽い痛みを訴えることがあります。

また、ヘルニア嚢《のう》内に腸管や大《だい》網《もう》が多量に脱出すると、つれるような痛みが起こり、子供ははげしく泣きます。

ヘルニアと嵌頓《かんとん》の違い

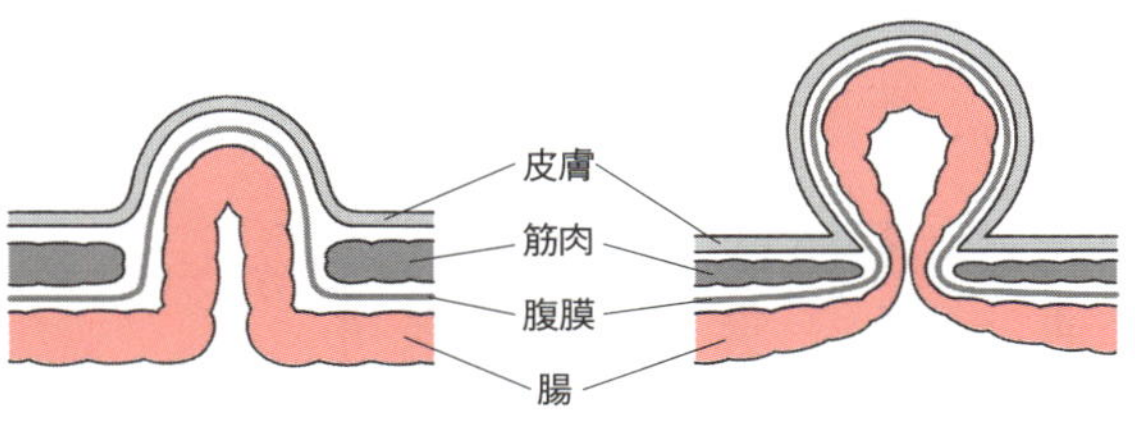

先天性の鼠径ヘルニアでも青年になってできた場合や、成人になって後天的に発症した場合は、鼠径部や陰嚢にやわらかい腫瘤《しゅりゅう》があることがはっきりわかるようになります。この腫瘤は、外上方にはさむようにして圧迫するとなくなり、なくなったあとに指を入れると、人さし指が通るほどの輪にふれます。

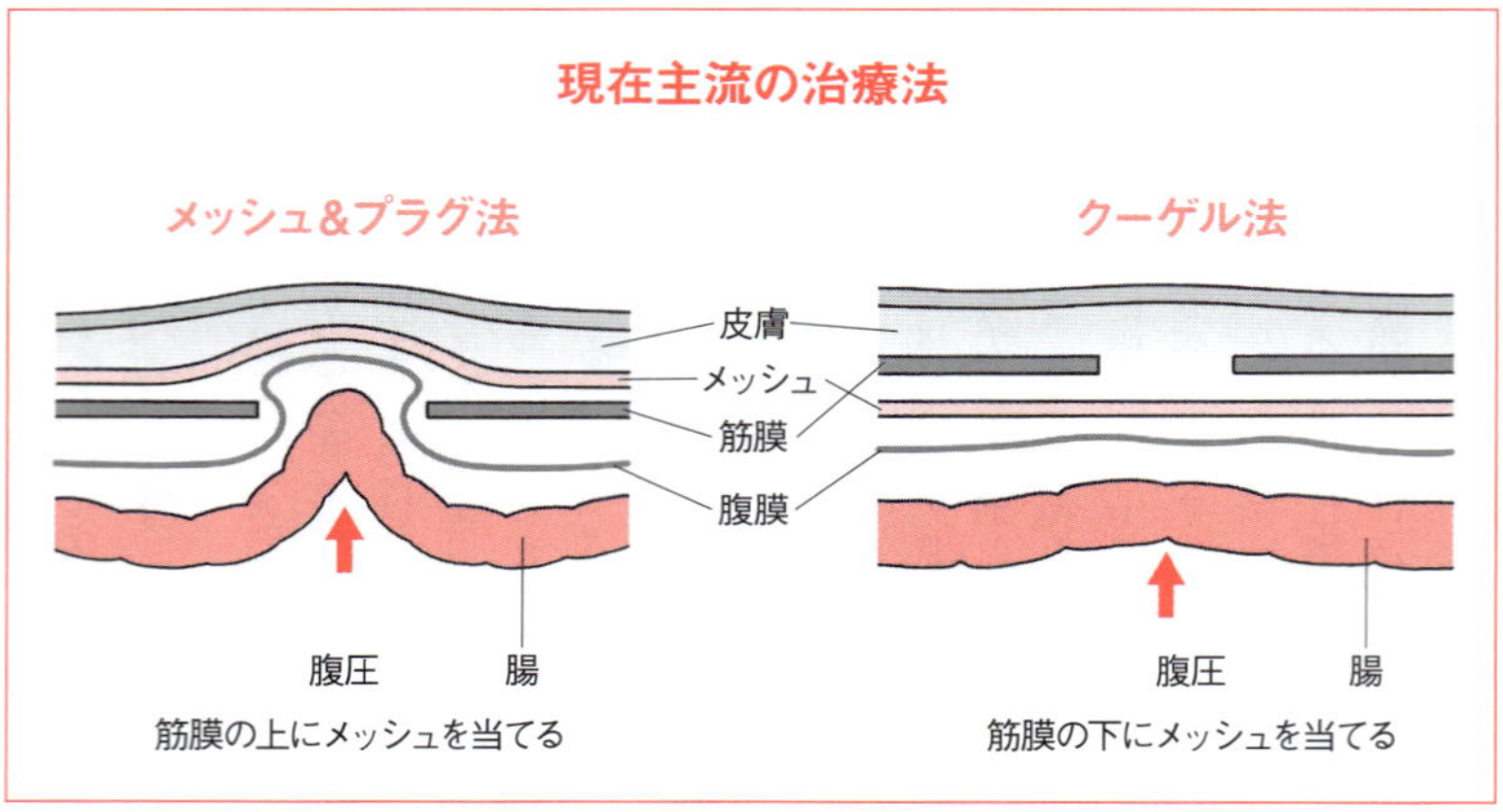

治療

子供の鼠径ヘルニアは原則、診断が確定したらなるべく早く手術をします。ヘルニアは腸、筋肉、皮膚といった体の構造に問題が起こっている状態ですから、手術でなければ治せません。生後3カ月を過ぎれば、根治手術が可能です。

成人や高齢者の鼠径ヘルニアも、再発しないよう外科手術で対応します。人体に無害なポリプロピレンですき間をふさぐメッシュ&プラグ法や、腸と筋膜の間に形状記憶パッチを入れて補強するクーゲル法などが主流になっています。

大《だい》腿《たい》ヘルニア

原因と症状

足の神経や血管が通る穴（大腿輪《りん》）からはみ出る脱腸で、出産を経験した50才代以降の女性に多くみられます。

症状は、鼠径部より少し下にやわらかい腫瘤ができ、起きたり歩いたりすると大きくなります。突然、嵌頓《かんとん》（P245図参照）して腹痛を起こす危険なヘルニアです。

治療

手術で治療します。飛び出した腸を腹内に収め、補強材でヘルニアの出口をふさぐという特殊な手術で治療します。

腹《ふく》壁《へき》瘢《はん》痕《こん》ヘルニア

原因と症状

開腹手術を受け、いったん治った手術創の下の筋膜を縫い合わせたところが開き、腹腔《ふくくう》内の臓器（腸管、大網《だいもう》など）が皮膚の直下まで脱出したヘルニアです。

手術創の瘢痕になった部分や、その近くがふくらんでくるのでわかります。

自覚症状は軽く、普通なら腹痛や吐きけはみられません。立ったときにふくらみが増し、軽くつれる感じがあらわれたり、不快感があったりします。

ただし、癒着《ゆちゃく》などで腸内容の通過障害が生じると、腹痛などの症状が出ます。

ふくらんだ部分にはやわらかい腫瘤がふれ、内容が腸管の場合は、押すと腸内容が移動する音が聞こえることもあります。内容が大網の場合は、腹圧をかけると丸い腫瘤が明らかになります。

腹壁を指で押すと、筋膜が開いている辺縁にふれます。これがヘルニア門です。ふくらんだ腫瘤は、あおむけの体勢で押し込むと消えます。

腫瘤は小児の頭大ほどになる場合もあり、こうなると押し込むのは無理です。

治療

手術治療が原則ですが、再発しないようしっかりした手術を行うには、かなりの熟練が必要です。ヘルニア嚢を露出したのち、開腹して癒着している内容（腸管や大網）をはがしたうえで元に戻し、余分な腹膜を切りとって縫い合わせます。

裂けている腹壁筋は、瘢痕部を十分に切除してからメッシュ&プラグ法で補強してから、再縫合します。

（住江正治）

ヘルニアの漢方療法

ヘルニアは、原則としては、外科的に処置するのが最も確実ですが、症例によっては、特に子供の場合には漢方でよくなることがあります。

小建中湯《しょうけんちゅうとう》

体質が虚弱で、胃腸が弱く、血色が悪くて、疲れやすく、腹痛が起こりやすく、脈力、腹力が弱いにもかかわらず、両腹直筋のみが緊張している人に長く用います。特に子供のヘルニアに適しています。

帰耆建中湯《きぎけんちゅうとう》

小建中湯を用いる場合とほぼ同じ状態ですが、それよりはいっそう体力が弱く、疲れる状態がはなはだしく、血色も悪いという場合に用います。

大建中湯《だいけんちゅうとう》

やはり胃腸が弱く、腹部が軟弱で、冷えて痛み、腹中で腸の動くのがわかり、疲れやすい人に用います。

桂枝加芍薬湯《けいしかしゃくやくとう》

やせた高齢者や子供のヘルニアで、しばしばこぶのように盛り上がり、腹が張って痛むものに効果があります。

大黄牡丹皮湯《だいおうぼたんぴとう》

赤ら顔で、体力の充実した人で、便秘して腹圧が高くなるたびにヘルニアを起こす人に用いると、便通がついて、症状がおさまります。

行気香蘇散《ぎょうきこうそさん》

胃腸の不安定により、胃や腸にガスがたまり、排尿、排便が困難で、ヘルニアを起こし、おなかがキリキリ痛むときに用いてよいことがあります。

（矢数圭堂）

ヘルニアのツボ刺激

小児のヘルニアには、ヘルニアのある側の**肝兪《かんゆ》**または**腎兪《じんゆ》**を指圧します。灸をすえると、さらに効果があります。

また、背中の**身柱《しんちゅう》**、脇腹の**帯脈《たいみゃく》**（ヘルニアのある側）を処理します。ここも灸のほうが効果的です。灸は半米粒大のものを3粒すえるとよいでしょう。

ヘルニアは大人になると治りにくく、ヘルニアにツボ刺激はあまり効果的でありませんが、鍼灸《しんきゅう》がときに有効な例がないわけでもありませんので、ツボを紹介しておきます。背中の身柱、肝兪、腰の腎兪、**大腸兪《だいちょうゆ》**、腹部の**中脘《ちゅうかん》**、帯脈、**維道《いどう》**、足の**照海《しょうかい》**、**三陰交《さんいんこう》**、**足三里《あしさんり》**、手の**孔最《こうさい》**、**曲池《きょくち》**などへの灸が最も効果のある方法です。

（芹澤勝助）

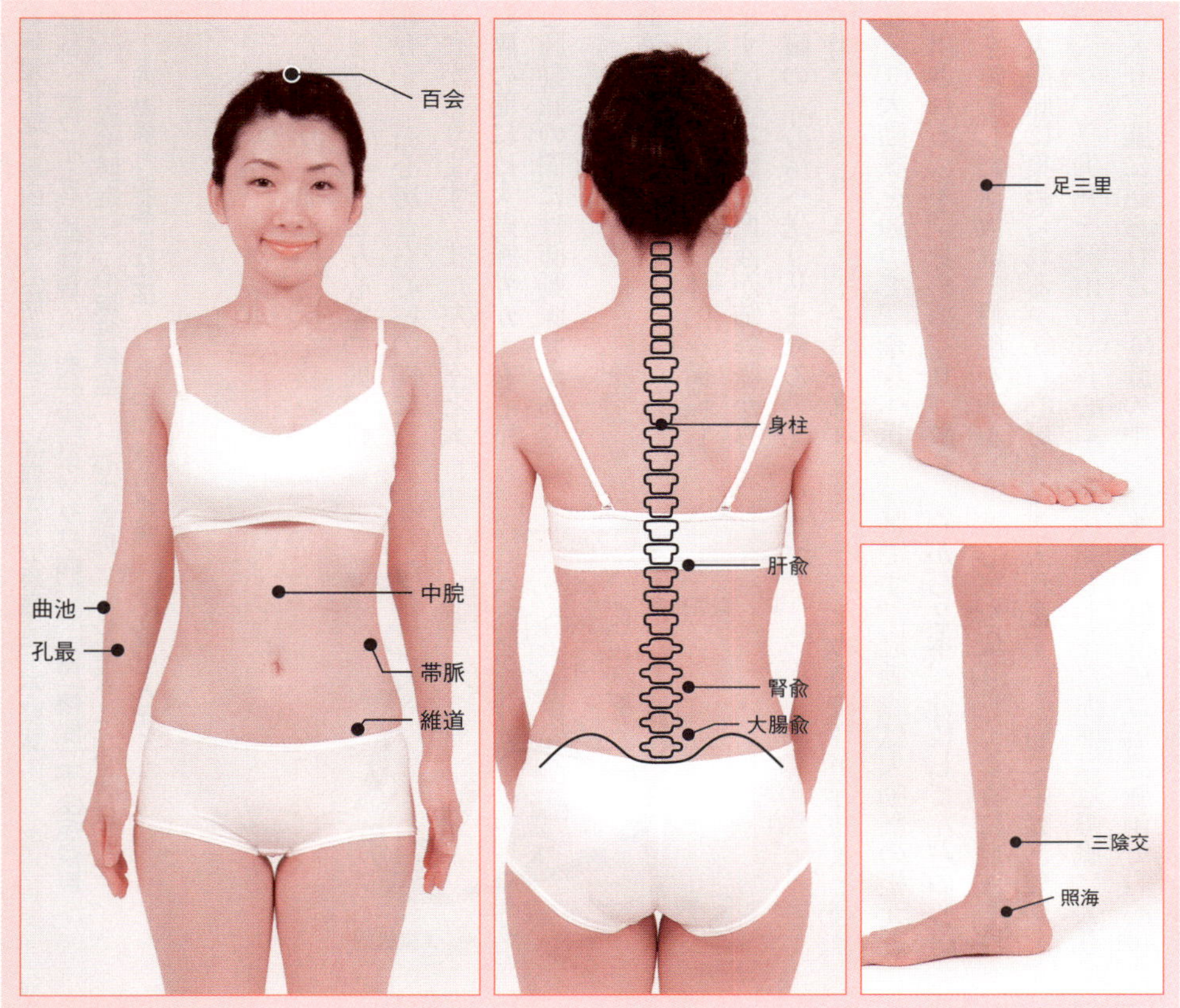

心臓の病気

- 狭心症
- 心筋梗塞
- 冠動脈硬化症（無症候性心筋虚血）
- 高血圧性心疾患
- 不整脈
- ＷＰＷ（ウォルフ・パーキンソン・ホワイト）症候群
- 突然死（ポックリ病）
- 洞（機能）不全症候群
- アダムス・ストークス症候群
- 心臓弁膜症
- 心臓神経症
- 心内膜炎
- 心筋炎
- 心膜炎
- （特発性）心筋症
- 肺性心
- 肺動脈性肺高血圧症
- うっ血性心不全
- 心臓ぜんそく

心臓は心筋が収縮と拡張を繰り返すことで、血液を全身に送るポンプの働きをする循環器です。

心臓の構造

位置と大きさ

心臓は鎖骨の下、胸部の真ん中からやや左寄りにあります。左右の肺の間にはさまれ、下の方は横《おう》隔膜《かくまく》に接しています。大きさは大人の握りこぶしほどで、重さは約250~300ｇです。

構造

心臓は全身に血液を循環させるポンプです。安静時で、1分間に60~80回拍動します。1拍するごとに送り出される血液は約70㎖。心臓は1日に約10万回拍動するので、1日に送り出される血液は約7000ℓ（7ｔ）です。運動時には、心拍数と1拍あたりに送り出される血液量がふえるので、安静時の数倍の血液が循環します。

心臓内部は、左心系と右心系の大きく二つに分かれています。動脈と静脈の血液がまざらないよう、左心系は動脈につながり、右心系は静脈とつながっています。左心系の内部は左心房と左心室に、右心系の内部は右心房と右心室に分かれています。

心房、心室など心臓の大部分は、心筋と呼ばれる筋肉でできています。左心房と右心房を分ける心房《しんぼう》中隔《ちゅうかく》と、左心室と右心室を分ける心室中隔《しんしつちゅうかく》と呼ばれる壁も筋肉です。

左心系と右心系は静脈と動脈の太い血管でつながれています。左心房は肺静脈と、左心室は大動脈とつながっています。右心房は下半身からの血液が集まる下大静脈と、上半身からの血液が集まる上大静脈とつながり、右心室は肺動脈へつながっています。

心房と心室の間には左右それぞれ弁があり、血液の逆流を防いでいます。左心房と左心室の間に僧帽弁《そうぼうべん》が、右心房と右心室の間に三尖弁《さんせんべん》があります。また左心室と大動脈の間には大動脈弁が、右心室と肺動脈の間には肺動脈弁があります。

血液循環の流れ

血液は以下の順に体内を循環します。①新鮮な血液が肺静脈から心臓の左心房へ送り込まれる。②僧帽弁を経由して左心室へ流れる。③大動脈を通って、全身へ送り出される。④全身をめぐり、酸素を運搬した血液は、静脈を通って大静脈に集められる。⑤右心房に入り、三尖弁を経由して右心室に入り、肺に送られる。⑥肺の中で呼吸によって炭酸ガスを排出し、酸素を取り込んで、①に戻る。

冠動脈

心臓が活動するためには心臓自体にも血液を供給する必要があります。

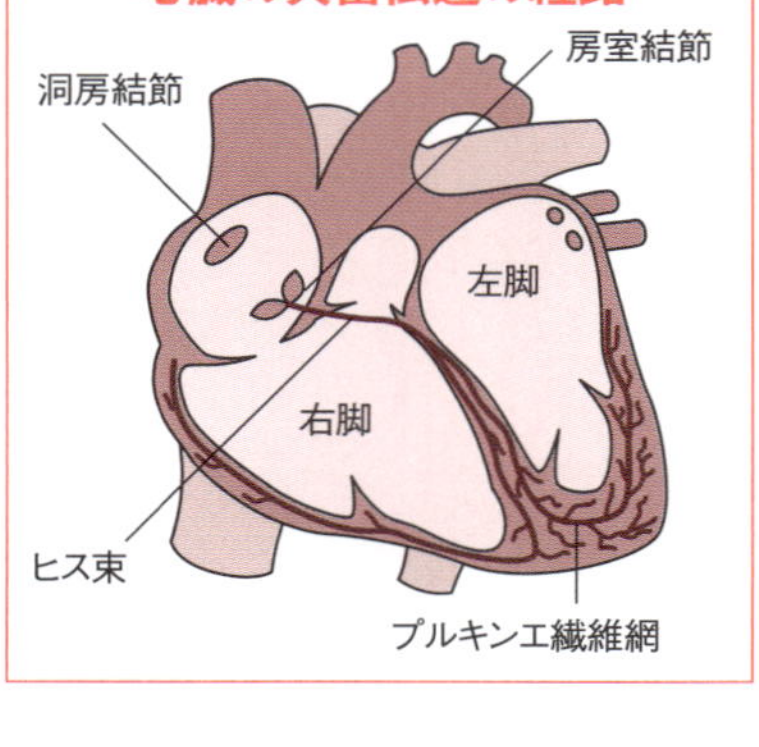

心臓の興奮伝達の経路

そのための血管が冠動脈と冠静脈です。冠動脈は大動脈の根元近くから2本、分枝して左右の心房と心室を取り巻くように血液を注ぎ入れます。心筋に栄養と酸素を供給しおえた血液は冠静脈に入ります。冠静脈は冠静脈洞で右心房と直接つながっていて、右心房で大静脈からの血液と合流します。

心臓の働き

心筋の収縮の調整

ポンプ機能の主役を担っているのは左心室です。左心室が収縮すると、心室内の圧力が高まるので、大動脈弁が開き心室内にあった血液が大動脈に押し出されます（このとき僧帽弁は閉じています）。次に、左心室が拡張すると、心室内の圧力が低下するので、大動脈弁は閉じて左心房との間の僧帽弁が開き、左心房から左心室へ新しい血液が流入します。この心筋の収縮運動を、拍動といいます。

拍動のリズムは、刺激伝導系によってコントロールされています。

刺激は次のように伝わります。①右心房の上大静脈の境界にある洞結節《どうけっせつ》（洞房結節ともいう）が一定のリズムで興奮し、電気刺激となって右心房へ。②右心房と右心室の中隔にある房室結節へ。③ヒス束と呼ばれる線維の束を通って、左右の心室へ。④ヒス束がこまかく分かれたプルキンエ線維に伝わり、心筋全体に伝わる。

電気刺激が心臓の中を伝わる経過を記録したのが心電図です。心臓の収縮の回数や送り出す血

心臓の模式と血液の流れ

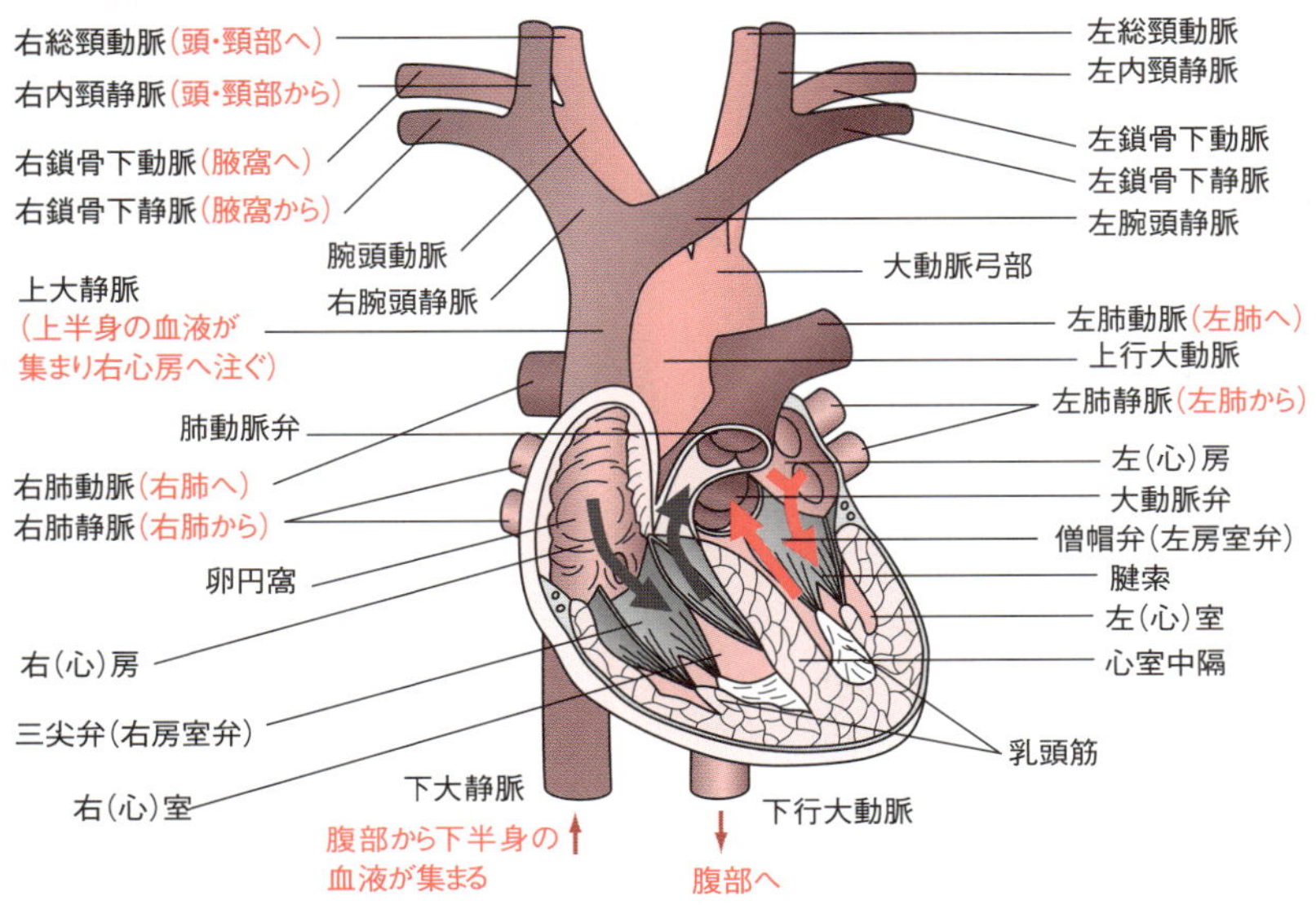

心臓の収縮・拡張と心電図

心臓は収縮と拡張を繰り返す。下の心電図の黒い部分が、そのときの記録。

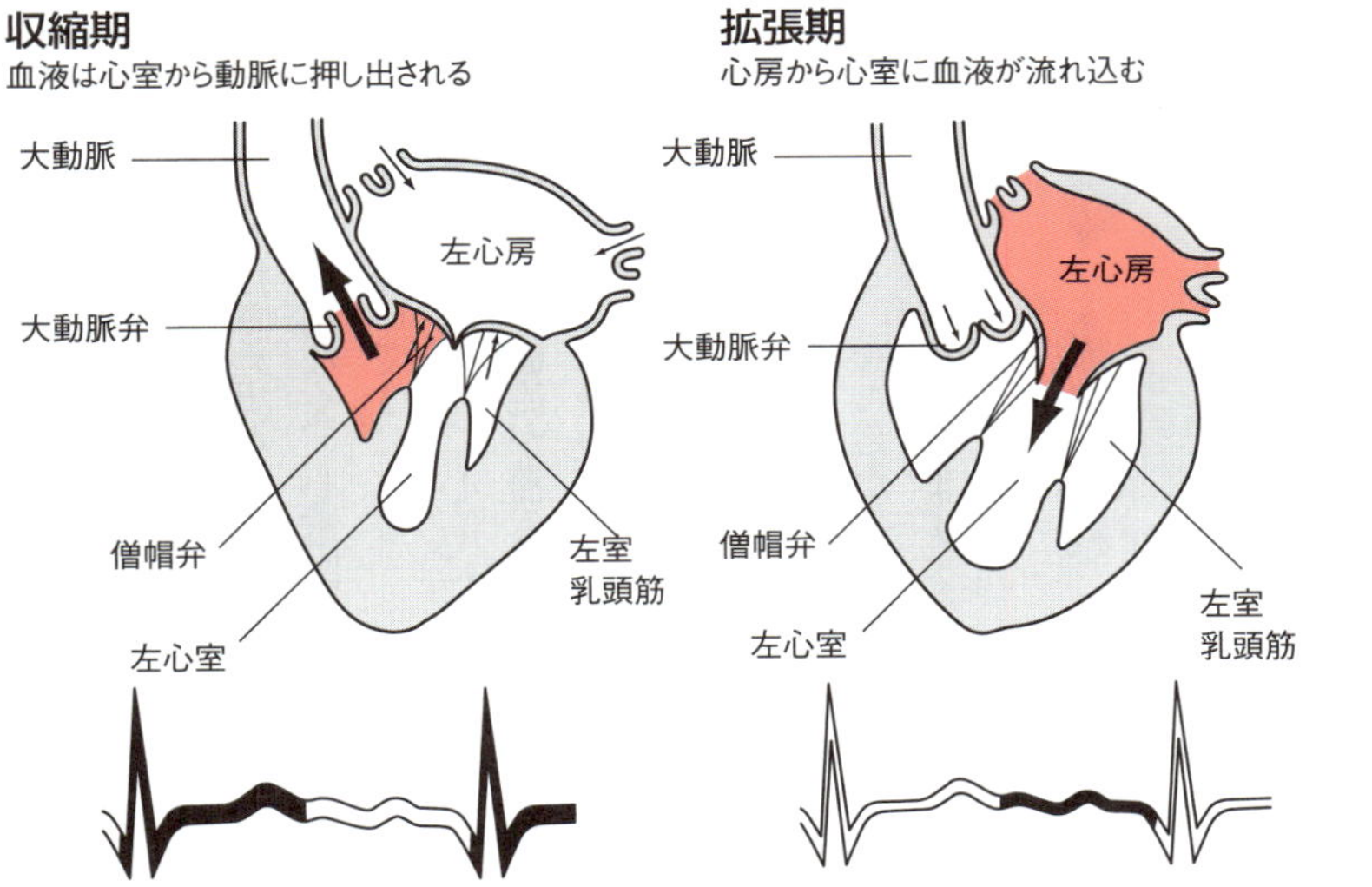

正常な心電図の波形（12誘導心電図）

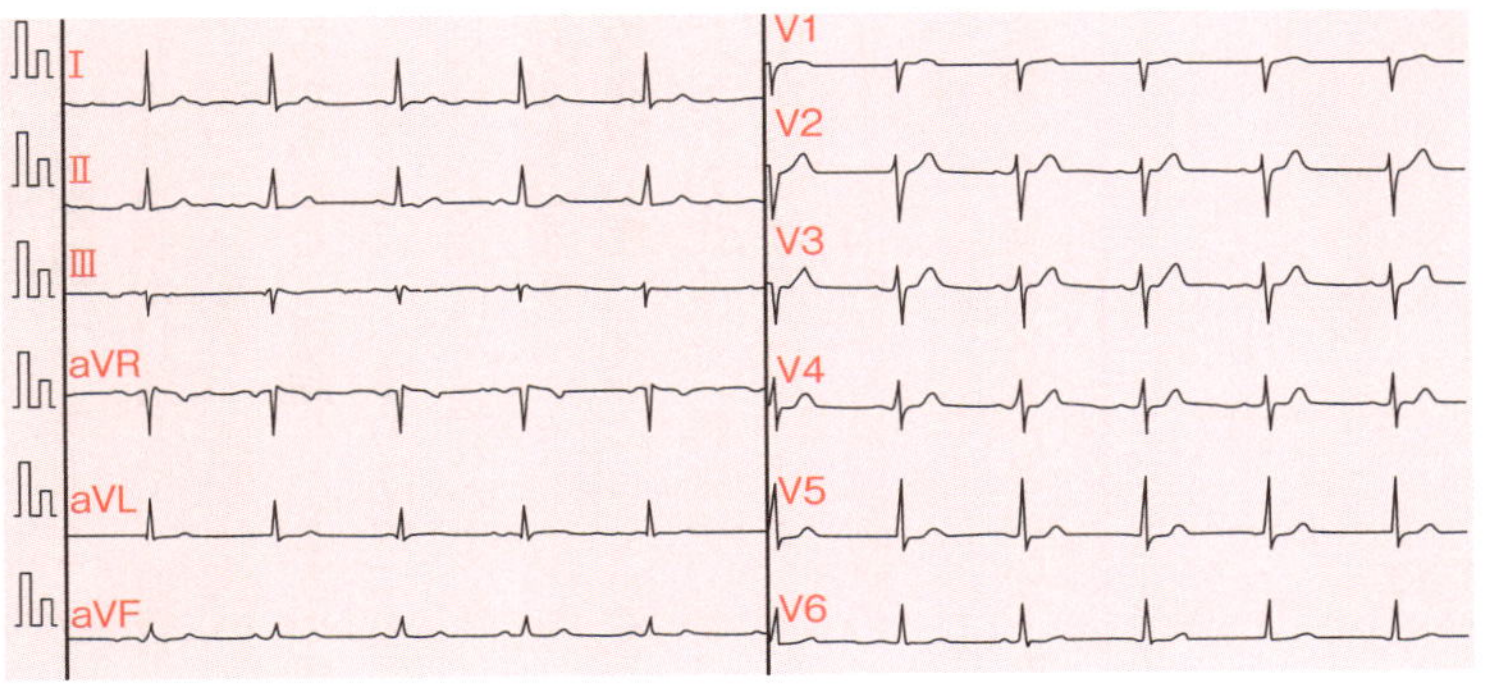

液の量は、主に自律神経とホルモンの働きによって調整されます。

自律神経には交感神経と副交感神経（迷走神経）があります。脈拍を速めたり、血圧を高めたり、緊張時にアドレナリンを分泌するなど体を活発にするのが交感神経です。脈拍を遅くしたり、血圧を下げたり、心身が休息するときに働くのが副交感神経です。副腎髄質や神経から分泌されるアドレナリン、ノルアドレナリンなどのホルモンも心臓の収縮力を高め、血圧を上げます。血液中のカルシウムやカリウムなどのイオン、酸素の濃度、筋肉から出る代謝産物や血圧なども、心臓の収縮に影響します。

（百村伸一）

狭《きょう》心《しん》症《しょう》

心臓に栄養を運ぶ冠動脈が狭くなったり詰まって血流が低下した状態が**虚血性心疾患**《きょけつせいしんしっかん》です。狭心症はその代表的な疾患で、心筋が血液不足になることから生じる胸部の痛みです。

原因・症状

胸が締めつけられるような痛みや、圧迫されるような痛み、動《どう》悸《き》、息切れなどが発作的にあらわれます。

痛みは前胸部、特に胸の中央から喉にかけ、しばしば左肩や左腕、顎《あご》まで広がり、みぞおちが痛むこともあります。

痛みは持続的で、一カ所がチクチクしたり、脈打つような痛み方はまれです。痛む箇所は特定しにくく、一点に特定できる場合は狭心症でない可能性があります。発作は数十秒から数分続きます。発作さえ出なければ、他に異常な症状はなく、心電図も正常なことが多いです。

原因は、心筋に血液を送る冠動脈の血流が滞ることです。狭心症には二つのタイプがあり、原因も異なります。

①労作性狭心症　急いで歩く、階段や坂を登る、重い荷物を持つなど、なんらかの運動をしたときに発作が起きます。

原因は冠動脈の動脈硬化です。冠動脈の内壁にコレステロールなどによる粥腫《じゅくしゅ》（プラーク）と呼ばれる沈着物が付着して、血管が狭くなっています。血管に狭いところがあると、運動したときや興奮したときに、心臓の筋肉に必要に見合った血液を送れなくなり、発作が起きます。

②安静狭心症　安静にしているときに発作が出ます。睡眠中、特に夜中から明け方にかけて多くみられます。原因の多くは冠動脈の痙《れん》攣《しゅく》です。

「痙攣」（＝スパスム）といい、血

狭心症の兆候である胸痛の特徴

- ●胸中央の、ある程度広い範囲に起きる
- ●締めつけられるような痛みがある
- ●数分～ 15 分、持続する
- ●同時に左肩、腕、顎などの痛みを伴うことがある（放散痛）
- ●労作時、または安静時に起きる
- ●ときに動悸、息切れを伴う

狭心症の応急処置

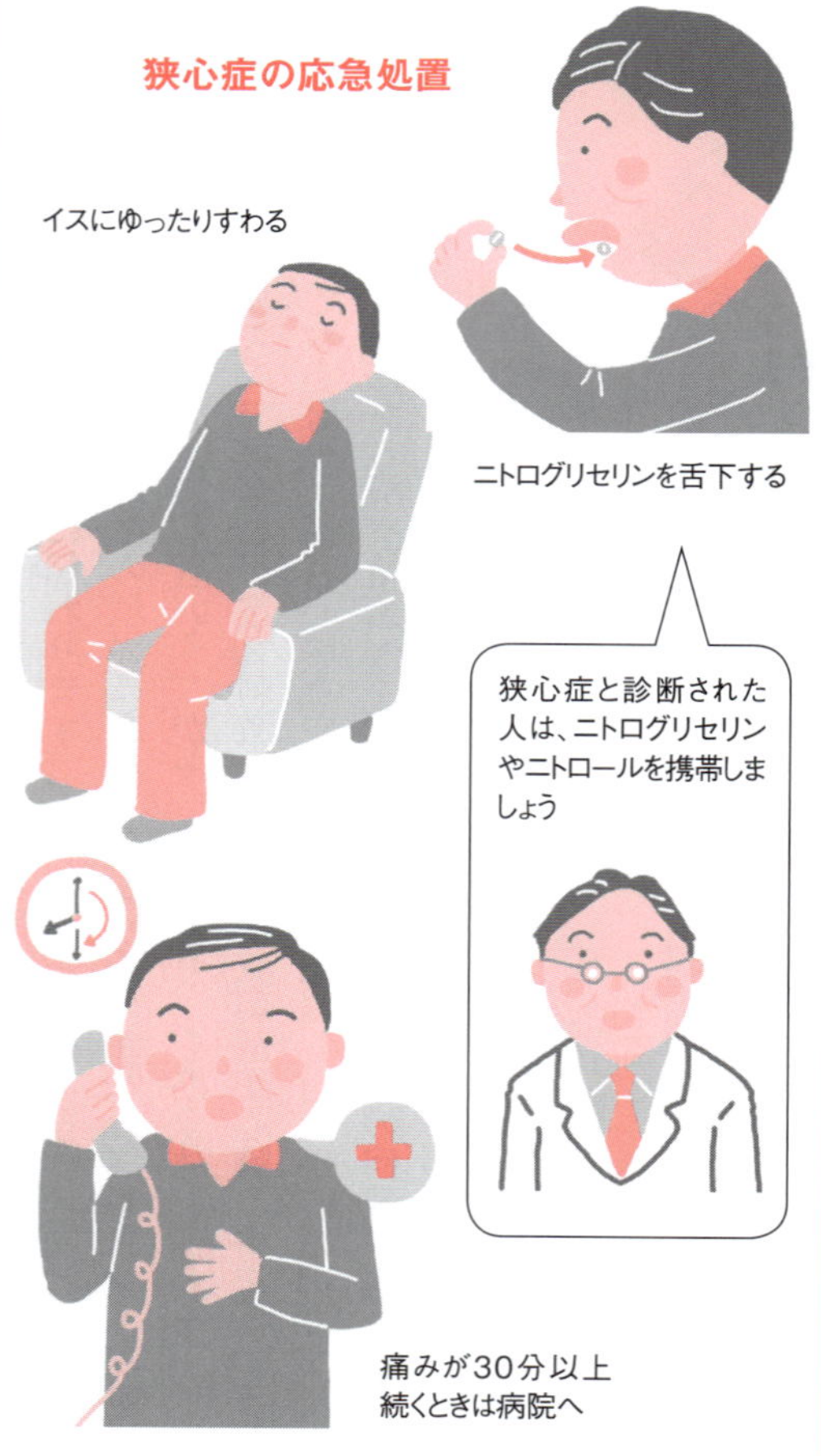

イスにゆったりすわる
ニトログリセリンを舌下する
狭心症と診断された人は、ニトログリセリンやニトロールを携帯しましょう
痛みが30分以上続くときは病院へ

管が一時的に狭くなるためです。この場合は、もともとたいした動脈硬化でなくても、血管が痙攣し極度に狭くなるために、運動中でなくとも十分な血液を心臓に送れなくなり、発作が起きます。

　このほか運動時・安静時の隔てなく発作が起きたり、発作の時間が長いなどの場合は「不安定狭心症」と呼ばれます。「冠動脈の粥腫が破裂して心筋梗塞《こうそく》に進んでしまうおそれがあり、早急に検査する必要があります。

誘因　発作の誘因は飲酒、喫煙、入浴、食べすぎ、排便、排尿、過労、精神的な興奮やストレスなどです。気温が低いときに出やすい傾向もあります。

冠危険因子　動脈硬化を進行させる因子は冠危険因子と呼ばれ、高コレステロール血症、高血圧、喫煙、糖尿病、高齢、男性、腎臓病、肥満、高尿酸血症、中性脂肪高値、運動不足、精神的ストレスなどです。特に脂質異常症、高血圧、糖尿病、喫煙は重大な危険因子です。

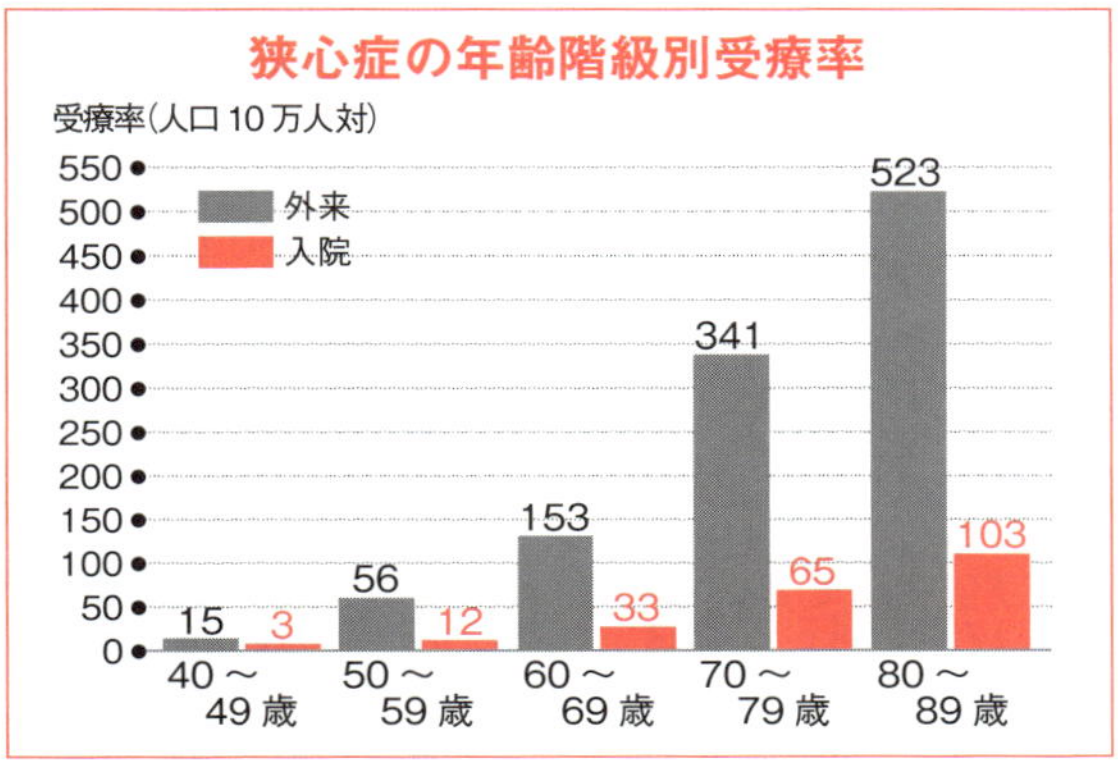

治療

応急手当てには、右ページの図のような方法があります。できるだけ楽な姿勢で安静を保つことが肝要です。発作が治まっても、しばらくは安静が必要です。

　狭心症の原因の多くは動脈硬化なので、治療の主眼は、動脈硬化がこれ以上進行して心筋梗塞へ移行しないようにすることです。

薬物療法　発作の予防薬を服用します。冠動脈の血管を広げ、血流量をふやし、心筋の代謝をよくすることが目的です。代表的な薬は硝酸薬（ニトログリセリン）、カ

狭心症の発作を止める薬と使い方の注意

狭心症の発作が起きたとき、応急薬として硝酸薬（ニトログリセリン錠など）が効果を発揮します。

　舌下錠の場合は、安静にして1錠を舌の下に差し入れて溶かします。粘膜から吸収されて効果を発揮する薬なので、飲み込むと早く効きません。通常は1分ほどで痛みがやわらぎ始め、2～3分以内におさまって、約30分間効果があります。新たに発作が起こった場合、30～60分以上の間隔があいていれば、1日に複数回使用できます。

　噴霧するタイプのものは、必要量の薬が出るように容器は立てた状態で使用します。噴霧口を口に近づけ、口を開けて息を止めた状態で噴霧し、すぐに口を閉じます。30秒ほどつばを飲み込まないほうが効果がよくあらわれます。1分ほどで効き始め、60分ほど持続します。

　いずれも血圧を下げる働きがあるため、ときに血圧が下がりすぎて、めまいを起こしたり、ごくまれに気を失うこともあります。そのため、硝酸薬はすわった姿勢で使うとよいでしょう。

　一時的に頭痛が起きることもありますが、次第に慣れて起こらなくなるので心配しすぎる必要はありません。しかし頭痛がひどいときは主治医に相談しましょう。また、薬を取りに行く行為自体が、狭心症の症状を悪化させるので、昼間は携行し、夜は枕元におくなど、いつでも使えるようにしておきましょう。

　舌の下に入れたとき、ピリピリとした熱感がなくなったものは効果がなくなっています。予備の薬は冷蔵庫で保管します。ニトロール錠やニトロペン錠は湿気を避けて、室温で保管して問題ありません。噴霧タイプは、保護キャップをして室温で保管します。いずれも直射日光は避け、自動車の収納ボックスなど高温になるところに置くのは厳禁です。

　硝酸薬は狭心症発作の予防に使用することも可能です。過去に発作が起こった際と同様の精神的・肉体的ストレスが予想される場合は、あらかじめ使用するとよいでしょう。硝酸薬の使用中は、バイアグラやレビトラなど勃起不全治療薬は絶対に使用しないでください。

　なお、硝酸薬は不整脈の発作（動《どう》悸《き》）には効果がないので、誤用のないよう気をつけましょう。

（百村伸一）

ルシウム拮抗薬《きっこう》、β《ベータ》遮断薬などです。ニトログリセリンは発作の際にも有効です。また、血液の凝固を防ぐためにアスピリンなどの抗血小板薬も使われます。

高血圧や脂質異常症などの冠危険因子に対する薬物治療もきわめて有効です。

カテーテルインターベンション　冠動脈の血管を広げるため、カテーテル（細い管）を使って行う施術全般をこう呼びます。類語に「PCI」「バルーン療法」「経皮的冠動脈形成術」「PTCA」などがあります。施術内容は、狭くなった血管にバルーン（風船）つきのカテーテルを差し込み、バルーンを膨らませて冠動脈を押し広げます。バルーンで押し広げるだけでなく、ステント（コイル状の金属）を挿入する方法が現在では主流となっています。

バイパス手術　冠動脈の狭くなった箇所はそのままにしておき、バイパスの血管をつくって大動脈から直接、血液が心筋に送られるようにします。バイパス用の血管は、本人の脚の静脈や心臓近くの左右内胸動脈、胃の近くにある右胃大網動脈などを使います。

生活上の注意

発作の誘因となる運動や行為を避けること、喫煙者は禁煙し、飲酒時に発作が起こる人は、お酒を控えます。

また、医師の指導のもと軽い運動を続けましょう。過食を控え、体重を一定に保つようにします。たんぱく質を多めにとる、油ものや塩辛いものは減らすなど食事の工夫も必要です。

薬とのつきあいは長いものになります。「体調がいいから飲まない」などと自己判断せず、医師の指導に従って服用しましょう。

（百村伸一）

心《しん》筋《きん》梗《こう》塞《そく》

冠動脈の一部に血栓《けっせん》が詰まって血流が完全に止まり、心筋へ血液が流れなくなった状態です。血液が流れない状態で時間が経つと、心筋は壊死《えし》し、壊死が広がるほど生命にかかわる危険な状態になり、緊急の治療が必要です。

症状・原因

多くの場合、原因は狭心症《きょうしんしょう》と同様、冠動脈の動脈硬化です。冠動脈にできた血栓がまだ小さく、わずかに血流がある状態が「不安定狭心症」です。血栓が大きくて完全に血流を塞いだ状態が「心筋梗塞」です。近年は、両者を合わせて「急性冠症候群」と呼ばれることもあります。

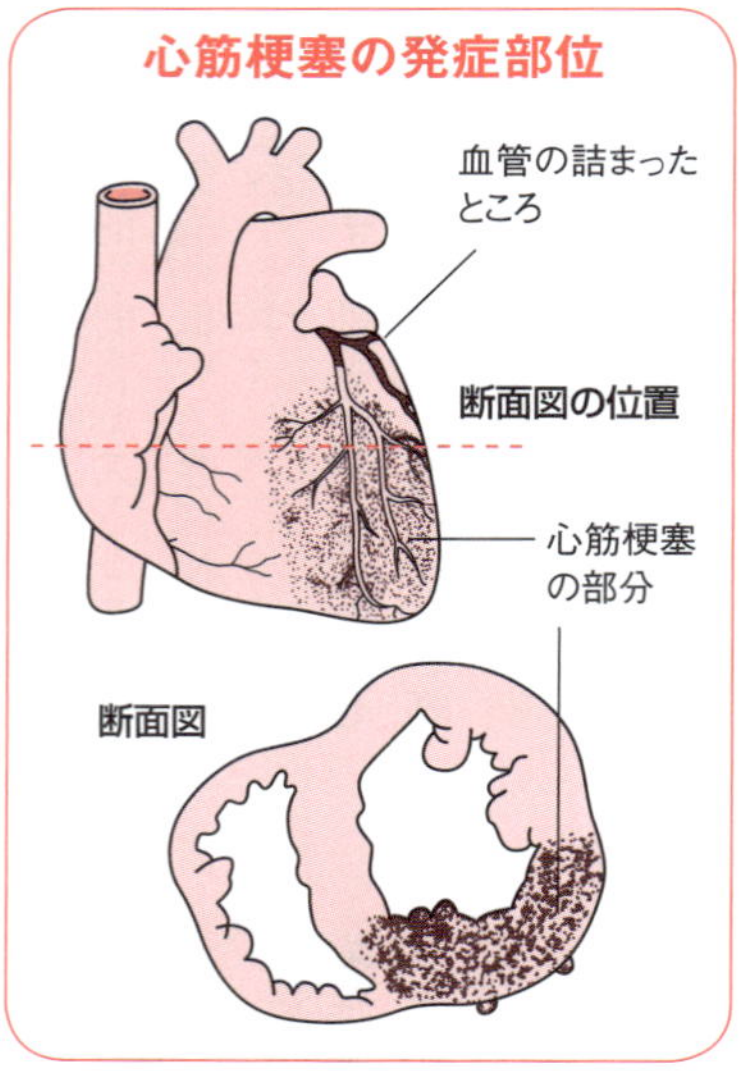

死亡率は以前より下がったとはいえ、病院にたどりついても5～10%と高い数値を残す、危険な病気です。

発病の引きがねになるのは、冠動脈に沈着したコレステロールなどのかたまり＝粥腫《じゅくしゅ》（プラーク）の破裂です。プラークが破裂すると、①粥腫の中身が流出。②そこに血小板が集まってくる。③血小板や血液の中のたんぱく質が血栓をつくり、血管を塞ぐ。

この状態が20分以上続くと、その先の心筋の壊死が始まります。一度、壊死した心筋組織は回復しません。

症状は、突然、胸が締めつけられるような胸痛としてあらわれま

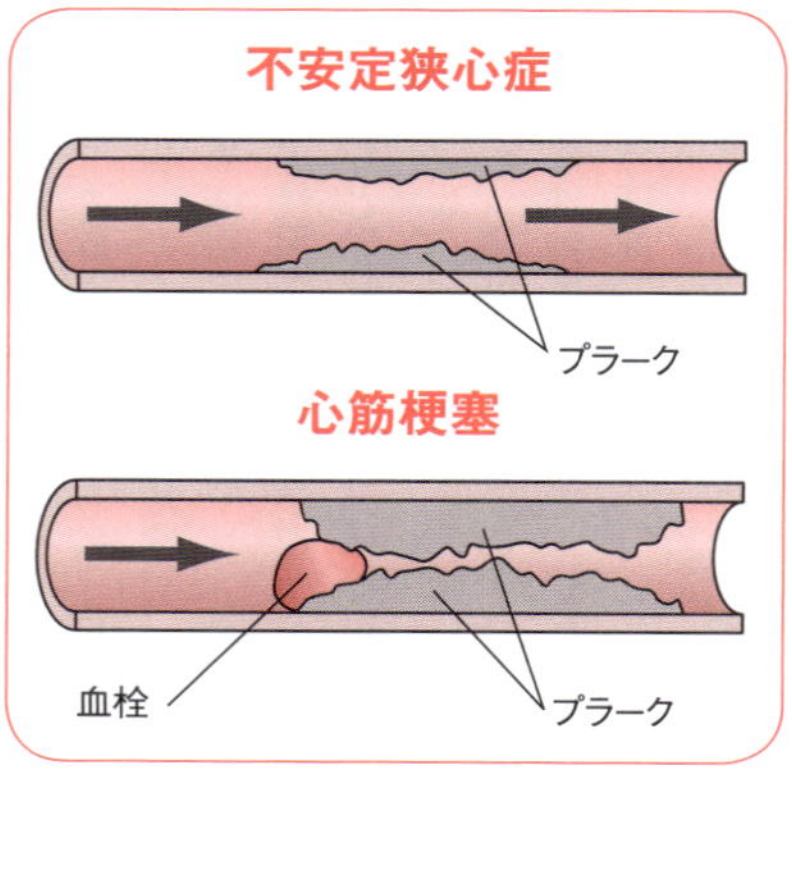

す。胸を握りつぶされるような圧迫感や焼け火箸を突っ込まれたような痛みが、数十分から数時間にわたって続きます。

患者の約半数は、数日から数週間前に、発病の前兆として狭心症の発作を起こしています。しかし、残りの約半数は突然発症しています。

痛みは狭心症の発作と比べて強く、時間も長いのが特徴です。ニトログリセリンも効きません。「死ぬかもしれない」と強い不安を抱く人も多いです。

痛む部分は、多くは胸の中央ですが、左寄りの心臓の鼓動を感じる部分や左胸、左肩、背中、くび、みぞおちに及ぶこともあります。顔色が悪くなり、手足が冷たくなります。便意を催すこともあります。呼吸困難のためゼイゼイしたり、泡まじりの痰《たん》を出して肺水腫を引き起こしたり、意識が混濁してショック状態に陥ることもあります。

心筋の壊死の部分が大きくなるにつれ心臓の動きは低下し、心不全を招きます。また壊死の部分が小さくても、心室細動（心臓が小刻みに震える）など命にかかわる不整脈を起こす危険性があります。

一方、高齢者や糖尿病の患者には、こうした症状があらわれないこともあります。「無痛性心筋梗塞」といいます。自覚症状がないため狭心症の段階での治療の機会を逸し、突然発症する危険性が高まります。

発症の多い時間帯は午前中です。精神的緊張が高いときに発症する傾向があります。ほかに運動中、暴飲暴食をしたあと、飲酒後の入浴時なども多い時間帯です。ただし、特に考えられるきっかけがなく、突然発症することもあります。

応急手当

一刻を争う病気です。発作が起こったら救急車を呼び、早急に医療機関へ運ぶ必要があります。意識がなく脈もふれない場合は、心臓マッサージを行います。自動体外式除細動器（ＡＥＤ）が近くにあれば、音声ガイドの指示に従っ

心臓の病気の主な検査

心臓病の検査の種類

入院が必要な検査	外来でもできる検査	医師の診断
・心臓カテーテル検査 ・電気生理学的検査 ・心血管造影検査 ・特殊負荷試験 ・持続監視	・胸部Ｘ線検査 ・心臓核医学検査 ・各種心電図検査 ・心音図、心機図検査 ・超音波検査（心エコー図、ドップラー法） ・CT 検査 ・MRI 検査 ・各種負荷検査 ・血液検査 ・尿検査	・問診（医療面接） ・視診 ・触診 ・打診 ・聴診 ・血圧測定 ・眼底検査 ・検査の計画

①心電図検査
心臓の筋肉細胞から発生する微弱な電気的変化を記録し、撮影します。

②運動負荷試験（負荷心電図）
発作が起きた際の状態を知るため、運動し、心臓に負荷をかけた状態で心電図を記録します。

③ホルター心電図
24時間継続して心電図を記録します。

④胸部Ｘ線検査
心臓の形、大きさ、肺の血流量、うっ血、胸水の有無などを調べます。

⑤超音波検査
周波数の高い超音波を心臓に当てて、返ってきた反射波（エコー）を画像化し、心臓の形や心筋の動き、血流、弁の動きなどを調べます。

⑥心臓カテーテル検査
腕や脚の血管から心臓にかけて細い管を通して血圧や血流を調べたり、造影剤を流して心臓の各部位、大動脈、冠動脈などを撮影します。血液や心筋の採取をすることもあります。

⑦心臓核医学検査
ラジオアイソトープ（放射性同位元素）を静脈に注射して心筋に取り込ませ、心筋から放出される放射線を撮影して、血流を映し出す検査です。「心筋シンチグラフィー」とも呼ばれます。

⑧ＭＲＩ検査
磁力により心臓の画像を作り、血管の構造や血流、心筋のダメージなども調べます。

⑨マルチスライスＣＴ検査
末梢の静脈から造影剤を注入し、Ｘ線で撮影。冠動脈の狭いところまでわかるようになりました。

（百村伸一）

て使用します。

救急車が到着するまで、最も楽な姿勢で寝かせ、絶対安静を保ちます。呼吸が不規則になるので、深くゆっくり呼吸させます。吐き気があっても無理に吐かせず、便意があっても排便させるために息ませてはいけません。

胸部を冷やすと痛みがやわらぐことがありますが、冷やしすぎると心臓に刺激を与えるので注意が必要です。

治療

発病後1～2週間が最も不安定なので、専門医の下で治療を受ける必要があります。最初の数日は、不整脈が起こる危険性が高く、心筋梗塞の集中治療室CCU（コロナリー・ケア・ユニット）での治療が望まれます。

治療の目的は、心筋の血流を回復させることです。主な治療法は三つです。

血栓溶解療法　カテーテル（細い管）で冠動脈に血栓を溶かす薬剤を注入し、血栓を溶解し、血流を通す。

冠動脈形成術（PCI）　血栓の詰まった場所をカテーテルを使ったバルーン療法やステント留置療法などで押し広げ、血流を通す。

バイパス手術　血栓の詰まった場所が冠動脈の根元にあるなどPCIが行えない場合、バイパスの血管を通して、大動脈から心筋へ直接、血液を流す。

心筋梗塞に合併する心原性ショック症で、十分な治療効果がみられない場合もあります。その際に有効な治療法は、機械的補助治療として大動脈内バルーンパンピング（IABP）です。

心筋梗塞の死亡率は発症時が最も高く、その後、低下していきます。6時間以内に血流を再開できれば、心筋のダメージは最小に抑えられます。6時間以上経過しても24時間以内であれば、その後治療できる余地が残ります。

血流が再開してから数日経つと壊死の部分が固まり、状態が安定してきます。CCUから一般病棟に移り、心臓のリハビリテーションが続けられます。リハビリテーションのメニューに従い、1～2週間で通常の活動に近づけていきます。また、再発予防のための飲み薬（アスピリンやスタチン、ACE阻害薬など）の服用を開始します。

発病前に狭心症の発作がなかった人も、発病後に狭心症を併発することがあります。心筋梗塞の急性期を乗り切ったあとも狭心症、心不全、不整脈の治療を続ける必要があります。

生活上の注意

日本では発症後6年以内で、男性患者の18％、女性患者の35％が再発しています。再発防止に大切なことは、狭心症と同様、生活習慣の改善です。

適度な運動と適正な食事で、体重を一定に保つようにします。医師から指導された生活習慣の注意を守り、暴飲暴食、飲酒、熱い湯や長時間の入浴も避け、禁煙も必要です。精神的に緊張を強いる作業を避け、精神的ストレスを減らすよう心がけましょう。規則正しい生活を送り、体調が安定すれば社会復帰できます。

（百村伸一）

冠《かん》動《どう》脈《みゃく》硬《こう》化《か》症《しょう》

無《む》症《しょう》候《こう》性《せい》心《しん》筋《きん》虚《きょ》血《けつ》

心臓の冠動脈の動脈硬化が進行して、血液の供給が不足すると（心筋虚血）、狭心痛と呼ばれる胸部の痛みが起こります。心筋虚血を起こしているにもかかわらず、痛みの自覚症状が起こらないものがあり、これを無症候性心筋虚血といいます。

症状・原因

自覚症状としては、心臓の働きが低下する（心不全）ために起こる、急いだときの動悸《どうき》や息切れ、呼吸困難、足のむくみ、あるいは不整脈のために起こる動悸などです。

しかし、痛みの症状がないので気づかずに過ごしていることが多く、健康診断や人間ドック、ほかの病気で診察を受けたときなどに、心電図の所見から初めて発見されるケースが多いのです。

冠動脈の動脈硬化の原因は、狭心症《きょうしんしょう》と同じく、脂質異常症、高血圧、肥満、喫煙、糖尿病、ストレス、運動不足などで、特に食生活による影響が大きいです。

心筋虚血の状態になっても痛みを感じないのは、多くは、糖尿病が原因になっています。

糖尿病の三大合併症の一つである糖尿病性神経症が起こって知覚神経がおかされると、痛みを感じにくくなります。心筋の痛みを伝える神経が障害されているので、心筋虚血になっても、痛みを感じないのです。

糖尿病になると動脈硬化も起こりやすくなり、それに加えて神経も障害されますから、この無症候性心筋虚血に注意が必要です。糖尿病の人の突然死を調べると、知らないうちに、心筋梗塞を起こしていたという例がみられます。

治療・予防

糖尿病の人は食事療法をきちんと行うなど、糖尿病をコントロールすることが大事です。あとは狭心症の治療と同じで、血管拡張薬、強心薬、利尿薬、抗不整脈薬などを用います。

また、細くなった血管にバイパスをつくる冠動脈血行再建手術、狭くなった血管を広げるバルーン療法、血管壁のよごれを削りとる冠動脈粥腫《じゅくしゅ》削除術などの外科手術も行われます。

高血圧や脂質異常症、肥満などがあれば、その治療や改善をはかり、動脈硬化を進めないような日常生活に対する注意が大切です。

（小橋隆一郎）

高《こう》血《けつ》圧《あつ》性《せい》心《しん》疾《しっ》患《かん》

高血圧の状態が長く続くと、心臓は絶えず強い圧力をかけて血液を送り出さなくてはなりませんから、筋肉が厚くなって心肥大を起こします。

その結果、しだいにポンプの働きが低下して、やがては心不全を起こすことになります。高血圧の合併症のうちで、重要な病気の一つです。

心臓病治療の最新医療機器（治療）

ペースメーカー
脈が遅くなる「徐脈」などの治療に用いられます。心臓に微量の電流を規則的に与えることで、適切な心臓収縮を促します。

ICD（植込み型除細動器）
心室細動や心室頻拍の発症が心配される方の体内に、あらかじめ埋め込んで使用されます。このような命にかかわる不整脈を検知すると、電気的なショックを与えるしくみです。

心臓再同期療法（CRT）
心臓の収縮機能に問題があり、電気信号の伝わり方に異常があるために心室の収縮がうまくいかない心室同期障害を伴う心不全に行われる治療法です。左心室の前と後に入れた電極に専用のペースメーカーで同時に心臓を刺激し、心室全体を同期させて収縮を促します。これで心機能が改善されます。

ステント
ステンレスなどの金属でできた、拡張可能な網目状の小さな筒です。血管の詰まった部分に、先端が風船状になるものがついた管（カテーテル）を挿入し、そこで風船を膨らませることにより血管を押し広げ、そこにステントを置くことにより、血管が広がった状態を保持できます。

人工弁
心臓弁の狭窄《きょうさく》症や閉鎖不全症の治療に行われる人工弁置換手術で使用されます。カーボン製の機械弁、ウシ・ブタなどの生物の組織からつくられた生体弁があります。

補助人工心臓
心臓の働きの一部を助けるもので、心臓移植まで患者の生命を維持するために必要な人工臓器です。埋め込むタイプの〝植込型補助人工心臓〟が最近主流になっています。これにより患者さんは自宅退院できるようになりました。

AED（自動体外式除細動器）
心室細動の発症などの緊急時に、外部から電気ショック（除細動）を与え、心臓の働きを回復させるための機器です。医師や看護師でなくても操作できるように設計されています。
駅や空港など、多くの人々が集まる施設への配備が始まっています。
（百村伸一）

症状・原因

自覚症状は、運動や体を動かして仕事をしたとき、動悸や息切れを感じるようになります。

疲れやすくなり、夕方になると足がむくむといった症状もみられます。

病気が進行すると、息切れがひどくなり、呼吸のときにヒューヒューと音がするようになります。さらには、夜中に息が苦しくて起き上がり、ものによりかかって、ヒューヒュー、ゼーゼーと音を立てながら呼吸をし、せきをしたりします。

気管支ぜんそくの発作と似ているので、**心臓性ぜんそく**といいます。

これは、高血圧状態が長く続いたことに起因します。絶えず圧力をかけて血液を送り出さなければならない心臓の筋肉は大きくなり、心肥大になります。

筋肉が大きくなれば酸素や栄養をたくさん必要としますが、高血圧のために動脈硬化も進行していますから、血液の供給は十分に行われず、心臓のポンプ機能は低下します。

その結果、十分に血液を送り出せなくなり、心臓から肺にまで血液がうっ滞します。

この状態を**うっ血性心不全**といいます。全身が酸素不足になって息苦しくなり、また血液がうっ滞するために肺機能も低下して呼吸困難に陥ります。

治療・予防

治療は高血圧のコントロールがなによりも大切で、降圧薬を服用するとともに、食事をはじめとする生活管理をきちんと行ってください。

コレステロール値が高いときにはそれに対して注意することも大切です。

薬としては、降圧薬のほかに、血管拡張薬、利尿薬、強心薬、抗不整脈薬などを、必要に応じて使用します。

喫煙、過労、睡眠不足、不摂生、暴飲暴食、過激な運動、過度のストレスなどは、心臓性ぜんそくの発作の引きがねになるので注意しましょう。

（小橋隆一郎）

心臓リハビリテーションについて

心筋梗塞を起こした後に有酸素運動を中心とした“心臓リハビリテーション”を行うことによって死亡率が下がることが明らかになっています。

ただし自己判断で過度の運動を行うと心臓に負担をかけることになりかえって危険です。

心臓リハビリテーションでは運動中に心肺機能検査を行い“最大酸素摂取量”や“嫌気性代謝閾値”を調べ、それらのデータをもとに自転車エルゴメーターなどの有酸素運動を中心とした“運動処方”を医師が作成し、それに従った運動療法を続けます。

心臓リハビリテーションは運動のみならず生活習慣の改善や動脈硬化危険因子の治療も並行して行う包括的な心臓病の治療です。

ぜひ、かかりつけ医に心臓リハビリテーションについて聞いてみてください。

（百村伸一）

心臓病予防のための食事

心臓病の原因となる高血圧、脂質異常症、高血糖は、毎日の食生活を見直すことで予防が期待できます。

見直しのポイントは、まず栄養のバランスを考えた食事をとること。「1日30品目」を目標に、主食、主菜、副菜を組み合わせて規則正しい食事を心がけましょう。

次は、塩分のコントロール。味付けは薄めに、塩分の強い漬物や佃煮、ハムなどの加工食品は控え、1日あたり6g（小さじ1杯程度）以下の塩分摂取を目標にしましょう。

脂肪の質にも注意が必要です。コレステロールをふやしてしまう動物性脂肪は控えましょう。ただし、背中の青い魚（サバ、サンマ、アジ）の脂（EPA）は動脈硬化を予防する作用があります。

動脈硬化の予防に役立つ食物繊維をとることも大切です。野菜や海藻、こんにゃくなど、食物繊維を多く含む食品をなるべく摂取しましょう。

肥満は心臓病の大敵です。カロリーのとりすぎに注意し、肥満の場合は糖質と脂質を控えながら標準体重を保つよう、ダイエットを怠ってはいけません。

（百村伸一）

不《ふ》整《せい》脈《みゃく》

心臓は、心筋に電気刺激が規則正しく伝わることによって、1分間に50～100回ほどの収縮を繰り返しています。不整脈は、この電気刺激の「乱れ」を総称した名称です。

原因や症状、治療は病態によってさまざまです。よくみられる病態について説明します。

期《き》外《がい》収《しゅう》縮《しゅく》

症状・原因

不整脈のうち、通常より早期に電気信号があらわれるものを「期外収縮」といいます。

症状は「ドキンとする」「脈がとぶ」といった動悸《どうき》や結滞が一般的ですが、無症状であることも少なくありません。胸部の圧迫感や重苦感、胸痛を訴える場合もあります。

虚血性心疾患、心筋症、心臓弁膜症、先天性心疾患などの器質的心疾患、さらに呼吸器疾患や甲状腺疾患が原因となることが多く、疲労や喫煙、飲酒、カフェインの摂取により引き起こされる場合があります。

治療

自覚症状が強くなければ治療の必要はありません。背景となる心疾患がないにもかかわらず、症状が強く日常生活に支障をきたす場合は、薬物療法が考慮されます。

背景となる心疾患がある場合は、まずその心疾患の治療が優先されます。しかし、基礎心疾患の治療が十分であるにもかかわらず、改善されない際には、薬物療法が検討されます。

心《しん》房《ぼう》細《さい》動《どう》・心《しん》房《ぼう》粗《そ》動《どう》

症状・原因

1分間に400～600回の頻度で無秩序に心房が収縮する状態を「心房細動」、250～400回／分で規則正しくあらわれている状態を「心房粗動」と呼び、いずれも脈が速く不規則になります。

心房細動は不整脈のなかでもきわめて多い病態で、70才以上で5％、高血圧患者の5～10％にあらわれるという報告があります。死にいたる病態ではありませんが、脳梗塞や心不全につながる危険性があります。

心臓弁膜症や心筋症、虚血性心疾患などの器質的心疾患、高血圧、甲状腺疾患、慢性閉塞《へいそく》性肺疾患の患者に多くみられ、疲労、喫煙、飲酒、カフェイン摂取などによって引き起こされる場合があります。

症状には、大きな個人差があります。多くは動悸や胸部不快感を主訴としますが、無症状の人もいれば、日常生活が障害される事態になる人もいます。

治療

発作性で症状が重い場合は、電気ショックや薬物で除細動します。2日以上症状が続いている場合は抗凝固療法が必要になります。難治性のものについては、外科手術も考慮されます。最近は、カテーテル・アブレーション（肺静脈隔離術）による治療もふえています。

平均心拍数が90／分以上の慢性心房粗細動ついては、心拍数コントロールのため投薬治療を行います。

心房細動は、心腔内に血栓《けっせん》が生じやすいことから脳梗塞《こうそく》などにつながる可能性が高く、特に高齢者、高血圧・糖尿病や心不全のある人、脳梗塞の既往のある人など、既往歴があれば、抗凝固薬によって血栓塞栓《そくせん》症を予防する治療が必要になります。

不整脈による危険性のある疾病

心房細動	心臓血栓 脳梗塞
心室細動	心室痙攣 突然死
頻脈（脈拍多い）	心不全
微脈（脈拍少ない）	めまい 失神

発作性上室頻拍《ほっさせいじょうしつひんぱく》

症状・原因

心室より上部に発生起源があり、心拍が1分間に140～200回で規則正しくあらわれているものを「上室頻脈」または「発作性上室頻拍」といいます。

心筋のある部分の電気刺激が再び戻って同じ部分を興奮させる「リエントリー」という現象によるものがほとんどです。致死的な不整脈ではありませんが、基礎心疾患があれば心不全につながる危険性があります。

症状としては、動悸《どうき》が最も多く、胸部不快感、胸痛を主訴とすることもあります。頻脈《ひんみゃく》の開始と停止を明確に自覚できることも特徴です。

治療

呼吸法や冷水刺激によって迷走神経を刺激する方法が試みられますが、そのような治療が無効な場合や、緊急時には、直流通電を行うなどによって頻脈を停止させます。

予防には、薬物療法やカテーテル・アブレーションによる治療が主流になっています。

心室頻拍《しんしつひんぱく》・心室細動《しんしつさいどう》

症状・原因

心室を起源とする電気刺激が、ほぼ規則的に100／分以上の速さで3つ以上連続してあらわれるものを「心室頻拍」、心室が無秩序に細かく収縮し血液を送り出すことができなくなった状態を「心室細動」といいます。

心室頻拍は持続時間や心電図波形によって「持続性」と「非持続性」、「単形性」と「多形性」などに分類されます。心室頻拍の症状は、基礎心疾患や頻拍の性状によって、無症状のものから失神やショックをきたすものまでさまざまです。

心室細動は心停止と同じ状態です。10秒で意識が失われ、5分以上持続すると脳に不可逆的な変化が生じ、障害を残すこともあります。

治療

症状が軽い非持続性の心室頻拍は治療の必要はありません。心筋梗塞急性期の非持続性心室頻拍は、心室細動の予徴である可能性が高いため、不整脈の薬の点滴などを行います。

また、頻発により血行動態が悪化する非持続性心室頻拍や、血行動態が安定している持続性心室頻拍の場合は抗不整脈薬が投与されます。血行動態が不良な持続性心室頻拍であれば、直流通電を行い

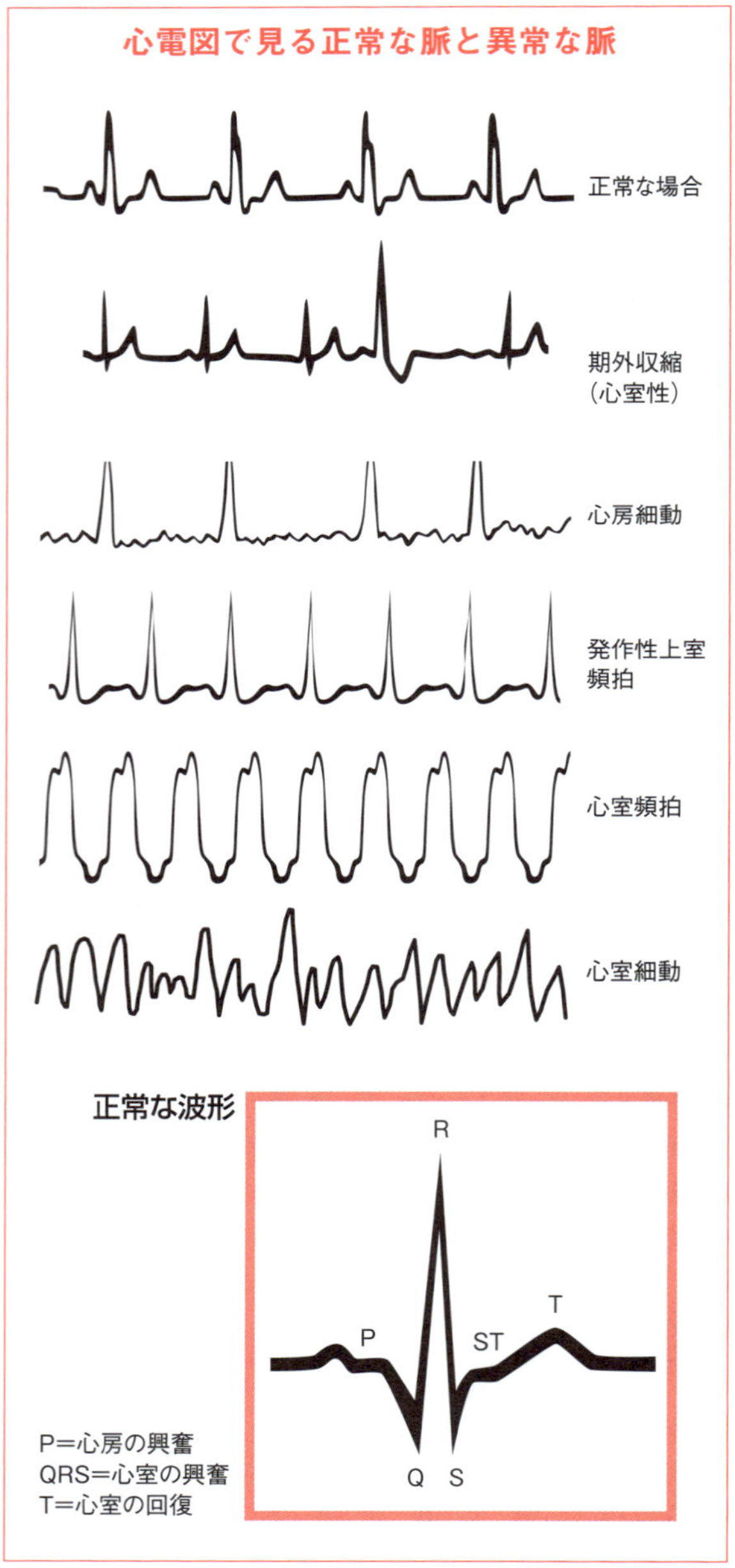

ます。

心室細動の場合は、直ちに直流通電を行い、除細動後は薬物療法によって再発を予防します。公共施設などに設置されるようになったＡＥＤは、救命の際に使用することができます。

房《ぼう》室《しつ》ブロック

症状・原因

電気刺激の通り道に障害があり、心房から心室へ電気刺激が正常に伝わらない状態を、房室ブロックといいます。

程度によって3段階に分けられ、刺激が全く伝わらなくなる完全ブロック状態で心拍は25～35／分に低下し、力が出ない、疲れやすい、気が遠くなる、さらに意識がなくなるといった症状があらわれます。

房室ブロックとは別に、左右の心室壁のどちらかで電気刺激伝達が途切れているものを「脚ブロック」といい、障害の部位によって「右脚ブロック」「左脚ブロック」に分けられます。しかし、これらは治療の対象とはなりません。

治療

ペースメーカーの植え込み手術を行って心臓に電気刺激を伝え、正常なリズムに戻す方法が主流です。

（百村伸一）

ＷＰＷ（ウォルフ・パーキンソン・ホワイト）症《しょう》候《こう》群《ぐん》

心臓の拍動は、洞結節《どうけつせつ》から発した電気信号が、心房をへて心室へ伝えられますが、ＷＰＷ症候群とは先天的にそのルートにバイパスのできているケースです。

症状・原因

バイパスを通る電気は本来のルートよりも早く心室へ伝わって、拍動のリズムを乱すため、発作性上室性頻拍《ひんぱく》や心房細動を起こします。心房細動が起こると心拍が非常に速くなり、血液を十分に送り出せなくなり、意識を失って倒れ、突然死に至ることもあります。

しかし、バイパスがあっても症状が出る人は一部で、多くは健康診断などで発見されるまで、気づかずにいます。

診断・治療

心電図検査でみつかり、危険度の高いタイプかどうかもわかります。危険度の高い場合は、不整脈を抑える薬を飲み続けて発作を抑えますが、カテーテル・アブレーションといって、鼠径部《そけいぶ》などから管を挿入し、バイパス部分を焼いてしまう根治療法も行われています。

危険グループでなければ、経過をみていけばいいのですが、禁煙、肥満解消を心がけ、食事などによる高血圧や脂質異常症の予防と改善が大切です。

発作の引きがねとなる過激な運動、過労や睡眠不足、不摂生、強いストレスなどには注意が必要です。

（小橋隆一郎）

突然死（ポックリ病）

急に倒れて死亡してしまうことを突然死といいますが、その多くは心臓病が原因です。また、働き盛りの人に多いのも特徴です。

ポックリ病とは、寝ているうちにうなり声を上げ、そのまま死亡してしまうものをいいます。解剖しても死因がわからないのですが、その多くは不整脈によるものと考えられています。

厚生労働省の「急な病死者」の調査によれば、その72％は、高血圧、心臓病（狭心症や不整脈など）、消化器病（肝臓病など）の病気（既往症）をもっていました。そして、事前になんらかの異常を訴えていた人が65％もいて、その主なものは、だるい、疲労感、疲れやすい、胸痛、冷や汗、肩こり、手足のしびれなどでした。

こうした兆候を見のがさず、病気をきちんと治療し、過労や不摂生を避ければ、突然死を防ぐことができるでしょう。

（小橋隆一郎）

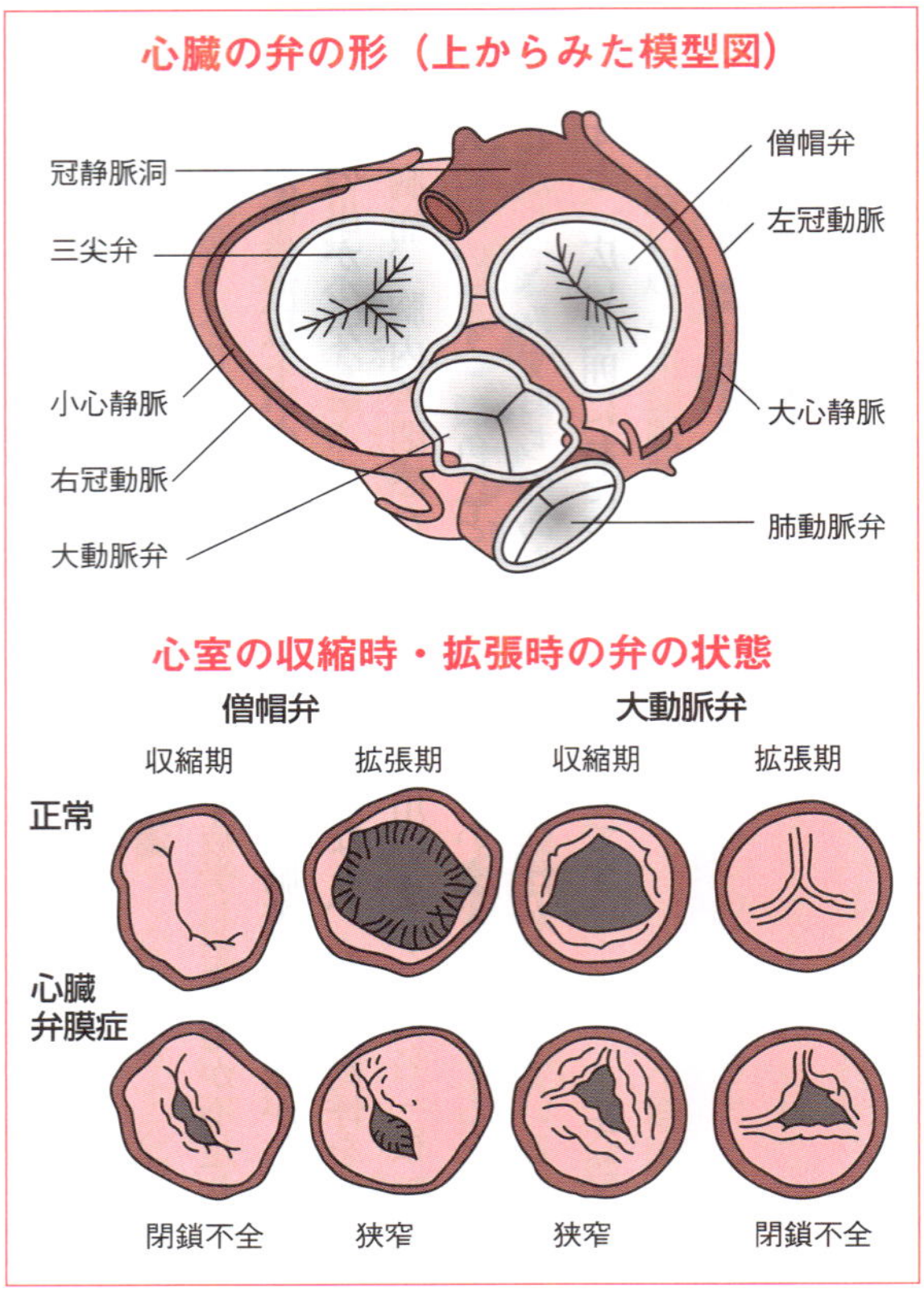

が、リウマチ熱による心内膜炎が一つの要因となります。

なかでも、僧帽弁狭窄症はほとんどがリウマチ熱の後遺症として発症します。

僧帽弁狭窄症では、左心房から左心室に流れ込む血量が制限される病態で、心房細動を起こすこともあります。しかし近年、リウマチ熱の患者数は減少しているため、新たに僧帽弁狭窄症を発症する患者は少なくなっています。

僧帽弁閉鎖不全症《そうぼうべんへいさふぜんしょう》

急性の場合は肺高血圧、急性肺水腫を引き起こすことがあります。リウマチ熱によるものは減少していますが、僧帽弁を支えている組織が弱いために、僧帽弁が逸脱して発症する例が増加しています。また、心不全で左心室が拡大すると、それに伴って僧帽弁閉鎖不全が起きることがあります。

慢性的に経過する場合がほとんどですが、心内膜症や急性心筋梗塞《こうそく》などによって急性に発症するケースもあります。

大動脈弁狭窄症《だいどうみゃくべんきょうさくしょう》

大動脈弁狭窄症は左心室の出口にある大動脈弁が狭くなり十分に開かなくなる弁膜症で、左心室と大動脈の圧力差が徐々に大きくなり、重症になると失神、狭心症《きょうしんしょう》、呼吸困難という三大特徴があらわれ、肺水腫をきたすこともあります。

最近はリウマチよりも加齢に伴う弁の石灰化や、先天性の二尖弁《にせんべん》が原因のものが多くなっています。

大動脈弁閉鎖不全症《だいどうみゃくべんへいさふぜんしょう》

大動脈から左心室への血液の逆流が起き、左心室に負担がかかることになります。大動脈が太くなることによるものも多く、感染性心内膜炎や大動脈炎症候群、大動脈解離《かいり》なども原因となります。

肺動脈弁《はいどうみゃくべん》**と三尖弁**《さんせんべん》**の弁膜症**《べんまくしょう》

三尖弁の弁膜症については、心不全や肺高血圧症に伴うものがほとんどです。また、肺動脈弁狭窄症は、ほとんどが先天性です。

治療

ある程度以上のものは手術が必要になりますが、軽症の場合は、経過を観察したり薬物療法で症状をコントロールしたりするケースもあります。

主に処方されるのは、息切れやむくみなどの症状をとるための利尿薬です。

僧帽弁狭窄症などで心房細動を伴っている場合、頻脈を抑える薬と、血栓《けっせん》予防のための抗凝固薬を併用します。

また僧帽弁狭窄症では、薬物療法の次の治療としてＰＴＭＣ（経皮的僧帽弁交連切除術）というカテーテルを使った治療が行われることがあります。

弁膜症の病状が重症な場合は、異常のある弁を切除して人工弁を取り付ける「弁置換術」という外科手術が行われます。

人工弁には、機械弁と生体弁があり、機械弁は主にチタンや人工炭素でできていて耐久性にすぐれている一方、生体弁に比べて血栓ができやすく、ワーファリンという抗凝固薬を一生飲み続ける必要があります。

生体弁は血栓ができにくく、心房細動がなければ一定期間後にはワーファリン服用の必要がなくなります。ただし、機械弁と比べると耐久性が低いため、10～15年ごとに弁を取り換える手術が必要になります。

最近、大動脈弁狭窄症の患者さんでは開胸手術によらずカテーテルで人工弁を留置する〝TAVI（経カテーテル大動脈弁植え込み術）〟が普及してきました。患者さんの身体的負担が少ないため、高齢者や手術の危険性の高い患者さんを対象に行われています。

僧帽弁閉鎖不全に対しては、特に原因が逸脱症の場合、まず僧帽弁形成術が行われます。形成術でうまく修復できないときは、人工弁置換術を行います。形成術のメリットは、生体弁と同様、ワーファリンを永久に飲まなくてすむという点です。

生活上の注意

弁置換術を受けた後は、細菌感染症に注意が必要です。手術後に細菌が体内に侵入して人工弁に付着すると、感染性内心膜炎という危険な状態になり、再手術が必要になることもあります。ですから、虫歯の治療などはできるだけ手術前に済ませましょう。

術後3カ月以降は危険性が低くなりますが、虫歯治療やそのほか手術が必要なときには必ず主治医と相談し、ケガによる化膿や扁桃《へんとう》腺炎、肺炎などの感染症に気をつけることが大切です。

（百村伸一）

心臓弁膜症のツボ刺激

心臓弁膜症の自覚症状としては、動悸、息切れ、疲れやすさなどがあげられます。しかし、全く自覚症状のない弁膜症もたくさんあります。

ごく軽い自覚症状がある場合は、ツボ刺激は症状を軽減するのに効果があります。

まず背中では**肺兪**《はいゆ》、**厥陰兪**《けついんゆ》、**心**《しん》**兪**《ゆ》、**神堂**《しんどう》などのツボを親指でゆっくり押します。

次に、胸の**膻中**《だんちゅう》、みずおちのすぐ下の**巨闕**《こけつ》、おなかの**中脘**《ちゅうかん》を中指か人さし指で指圧します。

また、ちょうどリュックサックのひもの当たるところにある**中**《ちゅう》**府**《ふ》を処置するのを忘れてはなりません。胸苦しさ、息苦しさをとるのに有効なツボです。

そのあとは、おなか側から手に移り、**郄門**《げきもん》、**神門**《しんもん》、**孔最**《こうさい》をゆっくり指圧します。孔最は急性のせき込み、息切れをとるのによく効くツボです。

最後に、腰の**腎兪**《じんゆ》を指圧して仕上げとします。体力を強めるツボです。

指圧は、刺激の量が多すぎると、むしろ悪くなることがありますから、刺激量は少なめに、状態に応じて加減することがコツです。

（芹澤勝助）

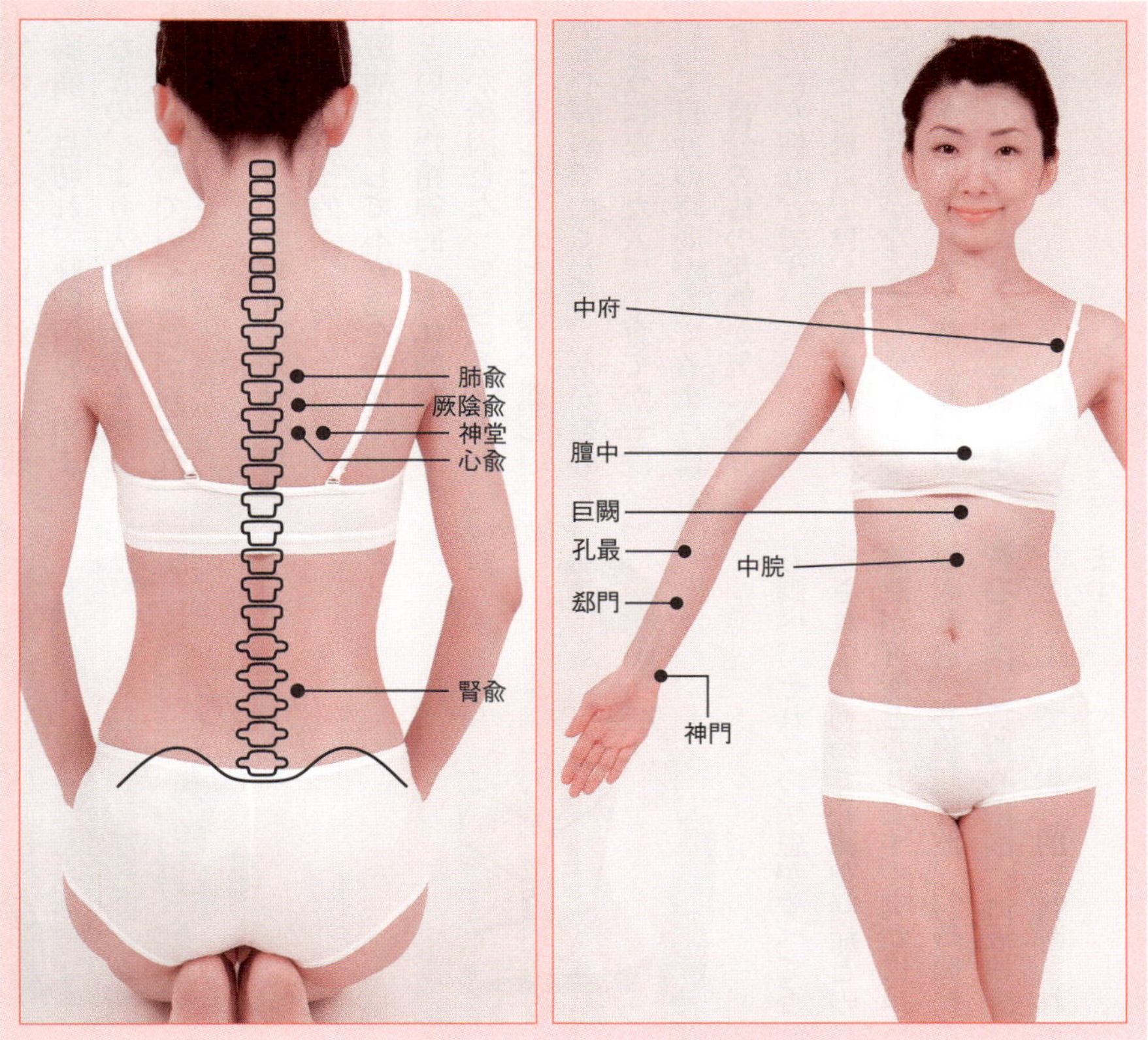

心《しん》臓《ぞう》神《しん》経《けい》症《しょう》

心臓に異常がないのにもかかわらず、心疾患にみられる諸症状があらわれます。これは心臓の病気というよりは、むしろ「こころの病（やまい）」といえるでしょう。

症状・原因

胸痛、動悸、息切れ、呼吸困難、めまいなどの症状を示します。このうち胸痛は多くの患者が訴えるものですが、狭心症《きょうしんしょう》や心筋梗塞《こうそく》の痛みとは、部位や持続時間など、いくつかの点で異なります。

心臓神経症で感じる胸痛は、チクチクするような痛みで、部分も左胸の狭い範囲に限られており、手で圧迫すると痛みが強くなるという特徴があります。この痛みは運動時よりも安静時にあらわれ、数時間から長いときは1日中続くこともあります。

また、息が詰まるような感覚を覚えることもあります。これも心不全などの心臓疾患の患者に多い、浅く速い呼吸ではなく、より深くゆっくりした呼吸で、ときどきため息をつくといった特徴があります。これらは、胸痛や動悸とと同時にあらわれることもありますが、全く痛みのないときに感じることもあります。

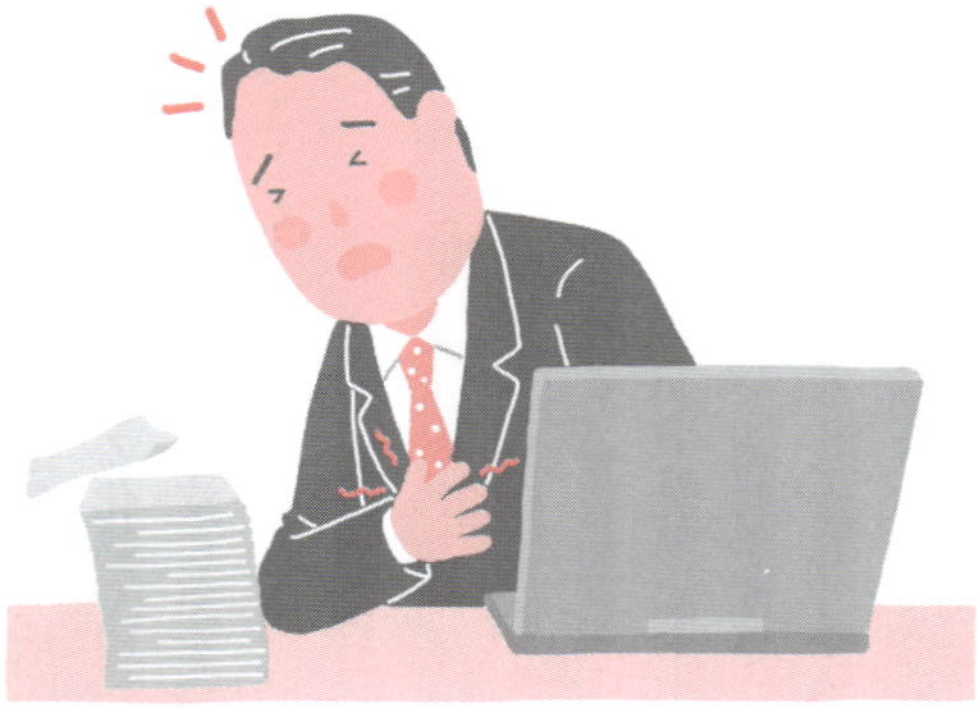

主な原因にはストレス、過労などが考えられています。これらは心臓の働きを活発にする交感神経を刺激して、心拍数をふやします。このときに動悸を強く感じると、心臓に対する不安が生まれ、その不安が大きくなるにつれて、前述の胸痛、息切れ、呼吸困難、めまいなどの、より大きな症状を感じるようになっていくことが知られています。

そのため、この病気は神経質な性格など遺伝的・体質的な要素に、心臓病に対して不安感を抱いているといった精神的・肉体的なストレスが誘因となって起こると思われてきました。たとえば、親しい人を心臓病で亡くして、不安をもつようになった人、子育てが一段落して自分の時間がもてるようになり、自分の体の状態が気になり始めた女性などです。

しかし最近では、なんら思い当たる生活背景がなくても発症するケースが報告されており、原因のはっきりしないことも多くあります。

治療

まず、狭心症や僧帽弁逸脱症、発作性頻拍《ひんぱく》症などの心臓疾患の有無を確かめます。さらに不整脈、食道炎、甲状腺機能異常、肋間神経痛、胸壁筋肉痛など、似た症状のあらわれる病気の有無についても調べ、それらの疾患がすべて否定されて、初めて心臓神経症との診断が可能となります。実際には臨床経過、心臓超音波、24時間携帯心電図、負荷心電図、血液検査などによって、総合的に判断されます。

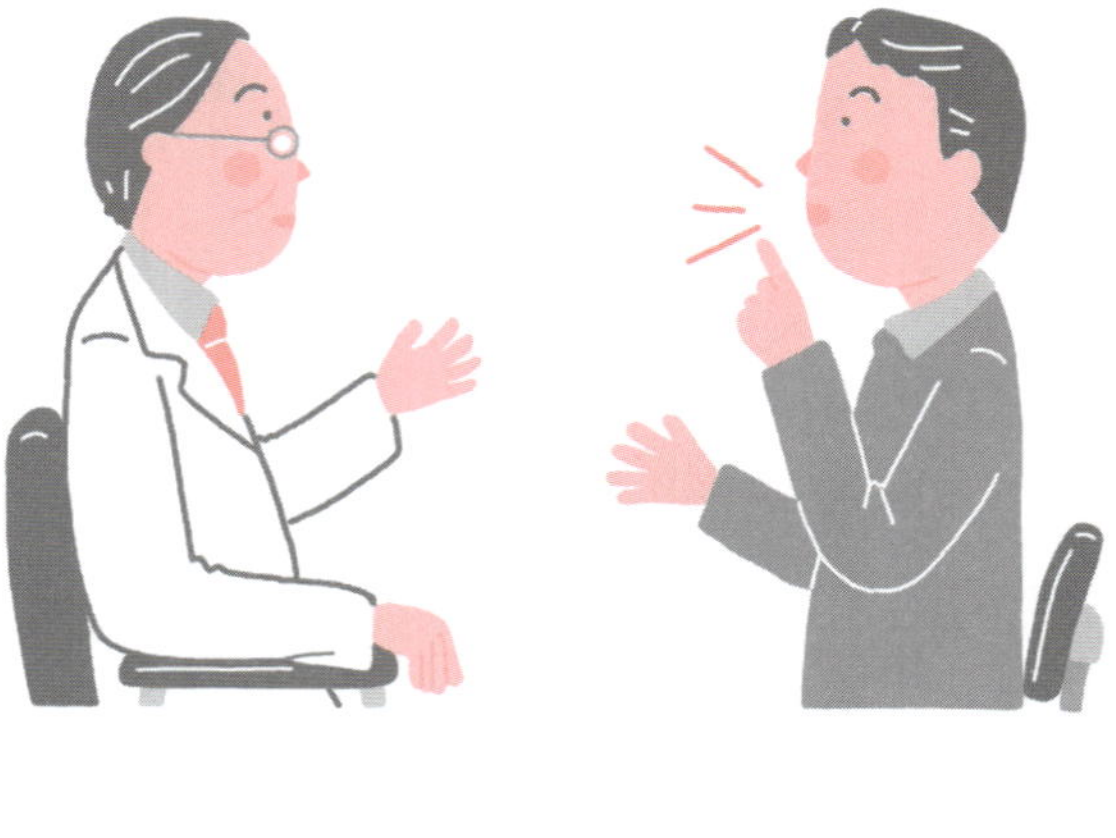

治療は症状が起こるしくみを患者に説明し、生命に不安がないことを理解してもらうことから始めます。症状が強い場合には、心臓の働きを抑えるβ《ベータ》遮断薬や鎮静薬が処方されることもありますが、投薬の効果は一時的なことも

多く、心療内科での治療がすすめられる場合がほとんどです。

心療内科での指導をもとに、原因となるストレスを避けながら、心臓に対する不安がなくなるよう、根気強く治療していくことが必要となります。

確かに感じる自覚症状と、それを意識することによって蓄積される精神的ストレスから、ときにはうつ病に移行することもあるとされる心臓神経症ですが、心療内科における適切な治療によって、軽快させることが可能となっています。

（百村伸一）

心臓神経症の漢方療法

心臓自体にはなんら器質的な障害がないのに、本人は種々の心臓に関する障害を訴え、不安焦燥に駆られるもので、漢方のよい適応となります。

柴胡加竜骨牡蠣湯《さいこかりゅうこつぼれいとう》

体質強壮で比較的丈夫でありながら、意外と神経質で、不安、不眠を訴え、胸脇苦満《きょうきょうくまん》、へその上の動悸を認めて、脈が乱れており、便秘がちな人に用いると功を奏します。

桂枝加竜骨牡蠣湯《けいしかりゅうこつぼれいとう》

虚証タイプでへその上の動悸を認め、腹直筋が緊張し、神経過敏で興奮しやすく、のぼせ、不眠があり、疲れやすい人の心臓神経症によいものです。

柴胡桂枝乾姜湯《さいこけいしかんきょうとう》

虚証タイプで、顔色がすぐれず、へその上に動悸を認め、神経質で、不安・不眠を訴え、くびから上に汗をかきやすく、倦怠感が強い人に用います。

半夏厚朴湯《はんげこうぼくとう》

体力が中等度前後の人で、のどに何かつかえているような感じがして、胸が圧迫され、発作的に動悸をきたして、死ぬのではないかと不安に駆られる神経質な人に用いるとよいものです。おなかをたたくと、ポチャポチャ音がすることも目安になります。

千金当帰湯《せんきんとうきとう》

虚証タイプの人で、狭心症のような症状を呈して、胸が締めつけられるように痛み、その痛みが肩から背に及ぶという場合に用います。

胸、腹、背などに冷感を訴える

心臓を丈夫にする気功療法

気功療法は、中国で何千年も前から行われている医療体操です。日本でもよく行われていますが、そのなかから、心臓を丈夫にする気功を紹介しましょう。

①両足をそろえて立ち、体をリラックスさせる。
②息を深く吸い込みながら、左足を前へ１歩出し、両手を体の前で斜めに上げ、胸を広げる。同時に体の重心をゆっくり左足に移しながら、右足のかかとを上げる。
③体の重心を右足に戻し、右のひざをゆっくり曲げる。同時に、両手を体のほうへ引き戻し、胸の前で大きなボールをかかえるような形をつくる。このとき、両手と肩に力を入れず、リラックスさせる。
④ひじを曲げ、手のひらを下に向ける。同時に右のひざをゆっくり伸ばし、左足を右足にそろえる。
⑤最後に両手を自然に下げて、おへその下あたりで止め、ゆっくりひざを曲げて息を吐き出す。

（片倉武雄）

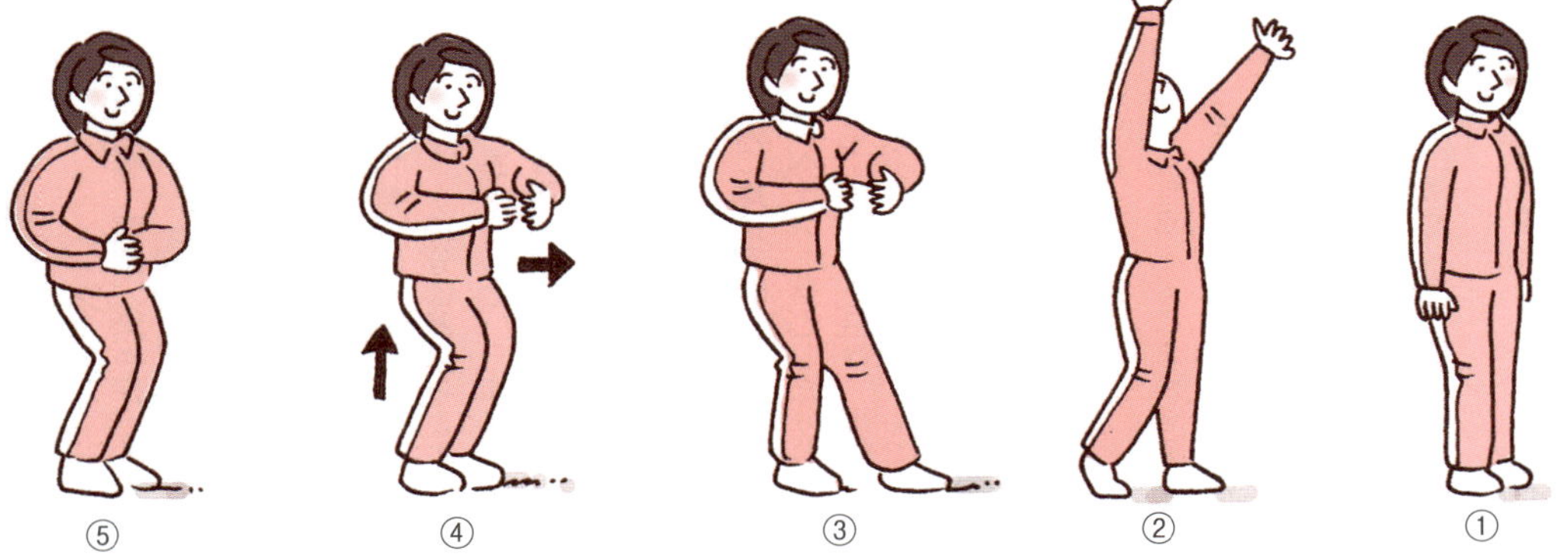

傾向があり、上腹部は膨満しているが、軟弱で強い抵抗がなく、ガスの充満を認めることが目標となります。

茯苓杏仁甘草湯《ぶくりょうきょうにんかんぞうとう》

体力が中等度以下の人で、動悸、息切れがし、胸がふさがったように苦しく、尿の出が少なく、ときに浮腫があらわれる場合に用います。

苓桂朮甘湯《りょうけいじゅつかんとう》

比較的体力の低下した人で、神経過敏で、心悸亢進、めまいがはげしく、体がふらついて、胃内停《いないてい》水《すい》、へその部分に動悸が認められる心臓神経症に用います。

奔豚湯《ほんとんとう》

発作的に下腹部からなにかが突き上がるような感じを伴って、はげしい心悸亢進を訴え、頻脈を呈して、胸背痛や呼吸困難をあらわす心臓神経症によいものです。

漢方では、「気」が上のほうに突き上がってくるのを「上衝《じょうしょう》」といいますが、そのうち、動きのあるものを「奔豚」といいます。つまり、気が走る状態をいったものです。（矢数圭堂）

心《しん》内《ない》膜《まく》炎《えん》

3層構造の心臓壁の中で、最も内側にある心内膜に炎症が起きる病気の総称です。いくつかの原因がありますが、主なものにリウマチ性と感染性の二つがあります。

症状・原因

リウマチ性《せい》心《しん》内《ない》膜《まく》炎《えん》

リウマチ熱に伴って起こる心内膜の炎症です。小児・若年層に多く、発熱、関節炎などのリウマチ熱の症状とともに動悸《どうき》、息切れ、前胸部の痛み、圧迫感、心雑音などがあらわれます。脈拍は増加して、ときに不整脈も見受けられます。呼吸が困難になると、上半身を起こした状態でないと呼吸が難しくなります。肺のうっ血、肝臓のはれが起こり、全身にむくみが出る場合もあります。

心臓病の人が「通勤中・仕事中」に心がけたいこと

〈通勤〉時間に余裕を持ち出かける

心臓病の人は、発作の起きやすい朝は特に注意が必要です。出勤の準備は前夜にすませ、出かける1時間前には起床してきちんと朝食をとり、ゆったりとした気分で家を出るようにしたいものです。

満員電車は、狭心症や心筋梗塞の人にとっては、たいへんな「労働」です。ラッシュアワーを避け、時差通勤を心がけてください。始発電車に乗れるのであれば始発に乗り、座って通勤しましょう。乗り換えでダッシュしたり、階段を駆け上がったりしてはダメです。

★通勤時にやってはいけないこと

×駅までダッシュ→時間には余裕をもって
×階段の駆け上がり→マイペースで、ゆっくり歩く
×満員電車での通勤→時差通勤を心がける
×電車で立ちっぱなし→なるべく始発駅で座る
×薬を服用しての運転→薬を飲むなら車の運転はやめる

〈会社〉無理をせず、まめに休む

仕事中は、脈拍の乱れに常に気をつけ、少しでも動悸、息切れ、胸の痛み、圧迫感、悪寒、冷や汗、吐き気などを感じたら、作業を中止します。

冬場や暑い夏など、心臓に負担が大きい季節には、仕事時間や量を少なくするなど調節します。

仕事や作業の時間を決め、時間がきたら、5～10分ほど休みます。休み時間が長すぎると、仕事に戻るのに心臓に負担がかかります。短い休みを頻繁にとるようにしましょう。

自分のペースを守り、毎日一定量をなるべく同じ時間帯で働きます。もし心臓に負担を感じたら、休みをとったりペースを落としたりしながら働きます。残業を避け、復帰後しばらくは、夜勤や早朝出勤もはずしてもらいましょう。責任重大な仕事も、しばらくはほかの人にかわってもらうほうがよいでしょう。

★会社でしてはいけないこと

×力のいる仕事→人にまかせる
×イライラやカリカリ→気分転換をはかる
×長時間続く仕事→短く頻繁に休みをとる
×こみいった話→避けるか、人にまかせる
×夜の会議や残業→やるときは夕食と休みを入れてから（野村喜重郎）

感染性心内膜炎《かんせんせいしんないまくえん》

心内膜面への病原微生物の感染で起こります。

心臓弁膜症や先天性心疾患のある人や、人工弁に置換している人に多く、心臓の基礎疾患のない人がかかる例は少数です。ただし、高齢者や、腎臓や肝臓の疾患、ステロイド治療中など、免疫機能が低下している場合にはかかることがあります。

ほとんどの患者に発熱がみられ、加えて悪寒《おかん》、発汗、全身倦怠、食欲不振、関節痛・筋肉痛、体重減少などのかぜに似た症状を伴います。そのため初期にはかぜとまちがわれることもありますが、普通量の抗生剤では効果がありません。眼底や爪の下の点状出血、手のひらの発疹《ほっしん》、手足の指先に圧痛のある結節などがあらわれたりします。

聴診時に逆流性の心雑音が聴取されたことで本疾患がみつかることもあります。

抜歯などの歯科処置、内視鏡による診察、産婦人科の検査、痔や扁桃《へんとう》炎の手術など出血を伴う機会に病原菌が血液中に侵入し、心臓内部に付着して炎症を起こします。原因となる菌には溶連菌《ようれんきん》、ブドウ球菌などが多いとされています。組織破壊がはげしい黄色ブドウ球菌、塞栓《そくせん》症を起こしやすい真菌や腸球菌も起因菌として知られています。

治療

治療の基本は原因となる細菌を特定して、この細菌に合わせた抗生剤を点滴などで必要量投与することです。

そうすることで、起因菌を撲滅します。抗生剤で十分な効果が得られないときや、心不全を起こした場合は、外科的な手術で炎症部分の細菌のかたまりを取り除きます。特に大動脈弁に内膜炎が起こった場合は、手術が行われることが多くなります。

心臓手術後の患者さんや心臓弁膜症のある人は、感染症心内膜炎の危険性を自覚し、原因のよくわからない熱が続くときは、速やかに循環器の専門医に相談することが必要です。

（百村伸一）

心臓病の人が「趣味」を堪能するために注意したいこと

〈映画・読書・カラオケ〉

ドキドキ映画、ミステリー小説は避け、カラオケでは大声を出さない

映画・テレビ鑑賞や読書ははげしい運動を伴わないので、心臓に負担が少ないおすすめの趣味。しかし、過度のストレスはやはりよくありません。ドキドキするホラー映画やハラハラするミステリー小説やテレビ番組は、避けたほうがよいでしょう。

特に重い心臓病のある方や、発症後間もない心筋梗塞や急性の心臓病のある方は、1時間読んだら5分休むというように、休憩をはさみながら読むようにしましょう。こうすると、心臓への負担が軽減されます。

カラオケはいきんだり、大きな声で歌うのは危険です。ハミング程度の歌い方で楽しみましょう。

〈園芸〉

快適な温度・湿度の中で休みながら

庭いじりは夢中になってしまいがちですが、長時間続けて作業することは避けてください。1時間に最低10分程度は休みを入れましょう。

冬場の庭いじりは、日のあたる静かなときに、夏場は日が傾いて涼しくなったころがおすすめ。蒸し暑い日は、体内の熱が放散しやすく、これが心臓への負担に。涼しくなるのを待つか、日陰に入り、風にあたって体内の熱をとるようにしましょう。手作業はなるべく胸の高さで行い、低い場所での作業は、地面におしりをつけるなどして、できるだけうつむかないよう工夫します。

〈旅行・温泉〉

余裕のある日程で。湯の温度差や湯冷めにも注意

過密スケジュールでの旅行は、血圧が上昇し、心臓に負担がかかります。旅行は、疲れたらいつでも休めるように、余裕のあるスケジュールを立て、少人数で出かけましょう。

動き回るのは、昼間の日ごろ活動している時間に限定します。夜はしっかり寝て、疲れを翌日に残さないようにしましょう。

温泉には、主治医に相談してから出かけ、1日に入る回数は2回までにし、時間は最長30分ほどにしましょう。温度差による心臓への負担を考え、熱い湯や冬場の露天風呂は避けます。

入浴後は心臓に無理がかかっていないか、脈拍などを確かめてください。湯冷めにも注意が必要です。

（野村喜重郎）

心《しん》筋《きん》炎《えん》

感染により心臓に炎症が起こる病気で、急性心筋炎と慢性心筋炎があります。一般に小児に多い病気といわれますが、成人や高齢者にも起こります。

症状・原因

急《きゅう》性《せい》心《しん》筋《きん》炎《えん》

原因としてはウイルス感染症が多く、その急性症状に隠れて心筋炎そのものの症状を見きわめるのはなかなか困難です。

しかし原因である感染症の症状で、たとえば発熱や、かぜ症状が数日続いた後に急に胸が痛くなったり、息切れや浮腫などの心不全症状が出現したりします。また、脈拍がいつまでも異常に速かったり、遅かったり、乱れたりする場合もあります。なかにはショックといい、急激に血圧が低下し、生命の危険に陥ることもあります。このような症状が出る場合には、直ちに心臓専門医の診察を受けなければなりません。

慢《まん》性《せい》心《しん》筋《きん》炎《えん》

原因が明らかな場合は別として、多くはほとんど無症状です。炎症の兆候も乏しく、動悸、息切れ、浮腫などがみられることもありますが、心臓肥大があってもなお無症状で、原因不明の心筋の病気との区別がきわめてあいまいです。

原因が、①細菌（ジフテリア菌、肺炎菌など）、②ウイルス（インフルエンザ、ポリオ〔急性灰白髄炎〕、オウム病、はしか、風疹、水痘、狂犬病ウイルスなど）、③真菌、④原虫、⑤薬品、⑥毒物、⑦放射線、⑧熱中症など、はっきりしている場合と、はっきりせずに、ほかの全身性疾患である膠原《こうげん》病《びょう》（関節リウマチ、全身性エリテマトーデス、強皮症《きょうひしょう》、多発性筋炎、皮膚筋炎など）の一症状のこともあります。

原因は、ごくありふれた細菌やウイルスであるのに、限られた場合にのみ発病するのは、その人の免疫力の低下や、一種のアレルギー反応が誘因と考えられますが、いまのところ確証はありません。

治療

心電図や胸部X線像の変化だけがあり、自覚症状もないまま自然に治ってしまう軽症例から、数日から数週のうちに、急性心不全、または房室ブロックそのほかの不整脈で死亡する劇症例まで千差万別で、治療法もさまざまです。

急性心筋炎ではまず、心不全や不整脈に対する治療を開始し、さらに悪化したときは大動脈内バルーンパンピングや補助循環装置、人工心臓を用いることもあります。さらに、心筋組織を採って確認のうえ、ステロイド薬や免疫抑制薬を用いることもあります。

このため、心筋炎の症状が起これば、この段階で設備がととのった病院に入院し、心臓専門医による治療を受けなければなりません。

（笠貫宏）

心臓病の人におすすめの生活習慣

〈起床・洗面・トイレ〉朝はゆっくり、暖かく始めよう

朝、目が覚めてもすぐに起き上がらず、布団の中で横になったまま深呼吸。次に5分ほど手足を動かし、血行がよくなったら、ゆっくり起き上がります。洗面はぬるま湯で。冬に冷たい水で顔を洗うと血圧が30～40㎜Hgも上がり、心臓に負担になります。夏でも冷水は避けましょう。また、トイレでいきむと、血圧の上昇を招き、心臓に大きな負担が。便秘がちな人は、繊維質の食べ物をとる、運動をするなど、常日頃の予防が大切です。

〈散歩・外出・買い物〉1日の運動量の目安以上の外出は避ける

散歩は、できれば毎日、一定の距離を20分以上、歩くようにします。「普通の歩行で3時間以内」などと、1日の運動量の目安を主治医と相談して決め、散歩も含め、買い物や外出は、その範囲内の運動量で。

〈入浴〉食事前にぬるめの湯に

入浴前に水を1杯飲み、食事前に、ぬるめの湯に15分程度入ります。

〈睡眠〉安眠で心臓の負担を軽減

ぐっすり眠ると心臓の負担が軽減。自分に合う安眠法を。（野村喜重郎）

心《しん》膜《まく》炎《えん》

心臓を外側から包んでいる膜（または嚢）の炎症をいい、急性心膜炎と慢性心膜炎に分けられます。

症状・原因

急《きゅう》性《せい》心《しん》膜《まく》炎《えん》

心臓前面の胸骨縁に沿って痛み、深く息を吸ったり、横向きに寝ると痛みが強まって、くびや肩に放散します。

また、心膜腔内にたまった液が気管や肺を圧迫するため、呼吸困難、せき、嚥下《えんげ》困難などの症状が出ます。

細菌性、ウイルス性などの感染による心膜炎では、38度前後の発熱、発汗、悪寒《おかん》、倦怠感などがあらわれます。

心膜液が心膜腔内にたまって、内圧が上昇し、心臓が圧迫されて十分に拡張できなくなった状態を**心タンポナーデ**といいます。

全身静脈系にうっ滞が起きて、頸静脈が浮き出し、肝臓がはれ、腹水がたまります。血圧は低下して、極端な場合はショックに陥ります。

慢《まん》性《せい》心《しん》膜《まく》炎《えん》

病変を起こした内外2層の心膜の間にゆっくりと水（心嚢液）がたまる場合と、この2層の心膜が互いに癒着（内癒着）したり、周囲の組織と癒着（外癒着）して肥厚し、心臓を圧迫して働きを妨げます。

後者を特に**慢性収（拘）縮性心膜炎**といいます。肥厚心膜は、正常の3～10倍の厚さになったり、あるいは石灰化して、心臓がかたい殻でかためられたようになるので、これを**装甲心**《そうこうしん》といいます。

症状は息切れ、動悸、疲労感から、重度になると心タンポナーデと同じで、腹水がたまり、腹部膨満《ぼうまん》を訴えます。

原因は、以前は心膜炎といえば、結核性かリウマチ性と考えられていましたが、最近では、原因の明らかでない**特発性心膜炎**が多くなりました。

ウイルスや真菌によるもの、尿毒症、心臓手術、放射線治療（乳がん）、心筋梗塞《こうそく》、膠原病などに合併して発病するものもあります。

治療

急性心膜炎は、入院治療が必要で、原因を確かめ、非ステロイド性抗炎症鎮痛薬、抗生物質、抗結核薬、副腎皮質ホルモン薬などで原因療法を行います。

心タンポナーデは、心膜腔を針で突いて、貯留液を排出しますが、繰り返し液がたまる場合は、心膜腔に持続的にチューブを入れたり、心膜切除手術を行います。

慢性収縮性心膜炎は、安静にして利尿薬を用い、全身状態をよくします。

それでも生活の支障になる例では心膜切除術も行います。

（笠貫宏）

（特《とく》発《はつ》性《せい》）心《しん》筋《きん》症《しょう》

原因不明の心臓肥大または拡大が起こる一群の心筋の病気を総称して（特発性）心筋症と呼びます。20～40代の男性に多く、一部は家族性遺伝性にあらわれるものもあります。

症状・原因

集団検診で行う胸部X線や心電図の検査で発見されることが多い病気です。

軽症例ではほとんど自覚症状がないことが特徴で、心臓の異常を自覚しないので、過激な運動をして突然死する危険もあります。病気が進行すれば、うっ血性心不全の症状があらわれます。

拡張型心筋症《かくちょうがたしんきんしょう》は、心臓の壁は厚くならず、内腔が拡張して、うっ血性心不全を起こしやすいもの。

肥大型心筋症《ひだいがたしんきんしょう》は、心臓の壁が厚くなり、自覚症状も少なく、通常、うっ血性心不全を起こさないもの。

特別な型として、**肥大型閉塞性《ひだいがたへいそくせい》心筋症《しんきんしょう》**があります。これは労作《ろうさ》時《じ》呼吸困難、狭心痛、めまいなどの症状があり、めまいは意識を失うほど重度の場合もあります。

健康そうな若い男性が、過激な運動ののち、めまいや失神を起こしたときは、心臓の専門医の診察を受けます。

原因不明ですが、過去に急性期を無症状のまま過ごした心筋炎（ことにウイルス性心筋炎）が慢性化して発病するもの、新陳代謝の異常によるもの、家族性で原因遺伝子が明らかなものもあります。

治療

過激な運動を避け、病気の進行や、突然死の危険を予防することが大切です。特に、心室細動による突然死のリスクが高い場合は植込み型除細動器が適応になります。

まず、アンジオテンシン変換酵素阻害薬、β《ベータ》遮断薬などの投与を行います。さらに、うっ血性心不全の兆候があれば、1日3～6gの減塩食、ジギタリス、利尿薬を加えます。

肥大型閉塞性心筋症には、狭《きょう》窄《さく》の度合いが増すのでジギタリスや硝酸薬は使えません。β遮断薬やカルシウム拮抗薬を用い、一部には抗不整脈薬を加えることで症状が軽快することもあります。薬物が無効な例ではペースメーカーやカテーテル治療、手術を検討することもあります。

拡張型心筋症で、薬物療法が無効で心不全を繰り返す重症例では、両心室ペースメーカー（心臓再同期療法）や人工心臓が適応になります。最終治療として心臓移植が考えられます。

生活上の注意

肥大型心筋症で、無症状に近い場合は、事務系など通常の作業なら就職でき、結婚、出産も、当事者間と周囲の理解があれば不可能ではありません。

しかし無理をすると急死の危険があります。

拡張型心筋症は、退院後は、特にうっ血性心不全の再発や急死の予防に努め、定期的に受診して、専門医の指示に従うことが大切です。

（笠貫宏）

肺《はい》性《せい》心《しん》

肺性心とは、肺、肺血管、胸部の形態的、機能的障害のために、肺高血圧症になり、それが原因で起こる右室の肥大や拡張を、総称していいます。

肺性心には慢性肺性心と急性肺性心がありますが、一般には前者をさします。

慢《まん》性《せい》肺《はい》性《せい》心《しん》

症状・原因

①気道や肺胞の疾患（肺気腫、気管支ぜんそく、肺結核など）、②胸部の運動を障害する疾患（脊《せき》柱前側弯症《ちゅうぜんそくわんしょう》、慢性神経疾患など）、③肺血管をおかす疾患（肺動脈性肺高血圧症など）などの原因疾患が進行すると肺動脈圧が上昇し、右室の負担が増して、右室の拡大や肥大による心不全が起こります。

まず原因疾患の症状のせき、喀《かく》痰《たん》、発熱などがあらわれます。

右心不全が起こると、体を動かしたときに呼吸困難や心悸亢進《しんきこうしん》が増大し、しだいに安静時にも症状があらわれます。

また、肝腫大や、腹水による腹部膨満感《ぼうまんかん》や下肢の浮腫《ふしゅ》が生ずることもあります。

肺高血圧症が重症になると、体を動かしたときにめまいや失神を起こし、口唇が紫色となるチアノーゼが強まって、太鼓ばち指、頸静脈の怒張《どちょう》などがあらわれます。

治療

原因疾患に対する治療を行って、呼吸不全を改善し、肺血管抵抗を下げて、右室の負担を軽くします。

安静にさせ、感染の治療、去《きょ》痰《たん》、気道確保、酸素吸入（在宅酸素療法）、利尿薬の投与などを行います。

重症の呼吸不全では、気管切開をして人工呼吸器を用います。

急性《きゅうせい》肺性《はいせい》心《しん》(急性《きゅうせい》肺《はい》血《けつ》栓《せん》塞《そく》栓《せん》症《しょう》)

症状・原因

下肢《かし》の静脈や、右側の心臓にできた血栓《けっせん》が遊離し、肺動脈に詰まって閉塞《へいそく》を起こすことがあります。すると、肺動脈の圧力が急激に上昇し、右室の負荷が極度に高まって突然死を招きます。

症状としては呼吸困難、息切れ、胸痛、せき、血痰、チアノーゼ、発汗、頻脈《ひんみゃく》、発熱、不安、意識

肺《はい》動《どう》脈《みゃく》性《せい》肺《はい》高《こう》血《けつ》圧《あつ》症《しょう》

肺高血圧症とは、肺動脈圧が異常に上昇した状態で、そのうちの原因が不明なものを特発性肺動脈性肺高血圧症といいます。20~30才に発症のピークがあり、女性に多くみられます。そのほかに膠原病、先天性心疾患、肝臓疾患に伴

障害、血圧低下などが起こり、太い肺動脈が詰まると、ショック症状を招きます。

原因としてはエコノミークラス症候群といわれるように長時間座って足を動かさない状態や、手術後、薬物、腹部の腫瘍に伴って起こります。

治療

ショックや心不全に対する鎮静薬、昇圧薬、強心薬、酸素吸入補助循環などの救急治療が必要となります。

注射で血栓を溶かしたり、経カテーテルや手術により、血栓除去を行うこともあります。

(笠貫宏)

うものから、肺動脈内の血栓や塞栓が慢性的に閉塞した慢性血栓塞栓性肺高血圧症もあります。

症状・原因

肺細小動脈を中心に、血管攣《れん》縮《しゅく》、先天異常、反復性微小肺塞《そく》栓《せん》、羊水塞栓などの原因が考えられます。

症状は、体を動かしていると、息切れ、疲労感、胸骨後部痛《こうぶつう》、失神などがあり、突然死を招くこともあります。

治療

うっ血《けつ》性《せい》心《しん》不《ふ》全《ぜん》

うっ血性心不全とは、心臓のポンプ機能が低下し、体の需要に応じて、十分な血液量が送り出されない状態のことです。

急に起こる急性心不全と、慢性経過をとる慢性心不全に分けられます。また心不全のあらわれ方により、左心不全と右心不全に分けられます。

最近、機能障害には収縮不全と拡張不全があることが注目されています。

症状・原因

左《さ》心《しん》不《ふ》全《ぜん》

肺動脈を拡張する血管拡張薬や酸素療法、抗凝固療法などを行います。また、慢性血栓塞栓性肺高血圧症には肺動脈血栓内膜摘出術や肺動脈バルーンカテーテル治療も行われています。

最終的な治療として、心肺同時移植があります。

(笠貫宏)

虚血性心疾患や高血圧性心疾患などにより、左室のポンプ機能が低下すると、十分な血液を大動脈に送り出せません。

すると左室、左房が拡大、肥大して、肺静脈にうっ血が生じます。肺での酸素と炭酸ガスの交換ができなくなり、息切れや呼吸困難が起こります。

また急性左心不全で、急激に肺のうっ血が増すと、肺毛細血管圧が上昇し、肺水腫による重度の呼吸困難やショック症状が起こることがあります。

左心不全の症状は、階段や坂を上がったり、早足で歩くと呼吸困難が起こること。ひどくなると平

地歩行や、軽い労作でも息切れし、安静時でも呼吸困難が起こるようになります。

就寝2〜5時間後に突然、呼吸困難になり、息苦しくて目が覚めるのは、発作性夜間呼吸困難です。気管支がピューピュー鳴ったり、胸全体がゼイゼイ鳴るのは心臓ぜんそくといわれます。

急性肺水腫となると、はげしいせきと喘鳴《ぜんめい》が起こり、血のまじった泡のような痰《たん》が出ます。顔面にチアノーゼがあらわれ、冷や汗が出て、不安感が強く、死への恐怖を訴えたりします。

右《う》心《しん》不《ふ》全《ぜん》

右心不全は、右室心筋梗塞《こうそく》、肺塞栓症、肺性心などにより、右室のポンプ機能が低下して、肝臓や下肢などの末梢循環系にうっ血を招きます。

特徴的な症状は、足くびや下肢にむくみが生じ、夕方になるとひどくなること。寝ているときには、腰や大腿部がむくみます。肝臓はうっ血のため腫大し、右上腹部や胃部に圧迫感や痛みを感じます。

昼の尿量の減少、夜の尿量の増加がみられ、さらに悪化すると腹水や全身のむくみが起こります。

治療

心不全は心臓病の進行した状態といえるので、直ちに専門医を受診し、適切な治療と生活指導を受けることが必要です。

急《きゅう》性《せい》心《しん》不《ふ》全《ぜん》

迅速かつ的確な救急処置を受けないと死亡することがあります。

肺水腫は、現在の症状の治療と、その原因の基礎心疾患の治療とを、並行して行う必要があります。

一般的な処置としては、頭部・上半身を高くし、下肢をベッドの下に下げ、座位、半座位をとらせて、酸素吸入を行います。

薬物療法としてはモルヒネ、利尿薬、強心薬、血管拡張薬などを用い、薬が無効な場合は、補助循環などの外科的治療も考えられます。

慢《まん》性《せい》心《しん》不《ふ》全《ぜん》

心肥大や心拡大のあとにあらわれるので、原因疾患に対する対策が治療の中心になります。利尿薬や血管拡張薬、β《ベータ》遮断薬、アンジオテンシン変換酵素阻害薬、アンジオテンシン受容体遮断薬が有効です。

それでも症状が軽快しないときには、強心薬としてはジギタリスが使われます。ただしジギタリスは、過量になると副作用があるので、医師の指示を守ることが大切です。

薬物抵抗性の重症例では、両心室ペースメーカーや人工心臓が適応で、最重症例では心臓移植が行われます。

最近、心不全患者では心室細動による突然死が少なくないことが注目されています。突然死のハイリスク例では植込み型除細動器が有効です。

生活上の注意

心臓に過重な負担をかけないように、症状に合わせて、運動制限と塩分と水分の摂取制限をする必要があります。

ただし、過度の安静は生活の質を低下させることになるので、主治医とよく相談のうえ、重症度によって、制限の程度を決定しましょう。

また心不全を悪化させる因子にストレスと感染症があります。ストレスをためないようにし、特に呼吸器感染症には注意してください。

（笠貫宏）

心《しん》臓《ぞう》ぜんそく

急性心不全の症状の一つで、肺がうっ血を起こして呼吸困難に陥った状態をいいます。

気管支ぜんそくの発作との見分けが難しい場合もあります。

症状・原因

ゼイゼイ、ヒューヒューといった、気管支ぜんそくに似たはげしい呼吸が始まります。

呼吸が困難なため、あおむけに

寝ていられずに、上半身を起こして大きく肩で息をすることが多く、せきと痰《たん》が出ます。

痰は泡状で、肺に起こったうっ血のために血液がまじって、鮮紅色やピンク色になることもあります。

さらに唇は紫色に、手足は冷たく、全身に冷や汗をかきます。脈が速くなって動悸《どうき》を訴えることもあります。

これらの状態が急速に出現し、悪化していくのが特徴です。また呼吸困難は夜間の睡眠中に起こることが多く、発作の起きる前はうなされたりします。

最も多い原因は急性心筋梗塞《こうそく》です。ほかの原因には拡張型心筋症、心臓弁膜症、高血圧性心疾患、先天性心疾患、甲状腺機能亢進《こうしん》症、心内膜炎などがあります。

急性心筋梗塞では突然発症することがほとんどです。そのほかの場合は、もともとの持病が急速に悪化した結果、発症することが多く、悪化させる誘因があったと考えられます。

誘因として多いのは、かぜなどの感染症、不整脈、肉体的・精神的なストレス、貧血、過剰な飲酒、薬の飲み忘れなどで、妊娠が誘因になることもあります。

治療

はげしい発作が起きたら、一刻も早く専門医のいる救急病院に入院することです。

状態が悪い場合は、救急車による搬送を依頼します。

一刻を争うため、診断と治療は同時に行われます。

酸素吸入を始め、利尿薬、血管拡張薬、場合によっては強心薬を投与したり、フェイスマスクによる陽圧呼吸や、気管内挿管による人工呼吸も行われます。併せて原因となった疾患に対する治療が継続されます。

退院後は医師の指示に従い、食事内容や生活全般を見直すことが必要です。

また、発作が起きた際に応急処置が取れるよう、医師と相談のうえで準備しておきましょう。

（百村伸一）

スポーツ心臓には定期検診を

スポーツを長期間行った結果、心臓が肥大した状態をスポーツ心臓といいます。マラソンや水泳、スキーのクロスカントリーなどの持久的スポーツでは、心臓は多くの血液を長時間送り出す必要があります。このような運動を続けていると、1回の収縮でより多くの血液を送り出せるよう、心臓は拡張して容積が増加します。その結果、一般人の脈拍数が60～70回／分程度なのに対して、一流マラソン選手では30回／分程度という例も見受けられます。

スポーツ心臓自体は、競技能力を高めるために体が適応したもので、問題はないと考えられています。問題は、心臓の肥大が病気によっても生じることです。たとえば、小児から青年期にかけて運動中の突然死の原因ともなる肥大型心筋症では、理由もなく心臓の筋肉が厚くなります。肥大型心筋症の患者は運動を制限されるため、はげしいスポーツはできません。

そのためスポーツ選手には、定期的に胸部X線撮影と心エコー図検査を受けることがすすめられます。検査で肥大が発見された場合は、自覚症状はなくても専門医の診察を受けましょう。スポーツ心臓は、運動を中止すると元に戻ることが知られています。したがって中高年者が「学生時代にはげしい運動をしていたから心臓が大きいんだ」と思うのは誤りです。なんらかの病気が隠れていることを疑うべきです。（百村伸一）

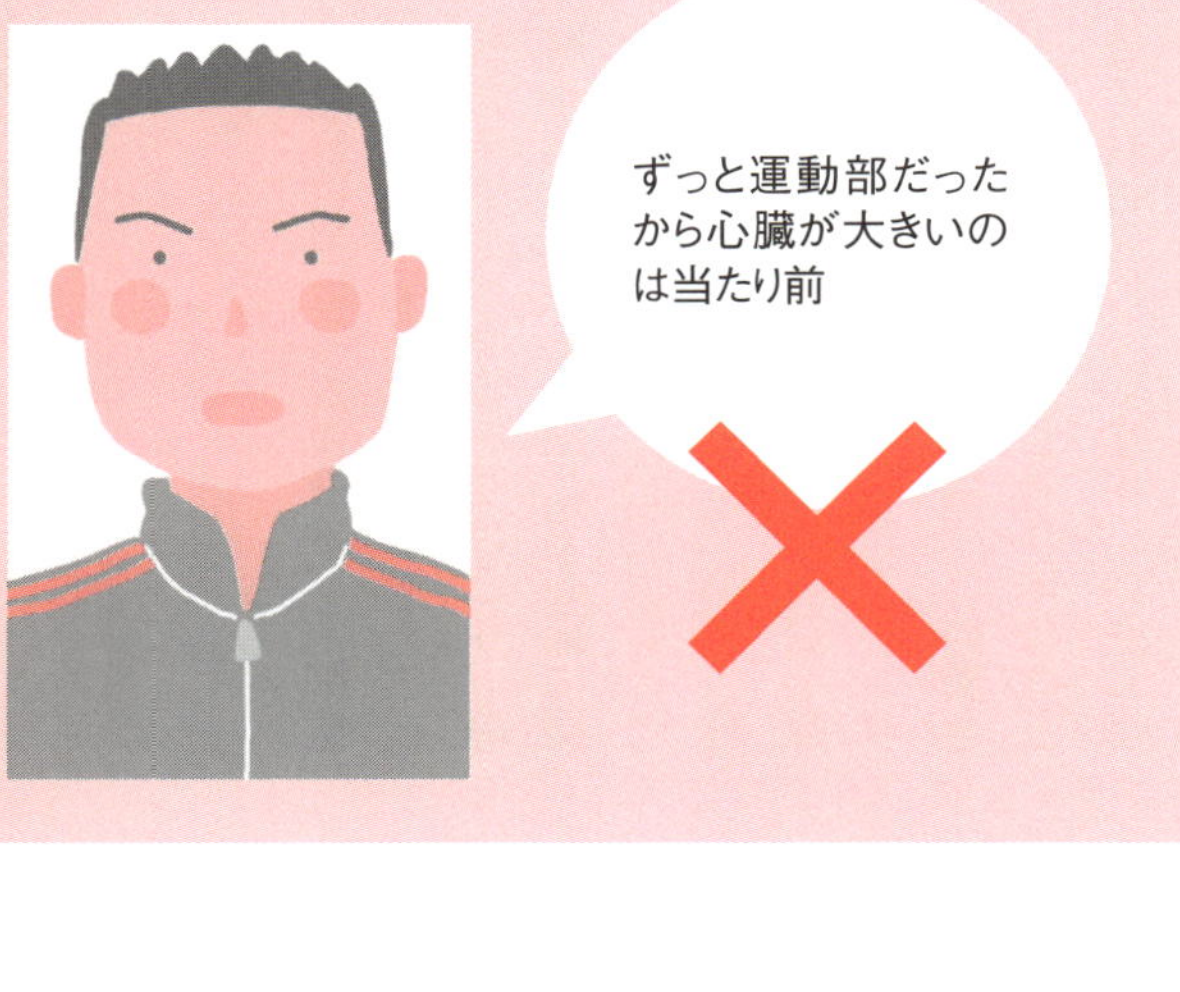
ずっと運動部だったから心臓が大きいのは当たり前

胸部X線撮影と心エコー図検査を受けましょう

血圧の異常と血管の病気

- 本態性高血圧
- 神経性高血圧
- 二次性高血圧
- 低血圧
- 動脈硬化
- 脂質異常症（高脂血症）
- 閉塞性血栓血管炎（バージャー病）
- 大動脈瘤・解離性大動脈瘤
- レイノー症候群（レイノー病）
- 下肢静脈瘤
- 血栓性静脈炎（静脈血栓症）
- 肺塞栓
- 静脈血栓後遺症候群
- エコノミークラス症候群

血圧とは

血液には、酸素、栄養素、ホルモンなど、私たちの体が正常に働くために必要な物質が溶け込んでいます。その血液を体じゅうにくまなく届けるために、血管は心臓から手足のすみずみまで張りめぐらされています。

ところが、液体は高いところから低いところへ流れる性質があるため、心臓から足までは流れやすいのですが、頭のような高いところには流れにくくなります。ただし、体を横にしたときには、重力の影響が少なくなるのでスムーズに流れてくれます。

そこで、体のどこにでも、どんな姿勢をしていても一定量の血液を送り込むために、心臓は常に圧力をかけながら血液を押し出しています。この血液が内側から血管壁に及ぼす圧力が、血圧です。

血管壁を広げ、血液を押し進めるこの圧力が十分にないと、全身に血液を送り出して循環させることができません。しかし、強すぎると、血管自体を傷つけてしまいます。高血圧とは、血液が血管壁に及ぼす圧力が、基準値よりも高くなった状態です。

心臓から送り出された血液は、大動脈から、頭部や上半身、下半身に分かれた動脈へと運ばれます。さらに小動脈、細動脈、毛細血管と分岐しながら全身に運ばれます。

全身に運ばれた血液は、毛細血管で酸素や栄養素と引きかえに二酸化炭素や老廃物を受けとり、静脈から大静脈を経由して心臓に戻ってきます。心臓に戻った血液は、今度は肺に送られます。肺で二酸化炭素と酸素を交換し、再び心臓に戻ってくるのです。

私たちの体の中では、この働きが、生きている間じゅう休むことなく続けられています。血管には動脈と静脈がありますが、どちらも心臓に近いほど血管は太く、末端にいくほど細くなっています。血圧の強さも、動脈、静脈、血管の太さなどで違ってきます。ただし、普通血圧といえば、動脈壁を押し上げる動脈圧のことを意味し、上腕にある上腕動脈ではかります。

血液の体内循環

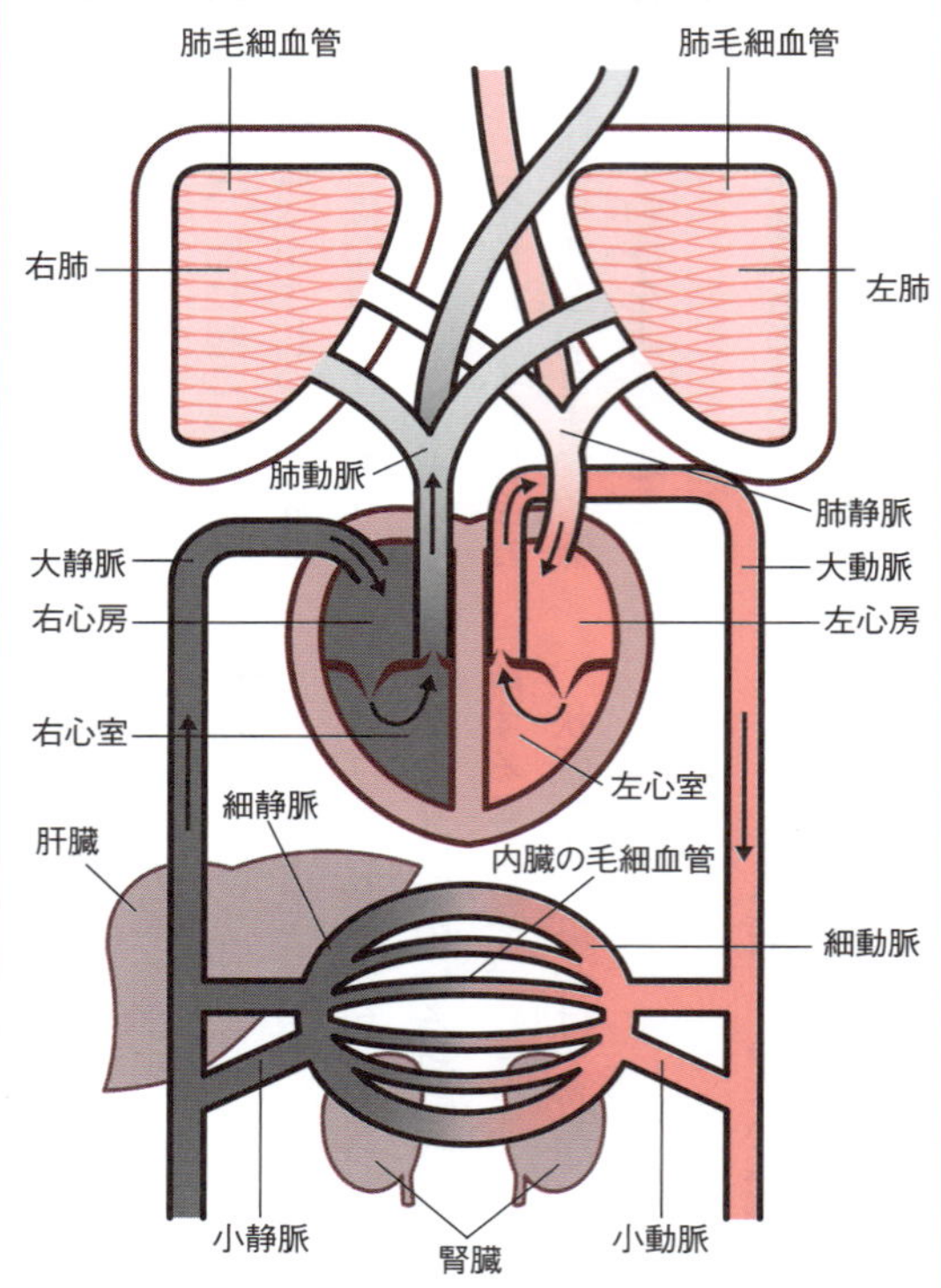

心臓と血管の働き

心臓がギュッと縮むと、左心室から血液が全身に送り出され、血管は流れ込んだ血液によって押し広げられます。このとき、血液の血管に対する圧力は高くなります。これを収縮期血圧（最大血圧または最高血圧）といいます。

収縮した心臓は、今度はふくらみ始めます。そのとき、全身からの静脈血が右心房に、同時に肺からの動脈血が左心房に吸い込まれるように流れ込んできます。また、高い圧力で押し広げられた血管は、こんどは反動で元に戻ろうとしますから、血管にかかる圧力は低くなります。これを拡張期血圧（最小血圧または最低血圧）といいます。

収縮期血圧と拡張期血圧は、一般的に「上の血圧」「下の血圧」と呼ばれ、「135／85（単位は㎜Hg）」のように大小二つの数値で示されます。

心臓は1分間に50～90回の拍動を行うので、それに合わせて血圧も収縮期（最大）と拡張期（最小）を交互に繰り返しながら、休みなく働き続けることになります。こうした心臓のポンプ運動を行う主役は、血液を全身に送り出す役目の左心室です。

このため、左心室の壁がいちばん厚く、10㎜ほどの厚さがあります。一方、血液を肺に送るだけの右心室の壁は約5㎜で、右心房や左心房の壁は2～3㎜しかありません。

血圧を決めるうえで、心臓が送り出す血液量と同じように大切なのが、血管の抵抗です。これは、血管の弾力と血管の内腔の広さで決まります。つまり、血管が弾力をなくしたり、血管の内腔が狭くなると、血圧が高くなるのです。特に血圧の上昇に影響するのが、末梢血管の抵抗です。

一方、動脈の血管壁は、内側から内膜、中膜、外膜という3層構造になっています。中膜は主に平滑筋細胞によってつくられ、ここには交感神経の末端があります。外膜には血管壁の伸展の程度を感知して、それを中枢へ伝える神経線維があります。この情報を受けて、中枢では血管を収縮させたり拡張させる命令を下します。

動脈壁には何カ所かに、血圧の変化をキャッチする受容体（レセプター）がついています。この受容体で血圧の高い、あるいは低いことがキャッチされて中枢へ伝えられると、交感神経の緊張が弱められたり強められたりして、血圧がコントロールされます。

また、頸動脈には血液中の酸素濃度や二酸化炭素（炭酸ガス）濃度をキャッチする受容体があります。そこからの情報が、呼吸中枢や循環中枢に伝えられると、肺や心臓などに呼吸数や心拍数を上げろ（下げろ）という指令が出され、血圧にも影響を与えます。

動脈硬化と血圧の上昇

血圧を決定する因子のなかでも、特に重要なのが心拍出量（心臓が1分間に送り出す血液量）と血液の流れに逆らう末梢血管の抵抗です。

私たちの体は、運動時などのようにたくさんのエネルギーが必要なときは、酸素や糖を含む血液がたくさん必要となるので、自然と心拍数が上がって心拍出量がふえます。また、睡眠時などのように多くの血液が必要ないときには、心拍数が下がって心拍出量が少なくなります。

このような心拍数の自動的な変化をコントロールしているのは、自律神経です。自律神経はまた、血管の拡張や収縮もコントロールしています。

自律神経のうち交感神経が緊張すると、心拍出量がふえて末梢血管は収縮し、血圧が上がります。逆に交感神経が弛緩すると、血圧は下がります。このように、交感神経は、血圧のコントロールに深くかかわっているのです。

こうして血圧は、1日のうちでも常に変動しています。健康な人であれば、運動時や緊張時には血

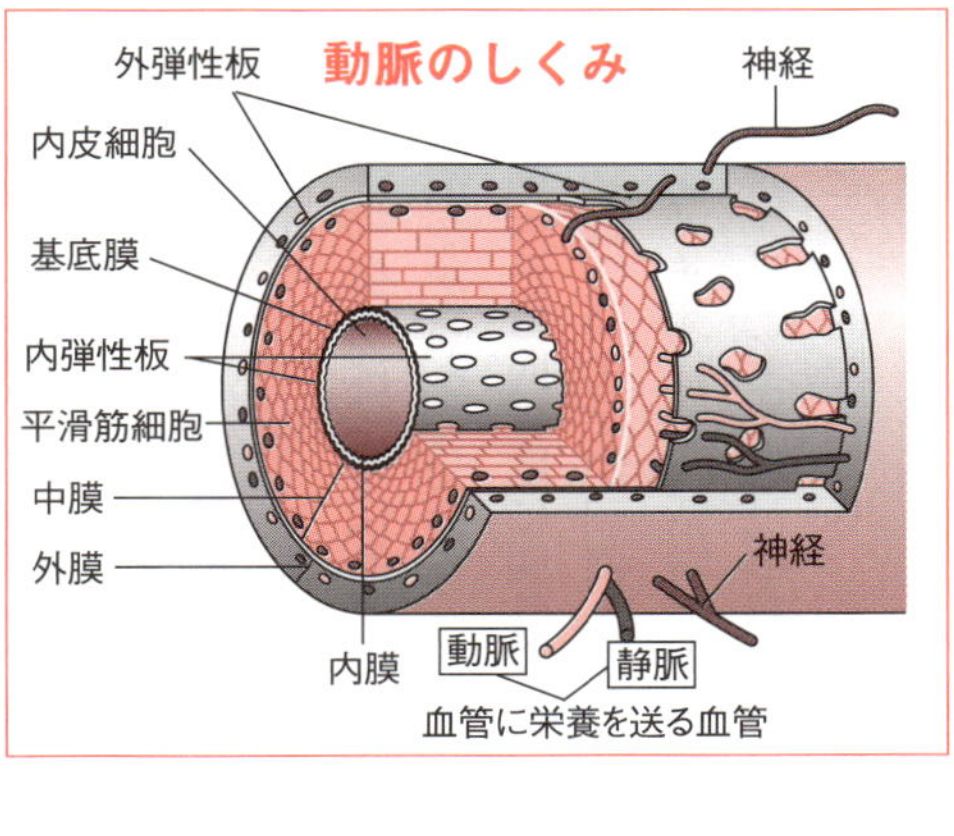

圧が上がりますが、しばらくすると正常値に戻ります。しかし、このような自然の血圧変動とは無関係に、慢性的に血圧が高い状態が続くことがあります。これが「高血圧症」という病気です。

　ではなぜ、血圧は慢性的に高くなるのでしょうか。動脈はもともとしなやかな弾性をもっていますが、強い圧力を受け続けることによって動脈壁が傷つき、かたいゴムホースのようになってしまいます。これを動脈硬化と呼び、主に細い動脈で起こります。

　細動脈硬化が進むほど、血液が流れにくくなるので血圧が高くなり、血圧が高くなると細動脈硬化も進むという悪循環に陥ります。細動脈硬化は年齢とともに進行するので、中高年になるほど血圧が高い人が多くなります。

　動脈に起こるもう一つの大きな変化は、血管の内壁に酸化したコレステロールが蓄積される粥状《じゅくじょう》硬化です。これは比較的太い動脈に起こり、脳梗塞《こうそく》や心筋梗塞の原因になります。

　血圧を決める因子としては、心拍出量と末梢血管の抵抗が最も大きなものですが、動脈硬化は、このうちの末梢血管の抵抗を極度に高める危険な病気といえます。

●何科に行ったらよいか

　この項の病気は、まず循環器科、内科を受診します。

（新啓一郎）

本《ほん》態《たい》性《せい》高《こう》血《けつ》圧《あつ》

　高血圧には、明らかな原因となる病気があるために起こるタイプがあり、これを二次性高血圧といいます。これに対して、原因となる病気が特定できないタイプを本態性高血圧といいます。日本の高血圧症患者の90％弱が本態性高血圧にあたります。

原因

　現在までのところ、本態性高血圧の発症には、いくつかの遺伝子が関係していることがわかっています。たとえば、腎臓でのナトリウムの再吸収に関係すると考えられる遺伝子がみつかっていて、この遺伝子の異常も高血圧の発症にかかわっているようです。

　また、高血圧の代表的な合併症である脳卒中にも遺伝子が関係していると考えられています。脳卒中は高血圧になればだれにでも起こるわけではなく、脳卒中遺伝子がある人が高血圧になったときに発症するというのです。

　このように、最近の研究で高血圧の遺伝的素因が解明されつつあります。血圧調整において重要な器官である脳・中枢神経系、腎臓、心血管系、内分泌系、血管の平滑筋の細胞膜などの異常に遺伝的素因があるのではないかと考え、研究されています。

　ただ、遺伝的素因があればだれでも高血圧になるわけではありません。遺伝的要因に本人の生活習慣による負担が重なることによって、高血圧が起こるのです。

　親の高血圧が子どもに遺伝する割合は、調査によっても結果が異なりますが、ほぼ次のような割合ではないかといわれています。

●両親とも高血圧でない場合……高血圧の素因をもつのは、子ども10〜20人に1人。

●両親のどちらかが高血圧の場合……高血圧の素因をもつのは、子ども3人に1人。

●両親とも高血圧の場合……高血圧の素因をもつのは、子ども2人に1人。

　この割合はあくまで高血圧になりやすい、という遺伝的素因ですから、素因をもっていても生活習慣に注意を払うことによって、高血圧にならずに人生を送ることも不可能ではありません。

　一方、遺伝的素因に加わると高血圧のリスクが高まる生活習慣としては、塩分の過剰摂取、過食と肥満、アルコールの過剰摂取、カルシウムやカリウムの摂取不足、タバコ、ストレス、運動不足などがあります。

　本態性高血圧は、遺伝的素因と生活習慣がからんで発症する病気です。両因子は同程度に関与すると考えられていますが、個人差もあります。まずは、生活習慣だけでも改善することが自己療養のポイントといえるでしょう。

　両親のどちらかが高血圧で、遺

伝的素因があると思われる人は、20～30代のうちから定期的な血圧測定を行いましょう。血圧が高くなったことに早く気づき、またいつから高くなったかがわかるので、医師による治療や予後の判断に役立ちます。

治療

原因のはっきりしている二次性高血圧の場合、まず、その原因となっている病気を治療することが優先されます。では、原因がはっきりしない本態性高血圧では、治療が必要なのはどこからなのでしょうか。

高血圧の治療で重要なポイントは、臓器障害と心臓病、脳卒中などの心血管病の危険因子があるかどうかということです。日本高血圧学会では、注意すべき臓器障害として、脳、心臓、腎臓、血管、眼底の障害をあげています。

心血管病の危険因子としては、高血圧のほかに高齢（65才以上）、喫煙、脂質異常症、肥満、メタボリックシンドローム、若年発症の心血管病の家族歴、糖尿病をあげています。高血圧患者は、血圧分類（高血圧の程度）、危険因子と臓器障害の有無によって、低リスク、中等リスク、高リスクの3群に層別化され、治療方針が決められます。

高血圧と診断されればすぐに治療を開始しなければなりません。正常高値血圧（収縮期血圧130～139㎜Hg／拡張期血圧85～89㎜Hg）であっても、糖尿病などの危険因子があれば生活習慣の修正をはじめとする降圧療法が必要となります。血圧は低ければ低いほど血管を傷つけることが少なく、動脈硬化も進みにくいものです。

高血圧の治療の基本になるのは、生活習慣の修正です。血圧を下げる食事、運動など生活上の注意が指導され、これは高血圧と診断された人すべてに行われます。低・中等リスク群までは、こうした生活習慣の修正だけで血圧が正常に戻ることがあります。

このような薬を使わない治療（非薬物療法）で血圧が下がらない場合には、降圧薬治療が行われます。高リスク群では、たとえ高血圧の程度は低めでも、最初から降圧薬治療が行われます。

降圧薬に市販薬はありません。すべて医師によって処方されます。これは降圧薬が一般の人の判断だけでは使いこなせないからです。かってに服用を中止すると、危険なことすらあります。

降圧薬を使い始める時期は、リ

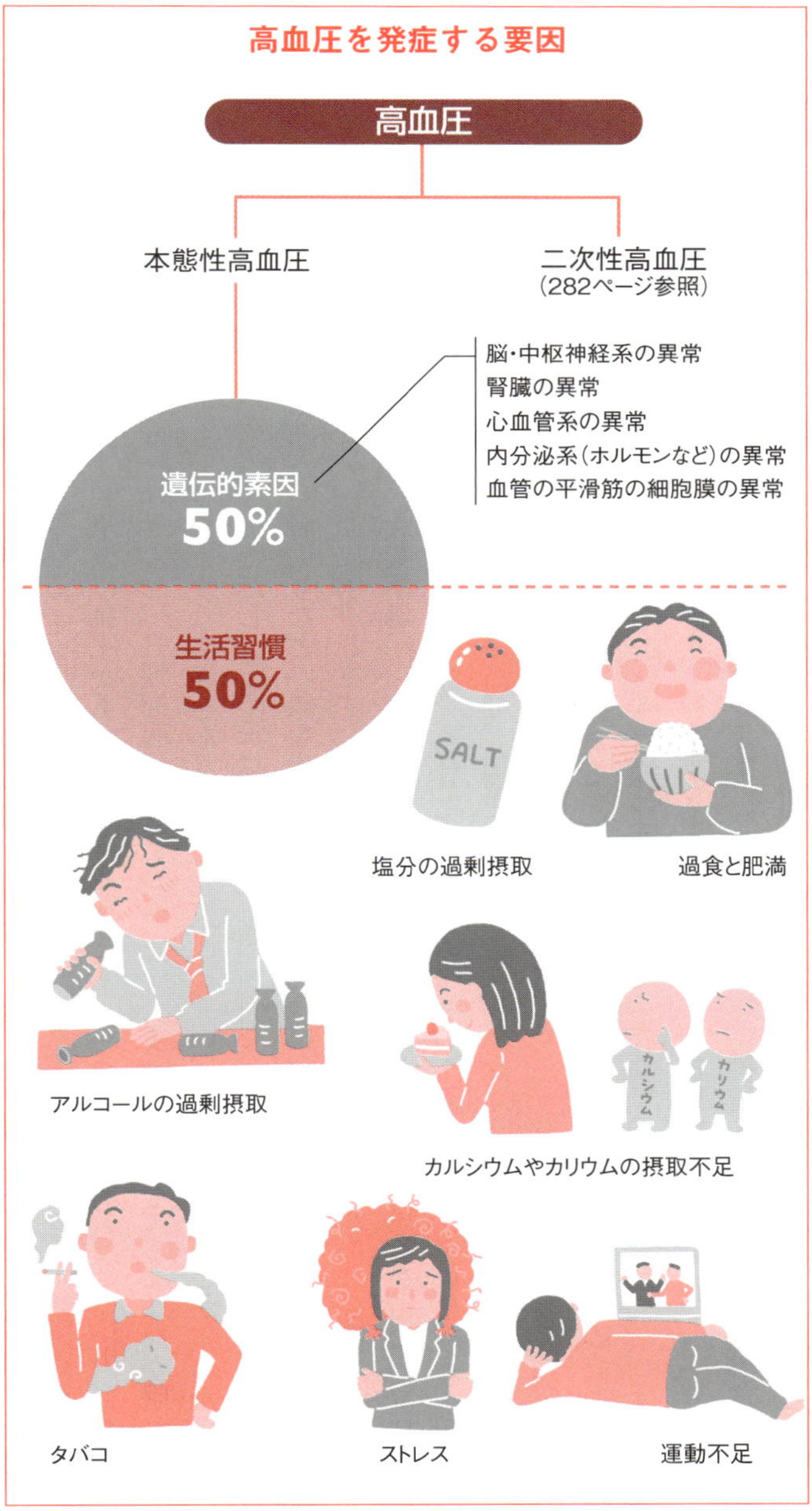

スクの程度によって異なります。

日本高血圧学会の高血圧治療ガイドラインによると、高リスク群では最初から降圧薬を服用することとされていますが、中等リスク群では生活習慣の修正を1カ月、低リスク群では1～3カ月続けても140㎜Hg／90㎜Hg未満にならない場合に降圧薬の服用を始めることになります。

第一選択薬、つまり降圧薬として最初に使う薬は、カルシウム拮《きっ》抗《こう》薬、レニン・アンジオテンシン（RA）系阻害薬（アンジオテンシンⅡ受容体拮抗薬［ARB］、ACE阻害薬）、利尿薬、およびβ《ベータ》遮断薬です。ゆるやかな降圧を目指して、このなかの一種類の薬を選び、少量から使い始めます。

高血圧の治療は、腰をすえてかからなければなりません。本態性高血圧は遺伝的な要素が関係している病気なので、一時的に血圧が下がったとしても、血圧が上がりやすいという体質は残っているのです。ですから、生活に関する適切なアドバイスをしてくれる医師を身近にもつことはとても大切です。

こうしたホームドクター選びには、近所の口コミが役に立ちます。できれば高血圧についてよく勉強している専門医がベストですが、高血圧はよくある病気ですから、一般の内科医でも十分に対応できます。

初診からしばらくの間は、1～2週間に1回くらいは通院して血圧を測定し、治療の結果をみます。

降圧薬を飲み始めてからも、2週間に1回くらいの通院になるでしょう。薬の効き目や副作用をチェックしなければならないからです。

3～4カ月以降は月に1回程度の通院でよくなるはずです。

最近では、開業医のほとんどが、地域の基幹病院と連携をとって、必要なときにはそちらを受診できるように手配してくれます。定期的に検査を受け、異常が出たら総合病院へ行くようにすれば、治療を受ける側の負担も少なくてすみます。

また、初診のときの問診では、次のようなことを聞かれます。あらかじめ準備しておきましょう。

●高血圧に初めて気づいた時期、きっかけ●既往症（過去の病歴）●家族に高血圧、心臓病などの循環器疾患の人はいないか●生活習慣（食生活、運動習慣など）●薬の服用●胸が痛くなったことはないか、など。

（新啓一郎）

高血圧の漢方療法

漢方における高血圧の治療は、全身状態を調和させ、高血圧によって引き起こされる諸症状をとり除き、その結果として血圧を安定させるようにします。したがって、急激に血圧が下がることはありませんし、長期間服用しても、血圧の下がりすぎもありません。

ただし、高血圧に随伴する頭痛、肩こりなど不快な症状はかなり早期に解決します。

大柴胡湯《だいさいことう》

体力があり、筋骨たくましく、りっぱな体格で、便秘の傾向があり、心下痞硬《しんかひこう》（みずおちがつかえ、押すと抵抗感がある）と胸脇苦満《きょうきょうくまん》のあることを目標に使います。頭痛、頭重、肩こりなどを訴える人に効果があります。

防風通聖散《ぼうふうつうしょうさん》

体力が充実しているいわゆる卒中体質者で、力士型の太鼓腹をして、赤ら顔、肌は色白で、くびが太く、動悸、肩こり、のぼせ、便秘傾向の人に用います。

三黄瀉心湯《さんおうしゃしんとう》

体力があり、体もがっしりしていて赤ら顔で、のぼせる傾向があり、気分がいらいらして落ち着かず、脈は力があり、便秘ぎみで、みずおちにつかえがあり、夜もよく眠れないという人に用います。

黄連解毒湯《おうれんげどくとう》

三黄瀉心湯《さんおうしゃしんとう》の項で述べた症状があって、便秘のない人に用います。また、頭がさえてなかなか眠れない、つまらないことが気にかかるなどの症状を目標にします。

柴胡加竜骨牡蠣湯《さいこかりゅうこつぼれいとう》

比較的体力があり、胸脇苦満と、へその上部に動悸を認め、肩こり、めまい、頭痛、頭重を訴え、神経過敏で、不眠、いらいらなどがあって、驚きやすい、怒りやすい、便秘があるといった人の高血圧に有効です。

桂枝茯苓丸《けいしぶくりょうがん》

桃核承気湯《とうかくじょうきとう》を用いる場合よりは体力が弱く、のぼせて赤ら顔をし、頭痛、肩こり、めまい、足の冷えなどを訴え、下腹部に抵抗と圧痛を認める人に用います。女性の高血圧に用いることが多いものです。

釣藤散《ちょうとうさん》

やや体力の落ちている人の高血圧に用いる処方です。特に、脳動脈硬化の傾向がある人に適しています。早朝あるいは昼ごろまで頭痛、頭重がして気分がすぐれず、よく物忘れすることが目標です。また、目が充血する、肩がこる、怒りっぽい、いらいらするといった症状も目安になります。

七物降下湯《しちもつこうかとう》

体の強さは中ぐらいよりも少し弱いほうで、胃腸の働きはあまり悪くはありませんが、尿にたんぱくが出たり、息切れ、頭痛がし、疲れやすいなどといった人に用います。特に腎実質性高血圧に効果があります。

八味丸《はちみがん》

中高年になって体力が落ちている人に用いる処方です。胃腸の働きは普通ですが、腰から下に脱力感があって、足腰がだるかったり、冷えたりし、口が渇き、夜間の排尿回数が多く、下腹部が軟弱で、性欲減退などを訴える場合に用います。

（矢数圭堂）

高血圧のツボ刺激

●頭痛、頭重、動悸、息切れのとき

高血圧には、ここを押せば血圧が下がるという便利なツボはないので、高血圧によってあらわれる全身症状を一つずつとり除く治療法を行います。

主なツボは、頭のてっぺんの**百会**《ひゃくえ》、くびの**天柱**《てんちゅう》（後ろ）、**人迎**《じんげい》（前）、**天鼎**《てんてい》、背中の**心兪**《しんゆ》、**膈兪**《かくゆ》、腰の**腎兪**《じんゆ》、おなかの**期門**《きもん》、**不容**《ふよう》、**大巨**《だいこ》、足の**三陰交**《さんいんこう》、**懸鐘**《けんしょう》、**湧泉**《ゆうせん》で、それぞれ症状によって使い分けます。

頭痛、頭重には、百会、天柱、人迎と手の**曲池**《きょくち》を重点的に用い、動悸や息切れ、胸苦しさのある場合には、背中の心兪、胸の**膻中**《だんちゅう》を用います。また、みずおちから腹部へのつかえや重苦しさがあるときには、**巨闕**《こけつ》、不容、期門と、背中の膈兪を、便秘には大巨、そして、足の冷えには、三陰交と足底の湧泉を選びます。

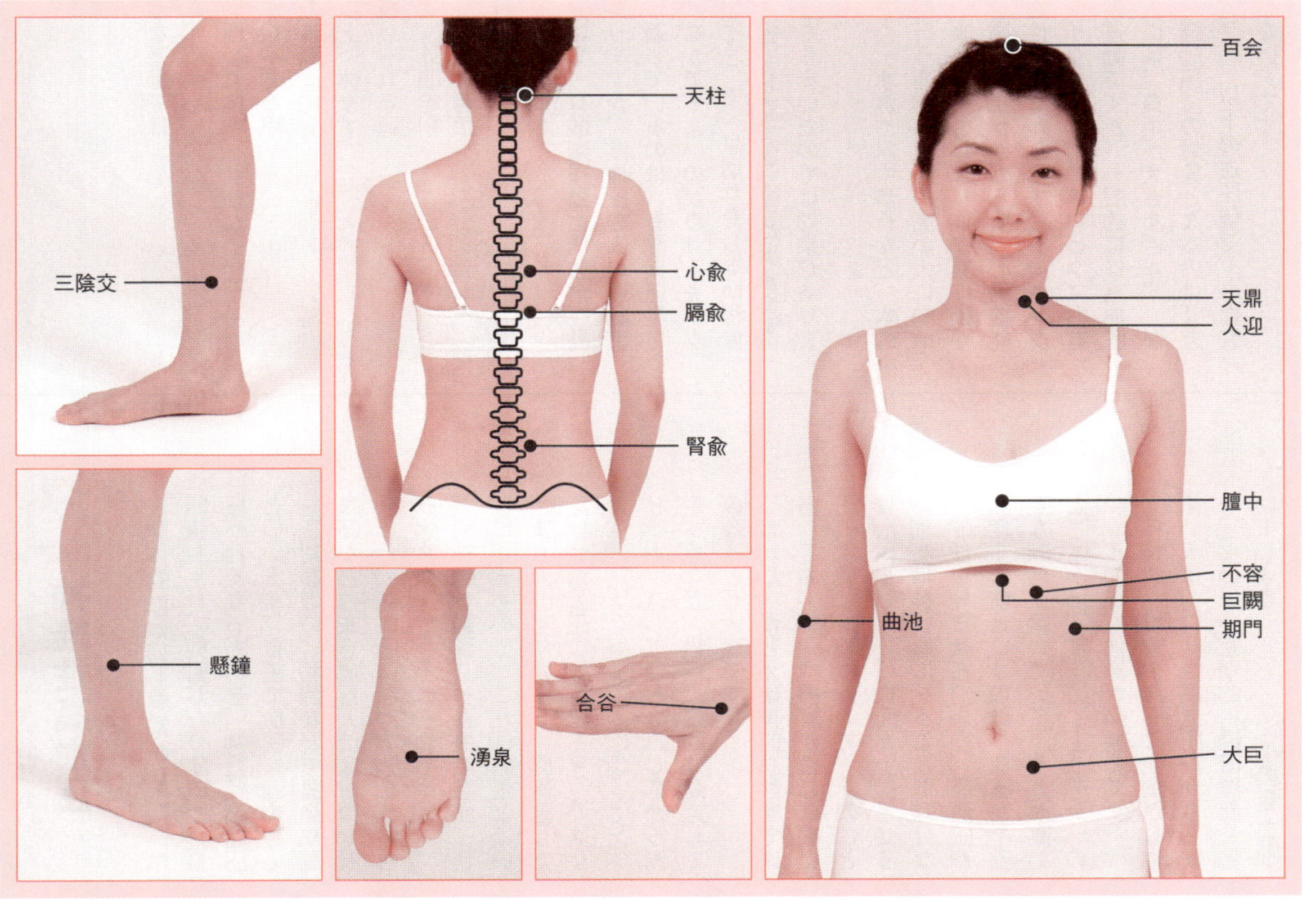

高血圧を予防する生活と食事

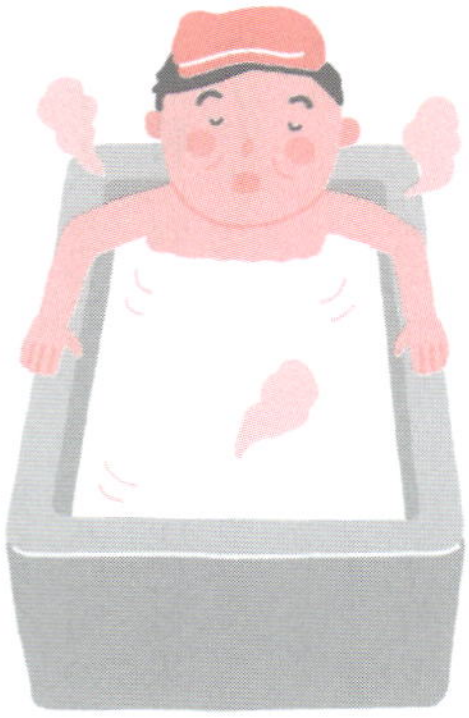

●**入浴するとき気をつけたいこと**

湯温40℃以下では血圧はほとんど上がりませんが、少し熱めのお湯に入ると、血圧は通常、入浴直後に一時的に上がり、その後は、血管が拡張するので下がり始めます。降圧の効果はおふろから出たあともしばらく続くので、高血圧の人にとってはおふろはとても有効です。38～42℃くらいの湯温で5～10分くらいが入浴の目安です。

じょうずに入るポイントは、脱衣所や浴室をあらかじめ暖めておくこと、お湯の温度を、熱すぎず、ぬるすぎない適温に調節すること、長く入っていると血圧が下がりすぎてめまいを起こすので、5分たったら一度浴槽から出て体を洗うことです。

●**朝方の発作を減らす睡眠法**

睡眠は健康を守る大切な要素ですが、血圧の高い人には、とりわけ十分な睡眠が必要です。血圧の高い人は、日ごろから血管に強い圧力がかかるので血管を傷め、動脈硬化を促進させています。日中に傷んだ血管は、血圧が低くなる睡眠中に、修復されるからです。

脳の血管が破裂する脳出血や、血《けっ》栓《せん》（血液成分のかたまり）が詰まる脳梗塞《こうそく》は明け方に多発します。睡眠中には汗や呼吸を通じて、およそ1ℓもの水分が失われるため、血液中の水分も減り、血液がドロドロになって流れにくくなるからです。

明け方の発作を防ぐためには、水分の補給が欠かせません。枕元に水差しを常備して、寝るときコップ1杯の水を飲むといいでしょう。

夜間にトイレに起きる人は、寝るときの水分補給を控え、その分、日中に水分をまめに補い、血液の粘度を低くして床につきましょう。

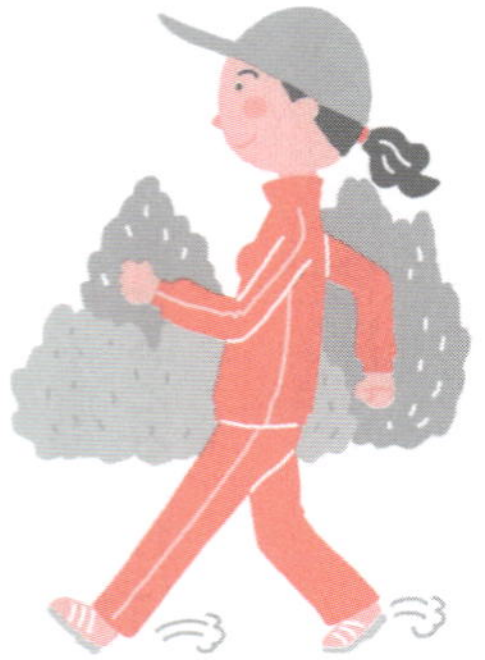

●**高血圧の人に適している運動は**

高血圧の人にとって望ましい運動は、はげしく体を動かして汗をかくような運動ではなく、ゆっくりと無理なく体を動かし、ある程度の時間（10分間以上）休まずに続けられる運動で、1日合計30分以上を目標に行います。

運動には大きく分けて、有酸素運動と無酸素運動がありますが、高血圧の人の運動療法に適しているのは、有酸素運動です。なかでもよいのがウォーキング（速歩き）で、息切れをしない程度のスピードで、さっさと歩きます。だらだら歩いたのでは効果がありません。

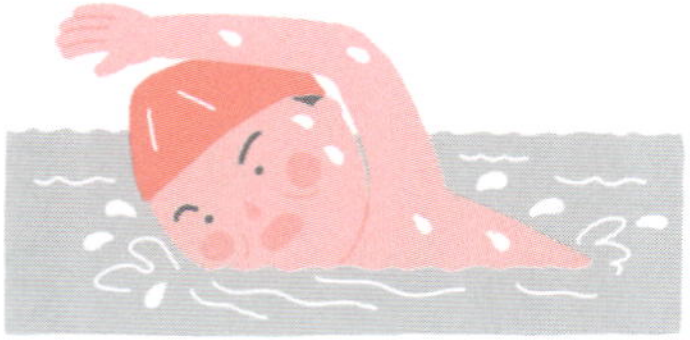

また、水泳や水中歩行など、水の中で行う運動も血圧の高い人に向いています。浮力により体が楽に動かせ足腰に負担がかからず、心肺機能も活性化するからです。ジョギングやサイクリング、エアロビクスも有酸素運動ですが、一般的には高血圧の人には、負担が大きすぎます。なお、運動療法の対象となるのはⅡ度（中等度）以下の血圧値で、心血管病のない人です。

神経性高血圧

身体的には何も異常がないのに、緊張したり、興奮したりすると、血圧が高くなるものを、神経性高血圧といいます。自宅で血圧を測定しても正常なのに、病院などで医師や看護師など白衣を着た人にはかってもらうと、高血圧になってしまう「白衣性高血圧」もその一つです。

精神的な影響で一過性に高血圧状態になるもので、これは病気とはいえません。ですから、1回測定しただけで高血圧と診断するのではなく、深呼吸をしてから測定するとか、リラックスしてひと休みしてから測定するなど、最低、3回は測定してみることが大事です。

しかし、たとえ精神的な影響ではあっても、緊張や興奮が続けば高血圧の状態は持続するので、そのことは心得ておいて、血圧を上昇させるような精神状態になることは避けなくてはなりません。また、高血圧が発症する前というのは、血圧が不安定な状態が続いていて、それが高いところで固定するケースが多いので、その点も注意が必要です。

精神的な影響で血圧の変動がしやすい人は、神経性高血圧だからと安心しないで、定期的に健康診断を受けましょう。

（小橋隆一郎）

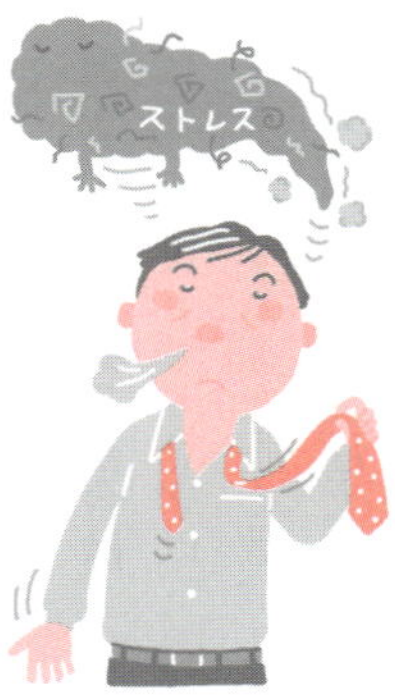

●ストレスをどうやわらげるか

一般に、自宅に比べて職場では、血圧が高くなります。長時間の勤務を続けていると、それだけ血圧の高い状態が長く続くことになるので、血圧の高い人は残業をほどほどにして、仕事以外のリラックスできる時間を長くしましょう。

会議などで特に血圧が上がる人は、会議前や会議の途中で席をはずして、4〜5回深呼吸をしてみてください。深呼吸には興奮をしずめる作用や、血圧を下げる作用があります。外の風に当たったり、トイレに入ったり、軽く体を動かすことも緊張や興奮をしずめてくれます。

日常生活でストレスを解消するには、1日に少しでも趣味にさく時間をもつことです。朝、昼、夜の食事はゆっくりと味わうこと、たまには家事の手抜きをすることもストレスをためないために必要です。

●嗜好品をたしなむための注意

お酒の中に含まれるアルコールは、適量であれば血行を促進し、善玉コレステロールをふやすなどのよい影響があります。しかし、飲みすぎると心拍数を上げて心臓に負担をかけ、血圧を上昇させます。過度の飲酒が毎日続けば肥満にもつながり、高血圧の重大な原因になります。適量は1日に日本酒なら1合、ビール中びん1本、焼酎半合弱、ウイスキーはダブル1杯、ワインはグラス2杯弱以下にしてください。女性はその1/2くらいです。

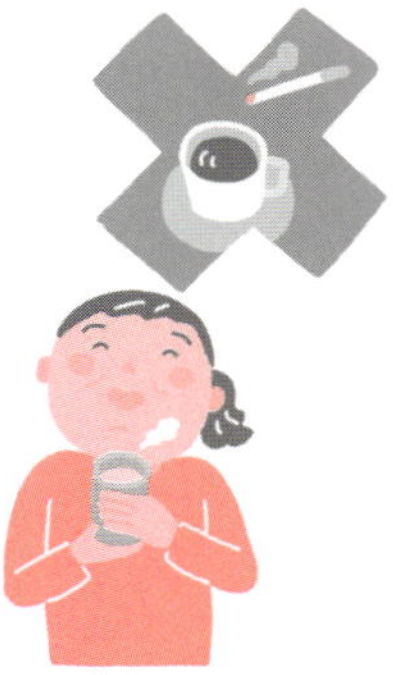

コーヒー、紅茶、日本茶に含まれるカフェインには、血管を収縮させる作用があります。高血圧の人は、コーヒーなどのとりすぎに注意しましょう。しかし、日本茶には降圧作用のあるカリウムや抗酸化作用のあるカテキンが豊富です。カフェインの少ない番茶なら、高血圧の人でも楽しむことができます。

タバコは百害あって、一利もありません。必ず禁煙しましょう。

●問題ない性行為と危険な性行為

性行為は興奮を招くので、当然血圧が上がります。収縮期血圧が50㎜Hg上昇したという調査もあります。50㎜Hgの上昇というとびっくりするかもしれませんが、車の運転中や重い物を持ち上げた瞬間など、このくらい血圧が上がることはあります。だから、性行為だけを目のかたきにすることはありません。

しかし、これは夫婦間の性行為の話で、これが浮気や不倫となると急激に危険度が高まります。性行為は長年連れ添った夫婦同士で、お互いをいたわりながらほどほどに、という原点を忘れてはなりません。

なお、性行為を行うときには、上位の人のほうが下位の人より脈拍が上がりやすくなります。そこで、高血圧の人は、心臓に負担がかからないよう、パートナーに協力してもらうといいでしょう。

●塩分の摂取を減らすことが大切

食事療法の最大のポイントは、減塩です。塩分をとりすぎると血液中のナトリウムとともに水分量がふえて、血圧が上がります。また、過剰なナトリウムを腎臓から尿中へ出すため、血圧が上がるからです。

日本高血圧学会の高血圧治療ガイドラインでは、1日に摂取する食塩（ナトリウム）の量を6g未満にすることが推奨されています。

これは食材に含まれる塩分も入れた数値なので、たやすいことではありません。しかし、高血圧を予防し、治療効果を上げるためには大切なことなので、ぜひ家族ぐるみでとり組んでください。（新啓一郎）

香辛料は血圧を上げない

トウガラシやわさび、からし、こしょうなどの香辛料は、味にアクセントをつけて、とかく単調になりがちな減塩食をおいしくする大切な材料です。しかし、香辛料には塩分のように血圧を上げる作用はないのでしょうか。

これに関して、東邦大学名誉教授の阿部達男先生が、ネズミに人間が通常食べる量の100倍の香辛料を与えるという実験を試みています。その結果、からしはネズミの消化器に有害、トウガラシはやや有害という結果が出たものの、わさびやこしょう、しょうがは、100倍与えてもネズミの消化器に無害でした。それでは、肝心な血圧に対する影響はどうなのでしょうか。そこで阿部先生は、実際に高血圧の患者さんの承諾を得て、2週間毎日昼食にカレーを食べてもらいました。しかし、この実験でも、血圧や腎臓に対する影響は認められませんでした。こうした実験からみると、通常私たちが食べる程度の量であれば、たとえ強い香辛料であっても、血圧を上げたり腎臓に悪影響を与えることはなさそうです。

減塩は、じょうずに香辛料を使って乗り切りましょう。（新啓一郎）

これらのツボを、手の親指の腹を用いて毎日､気長に指圧します。

●だるい、気力がないとき

全身の筋肉マッサージで体調をととのえます。

マッサージの方法は、耳の後ろからくびの前へ、胸鎖乳突筋に沿って行い、次に後ろくびは、上から下へ背骨に沿って行います。肩は、後ろくびのつけ根から肩先に向けて、そして、肩甲骨は、内側に沿って上から下へと行い、背中は、心兪、膈兪（膀胱経）を通って、上から腰まで、背骨の両側をマッサージします。

次に、胸とおなかのマッサージを行います。胸は、肋骨の下端に沿って、みずおちから外へ向けて、おなかは、みずおちからおへそを通って恥骨までいく、太い筋肉のまん中を中心に、上から下へとマッサージします。

腕は、曲池と合谷《ごうこく》を、足は、ひざの内側、外側を、両くるぶしまでマッサージし、足底は、湧泉を中心によくマッサージします。

（芹澤勝助）

二《に》次《じ》性《せい》高《こう》血《けつ》圧《あつ》

二次性高血圧とは、原因になる病気が特定できない本態性高血圧と違って、なんらかの病気が引きがねになって起こる高血圧です。

したがって、原因となる病気を探し出してしっかり治療しなければ、治すことができません。

高血圧全体に占める割合は、少なくとも10％以上で、35才以下の若い人が発症する高血圧では、4人に1人が二次性高血圧といわれています。

腎《じん》実《じつ》質《しつ》性《せい》高《こう》血《けつ》圧《あつ》と腎《じん》血《けつ》管《かん》性《せい》高《こう》血《けつ》圧《あつ》

腎疾患による二次性高血圧で多いのが腎炎など腎臓の病気によって起こる腎実質性高血圧と、腎臓へ入る動脈の内腔が狭くなる異常によって起こる腎血管性高血圧です。

シイタケの血圧降下作用

昔から不老長寿の食品とされてきたシイタケですが、科学的な研究によって、さまざまな生活習慣病に対して、治療、予防の効果のあることが突き止められています。高血圧もその一つで、その効果を明らかにする実験が、いくつか行われています。

国立健康・栄養研究所の故・鈴木慎次郎博士は高血圧自然発症ラットを使って、シイタケ水に血圧降下作用のあることを明らかにしました。

このネズミは、普通に飼育しているだけで必ず高血圧になる実験用のネズミです。生後6週のこの特殊なネズミを24匹用意し、11週までは一律に水を与えて飼育しました。その時点で、ネズミを12匹ずつ二つのグループに分け、一方にはそのまま水を与え続け、もう一方には水のかわりにシイタケ水を与えます。このシイタケ水は干しシイタケ30gを1ℓの水に1日つけておいた液です。

実験の結果、生後6週に97㎜Hgであった血圧が、11週には自然に159㎜Hgまで上がり、水で飼育したものはさらに上昇を続けました。これに対し、シイタケ水を与えたグループのネズミは、1週間後の12週目には145㎜Hgと、約10％も血圧が下がっています。一方、水のグループは171㎜Hgで、7％も上昇しています。

そのままシイタケ水を与えると、血圧は加齢とともに徐々に上昇はしますが、水のグループよりは明らかに低くなります。20週になった時点では、水のグループが218㎜Hgであるのに対して、シイタケ水のグループは186と32㎜Hgも低い値を示しました。その時点で、シイタケ水をやめて、かわりに水を与えると、とたんに血圧はぐんぐん上昇し、23週には両グループの差はほとんどなくなります。以上の実験から、シイタケ水には血圧の上昇を抑制する作用があることがわかりました。

人間がシイタケを食べたり、シイタケ水を飲んだ場合にも降圧の効果があることが報告されています。

シイタケ水の作り方は、コップに新しい干しシイタケを一つ入れて水を注いでおき、翌日その水を飲めばよいのです。（日本きのこ研究所）

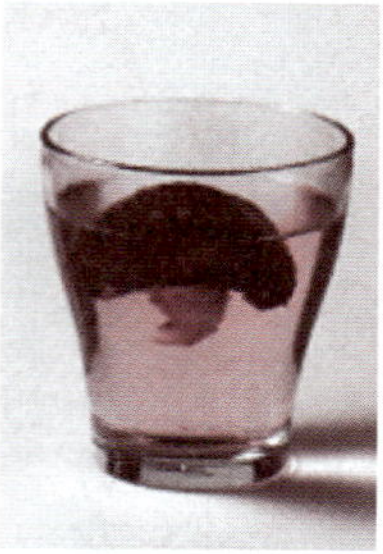

シイタケ水。降圧作用が認められている。

腎実質性高血圧で血圧が上がるのは、腎臓の障害によってナトリウムや水分の排泄が障害され、それによって血液の循環量がふえるためです。すなわち、体を循環する血液の量が増し、心拍出量が増加するので、血圧が上昇することになります。

また、腎臓は、体内のナトリウムを体外に排出していますが、腎臓の働きが悪いので十分に出せません。そこで、血圧を上げて出そうとするのです。

高血圧になると、腎臓への負担が強くなります。そのため、腎臓の働きがさらに悪くなり、高血圧を助長するという悪循環に陥ります。腎臓の機能が悪化しないようにコントロールすることは、血圧の治療にとって非常に重要です。

腎実質性高血圧の原因となる病気には、慢性糸球体腎炎、多発性腎嚢胞《じんのうほう》、虚血性腎症などがあります。

腎血管性高血圧は、腎臓に血液を運ぶ腎動脈に動脈硬化が起こったり、筋繊維などが増殖したりすることによって、血管の内腔が狭くなることから起こります。

腎臓の動脈が血行障害を起こすと、レニンという酵素が分泌され、その結果生じるアンジオテンシンⅡが心臓の拍動を強くし、末梢血管を収縮させて血圧を上げます。

腎血管性高血圧の原因となる病気には、粥状《じゅくじょう》動脈硬化、繊維筋性異形成、大動脈炎症候群、腎動脈の血栓《けっせん》症や塞栓《そくせん》症などがあります。

内《ない》分《ぶん》泌《ぴ》性《せい》高《こう》血《けつ》圧《あつ》と血《けっ》管《かん》性《せい》高《こう》血《けつ》圧《あつ》

内分泌性高血圧は、副腎や甲状腺から分泌される内分泌（ホルモン）の異常によって起こる高血圧です。

頻度が高く、代表的なものに、副腎皮質の良性腫瘍《しゅよう》、異常な増殖（過形成）などによってアルドステロンが過剰に分泌される原発性アルドステロン症があります。

アルドステロンには、腎臓の尿細管からナトリウムを再吸収してカリウムを排泄する作用があります。そのため、この分泌量がふえると、血液循環量がふえて血圧が上昇すると同時に、血中カリウム

タウリンが血圧を下げる

魚介類に含まれるタウリンという含硫アミノ酸（イオウを含んだアミノ酸）の一種には、血圧を下げる効果があることがわかっています。これは、私たちが開発した「脳卒中ラット」による研究で証明されました。

「脳卒中ラット」というのは、普通の飼料で育てるだけで高血圧になり、やがて脳卒中を起こして死んでしまう実験用の白ネズミです。

この「脳卒中ラット」にさまざまな食物をあたえ、何を食べれば脳卒中を予防できるかを調べたところ、魚のたんぱく質を30％加えた高たんぱく食を摂取したときに血圧が低くなり、脳卒中を起こしにくくなることがわかりました。そこで、さらに詳しく調べていくと、魚介類に含まれるタウリンに明確な降圧効果のあることが判明したのです。

タウリンは、カキ、タコ、イカ、タラ、ヒラメなどに多く含まれている成分ですが、なぜ、血圧を下げる効果があるのでしょうか。

私たちの血圧は、自律神経によってコントロールされています。自律神経には、交感神経と副交感神経があり、交感神経の支配が強くなると、末梢血管が収縮したり心臓の拍動が高まったりして血圧を上げます。

タウリンは、この交感神経の働きを弱め、副交感神経の支配を強くすると考えられます。これを裏づけるように、「脳卒中ラット」の脳に直接タウリンを注入すると、血圧が下がることが実験ではっきりと証明されました。

また、交感神経の興奮をしずめると、高血圧の大敵であるストレスが減少する効果もあるのです。ストレスに曝される人は、神経や副腎から常にノルアドレナリンやアドレナリンが血液中に放出されています。このようなホルモンが多いと、血圧の上下動がはげしくなり、動脈壁を傷つけてコレステロールがたまりやすくなります。その結果、動脈硬化が進み、心筋梗塞がふえるのです。

ですから、日ごろから血圧が高めの人は、なるべくストレスをためないようにしなければなりません。しかし、実際にはそうもいかないので、タウリンを十分とるとよいのです。

魚介類に含まれるタウリンを摂取すると、血圧が下がるばかりでなく、ストレスからくる交感神経の興奮がやわらぎ、動脈硬化や心筋梗塞が防げると期待されます。（家森幸男）

が低下します。

　副腎皮質から分泌されているホルモンの一つ糖質コルチコイドの分泌量が多くなるクッシング症候群でも高血圧になります。これは、糖質コルチコイドが昇圧物質の増加に関係しているためです。若い女性に多い病気で、肥満や糖代謝異常もみられます。

　そのほかには、副腎髄質からのカテコルアミン分泌異常により発作性高血圧を起こす褐色細胞腫や、甲状腺ホルモン過剰によって血圧が高くなる甲状腺機能亢進《こうしん》症などがあります。

　血管性高血圧にも、いくつかの種類があります。

　その一つで、高齢者によくみられる大動脈弁閉鎖不全症は、心臓の弁が閉鎖すべきときに閉鎖しないために、送り出されるべき動脈血が心臓へ逆流する病気です。その分、心臓は余分に血液を送らなければならないので、血圧が高くなります。

　このほか、ステロイドや漢方薬として使われる甘草など薬剤の使用によって高血圧が引き起こされることがあります。（新啓一郎）

二次性高血圧のツボ刺激

　二次性高血圧では、専門医による病気の治療が最優先されますが、症状に応じたツボ刺激を行うと、より効果的です。

　主なツボとして、頭の**百会**《ひゃくえ》、**天柱**《てんちゅう》、背中の**心兪**《しんゆ》、**膈兪**《かくゆ》、**腎兪**《じんゆ》、**志室**《ししつ》、おなかの**期門**《きもん》、**巨闕**《こけつ》、足の**三陰交**《さんいんこう》、**太谿**《たいけい》、**湧泉**《ゆうせん》を用います。

　症状別の用い方としては、頭痛、頭重には百会、天柱を、動悸、息切れには心兪、**膻中**《だんちゅう》を、みずおちのつかえや心臓部の圧迫感には、巨闕、期門を、不眠には膈兪を、便秘には**大巨**《だいこ》を、足の冷えには三陰交、太谿を重点的に選びます。また、疲れやすさに対しては**肓兪**《こうゆ》、腎兪、志室を用います。

　部位に応じて、これらのツボに親指、または四指、手のひらなどで指圧を行うと、症状の軽快、改善に効果があり、もぐさ灸を行うのもよい方法です。もぐさは、米粒の半分大のものを、1カ所のツボに3～4壮(回)、1日1回すえるようにします。

　足底の湧泉は、左右交互に、こ

寒い日は服装に注意を

　昔の日本の家屋は、冬ともなると寒風が吹きこんでいたものですが、最近の家屋は密閉され、暖房設備も充実してきました。そのために、かえって、血圧が高い人には注意を要する事態が起こっています。

　それは、厳寒期になると外気の温度と室内の温度の差が開きすぎるため、外出すると急に血圧が上がり、危険な状態になるからです。

　冬場の血圧は、夏に比べると、ただでさえ10～20㎜Hg高くなっています。そのうえ、暖かい室内から寒い屋外へ出ると、交感神経が緊張して末梢血管が収縮します。心臓は末梢血管に血液を送ろうと一気に血圧を上げるため、脳卒中や心筋梗塞が起こりやすくなるのです。

　冬場のこうした事故を防ぐには、室内と屋外の温度差を小さくしなければなりません。それには、部屋を暖めすぎないことと、外出するときの服装が大切です。

　冬場の外出では、肌の露出部分を少なくすることはもちろん、末梢血管の収縮が血圧の上昇を招くことを考え、手袋や靴下で冷たい風の侵入を防がなければなりません。

　特に大切なことは、襟元の防御です。オーバーコートを着こんでも、襟元が開いていると寒風が吹きこんできます。くび筋の冷えは全身に及びますから、マフラーを巻いて襟元とくび筋、後頭部までしっかり防寒することが大切です。

　とはいっても、汗ばむほど着こむ必要はありません。衣服が重くなると体に負担がかかりますし、重みのためにかえって血圧が上がります。

　厚手の服を着ると、外出先で暖房のきいた室内に入ったときに汗ばみ、かぜをひく原因になるので、ウールなど薄手で保湿性のよい衣服を選びましょう。また、周囲の温度に合わせてマフラーやコートをこまめに着脱し、暑すぎたり寒すぎたりしないよう、皮ふ温（注 体温は不変）の変化を少なくする心がけが大切です。

　帽子、マスク、耳あて、マフラー、手袋など、着脱しやすい防寒具を身につけて外出することが、厳寒期の知恵といえるでしょう。

　暖かい室内から屋外へ出るときは、しっかり身づくろいをしてからドアを開けることも大切です。できれば玄関で足踏みをするなど、準備運動をしてから外へ出ると申し分ありません。

（植田理彦）

ぶしで軽く100回ほどたたいてもらうようにします。

ツボ刺激に加え、飲食物の節食も大切です。塩分や脂肪の摂取量を減らし、お酒やタバコも制限するか禁じて、十分な休養と睡眠をとるように努めましょう。

散歩や釣りなどで気分転換をはかる精神療法も必要です。

（芹澤勝助）

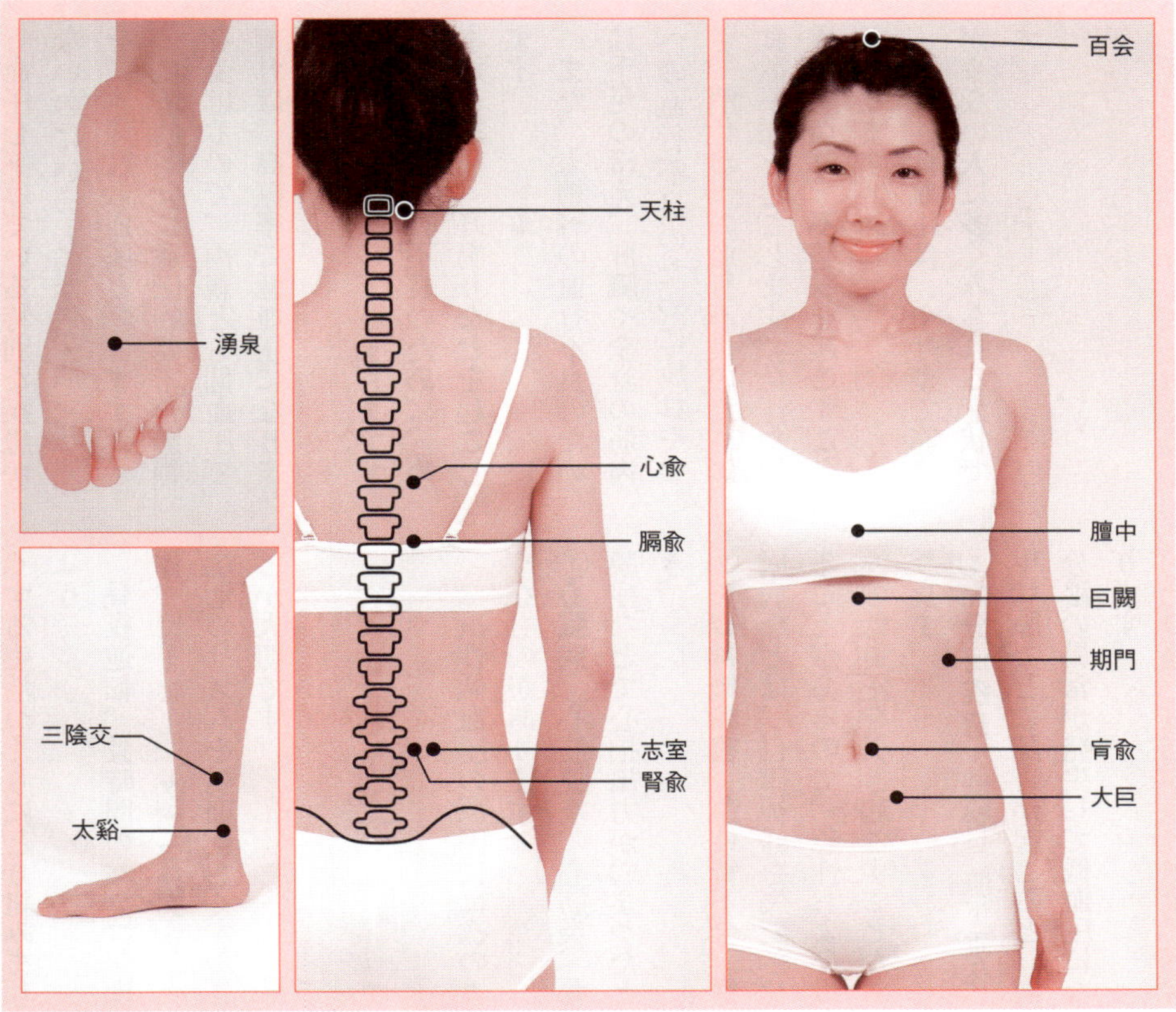

低《てい》血《けつ》圧《あつ》

明確な基準はありませんが、一般的に収縮期血圧（最大）が100㎜Hg以下の場合に低血圧と呼ばれます。

分類は、高血圧と同じように原因となる疾患がないものを本態性低血圧、原因となる疾患があるものを二次性低血圧または症候性低血圧と呼んでいます。

本《ほん》態《たい》性《せい》低《てい》血《けつ》圧《あつ》

原因と症状

血圧の正常値とは

日本高血圧学会が定める「高血圧治療ガイドライン2014」によると、血圧の正常値は、収縮期（最高）血圧が140㎜Hg未満かつ拡張期（最低）血圧が90㎜Hg未満です。

この数値を慢性的に超える状態であると、高血圧と診断されます。

また、120／80㎜Hg未満を至適血圧としています。

同ガイドラインでの降圧目標は、糖尿病や腎臓病の患者の場合、130／80㎜Hg未満と厳しい数値になっています。

（新啓一郎）

成人における血圧値の分類

分類	収縮期(最高)血圧(mmHg)		拡張期(最低)血圧(mmHg)
至適血圧	<120	かつ	<80
正常血圧	<120〜129	かつ/または	<80〜84
正常高値血圧	130〜139	かつ/または	85〜89
Ⅰ度高血圧	140〜159	かつ/または	90〜99
Ⅱ度高血圧	160〜179	かつ/または	100〜109
Ⅲ度高血圧	≧180	かつ/または	≧110
収縮期高血圧	≧140	かつ	<90

（日本高血圧学会「高血圧治療ガイドライン 2014」より）

血圧を下げている特別な疾患がないのにいつも血圧が低い状態を、本態性低血圧と呼びます。

血圧は多分に遺伝的要素の影響を受けるので、両親とも低血圧であれば、高確率で低血圧になります。

症状は人によってさまざまですが、脳への血行不良のために、めまい、頭痛、耳鳴りなどを起こします。

また、末梢への血行不良のために手足の冷え、肝臓や全身の筋肉への血行不良のために疲れやすさ、消化器への血行不良のために食欲不振を起こします。発汗や動《どう》悸《き》、息切れ、不整脈を起こすこともあります。

本態性低血圧は、やせ型で筋肉が少ない人に多くみられる症状です。

治療

昇圧薬を用いることもありますが、生活に支障があるような自覚症状が出ていない限り、体力づくりが優先されます。

軽い体操や有酸素運動から始めて、日光を浴びて全身の血行をよくする生活づくりにとり組みましょう。

昼夜逆転、長時間のパソコン操作、コーヒー、タバコはやめて、生活のリズムを規則正しくすることが大切です。

二次性低血圧《にじせいていけつあつ》

二次性低血圧の原因には次のようなものがあります。

①心臓病　心筋梗塞《こうそく》、心筋炎、弁膜症などで心拍出力が弱まったとき。

②自律神経障害　急性腎不全、糖尿病などは、自律神経を失調させることがあるので、急性および慢性の低血圧を引き起こすことがあります。

③内分泌疾患　副腎、脳下垂体、甲状腺などに障害が起こると、内分泌の異常が発生して低血圧になります。

④その他　寝たきり、空腹、不活発な生活、降圧薬の服用などによっても低血圧を起こすことがあります。

人間は、大量の出血があれば血圧が下がることが知られています。

このように、原因がはっきりしている低血圧は、原因となる状況の改善を行います。

起立性低血圧《きりつせいていけつあつ》

寝ていた状態やすわった状態から急に立ち上がったとき、めまいや立ちくらみを起こすのが起立性低血圧です。

血圧が正常な人でもみられますが、交感神経の働きが悪く、目の前が暗くなるような状態が長時間続く人や失神するような人は病気として扱われます。

治療は、服薬内容のチェック、生活習慣の見直し、自律神経の検査、食事療法などを行います。

起立性低血圧に代表されるのは、生活の場面によって起こる低血圧です。

これには、食後性低血圧、入浴時低血圧、透析低血圧などがあります。

どれも原因は明らかですが、症状が重ければ循環器内科に相談してください。

（新啓一郎）

血圧を安定させる青汁

偏った食生活や運動不足から血液が濁ることも、高血圧の大きな原因です。血圧を安定させるには、栄養のアンバランスを補い、血液を体のぐあいがいちばんよい弱アルカリ性に保つことが必要で、それには緑の葉っぱをたくさんとることです。

理想的には大人で1日に500g（どんぶり1杯）は必要ですが、これだけの野菜を毎日食べるのはたいへんです。

そこで緑の葉っぱをしぼって、エキスだけを生のまま飲もうというのが青汁です。

青汁にする野菜は、シュウ酸の多いホウレンソウやフダンソウ以外ならなんでもいいのですが、最低5種類の材料をまぜてください。農薬や化学肥料を使わない新鮮なものを使うことが大切です。

高血圧の治療と予防には、パセリ、コンフリー、柿の葉などをまぜると、より効果的です。

材料を水洗いし、包丁でこまかく刻んで、すり鉢ですり、水をさかずき1杯加え、ふきんでしぼります。1日2カップが目安ですが、初めての人は下痢をすることがあるので、さかずき2〜3杯から徐々に増量してください。

（長塩守旦）

低血圧の漢方療法

漢方では、胃腸を丈夫にして根本的に体力をつける処方を用いて、その人に最適の血圧にする治療を行います。

真武湯《しんぶとう》

体が虚弱で、貧血し、疲れやすく、脱力感があり、手足は冷えて、立ちくらみがして、下痢をしやすい人に用います。脈や腹に力がないというのを目標とします。

半夏白朮天麻湯《はんげびゃくじゅつてんまとう》

体力が弱く、手足が冷えて、頭痛、肩こり、めまいがあり、胃に振水音が認められ、食欲がない、食後にもたれる感じがある、あるいは体がだるくなり、眠いといった人に用います。

人参湯《にんじんとう》

ふだんから胃腸が弱くて、血色がすぐれず、冷え症で、疲れやすく、立ちくらみがし、食欲不振で、口に薄いつばがたまって、下痢しやすい人に用います。脈や腹には力がないということが目標です。

当帰芍薬散《とうきしゃくやくさん》

体力が虚弱で、やせ型、色白タイプで、貧血ぎみで手足が冷え、疲れやすくて、頭痛、めまい、肩こり、動悸、生理不順などを訴える女性に用います。（矢数圭堂）

低血圧のツボ刺激

ツボ刺激で効果のあるのは、本態性低血圧と起立性低血圧の二つです。症状に応じてツボ刺激を行います。

主なツボは、頭の**百会《ひゃくえ》**（P279参照）、後ろくびの**天柱《てんちゅう》**、肩の**肩井《けんせい》**、背中の**心兪《しんゆ》**、**神堂《しんどう》**、**腎兪《じんゆ》**、胸の**中脘《ちゅうかん》**、おなかの**肓兪《こうゆ》**、**大巨《だいこ》**、足の**太谿《たいけい》**、**照海《しょうかい》**で、これらのツボに対し、マッサージを行います。百会は両手の親指を重ねてゆっくり指圧します。

●手足が冷えるとき

蒸しタオルを巻きつけるか、手の**郄門《げきもん》**、**神門《しんもん》**、足の**陰陵泉《いんりょうせん》**、**三《さん》陰交《いんこう》**を、親指で軽く指圧します。

指圧、マッサージ治療は、あせらず、長い期間、気長に続けてください。途中でやめると、効果が上がりません。

●立ちくらみして気分が悪いとき

最大血圧100㎜Hg以下の低血圧の場合、ツボ刺激によって血圧を上げることはできません。しかし、低血圧に伴ういろいろな症状に苦痛を感じるようになったとき、ツボ刺激を行うと効果的です。

まず、足の温冷交代浴を行いましょう。足の温冷交代浴は、初め、足くびより少し上までを、3分ほ

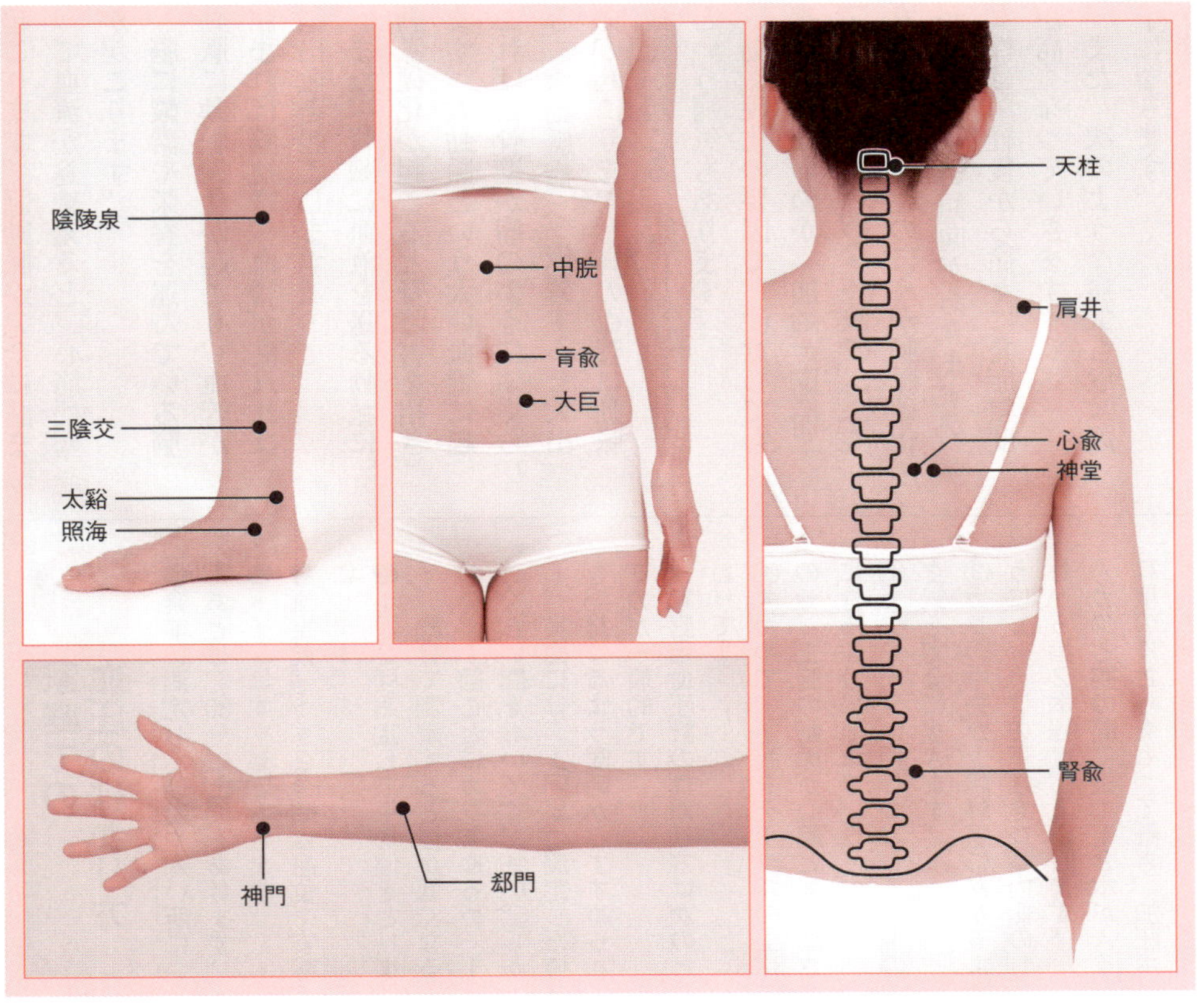

ど温水につけ、次に冷水に30秒ほどつけることを3～5回繰り返し行う方法で、最後は、必ず冷水浴で終わるようにします。

足の温冷交代浴が終わったら、マッサージによるツボ刺激を行います。背中の心兪、腎兪、足の太谿、照海を中心に、親指、四指、手のひらによるマッサージで、全身状態、血行をよくします。足の温冷交代浴とマッサージは、毎日続けると効果が上がります。

（芹澤勝助）

動《どう》脈《みゃく》硬《こう》化《か》

動脈硬化とは、動脈の壁がかたくなって柔軟性が失われたり、血管の内腔が狭くなったりする状態をいいます。

症状・原因

動脈硬化は、動脈の変化のしかたによって、大きく3種類に分類されます。

●細動脈硬化

脳や腎臓、目などの細い動脈に起こる動脈硬化です。高血圧などが原因で、血管壁が厚くなり、血管の内腔が狭くなります。

●中《ちゅう》膜《まく》石《せっ》灰《かい》化《か》硬《こう》化《か》

加齢などが原因で、血管壁の中膜という部位にカルシウムがたまって石灰化し、血管がかたくなります。

●粥《じゅく》状《じょう》動《どう》脈《みゃく》硬《こう》化《か》

血液中のコレステロールなどの脂質が動脈の内側の壁にたまるもので「アテローム性動脈硬化」ともいいます。起こる頻度が高く、一般に、動脈硬化と呼ばれる場合は、この粥状動脈硬化を指します（P289参照）。

粥状動脈硬化が問題になるのは、命にかかわる冠動脈疾患が引き起こされるからです。

心臓に酸素や栄養を運んでいる冠動脈に動脈硬化が起こり、内腔が狭くなると血流が悪化し、その先に酸素や栄養を十分に送ることができなくなります。すると、心臓は酸素不足に陥り、狭《きょう》心《しん》症《しょう》が起こります。冠動脈が完全に詰まって血流が途絶えると、心筋梗塞《こうそく》が起こります。

脳に酸素や栄養を運んでいる脳動脈に動脈硬化が起こり、血管が詰まれば脳梗塞、血管が破れれば脳出血を起こします。

また、腎臓に血液を送る動脈に動脈硬化が起こると腎障害を招きます。大動脈という太い血管に起これば血管壁が瘤《りゅう》のようにふくらみ（大動脈瘤）、破裂すると大出血が起こります。脚の血管に動脈硬化が起こる「閉塞《へいそく》性動脈硬化症」という病気もあります。

動脈硬化の要因で、注意しても避けられないのが「加齢」「性別」「家族歴（遺伝的な体質）」です。女性よりも男性のほうが動脈硬化が進みやすい傾向がありますが、女性は閉経後から徐々に発症頻度が高くなっていきます。

また、次のような病気も危険因子になります。

●脂質異常症……血液中のLDL（悪玉）コレステロールが血管壁の内部に蓄積すると、動脈硬化を促進しやすくなります。また、血液中の中性脂肪（トリグリセリド）

家庭での血圧のはかり方

●食前に測定し、運動や寒い所にいたあとは、30分以上間をあけます。

●トイレはすませておきます。

●測定前、1～2分間は座位で安静にします。

●1～2回測定して平均値をとります。続けて測定すると値が低くなるので、1回ごとにカフをゆるめ、1分くらい間をおいてください。しかし、実際には、1回ずつ測定した値を記録するよう医師からすすめられるのが一般的です。

家庭用血圧計のはかり方は次のとおりです。

①すわって、上腕をテーブルの上にのせ、上腕の動脈が心臓と同じ高さになるようにします。

②カフを十分に押しつぶして、中の空気を完全に抜きます。

③カフの中央が上腕静脈にかかるようにし、カフの下端をひじ内側のしわから指2本程度、上にします。

④カフと腕の間に指1～2本が入る程度のゆとりをもって巻き、加圧ボタンを押します。

いつも同じ時間に測定していると、血圧の変動が判断できます。朝食前や就寝前に測定することをおすすめします。

（新啓一郎）

の値が高く、HDL（善玉）コレステロール値が低い場合も動脈硬化が促進します。

●**高血圧**……血圧が高いと血管壁に大きな負担がかかり、動脈硬化を引き起こす原因になります。

●**糖尿病**……血糖値が高いと、冠動脈疾患などを発症する危険性が高くなることがわかっています。

さらに、過食や運動不足による内臓脂肪型肥満や喫煙も動脈硬化の危険因子にあげられています。これらの危険因子は相互に関係しており、因子がふえれば動脈硬化を起こす危険性が高くなることが指摘されています。

そのほか、血液中にホモシステインという物質（肝臓でのアミノ酸の代謝の過程でつくられる物質）がふえすぎると動脈硬化が進みやすいこともわかっています。

動脈硬化そのものには症状がありませんが、動脈硬化に伴う合併症が起こると、次のような症状があらわれます。

脳に動脈硬化が起こると、頭痛、めまい、耳鳴りなどがみられ、進行して脳卒中を起こすと意識障害や手足のまひがあらわれます。心臓の冠動脈が硬化して狭心症を起こすと、胸痛や動悸《どうき》、息切れの症状があらわれます。

腎臓の細動脈が硬化すると、夜間の排尿回数がふえます。下肢の末梢動脈が硬化すると、冷えやしびれを感じるようになり、そのまま放置すると、足指に壊疽《えそ》が生じます。

動脈硬化の進み方

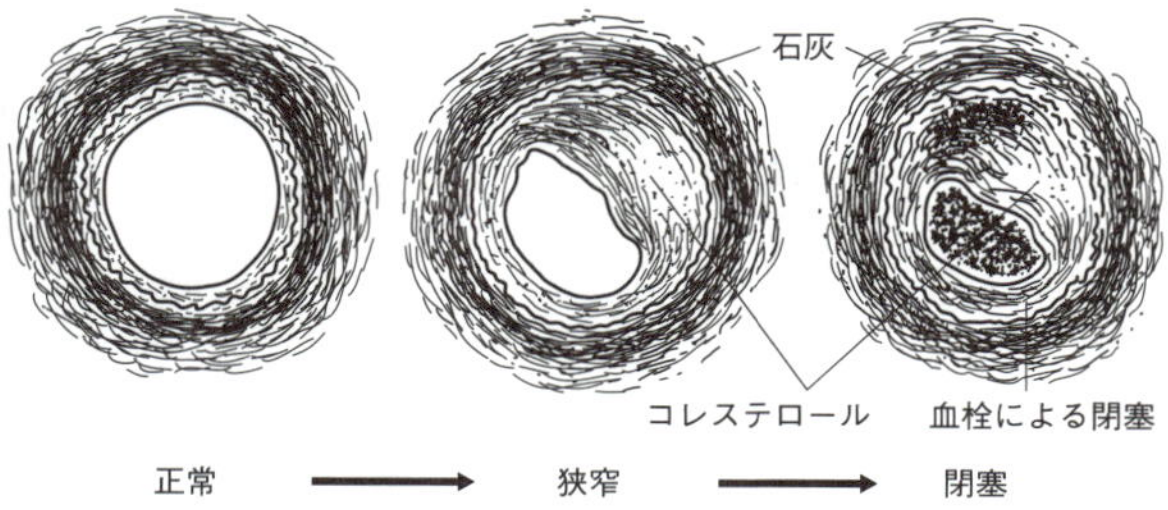

治療

食事や運動などの生活習慣を改善して動脈硬化の危険因子をとり

粥状《じゅくじょう》動《どう》脈《みゃく》硬《こう》化《か》が起こるしくみ

動脈の壁は、外側から「外膜」「中膜」「内膜」の3層でできています。さらに、内膜は、表面をおおう「内皮細胞」と「内皮下層」に分かれています。この内皮細胞の下にドロドロとしたかたまり（粥腫《じゅくしゅ》＝アテローム）ができるのが粥状動脈硬化です。

粥状動脈硬化は、脳や心臓などの重要な臓器に血液を供給する比較的太い血管によく起こります。

内皮細胞になんらかの障害が起こると、そこから血液中を流れているLDL（悪玉）コレステロールなどのさまざまな物質が、内皮細胞の下に入り込みます。血管壁に入り込んだLDLは酸化ストレスを受けて「酸化LDL」に変わります。

また、単球という白血球の一種も、内皮細胞の分子に捕らえられて血管壁に入り込み、そこでマクロファージという細胞に変わります。

マクロファージは、体内の有害なものを自らに取り込んで、私たちの体を守る働きをしています。そのため、酸化ストレスによって変性したLDLを不要なものとみなして、どんどんとり込んでいきます。

すると、マクロファージは、酸化LDLを分解し、コレステロールだけをみずからの中にとり込んでいきます。このように、コレステロールをため込んだマクロファージを「泡沫細胞」といいます。この泡沫細胞や、細胞のカスなどが蓄積してつくられるのがアテロームです。

粥状動脈硬化の「粥」という字があらわしているように、アテロームはドロドロしてやわらかい性質があります。アテロームの表面は不安定で破れやすく、線維でできた被膜細胞でおおわれていますが、カルシウムがアテローム内に蓄積すると、アテロームが破裂することがあります。

破れたアテロームに血液が流れ込むと、アテロームはますます増大し、血管の内腔が狭くなっていきます。

また、アテロームが破裂すると、そこに傷口ができ、それを修復するために血小板という血液の成分が集まってきます。血小板が集まると、やがて血栓（血のかたまり）がつくられ、血流の悪化が進み、動脈はますます狭く弱くなっていきます。

こうして血栓が大きくなると、血栓が血管の内腔に詰まり、動脈を閉塞するおそれもあります。そうすると、その動脈から血液を供給されている臓器や組織に血液が流れなくなり、臓器や組織が壊死（梗塞）に至るのです。

（小橋隆一郎）

除くことが基本になります。

運動は内臓脂肪型肥満や高血圧、高血糖などの解消に有効で、特にウォーキングやジョギング、水泳などの有酸素運動は中性脂肪を減らし、善玉コレステロールをふやす効果があります。

食事面では、塩分や動物性脂肪、砂糖（ショ糖）のとりすぎに注意し、アルコールは適量を守ることが大切です。食物繊維や青魚に含まれる油は、LDLコレステロールを減らす働きがあるといわれています。

動脈硬化の薬物療法では、LDLコレステロール値を下げる「スタチン（HMG-CoA還元酵素阻害薬）」や「エゼチミブ（小腸コレステロールトランスポーター阻害薬）」「陰イオン交換樹脂（レジン）」などの薬剤が広く使われています。

また、血管が詰まるのを防ぐ血管拡張薬や抗血栓薬が用いられることもあります。

動脈硬化に伴う合併症の治療も必要で、高血圧や糖尿病、脂質異常症などに対する薬が処方されます。

（小橋隆一郎）

動脈硬化の漢方療法

動脈硬化は老化現象の一つですが、高血圧も密接に関係しています。食生活、肥満、運動不足、精神的ストレス、喫煙なども有力な促進因子です。そのため日常の生活管理が重要で、薬物療法に頼りすぎてはいけません。

木防已湯《もくぼういとう》

比較的体力が低下、冠動脈の硬化があって、動悸や息切れを訴え、顔やくちびるが暗紫色になり、胸部に圧迫感を覚えるという人に用います。

柴胡加竜骨牡蠣湯《さいこかりゅうこつぼれいとう》

体格がよく、体力が中等度以上の人で、みずおちに圧迫感があり、頭痛、肩こり、動悸、めまい、不眠、いらいら、不安などの精神症状があり、便秘がちで、へそのかたわらに動悸をふれることを目標に用います。

大柴胡湯《だいさいことう》

体力、体格とも肥満している人で、みずおちに圧迫感があって、胸脇苦満《きょうきょうくまん》が強く、肩こり、頭重がして、血圧が高く、便秘がちな人に用います。

防風通聖散《ぼうふうつうしょうさん》

体力旺盛で肥満し、特にへそを中心として病毒が充満して太鼓腹を呈している人に用います。肩こり、頭重、便秘のあることなどが目標になります。

釣藤散《ちょうとうさん》

体力が中等度で、脳動脈の硬化があって、早朝、目が覚めるころに頭痛があり、あるいは気分が重くてふさぎ、めまい、肩こり、のぼせがあるという人に用います。

三黄瀉心湯《さんおうしゃしんとう》

比較的体力が充実していて、のぼせぎみで、顔面が紅潮し、気分が落ち着かず、めまい、耳鳴りや不眠を訴えたり、便秘をしたりして脳動脈硬化のある人に効果があります。

黄連解毒湯《おうれんげどくとう》

三黄瀉心湯《さんおうしゃしんとう》の証で、便秘がない場合に用います。

八味丸《はちみがん》

体力が中等度以下の人で、下半身に脱力感があり、腰がだるかったり、冷えたりして、口渇、夜間の頻尿がある場合に効果があります。

桂枝茯苓丸《けいしぶくりょうがん》

体力が中等度以上で、のぼせて赤ら顔をし、肩こり、頭痛、めまい、手足の冷えを訴え、下腹部に抵抗、圧痛がある人に用います。

当帰芍薬散《とうきしゃくやくさん》

女性の動脈硬化に多く用いま

肉は動脈硬化の敵ではない

これまで世界各国で、血管の弾力性を保つ研究がいろいろと行われてきました。そこへようやく最近になって、動脈硬化の原因であるエラスチンを新しい弾力のあるものにとりかえ、沈着したカルシウムや脂肪をとり除くエラスターゼという酵素が発見されたのです。

エラスターゼは、牛肉、豚肉、鶏肉、レバー、魚類などに含まれています。しかし、酵素ですから熱を加えると活性が失われます。

肉類は、動脈硬化を進める食品という固定概念がありますが、有害になるのは脂肪成分（コレステロール）を食べすぎた場合です。

牛肉は、新鮮な生の状態で適量を食べれば、動脈硬化を防ぐのに役立つことを知っておきましょう。

（野村喜重郎）

す。疲れやすく、貧血ぎみで、手足が冷え、頭痛、動悸、めまいがし、下腹部に軽い圧痛、抵抗のあることが目標です。

防已黄耆湯《ぼういおうぎとう》

俗に水太りと称する体質の人に用います。一般に色白で、筋肉がやわらかく、疲れやすく、発汗しやすいことが目標です。

（矢数圭堂）

動脈硬化のツボ刺激

動脈硬化になると、血液の循環障害が起こるため、胸やおなかの痛み、肩の痛み、頭痛などの疼痛《とうつう》のほかに、手足の冷えやしびれ、不眠など、いろいろな症状があらわれます。これらの症状の軽快には、指圧、マッサージ、灸療法を行うと効果があります。

主なツボとして、頭のてっぺんの**百会**《ひゃくえ》、後ろくびの**天柱**《てんちゅう》、**肩井**《けんせい》、背中の**心兪**《しんゆ》、**膈兪**《かくゆ》、腰の**腎兪**《じんゆ》と**志室**《しつ》、そして胸の**膻中**《だんちゅう》、おなかの**巨闕**《こけつ》、**中脘**《ちゅうかん》、**関元**《かんげん》、手の**手三里**《てさんり》、**郄門**《げきもん》、足では**足三里**《あしさんり》と**三陰交**《さんいんこう》、**太谿**《たいけい》を用います。

指圧は、親指で行いますが、頭部とくび、肩、背部、腹部を軽くマッサージするとより効果的です。

マッサージを行う場合は、四指、または手のひらで、ツボおよびその周辺をなでさするようにします。

指圧の方法には、①押す、②たたく、③もむ、④なでる、こする、さする、⑤足で踏む、⑥はる（磁気製品ほか）、⑦つつく、⑧器具を使う、などがありますが、手指を使う場合の指圧のコツは、筋肉のかたいところは親指の腹で、やわらかいところや、幅広いところは両手を重ねて押すようにします。

押し方は、徐々に力を加え、徐々に力を抜く、この方法を何回か繰り返します。時間は一つのツボに3〜5秒くらい。押す強さは、押

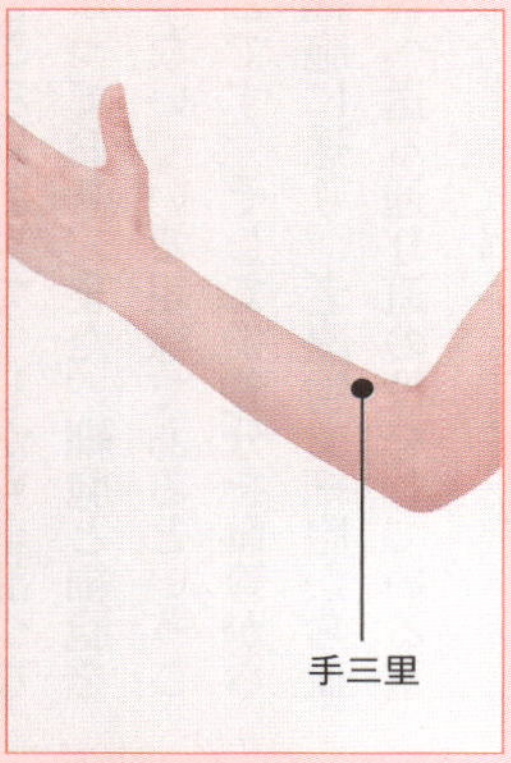

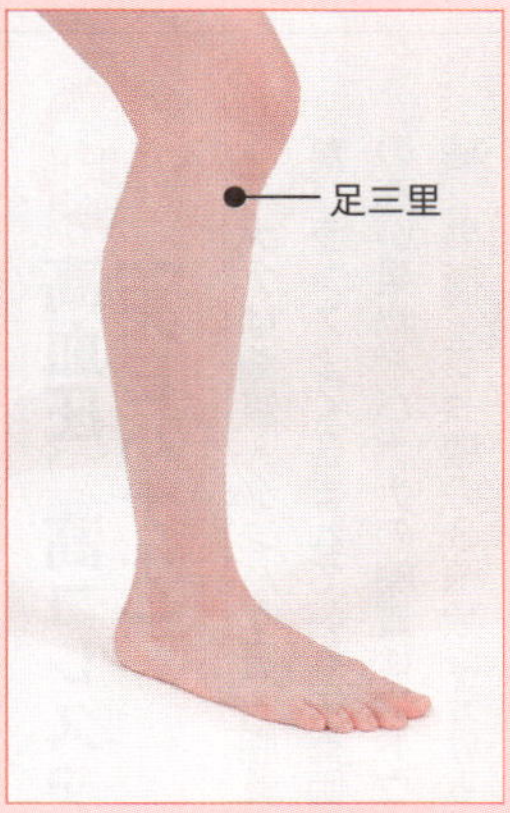

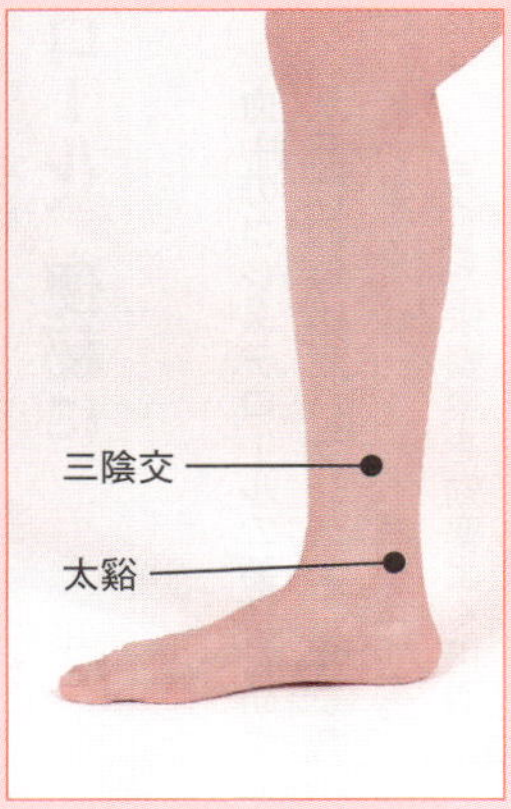

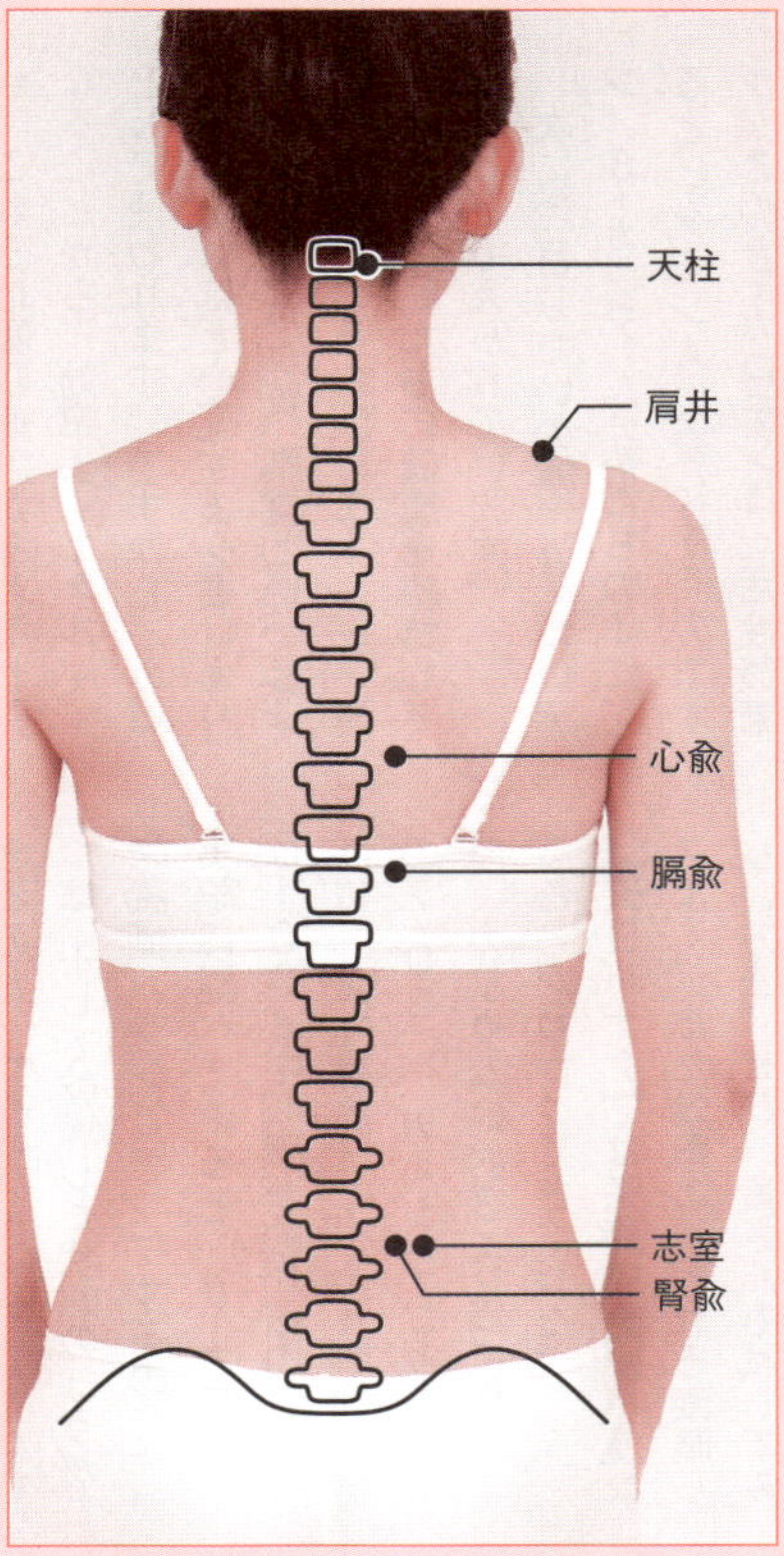

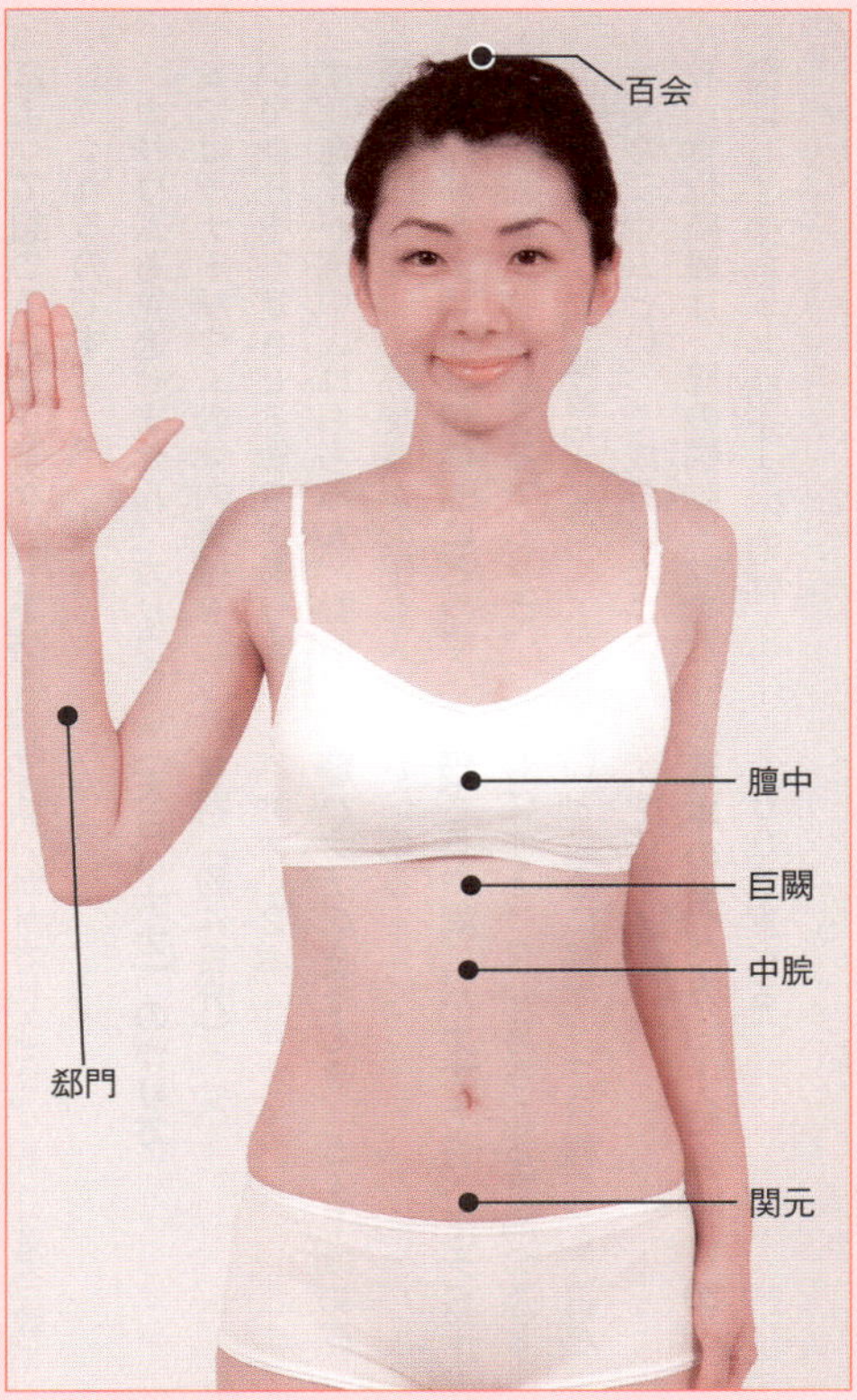

して気持ちよい程度にして、あまり、強く押さないようにします。また、おなかなどは、手のひらや手指を当てて、なでさするようにします。この方法は、ツボおよび経絡《けいらく》（ツボの筋道）を刺激する素人療法として、安心して行えます。

なお近年、欧米では結合組織マッサージという方法が盛んに行われています。

結合組織（結合織《けつごうしき》）とは、頸部や手くび、足くびなど、皮膚や外からふれることのできるかたい筋のことで、血管や筋肉が少なく、とかくやわらかみを失ってかたくなりがちなところです。

結合組織の特徴は、全身いたるところにあって、しかも全部つながっており、また、細胞と細胞をつないでいる組織であるということです。そして栄養分を血管から細胞に送り、老廃物を細胞から血管へ送る通り道の役をしている重要な組織です。

人間は血管とともに老いるといわれますが、動脈の通る場所は、結合組織が密集した筋肉や腱があるので、結合組織をマッサージ・指圧することは、必然的に動脈もマッサージ・指圧することになり、動脈硬化防止にもつながることになります。また、若返りにも役立ちます。

（芹澤勝助）

脂《し》質《しつ》異《い》常《じょう》症《しょう》（高《こう》脂《し》血《けっ》症《しょう》）

血液中の脂質が異常に多くなった状態です。

多すぎる脂質は血管壁にたまって血液の通り道を狭くし、動脈硬化の原因になります。

脂質異常症のうち、特に問題になるのは、高LDLコレステロール血症、高トリグリセライド（中性脂肪）血症の二つで、両者が合併している場合もあります。

原因はほとんどが食生活にあるのですが、なかに遺伝的に脂質代謝がうまくいかなくて脂質異常症になる人があり、これを**リピドーシス（脂質代謝異常症）**、**家族性脂質異常症**ともいいます。

高血圧、高コレステロール、便秘に【天日バナナ】

バナナは糖質・タンパク質・脂質がバランスよく含まれている栄養価の高い果物。バナナの糖質はブドウ糖、果糖、ショ糖の3種類に分けられ、これらは吸収速度がそれぞれ異なることから、効率よくエネルギーとして使われます。ですから、カロリーはそれほど心配する必要はありません。タンパク質、脂質といっしょに、体はもちろん脳のエネルギー源となって、私たちの健康を維持してくれると考えられています。

次に注目したいのが、β-カロテン。β-カロテンは私たちの体に入るとビタミンAに変化するのですが、このβ-カロテンは、活性酸素によって起こるさまざまな害を予防してくれるのです。

カリウムも見逃せません。カリウムには、ナトリウムの体内蓄積を防いで血圧を安定させる働きがあります。血圧が高い人はもちろん、動脈硬化や脳卒中、心筋梗塞が心配な人にも、バナナはぜひ積極的にとってもらいたい果物といえるでしょう。

ほかにも、食物繊維やカルシウム、マグネシウムといった成分がたっぷり。食物繊維は、腸の蠕動《ぜんどう》運動を活発にして便秘を予防する不溶性と、血中のコレステロールの蓄積を防ぐ水溶性の繊維がバランスよく含まれています。

こうした栄養素を効率よく摂取できるのが、【天日バナナ】です。じつは、干して乾燥した状態のほうが、栄養価がグンとアップするのです。実際に調べてみると、β-カロテンは100g中42μgが約16倍の670μgに、食物繊維は1・1gが約7倍の7・0gに、カルシウムも約4・3倍、カリウムは約3・6倍に増加することがわかってきました。

【天日バナナ】は栄養成分がバランスよく、また効率よくとれる素晴らしい方法。ぜひ、皆さんも試してみてはいかがでしょう。

（落合敏）

【天日バナナ】の作り方

材料（約4日分）

バナナ…2本

❶バナナの皮をむき、5〜7㎜の厚さに切る

❷ざるや網にバナナを並べて天日干しにする。日が落ちたら室内の涼しいところに移す。2日程度で天日バナナの完成

基本の食べ方……朝食時に50〜100g食べる

高《こう》LDLコレステロール血症《けっしょう》

血液中のコレステロールを大別すると、HDL（善玉）とLDL（悪玉）があり、LDLコレステロール値が140mg／dℓを超えると高LDLコレステロール血症、HDLコレステロール値が40mg／dℓ未満の場合は低HDLコレステロール血症です。

コレステロールというのは脂質の一種で、細胞膜やホルモンの材料となり、私たちの体にとって必要不可欠のものです。リポタンパクというカプセルに詰められて血液中を運ばれていくのですが、体の各部分へ配達するのがLDLであり、余分なコレステロールを回収してくるのがHDLなのです。ですから、LDLが多すぎれば血管壁に残されるコレステロールがふえ、HDLが多ければそれを回収するコレステロールがふえて、血管壁がきれいになるのです。

治療・予防

LDLコレステロール値が高くても、症状はほとんどありません。そこで、知らないうちに血管壁に脂質がたまって動脈硬化を進め、狭心症《きょうしんしょう》や心筋梗塞《こうそく》、脳卒中などを引き起こすことになるのです。

治療の基本は食生活です。

①牛肉、豚肉、バターなど、動物性の脂肪の摂取を控える。
②魚類を多めにとる（魚類に含まれるEPAやDHAがLDLコレステロール値を下げる）。
③野菜、キノコ、海藻、果物など食物繊維の多い食品をとる。
④過食をやめて肥満を解消する。
⑤植物性の油を使う。
⑥卵、魚卵、レバーなどを控える。

食事だけでは不十分な場合には、薬物療法もありますが、薬を使いすぎると逆に血管を脆弱にすることがあるので要注意です。

高《こう》トリグリセライド血症《けっしょう》

血液中のトリグリセライド（中性脂肪）値が150mg／dℓを超えたものをいいます。症状は全くありませんが、動脈硬化を促進するほか、糖尿病、高血圧、脂肪肝、肥満、高尿酸血症（痛風）、膵炎などの病気に悪影響を及ぼします。

治療・予防

最も大切なのは食事と運動です。

①肥満を予防し、改善する。
②糖質をとりすぎない。
③アルコールを飲みすぎない。
④食物繊維の多いものを食べる。
⑤適度な有酸素運動を習慣的に行い、また、日常生活のなかでこまめに体を動かす。

（小橋隆一郎）

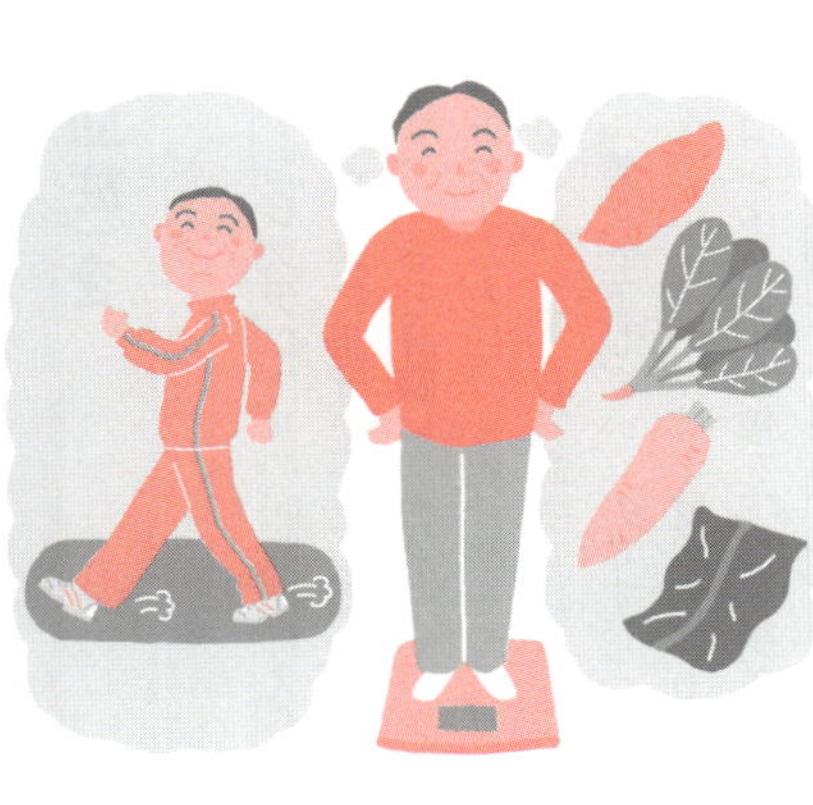

トウガラシの辛み成分が肥満を予防する

トウガラシの辛みの主役は「カプサイシン」という成分です。これには、体に沈着した脂肪が燃えるのを促進する働きがあり、ダイエット効果があると話題になっています。

私の二十数年にわたる研究によって、トウガラシの辛み成分の多彩な働きが明らかになりました。

・食欲を増進させる
・食塩の摂取量を低下させる
・血管を拡張、収縮させる
・唾液の分泌を促す
・胃液の分泌を促す
・腸管の運動を促す
・抗酸化作用を示す
・エネルギー代謝を促す
・体力、持久力を高める

微量にしてこれだけの効能のあるトウガラシ。特に、体にたまった脂肪を燃やし、肥満の予防・解消に役立ちますから、肥満に由来する生活習慣病の予防に効果のある食品といえます。ただし、一度にとりすぎないよう注意しましょう。

最近、辛みがなくカプサイシンと同様な生理作用を示すカプシエイトが見出され、市販されています。

（岩井和夫）

腹八分目を守ることが大切

脂質異常症を予防し、改善するには、日常の食生活を見直さなければなりません。ポイントは、食事全体の摂取エネルギー量、食事でとる脂質の質と量、食事でとるコレステロールの量です。

食事全体の摂取エネルギー量が多すぎると、肥満になります。血中コレステロール値や中性脂肪値が高い人に肥満が多いことは事実で、体重が1kg増加すると、体内でのコレステロールの合成が200～300mgふえるといわれています。中性脂肪がふえれば、善玉コレステロールが減少しやすくなり、動脈硬化の危険因子である悪玉コレステロールが増加するので、エネルギーのとりすぎには十分注意しなければなりません。

食べすぎないためには、当然のことながら、それぞれの人に応じた適正な食事量を守らなければなりません。年齢や性別によっても異なりますが、大切なことは栄養のバランスをとりながら、毎回の食事を腹八分目で切り上げることです。

つい食べすぎてしまう人は、早食いになっていないかチェックしてください。「一箸三十回」と言って、ごはんをひと口食べたら箸をおき、ゆっくり30回かむのです。すると食べすぎを防げるだけでなく、体内での余分なコレステロールや中性脂肪の合成が抑えられます。

脂質異常症を防ぐには、腹八分目のほかに、運動不足の解消や禁煙など生活習慣の改善が欠かせません。これらが実行できれば、総コレステロール値や中性脂肪が低下し、善玉コレステロールが増加して体質の向上が期待できます。

以下に、脂質異常症を改善する食事のとり方をあげておきます（両方高い人は①～⑨を実行する）。

コレステロール値が高い人のコツ

①食べすぎないようにする。
②油脂は1日に50～60g以下で魚油を多めに。
③コレステロールをとりすぎない。
④食物繊維をとる。
⑤ビタミンEやβ《ベータ》カロテンをとる。

中性脂肪値が高い人のコツ

⑥甘いものや果物を控え、エネルギーをとりすぎない。
⑦アルコールを飲みすぎない。
⑧夜おそい食事は控えて、食べたいものは昼間のうちに食べる。
⑨コレステロール値の項の②④⑤も心がける。

（中村治雄）

大豆は脂質異常症（高脂血症）を改善する

大豆には、私たちの体に役立つさまざまな成分が含まれていますが、なかでも大切なのはたんぱく質です。大豆の成分のうちで35%を占めるたんぱく質がすばらしいのは、同じたんぱく質でも肉などの動物性たんぱく質とは異なり、血中コレステロール値を下げる働きがあるからです。

私たちは、血中コレステロール値を高めたネズミを二つのグループに分け、一方のエサには大豆たんぱくを、もう一方のエサには牛乳たんぱくを加えた実験を行いました。

その結果、大豆たんぱくを含むエサを与えたグループは、コレステロールの上昇が抑えられ、牛乳たんぱくのグループは、コレステロールがさらに上昇しました。そして、後者のエサを大豆たんぱくにかえたところ、1日でコレステロール値が下がり始めたのです。

ではなぜ、大豆たんぱくはコレステロールを低下させるのでしょう。

それは、大豆たんぱくが、胆汁酸と結合しやすい性質をもっているからです。胆汁酸は、コレステロールから肝臓でつくられ、胆嚢に蓄えられています。この胆汁酸が大豆たんぱくによって体外へ運び出されると、コレステロールの吸収が抑えられると同時に胆汁が不足してしまいます。すると肝臓は、血液中のコレステロールを使って胆汁酸をつくり始めます。こうして血中コレステロール値が低下していくのです。

大豆には、たんぱく質以外にも血中コレステロール値を下げて脂質異常症を改善してくれる、いくつもの成分が含まれています。

その一つがサポニンです。大豆を煮るとアクが出ますが、このアクに含まれる苦みの成分であるサポニンは、水にも油にも溶ける性質があり、血管に付着したコレステロールを洗い流してくれます。

さらにサポニンは、大豆に多いイソフラボンという成分とともに、悪玉のコレステロールが酸化するのを防ぎ、血管を若々しく保ちます。

日本ばかりでなく、海外の研究でも、大豆たんぱくが血中コレステロール値を下げ、脂質異常症を改善するという報告がいくつも出ています。このように、大豆たんぱくは脂質異常症の改善や予防に大きな効果があるので、脂質異常症が気になる人は、大豆食品を積極的に食べるように心がけてください。（菅野道廣）

閉《へい》塞《そく》性《せい》血《けつ》栓《せん》血《けつ》管《かん》炎《えん》（バージャー病《びょう》）

四肢《しし》（主に下肢）の細い末梢動脈が炎症を起こして閉塞し、血流障害が生じる病気です。最初の報告者の名から、バージャー病（英語）、ビュルガー病（ドイツ語）とも呼ばれます。

症状・原因

下肢の細い動脈の内膜に炎症が起こり、そこにできた血栓《けっせん》（血のかたまり）が血管を詰まらせ、その先の血流が悪化し、痛みが出たり、壊死《えし》に発展します。

発症の原因は解明されていませんが、喫煙によって、血管の障害が起こりやすいと考えられています。

軽症の場合は、下肢に冷えやしびれるような痛みがみられ、しばらく休むと症状がおさまります（間欠性跛行）。さらに進むと、安静時にも痛むようになり、足先が青白くなったり、足くびあたりの脈拍がふれにくくなったりします。脱毛や爪の変形があらわれることもあります。

重症になると、つま先や指に難治性の潰瘍《かいよう》を生じ、壊死に至ります。

診断

下肢と上腕の血圧を測定したり、症状が出た部位の動脈の流れを超音波で測定したりします。また、確定診断として、CT検査やMRA（血管造影）が行われます。

なお、動脈硬化によって下肢の動脈が詰まる閉塞性動脈硬化症も同じような症状が起こるため、鑑別が必要です。

治療

まず禁煙を厳守し、寒い時期には寒気にさらされないような保温対策が必要です。手足の清潔を心がけ、足にケガをしないように適切な靴を履くなど、手足のケアも大切です。また、血流を促すように、運動や入浴、マッサージなどを行うことも有効です。

薬物療法では、血管を広げる血管拡張薬、血液が固まるのを防ぐ抗血小板薬、血管の緊張をやわらげる交感神経遮断薬などが使われます。疼痛《とうつう》や潰瘍ができている場合は、注射薬が用いられることも

「にんにくしょうゆ」のすすめ

にんにくのにおいのもとになっているアリシンには、強い殺菌力と抗菌力のあることが知られています。それだけではなくアリシンには、血圧やコレステロールを下げて、血液の循環をよくする働きもあります。

これは、アリシンがもつ、ビタミンB_1の効果を高める働きと関係しています。ビタミンB_1は糖質をエネルギーに変える大切なビタミンで、不足すると、体内に乳酸という疲労物質がたまります。

乳酸は乳酸タンパクをつくり、肩こりや腰痛を起こします。それがひどくなると、血圧やコレステロールが上昇し、血液や血管に悪影響を与えます。アリシンはビタミンB_1の働きを助けることで、乳酸タンパクや余分な脂質を排出するのです。

このにんにくの特効成分を生かした健康調味料がにんにくしょうゆです。その名のとおり、にんにくをしょうゆに漬けただけのものですが、しょうゆにはにんにくの成分がしみ出て、にんにくにはしょうゆの風味がしみこんでいます。

作り方は簡単です。にんにくは小片に分けて薄皮をむき、洗わないまま保存びんに約1/2入れます。次に、びんいっぱいになるまでしょうゆを注ぎます。このまま2～3週間漬けておけばでき上がりです。

脂質異常症の人は、これをしょうゆ入れに移して台所や食卓におき、こまめに料理に使うことをおすすめします。和風料理によく合うので、焼き魚や和風サラダのドレッシングに使ったり、炒め物のタレにして使うとよいでしょう。漬けたにんにくは、薄切りにして冷ややっこにのせ、にんにくしょうゆをかけて食べるとおつな味がします。

このにんにくしょうゆを毎日使うと、糖質の代謝機能は活性化され、疲労物質はたまらず、血液の循環もよくなります。さらに、脂質の分解も促進されるので、血圧やコレステロールが下がってきます。つまり、血管は若々しく、血液はサラサラになっていくのです。

（落合敏）

あります。

　重症例に対しては、血行再建や血管拡張を目的に、血管バイパス手術や交感神経節ブロックが行われます。また、骨髄中に含まれる血管内皮前駆細胞を取り出して虚《きょ》血《けつ》部位の血管や局所に注射し、血管を再生させる自家骨髄単核球移植という治療も始まっています。

　壊死が進行している場合には、足肢の切断が余儀なくされます。

　生命への影響はまれですが、この病気は再発を繰り返す例が多く、根気よく治療する心構えが必要です。

（小橋隆一郎）

大《だい》動《どう》脈《みゃく》瘤《りゅう》・解《かい》離《り》性《せい》大《だい》動《どう》脈《みゃく》瘤《りゅう》

　心臓から送り出された血液が流れ込む大動脈の一部に、こぶ状のふくらみができたものが大動脈瘤です。これには**真性大動脈瘤**（単に大動脈瘤といわれる）と解離性大動脈瘤があり、生じた場所によって**胸部大動脈瘤**と**腹部大動脈瘤**に分けられます。

症状・原因

　真性大動脈瘤は血管壁がこぶのようにふくらむもので、ほとんど症状がありません。しかし、破裂すると、突然、激烈な胸痛、腹痛、背《はい》痛《つう》、腰《よう》痛《つう》などが起こり、冷や汗をかき、ショック状態に陥り、意識を失います。大出血を起こすので死に至ってしまいます。

　解離性大動脈瘤は血管の内膜と中膜の間が裂けて、そこに血液が流れ込むもので、3層になっている血管が内と外に離れてしまいます（**大動脈解離**）。激痛が胸部や背中に起こり、激痛が広がっていきます。痛みのためにショック状態に陥り、意識を失うこともあります。

　いずれも体質的素因が関係していて、そこに高血圧や生活習慣による影響も加わるために起こります。また、動脈硬化も一因になると考えられています。

診断・治療

　真性大動脈瘤は健康診断や人間ドックのときに、胸部Ｘ線写真やＣＴなどで発見されることが多いので、肉親に大動脈瘤の人がいたり、高血圧の人は、定期的に検査を積極的に受けるようにしましょう。Ｘ線写真、ＣＴ、超音波検査、ＭＲＩ、ＭＲＡ（磁気共鳴血管造影法）などの画像診断を行います。

　動脈瘤が小さいうちは、血圧をコントロールしながら様子をみますが、大きくなって直径が4～6cmを超えたら、積極的に手術をすすめます。人工血管におきかえたり、血管のまわりをおおうなどで、破裂が予防できます。

　解離性大動脈瘤は、上行大動脈に起こった場合は危険が大きいので、緊急手術が行われることもあります。いずれにせよ、危険な状態なので、ＩＣＵ（集中治療監視室）で治療を受けます。

　病状が落ち着いても、解離の再発や破裂の危険があるので、きちんと血圧をコントロールしますが、手術を行う場合もあります。

（小橋隆一郎）

レイノー症《しょう》候《こう》群《ぐん》（レイノー病《びょう》）

　寒冷の刺激や、精神的な緊張によって手足の先端にある末梢神経が収縮し、指が青白くなる疾患です。

　原因となる疾患がある場合はレイノー症候群といい、明らかな原因がない場合をレイノー病といいます。

症状・原因

　寒い外気にさらされたり、精神的ストレスなどによって、末梢神経が過敏に反応して収縮し、血流が悪化することで発症します。寒気や強い情動は、自律神経の交感神経を刺激し、血管を収縮させ、レイノー現象を引き起こすきっかけになります。

　典型的な症状は、発作的に手足（多くの場合は手）の指が青白くなり、次いで紫色に変わり、多くの場合は数十分ほどで元に戻ります。なかには、しびれや疼痛、むくみなどの症状を伴う場合もあります。

重症になると、まれに指先に潰瘍ができることもあります。

何らかの病気が原因となるレイノー症候群は、閉塞性《へいそく》血栓《けっせん》血管炎、閉塞性動脈硬化症、膠原病《こうげんびょう》、神経炎、手根管症候群などの神経疾患、脳卒中、胸郭《きょうかく》出口症候群などの神経圧迫、振動性外傷（タイピスト、ピアニスト、林業従事者などの職業病）などさまざまな疾患が原因で発症します。

また、血管を収縮させるようなβ《ベータ》遮断薬や抗ヒスタミン薬などの薬剤を常用している人にも、レイノー現象があらわれることがあります。あるいは、片頭痛や狭《きょう》心症《しんしょう》、肺高血圧症など別の疾患を併発しているケースもあります。

治療

軽症の場合は、手袋や靴下の防寒着の着用など、身体を寒気から防御する保温対策が中心になります。また、精神的ストレスへの対処も必要です。

薬物療法として、鎮静薬やカルシウム拮抗《きっこう》薬、血管拡張薬、α《アルファ》遮断薬、血小板機能抑制薬が処方され、併用されることもあります。

重症化した場合には、交感神経を一時的に遮断したり、切除したりする手術が行われることもあります。

レイノー症候群に対しては、原因となる基礎疾患の治療を行うのが主になります。（小橋隆一郎）

下《か》肢《し》静《じょう》脈《みゃく》瘤《りゅう》

症状・原因

下肢の静脈が拡張して曲がりくねり、瘤のようにふくらんだ状態になる病気です。

生まれつき、静脈の壁が脆弱なことが主原因で発症します。

下肢の静脈は、筋肉の内部にある深部静脈と、皮膚の浅いところにある表在静脈（伏在筋肉）、そして深部静脈と表在静脈が連結する交通枝（穿通枝）でできています。それぞれの静脈には、血液を重力に逆らって心臓に戻すための弁がついています。

立っているときには、重力の作用で足に血液がたまりやすく、静脈の壁に当たる圧力が強くなります。正常な人は、この弁が閉鎖することによって圧力がやわらぎ、表在静脈から深部静脈へ血液がスムーズに流れています。

生まれつき静脈の壁が弱い人は、弁の閉じ方が不完全になりやすく、立っているときに、心臓へ戻る血流に障害が起こり、血液が表在静脈のほうへ逆流してうっ滞してしまいます。

その結果、表在静脈の壁がふくらんで蛇行するようになり、皮膚の表面に瘤のような盛り上がりが見えるようになるのです。

このような静脈弁の障害によって起こる下肢静脈瘤は、立ち仕事の多い人に起こりやすく、妊娠や便秘などを引きがねに発症することもあります。妊娠で静脈が圧迫されて起こる下肢静脈瘤は、ホルモンの影響もあると指摘されています。

また、生まれつき静脈がふくれ上がっている先天性静脈形成異常や、深い部位の静脈血栓症、動脈と静脈が細いバイパスでつながってしまう動静脈瘻《ろう》などの合併症として下肢静脈瘤が発症することもあります。

血液がうっ滞することで、足がだるい、重い、疲れやすい、むくむ、突っ張るなどの症状があらわれますが、病状が進んで慢性化すると、こうした症状は少なくなる傾向もみられます。

静脈瘤は、寝ているときにはやや軽くなり、寝たまま足を高く上げると消失します。静脈血栓症や動静脈瘻《ろう》が原因の場合は、寝たまま足を高く上げても、静脈瘤は消えません。

合併症の静脈血栓症を起こしたときには、発熱や疼痛《とうつう》を伴うこともあります。

下肢静脈瘤が悪化すると、うっ滞した血液成分が静脈瘤から皮膚へ漏れ出て、皮膚が褐色になります。放置していると、その部分に湿疹ができてかゆくなり、やがて潰瘍《かいよう》になります。

治療

潰瘍や合併症がない場合は、日常生活で足を高くして寝る工夫をしたり、弾性ストッキングで静脈を圧迫して様子をみます。足の血流をよくするために、ウォーキングなどで足の筋肉を動かすことも大切です。

症状が強く、合併症があらわれた場合には、医師の判断により手術が行われることもあります。手術は、次のような方法があります。

●結紮《けっさつ》術併用硬化療法

血液の逆流の遮断を目的に、皮膚を切開し、表在静脈をしばったり切ったりする方法です。

●硬化療法

静脈瘤内に薬剤を注射し、血管壁に障害を起こすことによって血管をつぶしてしまう手術です。

●静脈抜去術（ストリッピング）

皮膚を切開し、ワイヤーを通して表在静脈を引き抜く方法です。

●内視鏡的筋膜下交通枝切離術

内視鏡を用いて交通枝を処理する手術です。

●深部静脈弁形成術

筋肉内にある深部静脈に直接操作を加えて修繕する手術です。

それぞれの手術は、適応や一長一短があるので、主治医の説明を聞き、十分に検討して選択するようにしてください。（小橋隆一郎）

下肢静脈瘤の漢方療法

静脈瘤は血行のうっ滞を伴っていることから、漢方では瘀血《おけつ》の症候と考えて、治療します。

桂枝茯苓丸《けいしぶくりょうがん》

実証タイプで、血色がよく、のぼせやすく、肩こり、頭痛、めまい、足の冷え、生理痛などを訴え、下腹を押すと抵抗や圧痛があり、瘀血《おけつ》の症状がある人に用います。この処方は、静脈瘤に最も適応が多いものです。

桃核承気湯《とうかくじょうきとう》

実証タイプで、のぼせや不眠、不安、便秘があり、顔色が浅黒かったり、赤黒かったりして、脈力、腹力とも桂枝茯苓丸《けいしぶくりょうがん》よりも充実している人に用います。また、へその左下あたりに強い抵抗と圧痛があるということも重要な目安になります。

大黄牡丹皮湯《だいおうぼたんぴとう》

桂枝茯苓丸《けいしぶくりょうがん》を用いる場合よりも、さらに体力が充実していて、下腹部が膨満し、特に右の下腹部に抵抗や圧痛が認められ、便秘がちな人の静脈瘤に用います。

疎経活血湯《そけいかっけつとう》

体力が中等度で、下肢がむくんで、痛み、また下腹部に痛みを覚える人に用います。

（矢数圭堂）

血栓性静脈炎《けっせんせいじょうみゃくえん》（静脈血栓症《じょうみゃくけっせんしょう》）

手足の静脈に炎症や損傷が起こり、血栓（血のかたまり）ができて静脈血の流れが悪くなる病気です。

血栓が起こる原因の違いにより、静脈壁の変化によって血栓ができるタイプを「血栓性静脈炎」、静脈の血液の質が変化して血栓ができるタイプを「静脈血栓症」といいます。しかし、両方の病気が同時に発生する場合もあります。

血栓ができる部位は、皮膚の浅いところにある表在静脈《ひょうざいじょうみゃく》と、体の深部のところにある深部静脈《しんぶじょうみゃく》があります。

症状・原因

静脈に血栓ができる原因は、主に次の三つのいずれかです。

●静脈の血液が固まりやすくなる

下痢や嘔吐《おうと》による脱水、火傷、白血病、がんなどでみられます。

●静脈の血流の悪化

心臓病、妊娠・出産、全身衰弱、手術後にみられる循環障害などが原因で起こります。

●静脈壁の変化

静脈内への薬物注入、静脈の圧迫などが原因で起こります。

症状は、血栓ができる部位によって異なります。

表在静脈の場合は、急性の炎症が起こり、静脈が存在する部分の皮膚が赤くはれたり、痛みを伴います。また、ときに発熱や悪寒などの全身症状があらわれることもあります。

表在性の血栓は、静脈壁に付着してはがれにくいため、血栓が押し出されることはなく、肺塞栓《そくせん》症という合併症を起こす危険性はありません。

一方、深部静脈の場合は、足の痛みのほか、うっ血が原因で急激にむくみがみられ、患部がはれることもあります。

うっ血が重症になると、皮膚が紫色になるチアノーゼを起こします。また、静脈にできた血栓が肺の血管を詰まらせると、肺塞栓症を起こすおそれがあります。

治療

表在静脈に血栓ができている場合は、安静にすれば、特別な治療を必要としません。痛みやはれがひどいときには、鎮痛薬を処方し、患部を冷湿布で冷やし、弾性ストッキングを着用して患部を圧迫すれば、炎症は数週間で治ることがほとんどです。

鼠径部《そけいぶ》(足のつけ根)の表在静脈に炎症が起こっている場合は、血栓が深部静脈に広がることもあります。このような血栓は、はがれ落ちて肺塞栓症を起こす危険性があるので注意が必要です。表在性の血栓性静脈炎を繰り返すときは精密検査を受ける必要があります。

深部静脈に血栓ができている場合は、放置しているとむくみが取れなくなり、皮膚にしこりができます。また、肺塞栓症を合併する危険性があるため、早期の治療が必要です。

急性期には、肺塞栓症を予防するためにも安静にし、寝るときは下肢《かし》を高く上げておくことが必要です。

また、血液を固まりにくくする抗凝固療法や、血栓を溶かす薬を使う血液溶解療法、血栓をとり除く手術が選択されることもあります。

(小橋隆一郎)

静脈炎の漢方療法

静脈炎は、発病後なるべく早期に漢方治療をすると治癒率はよいのですが、数年を経過したものは難治です。

桂枝茯苓丸《けいしぶくりょうがん》

実証タイプで、顔色はよく、のぼせやすく、肩こり、頭痛、めまい、足の冷えなどを訴え、下腹を押すと抵抗や圧痛があり、瘀血《おけつ》の症状がある人の静脈炎に用いるとよいものです。

大黄牡丹皮湯《だいおうぼたんぴとう》

桂枝茯苓丸《けいしぶくりょうがん》を用いる場合よりも、さらに体力が充実していて、下腹部が膨満し、特に右の下腹部に抵抗や圧痛が認められ、便秘がちな人の静脈炎に用いると有効です。

疎経活血湯《そけいかっけつとう》

体力が中等度の人で、下肢がむくんではげしく痛み、また下腹部に痛みを覚えるものに用います。

桃核承気湯《とうかくじょうきとう》

実証タイプで、脈、腹ともに充実していて、へその左下あたりに強い抵抗と圧痛があり、便秘、のぼせ、不眠、不安のある場合に用います。

通導散《つうどうさん》

実証タイプで、痛みが強く、みずおちのあたりに圧痛がある場合に用いてよいものです。

(矢数圭堂)

肺《はい》塞《そく》栓《せん》

体のどこかでできた血栓《けっせん》(血のかたまり)が、静脈の流れにのって心臓から肺動脈に流れ込み、肺の血管を詰まらせたのが肺塞栓です。もともと欧米人に多く、日本人には少なかったのですが、厚生労働省の調査によれば、近年大幅にふえています。

症状・原因

肺の血管に血栓が詰まると、そこから先への血液の供給が止まりますから、その部分は死んでしまいます。太い血管が詰まれば、肺の広い範囲がダメージを受け、急死します。肺塞栓の死亡率は約30%で、突然死の重要な原因になっています。死に至らないまでも、はげしい胸痛が起こり、呼吸困難、冷や汗など、ショック症状を呈します。細い血管が詰まったときでも、胸痛、呼吸困難、疲れやすい、血痰《けったん》、むくみなどがみられます。

専門機関の調査によれば、肺塞栓の約40%が手術後に起こっています。手術をしたあと、傷口では血が固まって出血を止めますが、やがてその血のかたまり（血栓）がはがれて肺に運ばれ、肺の血管を詰まらせてしまうのです。また、横になったままでいると、血液の流れが遅くなって、固まりやすくなります。予防のために、血液を固まりにくくする薬の投与も行われています。

そのほか、静脈瘤、静脈炎（静脈血栓）などがあるために、静脈の流れがうっ滞して固まりやすくなり、血栓をつくって肺塞栓を起こすこともあります。高血圧性心疾患や心臓弁膜症などで心不全になり、心臓の血液の流れが滞って血栓ができたときにも、肺塞栓を起こします。

治療・予防

緊急の場合には、血栓を溶かす薬剤を注射したり、血栓が大きいときには緊急手術を行って、詰まった血栓をとり除きます。内科的には血管拡張薬、気管支拡張薬、胸痛に対しては鎮痛薬を使用します。再発を繰り返しやすいので、一度でも起こしたことのある人は、血液を固まりにくくする薬の服用を続けます。

予防のためには、高血圧を改善し、動脈硬化を促進しない食事が大切です。魚の油にはＥＰＡやＤＨＡなどの血液を固まりにくくする成分が豊富で、野菜、特にニンニクやタマネギなどにも、血液凝固を防ぐ成分が含まれています。たっぷりとるようにしましょう。

また、水を十分にとって、血液が濃くならないように注意してください。

（小橋隆一郎）

静《じょう》脈《みゃく》血《けっ》栓《せん》後《こう》遺《い》症《しょう》候《こう》群《ぐん》

深部静脈血栓症や静脈炎（静脈血栓）の後遺症で、下肢に起こるいろいろな病変をいいます。

足くびの内側周辺が炎症を起こしてかたくなるフレグモーネ（蜂《ほう》窩織炎《かしきえん》・蜂巣炎《ほうそうえん》）、湿疹ができてかゆくなるうっ血性皮膚炎、潰瘍《かいよう》ができる静脈性皮膚潰瘍などがあり、単にむくみがあらわれるだけのこともあります。

血栓や炎症のために、静脈に還流障害が生じ、障害を起こすのですが、いずれも治りにくく、患者さんを悩まします。

弾性ストッキングを用いると改善しますが、思わしくなければ手術が行われます。

（小橋隆一郎）

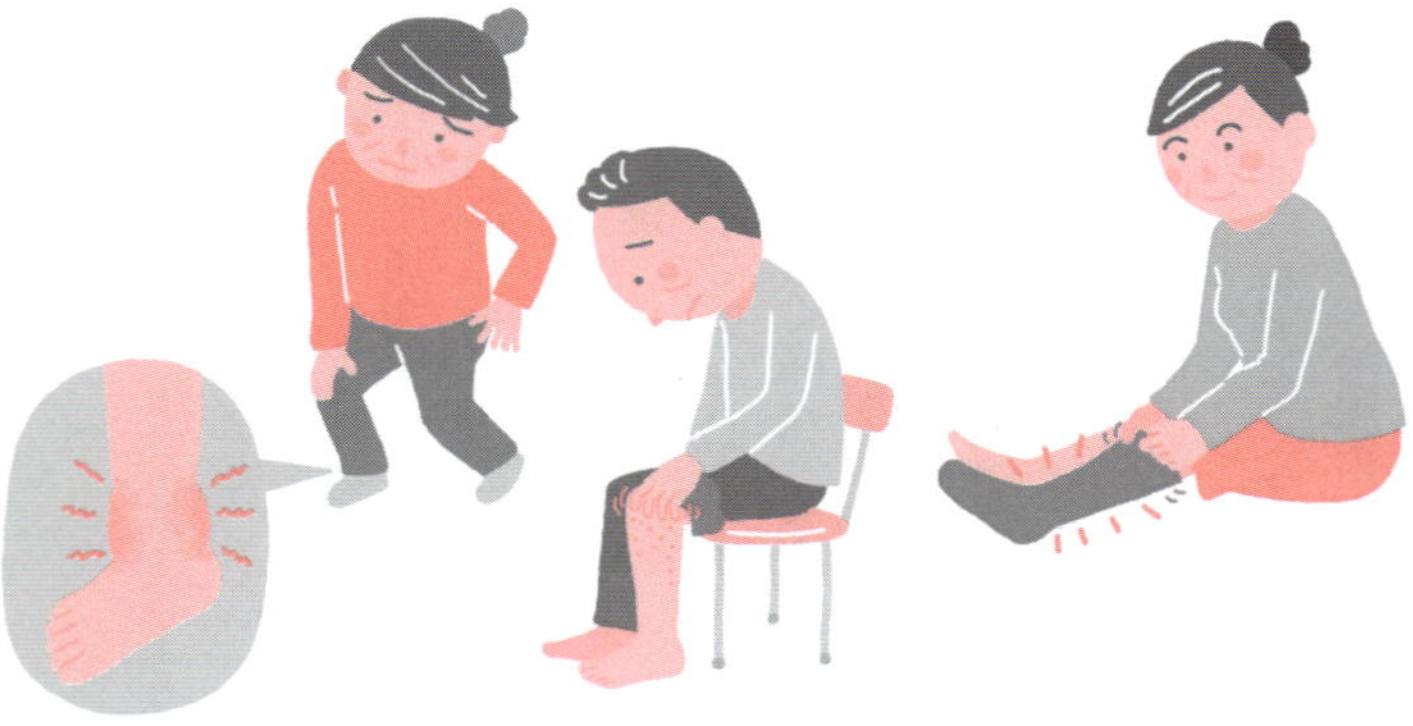

エコノミークラス症《しょう》候《こう》群《ぐん》

最近、よく耳にする言葉にエコノミークラス症候群があります。これは、四肢《しし》の血液循環が悪くなり、血栓がはがれて肺動脈を閉塞させることが原因で起こる肺塞栓（急性肺動脈血栓塞栓症）のことで、エコノミークラスの狭い座席にすわっての長時間の航空機旅行の途中や直後に起こることが多いことからついた通称です。

実際には、エコノミークラスに限らず、ファーストやビジネスクラスでも起こることからロングフライト血栓症と呼ぶこともあり、航空機に限らず、車や鉄道に長時間乗車した場合にも起こることがわかったため、旅行血栓症と呼ばれるようになってきています。

長時間じっとすわっていることによる、主に足の静脈血のうっ滞や血液の粘稠度《ねんちょうど》が増すことが原因とされ、水分不足は症状を起こしやすくします。発症した際には、血栓を溶かす薬を投与すると助かる可能性が高くなります。

予防としては、長時間同じ姿勢を続けるときは定期的に体を動かす、水分をたっぷりとる、アルコール類をとりすぎないことなどがあげられます。

（小橋隆一郎）

カツオ節ペプチドで血圧を安定させる【カツオ節】

【カツオ節】は、古くから日本人の食生活になくてはならない保存食です。燻《いぶ》し蒸しをくり返すことで、生魚よりも栄養が豊かになってうまみも増し、健康的にもすぐれた効果があります。

まず、高血圧の予防・改善に非常に効果的なのが「カツオ節ペプチド」です。ペプチドとは、いくつかのアミノ酸が結合した物質で、カツオ節ペプチドは、「ヒスチジン」と「アラニン」という2つのアミノ酸から成ります。血圧を下げる効果が認められ、健康食品の原料に用いられています。カツオ節にもともと含まれる成分なので、薬と違い、たくさん食べても血圧が下がりすぎることはありません。薬のような副作用の心配がないので、安心して摂《と》ることができます。

カツオ節のうまみ成分「イノシン酸」の若返り効果も見逃せません。イノシン酸は、全身の細胞を活性化させる栄養素であり、免疫力を高めたり、新陳代謝を助けるなどの作用があるといわれます。私たちの肝臓でもつくられているのですが、その合成能力は加齢により低下するため、年をとったら外から補う必要があるのです。

【カツオ節】にはダイレクトに血圧を下げる作用はありませんが、血管も新陳代謝をくり返すことで、若々しい柔軟性を保ちます。血管の健康は生活習慣病と関わりが深く、高血圧や動脈硬化への効果も大いに期待できます。（野村喜重郎）

【割りしょうゆ】の作り方

●材料（2人前）
カツオだし・しょうゆ・料理酒…各100㎖

❶料理酒を火にかけ、アルコール分をしっかり飛ばす
❷①にカツオだしとしょうゆを加え、混ぜ合わせる
❸保存ビンに移し、冷蔵庫で保管する

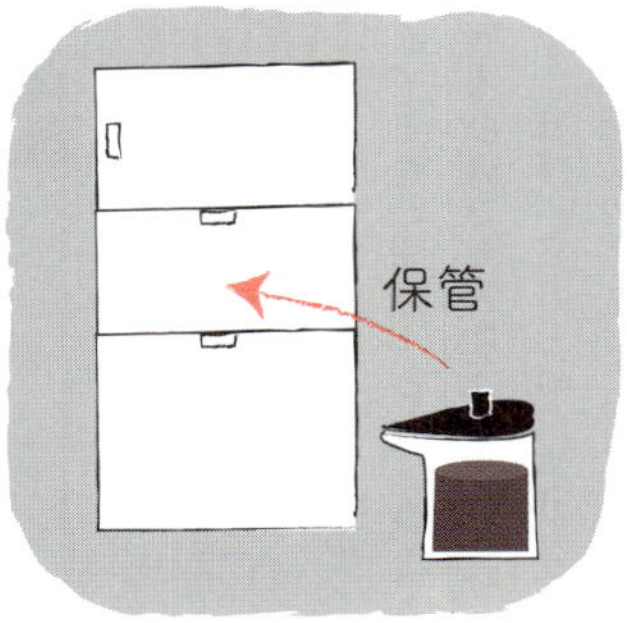

血流がよくなり血圧を下げる【しょうがシナモン茶】

しょうがといえば独特の辛みが特徴の野菜ですが、これは「ジンゲロン」という辛み成分によるもので、血液循環を促して体を温める働きがあります。

血流がよくなれば、血圧も下がるし動脈硬化の予防にもなります。また、しょうがには100g中270㎎と、大変多くのカリウムが含まれていて、塩分の体内蓄積を防ぐため、高血圧に有効です。

さらに、しょうがは抗酸化作用を持つ野菜。この作用によって、体内の細胞が酸化する（さびつく）のを阻止できるため、動脈硬化やがんなどの予防・改善効果が期待できます。

しょうがが抗酸化作用にすぐれた野菜だということは、アメリカのガン研究機関によって発表された「デザイナーフーズ」でも明らかにされています。

こうしたしょうがの働きをさらにパワーアップしてくれるのが、シナモンです。

シナモンには発汗作用や解熱作用があるほか、香り成分が消化液の分泌を高めて、食欲をアップさせる働きがあります。

つまり、シナモンがしょうがの有効成分をより吸収しやすいような体作りをしてくれるのです。（落合敏）

【しょうがシナモン茶】の作り方

●材料
シナモンスティック…2本
しょうがスライス…2枚
はちみつ…大さじ2〜3
水…500㎖

❶鍋にシナモンスティックとしょうがスライス、水を入れて沸騰させる
❷火を弱め（中火の弱程度）、15分煮だす
❸②を火からおろし、粗熱がとれたらはちみつを加えて、しょうがスライスとシナモンスティックを取り除く
❹冷蔵庫で冷やして、でき上がり

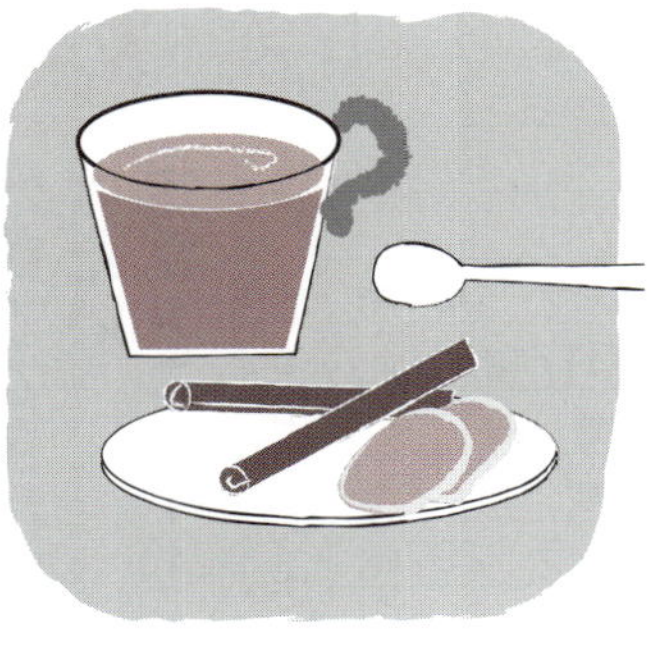

血圧降下作用のある栄養素

〈カリウム〉
余分なナトリウムを排出して血圧を下げる

カリウムは、重要なミネラルの一つで、体内の余分なナトリウム（塩分）を体外に排泄し、塩分の害を減らす働きをしています。

カリウムの多い食事をとると、血圧が下がることが数多く報告されています。高血圧の予防には、カリウムを1日3500㎎摂取するよう勧められています。

カリウムは果物、生野菜、豆類、いも類、海藻などに多く含まれています。いちごなどの果物や、ホウレンソウや、じゃがいも、里いもなどは特におすすめです。しかし、水に溶け出しやすいので、ゆでたり水にさらすときは、時間をかけないよう注意しましょう。

〈カルシウム〉
不足すると、体内のナトリウム量がふえ、血圧が上昇

カルシウムが不足すると、体内のナトリウム（塩分）量がふえて、血圧が上昇してしまいます。

この不足状態が続くと、全身に供給するために、貯蔵庫である骨からカルシウムが流れ出ていきます。

そのカルシウムが血管の壁に付着して、高血圧を誘引する原因の一つになるのです。

また、骨から溶け出たカルシウムは、血管の細胞にも入り込んで、血管を収縮させ、血圧を上昇させてしまいます。これらは、カルシウムの「代謝異常」と呼ばれます。

血圧が高い人は、カルシウムをとりすぎているわけではないのに、細胞の中のカルシウムが過剰な状態になっています。

カルシウムの代謝異常を起こさないためには、カルシウムの摂取不足を解消する必要があります。十分にカルシウムをとることは、血圧を安定させるだけでなく、骨粗鬆症の予防にも役立つため、少なくとも1日600㎎は摂取するように意識しましょう。カルシウムは牛乳や乳製品、小魚、干しえび、海藻、緑黄色野菜などに多く含まれています。

なかでも牛乳や乳製品は体内への吸収率が高く、効率よいカルシウム供給源ですが、牛乳が苦手な人は、無糖タイプのプレーンヨーグルトを料理に利用したり、カッテージチーズをサラダなどに活用しましょう。

〈マグネシウム〉
降圧薬「カルシウム拮抗薬」と同じ作用がマグネシウムにはある

マグネシウムには、天然の「カルシウム拮抗薬」ともいうべき作用のあることがわかり、注目されています。カルシウム拮抗薬は、カルシウムが血管の細胞にとり込まれる「あな」にはまり、カルシウムの流入を防いで血圧を低く保つ薬です。マグネシウムは、カルシウムの細胞への流入を抑え、血圧を低く保つ働きがあることが、研究から解明されています。そのうえ、カルシウム拮抗薬と比べると作用が穏やかなため、食品から日常的に摂取し続けても、副作用の心配がありません。

アーモンドやカシューナッツ、ごまなどの種実類、こんぶやひじきなどの海藻類に豊富です。

〈食物繊維〉
腸内でナトリウムに吸着、体外に排出する働きが

食物繊維は、高血圧の人にとっても大切な栄養素です。

その第一の働きは、体内の塩分を減らしてくれること。食物繊維には腸の中の有害な物質を吸着して、いっしょに体外に排泄する作用があります。この過程でナトリウムも食物繊維に吸着され、便といっしょに体外へ排出されるのです。

第二の働きは、動脈硬化を促進さ

外食でできれば避けたい定食メニュー①

〈コレステロール量の多い代表的メニュー〉

1. かに玉定食　495㎎
2. 天津麺　436㎎
3. 天津丼　431㎎
4. オムライス　379㎎
5. ハンバーグステーキランチ　320㎎
6. シーフードリゾット　317㎎
7. ミックスピラフ　308㎎
8. ミックスドリア　305㎎
9. スパゲッティカルボナーラ　297㎎
10. 八宝菜定食　287㎎

〈エネルギー量の多い代表的メニュー〉

1. とんかつ（ロース）定食　1230kcal
2. サーロインステーキランチ　1220kcal
3. カキフライランチ　1210kcal
4. ビーフシチューランチ　1100kcal
5. ポークカレー　1020kcal
6. ミックスドリア　980kcal
7. ミックスフライ弁当　970kcal
8. かつカレー　970kcal
9. ハンバーグステーキランチ　970kcal
10. ラザニア　960kcal

※『食品・料理のコレステロール量早わかりハンドブック』（主婦の友社）より

せるコレステロールを低下させることです。脂肪を分解する消化液の胆汁酸は、コレステロールを材料にして肝臓でつくられます。そして、腸で消化液として働いたあとで、腸から再吸収されて再使用されるのですが、食物繊維は腸からの胆汁酸の再吸収を妨げるように働きます。そのため、肝臓は不足した胆汁酸を補おうとして体内のコレステロールを利用するようになります。食物繊維は、間接的にではあっても、余分なコレステロールをとるように働き、動脈硬化を予防する作用があるのです。

食物繊維には水に溶ける性質のものと溶けない性質のものなど、いくつかのタイプがあり、水に溶けるタイプの中でも特に血圧低下作用の強いのがアルギン酸で、海藻類のこんぶやわかめに含まれています。一方、根菜や穀類、きのこ、豆などに含まれるセルロースやヘミセルロースなどの水に溶けないタイプの食物繊維も、便秘を解消して血圧の安定に役立ちます。

食物繊維の目標摂取量は、1日17~20gです。

〈EPA・DHA〉

EPAは血液の流れをよくして血圧を下げ、DHAは中性脂肪を減らして高血圧を改善する

EPA（エイコサペンタエン酸）は、あじ、いわし、さんま、さばなどの青背の魚に多く含まれる栄養素です。EPAには血小板の凝集を抑え、血をサラサラにして血栓を防ぐ働きがあります。さらに、中性脂肪やLDLコレステロールを減らし、HDLコレステロールをふやすため、動脈硬化や心筋梗塞、脳梗塞、高血圧などの生活習慣病の予防や治療に大きな力を発揮します。

DHA（ドコサヘキサエン酸）は、血管壁のLDLコレステロールや中性脂肪を減らす作用があります。DHAを摂取すると、高血圧や脂質異常症、動脈硬化、心筋梗塞、脳梗塞などの生活習慣病を予防する効果が生まれます。DHAを多く含んでいるのは、脂肪分の多いごく普通の魚です。脂肪は酸化しやすいので、新鮮なうちに、酸化を防ぐ野菜といっしょに食べましょう。

〈ルチン、カテキン〉

「ルチン」は血管壁を強くし、「カテキン」は血行をよくして血圧を下げる

ルチンはフラボノイド化合物の仲間で、ビタミンPの一種。ルチンには毛細血管を強化する働きがあるため、出血性の病気である脳卒中や歯ぐきからの出血の予防などに役立ちます。また、弾力がなくなり破れやすくなった血管を、元の弾力ある血管に変える働きがあり、血液の流れをスムーズにします。さらに、血圧降下作用もあるため、高血圧、心臓疾患など血液循環にかかわる病気の予防に有効です。

ルチンは、そばの実の外側の黒い部分に多く含まれているので、黒い田舎そばを食べたほうが効率的にとれます。ルチンが流れ出しているそば湯も、いっしょに飲むようにするとよいでしょう。

一方、カテキンは、強い抗酸化作用で細胞を酸化から守り、動脈硬化や心筋梗塞を防ぎます。カテキンにはまた、コレステロールの原料となる胆汁酸の排泄を促進して、血中コレステロール値を下げる働きがあります。

さらに大切なことは、カテキンは血圧を上げる原因となる酵素であるACE（アンジオテンシン変換酵素）の働きを阻害して血圧の上昇を防ぐことです。カテキンには代表的な降圧薬の一つであるACE阻害薬と同じような作用があるのです。

カテキンは緑茶に多く含まれています。緑茶をいれるときには、温度の高いお湯を使うほどカテキンが多く溶け出してきます。しかし、それではお茶がにがくなってしまうので、70度くらいのお湯を注ぎ、1分半ほどおいて飲むようにするとよいでしょう。特に1煎目、2煎目にはカテキンが豊富に含まれているので、毎食後に1~2杯飲むようにしましょう。

（野村喜重郎）

外食でできれば避けたい定食メニュー②

〈糖質量の多い代表的メニュー〉

❶ 上天丼セット　181.1g
❷ しゃぶしゃぶ定食　163.5g
❸ かつ丼　141.1g
❹ ひれかつ煮定食　129.8g
❺ 天ぷら刺し身御膳　126.6g
❻ 中華丼　123.6g
❼ 天津丼　118.2g
❽ ねぎとろ丼　118.2g
❾ さばの味噌煮和膳　103.5g
❿ 五目チャーハン　103.1g

〈塩分量の多い代表的メニュー〉

❶ カレー南蛮そば　8.5g
❷ ミックスグリル定食　8.2g
❸ 五目ラーメン　7.6g
❹ 担々麺　6.9g
❺ 野菜たっぷりタンメン　6.9g
❻ から揚げ定食　6.9g
❼ 洋風ハンバーグ定食　6.1g
❽ 鴨南蛮そば　5.9g
❾ 和風ハンバーグ定食　5.8g
❿ きつねうどん　5.6g

※『新 糖質量ハンドブック』（主婦の友社）より

呼吸器の病気

●かぜ症候群（普通感冒）　●インフルエンザ（流行性感冒）　●ウイルス性上気道炎
●急性気管支炎　●瀰漫性汎細気管支炎　●気管支ぜんそく　●気管支拡張症
●慢性閉塞性肺疾患（COPD）　●肺炎　●誤嚥性肺炎（嚥下性肺炎）　●間質性肺炎・肺線維症
●過敏性肺炎　●急性呼吸促迫症候群（急性呼吸窮迫症候群・ARDS）
●過呼吸症候群（過換気症候群）　●睡眠時無呼吸症候群　●肺水腫　●肺結核
●非結核性（非定型）抗酸菌症　●肺真菌症　●肺化膿症　●じん肺症　●胸膜炎　●膿胸
●自然気胸　●進行性気腫性嚢胞（巨大気腫性嚢胞）　●肺がん　●縦隔腫瘍　●がん性胸膜炎

呼吸器の構造

呼吸にかかわる臓器を呼吸器系といい、鼻腔《びくう》、咽頭、喉頭、気管、気管支、肺胞（肺胞管）で構成されています。呼吸器は胸部と横隔膜に取り囲まれています。空気の通り道を「気道」といい、鼻腔から喉頭までの部分を「上気道」、喉頭から肺までを「下気道」と呼んでいます。

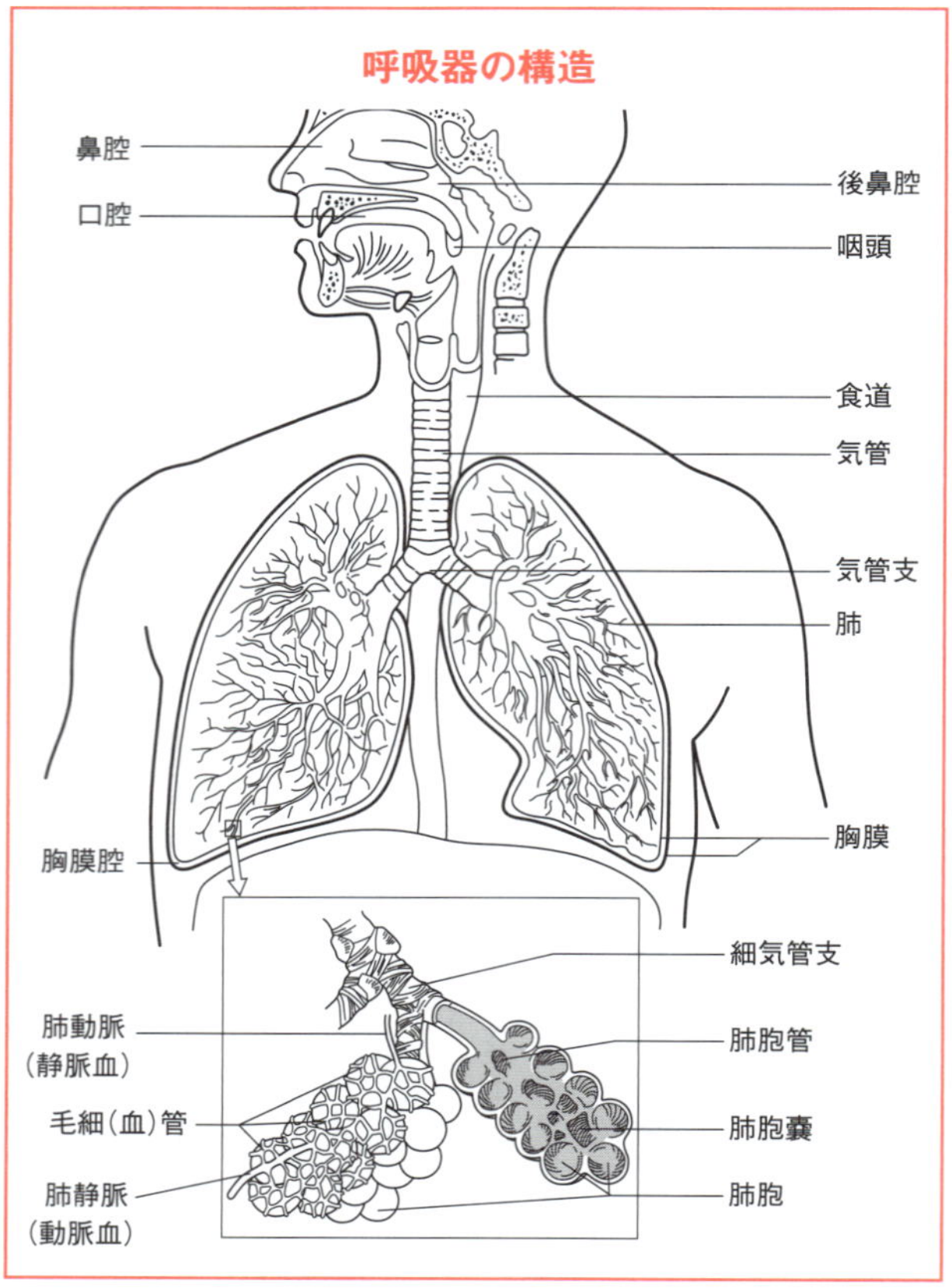

鼻腔は気道の入り口で、のどは咽頭と喉頭の二つの部分からなっています。咽頭は、鼻腔から入る空気と、口腔から送り込まれる食物の通り道です。喉頭は空気だけの通り道で、その上方には「声帯」という膜状のひだがあります。息を吐く（呼気）と、声帯が振動し、発声が起こります。

気管は長さ約10㎝、直径約20～25㎜で、軟骨と筋肉でできています。気管から分かれた気管支は、二分岐を繰り返し、先に行くほど細くなり、肺胞へつながっています。

肺は胸の左右にある臓器で、気管や血管が複雑に出入りしています。大きさは、右肺より左肺のほうがやや小さめで、これは間にある心臓が左に偏っているためです。

肺胞は、ブドウの実のような袋状の組織で、ここで酸素と二酸化炭素の交換（ガス交換）が行われます。その表面積は140㎡といわれています。呼吸器系は全体としてブドウの房のようになっています。

呼吸のしくみ

呼吸は、主に横隔膜が働き胸部が広がるのに伴い、肺胞が大きくなります。肺胞が大きくなった分だけ空気が入ります。鼻から入った空気は、気管や気管支を経て左右の肺に入り、肺胞へ届けられます。ここで、空気中の酸素は、肺胞のまわりにはりめぐらされている毛細血管の中を流れる血液にとり込まれ、肺胞は血液から二酸化炭素を受け取ります。

酸素を受け取った血液は、一度心臓へ戻ったあと、全身の細胞へ酸素を配り、細胞から二酸化炭素を受け取ります。二酸化炭素は肺胞へ届けられ、吐く息として体外へ出されます。

　このような呼吸の過程は、脳の呼吸中枢と呼ばれる部分が、調節しています。

呼吸器系の働き

　ガス交換のほかにも、呼吸器系は、異物を体外へ排除する働き（防御作用）や、侵入した異物に対する抗体をつくり、再度同じ物質が侵入したときに無害なものにかえる働き（免疫作用）も担っています。

　鼻腔では、外気から吸い込んだ空気の中に混じった異物をくしゃみや鼻水として排出し、咽頭では免疫機能をもつリンパ組織が細菌と闘います。

　気管や気管支では、内壁の粘膜が異物をとらえ、線毛が異物を体外へ排泄します。肺胞では、免疫細胞のマクロファージが細菌をとり込み、消化して殺菌します。

　そのほか、肺には、サーファクタント（肺表面活性物質）や化学伝達物質などを代謝《たいしゃ》する機能もあります。

●何科に行ったらよいか

　この項の病気は、まず呼吸器科、内科を受診します。（田窪敏夫）

かぜ症候群《しょうこうぐん》（普通感冒《ふつうかんぼう》）

　主にウイルスが原因で、鼻やのどなどの上気道に炎症を起こす呼吸器疾患の総称です。症状は似ていますが、原因となるウイルスや細菌がさまざまなので、一群の病気として症候群と称しています。

原因・症状

　かぜ症候群の大半は、ライノウイルス、アデノウイルス、コロナウイルスをはじめとするウイルスによる感染症です。そのほか、連鎖球菌などの細菌やマイコプラズマ、クラミジアなどに感染して発症することもあります。

　感染経路は主に接触感染で、かぜをひいた人がふれたものにウイルスや細菌が付着し、別の人がそれにふれ、その手で鼻や口などにふれることによって感染します。

　症状は、鼻やのどなどの上気道を中心に鼻水、くしゃみ、せき、痰《たん》、のどの痛み、発熱などがあらわれます。安静にすれば自然に治りますが、こじらせると気管支炎や肺炎などに移行するおそれもあります。

治療

　かぜを早く治すためには、安静、保温、水分・栄養補給が基本になります。かぜのウイルスは空気が乾燥している環境で活発に働くので、加湿器や濡れタオルを室内に置いてこまめに換気をすることも有効です。

　また、抵抗力を高めるたんぱく質やビタミン類の摂取を心がけ、脱水症状を防ぐために水分を十分にとることも大切です。

　症状に合わせた対症療法として、解熱鎮痛薬、抗ヒスタミン薬、鎮《ちん》咳薬《がいやく》、去痰薬《きょたんやく》などが処方されます。（田窪敏夫）

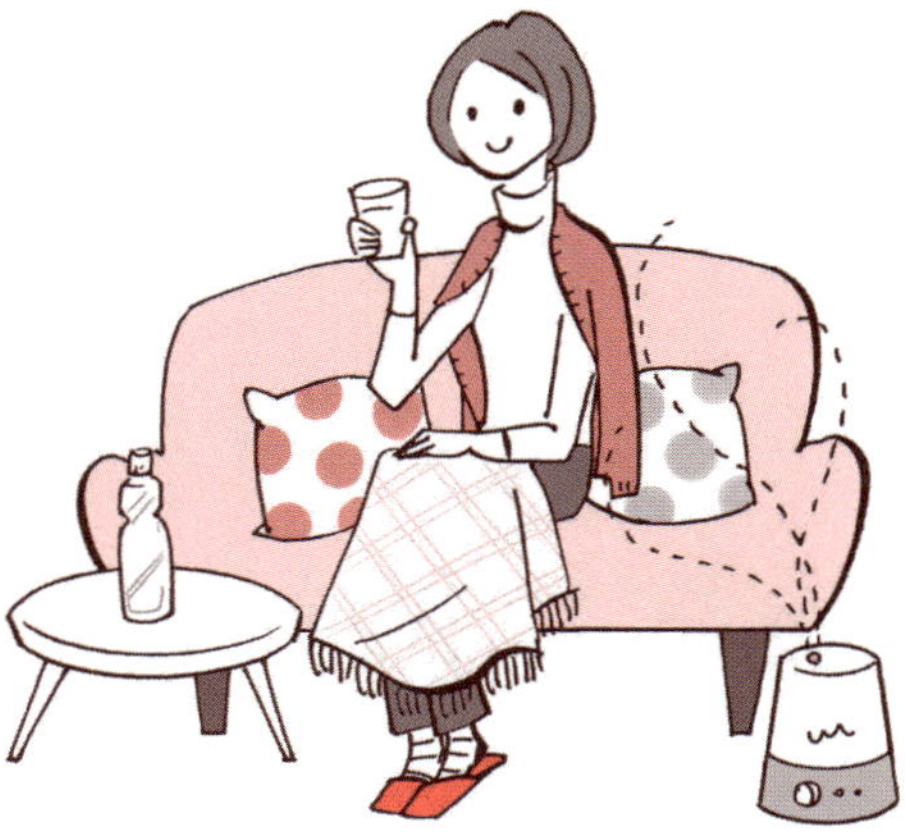

インフルエンザ（流行性感冒《りゅうこうせいかんぼう》）

原因・症状

　インフルエンザは、普通のかぜ（かぜ症候群）と混同されることがありますが、病原体や症状の強さなどが異なります。

　発症の原因はインフルエンザウイルスの感染で、ウイルスの型にはA型、B型、C型があります。人の間で流行を起こすのは主にA型とB型で、A型は鳥類や豚の間でも流行を起こしています。

また、これまで人の間で流行したことのないタイプのインフルエンザウイルスによるものは「新型インフルエンザ」と呼ばれています（P560参照）。

インフルエンザの感染経路は、接触感染または飛沫《ひまつ》感染です。接触感染では、感染者がふれたものにウイルスが付着し、ほかの人がそれにふれ、その手で鼻や口、目などにふれることによって感染します。飛沫感染では、感染者のくしゃみやせきによってウイルスが空気中に飛び散り、それをほかの人が吸い込むことで感染します。

発症すると、38度以上の発熱、頭痛、悪寒《おかん》、倦怠感、筋肉や関節の痛みなどの強い全身症状が出ます。続いて、のどの痛みや鼻水、せきなどの呼吸器症状があらわれます。かぜに比べて感染力が強く、症状が悪化する速度も速いのが特徴です。子供の場合は、吐きけや嘔吐、腹痛などの消化器症状が出ることもあります。

インフルエンザが重症化すると肺炎や気管支炎が起こることがあり、乳幼児では中耳炎や熱性けいれんや肺炎などの合併症が起こる

かぜ、インフルエンザに効く手作りの食物薬

干しシイタケの煎じ汁

かぜのひき始めの熱やせきに効き、熱いうちに飲むと体の中からあたたまり、熱が下がって、せきも止まります。

昔から、かぜの妙薬として知られてきた療法ですが、近年、シイタケの胞子に強力な抗ウイルス性の物質生成作用があることがわかり、効きめが裏づけられました。かぜに効くのはもちろんですが、抗がん作用も注目されています。また、干しシイタケはビタミンDの代名詞のようにいわれますが、それ以外にも、多くのビタミン、ミネラルを含み、動脈硬化、高血圧、糖尿病などに有効です。

干しシイタケはなるべく天日干しのものを使いたいのですが、手に入らないときは、自分で日光干しにしても簡単に作れます。

作り方　干しシイタケ中3～4個をさっと洗って、5カップの水に一晩つけてもどします。やわらかくなったら、もどし汁ごとなべに入れて火にかけ、半量になるまで煮詰めます。

これを1日量として、数回に分けて飲みます。飲みにくいときは、ハチミツを少々加えてもよいでしょう。シイタケは煮物にしたり、刻んでみそ汁にするとよいでしょう。

（遠藤きよ子）

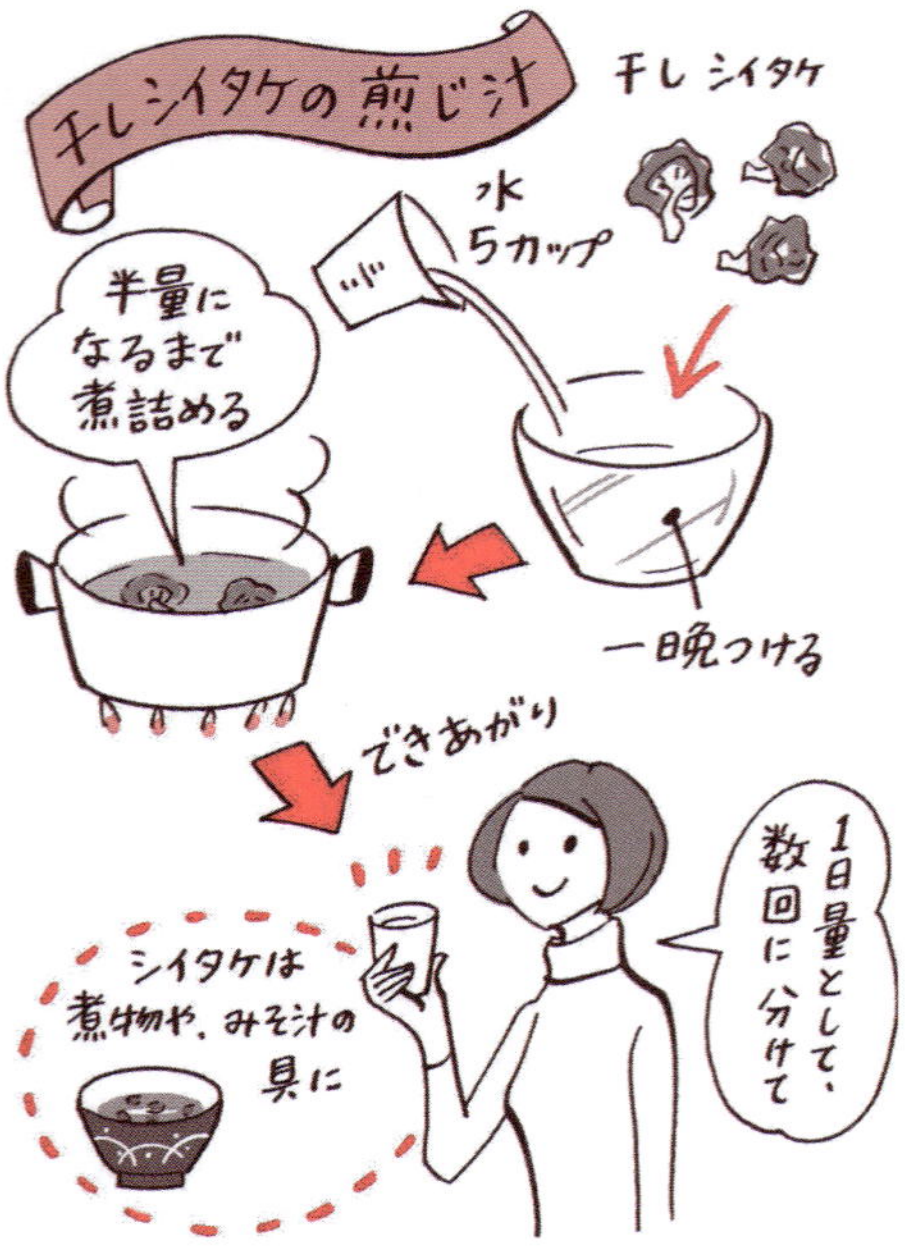

あつあつショウガ湯

かぜのひき始めにぜひ試したいのが、コップ1杯のショウガ湯です。たいていの場合はこれで治ってしまうほどよく効きます。

ショウガの辛みと香りには強力な発汗作用と解熱作用があり、しかも体をあたためる作用や胃腸の働きをよくする作用、せきや痰、のどの痛みをしずめる作用もあり、ショウガはかぜの症状すべてにすぐれた効果を発揮します。

作り方　ショウガ1かけ（約10g）をおろし金でおろし、ガーゼに包んで、その汁をしぼります。そこに熱湯を注ぎ、砂糖かハチミツを適量落とします。

全身がだるくて熱っぽいときは、ショウガにみそをプラスすると、効果がさらに高まります。10gくらいのみそに、ショウガのしぼり汁10滴ほどをまぜ、熱湯50㎖でといて飲みます。また、ショウガ湯にネギを刻んで加えたものも、よく効きます。

（田村哲彦）

こともあります。迅速診断で、簡便に短時間で診断できるようになっています。

治療

治療の中心は、ウイルスの増殖を抑える抗インフルエンザウイルス薬の使用です。主に使われているのは、ノイラミニダーゼ阻害薬のオセルタミビルとザナミビル・ラニナミビルです。

細菌の感染が疑われる場合には、抗生物質の投与も行います。高熱に対しては、解熱薬が使われることもありますが、子供の場合は、解熱薬の種類によってはインフルエンザ脳症を起こす危険があります。アセトアミノフェンを使用することが推奨されています。

インフルエンザの重症化を防ぐためには、インフルエンザワクチンの接種がすすめられます。

（田窪敏夫）

かぜ、インフルエンザの漢方療法

葛根湯《かっこんとう》

比較的体力のある人に用います。かぜのひき始めで、頭痛、発熱、寒けがして、汗は出ず、くび筋から肩にかけてこるといったものに有効です。

桂枝湯《けいしとう》

ふだんから体が弱い虚証の人、または病後で疲れているときなどにかぜをひき、頭痛、発熱、寒けがあり、発汗するもの、あるいは初期のかぜに用いると有効です。

麻黄湯《まおうとう》

これもかぜの初期に用いますが、葛根湯《かっこんとう》のように体力の旺盛な人に適しています。ただし、項背《こうはい》部《ぶ》のこわばりよりも関節痛や筋肉痛が著明で、せきを伴う場合に用います。

香蘇散《こうそさん》

胃腸が平素弱い虚証の人で、葛《かっ》根湯《こんとう》や麻黄湯《まおうとう》では強すぎ、桂枝湯《けいしとう》では胸元につかえて飲みにくいという、少し神経質な人に用います。かぜの初期に。

麻黄附子細辛湯《まおうぶしさいしんとう》

体力の平素弱い人や高齢者で、疲れやすく、冷え症の人が、かぜにかかり、顔色が蒼白で、背中全体が寒い、のどがチクチク痛むといったものに用います。

（矢数圭堂）

かぜのツボ刺激

東洋医学では、病気は外からの邪気が体内に入って起こるものと考えます。かぜの場合も、「風邪《ふうじゃ》」というかぜの邪気が体に入って起こり、頭痛や発熱、せきなどの症状をもたらす、とされています。

かぜは最初に、背中の第2胸椎の下かたわらの**風門《ふうもん》**から体に入ります。それが後頭部の髪の生えぎわの**風池《ふうち》**にたまり、さらに上の**風《ふう》府《ふ》**に集まります。そして、これが頭の中に入り、体の節々まで痛む、いわゆるかぜの諸症状を引き起こすと考えるのです。

風門、風池、風府の三つのツボはかぜの場合、必ず処置しなければなりませんが、これに加えて、背中の第3胸椎の下かたわらの**肺《はい》兪《ゆ》**、胸側の鎖骨の下一寸五分の

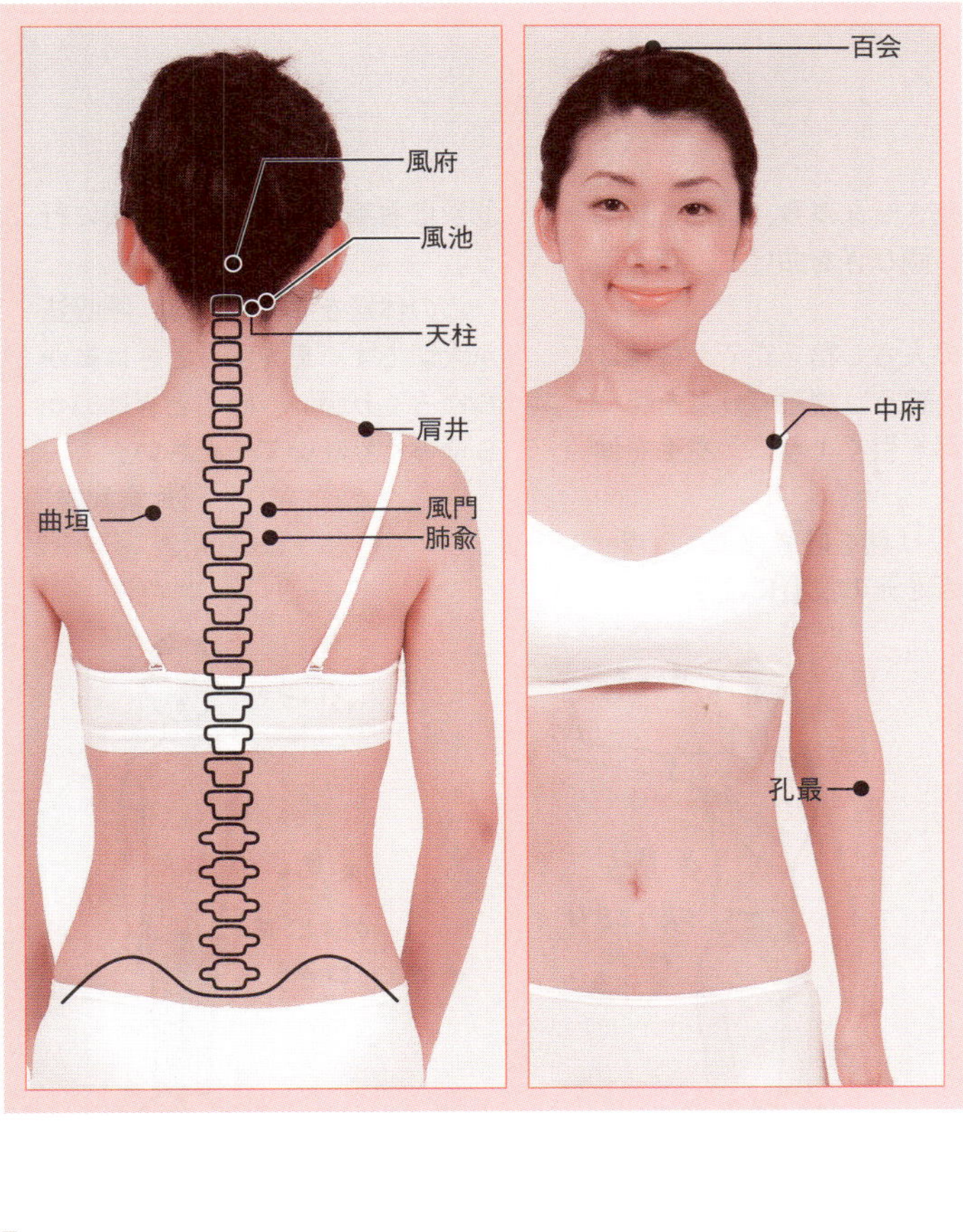

中府《ちゅうふ》、そして、腕の**孔最**《こうさい》のツボを用います。これらは、呼吸器系の症状を抑えるのによく効きます。

治療は指圧や灸の方法を用いますが、強すぎる刺激は避けます。その際、寒くないように、室内の保温に注意を払いましょう。

指圧をする場合は、まず、背中の風門と肺兪を中心にして、親指で指圧し、背中の緊張をほぐします。

次に、後頭部の風府と風池を親指で指圧します。さらに、胸の中府のツボを中心にして、親指を除く四指で、周囲のしこりをもみほぐすように、ゆっくり押します。最後に、腕の孔最を指圧します。

なお、頭痛、頭重を伴うときは、頭頂部の**百会**《ひゃくえ》と後頭部の髪の生えぎわで、風池の内側にある**天柱**《てんちゅう》を加えます。

また、肩こりを伴うときは、後ろくびの根元から肩先までのまん中にある**肩井**《けんせい》、肩甲骨の内側の上端の**曲垣**《きょくえん》、そして天柱を加えます。

（芹澤勝助）

ウイルス性《せい》上《じょう》気《き》道《どう》炎《えん》

ウイルス感染によって上気道（鼻腔《びくう》から口腔、咽頭、喉頭にいたる気道）に起こる感染症の総称です。主に次のような種類があり、インフルエンザ（P305参照）も含まれます。

症状・原因

感冒症候群

代表的なウイルスは、ライノウイルス、RSウイルス、コロナウイルス、コクサッキーウイルス、アデノウイルス、レオウイルス、パラインフルエンザウイルスなどで、それぞれのウイルスはさらにさまざまな種類に分類されます。

症状も、ウイルスの種類により鼻水、くしゃみ、鼻詰まり、せき、のどの痛み、倦怠感、悪寒《おかん》、筋肉痛など多岐にわたり、同時に複数の症状があらわれることも少なくありません。

咽頭症候群

主にアデノウイルスとパライン

呼吸器を丈夫にする体操

呼吸器の弱い人がはげしい運動をすると、かえって逆効果になります。しかし、適切な運動は必要です。ここにあげるような体操を、1日10分でよいですから、毎日行ってください。

①両足をそろえて、まっすぐに立つ。

②左手を内側にして、両手を胸の前で交差させながら、両足を肩幅に広げ、両ひざを曲げて、腰を落とす。

③左手の人さし指を立て、視線はその先を追う。ゆっくり息を吸いながら弓を引くように、左手を伸ばす。

④ゆっくり息を吐きながら、手、足、ひざを元の位置に戻す。

⑤次は右手を内側にして同様に行う。

この体操をするときは、呼吸法が大切です。息を吸うときは鼻からゆっくり吸い、吐くときは口からゆっくり吐いてください。

（片倉武雄）

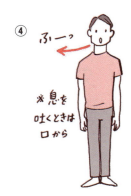

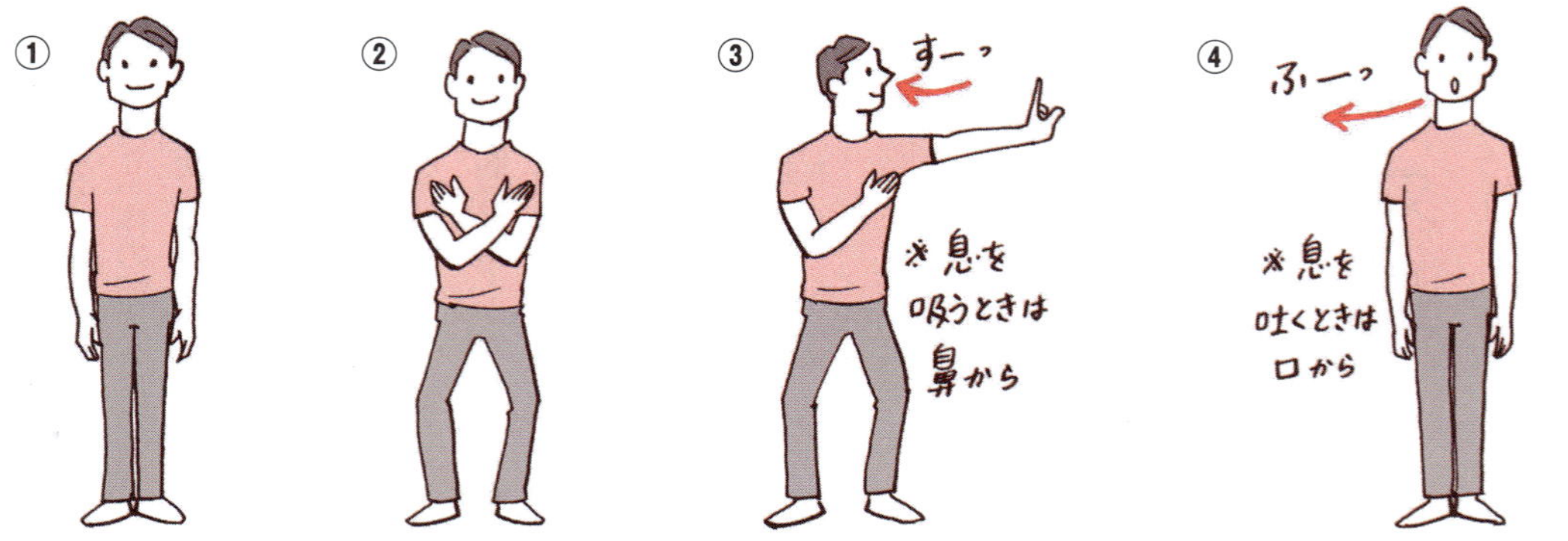

フルエンザウイルスによって感染します。

症状は咽頭の痛みが主で、扁桃（腺）やアデノイドがはれ、食べ物を飲み込んだときに痛みを強く感じます。また、せき、悪寒、頭痛、倦怠感、鼻詰まりなどの症状を伴います。重症化すると、あごや耳の下、くびのリンパ腺もはれて痛みがあらわれることもあります。

咽頭・眼結膜症候群

咽頭症候群のウイルスによる変形症状です。咽頭の症状に加え、眼の結膜が充血して涙が止まらなくなったり、まぶしくて眼が開けられなくなったり（羞明《しゅうめい》）、眼の中に異物が入った感じがする症状があらわれます。眼球痛を伴うこともあります。

ヘルパンギーナ

主としてコクサッキーAウイルスの感染で口内に水疱や潰瘍《かいよう》が生じます。

乳幼児によくみられます。

突然、高熱とともに咽頭の痛み、頭痛、腹痛、発熱などを伴い、発病時に熱性けいれんを起こすことがあります。

急性閉塞性咽頭炎・気管炎・気管支炎

パラインフルエンザウイルス、RSウイルス、アデノウイルス、インフルエンザウイルスなどのウイルスの感染が原因で発症します。

せき、呼吸困難、喘鳴《ぜんめい》（呼吸するときゼーゼーという）などの症状があらわれ、皮膚が紫色に変色する現象（チアノーゼ）がみられることもあります。2才以下の幼児は重症化する危険があり、注意を要します。

重症急性呼吸器症候群（SARS《サーズ》）

Severe Acute Respiratory Syndromeの略。新型コロナウイルスの感染によって発症する重症の新型肺炎。2002年秋に中国広東省で発生し、世界的規模で大流行しました。2007年以降は感染の報告はないようです。

主な症状は、38度以上の高熱、せき、呼吸困難で、頭痛、悪寒、食欲不振、倦怠感、意識混濁、発疹《ほっしん》、下痢など他の症状がみられることもあります。

治療

治療はかぜ症候群に準じ、主に

せき、のどの痛みに効く黒豆

大豆は畑の肉といわれ、栄養豊富な健康食品ですが、なかでも種皮の黒い黒大豆（いわゆる黒豆）は、薬用としてすぐれた効果があります。中国では、大豆より珍重されているほどです。

かぜの熱、せき、声がれや気管支炎、ぜんそくには、黒豆を煮て煮汁を飲む、あるいは、いった黒豆を煎じて飲む療法がよく知られています。黒豆には利尿作用もあるので、むくみも解消します。

また、黒豆に含まれるサポニンは血中脂質の酸化を抑制するので、肝機能の改善や動脈硬化の予防に威力を発揮します。

さらに、ビタミンB群は、大豆のなかでは黒豆にいちばん多く含まれているので、疲労回復に効果があります。

黒豆の煮汁の作り方　1回量として、黒豆大さじ2杯（20g）を水からゆっくり煮て、煮汁を飲む。このとき甘みはつけないか、ごく少々に。数日分を作りおいてもよいが、薄味なので保存に注意を。おせち料理にあるような黒豆の甘煮の煮汁を利用してもよいが、糖分が多いと乳酸がふえて疲労の原因になる。

黒豆茶の作り方　黒豆20gを中火でいってから、水300mlを加え、半量になるまで煎じる。これを1日量として、そのまま、あるいは独特のにおいが気になるときは、黒砂糖少々を加えるか、ほうじ茶で割って飲む。

（根本幸夫）

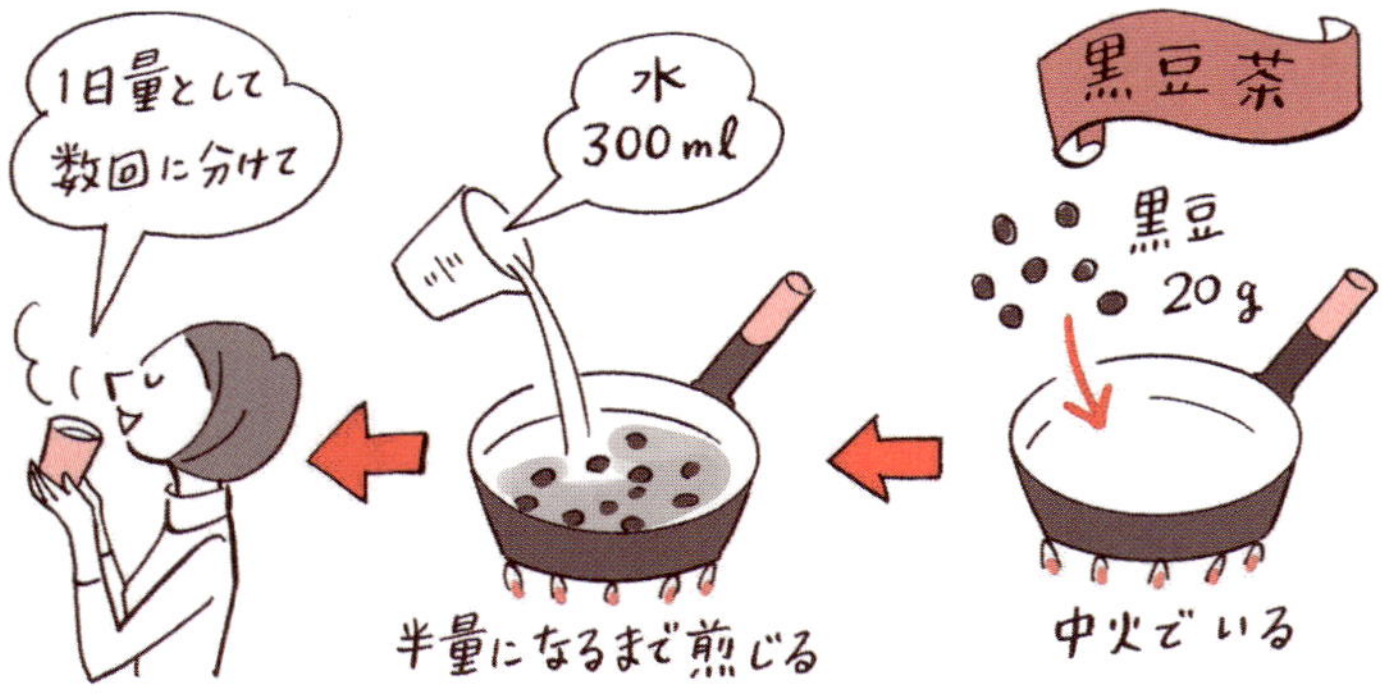

対症療法を行います。発熱には解熱鎮痛薬、頭痛には頭痛薬、せきには鎮咳薬《ちんがいやく》、鼻水には抗ヒスタミン薬、のどの痛みにはうがい薬というように、症状に応じた薬が用いられます。

かぜを軽視するのは禁物で、ひどいせきや息切れ、胸痛、色のついた痰《たん》、関節の痛み、むくみなどの症状があるときには、早めに医療機関を受診することが大切です。

（田窪敏夫）

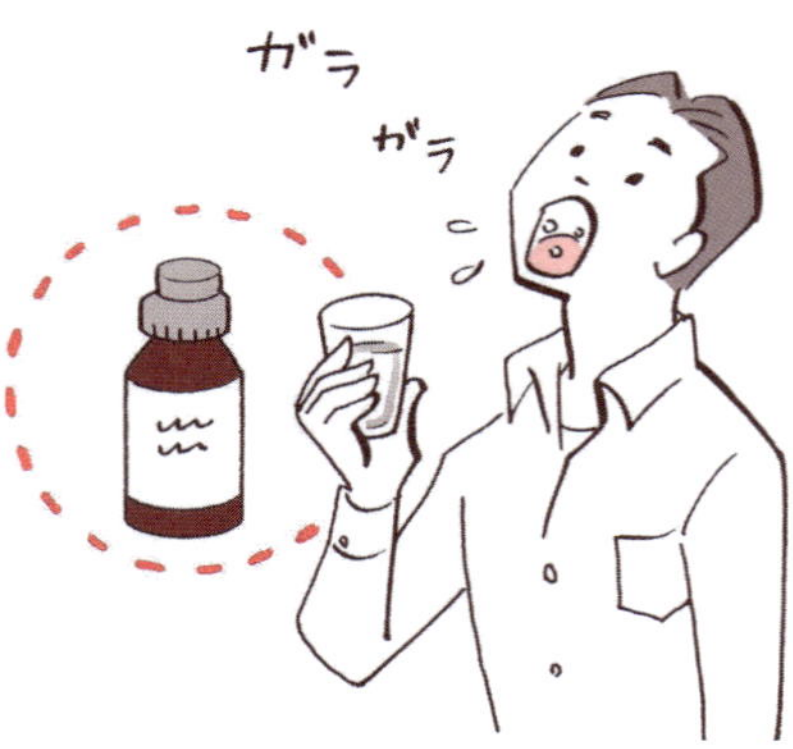

急《きゅう》性《せい》気《き》管《かん》支《し》炎《えん》

原因・症状

気管支の粘膜の急性炎症で、多くはウイルスの感染が原因で発症します。そのほかにも、細菌やマイコプラズマの感染が原因になったり、化学的刺激（煙、排気ガス、アンモニア、有機溶剤、ホルマリンなど）が原因で起こることもあります。

最初は痰《たん》を伴わないからぜきから始まり、そのうち痰を伴うはげしいせきに変わり、気管支粘膜の炎症が進むと黄色い痰が出るようになります。

また、のどから胸のあたりにかけてひりひりするような感じや鈍い痛みを感じることもあります。マイコプラズマが原因で発症した場合には、発熱も伴います。こじらせると肺炎に移行するおそれもあります。

治療

安静にしていれば1週間ほどで自然に治ることがほとんどですが、

のどや気管の炎症を抑えるクレソン

クレソンは、「西洋菜干《さいようせり》」という生薬名でせき止めや解熱の漢方薬として用いられています。日本でも古くから、クレソンにのどの痛みやせきをやわらげる効能があることは知られていました。

クレソンに含まれるイソチオシアン酸アリルにはすぐれた抗酸化作用があり、のどや気管の炎症を抑える効果や、気管支の筋肉をやわらげて気道を広げる作用があり、気管支炎やせきの改善に効果をもたらしています。

サラダやおひたし、炒め物にするなどして、1日1束を目安に食べてください。

（水嶋丈雄）

痰が出にくいときにエアゾール療法

気道クリーニング療法の一つとして吸入療法が行われています。これは気道の加湿をよくし、気道分泌物の除去を容易にして気道感染を防ぎ、適正な肺胞換気量を維持することを目標とする療法です。

なかでも、ネブライザーによって水や薬物、その他治療に有効な物質を霧状にして吸入するエアゾール療法が、広く用いられています。使用する薬剤は、主として気管支拡張薬や去痰薬です。

この療法の併用によって、経口的な薬物投与量を少なくできるため、副作用を低く抑えられる利点もあります。

専門医の指導のもとに家庭でも行うことができます。

（田窪敏夫）

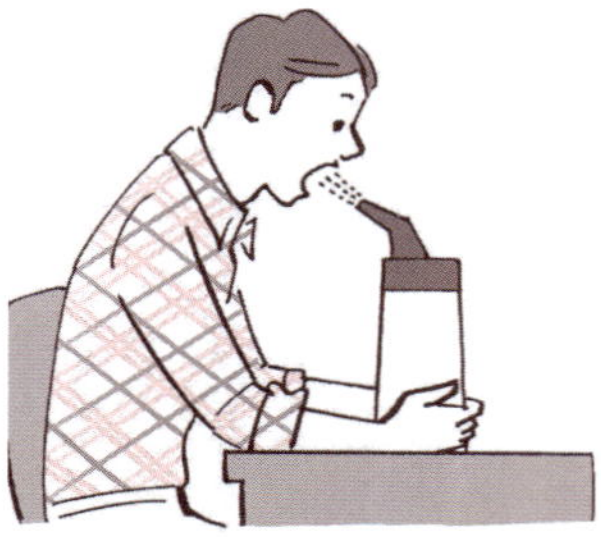

エアゾール療法は、家庭でも行うことができる。

治療では、鎮咳薬《ちんがいやく》や去痰薬《きょたんやく》、抗生物質、気管支拡張薬、抗ウイルス薬の投与など、病状に応じた対症療法が行われます。ガイドライン「成人気道感染症診療の基本的考え方」を参考にして、診断、治療を行います。（田窪敏夫）

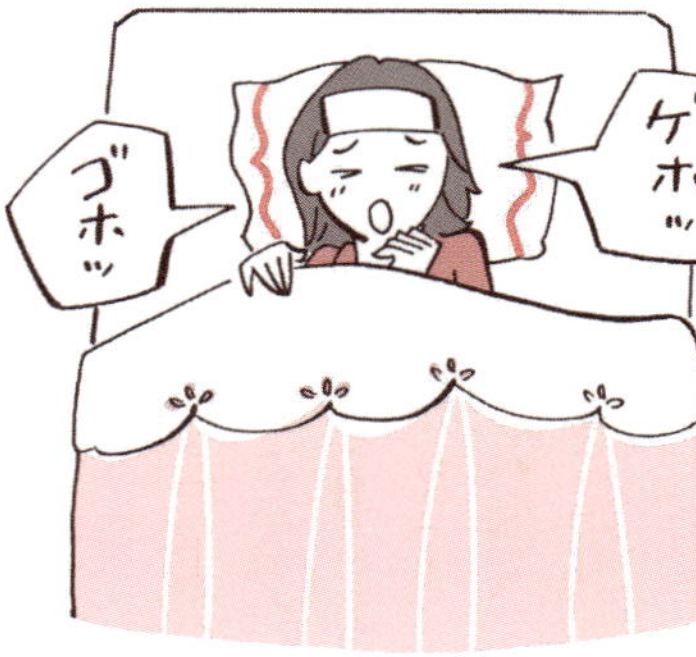

急性気管支炎の漢方療法

麻黄湯《まおうとう》

体力が充実している人で、急性気管支炎の初期で、発熱、寒け、頭痛、身体痛、関節痛があって、呼吸が苦しく、せきが出るものに用います。

麻杏甘石湯《まきょうかんせきとう》

体力が中等度前後の気管支炎に効果があります。せきが出て息苦しく、汗が出て、のどが渇き、水を飲みたがることが目標で、小児のぜんそく性の気管支炎にもよく応用されますが、あまり虚弱な人には用いません。

小青竜湯《しょうせいりゅうとう》

体力が中等度で、せきがはげしく、痰があってゼイゼイし、呼吸が苦しく、胃のあたりにポチャポチャ振水音が認められるものに用います。

柴陥湯《さいかんとう》

体力が中等度で、強いせきが出て、痰が切れにくく、せきが出るたびに胸に響いて痛み、食欲不振、微熱などを伴うものに用います。

麦門冬湯《ばくもんどうとう》

体力が中等度もしくはそれ以下の人で、けいれん性のせきが頻発して、痰が絡みついて切れにくいというものに用います。高齢者のせきによく応用されます。（矢数圭堂）

急性気管支炎のツボ刺激

ツボ刺激は、背中の第2胸椎の下かたわらの**風門《ふうもん》**、第3胸椎の下かたわらの**肺兪《はいゆ》**、のど元の**天突《てんとつ》**、

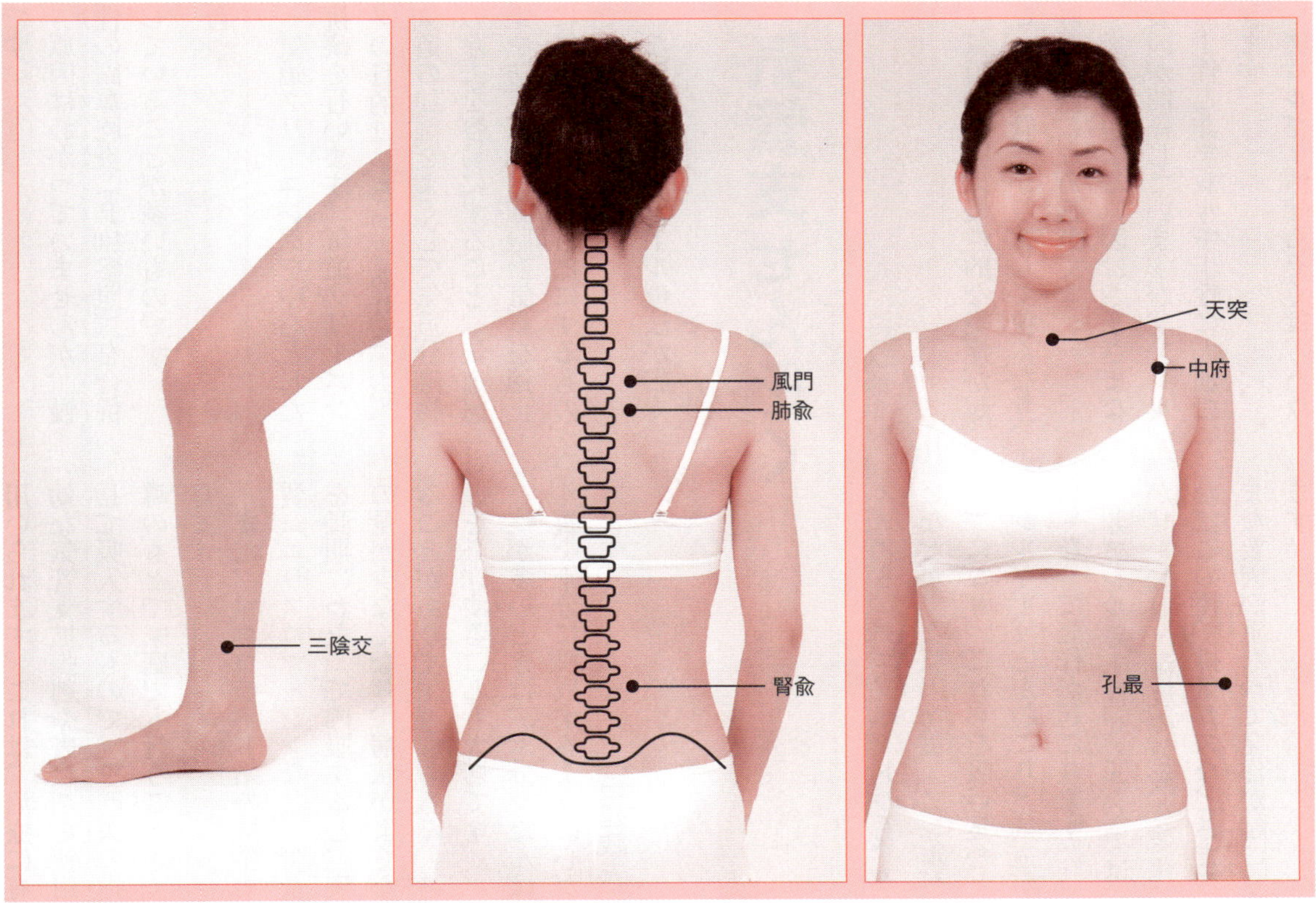

鎖骨の外端から下へ下がる大胸筋と三角筋の溝の部分にある**中府**《ちゅうふ》、そして、腕の**孔最**《こうさい》を主に用います。

風門は、かぜの邪気が出入りするところです。風門から入った邪気が肺の臓をおかすので肺兪を処置し、さらに、邪気はやがて胸の中府に集まると考えて、中府のツボを処方します。

特に、せきがはげしく出て、痰がからんで息苦しさや胸苦しさを感じるときは、腕の孔最がよく効きます。天突もせきを抑えるのに有効です。

中府は、邪気が集まるツボで、症状が出たときは、ここを静かに押すだけで、胸苦しさや息苦しさ、せきがおさまり楽になります。

孔最は、腕の手のひら側で、親指寄りのひじの下二寸にあり、中府と同じく、肺経の特効ツボとされます。文字どおり、肺経の邪気が最も集まりやすい孔《あな》です。

東洋医学では「急性症状は郄《げき》でとれ」といわれ、急性発作的なせき込みなどの症状には、孔最を押すと楽になります。この場合、背中の肺兪と合わせて処方すると、より効果が得られます。

なお、急性気管支炎の症状があるときは、体力が衰えがちです。そこで、以上のツボに、腰の第2腰椎の下の**腎兪**《じんゆ》を処方し、さらに、足の**三陰交**《さんいんこう》で冷えや足のだるさをとります。

治療は、熱が38度以上あるときは避けます。

指圧のあとに、仁丹粒《りゅう》などの鍼《しん》をはっておくのも一法です。

（芹澤勝助）

瀰《び》漫《まん》性《せい》汎《はん》細《さい》気《き》管《かん》支《し》炎《えん》

原因・症状

初期症状は軽いせきがあり、やがて痰《たん》が出るようになって、息切れがするようになります。痰の量はしだいにふえてきて、1日に100mℓも出ることがあります。

これは、呼吸細気管支と呼ばれる末梢の気管支を主病変とする慢性の炎症で、呼吸障害が強い病気です。

原因はわかっていませんが、慢性の副鼻腔炎《ふくびくうえん》（P440参照）を合併していることが多いものです。

治療

気道クリーニングを中心とした排痰を行います。気道クリーニングの目的はいろいろありますが、気道の加湿をよくして気道分泌物の除去を容易にすること、気道感染を防ぐこと、肺胞換気量を適正に維持することを目標にするものです。

なかでもエアゾール療法が広く用いられます。これは、治療に有効な気管支拡張剤や去痰剤を使用して吸入するもので、専門医の指導のもとで家庭でも行うことができます。

また、マクロライド系の抗生物質（エリスロマイシンなど）少量を長期にわたって内服すると、痰の量が少なくなり、病状がよくなることがあります。もちろん、禁煙を厳守することも大切です。

痰が多いときは、水分やたんぱく質を十分に摂取するように心がけます。

（田窪敏夫）

気《き》管《かん》支《し》ぜんそく

原因・症状

気道の粘膜に慢性的な炎症が起こって気管支が収縮して狭くなり、呼吸困難になる病気です。

炎症が起こる原因はさまざまな要因が関係していますが、アレルギー性と非アレルギー性に大別できます。

アレルギー性ぜんそくは、ハウスダスト、ダニ、ペットの毛、カビなどが主な原因物質（アレルゲン）になり、これらを吸い込むとアレルギー反応が起こり、気道が狭くなって発作が起こります。

非アレルギー性ぜんそくでは、かぜや気温・湿度の急激な変化、たばこの煙、排気ガスなどさまざまな要因が重なって発作が起こります。

主症状は、呼吸困難と喘鳴《ぜんめい》で、ヒューヒュー、ゼーゼーという呼吸音がするのが特徴です。せきや痰も伴います。

こうしたぜんそく発作の程度や頻度には個人差があり、多少息苦しいものの普通に動けるような軽い症状から、話をすることもできず、横になるのも苦しいような重い症状まであります。高齢者の場合は、発作があらわれないぜんそくが検査で見つかることもあります。せきの症状が主体のせきぜんそくもあります。

治療

治療の中心は薬物療法で、気道の炎症を抑え発作を予防する長期管理薬（コントローラー）と、発作が起きたときに使用する発作治療薬（リリーバー）に大別されます。

長期管理薬は、吸入ステロイド薬が主体ですが、気管支を拡張するテオフィリン徐放薬や長時間作用性β_2《ベータ》刺激薬があります。このほかにロイコトリエン受容体拮抗薬や抗アレルギー薬があります。

発作治療薬には、短時間作用性β_2刺激薬やテオフィリン薬を用います。

重症・難治性ぜんそくには、経口ステロイド薬の内服が必要となります。またIgEに対する抗体療法やIL-5に対する抗体療法が使われることがあります。

発作が強い場合、高度の呼吸困難で呼吸が弱くなっていたり、脈の乱れ、意識障害、失禁などがみられる場合は、早急に入院して治療する必要があります。人工呼吸器による呼吸管理が必要となることがあります。人工呼吸器を必要としない場合でも、①脱水対策として補液を行う、②即効性のステロイド薬を投与する、③酸素吸入を行う、などの処置が必要です。特に脱水対策は、治療上、非常に重要なポイントとなります。

（田窪敏夫）

気管支ぜんそくの漢方療法

ぜんそくに関しては、漢方においても古くから記載されています。たとえば、呻嗽《しんそう》、哮喘《こうぜん》、咆哮《ほうこう》など、いろいろな呼び名があります。

漢方によってぜんそくのすべてが治せるわけではありませんが、処方が証《しょう》に合った場合は、奇効といえるほどの効果を示すことがしばしばあります。

気管支ぜんそくの経口剤と吸入剤

気管支ぜんそくの治療は、症状や病状の程度に応じて治療薬を追加していく段階的薬物療法が行われています。治療薬には、内服薬のほか、吸入薬や貼布薬もありますので、うまく使い分けることが大切です。吸入薬には、加圧式定量噴霧吸入器とドライパウダー吸入器の2種類があります。ぜんそくの本態が気道の炎症であるとの考えから炎症を抑える効果のある吸入ステロイド薬が基本となります。ステロイドの吸入薬は内服薬や注射薬に比べ、長期に用いても副作用はあまりないといわれており、長期管理薬（コントローラー）として用いられます。

気管支拡張薬には、短時間作動性β_2刺激薬（SABA）と長時間作動型β_2刺激薬（LABA）の2つのタイプがあります。このうちSABAは発作治療薬（リリーバー）として用いられます。現在は吸入ステロイド薬と長時間作動性β_2刺激薬の配合薬の吸入薬がよく使われています。また、作用機序の異なる気管支拡張薬の吸入として長時間作用性抗コリン薬の吸入があり、高齢者のぜんそくに有効といわれています。

使われている薬によって、またデバイスの種類によっていろいろな吸入薬がありますので、主治医の先生とよく相談して適切なものを使ってください。

（田窪敏夫）

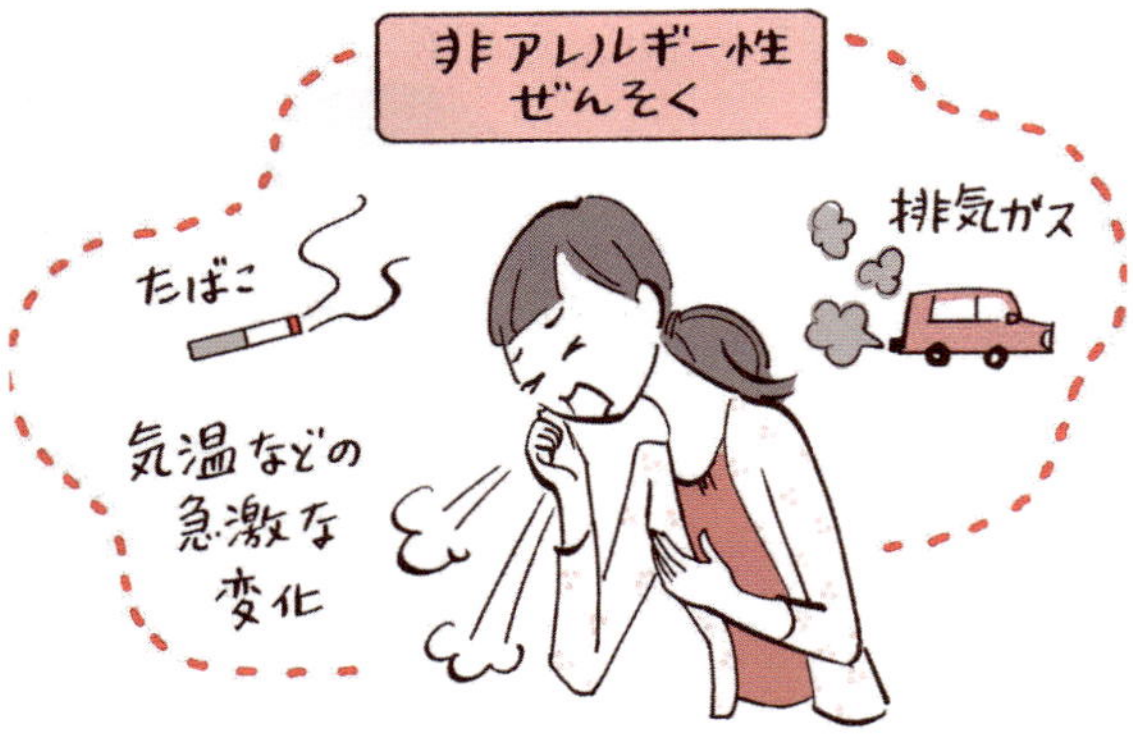

小《しょう》青《せい》竜《りゅう》湯《とう》

ぜんそくの発作時に最も多く用いられる処方です。かぜをひくとすぐに発作を起こしたり、ちょっとした寒さでくしゃみを頻発し、同時に水のような鼻汁が流れて尿が近くなるときや、せきと泡沫様の薄く白い痰がたくさん出たり、また痰がからんでゼイゼイ鳴り、呼吸が苦しいときに用います。

ただし症状がはげしいときは、杏仁《きょうにん》と石膏《せっこう》を加えます。みずおちにかたい抵抗がありますが、衰弱はそれほどひどくないことが目標です。

麻《ま》杏《きょう》甘《かん》石《せき》湯《とう》

ぜんそく発作のときに、頓服《とんぷく》として用いる処方です。胃腸が丈夫な人で、汗が多く出て、口が渇き、尿が少ないことを目標にします。

大《だい》柴《さい》胡《こ》湯《とう》合《ごう》半《はん》夏《げ》厚《こう》朴《ぼく》湯《とう》

肥満体質か、がっしりした筋骨質の体格で、みずおちのところがかたく緊張して、圧迫すると苦満を訴え、ベルトを締めると苦しくなり、腹は膨満《ぼうまん》して力があり、血圧も高いほうで、便秘の傾向があって、ぜんそくの発作を繰り返すような人に用います。

小《しょう》柴《さい》胡《こ》湯《とう》合《ごう》半《はん》夏《げ》厚《こう》朴《ぼく》湯《とう》（柴《さい》朴《ぼく》湯《とう》）

中肉中背か、ややスリムな体格で、みずおちから脇腹にかけて軽く緊張して抵抗があり、その部分を圧迫すると苦痛を訴え、胃腸や肝臓があまり丈夫でなく、ぜんそくの発作を繰り返すような場合に用います。

神《しん》秘《ぴ》湯《とう》

この処方は、本来、小柴胡湯《しょうさいことう》を用いる体質の人が、少し衰弱の傾向にあるとき、ぜんそくの発作をしずめるために用いるものですが、発作が落ち着いてからも引き続き服用していると、体質改善にもなります。神経の過敏な青少年のぜんそくや小児ぜんそくによく応用されます。

麦《ばく》門《もん》冬《どう》湯《とう》

発作時、咽喉《いんこう》部がなんとなくさっぱりせず、乾燥していらいらと刺激されるような感じがしてから、はげしいせき込みが始まり、顔が赤くなって苦しむという場合に効果があります。

せきのわりに痰は少なく、ゼイゼイ鳴るよりも、せき込みとヒューヒュー鳴る感じがすることが特徴です。

（矢数圭堂）

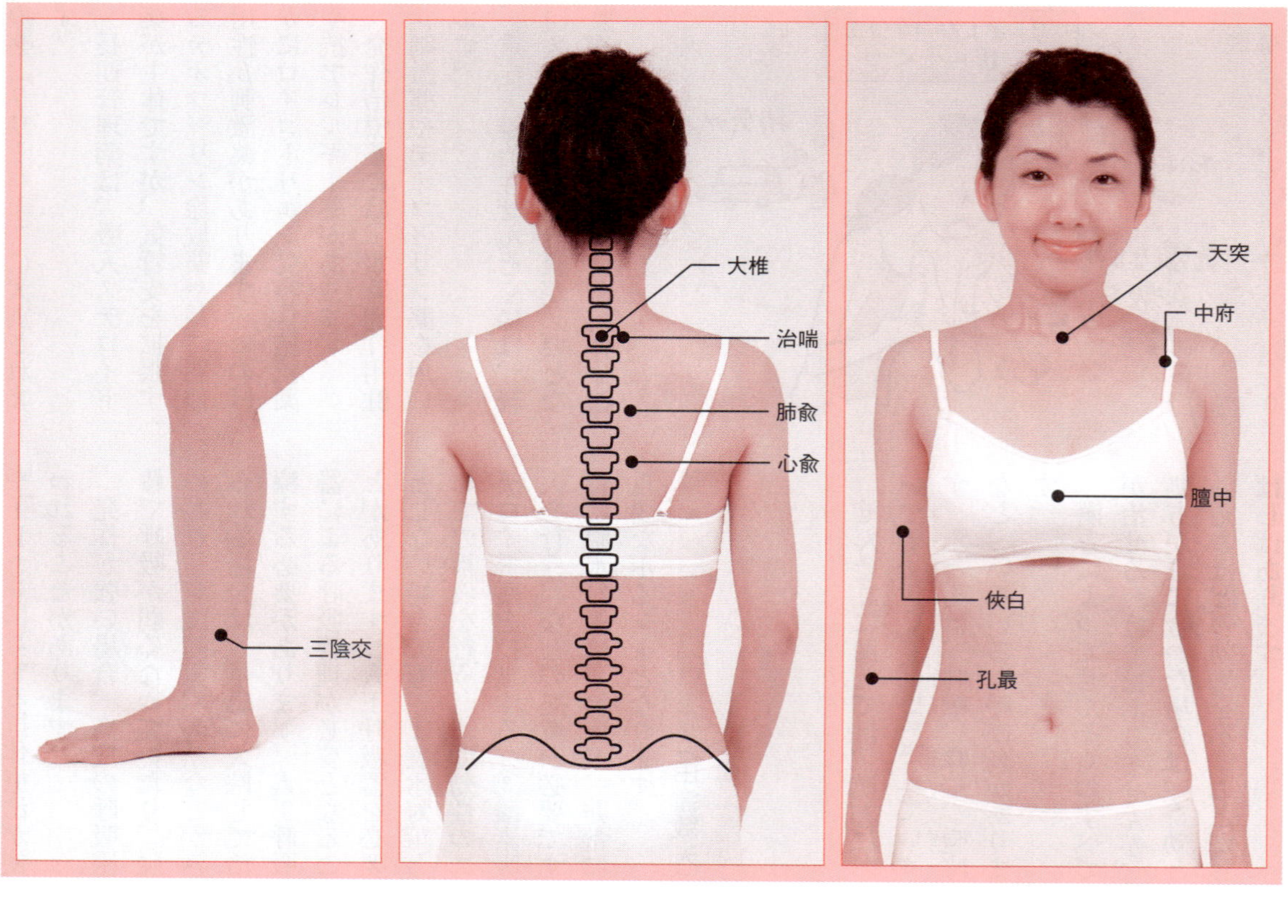

気管支ぜんそくのツボ刺激

ぜんそくの発作がおさまっているときは、刺激量に気をつけながら、全身的な治療を行います。

まず、ホットパックや蒸しタオルで、背中、胸、腹などをあたため、筋肉の緊張をとります。

緊張がほぐれ、血液の循環がよくなったら指圧を行います。ツボは、後ろくびの第7頸椎下の**大椎**《だいつい》、さらに、その両側の**治喘**《ちぜん》、第3胸椎の下かたわらの**肺兪**《はいゆ》、第5胸椎の下かたわらの**心兪**《しんゆ》を選びます。

胸側では、のど元の**天突**《てんとつ》、鎖骨の下一寸五分の**中府**《ちゅうふ》、左右乳頭の高さで、胸骨のまん中の**膻中**《だんちゅう》を用います。さらに、腕の**侠白**《きょうはく》、**孔最**《こうさい》、足の**三陰交**《さんいんこう》を処置します。

指圧が終わったら、クローム球や磁気粒などの粒鍼《りゅうしん》をツボにはっておくと、効果が持続します。

灸治療も効果があります。特に、大椎《だいつい》、肺兪《はいゆ》、心兪《しんゆ》、天突、中府などは、ぜんそくにかかりやすい体質によく効くツボです。（芹澤勝助）

焼き塩マッサージで皮膚を鍛えてぜんそく予防

ぜんそくの治療では、発作を止める対症療法とともに、発作を起こさなくする根本的な予防療法も重要です。皮膚を鍛えるのに効果的なマッサージは焼き塩を加えると、いっそう効きます。

塩は、日常家庭で使っているもので十分です。まず、塩1カップを中火のフライパンで5〜10分間、多少色が変わる程度にいります。塩が十分に熱くなったところで、和紙（または流しのゴミ専用袋として市販されている不織紙を3枚くらい重ねてもよい）に包み、さらに布袋（さらしやガーゼのハンカチで作るとよい）に入れて上を輪ゴムで縛ります。

次に、気管の真上にあたる前胸部を焼き塩マッサージでよくあたためます。こする範囲は、のどの下にあるへこみから第5肋間（鎖骨からかぞえて5番目の肋間）までの位置ですが、左右の乳頭を結んだ線のまん中あたりを目安にこすってもかまいません。このとき、特に上のほうを重点的に刺激すると効果的です。

次に、のどの下のへこみから鎖骨に沿って、内から外へこすっていきます。焼き塩は鎖骨の下を移動させます。

最後は、背中の上部をあたためます。気管のちょうど真裏にあたるところ、背骨の両側を上下にこすります。ここは手が届きにくい場所ですが、こすりにくい場合には、焼き塩の袋にひもをつけて両手に持ち、体を洗う要領で上下に背中をこするとよいでしょう。子供の場合は、お母さんがこすってあげてください。

この3カ所をこすって、体が熱くなってきたら、マッサージをやめます。大人よりも子供のほうが早くほてって熱くなるはずです。この塩は一度使っても、いり直せば何回でも使用できます。（永井孝英）

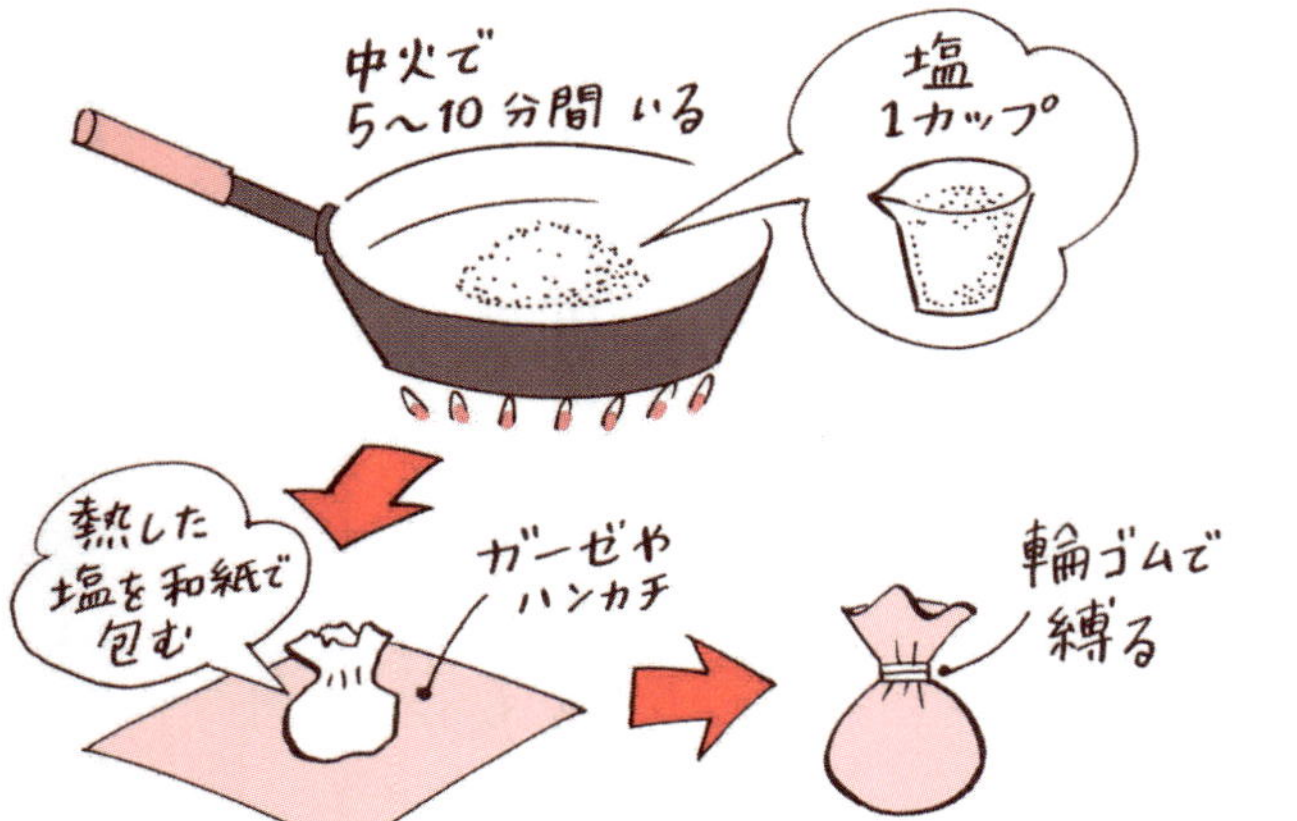

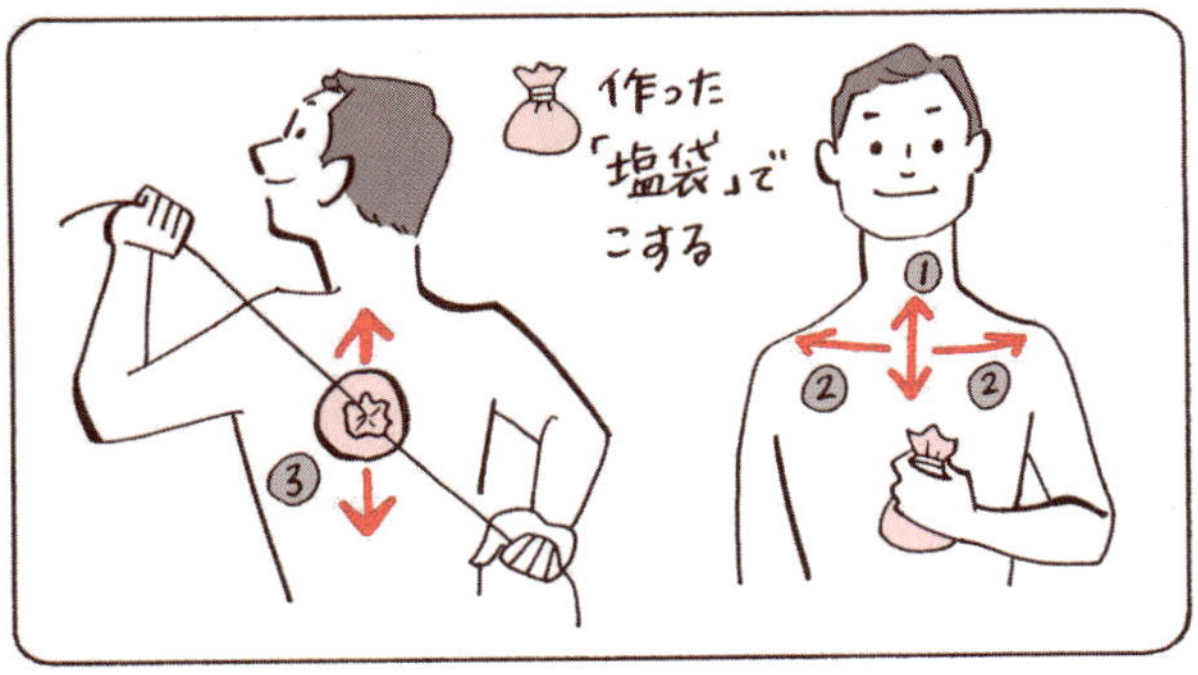

気《き》管《かん》支《し》拡《かく》張《ちょう》症《しょう》

気管支の壁が弱くなり、内腔が広がったまま収縮しない状態をいいます。

気管支が拡張した状態が続くと、痰《たん》が排出されにくくなり、そこに細菌が繁殖して肺に慢性の感染が起こりやすくなります。

原因・症状

ほとんどは呼吸器系の疾患の後遺症として発症します。

乳幼児期の肺炎や百日ぜき、麻《ま》疹《しん》（はしか）などが原因となったり、青年期以降の肺結核や肺炎、ウイルス感染も発症の一因になります。また、免疫不全や先天的な要因で発症することもあります。

主な症状は慢性的な痰とせきで、肺炎を繰り返すこともあります。細菌の感染が悪化すると痰が膿性になり、発熱や血痰、喀血を伴うようになります。

治療

慢性感染を防ぐために、去痰薬《きょたんやく》や抗生物質、気管支拡張薬などを処方したり、炎症を抑えるステロイド剤などが使われます。また、体位性ドレナージ法で痰を排出させたり、血液中の酸素濃度が低下している場合には酸素吸入を行う方法もあります。重症の場合は、肺の一部を切除する手術が行われることもあります。（田窪敏夫）

体位性ドレナージ法

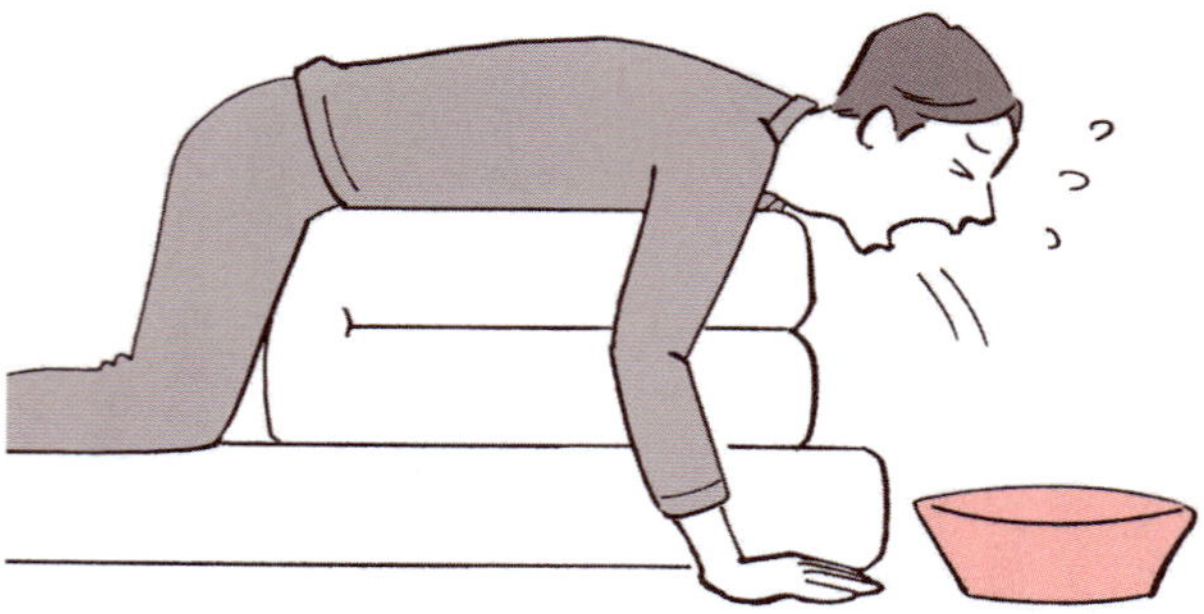

慢《まん》性《せい》閉《へい》塞《そく》性《せい》肺《はい》疾《しっ》患《かん》（COPD）

気管支に炎症が起こり、息が吐きづらくなる閉塞性換気障害が起こる病気です。かつて慢性気管支炎や肺気腫《はいきしゅ》と呼ばれていた病態も含めて、慢性閉塞性肺疾患と表現されています。

原因・症状

喫煙が主な原因で、たばこに含まれる有害物質を長年、吸い続けることで気管支や肺胞に慢性的な炎症や破壊が起こります。

その結果、気道が狭窄したり、肺の中の組織が傷害を受けたりして呼吸が困難になります。

せき、痰《たん》、息切れ、喘鳴《ぜんめい》などの

せき、声がれに「レンコン湯」

レンコンは生薬名《しょうやくめい》を蓮藕《れんぐう》といい、しぼり汁に、せき、ぜんそく、声がれに効果があると、昔から言い伝えられています。特に節の部分は漢方で藕節《ぐうせつ》といい、ここに有効成分が豊富であるといわれ、これだけを集めて服用するほどです。

作り方

生のレンコンを、皮や節をそのままにしてすりおろし、ガーゼなどでしぼります。これを、お湯で2~3倍に薄め、1日に2~3回飲みます。

せきが強いときや発熱を伴うとき、下痢をしているなどのときは、薄めずに飲んだほうがよいでしょう。

ぜんそくや百日ぜきなど、特に強いせきには、ショウガをすりおろして加えた「ショウレン湯」をおすすめします。（真弓定夫）

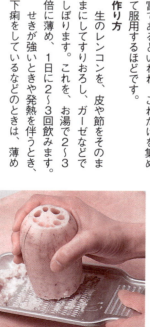

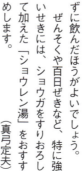

生のレンコンをそのまますりおろす。

症状が慢性的に続き、進行すると、狭くなった気道に空気を無理に通すことから、胸に不快感を覚えたり、疲れやすさを感じたりします。

さらに進行して酸素不足の状態が続くと、肺動脈が狭くなって肺高血圧症を起こしたり、心臓に負担がかかり肺性心という心不全を招いたりします。また、COPDは動脈硬化や肺がんの発生にも関連するといわれ、狭心症や心筋梗《こう》塞《そく》、脳卒中などの合併症も起こりやすくなります。

治療

禁煙が不可欠であることはいうまでもありません。

薬物療法では、気管支拡張薬（吸入薬の抗コリン薬、吸入および経口薬のβ_2《ベータ》刺激薬、経口薬のテオフィリンなど）を用います。ステロイド薬や抗菌薬、去痰薬、呼吸刺激薬、利尿薬などが併用されることもあります。

呼吸不全に対しては、在宅酸素療法も行われます。

また、呼吸リハビリテーションで病状の進行を阻止し、残された呼吸機能を鍛える方法もあります。リハビリでは、呼吸訓練（口すぼめ呼吸、腹式呼吸など）、呼吸筋トレーニング、運動療法（歩行や水泳、運動器具を使ったトレーニング）などを行います。

（田窪敏夫）

慢性気管支炎の漢方療法

かぜがこじれて、急性気管支炎から慢性気管支炎に移行するものもありますし、初めから慢性の形をとるものもあります。近年は環境汚染による慢性のものがふえています。

麻杏甘石湯《まきょうかんせきとう》

体力が中等度前後の気管支炎に効果があります。せきが出て息苦しく、汗が出てのどが渇き、水を飲みたがるものに用います。ただし、あまり虚弱な人には用いません。

小青竜湯《しょうせいりゅうとう》

体力が中等度の人の慢性気管支炎に用います。熱があり、せきがはげしく、泡のような薄い痰《たん》が出て、呼吸が苦しく、胃のあたりでポチャポチャ振水音がするものによく効きます。

麦門冬湯《ばくもんどうとう》

急性気管支炎が長引いて慢性化し、せき込むような強いせきが、発作的にくるものに用います。すなわち、のどの奥が乾燥して、痰がからんでなかなか切れないので、顔を赤くしてせき込み、のどの奥がムズムズするような症状のときによいものです。

苓甘姜味辛夏仁湯《りょうかんきょうみしんげにんとう》

慢性の気管支炎で、体力、気力ともに衰え、貧血の傾向があり、せきと痰が出て、呼吸が苦しく、手足が冷えるものに用います。脈が弱く、胃腸の弱い人に適応します。

清肺湯《せいはいとう》

気管支炎がこじれて慢性となり、せきと痰が止まらないものに用います。

竹葉石膏湯《ちくようせっこうとう》

インフルエンザで慢性気管支炎を合併したとき用いる処方で、余熱がとれず、体力が衰え、皮膚がカサカサになり、口が渇き、寝汗をかき、尿は濃い色をしていることが目標です。

滋陰降火湯《じいんこうかとう》

夜間に強いからぜきが出るとき用います。皮膚が浅黒く、筋肉の締まりがよく、便秘がちの人によいものです。また、水を飲みたがり、こたつやストーブにあたるとせきがひどくなる、といったことも目標になり、高齢者に適応することが多いものです。

柴胡桂枝湯《さいこけいしとう》

体力が中等度前後の人で、せきが出て、汗をかきやすく、口の中が粘っていて苦く、食欲がない、胃の調子がよくない、といった慢性化した気管支炎にもよいものです。

滋陰至宝湯《じいんしほうとう》

慢性気管支炎で、体が衰弱して気力がなく、せきはひどくはないが、なかなか止まらず、息切れし、食欲がなく、寝汗が出る場合に用います。

（矢数圭堂）

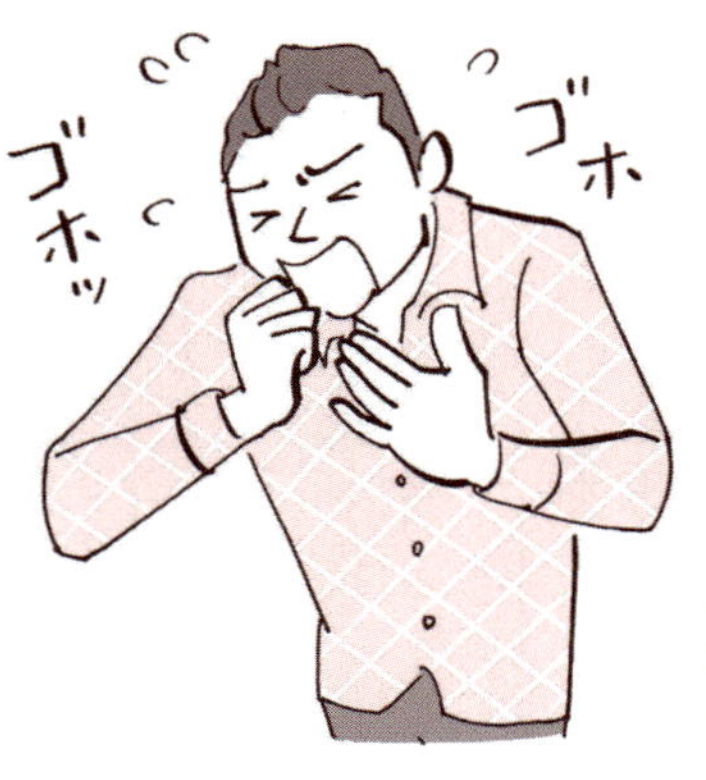

肺炎《はいえん》

細菌やウイルスなどの感染によって肺胞や肺胞の壁に炎症が起こる病気です。

原因・症状

肺炎は、細菌によって起こるものと、細菌以外で起こるものがあります。

細菌の種類には、肺炎双球菌、インフルエンザ桿菌、レジオネラ、MRSA（メチシリン耐性黄色ブドウ球菌）、緑膿菌などがあります。細菌以外のものには、マイコプラズマ、クラミジア、インフルエンザウイルス、カリニ原虫などがあります。

マイコプラズマ肺炎は、細菌とウイルスの中間的な特徴をもつマイコプラズマという微生物が原因で発症します。飛沫《ひまつ》感染か接触感染で、若年層に多く発症しているのが特徴です。

そのほか、過敏性肺炎といって、有機のチリや胞子などを繰り返し吸い込んでいるうちに、その物質に過敏になって発症するアレルギー性の肺炎もあります。

肺炎になると、まず息が苦しくなり、せきや痰が出て、発熱や悪《お》寒《かん》、ふるえ、頭痛、胸痛などがあらわれます。その後、高熱が続き、倦怠感や食欲不振の症状を伴います。

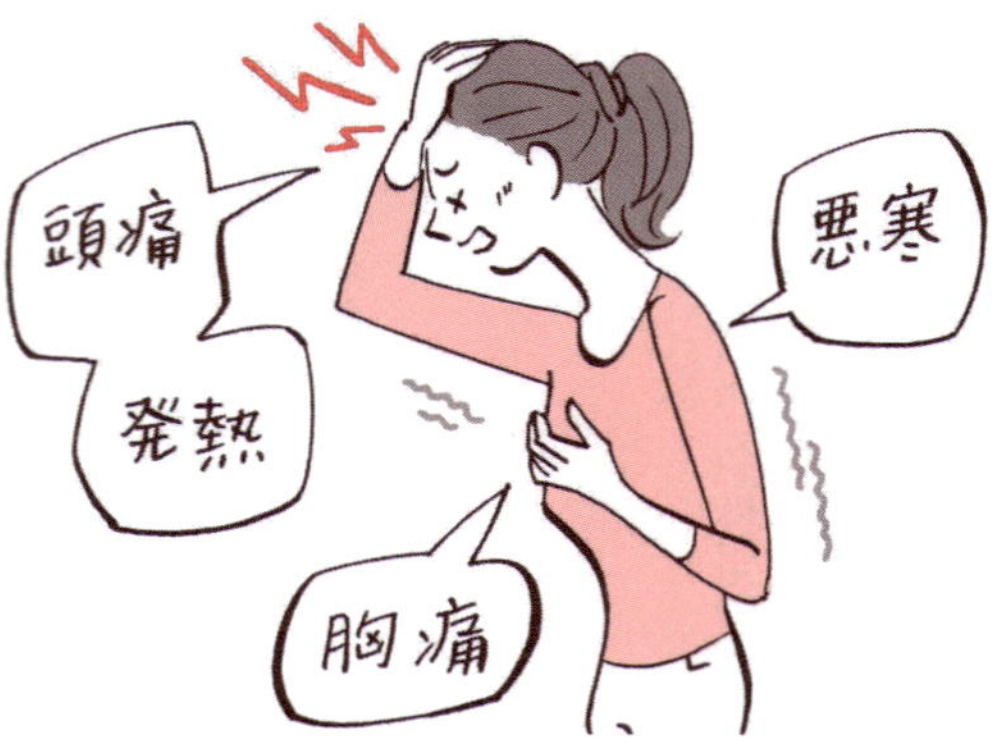

乳幼児では、急性中耳炎を併発することもあります。また、黄色ブドウ球菌のような毒性の強い菌の場合には、肺胞が溶けて空洞をつくったり（肺化膿症）、肋膜に水がたまり（胸膜炎）、それが膿に変わったり（膿胸《のうきょう》）するなど重篤な病態に移行することもあります。

高齢者のなかには、肺炎を起こしていても、発熱や呼吸器症状があらわれないことがあります。その場合は、元気がなく、脱水症状、意識障害、食欲不振、せん妄などの症状がみられることがよくあります。

治療

肺炎の種類によって治療法は異なり、原因菌に対応した抗生物質が処方されます。肺炎の起こり方により、「市中肺炎」と「院内肺炎」に分けて診断、治療を行います。たとえば、肺炎双球菌やマイコプラズマ肺炎などは、適正となる抗生物質がそれぞれ異なります。ま

呼吸筋強化と酸素療法

慢性呼吸不全の治療の一環として、呼吸リハビリテーションを行います。残された肺の機能を効率よく働かせることが大切です。リラックスした状態で呼吸を整えて、行います。

呼吸筋力、特に最大の吸気筋である横隔膜の筋力を強化します。あおむけに寝て、おへその上に500gの砂糖の袋か砂嚢《さのう》をおき、ごく普通の呼吸をします。このとき無理に袋を持ち上げようとすると、腹筋を収縮させるため、横隔膜の筋力強化になりません。1日3回、約30分ずつ行い、1週ごとに500gずつふやし、3kgまでとします。専門医の指導を受けながら家庭で行います。

また四肢の筋力、特に下肢の筋力を強化することも大切です。

もう一つは在宅酸素療法です。体の酸素が少なくなると、心臓や腎臓など重要な臓器に負担がかかるので、酸素投与が必要となります。以前は酸素の吸入には入院することが必要でしたが、最近は主治医の指導のもと、在宅で酸素吸入する方法が進み、保険が適用されるようになっています。動脈血の酸素分圧を調べ、55㎜Hg以下のときや60㎜Hg以下でも運動したときや睡眠中に体の酸素が少なくなる場合に、適応となります。

（田窪敏夫）

た、抗生物質が効かない肺炎もあるため、肺炎の原因になっている病原体を確定する診断を早急に受けることが大切です。

重症の肺炎に対しては、酸素投与や人工呼吸管理が必要になることもあります。また、肺炎を予防するために、肺炎双球菌に対して免疫をもつことが期待されるワクチンが承認されており、おおむね高齢者が対象になります。

（田窪敏夫）

誤《ご》嚥《えん》性《せい》肺《はい》炎《えん》（嚥《えん》下《げ》性《せい》肺《はい》炎《えん》）

食物や唾液に含まれる細菌が気管に入り、その中に存在している細菌によって起こる肺炎です。嚥《えん》下《げ》性肺疾患の代表です。

原因・症状

かむ力や飲み込む力が弱くなったり、神経や筋肉の働きが低下したりすると、食べ物や唾液が誤って気管に入ることがあります。また、胃の中のものが逆流して気管に入ることもあります。こうした誤嚥《ごえん》が起こると、食べ物や唾液に細菌が混じり、それが肺に入って肺炎が引き起こされます。

口の中の衛生状態が悪くなると雑菌がふえ、肺炎を招く細菌が繁殖しやすくなります。また、高齢になると脳の大脳基底核に脳梗塞《のうこうそく》が起こりやすくなり、その結果、せきをする力やものを飲み込む力が衰えてしまうことも一因になります。

特に胃内からの強い酸性内容物や胆汁酸などが気道に入ると、はげしくせき込んだり、気管支にけいれんを起こしたりします。なかには、発熱や呼吸困難を伴う例もあります。

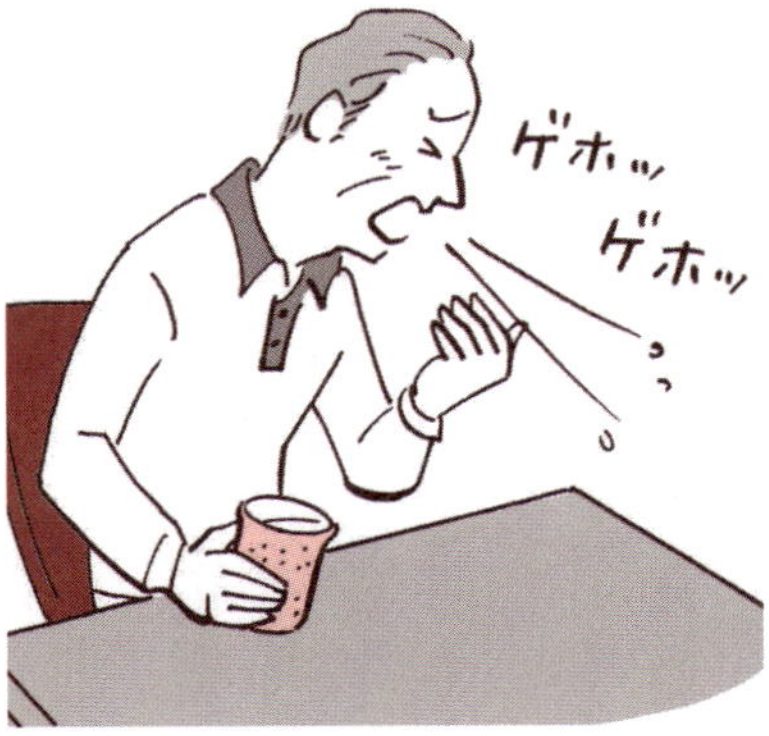

治療

明らかな誤嚥《ごえん》があれば、速やかに吸引チューブか気管支内視鏡で異物を吸引します。

治療の中心は抗生物質の投与で、痰《たん》が詰まっている場合は去痰薬《きょたんやく》や気管支拡張薬を使います。せきをする力が落ちていて、血圧が高い場合には、ACE阻害薬を使うことが推奨されています。（田窪敏夫）

高齢者の肺炎

高齢者は体の抵抗力が弱っており、高血圧、動脈硬化、糖尿病、心臓病、胃潰瘍《いかいよう》などの生活習慣病を、1種類以上はもっているものです。

高齢者の肺炎の原因となる菌は、大腸菌、緑膿菌《りょくのうきん》、そしていわゆるカビである真菌など、いずれも毒性の弱い弱毒菌です。症状も、食欲がない、体がだるい、意識が落ちてきたなどの不安定な症状で発病しがちで、熱が出ても微熱程度で、顕著な症状のないのが特徴です。それだけに肺炎とは気づかず、早期発見が遅れ、大事に至ることもあります。

日ごろから栄養状態を十分に注意し、感染に対して抵抗力をつけておくことが大事です。また、脱水症状になることが多いため、栄養補給とともに、水分を十分に補うよう気をつけてください。

（田窪敏夫）

間《かん》質《しつ》性《せい》肺《はい》炎《えん》・肺《はい》線《せん》維《い》症《しょう》

肺胞の壁を形づくっている「間質」という部分に炎症が起こるのが間質性肺炎です。間質の炎症が続くと、肺胞壁が厚く、かたくなっていきます（線維化）。その結果、肺胞が変形したり、数が少なくなって肺の機能が低下するのが肺線維症です。

原因・症状

間質性肺炎の原因がわかっているものは、膠原病《こうげんびょう》、薬剤の影響、放射線、塵埃《じんあい》の吸入、ウイルス・細菌感染などがあります。原因不明なものは**特発性間質性肺炎**と総称され、肺がんを引き起こすリスクが高くなるといわれています。

呼吸困難やからぜきなどの呼吸不全が主症状で、発熱や倦怠感、関節痛があらわれることもあります。ときには、手足の指先にバチ指という特異的な変化が生じることもあります。

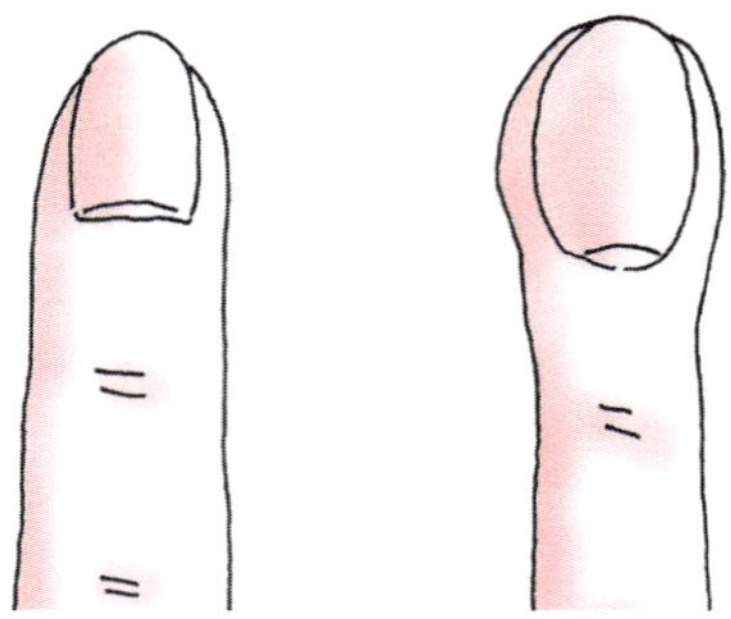

治療

発症の原因が明らかな場合には、その原因に応じた治療が行われます。

線維化した肺を元に戻すことはむずかしく、治療は進行を止めたり、遅らせたりするのが主目的になります。

基本は、炎症を抑えるステロイド薬や免疫抑制剤の投与で、呼吸不全が慢性的に続く場合には、在宅酸素療法が選択されます。

（田窪敏夫）

検査・診断法

気管支ファイバースコープが普及したことにより、次の二つの検査方法が広く行われるようになっています。

①**経気管支肺生検**（ＴＢＬＢ）　Ｘ線で肺の位置を確かめながら気管支ファイバーの中に鉗子《かんし》を挿入し、肺の組織を採取して診断します。

②**気管支肺胞洗浄液検査**（ＢＡＬ）　気管支ファイバー下に、目的とする肺内に生理食塩水を注入し、回収された液（気管支肺胞洗浄液）の細胞学的、免疫学的、生化学的分析から診断する方法です。

（田窪敏夫）

肺線維症の漢方療法

肺線維症は現代医学ではステロイド療法が主体となりますが、副作用などの関係で、漢方療法は試みるべき治療法の一つです。

苓甘姜味辛夏仁湯《りょうかんきょうみしんげにんとう》

虚証で、脈が弱く、呼吸困難があり、痰が希薄で、血色が悪く、腹部に振水音があり、下肢にむくみがみられるものに用います。

柴朴湯《さいぼくとう》

体力は中等度で、みずおちから脇腹にかけて軽く緊張して抵抗があり、その部分を圧迫すると苦痛を訴え、呼吸困難、せき、精神不安、抑うつ傾向があるものに用います。

麦門冬湯《ばくもんどうとう》

体力が中等度もしくはそれ以下の人で、せき込んで顔面紅潮し、痰は切れにくいといった場合に用います。

滋陰降火湯《じいんこうかとう》

体力が低下した人で、皮膚の色が浅黒く、夜間にせきが頻発する、便秘傾向があるといった場合が目標です。高齢者に適応することが多い処方です。

滋陰至宝湯《じいんしほうとう》

虚証で、慢性のせき、微熱、喀痰があるが、痰は切れやすく、全身倦怠感があるものに用います。

（矢数圭堂）

せき・痰に効くネギ

栄養や薬効が豊富なネギは刻んでそのまま食べても、かぜのひき始めなどに効果的です。また、せき止め・痰切りの妙薬ともいわれ、特にネギの白い部分に薬効があります。

ネギのハチミツ煮のほかにも、ネギがゆ、ネギ酒（ざく切りのネギをお酒に入れ、一緒に数分間火にかける）などを試してみてください。

ネギのハチミツ煮

ネギの白い部分をざく切りにし、さらにすり鉢などでよく突きつぶす。これをなべに移し、ハチミツ適宜を加えて、弱火でネギがとろとろになるまで煮る。1日2～3回、各5g程度を食べる。

（根本幸夫）

過《か》敏《びん》性《せい》肺《はい》炎《えん》

原因・症状

アレルギー性の肺疾患で、抗原となる種々の有機性物質を吸い込んだときに起こります。**空調病《くうちょうびょう》・加湿器肺《かしつきはい》・鳥飼病《とりかいびょう》・農夫肺《のうふはい》**などとも呼ばれています。

大量の抗原を急激に吸い込むと、6～8時間後に悪寒《おかん》、発熱、倦怠、筋肉痛、せき、痰、呼吸困難などの急性発作が始まり、8～12時間続きます。抗原の暴露がやむと、数日内におさまってきます。

少量の抗原を長期間吸入している場合は、症状は潜在的で、慢性のせき、徐々に強まる呼吸困難、体重減少などがみられます。

治療

抗原の暴露から遠ざかることが大切で、初期では隔離だけで症状がおさまります。

職場などの防塵《ぼうじん》換気設備を改善することなども必要なことです。

安静にして、解熱鎮痛薬、酸素吸入などのほか、重症のときには副腎皮質ホルモン薬の投与を行います。

（田窪敏夫）

急《きゅう》性《せい》呼《こ》吸《きゅう》促《そく》迫《はく》症《しょう》候《こう》群《ぐん》（急性《きゅうせい》呼《こ》吸《きゅう》窮迫症候群《きゅうはくしょうこうぐん》・ＡＲＤＳ）

症状・原因

呼吸困難や低酸素血症が急にあらわれ、胸部X線でみると肺の両側に瀰漫《びまん》性の肺胞浸潤《しんじゅん》があります。肺水腫の仲間といってよい病気ですが、肺水腫の治療法ではよくならないことが多いです。

原因ははっきりしていませんが、敗血症、ショック、外傷、誤飲、急性膵炎《すいえん》などが誘因です。それらが引きがねになって、肺胞毛細管内上皮や肺胞上皮に障害が起こり、毛細管から血液成分が漏れて肺水腫が起こるもの、と考えられています。

治療

高度の低酸素血症があるため、レスピレーター（人工呼吸器）による呼吸管理が基本となります。酸素濃度を極端に高くせず効率よく低酸素血症を改善させるために、ＰＥＥＰ（呼気終末陽圧換気）が行われます。

（田窪敏夫）

過《か》呼《こ》吸《きゅう》症《しょう》候《こう》群《ぐん》（過換気症候群《かかんきしょうこうぐん》）

原因・症状

発作的に過呼吸が起こると、深い呼吸が盛んになり、空気を吐き出しすぎて、血液中の二酸化炭素の濃度が急速に低下します。すると血液のpH（水素イオン濃度指数）がアルカリ性に傾き、交感神経が緊張します。

その結果、呼吸困難や手足の知覚異常、口周辺のしびれやまひ、動悸、けいれん、めまいなどの症状が起こるようになります。ときには、胸が痛んだり、圧迫感を覚えたりすることもあります。

ほとんどの過呼吸の発作は、1時間以内におさまります。過換気が起こる誘因は、ぜんそく、自然気胸、肺炎、肺水腫などをはじめ多岐にわたります。心因性ストレスや極度の疲労などによる不安感や緊張感も関係しているといわれています。

治療

過換気の誘因の器質的疾患がある場合は、その治療を行います。

過換気症候群の諸症状は、二酸化炭素の吐き出しすぎが原因になるため、発作時の応急処置として、紙袋を使って二酸化炭素を吸う方法が行われます。発作が起きたら、紙袋で顔をおおい、袋の中に吐いた空気をそのまま吸い込んでいるうちに、血中の二酸化炭素が上昇して過呼吸がおさまります。このとき、深呼吸をするとかえって症状の悪化を招くので、医師の指導のもとで行うことが大切です。

また、不安感を取り除くために抗不安薬が処方されるなど心理療法が行われることもあります。（田窪敏夫）

肺《はい》水《すい》腫《しゅ》

肺の血管や肺胞壁から血液や組織液が漏れ出て肺胞や気管支にたまり、肺がむくんだ病態をいいます。

原因・症状

心臓が原因によって起こるものと、肺の炎症により起こるものの2種類があります。

心機能が低下し、全身に血液を供給する左心室から血液が送り出せなくなると、肺に血液がたまります。こうした肺うっ血の状態が進むと毛細血管に圧力がかかり、血液成分が毛細血管を通して肺胞にしみ出し、たまるようになります。

また、外傷やさまざまな感染症、急性膵炎、脂肪塞栓、胃液の誤嚥《ごえん》、毒性物質の吸入などで肺の血管が変質し、血液成分がしみ出しやすくなり、肺水腫を引き起こすこともあります。特に重症の場合は、急性呼吸促迫症候群（ＡＲＤＳ）と呼ばれます。

主症状は、強度の呼吸困難があらわれ、呼吸は浅く、速くなり、せきを伴います。横になったままでは呼吸ができないので、起坐呼吸（座った状態で行う呼吸）をしなければいけない状態になります。進行すると、唇が紫色になるチアノーゼ、頻《ひん》脈、頸静脈の怒張がみられ、泡沫状の血痰《けったん》を吐くこともあります。

治療

肺水腫の原因となる病気の治療とともに、心臓の働きを高める強心薬、尿量を多くする利尿薬、血液拡張薬などが用いられます。また、呼吸困難の緩和のために酸素吸入を行ったり、痰の排出を促す方法が選択されることもあります。

（田窪敏夫）

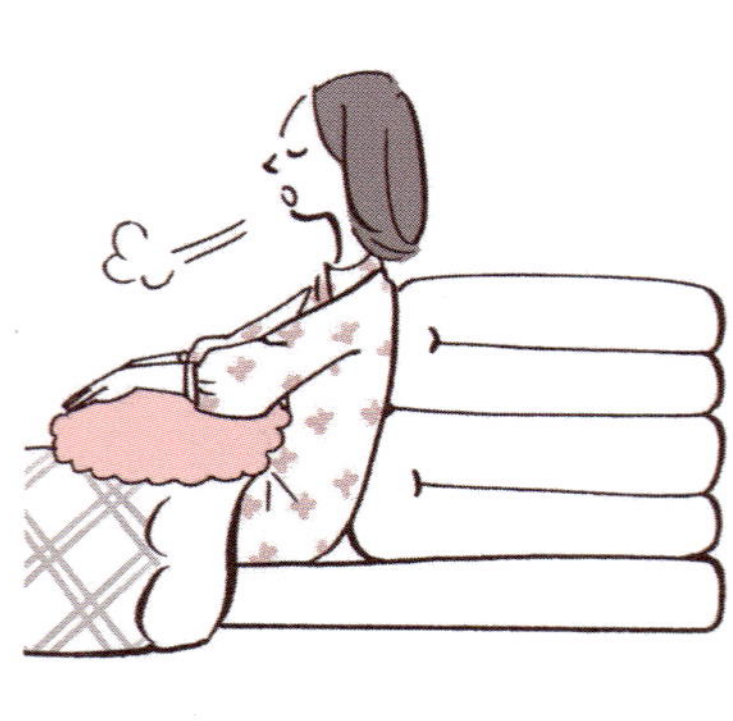

起坐位をとると呼吸が楽に。

睡《すい》眠《みん》時《じ》無《む》呼《こ》吸《きゅう》症《しょう》候《こう》群《ぐん》

睡眠時無呼吸症候群は、睡眠中に大きないびきとともに、呼吸停止を繰り返す病気です。10秒以上続く無呼吸が、睡眠1時間あたり平均5回以上認められ、日中の眠気や疲労感を伴う場合と定義されています。

あおむけに寝たときに、垂れ下がった舌や軟口蓋《こうがい》が気道をふさぎ、呼吸ができなくなります。重症になると、繰り返す酸素不足で、高血圧や心血管障害を起こす危険もあり、糖尿病を合併することも多いです。

受診科は、呼吸器内科、耳鼻咽喉科などです。診断は睡眠モニターで無呼吸を確認して行います。主な治療法は、睡眠中に鼻マスクをつけ、装置から空気を送り込む「ＣＰＡＰ療法」と、歯につけたマウスピースで気道を広げる「マウスピース療法」です。また、発症の原因になる肥満、喫煙、過度の飲酒の改善も必要です。横向きに寝たり、就寝中に鼻呼吸を心がけることも軽症の場合には効果があります。

（田窪敏夫）

肺《はい》結《けっ》核《かく》

肺結核は、結核菌の感染によって肺に炎症が起こる病気です。

結核の発病者がくしゃみやせきをすると、結核菌を含んだしぶきが乾燥し飛沫核となって空気中に飛び散ります。まわりの人がこれを吸い込むと、結核菌が肺に入り込み病巣をつくります。

すると結核菌を退治するために免疫細胞が働きはじめ、免疫シス

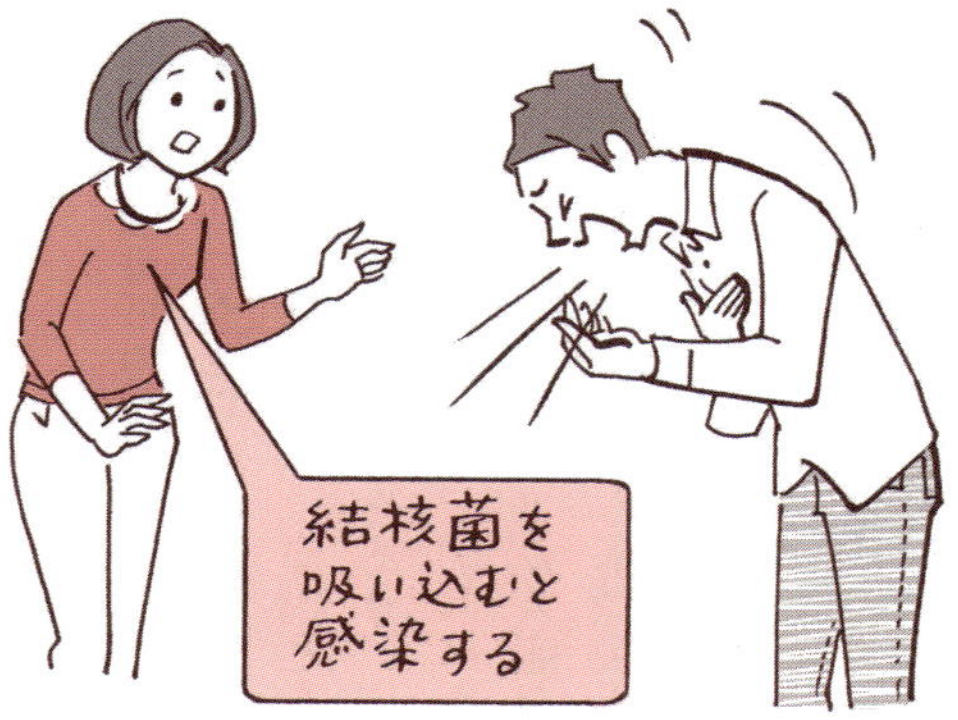

テム（体内の異物を排除しようとする生体の反応）がととのうと、結核菌に対する抵抗力がつき、結核菌の活動を封じ込めようとします。これが、結核菌に感染した状態です。

しかし、結核菌は死滅したわけではなく、肺の中で免疫力が弱まるのを待ち続けます。そして、過労や栄養不足などで免疫力が低下すると肺結核の発病に至るのです。

結核菌は肺だけでなく、全身の気管に病巣をつくります。たとえば、血液に結核菌が入って全身に運ばれると粟粒結核《ぞくりゅうけっかく》を引き起こします。また、脳へ運ばれると結核性髄膜炎《ずいまくえん》、脊椎《せきつい》に運び込まれると脊椎カリエスという疾患が発症します。

なお、結核を発病したすべての人がほかの人に感染させるわけではありません。大量の結核菌を体外に排出している人がいる一方で、結核菌を体外に排出せず、感染させるおそれのない人もいます。

原因・症状

最初は無症状ですが、せき、痰《たん》、37～38度の発熱、倦怠感がみられます。こうした症状が慢性的に続くと、血痰、胸痛、呼吸困難、体重減少といった重症の症状につながるおそれもあります。

結核にかかりやすいのは、免疫力の弱い高齢者や乳幼児などで、胃を切除した人、副腎皮質ホルモン薬の服用者、糖尿病やエイズの患者も発病のリスクが高くなります。

また、最近では、若年層の間でも集団感染が多発しています。これは、結核菌に未感染で結核に対する免疫力が弱く、周囲に結核の患者がいると容易に感染してしまうことが原因だと考えられています。

さらに、栄養バランスの悪い食生活、多量の飲酒、喫煙、睡眠不足、過剰なストレスといった生活習慣も結核の発病の要因になります。

治療

結核はかぜの症状に似ているため、受診が遅れがちです。しかし、結核が重症化すると生命に危険が及び、周囲の人に感染させる可能性も高くなります。かぜに似た症状が2週間以上続いている場合は、早急に医療機関を受診しましょう。

結核を調べる検査法には、胸部X線検査や喀痰《かくたん》検査（塗沫・培養検査、DNA検査）があります。痰が出ない場合は、胃液を使って調べることもあります。

治療の主流は、リファンピシン、ヒドラジド、ピラジナマイド、エタンブトールなどの抗結核薬の服用です。

服薬は、規則正しく一定期間続けないと効果が出ません。不規則な服薬をしていると、薬の効かない薬剤耐性菌ができて、効果が得られなくなります。その結果、治療が困難になることに加え、周囲の人へ薬剤耐性菌を感染させる危険も高まります。DOTS（Directly Observed Treatment, Short-course：短期化学療法による直接監視下治療）は、医療従事者の前で患者が確実に服薬するのを確認し、完治するまで見守る治療法のことで、結核の発生が多い大都市を中心に行われています。

検査の結果、塗抹陽性（他者に感染させやすい）の人は、入院して治療を受けることもあります。

また、BCG接種は、結核菌の毒性を弱めたワクチンを接種し、結核に対する免疫をつける予防法です。ただし、その効果は一生続くわけではなく、10～15年といわれています。

（田窪敏夫）

非《ひ》結《けつ》核《かく》性《せい》（非《ひ》定《てい》型《けい》）抗《こう》酸《さん》菌《きん》症《しょう》

胃酸に強い抗酸菌のなかには結核菌がありますが、より普遍的な菌が非結核性抗酸菌です。非結核性（非定型）抗酸菌症とは、この結核菌とよく似た非結核性（非定型）抗酸菌という菌による慢性の感染症のことです。結核と違い、人から人への感染は起こらないとされています。

非結核性抗酸菌は土やほこりの中、浴室などの水たまりに生息しており、わが国では20種を超える菌種が報告されています。大部分がM.avium-intracellurare complex（MAC症）とも呼ばれます。

感染すると主に肺がおかされ、せきや痰、微熱、倦怠感などの症状があらわれます。喀血《かっけつ》や血痰を伴うこともあります。

結核とは治療法も異なるため、核酸（遺伝子）増殖法などの検査を行って結核と判別する必要があります。

治療は、抗結核薬と抗菌薬を併用して行います。経過は慢性であり、治療をする際には抗結核薬と抗菌薬を併用して行います。完全な治療は困難なことが多いです。

（田窪敏夫）

肺《はい》真《しん》菌《きん》症《しょう》

真菌とはカビのことで、肺真菌症とは、肺になんらかの真菌が感染した状態の総称です。原因となる真菌の種類はいろいろあり、主なものは、カンジダ症、アスペルギルス症、クリプトコッカス症などです。免疫力の低下や基礎疾患をきっかけにこれらの真菌が増殖し、肺に感染を起こします。

肺に感染したあと、肝臓や腎臓、脳などに感染が広がることもあります。

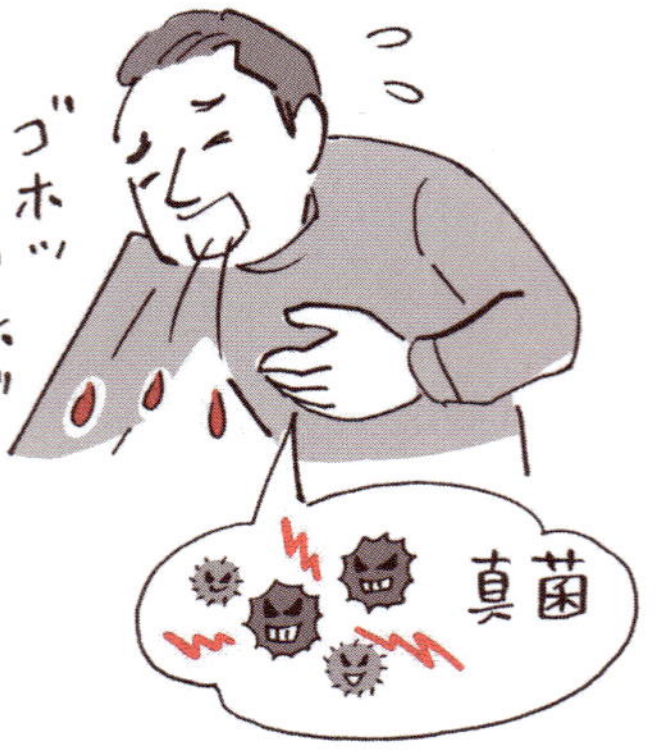

主症状は、痰を伴ったせき、発熱、倦怠感、胸痛などですが、目立った症状があらわれないこともあります。重症になると、喀血や呼吸困難に陥ることもあります。

治療では、真菌の種類に応じて抗真菌薬が選択されるので、菌の検査を早めに受けることが大切です。重症化した場合には、外科手術を行うこともあります。

（田窪敏夫）

肺《はい》化《か》膿《のう》症《しょう》

原因・症状

肺炎、化膿性細菌の感染、膿や血液の肺への吸引などによって肺胞が破壊され、肺の中に空洞ができて膿がたまる病気の総称。肺膿瘍とも呼ばれます。

原因となる菌は何種類もあり、主なものは嫌気性菌と呼ばれる群の細菌です。嫌気性菌は口腔内の常在菌の一種で、誤嚥《ごえん》などがきっかけで肺に感染することが多くみられます。

せきや悪寒《おかん》を伴う発熱、痰で始まり、やがて痰に膿や血が混じるようになります。

炎症が胸膜にまで広がると、胸痛や呼吸困難、食欲不振、倦怠感があらわれます。さらに、気管支動脈に出血が起こると喀血を伴うようになります。

また、肺化膿症の合併症として、気管内出血、敗血症、気管支胸膜瘻の形成、胸腔内に孔があく、などがあげられます。感染が慢性化したり、基礎疾患を有したりしている場合には難治性になるおそれもあります。

治療

抗生物質による薬物療法が主で、原因菌に応じて薬剤が選択されます。気管支内視鏡による吸引や、体位ドレナージによって肺にたまった膿を排出して治療します。喀血を伴う場合には、手術が選択される場合もあります。

（田窪敏夫）

じん肺《ぱい》症《しょう》

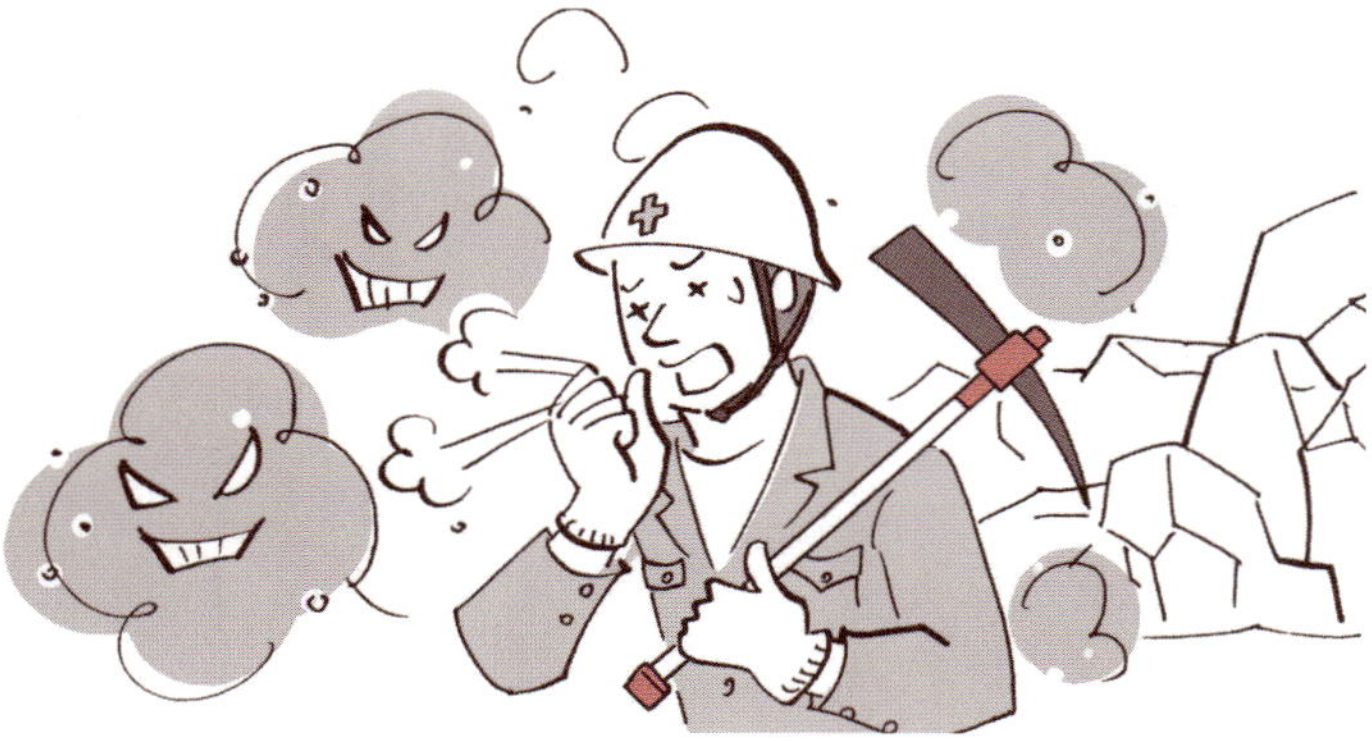

原因・症状

長期間にわたって鉱物性の粉塵を吸い込み続けた結果、肺に粉塵が沈着し、呼吸困難を起こす病気です。

代表的なじん肺は、けい酸の吸入によるけい肺、アスベストの吸入による石綿肺、けい酸化合物の吸入による滑石肺、アルミニウムの吸引によるアルミニウム肺、炭粉の吸引による炭肺などが知られています。

ほとんどは粉塵にさらされる職業病で、採石業や採鉱業、石工研磨業、窯業などの従事者に多くみられました。現在、塵肺法という法律で指定された職場では、防塵対策や定期的な健診などが定められ、厳格に管理されています。

初期には自覚症状はありませんが、次第に呼吸困難があらわれます。さらに進行すると、粉塵の吸入を中止しても肺の障害は回復せず、悪化に至る例が少なくありません。

合併症として、COPD（慢性閉塞性肺疾患）、肺結核、胸膜炎、気管支炎、気管支拡張症、気胸などを伴うことがあります。

治療

根本的な治療法はなく、治療は鎮咳薬《ちんがいやく》、去痰薬、気管支拡張薬などを服用する対症療法になります。

合併症があれば、その治療も行います。

（田窪敏夫）

胸《きょう》膜《まく》炎《えん》

細菌やウイルスの感染によって肺の表面や胸部の内面を包んでいる胸膜に炎症が起こる病気です。

原因・症状

感染症と悪性腫瘍《しゅよう》によるものが大部分を占めます。感染症では、肺結核が主原因です。

胸膜の結核病巣が胸膜腔に広がり、胸膜のすき間に水（胸水）がたまるようになります。

悪性腫瘍では肺がんが一番多く、乳がんリンパ腫があります。このほかにも、関節リウマチや肺炎、肺梗塞、膵炎、石綿（アスベスト）、脳梗塞、SLE（全身性エリテマトーデス）、外傷など発症原因は多岐にわたり、多くの例で胸水がみられます。

主な症状は、せきと発熱で、胸水の量が多くなると胸痛や胸部圧迫感、呼吸困難、動悸、背部痛などが起こることもあります。

治療

原因疾患がある場合は、その治療が第一優先になります。

がん性胸膜炎の場合は、肺がんや乳がんなどが胸膜に転移し、胸水を伴うようになります。胸腔内にカテーテルを入れて胸水を排出し、種々の薬剤を注入して胸膜を癒着させます。抗がん剤を注入して治療することはまれです。

結核性胸膜炎の場合は、抗結核薬による治療が行われます。

肺炎に伴う胸膜炎の場合は、抗菌薬で治療します。

全身性エリテマトーデスに伴う胸膜炎の場合には、ステロイド薬を使います。

また、対症療法として去痰薬《きょたんやく》などが投与されることもあります。

（田窪敏夫）

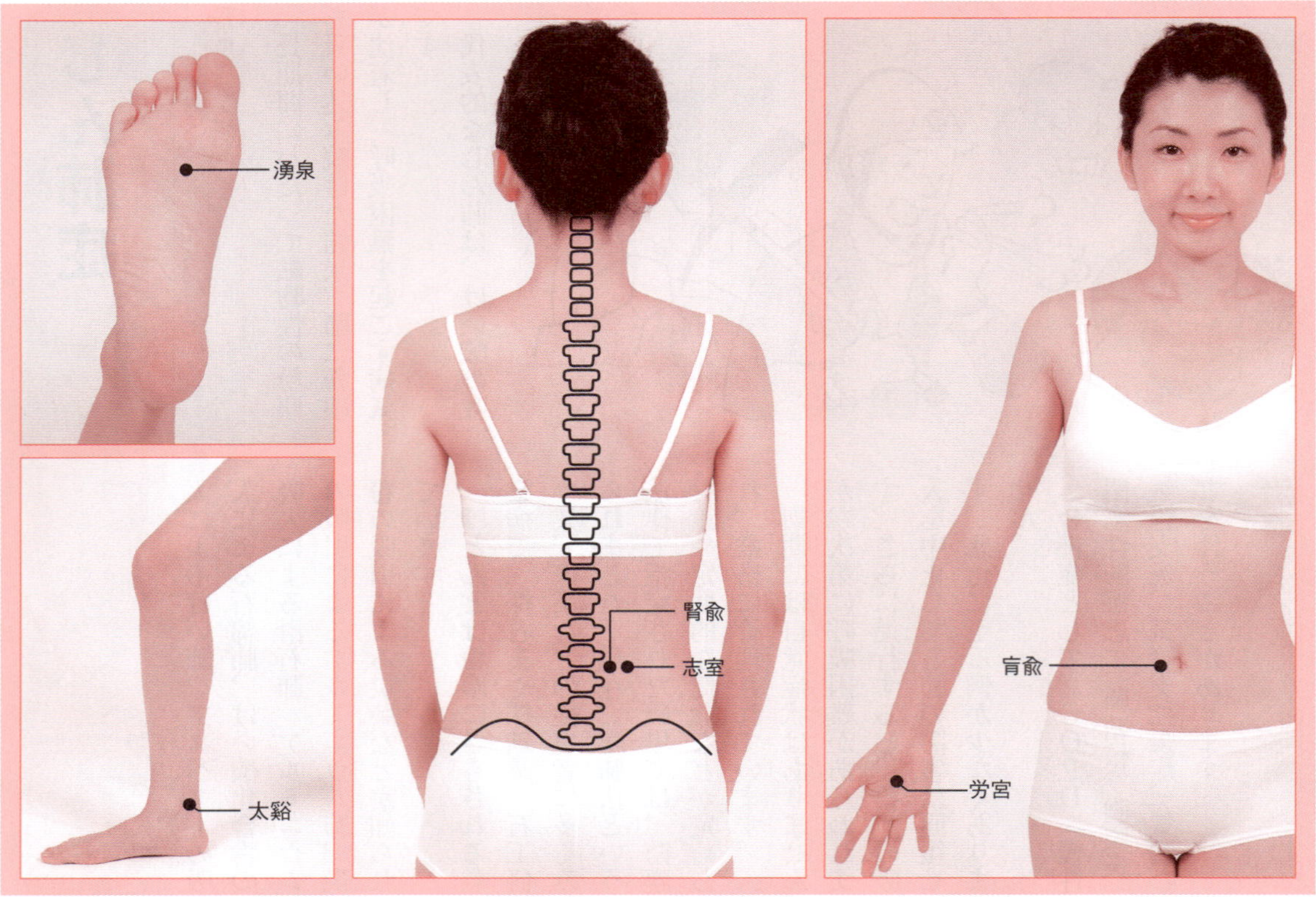

胸膜炎のツボ刺激

ツボ刺激はほとんど行われませんが、慢性の場合、体力を強め、体調をととのえる目的で行うことがあります。

ツボは、腰の第2腰椎の下の**腎《じん》兪《ゆ》**、その外側の**志室《ししつ》**、へその両側の**肓兪《こうゆ》**、手のひらのまん中の**労《ろう》宮《きゅう》**、足の**太谿《たいけい》**と**湧泉《ゆうせん》**を選びます。治療はマッサージか指圧を行います。

腎兪は応用範囲がきわめて広いツボです。腎とは、東洋医学では生まれながらに人間に備わっている生命力の宿るところとされています。この腎に邪気の注ぐところ、これが腎兪です。したがって、腎兪を刺激してやると、全身的な生命力、気力、意欲がみなぎり、快調になってきます。

志室は腎に蔵する精気が宿るツボで、腎兪とあわせて処置すると効果が倍増します。肓兪は腎の虚実をととのえる、つまり腎虚に効くツボとして有名です。労宮、太谿、湧泉はいずれも活力をつけるツボです。

（芹澤勝助）

膿《のう》胸《きょう》

胸腔内に膿性の滲出液がたまった病態です。

胸腔内への細菌感染が原因で、肺結核や肺炎、肺化膿症などをきっかけに二次的に発症します。ほか、リウマチや胸壁の外傷、胸腔内の悪性腫瘍に伴って発症することもあります。

せきや発熱、悪寒《おかん》、粘り気のある痰がみられるほか、せきや深呼吸をすると胸痛や背部痛が起こります。また、呼吸困難、唇が紫色

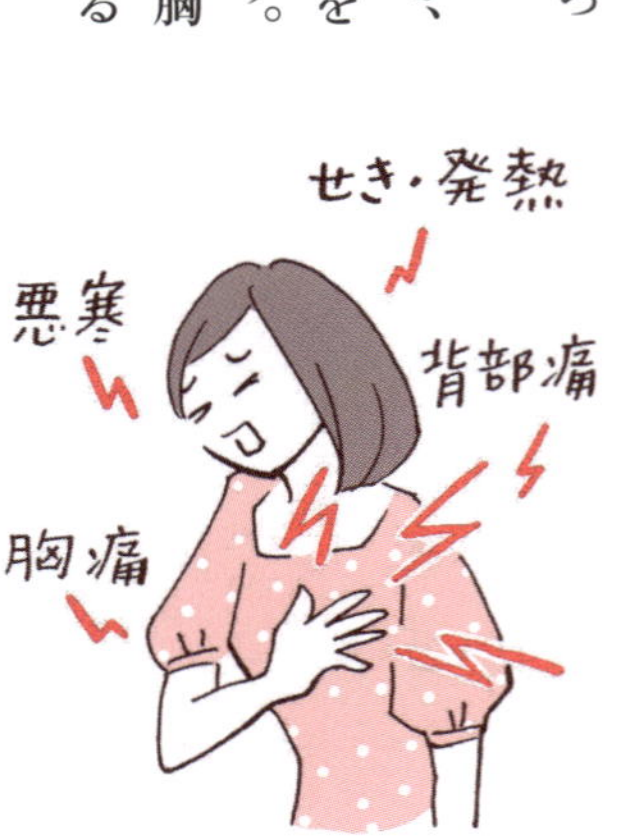

になるチアノーゼ、腹部膨満感《ぼうまんかん》などの症状もあります。

検査によって原因菌が確定したら、抗生物質を服用します。対症療法として、消炎鎮痛薬や鎮咳薬《ちんがいやく》などを用いることもあります。

治療の難しい慢性的な症例に対しては、胸腔内の膿を排出させる胸膜ドレナージや外科的治療を行うこともあります。（田窪敏夫）

自然《しぜん》気《き》胸《きょう》

肺に孔があき、中の空気が漏れ、漏れた空気が胸腔にたまることによって、肺が縮む病態です。

原因・症状

明らかな肺疾患のない健康な人に起こる気胸を自然気胸、COPD（慢性閉塞性肺疾患）や間質性肺炎などの肺疾患が基礎にある人に起こる続発性気胸とに分けられます。

また、比較的若い世代の自然気胸の原因として、肺嚢胞《はいのうほう》の破裂があげられます。肺嚢胞は、肺（ブラ・ブレブ）の表面が風船状に膨らんでできた空気の袋で、これが破れると肺が縮んでしまいます。肺嚢胞ができる原因ははっきりとわかっていません。

主な症状は、肺が縮むために呼吸困難が生じたり、肺が縮むときに背中や胸、肩などに痛みが起こったり、酸素不足による動悸などがみられます。

治療

軽症の場合は、安静にすることで胸腔内の空気が吸収され、肺が膨らんできます。中等度以上では、次のような治療が行われます。

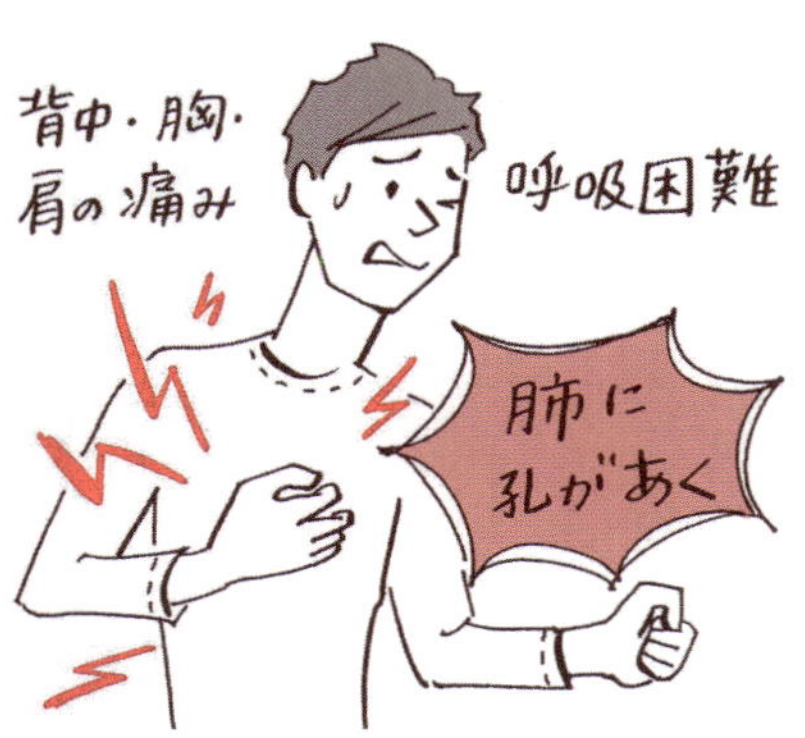

・胸腔ドレナージ
胸壁に孔をあけ、ドレーンチューブを入れ、中の空気を排出します。
・癒着剤の胸腔内注入
ドレーンチューブで癒着剤を胸腔に注入し、胸壁と肺を癒着させます。
・手術療法
再発を繰り返す場合や空気の漏れが続く場合は、自然気胸の原因部位を切除し、孔をふさいで修復します。また、胸腔にフィブリンのりを注入して孔をふさぐ「胸腔造影下フィブリンのり閉鎖術」や、気管支にシリコン製の栓を詰めて空気の流れを遮断する「気管支塞栓術」という手術法も開発されています。（田窪敏夫）

進《しん》行《こう》性《せい》気《き》腫《しゅ》性《せい》嚢《のう》胞《ほう》

（巨大気腫性嚢胞《きょだいきしゅせいのうほう》）


肺の肺胞が破壊され、肺胞と肺胞がくっついて膨張すると、肺組織内に、空気や液体を含む空間（嚢胞）ができます。

進行性気腫性嚢胞は、肺尖部《はいせんぶ》を中心に嚢胞がしだいに巨大化し、胸郭の一部を占めるようになり、やがて肺組織が圧迫され、肺機能がおかされてしまう病気です。

気管支や細気管支が狭窄して生じることもありますが、多くの症例では原因が不明です。

最初は動作時に息切れがし、次第に安静時にも息苦しさを訴え、呼吸困難に陥ります。

重症化した場合には、胸腔鏡を用いるなどして嚢胞を切除する手術が行われます。（田窪敏夫）

肺《はい》がん

94ページ参照

縦《じゅう》隔《かく》腫《しゅ》瘍《よう》

106ページ参照

がん性《せい》胸《きょう》膜《まく》炎《えん》

107ページ参照

脳・脊髄・神経の病気

●脳卒中（脳梗塞、脳出血、くも膜下出血、脳動脈解離、慢性硬膜下血腫）
●髄膜炎 ●頭蓋内腫瘍（脳腫瘍）●脊髄腫瘍 ●脳炎 ●パーキンソン病
●進行性筋ジストロフィー ●重症筋無力症 ●多発性硬化症
●多発神経障害（多発ニューロパチー）●顔面神経まひ（ベルまひ）
●三叉神経痛 ●坐骨神経痛 ●頭痛・片頭痛 ●てんかん

脳の構造とその働き

脳は、大脳（大脳半球、間脳《かんのう》）、脳幹《のうかん》（中脳《ちゅうのう》、橋《きょう》、延髄《えんずい》）、小脳から構成されており、脊髄《せきずい》とともに中枢《ちゅうすう》神経系に含まれています。中枢神経系の役割は受け取った情報の統合・処理で、体の各部と中枢神経系の間で情報をやりとりするのが末梢《まっしょう》神経系です。

脳は軟膜《なんまく》、くも膜、硬膜《こうまく》、頭蓋《ずがい》骨、頭皮によって何重にも守られています。脳内には内頸《ないけい》動脈系、椎骨《ついこつ》動脈・脳底《のうてい》動脈系という2本の大きな動脈が流れ込み、酸素や栄養を送り込んでいます。

脳は大量の血液を必要とし、心臓が拍出する血液の約20%もの量が流れ込んでいます。これは、他の臓器のようにエネルギー源のグルコースを蓄積できないためです。そのため、血管の閉塞や出血によって脳の血流量が減ると、機能に大きな影響を及ぼします。血流が正常の40%以下になると脳機能が低下し、20%以下になると短時間で神経細胞の壊死《えし》が起こります。

脳内には約140億個もの神経細胞があります。神経細胞からは数多くの突起が出ており、両者を合わせてニューロンといいます。

ニューロンは他のニューロンと複雑に結びついてネットワークをつくり、運動や知的活動を行っています。たとえば、運動神経の上位ニューロンから「ひざを伸ばせ」という指令が脊髄の下位ニューロンに伝わると、筋肉の収縮が起こってひざが曲がります。こうした運動をつかさどる神経は延髄で左右が交差しているため、左の脳に出血や梗塞《こうそく》が生じると右の手足にまひがあらわれます。

脳の各部の働きは次の通りです。

大脳

大脳は、大脳半球と間脳に分けられます。大脳半球には運動や感覚の最高中枢があり、思考、情動などの機能もつかさどっています。大脳皮質（大脳の表面）には神経細胞が集まり、部位によって異なった機能を分担しています。

大脳半球は左半球と右半球に分かれ、前頭葉《ぜんとうよう》、頭頂葉《とうちょうよう》、側頭葉《そくとうよう》、後《こう》頭葉《とうよう》に区分されます。

一方、間脳の視床下部《ししょうかぶ》では、自律神経系や内分泌系、食欲などのコントロールを行っています。

脳幹

脳幹は間脳を支える幹のような形をしており、大脳と脊髄をつなぐ神経線維の通り道です。上から、中脳、橋、延髄の三つに分けられ、大脳が意識的な活動をつかさどっているのに対し、脳幹には呼吸や体温調節、血圧、心臓の運動など生命を維持するための神経が集中しています。ちなみに、大脳の機能が失われ、脳幹だけが生きている状態が「植物状態」です。

小脳

運動の調節や記憶（技量の熟練）などにかかわる臓器で、運動にあたっての微妙な筋肉の調節や筋緊張の制御などを行います。

●脳神経の構造と働き

脳に出入りする12対の末梢神経を脳神経といいます。脳神経は三つのグループに分けられます。

頭部三大感覚器を支配する脳神経

嗅覚情報を伝える嗅神経、視覚情報を伝える視神経、聴覚を伝える蝸牛《かぎゅう》神経（聴神経）と平衡感覚を伝える前庭《ぜんてい》神経からなる内耳神経があり、鼻、目、耳で受けた感覚情報を脳に伝えます。

運動神経と同じ働きをする脳神経

眼球を動かす動眼神経、滑車神経、外転神経、舌を動かす舌下神経など、眼球や舌の運動をコントロールします。

えら由来の器官を支配する脳神経

脳と脊髄

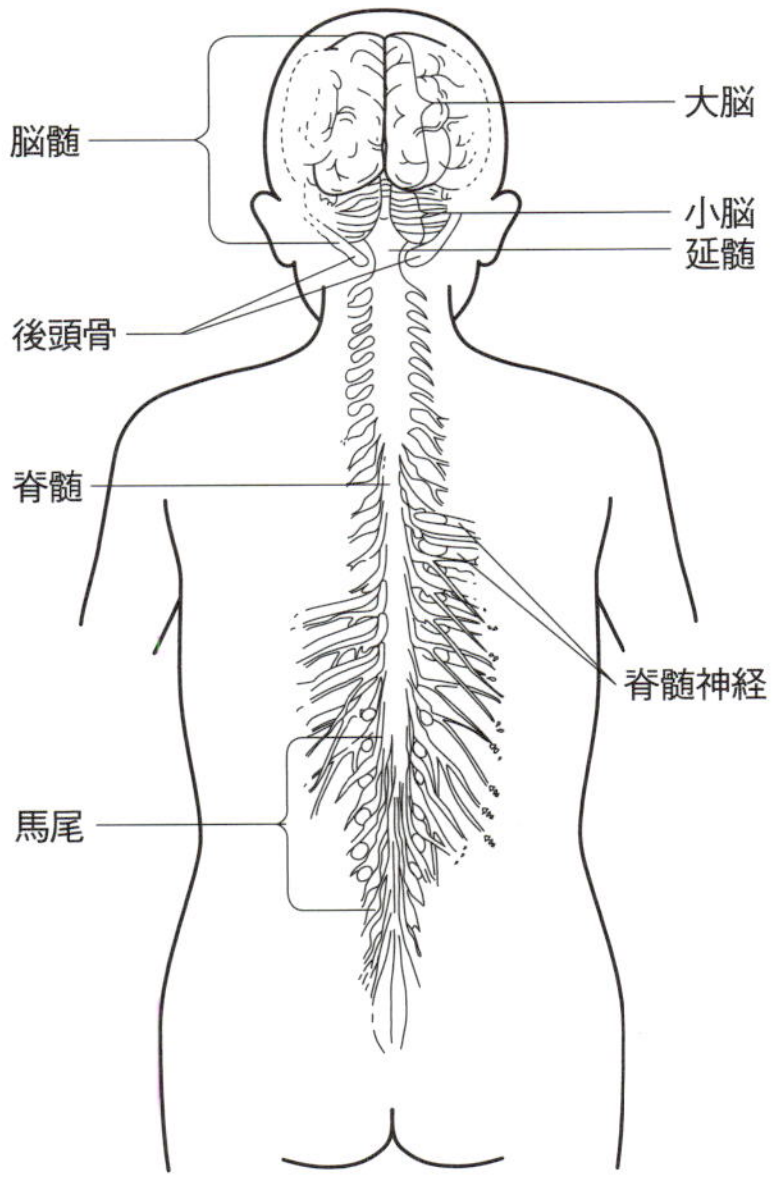

大脳皮質の機能と分野

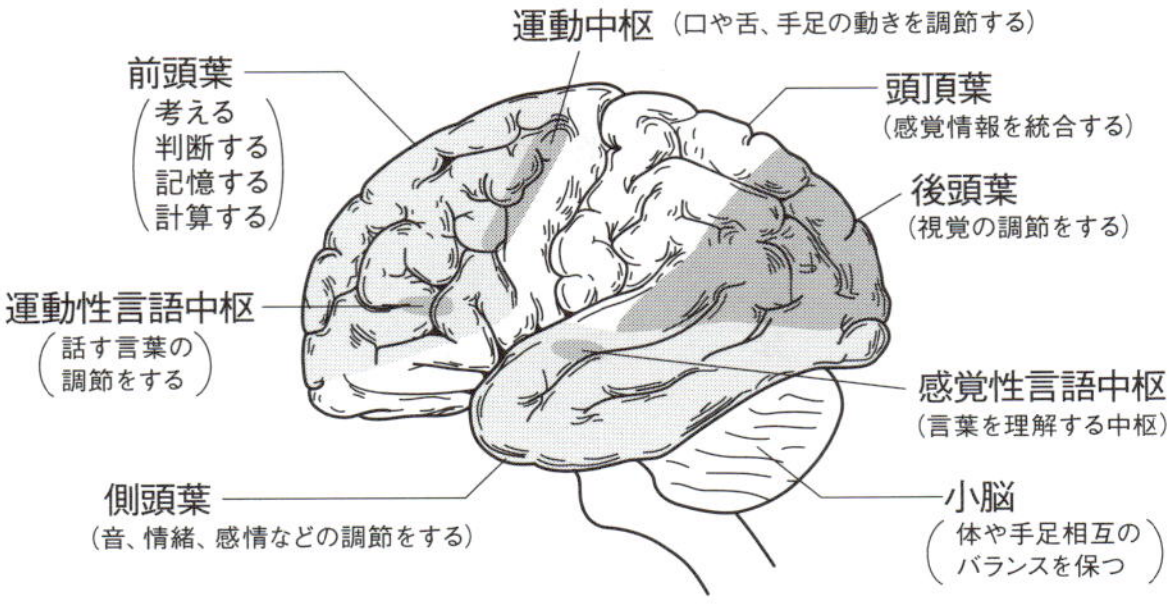

小脳、大脳の断面

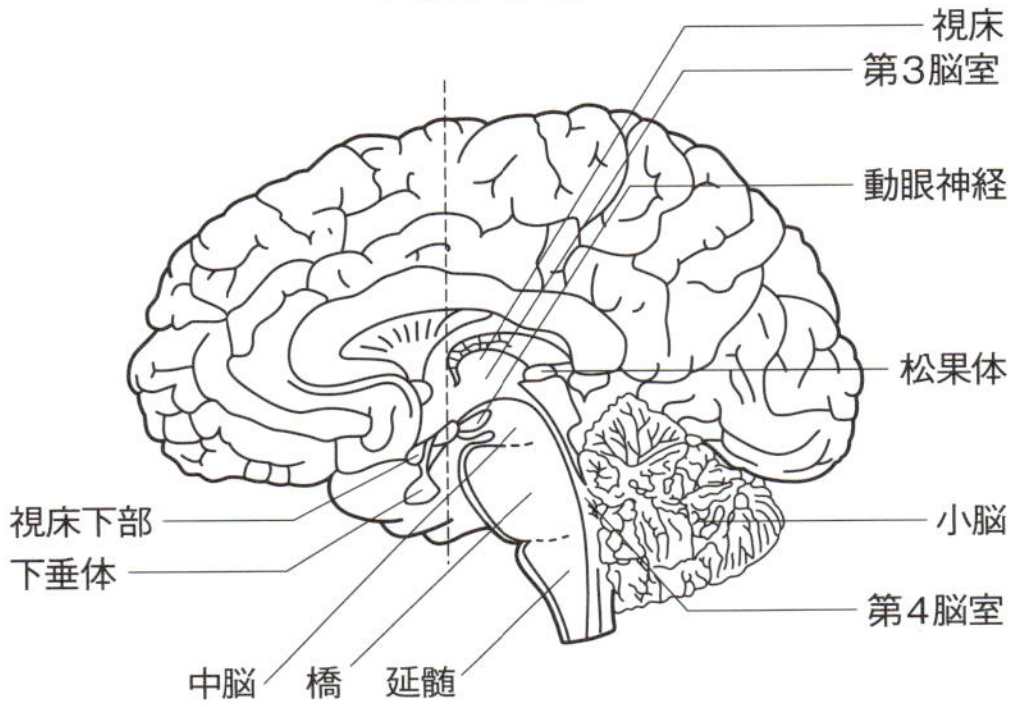

運動ニューロン

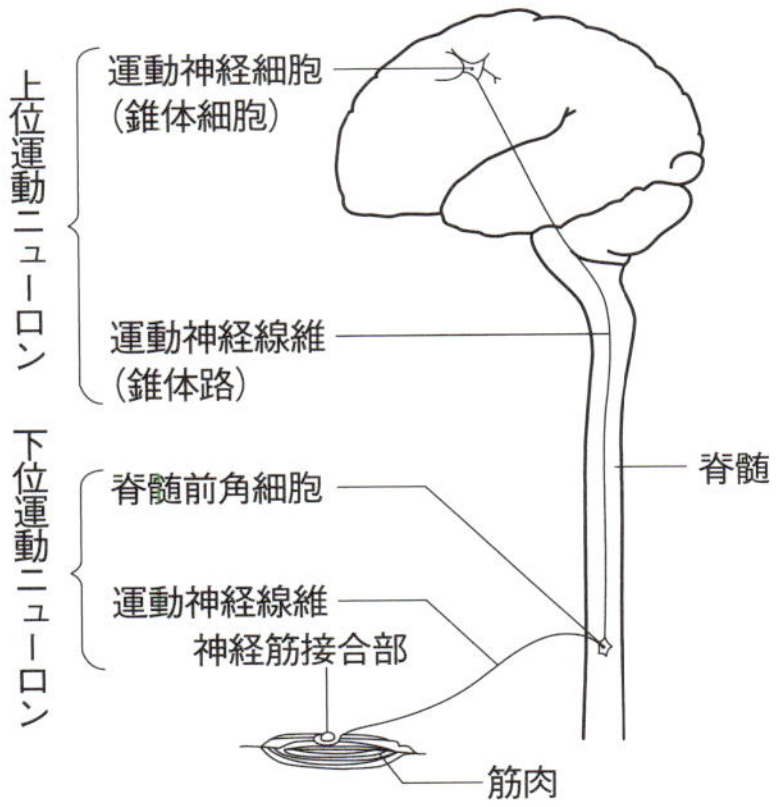

大脳皮質の区分

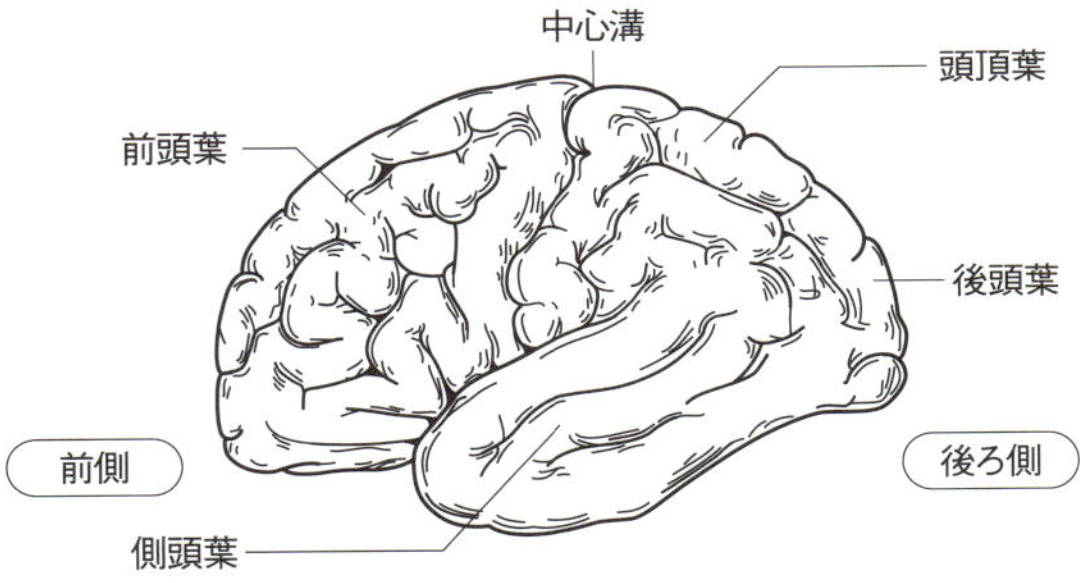

下等動物のえらが進化してできた器官を支配する脳神経です。顔面の感覚をつかさどる三叉神経、表情や涙腺、唾液分泌、味覚などを支配する顔面神経、味覚や嚥下《えんげ》運動などを支配する舌咽《ぜついん》神経、内臓に広く分布する迷走神経、くびや肩の筋肉を支配する副神経などがあります。

●脊髄《せきずい》の構造と働き

中枢神経系のうち、脊柱管《せきちゅうかん》の中に収納されている部分を脊髄といいます。太さは約1cm、長さは約40cmの円柱形で、末端の感覚器から伝えられた情報は脊髄を通って脳に伝えられ、脳からの指令は脊髄を通って末端へと伝えられます。脊髄にはこれら双方向の神経線維束が通り、31対の脊髄神経（末梢神経）が配置されています。脊髄には、脳まで至らない脊髄反射の中枢もあります。

脊髄は脳と末端の感覚器をつなぐ連絡路であるため、骨折や脱臼などの外傷によって脊髄が損傷されると、重篤な機能障害が出現します。

●自律神経の構造と働き

自律神経は、内臓の感覚・運動・

分泌をつかさどる神経系です。自分の意志とは無関係に、心臓の拍動や消化器官、発汗などを必要に応じて自動的に調節することで臓器の働きを支配しています。

互いに拮抗的に働く交感神経と副交感神経という神経系があり、交感神経は生存のための活動に対して働き（エネルギー消費）、副交感神経は将来の活動の準備のために働きます（エネルギー補充）。

（高木誠）

脳《のう》卒《そっ》中《ちゅう》

脳梗塞《のうこうそく》、脳出血《のうしゅっけつ》、くも膜下出血《まくかしゅっけつ》、脳動脈解離《のうどうみゃくかいり》、慢性硬膜下血腫《まんせいこうまくかけっしゅ》

脳卒中は脳の血管に生じる障害の総称で、脳血管障害とも呼ばれます。血管が詰まるタイプを「虚《きょ》血《けつ》性」といい、脳梗塞、一過性脳《いっかせいのう》虚血発作《きょけつほっさ》などがあります。一方、破れるタイプを「出血性」といい、脳出血、くも膜下出血などがあります。

脳卒中を発症すると、障害を受けた血管より先に酸素や栄養が行き渡らなくなります。無酸素状態が続くと脳の神経細胞のダメージが進み、最終的には神経細胞は死に至ります。その結果、半身不随や言語障害などの後遺症が残ることが多く、寝たきりになる原因のトップにもなっています。

脳卒中の大きな特徴は、それまで元気だった人が突然に発症することです。しかし、本格的な発作の前に「前ぶれ」のような症状が起きることもあります。脳梗塞で生じる前ぶれを一過性脳虚血発作（ＴＩＡ）といいます。この段階で治療を行えば、本格的な発症を未然に防ぐことができます。そのためには特徴的な前ぶれの症状を知っておくことが重要です。

脳卒中の治療は時間との勝負です。脳卒中が疑われる場合は、できるだけ早期に治療を開始する必要があります。早期治療で神経細胞の壊死《えし》を最小限に食い止められれば、救命はもちろん後遺症を少なくすることも可能になります。

要介護5になる原因の第1位は脳卒中

平成22年国民生活基礎調査から

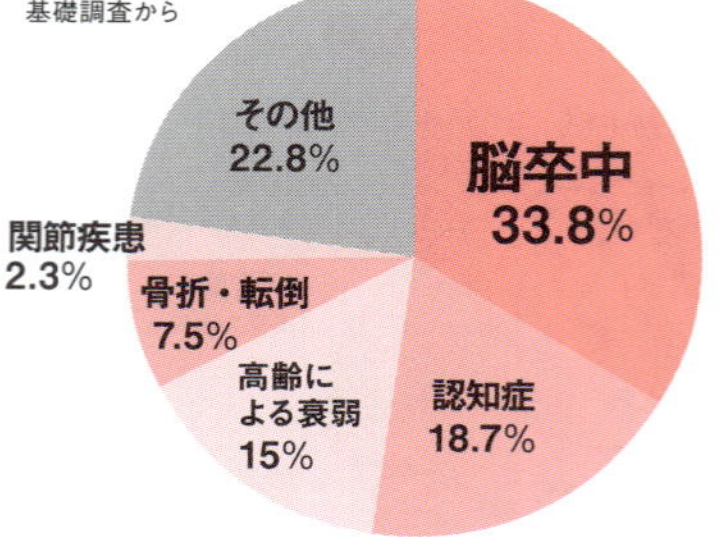

要介護5とは、ほぼ寝たきりで日常生活のすべてに介護を必要とする状態。

脳《のう》梗《こう》塞《そく》

脳梗塞は、血管が詰まるメカニズムによって、アテローム血栓性《けっせんせい》脳梗塞、ラクナ梗塞、心原性脳塞栓症《しんげんせいのうそくせんしょう》という三つの種類があります。本格的な発作が起きる前に一過性脳虚血発作という前ぶれ発作が起きることもあります。

脳梗塞が起きると、体の半身に力が入らない、半身がしびれる、感覚が鈍くなる、物が二重に見える、片側が見えない、舌がもつれる、言葉が出ない、ふらつく、めまいがする……などの症状があらわれます。詰まった血管により、症状は異なります。

アテローム血栓性脳梗塞《けっせんせいのうこうそく》

脳の太い血管に動脈硬化（アテ

脳卒中の三つのタイプ

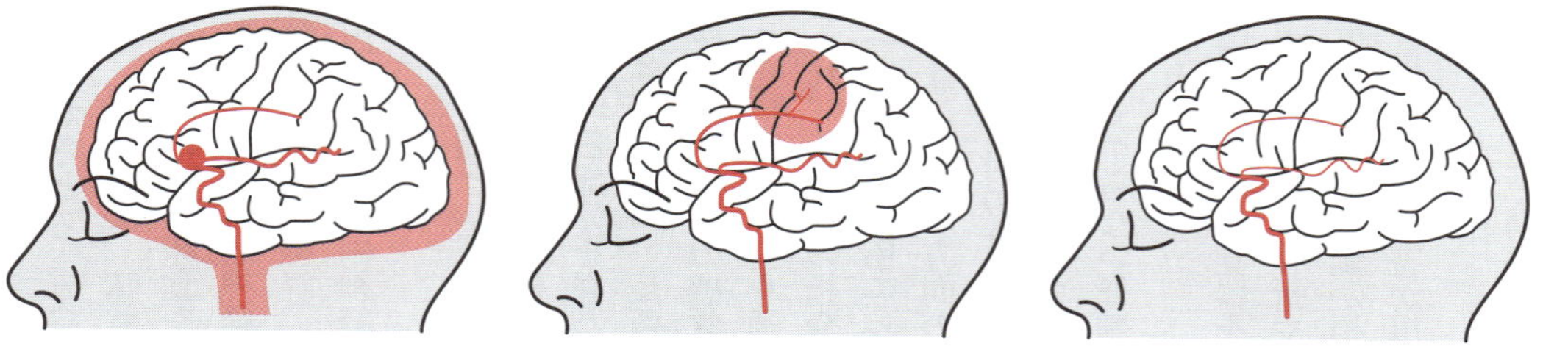

くも膜下腔に出血する　脳の中で出血する　脳の血管が詰まる

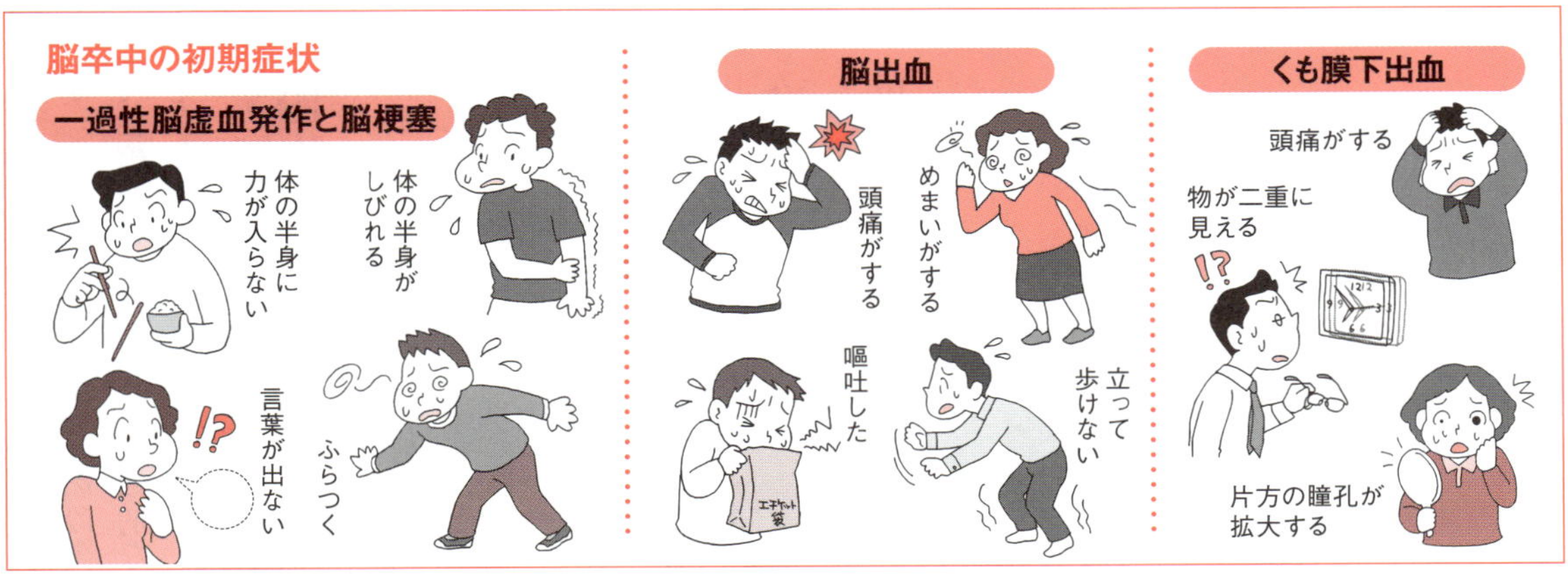
脳卒中の初期症状
一過性脳虚血発作と脳梗塞
体の半身に力が入らない
体の半身がしびれる
言葉が出ない
ふらつく
脳出血
頭痛がする
めまいがする
嘔吐した
立って歩けない
くも膜下出血
頭痛がする
物が二重に見える
片方の瞳孔が拡大する

ローム硬化）が生じて内腔が狭くなり、そこに血栓（血液の固まり）が詰まることによって発症します。太い血管に起きるため、治療が遅れると後遺症が出現しやすくなります。食生活の欧米化に伴い、患者数が多くなっています。

ラクナ梗塞《こうそく》

　脳の細い血管に血栓が詰まることによって発症します。ラクナとは、「小さい孔」を意味するラテン語です。閉塞《へいそく》するのが細い血管であるため、梗塞を起こした個所が少ない場合は比較的軽くすみます。一方、小さい梗塞がたくさん生じた場合は、認知症を進行させる原因になることもあります。主な原因は高血圧です。

心原性脳塞栓症《しんげんせいのうそくせんしょう》

　心臓でできた血栓が脳に運ばれ、脳の血管を詰まらせることによって生じます。原因は不整脈の一種である心房細動が最も多く、心臓内に血液が淀むことによって血栓がつくられます。

　この血栓はフィブリンというたんぱく質でおおわれているため、大きくて溶けにくいという特徴があります。そのため、脳の血管に詰まると重症化しやすくなります。一般に脳梗塞は睡眠中に起きることが多いのですが、このタイプは日中の活動時に起きることが多いようです。

一過性脳虚血発作《いっかせいのうきょけつほっさ》（TIA）

　脳梗塞を起こす患者の約3割は、本格的な発作の前に一過性脳虚血発作を体験しています。頸《けい》動脈の動脈硬化が原因で起きることが多く、脳梗塞と同様の症状があらわれますが、数分から30分でおさまります。

　TIAが起きた場合は、必ずすぐに受診することが重要です。受診時には「いつ」「どのような症

アテローム血栓性脳梗塞の起こり方

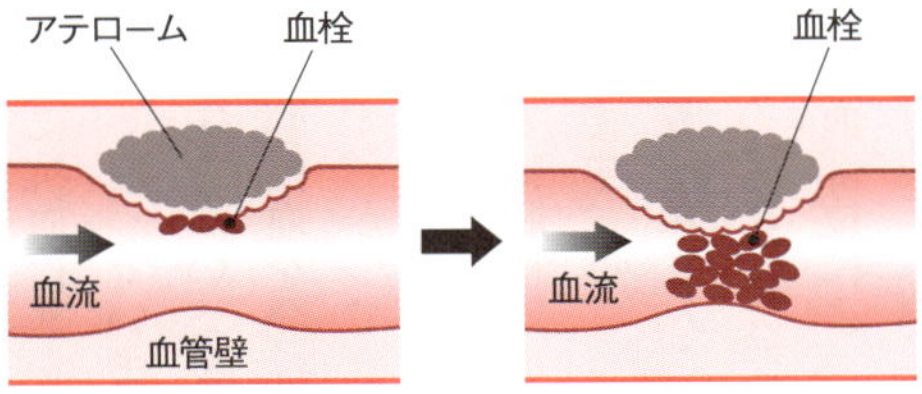

血液中のコレステロールがたまると、血管が細くなる。すると、血小板が集まって血栓ができる。

血栓が大きくなり血管が詰まると、血流がとだえ、その先に血が運ばれなくなる。

ラクナ梗塞の起こり方

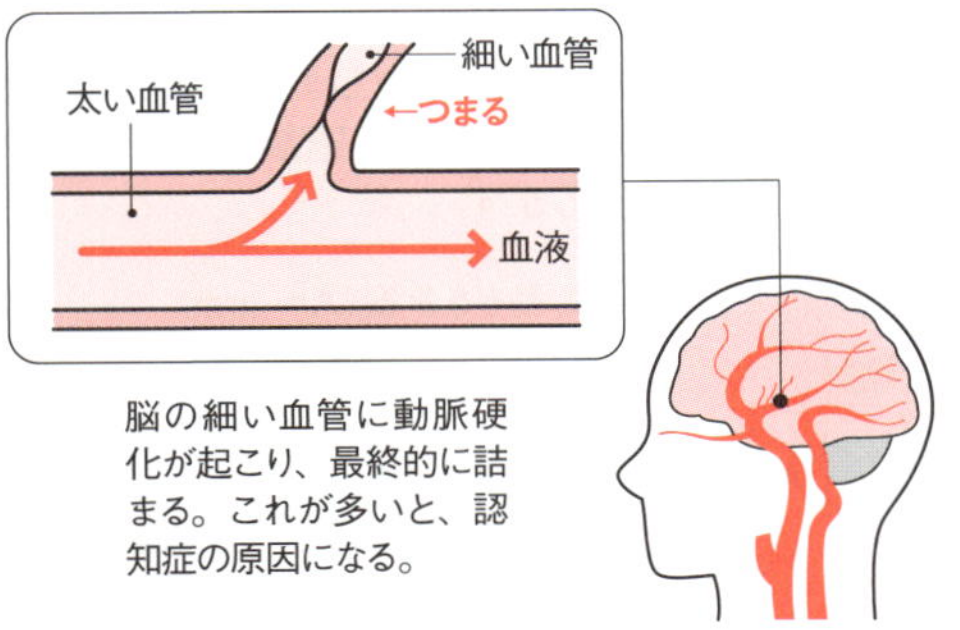

脳の細い血管に動脈硬化が起こり、最終的に詰まる。これが多いと、認知症の原因になる。

心原性脳塞栓症の起こり方

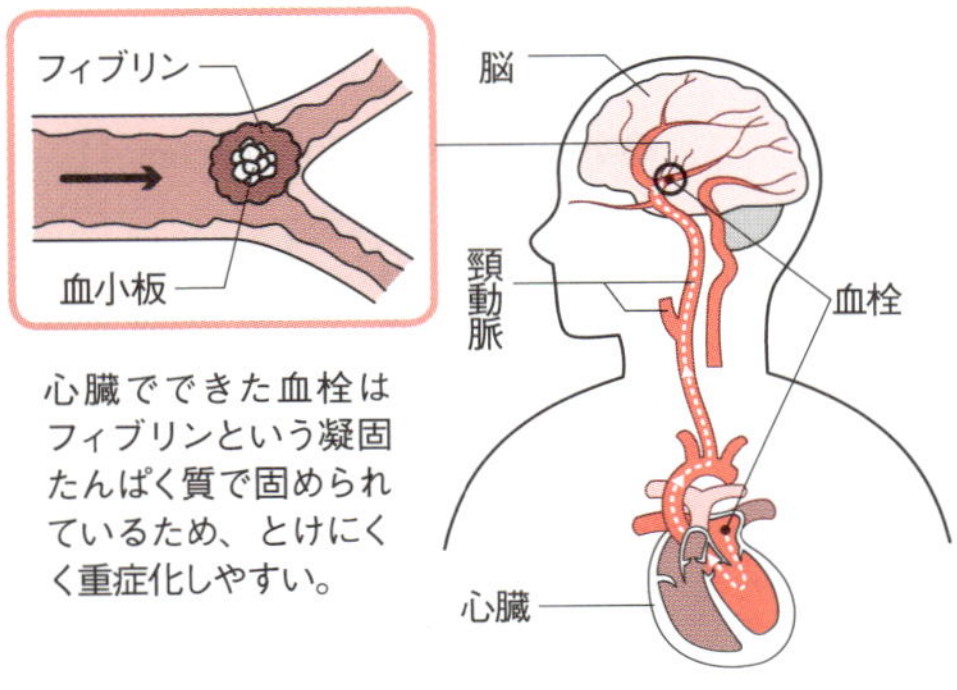

心臓でできた血栓はフィブリンという凝固たんぱく質で固められているため、とけにくく重症化しやすい。

状が」「どれぐらいの時間続いたか」を正確に伝えます。この段階で治療することにより、本格的な発症を防ぐことができます。

脳出血《のうしゅっけつ》

脳の血管が破れて脳実質内に出血し、神経細胞を圧迫することによって脳の機能が低下します。

主な原因は高血圧で、食事、入浴、排便、過労、飲酒、興奮などで血圧がさらに上がり、これが誘因となって発症するケースが多くみられます。

男性では50～60才代、女性では閉経前後で発症する方が多くみられます。

脳出血が起こりやすい部位

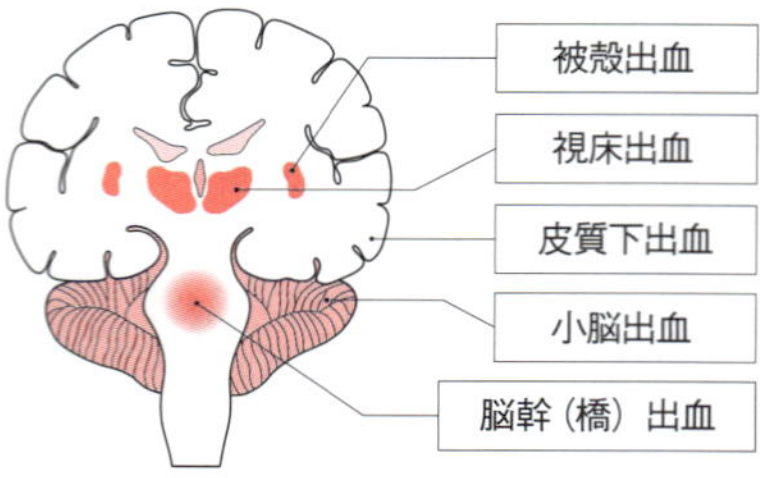

最近は脳梗塞や心筋梗塞の予防などのために抗血栓薬を服用している人が多くなっていますが、その場合は血圧を高いままで放置しておくと、脳出血を発症する確率が高まります。かつては脳卒中のなかで最も発症数が多かったのですが、現在では脳梗塞のほうが多くなっています。

脳出血は脳梗塞にみられる前ぶれ症状がなく、突然に発症します。

症状は出血部位によって異なりますが、一般的に、頭痛、吐きけ、嘔吐《おうと》、意識障害、手足のまひ（体の片側あるいは両側のまひ）などがあらわれます。

脳の被殻、大脳皮質下、小脳などに出血が起きた場合は、早期の治療で脳のダメージを軽くすることが可能です。

しかし、出血が脳の深部に及んだり、生命を維持するための神経が集中している脳幹に出血が起きたりすると症状が重くなり、死亡率も高くなります。

くも膜下出血《まくかしゅっけつ》

脳をおおう3層の膜のうち、軟膜とくも膜の間（くも膜下腔）には脳脊髄液が循環しています。くも膜下腔には太い動脈が張りめぐらされているため、ここで出血が起きると一気に広がって症状が重症化します。

主な原因は、脳動脈瘤《りゅう》の破裂です。脳動脈瘤の形成には遺伝的要素が関係しており、先天的な血管壁の障害によって誘発されると考えられています。40才代以上の働き盛りに発症しやすく、女性に多いことも特徴です。

大出血が起きると、突然、後頭部を「ハンマーで殴られたような」と形容されるはげしい頭痛が起こります。このときに感じる頭痛は、それまでに経験したことがないよ

脳卒中のチェック法（FAST）

脳卒中の疑いが強い場合は、次の手順でチェックします。自分自身がおかしいと感じた場合には鏡の前でチェックします。家族の様子を確かめる場合は、本人の正面に立ってチェックします。

●表情をみる（F＝face）

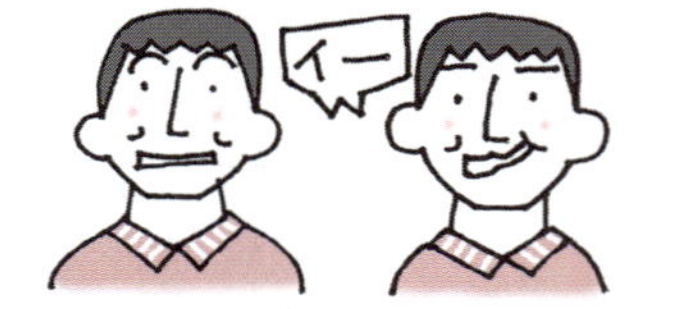

「イー」といいながら口を横に開いたとき、左右どちらかにくちびるが引っ張られて表情がゆがむような場合は、まひが生じている可能性がある。

●腕の動きをみる（A＝arm）

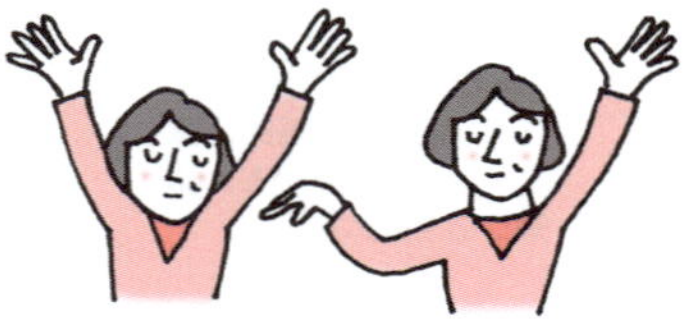

目を閉じて両腕を上に上げたとき、どちらかの腕が上がらない場合や、上がり方に左右差がある場合は、上がらない側にまひが生じている。

●話し方をみる（S＝speech）

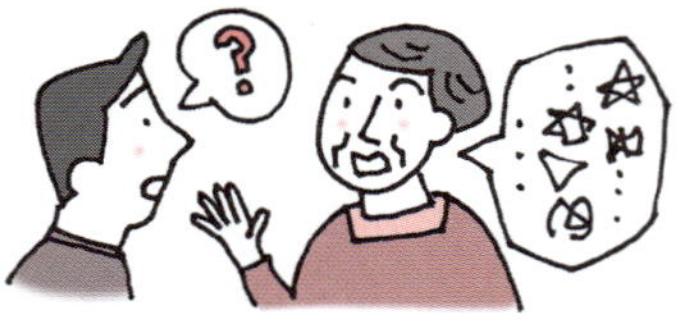

短い文章を滑らかに話せるかどうか確かめる。ろれつが回らない、あるいは間違った言葉が出てくるような場合は、なんらかの異常が生じている。

●すぐに救急車を呼ぶ（T＝time）

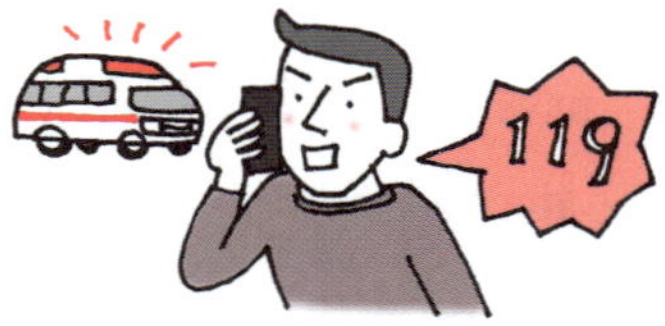

以上の3項目のうち、1項目でも該当すれば脳卒中の可能性が70％以上あると考えられるので、すぐに救急車を呼ぶ。

うなはげしいものです。

吐きけや嘔吐を伴うことが多く、頭痛が始まってすぐに、一時的に意識を失うことがあります。意識が戻らない場合は重症です。

一方、出血量が少ないと、側頭部や目の奥に痛みを感じる程度の場合もあります。発症後、数分から数時間で症状がおさまるケースもありますし、再発作を起こすケースもあります。

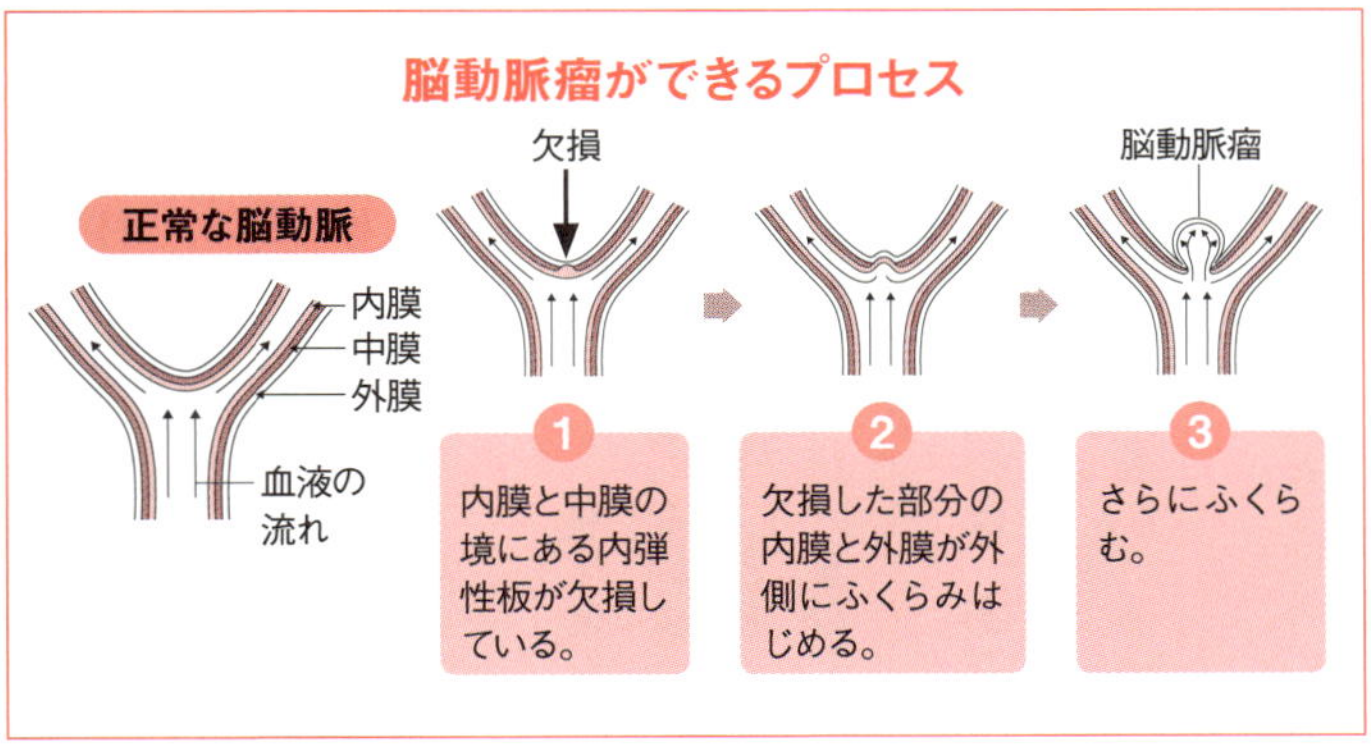
脳動脈瘤ができるプロセス
正常な脳動脈
内膜
中膜
外膜
血液の流れ
欠損
1 内膜と中膜の境にある内弾性板が欠損している。
2 欠損した部分の内膜と外膜が外側にふくらみはじめる。
脳動脈瘤
3 さらにふくらむ。

また、頭痛が数日にわたって続き、吐きけや嘔吐、うなじの痛みなどを伴いながらしだいに症状が進み、昏睡状態に陥るようなケースもあります。

脳に未破裂の動脈瘤があると、軽い頭痛がしたり、物が二重に見えたり、片方の瞳孔が拡大したりします。未破裂の動脈瘤は脳ドックで発見されることもあるので、疑わしい場合は早めに受診しましょう。

脳《のう》動《どう》脈《みゃく》解《かい》離《り》

血管壁の一部が破綻し、血液が血管壁に入り込んだ状態を解離といいます。

脳動脈解離が起きやすいのは椎《つい》骨《こつ》動脈や前大脳動脈などで、くびから後頭部、顔面にかけてはげしい痛みが生じます。その後、本格的な脳卒中が起きることもあり、脳梗塞、一過性脳虚血発作、あるいはくも膜下出血などが引き起こされます。

50才以下の若い世代の脳卒中の約2割が、脳動脈解離に関連していると考えられています。

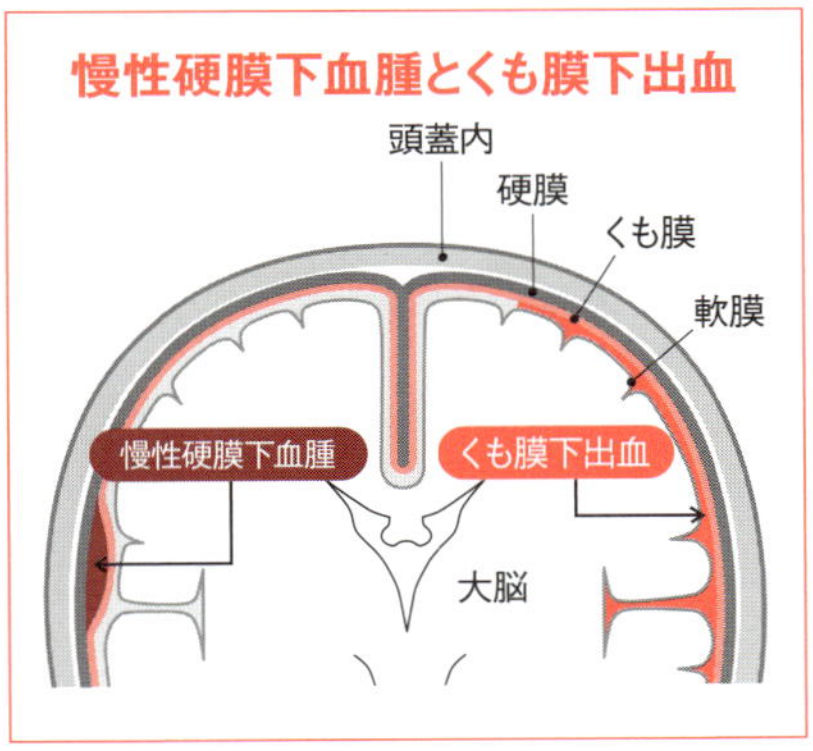
慢性硬膜下血腫とくも膜下出血
頭蓋内
硬膜
くも膜
軟膜
慢性硬膜下血腫
くも膜下出血
大脳

慢《まん》性《せい》硬《こう》膜《まく》下《か》血《けつ》腫《しゅ》

軽い頭部の打撲などが引き金になり、硬膜とくも膜の間で静脈からの出血が起こります。高齢者に多くみられ、打撲から数週間、数カ月後に頭痛や手足のまひ、歩行障害、言語障害、思考力の低下、認知症に似た症状などがあらわれます。

血腫が小さい場合は自然に吸収されるのを待ちますが、大きい場合は外科的治療を行います。

慢性硬膜下血腫は頭部外傷の一つですが、症状が脳卒中と似ていて間違えられることが多いので、ここに記載しました。

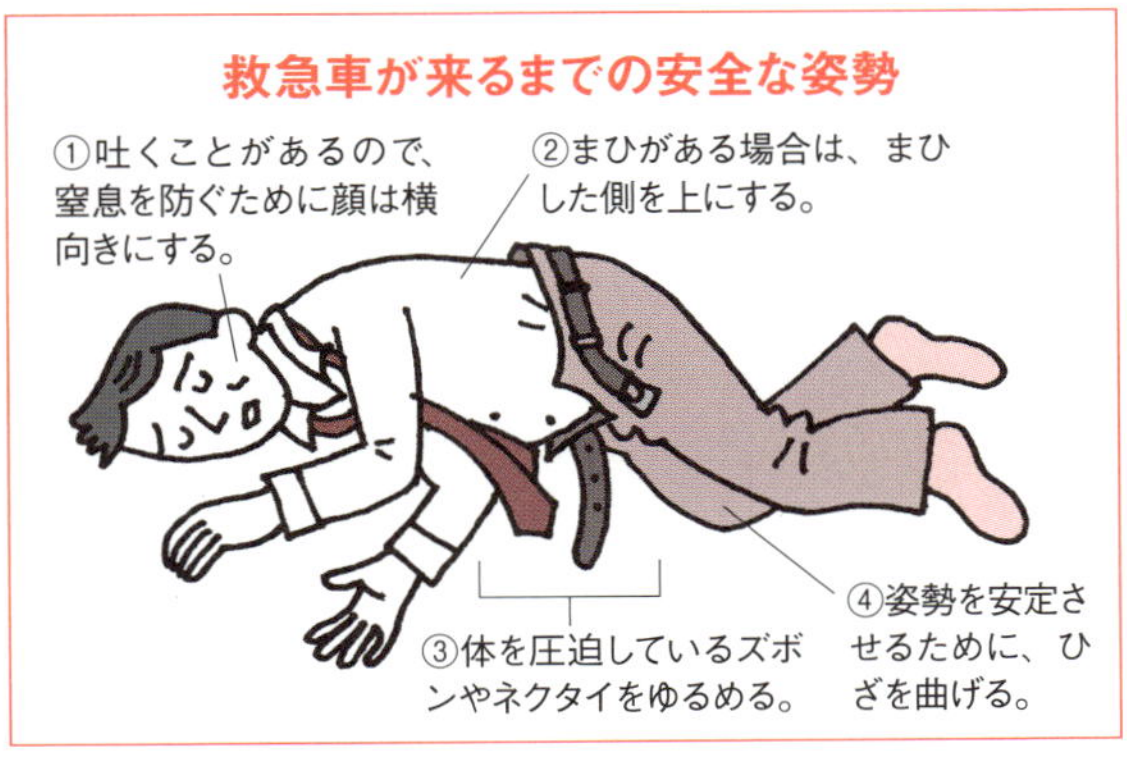
救急車が来るまでの安全な姿勢
①吐くことがあるので、窒息を防ぐために顔は横向きにする。
②まひがある場合は、まひした側を上にする。
③体を圧迫しているズボンやネクタイをゆるめる。
④姿勢を安定させるために、ひざを曲げる。

応急手当

脳卒中の発作を起こしたと思われる場合は、救急車の手配を行います。

症状が軽い場合には救急車を呼ぶことがためらわれるかもしれませんが、脳卒中の治療は開始するのが早ければ早いほど後遺症が軽くすみます。「様子をみよう」「休めばよくなる」は禁物です。

救急車が到着するまでの間に、倒れた人の安全を確保します。留意すべき点は次の通りです。

①安全な場所に移す　屋外の場合は、車の往来がない安全な場所に移します。倒れている場合は、寝かせた状態で静かに移動させます。

②服装をゆるめる　ネクタイやベルトなど体を締めつけているものをゆるめます。

③横向きに寝かせる　嘔吐をした場合は、気管に詰まらないように体ごと横向きにします。どちらかがまひしている場合は、まひしている側を上にします。

呼吸困難がある場合は、あおむけにしてあごを少し突き出させ、舌のつけ根が気道をふさがないような体勢にします。

④寒さや暑さを避ける　屋外の場合は、風通しのよい日陰に本人の体を移します。寒い季節は毛布などをかけます。

治療

脳卒中の発症が疑われる場合は、問診、一般的検査、神経学的検査、画像検査などを行い、できるだけ早く脳卒中のタイプを鑑別します。その後の治療は、タイプによって異なります。

脳梗塞《のうこうそく》

発症直後から4時間半の間に治療を開始できた場合は、血栓《けっせん》溶解療法によって神経細胞の壊死《えし》を食い止められる可能性が高くなります。t-PAという薬を注射して、血栓を強力に溶かす治療です。また、治療できる施設はまだ限られていますが、発症直後から8時間（できれば6時間）以内であれば、詰まった血栓をカテーテルにからめて吸い出す血栓回収療法は大きな血栓を除去するのに有効です。

血栓を溶かしたり回収したりして血流が再開されると、脳細胞に栄養や酸素が供給されるようになります。

発症から1〜2週間の急性期の治療の目的は、救命と脳のダメージの軽減です。フリーラジカルから神経細胞を保護するための脳保護療法、脳の浮腫《ふしゅ》や脳ヘルニアを抑えるための抗脳浮腫療法、新たな血栓をつくらせないための抗血小板療法、抗凝固療法などを行います。

抗血小板療法は、アテローム血栓性脳梗塞や一過性脳虚血発作（TIA）の再発予防にも有効です。血液を固まりにくくする抗凝固療法は、使いやすい新薬の開発も追い風となり、心原性脳塞栓症の予防と再発予防に使われています。

脳出血《のうしゅっけつ》

出血の拡大や二次的な脳の損傷を防ぐための薬物療法を行います。また、脳浮腫によって脳ヘルニアを起こさないように抗脳浮腫療法も行われます。

一方、出血による血腫が大きい場合は手術が必要になることもあります。

くも膜下出血《まくかしゅっけつ》

動脈瘤の再破裂を防ぐ治療を行います。開頭して動脈瘤の根元をクリップで止める開頭クリッピング術のほかに、太もものつけ根の

血栓回収療法

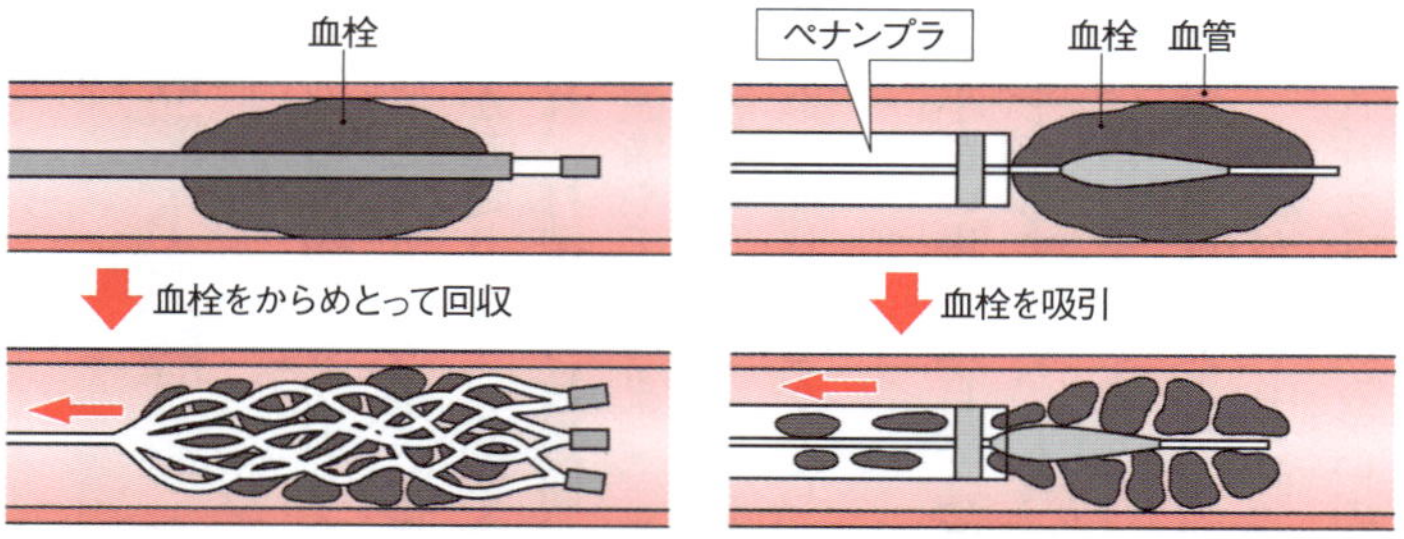

血栓回収（ソリティア）
カテーテルでステントを送り込み、血栓をからめとって回収する。

血栓吸引（ペナンプラ）
血栓を掃除機のように吸い取って回収する。

脳動脈瘤の血管内治療

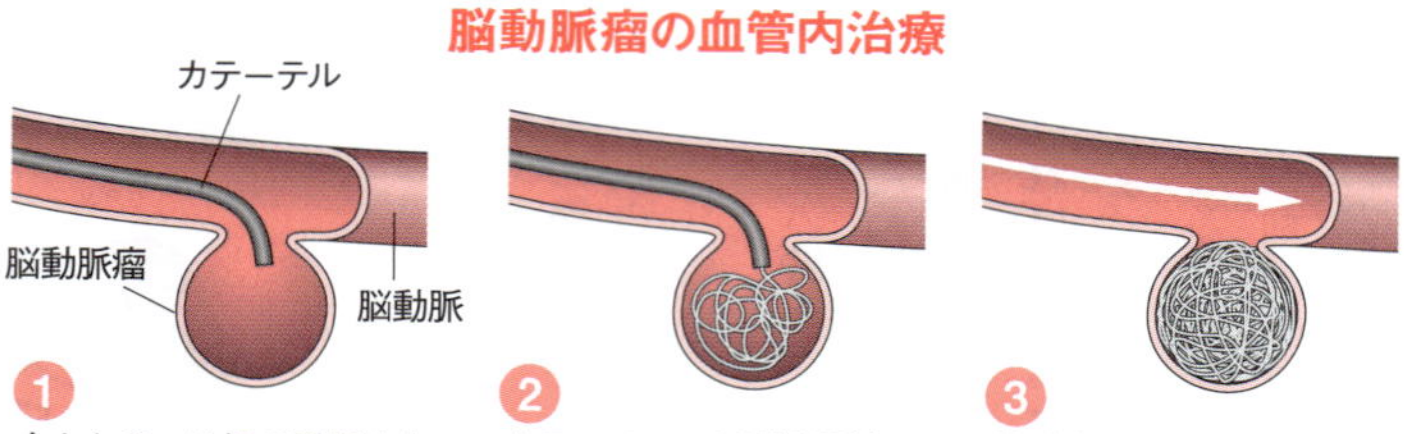

①太もものつけ根の動脈からカテーテルを挿入し、X線で確かめながら、動脈瘤までカテーテルを入れる。

②カテーテルから形状記憶で丸くなるコイルを、動脈瘤の中に放出していく。

③動脈瘤の中にすき間なくコイルを詰めると、血液が流れ込まなくなり、破裂の危険がなくなる。

動脈からカテーテルを挿入して動脈瘤にコイルを詰める血管内治療（コイル塞栓術）もふえてきています。コイル塞栓術は未破裂動脈瘤に対しても行われます。

脳血管の攣縮《れんしゅく》を防ぐための薬物治療も行われます。

後遺症

脳卒中になった人の約60％に後遺症が残ります。重症度や障害された脳の部位によって、その程度と症状は異なります。

神経症状

脳卒中の後遺症では中枢神経が損傷することによってさまざまな身体機能の障害（神経症状）が起きます。よく起きる神経症状は、運動障害、言語障害、感覚障害、視野障害、嚥下《えんげ》障害、排泄障害などです。

運動障害は、脳卒中の後遺症で最も多くみられる後遺症です。あらわれる症状のほとんどは片まひです。障害された脳が左側であれば、反対側の右側の手足にまひがあらわれます。

感覚障害は、多くのケースで運動障害と同時にあらわれます。感覚をつかさどる神経は、運動をつかさどる神経とほぼ同じ経路で走行しているからです。手足にしびれを感じたり、物にふれても感覚が鈍くなったり、冷たいものに対する感覚が鈍くなったりします。

言語障害には、口の周囲や中がまひしてスムーズに話せなくなる構音障害と、言語を支配する脳内の中枢が損傷されることで起きる失語症（下記）があります。構音障害では、顔の筋肉、くちびる、口腔《こうくう》内など言葉を話すために使われる筋肉や器官がまひするために、ろれつが回らなくなったり、話すスピードをコントロールできなくなったりします。しかし、相手の言葉を理解する、本を読む、文字を書くといった能力は残されています。

嚥下障害とは、食べ物や飲み物をうまく飲み込めない症状です。急性期は脳卒中の50～70％の患者に嚥下障害があらわれます。意識が清明になるにつれて大半は回復しますが、重大な後遺症として残る場合もあります。

脳卒中によって排尿をコントロールしている大脳や脳幹（橋《きょう》）が障害を受けると、排尿をがまんする能力が失われ、頻尿になったり、失禁したりすることが多くなります。

視野が狭くなったり、視野の半分が欠けたりする視野障害が起こることがあります。また、物が二重に見えたり、視力が低下したりすることもあります。

高次脳機能障害

記憶する、言葉を理解してしゃべる、判断するといった高次な精神活動が困難になった状態を高次脳機能障害といいます。失語症、失行、失認、記憶障害などが、これにあたります。

失語症になると、話す、聞いて理解する、書く、読んで理解するといった言語に関する能力全般がそこなわれます。相手の言葉が理解できても自分のしゃべりたい言葉がなかなか出てこない「ブローカ失語（運動性失語）」、流暢に話すが意味のない言葉や言い間違いが多く話の内容が意味不明の「ウェルニッケ失語（感覚性失語）」など、その症状はさまざまですが、コミュニケーションの手段である言葉を失うと、社会復帰は非常にむずかしくなります。失語症が起こりやすいのは、脳の左半球に出血や梗塞《こうそく》が生じた場合です。

運動まひのタイプ

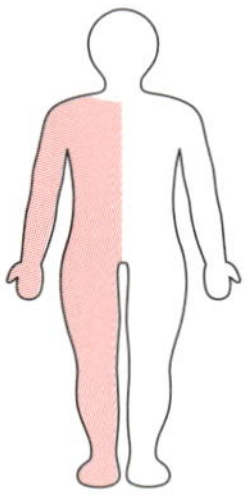

片まひ
右半身（左半身）の上肢・下肢のまひ。脳梗塞、脳出血、脳腫瘍、脳の外傷などで出現する。

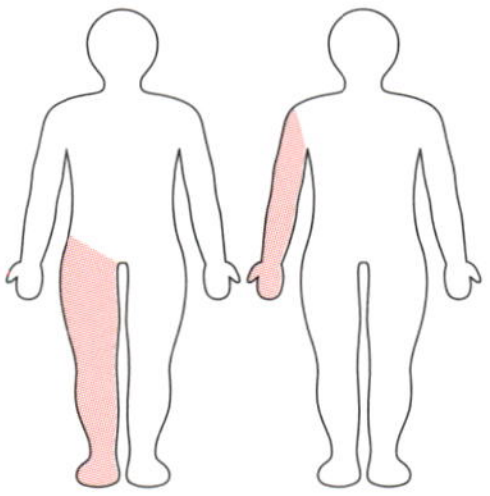

単まひ
片側の上肢だけ、下肢だけのまひ。前大脳動脈閉塞では、下肢の単まひが起きやすい。

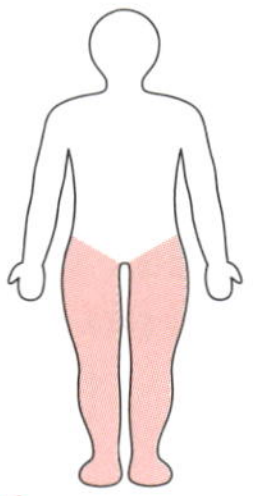

対まひ
両側の下肢のみのまひ。転落・転倒、交通事故、スポーツ事故などによる脊髄損傷が原因となるケースが多い。

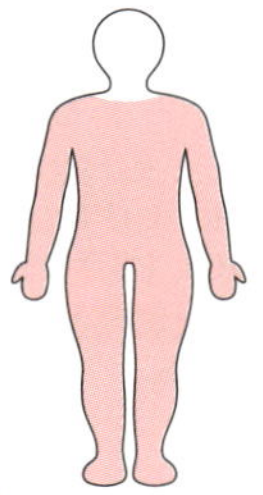

四肢まひ
両側の上肢・下肢がともにまひした状態。脊髄損傷や脳性まひなどによって出現する。

失行は、行為の障害です。ボタンかけや財布の開閉などがうまくできなくなるのが運動失行、衣服をうまく着られなくなったり前後を間違えて着てしまったりするのが着衣失行です。

失認とは、見知ったはずのものを認識できなくなる症状です。視野の左側の空間を見落として障害物にぶつかったり（半側《はんそく》空間無視）、家の中でトイレの場所がわからなくなったり（地誌的障害）、よく知っているはずのものがわからなくなったりします（物体失認）。

高次脳機能障害では、過去を思い出せない、メモを見ても思い出せない、新しいことを覚えられないといった記憶障害が生じることもあります。

感情障害

いらいらしやすくなったり、怒りっぽくなったりするなど、感情が不安定になる感情面の障害もあります。小さなことで泣いたり笑ったりひどくおびえたりする感情失禁になったり、幻覚や妄想があらわれることもあります。幻覚とは実際にはないものを見聞きする現象、妄想とはありえないことを確信し、それに対する訂正を受け入れられない状態です。

うつ状態

大きな喪失感からうつ状態になる人もいます。しかし、脳の機能損傷によるうつ状態、言葉に感情を込められなくなったみせかけのうつ状態もあり、その見きわめはむずかしいといわざるをえません。

リハビリテーション

血圧や脈拍の状態をみながら、入院した当日あるいは翌日からリハビリテーションを開始します。急性期のリハビリは、病気によって低下した運動機能や言語機能などを最大限に回復させることに加えて、肺炎や感染症など合併しやすい疾患を予防するという目的もあります。

当初は、廃用症候群を防ぐために理学療法士によるベッド上のリハビリが行われます。廃用症候群とは、長い間、機能を使用しないことによって体の組織や器官が徐々に萎縮したり衰えたりすることです。筋力の低下、関節のこわばり（拘縮《こうしゅく》）、筋肉や骨の萎縮、床ずれ、心機能や肺活量の低下、起立性低血圧、うつ状態など、さまざまな症状があらわれます。

リハビリテーションは、急性期、回復期、維持期の三つに分けられます。最近はより効果的なリハビリを意図する国の施策によって、回復期のリハビリを担う医療施設がふえています。運動障害（片まひ）、言語障害、嚥下《えんげ》障害、排尿障害、視野障害、高次脳機能障害など、それぞれの状態に応じて、リハビリを継続し、社会復帰を目指します。

座る→立つ→歩くの訓練

片まひがある場合は、なるべく早い時期からベッド上で座る訓練

リハビリの目的

昔とちがい、いまは発症後のできるだけ早い段階でリハビリを始めます。歩いたり手を動かしたりというADL（日常生活動作）の回復とQOL（生活の質）の向上が大きな目標です。

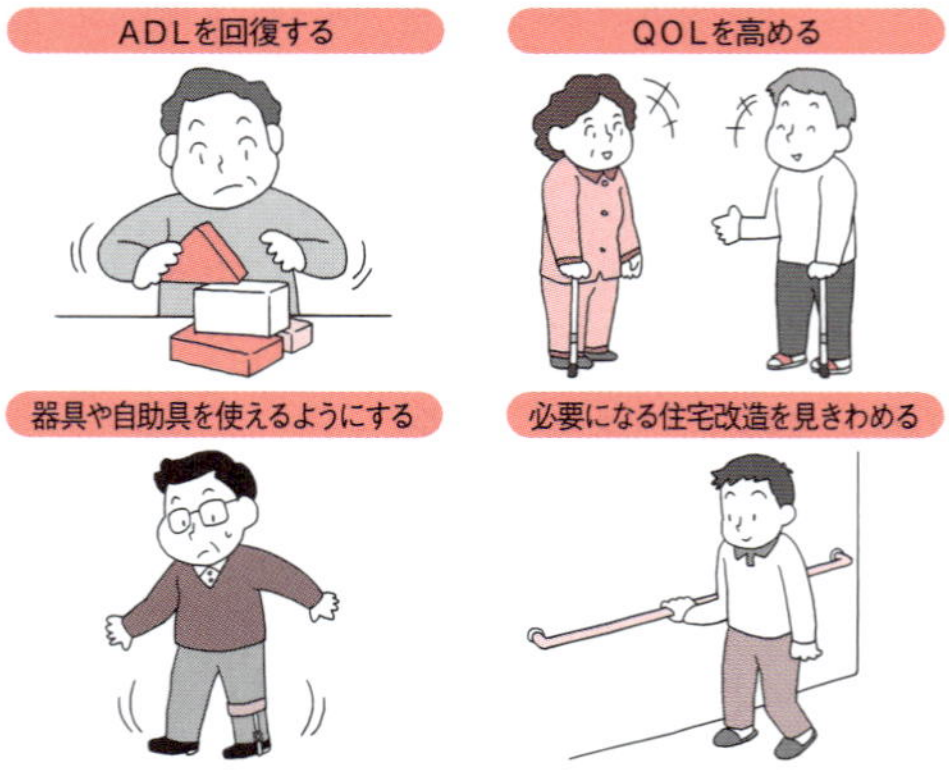
ADLを回復する
QOLを高める
器具や自助具を使えるようにする
必要になる住宅改造を見きわめる

リハビリの流れ

（歩行機能の回復を目指す場合）

いちばん残りやすい手足の片まひも、発症直後からリハビリを始めれば、まひしていないほうの手足や体幹部の筋力が維持され、まひしたほうの関節がスムーズに動くようになります。

発症……神経内科、脳神経外科などに入院

急性期

- ベッド上で良肢位をとる
- ベッド上で手足を動かす
  - ・関節可動域訓練＝ROM訓練
  - ・他動運動、自動介助運動、自動運動
- ベッド上で座る
  - ・背もたれによりかかる、背もたれなしで座る

回復期

- ベッドから起き上がる
- ベッドの端に座る
- ベッドの脇に立つ
- 車いすへ移乗する
- ベッドから立ち上がる

維持期

- 歩く練習をする
- 日常生活動作の練習をする
- 外出の練習をする

その他の訓練

- ・言語訓練
- ・嚥下訓練
- ・作業療法
- ・物理療法
- ・ADL訓練

を開始し、血圧や脈拍などを観察しながら、背もたれなしで座る→ベッド脇に立つ→車いすに座る→歩くというように訓練を進めていきます。

発症直後からリハビリを始めれば、まひしていない側の体幹部や手足の筋力が維持され、まひしたほうの関節がしだいにスムーズに大きく動くようになります。

脳卒中によるまひの回復は、3カ月目くらいまでは急速に進みます。その後の回復はゆっくりとしたスピードになり、半年から1年くらいたつとほぼ固定化します。リハビリを集中的に行う必要があるのは、症状が固定化するまでの間です。その後は、再獲得した機能が低下しないように、維持していくためのリハビリになります。

誤嚥予防のリハビリテーション

脳卒中治療の急性期には嚥下障害（物を飲み込む機能の低下）を起こしやすくなります。誤嚥《ごえん》性肺炎を予防するために、早期のうちから嚥下訓練を開始します。口腔の運動訓練や呼吸訓練、発声訓練などに加え、とろみをつけた水やお茶で飲み込む訓練を行います。

言語障害のリハビリテーション

言語障害には、口腔《こうくう》周辺のまひでスムーズに話せなくなる「構音障害」と、脳の言語中枢が障害されることで起きる「失語症」があります。構音障害では言語中枢に異常がないため、言語の理解はできますが、舌がもつれたり、話すスピードのコントロールができなくなったりするなどの障害があらわれます。

失語症では、話す、聞いて理解する、書く、読んで理解するなどの能力が損なわれます。言語聴覚士によって訓練が行われますが、家族の協力も重要です。短い言葉でゆっくりと話しかけ、返事をせかさない、間違った言葉を訂正しない、先回りして言わないなどに留意しながら会話を試みます。

生活動作のリハビリテーション

食事、トイレ、家事、着替え、入浴など、日常生活のさまざまな動作がスムーズに行えるように訓練をします。

退院後のリハビリテーション

リハビリテーションで再獲得した能力をできるだけ長く維持するために行うのが、退院後の維持期のリハビリです。家族は、「何に介助が必要で、何に介助が必要でないか」を見きわめ、できることは本人にやらせるようにしましょう。落ち込んだり焦ったりする患者の気持ちを理解して支えるのも家族の役目です。なお、後遺症に応じて、階段や浴室に手すりをつけたり、浴室に滑り止めのマットを敷いたり、車いす用のスロープをつくるなど、家の改造が必要になる場合もあります。

一人で起き上がる訓練

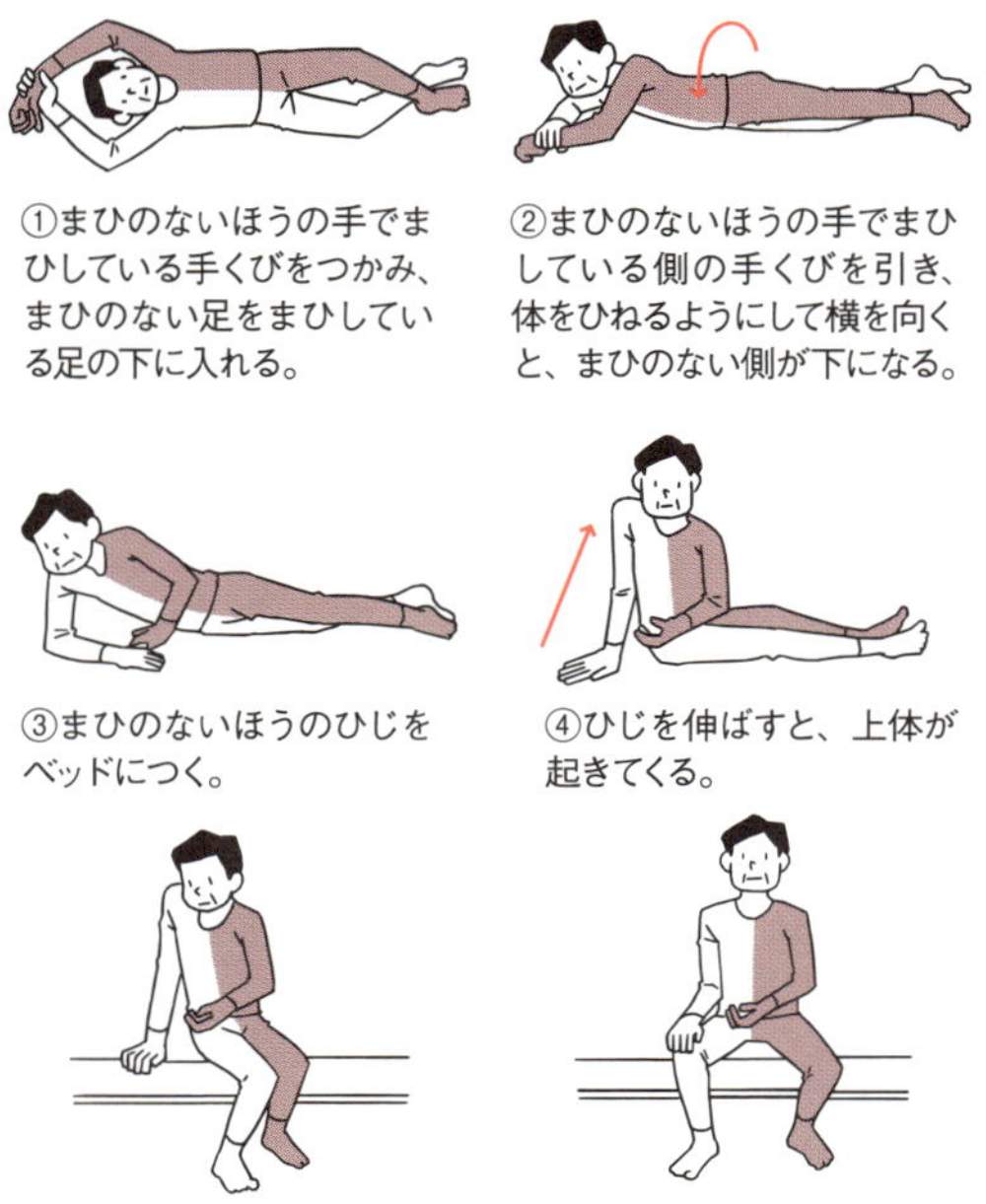

①まひのないほうの手でまひしている手くびをつかみ、まひのない足をまひしている足の下に入れる。

②まひのないほうの手でまひしている側の手くびを引き、体をひねるようにして横を向くと、まひのない側が下になる。

③まひのないほうのひじをベッドにつく。

④ひじを伸ばすと、上体が起きてくる。

⑤まひのない側を軸にして体をひねり、足をベッドからおろす。

⑥ひじを伸ばして、上体を起こす。

認知リハで高次脳機能障害を改善

失語や、道具が使えなくなる失行、見ている空間を認識できなくなる失認、記憶障害などの高次脳機能障害には「認知リハ」が有効です。たとえば、比較的多くみられる左半側空間無視（左側の空間が認知できなくなる障害）に対しては、靴は必ず左側からはく、生活用品を左側におくといった認知リハを行い、左側への注意力を高めます。効果がない場合は、反対に右側から靴をはく、右側に物をおくなどの方法に改め、生活動作がスムーズに行えるようにします。

（高木誠）

「手は出さない」と「目を離さない」で

家庭でのリハビリは「何に介助が必要で、何に介助が必要でないか」を見きわめることが重要です。具体的には次の三つを整理します。

- 本人が一人で安全にできること。
- 本人が一人でできるとはいえ、目を離してはいけないこと。
- 一人でできないので、部分的介助あるいは全介助が必要なこと。

家庭では、甘えもあって家族への依存度が高くなりがちです。周囲の人も「危ないから」「かわいそうだから」と、つい手を貸してしまいがちですが、家族の方には「手は出さないが、目を離さない」という基本方針で見守ることに努めてほしいものです。

なぜなら、いきすぎた介助によって病院でできていた動作が家庭に帰ってできなくなり、その結果、体を動かさないことによってさらに機能が衰え、寝たきりに近い生活になってしまうケースがあるからです。さらに、こうした状態になると、患者の生活の質が低下するだけでなく、介護者の負担も大きくなるからです。寝たきりを防ぐには「寝たきりにさせない」という強い意志と家族の協力が必要です。（高木誠）

再発予防の日常生活

脳卒中の危険因子は高血圧、高血糖、血中脂質の異常、肥満、喫煙、大量飲酒などです。再発を予防するには、これらの危険因子を一つでも減らすことです。

高血圧の管理

高血圧は脳卒中を引き起こす最大の原因です。血圧コントロールの目安は140㎜Hg／90㎜Hg未満ですが、ラクナ梗塞《こうそく》、脳出血のおそれがある方は130㎜Hg／80㎜Hg未満を目標にします。肥満解消、減塩、禁煙、節酒、適度な運動が高血圧治療のポイントですが、生活改善で血圧が下がらない場合は医師の指導で降圧薬の服用を行います。

血糖値の管理

血糖値が高い場合は、内臓脂肪を減らす、摂取エネルギーを減らす、適度な運動をする、薬物療法などで血糖値を下げていきます。

血中脂質の管理

悪玉のＬＤＬコレステロールや中性脂肪を減らし、善玉のＨＤＬコレステロールをふやします。肉の脂身を控え、適度な運動をします。食事、運動療法で下がらない場合は薬物療法を行います。

日常生活の管理

再発予防に有効な運動は、散歩や水泳などの有酸素運動です。リハビリを兼ねて、積極的に外に出ましょう。運動と食事をバランスよく行うことで、血圧や血糖、血中脂質、体重などに好影響がもたらされます。

寒暖のはげしい変化や興奮、過労、睡眠不足、ストレスなどは血圧を変動させる要因になります。浴室をあたためておく、ぬるめのお湯に入る、十分に休息をとる、など、心身を安静に保つように心がけてください。（高木誠）

10才以下の子供に多い「もやもや病」

脳の神経細胞に酸素や栄養を送り込む動脈網に閉塞《へいそく》が生じ、それを補うためにつくられた組織的に弱い血管網（バイパス血管）に一時的な脳虚血《きょけつ》や脳出血、くも膜下出血などが起きることで発症する病気を「もやもや病」といいます。「もやもや」は、バイパス血管を画像診断装置で撮影すると、タバコの煙がもやもやとただよっているように見えることからつけられました。

子供の脳卒中の約４割はもやもや病です。ほとんどの場合、図のような動作などによる過呼吸を引き金にして、脳の一時的な虚血発作が起き、意識が遠くなる、しゃべりにくくなる、手足が動きにくくなる、手足に力が入らなくなる、頭痛がする、けいれんを起こすなどの症状があらわれますが、そのほとんどが発症30分程度で消え、元に戻ります。急性期は脳卒中の治療に準じます。

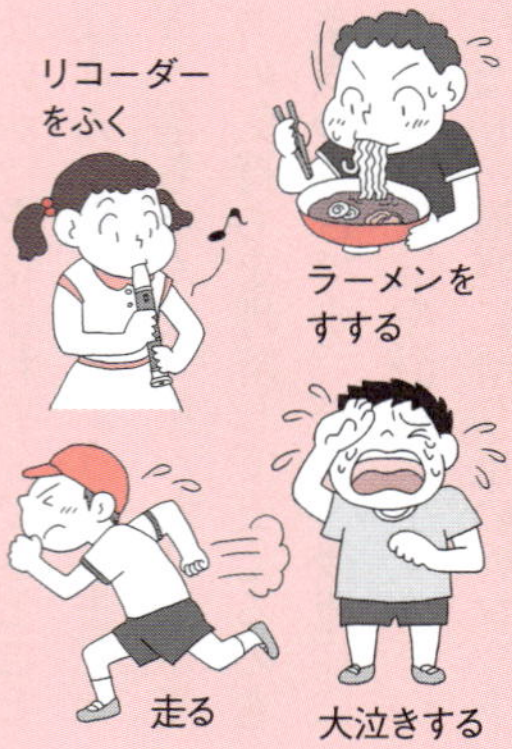

ラーメンをすする
リコーダーをふく
大泣きする
走る

成人の場合は、バイパス血管から出血し、脳出血やくも膜下出血を起こすケースがほとんどです。出血部位によって、意識障害や片まひがあらわれることもあります。治療は、血管吻合《ふんごう》術によってバイパス血管をつくり、再出血を防止することが手術の目標になります。（高木誠）

脳卒中の漢方療法

漢方薬には、脳卒中を予防したり、発作を起こしたあと後遺症を早く正常に近く回復させる働きがあります。

三黄瀉心湯《さんおうしゃしんとう》

「発作直後に三黄瀉心湯」といわれるほどで、発作後にすぐ用いると出血を止め、精神の興奮をしずめ、炎症を抑える効果があります。ただ、冷たくして飲むことが大切です。

黄連解毒湯《おうれんげどくとう》

前記の三黄瀉心湯を用いる場合とほぼ同じで、便秘がなく、三黄瀉心湯よりはやや体力が劣るような人に用います。やはり、冷たくして飲むほうが効果的です。

大柴胡湯《だいさいことう》

筋骨質で体格がよく、あるいは肥満体で、胸脇苦満《きょうきょうくまん》があり、肩こりや便秘があるものに用います。半身のまひが残っているものに有効です。

柴胡加竜骨牡蠣湯《さいこかりゅうこつぼれいとう》

前記の大柴胡湯を用いるような症状で、さらに、のぼせ、頭痛、精神不安、へその脇で動悸《どうき》をふれるような場合に用います。

防風通聖散《ぼうふうつうしょうさん》

赤ら顔の肥満体で、太鼓腹をし、のぼせ、頭痛、耳鳴り、肩こりなどの症状があり、便秘がちな、いかにも脳卒中タイプの人に用いると、脳卒中を予防するのに有効です。半身不随の人に用いると、回復を促す効果があります。

続命湯《ぞくめいとう》

体力が中程度以上の人の脳卒中後遺症で、手足がまひし、舌がもつれ、手足がしびれるものに用います。肩こりや胸脇苦満もあり、大柴胡湯の効かないものに効果のあることがあります。

釣藤散《ちょうとうさん》

体力が中等度またはそれ以下で、半身不随や言語障害が比較的軽く、頭痛がして気分が重く、肩こりやめまいを訴える、というものを目標にします。また、脳動脈が硬化して、特に早朝時に頭痛を訴え、いらいらして怒りやすい、気分がうっとうしいという人に用いると、脳卒中の予防になります。

抑肝散《よくかんさん》

脳卒中発作後、半身不随のために言語や体が不自由で、怒りやすく、いらいらして、いわゆるかんの高ぶる人に用いて効果があります。手足がひきつれ、あるいはふるえるなどの症状があり、腹診すると、腹直筋がものすごく張っていることが目標になります。

桂枝加苓朮附湯《けいしかりょうじゅつぶとう》

虚弱体質で、冷え症、血色悪く、胃腸が弱く、手足がまひし、ひきつる半身不随の人に用います。

（矢数圭堂）

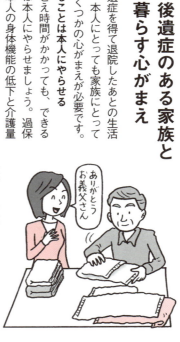

後遺症のある家族と暮らす心がまえ

後遺症を得て退院したあとの生活では、本人にとっても家族にとっても、いくつかの心がまえが必要です。

できることは本人にやらせる

たとえ時間がかかっても、できることは本人にやらせましょう。過保護は本人の身体機能の低下と介護量の増加につながります。

食事に工夫をする

嚥下《えんげ》障害がある場合は、飲み込みやすいように調理の工夫が必要です。小さく切る、とろみをつけるなどの工夫をしましょう。まぜるだけでとろみがつく商品も市販されています。

できる範囲で役割をもたせる

食事の前にテーブルをふく、ポストから手紙や新聞を取り出す、古い新聞を紙袋に入れる、タオルなど簡単な洗濯物をたたむなど、何でもよいのです。家事への参加は、生活意欲を向上させます。

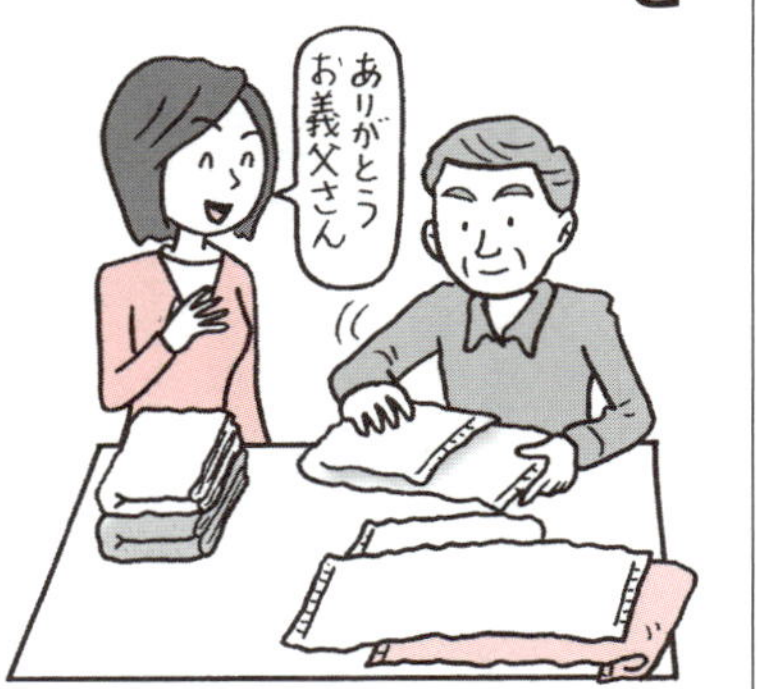

外部との交流をすすめる

介護保険によるデイサービスやデイケアを利用したり、同じ障害のある人たちとの交流の場に連れ出すなどして、社会参加を促すことはきわめて重要です。

自尊心を尊重する

本人は、認知症になってもプライドや羞恥心は失っていません。異常に見える行動に対しては「否定しない」「命令しない」「しからない」「誤りを指摘しない」など、相手の世界に合わせた対応が求められます。

（高木誠）

自立した生活のために家の中を安全に

退院後にできるだけ自立した生活を送るために、住まいの環境をととのえることも必要です。次のように工夫しましょう。

階段や廊下に手すりをつける

上り下りでは手すりを握る側が反対になりますので、手すりは持ちやすい高さを意識して、必ず両側につけます。

床に物を散らかさない

ワックスをかけた廊下、水をこぼした床、粉が飛び散った台所などが滑る場所です。こぼれた水や粉はすぐにふきとるように習慣づけましょう。また、廊下に不用意に脱ぎ捨てたスリッパで滑ったりつまずいたりすることがあるので、廊下は散らかさないように気を配ります。

居間では、カーペットの端につまずかないように、カーペットを床に止めます。床に物を散乱させておかない、電気製品のコードを床にはわせないなどの注意も必要です。

また、バランスをくずしたときにとっさにつかまれるように、カーテンははずれないように、タンスは倒れないように工夫します。

トイレは洋式にする

手足にまひが残っている人には、洋式トイレが格段に使いやすくなります。立ったり座ったりするときの補助として、利き手側の壁に手すりをつけておくと安心です。

浴室は滑らない工夫をする

浴室では、滑り止めの工夫を怠ってはいけません。まず、タイルの床に滑り止めのマットを敷きます。浴槽の中にマットを敷き詰めると、浴槽の中で滑っておぼれるのを防ぐことができます。

手すりは、実際に入浴介助を行って必要と考えられる場所にとりつけるのがよいでしょう。

安定性のよいシャワーいすを選び、体を洗うときの安全性も確保しましょう。

（高木誠）

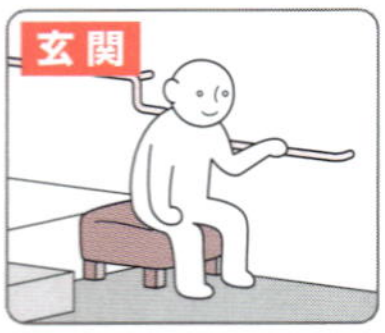

手すりをつけて、いすをおく。

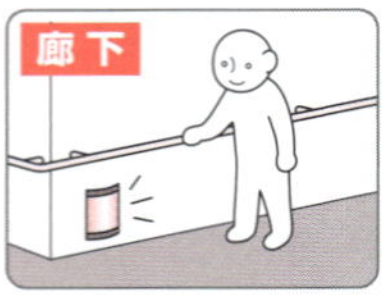

足元灯で足元を照らし、手すりをつける。

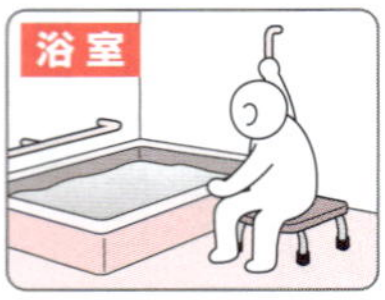

浴室内にベンチをおき、手すりをつける。

脳卒中の後遺症によい温泉療法

温泉には、温熱、静水圧、浮力という三つの物理作用があります。それに転地効果（転地して環境を変えることで健康増進をはかる）と泉質の効果（温泉に含まれる化学的物質が体によい影響をもたらす）が、総合的に作用して、健康にプラス作用をもたらすことがわかっています。

近年は学会で認定された温泉療法医が徐々にふえ、各地の医療機関で活躍するようになってきました。そのなかで、特に脳卒中の後遺症の温泉療法に積極的な病院を紹介しましょう。

大湯《おおゆ》リハビリ温泉病院（秋田県鹿角市）、石和《いさわ》温泉病院（山梨県笛吹市）、鹿教湯《かけゆ》三才山《みさやま》リハビリテーションセンター鹿教湯病院（長野県上田市）、やわたメディカルセンター（石川県小松市）、小山田記念温泉病院（三重県四日市市）、白浜はまゆう病院（和歌山県白浜町）、有馬温泉病院（兵庫県神戸市）、塩原温泉病院（栃木県那須塩原町）、群馬リハビリテーション病院（群馬県中之条町）などです。

療養は、温泉療法医の観察のもとで行います。43度以上の高温浴を避け、泉質は二酸化炭素泉、放射能泉、硫化水素泉、硫黄泉などが、特に血管拡張作用があり適しています。そのほか、単純温泉が適しています。

脳卒中の後遺症によい温泉は、主としてバリアフリー環境で医師の相談が受けられる宿のある、次の温泉地があげられます。阿寒（北海道）、花巻（岩手）、塩原（栃木）、上牧《かみもく》（群馬）、芦原（福井）、湯村、増富《ますとみ》（山梨）、鹿教湯（長野）、修善寺（静岡）、有馬（兵庫）、湯原《ゆばら》（岡山）、俵山《たわらやま》（山口）、筑後川（福岡）、別府、長湯《ながゆ》（大分）など。

脳卒中の後遺症の場合は、原則として発作後数カ月から、ぬるい温度の温泉浴を始めます。同時に運動訓練を行い、機能の回復をはかります。脳卒中予備群といわれる高血圧者でも、ぬるい湯に入るようにし、毎日1、2回の温泉浴を2～3週間続けると血圧がしだいに降下してきます。

いずれの場合も、特に注意したいのは、入浴後の安静と水分の補給を必ず守ることです。家庭では、市販の浴剤を入れたぬるめの湯に入るとよいでしょう。

（植田進一朗）

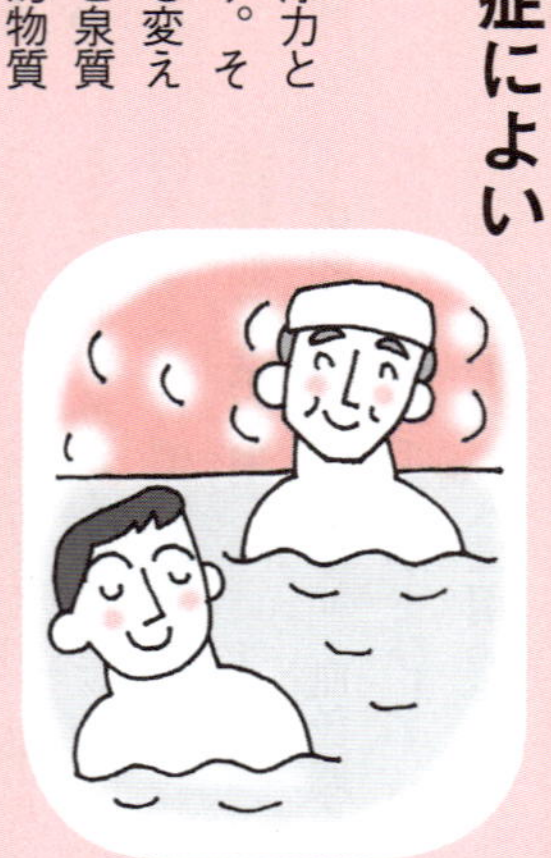

脳卒中の予防と改善に効く松葉と柿の渋

脳卒中の予防と改善には、松の葉と柿の渋がよいといわれています。

松葉

薬物についての中国の古典『本草綱目《ほんぞうこうもく》』によれば「松葉は不老長寿の妙薬であり、中風、心臓、脳によし」とあります。中風とは、脳卒中の後遺症のことです。松葉はその予防や改善に加え、心臓や脳などの血管系の動脈硬化の予防・改善にも有効であるということです。

松葉の服用方法は、次のようにいくつもあります。

- 松葉（約15g）を細かく切って袋に入れ、日本酒5合で半量になるまで煮て、それを飲む。
- 松葉をつきつぶしたものに日本酒を注いで7日間ひたして、飲む。あるいは、粉末にして服用する。
- 松葉の煮汁でかゆを炊いて食べる。

その葉をかむだけでも、中風が治るといわれています。具体的には、生の松葉数本の葉先を持って、つけ根（二股に分かれているほう）をかんでいると、やがて汁が出てきます。この汁に、中風の改善効果が期待できます。

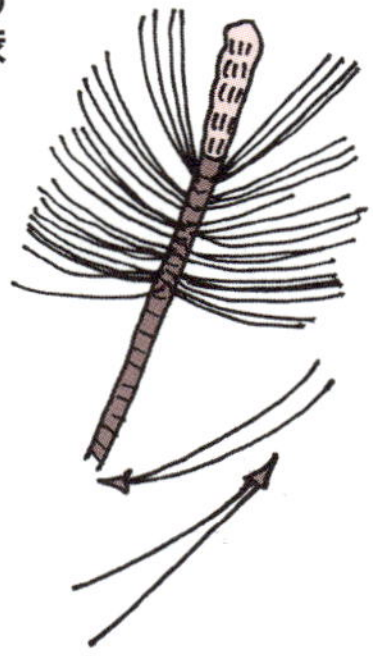

柿の渋

柿の渋の用い方は、次の通りです。

①渋柿を未熟のうちに採取する。
②へたをとってつぶし、その4倍量の水を注ぐ。
③しばらくおいたあと、布袋に入れてしぼる。
④1回量約10㎖を10倍の水で薄めて飲む。これを1日3～5回服用する。

これで、血圧が下がり、脳卒中の予防に効果があるとされています。

これに加え、柿のへたはしゃっくり止めの妙薬で、夜尿症の効果も知られています。

柿のへたは、高血圧の改善にもよいといわれます。乾燥した柿のへた20gを600㎖の水で半量になるまで煎じ、1日3回に分けて服用すると、血圧を下げる効果があるとされます。

（根本幸夫）

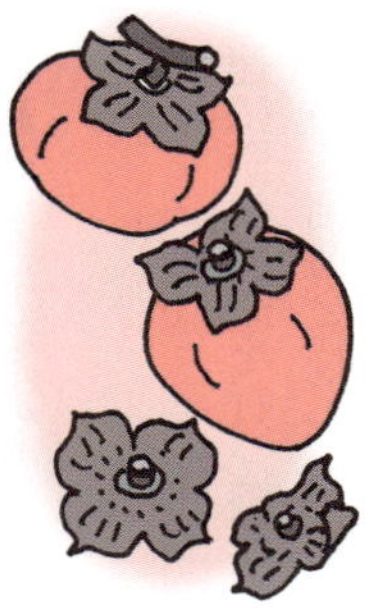

冬の外出時の防寒対策は万全に

脳梗塞《のうこうそく》は冬に発症しやすい病気です。その原因は、温度差です。とても寒い戸外と暖房が効いてあたたかい戸内を行き来すると、血管が萎縮したり拡張したりするため、血圧が急激に変化します。すると、血管に負荷がかかり、脳梗塞のリスクが高まるのです。

寒い冬の日に外出するときは、マスク、マフラー、手袋、リュックサックの「ママテリ」で防寒対策（体温維持）と動きやすさを確保しましょう。

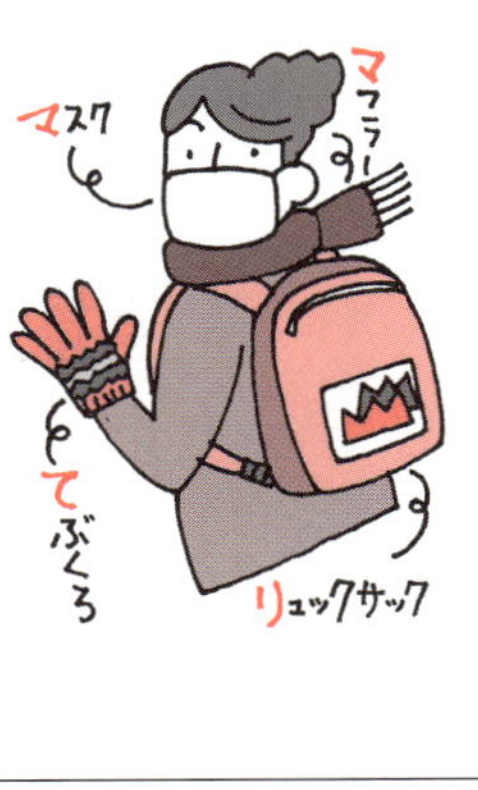

家の中では脱衣所やトイレなどに小型の暖房器具をおき、ほかの部屋と温度差をつくらないようにしましょう。特に風呂場と脱衣所の温度差には気をつけてください。

（高木誠）

髄膜炎《ずいまくえん》

髄膜とは脳と脊髄《せきずい》を包んでいる膜で、正確には脳脊髄膜といいます。この髄膜に炎症が起きた状態が髄膜炎です。原因は、ウイルス、細菌、真菌（カビ）などです。

ウイルス性髄膜炎《せいずいまくえん》

コクサッキー、エコー、麻疹《ましん》、風疹《ふうしん》、水痘《すいとう》、ヘルペスなどのウイルス感染により引き起こされます。

症状と治療

発熱、悪感《おかん》、腹痛、下痢、嘔吐《おうと》など、全身性ウイルス感染症状に加えて、強い頭痛を伴うことが特徴です。

確定診断として、腰椎《ようつい》に注射針を刺して脳脊髄液を採取し、ウイルス検査などを行います。

治療は、頭痛や発熱などに対する対症療法が中心です。肺炎のような合併症がなければ、後遺症を残すことなく治癒します。

細《さい》菌《きん》性《せい》髄《ずい》膜《まく》炎《えん》

中耳炎、副鼻腔炎《ふくびくうえん》、肺炎などに引き続いて起きる重篤《じゅうとく》な疾患です。肺炎球菌、髄膜炎菌、黄色ブドウ球菌、インフルエンザ桿菌《かんきん》などの細菌が血液を介して髄膜に達し、急性の炎症を引き起こします。化膿性髄膜炎《かのうせいずいまくえん》ともいいます。

症状と原因

はげしい頭痛、発熱、悪感《おかん》、嘔《おう》吐《と》など重篤な症状があらわれます。くびの後ろがかたく張って前に曲げると痛んだり（項部《こうぶ》強直）、強い腰背痛《ようはいつう》が出てきたりします。炎症が脳に及ぶと、意識障害やけいれんを起こし、昏睡に陥ります。

血尿や消化管出血などを伴う場合は**播種《はしゅ》性血管内凝固症候群（DIC）**の合併が疑われます。血液中に微細な血栓《けっせん》が多発して止血機能が破綻する危険な状態です。

DICを合併すると、1~2週間で死亡することもあります。また、細菌感染が全身に広まって敗血症を起こすこともあります。

治療

迅速に髄液検査を行って原因となっている細菌を特定し、起因菌に応じた抗菌薬の投与を行います。中耳炎や副鼻腔炎などの基礎疾患の治療も並行して行われます。

経過がよければ数日で細菌が消失し、1週間程度で症状もなくなります。ただし、けいれんや意識障害が数日続くような重症例では、最悪の場合亡くなったり、まひなどの後遺症が残ったりすることもあります。

中耳炎や副鼻腔炎などがある場合には、完全に治しておくことが重要です。

結《けっ》核《かく》性《せい》髄《ずい》膜《まく》炎《えん》

結核菌が髄膜に侵入し、炎症を起こします。

一般的には初感染後の長い潜伏期のあとで発症します。治療開始が遅れると治癒しても高度の後遺症（てんかん、知能障害、運動障害など）を残すことが少なくありません。

症状

比較的ゆっくりと進展し、しだいに重篤になっていきます。小児では、無感動、不機嫌、不眠、食思不振、興奮などが続き、進行すると頭痛や軽度の発熱、嘔吐などがみられ、炎症が進むとけいれんを起こすこともあります。

成人では微熱、倦怠感、傾眠、せん妄《もう》などかぜに似た症状が続き、頭痛や嘔吐があらわれるとともに項部強直が出現します。視力障害、複視（物が二重に見える状態）、顔面神経まひ、聴力障害、嚥下《えんげ》障害などがあらわれたり、脳梗塞《こうそく》を合併することもあります。

治療

抗結核薬、副腎皮質ホルモンなどの投与が行われます。

安静を保ち、外からの刺激を減らすために病室を薄暗く保つ場合もあります。

真《しん》菌《きん》性《せい》髄《ずい》膜《まく》炎《えん》

クリプトコッカス、カンジダなどの真菌に空気感染して肺炎を起こし、血液を介して髄膜に炎症を起こすことが多くみられます。がん、エイズ、白血病、悪性リンパ腫、重症糖尿病、臓器移植後で免疫機能が極度に低下している人に起きやすい疾患です。

症状

微熱、頭痛、全身倦怠感、吐きけ、嘔吐などがあらわれ、数週間から数カ月かけてゆっくりと進行していきます。意識障害、精神症状、視力障害、難聴、記銘力障害などが出現することもあります。

治療

抗真菌薬の投与を行うとともに、基礎疾患の治療も行います。予後は基礎疾患によって左右されます。

（高木誠）

頭《ず》蓋《がい》内《ない》腫《しゅ》瘍《よう》（脳《のう》腫《しゅ》瘍《よう》）

P96参照

脊《せき》髄《ずい》腫《しゅ》瘍《よう》

P108参照

脳《のう》炎《えん》

脳実質に起きた炎症が脳炎です。原因はウイルスによるものが多く、日本脳炎や単純ヘルペス脳炎が代表的ですが、ワクチンの普及で日本脳炎は年間に数例しか発症していません。ともに急性の経過をたどります。

一方、慢性の経過をたどる脳炎には、亜急性硬化性全脳炎《あきゅうせいこうかせいぜんのうえん》、進行《しんこう》性多巣性白質脳症《せいたそうせいはくしつのうしょう》などがあります。脳実質へ病変が波及するため、治療の開始時期が生命予後を左右します。

単純《たんじゅん》ヘルペス脳《のう》炎《えん》

嗅神経や三叉神経に潜伏していた単純ヘルペスウイルスが、神経を介して脳実質に侵入して発症します。

症状

突然の高熱、悪寒《おかん》、頭痛、けいれん、意識の混濁・消失、せん妄《もう》、幻覚、失語、運動まひ、知能障害、昏睡などが出現します。

患者本人は病気であるという自覚が乏しく、家人が患者の異常な行動に気づいて受診するケースが少なくありません。ときには精神疾患と誤認されることもあります。

治療

抗ウイルス薬の投与を行います。早期に治療を開始すれば後遺症を残さないで治癒が可能です。治療を行わない場合の死亡率は60～70%と高率です。

亜《あ》急《きゅう》性《せい》硬《こう》化《か》性《せい》全《ぜん》脳《のう》炎《えん》

麻疹《ましん》ウイルスが脳実質に侵入して発症します。小児期の麻疹感染から2～10年後に発症します。1才以下の乳児期に麻疹に感染した患者に多くみられます。

症状

成績の低下、落ち着きのなさ、運動機能の低下、異常行動などがあらわれます。数週間～数カ月で不随意運動やけいれん、視力障害などが出現し、最終的には植物状態に至ります。

治療

決定的な治療法はありません。麻疹にかからないように、1才までにワクチン接種を行います。

進《しん》行《こう》性《せい》多《た》巣《そう》性《せい》白《はく》質《しつ》脳《のう》症《しょう》

70%の人が不顕性《ふけんせい》感染しているJCウイルスの遺伝子に変異を生じると、免疫機能が低下した人の場合は脳の白質（神経線維が集まっている部分）に炎症が起きることがあります。がん、白血病、悪性リンパ腫、エイズ、臓器移植のあとなどに起きやすくなります。

症状

運動障害、言語障害、視力障害、意識障害などがあらわれ、認知症に似た症状を呈することもあります。進行性の致死的な疾患です。

治療

有効性が確認されている治療法はありません。基礎疾患が重篤《じゅうとく》であることが多いため、予後は不良です。

（高木誠）

パーキンソン病《びょう》

中高年に多い脳の変性疾患です。片方の手足のふるえから始まり、しだいに進行して手足の運動が困難になり、日常生活に大きな支障を及ぼします。人口の高齢化に伴って有病率が増加しており、認知症を伴うこともあります。

進行すると肺炎や尿路感染症などにかかりやすくなり生命にかかわります。

症状

当初は、疲れやすく、手足や顔面の筋肉の突っ張りを感じる程度ですが、しだいに日常の動作が緩慢になってきます。片側の手足のふるえが両側にまで広がり、歩行にも支障が及んできます。こうし

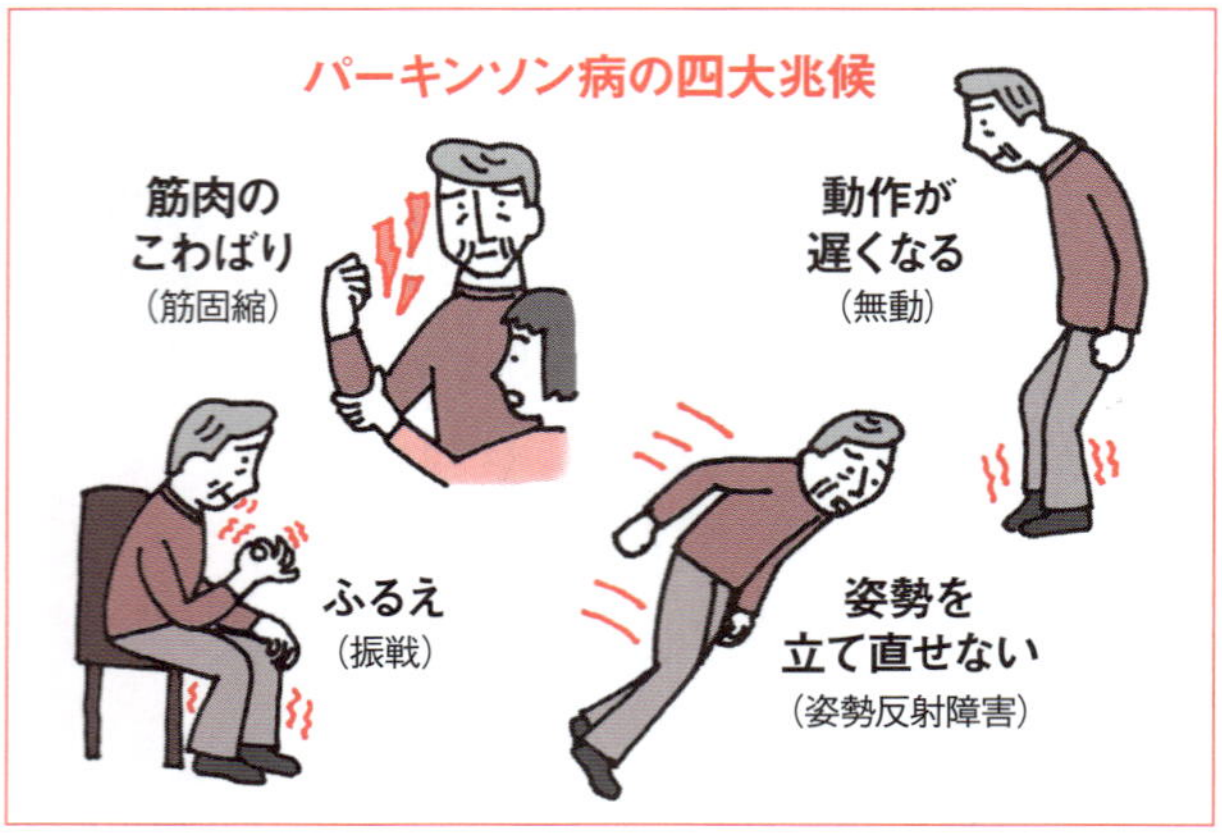
パーキンソン病の四大兆候
筋肉のこわばり
（筋固縮）
動作が遅くなる
（無動）
ふるえ
（振戦）
姿勢を立て直せない
（姿勢反射障害）

た症状は、ゆっくりと進行していきます。パーキンソン病の典型的な症状は次の通りです。

振戦《しんせん》

片側の指、手、腕、足などに、1秒間に4～6回、規則的にふるえが生じます。これを静止時振戦といいます。手の親指と第2指を小刻みにこすり合わせ、丸薬を丸めるような動きの上肢の振戦が特徴的ですが、振戦は足やひざなど下半身にも及び、ときには顔やくちびるなどにもあらわれます。ウサギがものを食べるときのようなもぐもぐする振戦もみられます。字を書くとふるえるようになり、しだいに字も小さくなってきます。振戦は、緊張、不安、疲労などによって強くなります。

無動

まひがないのに動作がのろくなり、動きの範囲が狭くなります。顔は無表情でまるで仮面のようになり、しだいに発音も不明瞭になります。典型的な姿勢は、くびを少し下に曲げ、ひじとひざも軽く曲げるという姿勢です。歩き出すときに第一歩がなかなか踏み出せず、こまかい足踏みをしたあとにようやく歩き出したり、つんのめったりして歩き出すようになります。

その一方で、一度歩き出すと止めようとしても止まらなくなります。歩き方は小刻みで、手を振らずに前かがみのままとっとと歩きます。

固縮

手足の関節を他人が動かそうとすると、ギギギというような断続的な強い抵抗を感じます。

姿勢反射障害

倒れそうになったときに反射的に姿勢を立て直すことができなくなります。動作緩慢のために腕などで保護することもできないので大けがにつながることもあります。

その他

便秘、起立性低血圧、排尿障害、発汗過多、脂漏性顔貌《がんぼう》などの自律神経障害があらわれます。また、軽度うつの合併も多くみられます。

原因

体のバランスや運動をコントロールしている中脳の黒質から神経細胞がしだいに脱落していきます。脱落するのは神経と神経の間で情報のやりとりをする際に欠かせないドパミン（神経伝達物質の一種）を産生する細胞で、これによって神経細胞間の連絡がスムーズに行われなくなり、運動障害が出現します。原因は不明です。

一方、脳卒中（特にラクナ梗塞《こうそく》）や脳炎を発症したあと、あるいはドパミン拮抗作用のある薬剤の服用後などにパーキンソン症状が出現することもあります。これらを一括して**パーキンソン症候群**と呼んでいます。

治療

レボドパと呼ばれる成分を含む薬を用いて、脳内で減少したドパミンを補う療法が有効です。この

パーキンソン病と間違えやすい本態性振戦《しんせん》

本態性とは、原因不明という意味です。中枢神経や末梢神経の異常が認められないにもかかわらず振戦が出現しますが、振戦以外には神経症状がなく、振戦をきたすような基礎疾患や薬物の服用歴もありません。若年層にも出現するのが特徴で、家族歴があるケースもあります。

振戦は、動作とともに出現し、字を書こうとしたり、物を手に持ったりすると小刻みにふるえます。しだいに進行しストレスや緊張でひどくなりますが、飲酒で軽減するという特徴があります。

治療には交感神経に作用するβ《ベータ》遮断薬を用います。ストレスや緊張の少ない生活を心がけることも重要です。

（高木誠）

療法は無動と固縮にも有効ですが、すべて対症療法で、根本的な治療ではありません。

薬で症状のコントロールが困難になってきた場合は、脳の一部（脳深部の視床の亜核）を電気的に凝固破壊する手術が行われていましたが、最近では安全性の高い脳深部刺激療法が一般的です。この手術で、薬の効いていない時間を短縮したり、薬の量を減らしたりすることが期待できます。

家庭では、規則正しい生活を心がけ、散歩や運動によって筋肉をやわらかく保つようにします。ただし、歩行時に急に止まることが困難な場合は、家族の付き添いが必要です。

（高木誠）

その他の変性疾患

脊髄小脳変性症《せきずいしょうのうへんせいしょう》

手足の筋肉に異常がないのに全身の運動が思うようにできなくなる変性疾患です。原因は、小脳、脳幹、脊髄などが変性・萎縮し、運動をコントロールすることができなくなるためです。遺伝性のものと非遺伝性のものがあります。

歩行時にふらつきが生じ、バランスをとるために、両足を広げて立つ姿勢が特徴です。症状はゆっくりと進行していき、手のふるえや上体の揺れ、発語の不自由、嚥下《えんげ》障害、呼吸障害、排尿障害などもあらわれ、最終的には寝たきりになります。

根本的な治療法はなく、対症療法が主となります。リハビリを行い、装具を用いて日常生活の支障をできるだけ取り除きます。

筋萎縮性側索硬化症《きんいしゅくせいそくさくこうかしょう》（ALS）

上・下位の運動ニューロンがともに障害されて筋肉が動かなくなる変性疾患で、原因は不明です。40〜60才代の男性に多く、通常、片側の手や足の筋力の低下から始まり、徐々に筋萎縮が反対側、体幹、四肢、舌、顔面などに広がっていきます。呼吸・嚥下・構音障害などが出現し、最終的には寝たきりになります。

リルテック（リルゾール）という内服薬に加え、2015年に脳梗塞《こうそく》を治療するエダラボンという薬が、ALSの治療薬（保険適用）として新たに認可されました。ともに、進行を抑制する効果があります。

（高木誠）

進行性筋《しんこうせいきん》ジストロフィー

進行性に筋力の低下が起きる遺伝性疾患の総称です。しだいに全身の運動障害があらわれ、加齢とともに悪化します。遺伝形式によって三つに分類されます。

デュシェンヌ型《がた》筋《きん》ジストロフィー

筋ジストロフィーのなかで最も頻度が高く、症状も重症です。母親を介して男児出生3000〜3500人に1人の割合であらわれます。通常、2〜5才ごろに「歩き方がぎこちない」「走れない」「転びやすい」「階段の上り下りが困難」などで発見されます。一般に筋ジストロフィーというと、デュシェンヌ型をさします。

肩や上肢、腰などの筋肉に萎縮が起こり、ふくらはぎの筋肉が代償的に肥大するのが特徴的な症状です。進行すると、腹を前に突き出すような姿勢で腰を振って歩くようになります。起立するときは、両手をついて四つん這いになり、手で足やひざにつかまりながら上体を徐々に起こすという特徴的な動作をとります。

進行を遅らせるため副腎皮質ホルモンを投与しますが、根本的な治療法ではありません。通常10才前後で歩けなくなり、20才前後で呼吸筋の筋力低下で人工呼吸器が必要になります。心不全や感染症になりやすく予後は不良です。

先天性筋《せんてんせいきん》ジストロフィー

生後2〜8カ月の乳児期に発症します。発育や発達の遅れで気づくケースが多く、座れても、歩けません。全身の筋肉に緊張がなく、ほとんどの場合、精神遅滞とてんかんを伴っています。多くは10才までに死亡します。

その他の進行性《しんこうせい》筋《きん》ジストロフィー

病型	発症年齢	性	障害分布	特徴
デュシェンヌ型	5才以下	男	体幹	ふくらはぎの筋肉が肥大
先天性	生後2～8カ月	両性	体幹	精神遅滞、てんかん
筋強直性	20才代	両性	末梢	筋肉をゆるめることができなくなる

筋ジストロフィーの主な病型とその特徴

良性型で15才程度まで歩行可能なベッカー型、肩と腰の筋肉がおかされる肢帯《したい》型、顔や肩、上腕などの筋がおかされる顔面肩甲《けんこう》上腕型、眼瞼《がんけん》下垂から咽頭筋《いんとうきん》がおかされる眼咽頭型などがあります。

筋強直性《きんきょうちょくせい》ジストロフィー

筋緊張性《きんきんちょうせい》ジストロフィーともいい、成人の筋ジストロフィーで最も頻度が高い疾患です。ゆっくりと進行するため、初病の時期がはっきりしないのですが、20才代で発病することが多い疾患です。

最初にあらわれるのは、筋強直（ミオトニー）です。筋肉を緊張（収縮）させるとゆるめることができなくなり、物を握ると手を開きにくくなります。低温になると症状が強くあらわれるので、冷水中で雑巾をしぼることが困難になります。症状は顔や舌などの筋肉にもあらわれ、表情が乏しくなります。

筋力の低下、筋萎縮などによって眼瞼《がんけん》下垂が起こり、物が見えにくくなることもあります。歩行時にスムーズに足を踏み出すことができなくなったり、呼吸障害や嚥《えん》下《げ》障害、言語障害、不整脈などが出現したりすることもあります。

こうした障害は徐々に全身に及び、白内障、胃腸の運動障害、糖尿病、性腺の萎縮、はげ頭、知能低下、性格変化、免疫力の低下など多臓器障害へと進んでいきます。

根本的な治療法はなく、呼吸障害や不整脈などに対する対症療法を行います。

原因

進行性筋ジストロフィーと筋強直性ジストロフィーは、ともに遺伝子の異常で起きる病気です。性染色体劣性遺伝によるものは原則として男性にのみ発症し、デュシェンヌ型、ベッカー型などがあります。常染色体優性遺伝、常染色体劣性遺伝によるものは、男女ともに起こります。

筋ジストロフィーが疑われる場合は、筋肉のCT検査、血液中のCK（クレアチンキナーゼ）の測定、筋電図検査などとともに遺伝子解析を行います。大半は遺伝によって起きるため、家族の遺伝子異常を調べることもあります。

遺伝子の突然変異で起きる筋ジストロフィーもあります。

治療

根本的な治療法はありませんが、将来的には遺伝子治療が期待されています。現段階では対症治療を行う一方で、筋力の低下とともに進む関節の拘縮《こうしゅく》を防ぐリハビリテーションを行います。

呼吸不全が生じた場合は鼻カニューレによる呼吸管理や、気管切開による人工呼吸器の装着などが必要になります。

（高木誠）

重《じゅう》症《しょう》筋《きん》無《む》力《りょく》症《しょう》

自己免疫疾患の一つで、自分の体の組織を敵とみなす抗体によって、組織が破壊されていきます。

重症筋無力症では筋肉に神経の命令が伝わりづらくなり、筋肉運動に障害が出現します。

20～40才代の女性に発症することが多い疾患ですが、基本的には新生児から高齢者までどの年代にもみられます。近年、高齢発症の頻度が多くなっています。

症状と原因

筋肉の収縮は、神経末端から放出されるアセチルコリン（情報伝達物質の一種）によって発動します。重症筋無力症では、アセチルコリンを筋肉細胞に取り入れる受容体（レセプター）が減少し、神経から筋肉への指令が伝わりづらくなり、筋肉が動かしづらくなります。異常な疲れやすさと、症状の日内変動が大きな特徴です。

症状が軽い場合は、まぶたの下垂が起きたり、眼球の動きが不十分になって物が二重に見えたりします。片側だけにあらわれることも、多くみられます。こうした目の症状に限局する眼筋型は、全体の1/3程度とされています。

残りの2/3が全身型で、目の症状に加えて、はげしい疲れやすさや脱力を感じます。眼筋型から全身型へと移行するケースもあります。体を動かすと異常な疲れを感じたり、物をかんでいると疲れて飲み込めなくなったり、話しているうちに声が出なくなったりするなどの症状があらわれます。これらの症状は、初期には安静にすることで消失しますが、しだいに常にあらわれるようになります。

夕方になるとひどくなるのも特徴です。

進行して呼吸筋のまひが生じると、人工呼吸器が必要になります。

子供に発症することもあり、多くは眼筋型です。全身型へ移行することもあり、進行すると成人と同様に骨格筋や呼吸筋などをはじめ全身の筋肉の活動低下が起こり、運動、会話、食事、呼吸などが困難になっていきます。

急性劇症型の場合は、発病から急速に症状が進み、生命が危機に陥ります。

治療

対症療法としては、アセチルコリンの分解を阻止するコリンエステラーゼ阻害薬が用いられます。根本的な治療薬としては副腎皮質ホルモンや免疫抑制薬が有効ですが、胸腺の異常を合併していることが多いため、胸腺の摘出を行うこともあります。

生活上の注意

かぜ、発熱、疲労などによって急激に悪化する危険性がありますので、常に医師と連絡をとり合える態勢をつくるようにしましょう。急激に症状が悪化するクリーゼという状態になると危険です。

薬物療法で筋力の回復が認められた場合は、医師の指導のもとに運動療法を取り入れ、筋力の維持に努めます。

（高木誠）

重症筋無力症の症状

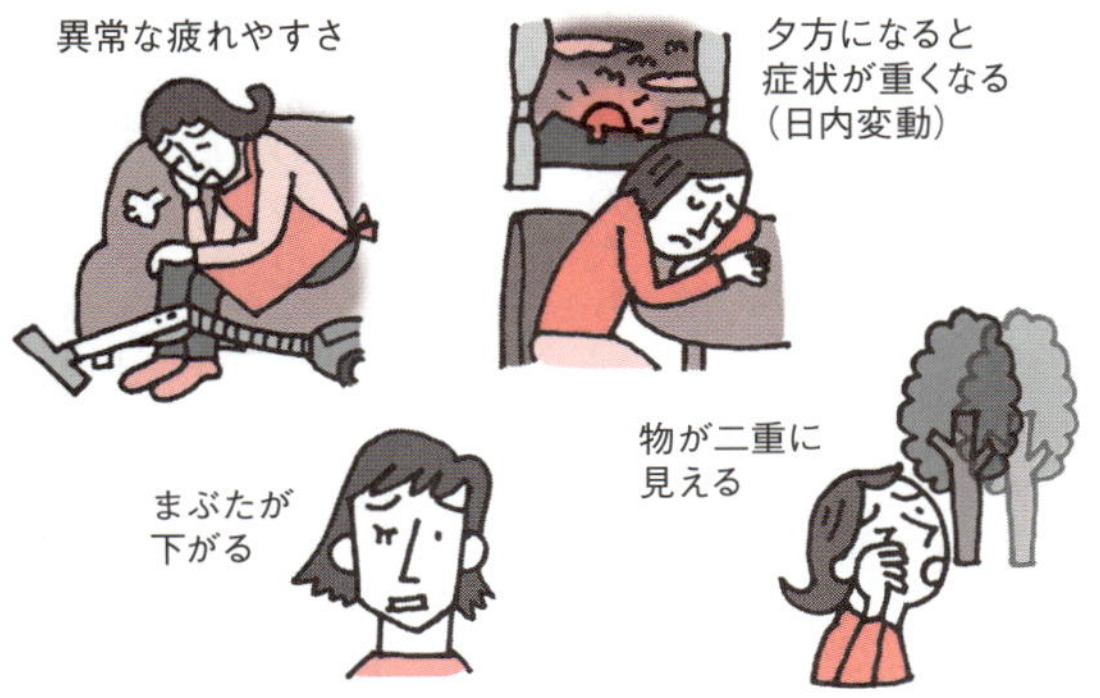
異常な疲れやすさ
夕方になると
症状が重くなる
（日内変動）
物が二重に
見える
まぶたが
下がる

多《た》発《はつ》性《せい》硬《こう》化《か》症《しょう》

神経線維（軸索《じくさく》）は髄鞘《ずいしょう》によって包まれて保護されていますが、なんらかの原因で髄鞘が変性して脱落してしまうことがあります。これを脱髄《だつずい》といいます。多発性硬化症は、脳、脊髄《せきずい》、視神経などの中枢神経系に脱髄が生じる疾患です。多くの脱髄が各所に発生するのが特徴で、それに基づく多彩な神経症状が出現し、よくなったり悪くなったりを繰り返します。

10～50才代に広く発症しますが、多いのは20～30才代です。欧米では若い世代の神経疾患のなかで最もポピュラーな疾患です。

最近、増加傾向にあります。緯度の高い地方で多く発症する傾向があり、男女比は1対3.9と圧倒的に女性に多くみられます。

症状と原因

視神経の異常で発症に気づくケースが多くみられます。片側の視力の低下や視野障害があらわれ、特に視野の中心が見えにくくなります。物が二重に見えたり、眼球がふるえたり、目に痛みを感じることもあります。

くびを前に傾けたとき、激痛が背中を走ることもあります。

次いで、手足のしびれや運動障害、運動まひなどもあらわれ、歩行が困難になってきます。さらに、めまい、頭痛、排泄障害、失禁、嚥下《えんげ》障害、構音障害などもあらわれてきます。

この病気の特徴は、こうした症状が強くあらわれる時期と軽い時期が繰り返されることです。症状が強くあらわれる時期を増悪期《ぞうあく》、症状がやわらぐ時期を寛解期《かんかい》といいます。発作の間隔には個人差があり、数カ月に1回と頻繁に起きる人もあれば、数年から数十年に1回程度の人もいます。

増悪期と寛解期を繰り返すうちに、片まひ、四肢まひ、知覚の低下、視力障害などの後遺症が残ることがあります。10年、15年という長い経過をたどりながらしだいに進行し、末期には認知症に似た症状があらわれることもあります。

多発性硬化症のなかで、特に視神経束と脊髄を強くおかされるタイプの病気を**視神経脊髄炎**《ししんけいせきずいえん》**（デビック病）**といいます。多発性硬化症の5％程度を占め、突然の視力障害あるいは脊髄障害で始まり、数日から数週間で両目が見えなくなり、やがて下半身の感覚がなくなり、まひが生じます。最近、この視神経脊髄炎は、多発性硬化症とは異なる病気であることが明らかになりました。

血液中の抗アクアポリン4抗体と呼ばれる免疫物質が陽性となれば、視神経脊髄炎と診断されます。

多発性硬化症の症状

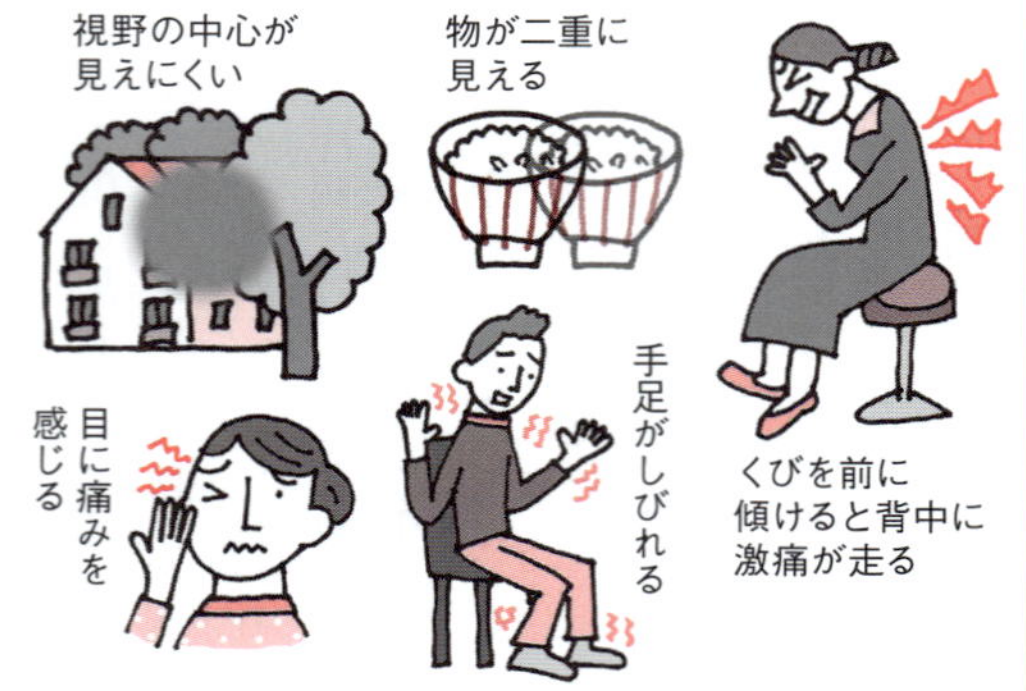

視野の中心が見えにくい
物が二重に見える
くびを前に傾けると背中に激痛が走る
手足がしびれる
目に痛みを感じる

治療

①増悪と寛解を繰り返すこと、②中枢神経系に2カ所以上の病変が同時に存在するという特徴に加えて、画像検査や髄液検査などを行って診断されます。

現在、根治療法はないので、急性増悪期には早期に副腎皮質ホルモンのパルス療法（短期間に集中的に投薬し、その後、一定の休薬期間をおく治療法）を行います。

パルス療法が功を奏さない場合は、血漿《けっしょう》交換を行うこともあります。また、個々の症状に応じて対症療法も行われます。

寛解期は、再発予防のための治療が中心になります。第一選択薬のインターフェロンや免疫抑制薬に加え、最近これらの欠点を補う新薬も次々と発売されています。

生活に制約はありませんが、過労やストレスを避け、かぜや感染症などにかからないように注意する必要があります。積極的なリハビリにより、機能の回復が期待できます。

（高木誠）

特定疾患に指定された神経難病

脳、脊髄《せきずい》、末梢神経、神経筋接合部、筋疾患などのうち、一部を除いて原因が不明で、有効な治療法が確立されていない、あるいは少ない進行性の疾患を神経難病と呼んでいます。

神経難病になると、疾患の進行に伴って神経系の機能に障害が生じ、運動障害、感覚障害、認知障害などを引き起こします。こうした機能障害により、日常生活に多大な支障をきたします。

神経難病は慢性の経過をたどるために経済的な負担が大きくなり、介護のための家族の精神的な負担も大きくならざるをえません。多くの場合、社会復帰も困難になります。

厚生労働省によって、治療法の確立に向けての取り組みが行われていますが、その一環として特定疾患治療研究事業の対象となる疾患に医療費の公費負担が行われています。

特定疾患に指定されているのは45疾患で、そのうち神経難病は、亜急性硬化性全脳炎、球脊髄性筋萎縮症、筋萎縮性側索硬化症、視神経脊髄炎、重症筋無力症、進行性核上性麻痺、脊髄小脳変性症、脊髄性筋萎縮症、大脳皮質基底核変性症、多系統萎縮症（シャイ・ドレーガー症候群など）、多発性硬化症、パーキンソン病、ハンチントン病、副腎白質ジストロフィー、プリオン病（クロイツフェルト・ヤコブ病など）、ミトコンドリア病、もやもや病などです。

保健所を通じて地方自治体に申請書を提出します。また、国で指定した特定疾患以外に地方自治体で特別に病気を指定して治療費の援助を行っている場合もあります。

（高木誠）

薬の長期服用の場合肝臓への影響に注意

神経の病気などで治療が長期間にわたると、薬の服用期間も長くなり、副作用による肝臓などへの影響が気になります。

もちろん、医師も十分な注意をしますが、本人も肝臓をいたわる食品をとるようにしましょう。

肝臓に効く食品はシジミ、レバー、牡蠣です。この三つに共通するのは、どれもが高たんぱくで低脂肪なことです。

さらにビタミンB群のほか、鉄分などの増血作用の強いミネラルを豊富に含み、牡蠣に豊富なタウリンには肝機能の強化作用と血圧上昇を適度にコントロールする効果も期待できます。

これとあわせて、高ビタミン、高ミネラル食品である緑黄色野菜も健康維持のためにもたっぷり食べましょう。

（根本幸夫）

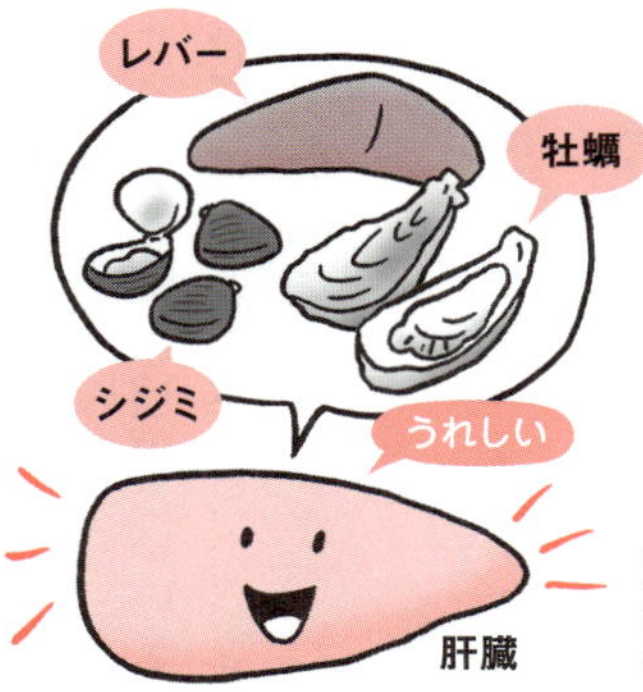

多《た》発《はつ》神《しん》経《けい》障《しょう》害《がい》（多発《たはつ》ニューロパチー）

多発神経障害には、急性、亜急性、慢性、再発性などの発症様式があり、障害される末梢神経により、出現する症状も多彩です。運動神経の障害では、筋力の低下や萎縮が起きてきます。感覚神経の障害では、しびれや痛み、感覚の鈍麻などがあらわれます。自律神経の障害では、立ちくらみや排尿障害などが出現します。

症状は、通常、左右対称であらわれます。手先、足先などの末端からしびれや感覚の鈍麻、筋力の低下、萎縮などが始まり、しだいに上行して全身に広がっていきます。運動神経が強くおかされる運動優位タイプ、感覚神経が強くおかされる感覚優位タイプ、自律神経が主におかされる自律神経優位タイプに分けられます。

ギラン・バレー症候群《しょうこうぐん》

感染症のあとに起きる急性の多発神経障害で、感染後性《かんせんごせい》ニューロパチーとも呼ばれます。軽い発熱、頭痛、咽頭《いんとう》痛、下痢などかぜに似た症状が数日続いて治癒したあと、1～2週間後に急に手足のしびれや筋力の低下、脱力などが起こります。自分の細胞や組織を攻撃する自己免疫疾患ではないかと考えられています。

通常は足が最初におかされますが、手のほうが先の場合もあります。運動まひが強いことが特徴ですが、ちくちくするような感覚、焼けつくような痛み、振動が感じられない感覚消失、手足の位置がわからない位置感覚消失などの症状が目立つこともあります。約半数の患者に脳神経まひを伴いますが、最も多いのは顔面神経まひや舌咽《ぜついん》・迷走神経まひです。

こうした症状は、しだいに上に広がっていき、立っているだけでふらふらしたり、歩行が不安定になる場合もあります。発症後1～3週間程度続きますが、やがて症状が軽くなり、通常、重い後遺症を残すことなく回復します。

発症した患者の約2/3が、6カ月以内にほぼ回復しています。予後は順調です。ただし、症状が重い場合は数日で全身にまひが及ぶこともあり、歩行も困難になります。また、呼吸筋がおかされると、呼吸困難に陥ります。一度回復し、時期をおいて再発するケースもあります。

糖《とう》尿病《にょうびょう》性《せい》ニューロパチー

全身の代謝の異常で起きる慢性の多発神経障害です。糖尿病が発症してから経過年数が長いほど、あるいは血糖値のコントロールが悪いほど、進行します。足先がしびれるようになり、しだいにしびれが上のほうへ広がっていきます。感覚障害が優位ですが、ときに筋肉の萎縮や筋力低下もみられることがあります。糖尿病の場合、さらに自律神経の障害が加わることが多くみられます。

こうした神経障害が進むと足の感覚が鈍くなり、日常生活のなかでけがややけどに無感覚になります。些細な傷から感染が生じて潰《かい》瘍《よう》になり、さらに悪化して腐敗性の変化を起こすこともあります。こうした状態を壊疽《えそ》といいます。骨にまで病変が及ぶと、切断せざるをえないこともあります。

その他の多発神経障害《たはつしんけいしょうがい》

ジフテリアなどの細菌感染症、薬物、有毒物質、腎不全、肝不全、甲状腺機能低下、ビタミンB群の欠乏、アルコールなどにより多発神経障害が起きることがあります。

治療

手足に対称的なしびれがあり、運動まひも認められる場合は、原因を調べる検査を行います。

ギラン・バレー症候群の場合は、髄液《ずいえき》検査や末梢神経伝導検査を行い、障害の進行程度を確認します。治療は、免疫グロブリン静注療法と血漿《けっしょう》交換療法が中心となります。免疫グロブリン静注療法は、免疫機能を正常化させる目的で行います。血漿交換療法というのは、血漿から原因物質であるガンマグロブリンを取り除く治療法です。

急性型のギラン・バレー症候群は急速に悪化するため、入院治療が必要です。治療開始が早いほど、良好な予後が期待できます。

初期のうちから呼吸困難を伴っている場合は、気管切開を行い、人工呼吸器で呼吸の管理を行います。

一方、原因が明らかな多発神経障害は、原因となっている糖尿病や腎不全などの治療を行います。ビタミンB群欠乏による場合は、ビタミン剤を大量に服用します。

運動まひがある場合は、筋力の低下を予防する必要があります。指導を受けながらリハビリテーションを行いましょう。

（高木誠）

顔面神経《がんめんしんけい》まひ（ベルまひ）

末梢神経は脳や脊髄《せきずい》から発して全身に分布する神経で、運動神経、感覚神経、自律神経の3種類があります。これらの神経のうち、1本の末梢神経だけが障害される疾患を「単神経障害」といいます。顔面神経まひは単神経障害の一種で、顔の筋肉を支配している神経に障害があらわれます。

症状と原因

突然、顔の片側にまひが生じ、まひが生じた側の筋肉が動かせなくなります。まひが出現する前に、耳の後ろ側や顔が痛むなどの前ぶれ症状があることもあります。

まひのために片方の目を完全に閉じることができなくなり、無理に閉じようとすると黒目が上がってしまいます。また、まひしていない側に口が引かれて曲がり、唾液や食べ物がまひ側からもれるようになります。味覚障害、涙や唾液の分泌障害、聴覚過敏などの症状を伴うこともあります。

まひは両側にあらわれることもあり、ひたいにしわが寄らないため、仮面のような表情になります。程度が軽い場合は、さほど目立ちませんが、笑ったりしゃべったりするとまひが顕著にあらわれます。

顔面神経まひのなかで最も多いのは、原因不明のベルまひです。突然、まひが生じます。帯状疱疹《たいじょうほうしん》ウイルスなどの感染、多発性硬化症、サルコイドーシスなどで同様の症状が出現することもあります。脳卒中の後遺症として残ることもあります。

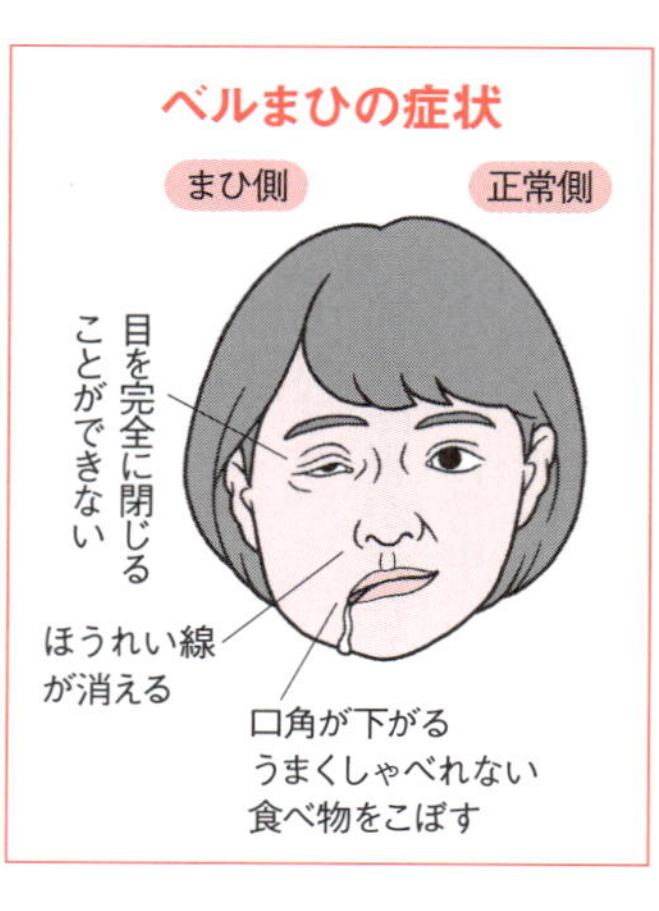

治療

ベルまひでは、炎症や浮腫《ふしゅ》の改善のために、急性期には副腎皮質ホルモンを使用します。発症してから1週間以内に治療を開始したほうがよいとされています。

目にほこりが入りやすくなったり、角膜炎などの感染症が起きやすくなりますので、目薬や眼帯などで目の保護を行います。

一部を除き、数週間程度で後遺症を残すことなく治癒します。まひが残った場合は、リハビリを行います。

（高木誠）

顔面まひをとるツボ刺激

ツボ刺激で効果があるのは、かぜ、寒冷、アルコール中毒などによる末梢性のまひの場合です。これは顔半分だけに症状があらわれる、いわゆる突発性顔面神経まひです。

まひした神経の興奮を高め、血行を盛んにするため、マッサージと指圧を併用すると効果があります。まず顔を蒸しタオルで5分くらい温湿布して、顔があたたまったらタオルをはずし、顔の筋肉に沿って、親指か四指で軽くマッサージと指圧をします。

マッサージの経絡《けいらく》は、まずひたいの**神庭**《しんてい》から**頭維**《ずい》に向かって髪の生えぎわまでと、それに平行する顔ぎわ、さらに**攅竹**《さんちく》から眉毛の上を通って**絲竹空**《しちくくう》までです。次に、目のすぐ下にある**四白**《しはく》から**聴宮**《ちょうきゅう》まで、四白から**頬車**《きょうしゃ》まで、四白から**大迎**《だいげい》までを三筋に分けてマッサージします。このほか**陽白**《ようはく》、**睛**《せい》**明**《めい》、**瞳子髎**《どうしりょう》、**地倉**《ちそう》、**翳風**《えいふう》などへのマッサージも効果的です。

ひととおりマッサージや指圧が終わったら、鏡に向かって、笑う、泣く、怒るなどの表情を、毎日、朝と晩に5分から10分ほど根気よく続けてください。軽いものなら約3週間で快方に向かうでしょう。

（芹澤勝助）

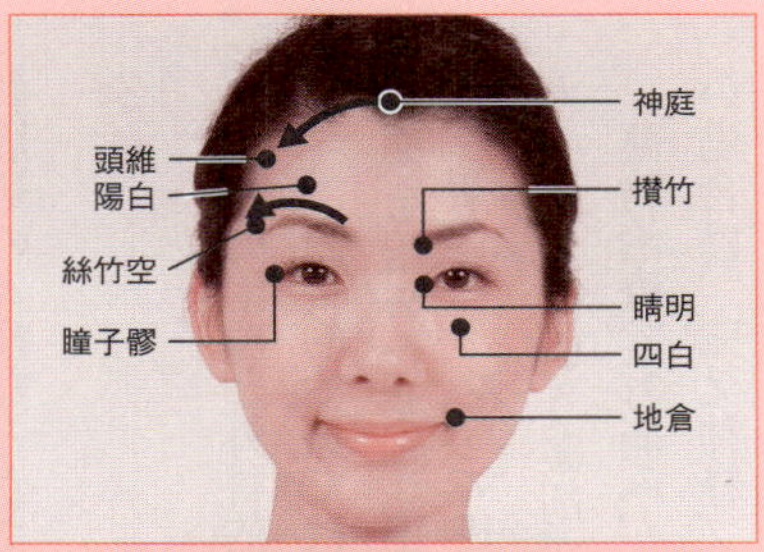

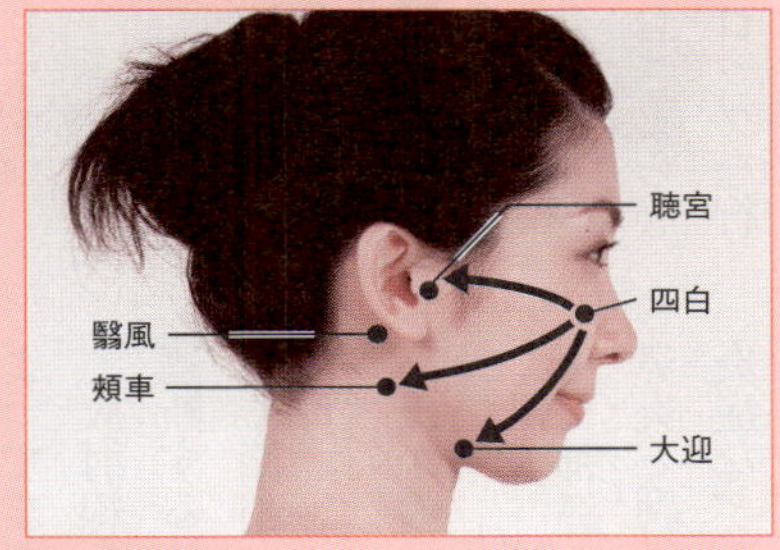

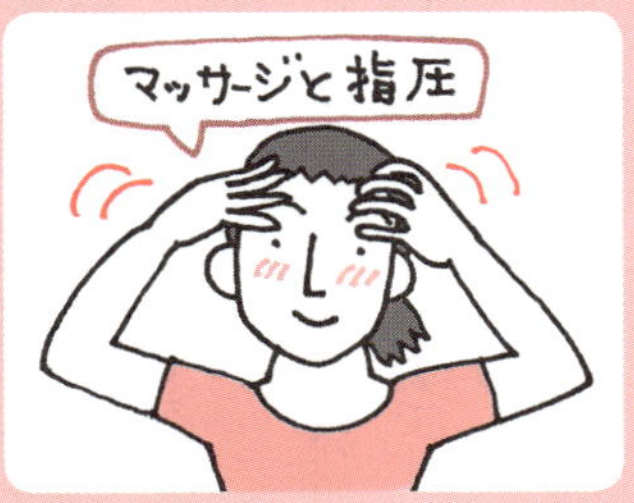

三叉《さんさ》神《しん》経《けい》痛《つう》

末梢神経に沿って急に起きるはげしい痛みを神経痛と呼びます。三叉神経痛、坐骨神経痛《ざこつしんけいつう》、肋間神《ろっかんしん》経痛《けいつう》で神経痛の70%を占めています。

三叉神経痛は、顔の感覚を脳に伝える三叉神経に障害が生じて起きる痛みです。三叉神経は主に顔面領域の知覚をつかさどっています。脳幹の橋《きょう》から出た直後に三叉神経節をつくり、ここから眼神経、上顎《じょうがく》神経、下顎《かがく》神経という3枝に分かれます。三叉神経という名は、三つに分かれることに由来します。

三叉神経の痛みの多くは上顎神経の支配領域に集中しています。最も多いのはほおの痛み、次いで目の下、鼻や口の周囲です。50才以降に発症することがほとんどですが、若年層で発症することもあります。

症状と原因

「針で刺されたような」「電気ショックのような」「切られるような」はげしい痛みが瞬間的にあらわれます。痛みがあらわれるのは顔の片側で、はげしい痛みが数秒から数分間続き、これが繰り返されます。

痛み発作は、数時間でおさまる場合もあれば、数日から数カ月間断続的に続く場合もあります。ときには隣接する神経が支配する領域にまで痛みが響き、後頭部や肩に痛みが広がることもあります。

ほとんどの場合、あくび、くしゃみ、会話、食事、洗面、冷たい風に当たるなど、些細な刺激が引き金となって痛みが誘発されます。症状が進行すると、痛みのために食事や会話もできなくなります。

三叉神経痛には、原因が明らかでないものと、別の病気から起きるものがあります。一般に三叉神経痛をさす前者は近年、微小血管による神経の圧迫が原因かと考えられています。後者の原因には頭《ず》蓋内腫瘍《がいないしゅよう》（脳腫瘍）、脳動脈瘤《のうどうみゃくりゅう》、多発性硬化症、帯状疱疹《たいじょうほうしん》、三叉神経周辺の炎症などがあります。

治療

内科的治療と外科的治療があります。内科的治療では、抗けいれん薬を用いた薬物治療を行います。特に、カルバマゼピンやプレガバリンという薬剤が有効です。

薬物治療でも痛みがおさまらない場合は、三叉神経ブロックを行います。これは、上顎や下顎、側頭部などから麻酔薬やアルコールを注射し、痛み刺激を伝えている神経をまひさせる治療法です。刺激の伝達が遮断されるので痛みがおさまります。しかし、神経ブロックの効果が持続する期間は、人によってまちまちです。

放射線を照射して痛みの伝達を遮断する治療や、神経を圧迫している微小血管の位置をずらす手術を行うこともあります。

ほかの病気が原因の三叉神経痛では、原因疾患の治療が必要です。三叉神経の近くの炎症（むし歯、鼻炎、副鼻腔炎《ふくびくうえん》、中耳炎、眼窩《がんか》の炎症など）が三叉神経に刺激を及ぼすこともあるので、これらの病気がある場合は早めに治療します。

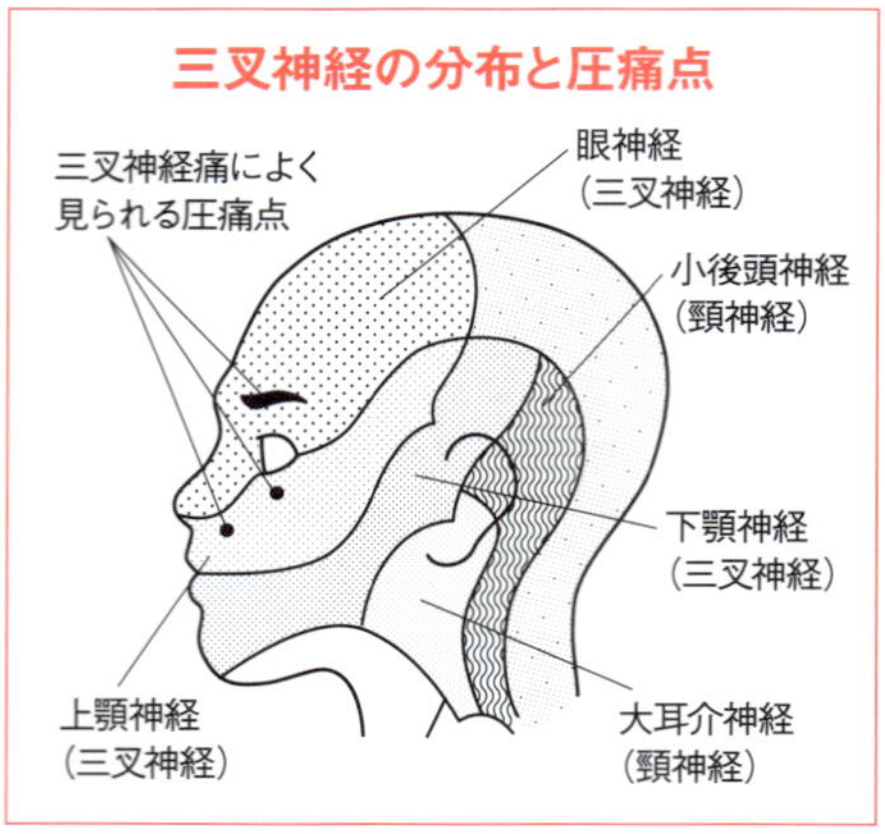

生活上の注意

発作の間は刺激を避けるために部屋を暗くし、物音をたてないようにします。睡眠不足、ストレスなどを避けた規則正しい生活で発作を誘発しないことも大切です。

（高木誠）

三叉神経痛の漢方療法

三叉神経痛でよく用いられる処方には、次のものがあります。

葛根湯《かっこんとう》

三叉神経痛の初期に用います。体力が中等度以上で、脈に力があり、筋肉の緊張のよい人で、くびから肩、背中にかけてこる、ときには頭痛がある、汗はあまり出ない、といったことを目標にします。長引いてこじれたものには、朮《じゅつ》と附子《ぶし》を加えることもあります。

桂枝加苓朮附湯《けいしかりょうじゅつぶとう》

体力が中等度からそれ以下の人に用います。胃腸が弱く、脈や腹に力がなく、冷え症で、多少のぼせる傾向があり、汗ばむものを目標にします。

五苓散《ごれいさん》

口渇《こうかつ》があり、汗が出て、小便の出方が悪く、悪心《おしん》、めまい、胃内停水《いないていすい》を伴うような人に効果があります。

桂枝茯苓丸《けいしぶくりょうがん》

体力が中等度もしくはそれ以上の人で、頭痛、のぼせ、心悸亢進《しんきこうしん》があり、下腹部に抵抗、圧痛があり、月経異常を訴えるときに用います。

麻黄附子細辛湯《まおうぶしさいしんとう》

頭痛がして、頭が冷え、足が冷たいもの、また脈が沈んで、背中がなんとなく寒く、顔色がすぐれない、冷え症の三叉神経痛に応用されます。

清上蠲痛湯《せいじょうけんつうとう》

頑固な三叉神経痛に用いられます。一切の頭痛を治すと古典に書かれていますが、三叉神経痛にもよく効きます。

（矢数圭堂）

三叉神経痛のツボ刺激

三叉神経は顔の知覚神経で、三叉神経痛には、眼神経痛と呼ばれる三叉神経の第1枝の痛みと、上顎《じょうがく》神経痛と呼ばれる第2枝の痛み、下顎《かがく》神経痛と呼ばれる第3枝の痛みがあります。

まず、どの枝の痛みかを調べます。**睛明《せいめい》**または**攅竹《さんちく》**のツボに軽くふれてみて、はげしく痛むなら第1枝、**四白《しはく》**に痛みがあれば第2枝、**下関《げかん》**に痛みを覚えるようなら第3枝の神経痛です。

痛みがはげしいとき

指をふれることもできないような痛みの場合は、まず後ろくびの治療を先に行います。蒸しタオルでくびをあたためたあと、**天柱《てんちゅう》**から**風門《ふうもん》**までと**風池《ふうち》**から**肩井《けんせい》**までの経絡《けいらく》を、ゆっくり5回ずつマッサージし、最後に頭のつけ根から肩先に向かって、軽く手を握ってたたきます。刺激の効果があらわれて顔に指がふれられるようになったら、次に顔のマッサージに移ります。

第1枝に痛みがある場合

睛明、攅竹、**陽白**《ようはく》、**神庭**《しんてい》を、親指か中指の先でもみます。次に、ひたいの眉から髪の生えぎわまでを3等分し、前頭筋のマッサージを行います。ひたいの中心から耳の方向に、眉と平行に両手の親指を使ってこすり、そのあと同じ経絡を親指でもみます。

これらは前頭部、前額部《ぜんがく》、上まぶた、鼻などの痛みをとるのに有効です。

第2枝に痛みがある場合

四白、**巨髎**《こりょう》、**地倉**《ちそう》、**顴髎**《けんりょう》を中心に親指でもみます。特に四白は神経の枝が出てくるところなので、親指の腹を使って少し強めの圧を加えます。このあと、内目じりから耳までと、内目じりからくちびるの端までを、親指でクルクル回しながらマッサージ。これらは、下まぶた、ほお、上くちびる、上歯などに起こる痛みを緩和します。

第3枝に痛みがある場合

頭維《ずい》、**聴宮**《ちょうきゅう》、下関、**大迎**《だいげい》を中心に、親指を使って圧を加えます。さらにあごの先端から耳の方向に、下あごの骨を持ち上げるようにして親指と人さし指で筋肉をつかみ、もみます。これらは、側頭部、耳の前、下くちびる、下歯の痛みなどに効果的です。

いずれも、圧は少し強めに加え、また、三叉神経痛は2枝、3枝同時にあらわれることもあるので、各ツボをよく刺激しましょう。（芹澤勝助）

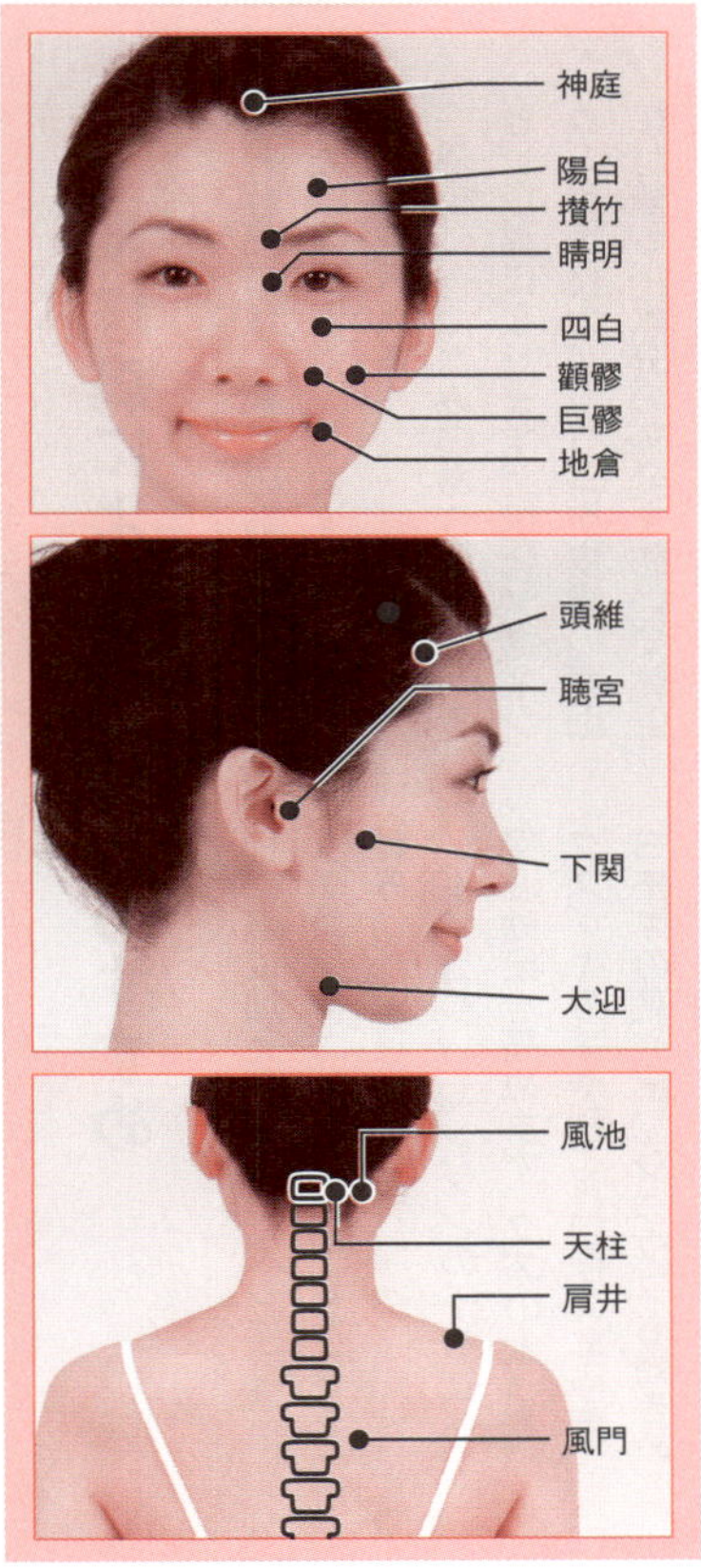

神経痛（神経障害性疼痛《とうつう》）によい温泉療法と全国各地の温泉

血行をよくして痛みを取り除く

「痛み」にはけがや打撲などの炎症による痛みと、何らかの原因で神経が過敏になり、痛みの信号が出すぎてしまう神経障害性疼痛（神経痛）があります。温泉療法は、後者の神経痛の治療に適しています。代表的な神経痛は、頸椎症《けいつい》による肩や腕の神経痛、腰部脊柱管狭窄症《ようぶせきちゅうかんきょうさく》による坐骨神経痛、帯状疱疹後神経痛《たいじょうほうしんご》、糖尿病神経障害に伴う痛みなどです。

頸椎症や腰部脊柱管狭窄症では背骨の変形によって背骨の中を通る神経が圧迫され、神経の血流が低下して痛みを生じます。温泉の温熱作用と化学作用が血行を促進し、神経の血流を回復して痛みを軽減させます。

帯状疱疹後神経痛は、ウイルスによって神経線維が傷つけられて発症するとされています。温泉で血行が促進され、栄養物質や酸素が運ばれて、神経線維の修復が進みます。

糖尿病神経障害は、高血糖によって毛細血管の血流が悪くなり、神経細胞に必要な栄養や酸素が不足することや、ソルビトールという物質が神経細胞に蓄積することなどが原因と考えられています。温泉で血行が促進され、栄養や酸素が運ばれ、痛みの原因物質の除去が進みます。

神経痛の薬は眠気やふらつき、胃腸障害などの副作用が出やすいので、温泉療法は重要な選択肢です。

神経痛によい温泉は全国各地に

温泉浴は、一般の入浴と違って保温効果が大きいので、特に泉質を選びませんが、放射能泉、塩化物泉、次いで硫黄泉、二酸化炭素泉などが向いています。神経痛には、41度未満の微温浴がよく、痛む場所をゆっくりとマッサージしたり、動かしたりします。神経痛によい温泉は全国各地にあり、その一部を次にあげます。

北海道…川湯、定山渓《じょうざんけい》　青森…酸ケ湯《すかゆ》、温湯《ぬるゆ》　秋田…秋の宮　岩手…繋《つなぎ》　宮城…鳴子《なるこ》、秋保《あきう》　山形…筍沢《たけのこざわ》、碁点《ごてん》　福島…磐梯熱海《ばんだいあたみ》、母畑《ぼばた》　栃木…日光湯元、塩原　群馬…草津　山梨…増富《ますとみ》　新潟…栃尾又《とちおまた》、松之山　石川…和倉　長野…渋《しぶ》　神奈川…強羅《ごうら》　静岡…熱川《あたがわ》　和歌山…白浜、椿　兵庫…有馬　愛知…猿投《さなげ》　広島…湯来《ゆき》　鳥取…三朝《みささ》、皆生《かいけ》　山口…俵山《たわらやま》、湯田《ゆだ》　福岡…筑後川　大分…長湯《ながゆ》　佐賀…古湯《ふるゆ》　長崎…雲仙《うんぜん》、小浜《おばま》　鹿児島…指宿《いぶすき》　など。

（植田進一朗）

神経痛によい家庭温浴のすすめ

神経痛には、家庭のお風呂を工夫した「家庭温浴」もおすすめです。

あら塩を入れる

浴槽に一つかみのあら塩を入れると、塩湯になります。塩化マグネシウムや塩化カルシウムが皮膚の表面に付着し、水分の蒸発を防いで体温が外に発散するのを抑えるため、入浴後も長時間、体をあたたかく保持できます。

せっけんで洗い流すと効果がなくなるので、1日おきには普通の風呂にも入って、そのときにせっけんで体を洗うとよいでしょう。

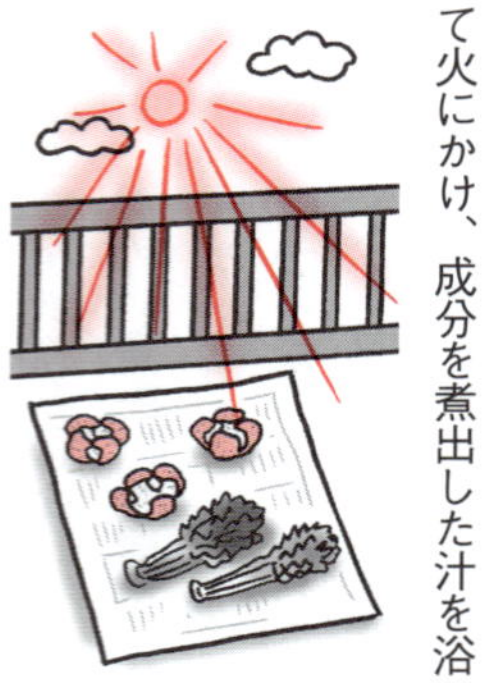

柑橘《かんきつ》類の葉を入れる

生のミカンなら2、3個分の皮を、干した皮なら一つかみを袋かストッキングに詰めて、風呂の水と一緒に沸かします。ミカンなど柑橘類の皮ならなんでもけっこうです。

皮を浴槽に入れるのに抵抗があるなら、やかん1杯分の水に皮を入れて火にかけ、成分を煮出した汁を浴槽の湯に加えてもよいでしょう。

ダイコンやニンジンの干した葉を入れる

ダイコン、ニンジンの干し葉も、保温効果を高めます。クズの太づる、クスノキの葉や枝、月桂樹の茎や葉、ヨモギの葉や茎、ショウブも効きめがあります。どれも分量は浴槽に一つかみでよいでしょう。

身近に材料がなければ、市販されている各種の浴剤を利用します。

効果的な入浴法

痛みがある場合は、1日3回までが適当です。1回の場合は寝る前がよく、毎日入るようにします。

ぬるい湯が好きな人は40度ほどの湯に15～20分ゆっくりつかり、上がる前に42度くらいまで温度を上げて、1分くらいつかります。

熱い湯が好きな人は、浴槽に入る前に、かかり湯を十分してから42度の湯に3分くらいつかって上がり、少し休んでまたつかることを、3回繰り返します。

高血圧や心臓病のある人は、半身浴で熱い湯は避けること。ただし、浴槽から出る前に、42度までなら、温度を上げてもかまいません。

（植田進一朗）

さまざまな病気から発症する肋間《ろっかん》神経痛

肋間神経痛は、肋骨《ろっこつ》に沿って生じるはげしい痛みです。痛みの前ぶれはありません。

その原因はさまざまですが、比較的多いのは帯状疱疹《たいじょうほうしん》、肋骨の骨折などの外傷、寒冷刺激、圧迫などです。脊椎《せきつい》の炎症、大動脈瘤《りゅう》、肺炎、肺がん、脊髄腫瘍《せきずいしゅよう》などの病気の初発症状としてあらわれることもあります。

狭心症や胸膜炎の痛みが肋骨周辺に広がり、放散痛として肋間神経痛が出現したり、帯状疱疹の治療後に激痛発作が繰り返されるケースもあります。

原因不明の痛みもありますが、重大な病気の初期症状としてあらわれる痛みもあるので、受診して詳しい検査を受けることが大切です。原因がわからない場合は、まず内科の検査を受けるとよいでしょう。

通常、痛みは片側で、発作的に出現する場合と慢性的に続く場合があります。キューッと締めつけられるような、針で刺されたような、あるいはうずくような痛みが、なんの前ぶれもなく突然に起こります。体をねじったり、大声を出したり、深呼吸やせきをしたときなどに、肋骨が動いて痛みが誘発されることも多いものです。呼吸に合わせて生じる痛みもよくみられます。

肋間神経の分布と圧痛点

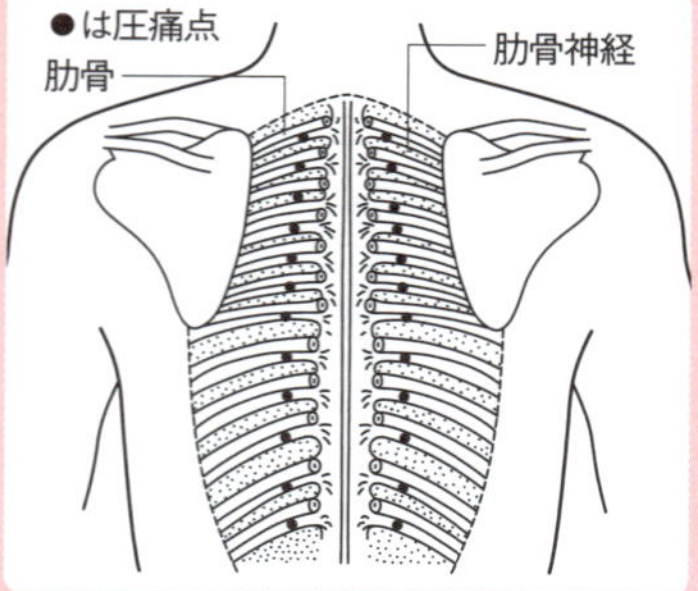

また、圧痛点（図参照）を指で圧迫することによって、痛みが誘発されることがあります。1回ずつの痛みの時間は短く、発作のない間欠期には特別な症状はみられません。

治療には、消炎鎮痛剤を用います。神経が筋肉や骨によって圧迫されて痛みが引き起こされている場合は、姿勢を正して神経へのストレスをやわらげます。外傷による痛みの場合は、必要に応じてベルトで肋骨の固定を行うこともあります。薬物治療が功を奏さない場合は肋間神経ブロックを行い、痛みの伝達を遮断します。

（高木誠）

肋間神経痛の漢方療法

ほかの病気が原因になっていることが多いのですが、漢方治療でよくなることが少なくありません。

葛根湯《かっこんとう》

肋間神経痛の初期に用います。体力が中等度以上で、脈に力があり、筋肉の緊張がよく、くび筋から肩、背中にかけてこりがあり、ときに頭痛があり、汗はあまり出ない、といった人に。

桂枝加苓朮附湯《けいしかりょうじゅつぶとう》

体力が中等度からそれ以上の人で、胃腸が弱く、脈や腹に力がなく、冷え症で、気力に乏しく、のぼせる傾向があり、汗ばむものを目標にします。

柴陥湯《さいかんとう》

みずおちから脇腹にかけて詰まったように感じて重苦しく、抵抗と圧痛があり、せきが出るときや呼吸を深くすると胸痛がする、痰が切れにくいなどの症状に用いてよいものです。

清湿化痰湯《せいしつけたんとう》

胃下垂や胃アトニー症があって、背中の1カ所に冷えを訴える人の肋間神経痛に用います。また胸だけではなく、痛みがあちこちに移動するものにも応用します。

柴胡桂枝湯《さいこけいしとう》

体力が中等度以下で、みずおちがつかえ胸脇苦満《きょうきょうくまん》があり、頭痛、吐きけ、悪寒《おかん》、発汗があり、口の中が苦く、食欲不振などがあるものに用います。

五積散《ごしゃくさん》

やせ型で、やや貧血ぎみで、上半身に熱感があり、下半身は冷えて、腰、股、下腹などが冷えて痛み、脈が沈んで弱く、腹に力がないものに用います。（矢数圭堂）

肋間神経痛のツボ刺激

ツボ刺激で効果があるのは真性の肋間神経痛です。真性の肋間神経痛には、背中から脇腹をへて胸の前に至る肋間神経の間にある3カ所の圧痛点が、そのまま主要な治療点となります。一つは背骨の脇で、肋骨の間に。もう一つはわきの下の肋骨の間に。最後の一つは、胸骨のそばで肋骨の間、またはおなかの腹直筋上にあります。ツボ刺激は、こういった痛みのある肋間に沿って、指圧、マッサージを行うと効果的です。

さてその方法ですが、病人を痛むほうを上にして横に寝かせ、まず痛みのある肋間に沿って、手のひらと四指でなでさすります。このとき、指の先が肋骨の間に入るように行ってください。続いて同じ経絡《けいらく》を四指の頭で軽くもみます。次に3カ所の圧痛点を四指で圧迫します。

背中がひどく痛むようなら、圧痛点に加えて、**肺兪**《はいゆ》、**心兪**《しんゆ》、**膈兪**《かくゆ》、**肝兪**《かんゆ》などを指圧します。また胸の筋肉の緊張をとるために、**欠盆**《けつぼん》、**中府**《ちゅうふ》、**神封**《しんぽう》、**膻中**《だんちゅう》を、おなかが痛む場合には、**幽門**《ゆうもん》、**肓兪**《こうゆ》などを加えます。最後に、腕の**手三里**《てさんり》と**内関**《ないかん》に、親指でゆっくりと圧を加えて終わります。（芹澤勝助）

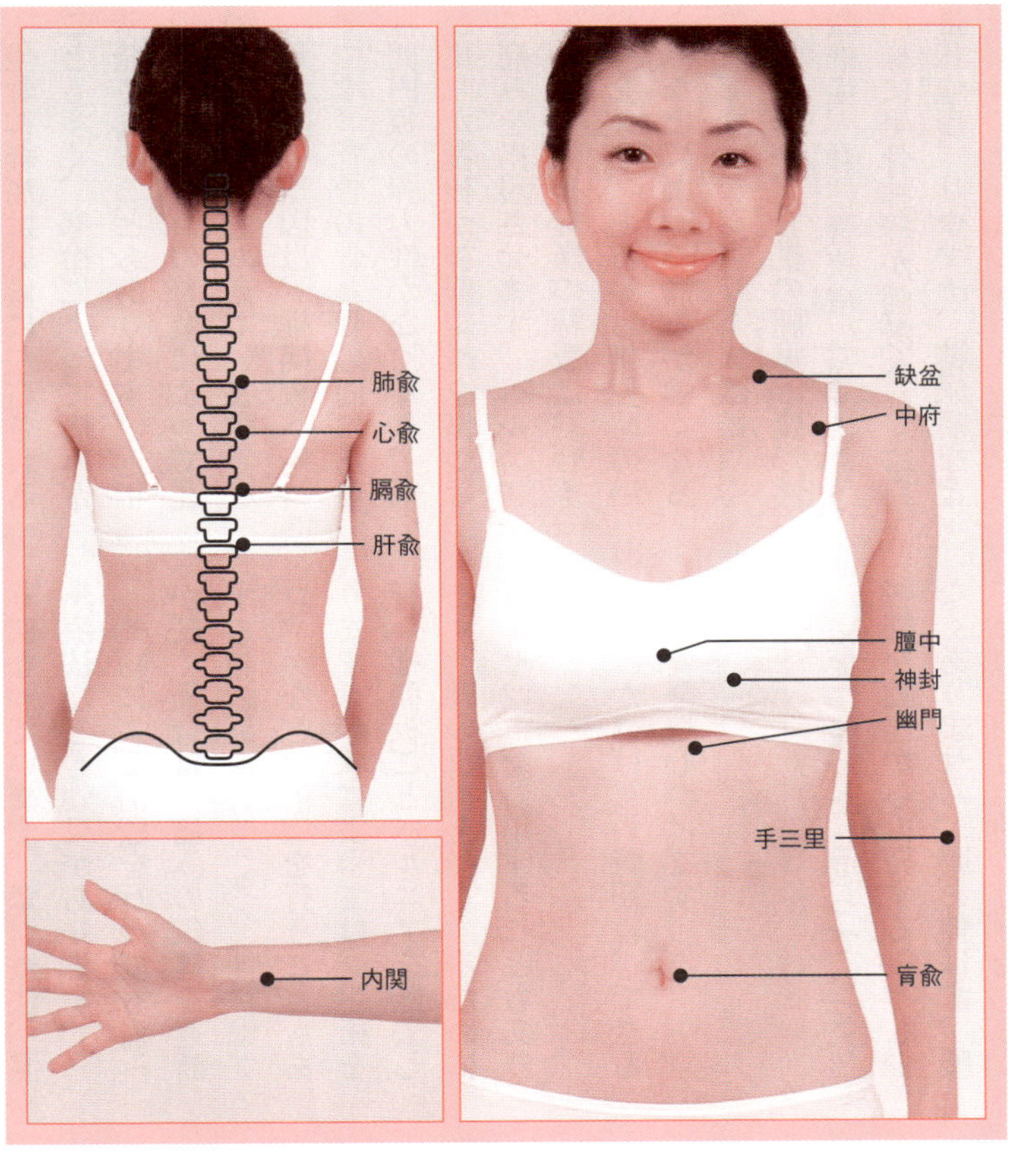

坐骨神経痛《ざこつしんけいつう》

神経痛のなかで最も起こりやすいのが坐骨神経痛です。

坐骨神経が圧迫されることによって生じる神経痛の総称が坐骨神経痛です。坐骨神経は1mもの長さがあり、太ももの後ろ面から足の先までの広い範囲の知覚をつかさどっているため、坐骨神経が刺激されると、腰から足の裏に至る広い部分が痛みます。通常、痛みは片側にあらわれます。

症状と原因

症状の特徴は、ほかの神経痛が瞬間的な痛みであるのに対し、痛みが連続する点です。腰やおしり、太ももの裏側、すね、ふくらはぎ、足の裏にかけて、しびれや鋭い痛みがあらわれます。

一部にだけ痛みを感じるケースもありますし、はげしい痛みが走って足全体に広がるようなケースもあります。基本的に、皮膚に近い部分の痛みです。痛みを誘発する圧痛点というポイントが、腰部から下肢にかけて点在しています。

こうした痛みは、体を動かすことによって悪化します。洗面のために前かがみになる、起き上がる、イスから立ち上がるなど、決まった動作をするときにはげしく痛むこともあります。また、せきやくしゃみをすると痛みが足全体に響くこともあります。

痛みのために歩行が困難になることもあります。痛みを軽減するために、痛くないほうの足に体重をかけ、体が横に曲がった姿勢をとることも多いものです。こうした痛みは、安静にしているときにも少なからず続きます。

坐骨神経痛の起きる部位

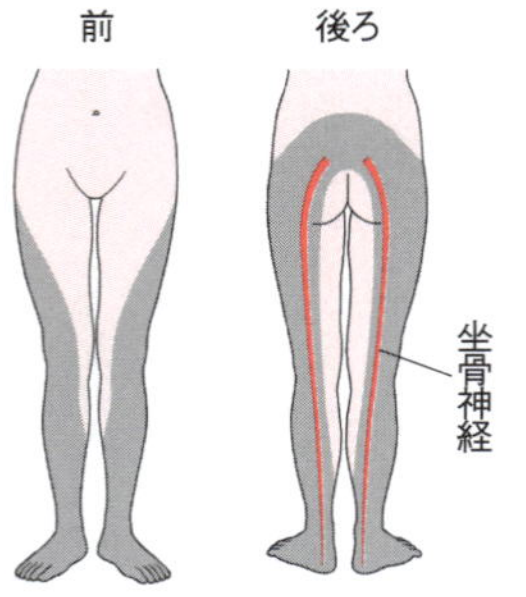

坐骨神経痛は気候に左右されることも多く、寒冷によって痛みが誘発されることもあります。近年では、エアコンの普及によって夏の坐骨神経痛もふえています。

最も多い原因は、椎間板《ついかんばん》ヘルニアです。背骨の骨と骨の間にある椎間円板の弾力性がなくなり、飛び出した髄核《ずいかく》が神経線維を傷つけて痛みを出現させます。ヘルニアによる坐骨神経痛の特徴は、せきやくしゃみ、あるいは排便時のいきみなどによって痛みが強くなることです（デジェリーヌ徴候）。

このほか、脊椎《せきつい》の腫瘍《しゅよう》、変形性腰椎《ようつい》症、脊柱管狭窄症《せきちゅうかんきょうさくしょう》などでも、同様に坐骨神経が刺激されます。帯状疱疹《たいじょうほうしん》、リウマチ、糖尿病などが原因になることもあります。

治療

神経内科、整形外科などを受診し、坐骨神経痛を引き起こしている原因疾患の治療を行います。

椎間板ヘルニアで痛みが引き起こされている場合は、消炎鎮痛薬で痛みを軽減する治療を行います。神経障害性疼痛《とうつう》の治療薬であるプレガバリンなども使われるようになっています。牽引《けんいん》療法、温熱療法なども効果があります。

薬物による治療を行っても痛みが続く場合は、痛みの伝達を遮断する硬膜外ブロックや神経根ブロックなどの治療を行うこともあります。症状によっては、手術を行い椎間板ごとヘルニアを除去します。腰の負担を軽くするためにコルセットを着用することもあります。

痛みがはげしい時期は、できるだけ安静を心がけます。

再発予防の注意

完全に治ったと思っていても、些細な動作から再発することも少なくありません。腰を伸ばす、腰をひねるなどの動作で再発することが多いのですが、一見、無理のない姿勢や動作であっても、持続すると腰への負担が大きくなります。

起き上がる、立ち上がる、重いものを持つなど、日常の動作をする際には、これから行う動作を思い浮かべて筋肉の準備を行うぐらいの慎重さが望まれます。

（高木誠）

坐骨神経痛の漢方療法

坐骨神経痛の代表的な処方には次のものがあります。

芍薬甘草湯《しゃくやくかんぞうとう》・芍薬甘草附子湯《しゃくやくかんぞうぶしとう》

体質の強弱にあまり関係なく、ひきつれるはげしい痛みに用います。腹部の左右の腹直筋が上下にわたって、2本の棒を立てたように強く張っているということが目標です。なお体力が多少弱く、冷えや痛みの程度が強く、悪寒《おかん》がする、といった症状が加わるものには、芍薬甘草附子湯を用います。

芍薬甘草湯合大黄附子湯《しゃくやくかんぞうとうごうだいおうぶしとう》

比較的、体格がよく、体力のある人で、下肢が冷えて、ひきつれるように痛み、便秘傾向のある人に用います。

桂枝茯苓丸《けいしぶくりょうがん》・桃核承気湯《とうかくじょうきとう》

桂枝茯苓丸は、筋肉の緊張がよく、のぼせぎみで、下腹部に抵抗と圧痛があるものに。それより症状が強くて便秘がちな人には桃核承気湯を用います。

八味丸《はちみがん》

糖尿病に併発する坐骨神経痛や、高齢者で、腰以下に力がなく、しびれの残っているものに用います。

当帰四逆加呉茱萸生姜湯《とうきしぎゃくかごしゅゆしょうきょうとう》

冷え症で、特に手足の冷えがひどく、しもやけができやすい虚弱な体質に。

苓姜朮甘湯《りょうきょうじゅつかんとう》

腰から下がひどく冷えて、まるで水の中につかっているような感じで、かつ足腰が重く、尿は水のように薄く、量も回数も多いものに用います。

疎経活血湯《そけいかっけつとう》

体力があり、胃腸が丈夫な人で、酒を好み、痛みは昼より夜に強くなり、下腹部に抵抗と圧痛を認め、肌黒く、浮腫《ふしゅ》の傾向のあるものに用います。

五積散《ごしゃくさん》

胃腸が弱く、貧血ぎみ、冷え症で、脈も腹の力も弱く、上半身に熱感があり、下半身は冷えて、便秘の傾向があり、痛みはそれほどはげしくない慢性の坐骨神経痛に用います。

（矢数圭堂）

坐骨神経痛のツボ刺激

腰椎に原因のある坐骨神経痛は腰の痛みを伴うことが多く、腰痛坐骨神経痛としてツボ刺激を行います。まず、腰を蒸しタオルかホットパックで20分ほどあたためてから、痛む経絡《けいらく》をマッサージすれば効果的です。

マッサージは、背骨の両側にある太い筋肉に沿った**腎兪《じんゆ》**、**大腸兪《だいちょうゆ》**、**膀胱兪《ぼうこうゆ》**の経絡、腎兪の外側にある**志室《ししつ》**の経絡、おしりから体の前面の**居髎《きょりょう》**までの経絡、大腿《だいたい》の後ろ中央を通る**承扶《しょうふ》**、**殷門《いんもん》**の経絡、**委中《いちゅう》**から**承山《しょうざん》**を通って土踏まずに至る経絡、さらには下腿《かたい》の外側から外くるぶしにかけての、**足三里《あしさんり》**から**解谿《かいけい》**の経絡、下腿の外側を走る**陽《よう》陵泉《りょうせん》**から**懸鐘《けんしょう》**の経絡を、矢印の方向に手のひらを使って行います。

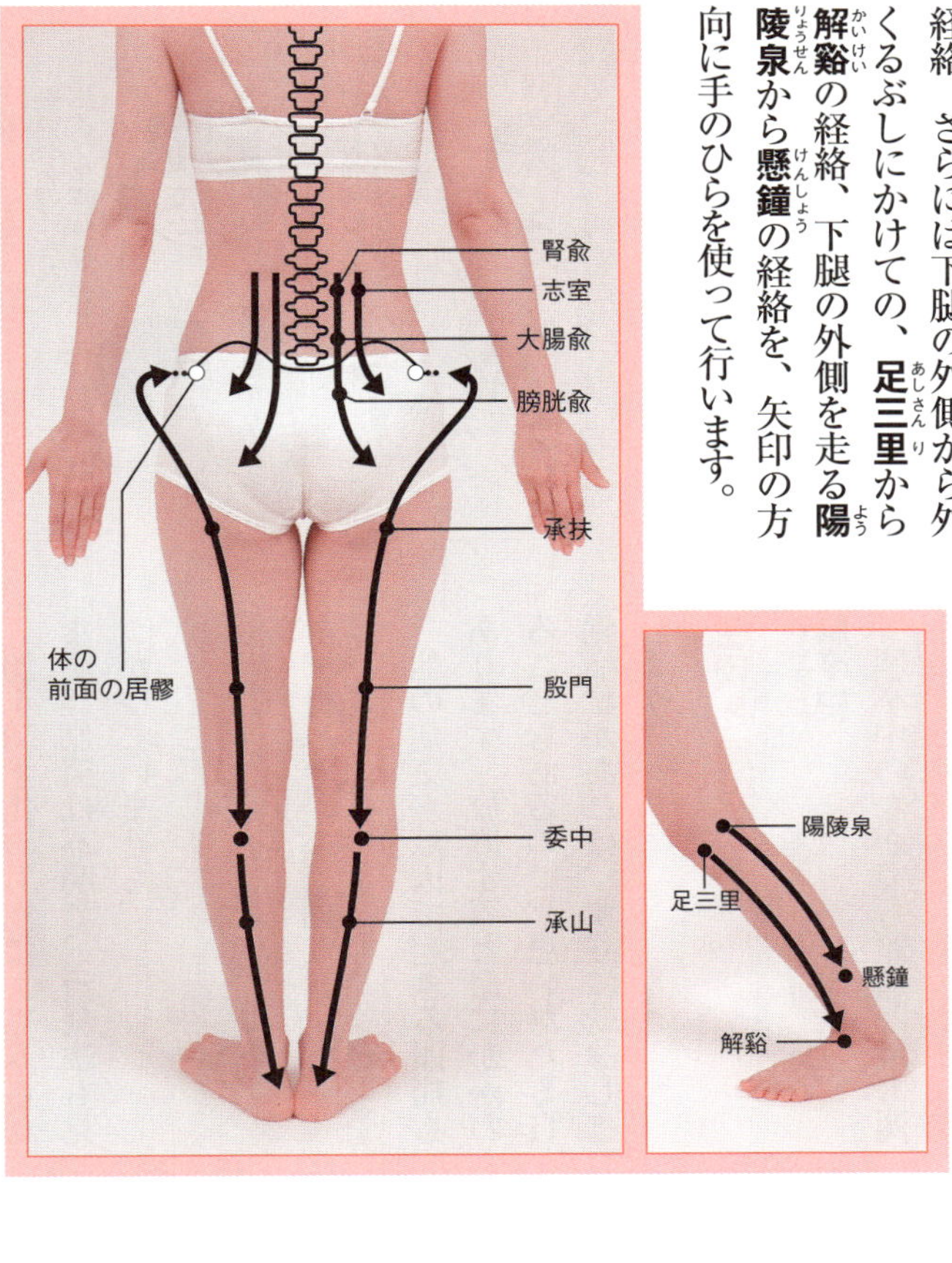

さらに各ツボを親指で指圧します。1カ所につき3～5秒間、やや力を入れて圧します。痛みが軽いときは、痛む経絡をタオルで温湿布してから、ヘアドライヤーであたためてもよいでしょう。

また、坐骨神経痛で慢性化したものは灸がよく効きます。灸治療を行う場合は、各ツボ上にもぐさをおき、1カ所について3～5壮（回）を毎日、3週間ほど続けてください。

（芹澤勝助）

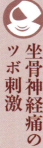

頭《ず》痛《つう》・片《へん》頭《ず》痛《つう》

頭痛はごく日常的に経験する症状です。大きくは、命に別条のない機能性（または一次性）頭痛と、そうでない頭痛に分けられます。

命に別状のない頭痛

症状と原因

片頭痛《へんずつう》

突然、心臓の鼓動に一致したズキズキと脈打つような痛みが起きます。

多くは頭部の片側が痛みますが、痛む場所が移動したり、両側が痛んだり、頭全体が痛むこともあります。拍動性の強い痛み、吐きけや嘔吐《おうと》を伴う特徴があります。

発作が起きる前に、視野の一部がまぶしくなったり、周囲のものが光で縁取りされて見えたり、星のような形が見えるなどの前兆を感じることもあります。

脳血管の一部に攣縮《れんしゅく》（けいれんと収縮）が起き、その後に血管が拡張することが原因ではないかと考えられています。

発作は数時間から数日続きます。男性よりは女性に多く、高齢になると減ってきます。片頭痛を起こしやすい体質は遺伝することが多いようです。

環境の変化、飲酒、特定の食べ物、ストレスなどの刺激が発作の引き金になります。

薬物をメインに治療します。具体的には痛みの鎮静と、頭痛の回数の減少を目的にします。

緊張型頭痛《きんちょうがたずつう》

頭が締めつけられるような鈍痛が続きます。午後になるとひどくなる傾向があり、片頭痛とともにあらわれる混合型もあります。

原因は、頭部やくびのまわりの筋肉の緊張です。

ストレスがきっかけとなって起きることが多く、生真面目な人、律儀な人、完全主義者などに起きやすい傾向があります。中年世代に多くみられます。

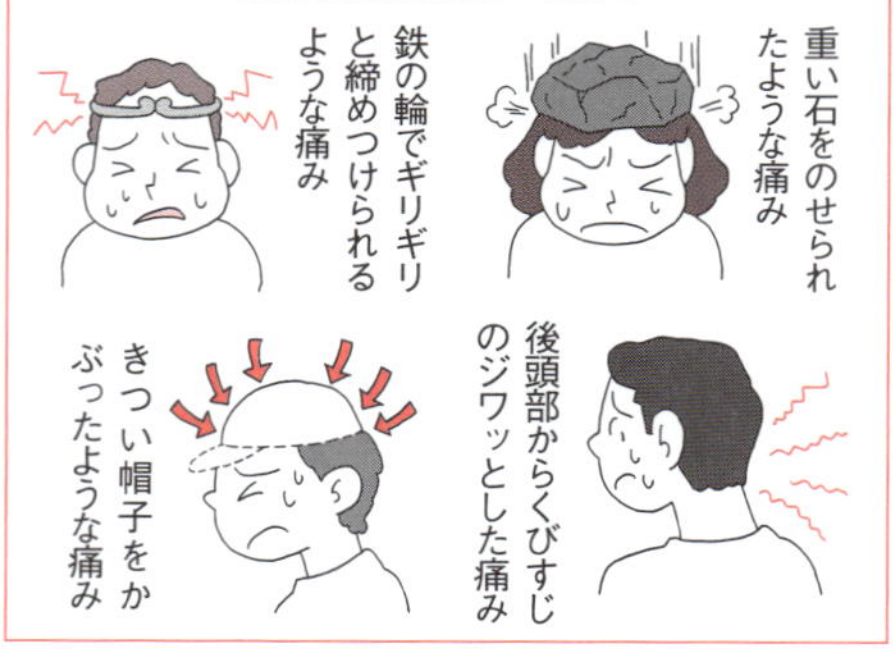
重い石をのせられたような痛み
鉄の輪でギリギリと締めつけられるような痛み
後頭部からくびすじのジワッとした痛み
きつい帽子をかぶったような痛み
緊張型頭痛の痛み

長く頭痛が続くと、脳腫瘍《しゅよう》のような重大な病気を疑いたくなりますが、重大事にいたることはほとんどありません。

群発頭痛《ぐんぱつずつう》

1日に1回から数回、突如、はげしい頭痛が数十分から数時間続きます。痛みは片側で起こり、「目の奥が焼けるような」「キリでつつかれたような」「頭の中をかき回されるような」はげしい痛みに襲われます。

顔面のけいれん、紅潮、発汗、鼻水などを伴うこともあります。

こうした頭痛が数週間～数カ月続き、数カ月～数年たつと再び同じ頭痛が起こってきます。

20～50才代の男性によくみられます。原因は不明で、治療法も見つかっていません。

他の病気の兆候かもしれない頭痛

他の病気が原因で起きる頭痛もあります。放置すると命にかかわることもあるので、思いあたる自覚症状があれば、すぐに受診しましょう。

症状と原因

脳卒中《のうそっちゅう》

脳卒中のなかでも頭痛と最も関係が深いのが「くも膜下出血」です。突然ハンマーでなぐられたような激痛に襲われ、出血が多い場合には気を失います。本発作の前ぶれとして、一過性の頭痛に襲われることもあります。

脳出血はその発症時に、頭痛、嘔吐、けいれん、意識障害、まひなどを伴います。

右の自覚症状があったら、一刻も早く脳神経外科などを受診します。

脳腫瘍《のうしゅよう》

脳腫瘍ができると、大きくなるにつれて周囲の脳組織を圧迫し、頭痛が起きます。やがて頭痛は連続的に発生し、しばしば嘔吐を伴います。

その特徴は、せきやくしゃみなど頭蓋内の圧力が変化するような動きにより痛みが強まることです。

脳感染症《のうかんせんしょう》

髄膜炎《ずいまく》やヘルペス脳炎などの脳感染症でも、頭痛が発生します。発熱、嘔吐、めまいなどの症状もあらわれます。頭全体に痛みが広がることもあります。

発熱（特に高熱）を伴う場合は、緊急で受診します。

外傷後の出血

転んで頭を打った直後あるいは数週間から数カ月後にあらわれる頭痛や意識障害、けいれん、まひなどがあります。転倒によってできた血腫《けっしゅ》が大きくなり、脳の組織を圧迫しているのです。このようなケースでは、急性硬膜下または硬膜外血腫と慢性硬膜下血腫のおそれがあります。急性の場合は、一刻も早い受診が必要です。

その他

歯痛、あごの痛み、頸椎《けいつい》の疾患、関節炎などが原因で、頭痛を感じることがあります。

三叉神経痛になると、顔面の痛みが数秒から数十秒続き、短い休止のあと、同様の痛みが繰り返されます。

頭痛の種類とイメージ（痛みの強さ、継続時間）

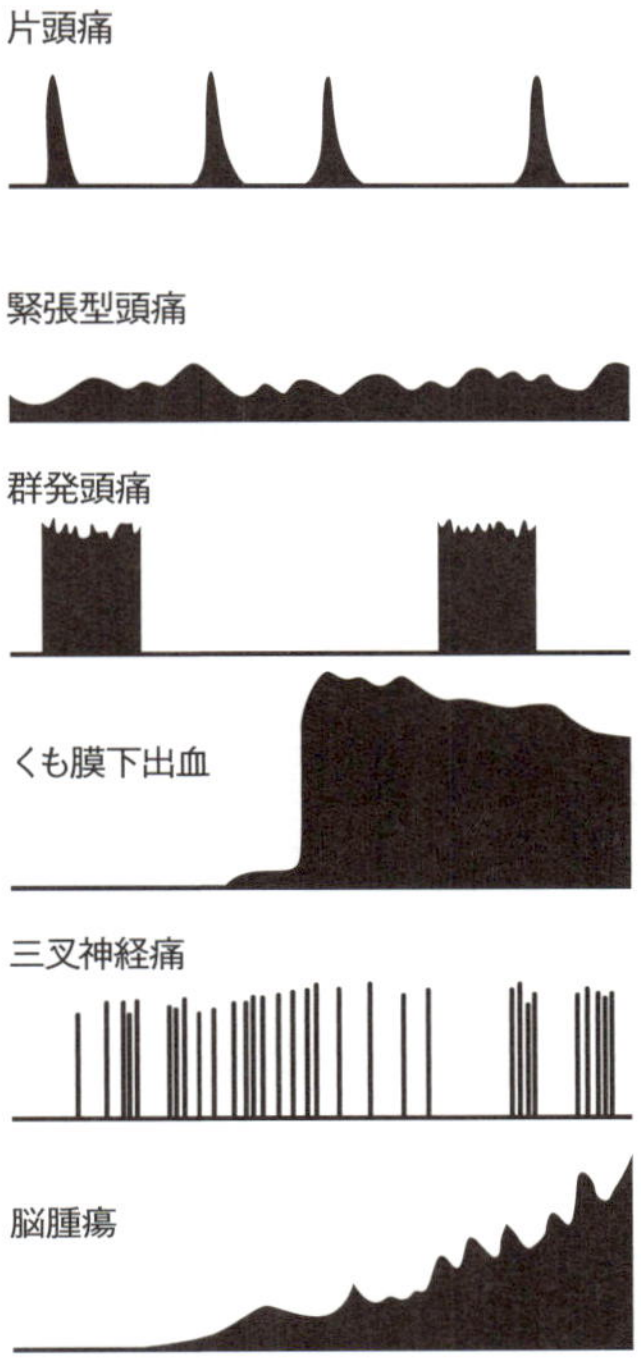

治療

頭痛を引き起こす原因によって治療方法は異なります。命にかかわる頭痛もあるので、きちんと検査を受けることが大切です。

片頭痛の治療は鎮痛と予防の二つの目的で行われます。特効薬としてイミグランをはじめとする4、5種類のトリプタン製剤が使われます。頭痛がひんぱんに起こる方には、予防薬も投与します。

緊張型頭痛には、筋肉の緊張をほぐす筋弛緩薬に加えて、鎮痛薬、抗不安薬などが用いられます。

群発頭痛には100%酸素の吸入、血管収縮薬の投与などが行われます。

右のような機能性頭痛は、CTやMRIなどの画像検査では異常がみられません。頭痛で受診するときは、問診のために次の情報をメモに整理しておきましょう。

・痛みの部位…片側か両側か、後頭部か全体か。
・痛みの種類…鈍いか鋭いか、締めつけられる感じか、拍動するような感じかなど。
・痛みの周期…何時間おきか、何日おきか。
・何才から始まったか。
・他の症状があるか。
・同様の家族はいるか。（高木誠）

思春期や更年期に多い自律神経失調症

自律神経失調症は、自律神経系の不定愁訴《しゅうそ》があるものの、器質的病変が認められず、かつ顕著な精神障害のないときに多くつけられる診断名です。医学的に自律神経が障害されているわけではありません。思春期や更年期など、内分泌系の変調が起きがちな時期に生じやすく、女性に多くみられます。自覚症状は微熱、不眠、疲労感、食欲低下、衰弱、頻脈、記憶力減退、疼痛《とうつう》、めまい、息切れ、手足の冷え、発汗異常、下痢、便秘、嘔吐《おうと》、排尿障害、月経障害、性機能障害、更年期障害などです。ストレスをうまくコントロールできないために自律神経のバランスがくずれて起きると考えられています。

症状緩和には抗不安薬、ホルモン剤などの薬物治療を行います。睡眠の周期をととのえたり、心因的ストレスを軽減するカウンセリングを行ったりすることもあります。

外傷、脊髄《せきずい》小脳変性症、多発神経障害、糖尿病などによって自律神経が器質的におかされた自律神経障害では起立性低血圧、食事性低血圧、致死性心室性不整脈、無痛性心筋梗塞《こうそく》、胃や腸の不調、排尿障害、勃起障害、発汗異常があらわれます。（高木誠）

自律神経失調症の漢方療法

漢方では、全身的な不調和によるものと考え、体全体の調和を取り戻すよう努めます。

柴胡加竜骨牡蠣湯《さいこかりゅうこつぼれいとう》

比較的体力がある人で、胸脇苦《きょうきょうく》満《まん》があり、精神不安、不眠、いらいら、物事に驚きやすい、気にするなどの神経症状がみられ、頭痛、頭重、肩こり、便秘などを訴える人に用います。

桂枝加竜骨牡蠣湯《けいしかりゅうこつぼれいとう》

諸症状は、柴胡加竜骨牡蠣湯とほぼ同じですが、体力がそれほどなく、のぼせやすくて顔がほてる、便通がない、といった人に用います。

加味逍遥散《かみしょうようさん》

女性が、あっちが痛い、こっちが悪い、と次々苦痛を訴える場合に、よく効きます。虚証タイプの女性で、肩こり、頭重、めまい、のぼせが顕著で、ときどき体がカーッと熱くなる、月経異常があるなどの症状が目標です。

半夏厚朴湯《はんげこうぼくとう》

体力が中等度の人で、のどに何かひっかかったような異物感がある、動悸《どうき》、不安、不眠、抑うつなどの神経症的傾向が認められ、胃内停水《いないていすい》がある、といったものに用います。

抑肝散加陳皮半夏《よくかんさんかちんぴはんげ》

比較的体力が低下した人で、神経過敏で興奮しやすく、怒りやすい、いらいらする、眠れないなどの症状があり、腹診すると、左の腹直筋が突っ張っていたり、または腹力がなくて、腹部大動脈の拍動が亢進《こうしん》して、大きく動悸がふれるものに用います。（矢数圭堂）

自律神経失調症のツボ刺激

自律神経失調症の諸症状をとるのにツボ刺激は有効です。

頭痛をとるためには**百会《ひゃくえ》**、**天柱《てんちゅう》**を。胸苦しさを除くには、背中の**肺兪《はいゆ》**、のど元の**天突《てんとつ》**、鎖骨下の**中府《ちゅうふ》**を。動悸、息切れ、のぼせ、血の引くような症状を抑えるには、背中の**厥陰兪《けついんゆ》**、**心兪《しんゆ》**と胸の**膻中《だんちゅう》**、**巨闕《こけつ》**を、軽く指圧します。

また、顔のほてりには、腕の**曲《きょく》池《ち》**、**手三里《てさんり》**、手の**合谷《ごうこく》**を、足の冷えには、足の五つのツボ（**陽陵《ようりょう》泉《せん》**、**足三里《あしさんり》**、**築賓《ちくひん》**、**三陰交《さんいんこう》**、**太谿《たいけい》**）が効果的です。

さらに、おなかの調子をととのえるためには、背中の**肝兪《かんゆ》**と腹部の**期門《きもん》**、**中脘《ちゅうかん》**などを。体力をととのえるには、腰の**腎兪《じんゆ》**とへその両側の**肓兪《こうゆ》**を。便秘の解消には、腰の**大腸兪《だいちょうゆ》**と腹部の**大巨《だいこ》**を刺激します。（芹澤勝助）

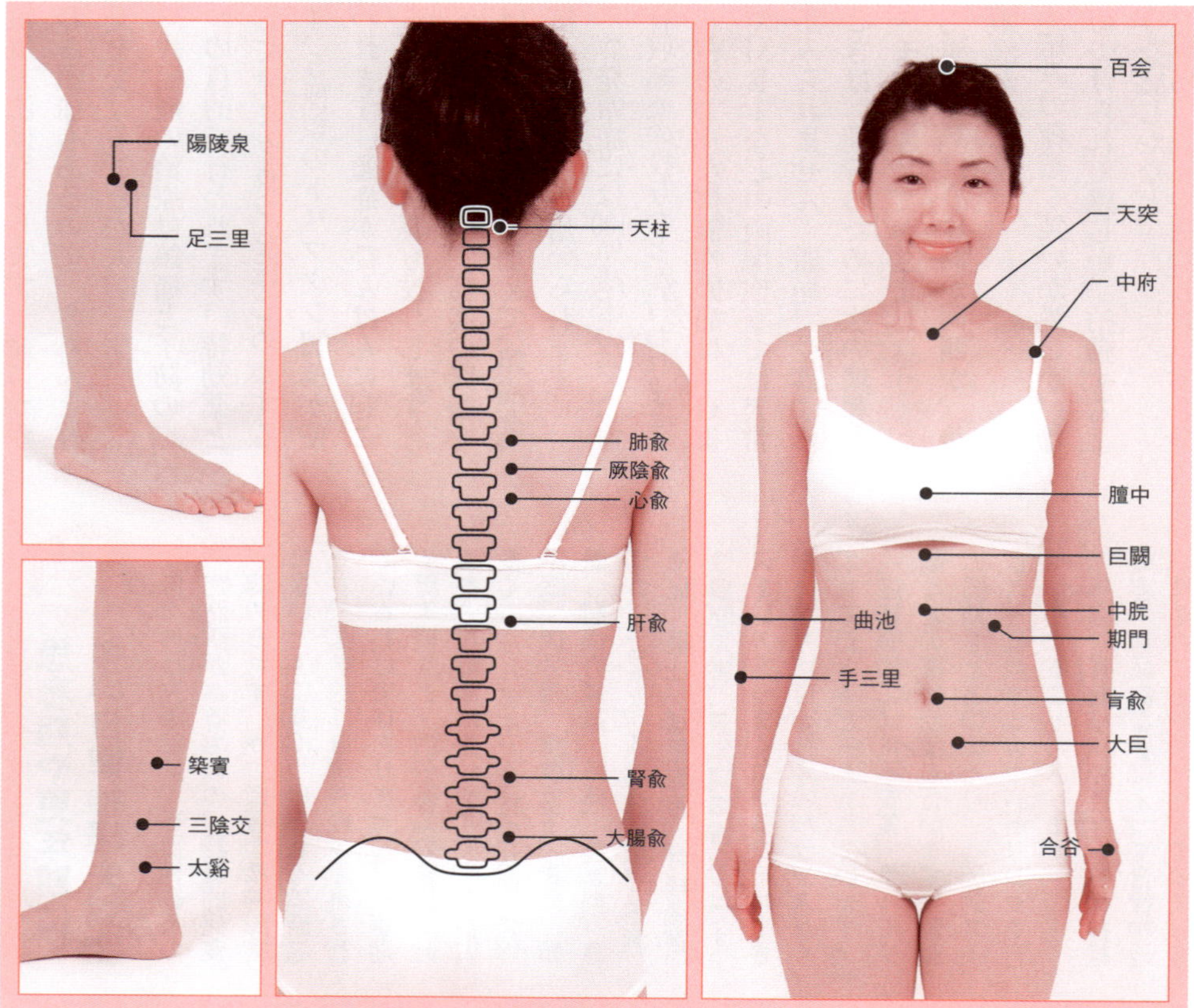

てんかん

大脳のニューロン（神経単位）の異常な電気的興奮によって、反復性の発作を起こす脳疾患です。多くの場合、突然に気を失って倒れてけいれんを起こしますが、数分で元に戻ります。

症状と原因

大脳に病変がない原因不明の特発性てんかん（真性てんかん）と、頭部外傷や頭蓋内腫瘍《ずがいないしゅよう》（脳腫瘍）など大脳になんらかの病変が存在する症候性てんかんがあります。特発性てんかんは、遺伝的素因をもった人が、脳のなんらかの障害や心理的誘因などで発症するのではないかと考えられています。

発作には部分発作と全般発作があり、多彩な症状を呈します。

部分発作

大脳皮質の一部に異常な電気的興奮が起き、狭い範囲内に伝わることで部分発作が起きます。

①単純部分発作　体の一部に異常感覚が生じたり、腹痛や下痢などの自律神経症状があらわれます。体の一部で始まったけいれんが全身に広がることもあります。

②複雑部分発作　意識障害があり、舌なめずりや舌打ちなどの行為が続きますが、通常、倒れることはありません。

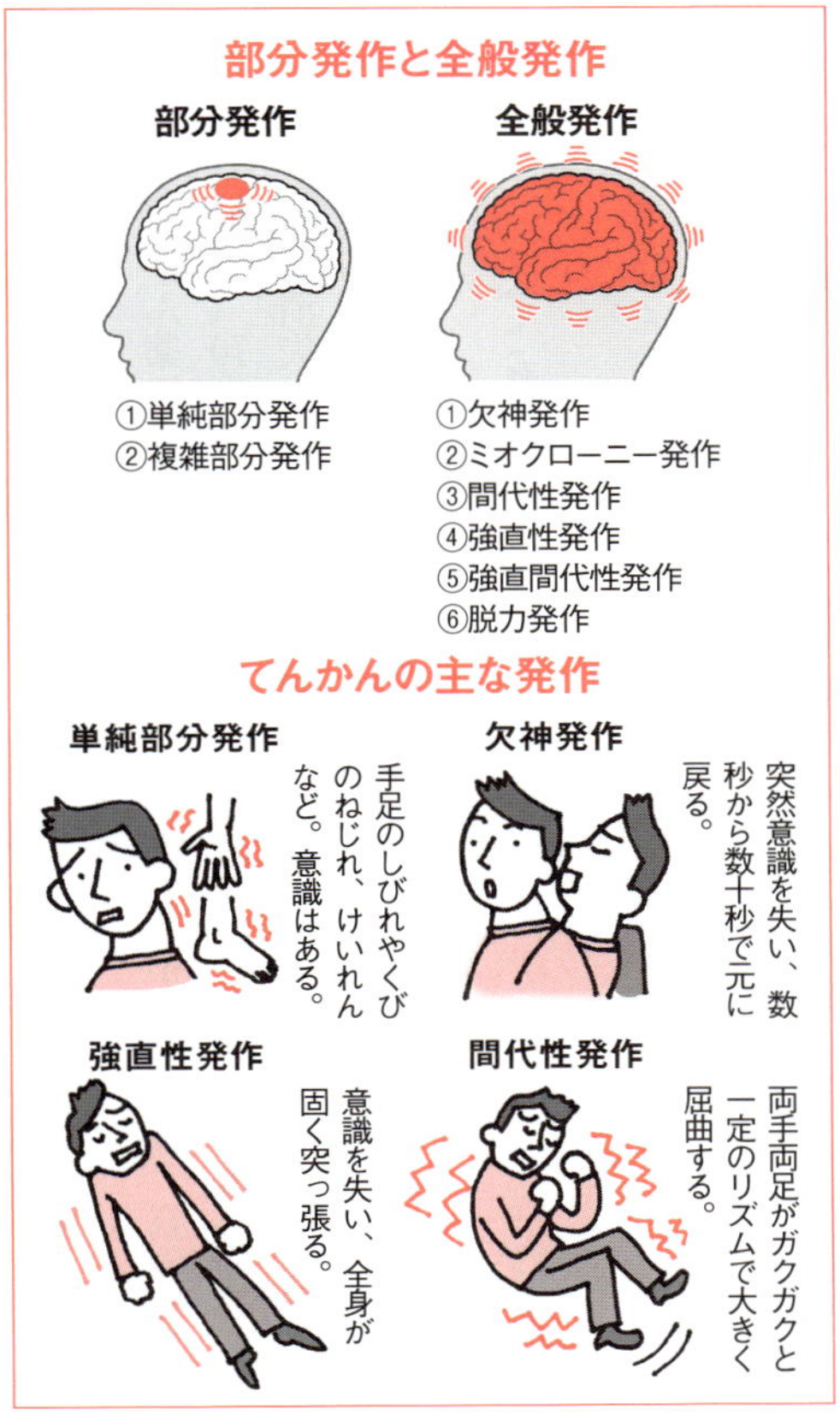

部分発作と全般発作
部分発作
全般発作
①単純部分発作
②複雑部分発作
①欠神発作
②ミオクローニー発作
③間代性発作
④強直性発作
⑤強直間代性発作
⑥脱力発作
てんかんの主な発作
単純部分発作
手足のしびれやくびのねじれ、けいれんなど。意識はある。
欠神発作
突然意識を失い、数秒から数十秒で元に戻る。
強直性発作
意識を失い、全身が固く突っ張る。
間代性発作
両手両足がガクガクと一定のリズムで大きく屈曲する。

全般発作

脳の深部（脳幹）で異常な電気的興奮が起こり、大脳皮質全体に興奮が伝わります。

①欠神《けっしん》発作　突然、意識を失い、数秒から数十秒で元に戻ります。一瞬、動作を止め、一点を見つめたり、目をパチパチとします。以前は、小発作と呼ばれました。子供に多い発作です。

②ミオクローニー発作　四肢の筋肉がピクンピクンとふるえます。短時間の意識障害がみられます。

③間代《かんたい》性発作　筋収縮と弛緩《しかん》が交互に起き、四肢がガクガクと大きく屈曲します。意識障害を伴います。

④強直《きょうちょく》性発作　筋肉が強く収縮、手足や頸部《けいぶ》、胴体が強く突っ張ります。意識を失い、呼吸は停止、チアノーゼが出現します。

⑤強直間代《きょうちょくかんたい》性発作　急激な意識消失と全身性の強直性発作が起こり、その後、間代性発作に変わります。瞳孔散大、呼吸抑制、チアノーゼ、尿失禁などを伴います。以前は大発作と呼ばれていました。

⑥脱力発作（失立《しつりつ》発作）　姿勢を保つ筋肉群に突然、脱力が起き、立っていられなくなります。

1日に長い発作が何回も起きたり、発作から回復する前に次の発作が起きたりする状態をてんかん重積状態といいます。これは、呼吸困難や血圧低下などによって生命に危険が及ぶおそれもあるので、救急受診が必要です。

てんかんのある人へのサポートとケア

てんかんのある人は、大人なら自動車の運転や就業、女性では妊娠・出産、子供なら発達や就学の際にさまざまなサポートを必要とします。しかし、てんかんの発作は数秒から数分間ですから、ほとんどの時間は通常の社会生活を送ることができます。その活動を過剰に制限しないことも、てんかんのある人をケアするときのポイントです。

（高木誠）

治療

抗てんかん薬による薬物治療を行うことで、70～80％は発作が減少あるいは消失し、普通どおりの社会生活を営むことが可能になります。

抗てんかん薬とは、脳の神経細胞における過剰な興奮を抑制する薬です。近年になって副作用が少なく使いやすい薬が多く発売され、従来からのカルバマゼピンやバルプロ酸に加え、最近はレベチラセタムなどがよく使われています。抗てんかん薬は勝手に服用をやめると再発の危険性があるので、注意が必要です。心身の過労、睡眠不足、過度の飲酒などが発作の誘因になることもあります。

（高木誠）

てんかん治療は飛躍的に向上。てんかんの子供を育てるときは

「てんかんの8割は治る」

かつて、てんかんは「不治の病」といわれていました。しかし今日では、専門医（日本てんかん学会では臨床専門医制度を実施し、インターネットでその名前を公示しています）による正しい診断と治療が行われれば、「その8割は治る」と考えられています。特に子供の場合は、年齢が進むにつれ、ほとんどが発作は起こらなくなり、治療の必要がなくなる場合もあります。

近年、てんかんに対する治療は、診断機器（デジタル脳波計、CT、MRI、SPECT、光トポグラフィー、脳磁図など）の進歩・普及、さらに基礎研究（脳研究、分子生物学的研究―遺伝子関係など）の進歩、さらには難治性てんかんに対する新しい抗てんかん薬の開発、てんかん脳外科手術の進歩などで、飛躍的に向上しています。

てんかんの分類についても、従来のてんかん発作の型から分ける国際発作型分類の考え方から、てんかんを一つの病気としてではなく、てんかん発作の始まる時期、どのような経過か、治療に対する反応など、病気や障害を要因とする、国際てんかん症候群分類としての分類も導入されています。その後も細かい改定がなされていますが、基本的には、これらの二つの分類が基本となっています。特に子供の場合、きわめて予後のよいものがあるので、この分類法が導入され、その結果、過剰治療や、両親にむだな心配をさせることがなくなりました。

てんかんの子供をもつ親の心得

子供の治療には養護環境の整備、専門医を中心とするチームアプローチによる包括治療が大切です。両親や介護者は、次のような意識で行動することが重要です。

❶子供がてんかんの診断を受けたら、親がきちんと受け止める　ショックを受けて「診断が間違っている」と否定したり、いたずらに嘆き悲しんだりすることなく、専門医とよく相談して、前向きに取り組んでほしいものです。

❷「てんかんだから」「かわいそうだから」と子供を特別扱いしない　子供の要求をなんでも受け入れてしまうと、子供はわがままに育ちます。また、逆に「治さなければ」と厳しい態度でばかり接していると、自立心のない、いじけた子供になるおそれもあります。

普通の子供として、適切なしつけを行うことが大切です。しつけができていれば、仮にてんかん発作が完全にコントロールされなくても、社会にうまく適応できる子供に育っていくはずです。

❸発作をこわがるあまり、子供の行動を規制しすぎない　気配り、目配りは必要ですが、そうしたなかでも、伸び伸びと育ててください。

❹子供につねに知的刺激を与える　てんかん発作や治療の過程、特に乳幼児期のしつけは本人の認知力に影響を与えるので、絶えず知的刺激を与えるように接します。具体的には、よくあやし、話しかけ、音楽などを聞かせたり、本を読んであげたりするといった刺激が、子供によい影響を与えます。

❺子供には両親が一致協力してかかわる　母親まかせにしないで父親も積極的にかかわり、互いによき相談相手になり、心身ともに助け合いながら、子供の治療と向きあうことが大切です。

（熊谷公明）

心の病気

- 神経症性障害
- うつ病と双極性障害
- パーソナリティ障害
- 行動異常
- 心的外傷・ストレス因関連障害
- 統合失調症
- 摂食障害
- 睡眠覚醒障害
- 認知症

心の病気の診断と治療

●心は脳神経細胞の機能現象

心の病気は精神疾患、あるいは精神障害とも呼ばれます。その治療対象は脳です。現代文明では、心は脳にあると考えるからです。ただし、心は、脳の中の特定の場所にあるわけではありません。心とは、いろいろな脳神経細胞のネットワークの中に形成されている機能的な現象だと考えられます。

脳は脳細胞の集まりですから、心の病気の治療のひとつは脳細胞を修復することです。脳神経医学からのアプローチです。

しかし、それだけでは心の病気を診ることはできません。精神障害を心の動きとして考え、そのゆがみを心理療法によって治すアプローチも行われています。

●病名はＤＳＭ－５が基本です

心の病気は血圧や心拍数などの数値を診断の基準にすることができません。そのためにかつては、国や文化圏によって、診断基準がさまざまでした。

そこで、診断基準を世界的に標準化し、信頼性を向上させるために導入された国際的診断基準として、現在、ＷＨＯ（世界保健機関）の疾病分類であるＩＣＤ（国際疾病分類）と、アメリカの精神医学会の国内診断基準ＤＳＭとがあります。

日本の厚生労働省の疾病統計はＩＣＤ第10版「ＩＣＤ－10」に基づいていますが、本書では、より最新の診断基準である２０１３年改訂のＤＳＭ第5版「ＤＳＭ－５」を基本として記述しています。

●治療は薬物療法と心理療法の両輪が必要です

心の病気の治療は、薬物療法と心理療法によって行います。いずれか一方ではなく、２つを車の両輪として使います。

薬物療法の多くは、症状を軽減する対症療法です。原因となる脳の機能障害が解明されてきた病気では、障害を回復させることを目ざす薬もあります。

精神科の薬の処方は、漸増法といって少量から始めてだんだん増やし、減らすときもだんだん減らす漸減法を用います。効果や副作用があらわれる量は個人差があるので、段階を追って少しずつ量を変えることで、医師はそのときの患者さんの症状に適した量を見きわめるわけです。

心理療法は大きく分けて精神科の外来レベルで行う支持的なものと、専門的な技能・技法をもつ医師や心理士が行うものがあります。後者の治療には、認知行動療法、分析的精神療法、家族療法などがあります。

●患者さん自身が病気と対峙していくことが大切

治療は、患者さんとの話し合いから始まります。面接を重ねて患者さんとの信頼関係を構築できたところで初めて、具体的な治療に入っていきます。

心の病気は医者にまかせていれば治るわけではないからです。患者さん自身が自分の心の状態や病気を理解し、受け入れ、それとどうかかわり、どう回復していくか、治療者とともに歩んでいくのが心の病気の治療の基本です。

（野村総一郎）

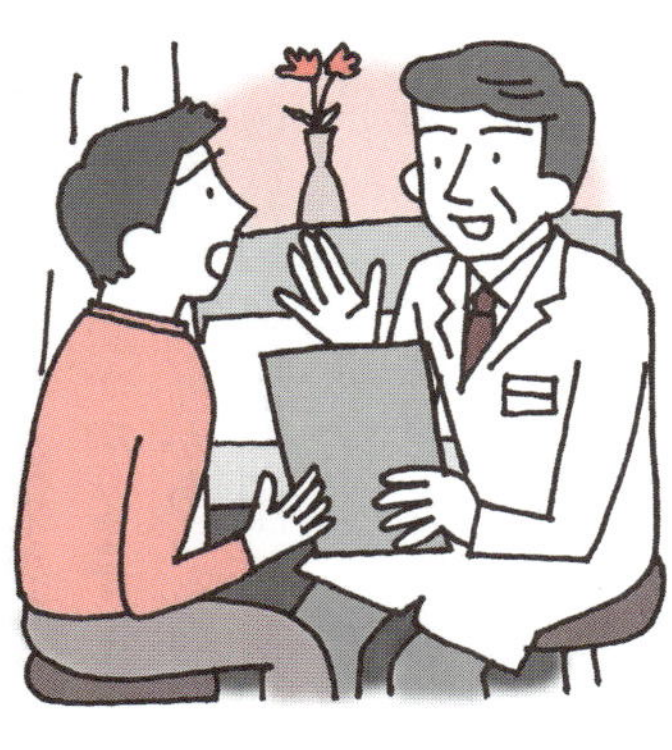

神《しん》経《けい》症《しょう》性《せい》障《しょう》害《がい》

神経症性障害は、正常な心理の範囲内で理解できるような悩みの症状で、多くの場合、さまざまな身体症状を伴います。有病率が高く、うつや双極性障害との合併が多くみられます。

原因はまだ十分に解明されていません。患者さんの性格が関係しているとされますが、脳のある種の機能不全状態であることがわかってきています。治療法として、抗うつ薬などを中心とした薬物療法や認知行動療法などが有効な疾患もあります。

不《ふ》安《あん》症《しょう》（不《ふ》安《あん》障《しょう》害《がい》）

症状

限局性恐怖症

動物、高所、閉所、血液、注射など、特定の対象や状況に著しい恐怖や不安があり、イメージするだけで恐怖を感じ、ときにはパニック発作を起こすこともあります。症状が6カ月以上続き、恐怖の対象や状況を避けるために、日常生活に不都合を生じている状態です。

小児期と20代半ば、男性より女性に多くみられます。

社交不安症（社交不安障害）

人前での話や食事などで失敗したり恥をかいたりすることを極度に恐れます。一般に、対人恐怖症、赤面恐怖症といわれる状態です。そうした場面に遭遇すると、動悸《どうき》やふるえ、発汗、吐きけや下痢、めまい、窒息感、赤面などの不安症状が起こるため、これを回避しようと、対人関係や社会生活に支障をきたします。

10代半ばの発症が多く、25才以上での発症はまれです。

パニック症（パニック障害）

身体の病気はないのに、突然、動悸、呼吸困難、めまいなどのパニック発作を2回以上起こし、その後、発作への予期不安が続き、そのために外出など社会生活に支障をきたします。かつては心臓神経症や過呼吸症候群とも呼ばれていました。

20～30代に多く、女性の発症率は男性の2～3倍です。

広場恐怖症

自己制御のできない尿意や便意などの症状やパニック発作が起きたときに、逃げることができない、または助けが得られない状況について、不合理なほどの恐怖や不安をいだく状態です。悪化すると、外出できなくなることがあります。

全般性不安症（全般性不安障害）

仕事や学業、家族、生活環境など、多くのことについて過度な心配や不安をいだく状態が6カ月以上持続します。加えて、落ち着きがない、集中できない、緊張、過敏、頻脈や発汗、睡眠障害などの自律神経症状、頭痛や肩こりといった身体症状を伴います。

治療と経過

パニック発作を抑え、予期不安を軽くするために薬物療法を行います。ＳＳＲＩ（選択的セロトニン再取り込み阻害薬）、ＢＺＤ（ベンゾジアゼピン系抗不安薬）などを使います。ＳＳＲＩは比較的副作用が少ないものの、効果があらわれるまで時間がかかります。一方で、ＢＺＤは即効性があるものの、精神的依存や副作用に注意が必要です。

精神療法は、認知行動療法を行い、不安状況に対する対処法を身につけていくようにします。慢性化するとうつ病を併発することがあるので、早期に専門医を受診して治療に努めましょう。なお、うつ病を合併している場合はうつ病の治療を優先します。

パニック発作で生じる13の身体・精神症状

1 動悸、心悸亢進、または心拍数の増加　**2** 発汗
3 身震いまたは震え　**4** 息切れ感または息苦しさ　**5** 窒息感
6 胸痛または胸部の不快感　**7** 嘔気または腹部の不快感
8 めまい感、ふらつく感じ、頭が軽くなる感じ、または気が遠くなる感じ
9 寒気または熱感　**10** 異常感覚（感覚麻痺またはうずき感）
11 現実感消失または離人感
12 抑制力を失う、または“どうかなってしまう”ことに対する恐怖
13 死ぬことに対する恐怖

（DSM-5より）

強迫症《きょうはくしょう》（強迫性障害《きょうはくせいしょうがい》）と関連症

症状と経過

強迫症（強迫性障害）

強迫観念と強迫行為のいずれか、あるいは両方が存在します。

強迫観念とは、ある不安を伴う観念が、自分の意思に反して絶えず浮かんできて、考えまいとすると不安が強まり、その観念がいっそう強く迫ってくる状態です。たとえば、排泄物やばい菌などを恐れる、自分が他人を傷つけるのではと恐れる、特定の品が一定の位置にないと不安になるなどです。

強迫行為は、強迫観念による不安や苦痛を緩和するために繰り返してしまう行為です。手洗いや掃除、数える、順番に並べる、確認するなどの行為があります。

これらの強迫観念や強迫行為に、1日1時間以上を費やすようになったら病気だと考えて受診する必要があります。

全体の25%が14才までに発症しますが、思春期までの発症は40%ほどが成人前期に改善されると報告されています。

醜形《しゅうけい》恐怖症／身体醜形恐怖症

身体的な外見に関する欠点や欠陥に過剰にこだわる状態です。他人にはわからないようなわずかな形や色の違いなどにこだわって、鏡を見る、さわる、他者と比べるといった行為を繰り返します。

70%近くが18才前に発症し、最も多いのは12～13才とされます。18才未満で発症した場合は自殺願望が強く、併発症も多いものの、年齢とともに症状が軽くなる傾向があります。

ため込み症

現実的な価値がないものを、ため込んで捨てられない症状です。ものを保存しておきたいという強い衝動、あるいは捨てることに著しい苦痛を感じるためだとされます。生活空間にものがあふれて、重症になると衛生面や失火などを生じかねません。俗にいう〝ゴミ屋敷〟、〝片づけられない症候群〟なども本症とみられます。

11～15才に発症し、徐々に重症化しながら慢性化し、30代半ばには重大な障害となります。

抜毛症《ばつもうしょう》

頭髪、眉毛、まつ毛などの自分の体毛を反復的に抜く症状です。この行為で重大な苦痛や社会的な障害を受けており、やめようと試みているができない、他の疾患や精神疾患には該当しない場合に本症と診断されます。幼・小児期にみられるのは一過性の習慣で終わりますが、思春期以降に発症した場合は慢性化します。

皮膚むしり症

自身の皮膚をかきむしる行為で、苦痛や社会的障害を受け、やめようとしているのにできない症状です。皮膚疾患やコカイン中毒、自傷行為とは区別します。思春期以降に発症することが多く、慢性化します。

治療

強迫症、ため込み症、醜形恐怖症や身体醜形恐怖症では、選択的セロトニン再取り込み阻害薬、抗うつ薬、抗精神病薬などの薬物療法と、認知行動療法で治療します。認知行動療法では特に、こだわりをもつ対象に向き合わせて、強迫的な対処を防止する曝露《ばくろ》反応妨害法を行います。

抜毛症、皮膚むしり症では、抗うつ薬による薬物療法と、習慣逆転訓練などの認知行動療法を行います。

解離症《かいりしょう》（解離性障害《かいりせいしょうがい》）

症状と経過

人の心は通常、ひとつのまとまりと連続性をもっています。何かを感じたり考えたりする自分は1個であり、子供のころの自分と大人になった現在の自分の間には連続性があり、どちらも自分であるという感覚（同一性）をもっています。そのまとまりと連続性が失われ、心の中に解離した状態が存在するようになる症状です。

解離性同一性障害

一人の中に2つ以上のはっきりと区別できるパーソナリティが存在することで、同一性の混乱、崩壊、分裂が生じます。もともとの人格（主人格）と交代人格は、年齢、性格、性別が異なることもあり、患者さんは自分に「空白の時間」や身に覚えのない経験が存在することで病気を自覚します。

以前は多重人格（障害）、二重人格とも呼ばれており、宗教的儀式による憑依《ひょうい》現象でも生じます。

小児期の虐待やトラウマ的できごとに関連して生じると考えられますが、発症は小児期前半から高齢期まで、すべての世代で起こりうるとされています。

解離性健忘《けんぼう》

トラウマ的、または強いストレスを伴うできごとの記憶を失う場合と、自分自身がだれなのかといった自分の生活史すべてを思い出せない場合とがあります。そのために、突然、放浪の旅に出る解離性遁走《とんそう》を伴うこともあります。

健忘の対象は数分から数十年と幅があります。ストレスなどから解放されて急激に治ることもあれば、長期間に及ぶこともあり、数年後に徐々に記憶がよみがえってくることもあります。

離人感《りじんかん》・現実感消失症

自分が自分でないと感じる、夢の中にいるよう、傍観者、あるいはロボットのように感じるといった離人感、体外離脱体験を訴える場合と、住み慣れた景色を疎遠に感じる、周囲の動きが映像のように感じるといった現実感の消失が主な症状です。

平均発症年齢は16才で、40才以上ではまれです。症状は数時間、数日で終わる場合もあれば、数年続く場合もあります。患者の$\frac{1}{3}$は1回きりの体験で終わりますが、$\frac{1}{3}$は持続し、残り$\frac{1}{3}$はたまの発症がやがて持続するようになります。

治療

治療の中心は精神療法です。外傷的な出来事が関係している場合があるので、特に解離性同一性障害や解離性健忘には、「安全で安心する環境に継続的に置く」ことが治療法となります。解離性健忘では催眠療法で導きます。離人感・現実感消失症では、支持的精神療法を行います。患者の内的な葛藤に立ち入ることなく、患者が直面している現実的な問題を解決することを目的として、現実検討能力の強化、保証と助言、などの技法で患者を支持していく治療法です。

薬物療法を補助的に行うことがありますが、直接効果のある薬物はなく、症状に応じて向精神薬を使います。

身体《しん たい》症状症《しょうじょうしょう》および関連症

身体症状症

1つ以上の身体症状によって苦痛や日常生活の支障があり、症状の重さに比べて過剰な不安や心配をいだいている症状です。小児期で繰り返される腹痛、頭痛、倦怠感や嘔吐《おうと》が最も多い症状です。

病気不安症

従来、心気症と呼ばれていた症状で、重篤《じゅうとく》な疾患にかかっているという先入観を半年以上にわたっていだくのが特徴です。身体症状は存在しないか、あっても軽く、医療を過度に避けるタイプもあります。20～30代から中年期に発症し、50才以降はまれです。

変換症（転換性障害）

身体には問題がないのに、随意運動機能や感覚機能に異常をきたす症状です。けいれん、手足のまひ、脱力、運動失調、嚥下《えんげ》困難、失声などの運動症状、視力や聴力の消失、味覚や嗅覚の鈍化などの感覚症状があります。非けいれん性の発作は30代、運動症状は40代に多く発症します。心理的な要因を伴わない場合もあります。

他の医学的疾患に影響する心理的要因（心身症）

ストレスなどの心理的要因が、症状の進行や悪化、回復の遅れに関連するような身体疾患です。たとえば、消化性潰瘍《かいよう》、過敏性腸症候群、慢性胃炎などの消化器疾患、アレルギー性疾患、関節リウマチ、糖尿病、肥満症、更年期症状、月経前症候群など、さまざまな疾患があげられます。

作為症《さくいしょう》（虚偽性障害）

意図的に、偽りの病気やけがが起きたように演じたり、他人が病人やけが人であるように見せます。詐病《さびょう》と異なり、利益目的ではなく、病人の役割を演ずることそのものが目的となっています。

いずれも治療は、支持的精神療法、認知行動療法などの精神療法が中心です。変換症では環境調整も重要です。パニック症やうつ病などが背景にある場合もあり、抗不安薬、抗うつ薬、SNRI（セロトニン・ノルアドレナリン再取り込み阻害薬）などの薬物療法が効果を示す場合も。（野村総一郎）

うつ病《びょう》と双《そう》極《きょく》性《せい》障《しょう》害《がい》

うつ病と双極性障害は、従来、まとめて気分障害と呼ばれてきましたが、主な症状が気分の変化である点は同じでも、家族歴や遺伝的素因、治療法が異なり、2013年発表のDSM-5（P363参照）から、別個に扱われています。

わが国で近年、うつ病と双極性障害の治療を受けている患者数は約100万人にのぼります。いずれも本人の苦しみはいうまでもないものの、学業や仕事の継続がむずかしく、自殺リスクも高く、社会的な損失も甚大です。他の精神疾患や生活習慣病を合併することも多く、診断、治療、予防策いずれについても、いまだに万全とはいえない状況です。

診断

気分の浮き沈みはだれでも日常的に経験しますが、うつ病と双極性障害では特徴があります。

自分ではコントロールできないほど程度が強く、持続期間が長く、身体機能のほか、社会的職業的領域も含めた機能障害を伴うことです。

そのような気分の変化を診断するにはまず、その変化が、他の身体疾患や医薬品などの影響によるものではないことを確認します。

そのうえで、現在と過去の気分エピソードの有無を確認します。うつ病ではうつ病相、双極性障害ではうつ病相と躁病相が生じます。DSM-5では、これら病相を「エピソード」と称して、「抑うつエピソードの診断基準」と「躁病エピソードの診断基準」を設けて診断します。

抑うつエピソードのみであればうつ病、躁病エピソードが1回以上あれば双極性障害の可能性があります。気分エピソードの基準を満たさない場合は、気分循環性障害、持続性抑うつ障害などの診断になります。

また、気分エピソードの期間以外に精神病症状がある場合は、統合失調症との鑑別を要します。

（表1）抑うつエピソードの診断基準

DSM-5精神疾患の診断・統計マニュアルより抜粋

以下の症状のうち５つかそれ以上が同じ2週間の間、「ほとんど一日中、ほとんど毎日」存在し、そのうち少なくとも１つが１または２であること。

1 その人の言葉によって示される抑うつ気分。
2 すべての活動における興味・関心や喜びの減退。
3 体重の減少または増加。あるいは食欲の減退または増加。
4 不眠または過眠。
5 精神運動焦燥または制止。
6 疲労感、または気力の減退。
7 無価値感、または過剰であるか不適切な罪責感。
8 思考力や集中力の減退、または決断困難。
9 死についての反復思考。反復的な自殺念慮。または自殺企図。

（表２）躁病エピソードの診断基準

DSM-5精神疾患の診断・統計マニュアルより抜粋

A 気分が異常かつ持続的に高揚し、開放的になる。あるいは怒りっぽくなる。加えて、異常にかつ持続的に亢進した目標指向性の活動または活力がある。このような普段とは異なる期間が、少なくとも1週間、ほぼ毎日、1日の大半において持続する。

B Aの期間中、以下の症状のうち3つ以上（気分が易怒性のみの場合は４つ）が示され、普段の行動とは明らかに異なった変化を象徴している。

1 自尊心の肥大、または誇大。
2 睡眠欲求の減少。
3 普段より多弁であるか、しゃべり続けようとする切迫感。
4 観念奔逸、またはいくつもの考えがせめぎ合っているといった主観的な体験。
5 注意散漫が報告される、または観察される。
6 目標指向性の活動の増加。または精神運動焦燥。
7 快楽的活動への熱中（例：制御のきかない買いあさり、性的無分別、またはばかげた事業への投資などに専念すること）。

うつ病

うつ病は、欧米では一般に若年層で発症することが多いのですが、日本では若年層に加えて中高年層でも頻度が高く、女性の有病率が男性の約2倍にのぼります。

うつ病の57%は不安症（不安障害　P364参照）を合併し、その多くは不安症が先行します。不安症を合併しているとうつ病の治療効果が得にくく、自殺の危険率が高いと報告されています。

うつ病は身体疾患との合併も特徴です。身体疾病の患者はうつ病の有病率が高く、うつ病の合併が身体疾患の予後を悪化させ、身体疾患の合併がうつ病の予後を悪化させると報告されています。循環器疾患、脳血管障害、悪性腫瘍《しゅよう》、腎疾患で合併例が多くみられますが、うつ病の治療により身体疾患が改善します。

症状

うつ病は気持ちの病気だと考えがちですが、実際は身体全体の調子が悪くなる病気です。

DSM-5ではうつ病による症状を抑うつエピソードと呼びます。症状が表1（P367参照）の診断基準を満たし、さらに、躁病エピソードが過去にも現在にもなく、双極性障害の可能性が除外された場合にうつ病と診断されます。

なお、症状は1日のなかで強弱が変化します。特に朝、強くあらわれて、夕方になると楽になるというパターンが多くみられます。

また、抑うつエピソードのほか、性欲減退、身体の痛み、発汗、便秘などの自律神経症状を伴うことも多いとされています。

同じうつ病でも、特有の症状が強くあらわれたり、一定の時期に限って発症するなどの特徴をもつものがあります。主なものは以下です。

不安による苦痛

不安は、抑うつエピソードには含まれていませんが、多くの患者さんにみられます。強い不安は治療効果の低下、病気の長期化、自殺リスクの高さに関連する可能性があります。そこで、DSM-5では、不安による苦痛の存在と重症度を特定する診断項目を設けています。以下のうち、4つ以上の症状がある場合は中等度から重度と診断されます。

1 張りつめた、または緊張した感覚
2 異常に落ち着かないという感覚
3 心配のための集中困難
4 何か恐ろしいことが起こるかもしれないという恐怖
5 自分をコントロールできなくなるかもしれないという感覚

精神病性うつ病

抑うつエピソードが高じて、精神病症状、つまり、幻覚や妄想をいだくことがあります。たとえば、抑うつエピソード7の無価値観や罪責感の延長上で「取り返しのつかない過ちを犯した」などの罪業妄想、「不治の病にかかって助からない」といった心気妄想など微小妄想をいだくこともあります。

メランコリー型うつ病

抑うつエピソード2の「すべての活動に関する興味・喜びの減退」、または「通常は快適に感じられる刺激に対する反応の消失」があり、さらに以下の6項目のうち、3項目以上がそろっている場合に診断されます。

1 抑うつ気分
2 朝起きたときに気分が悪い
3 早朝覚醒
4 動作が緩慢になる（精神運動制止）
5 食欲不振・体重減少
6 過度な罪責感

非定型うつ病

メランコリー型と逆に、「楽しいできごとに反応して気分が明るくなる」のが特徴です。さらに以下の4項目のうち2項目以上がある場合をいいます。

1 食欲・体重の増加
2 過眠
3 手足が鉛のように重く感じられる
4 他者の拒絶的言動に過敏に反応する

若年者に多くみられます。双極性障害の可能性もあり、不安障害やパーソナリティ障害の合併が多いとされています。

周産期うつ病

妊娠中から産後4週間以内に発症したうつ病をさします。

ただし、産後1週間以内に数日だけ生じる「マタニティブルーズ」とは異なります。うつ病は通常、周囲の心配を拒絶し、投げやりな態度を示しますが、「マタニティブルーズ」は、自身の状態を客観的に見て、「母乳も出たからだんだんよくなるかも」と前向きに考えることができます。

しかしながら、「マタニティブルーズ」から本物のうつ病に移行してしまう可能性もあります。2週間以上、悲観的気持ちが続いて、次第に重くなる場合は注意します。

季節性うつ病

毎年、決まった季節に発症し、決まった季節に入ると症状が改善するというタイプです。特に多いのは秋から冬に発症し、春から夏によくなる「冬期うつ病」です。症状は「非定型うつ病」に類似し、日照時間の短い高緯度の地域で発症率が高いと報告されています。治療法として、人工的に日照時間を延長する高照度光療法が有効だとされています。

血管性うつ病

動脈硬化などで脳内血管に小さな梗塞《こうそく》が生じた結果、うつ病になることがあります。高齢になって初めてうつ病になった場合などに、脳画像検査をしてみると、小さな脳梗塞が見つかることがよくあります。脳卒中の後遺症としてうつ状態が続くこともあります。

持続性抑うつ障害（気分変調症）

抑うつエピソード診断基準のレベルを満たすほど重症ではないうつ状態が2年以上続いている場合をいいます。

本来のうつ病ではないとされていますが、ほとんどの人がうつ病に移行することが多く、うつ病に準じた薬物療法がある程度、効果をもつことから、最近は、うつ病の1タイプと考えられるようになってきています。

原因

うつ病の危険因子として重要視されているのは、心理社会要素です。すなわち、ストレスになる複数のできごとが生じたときに、周囲からのサポートを十分に受けられない環境が重なり、その結果、脳がストレスに耐えきれずに機能不全に陥り、否定的な見方を引き起こします。そのために周囲のサポートを過小評価して孤立し、負荷を過大評価してストレスをさらに高め、脳の機能回復が妨げられるという悪循環に陥るのです。

ただ、ストレスの感じ方や反応には個人差があります。几帳面で人に気を使う性格の人はストレスを感じやすく、ケアの低い養育体験がある人はストレスに弱い傾向があるとされています。

遺伝的要素も危険因子のひとつですが、うつ病の遺伝率は双極性障害に比べて低いことがわかっています。ただ、ストレスの高い環境に置かれたときに、遺伝的要素がある人ほど、うつ病を発症しやすいと報告されています。

治療と経過

心理教育

治療の基本は、患者さんと家族など周囲の人が、うつ病の治療に積極的な姿勢をもてるように促す「心理教育」です。まず、うつ病は病気であり、患者さん自身に責任はないこと、長期の経過をたどる病気で、回復しても再発する可能性があることを伝えます。

うつ病は未治療では半年から2年続くのに対して、治療を8週間続ければ7割近くは症状がほぼ消失すると報告されています。ただし、約1割は複数の治療を行っても、十分な効果が得られません。また、初回治療後の再発率は50～60％にのぼり、再発を繰り返すごとに再発率が上がります。それだけに初期段階でしっかり治療して再発を予防することが大切です。

さらに、医師が患者さんに必ず伝えるのは、次の2点です。

まず、治療の第一目標は、脳の機能不全の改善であり、そのためには、脳の休息と薬物療法、睡眠の調整が不可欠だということです。

脳の休息とは、ストレスになるできごとから離れることはもちろん、仕事、家事、介護、育児など生活全般にわたり、できる限り休むことです。何もしないことが第一で、旅行、趣味など遊びもタブーです。

もうひとつは、治療中、退職とか離婚など、重大な決断をしないこと、特に自殺行為をしない約束をしてもらいます。

家族など周囲の人への注意も欠かせません。それは、叱咤《しった》激励をしないことです。うつ病患者は、自責の念が人一倍強く、しかし、できない自分に追い詰められています。周囲からの叱咤激励はそこに追い打ちをかけ、決定的なダメージを与えます。

薬物療法

薬物療法の基本は抗うつ薬です。抗うつ薬には数種類ありますが、抗うつ効果には大きな違いがありません。どの薬も改善率は70%くらいで、どの薬が効くかは個人差があります。用量や薬の種類を変えることで95%くらいの改善率が得られると報告されています。投薬後、効果が出るまで1〜2週間かかることも共通点です。

主な抗うつ薬は以下の4種類ですが、薬の種類による大きな違いは副作用です。

(1)SSRI(選択的セロトニン再取り込み阻害薬)、(2)SNRI(セロトニン・ノルアドレナリン再取り込み阻害薬)、(3)TCA(三環系抗うつ薬)、(4)その他。

副作用が強いのは三環系抗うつ薬で、便秘、口の乾き、立ちくらみ、動悸《どうき》が生じます。SSRIも飲み始めに吐きけが生じますが、一過性です。SSRIは他の薬との相互作用が複雑なため注意が必要です。

どの抗うつ薬も急に中断すると、めまい、吐きけ、倦怠感、しびれ、不眠、不安、焦燥感などが生じることがあるので、減量はゆっくり行う必要があります。服用を中止したいときは必ず主治医に相談しましょう。

なお、2〜3種類の抗うつ薬を使っても効果がない場合は、抗うつ薬の効果を増強させる方法として、リチウムという気分安定薬、甲状腺ホルモン剤、ドパミンアゴニストを併用することがあります。

また、急性期で、抗うつ薬の効果があらわれるまでの苦痛を軽減するために、抗不安薬や睡眠導入剤を併用することもあります。

精神療法

脳の機能不全により生じる否定的な見方を改善するために、認知行動療法や対人関係療法が行われます。どちらもうつ病の治療における効果が実証されています。

特に認知行動療法は、うつ病の治療と予防を第一の目的として作られただけに、すぐれた効果が得られます。うつ病に特徴的な認知のゆがみを、自ら気づけるよう促し、修正していきます。

対人関係療法は、患者さんにとって重要な人間関係の問題点を明らかにし、解決していく方法です。

いずれも、精神科医、もしくは専門的訓練を受けた臨床心理士が患者さんと対話をしながら治療をすすめます。

電気けいれん療法(ETC)

薬物療法の効果がない場合、自殺の危険性が高い、昏睡状態が続くなどの症状で迅速に症状を改善したい場合、身体疾患の合併から薬物療法が続けられない場合などに行われます。

通電療法とも呼ばれ、脳に通電してショックを与えます。精神症状に改善がみられ、特にうつ病では90%以上の治療効果が得られます。以前はけいれんを伴いましたが、現在は筋弛緩《しかん》剤で筋肉のけいれんを止めて行う修正型電気けいれん療法(mETC)が使われ、安全性も担保されています。

高照度光療法

季節性うつ病で、冬に症状が出る場合の治療法として行われます。

早朝または夕方の約2時間、2500〜3000ルクスの光を顔面に照射します。自宅で市販の器具を使ってやることができ、季節性うつ病には薬物療法よりも効果があるとされています。

双極性障害

双極性障害は、以前は躁うつ病と呼ばれていました。有病率は、欧米でも日本でも、うつ病に比べて少ないと報告されています。

発症年齢はおおむね18才とうつ病より低く、米国では10代以下の発症も注目されています。

再発率が90%以上と高く、自殺のリスクが高いことも特徴です。精神疾患中、最も自殺率が高く、自殺の生涯危険度が一般人の15倍にのぼると報告されています。

双極性障害は他の精神障害を合併することも多く、50%以上は不安障害を合併し、合併した場合、自殺率が高くなります。

症状

表2(P367参照)に示した躁病エピソードの診断基準を満たす場合に、双極性障害と診断されます。

躁病エピソードの特徴は、診断基準Aの「気分が高揚する、開放的になる、活動または活力がある」状態です。さらに診断基準Bの7項目のうち、3〜4項目が存在することが診断の条件です。

Aの気分が1週間、ほぼ毎日、1日の大半、持続し、AとBの気分障害により、社会生活や仕事に大きな障害が生じたり、入院が必要なほど重篤であることが、躁病エピソードの診断基準です。

さらに症状のあらわれ方に次のような特徴を示す場合があります。

●軽躁病エピソード　躁病エピソードと同じ症状をあらわすものの、持続期間が4日以内で、社会生活や仕事に支障をきたすほど重篤ではない状態をいいます。

●混合性エピソード　躁病症状から抑うつ症状への移行過程で、躁病の症状と抑うつ症状が入りまじって出現することがあります。考えや行動は躁状態で興奮して動き回る一方で、気分はうつ状態で重く沈むといった状態です。この時期は特に自殺のリスクが高い時期だとされています。

これらの症状のあらわれ方や持続期間、抑うつ症状の有無などにより、双極性障害は以下の3つのタイプに分類されます。

双極Ⅰ型障害

これまで、躁病エピソードの出現が1度以上あれば、躁病Ⅰ型障害と診断されます。抑うつエピソード（表2）も出現しますが、診断の必須条件ではありません。

治療を受けないと躁病エピソードは約2〜3カ月続き、その$\frac{1}{3}$は抑うつ症状で過ごすと報告されています。治療を受けて一度回復しても、90％以上が再発を繰り返し、一生のうち躁病エピソードが出現する回数は2〜30回、平均約9回とされています。

特に難治症例とされるのは、1年に4回以上、躁、軽躁、抑うつ、混合エピソードが繰り返し出現する「急速交代型」です。自殺危険度が高く、抗うつ薬によって起こることもあるので注意が必要です。

双極Ⅱ型障害

1回以上の軽躁病エピソードと抑うつエピソードが出現した場合をいいます。

軽躁状態は、調子がよく、学業や仕事もむしろはかどるため、本人も家族も病気に気づきません。抑うつエピソードが出ている時期は本人がつらいため、うつ病だと思い込みがちです。

実際には双極Ⅰ型障害にかなり近い場合からうつ病に近い場合まで、症状も経過もさまざまです。それだけに診断がむずかしく、再発を繰り返してしまうことがあります。

気分循環性障害

2年間以上の期間に、軽躁エピソードと、抑うつエピソードがあるものの、診断基準を満たさない程度の抑うつ症状を示す期間がある状態をいいます。

原因

双極性障害は遺伝率が約80％と、うつ病の2倍近く高いと報告されています。ただ、遺伝的要素だけで発症する遺伝子疾患ではなく、遺伝と環境の相互作用によって発症する病気です。

したがって、遺伝的要素があるとしても、不要なストレスを軽減することで、病気を予防し、改善することは可能だと考えられます。

治療

心理教育

躁症状のときは、本人は調子がよいと感じますが、家族や周囲はストレスを感じがちです。放置すると、社会的信用が失われたり、家族との信頼関係がそこなわれたりすることもあります。患者さんが信頼する人に助言してもらうなどして早期受診につなげましょう。

患者さんが外来治療を拒否したり、家族の生活が破綻《はたん》するほど症状が強い場合は入院治療が必要になります。本人の意思に反して入院させる場合は、精神保健指定医が診察して保護者の同意で行う医療保護入院があります。

薬物療法

治療の基本は、気分安定薬による薬物療法です。躁症状を抑える効果が高いのは、炭酸リチウムとバルプロ酸ナトリウムです。

気分安定薬の効果が出るまで2〜3週間かかるため、早急に鎮静化したい場合には抗精神薬が使われることもあります。

本人がつらいのはうつ状態です。双極性障害ではうつ状態にも気分安定薬の炭酸リチウムが使われます。そのほか、新しい抗精神薬のクエチアピンが双極性障害のうつに有用だと報告されています。

これらの薬では効果が不足するため、抗うつ薬を併用する場合もあります。しかし、双極性障害に抗うつ薬を使うと躁状態を引き起こして急速交代型を招く危険性があり、論議の分かれるところです。

再発予防には、気分安定薬のラモトリギンが有効です。再発を防ぐにはほぼ一生の間、薬を飲み続けなければなりません。薬を中断すれば必ず再発します。急速交代型に至り、自殺の危険性が高まる可能性もあります。薬を飲み続ければ、躁状態もうつ状態も全くなくなるか、軽くてすみます。

生活のリズムをととのえることも大切です。特に睡眠のリズムは重要です。一晩の徹夜をきっかけに躁症状に転じる危険性があり、起床と就寝時間を規則的にしただけで、急速交代型の症状が安定したと報告されています。

（野村総一郎）

うつ病の漢方療法

漢方薬でうつ病を治療する場合は、〝気〟のバランスをとる処方を主体に用います。

三黄瀉心湯《さんおうしゃしんとう》・黄連解毒湯《おうれんげどくとう》

体力が中等度以上の人で、不安感、焦燥感とともに、感情の動揺がはげしく、便秘の傾向のあるものに。便秘がない場合は、黄連解毒湯を用います。

桂枝茯苓丸《けいしぶくりょうがん》

へその両脇、ことに左下腹部に充実した抵抗や圧痛があり、のぼせ、肩こり、めまい、足冷えなどを訴えるうつ病に用います。

半夏厚朴湯《はんげこうぼくとう》

気分がふさいでいる状態を開かせるという処方です。虚証タイプで、不安、不眠、動悸、抑うつなどを訴え、のどに異物感のあることが目標です。

柴胡加竜骨牡蠣湯《さいこかりゅうこつぼれいとう》

実証タイプで、胸苦しく、動悸、めまい、不眠、頭痛、のぼせ、肩こりなどを訴え、いらいらして、物事に驚きやすく、便秘がちな人に用います。

加味逍遙散《かみしょうようさん》

体質虚弱な女性で、疲れやすく、頭重やめまい、いらいら、不眠を訴え、ときどき灼熱感があるものに用い、男性のうつ病にも有効です。

（矢数圭堂）

うつ病のツボ刺激

うつ病の人で多いのは、くび、肩の筋肉と腹部の筋肉がこっていることです。そこを中心にして治療を行います。

まず、ホットパックかバスタオルをよく蒸して、後ろくびから腰まで当てて、20分くらいよくあたためます。次に後ろくびの太い筋肉を肩先に向かってマッサージ、指圧します。最後に、肩の太い筋肉を親指と人さし指で強めにつかみ上げ、ぐっと圧迫を加えます。

続いて、背中の**心兪**《しんゆ》、**脾兪**《ひゆ》、**腎兪**《じんゆ》を中心に、親指で1カ所3～5回、回すようにもみます。次に、あおむけになり、胸の**膻中**《だんちゅう》を親指でもみ、おなかの**中脘**《ちゅうかん》、**関元**《かんげん》を手根か四指でもみます。特におなかがカチカチになっていたら、中脘と関元にニンニク灸を5壮（回）ずつすえます。最後に体力および活力をつける目的で、足のうらの**湧泉**《ゆうせん》を圧迫します。

（芹澤勝助）

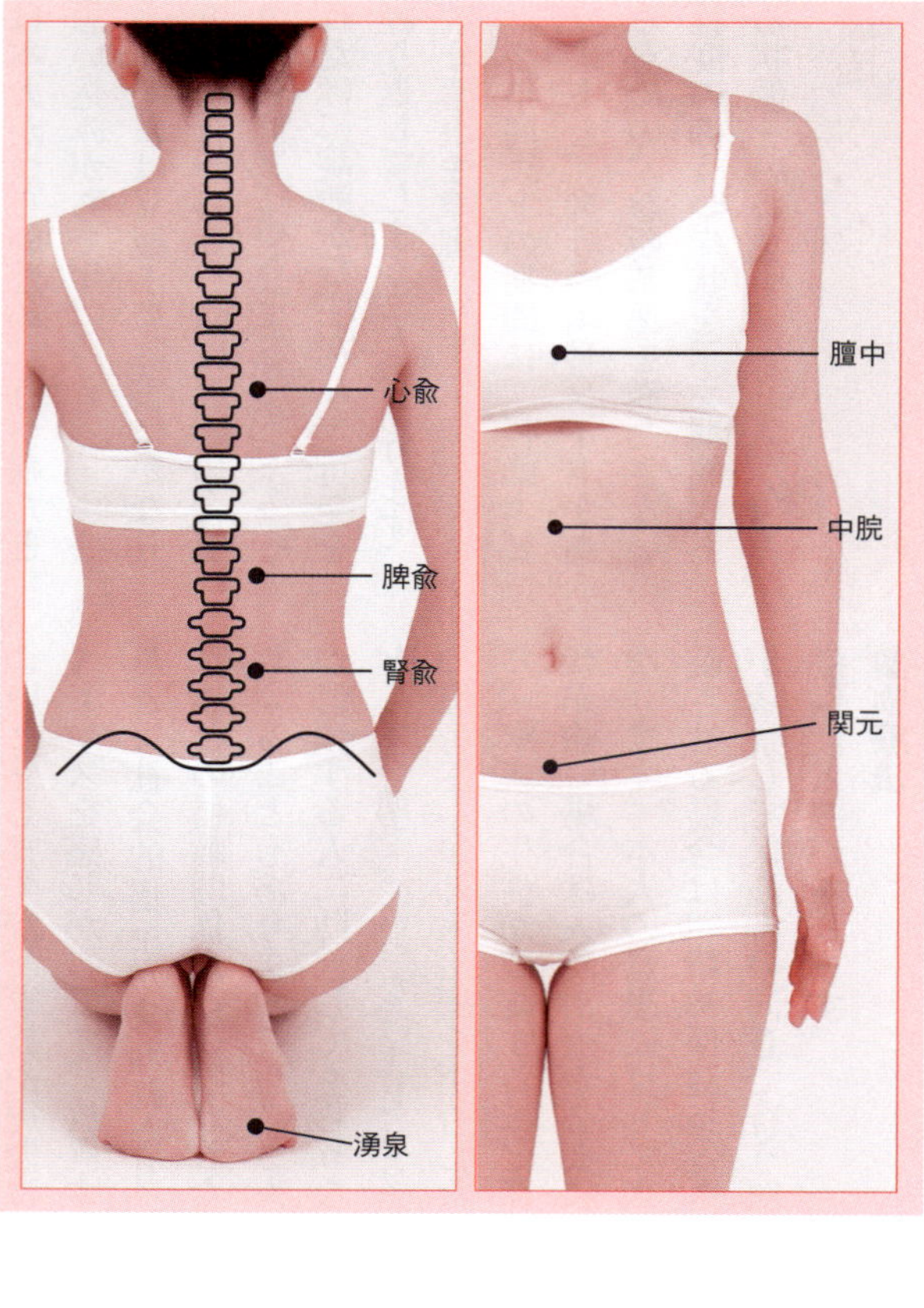

パーソナリティ障《しょう》害《がい》

パーソナリティ障害は比較的新しい病気の概念です。一言でいうとパーソナリティ機能の障害ですが、注意したいのは、パーソナリティの障害ではないことです。

DSM-5（P363参照）の診断基準では、パーソナリティ障害を以下のように定義しています。

「その人の属する文化から期待されるものより著しく偏った、内的体験および行動の持続的様式」であり、この持続的様式は以下のうち2つ以上の領域にあらわれる。

1 認知（自己、他者、およびできごとを知覚し、解釈する仕方）
2 感情性（情動反応の範囲、強さ、不安定さ、および適切さ）
3 対人関係機能
4 衝動の制御

パーソナリティは個人にもともと備わっている固有の人格です。パーソナリティ障害は、その固有の人格が障害されているのではなく、それぞれが置かれた社会環境に対する非適応的な反応様式だと考えられています。

症状と診断

DSM-5では、左下の表に示したように、パーソナリティ障害を6つのタイプに分類し、それぞれのパーソナリティ機能の障害の程度に、5種類の病的パーソナリティ傾向の有無を組み合わせる診断法を提案しています。

この診断法を踏まえて、現在、パーソナリティ障害にはP374の表に示したように10の類型と、これらを3つに分けるクラスター分類が規定されています。

ここでは10の類型を1つずつ解説するゆとりがありませんが、左下の表「病的パーソナリティ傾向」と照らし合わせると、それぞれの障害の特徴が見えてきます。それらはどれも自分や周囲の人たちの中に、多かれ少なかれ見いだせる行動や考え方だったりします。

実際、一般の人の10～15%になんらかのパーソナリティ障害が見

DSM-5モデルの6種のパーソナリティ障害と病的パーソナリティ傾向との関連

病的パーソナリティ傾向	反社会性パーソナリティ障害	回避性パーソナリティ障害	境界性パーソナリティ障害	自己愛性パーソナリティ障害	強迫性パーソナリティ障害	統合失調型パーソナリティ障害
否定的感情		●	●		●	
離脱		●			●	●
対立	●		●	●		
脱抑制	●		●			
精神病性						●

病的パーソナリティ障害

【1】否定的感情（対　情緒安定性）：広範囲で高度の否定的感情がしばしば体験される。それらは、不安、抑うつ、罪悪感、羞恥心、怒りなどの感情であり、さらにそれに基づく自傷行為などの行動や依存などの対人関係が生じる。【2】離脱（対　外交）：社会的感情的かかわりを避ける。対人関係からひきこもる。楽しむことなどの感情体験を避けるといった特徴を示す。【3】対立（対　同調性）：自己イメージが尊大。自分にだけ特別な取り計らいを求めること、他者に嫌悪感・反感を抱くこと、他者への配慮なしに自分のために利用すること、などの他者との対立をもたらす態度・行動を示す。【4】脱抑制（対　誠実性）：直接的に欲求の充足を求めて、その場の考えや感情、状況からの刺激に反応して衝動的な行動に走る。【5】精神病性（対　透明性）：文化にそぐわない奇妙な、普通でない行動や認知を示す。

DSM-5モデルのパーソナリティ障害の全般的診断基準

パーソナリティ障害に不可欠な特徴は以下のとおりである。

A パーソナリティ機能（自己機能、対人関係機能）における中等度またはそれ以上の障害
B 1つまたはそれ以上の病的パーソナリティ特性（左の表参照）
C パーソナリティ機能の障害およびその人のパーソナリティ特性の表現は、比較的柔軟性がなく、個人的および社会的状況の幅広い範囲に比較的広がっている。
D パーソナリティ機能の障害およびその人のパーソナリティ特性の表現は、長期にわたって比較的安定しており、その始まりは少なくとも青年期または成人期早期にまでさかのぼることができる。
E パーソナリティ機能の障害およびその人のパーソナリティ特性の表現は、他の精神疾患ではうまく説明できない。
F パーソナリティ機能の障害およびその人のパーソナリティ特性の表現は、物質または他の医学的疾患（例：重度の頭部外傷）の生理学的作用によるものだけではない。
G パーソナリティ機能の障害およびその人のパーソナリティ特性の表現は、その人の発達段階または社会文化的環境にとって正常なものとしてはうまくとらえられない。

［日本精神神経学会（日本語用監修）。高橋三郎、大野裕（監訳）：DSM-5精神疾患の診断・統計マニュアル。P755、医学書院、2014より一部省略して転載］

いだせると報告されています。個々の類型もそれぞれ1～2％に見いだされるといいます。

したがって、パーソナリティ障害は単独では精神障害としては軽症で、診断された人がすべて治療の対象になるわけではありません。

問題なのは、他の精神障害が合併している場合です。パーソナリティ障害は他の精神障害との合併率が高く、うつ病・双極性障害、統合失調症、摂食障害、心的外傷後ストレス障害でそれぞれ20～50％、身体表現性障害と物質乱用（本書では「アルコールや依存性薬物の使用による障害」）では50％以上と報告されています。反社会性パーソナリティ障害や境界性パーソナリティ障害が物質乱用の原因になるとの報告もあります。いずれにしても、パーソナリティ障害が合併すると、多くの精神障害の予後が悪くなります。

原因

第一に遺伝的な要因が明らかにされています。

もうひとつは生物学的病因です。反社会性パーソナリティ障害や境界性パーソナリティ障害では、その衝動性が、神経伝達物質セロトニン系の神経組織の機能低下と関連していること、境界性パーソナリティ障害では、ストレス反応にかかわる脳下垂体経由の機能低下や恐怖など負の感情にかかわる扁桃体の過剰反応など、脳の構造や機能の障害が報告されています。

発症における発達過程や発育環境の影響も見のがせません。境界性パーソナリティ障害や反社会性パーソナリティ障害では、発達期での虐待や貧困などが、発生要因として関与していると考えられています。

治療

パーソナリティ障害は、長年にわたって生じた行動パターンという側面があります。そのため、治療も、患者さん自身が自主性をもって参加し、医療者と協力して、徐々に行動パターンを緩和していく姿勢が望ましいとされています。

そこで治療に入る際は、患者さんにパーソナリティ障害の問題点や回復可能性について率直に説明し、治療への動機づけを促すことが大切です。

治療法は、精神療法が基本ですが、最近は薬物療法の適応もふえています。

精神療法は、支持的精神療法、認知行動療法、対人関係療法、力動的（精神分析的）精神療法、境界性パーソナリティ障害に対しては弁証法的行動療法などが行われています。

合併する精神障害があれば、その治療もあわせて行います。

薬物療法で有効性が報告されているのは以下です。

統合失調型パーソナリティ障害などの受動的なパーソナリティ障害には少量の抗精神病薬、境界性パーソナリティ障害や反社会性パーソナリティ障害などの衝動性や感情不安定には、選択的セロトニン再取り込み阻害薬（ＳＳＲＩ）や感情調整薬、回避性パーソナリティ障害の不安や抑制には、やはりＳＳＲＩ。最近は、境界性パーソナリティ障害、統合失調型パーソナリティ障害、反社会性パーソナリティ障害に、非定型抗精神病薬も有効だと報告されています。

パーソナリティ障害は、こうした治療を行うことで回復が期待できます。1年間、外来で治療を受けた患者さんの4～6割が改善したという報告があります。

パーソナリティ障害は次々に新しい知見が明らかにされており、病気の定義やとらえ方が今後とも変化する可能性があります。それとともに治療法も進歩することが期待されています。（野村総一郎）

パーソナリティ障害の類型と分類

クラスター A 群：奇妙で風変わりな群
1 猜疑性（妄想性）パーソナリティ障害
2 統合失調質パーソナリティ障害
3 統合失調型パーソナリティ障害

クラスター B 群：演技的、情緒的で移り気な群
1 反社会性パーソナリティ障害
2 境界性パーソナリティ障害
3 演技性パーソナリティ障害
4 自己愛性パーソナリティ障害

クラスター C 群：不安で内向的な群
1 回避性パーソナリティ障害
2 依存性パーソナリティ障害
3 強迫性パーソナリティ障害

行《こう》動《どう》異《い》常《じょう》

行動異常とは、行動の異常さを特徴とする精神疾患です。病的習慣および衝動制御の障害と、性行動の異常とに分けられます。

病的習慣および衝動制御の障害

問題行動の反復を主症状とする精神疾患です。問題行動とは、明らかな合理的動機を欠く、患者自身および他の人の利益をそこなう、反復的であり、制御できない衝動を伴う行為です。

代表的な障害に、ギャンブル障害、抜毛症、買い物依存、インターネット依存などがあります。

習慣および衝動の障害は、行為によって緊張が一挙に解消されて快感が得られるというアルコールや依存性薬物の障害（P386参照）との共通点が指摘されています。また、意思に反して行為が繰り返されるという特徴は、強迫症（P365参照）と類似しています。

そこでこれらの障害には、うつ病・双極性障害、強迫性障害と共通する神経生化学的基盤があるものと想定して、薬物療法の応用や病態の研究が試みられています。

性行動の異常

性別および性に関連する認識や行動のために問題が生じる障害です。性別意識・性別役割にかかわる障害と、性的活動の障害の2つに大きく分けられます。

性別意識・性別役割にかかわる障害

性別には、生物学的な性別（sex）だけでなく、心理的な性別意識（gender）、性別役割（gender role）、性的方向づけ（sexual orientation）の概念もあります。

一般に、生物学的性別、性別意識、性別役割は一致しているとされていますが、相違を認める人の割合は、微妙な程度まで含めれば少なくありません。したがって、そうした相違は個人の特性であり、相違そのものを一律に障害だととらえるべきではありません。

生物学的性別と性別意識や性別役割が一致しないことによって生じる精神障害を性同一性障害といいます。胎生期の性ホルモンの動態による影響、性別意識を決定する脳機能の影響、養育者の態度などの環境要因も指摘されています。しかし近年、性別意識の相違そのものは異常ではないとされ、性同一性障害も、固有の性別意識と、社会に割り当てられた性別役割との相違によって生じる葛藤や不利益にあると考えられています。

したがって、性同一性障害の治療は、その患者さんにふさわしい性別役割や生活の選択を援助する精神療法を行い、葛藤から解放されることを目ざします。

性同一性障害の多くは小児期早期から始まり、服装や遊びなどで異性に固執する行動をとりますが、大多数は思春期前には解消します。ただ、一部は、成人期に「性転換症」と呼ばれる症状に発展することがあります。自身の身体的特徴をうとましく思い、拒食や自傷行為、ひきこもりなどの問題行動に至ることがあります。精神療法を行っても葛藤が解消されない場合は、倫理的審査をへてホルモン療法や性別再適合手術を検討します。

性活動の障害

性嗜好《しこう》障害と性機能不全とがあります。

性嗜好障害には、フェティシズム、フェティシズム的服装倒錯症、露出狂、窃視症、小児愛、サドマゾヒズムなどがあります。

これらは本人にとって苦痛になるか、対人関係や社会機能の障害にならない限り、障害と評価するべきではないとされています。

本人が治療を希望したり、犯罪を予防する必要がある場合に、抗不安薬、抗うつ薬、ＳＳＲＩなどの薬物療法と、認知行動療法などの精神療法が用いられます。

性機能不全には、勃起障害、早漏障害、射精遅延、性的欲求低下障害、オーガズム障害、性交時疼痛障害などがあります。いずれも症状が長期間継続し、精神的苦痛を伴う場合に障害と診断されます。

治療は性についての誤った考え方や態度を修正し、性的活動の妨げとなる要因を除く支持的・教育的な介入を基本に、パートナーにも問題がある場合は、カップルを対象に認知行動療法を行います。

（野村総一郎）

心《しん》的《てき》外《がい》傷《しょう》・ストレス因《いん》関《かん》連《れん》障《しょう》害《がい》

心的外傷は一般に「トラウマ」といわれ、戦争や災害、事故や事件など、強いストレスや深い苦悩や苦痛を生じるできごとや状況をさします。

心的外傷・ストレス因関連障害は、そうしたトラウマによって生じる精神障害をいいます。

心的外傷後ストレス障害（PTSD）

外傷的なできごとに遭遇することによって起こる反応性精神障害です。以下の4項目の症状が1カ月以上みられると診断されます。

①外傷体験の侵入。無意識に何度も思い出し、再体験するかのような解離的反応が生じる。

②外傷体験に関する持続的回避。関連する場所や人、不快な記憶や考え、感情を回避する。

③外傷体験に関する認知や感情のネガティブな変化。体験の重要な局面を思い出せない、体験を招いた自分や他人を非難し、恐怖・怒り・罪悪感などの感情が持続する。

④外傷体験に関する覚醒度や反応性の変化。はげしい怒り、過度の驚《きょう》愕《がく》反応、集中困難、睡眠障害など。

こうした症状は、外傷体験の数週間後から最長6カ月後まで出ないこともあります。

自然災害など、大勢の人々が体験する外傷によってPTSDが起こる確率は約10％とされますが、性的暴力、戦闘活動では50％です。また、自然災害などでは、PTSDの症状が1週間後に65％あっても6カ月後には11.5％に減少しますが、性的暴力では、2週間後で95％、6カ月後も42％に持続していると報告されています。

治療

SSRI（選択的セロトニン再取り込み阻害薬）による薬物療法、持続曝露《ばくろ》療法と呼ばれる認知行動療法が有効です。体験後の早期に、自然な回復を促す心理的応急処置を行うことも推奨されています。

急性ストレス障害（ASD）

外傷的体験によって生じた急性の反応性精神障害です。診断基準となる症状は、PTSDの診断基準の①～④の症状とほぼ同じです。ASDの特徴は外傷体験後3日以内、1カ月未満に症状が出ることです。1カ月以上症状が続く場合はPTSDと診断されます。

ASDの有病率は、重度熱傷、自動車事故など、対人関係によらない外傷では10～20％、対人関係でも暴行は19％ですが、性的暴行や銃乱射の目撃では20～50％にのぼり、男性より女性に発症する危険性が高いとされています。

治療

PTSDと同じく、早期に心理的応急処置を施します。その後の精神療法では、曝露療法による認知行動療法が推奨されています。症状によってSSRIなどの向精神薬を投与することもあります。

適応障害

ストレス的なできごとに対する情動的な反応です。その反応は、不安症の診断基準に該当しない不安症状や、うつ病の診断基準には該当しない抑うつ気分ですが、仕事や日常生活に支障をきたすような行動の障害を伴います。

精神科に入院した患者を対象とした調査では、適応障害の頻度は成人で約7％、児童で34％と報告されています。特に頻度が高いのは身体疾患の患者で、乳がん再発患者では35％に達すると報告されています。

通常、ストレスとなるできごとが起きてから3カ月以内に発症し、ストレスが解消すると6カ月以内に回復します。ただ、不遇な養育体験をもつ子供は、発症までの期間が短く、逆に、6カ月以上たってから発症する場合もあります。症状が6カ月未満で消える場合は急性適応障害、6カ月以上続く場合は持続性適応障害とされます。

治療

支持的精神療法、認知行動療法、精神力動的精神療法などです。患者さん自身が、ストレス要因をよく理解し、上手に対処する方法を学ぶ手助けをします。薬物療法では、不安症状や抑うつ症状の改善にSSRIが使われます。不安症状にはベンゾジアゼピン系不安薬も有効です。

（野村総一郎）

統《とう》合《ごう》失《しっ》調《ちょう》症《しょう》

統合失調症は青年期に発症し、120人に1人がかかるとされる頻度の高い精神疾患です。

幻覚や妄想、自我障害などの陽性症状と、感情の平板化や自発性の減退、社会的ひきこもりなどの陰性症状、軽度の認知機能障害などの症状が特徴です。多くは慢性化し、長期にわたって生活機能に影響します。しかし近年の新薬の開発と心理社会的療法により、約半数はほぼ完全に回復できるようになりました。

未治療期間が長いほど復帰しにくいため、早期発見・早期治療が重要だとされています。

症状

多くの場合、統合失調症の特徴的な症状がそろう急性期の前に、平均4.8年にも及ぶ前駆期がみられます。

前駆期の症状

最初は、抑うつ、不安、思考・集中困難、自信の欠如などの非特異的症状と、エネルギーの欠如や緩慢さ、社会的ひきこもりなどの陰性症状があらわれます。数年して軽度の陽性症状があらわれ、次第に症状が増強して、急性期に入ります。

急性期の症状

陽性症状が顕著にあらわれます。以下のような多彩な症状がありますが、一人の患者さんにすべての症状が出るわけではありません。

幻覚　最も多くみられるのは幻聴です。複数の声が患者のことを三人称で噂するという対話形式の幻聴、自分の考えや行動を批判する声が聞こえる注釈幻声、自分の考えが声になって聞こえる考想化声などがあり、幻聴の命令に従って行動してしまうこともあります。

妄想　周囲のささいなできごとや他人の言動を自己に関係づけて被害的にとらえる関係妄想が特徴です。被害感の強いものを被害妄想といい、他人から監視されている注察妄想、跡をつけられている追跡妄想、電波や機械に苦しめられる物理的妄想、食物や薬に毒が入っている被毒妄想などがあります。いずれも急性期の妄想は迫真的で本人にとっては真実であり、強い不安や恐怖心を引き起こします。

自我障害　自分の考えや行動を自分が行っているという感覚がそこなわれている症状です。

自分ではない考えがひとりでに浮かぶ自生思考、他人の意思に操られている「させられ体験」、自分の考えが他者から干渉される思考干渉、他人の考えを吹き込まれる思考吹入《すいにゅう》、自分の考えを抜きとられる思考奪取など多彩です。

さらに自己と外界との境界が障害されると、自分の考えが他者、ときには世界中の人が知っているという考想伝播《でんぱ》、自分の考えが他人に知られてしまうという考想察知などの症状があらわれます。

思考過程・会話の障害　会話の内容が漠然として意味を把握しにくい症状から始まり、文脈がつながらず、筋が通らなくなる連合弛緩《しかん》が生じます。進行すると意味をなさなくなる支離滅裂《しりめつれつ》、無意味な言葉の羅列となる「言葉のサラダ」状態、思考の流れが突然止まる思考途絶がみられることもあります。

意欲・行動の障害　興奮と昏迷（意識はあるが、無動・無言）、カタレプシー（強硬症）、反響言語、反響動作などの緊張病性症候群です。慢性期にもみられることがあります。

陰性症状の自発性消失（発動性欠乏）は多くの場合にみられます。学業や仕事に意欲をもてず、結果的に社会的ひきこもりに至ります。

感情の障害　初期や再発時には不安、抑うつ、当惑、情動の不安定などがみられます。喜怒哀楽の感情の表出が減少し、表情が乏しく、声も単調になるなどの感情の平板化と呼ばれる症状が生じます。

なお、急性期の陽性症状が軽快したあと、抑うつ状態に陥る場合は、自殺の危険があるので注意します。

両価性　愛と憎しみなど、相反する感情が同時に存在する状態です。感情だけでなく、意思や思考にも同じ症状があらわれます。

自閉　自己の内的生活だけが現実となり、外界を現実として認識できません。掃除や入浴・洗顔などをしない、他人との交流を避け、ひきこもる場合もあります。

阻害性の障害　会話が成立しても、共感性が乏しく、意思が通じにくく、非疎通性とも呼ばれます。

病識の障害　自分が病気だという認識がもてない症状です。特に急性期には認識できませんが、自分が何かおかしいという感覚がある場合もあり、症状の改善とともに認識できるようになります。

慢性期の症状

陰性症状が中心となります。特に自発性消失が顕著にあらわれ、表情がかたく乏しくなり、ひとり言や不自然な姿勢や動作をしたり、終日、寝て過ごす場合もあります。

感情の平板化もはっきりあらわれ、周囲に無関心、冷淡となりますが、わざとらしい爽快さを示す児戯性爽快がよくみられます。

陽性症状が続く場合もあり、再燃・悪化することもあります。ただ、幻覚や妄想は急性期のように不安や恐怖などの感情反応を伴いません。自分が救世主や高貴な出自だなど、荒唐《こうとう》無稽《むけい》な誇大妄想をいだくこともあります。

思考過程の障害である連合弛緩も継続し、会話の内容が乏しくなる思考の貧困、通常の語彙《ごい》にはない言葉をつくる言語新作などがみられることもあります。

認知機能障害

従来、総合失調症では知能の低下は生じないとされていましたが、詳細な検査により、広範囲な認知機能に軽度の低下が認められることがわかってきました。

特に言語性記憶、実行機能、注意の障害が顕著で、社会的認知機能の障害も報告されています。

原因

患者さんの脳の変化が報告されています。灰白質の体積の減少が前頭葉と側頭葉に強く認められています。特に前駆期や急性期に減少が進行しており、神経発達障害をもたらす脳の構造変化が生じていることがわかりました。

記憶をつかさどる海馬の体積も減少しており、これは発病していない親族にもみられます。

脳の神経伝達物質の異常も指摘されています。ドーパミンの伝達過剰が、妄想や幻覚などの陽性症状に関連すると考えられています。グルタミン酸やセロトニン、GABAなどの神経伝達物質の異常も指摘されています。

遺伝的要因については、統合失調症の一卵性双生児での遺伝率が50%であることから、環境的要因の影響も関係していると考えられています。

診断

面接を何回も重ね、家族からの情報も合わせて診断します。これで診断できるという特異的症状がないので、脳波や脳の画像検査、脳脊髄《せきずい》液検査なども行い、意識障害がなく、脳の器質性疾患を除外できることが前提条件となります。

神経心理検査も行います。

DSM-5（P363参照）の診断基準では、急性期症状として以下のうち2つ以上が最低1カ月あることとしています。

（1）妄想、（2）幻覚、（3）まとまりのない発語、（4）ひどくまとまりのない、または緊張病性の行動、（5）陰性症状

症状の持続期間は、前駆期や急性期の1カ月を含み6カ月以上が診断基準です。持続期間が6カ月未満は統合失調様障害、1カ月未満は短期精神病性障害とされます。

治療と経過

統合失調症は、発症初期に悪化しやすく、発症後2年以内に再発することが多いため、早期に十分な治療をすることが重要です。

急性期の治療は薬物療法が中心です。非定型抗精神病薬（第2世代抗精神病薬）が、陽性症状、陰性症状ともに有効で、認知機能障害にも改善作用を示し、副作用が出現しにくく第一選択とされます。

緊張病性症状が強く、自傷や他害、自殺の危険が切迫している場合は電気けいれん療法を行います。

回復期に入ったら、薬物療法を続けながら、社会復帰に向けて、支持的精神療法、認知行動療法、認知改善療法などを行います。

再発予防には、抗精神病薬を長期にわたって服用します。副作用を最小限に抑えるために、使用量は徐々に減らし、必要最小限にします。本人が、薬の効果と副作用を理解し、積極的に治療にかかわることが重要です。そのためには、患者さんと家族と医療者とが良好な関係を保つことが大切です。

（野村総一郎）

摂《せっ》食《しょく》障《しょう》害《がい》

摂食障害は、心理的背景をもつ食行動の障害です。主な症状は、神経性やせ症、神経性過食症、過食性障害です。

神経性やせ症は1960年代以降、ダイエットブームを背景に、「拒食症」と呼ばれて急増しました。過食後、体重増加を防ぐために代償行為をする神経性過食症も、飽食と個食を背景とした現代病です。

過食性障害は、過食のみで代償行為ははげしくないものをいいます。体重が過剰になる場合もあり、海外では肥満患者に多く、日本でも今後増加するとみられています。

患者はいずれも当初は10代が中心でしたが、いまは小学生から成人まで年齢層が広がっています。男女比は、神経性やせ症は女性が多く、過食性障害は男女比が2対3と男性にも多くみられます。

なお、摂食障害は多彩な身体症状を伴うため、内科、産婦人科、歯科などの受診も必要ですが、心理面のケアが欠かせないので、精神科や心療内科と連携して対処することが大切です。

神経性やせ症（神経性無食欲症）

診断と症状

DSM-5（P363参照）による診断基準は以下の3点です。

A 食事制限により、年齢、性別、それまでの成長曲線に比べて著しい低体重である。

B 極端な低体重であっても体重増加や肥満に強い恐怖をもつ。

C 極端な低体重の深刻さを理解していない。

BMI17～18で月経不順や骨量の低下が生じ、節食に伴って以下のような身体症状が進行します。

身体症状

低栄養により、低体温、低血圧、徐脈、便秘、筋力低下、脱水、体毛増加、月経不順が生じます。血液検査をすると、低血糖、貧血、顆粒球《かりゅうきゅう》減少、血小板減少、低たんぱく血症、低カリウム血症、低ナトリウム血症、低リン血症、低コレステロール血症、肝機能障害、甲状腺ホルモン低値などの異常がみられます。

低栄養が長期化すると骨粗鬆症《こつそしょうしょう》が生じます。自覚症状がないため、転倒時に骨折して気づくこともあります。骨盤底筋群の筋力低下から直腸脱が生じることもあります。

行動障害

早朝からジョギングをしたり夜中に家じゅうを掃除したりする過活動や運動強迫がみられます。じっとしていられない焦燥感に駆られて絶えず動き回る状態です。

心理症状

極端な低体重であっても体重をふやしたくないという肥満恐怖と、ボディイメージの障害が大きな特徴です。体重や体型が自己評価に直結し、100g体重がふえただけで自信を失って外出できないなど、社会適応にも影響します。

治療

身体面と心理面の治療を患者さんの状況に応じてバランスよく行います。低栄養で危機的な状況にある場合は身体的治療を優先し、回復してきたら心理面の援助を行います。体重が回復しても、本人が治療の意味を理解しないと再発する可能性が高いからです。

栄養回復

体重減少が軽度の場合は、外来で食事指導をします。正しい食事の知識を与え、必要な量を算出し、毎日確実に摂取できる方法を相談しながら進めます。栄養回復のプロセスを理解させることも重要です。食べ始めるとむくみから体重が予想外にふえ、太ることを恐れて中断するからです。計画的に食べればむくみが消失し、急激に太ることはないことを説明します。

身体状況が切迫している場合は入院治療とし、栄養剤も使います。低体重が著しい場合は鼻腔チューブ、中心静脈高カロリー輸液を行います。その際は、飢餓状態に糖質を摂取すると代謝が促進されて低リン血症になる再栄養症候群を防ぐために、血液成分をチェックして不足を補いながら慎重に進めます。その意味でも、栄養回復は自己流で行わないことが大切です。

心理面の治療

家族や周囲は、本人のボディイメージ障害を是正すれば食べられるようになると信じて説得を試みますが、それで効果があるのはごく軽症例だけです。

栄養状態が回復してくると、抑うつ感や強迫傾向は回復しても、体重がふえた自分に自信がもてないことが多く、心理症状は続いています。したがって体重の回復が治療のゴールではなく、社会参加を促しながら、低い自己評価に働きかけることが必要です。

神経性やせ症は、ありのままの自分を受け入れがたい自己不全感の代償として、拒食や減量をしていると考えられます。成長期の心の発達をやり直し、親離れをして自律できるよう、心理教育が必要です。再発予防、体型と自己評価の改善に認知行動療法も有効です。

神経性過食症（神経性大食症）

診断と症状

DSM-5（P363参照）の診断基準は以下です。

A ほとんどの人に比べて短時間に大量に食べ、食べることをやめることができない。

B 体重の増加を防ぐために不適切な代償行動（自己誘発嘔吐《おうと》、緩下剤、利尿剤など医薬品の乱用、絶食、過激な運動など）を繰り返す。

C 過食と不適切な代償行為が少なくとも週に1回、平均して3カ月間、続いている。

D 自己評価が体型と体重の影響を過度に受けている。

なお、神経性過食症は、神経性やせ症の経過中に出現して神経性過食症に移行する場合もあります。

過食を止められない「失コントロール感」が大きな特徴で、過食中は高揚感があっても、苦痛が強く、強い無力感を伴っています。

加えて体型と体重が自己評価に直結するため、過食後は体重を減少させる「代償行為」に走ります。代償行為のあとは自己嫌悪を感じ、その気分から逃げるためにまた過食をするという悪循環に陥ります。

過食を恐れて絶食し、血糖値が下がって耐えられなくなって過食する悪循環もみられます。

心理症状

診断基準のDの自己評価のゆがみのほか、失感情症（アレキシサイミア）も指摘されています。自分の感情を言葉にできない、人にうまく伝えられないという症状です。空腹感や満腹感がよくわからない、という場合も該当します。

また、体重や偏差値などの数値でしか自己確認ができない傾向、完璧でなければ失敗だと考える白黒思考、完全主義などもみられます。これらは摂食障害の症状がはげしい場合に一段と強くあらわれます。

身体症状

頻繁な嘔吐《おうと》による歯のエナメル質の酸蝕、むし歯や歯肉炎です。唾液腺の膨張や炎症、唾液腺に由来する高アミラーゼ血症もみられます。嘔吐に由来する胃酸の喪失、下剤乱用による腸液の損失は低カリウム血症をきたし、そのために不整脈になることもあります。

治療

過食嘔吐症状だけに注目しても効果がないことが多く、絶食の長さや不規則な睡眠など、それ以外の生活問題に目を向けることが重要です。症状がはげしい場合はまず食行動を軽減する治療を行い、その後、心理的治療に入ります。

食行動のコントロール

1日の過ごし方と症状の出方を記録する症状モニタリングを行います。最初は、何を食べるかより、いつ食べるかが重要です。3食と間食の時間を決めて、絶食が3〜4時間以上続かないようにします。

また、家族と過ごす時間が長すぎる、気分転換の時間がないなど、症状の誘因を見つけて軽減します。

生活の規則化、症状記録などをワークブックにまとめ、家族以外のアドバイザーに見せて改善点を指導してもらう「ガイデッドセルフヘルプ」が効果的です。アドバイザーは専門医である必要はなく、養護教諭、学生相談カウンセラーなどでよいとされています。

心理的治療

治療効果が確認されているのは認知行動療法です。過食と代償行為の背後にある自己嫌悪やうつなどの陰性感情を、治療者とともに検証していくことで、認知の偏りを修正していきます。これによって陰性感情が軽減していくと過食の症状も軽減できます。（野村総一郎）

睡《すい》眠《みん》覚《かく》醒《せい》障《しょう》害《がい》

睡眠と覚醒は、生体時計によってコントロールされる概日《がいじつ》リズムの表裏一体の現象です。睡眠の障害は、覚醒の障害によって起こることもあり、睡眠と覚醒の相互調節が障害されて起こる場合もあります。ここでは現代人に多い5つの疾患をとりあげます。

原発性不眠症（不眠障害）

不眠とは、時間の長短にかかわらず、朝、目覚めたときに睡眠不足と感じ、身体的にも精神的にも社会生活に支障がある状態です。不眠の原因は大きく5つに分類できます。痛みやかゆみ、頻尿などの身体的要因、うつなどの精神疾患、ストレスや興奮などの心理的要因、アルコールやカフェイン、および抗うつ薬、ステロイドなどの薬剤性要因、不適切な環境・生活習慣などの生理的要因です。

症状

原発性不眠症は、不眠の原因のうち、身体的要因、精神的疾患、心理的要因、薬剤性要因がないものをいいます。成人以降に発症し、加齢とともに頻度が増し、男性より女性に多くみられます。

睡眠ポリグラフ（脳波、眼球運動、筋電図、呼吸などの睡眠中の生体現象を連続記録する検査法）で夜間睡眠を検査すると、実際に入眠時間が長く、総睡眠時間が短く、夜間の中途覚醒と浅いノンレム睡眠が増加しています。

ただ、本人の睡眠の自己評価が、客観的な睡眠指標より悪いことも特徴です。患者さんは、不眠に過度な不安と恐れをもっており、寝床に入ると一生懸命眠ろうと努力する結果、かえって覚醒度を高めてしまうと考えられます。

治療

薬物療法

第一選択薬のベンゾジアゼピン系睡眠薬は、ふらつきや呼吸抑制作用などの副作用はなく、安全に使えます。作用時間によって、短時間型、中間型、長時間型があります。入眠障害には短時間型、中途覚醒や早朝覚醒、熟眠障害には中間型・長時間型が適しています。

いずれも症状がなくなってから長期間服用していると依存性が出てやめにくくなります。減量と中止のタイミングを医師ときちんと相談することが大切です。

非薬物療法

最も有効なのは、寝床に入れば眠るという条件反射を形成する以下の刺激調整療法です。

1 眠くなってから寝床に入る
2 寝床では睡眠以外はしない。
3 10分たっても眠れなかったら寝室を出て、眠くなるまで待つ。
4 一晩じゅう、3を繰り返す。
5 毎朝、同じ時間に起床する。
6 昼寝はしない。

さらに、睡眠を妨げる生活習慣を改めると効果的です。日中の運動不足や過度な運動、夕食後のカフェイン摂取や過度な飲酒、寝室内の音と光刺激（テレビ、ラジオ、パソコン、スマートフォンを含む）などです。

むずむず脚症候群

むずむず脚症候群はレストレッグズ症候群あるいは下肢静止不能症候群の通称です。治療が必要な程度の症状は人口の1〜1.5％程度で、女性が男性の1.5倍以上と多いことも特徴です。

診断と症状

むずむず脚症候群の診断基準は以下の症状がそろうことです。

1 脚を動かしたいという強い欲求が下肢の異常感覚により起こる。
2 異常感覚は、静かに寝ているか、すわっている状態で始まる。
3 異常感覚は運動で改善する。
4 異常感覚は夕方・夜に強まる。

脚の異常感覚は、「チクチクする」「虫が這いずり回るような感じ」「ほてる」などとも表現されますが、脚の表面でなく、深部で生じる感覚であることが特徴です。

患者さんの多くは不眠を訴えます。さらに不眠を助長するのは患者さんの8割以上に起きる周期性四肢運動障害です。足関節、足指、ひざなどが屈曲する不随意運動が繰り返し起きる症状です。

治療

原因は不明ですが、脳幹部のドーパミン神経核の機能低下がかかわるとする仮説があり、ドーパミン作動薬や抗てんかん薬が有効だとされています。鉄の欠乏も一因とされ、鉄欠乏性貧血がある場合は鉄剤の服用が効果的です。

過眠症（睡眠過剰）

夜間、十分な睡眠がとれているのに、昼間に強い眠けが生じて眠ってしまう病態を過眠症といいます。代表的なものにナルコレプシーと反復性過眠症があります。

ナルコレプシー

日中に睡眠発作による強い眠けに襲われて居眠りをし、怒ったり笑ったり、驚くなどの刺激が加わったときに数秒間、全身の力が抜ける情動性脱力発作を伴います。入眠時に一過性の全身の脱力症状が生じる睡眠まひ、就寝後すぐに鮮明で現実感のある幻覚を体験する入眠幻覚も起こります。

多くは10代に発症し、症状は生涯続くとされます。睡眠発作が起きてから脱力発作があらわれるまで10年かかることもあります。

治療は薬物療法が中心です。睡眠発作に対しては中枢神経刺激薬のモダフィニルが、副作用が少なく有効です。情動性脱力、睡眠まひ、入眠幻覚には、三環系抗うつ薬のクロミプラミン、イミプラミンが用いられます。

反復性過眠症

数日から数十日間、終日眠り込む傾眠期を繰り返す病態です。

傾眠期は過労やストレス、感染症などによって誘発されることが多く、女性では月経周期に一致して反復することもあります。

思春期に発症するとされる比較的まれな病態で原因は不明です。確立された治療法はありません。

睡眠時無呼吸症候群

睡眠覚醒機構の障害によるものではなく、夜間の睡眠の質が悪いために二次性の過眠が生じます。本症のリスクは過眠による社会生活への影響だけでなく、無呼吸による循環器系への影響です。その結果、脳血管障害や心臓疾患のリスクが大きく上昇します。

男性の有病率が約4％と多く、30〜50代に多く発症します。

もともと咽頭部が狭い（あごが小さく、首が短い人に多い）などの理由でいびきをかく人が、肥満によって上気道に脂肪がついて狭くなり発症するとされます。ただ、日本人は肥満がなくても発症する人が少なくありません。

症状

睡眠中の無呼吸が主症状です。無呼吸の間も呼吸運動が続く閉鎖型は大きないびきをかきます。呼吸運動も消失する中枢型、中枢型から閉塞型に移行する混合型もありますが、大多数は閉塞型です。

睡眠1時間あたりに10秒以上の無呼吸が5回以上あると、本症と診断されます。睡眠ポリグラフ検査で、無呼吸・低呼吸指数が5〜15は軽症、15〜30は中等症、30以上は重症とされます。

無呼吸から呼吸再開のときに覚醒するため、睡眠が浅く分断され、日中に強い眠けと倦怠感を生じ、抑うつ気分、注意集中困難などの精神症状があらわれることもあります。

治療と経過

上気道が狭くなる要因が肥満であれば、減量します。軟口蓋《なんこうがい》の形態異常、扁桃やアデノイドの肥大による場合は、耳鼻科的外科手術を行うことがあります。

無呼吸睡眠を早急に改善するには、経鼻持続陽圧補助呼吸療法（nasal CPAP療法）が効果的です。睡眠時に鼻マスクを当てて、陽圧の気流を上気道に送り込むことで、気道閉塞を抑制する方法です。軽症の場合は、睡眠中に下あごを前上方に突出させて上気道を広げるマウスピースを装着する治療法も選択できます。

概日リズム睡眠障害（睡眠覚醒スケジュール障害）

就寝と起床の時間が、社会生活と大きくずれる症状です。

概日リズムの障害は、いわゆる時差ボケや交代制勤務などでも起こりますが、患者さんの素因による慢性的な概日リズム障害に、睡眠相後退症候群（DSPS）、睡眠相前進症候群（ASPS）、非24時間睡眠覚醒症候群（Non24）があります。これらの睡眠障害は、思春期、青年期に多く発症します。

症状

DSPSは社会的時間帯に比べて、睡眠と覚醒の時間が後ろにずれ、ASPSは逆に前へずれます。

SPSは夏休みなどで生活リズムがくずれたあとに元に戻せなくなるのが特徴です。家庭内発症することが多く、遺伝的素因が大きく関与していると考えられます。

Non24は、毎日の入眠と起床の時刻が少しずつ遅れる症状です。健康な人も、太陽光と時間がわからない環境で生活すると、生体時計の概日リズム約24.5時間に従うので、Non24と同様にずれが生じますが、24時間周期で生活をすることで修正しています。全盲で光を感じられなかったり、不規則な生活により、この同調機構が障害されると考えられます。

治療

高照度光照射を用います。早朝照射で前進、夕方照射で後退させますが、DSPSはリズムを前進させることがむずかしいので、数日間隔で1〜2時間ずつ後退させ、ちょうどよい時刻で固定します。

（野村総一郎）

認知症《にんちしょう》

認知症は、さまざまな脳の病気により、認知機能が障害される症状です。加齢とともに発症率が増しますが、若年でも発症します。

認知症はいまのところ、根本的な治療法がありません。患者さんの病識が欠けることが多く、進行すると精神症状や行動異常を伴うだけに、介護の困難さも課題です。

認知症の原因となる基礎疾患で最も多いのはアルツハイマー病で35%、脳血管性認知症との混合型と合わせると50%を占めます。次いでレビー小体型認知症が15%、脳血管性認知症が10%、前頭側頭葉変性症が5%です。

検査と診断

DSM-5（P363参照）の診断基準は以下です。

1 1つ以上の認知領域（複雑性注意、実行機能、学習および記憶、言語、知覚、運動、社会的認知）において、それまでのレベルより明らかに認知が低下している。

2 1の認知の低下により、日常生活中の複雑な活動（支払い、薬の管理など）に援助が必要。

3 認知の低下は、せん妄などの意識障害、あるいはうつ病、統合失調症などの精神疾患ではない。

診断には、まず、本人や家族と面接を行い、異常に気づいた時期、異常を示すできごと、記憶障害、精神症状、生活状況などを聞きとります。特に記憶障害の内容は基礎疾患の鑑別に重要です。

記憶には、記銘、保持、再生、再認の4段階があり、アルツハイマー病とレビー小体型認知症は、記銘力、つまり、記憶の刷り込みの機能の低下が特徴です。初期は保持・再生の能力は保たれているので、昔のことは覚えているのに、「いま言ったばかりのことを繰り返す」という症状が出ます。

暴言、暴行、徘徊《はいかい》、妄想などの行動異常や精神症状があるかどうかは重要な情報です。本人の前で言えない場合は、問診票や家族面談などで確認します。

重症度を把握するために知能テストも行います。よく用いられるのは改訂版長谷川式簡易知能評価スケールです。

レビー小体型認知症が疑われる場合は、パーキンソン症候（姿勢異常、寡黙《かもく》、こわばりなど）、脳血管性認知症が疑われる場合は、まひ、感覚障害、失語・失行・失認などをチェックします。アルツハイマー病ではこれらの神経症状は認められないのが普通です。

血液検査、X線検査のほか、脳のCTやMRIなどの画像検査、脳血流を見るSPECTやPETなどの機能画像検査も行います。

治療

薬物治療

薬物治療の有効性が確認されて処方されているのは、アルツハイマー病に対するコリンエステラーゼ阻害薬のドネペジル、ガランタミン、リバスチグミン、NMDA受容体拮抗薬のメマンチンです。ただ、いずれも根治薬ではなく、効果は軽度とされています。

ドネペジルはレビー小体型認知症にも有効とされ、2014年に保険適用になりました。

他の認知症には直接有効な薬剤はまだありません。ただ、脳血管性認知症では合併している糖尿病や脂質異常症を改善する薬剤を使うことで、認知症の進行を防ぐ効果が得られます。

非薬物療法

認知症の根治薬がない現在、非薬物療法の役割は重要です。近年の研究により、脳の神経細胞も生涯を通して再生・新生することが明らかになりました。残された脳機能に働きかけることで、代償作用が期待できる可能性があります。行動異常や精神症状を改善する効果も期待できます。

主な非薬物療法には、リアリティ・オリエンテーション（現実見当識訓練）、芸術療法、レクリエーション療法、過去の思い出を話してもらう回想法、支持的精神療法、アニマルセラピー、運動療法などがあります。

アルツハイマー病

アルツハイマー病は認知症の50%を占める基礎疾患です。

病因はまだ十分に解明されていませんが、βアミロイドという異常たんぱく質からなる老人斑が脳に蓄積して神経原線維変化を生じ、神経細胞を脱落させて脳萎縮を進行させるとする説が主流です。

いま使われている治療薬は、残された健康な脳の働きを強めて認知機能を高めようとする薬です。初期から中期に使えば進行を遅らせる効果が得られますが、根治薬ではないので次第に効果が薄れて、脳機能は徐々に衰えていきます。

それだけにアルツハイマー病は早期発見が重要です。最近、アルツハイマー病の前駆症状として、軽度認知機能障害（MCI）の診断基準が設けられました。この段階で気づいて生活習慣を改善し、脳を活性化することで、進行を遅らせることが期待できます。

症状と経過

MCI（軽度認知機能障害）

物忘れの自覚症状があり、年齢の割に記憶力が低下しています。ただ、日常生活には問題がなく、全般的な認知機能は正常です。65才以上の一般高齢者の5%程度がMCIに該当するとされ、追跡調査では、1年後に10~15%、4年間で約半数がアルツハイマー病など認知症に進行しました。

初期

記憶に限定した認知障害が目立ってきます。言葉が出てこなかったり、言われたことをすぐに忘れて同じことを繰り返し聞きます。地誌的失見当識といって、知っているはずの場所で道に迷うこともあります。よく捜し物をして、見つからない、盗られたと騒ぎ立てることがふえます。慣れた日常生活はひととおりできますが、不備がふえます。物事や人に無感心になることもあります。

MRI検査で、側頭葉内側、海馬の萎縮が認められ、SPECTやPETでは頭頂部後部の血流低下や代謝低下がみられます。

この時期は1~3年続きます。人によっては、あるいは治療を始めることで5~6年かけてゆっくり経過することもあります。

中期

記憶障害が進み、瞬間的なことしか理解できません。物事の経緯が理解できないため、会話が続かなくなります。数十年単位の遠隔記憶も障害されるため、現在と過去の区別がつきにくくなり、自分の年齢もわからなくなります。

感情のコントロールがむずかしくなり、暴言や暴行、幻覚や妄想、うつなど、行動異常・精神症状がはげしくなります。落ち着きなくウロウロしたり、徘徊の危険もあり、家族介護がむずかしくなる時期です。

MRIでは脳室の拡大、脳溝の開大がみられるようになります。

この時期は2~10年と個人差が大きく開きます。

後期~末期

脳萎縮が進み、認知機能障害は重度になります。言葉の数も意味も失われて話が通じなくなります。

食事に集中できず、介護が必要になります。失禁も固定化します。運動機能にも支障が出て、歩行が緩慢となり、姿勢の前傾や左右へ傾くようになり、やがて立位や座位が保てなくなってきます。

寝たきりになると手足の関節がかたく屈曲します。誤嚥《ごえん》することがふえ、食事や水分の摂取量が減り、消化機能も低下するため、栄養状態は次第に低下します。衰弱が進むにつれて感染症にかかりやすく、嚥下《えんげ》性肺炎、尿路感染症による敗血症などが死因となります。この時期は8～12年とされます。

治療

薬物療法は、認知症の基本的処方であるコリンエステラーゼ阻害薬のドネペジル、ガランタミン、リバスチグミン、NMDA受容体拮抗薬のメマンチンが使われます。

行動異常・精神症状に対しては、SSRI、SNRIなどの抗うつ薬、漢方薬では抑肝散《よくかんさん》が使われます。軽度であれば、非薬物療法で十分に症状が緩和できるものです。

血管性認知症

脳血管障害による神経細胞や神経線維の損傷による認知症の総称です。脳の動脈硬化だけでは認知症は起こりませんが、脳出血により、また、単一の脳梗塞《こうそく》でも場所によっては認知症が生じます。

60～70代男性に多くみられます。脳血管障害の違いから以下に分類されます。

多発性梗塞型　脳血栓や脳塞栓《そくせん》による大小の梗塞が多発して認知症を発症します。

大脳白質型　大脳の神経線維が通っている脳深部に白質梗塞・不全軟化が生じ、主に前頭前野回路の障害による認知症状があらわれます。

局在病変型　記憶をつかさどる海馬、知的機能を統合する前頭葉など、脳の重要な部位に梗塞や出血が生じることによって出現します。

症状と経過

記憶障害や見当識障害などの認知症状は、アルツハイマー病に似ていますが、発症の仕方や症状のあらわれ方、進行は異なります。

大脳白質型は、アルツハイマー病のように徐々に進行することが少なくありません。多発性梗塞型では、一過性の発作を繰り返すごとに段階的に悪化して認知症の症状が目立ってくる場合と、大きな発作後の回復期から認知症が出現する場合とがあります。局在病変型では、障害を受けた部位の機能に応じた症状が出ます。いずれにしても、血管性認知症は、発病後の進行はゆるやかで、症状も固定する期間が長く続きます。

治療

治療の基本は、脳血管障害の再発予防です。肥満、血圧や血糖値、血中脂質、コレステロールの管理、肥満解消、禁煙などを心がけます。

脳血管障害のリハビリテーションを継続することも大切です。運動障害から日常生活での活動が減ると、脳循環代謝低下が助長され、認知症を促進します。

認知障害に対する治療は確立されていません。アルツハイマー病に用いられるコリンエステラーゼ阻害薬は、血管性認知症には承認されていません。

周辺症状として起こる精神症状や行動異常は、介護で緩和することが理想ですが、限界の場合には薬物療法を選びます。

脳梗塞後の精神症状で最も多い抑うつや意欲低下には、SSRI（選択的セロトニン再取り込み阻害薬）やアマンタジンが有効とされます。攻撃的言動、興奮、せん妄には、チアプライドが使われます。

血管性認知症にかかると、認知症のない脳血管障害やアルツハイマー病に比べて、死亡率が高く平均余命も短いとされます。発症からの50％生存期間は平均で6.7年と報告されています。

レビー小体型認知症

アルツハイマー病とパーキンソン病の特徴をあわせもつ疾患です。

レビー小体はパーキンソン病を引き起こす原因とされる異常なたんぱく質のかたまりで、これが大脳全体に広がって認知症を起こします。アルツハイマー病と合併することもあります。発症年齢は50～84才と幅広く、男性が女性の1.2～2倍と多くみられます。

症状と経過

身体の動きが緩慢になるパーキンソン症状がみられ、現実感を伴った幻視・幻覚を訴えるのが特徴です。画像検査では、全脳は萎縮しますが、アルツハイマーに比べて海馬の萎縮は軽く、側頭葉の血流低下が特徴とされます。

明らかな症状が出る数年前から、ちょっとした物忘れ、短時間の意識低下（失神発作）、意欲低下、せん妄などもみられます。

幻視・幻覚によって錯乱状態が起きたり、道に迷うなどの地誌的障害、注意力散漫や意欲低下などの症状に加え、寝言や寝ぼけで周囲を驚かせることもあります。

後期になると、原因不明の失神発作がふえ、パーキンソン症状から転倒がふえます。行動異常が激しくなり、失語や失行症状も加わって重度になっていきます。

治療

アルツハイマー病に使われるコリンエステラーゼ阻害薬のドネペジルが、レビー小体型認知症に効果的だということがわかり、2014年に承認されました。

幻視を含む行動異常には、抗精神薬が使われますが、この病気では抗精神薬に過敏性が高いために、鎮静が過度になったり、身体の動きが悪くなるなど、副作用が出やすいので注意が必要です。

前頭側頭型認知症

脳の前頭葉と側頭葉に病変があることから生じる認知症の総称です。50～60代に発症のピークがある若年性認知症の1種ですが、高齢者でもよくみられます。発症からの経過は8～11年とされ、ゆっくりと進行します。

症状と経過

初期には物忘れはあまりなく、感情の鈍麻、うつ傾向、無表情などで周囲が異常に気づくことが多いとされます。

怠惰で無頓着な傾向への性格の変化、抑制のきかないふるまい、社会ルールや常識を無視した行動異常が目立ってきます。病識が全くなく、自身の異常行動によるトラブルなどにも無頓着です。

中期になると、失語なども出てきますが、記憶力や計算能力などはほぼ保たれます。

きわ立ってくる症状は、病変が起きている部位によって異なります。

よく知られているのは、ピック病とも呼ばれるピック型です。前頭葉の眼窩《がんか》面が障害されており、性格の変化とともに、盗みや放火、無銭飲食などの反社会的行動をとるようになります。

側頭葉の障害では、言葉の意味がわからなくなる意味失語や非流《りゅう》暢《ちょう》性失語があらわれます。

末期になると、無言症状が続き、認知機能障害が進行して寝たきりになります。

治療

特異な治療法はなく、対症療法に限られます。うつや衝動性の亢《こう》進《しん》にはSSRIが使用されます。

非薬物療法では、初期には記憶力、知覚や運動能力もほぼ維持されているので、それらの能力を生かせる作業療法を行うことで、行動異常を減少させる試みが提唱されています。

（野村総一郎）

精神作用物質による精神障害

精神作用物質とは、摂取すると中枢神経系に作用して、精神機能に影響を与える物質の総称です。一度に過剰に使うと急性中毒が生じ、昏睡状態、精神錯乱などをへて、死に至ることもあります。

少量を摂取すれば、リラックス、酩酊感などの快感が得られますが、これは「報酬効果」といってまた摂取したいという欲求を生じ、繰り返し使ううちに、自分の意志では制御できなくなります。

神経作用物質の多くは法律で規制されていますが、自己制御にまかされているアルコール、たばこは依存症になりかねません。

特にアルコール依存症は、アルコール代謝物質のアセトアルデヒドにより、脳が障害されて萎縮が進みます。認知機能の障害があらわれるほか、幻覚症、嫉妬妄想、コルサコフ症候群なども生じます。うつ病、双極性障害、パニック障害などの合併率が高く、自殺に至ることも。

いずれも専門医の治療を受けることが急務です。

（野村総一郎）

精神作用物質の例

●アルコール　●たばこ　●カフェイン　●鎮痛剤、睡眠薬
●アヘン類（モルヒネ、ヘロイン）　●コカイン　●大麻類
●覚醒剤　●幻覚剤（LSD、MDMA）　●揮発溶剤（シンナー、ボンド）

目の病気

●麦粒腫（ものもらい）　●霰粒腫　●眼瞼縁炎（ただれめ）　●眼瞼下垂　●眼瞼けいれん　●結膜炎
●角膜炎　●ドライアイ　●白内障　●飛蚊症　●網膜剥離・網膜裂孔　●糖尿病網膜症　●網膜静脈閉塞症
●網膜色素変性　●中心性漿液性脈絡網膜症（中心性網膜炎）　●黄斑円孔　●黄斑上膜　●加齢黄斑変性
●ぶどう膜炎　●視神経症　●緑内障　●屈折異常（近視・遠視・乱視）　●斜視　●老視

目の構造と働き

目は、外側から入ってくる光や形をとらえる「**眼球**」、眼球からの情報を脳に伝える「**視神経**」、それらを保護するまぶたやまつ毛などの「**付属器**」からなっています。

眼球はほぼ球形で、成人の直径は約24㎝、重さは7.5gくらいあります。眼球のいちばん外側の、いわゆる黒目の部分は「**角膜**《かくまく》」という膜で、白目の部分は「**結膜**《けつまく》」と「**強膜**《きょうまく》」という膜でできています。

強膜の内側にあるのが「**虹彩**《こうさい》」「**毛様体**《もうようたい》」「**脈絡膜**《みゃくらくまく》」からなる「**ぶどう膜**」で、さらにその内側にある膜が「**網膜**《もうまく》」です。角膜の奥には「**水晶体**」があります。また、眼球の内部は「**硝子体**《しょうしたい》」というゼリー状の物質で満たされています。

眼球には、その表面を保護する上下の「**眼瞼**《がんけん》（まぶた）」があり、眼瞼に分布する筋肉によって、数秒間に1回まばたきを行い、眼球の表面を涙でうるおし、きれいにしています。

まぶたの表面には皮膚があり、裏面は、軟骨のような「**瞼板**《けんばん》」と「**瞼結膜**《けんけつまく》」に裏打ちされています。瞼結膜は、円蓋部をへて「**球結膜**（白目）」となって眼球の表面をおおい、「**角膜上皮**」に移行します。まぶたを閉じると結膜は袋のような形になり、これを「**結膜嚢**《けつまくのう》」といいます。

まつ毛のすぐ後ろは、あぶらを分泌する「**マイボーム腺**」が瞼縁に開口して、涙液層の表面にあぶらの膜をつくって角膜が乾くのを防いでいます。

涙は、「**涙腺**《るいせん》」から絶えず分泌されて眼球の表面をうるおし、「**涙点**」から「**涙小管**《るいしょうかん》」「**涙嚢**《るいのう》」をへて「**鼻涙管**《びるいかん》」から鼻に抜けます。

●主な目の部位の働き

水晶体……カメラのレンズにあたる部位で、角膜から入ってきた光を毛様体という筋肉が収縮することで屈折させ、水晶体の厚みを変えて、焦点距離を調節します。

硝子体……水分とコラーゲンでできたゼリー状の物質で、適度な弾力で眼球の形状を保っています。

房水《ぼうすい》……角膜と水晶体の間を「前《ぜん》房《ぼう》」といい、ここは「房水」という透明な液体で満たされています。房水は、角膜や水晶体に酸素と栄養を供給したり、眼球内の圧力（眼圧）を一定に保ったりする役割があります。

網膜……目に入ってきた光は「網膜」の上で像を結びます。ものの形、明るさ、色などを見分けるための感覚細胞が1億個以上集まっています。「黄斑部」は、網膜の中心部にあり、まん中にあるくぼみは「中心窩《か》」と呼ばれ、「視細胞」が集中しています。

角膜……水晶体とともに、外から入ってきた光を通して屈折させます。

結膜……粘液やムチンを分泌して眼球をスムーズに動かします。

強膜……白目部分をおおう乳白色の丈夫な膜です。

虹彩……茶目と呼ばれる部分で、まん中に「瞳孔《どうこう》」があります。目に入ってくる光の量を瞳孔の大きさで調節します。

毛様体……水晶体の厚さを調節する役割とともに、房水を供給しています。

脈絡膜……強膜と接し、網膜へ酸素や栄養を送る役目を果たしています。

ものが見えるしくみ

私たちがものを見ることができるのは、眼球の外から入ってきた光が、眼球を構成するさまざまな器官を通り抜け、光を感じる細胞を刺激し、その信号が脳に伝わるからです。

眼球に入ってきた光は角膜を通過し、カメラの絞りに相当する虹彩が伸縮し、瞳孔を広げたり狭めたりして光の量を調節します。

瞳孔に入った光は、カメラのレンズに相当する水晶体を通過するときに屈折します。そのとき、近くを見るときには毛様体の筋肉を収縮させて水晶体を厚くし、遠くを見るときには毛様体の筋肉を弛緩させて水晶体を薄くします。そのことにより、光の屈折を変えてピントを調節します。

ピント調節されて結ばれた像の形や色、明るさなどの情報は、電気信号に変えられ、視神経を通って脳へ送られます。視神経は、約100万本もの細い神経が束になったもので、それぞれに担当する役割があります。

右目からの電気信号と、左目からの電気信号は、別々のルートを通って脳の視覚中枢へ到着し、ここで両方の情報が統合され、ものを見ることができるのです。

(杉田美由紀)

目の構造

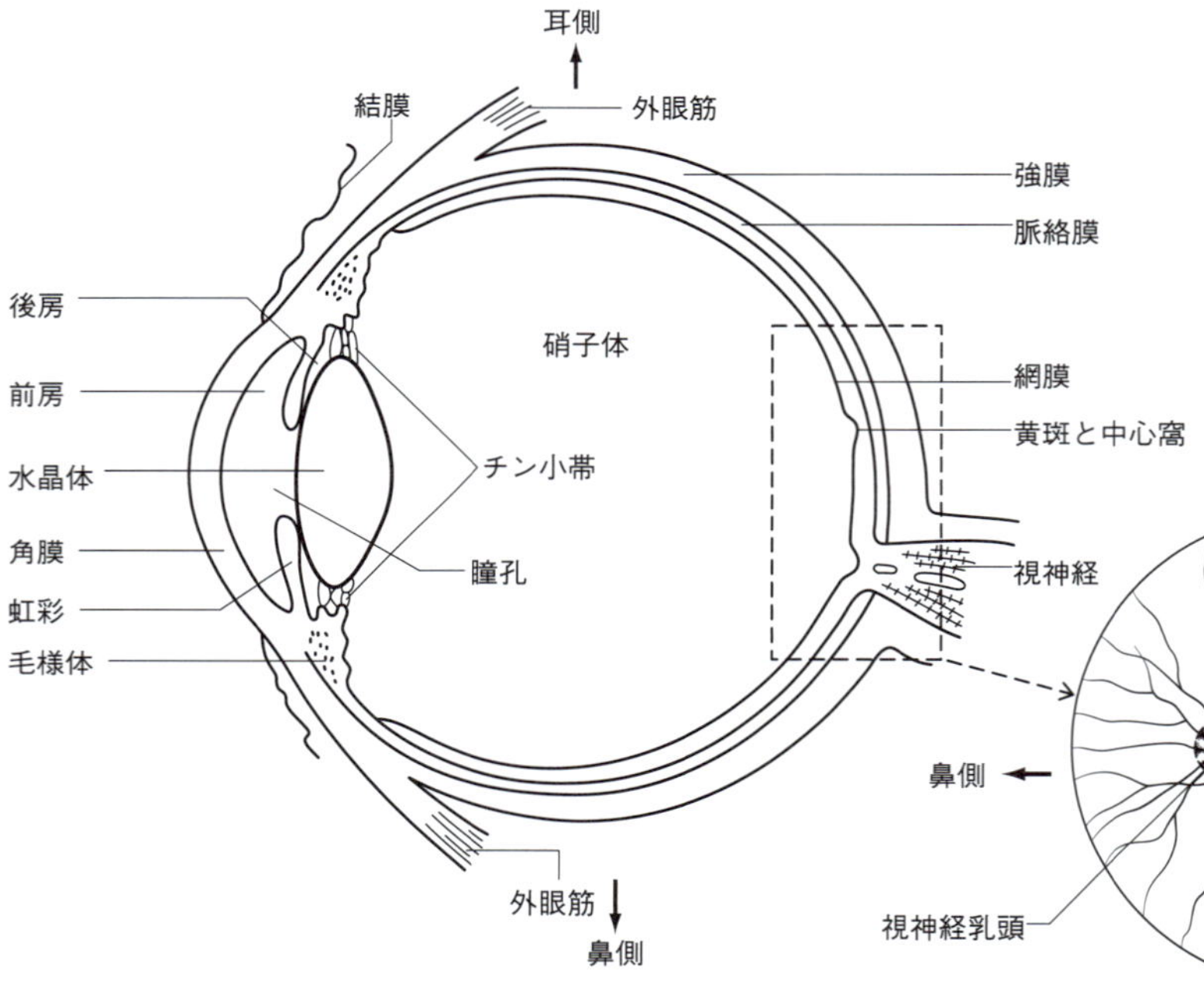

眼底像

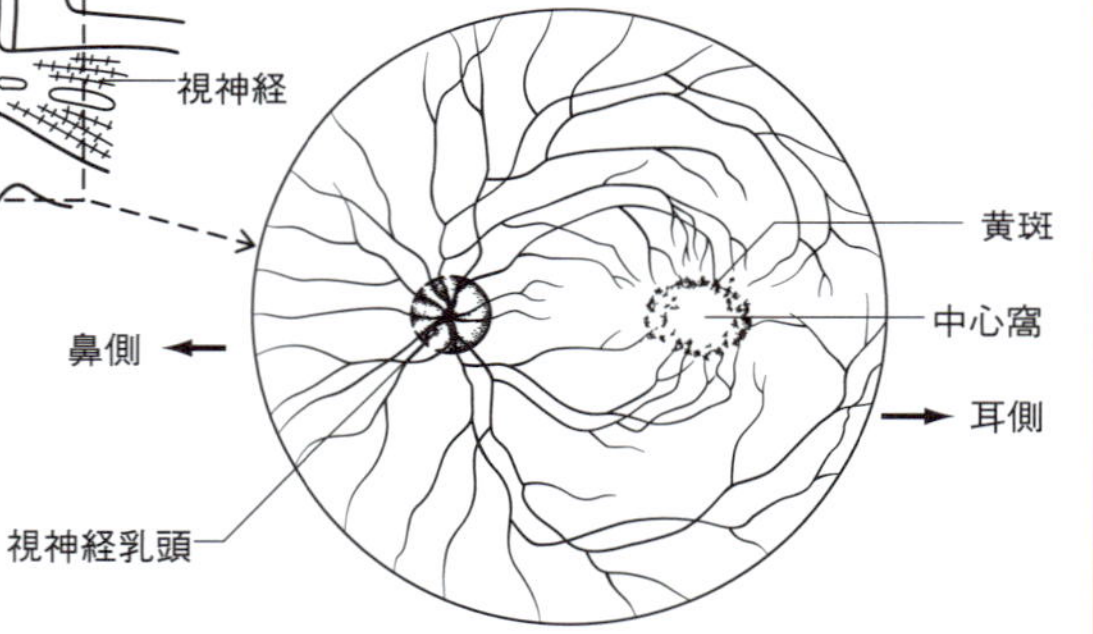

涙器

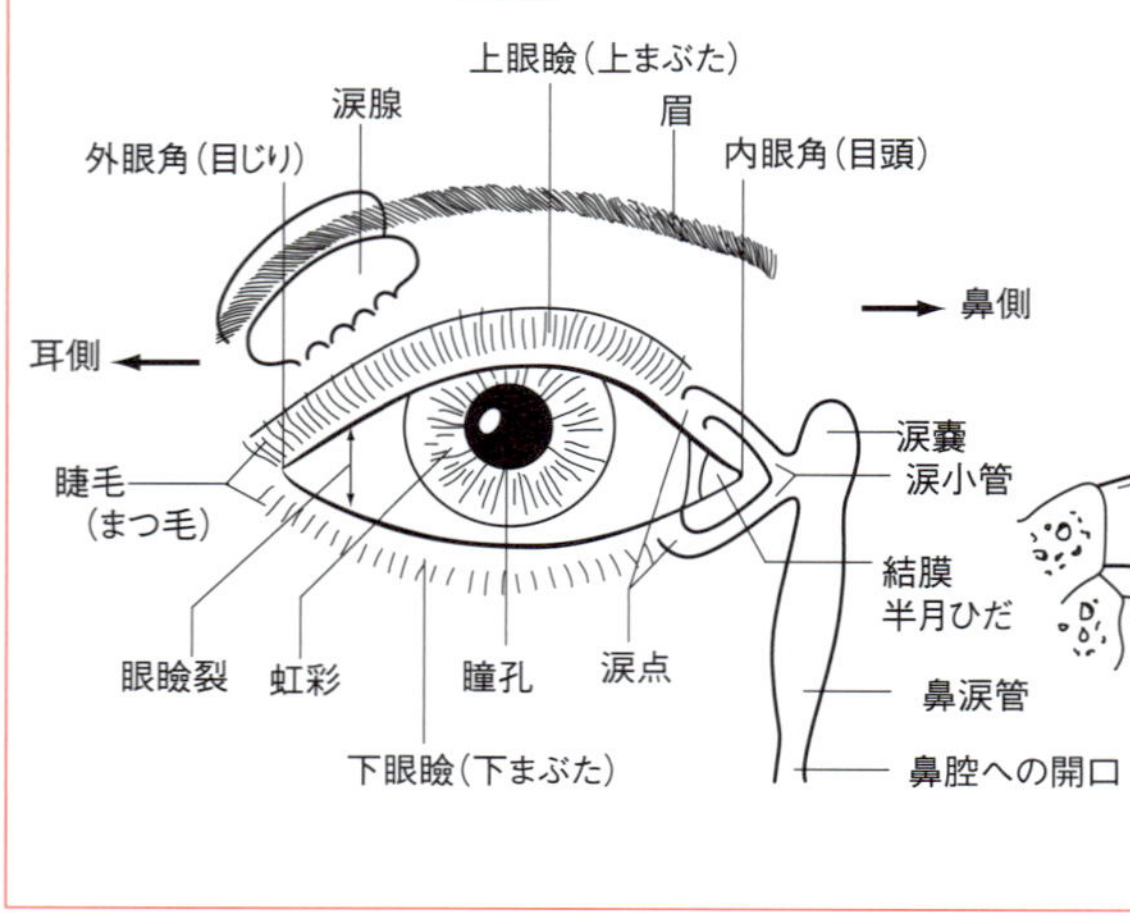

眼球を支える筋肉

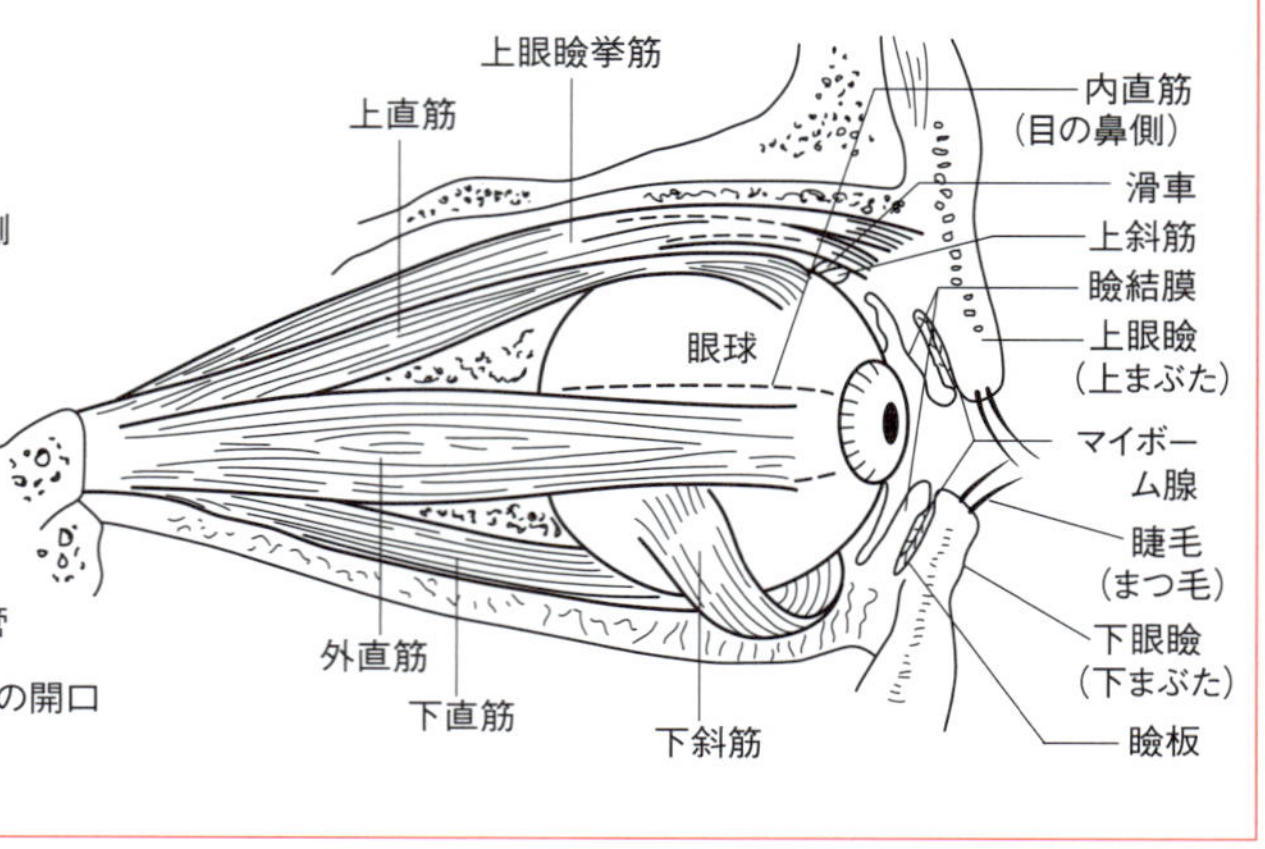

眼科で行われる主な検査

●視力検査

眼科の最も基本的な検査で、次の2種類があります。

1つ目は、遠方視力検査といい、片方の目を隠し、5m離れた位置から、ランドルト環という視標または文字を見ます。文字や、ランドルト環の切れ目がどの方向を向いているかを答え、その正解率で判定します。

2つ目は、近見視力検査といい、前方30cmの距離で同じ検査をします。主に老視を調べるときに行います。1.0以上の基準視力が得られない場合には、最大の視力が出るまでレンズをかざして調べます。

●視野検査

視野とは、中央の一点を見つめたときに見える範囲をいい、目に入ってきた色や明るさにより変わってきます。視野を調べる器機には次の2種類があります。

・ゴールドマン型視野計

半球形のドームの中心を見つめ、視野の外から動いてくる光がどのあたりで見えたかを調べます。

・自動視野計

視野のいろいろな部位で、どのくらい暗い光が見えるかをコンピュータで測定し、網膜の感度を調べます。

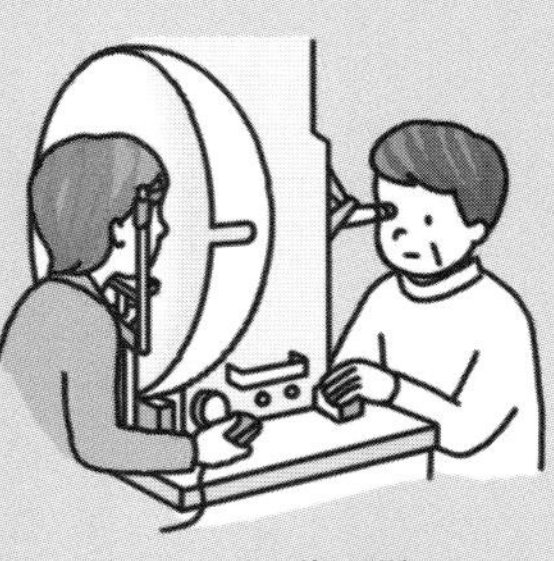
ゴールドマン型視野計

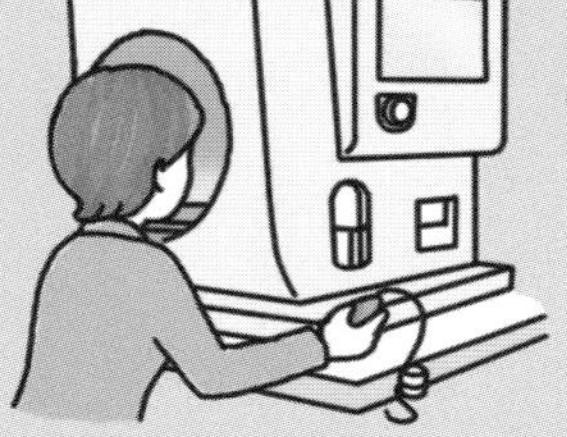
自動視野計

●細隙灯《さいげきとう》顕微鏡検査

検査を受ける人の額とあごを固定し、細く絞った光の束の細隙光を斜めの方向から目に当て、顕微鏡で拡大して調べます。

この検査を行うことによって、まぶた、結膜、角膜、前房《ぜんぼう》、虹彩、水晶体、硝子体《しょうしたい》などの状態を確認することができます。また、隅角《ぐうかく》鏡を角膜にのせ、細隙灯顕微鏡で観察すると、前房隅角の形と状態、硝子体や眼底の状態も観察することができます。

●眼圧検査

眼球の内圧である眼圧を測定する検査で、主に緑内障の発見や診断に用いられます。

眼圧検査にはいくつかの方法があり、代表的なのは次の2つです。

1つ目は、「ゴールドマン眼圧計」という器機を使った検査です。細隙灯顕微鏡にセットされた眼圧計のチップを、角膜に接触させ、チップにより圧力を加えていき、チップと角膜の接触面が一定の面積になったときの圧力を眼圧として記録します。

2つ目は、「非接触型眼圧計」という器機を使って眼球に空気を吹きつけ、角膜のへこみ程度から眼圧を調べます。

●眼底検査

瞳孔から眼球の奥の「眼底」をのぞき、網膜や視神経などの状態を観察します。

検査方法はいくつかあり、代表的なのは、光源を内蔵した倒像鏡を使って目から離れたところから光を入れて眼底を調べる倒像眼底検査と、光源を内蔵した直像鏡で光を入れながら眼底をのぞく直像眼底検査です。

検査の前に散瞳薬を点眼して瞳孔を拡大します。

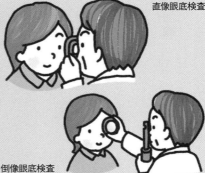

直像眼底検査

倒像眼底検査

●OCT検査(Optical Coherence Tomography・光干渉断層計)

眼底にレーザー光を当て、反射して戻ってきた波をコンピュータで解析することによって網膜の断面を描き出す検査です。特に黄斑部や、網膜の下に伸びてくる新生血管の有無などをくわしく調べることができます。

●蛍光眼底造影検査

蛍光色素を含む造影剤を腕の静脈に注射しながら、眼底カメラで網膜の血管の連続写真を撮影します。血液の流れの様子や、眼底検査では発見できない病変の状態などを調べます。

（杉田美由紀）

麦《ばく》粒《りゅう》腫《しゅ》（ものもらい）

まぶたに炎症や化膿を起こす病気で、一般に「ものもらい」「めばちこ」などと呼ばれています。

原因・症状

ブドウ球菌や連鎖球菌などの細菌感染が原因で、まぶたの分泌腺である皮脂腺や瞼板腺《けんばんせん》が急性の炎症を起こし、化膿します。

まぶたの内側（マイボーム腺）に感染したものを「内麦粒腫」、まぶたの外側（まつ毛の毛包《もうほう》、脂腺、汗腺など）に感染したものを「外麦粒腫」といいます。

まぶたの異物感、発赤《ほっせき》、はれ、痛み、めやに、涙などが主な症状で、炎症が強いときにははれも強く、まぶたが上がらなくなることもあります。やがて、はれていた部分が膿《うみ》をもち、白いできものができます。

治療

放置していても数日で膿が出て自然に治ることもありますが、はれがひどい場合は放置せず、眼科で治療を受けると安心です。

治療の中心は、抗菌薬や抗炎症薬の点眼・内服です。痛みは、鎮痛薬で緩和させせます。

たいていは、1週間程度で治りますが、腫瘍ができて重症化した場合には、切開して膿を出す治療を行います。

なお、麦粒腫を頻繁に繰り返すときは、糖尿病や貧血など全身の病気が隠れていることも考えられます。

（杉田美由紀）

霰《さん》粒《りゅう》腫《しゅ》

霰粒腫は、目の表面の乾燥を防ぐマイボーム腺という脂肪分泌腺の出口が詰まり、しこりができる病気です。

原因・症状

目の表面は、涙の膜でおおわれており、乾燥を防ぐためにその上層部は脂肪の膜でおおわれています。この脂肪を分泌する器官をマイボーム腺といい、ここの慢性炎症が起こると、しこりができます。

しこりは徐々に大きくなることもあり、まぶたを押さえるとかたまりを感じます。通常は痛みを伴いませんが、急性炎症を起こすと、まぶたがはれ、痛みを感じるようになります。

治療

しこりが小さい場合は、自然に消失する場合もあるので様子をみます。炎症を起こしているときには、抗菌薬を使います。しこりがある程度、大きくなった場合は切開してしこりをとり除きます。

ごくまれに、霰粒腫と思っていたのが実はがんだったという例もあるため、眼科で検査を受けることが大切です。再発を防ぐために、まぶたを清潔にすることを心がけましょう。

（杉田美由紀）

眼《がん》瞼《けん》縁《えん》炎《えん》（ただれ目《め》）

感染や炎症でまぶたの縁が赤くはれる病気で、一般に「ただれ目」と呼ばれます。

原因・症状

まぶたの縁に、ブドウ球菌などの細菌が感染したり、アレルギー性の体質による炎症が原因となります。

そのほか、眼筋の異常やビタミンの欠乏などによって起こることもあります。

目の縁に小さい湿疹ができて破れたり、かさぶたができたりします。治りにくく、再発しやすい傾向があります。

治療

抗菌薬の点眼薬や軟膏《なんこう》が処方されます。アレルギー性の場合には、副腎皮質ホルモン（ステロイド）の軟膏を使います。（杉田美由紀）

眼《がん》瞼《けん》下《か》垂《すい》

「眼瞼」とは、まぶたのことをさし、眼瞼下垂は、上まぶたが下がってしまう病気です。

原因

上まぶたは「眼瞼挙筋」という筋肉が収縮することによってもち上げられています。この眼瞼挙筋と上まぶたをつないでいるのが「挙筋腱膜」です。

挙筋腱膜は加齢とともに薄くなって伸びてきます。そのため、個人差はありますが、高齢になると上まぶたが下がりやすくなります。

また、ハードコンタクトレンズを長年使っていると、眼瞼下垂が起こりやすくなります。日常的にかたいレンズを目に装着していると、上まぶたの内側から力が加わり、腱膜に負担がかかるのです。

そのほか、眼瞼挙筋が弱い場合や、眼瞼挙筋を動かす神経に異常があり、筋肉が十分に動かない場合も、眼瞼下垂が起こりやすくなります。眼瞼挙筋が原因の場合、まれに先天性のものもあります。このタイプは、放置していると弱視を招くこともあります。

なお、脳卒中や糖尿病、筋無力症など別の病気が原因で眼瞼下垂が起こることもあります。

症状

眼瞼下垂を発症すると、「視界が狭くなる」「目が小さくなる」「目が疲れやすい」といった症状があらわれます。また、「おでこにシワが寄るようになった」「眉毛の位置が上がった」という人も少なくありません。これは、無意識におでこの筋肉を使って下がったまぶたを引き上げているためです。

治療

症状が軽い場合には、まぶたに貼る市販のテープや接着剤を使ったり、眼鏡のフレームにバネをとりつけて上まぶたを上げるクラッチ眼鏡を利用したりする方法があります。

症状が重く、日常生活に支障をきたしている場合には、手術が検討されます。

腱膜縫縮術……上まぶたの皮膚を切開し、伸びた挙筋腱膜を、上まぶたの瞼板に縫い縮めるようにして固定します。

ミューラー筋タッキング……挙筋腱膜の内側にあるミューラー筋を縫い縮める方法で中等度の下垂に対し選択されます。

前頭筋つり上げ術……眉毛の上とまつ毛を切開し、人工の膜を皮下に通して固定します。おでこの筋肉の前頭筋と眼瞼をつなぐことで上まぶたを引き上げます。

（杉田美由紀）

まぶたの役割とは？

まぶたは、空気の乾燥や寒さ、ゴミなどから目を守る役割を果たしています。まぶたの下には脂肪がたまり、眼球が乾燥したり、冷えたりするのを防いでいます。

日本人を含むモンゴロイド系の人種の人たちに一重まぶたが多いのは、この脂肪が多くたまっているからです。二重まぶたの人は脂肪が少ないため、まぶたにたるみができます。

まぶたに生えているまつ毛は、ゴミなどが眼球にふれないようにガードする役目を担っています。

（杉田美由紀）

眼《がん》瞼《けん》けいれん

目を自由に開閉できなくなったり、まばたきがふえてしまったりする病気です。

原因・症状

まぶたは、目の周囲にある「外輪筋」という筋肉の収縮によって開閉しています。眼瞼けいれんを発症すると、この外輪筋の動きがコントロールできなくなり、目を自由に開閉しづらくなります。

原因は解明されていませんが、まばたきをつかさどる神経回路に異常があると考えられています。

また、睡眠薬や精神安定剤、向精神薬などを長期に服用していると眼瞼けいれんを発症する誘因になることもあります。

主な症状は、両目あるいは片方の目が自然に閉じてしまう、まばたきの回数がふえる、目の乾燥、光をまぶしく感じるなどです。重症になると、目をあけていられなくなります。

治療

治療は、外輪筋の力をゆるめ、収縮を抑えることが目的となります。ボツリヌス菌がつくり出す毒素をまぶたの筋肉に注射し、筋肉をまひさせるボツリヌス療法を行います。

（杉田美由紀）

結《けつ》膜《まく》炎《えん》

結膜は、上下のまぶたの裏側と白目（強膜《きょうまく》）の表面をおおっている半透明の膜です。

結膜炎は、結膜に炎症が起こる病気です。感染とは関係のないアレルギー性の結膜炎と、細菌やウイルスに感染して起こる結膜炎に分けられます。

アレルギー性《せい》結《けつ》膜《まく》炎《えん》

体外から侵入してくる異物（抗原＝アレルゲン）に反応し、体はそれを排除しようとして免疫反応を起こします。本来は、体を守るための反応が過剰に起こり、体に害を及ぼすものをアレルギーと呼びます。

このアレルギー反応が結膜に炎症という形であらわれるのが、アレルギー性結膜炎です。

結膜は、アレルギー症状があらわれやすい部位です。それは、結膜は直接外界に接しており、アレルゲンが侵入しやすいことや、結膜にはアレルギー反応を引き起こす免疫細胞が多く存在していることなどが関係しています。

アレルギー性結膜炎でアレルゲンになりやすいのは、主にスギやブタクサなどの花粉と、カビ・ダニ・ホコリなどのハウスダストです。

そのほか、動物の毛・フケや、点眼薬、アイシャドー・マスカラなどの化粧品、アトピー性皮膚炎によって起こるアレルギー性結膜炎もあります。

症状

目やまぶたのかゆみ、涙、目の充血、めやに、異物感、目の痛みなどの症状があらわれます。特に、かゆみはアレルギー性結膜炎の特徴的な症状とされています。

治療

アレルギー反応を引き起こす原因となる物質との接触を避けることが基本になります。

たとえば、ハウスダストの接触を避けるために、室内の掃除をこまめにします。また、マスクやゴーグルなどを利用して花粉対策を行います。

薬物療法では、抗アレルギー薬の点眼・内服を行い、重症の場合にはステロイド薬の点眼を追加します。

花粉によるアレルギー性結膜炎の場合には、花粉が飛散する前から早めに治療を始めることで、重症化しにくくなります。

これらの治療法は対症療法であり、完治を目ざす場合は、アレルゲンエキスを何度も舌下投与・皮下注射することによってアレルギー反応が起こらないようにする「アレルゲン免疫療法」が検討されることもあります。

まぶたがピクピクするのは別の病気

まぶたがピクピク動く経験をした人は多いでしょう。「眼瞼けいれん」という病名から、まぶたがピクピクする症状があらわれると思う人もいるかもしれません。しかし、これは「ミオキミア」という別の症状で、過労や睡眠不足などを引きがねに一時的に起こるもの。自然に治ります。

また、片方の目の周囲やほお、口の周囲がピクピク動くのは「顔面けいれん」で別の病気です。

（杉田美由紀）

ウイルス性結膜炎《せいけつまくえん》

ウイルス感染による結膜炎のなかで、最も多いのは「アデノウイルス結膜炎」です。

次の2種類に大別されます。

流行性角結膜炎《りゅうこうせいかくけつまくえん》（はやり目《め》）

アデノウイルス8型・19型・37型・54型などの感染によって起こる結膜炎で、俗に「はやり目」と呼ばれ、強い感染力があります。

白目が充血し、目やにや涙がたくさん出て、目の痛みも伴うことがあります。一般的に、かゆみが出ることはほとんどありません。耳の前やあごの下にあるリンパ節がはれることもあります。

症状が強い場合には、結膜の表面に白い炎症状の膜（偽膜）ができることがあり、ものが見えづらくなることもあります。角膜が濁る場合もあります。

治療法については、ウイルスに直接効く薬はなく、感染を防ぐために、抗菌薬やステロイド薬の点眼が行われます。

咽頭結膜熱《いんとうけつまくねつ》（プール熱《ねつ》）

アデノウイルス3型・4型・7型などの感染によって起こる結膜炎です。流行性角結膜炎と比べて目の充血や目やになどの症状は弱い半面、のどの痛みや発熱などの呼吸器系の症状がみられます。角膜が濁る場合もあります。

プールを介して流行することがあることから、俗に「プール熱」とも呼ばれています。

治療法は、いまのところ特効薬はなく、ウイルスに対する抗体が体内につくられるのを待つしかありません。通常は、炎症を抑え、二次感染を防止するための抗菌薬の点眼薬を使用します。

予防

アデノウイルスの感染の有無を調べる検査を受けても、100％正確な結果が出るわけではありません。これまでの研究で、実際は陽性なのに、陰性と結果が出る（偽陽性）という例が約30％あるという報告があります。そのため、人への感染を防ぐ対策を徹底する必要があります。点眼時に使い捨て手袋を利用するといいでしょう。

アデノウイルス結膜炎以外のウイルス性結膜炎としては、エンテロウイルス・コクサッキーウイルスの感染で起こる急性出血性結膜炎や、水痘《すいとう》・帯状疱疹《たいじょうほうしん》ウイルス（VZV）や単純ヘルペスウィルスによって結膜炎となることもあります。

細菌性結膜炎《さいきんせいけつまくえん》

黄色ブドウ球菌や肺炎球菌、インフルエンザ菌などの細菌感染によって引き起こされる種類の結膜

"目やに"について

結膜には血管やリンパ組織が多く、分泌物や腺からの粘液が分泌されています。目やには正式に「眼脂」といい、分泌物や粘液、涙、ホコリなどがまじり合ったものです。

角膜の分泌細胞や粘液は、涙と一緒になって角膜（黒目）の表面をおおい、角膜を保護する涙の膜をつくります。この涙の膜は、まばたきをすることで新しい膜に変わり、古い涙の膜は目の表面のゴミとともに目頭から鼻のほうへ排出されます。ところが、睡眠中はまばたきをしないため、古い涙の膜が十分に排出されず、起床時には目頭を中心に目やにがたまるようになるのです。

年をとると、まぶたの筋肉が弱くなり、まばたきによって古い涙の膜を排出するのがスムーズにいかなくなることもあります。

通常は心配ありませんが、目やにの量がふえたり、色や形状がいつもと違ったりした場合には、目のトラブルが疑われます。たとえば、ドロッとした黄緑色の目やにや、ネバネバとした白っぽい目やにが出ているならウイルス・細菌感染のおそれがあります。通常と違う目やにが出ている場合は眼科を受診しましょう。

（杉田美由紀）

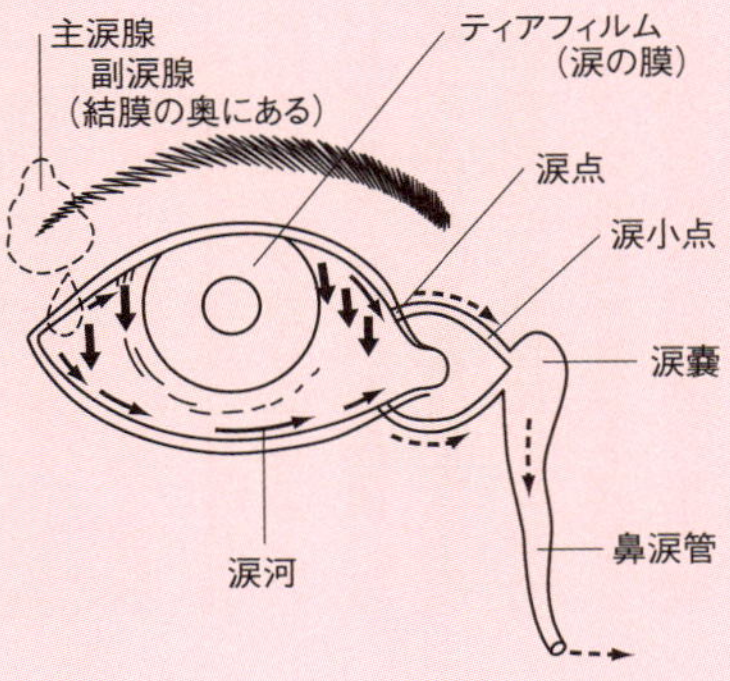

炎です。

子どもや高齢者に多く発症する特徴があります。

膿《うみ》のような目やにが出たり、目の充血がひどくなったりします。

異物感を覚え、涙が出ることもあります。

治療では、抗菌薬の点眼薬・軟膏などが使われます。

（杉田美由紀）

角《かく》膜《まく》炎《えん》

角膜に炎症が起こるものを角膜炎といいます。

角膜は、黒目をおおっている透明な膜で、目に入った光の焦点を合わせる屈折の役目を果たしています。屈折した光は網膜に焦点を結びます。

角膜は外界に直接ふれているため、さまざまな原因によって炎症を起こしやすくなります。

角膜炎が起こる原因には、感染によるもの（細菌・真菌・アカントアメーバ・ウイルス）、外傷や物理的・化学的な要因によるもの（外傷、紫外線、コンタクトレンズ、ゴミ、砂、ドライアイなど）、全身的な病気によるものがあります。

ここでは、感染性角膜炎の代表的な病気について解説します。

細《さい》菌《きん》性《せい》角《かく》膜《まく》炎《えん》

原因・症状

ブドウ球菌、肺炎球菌、緑膿菌《りょくのうきん》などの細菌に感染する角膜炎です。

コンタクトレンズなど、なんらかの要因で傷ついた角膜に細菌が感染し、炎症を起こします。

目が強く痛み、大量の目やにが出て、病状が進むと角膜の一部が白く濁り、目が充血します。

細菌の種類によっては病状の進行が早く、視力が低下したり、角膜がとけて孔《あな》があいたりすることもあります。

治療

原因菌に応じて、抗菌薬を点眼しますが、原因菌が特定できないこともあります。重症の場合には、抗菌薬を内服・点滴したり、結膜下に注射をしたりすることもあります。

真《しん》菌《きん》性《せい》角《かく》膜《まく》炎《えん》

原因・症状

角膜にカンジダやフサリウム、アスペルギルスといった真菌（カビ）が感染して起こる角膜炎です。

細菌性角膜炎と同様に、コンタクトレンズが原因で起こるほか、動物の毛が目に入ったり、草木で目を傷つけたりすることが原因になることもあります。また、病気や薬などが誘因で免疫機能が低下している人も真菌に感染しやすくなります。

主な症状は、黒目の周囲の充血、痛み、涙、目やになどです。角膜が白く濁ることもあります。

治療

検査によって原因菌を見つけたうえで、抗真菌薬を投与します。治療に時間がかかるケースが多く、一般に、点眼薬だけでなく、内服や点滴が必要になることが多くあります。

角《かく》膜《まく》ヘルペス

原因・症状

単純ヘルペスウイルスに感染して炎症を起こす角膜炎です。

単純ヘルペスは、潜伏感染している人が多くいますが、発病しないまま一生を終わる人も少なくありません。しかし、抵抗力が低下したときなどにウイルスが活動しはじめ、炎症が起こります。

角膜は上皮・実質・内皮などの層に分かれていますが、上皮に炎症が起こるものを「上皮型」、実質に炎症が起こるものを「実質型」といいます。

上皮型の場合は、目の充血、まぶしさ、異物感があり、ものが見えにくくなります。ウイルスが増殖すると潰瘍《かいよう》になり、これが木の枝のように見えることから「樹枝状角膜炎」と呼ばれることもあります。

実質型の場合は、角膜が白く濁り、視力が低下します。

治療

上皮型に対しては抗ウイルス薬を使い、おおよそ2週間くらいで改善します。

実質型に対しては抗ウイルス薬とステロイド薬を使いますが、改善するまで時間がかかります。角膜にあとが残り、視力が低下することもあります。

アカントアメーバ角《かく》膜《まく》炎《えん》

原因・症状

水道水や河川、池、土壌などに生息しているアカントアメーバという微生物が角膜に感染して起こる病気で、最近、患者数が増加しています。

アカントアメーバに感染すると、目の痛みや充血、涙などの症状があらわれます。結膜炎との違いは、目の痛みが強いことです。

主な感染源となるのが、コンタクトレンズです。

コンタクトレンズを水道水で洗うと、水道水にひそむアカントアメーバがコンタクトレンズに付着し、角膜に感染することがあります。コンタクトレンズのケースを不潔にしたり、決められた取り扱いを守っていなかったりすることも原因になります。医療品として認可されていない粗悪のカラーコンタクトレンズの使用による角膜炎もふえています。1日使い捨てタイプを使っている場合は、感染する心配はまずありません。

治療

アカントアメーバに有効な薬はまだありません。そのため、アカントアメーバが増殖している角膜上皮を削り、点眼や点滴などの薬物療法を行うのが一般的です。

アカントアメーバが角膜の内側まで侵入している場合は、完全に除去するのはむずかしくなります。また、除去できた場合でも、角膜の濁りが改善しないこともあります。

（杉田美由紀）

コンタクトレンズの使い方の注意点

●用法をきちんと守る

使い捨てタイプのコンタクトレンズを使う場合、たとえば2週間交換型なのに1カ月以上使っている人もいます。交換時期をきちんと守るようにしましょう。

●レンズケースをあけてから手をよく洗う

手を洗ってからケースをあけると、ケースの汚れが手につきます。

●毎日こすり洗いを

洗浄液につけるだけでは、汚れが十分にとれません。

●水道水で洗わない

水道水にアカントアメーバが生息していることがあります。

●コンタクトレンズをなめない

目に口中の細菌などが入る原因になります。

（杉田美由紀）

角膜内皮障害と角膜移植

角膜移植は、混濁・変性して透明性を失い、網膜に像を結べなくなった角膜を、亡くなられた人の透明な角膜と交換する手術です。

手術は大きく分けて2通りの方法があります。1つ目は、混濁・変性部分が浅い場合に、角膜の表層を交換する「表層角膜移植手術」、2つ目は、全体に混濁・変性している場合に、角膜全体を入れかえる「全層角膜移植手術」です。

角膜移植において最も困難な疾患は、角膜の内皮細胞が傷んで視力が低下する「水疱性《すいほうせい》角膜症」です。

角膜は5層からなり、いちばん内側にあるのが角膜内皮という組織です。角膜内皮は、六角形をした角膜内皮細胞が規則的に配列した構造をしています。

角膜の内皮細胞は、角膜の水分をコントロールしており、角膜の透明度を維持する役目を果たしています。障害を受けると内皮細胞は人の体内では増殖できないため、水疱性角膜症を発症すると角膜移植が必要になります。これまでは全層角膜移植をしなくてはなりませんでしたが、これは強い乱視、拒絶反応などの問題があります。

そうしたなか、京都府立医科大学附属病院で、体外で角膜の内皮細胞を培養して移植する技術を開発し、治験を開始しています。

（杉田美由紀）

ドライアイ

ドライアイとはさまざまな要因により涙液層《るいえきそう》の安定性が低下し、目の不快感や視機能異常などの自覚症状があらわれる病気です。

原因・症状

ドライアイになると、涙の分泌量が少なくなります。また、ムチンや脂質成分など涙の成分が少なくなることなどを引きがねに、涙は分泌されているのに、目の表面に涙がとどまらなくなることもあります。

「BUT短縮型ドライアイ」と呼ばれるタイプのドライアイでは、涙は分泌されているものの、目の表面で涙の膜が安定せず、すぐに目が乾いてしまいます。

ドライアイは、主に次のような原因で起こります。

涙の分泌量不足

多くは加齢に伴い、涙を分泌する涙腺の機能が衰えます。シェーグレン症候群という病気が原因で分泌量が減ることもあります。

涙が蒸発しやすい

コンタクトレンズを使っている人や、パソコンや携帯電話などの画面を長時間見ている人などによくみられます。

ムチンの量が少ない

涙の成分であるムチンの量が少ないと、目の表面が乾きやすくなります。

ドライアイの症状は、目の乾き、不快感、目の疲れ、目の充血、目やに、目があけにくい、ものが見えにくい、視力の低下などです。

また、ドライアイになると、角膜の表面に小さな傷がたくさんできる表層角膜上皮糜爛《びらん》を発症することもあります。

治療

点眼薬

涙の水分を補う「人工涙液」と、保水作用のある「ヒアルロン酸」の点眼薬のほか、近年、次のような点眼薬も使われています。

・ジクアホソル

涙の水分とムチンをふやす点眼薬です。涙の水分の分泌と、まじっているムチンの分泌をともに促し、目の表面の細胞をおおうムチンもふやします。

・レバミピド

涙のムチンを増やし、目の表面の粘膜を保護・修復する点眼薬です。粘膜の傷ついた細胞の炎症を抑える作用もあります。

そのほか、目の粘膜の炎症を伴う場合には、ステロイド薬を含む点眼薬を使うことがあります。

涙点プラグ

重症の場合には、涙の出口である涙点にシリコン製の栓（涙点プラグ）を埋め込み、涙の排出を遮断する治療が行われます。

軟膏《なんこう》

涙のあぶらが不足している場合には、眼軟膏を使ってあぶらを補います。

予防

パソコンや携帯電話を使うときには、適度に休憩して目を休ませます。針仕事など細かい作業をするときや車を運転するときも意識して休憩をとることが大切です。

また、エアコンや電気ストーブを使うときには、加湿器などを利用して室内の乾燥を防ぎましょう。

（杉田美由紀）

"涙"の働き

涙は主涙腺と副涙腺から分泌されます。まぶたの裏の結膜の耳側に分泌腺の口があいており、まばたきをするたびに1日あたり1㎖くらいの涙が分泌されます。分泌された涙は10％程度が蒸発し、残りは目頭にある涙点という排水口から鼻涙管を通って下鼻道へ抜けます。

涙には「目をうるおす」「異物を洗い流す」といった働きだけでなく、血管の通っていない角膜に、血液のかわりとなって、傷を治す成分や栄養分を運ぶ重要な役割も果たしています。

（杉田美由紀）

白《はく》内《ない》障《しょう》

白内障は、水晶体が白く濁る病気です。濁る部位によって核白内障、皮質白内障、後嚢下《こうのうか》白内障などに分類されます。加齢によるものが最も多いですが、先天性、外傷性、薬剤性、糖尿病やアトピー性皮膚炎などの疾患に伴う続発性白内障などもあります。

原因

水晶体は、約65％の水分と、約35％のたんぱく質、そしてわずかの塩分でできています。このたんぱく質が、なんらかの原因で性質が変化したり、水分量のバランスがくずれたりすると水晶体が白く濁るようになります。

水晶体は、長年使っているうちに濁ってきます。これは老化現象であり、年齢を重ねるにつれてだれにでも起こりえます。早い人なら40代から始まり、80代では検査を受ければほぼ全員にに白内障が見つかるとされています。

水晶体が濁ると、光が網膜に届かなくなったり、光が通るときに乱反射を起こしたりして、網膜に正しい像が結べなくなります。白内障になると、ものがかすんだり、ぼやけて見えたりするのはこのためです。

最近、ふえているのがアトピー性皮膚炎による白内障や、紫外線による白内障です。

アトピー性皮膚炎が引きがねになる理由は解明されていませんが、アトピー性皮膚炎で目がかゆくなり、こすったりたたいたりするなどの刺激による外傷が原因という説や、アトピー性皮膚炎の人はもともと目の組織が弱いとする説などがあります。

また、紫外線は目にダメージを与えます。紫外線にはA・B・C波の3種類があり、このうち白内障の発症に影響を与えるのは、たんぱく質を破壊する作用のあるB波です。強いB波が頻繁に目に入りつづけると、水晶体の線維が破壊されていきます。

症状

白内障の初期にはほとんど自覚症状はなく、濁りが徐々に進行するにつれて見え方に不具合が生じてきます。

視力の低下……老眼鏡をかけても、こまかい文字がよく見えない。

白内障の眼内レンズの選び方

私たちが日常見ている場所は遠く・中間・近くに大別されます。水晶体のかわりをする眼内レンズは、厚みを変えてピントを調節することができません。そのため、眼内レンズを選ぶときには、どこをはっきり見て生活したいか、どこにピントを合わせたいかがポイントになります。

眼内レンズには単焦点レンズと多焦点レンズがあり、白内障の手術には主に前者が使われます。単焦点レンズはだれにでも適応できますが、多焦点レンズは瞳孔の大きさや乱視など、条件によっては適応できない場合もあります。

単焦点眼内レンズ

ピントが1カ所に合うレンズ。見え方の質がよいという利点がありますが、遠くの距離にピントを合わせた眼内レンズを入れた場合には、近くを見るときにメガネをかける必要があります。反対に、近くの距離にピントを合わせた場合には、遠くを見るときにメガネをかける必要があります。単焦点レンズは保険診療で、費用が抑えられます。

単焦点レンズのなかには、ある程度乱視を矯正できるタイプのものもあります。

多焦点眼内レンズ

2カ所にピントが合うレンズ。遠くと近くをメガネをかけずに2種類の距離を見ることができます。最新の多焦点眼内レンズは、遠くから近くまで中間部も含めて自然に見えるようになり、白内障とともに老眼も矯正できます。

これまでの問題であった、ピントが甘い、暗いところでこまかい文字が見えにくい、見え方がなじまないなどの短所もかなり改善されていますが、自由診療で、費用が高額になります。

（杉田美由紀）

単焦点眼内レンズ

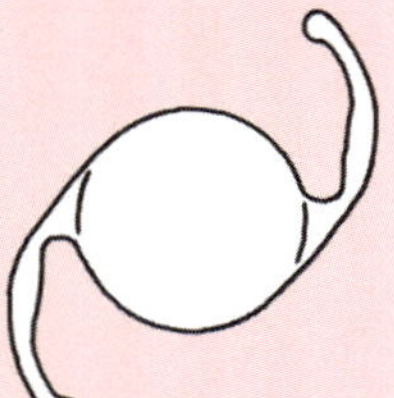

多焦点眼内レンズ

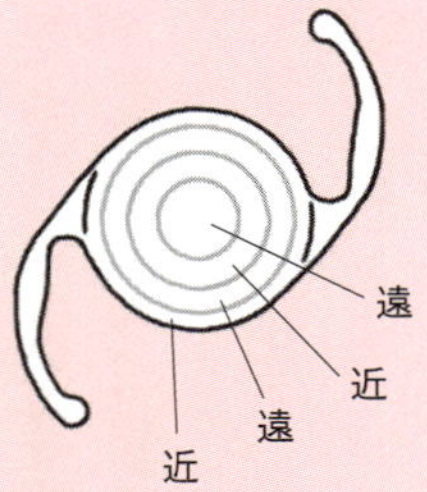

ぼやけ、かすみ……霧がかかったようにぼやけ、かすんで見える。

まぶしい……太陽光や照明などが、まぶしくギラギラ見える。

ものが二重三重に見える……片目で見ていても、1つのものが2つや3つに見える。

一時的に、近くが見えるようになることもある……老眼が治ったと勘違いすることもある。老眼の場合は近くのものだけが見えにくいのに対し、白内障の場合は全体が見えにくくなります。

診断

白内障が進行すると、最終的には失明する危険性があります。また、水晶体がとけ、それが原因で緑内障やぶどう膜炎など別の病気を引き起こすこともあるので、放置するのは禁物です。

見え方がおかしいと感じたら、早めに眼科の検査を受けることはもちろんのこと、50才を過ぎたら定期的に検査を受けることが大切です。

白内障が疑われる場合、視力検査や屈折検査、眼圧検査などの基本的な検査も行われますが、欠かせないのは細隙灯《さいげきとう》顕微鏡検査（P389参照）です。細いすき間から出た光を眼球に当て、目の組織を調べます。

症状と水晶体の混濁の程度に整合性がない場合には、ほかの原因が検討されます。

治療

白内障と診断がついても、すぐに手術が必要になるわけではありません。視力の低下や症状が日常生活に支障がない程度であれば、経過観察となる場合もあります。定期的に通院して検査を受け、白内障の進行状態を調べます。

すでに進行した糖尿病網膜症や緑内障など別の病気があり、白内障の手術で視力が回復する可能性が低い場合は手術を行わないこともあります。角膜内皮細胞が少なく、それ以上内皮細胞を減らすと角膜が濁る可能性がある場合は角膜移植手術も合わせて行う必要があります。

白内障の進行を遅らせる目的で、点眼薬による治療が行われることもありますが、白内障の進行を完全に止めることはできず、濁った水晶体を元の状態に戻すことはできません。

日常生活に支障が出て不自由を感じてきた場合には、濁った水晶体を手術でとり除き、新たに人工の眼内レンズを入れる必要があります。

現在の手術の主流は「超音波乳化吸引術」です。角膜の縁に2～3㎜の切開を行い、水晶体の前嚢に5㎜程度の窓をあけて細い器具を挿入し、超音波で核と皮質を砕いて吸い出します。次に、あけた窓から丸めた眼球レンズを挿入し、残った水晶体の袋（後嚢）に固定します。

最近では技術が進歩し、手術は15～30分程度で終了します。術後は数時間で帰宅することができますが、術後しばらくは経過観察が必要なため、通院がむずかしい場合は入院が検討されます。

術後に重要なのは、傷口から細菌が入って感染するのを防ぐことです。まれですが、術後に細菌感染による眼内炎を起こすことがあります。

手術の直後は医師の許可が出るまで洗顔や入浴を控えます。医師から処方された炎症・感染を防ぐ点眼薬をきちんと点眼し、目の周囲を清潔に保つことが大切です。

生活上の注意・予防

白内障の主原因は加齢ですが、紫外線も大きな要因の一つであり、特に屋外で作業や運動をする人は要注意です。UVカット率が高く、ツルの幅があるサングラスや眼鏡を選び、日傘やつばの広い帽子をかぶるなどの紫外線対策が必要です。たばこも白内障のリスクを高めます。

（杉田美由紀）

レーシック手術を受けた人は要注意

レーシック手術は近視を矯正する治療です。レーシック手術を経験した人が、白内障の眼内レンズの度数を決めるときには、レーシック手術を受けたことを主治医に申し出る必要があります。レーシック手術を受けた目は、すでに角膜が削られています。角膜のカーブなどを用いて白内障の眼内レンズの度数を計算する際には、レーシック用の計算式が必要になるからです。

（杉田美由紀）

白内障の漢方療法

漢方療法で有効なことが多いのは、糖尿病白内障と加齢性白内障です。

八味丸《はちみがん》

糖尿病、加齢性のものに最もよく用いられ、また効果のあることが多いものです。腰から下に脱力感があり、根気がない、疲れやすい、夜間尿が多い、のどが渇く、ひざがガクガクして転びやすい、などの症状があって、上腹部に比べて下腹部が軟弱無力の場合に用いてよいものです。

人参湯《にんじんとう》

胃腸が弱く、手足が冷えがちで、口中に薄いつばがたまりやすかったり、逆に口中がカラカラに渇きやすかったりし、筋肉が弛緩して、みずおちがなんとなく重くつかえて、ときに痛みを訴え、尿が多いという人によく効きます。前記の八味丸《はちみがん》を服用すると胃がもたれるとか、食欲が落ちるなどと訴える人に適しています。

大柴胡湯《だいさいことう》

体格ががっしりしていて、体力が十分にあり、肩こり、口中の不快感、便秘などがあって、みずおちのつかえがあり、胸脇苦満《きょうきょうくまん》が強い人に用います。

葛根湯《かっこんとう》

発病の初期に、肩こりや背中のこわばりを目標に用いるもので、症状によっては川弓《せんきゅう》、大黄《だいおう》を加えます。

三黄瀉心湯《さんおうしゃしんとう》

体力がある人で、顔面が充血して、のぼせ、頭痛、いらいら、不眠、便秘を訴えるものに用います。

防風通聖散《ぼうふうつうしょうさん》

体質が強壮で、腹部が膨満し、太鼓腹をしたものに用います。へそを中心に病毒が充満し、太鼓腹をしたものに用います。

柴胡加竜骨牡蠣湯《さいこかりゅうこつぼれいとう》

筋骨質で、胸脇苦満があり、神経過敏で、動悸や不眠、頭痛、肩こりなどを訴え、便秘がちな人に用います。

苓桂朮甘湯《りょうけいじゅつかんとう》

比較的体力の低下した人で、めまい、身体動揺感、立ちくらみ、胃内停水《いないていすい》があり、尿量が減少し、腹壁は軟弱なものに用います。

滋腎明目湯《じじんめいもくとう》

心身が極度に疲労し、貧血のために視力がにわかに衰えた人に効果があります。中国・明代の名著『万病回春《まんびょうかいしゅん》』に記載されている処方です。

茯苓飲《ぶくりょういん》

体力が中等度またはやや低下した人で、胃内に水分が停滞しているため、胃部膨満感、胸やけ、悪心《おしん》があり、胃下垂の人に用いると、胃内の停水が除かれて、白内障が軽快することがあります。

（矢数圭堂）

白内障のツボ刺激

白内障は、眼科医の診療が優先され、進行の度合いにより手術や薬物療法を受けることになります。ツボ刺激は、眼科医の治療に併用することが原則であり、症状の初期にはかなり効果が期待できます。

白内障の治療に用いるツボとしては、目の外側の**瞳子髎《どうしりょう》**や**太陽《たいよう》**が第一にあげられます。また、後くびの**天柱《てんちゅう》**が大事なツボとなります。天柱は目から始まる膀胱経に所属し、さらに天柱と関連のある大後頭神経は、目を支配する眼神

疲れ目にはブルーベリー

ヨーロッパでは古くから、ブルーベリーの目の諸症状に対する効果がいわれ、研究が進められています。ブルーベリーに含まれるアントシアニンという青紫の色素に、目の働きに大切なロドプシンの再合成作用を活性化する働きがあることが明らかにされています。

ロドプシンというのは目の網膜にある物質です。ロドプシンが光をキャッチするとビタミンAに分解されますが、その後また再合成され、この繰り返しによって、私たちはものを見ることができるのです。

目を酷使したり、年をとっていくと、ロドプシンの分解・再合成の循環がしだいに悪くなるため、目が疲れやすくなり、ものがかすんで見えるなど、目のトラブルが起こりやすくなります。

ブルーベリーを食べてアントシアニンを補給すれば、ロドプシンの再合成作用が回復して、疲れ目やかすみ目を改善し、さらには老眼や白内障の予防にも役立ちます。（三浦理代）

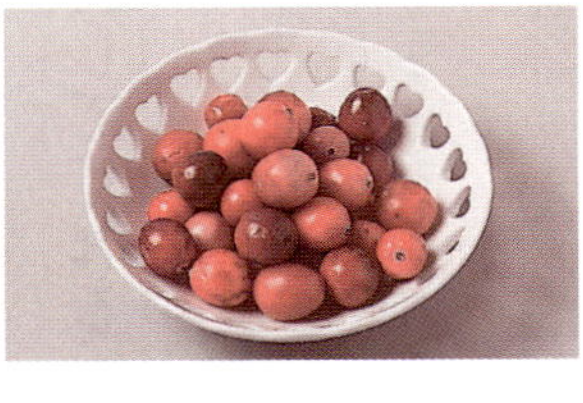

経とつながっているからです。後くびを刺激すると目がすっきりするというのは、こうした理論にうらづけられています。

手のツボでは親指と人さし指の間の**合谷**《ごうこく》や、ひじの外側にある**曲**《きょく》**池**《ち》がよく使われます。足では第1趾と第2趾の間にある**太衝**《たいこう》、第4趾と5趾の間にある**臨泣**《りんきゅう》が目と関係のあるツボです。東洋医学では肝臓が目と密接に関連し、太衝は肝経の代表的なツボです。臨泣は目の瞳子髎から始まる胆経に属しツボの筋道で足と目がつながっていることから効果が期待できます。さらに、臨泣の臨はのぞむで、泣はなみだをあらわし、つまり涙にのぞむという意味で、昔から目の病気によく使われています。

ツボ刺激の狙いは白内障の進行をゆるやかにするとともに、目の疲れや乾きを軽減することです。自分の手指でツボを押したりもみほぐしたりすることと、簡便にできる灸治療がおすすめです。ツボ刺激は網膜をはじめ目の多くの血流改善を促し、瞳孔を支配する自律神経の調整に役立つことが科学的に解明されています。（山口智）

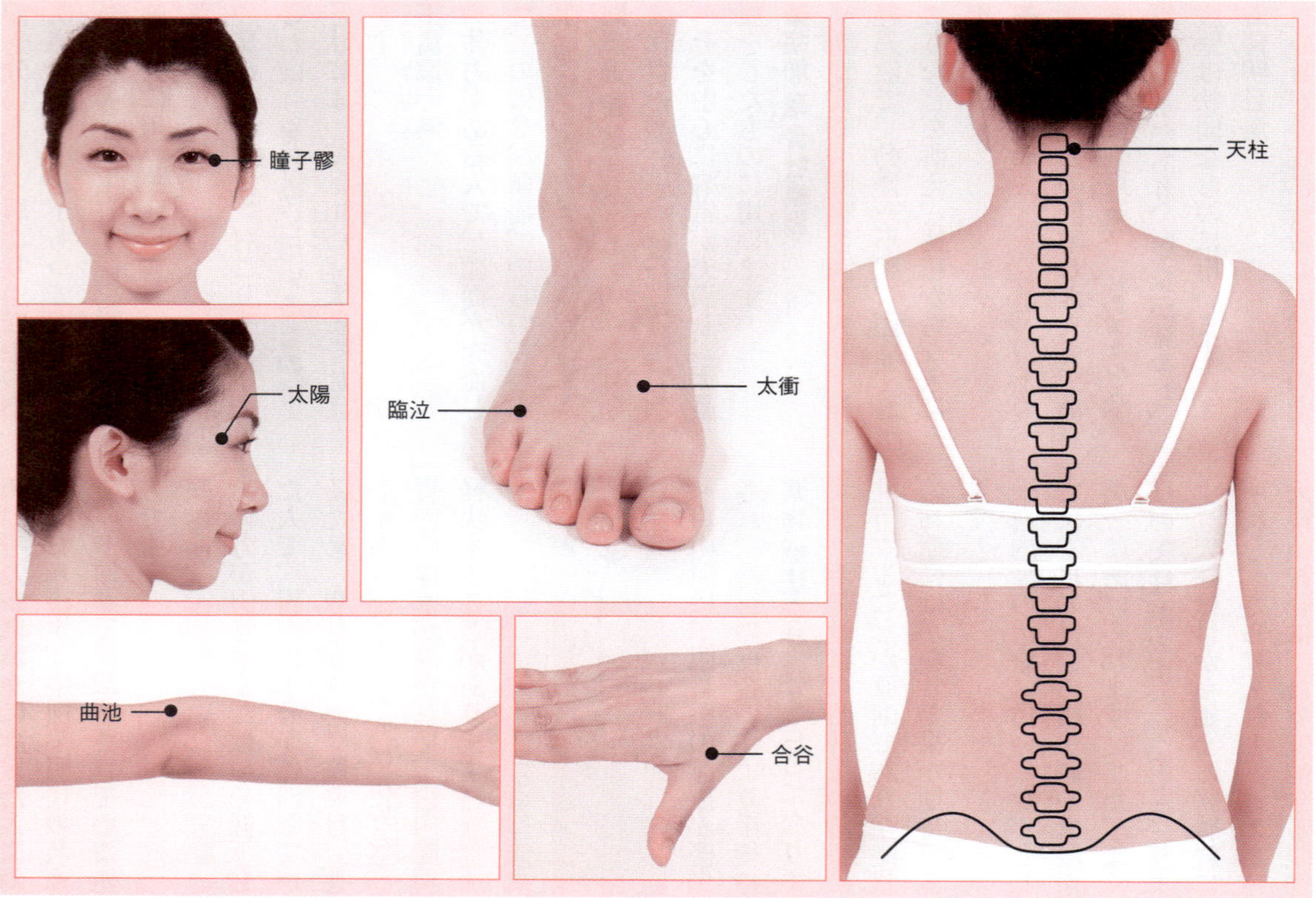

目を保護してくれるルテイン

ほうれん草やケールなどに豊富に含まれるルテインという栄養素は、目の黄斑部などに存在するカロテノイドの一種です。

ルテインには、活性酸素を除去する強力な抗酸化力があり、ブルーライト（紫外線や、パソコン、スマートフォンなどの液晶画面から発せられる、波長が短い青い光）などの光の刺激から黄斑部を保護する働きがあります。

２０１５年に消費者庁が行ったルテインのサプリメントの検証結果によると、ルテインを摂取することで黄斑部の色素が増加し、酸化ストレスや有害なブルーライトから黄斑部を保護して、コントラスト感度（輪郭や濃淡があいまいなものを判別する能力）などの視機能を改善する効果のあることが報告されているのです。

ルテインは体内では合成されないうえ、加齢などの影響で徐々に減少していくため、食事から補給する必要があります。

しかし、食品だけでルテインを十分にとることは難しいため、ルテインを含有するサプリメントが市販されています。

（杉田美由紀）

飛《ひ》蚊《ぶん》症《しょう》

飛蚊症は、さまざまな形状の浮遊物の影が自覚され、眼球運動に合わせて動くのが見える現象です。

原因・症状

目の硝子体《しょうしたい》は、約98%が水分で構成されているコラーゲン線維とヒアルロン酸からなる透明なゲル状の組織です。この硝子体になんらかの原因で濁りが生じると、飛蚊症の症状があらわれます。

硝子体が濁るいちばんの原因は加齢です。年をとるにつれて硝子体の構造に変化が起こり、きれいに配列されていたコラーゲン線維に偏りが生じ、束のように集まるようになります。

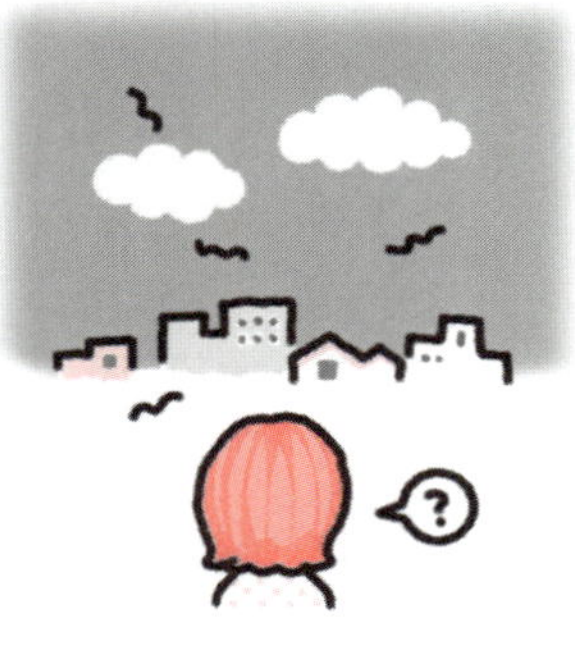
視野の中に糸くずが見える。

すると、硝子体の中の水分が分離し、束になったコラーゲン線維も、老化によりほつれてバラバラになっていきます。このコラーゲン線維の糸くずの部分が網膜に影になって映るようになります。

硝子体の濁りが、網膜に届く光をさえぎるために影を自覚し、ゲル状の硝子体が眼球運動によって動くため、目の前の影もこれに合わせてゆらゆらと動くように感じられます。

浮遊物の影は、糸くずやリング状、虫状、ゴマ状、けむり状などさまざまな形状をしており、濁りの程度によって半透明から黒色まで色も異なり、浮遊物の数も1個から無数に自覚されることがあります。

診断・治療

飛蚊症の多くは生理的な老化現象で、病気ではありません。しかし、別の病気のサインとして、目の前に浮遊物があらわれることがあります。網膜剥離《はくり》、網膜裂孔《れっこう》、糖尿病網膜症、ぶどう膜炎、眼底出血、外傷など、硝子体に濁りを生じる病気すべてが飛蚊症の原因となりえます。

たとえば、網膜剥離のサインとして飛蚊症が出現した場合、ゼリー状の硝子体が老化し、網膜とくっついていた部分がはがれ水晶体のほうへ移動していきます。このとき網膜が引っぱられて孔《あな》があき、その孔から硝子体の水分が入って網膜が剥離するのです。

危険な飛蚊症かどうかは、自分で判断はできません。近視が強い人や、40才以上の人で「浮遊物の数が急激にふえた」「浮遊物の形状が変化した」「視野が狭くなった」「一瞬ホタルのような光を感じた」ときなどは、速やかに眼科を受診することが大切です。

診断のためには、散瞳薬《さんどうやく》を用いた眼底検査が必要です。また、細《さい》隙灯《げきとう》顕微鏡検査も行い、飛蚊症に一致した硝子体の混濁が認められれば飛蚊症と診断されます。

検査の結果、生理的な老化現象のみであれば、経過観察となります。

（杉田美由紀）

目に異物が入ったときの応急手当

目に虫やほこりなどの異物が入ったときには、まばたきを繰り返せば涙が分泌され、涙と一緒に目の外に流れ出てくることがあります。このとき、目やまぶたを指でこすったり、無理にとろうとしたりすると、角膜や結膜を傷つけることになります。

異物が目に入ったまま、とれないときには、清潔な指で目をあけ、水道水を流しながら時間をかけてしっかりと洗い流します。

指でまぶたを裏返してみると、異物が見つかることもあります。まぶたの裏側や白目に異物があった場合には、水に浸した清潔なカット綿か綿棒でそっととり出す方法もあります。

ガラス片や鉄粉、酸やアルカリ製剤を含む化学薬品が目に入った場合や、異物が見つからず、痛みや違和感が続く場合には、すぐに眼科を受診してください。（杉田美由紀）

網膜《もうまく》剥離《はくり》・網膜《もうまく》裂孔《れっこう》

網膜剥離は網膜がはがれてしまう病気で、網膜裂孔は網膜に孔《あな》があいたり、裂け目ができたりする病気です。

原因・症状

網膜は10層からなり、いちばん外側の層が網膜色素上皮で、ほかの9層を神経網膜といいます。網膜に栄養を補給しているのは、網膜のすぐ外側にある脈絡膜《みゃくらくまく》です。

脈絡膜から栄養を受けとっているのが、網膜色素上皮を形成している網膜色素上皮細胞です。網膜剥離は、この網膜色素上皮と神経網膜の間に水がたまり、神経網膜がはがれる病気です。

治療が遅れ、広範囲ではがれてしまった場合には急激に視力が低下し、ものがゆがんで見えたり、視野が欠けたりします。網膜の上部がはがれると視野の下方が、網膜の耳側がはがれると視野の鼻側が見えにくくなります。網膜剥離が黄斑部《おうはんぶ》まで及ぶと、視野の中心部が見えにくくなります。

網膜剥離には、網膜に孔があくタイプの網膜裂孔が原因で発症するタイプ（裂孔原性網膜剥離）と、網膜裂孔とは関係なく発症するタイプ（非裂孔原性網膜剥離）があります。網膜剥離のほとんどは、前者のタイプです。

非裂孔原性網膜剥離は、眼球内にできた腫瘍《しゅよう》や炎症、高血圧や糖尿病、腎臓病などほかの病気から続発的に起こるものがあります。

網膜剥離は、20〜30代と50〜60代に多く発症するのが特徴です。若い世代は近視の人がなりやすく、近視により網膜が薄くなって剥離が起こります。重症のアトピー性皮膚炎の人が網膜剥離を起こすケースもふえています。

中高年世代の網膜剥離は、老化により網膜裂孔が起こることが引きがねになります。

治療

網膜剥離・網膜裂孔の治療法は次の3つがあります。

強膜バックリング手術

はがれている部分の水を抜き、眼球の外側をシリコンで圧迫し、網膜の外側の強膜を目の内側に向けてくぼませ、網膜を元の位置に戻します。シリコンは小片を縫いつけるか輪状に巻きつけ、冷凍凝固などで固定します。レーザー治療を追加することもあります。

硝子体《しょうしたい》手術

硝子体を切除吸引し、網膜を圧迫するものを取り除き、特殊なガスを送り込み、その浮力ではがれた網膜を眼球に押しつけます。

レーザー光凝固術

網膜裂孔のみの治療法。孔ができている網膜の周辺にレーザー光線を当て、網膜を焼きつけて孔をふさぎます。

（杉田美由紀）

強膜バックリング手術

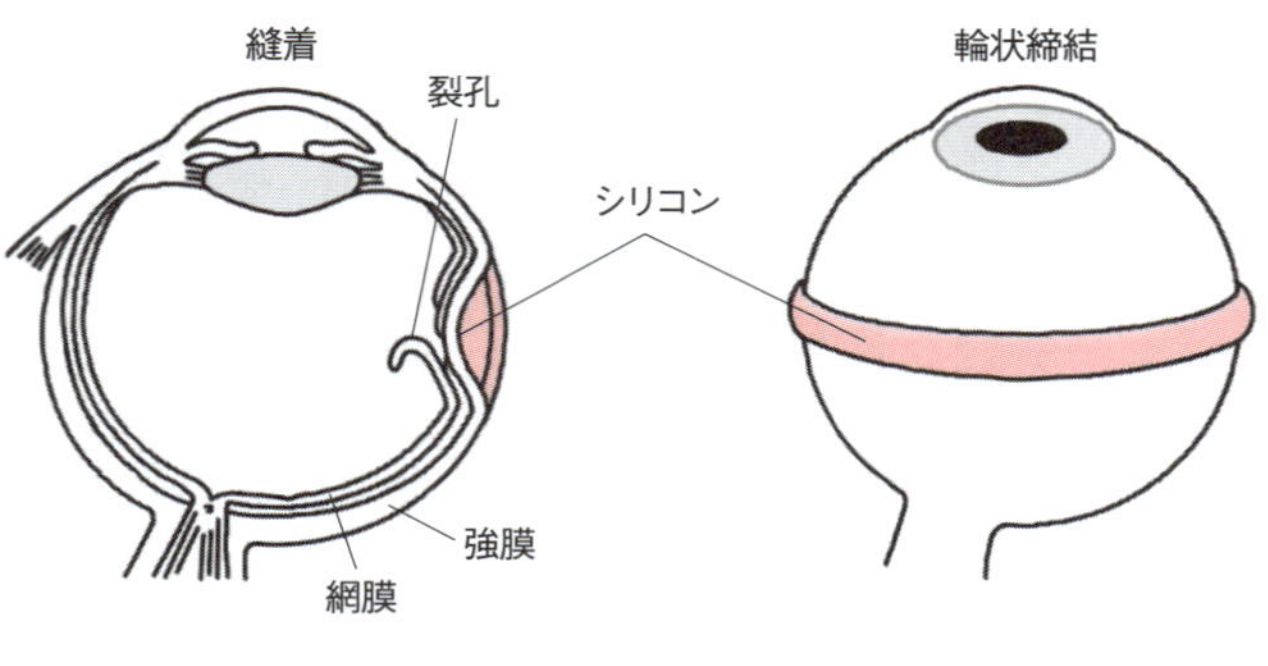

硝子体手術

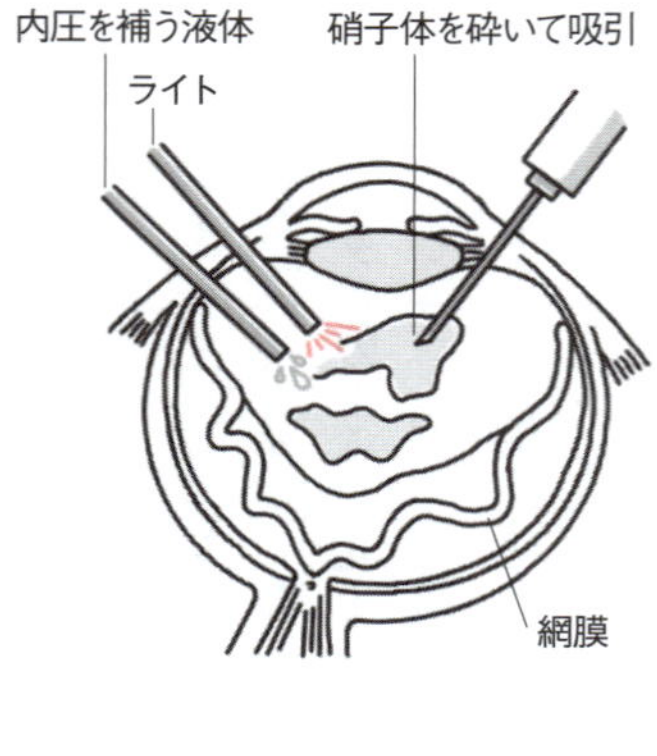

レーザー光凝固術

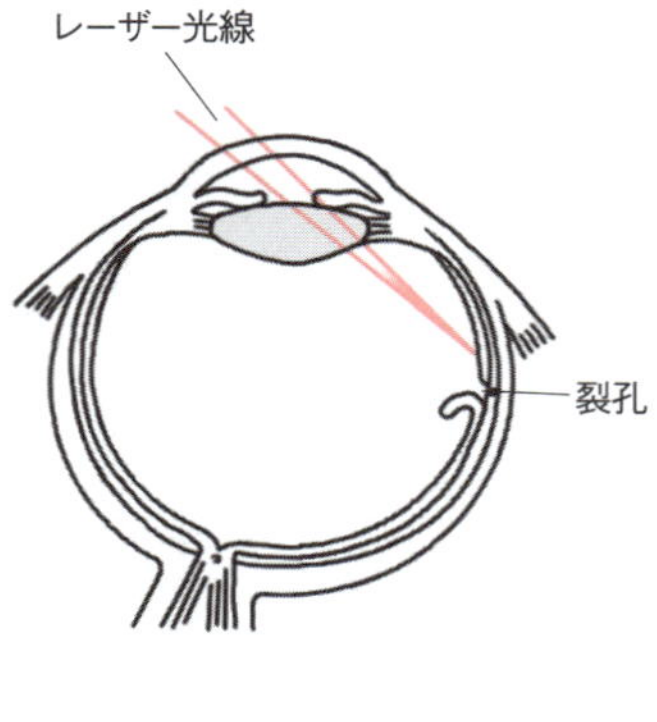

糖《とう》尿《にょう》病《びょう》網《もう》膜《まく》症《しょう》

血糖値が高い状態が続くことで網膜の細い血管が傷んで詰まり、網膜が障害される病気です。腎症、神経障害とともに糖尿病の3大合併症と呼ばれています。

原因・症状

糖尿病を発症し、血糖値が高い状態が続くと、網膜の毛細血管が傷み、血流が悪くなります。

すると網膜に酸素や栄養が届かなくなったり、眼底出血を起こして網膜にむくみが生じたりします。網膜にできたむくみが黄斑部《おうはんぶ》まで及ぶと視力低下がみられますが、黄斑部まで及ばなければ自覚症状があらわれない場合もあります。

さらに進行すると、酸素不足を補おうとして新生血管という異常な血管が発生してきます。この新生血管はもろく、硝子体に引っ張られると出血を起こし、視力が低下したり視野の一部が見えにくくなったりします。

やっかいなのは、病状がかなり進行し、出血が起こらない限り、こうした自覚症状があらわれないことです。糖尿病網膜症の症状は、糖尿病を発症してからの年数と、その期間中に糖尿病をどうコントロールしていたか（放置してしまったかどうか）に比例するということが、多くの研究で明らかになっています。

診断・治療

糖尿病と診断されたら、定期的に眼科で検診を受けることが大切です。眼底検査や蛍光眼底造影検査、OCT（光干渉断層計）検査（P389参照）などを行って網膜に異常がないかどうかを調べます。

糖尿病網膜症の治療では、病状の進行がどの段階であっても血糖コントロールが不可欠です。主治医の指導のもと、食事・運動・薬物療法を継続する必要があります。

黄斑部に水がたまる黄斑浮腫《ふしゅ》がある場合は、初期でも抗VEGF（血管内皮増殖因子）薬やステロイド薬を目に注射し、むくみを抑えます。

病状が進行した場合には、次のような治療が行われます。

レーザー光凝固術

毛細血管が詰まって血流不足になっている網膜をレーザー光線で照射することで、新生血管の発生や成長を防ぎます。ただし、この治療を行っても視力の回復はできません。外来治療が可能ですが、治療は数回に分けて行われます。

硝子体手術

糖尿病網膜症の末期になり、新生血管が破れて硝子体出血が起こった場合や網膜剥離が合併した場合は、この手術が必要になります。

局所または全身麻酔をして、特殊なカッターで濁った硝子体を切除し、類似した透明な液体に入れかえます。

（杉田美由紀）

糖尿病で起こりやすいほかの目の病気

白内障

糖尿病の人は、そうでない人に比べて白内障になりやすく、病状が進行しやすいことがわかっている。

緑内障

糖尿病網膜症の末期になると、新生血管ができるタイプの緑内障を起こすことがある。

このタイプは薬が効きにくく進行が早い。

糖尿病黄斑症

毛細血管にコブができ、そのコブから血液中の水分が漏れ出して黄斑部にむくみが起こる。

角膜症

糖尿病になると角膜が障害され、感染症を起こしやすくなる。

眼筋まひ、眼瞼下垂《がんけんかすい》

血糖のコントロールが悪いと、目やまぶたを動かす神経に影響が及び、まぶたが下がってきたり、ものが二重に見えたりするようになる。

（杉田美由紀）

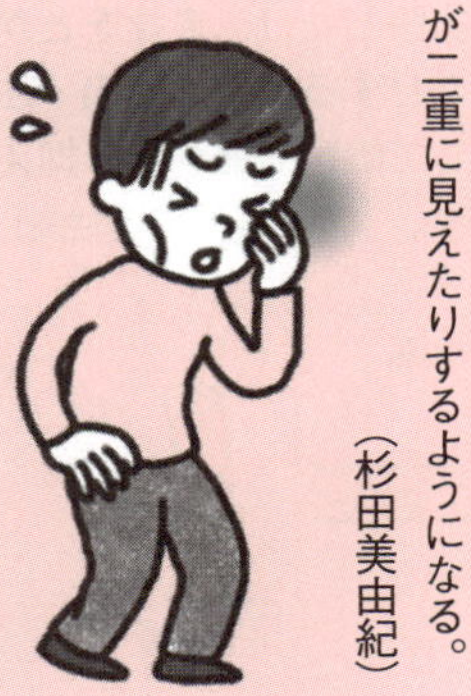

網膜静脈閉塞症《もうまくじょうみゃくへいそくしょう》

　網膜にある静脈が詰まり、血液が流れなくなる病気です。高血圧や動脈硬化の人は要注意です。静脈から血液があふれ、眼底出血を起こす原因になります。この病気のやっかいなところは、視力が低下するだけでなく、血管新生緑内障や網膜剥離、硝子体出血などの合併症が起こりやすくなることです。

　網膜が詰まる部位によって2種類に分けられます。

網膜中心静脈閉塞症《もうまくちゅうしんじょうみゃくへいそくしょう》

　網膜の血管の根元にある網膜中心動脈と、網膜中心静脈は、視神経乳頭のところで1つの外膜に包まれています。ここに動脈硬化が起こると、中心静脈が圧迫されて血流が悪くなり、血栓ができやすくなります。すると静脈から血液成分や水分が漏れ出し、網膜にむくみや出血が起こって視力が低下します。

治療

　抗VEGF（血管内皮増殖因子）薬を注射する治療が主流です。網膜の浮腫《ふしゅ》が改善することで、視力の回復が期待できます。

網膜静脈分枝閉塞症《もうまくじょうみゃくぶんしへいそくしょう》

　中心動脈と、中心静脈から枝分かれした動脈と静脈の交差部は同じ外膜に包まれています。動脈硬化によって静脈が圧迫されると、静脈の血流が悪くなり、血栓ができやすくなります。静脈に血栓が詰まると、網膜にむくみや出血が起こり、視野の一部が暗く見えにくくなります。

治療

　自然に治癒する例もあるため、発症から3カ月間は経過観察となります。黄斑《おうはん》浮腫により視力が低下した場合には抗VEGF薬の注射を行います。　（杉田美由紀）

動脈が詰まる「網膜動脈閉塞症《もうまくどうみゃくへいそくしょう》」

　網膜の動脈には、網膜に酸素を届けるという重要な役割があります。高血圧や動脈硬化で網膜の血管壁が傷み、血栓ができると、それが動脈の血管に詰まることがあります。すると血流がとだえ、網膜の細胞が酸欠を起こして壊死《えし》し、視力が失われたり、視野が欠けたりします。

　網膜動脈閉塞症は２種類に分類され、網膜動脈の幹の部分が詰まる「網膜中心動脈閉塞症」と、網膜中心動脈から枝分かれした部分が詰まる「網膜動脈分枝閉塞症」があります。

　一般に、発症から数十分以内に治療を受けないと、視力の回復は望めないとされています。治療は、血管を拡張したり、血栓をとかしたりする薬剤を点滴・注入して障害を最小限に抑えます。　（杉田美由紀）

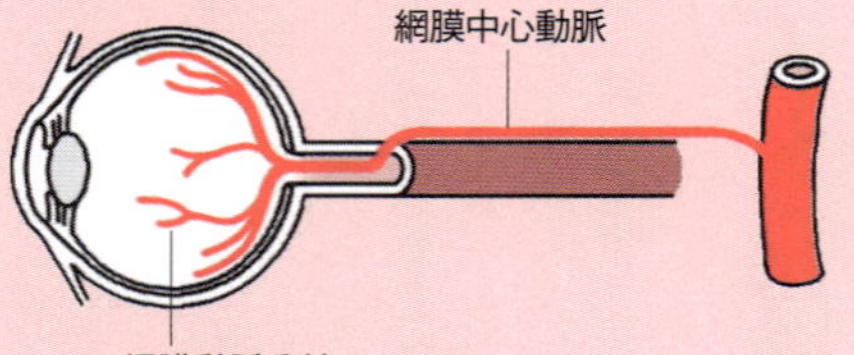

網膜色素変性《もうまくしきそへんせい》

　網膜の神経細胞のなかで、光を感知する視細胞が徐々に障害されていく病気です。

原因・症状

　視細胞には、暗い場所でのものの見え方をつかさどる桿体《かんたい》細胞と、中心部視力や色の識別などを担う錐体《すいたい》細胞があります。網膜色素変性は、最初に桿体細胞が障害され、暗いところが見えにくくなり、次第に視野全体が見えなくなります。発病には遺伝が関係しています。この病気による網膜損傷の進行を遅らせる治療法はまだ確立していません。　（杉田美由紀）

中《ちゅう》心《しん》性《せい》漿《しょう》液《えき》性《せい》脈《みゃく》絡《らく》網《もう》膜《まく》症《しょう》（中心《ちゅうしん》性《せい》網膜《もうまく》炎《えん》）

網膜の中心にある黄斑部《おうはんぶ》に水がたまってはれ、見え方に障害が起こる病気です。

原因・症状

網膜の外側には、網膜に酸素や栄養素を補給したり、老廃物を受けとったりする脈絡膜という膜があります。網膜は10層からなり、最も脈絡膜に近い網膜色素上皮層に異常が起こると、脈絡膜側から漿液が流れ込んできて色素上皮層と光を感じる視細胞層との間にたまります。

このように黄斑部に漿液がたまると網膜が浮き上がって部分的に剥離し、視力が低下して見え方の異常があらわれます。

治療

この病気による網膜の剥離は軽度のため、数カ月が経過すると症状がおさまることが多いものの、再発するケースがよくあります。経過が長引いたり再発を繰り返したりすると視力の低下を招きやすいため、抗VEGF薬の注射や、薬剤とレーザー治療を組み合わせた光線力学療法などが行われます。

（杉田美由紀）

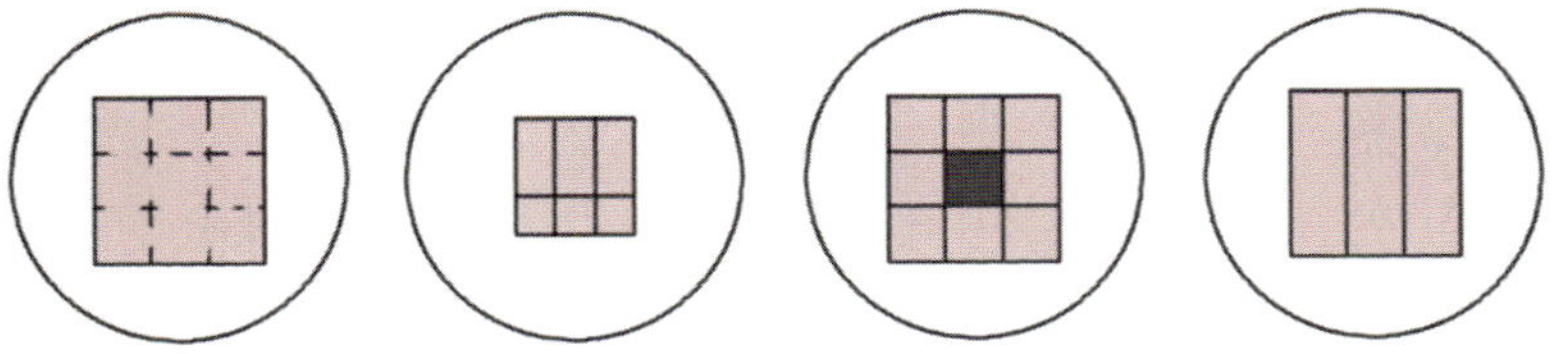

ものが小さく見えたり、中心部が見えにくくなったり、変形して見えたりする。

黄《おう》斑《はん》円《えん》孔《こう》

網膜裂孔《れっこう》の一種で、黄斑部に孔があく病気です。

原因・症状

硝子体の萎縮が関係しています。硝子体が萎縮するとき、硝子体と黄斑部の網膜に癒着《ゆちゃく》があると黄斑部が引っぱられます。すると黄斑部の網膜組織が失われ、円形の孔があき、視力の低下や、ものの中心部が見えにくくなります。

治療

手術で網膜を引っぱっている硝子体をとり除き、網膜をおおっている網膜内境界膜をはがし、眼球内に特殊なガスを注入します。このガスの浮力で円孔周辺の網膜が抑えつけられ、孔が小さくなります。やがて、周囲の細胞をつなぐ細胞の働きにより完全にふさがれます。

（杉田美由紀）

黄《おう》斑《はん》上《じょう》膜《まく》

網膜の黄斑部に硝子体が残り、膜になる病気です。

原因・症状

後部硝子体剥離《はくり》が起こったとき、黄斑部の周辺に硝子体の一部が残ることがあります。するとそれを足場にして新たな細胞が増殖し、黄斑部の前面に膜ができます。

この膜が収縮すると、膜が付着している網膜にしわが寄り、ものがゆがんで見えるようになります。失明に至ることはありませんが、徐々に視力が低下します。

治療

視力障害が進行し、日常生活に支障をきたす場合は、黄斑部の膜をとり除く手術が行われます。

（杉田美由紀）

加《か》齢《れい》黄《おう》斑《はん》変《へん》性《せい》

網膜の中心にある黄斑部が、加齢や生活習慣などの影響によって障害される病気です。

原因・症状

網膜にある黄斑部には、人やものの形などを見分ける視細胞が集中しています。ここに異変が起こって加齢黄斑変性を発症すると、視野の中心がゆがんで見えたり、視力が落ちてきたりします。

欧米では長い間、中途失明の原因の第1位を占める病気ですが、かつての日本人には少ない病気でした。それが、高齢化や生活習慣の欧米化などの影響によって患者数は急増しています。

加齢黄斑変性は、黄斑部に本来ないはずの血管ができ、血液がしみ出てきて黄斑部が変性する「滲《しん》出《しゅつ》型」と、黄斑部の視細胞が萎縮することによって黄斑部が変性する「萎縮《いしゅく》型」に分けられます（萎縮型から滲出型へ移行するケースもある）。このうち日本人に多いのは滲出型です。

加齢などによって黄斑部の老廃物をうまく処理できなくなると、網膜のいちばん外側にある網膜色素上皮細胞の機能が低下します。すると、その外側にある脈絡膜から異常な新生血管が伸びてきます。この新生血管はもろいため、血液成分が漏れ出てきたり、出血が起こったりして黄斑の下部にたまると、黄斑が障害されます。

診断

加齢黄斑変性かどうかは、自分でもチェックできるので、定期的に自己チェックをすることがすすめられます（下図を参照）。

検査の基本は眼底検査で、異常が見つかった場合には、眼底の血管の状態を調べる蛍光眼底造影検査や、眼底の断面を描き出すＯＣＴ（光干渉断層計）検査などが行われます。

治療

滲出型の場合、抗ＶＥＧＦ薬注射療法、ＰＤＴ（光線力学療法）、レーザー療法といった方法があります。

治療の主流は抗ＶＥＧＦ薬注射療法です。加齢黄斑変性による新生血管の発生には、ＶＥＧＦというたんぱく質の一種がかかわっていると考えられています。このＶＥＧＦの発生を阻害する薬剤を目の硝子体に注射し、新生血管の増加や成長を抑えます。

より効果の高いアフリベルセプトという新薬も登場し、治療を継続すれば視力の改善が得られる可能性があるとされています。

抗ＶＥＧＦ薬注射療法で十分な効果が得られなかった場合には、光に反応する薬を静脈から注射し、特殊なレーザー光を当てて新生血管を閉塞させるＰＤＴとの併用療法が検討されます。

萎縮型の場合は進行が遅く、現時点では有効な治療法もないため、栄養補助剤を処方しながらの経過観察となります。

なお、ｉＰＳ細胞を使った加齢黄斑変性の臨床研究も始まっています。

（杉田美由紀）

加齢黄斑変性のチェック法

５㎜程度のマス目がある方眼紙を用意し、中心に丸印をつける。目から30㎝ほど離して片手で方眼紙を持ち、片方の目を隠し、もう片方の目で方眼紙の丸印を見る。

（杉田美由紀）

加齢黄斑変性の人はこう見える

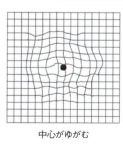

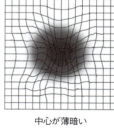

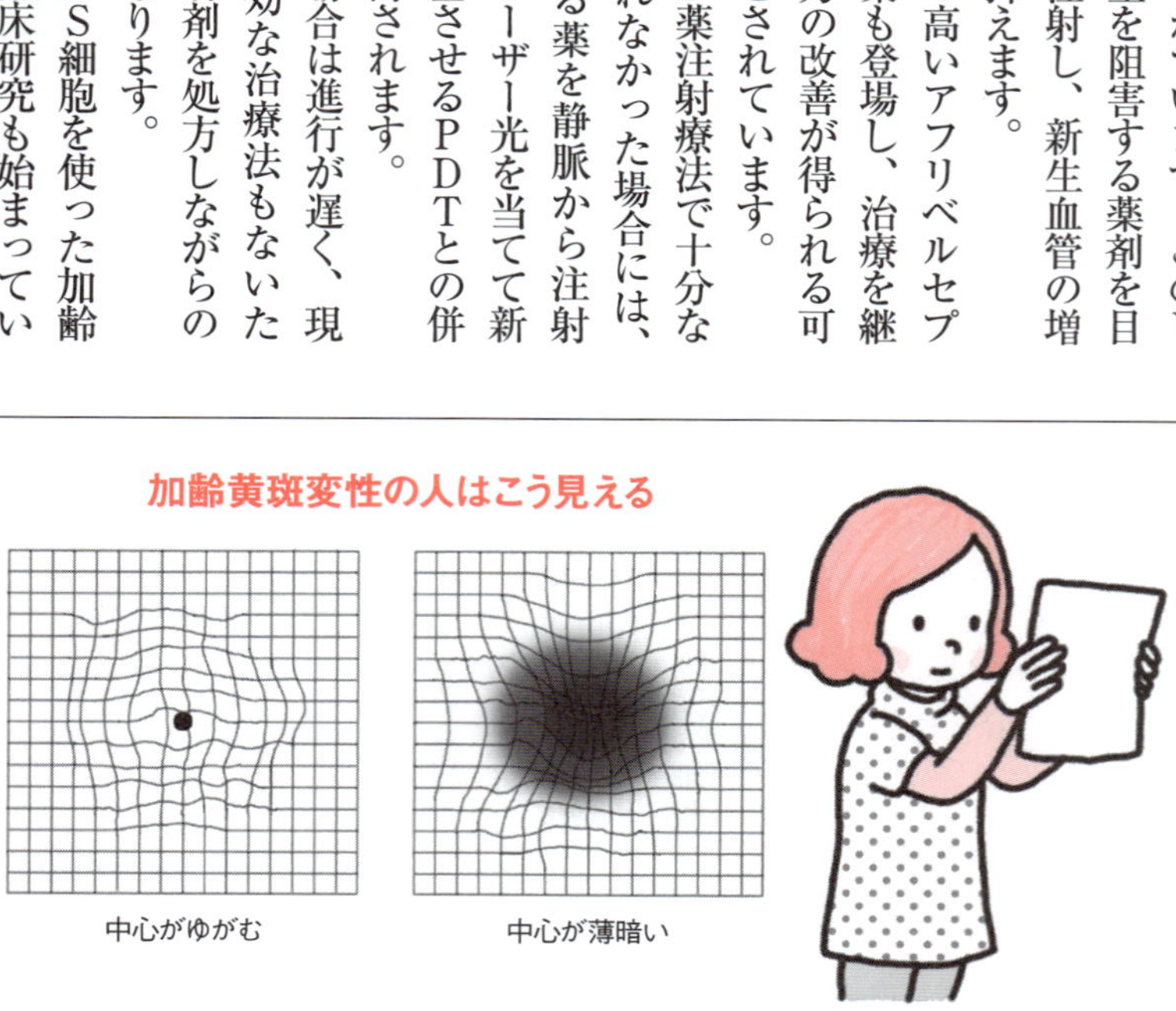

加齢黄斑変性の予防法

禁煙……たばこは、加齢黄斑変性の最大の危険因子。

抗酸化成分の摂取……ホウレンソウやケールなどに豊富なルテイン、ビタミンC・E、βカロテン、亜鉛など、網膜を傷つける活性酸素の除去に役立つ。サプリメントを利用する方法も。

強い太陽光から目を守る……太陽光に含まれる青や紫の光が目に入ると、黄斑部が障害される。UVカット率の高いサングラスや日傘などで目を守る。

肥満や脂質異常症に注意……加齢黄斑変性のリスクになるという研究報告がある。

（杉田美由紀）

ぶどう膜《まく》炎《えん》

虹彩《こうさい》・毛様体《もうようたい》・脈絡膜《みゃくらくまく》から構成される組織の総称であるぶどう膜などに炎症が起こる病気です。

原因・症状

ぶどう膜炎は、ぶどう膜だけでなく、網膜や角膜、強膜など眼組織に生じる炎症すべてをさす場合もあります。

ぶどう膜炎を起こす原因疾患は多岐にわたりますが、感染によるもの、感染によらないもの、原因不明のもの、悪性腫瘍《しゅよう》などに分類されます。

日本人に多いのは非感染性ぶどう膜炎で、代表的な原因疾患には、ベーチェット病、サルコイドーシス、原田病があります。最近ではベーチェット病が減少傾向にあり、急性前部ぶどう膜炎や強膜炎が増加しています。

非感染性ぶどう膜炎の原因はまだ解明されていませんが、自己免疫機序によるものなどの説があります。感染性ぶどう膜炎はウイルス、細菌、真菌などさまざまな原因によって発症します。

また、ぶどう膜炎を発症すると、白内障や緑内障、網膜剥離《はくり》などの合併症が起こりやすくなります。

ぶどう膜炎の症状は原因疾患によって異なりますが、一般的には、視力低下、目のかすみ、まぶしく感じる、目の痛み、充血、飛蚊《ひぶん》症《しょう》の症状などがあらわれ、ときには失明に至ることもあります。頭痛や発熱、皮膚症状、関節痛などの症状を伴う場合もあります。

治療

炎症が起こる場所や原因によって治療法は異なりますが、非感染性ぶどう膜炎に対しては、ステロイド薬や免疫抑制薬などが用いられます。ベーチェット病によるぶどう膜炎や難治性網膜ぶどう膜炎には、TNFα抗体が用いられることがふえています。

感染性ぶどう膜炎に対しては、原因疾患に応じて抗ウイルス薬、抗生物質、抗真菌薬などが使われます。

また、ぶどう膜炎に伴う合併症に対しては、外科的治療が必要になることもあります。

（杉田美由紀）

視《し》神《しん》経《けい》症《しょう》

視神経症は、視神経に炎症などによって障害が起こる病気です。視神経は、網膜にうつった視覚情報を脳の中枢神経に伝える役目があるため、視神経に障害が起こると視力に大きな影響が出ます。

原因・症状

視神経症には、①原因が特定できない特発性（これには中枢神経に異常が起こる多発性硬化症の初期症状としてあらわれるもの、自己免疫による炎症によるものが含まれます）、②抗アクアポリンチ抗体陽性視神経炎、③虚血性視神経症、④圧迫性視神経症、⑤外傷性視神経症、⑥中毒性視神経症、⑦遺伝性視神経症、⑧その他があります。

タイプによって異なりますが、

一般的には視力が低下し、視野の中心が暗くなります。目を動かすと、痛みを伴うこともあります。また、視力がいったん回復しても再発を繰り返し、徐々に視力が悪化することもあります。

治療

特発性の視神経症の場合は自然に治癒することもあります。視神経を圧迫している腫瘍がある場合には、それをとり除くと視力が回復することもあります。

通常は、ステロイド剤を大量点滴するステロイドパルス療法を行います。原因によっては血漿交換療法、大量ガンマグロブリン治療などを行いますが、予後不良なことも多くむずかしい病気です。

（杉田美由紀）

緑《りょく》内《ない》障《しょう》

視神経は、網膜の細胞から伸びる神経線維が集まり、眼球から脳につながっています。緑内障は、この視神経が障害され、視野が欠ける病気です。

原因

眼球の内部では、内側から外側へと常に一定の圧力がかかっています。この圧力を眼圧といいます。

眼圧は、目の中の水分である房《ぼう》水《すい》の量で調節されています。房水は水晶体を支える毛様体《もうようたい》でつくられ、角膜にある隅角《ぐうかく》から流れ出ていくことで、常に一定の眼圧がかかるようなしくみになっています。

ところが、隅角が詰まったり閉じたりすると房水が流れにくくなり、眼内の房水の量が多くなると眼圧が高くなります。その結果、視神経が障害され、緑内障が起こります。

緑内障はいろいろなタイプがあり、そのなかで日本人に最も多いのが、眼圧が正常値範囲にもかかわらず、緑内障を起こしているタイプです。

理由は解明されていませんが、眼圧が低くても、視神経の抵抗力が弱かったり、眼圧がその人の許容範囲を超えて上がったりすると視神経が傷つき、緑内障になりやすくなると考えられています。

症状

最初は視野の一部がぼやけ、徐々にぼやけた部分がふえていきます。しかし、ほとんどの場合、緑内障を発症後、かなり経過してから視野のぼやけに気づくことになります。これは、片方の目の視野が障害されても、もう片方の目がそれを補うため、両目で見ると視野の異常に気づきにくくなるからです。

また、緑内障は一般に10年単位という長い期間をへて進行していくため、視野に多少不具合なことがあっても、その状態に慣れてしまいます。

視野のぼやけを自分で手軽にチェックするのに適したカレンダーを利用する方法もあります。

視野の欠けをカレンダーでチェックしてみよう

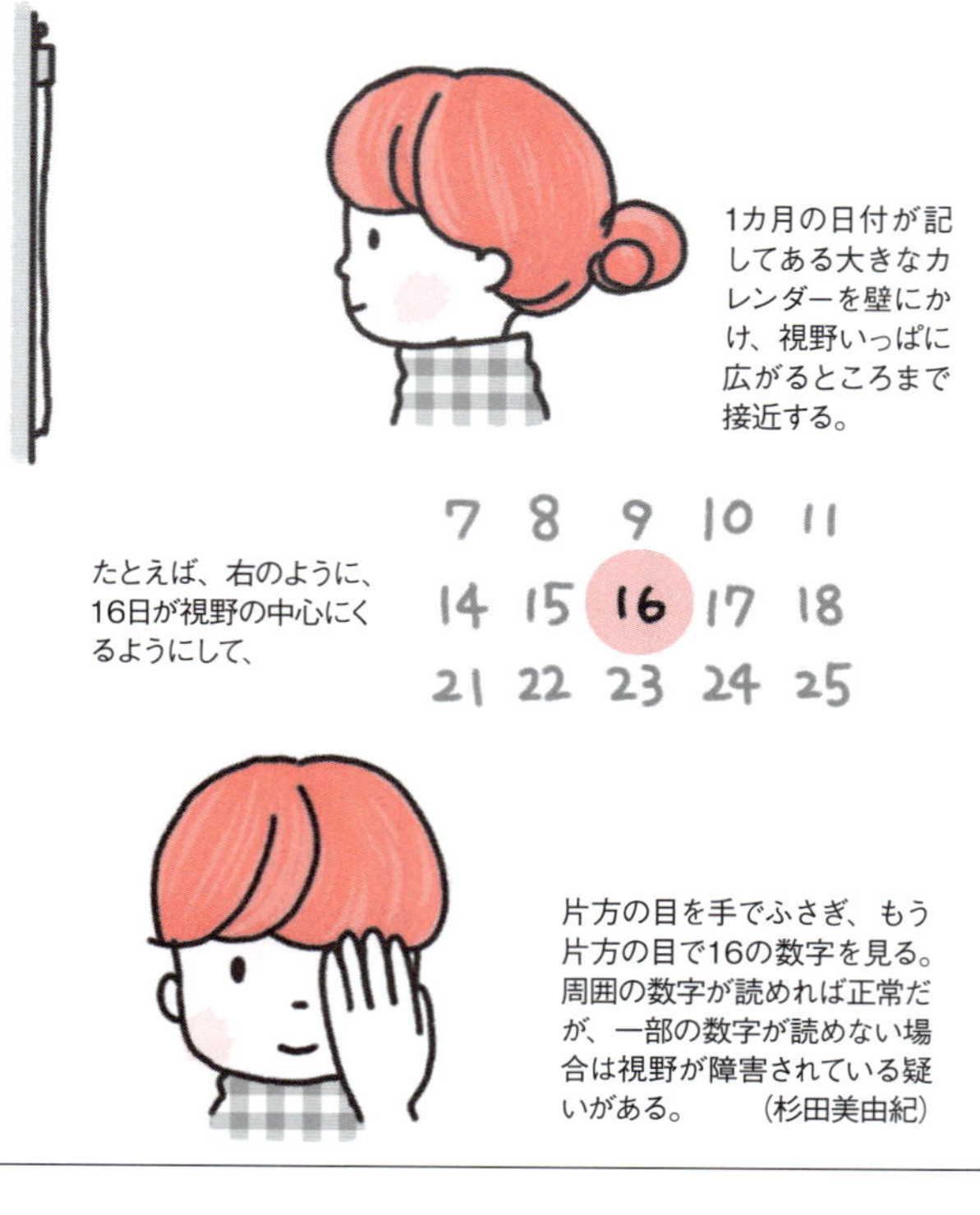
1カ月の日付が記してある大きなカレンダーを壁にかけ、視野いっぱいに広がるところまで接近する。
7 8 9 10 11
14 15 16 17 18
21 22 23 24 25
たとえば、右のように、16日が視野の中心にくるようにして、
片方の目を手でふさぎ、もう片方の目で16の数字を見る。周囲の数字が読めれば正常だが、一部の数字が読めない場合は視野が障害されている疑いがある。
（杉田美由紀）

検査

緑内障は、いくつかの検査を組み合わせて総合的に判定されます。

眼圧検査や眼底検査のほか、眼圧が上がっている原因を探る隅角検査や、視野の障害度を調べる視野検査が行われることもあります。

さらに、網膜の断層の様子を立体的に撮影するＯＣＴ（光干渉断層計）検査を導入している眼科もふえています。

治療

緑内障によって視神経が傷つくと、欠けた視野を元どおりに回復することはできません。そのため、緑内障の進行を抑えることが治療の目的になります。

最初の段階として、眼圧を下げるための点眼薬を使います。点眼薬を用法どおりに継続して点眼した場合は、点眼しない場合に比べて、緑内障の進行がゆるやかになることがわかっています。

点眼薬の第一選択は、房水を流れやすくするプロスタグランジン関連薬です。そのほか、房水の量を減らす交感神経β遮断薬や炭酸脱水酵素阻害薬などを組み合わせたり、2種類の薬を配合した薬もあります。

点眼薬は副作用の症状があらわれることもあり、途中で使うのをやめてしまう人もいますが、主治医に相談しながら継続していくことが重要です。

点眼薬で十分な効果が得られなかったり、隅角が閉塞していたりする場合には、房水を排出しやすくして眼圧を下げるレーザー治療や手術が検討されます。

レーザー治療

虹彩（房水の排水口）にレーザーで穴をあけ、房水の流れをよくする「レーザー虹彩切開術」や、房水の排水口の役割をする線維柱帯にレーザーを当てて目づまりをなくし、房水の排出を促す「レーザー線維柱帯形成術」が実施されます。

手術

線維柱帯を切除する方法と、切開する方法があります。最近では、チューブを入れて房水を排出させるチューブシャント手術も行われています。

（杉田美由紀）

点眼薬のさし方のポイント

たらすのは1滴

大量に使うと体内に吸収されて副作用が出ることがある。

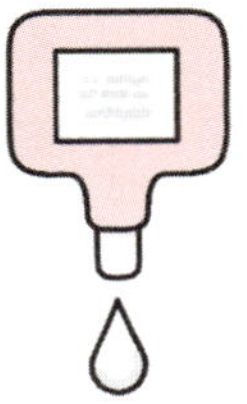

容器の口がまつ毛にふれないように注意する

点眼薬に雑菌が入ることを防ぐ。

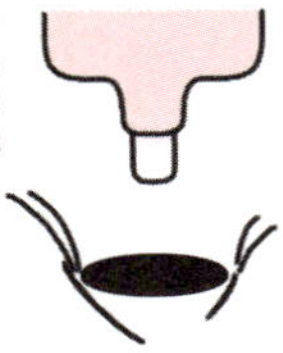

まばたきをしない

まばたきをすると、点眼薬が鼻やのどへ流れ込み、副作用があらわれるおそれがある。

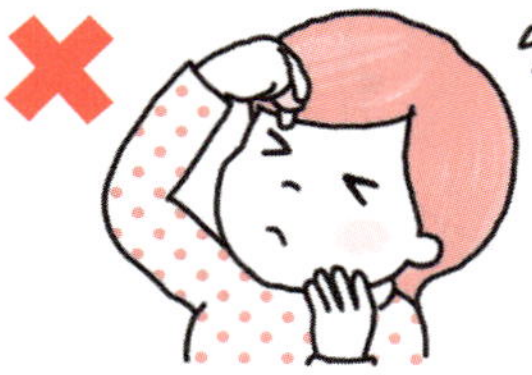

さしたあと、目頭を軽く押さえる

点眼薬が鼻に流れていかないように、目を閉じて、目頭を1分間ほど軽く押さえる。

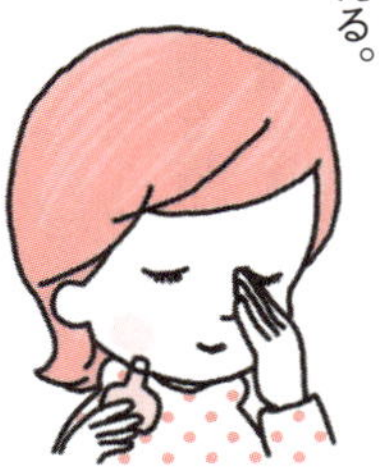

※点眼薬をさし忘れないためには

1日2回点眼する場合は、朝と晩の食事の前など、点眼するタイミングを決めるのもひとつの方法です。

複数の点眼薬を使うときには、一般的に、点眼と点眼の間を5分以上あけます。2種類目の点眼薬をすぐにさすと、最初の点眼薬が洗い流されてしまいます。1日1回点眼のものは24時間効果が続き、1日2回のものは12時間効果が続きます。1日じゅう安定して眼圧を下げるには用法をきちんと守ることが大切です。

（杉田美由紀）

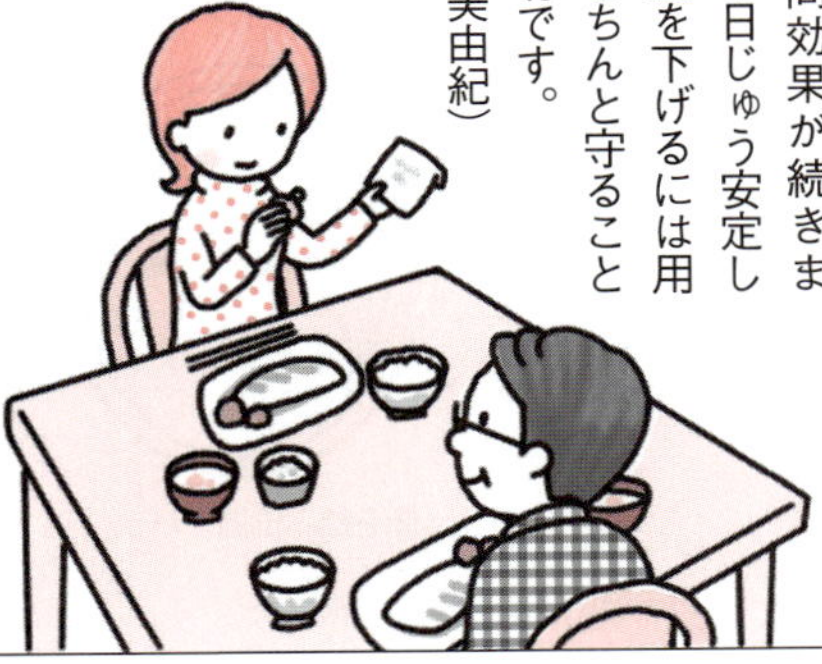

屈《くっ》折《せつ》異《い》常《じょう》（近《きん》視《し》・遠《えん》視《し》・乱《らん》視《し》）

屈折異常がない状態を「正視」といい、目に入ってくる光が、角膜と水晶体でそれぞれ屈折し、網膜に焦点が合って像を結びます。

角膜と水晶体が網膜上にはっきりした像を結べなくなった状態を「屈折異常」といいます。屈折異常は、その見え方によって「近視」「遠視」「乱視」に大きく分けられます。

近《きん》視《し》

目に入ってくる光が、網膜より手前に像を結ぶため、遠くのものが見えにくくなります。

原因によって2種類に分けられ、角膜と水晶体の屈折率が強すぎるタイプを「屈折性近視」、眼軸長（角膜の頂点から網膜の中心窩《か》までの長さ）が長いタイプを「軸性近視」といいます。近視の多くは、軸性近視とされています。

近視になる原因については、遺伝的要素と、読書やパソコン・携帯電話など近くのものを見つづけるといった環境的要素があります。また、中高年になると、近視が強くなる傾向があります。

遠《えん》視《し》

目に入ってきた光が、網膜より後ろに像を結び、近くのものも遠くのものも見えにくくなります。

原因によって2種類に分けられ、屈折力が弱すぎるタイプを「屈折性遠視」、眼軸長が短いタイプを「軸性遠視」といいます。

近くを見るときも、遠くを見るときも、常に目を調節しなければならず、非常に目が疲れやすくなります。

遠視になる原因には、遺伝的な素因が影響します。

乱《らん》視《し》

角膜や水晶体にゆがみがあると、屈折力の強いところと弱いところができます。その結果、目に入ってきた光の方向によって、像を結ぶ位置がバラバラになり、ものが二重に見えたりします。

乱視になる原因は、主に角膜にあり、生まれつきの「正乱視」、角膜の病気や外傷などによる「不正乱視」があります。

治療

一般的には、眼鏡またはコンタクトレンズで屈折異常を矯正《きょうせい》します。眼鏡の場合、近視の矯正には凹球面レンズ、遠視の矯正には凸球面レンズを使います。

乱視は、正乱視の場合には凹または凸円柱レンズで矯正できますが、不正乱視は矯正できないため、コンタクトレンズか手術で矯正します。

コンタクトレンズには、素材の違いからハードコンタクトレンズとソフトコンタクトレンズがあり、近視や遠視を矯正する球面レンズ、乱視を矯正するトーリックレンズがあります。

屈折異常の矯正方法として、手術も行われており、主流は「エキシマレーザーを用いたレーシック（LASIK）手術」です。これは、

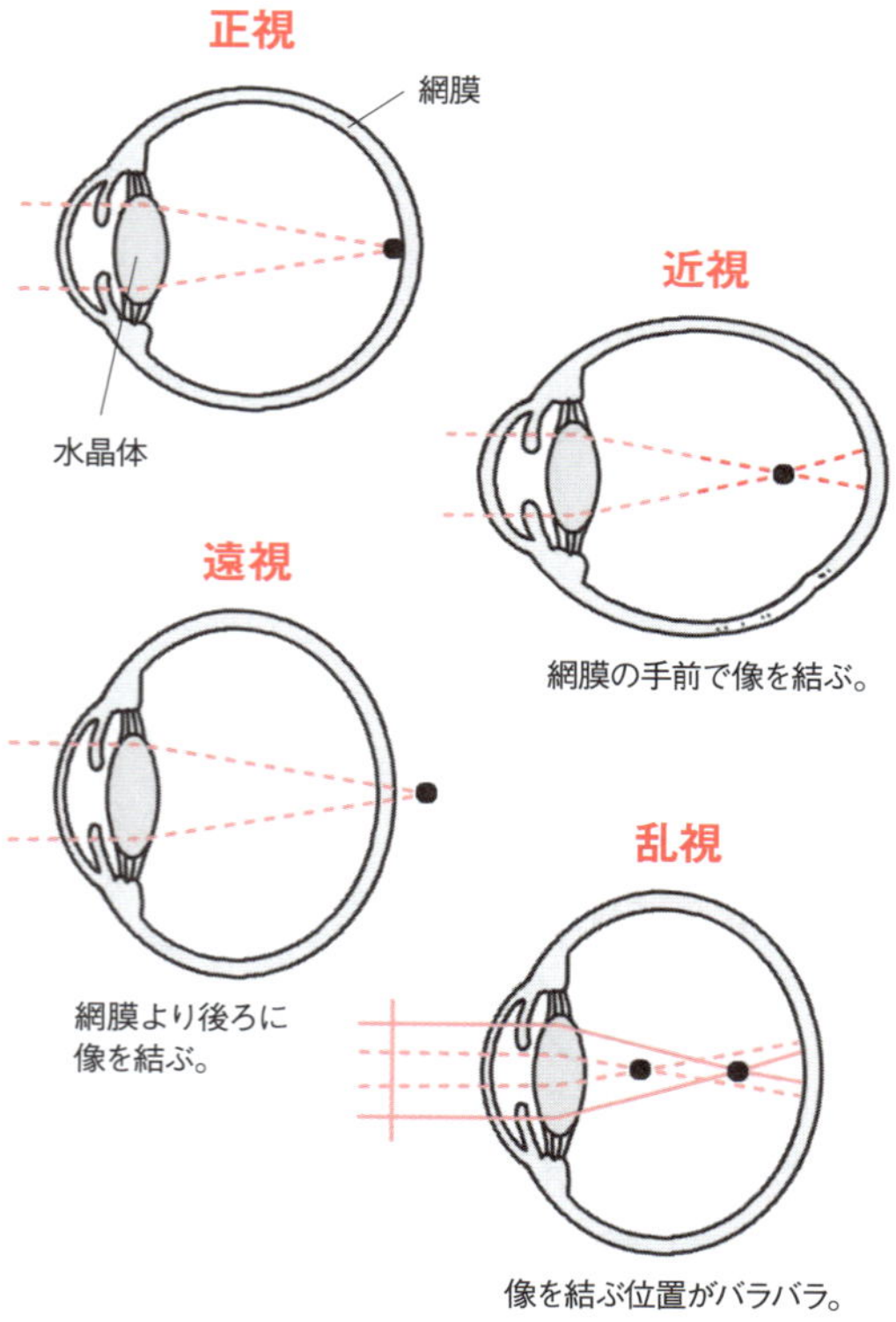

網膜の手前で像を結ぶ。

網膜より後ろに
像を結ぶ。

フッ素、アルゴン、クリプトンなどの混合ガスを用いて、波長の短い紫外線のレーザー光を角膜に照射し、角膜の組織を削りとり、角膜の屈折力を変えます。

屈折力は「ジオプトリー（D）」という単位であらわされ、焦点距離1mのレンズを1Dとし、焦点距離の逆数であらわします。近視の場合はマイナスで示し、強度になるほどマイナスが大きくなります。レーシック手術による近視の屈折矯正量は6Dまでを適応とし、なんらかの理由でこの基準を超える場合でも10Dまで、遠視・乱視については6Dを限度と定められています。

「レーシック（LASIK）手術」は、特殊な電動カンナのような機器で、角膜の表面を薄くそぎ、蓋のようなもの（角膜フラップ）をつくります。次に、フラップをはずし、その下の角膜の実質部分にエキシマレーザーを照射して削り、フラップを元の位置にかぶせます。最近では、フェムトセカンドレーザーを用いてフラップをつくることができるようになり、より安全になっています。

また、レーシックでは矯正不可能な強度近視や乱視などに対して、「ICL」という眼内レンズを目の中に移植する視力矯正手術も行われています。（杉田美由紀）

斜視《しゃし》

斜視とは、両眼の視軸が同じ方向を向いていない状態をいいます。

片方の目が目標点より内側を向いているものを「内斜視」、外側を向いているものを「外斜視」といいます。内斜視は、ピント合わせをするのに伴い発生する「調節性内斜視」と、それ以外の「非調節性内斜視」に分けられ、正常の視線より上下にずれているものは「上下斜視」と呼ばれています。

原因と症状

発症原因は、乳幼児期における感覚系・神経系などの障害や、左右の目の視力差、遠視などです。

ものを見るとき、片方の視線は目標に合っているのに、もう一方の目が別の方向を向くようになります。筋肉のまひによる斜視では、ものが二重に見える症状が出ます。

治療

手術が主流で、眼球に付着している外眼筋を短くしたり、奥のほうへ縫い直します。遠視による調節性内斜視は、眼鏡をかけることで改善できます。（杉田美由紀）

老視《ろうし》

加齢により、目のピント調節力が低下した状態を「老視（老眼）」といいます。

原因・症状

加齢とともに水晶体がかたくなり、水晶体を支えている毛様体筋が衰えてきます。近くにピントを合わせようとしても、水晶体を十分に厚くすることができず、ものがぼやけて見えるようになります。一般に40代では3D（$\frac{1}{3}$m）離さないとピントが合わなくなってきます。

老視が始まる時期には個人差がありますが、多くの人は40才を過ぎたころから次のような症状を自覚するようになります。

老視の初期には、手元のこまかいものを見ることを続けると、目が疲れるようになります。水晶体がかたくなりはじめているため、毛様体筋が収縮してもなかなか厚くならず、ピントを合わせるまでに時間がかかるからです。

そして、次第に暗いところでは見えにくいと感じるようになり、さらに進むと、明るいところでも

老視

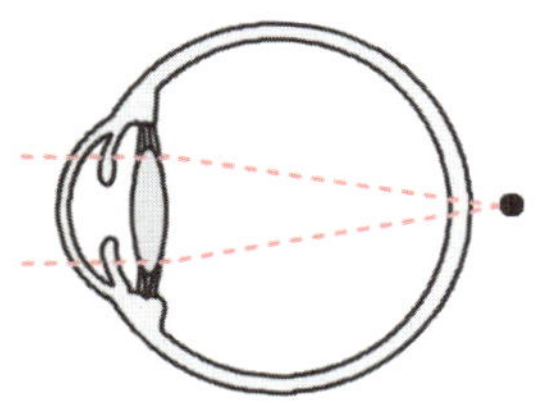

水晶体に弾力がなくなりピントを合わせにくい。

見えづらくなって、こまかい文字は目から距離を離さないと読めない状態になります。

治療

　一般には、老眼鏡を使って老視を矯正します（下のコラム参照）。なお、老眼が進み、安定期に入っても、眼鏡の度数は進みます。そのため、老眼鏡は、自分の視力に合わせてそのつど作りかえる必要があります。度数が合わない眼鏡は眼精疲労を起こす原因になり、頭痛や肩こりを引き起こすこともあります。

　老眼用のコンタクトレンズもあり、ハードレンズとソフトレンズ、さらには単焦点・二重焦点・累進多焦点などさまざまな種類があります。たとえば、パソコン作業が多い人と、車を運転する人とでは適するレンズは異なります。

　また、まだ一般的ではありませんが、老眼の手術療法も始まっています。たとえば、白内障の手術のときに遠近両用の多焦点眼内レンズを入れる方法や、角膜の中にドーナツ状の黒いシートを入れ、それにより光の通り道が細くなり、遠くにも近くにもピントを合わせる方法などがあります。

（杉田美由紀）

眼《がん》精《せい》疲《ひ》労《ろう》について

　「眼精疲労」と「疲れ目」は異なります。疲れ目は一時的に起こるもので、休息や睡眠をとれば、回復します。しかし、眼精疲労は、目だけでなく、体のほかの部位にも悪影響を及ぼし、休息や睡眠をとっても回復しません。

　眼精疲労が起こる原因には、眼球とその付属器、眼瞼などの不具合、視覚環境および精神的要因も関与しています。目を使った長時間の労働によっても誘発されます。

　毛様体筋《もうようたいきん》は、水晶体の厚みを変えるときに使われる筋肉で、遠くを見るときには毛様体筋がリラックスして水晶体を薄くし、近くを見るときには毛様体筋が緊張して水晶体を厚くしてピントを合わせています。

　パソコンや携帯を長時間使ったり読書をしたりして近くのものを見続けると、毛様体筋が緊張し続けます。暗いところで作業をしたり、度数の強い眼鏡を使ったりすることも毛様体筋の緊張を招きます。遠視になると、毛様体筋を緊張させてピントを合わせることになり、ドライアイや斜視になると内直筋が緊張し、眼精疲労を起こすことがあります。

　眼精疲労の対策として、1時間に1～2回、遠くを見て毛様体筋をリラックスさせることが大切です。また、蒸しタオルなどを利用して目のまわりを温め、筋肉の血流を促すことも効果的とされています。ビタミンB12には筋肉の緊張をやわらげる働きがあるため、眼科でビタミンを含む点眼薬や内服薬を処方してもらうのもいいでしょう。（杉田美由紀）

眼鏡の選び方

　老眼鏡を作るときには、主にどんな作業をしているときに使いたいかという目的をはっきりさせることが大切です。たとえば、読書用なら30cmほどの距離に、パソコン作業用なら40cm程度の距離に合わせて度数を決めます。

近くを見るための単焦点レンズ

　近くにあるこまかいものを見るのに適していますが、遠くを見るときは眼鏡をはずす必要があります。

二重焦点の多焦点レンズ

　1つのレンズで遠くも近くも見えるレンズで、遠近両用ではレンズの上部が遠用に、下部が近用になっています。

境目のない累進多焦点レンズ

　遠くも近くも焦点が合います。近くを見ることの多い人は、ふだんは多焦点レンズを使い、近くを見るときは単焦点レンズを使うと目が疲れにくくなります。

　近視の場合は、凹レンズの眼鏡を使って視力を矯正します。そのとき、遠くがよく見えるように眼鏡の度数を強くしすぎると、近くを見るときに目の筋肉に負担がかかり、眼精疲労を起こすことがあります。

　遠くも近くもほどほど見やすくするためには、遠近両用の眼鏡を使うことが最適で、これはスマートフォンを多用している子供の場合も同様です。遠近両用の眼鏡を使うと、近視の進行が抑えられるという研究結果も報告されています。眼科で眼鏡を作るときには、数十分使ってみて疲れないかどうかを試してみることがすすめられます。（杉田美由紀）

近眼・老眼を予防する生活法

近眼や老眼は、遺伝的なものや体質的なものもあり、いくら予防に努めても防ぎきれない場合があります。

しかし、日常生活で次のような注意をしている人と、しない人とでは、その進行が遅くなることは確かですし、予防効果もけっして少なくはないものです。

照明はなるべく明るく

こまかい文字を書いたり読んだりするときは、部屋を明るくしたうえで、左斜め前、または斜め後ろから光線が来るようにスタンドを用いるのがいいでしょう（光が目に入らないようにする）。左ききの人（左手でペンを持つ人）は、反対側からにします。

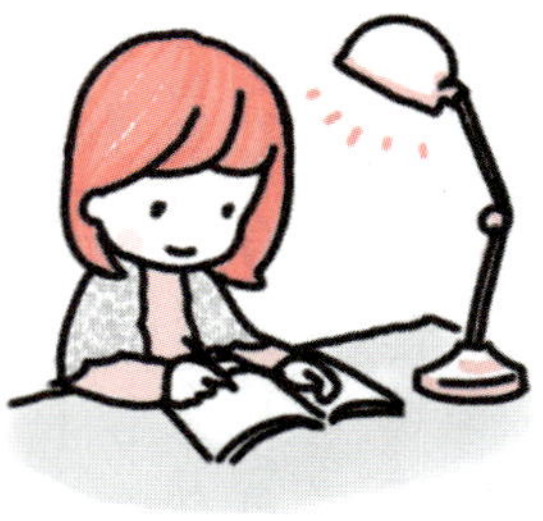

文字の読み書きをするときはスタンドを用いる。

テレビは離れて見る

テレビも明るい部屋で見るのがよく、2mは離れるほうがよいといわれています。コンピュータゲームなどは目を酷使しますので、長時間続けてすることのないよう、特に子供に注意しましょう。

遠くを見る、近くを見る

暗い光で見る、長時間見る、書くなどをしたときは、しばらくその場から離れて、青空や遠くの緑などに目を遊ばせてリラックスしてから、次のような目の体操をしてください。

まず、遠くの木や建物などの一つに目標を定め、そこを数秒間じっと見つめます。

次にすぐ目の前の花や置物などを数秒間じっと見つめます。これを10回ほど繰り返し、最後に遠くのほうをぼんやりながめて、全身を弛緩させます。光の強くないところで行うのがいいでしょう。

移動中は目を休ませる

現代の生活は目を酷使しすぎていて、中年以降にかかるような老眼、中心性網膜症、黄斑変性などの病気に、20代の若者が罹患するようになりました。電車や車など目をつむっていることができる状況では、スマートフォンやパソコンを使わないで、極力目を休ませることが肝心です。

睡眠と頭寒足熱が大切

目のために大切なのは、十分に目を休めることです。それには睡眠がいちばんよいわけです。

また、目にとっていちばん悪いのは「のぼせる」という状態で、長湯をしたり、逆に足を冷やしたりして、冷えのぼせしないように注意しましょう。足をあたたかくし、頭がさわやかな「頭寒足熱」が、目にも体にも最もよい状態といえます。

電気毛布の使い方に注意

電気毛布の敷布団用を使う場合は、下のほう1／3のみにすることが大切です。上半身まであたためて、のどが渇いたり、朝、目が充血したりするのはいけません。

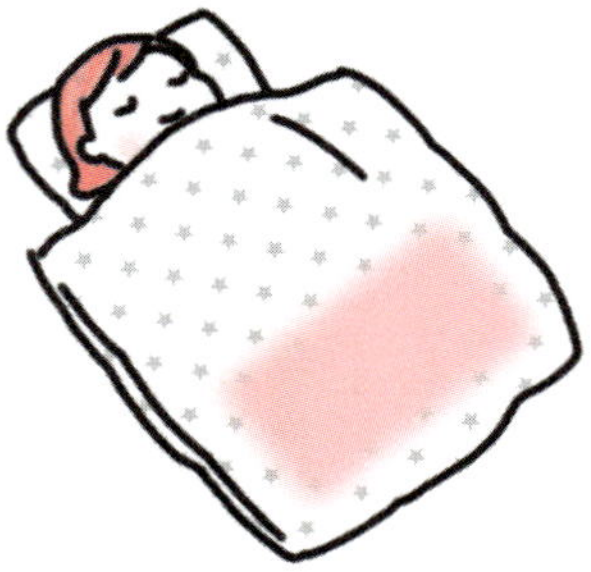

電気毛布は足元のみをあたためるようにする。

床に入る前にスイッチを切り、明け方また入れるなどして、夜間は毛布などで寒さを防ぐのが、目のためによいのです。

（小川卓良）

老眼を防ぐ食べ物

●ビタミンA

ビタミンAは、「暗順応」という、暗がりでものを見るときに使われる栄養素です。

ウナギ、卵黄、レバー、バターなどに多く含まれています。特にレバーは、鶏、豚、牛のいずれにもたくさん含まれています。

野菜では、ニンジン、コマツ菜、ホウレンソウ、カボチャなど、緑黄色野菜に含まれているカロテンが、体内でビタミンAに変わります。

●ビタミンB群

ビタミンB群は、B_1・B_6・B_{12}などが神経ビタミンといわれ、視神経には必要不可欠で、B_2は網膜が光を感じるときに使われます。

ビタミンB_1は強化米、小麦胚芽、豚肉、ノリ、ゴマ、ピーナツ、玄米、大豆などに多く、B_2は強化米、ノリ、干しシイタケ、ワカメ、レバー、納豆などに、B_6は大豆などの豆類、レバー、サバ、サケなどに、B_{12}はレバー、サバ、イワシなどに豊富です。

●たんぱく質

肉、魚、卵、レバー、大豆およびその製品に多く含まれています。良質のたんぱく質を多種類の食品からとることが必要です。

（落合敏）

老眼や近視を予防し、改善する目の体操

老眼は目の調節機能の低下によって起こります。私たちの目は、近いところを見るときには、目のレンズである水晶体を厚くし、遠いところを見るときは水晶体を薄くします。これを調節しているのが、目のまわりにある毛様体という筋肉ですが、これが老化して衰えるために、近いところを見るときに十分に水晶体を厚くすることができなくなり、近いところが見えにくくなります。これが老眼です。

一方、今の子供たちに仮性近視が目立ってふえています。これは、勉強や読書などで近いところばかり見たり、テレビに近づいて見るために、毛様体の筋肉が緊張を続けて、それが元に戻らなくなった状態です。近視と同じように、遠いところがよく見えなくなります。

この老眼や仮性近視の改善・予防に、眼球体操が効果があります。老眼の場合、眼球体操をすることで、毛様体の筋肉が鍛錬されますから、水晶体を厚くする力を回復して、老眼を予防したり改善したりできるのです。また、仮性近視では、毛様体の筋肉が緊張したままの状態でいますから、眼球体操でその筋肉を動かして伸縮させれば、緊張がほぐれ、近視の状態を回復できるのです。

眼球体操のやり方

①正座するかイスにすわるかして、両手の人さし指を目の前に上げ、指先をつけて横に並べます。

②その指をゆっくり上下に動かし、それを目だけで追います。

③片手の人さし指を目の前に立てます。

④その指をゆっくり左右に動かして、それを顔を動かさず目だけで追います。

⑤今度は、目の前に立てた人さし指を前方にゆっくりと遠ざけ、その指に焦点を合わせ、目で追います。

⑥次にその指をゆっくり近づけ、指先に焦点を合わせて、目で追います。

各運動を、10〜20回繰り返し、1日に1〜2回は行います。

（星虎男）

①

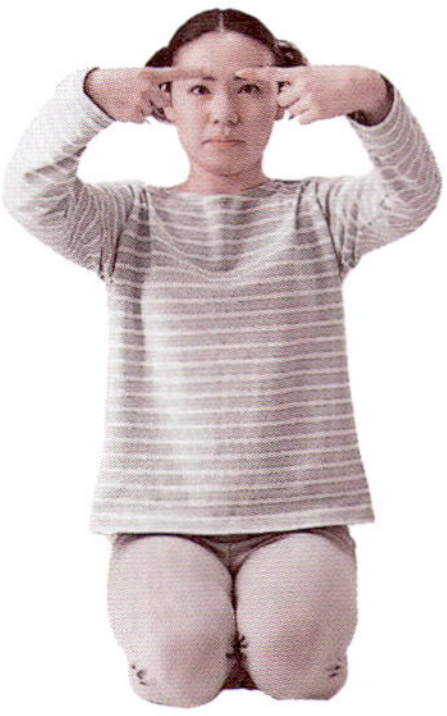

②

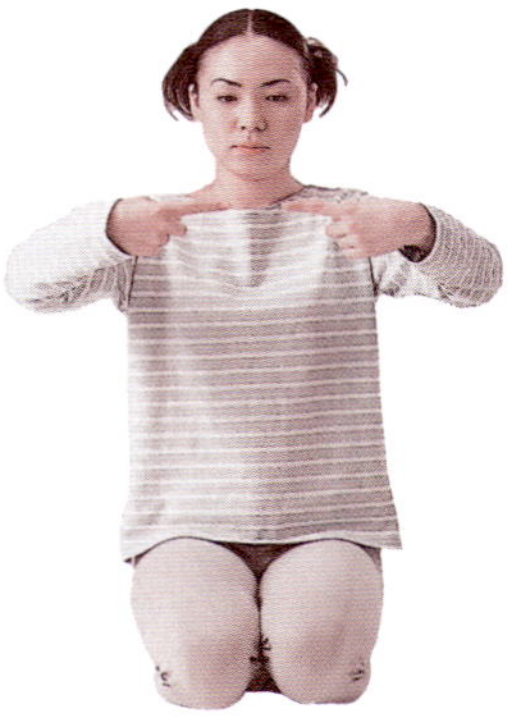

④③

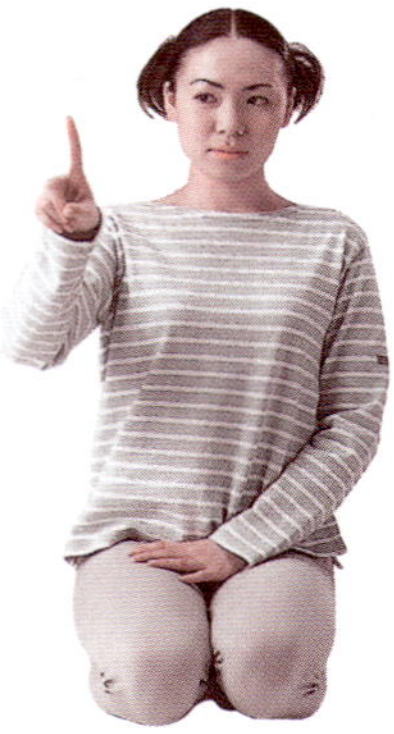

⑤

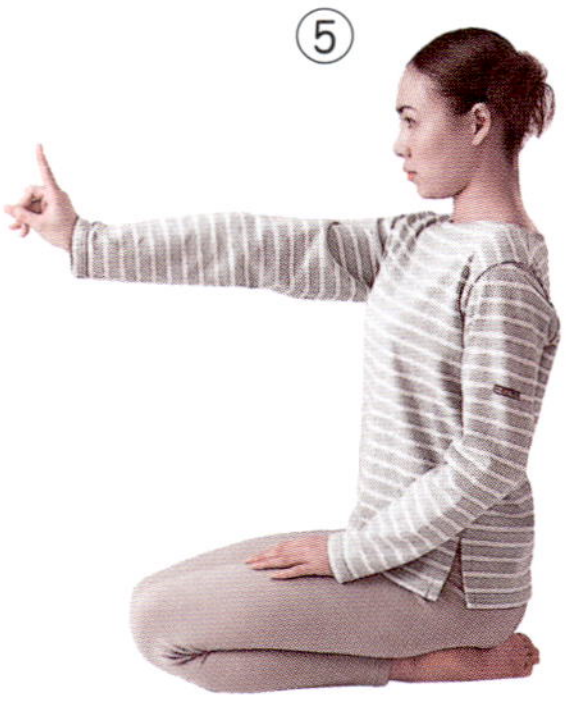

⑥

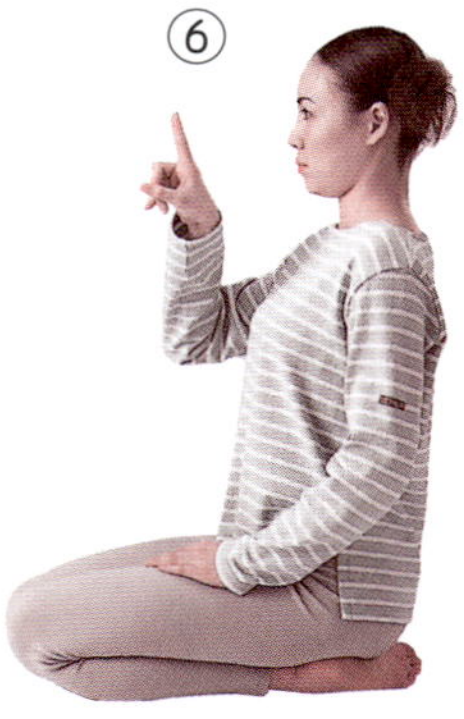

目の老化を予防する クコの酢漬け

クコの実（枸杞子《くこし》）は特に目によく効くといわれています。ビタミンB_1・B_2・Cやミネラル、アルギニンなど、目に効果的な成分が豊富なほか、血圧を調整するルチン、微小血管の流れをよくするベタインなどが含まれています。

このクコを酢漬けにすると、酢との相乗作用によって、クコの効力はいっそう高まります。

赤血球は目の網膜の血管よりも大きいため、通るときに形を小さく変形しなくてはなりません。天然醸造酢には「赤血球変形能改善作用」があって、赤血球の変形を促しますから、網膜の血管を血液がサラサラ流れるようになるのです。

こうして、目の網膜に有効成分を供給しますから、目の機能を回復させ、白内障や疲れ目、近眼、老眼の予防や改善に役立ちます。

作り方は、クコの実150gを天然醸造酢300㎖、ハチミツ40gに漬けるだけで、一晩おけば食べられます。1日1〜2回、大さじに1杯が適量。

（山浦計介）

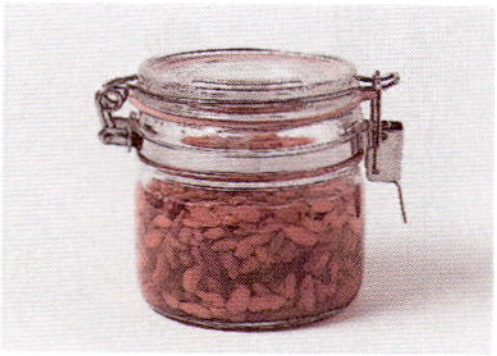

老眼を防ぐツボ刺激

疲れ目は単に目の疲労というよりは、全身疲労の一つともいえます。中年を過ぎると体の老化現象と相まって、全身の疲労が目にあらわれやすくなり、しかも、疲れ目が頻繁にあらわれる時期は、老眼が始まる時期でもあります。

こんなときには、目の縁を指圧します。まず左右の目頭の**睛明**《せいめい》を人さし指で少しこねるようにもみます。さらに目のまわりの骨の縁に沿って、人さし指でゆっくり指圧します。

そのあと、親指を目の上縁に当て、少し力を入れながら目の縁に沿ってゆっくり指圧します。

次に、人さし指を目の下縁に当て、同じように縁に沿って指圧し、さらに親指でも同様に処置します。いずれも両目同時に行います。

指圧するときは、眼球を直接圧迫しないこと、目のまわりの骨の縁に向かって押すこと、初めから強く押さず、徐々に力を加えていく、といった点に注意します。力の入れぐあいについていえば、2～3kgくらいの力で指圧するのが適当です。

指圧したあとは目にふれず、軽く両目を閉じたまま2～3分静かにしておきましょう。

頭では、後頭部の付近に老眼を防ぐ重要なツボがあります。その代表格が**天柱**《てんちゅう》です。

このツボを左右の親指の指先で、頭のてっぺんの方向に向け、左右同時に思い切り強く、3～5秒くらいゆっくり押します。少なくとも5回程度は続けてください。このツボのすぐ外側にある**風**《ふう》**池**《ち》もあわせて押すと、いっそう効果的です。

天柱は顔面や頭部の不快症状をとり除くときに広く用いられる重要なツボですが、老眼年齢に多い血圧上昇を抑え、血圧を安定させる働きもあります。

また老眼の前駆症状として、くびの後ろから肩にかけてのこりを伴うことが多いものです。そのときは、くびのつけ根と肩先の中間にある**肩井**《けんせい》もあわせて指圧します。

なお、天柱や風池、肩井は指圧だけでなく、マッサージをすることもとても有効です。マッサージによって血行が盛んになり、筋肉中の老廃物が除去され、酸素の供給が増加されて全身に活力がよみがえります。最後は、腰の**腎兪**《じんゆ》（P416参照）を指圧します。ここを両親指でしっかりと指圧すると、生命力が盛んになります。

（芹澤勝助）

目の疲れをとるツボ刺激

目が疲れてくると、なんとなく

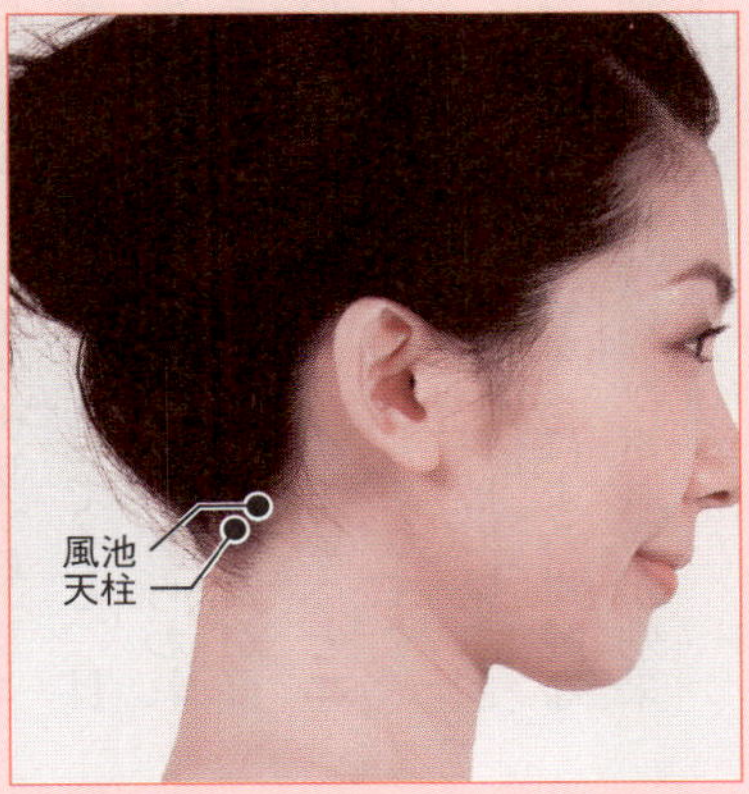

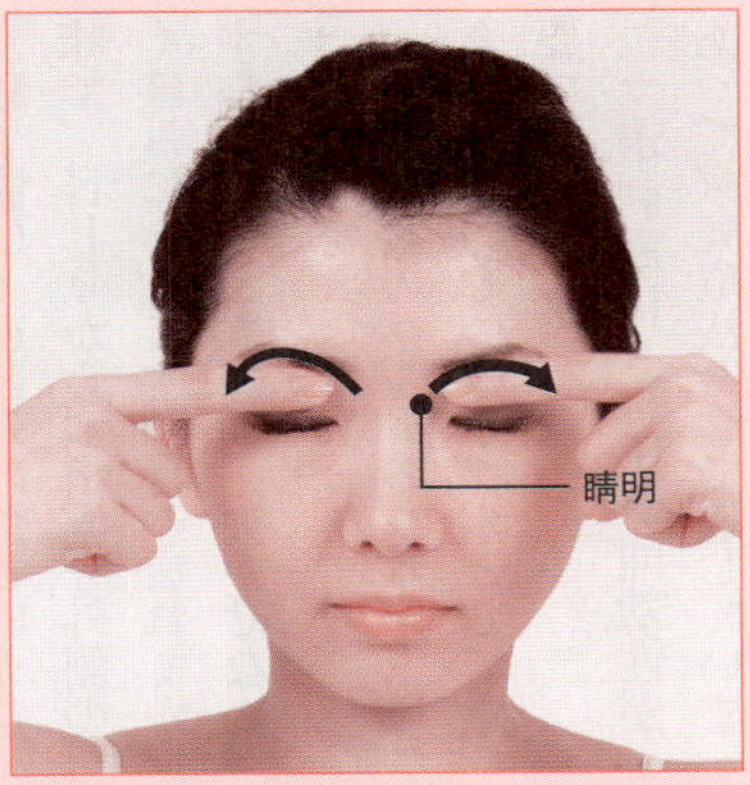

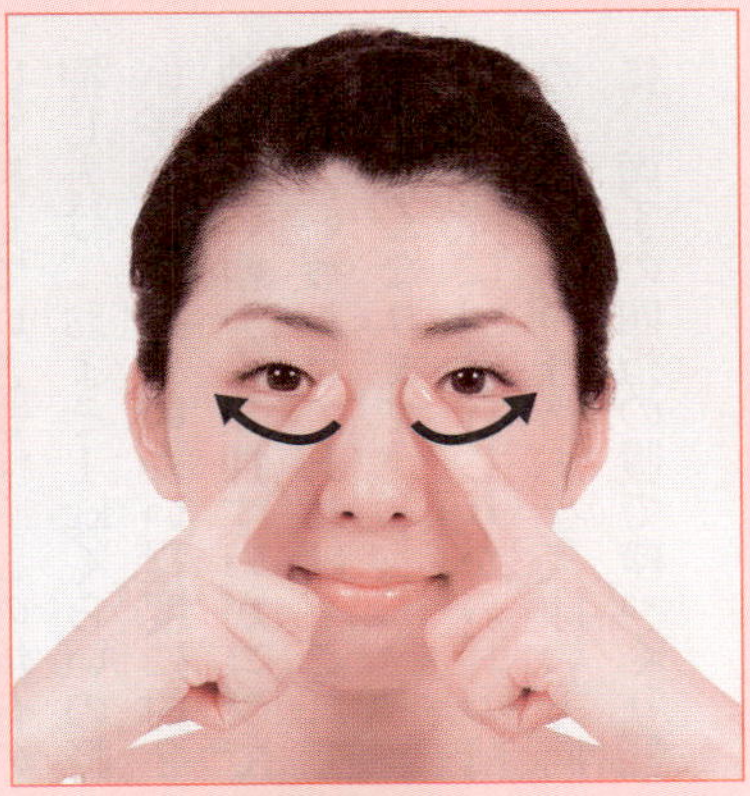

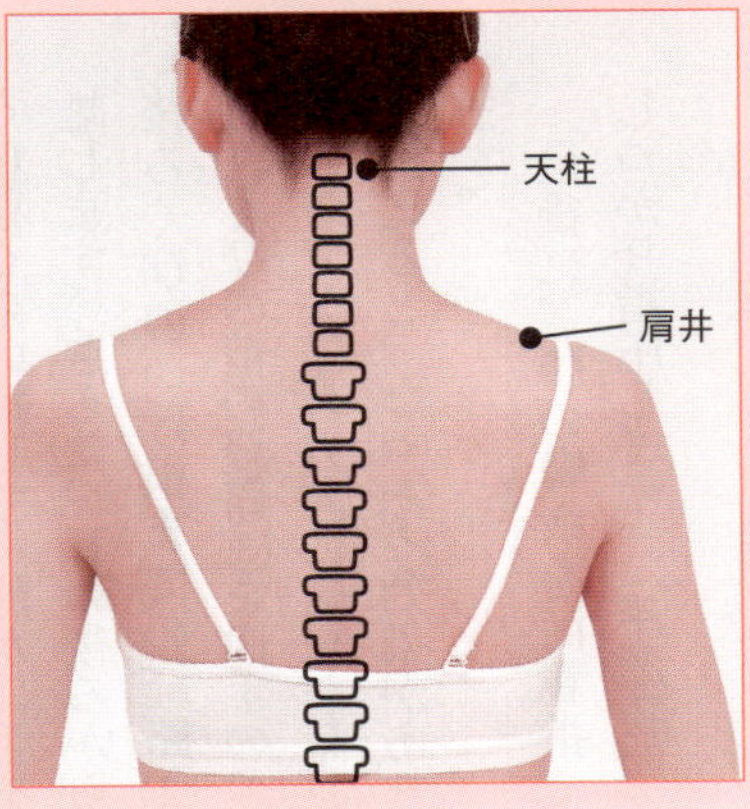

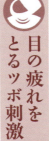

目がまぶしい、チラチラする、ショボショボする、かすんでくる、目が赤くなるなどの症状があらわれます。目だけでなく、後ろ頭が重い、頭痛、肩こり、めまいへとエスカレートすることもあります。

長時間の読書、テレビの見すぎなど、目の使いすぎによる単純な疲れ目であれば、ツボ刺激が効果的です。

疲れ目によく効くツボは、眉毛の内側の**攢竹**《さんちく》、外側の**絲竹空**《しちくくう》、目頭側の**睛明**《せいめい》、目じり側の**瞳子髎**《どうしりょう》の四つです。さらに腰の**腎兪**《じんゆ》にも刺激を与えれば、いっそう体の調子がよくなり、効果が倍増します。

攢竹は、眉毛の内側の端に指先を当てて動かしたときに細い筋が感じられるところで、目が疲れて痛んだり、目が充血したときによく効くツボとして知られています。

絲竹空は、眉毛の外側の端のくぼみにあります。指先で押さえて動かしてみてください。骨の小さなくぼみが絲竹空です。

睛明は、目頭のくぼみにあります。文字どおり、睛（ひとみ）が輝いて美しくなるツボです。

瞳子髎は、ひとみの角という意味で、目じりから親指幅分外側のくぼみにあります。目が疲れてかすむようなときには、欠かせないツボです。

腎兪は腰のベルトのライン上にあり、活力をつけるツボとして重要です。

ツボ刺激は、指圧が即効性があって家庭療法として適しています。

まず、軽く目を閉じて、上まぶたから始めます。親指を攢竹に当て、そのまま外目じりの絲竹空にかけて、ゆっくり押していきます。

下まぶたは、人さし指を内目じりの睛明に当て、少し突っ込むようにして、外目じりの瞳子髎にかけて押していきます。この場合の押し方は、およそ1kgくらいの軽い圧で、気持ちのよい程度に約2秒くらいゆっくり押すのがコツです。軽い疲れ目であれば、これで十分よくなります。

ついでに、外目じりから耳の前のこめかみの経路①を矢印の方向に、両手の四指の腹でゆっくり軽く10秒くらい押して、静かに手を離します。さらに、耳の後ろから後ろくびのつけ根までの経路②と、くびの前の経路③を両手の親指の腹で矢印の方向に同様な刺激を加えると、いっそう効果があります。

最後に、腰の腎兪を両親指でしっかり指圧します。（芹澤勝助）

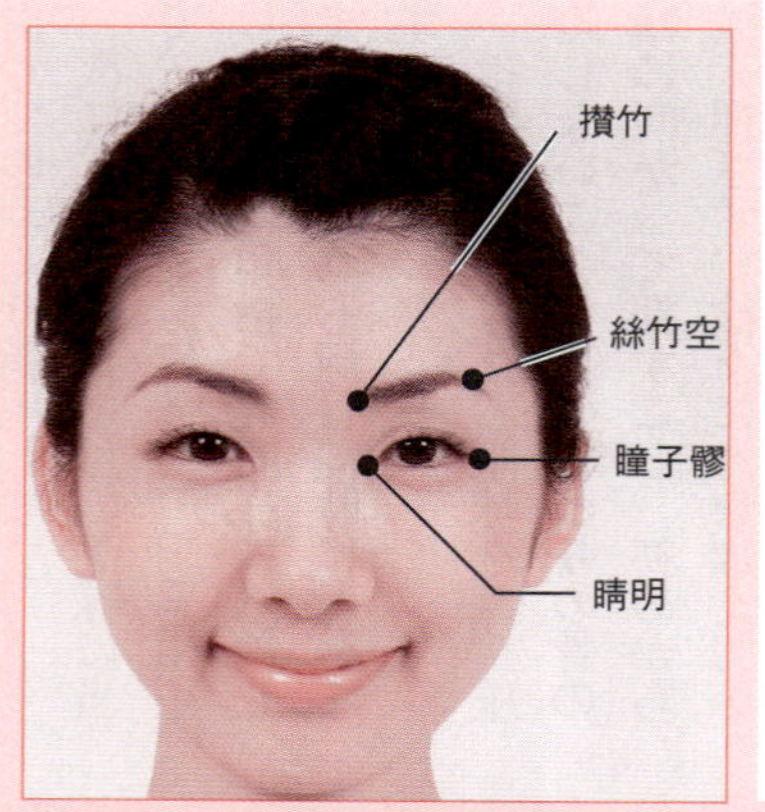

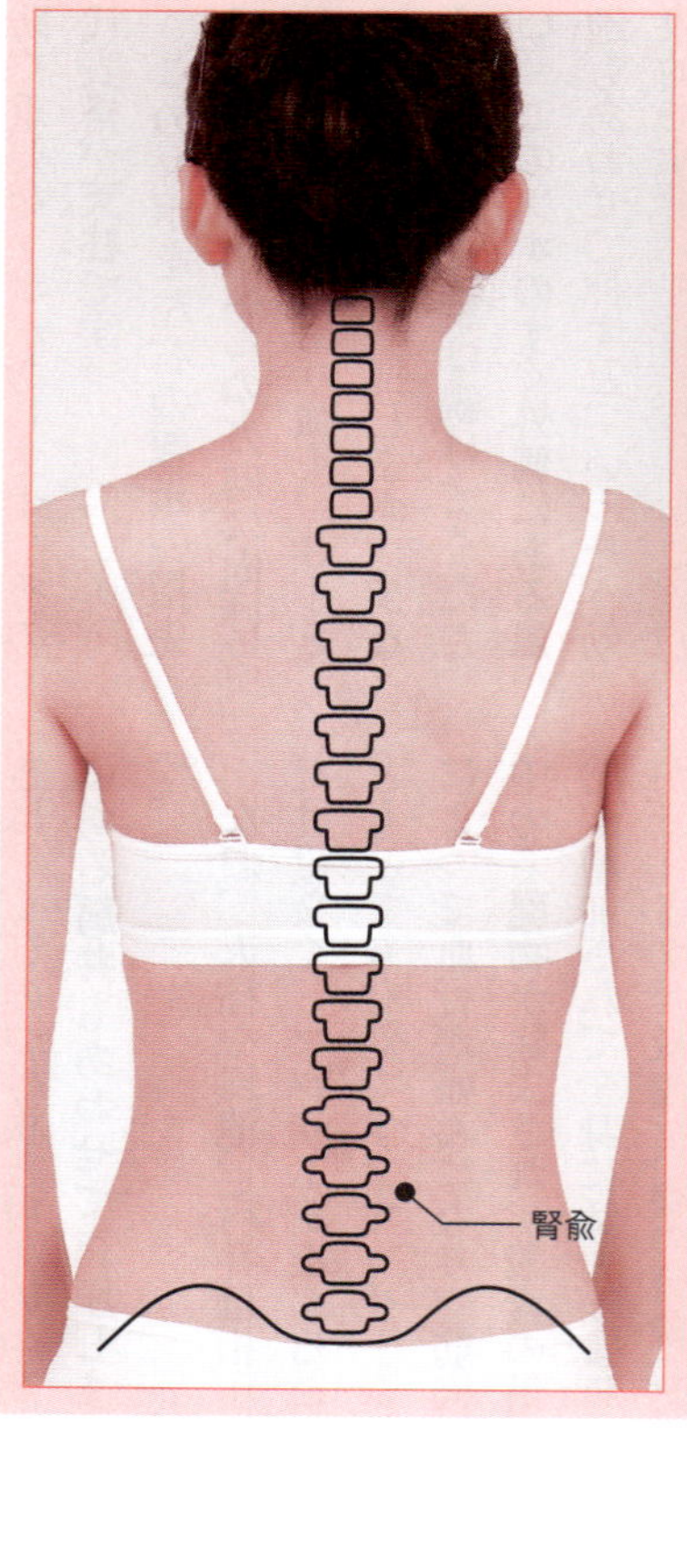

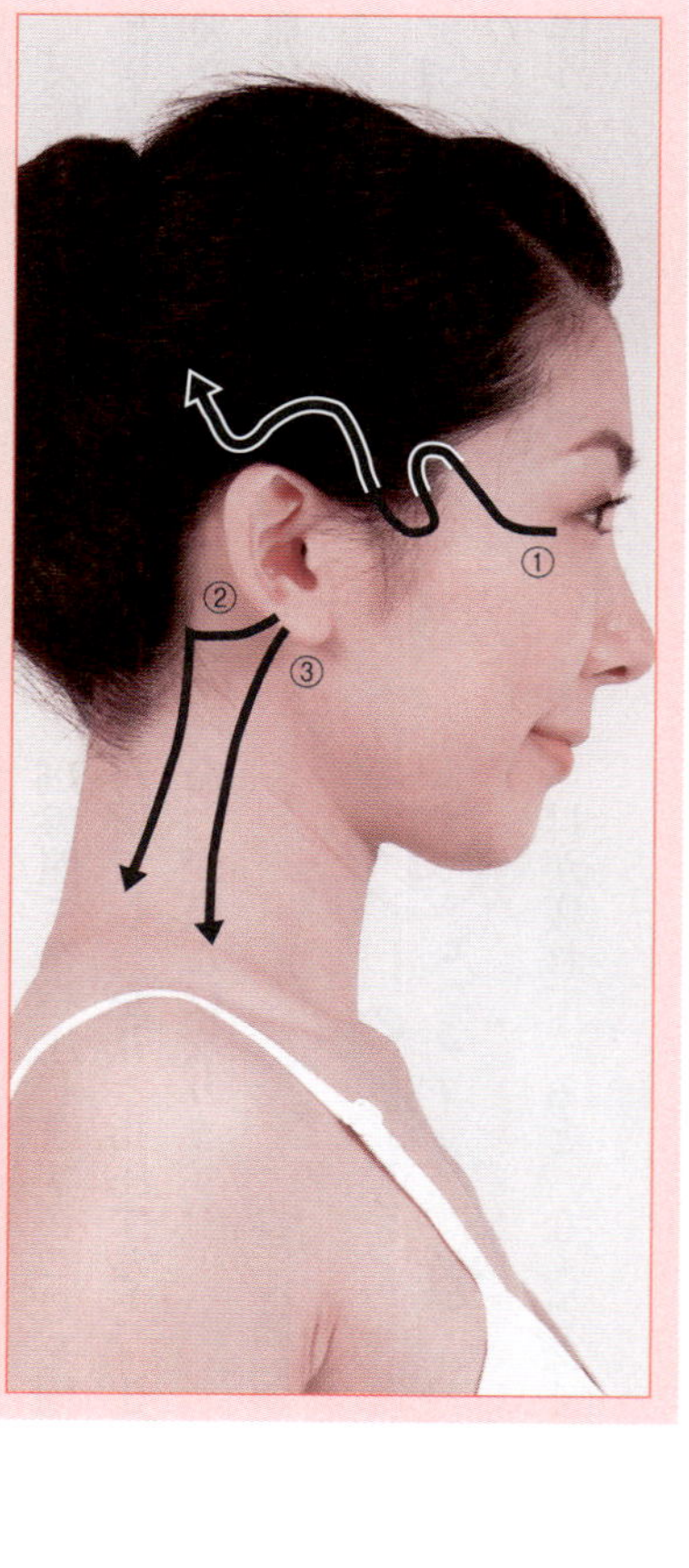

耳の病気

- 急性中耳炎
- 慢性中耳炎
- 滲出性中耳炎
- 鼓膜損傷
- 外耳道炎
- 外耳道異物
- 外耳道湿疹
- 耳垢栓塞
- メニエール病
- 難聴
- 耳癤（限局性外耳道炎）
- 耳の悪性腫瘍

耳の構造と働き

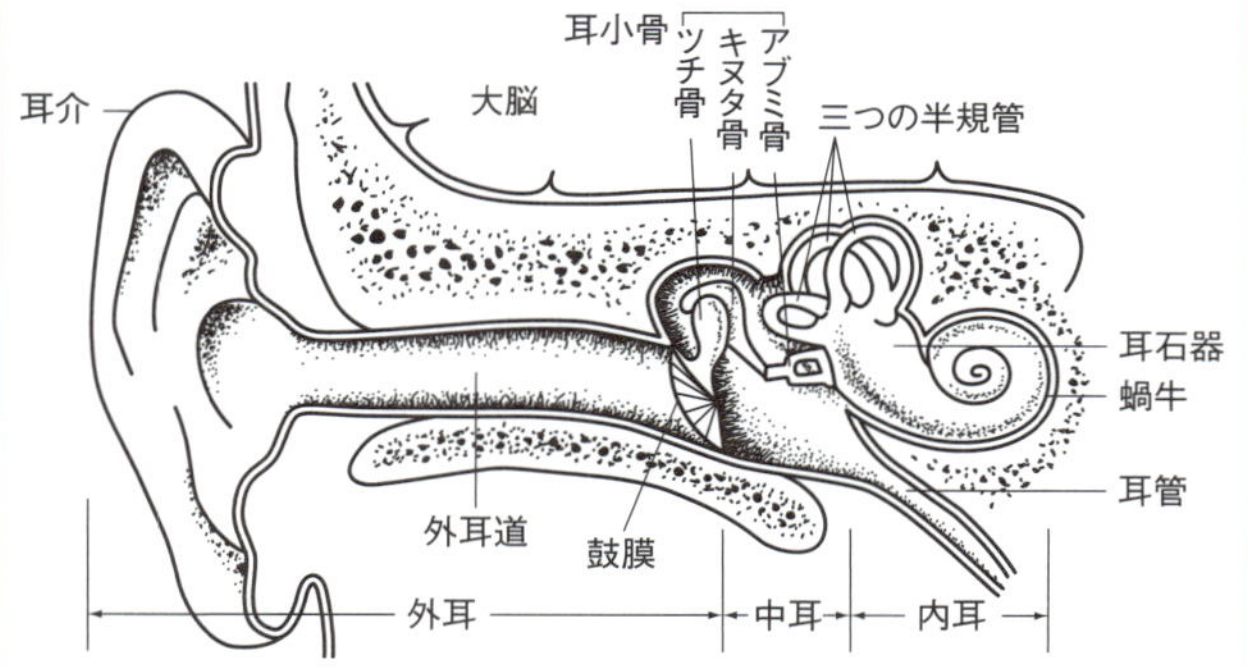

耳の構造と働き

耳は聴覚と体の平衡感覚をつかさどる器官で、外耳、中耳、内耳の三つの部分からできています。外耳は耳の最も入り口に近い部分で、耳介《じかい》（普通、耳といっている部分）、外耳道《がいじどう》、鼓膜からなっています。鼓膜は外耳道の入り口から約３cm奥にあります。

鼓膜のさらに奥が中耳です。中耳は空気で満たされた小さな空間（鼓室）で、鼓膜と連結して三つの耳小骨《じしょうこつ》（ツチ骨、キヌタ骨、アブミ骨）があります。この耳小骨が、鼓膜でとらえた音の振動を増幅し、中耳のさらに奥にある内耳へ伝えます。

また、中耳は、中耳と上咽頭《じょういんとう》（鼻の奥、のどの上方）を結ぶ細い管（耳管）とつながっています。耳管の上咽頭への出口はふだん閉じていますが、物を飲み込むときなどにわずかに開いて、外の空気を中耳の中にとり込みます。こうすることで、鼓膜の内側と外側の空気圧が等しくなるよう調整しています。幼小児は大人に比べて耳管がまっすぐで短いため、上咽頭から中耳に細菌が侵入しやすい構造になっています。そのため、急性中耳炎を起こしやすいのです。

中耳の奥の側頭骨の中にあるのが内耳です。内耳には、聞こえとバランスの感覚を担当する感覚器をもつ膜迷路と、それを保護するようにかたい骨の鋳型状の骨迷路があります。膜迷路の中は内リンパ、骨迷路と膜迷路の間は外リンパで満たされています。

感覚器には、聴覚器官である蝸牛《かぎゅう》と、平衡器官である前庭があります。前庭は回転を感じとる三つの半規管と、重力や頭の位置などを感知する耳石器という二つの部分からなっています。

●何科に行ったらよいか

この項の病気は、まず耳鼻咽喉科を受診します。

（八木聰明）

急性中耳炎《きゅうせいちゅうじえん》

かぜをひいたときなど、鼻やのどの炎症に続いて起こることが多いのが急性中耳炎。ウイルスや細菌の感染により、中耳が炎症を起こした状態です。

アデノイド増殖症《ぞうしょくしょう》（P450参照）、扁桃《へんとう》の肥大（P447参照）があるときに起こりやすいため、成人より小児に多い病気です。

症状

鼻詰まり、鼻水、のどの痛み、せきなどかぜの症状に続いて、耳の詰まったような感じがし、次いではげしい耳の痛みが起こります。病気の進みぐあいによりますが、軽いものでは38度ぐらい、重いものでは39度前後の熱が出ます。乳幼児では、39度以上になり、寒けやふるえを伴うこともあります。幼小児では、40度以上の高熱を出し、ひきつけを起こすこともあります。

ひどくなると鼓膜が破れ、中耳にたまっていた膿汁が外に排出され、急に痛みが軽くなり治癒します。鼓膜の穴は自然にふさがります。

このように、中耳炎は自然に治ることもありますが、悪化させると急性乳様突起炎を併発し、さらに髄膜炎や脳膿瘍《のうのうよう》を起こす危険があるので、なるべく早く耳鼻咽喉科を受診することが大切です。

治療

軽症では、まず抗炎症・鎮痛薬で経過をみますが、中等度以上の状態では抗菌薬による治療が中心になります。感染を引き起こしている細菌が何かを調べ、最も有効な抗菌薬を選び、内服または注射します。

耳のあたりを濡らしたタオルなどで冷やすと、痛みがやわらぐこともあります。耳の痛みが強く鼓膜がはれあがり、熱が高いときは、鼓膜を切開して、中耳にたまっている膿《うみ》を外に排出させます。

鼓膜は切開しても聴力が悪くなることはありませんし、切開した穴も自然にふさがります。

急性《きゅうせい》乳様突起炎《にゅうようとっきえん》

耳の後ろに隆起した乳様突起という骨が、細菌の感染によって炎症を起こした状態です。ほとんどは急性中耳炎の炎症が中耳の奥にある乳様突起まで広がったもので、急性中耳炎を発症してから2週間以上たってからあらわれます。

症状

炎症が広がるにつれて乳様突起の内側の部分が破壊され、骨の中に膿がたまるようになります。さらに炎症が拡大すると、頭腔内骨にまで広がって、髄膜炎や脳膿瘍を起こすことがあります。こうなると、生命にかかわることもある危険な状態なので、すぐに治療しなければなりません。

炎症が広がって骨の中に膿をもつと、耳たぶの後ろの上部、くびの横、ほお骨の部分がはれてきます。耳介が前下方に押された状態になるため、左右の耳を比べてみると、悪いほうの耳介が立って見えます。ズキズキとはげしい痛みが続き、難聴をきたすこともあります。膿のまじった大量の耳だれも出てきます。

炎症が脳まで及んだときの症状は39～40度ぐらいの発熱や強い吐きけ、はげしい頭痛が起こるなどさまざまで、ときにはほとんど症状があらわれないこともあります。

治療

今日の日本では、急性中耳炎の早期治療が普及しているため、急性乳様突起炎を起こすことはたいへん少なくなっています。しかし、急性中耳炎を起こしてから2週間以上たって、以上の症状がみられるときは、急性乳様突起炎の疑いがあります。必ず専門医の治療を受けてください。

まず、感染を起こしている細菌に最も有効な抗菌薬を静脈注射や点滴で投与します。症状がよくなってきたら内服に切りかえ、2週間以上治療を続けます。

骨の内部に膿がたまっている場合は、乳様突起開放術という手術をして、膿を出します。

（八木聰明）

慢性《まんせい》中耳炎《ちゅうじえん》

鼓膜に穴が開き（鼓膜穿孔《こまくせんこう》）、閉じなくなってしまった状態で、**慢性化膿性中耳炎**、**真珠腫性中耳炎**《しんじゅしゅせいちゅうじえん》、**癒着性中耳炎**の三つの型があります。

慢性化膿性中耳炎は、急性中耳炎や鼓膜損傷のあとなどに起こります。

真珠腫性中耳炎は、外耳道と鼓膜の皮膚組織が中耳腔に侵入し、その中に皮膚の老廃物などのかたまり（真珠腫）ができ、それが原因となる中耳炎です。真珠腫は骨を破壊するため、中耳だけでなく内耳も破壊し、高度の聴力障害を引き起こします。

また、破壊が頭の骨まで及ぶと、髄膜炎や脳膿瘍《のうしゅよう》などを引き起こし、生命をおびやかす危険な病気です。

　癒着性中耳炎は、鼓膜に穴は開いていませんが、鼓膜が薄くなって中耳の奥に癒着した状態になる中耳炎です。難治性の滲出性《しんしゅつせい》中耳炎（P421参照）の治療が完全でないときなどに起こります。

症状

　難聴、耳だれ、鼓膜穿孔の三つが特徴的症状です。難聴の程度は、病気の型と進みぐあいによって、軽かったり重かったりしますが、自然によくなることはありません。

　ほとんどの場合、痛みはありません。耳だれは膿《うみ》と粘液がまざったもので、悪臭がします。悪臭が特にひどい場合には、真珠腫性中耳炎の疑いがあります。

治療

　耳だれをとり除いて耳の中をきれいにし、炎症の原因になっている細菌に有効な抗菌薬の点耳や内服を行います。難聴を改善するには、慢性化膿性中耳炎、真珠腫性中耳炎、癒着性中耳炎ともに、手術が必要です。破れた鼓膜を貼り直したり、壊れた耳小骨《じしょうこつ》をつなぎ合わせたりして聞こえをよくする鼓室形成術という手術が行われます。

　手術技術の飛躍的進歩で、今日では、全身麻酔のもと、顕微鏡を用いて精密な手術ができるようになり、聴力の改善が可能になっています。

　手術による聴力の改善は、早期にするほど高い効果がみられます。早期に専門医を受診し、適切な治療や手術を受けることが大切です。（八木聰明）

慢性中耳炎の漢方療法

　慢性の場合は、悪性で手術を必要とするもの以外は、それぞれの証に従った漢方療法で相当の効果を示します。

小柴胡湯《しょうさいことう》
　体力が中等度またはそれ以上の人で、急性期を過ぎたばかりの中耳炎、あるいは慢性中耳炎に用います。悪寒《おかん》、発熱があり、耳が痛み、口が苦く、粘つき、舌に白苔《はくたい》があり、耳から膿汁が出て、耳鳴りや難聴があるときに用いるとよいものです。
　のどが渇き、膿汁の分泌が多ければ、桔梗《ききょう》、石膏《せっこう》を加えると、いっそう効果があります。

大柴胡湯《だいさいことう》
　急性期を過ぎて、やや慢性になった中耳炎に用います。体質が強壮で、頭痛、悪寒があり、肩がこり、口中の不快感があって、心下部の抵抗や圧痛が強く、便秘がちで、耳から膿が出てなかなか止まらない、といったものに用いて有効です。

柴胡桂枝湯《さいこけいしとう》
　急性期を過ぎ、慢性期に入った中耳炎で、悪寒、のぼせ、発汗しやすいという傾向があり、心下部の抵抗、圧痛や、腹直筋の緊張が認められるものに用います。体力は中等度か、やや落ちる人に適応します。

柴胡桂枝乾姜湯《さいこけいしかんきょうとう》
　慢性期に入った中耳炎で、疲れやすく、口が渇き、起床時に口の中が苦かったりして、くびから上に汗をかきやすく、寝汗も出や

夜中に耳が痛くなったら

　夜などに耳が痛くなった場合は、とりあえず冷やして安静にしてみましょう。簡単な冷やし方は、冷水か氷水にタオルを浸してしぼり、耳の上から後ろ側まで当てます。

　また冷却パックを枕の上において、痛いほうの耳を下側にして寝ます。急に耳が痛むときは急性中耳炎のことが多いので、翌朝、耳鼻咽喉科に行くことが大切です。（編集部）

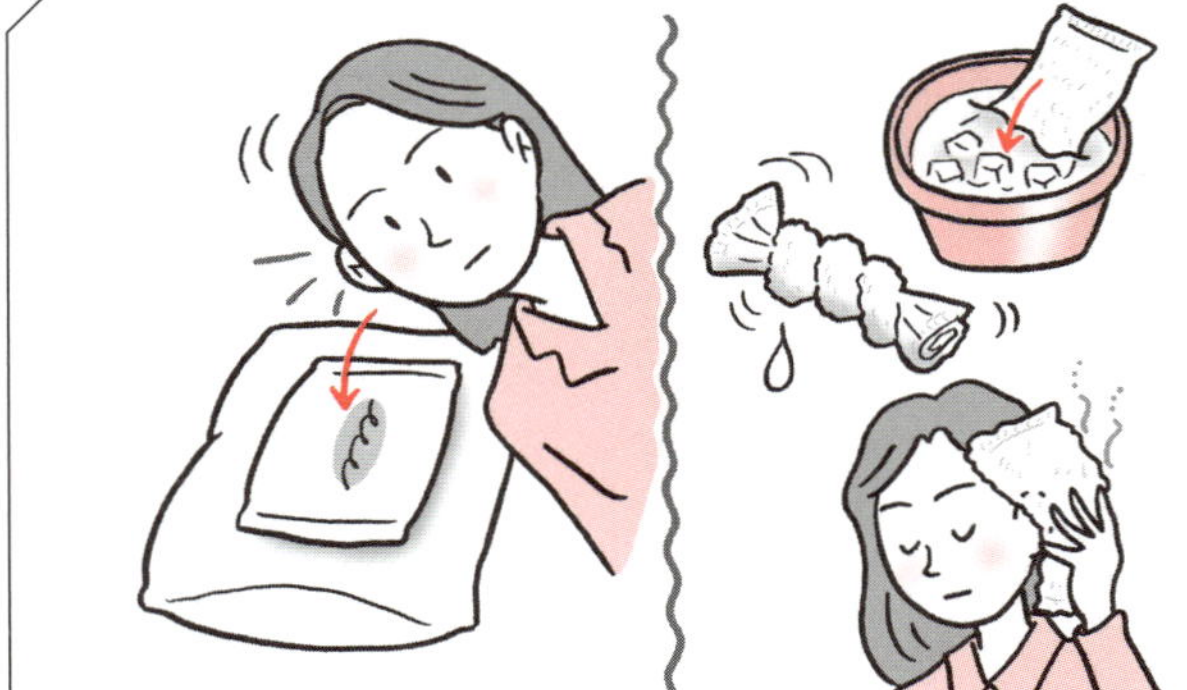

すく、軽い胸脇苦満《きょうきょうくまん》も認められ、へその上か下に動悸をふれるものに用います。

荊芥連翹湯《けいがいれんぎょうとう》

体力は普通程度かいくぶんやせ型で、皮膚の色が浅黒い人で、やや経過が長引いて、耳が痛み、膿汁が出て、夕方になると熱が出るということを目標に用います。

防風通聖散《ぼうふうつうしょうさん》

体力強壮な肥満体質の人で、腹部が膨満充実し、便秘がちで、肩こりや頭痛がして、血圧が高く、排膿が長引く慢性中耳炎に用います。

托裏消毒飲《たくりしょうどくいん》

慢性に移行して、耳だれが止まらず、微熱のあるものに対して長期に服用します。

千金内托散《せんきんないたくさん》

托裏消毒飲《たくりしょうどくいん》を用いるものよりも、症状がさらに進行して体力が消耗し、化膿が長引くものに用います。

十味敗毒湯《じゅうみはいどくとう》

化膿し始めたものに用います。腹証は、腹力が中等度で、胸脇《きょうきょう》苦満《くまん》が認められることが目標です。

（矢数圭堂）

慢性中耳炎のツボ刺激

多くは中耳炎が悪化してなかなか治りきらず、感染を繰り返して炎症を起こすものですから、専門医に相談して適切な治療を受けることが大切です。

ツボ刺激は、抗菌薬その他の薬物療法と併用して行うことでより効果を高めるものです。特に、慢性中耳炎は急性増悪《ぞうあく》というケースにあるので、時期を決めて、ツボ刺激を続けながら、時期を決めて、ときどき専門医に治癒の経過をみてもらうこと

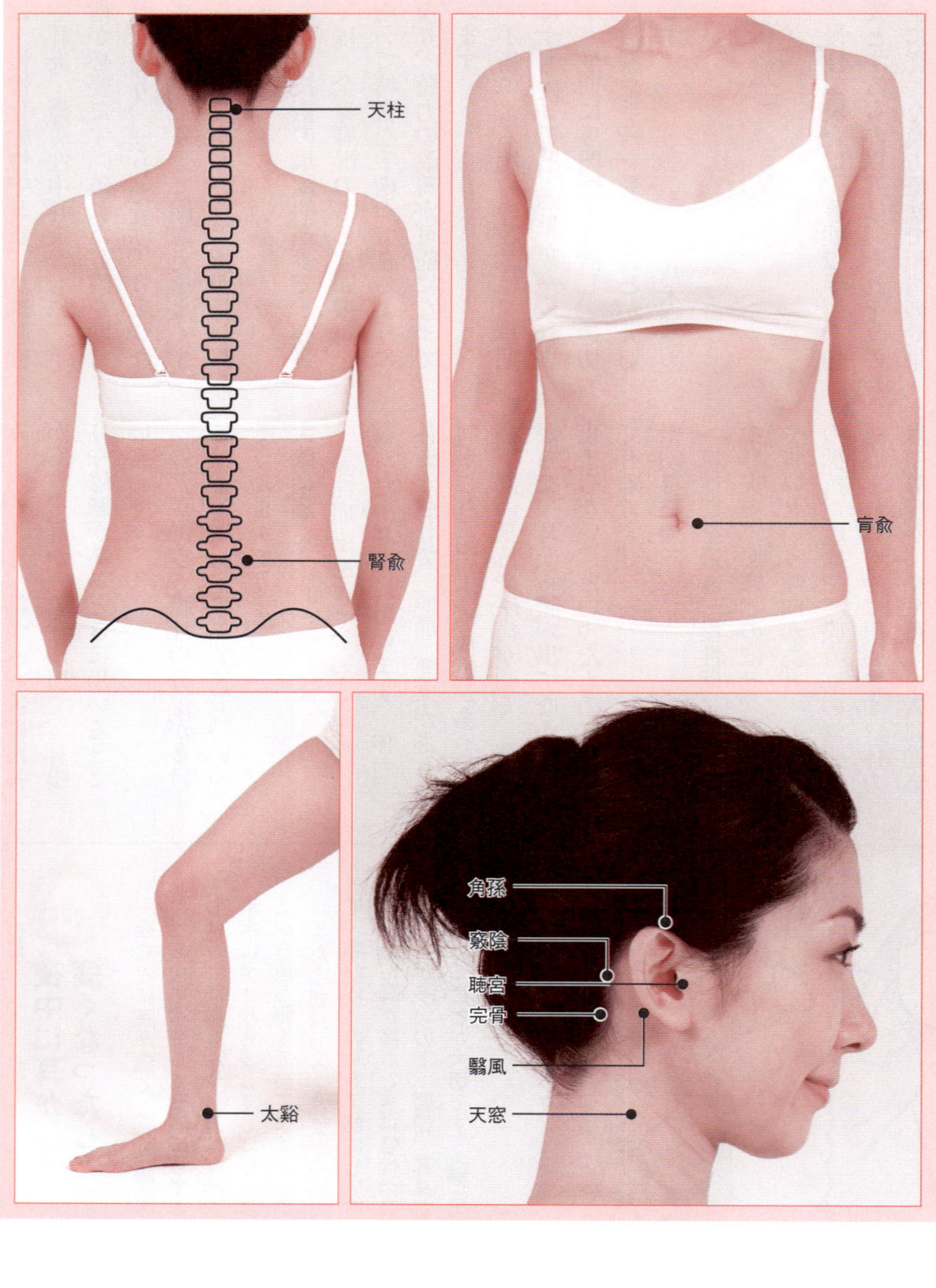

が必要です。

中耳炎のツボ刺激は、耳のまわりとしては、**聴宮**《ちょうきゅう》、**角孫**《かくそん》、**竅陰**《きょういん》、**翳風**《えいふう》、後ろくびでは、**天柱**《てんちゅう》、**完骨**《かんこつ》、側頸部では、ちょうど耳管のある下に位置する**天窓**《てんそう》を中心に行います。

以上のツボのなかで聴宮はすべての耳の病気によく効く重要なツボで、特に慢性中耳炎に伴う、聞こえの悪い耳聾《じろう》や、顔のマヒ、めまいなどの症状に効果があります。

また、外耳道が化膿してズキズキ痛みが走るときは、翳風が最も重要なツボになります。

ツボは手指で刺激しますが、まず耳の前の聴宮を呼吸に合わせるようにゆっくり人さし指で押し、続いて、耳たぶのすぐ下の翳風に移り、さらに、耳の穴から耳たぶを隔ててすぐ後ろの竅陰を指圧してください。

そして耳の上の角孫を軽く押しながら、小さな輪を描くようにもみほぐします。

最後に天窓、耳の後ろのくぼみにある完骨をへて、左右の後ろくびの太い腱をぐっと指圧すると、中耳炎に伴う難聴や耳鳴りが軽くなります。

また、東洋医学のツボ刺激では、耳は腎の臓をめぐる経絡《けいらく》と関連があるとされています。

腎経の大事なツボである腰の**腎**《じん》**兪**《ゆ》、腹部の**肓兪**《こうゆ》、足の内くるぶしのすぐ後ろにある**太谿**《たいけい》などを刺激すると効果が増してくるでしょう。

これらのツボ刺激法は、指圧やマッサージで手軽に行いますが、病状が長引く場合には、米粒半分大のもぐさ3～5壮（回）の灸治療を施すと、効果があります。

（山口智）

滲《しん》出《しゅつ》性《せい》中《ちゅう》耳《じ》炎《えん》

かぜで耳管の粘膜がはれたときや、急性中耳炎に引き続いたり、小児のアデノイド増殖症（P450参照）などが誘因となって、中耳に液体がたまってしまう状態です。

症状・原因

「耳管」はものを飲み込んだり、あくびをするたびに開いて、中耳腔の圧と大気の圧を等しくする役目がありますが、かぜや急性中耳炎などのために耳管の機能が障害されたままでいると、中耳腔の圧が低くなって、液体が貯留します。

耳がふさがった感じになったり、自分の声が響いて大きく聞こえたり、耳鳴りや、音が聞こえにくくなったりします。耳が痛くなることはありません。

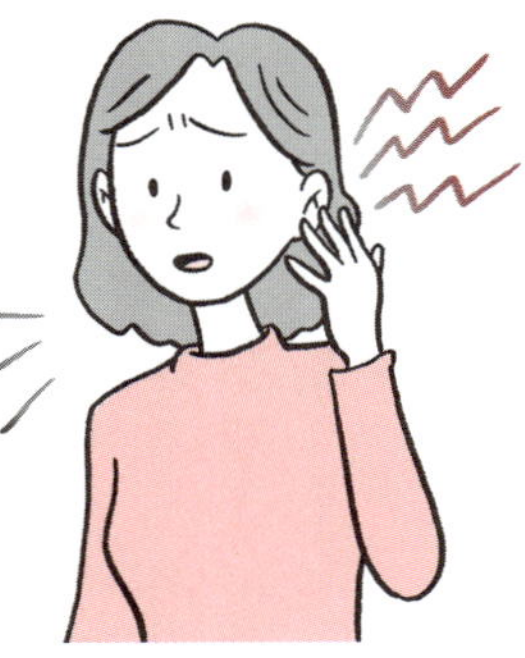
自分の声が響いたり、耳鳴りがしたりする。

治療

鼻やのどに炎症があるときは、

耳あかのとり方

耳あかは、耳の穴の入り口から約1㎝の外耳道と呼ばれる部分にたまる、ふけのようなものです。人によって、乾いている場合と湿っている場合がありますが、これは体質によるもので、病気ではありません。

乾いている場合は市販の耳かきで簡単にとり除くことができますが、湿っている場合は、綿棒の先を湯で濡らしてしぼってから、ふきとるようにするときれいにとれます。

耳あかには、細菌から耳の穴を守る働きがあります。過度な耳かきは外耳道炎につながるおそれがあります。目で見える範囲を、綿棒や耳かきで掃除しましょう。耳の奥まで掃除しようとせず、気になる場合は、専門医の診察を受けます。（編集部）

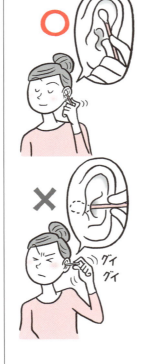

これを治すことが先決です。小児でアデノイド増殖症があり、たびたび中耳に液体がたまる場合には、鼓膜切開をして液体を抜きとる必要があります。あまり頻繁に液がたまるときには、鼓膜切開孔に小さなチューブを挿入したままにして、中耳と外界の圧が同じになるようにします。

治療が長引くことも少なくありません。痛まないので気づかないこともありますが、定期的に診察を受け、治療を続けます。

（八木聰明）

鼓《こ》膜《まく》損《そん》傷《しょう》

症状・原因

原因によって症状も違います。普通は痛みを伴って聞こえが悪くなりますが、瞬間的に生ずる傷なので、痛みは比較的軽いものです。

軽度から高度の難聴を起こすことがあり、特にめまいを伴うときには内耳に障害が及んでいるので、急いで専門医を受診します。

直接的な原因としては、マッチの軸やヘアピン、耳かきなどで鼓膜に傷をつけ、刺し通す場合です。間接的には、外耳の圧が急激に変化することによって鼓膜が破裂する場合、たとえば爆風（ガス爆発など）や、耳を平手でたたいたときなどに起こります。

治療

鼓膜欠損が小さいときや、傷に菌が感染しなければ自然に治ることも多いものです。

外耳道から水などが入らないように注意して、完全に治るまでは耳鼻科医にみてもらいましょう。

鼓膜の破れた穴が何カ月も閉じない場合は、手術が必要になります。

（八木聰明）

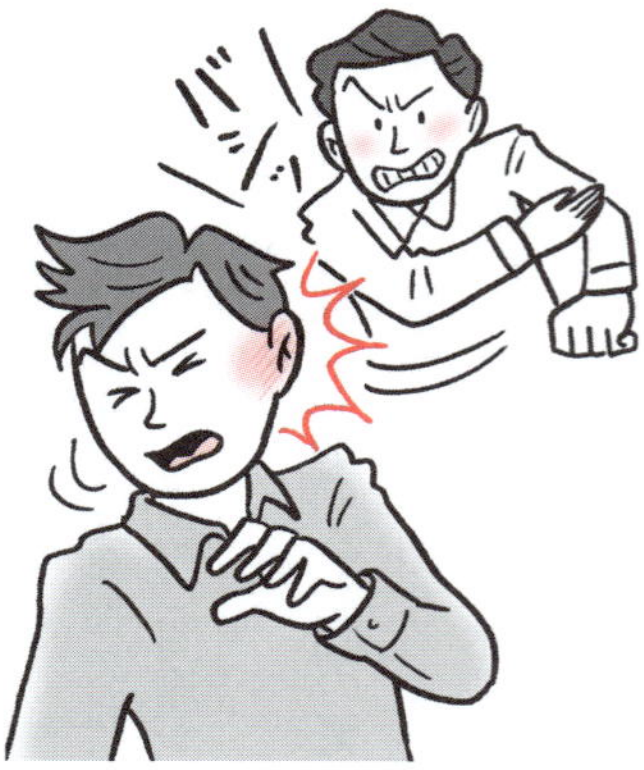

耳を平手でたたいたときなどに起こる。

外《がい》耳《じ》道《どう》炎《えん》

外耳道に細菌が感染して炎症を起こした状態です。外耳道全体に炎症が広がっているものをびまん性外耳道炎、外耳道の一部だけにとどまっているものを耳癤《じせつ》（限局性外耳道炎、P430参照）といいます。ここでは、びまん性外耳道炎についてとり上げます。

耳掃除で外耳道を傷つけたり、水泳や入浴したときの水や湯、染毛剤などの刺激物が外耳道に入ると、それが引き金になって起こります。

症状

外耳道にはげしい痛みや痛がゆさが起こり、耳を引っ張ったり、耳の入り口を押したとき、口を開け閉めしたときに強くなります。熱感を感じたり、いやな臭いのする白色や黄色の耳だれがみられることもあります。

初期では外耳道は全くはれないこともありますが、重くなると外耳道が完全にふさがってしまうほどはれることもあります。

外耳道を診察すると、外耳道の皮膚が赤くはれ、膿《うみ》や分泌物で汚れているのがわかります。

治療

痛みが強く、熱をもっているときは、耳の前や後ろを濡らしたタオルなどで冷やすと痛みがやわらぎます。痛みがあまりひどくないときは、耳の前後を温めると、炎症の回復が早まります。

軽い場合は1〜2日で自然に膿が出て治りますが、よくならないときは耳鼻咽喉科を受診してください。

炎症によって生じた膿や分泌物をとり除いて外耳道をきれいにし、抗菌薬の軟膏を塗って治療します。抗菌薬の点耳薬や内服薬、鎮痛薬が処方されることもあります。場合によっては、治りを早めるために、切開して膿を出してしまうこともあります。

（八木聰明）

外耳道炎のツボ刺激

早めに化膿をくい止めるために、専門医の治療を受けることが大前提ですが、この病気ははげしい痛みが主症状なので、痛みをやわらげるツボ刺激は効果があります。特効ツボは、**翳風**《えいふう》、**完骨**《かんこつ》、**耳**《じ》**門**《もん》、**合谷**《ごうこく》です。

まず耳の後ろの翳風、完骨と、耳孔のすぐ前にある耳門を人さし指で左右同時に軽くマッサージします。次に3～5秒間、3回程度指圧します。

また、親指と人さし指の骨のつけ根の間にある合谷も、耳の痛みに有効なツボです。

2本の指のつけ根の人さし指側を左右交互に、もう一方の親指で気持ちのいい程度に各3～5秒間、3回ほどマッサージしましょう。

両手の合谷を指で押さえてみて、さわると固く、押すと痛いほうの合谷を強めに指圧すると、より効果があります。

鎮痛効果は30分間くらい続きます。痛んできたらまた指圧するとよいわけですが、これが専門家の行うハリ治療ですと、数時間は十分に効果が持続します。（山口智）

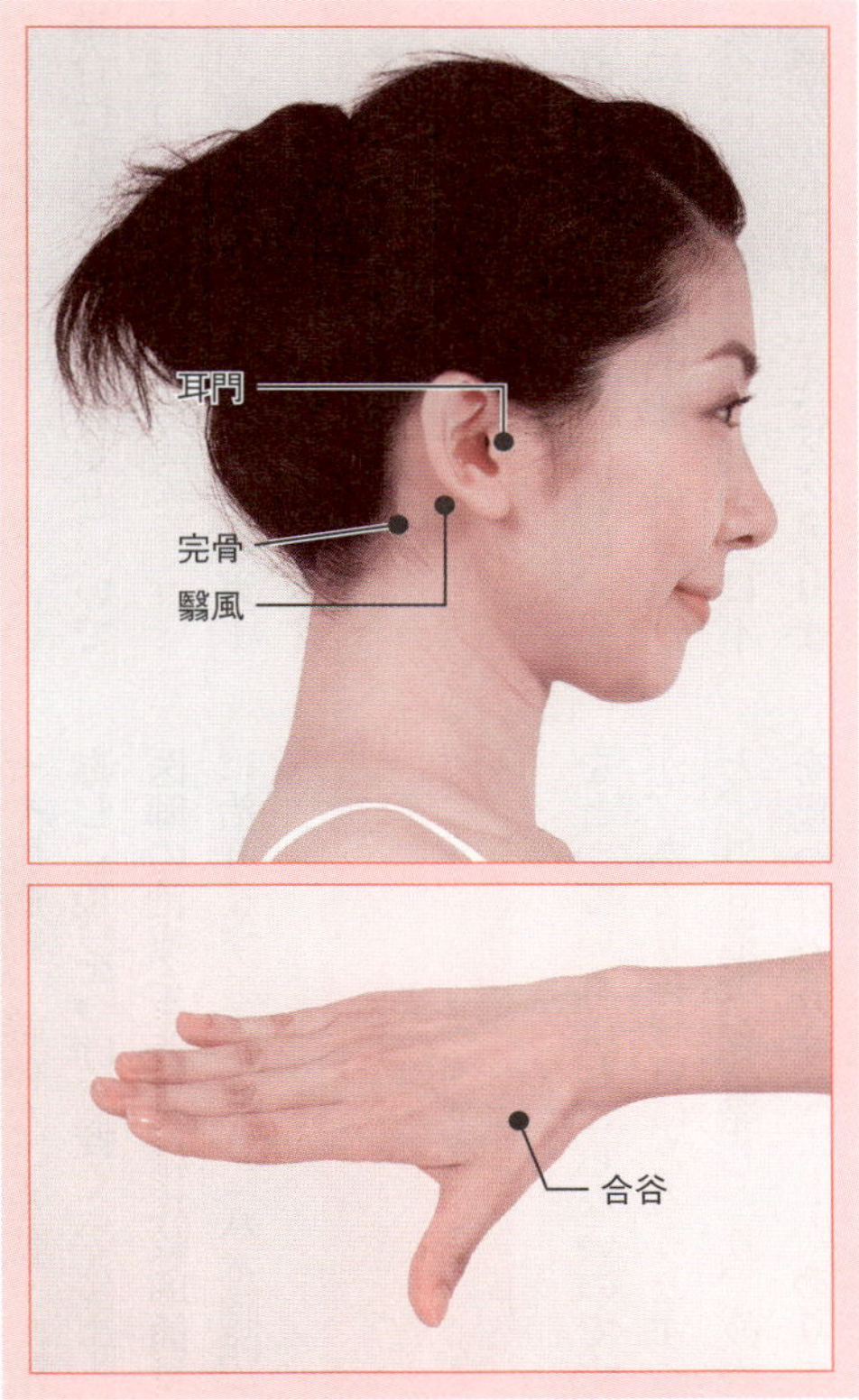

外《がい》耳《じ》道《どう》異《い》物《ぶつ》

症状・原因

多くは小さい虫、ハエ、蚊、ゴキブリなどのような生き物が入りますが、豆類、マッチの軸、耳かきの先などが入っていることもあります。

異物が入っても全く痛みを感じない場合もあり、痛みや耳鳴りがある場合もあります。生き物が入ったときは、動くとガサガサして気分が悪いものです。

治療

耳に指などを入れてとろうとすると、ますます奥へ入れてしまうことが多いので、早く医師にとってもらいましょう。耳の中に光を当てると虫が出てくるなどといわれているようですが、虫などの生き物は頭から外耳道へ入っていくので、光を当てても、すぐ出てくるものではありません。

（八木聰明）

外《がい》耳《じ》道《どう》湿《しっ》疹《しん》

症状・原因

耳のつけ根や外耳道の入り口が赤くはれたり、湿ってジクジクしたり、水ぶくれや耳だれが出たり、かさぶたが出たりなどの症状があります。かゆみを伴う場合もあります。

いずれも外耳道の皮膚に湿疹ができたものですが、中耳炎のときに出る耳だれが原因になったり、頭や顔などに湿疹が出たときに一緒にできたりします。

治療

細菌が入ると外耳炎を起こすので、いじらないことが第一です。かゆくてもがまんして、ひっかいたりしないことです。赤ちゃんの場合は手袋をはめておくといいでしょう。
湿疹のあるところは清潔なガーゼや脱脂綿、綿棒などを使って消毒し、軟膏をつけて軽くふきます。医師の治療を受ければ比較的簡単に治ります。

（八木聰明）

耳《じ》垢《こう》栓《せん》塞《そく》

耳あかが外耳道いっぱいに、異常にたまった状態です。外耳道が完全にふさがれると、耳の奥に不快感が生じ、聞こえにくくなります。

耳あかは外耳道の表皮がはげ落ちたものに脂肪やゴミがまざり合ったものですが、

普通は自然に排出されます。ときどき出口に近いところの耳あかをとっていれば起こらないのですが、あまり神経質にとろうとすると、外耳道炎を誘発したり、鼓膜を傷つけたりすることがあります。

赤ちゃんや子供では、綿棒で出口に近いところだけをとります。たくさんたまった耳あかは医師にまかせるほうが安全です。

（八木聰明）

メニエール病《びょう》

めまいはさまざまな病気のときに起こりますが、そのうち内耳の病気によるものがメニエール病です。突然のはげしいめまいに片側の耳の耳鳴りや難聴を伴うのが特徴です。

内耳のリンパがふえて水ぶくれ状態になり（内リンパ水腫）、内耳の感覚細胞を障害することによって起こりますが、その仕組みや内リンパ水腫が発生する原因はよくわかっていません。

メニエール病は近年増加傾向がみられ、特に30代後半～40代前半の女性にふえています。過労や慢性の睡眠不足、悩み、人間関係のトラブルなど、心身のストレスが関係しているといわれています。

多くは、治療を続け、ストレスをためないようにすることで、日常生活や仕事が普通にできるようになります。早期に治療を始めるほど回復しやすいので、できるだけ早く専門医を受診することが大切です。

診断は、問診によってメニエール病の特徴的症状を確認し、脳出血などめまいを起こす原因となるほかの病気がないかを調べたうえで、平衡機能検査と聴力検査を行って確定します。

症状

なんのきっかけもなく、突然、自分やまわりがぐるぐる回るはげしいめまい（回転性めまい）が起こります。めまいと同時、あるいはその少し前から、片側の耳の詰まった感じや耳鳴り、難聴などの症状もあらわれます。また、多くは、吐きけや嘔吐《おうと》、冷や汗、顔面蒼白、脈拍が早くなる、などの症状を伴います。めまいは30分から

耳の痛みに効く ユキノシタ

民間薬の代表といわれるユキノシタは、ミミダレグサという別名があるくらい、古くから耳の薬として使われてきました。ユキノシタの葉には、消炎作用や解毒作用があるので、耳のほかにも、かぜ、せき、高熱、おできなど広範囲に効きます。繁殖力が旺盛で、日当たりの悪いところでも育つので、庭のある家庭では植えておくと、いざというときに便利です。

中耳炎、耳だれに 生の葉のしぼり汁（葉を洗ってあらく刻み、ガーゼでしぼる）を5～6滴、耳孔にたらし込みます。スポイトを使うとうまくいきます。または、脱脂綿を綿棒の先に大豆くらいの大きさに丸め、しぼり汁をたっぷり含ませ、耳に差し入れておきます。ときどきとりかえてください。新鮮なもののほうが汁がたっぷりとれます。なるべく使う直前に葉をとりましょう。

歯槽膿漏に 生葉をもんで丸め、痛む歯にのせ、軽くかみしめます。

（長塩守旦）

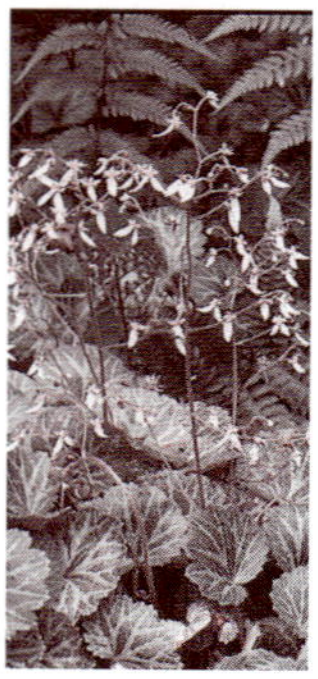

2～3時間で自然におさまることがほとんどです。めまいがおさまると、耳鳴りや難聴も軽くなります。

メニエール病のめまい発作は、繰り返し何度も起こるのが特徴です。発作の起こる間隔には個人差があり、数日おき、数週間おき、数カ月おき、年に1回などいろいろですが、数週間から数カ月おきくらいがいちばん多いようです。このようなめまい発作を繰り返すうちに、めまいがおさまってからも耳鳴りや難聴が回復しないようになってきます。

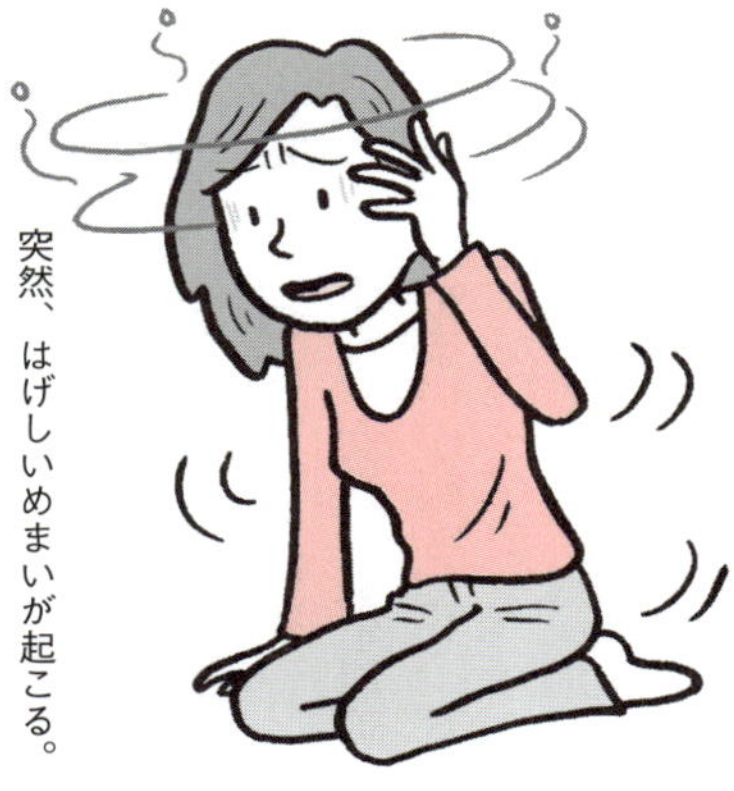
突然、はげしいめまいが起こる。

治療

症状に応じた薬物治療が中心となります。めまい発作が起きているときは、つらい症状をやわらげるために、抗めまい薬、吐きけどめ、抗不安薬などが処方されます。

このとき処方される薬は、内服薬のほか、皮膚に貼るパッチ剤や座薬になっているもの、注射や点滴で投与するものなどがあります。めまい発作がおさまっているときは、めまい発作の予防とこれ以上聴力を悪化させないために、利尿薬、内耳循環改善薬、鎮静薬などが処方されます。

薬の効果がみられなかったり、日常生活に支障をきたすほど頻繁にめまい発作が起こる場合は、病状に応じて手術が行われることもあります。そのほか、十分な休息と睡眠をとる、趣味や軽い運動でリフレッシュする、といったストレスをためない生活を心がけることも回復と予防に役立ちます。

（八木聰明）

メニエール病の漢方療法

漢方では、メニエール病を水毒《すいどく》と瘀血《おけつ》による病気であると理解し、それが気の上衝《じょうしょう》（気が頭部に上りつめて、のぼせなどの異常が起こる状態）とともに起こるものであると考えます。

真武湯《しんぶとう》

胃腸が弱く、青白い顔色をしていて冷え症のある人で、生気に乏しく、下痢をしやすくて、へその上で動悸がしたり、腹部に振水音が認められるものに用いるとよいものです。

苓桂朮甘湯《りょうけいじゅつかんとう》

主訴がめまいで、身体動揺感があり、胃下垂や胃アトニー症の傾向があって、神経過敏で、のぼせや動悸がしやすく、頭重、尿量が減少、腹部に振水音がある人に用いると、効果があります。

柴胡加竜骨牡蠣湯《さいこかりゅうこつぼれいとう》

体格はがっしり型ですが、神経質で、動悸、めまい、不眠などを訴え、血圧が高く、胸脇苦満《きょうきょうくまん》が

耳鳴りは難聴を伴うことが圧倒的

耳鳴りとは、実際に音がしていないのに、鳴っていない音が聞こえるように感じる現象です。

耳鳴りの背後には、難聴が隠れていることが多いものです。耳鳴りで病院を訪れる患者さんの80％から90％の割合で何らかの難聴をともなうという報告もあります。耳鳴りがあっても、難聴を自覚していない場合もあります。

耳鳴りがある人は、早期に耳鼻咽喉科を受診して、鼓膜の診察と聴力検査を受けましょう。耳鳴りの原因となる疾患がわかった場合は、その疾患の治療を行います。

耳鳴りの症状を医師に伝えるときは、以下の項目を確認しておくと、診断の役に立ちます。

①耳鳴りを確認できるのは自分だけか、他人にもわかるか
②耳鳴りの高さはどうか
③耳鳴りは「ゴーン」か「キーン」か
④耳鳴りの時間経過はどうか。突然起こるのか、繰り返すのか、長く続くのか

また、慢性の耳鳴りは、しばしば大きなストレスをともなうことが知られています。心理ケア・カウンセリングも重視されています。

（岡本美孝）

あり、便秘がちなものに用います。

桂枝茯苓丸《けいしぶくりょうがん》

中等度、またはそれ以上の体力がある人で、のぼせや発汗があり、肩がこりやすく、女性の更年期障害に伴ってめまいが起きたり、月経時にめまいがひどくなり、のぼせ、肩こりなどを伴い、瘀血の腹証がみられるものに用います。

半夏白朮天麻湯《はんげびゃくじゅつてんまとう》

ふだんから胃腸が弱く、腹部に振水音があり、冷え症の人で、食欲がない、動悸がする、吐きけ、頭痛がする、といった水毒の上衝によるメニエール病に用いるとよいものです。

釣藤散《ちょうとうさん》

肩やくびにこりがあり、目が充血し、疲れやすく、頑固な頭痛や頭重、不眠、いらいらなどがみられ、なんとなく気分が沈みがちで、怒りっぽい人に用います。

五苓散《ごれいさん》

のどが渇いて、発汗しやすく、多量の水を飲んでも尿の出が少なくて、頭痛、吐きけ、めまいがして、腹部に振水音を認めるものに用いると効果があります。

当帰芍薬散《とうきしゃくやくさん》

体力が中等度以下の人で、顔色がすぐれず、腰痛や、全身倦怠感があり、手足が冷え、頭重、動悸がして、月経異常があり、なんとなくめまいを感じる、といった女性に用います。

加味逍遙散《かみしょうようさん》

体質虚弱で、精神不安、不眠、いらいらなどの精神症状を訴え、月経異常に悩み、めまい、頭痛、頭重感のあるものに用います。

（矢数圭堂）

メニエール病のツボ刺激

メニエール病というのは、頭痛、めまい、悪心《おしん》、嘔吐、難聴など、数多くの症状があらわれるのが特徴ですが、その原因の一つには、自律神経系の機能の乱れがあげられます。そこで、ツボ療法によってそれを正常な働きに戻すよう努めなくてはなりません。

とはいえメニエール病は完治しにくい慢性的な疾患なので、短期間のツボ療法では効果が上がらず、じっくり腰をすえてとり組む必要があります。

治療に重要なツボは、頭の**百**《ひゃく》

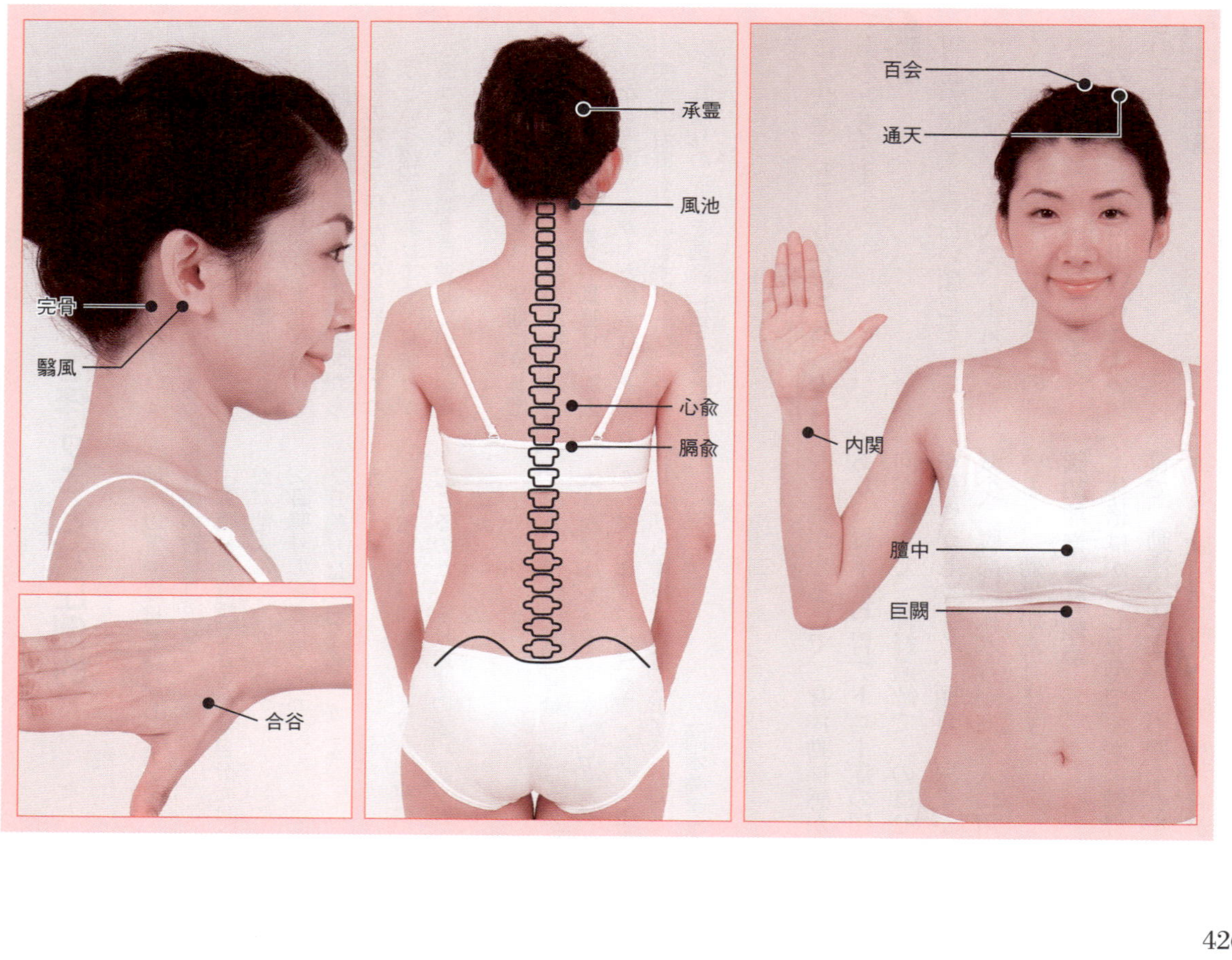

会《え》、通天《つうてん》、承霊《しょうれい》、耳の下の翳風《えいふう》、後ろくびの風池《ふうち》、完骨《かんこつ》、胸にある膻中《だんちゅう》、みずおちの巨闕《こけつ》、背中の心《しん》兪《ゆ》、膈兪《かくゆ》、手の合谷《ごうこく》、内関《ないかん》です。

これらのツボの刺激方法は、手指による軽いマッサージでも効果がありますが、百会、膈兪、巨闕などに灸治療を行うのが望ましいでしょう。特に、百会はすべての経脈が合流した有効なツボで、メニエール病につきものの頭痛、悪心、耳鳴りなどによく効きます。ツボに米粒大のもぐさを用い、熱刺激を与えると、効果が期待できます。米粒大20壮（回）以上の多壮灸が最適です。

（芹澤勝助）

難聴《なんちょう》

難聴は、音が聞こえにくい状態で、聞こえのメカニズムが障害される状態によって大きく二つに分けられます。一つは、音の振動が伝わっていく外耳や中耳の障害による伝音《でんおん》難聴、もう一つは、伝えられた音の振動を感じとる内耳や脳に信号を送る聴神経の機能低下や障害による感音《かんおん》難聴です。

伝音難聴は、外耳道の異物や多量の耳あか、外耳炎、滲出性中耳炎、慢性中耳炎、頭部の外傷、大音量の音楽を聴く習慣などが原因となって起こります。感音難聴は、内耳炎、ストレプトマイシン中毒、突発性難聴（P428参照）、メニエール病（P424参照）、聴神経腫瘍、老人性難聴などが原因としてあげられます。

老人性難聴《ろうじんせいなんちょう》

加齢による内耳や神経の老化に伴う難聴を、老人性難聴といいます。50才くらいからあらわれるもので、両耳で高い音が聞こえにくくなるのが特徴です。

難聴が加齢によるものか、病気などほかの原因によるものかは、耳鼻咽喉科で診察と聴力検査などを受ければはっきりします。

最近は補聴器が非常に進歩し、特に老人性難聴の場合は役立ちますが、使用に関しては素人判断せずに、専門医に相談し、その指示に従ってください。補聴器を用いることによって、周囲とのコミュニケーションが成り立ち、よりよい生活が送れるようになります。

薬物《やくぶつ》による難聴《なんちょう》

結核の特効薬であるストレプトマイシンやカナマイシンなどの薬物によって内耳がおかされ、耳鳴りや難聴が起こることがあります。

これらの薬を服用するときは、定期的に聴力検査を行い、聴力の低下がみられたら、その薬の服用を中止する必要があります。定期検査の時期でなくても、耳鳴りやめまい、難聴といった症状が少しでもあらわれたときは、すぐに聴力検査をして、薬を飲み続けていいかどうか判断します。

騒音性難聴《そうおんせいなんちょう》

長年にわたって繰り返し大音量の音を聞き続けていると、騒音性難聴になります。造船、製鉄、セメントの工場、鉄道など騒音のある環境で働く人は、勤続年数が長いほど難聴が進むことが多く、職業性難聴とも呼ばれます。そのほか、ロックコンサートやヘッドフォンで大音量の音楽を楽しむ習慣が、難聴を引き起こすことが指摘されています。

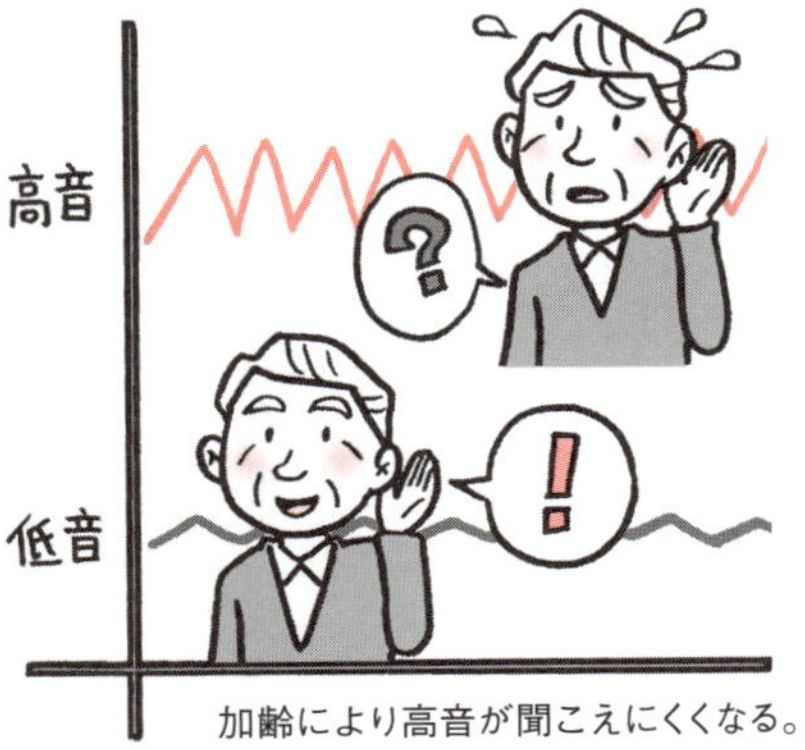

加齢により高音が聞こえにくくなる。

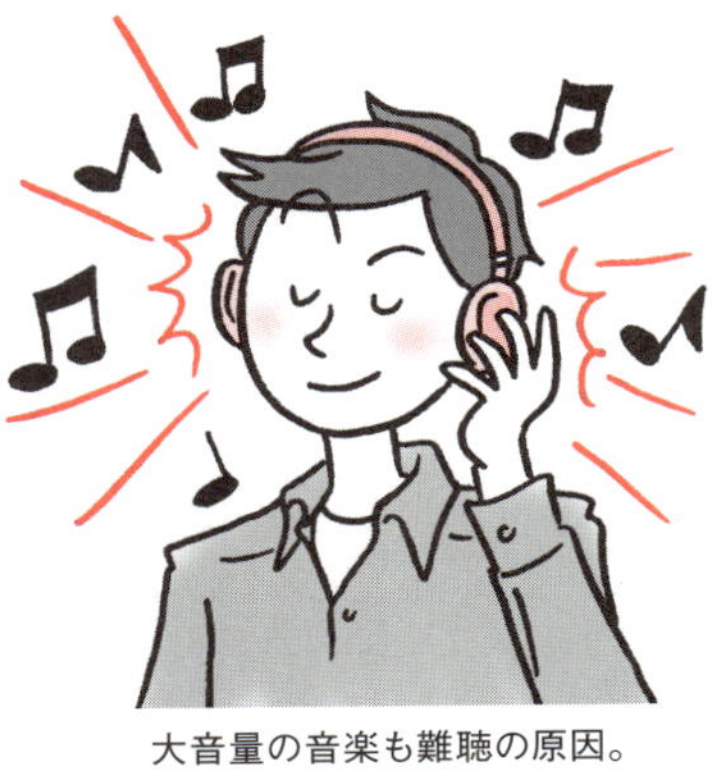
大音量の音楽も難聴の原因。

難聴になってしまうと回復はむずかしいので、耳栓をする、騒音源を遮蔽する、音楽を楽しむときは音量を控える、といった工夫をして予防することが大切です。

先天性難聴《せんてんせいなんちょう》

遺伝のほかさまざまな原因で起こるのが先天性難聴です。生後間もないころの赤ちゃんの難聴（先天性難聴）はほとんどが感音難聴によるもので、残念ながら治すことはできません。生まれてから起こる難聴は伝音難聴では、滲出性中耳炎、髄膜炎、はしか、頭部外傷などが原因となります。

テレビの大きい音に反応しない、大きな騒音がしても眠っているなど気になる兆候があるときは、できるだけ早く総合病院や小児専門病院の耳鼻咽喉科を受診してください。

難聴の検査は生後間もない赤ちゃんでもできます。赤ちゃんを麻酔で眠らせてヘッドフォンのような装置をつけ、聞こえているかどうかを脳波で調べる特殊な検査（聴性脳幹反応＝ＡＢＲ）を行います。

検査や診察の結果、難聴とわかったら、補聴器をつけさせて聴能訓練や言語訓練を行います。言語訓練はできれば1才にならないうちに始めることが大切です。また、補聴器の効果がないと判断された場合には、なるべく早く人工内耳手術を受け、聴覚トレーニングを始めることによって、正常聴力児と同じ程度の言語獲得が可能になります。

突発性難聴《とっぱつせいなんちょう》

突発性難聴は、突然、耳鳴りや耳の詰まった感じが起こり、それまで普通に聞こえていた耳の聞こえが悪くなったり、全く聞こえなくなったりする病気です。めまいや吐きけ、嘔吐《おうと》を伴うこともあります。内耳循環障害や内耳血管れん縮、ウイルス感染などが原因と考えられていますが、はっきりしたことはわかっていません。

発症から1週間以内に専門医を受診し、治療を始めることが大切です。治療の開始がそれ以上遅れると、聞こえの回復がほとんど不可能になります。

治療法としては、副腎皮質ホルモン薬の点滴や、循環改善薬、神経賦活薬、ビタミン剤の内服などの薬物療法が中心ですが、星状神経節の遮断、高圧酸素療法などが行われることもあります。

（八木聰明）

難聴の漢方療法

漢方治療が有効な難聴は、構造的変化の伴わないなんらかの機能障害、各種炎症によるものです。

小柴胡湯《しょうさいことう》

突発性難聴、あるいは中耳炎後の難聴に用います。中等度の体力

難聴・耳鳴りにビタミンB_{12}

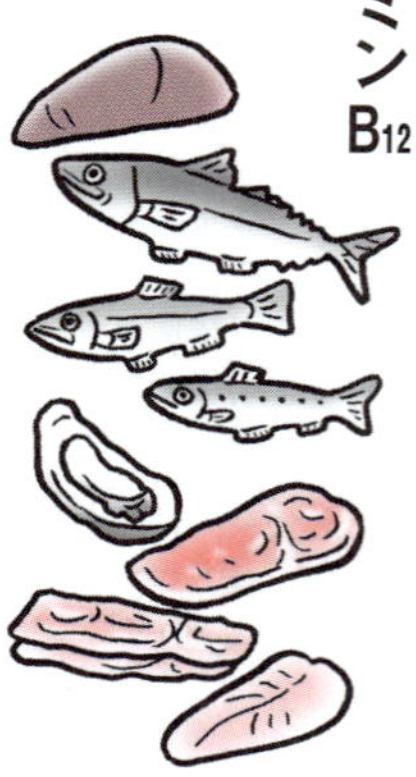

いま、ビタミンB_{12}が注目されています。ビタミンB_{12}は脳や神経の情報伝達機能を活性化する作用があり、神経の働きの不調から起こる、さまざまな病気や症状の改善に役立つというのです。

その一つが、難治とされる難聴や耳鳴りの改善作用です。患者さんに投与し、症状を緩和する効果があるといわれています。

音というのは、内耳の感覚細胞で電気信号に変えられ、聴覚神経を通じて大脳に伝えられます。難聴や耳鳴りは、内耳の感覚細胞や聴覚神経の衰えや障害によって起こります。情報が十分伝えられなくなったのが難聴で、異常な信号が発生すると耳鳴りが起こります。

さて、ビタミンB_{12}には感覚細胞や聴覚神経の衰えを防ぎ、障害を修復し、働きの異常を正常化する作用があるものと考えられています。そのほか自律神経失調症にも効果があったという報告もあり、自律神経調整作用があるものと思われます。

なお、治療にはビタミンB_{12}の製剤が使われますが、食品としてはレバー、カキ（貝）、ニシン、サバ、イワシ、牛豚鶏の肉などに多く含まれています。

（小橋隆一郎）

の人で、口が粘って、口の中が苦く感じられ、食欲不振、吐きけを催し、熱が上下を繰り返すような場合で、胸脇苦満《きょうきょうくまん》があることが目標です。

大柴胡湯《だいさいことう》

筋骨たくましく、がっしりしていて、偉丈夫型の体質の人に適しています。便秘がちで、肩こり、頭痛、食欲不振、吐きけなどを訴え、胸脇苦満が強く、また腹力も強いような人に用います。

柴胡加竜骨牡蠣湯《さいこかりゅうこつぼれいとう》

この処方は、一見がっしりした体格で、脈や腹に力があるタイプでありながら、神経質で、のぼせ、いらいら、動悸がして、不眠を訴え、便秘がちで胸脇苦満が認められる人に用います。

四逆散《しぎゃくさん》

体力が中等度の人で、発汗、口渇があり、不眠、抑うつ感などの精神症状を訴え、腹直筋の緊張が強い人の難聴に用います。

三黄瀉心湯《さんおうしゃしんとう》

がっしりした偉丈夫型の人で、のぼせぎみで、顔面が紅潮し、不安や興奮で気分が落ち着かず、便秘の傾向があり、めまい、耳鳴りを伴う難聴に用います。

防風通聖散《ぼうふうつうしょうさん》

肥満体質をもち、太鼓腹をして、血圧が高い脳卒中タイプで、便秘の傾向があり、のぼせ、肩こり、頭痛、頭重などを訴える、美食家の難聴に用いてよいことがあります。

葛根湯《かっこんとう》

かぜなどが原因で起こった難聴に用いてよいことがあります。比較的体力のある人で、肩やくびがひどくこり、耳鳴り、頭痛などとともに難聴が起こったものに適しています。

八味丸《はちみがん》

主として老人性の難聴に用います。

腰から下に脱力感があって、疲れやすく、のどが渇き、多尿あるいは排尿困難を訴え、下腹部が軟弱無力な人に用いますが、胃腸が弱い人には適しません。

当帰《とうき》四逆《しぎゃく》加《か》呉茱萸《ごしゅゆ》生姜湯《しょうきょうとう》

虚弱体質の人の突発性難聴に用います。冷え症で、手足が極度に冷たく、寒がりで、冷えると腹が張ってガスがたまり、腹痛を起こしたり、下痢をしたりするという体質の人に適しています。

（矢数圭堂）

難聴のツボ刺激

難聴には、大別して伝音性のものと感音性のものがあります。

ツボ刺激によって効果がみられるのは、音を感覚中枢に伝える経路のどこかに障害があるケース、つまり伝音性の難聴です。音を直接感じる中枢自体に障害がある感音性の場合は、治療はきわめて困難です。

ちなみに、「ジー」という低いセミの鳴くような耳鳴りを伴う難聴は伝音性、「キーン」という高い金属音を伴うものは感音性難聴が多いものです。

難聴は対症療法的に、次のツボを中心に家庭療法を気長に行うと効果的です。難聴によく効くツボは、後ろくびの**耳鳴り調整点**、耳の周囲の**耳門《じもん》**、**聴宮《ちょうきゅう》**、**翳風《えいふう》**、**完骨《かんこつ》**、横くびの**天容《てんよう》**、腰の**腎兪《じんゆ》**、**志室《ししつ》**、腹部の**肓兪《こうゆ》**、足の**太谿《たいけい》**、**臨泣《りんきゅう》**などです。

まず、後ろくびの耳鳴り調整点を両親指でもみこねるように指圧します。ここは**天柱《てんちゅう》**と**風池《ふうち》**を結んだ線を一辺とする逆三角形の頂点にあたり、耳鳴りに特効を示す新穴ですが、難聴にもよく効きます。耳鳴り調整点と合わせて、天柱と風池も指圧し、マッサージしておくとよいでしょう。

次いで、耳の周囲の耳門、聴宮、翳風、完骨、横くびの天容を人さし指か親指で指圧し、さらに小さな輪を描くようにマッサージします。

また、東洋医学では「耳は腎がつかさどる」といって、腎が衰えると耳の機能も悪くなると考えています。したがって腎の機能を高めるために、腰の腎兪、志室、へその横の肓兪を治療することが大切です。

腎兪は腎に邪気が注ぐツボとして鍼灸や指圧、マッサージには欠かせないツボで、ここを刺激すると腎の働きが活発になり、耳の機能はもちろん、全内臓の働きも旺盛になって、生命力が鼓舞されるといわれています。

また、志室は腎の働きを高め、元気をつけるツボとしてインポテンツや疲労倦怠に必ず使用される

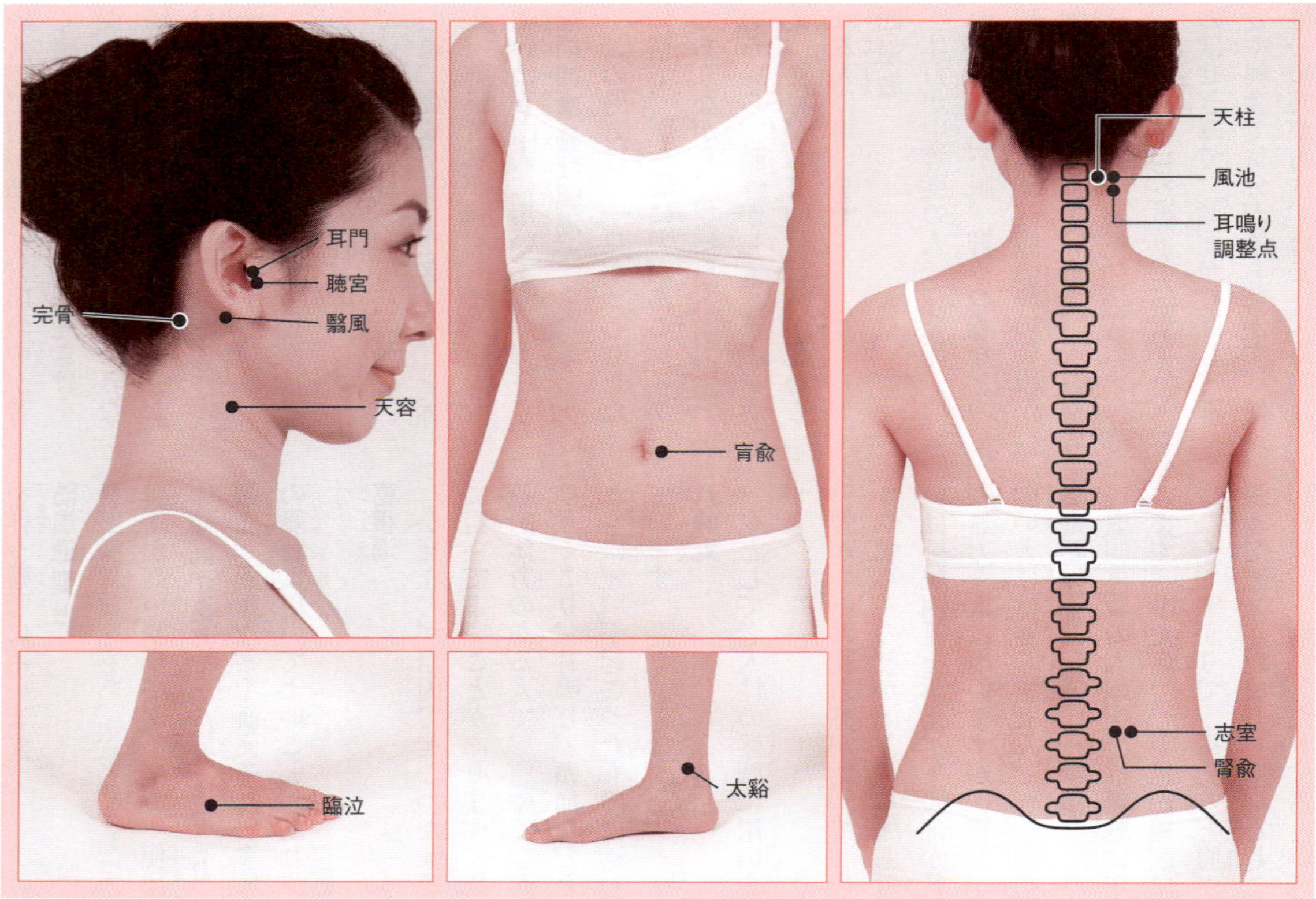

重要穴です。

盲兪も腎の虚実をととのえる、いわゆる腎虚に効くツボとして知られます。

腎兪、志室は両親指でゆっくり強めに指圧しましょう。盲兪も両親指でゆっくり呼吸に合わせて押します。

足では太谿、臨泣をやはり親指で指圧します。ほどよく押したり、もんだりしてください。太谿は腎経の兪穴《ゆけつ》とされ、腎経の異常があらわれるツボであり、ここを刺激すると腎経のエネルギーの流れがよくなります。また臨泣も難聴によく効くツボとされ、めまいなどにも応用されます。（芹澤勝助）

耳《じ》癤《せつ》（限《げん》局《きょく》性《せい》外《がい》耳《じ》道《どう》炎《えん》）

外耳道の入り口近くに生えている毛穴から細菌が感染し、化膿してはれあがり、おできになった状態です。炎症が外耳道の一部だけにとどまっているので、限局性外耳道炎ともいわれます。炎症が外耳道全体に広がっている場合は、びまん性外耳道炎（P422参照）といいます。

耳掃除のときにつけた傷や水泳・入浴のときの水の刺激、耳だれ、染毛剤などの刺激が誘因になります。

症状

耳にはげしい痛みが起こります。特に耳たぶを引っ張ったり、口を動かすと激痛が走ります。

治療

外耳道を清掃して膿《うみ》や分泌物をとり除き、抗菌薬の軟膏を塗ります。抗菌薬や消炎鎮痛剤を内服することもあります。化膿がひどい場合は、切開して膿を出します。膿が出てしまえば、痛みは消えます。

耳癤は膿を出してしまえば軽くなるので、漢方では、排膿作用のあるおできなどに用いる処方を応用します。処方は、おできの状態に応じて変わります。（八木聰明）

耳《みみ》の悪《あく》性《せい》腫《しゅ》瘍《よう》

106ページ参照

最新の進歩した補聴器の選び方

最近の補聴器は技術の進歩のおかげで小型化し、性能も使い勝手も非常によくなっています。特にデジタル補聴器の進歩は著しく、コンピュータを使用して個人個人の難聴の程度や型により適合するものが主役になってきています。

●補聴器を購入するときはまず専門医に相談を

補聴器を購入したいときは、まず耳鼻咽喉科の専門医を受診して、聴力検査などを受け、中耳と内耳の状態や聴力がどれくらいなのかを正確に診断・測定してもらいましょう。補聴器を使用したほうがいいと判断された場合は、聴力のデータをはじめ、どういう補聴器が適当かなどを記入した処方箋を出してくれます。販売店を紹介してもらうこともできます。

●どんな場所でどのように使いたいか、使いこなせるかを考えて選ぶ

静かな家の中で使うのか、騒音のする街中で使いたいのか、会話をスムーズにしたいのか、外出先や屋外で必要な音を聞き分けたいのか、といった要望や、見た目はどうか、自分で操作できるか、によって選ぶ補聴器の性能や形状は違ってきます。

ポケットタイプはいちばん大きいですが、音質がよく操作しやすい、安価というメリットがあります。耳穴タイプは、外出が多く、見た目を気にする人に向いていますが、価格が高く、スイッチやボリュームの操作を耳に装着したままするので自分でできるかどうか試してみる必要があります。耳穴タイプには、自分の耳の穴の形に合わせてつくるオーダーメイドのものもあります。耳かけタイプは、大きさも価格もポケットタイプと耳穴タイプの中間にあたり、操作は耳穴タイプと同じく、耳に装着したままします。

●聴力検査と補聴器の調整は定期的に

補聴器を選んでから、一定の期間、貸し出してもらい、しばらく使用してから購入するのが理想的です。医師や販売店に相談してみましょう。

購入後は、使用していてなんの不具合がなくても、半年に一度は耳鼻咽喉科で聴力検査を受け、補聴器の調整をする必要があります。

●補聴器は正常な聞こえを保証するものではありません

補聴器は、簡単にいえば音を大きくして耳に伝える器械です。したがって、音を伝える部分の障害による伝音難聴の人が最もよい対象者になります。しかし、補聴器を必要としているのは、老人性難聴をはじめとする感音難聴の人が圧倒的に多いのです。感音難聴では、聴覚の感覚器に障害があるので音が大きくなってもきれいに聞こえることになりにくいところがあります。補聴器をつければ、すぐに若いころのように聞こえるというような期待をしてはいけません。それでも、その人によく合った補聴器を使うことによって、使わない場合と比べれば圧倒的に情報量が多く、周囲の人とのコミュニケーションが中心の現代の生活では大きな助けになります。また、認知症の進行を遅らせるというデータもあります。

●人工内耳

人工内耳とは、内耳の蝸牛《かぎゅう》に手術で電極を入れ、聞こえの神経を電気で刺激するものです。人工内耳があらわれる以前には、あきらめなければならなかった両側性の高度難聴に聴覚をもたらすことができるようになりました。先天性の難聴児にはなるべく早く診断をし、原則的には1才くらいに手術を行います。人工内耳手術を受けた乳児は出生時から音の感覚がわからないので、手術後の言語の訓練が必須になります。手術後は、両親をはじめ、周囲の環境、医師、言語聴覚士の協力が欠かせません。

成人の人工内耳については、高度難聴になる前に、一度言語を獲得しているので、乳児と比較すると手術後の訓練は楽です。とはいえ、本人の聞こえの回復に対する前向きな意欲が必要です。難聴の期間が長いほど、手術後の聞こえの回復に努力が必要になります。

（八木聰明）

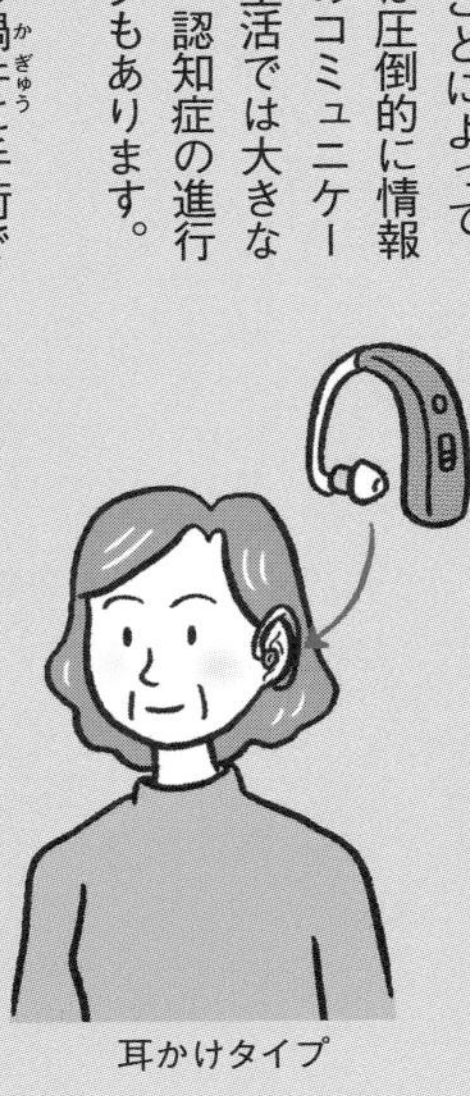
耳かけタイプ

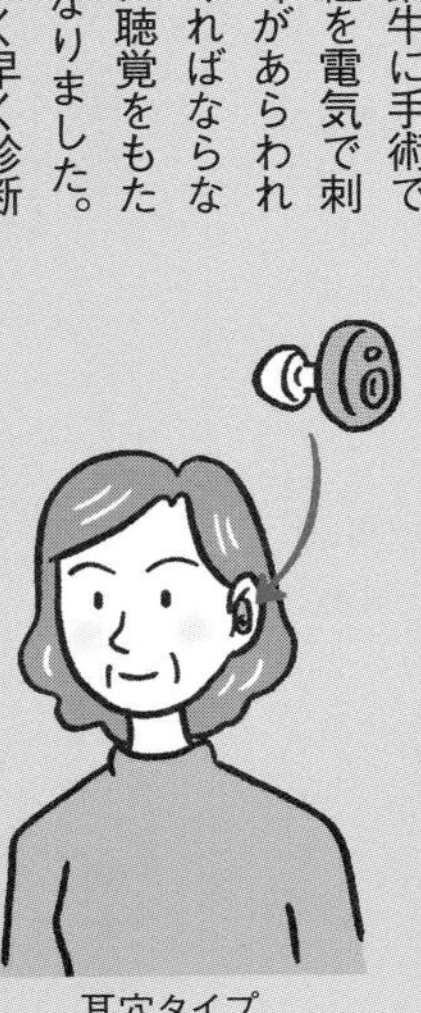
耳穴タイプ

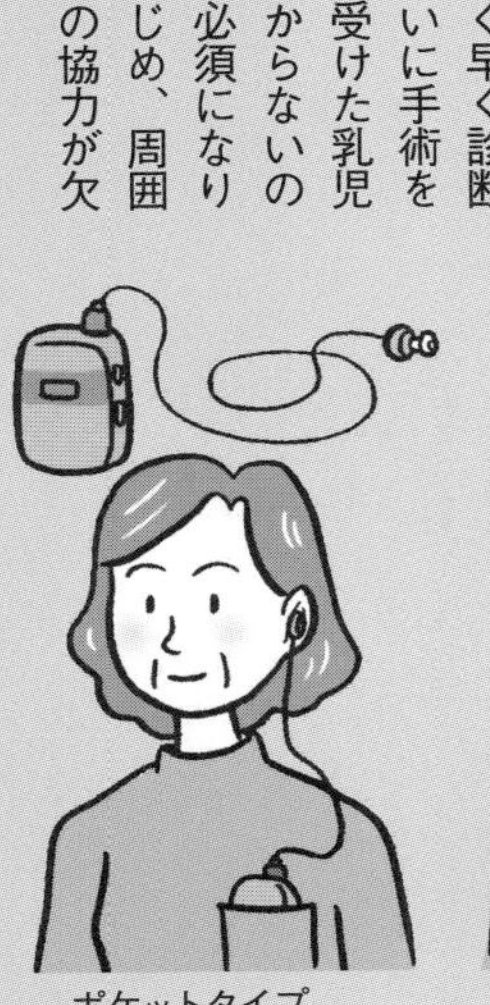
ポケットタイプ

鼻の病気

- アレルギー性鼻炎
- 非アレルギー性鼻炎
- 副鼻腔炎
- 鼻中隔彎曲症
- 鼻出血
- 嗅覚異常
- 鼻骨骨折
- 鼻癤（鼻のおでき）

鼻の構造

鼻は、その部位により外鼻《がいび》、固有鼻腔《びくう》（鼻腔）、副鼻腔に分けられます。

外鼻は、鼻骨などの骨と、外側鼻軟骨《びなんこつ》などの軟骨で構成されています。

鼻腔は、外鼻孔《がいびこう》に続く空気の通り道で、鼻中隔《びちゅうかく》により左右の鼻腔に分けられます。それぞれの鼻腔には、外側壁から甲介《こうかい》という棚のような3つの突起がたれ下がり、それぞれ上鼻《じょうび》甲介、中鼻《ちゅうび》甲介、下鼻《かび》甲介と呼びます。呼気は、これらの間をすり抜けるようにして後鼻孔《こうびこう》から咽頭への通路（上鼻《じょうび》道、中鼻道《ちゅうびどう》、下鼻道《かびどう》）を通ります。

鼻腔の天蓋には嗅細胞《きゅうさいぼう》が分布してにおいを感知し、下鼻道には、涙の通り道である鼻涙管《びるいかん》が開いています。

副鼻腔には、上顎洞《じょうがくどう》、篩骨洞《しこつどう》、前頭洞《ぜんとうどう》、蝶形骨洞《ちょうけいこつどう》があり、自然口という連絡口を介して鼻腔とつながっています。

鼻の働き

加温・加湿・フィルター作用

鼻には多くの血管が分布しており、外鼻孔から入ってきた呼気は、上・中・下鼻道を通過していく間に、血流が豊富な鼻粘膜によって熱交換や加湿作用を受け、鼻粘膜の線毛によってゴミや粒子をとらえるフィルター作用を受け気管や肺に進んでいきます。

免疫作用

鼻の粘膜には、呼気に含まれる微生物や細菌などの病原体を排除しようとする免疫機能が発達しています。

嗅覚作用

嗅細胞は、吸気中に含まれるにおい物質を察知し、その情報を脳に伝えています。

共鳴作用

鼻腔は共鳴腔として発声に影響し、鼻閉は鼻詰まりの声（閉鼻声）を引き起こします。

この項の病気は、まず耳鼻咽喉科を受診します。（岡本美孝）

鼻腔・口腔の位置と名称

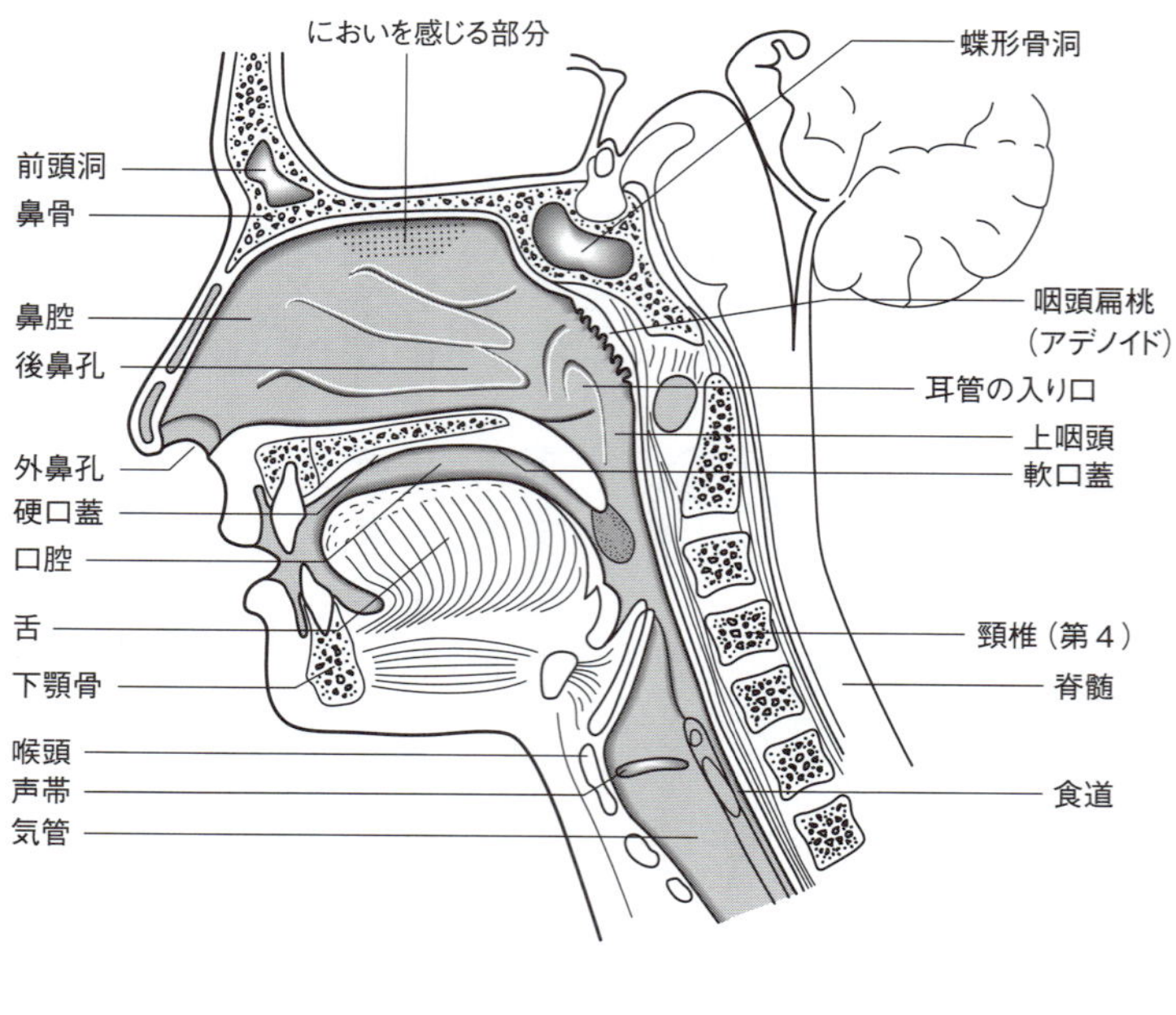

アレルギー性《せい》鼻《び》炎《えん》

原因・症状

アレルギー性鼻炎は、鼻でみられる代表的なアレルギー疾患のひとつです。アレルギーを引き起こす原因となるものをアレルゲンあるいは抗原といいますが、アレルギー性鼻炎ではアレルゲンが鼻の中に入ってくると、発作性反復性のくしゃみ、水っぱな、鼻詰まりといった症状の出現がみられます。

アレルギー性鼻炎は、年じゅう症状がみられる通年性アレルギー性鼻炎と、ある特定の季節に症状がみられる季節性アレルギー性鼻炎に大別されます。

通年性アレルギー性鼻炎の原因の90％はダニが占めているとされ、季節性アレルギー性鼻炎の多くは花粉によるため花粉症とも呼ばれます。

花粉症を引き起こす花粉として国内では60種類以上が知られています。大別すると樹木花粉と草木花粉になり、前者はスギ、ヒノキ、シラカバなどが、後者はカモガヤ、ヨモギ、ブタクサなどが代表的なものです。

特に日本特有とされるスギ花粉症は患者数の増加、症状の強さから大きな問題になっています。スギの植生は沖縄、北海道北部を除いて広くみられます。また、ヒノキ花粉は、スギ花粉と共通抗原をもつことが知られていて、スギ花粉症患者の多くがヒノキ花粉に対しても花粉症を発症します。ヒノキの分布は関東以西に多く、ヒノキ花粉飛散開始日は、スギ花粉飛散の開始より遅く、飛散パターンは地域により大きく異なります。関東では2月上旬からスギ花粉飛散が始まって3月にピークを迎え、ヒノキは3月下旬から飛散が始まって4月にピークを迎え、5月の連休ごろまで続きます。

病院では、症状の内容、程度、発症した年齢、その後の経過、他の病気の合併などを確認して診断されます。通年性アレルギー性鼻炎は小児期の発症が多く、花粉症は成人発症が多いのですが、近年は低年齢化が目立っています。ぜんそくやアトピー性皮膚炎などの他のアレルギー疾患の合併も多くみられます。

アレルギー検査

アレルギー性の診断のための検査と、アレルゲンを調べる検査があります。

アレルギー性の診断のための検査には、血中好酸球《こうさんきゅう》検査、鼻汁好酸球検査、血清総IgE抗体などがあり、アレルゲンを調べる検査には、皮膚反応テスト、血清特異的IgE抗体、鼻粘膜誘発テストなどがあります。

アレルギー性鼻炎の診断には、鼻汁好酸球検査、皮膚反応テスト（または血清特異的IgE抗体）、鼻粘膜誘発テストの、いずれか2項目以上が陽性であることが必要です。いずれか1項目のみ陽性であっても、典型的な症状があり、アレルギー性検査が中等度以上陽性の場合は、アレルギー性鼻炎と診断されます。

ただし、鼻汁好酸球検査のみ陽性の場合には、好酸球増多性鼻炎など、ほかの鼻炎との鑑別も必要

代表的なアレルギー性鼻炎治療薬の特徴

抗ヒスタミン薬
- 即効性がある（特にくしゃみ、鼻汁）
- 鼻閉にやや効きにくい
- 眠けや口渇をともなうものがある

化学伝達物質遊離抑制薬
- 効果発現に時間がかかる（数日〜２週間）
- 鼻閉にもやや効果あり
- 眠けや口渇はない

抗ロイコトリエン薬、抗トロンボキサン薬
- 鼻閉に効果が高い
- 効果発現に時間がかかる（数日〜４週間）

鼻噴霧ステロイド薬
- 強力で、鼻閉、くしゃみ、鼻汁に有効
- 刺激になることがある

漢方薬
- 効果は通常はマイルド
- 発現に数日は必要
- 著効を示す患者もいる

（岡本美孝）

になることがあります。

治療

花粉症の治療としては、まず原因花粉をできるだけ浴びないようにすることが大切です。しかし、マスクや眼鏡などで花粉対策をしても十分な回避をすることは容易ではありません。またダニによるアレルギー性鼻炎では、ダニ成虫のみでなく排泄物もアレルギーを引き起こすので、ダニが繁殖しやすいカーペット、ぬいぐるみなどは避け、布団の丸洗い、ダニが侵入しにくい布団や枕カバーの使用もすすめられます。

薬物療法

現在最も広く行われている治療です。近年、さまざまな特徴をもった安全性の高い薬剤の登場などで治療手段に向上がみられています。

各薬剤には特徴があり、これらの特徴を考慮しながら、重症度、病型に応じた薬物療法が行われます。

たとえば、1日に鼻をかむ回数、くしゃみ発作回数が5回を超える、あるいは鼻が詰まって口呼吸をすることがあると中等症、さらに10回を超える鼻かみやくしゃみ発作、あるいはほとんど口呼吸が必要になると重症に分類されます。

一方、病型は大きく3つに分類され、くしゃみや鼻水が中心のくしゃみ・鼻漏型、鼻閉が中心の鼻閉型、鼻閉が強くくしゃみや鼻汁も強く合併する充全型です。

花粉症では、たとえば中等症でくしゃみ・鼻漏型には抗ヒスタミン薬内服に鼻噴霧ステロイド薬を、鼻閉型、充全型には抗ロイコトリエン薬に鼻噴霧ステロイド薬、さらに抗ヒスタミン薬の内服を併用が推奨されています。薬剤の特徴を考慮して十分な量を投与し、症状の改善をみながら薬剤を減らしていきます。

例年花粉症の症状が強い患者には、次年度の花粉飛散期に初期治療を受けることがすすめられています。花粉曝露《ばくろ》を反復して受けていると症状が強くなり、薬物治療を開始しても改善までに時間がかかってしまいます。症状が軽いときから治療を開始することで花粉飛散ピーク時も含めて症状をコントロールしやすく、日常生活の障害の改善にもつながることが示されています。

アレルゲン免疫療法

アレルギー疾患の自然経過を改善させうる治療であり、治療期間は2〜3年、あるいはそれ以上と長期にわたりますが、治療終了後も効果が長期間持続することが期待されています。さらに、花粉症

通年性アレルギー性鼻炎の対策

掃除機をまめにかける

ダニがすみつきやすいカーペットやたたみ、ソファなどには、掃除機をゆっくり動かして念入りに掃除する。

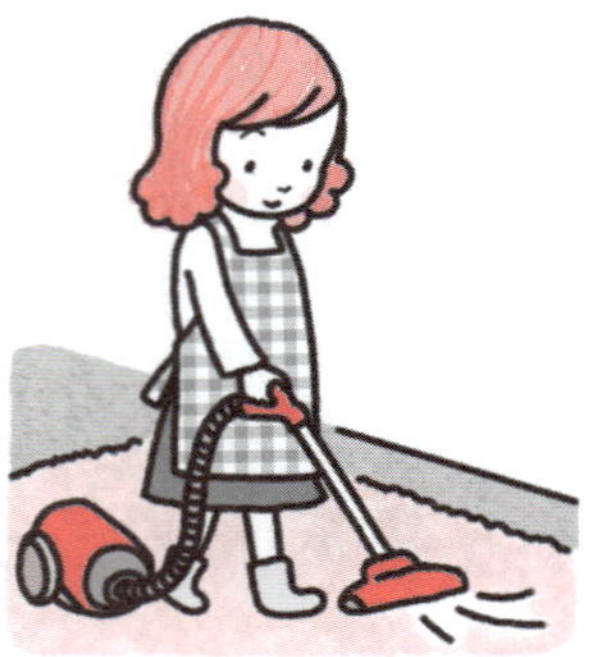

寝具の清潔を保つ

寝具にはダニがつきやすく、フンや死骸もアレルギー性鼻炎の原因になる。寝具類は、なるべく丸洗いをする。布団や枕のカバーは、生地の目がこまかいものを選ぶ。

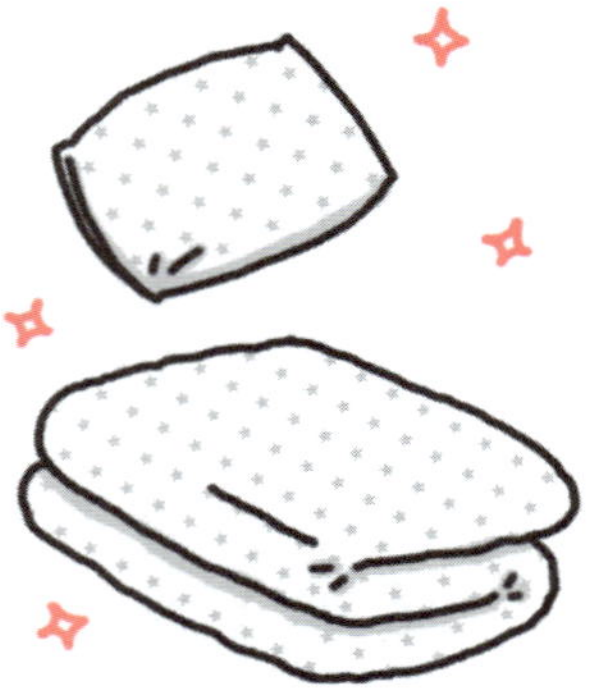

湿度と温度を調整する

空気が乾燥すると、鼻の粘膜が乾いて症状が起こりやすくなる。特に乾燥しやすい冬の時期は、室内の湿度を50％、温度を20〜25℃に保つように心がける。

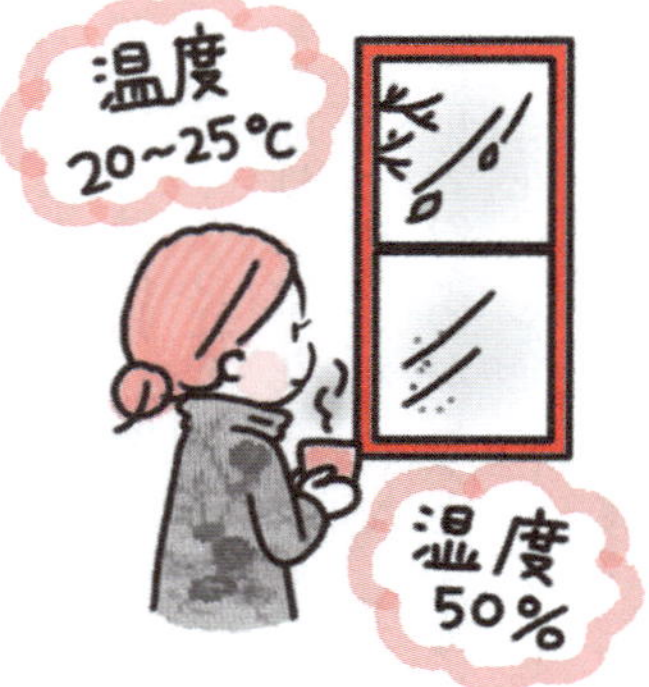

（岡本美孝）

に対する免疫療法は、ぜんそくの発症を抑制する可能性、新規のアレルゲンに対する反応性（感作）の予防に関した報告もみられ、このような背景からアレルゲン免疫療法に対する期待は大きくなっています。

希釈した原因アレルゲンエキスを、皮下注射で少しずつ量と濃度を上げながら投与し（増量期）、約3カ月目から同じ濃度（維持量）での投与を3年程度継続して行います。投与法も工夫され、入院しての治療にはなりますが、従来2〜3カ月必要とした増量期を1週間程度の短期間で維持量に到達させるラッシュ法という方法も行われています。

このようにアレルゲン免疫療法は皮下投与法で行われ、その意義は評価されているのですが、一方で3年以上の治療期間が必要で注射での投与のため、その間50回以上の通院をする必要があること、また、頻度は少ないとはいえぜんそく発作やアナフィラキシーショックなど重い副作用が報告されています。アレルギーの専門施設での治療が必要です。

皮下注射によるアレルゲン免疫療法にかわる方法としてアレルゲンの口内への投与が登場しています。舌下免疫療法と呼ばれ医師の指導下ですが、自宅での投与が可能で、重篤《じゅうとく》な副作用発現も減少し患者の負担が軽減されるものとし

花粉症対策の基本

花粉にふれない

外出時には、マスクや帽子、花粉対策用の眼鏡などを着用し、上着は、花粉がつきにくいツルツルした素材のものを選ぶ。

花粉を家の中に持ち込まない

外出から帰宅したら、玄関の外で花粉をしっかり払い落とし、すぐにうがいと洗顔をする。

（岡本美孝）

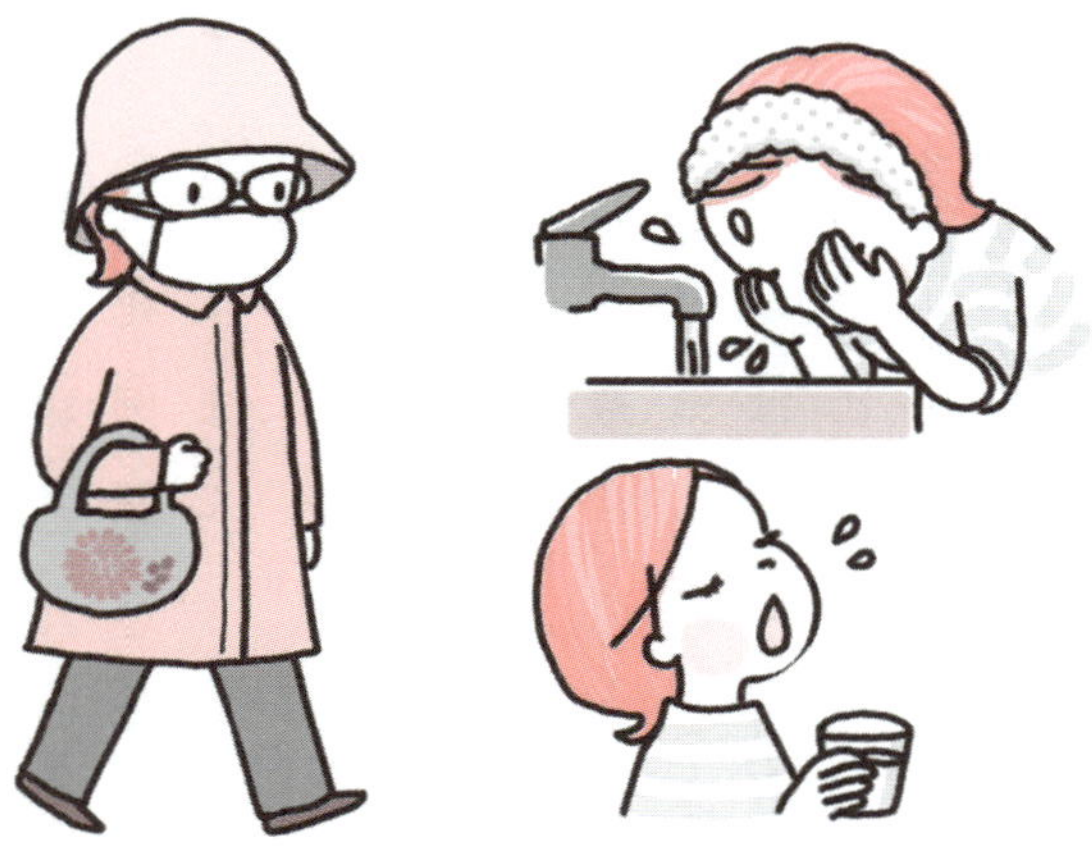

シソエキスでアレルギー性鼻炎を抑える

香り野菜として欠かせないシソは、漢方薬としても長い歴史があります。このシソにアレルギーを抑える作用があることがわかって、一躍脚光を浴びるようになりました。

私たちの体を支えるさまざまな物質のなかに、TNF（腫瘍《しゅよう》壊《え》死《し》因《いん》子《し》）というものがあります。これは白血球でつくられ、体の生体防御機構をつかさどる非常に重要な防御物質なのですが、何かのきっかけでこのTNFが過剰に生産されると、やっかいなことが起こります。

アレルギーの原因となる免疫グロブリンを増強して、はげしい炎症を起こすのもその一つです。

そこで、このTNFの過剰生産を抑え、炎症をしずめる働きがあるとして注目されているのがシソです。

動物実験でその働きは証明されています。細菌感染によってはげしい炎症を起こしているマウスに、水だけ飲ませた場合と、シソエキス（しぼり汁）を飲ませた場合のTNF産生量を比較してみると、シソエキスを飲ませたほうのTNF量が、水だけ飲ませたときの半分以下に抑えられ、炎症もひどい状態には進行しませんでした。

ステロイド剤と比較すると、シソエキスは、ステロイド剤のようにTNFを100％近く完全に抑えてしまうことはできません。しかし、TNFは多すぎると困るだけで、本来は体に必要なものですから、シソのように効き方がおだやかで、TNFをほどよく抑えてくれるほうが好ましいといえます。

シソの葉をしぼったシソエキスは、飲んでも塗ってもかまいません。アレルギーによる鼻炎の場合は飲んで、アトピー性皮膚炎の場合は塗るというのが、一般的な用い方といえるでしょう。もちろん、体質改善のために飲用するのもおすすめします。

（山崎正利）

て注目されています。

現在、国内では舌下免疫療法用にダニとスギのエキスが保険診療で使用できるようになっています。スギ花粉症については飛散開始の少なくとも2〜3カ月前から、連日の投与が推奨されています。治療効果の継続にはスギ、ダニのエキスとも3年程度の投与が望ましいとされています。

舌下免疫療法の副作用の多くは口内の軽度の違和感や腫脹《しゅちょう》で、副作用に対する治療も必要とせず、免疫療法の継続は可能です。しかし、なかには舌下免疫療法との関連が示唆される重篤な副作用も報告されています。ぜんそく発作、腹痛、嘔吐、口内腫脹、全身のじんま疹などがあり、入院治療を必要とした症例やアナフィラキシー発症の報告もあります。副作用の正確な頻度は不明ですが、アナフィラキシーは約1億回の投与で1回程度の頻度とされています。ただし死亡例の報告はこれまで海外でもありません。

手術治療

薬物治療などのいわゆる保存的治療で改善しない場合には、鼻の中に鼻中隔彎曲症《びちゅうかくわんきょくしょう》（P443参照）といった構造異常やポリープがないか、専門医での診察が必要です。

その場合は薬物療法の効果も上がらないため、鼻中隔の彎曲に対する矯正手術、あるいは鼻ポリープ切除が必要です。その他、手術治療としてレーザーを用いた鼻粘膜の焼灼手術がありますが、根本治療ではなく、効果が不十分だったり再発もみられたりします。

妊婦さんなど薬物治療を避けたい方には利点もあり、実施にあたっては専門施設でよく相談する必要があります。


（岡本美孝）

非《ひ》アレルギー性《せい》鼻《び》炎《えん》

急《きゅう》性《せい》鼻《び》炎《えん》（鼻《はな》かぜ）

原因・症状

鼻かぜのほとんどはウイルス感染によるもので、さまざまな種類のウイルスが鼻の粘膜で炎症を起こし、鼻詰まりや鼻汁、くしゃみなど鼻の症状があらわれます。そのほか、発熱や頭痛、全身の倦怠感、声がれ、せき、痰《たん》などの症状を伴うこともあります。

鼻汁は初期には水溶性ですが、やがて粘液性に変化します。細菌感染を合併すると黄色い膿の状態になります。

治療

安静にして体をあたため、栄養に注意を払えば通常は数日程度でよくなってきます。

鼻詰まりや鼻汁などがひどくなってきた場合には、症状に応じて抗炎症薬などが処方されます。

慢《まん》性《せい》鼻《び》炎《えん》

原因・症状

原因はさまざまありますが、一つには、鼻の炎症が繰り返し起こることによって慢性化し、鼻汁、鼻詰まり、くしゃみなどの症状があらわれます。

しつこい鼻詰まりにダイコンおろし汁

ダイコンは食べ物の消化吸収を促進する作用があることで有名ですが、おろし汁には消炎・冷却作用もあり、外用剤としても利用されます。鼻詰まりのほかにも、頭痛、発熱、のぼせ、歯ぐきのはれや出血などに効くので、大いに利用しましょう。

鼻洗浄用おろし汁の作り方

ダイコンは辛すぎると、鼻の中がピリピリと痛くなるので、辛くない部分（青首ダイコンの青い部分など）を使ってすりおろします。2㎝ほどのダイコンで、十分なおろし汁がとれます。これをガーゼなどでしぼり、汁を丸めた脱脂綿につけ、鼻に詰めます。このとき、あまり奥まで詰めないように注意します。

2〜3回繰り返して行うと、鼻の通りがよくなって、すっきりします。ダイコンのおろし汁は、作ってから時間がたつと効果が薄れるので、必ず使用する直前に作ります。


（根本幸夫）

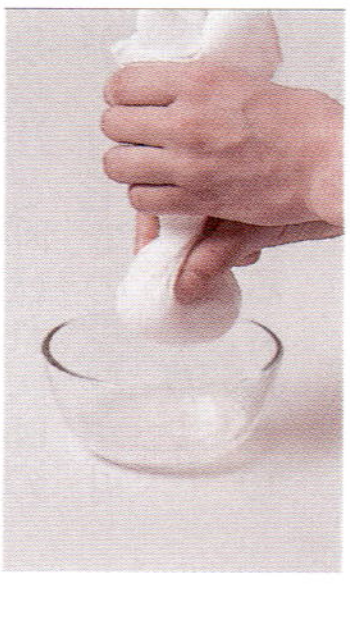

鼻詰まりに効く手・足のマッサージ

一口に「くしゃみ、鼻水、鼻詰まり」といいますが、このなかでいちばん治りにくいのは鼻詰まりです。鼻詰まりをすっきりさせるには、鼻の両わきを、目頭から小鼻までずっと指圧していくと、たいへん効きめがあります。

また不思議なことに、手や足のマッサージもよく効きます。なぜ手や足など、鼻から遠いところを刺激して効くのかと不思議に思われるかもしれませんが、東洋医学ではこのような例は多く、たとえば痔の治療に頭のてっぺんの**百会**《ひゃくえ》のツボを刺激したりします。

ところで、鼻の悪い人は足の第5指が曲がっていたり、この指のつけ根の裏側の血液循環が悪い場合が多いので、ここを改善すると、鼻詰まりもよくなるものです。また手の**合**《ごう》**谷**《こく》のツボは顔にあらわれる症状に効果があります。

もみ方のコツ

マッサージは、広いゾーンへの刺激が目的ですから、指の先だけでなく、指の腹全体を使って押しもみをしたり、こねたりするのがコツです。

毎日1回、両足合わせて4～5分行うとよいでしょう。（永井孝英）

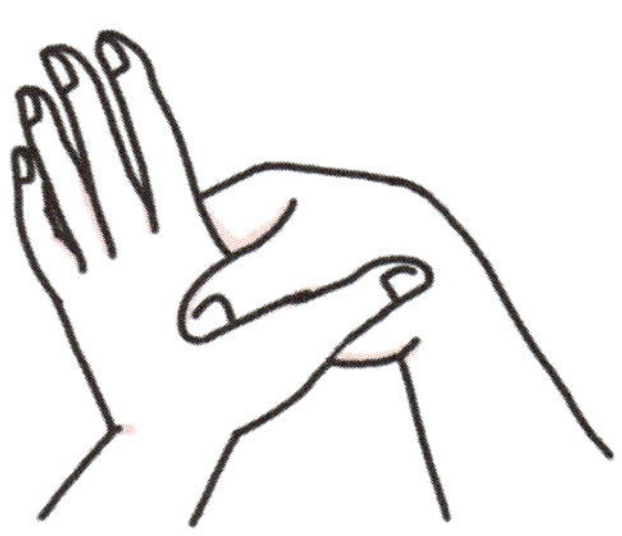

①合谷を刺激。合谷は親指と人さし指のつけ根からやや人さし指側に寄ったところ。親指の先をツボに当て、人さし指の骨のほうに向けて押す。

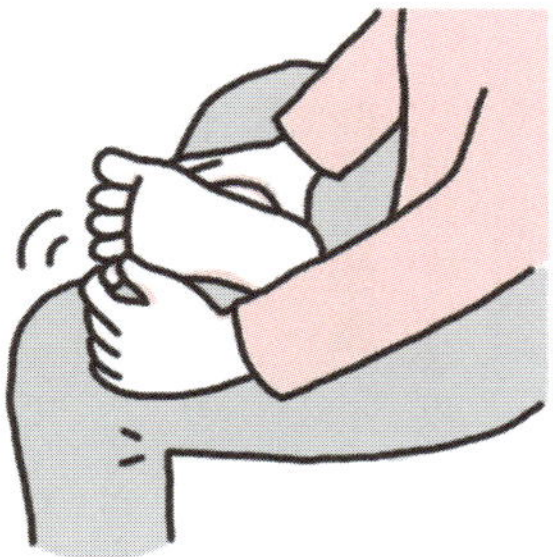

②足の第5指をマッサージする。すわってひざの上に足をのせ、親指と人さし指の腹で、足の第5指をはさんで、押す。

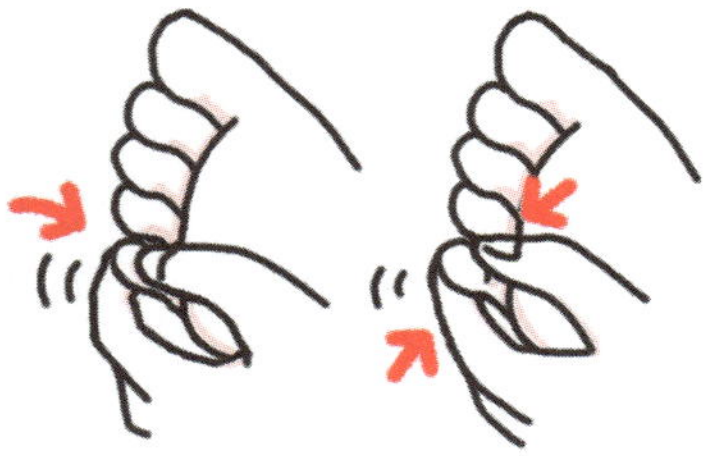

③④もむとき、③のように前後からはさんだり、④のように左右からはさんだりして、位置をかえて行うと、刺激がよく伝わって効果が上がる。

慢性鼻炎には、薬物性鼻炎、妊娠性鼻炎、味覚性鼻炎、冷気吸入性鼻炎などさまざまな種類があります。

薬物性鼻炎のなかで最も多いのは、鼻詰まりを改善するための点鼻の血管収縮薬の乱用によるものです。そのほか、気管支拡張薬、抗うつ薬、避妊用ピルなどでも鼻炎が起こることがあります。

妊娠性鼻炎の発症には、鼻粘膜の血管や自律神経受容体に対する女性ホルモンの作用が関与していると考えられています。

味覚性鼻炎は、刺激性の熱い食べ物、たとえば日本ではラーメンやカレーなどを食べたときに起こり、水性の鼻汁がみられます。

冷気吸入性鼻炎は、戸外の冷気を鼻から吸うことによって起こり、症状は水性の鼻汁が中心です。

また、慢性鼻炎は、副鼻腔炎が原因となって起こったり、鼻中隔彎曲症が関係していたりすることもあります。ほかにも、かぜや糖尿病、血液疾患、心疾患によるうっ血などが原因になることもあります。汚れた空気を吸いつづけるなどした場合の刺激性の鼻炎もあり、塗装業など特定の職業の人にみられます。

治療

慢性鼻炎の治療は原因や症状に

鼻かぜに中耳炎が合併することも

中耳炎は、細菌に感染して中耳に炎症が起こる病気です。

耳の奥には鼓膜《こまく》があり、その内側には鼻と耳をつなぐ耳管があります。耳管は通常は閉じていて、つばを飲み込んだりすると一時的に開いて鼻から耳に空気が入ります。これは、中耳の空気圧を一定にして鼓膜が振動しやすい状態にするためです。

鼻と耳はつながっているので、かぜをひいて鼻やのどに炎症が起こると、細菌が耳管を通して中耳に侵入し、中耳炎を起こすことがあります。鼻を強くかむと、鼻の細菌が耳管を通して中耳炎を引き起こすことがあるので、注意しましょう。

（岡本美孝）

基づいて行われます。

　薬剤性のものは原因となる薬剤の中止や変更、炎症が強ければ抗炎症薬、感染を合併していれば短期間抗菌薬が使われます。

　薬剤性鼻炎の原因として多い点鼻用血管収縮薬の長期使用では、逆に鼻詰まりが強くなり、ねばねばした鼻水もみられます。中止して鼻噴霧ステロイド薬が使われます。

（岡本美孝）

鼻詰まりの漢方療法

　鼻詰まりは副鼻腔炎や慢性鼻炎のときにあらわれることが多いものです。

葛根湯《かっこんとう》加《か》川弓辛夷《せんきゅうしんい》

　鼻が詰まり、あるいは薄い鼻汁が出る初期のものに用います。肩やくびの後ろがこり、頭痛、頭重がして、汗が出るけはいがなく、比較的体力のある実証タイプが目標です。

小柴胡湯《しょうさいことう》

　鼻炎、副鼻腔炎がなかなかよくならず、慢性化し、胸脇苦満《きょうきょうくまん》がある場合に用います。子供の場合は、虚弱体質で、神経質、原因不明の微熱があって、扁桃やリンパ節などがはれて、軽い鼻詰まりを訴えるものに連用します。

小青竜湯《しょうせいりゅうとう》

　薄い鼻汁がしじゅう出て鼻が詰まる、くしゃみがしきりに出る、体力は中等度前後で、のぼせ、胃《い》内停水《ないていすい》の認められることが目標です。

十味敗毒湯《じゅうみはいどくとう》

　実証タイプで、粘液性または膿性の分泌物がたくさん出て、慢性化した鼻詰まりに用いると効果があります。

荊芥連翹湯《けいがいれんぎょうとう》

　体力が中等度前後の人の鼻詰まり、鼻閉塞で、皮膚が浅黒く、腹筋の緊張が強いといったとき用います。

（矢数圭堂）

鼻炎のツボ刺激

　鼻の病気は、主として顔にあるツボによって症状をやわらげますが、東洋医学的にみると、鼻は肺の経脈に属し、現代医学と同じく、大切な呼吸器系の器官です。

　したがって、ツボ刺激も顔や頭のツボだけでなく、手に集まって

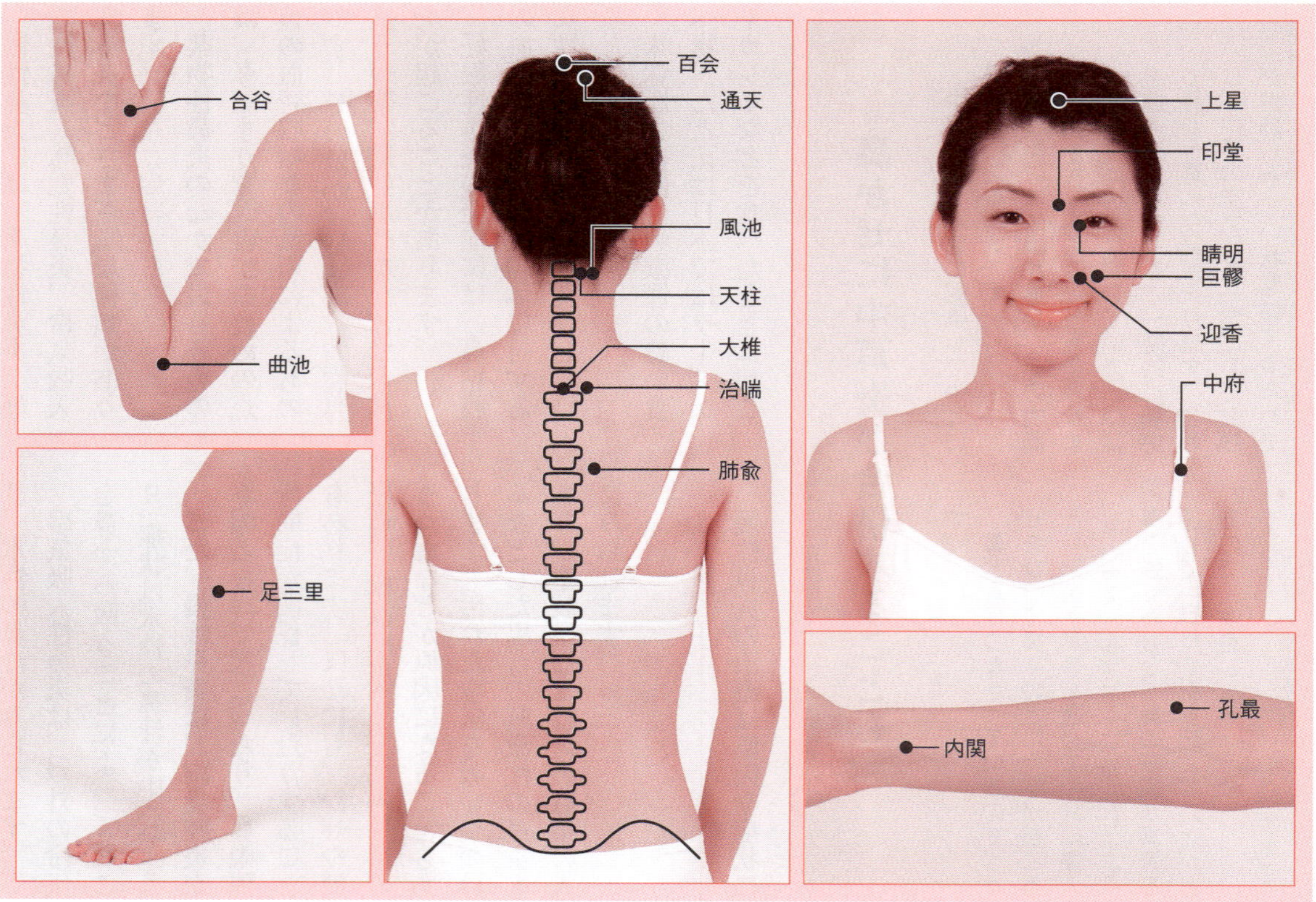

いる肺経のツボ、あるいは肺経に関連の深い大腸経のツボが使われることになります。

●急性鼻炎

急性鼻炎は鼻かぜの一種ですが、ウイルスの感染で化膿性の炎症を生じたり、鼻アレルギーの場合もあるので、まず専門医の診断を受けて、原因をはっきりさせたうえで、ツボ刺激をすると効きめがあります。急性鼻炎のツボ刺激は、**印堂《いんどう》**、**巨髎《こりょう》**、**天柱《てんちゅう》**、**風池《ふうち》**、**百会《ひゃくえ》**、**上星《じょうせい》**などが有効です。

●くしゃみを多発するとき

冬や季節の変わり目に、くしゃみを多発したり、冷たい風に当たると鼻がむずがゆくなる人には、左右の眉毛の間にある印堂、小鼻のわきの巨髎を、左右の人さし指を重ねた形でよく指圧します。これらのツボを強く刺激すると、痛みもあって、かなりこっているのがわかります。

●鼻水が止まらないとき

後ろくびの髪の生えぎわにある天柱、くぼみにあたる風池を親指でほぐすようにマッサージすると、すっきりして鼻の通りがよくなります。

●頭痛・頭重を伴うとき

頭のてっぺんの百会、上星のツボ刺激が効果的です。上星は、鼻の頭に手のひらのつけ根を当てながら、まっすぐ指を伸ばし、中指の先で強くもみほぐします。上星に米粒大の灸を3～5壮(回)すえるのもよいでしょう。

また、鼻は肺の臓に属することから、背中の肩甲骨の間にある**肺《はい》兪《ゆ》**、胸の鎖骨の外端にある**中府《ちゅうふ》**、手の内側のひじ寄りにある**孔最《こうさい》**も、古来から呼吸器系の急性症状によく効くところです。

特に孔最は、胸苦しい症状などをやわらげるのによく使われます。

●慢性鼻炎

急性鼻炎と同様に、症状のはげしいアレルギー性のものや化膿性の炎症があるものは、耳鼻咽喉科を受診し、原因をはっきりさせるべきです。

鼻汁が多い、鼻が詰まるといった症状にツボ刺激は効果的ですが、重症の場合は、抗菌薬などの薬物療法とあわせて行うようにしてください。

慢性鼻炎のツボ刺激としては、まず印堂、巨髎、後ろくびにある天柱、風池、頭のてっぺんにある百会、**通天《つうてん》**、上星が重要です。これらのツボを手指でもみほぐすと、一時的にたいへんラクになります。

鼻炎は、大気を体にとり入れる肺経の経絡《けいらく》の流れがよどんだり、滞っているので、背中にある肺兪、胸にある中府を軽く押すこと

全身の強健に役立つ鼻のうがい法

この方法は、単に鼻詰まりや鼻炎などを治し、鼻を丈夫にするだけではありません。のどや呼吸器官、さらに全身が壮健になる、うがい法です。ぜひ実行されることをおすすめします。

①温水に塩を一つまみ入れてコップにとります（水だと鼻がツーンとする）。

②左手の指で左鼻孔をしっかりふさぎ、右の鼻孔から塩水を吸い上げます。

③吸い上げた塩水は鼻の奥から口に入りますから、口から吐き出し、これを3～4回繰り返します。

④同じ要領で、反対側の鼻孔も洗います。

注意すべき点は、ふさいでいるほうの鼻孔は指でしっかり密閉することと、必ず人肌程度のぬるま湯にすること。塩を入れると、痛くありません。

毎朝洗面のときに習慣的に行うとよいのですが、外出前後や就寝前などにも随時行うと、さらに効果があります。

宇宙の生気を体内にとり入れるための入り口である鼻は、きわめて重要な器官であることを忘れてはなりません。

（永井孝英）

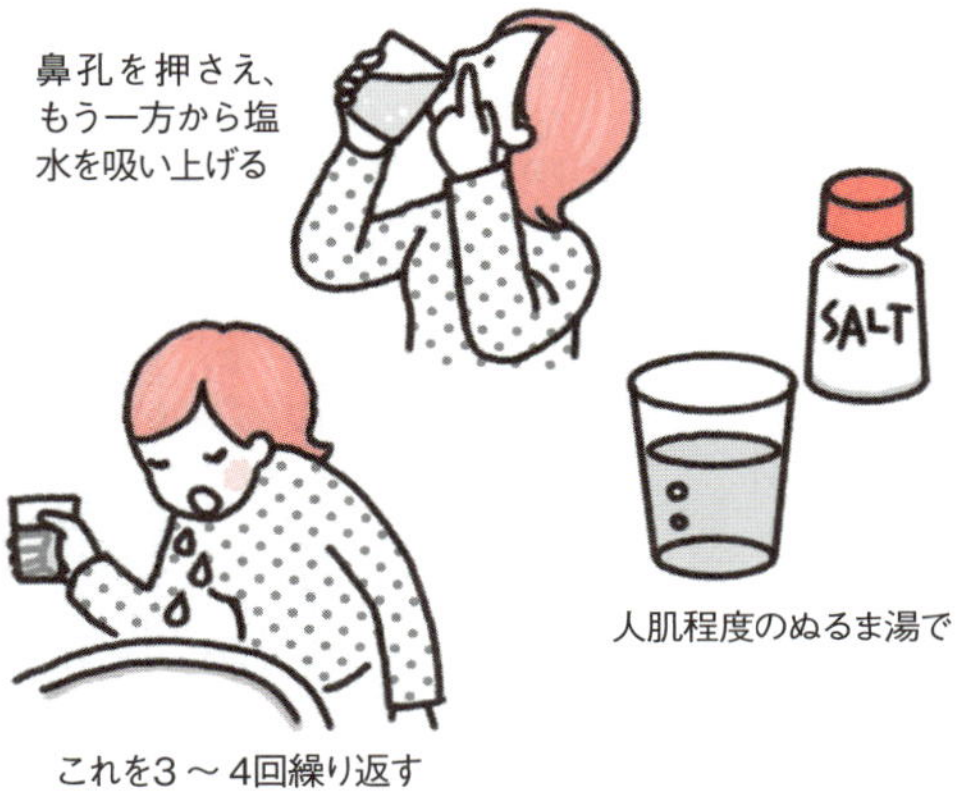
鼻孔を押さえ、もう一方から塩水を吸い上げる
SALT
人肌程度のぬるま湯で
これを3～4回繰り返す

によって、不快症状を治すことができます。

また、肺経に関連の深い大腸経の経脈にある手の**合谷**《ごうこく》、**曲池**《きょくち》も、鼻詰まりやくしゃみなどによく効きます。

このツボに、足にある**足三里**《あしさんり》を加えて指圧すればさらに効果が上がります。

慢性的な鼻アレルギーの人には、第7頸椎《けいつい》のつけ根にある高く突き出た骨の直下の**大椎**《だいつい》、そのすぐそばの**治喘**《ちぜん》に、米粒の半分大で20壮（回）以上の多壮灸をすえると効きめがあります。

●嗅覚が鈍ったとき（P445参照）

小鼻の両側にある**迎香**《げいこう》は、その名のとおり、嗅覚異常の特効ツボです。小鼻の開いたすぐ両側を、両人《ひと》さし指でやや強めにゆっくり押してください。鼻が詰まってにおいがわからなかったのが、しだいに嗅覚が回復してきます。

鼻の根元で目頭に近いくぼみにある**睛明**《せいめい》もあわせて、両人《ひと》さし指でゆっくり強めに指圧すれば、効きめが倍増します。（芹澤勝助）

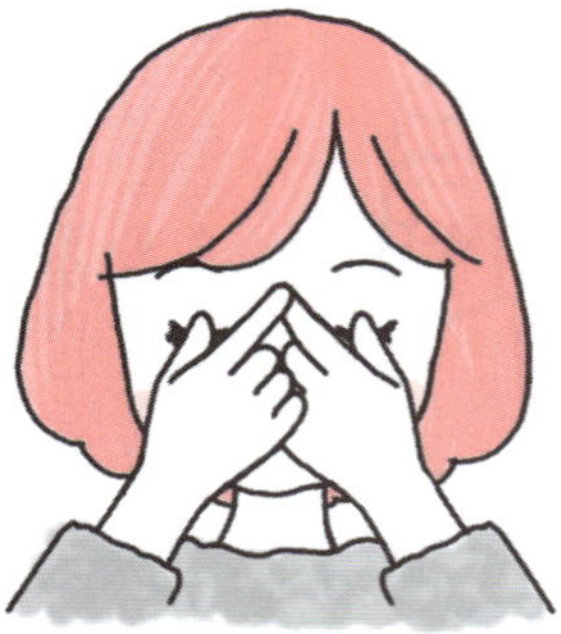

くしゃみを多発するときは印堂を強く押す。

副《ふく》鼻《び》腔《くう》炎《えん》

副鼻腔は、上顎洞《じょうがくどう》、篩骨洞《しこつどう》、前《ぜん》頭洞《とうどう》、蝶形骨洞《ちょうけいこつどう》からなる空洞で、鼻腔と小さな交通路（自然口）でつながっています。

副鼻腔炎とは、この副鼻腔に炎症が広がる病気です。

副鼻腔の炎症が1カ月未満の場合を「急性副鼻腔炎」、3カ月以上続く場合を「慢性副鼻腔炎」といいます。

副鼻腔炎は、かつて、蓄膿症と呼ばれていましたが、副鼻腔に炎症が起きても膿がたまるとは限らないため、現在は医学用語としては用いられていません。

原因・症状

急性副鼻腔炎

多くの場合、かぜに引き続いて、インフルエンザ菌や肺炎球菌、ブドウ球菌などの細菌が副鼻腔に感染して炎症が起こります。

症状が強い場合には、膿《うみ》のような鼻汁や鼻詰まりのほか、ほおや歯、目、額などに痛みがあらわれることがあり、頭痛や頭重感を伴うこともあります。

さらに炎症が広がると、高熱が出たり、炎症が眼球や目の神経に及んで視力が低下したりすることがあります。

慢性副鼻腔炎

急性副鼻腔炎から移行して、鼻詰まり、鼻水、鼻がのどにまわる、頭が重い・痛いといった症状が3カ月以上続くようになります。これが慢性副鼻腔炎です。緑膿菌や嫌気性菌といった細菌が検出されることがあります。

感染による強い炎症が改善せず、さらに体の過剰な反応などが重なって発症していると考えられています。経過中には感染を合併

副鼻腔の位置

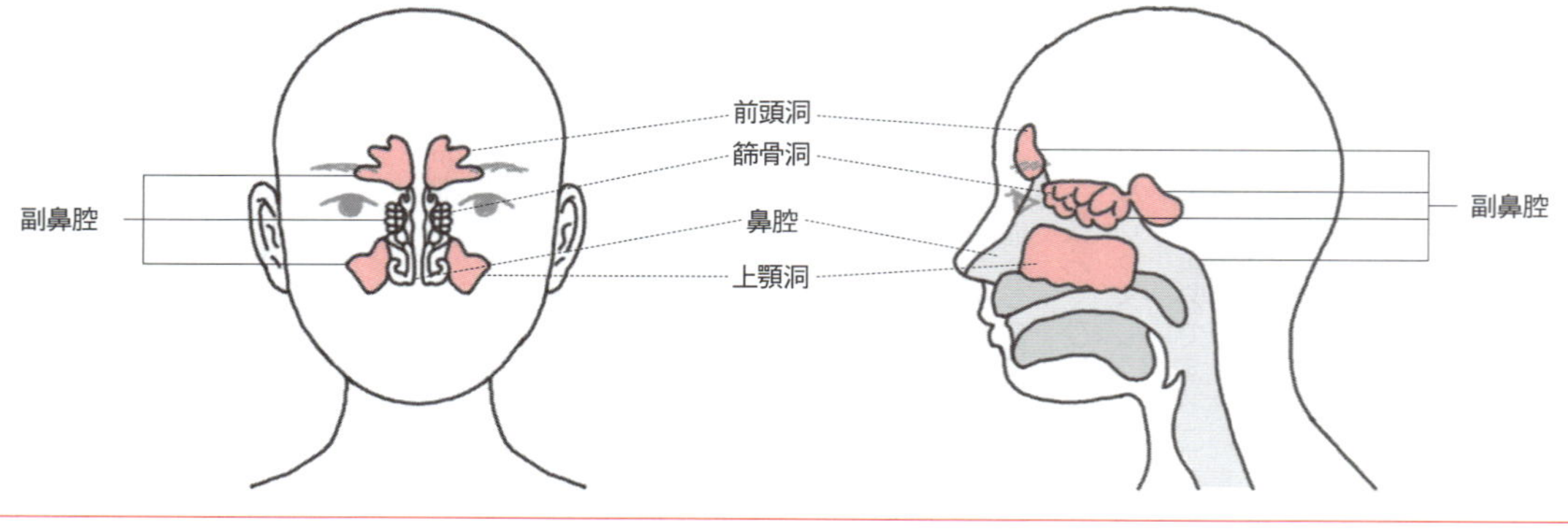

して多量の膿性の鼻水、頭痛、頬部（ほお）の痛みをともなったりする急性増悪もみられます。

近年、慢性副鼻腔炎の特殊なタイプとして好酸球性副鼻腔炎の患者の増加がみられます。

強い嗅覚障害をともない、粘性の強い鼻水、多発する鼻ポリープを特徴とします。好酸球は白血球の仲間で、免疫にかかわる細胞です。ポリープや血液中に増加がみられます。原因はよくはわかっていませんが、ぜんそくを合併しやすいことも特徴です。

治療

急性副鼻腔炎

まず、抗炎症薬や鎮痛薬を投与し、症状が強い場合は抗菌薬も使われます。

また、ネブライザーという液体噴霧装置を使って、鼻の中に薬液を噴霧し、炎症の改善をはかることもあります。

薬物療法を続けても治らない場合には、手術が検討されます。

慢性副鼻腔炎

・薬物療法

通常の慢性副鼻腔炎の場合には消炎剤に加えてマクロライド系の抗菌薬を少量で2～3カ月内服使用することが広く行われています。鼻ポリープの合併がある場合には鼻噴霧ステロイド薬が使用されることがありますが、改善がなければ切除します。副鼻腔の自然口が閉塞していなければ鼻からステロイド薬などを用いたネブライザー治療も有効です。

好酸球性副鼻腔炎はマクロライド系の抗菌薬、消炎剤の効果は少なく、ステロイド内服薬の効果はみられますが、長期間投与するものではないため、症状が強ければ手術が行われます。

・手術治療

内視鏡を用いて負担の少ない治療が中心になっています。鼻ポリープ、強く変性した病的な副鼻腔の粘膜を切除・摘出し、自然口を大きくして換気をよくします。

好酸球性副鼻腔炎は手術をしただけでは再発率が非常に高く、術後も一定期間のステロイド治療や消炎剤、好酸球を抑える抗ロイコトリエン薬投与などを含め、通院治療が必要です。ぜんそくを合併している場合にはぜんそく症状の改善もある程度期待されるとされています。

（岡本美孝）

慢性副鼻腔炎の漢方療法

この病気は、なかなか難治で、再発しやすいため、漢方では、体質そのものから治していくことに努めます。

葛根湯加川芎辛夷《かっこんとうかせんきゅうしんい》

体力が中等度以上の人で、腹力があり、くびの後ろが強くこって苦しく、鼻が詰まり、汗は出なくて、濃い鼻汁が次々と出てくるものに用います。

荊芥連翹湯《けいがいれんぎょうとう》

慢性の蓄膿症に用います。体力が中等度前後で、皮膚が浅黒く、腹筋が緊張して、腹診するとくすぐったがり、手を払いのけるような過敏なもので、手のひら、足のうらが湿りやすいというのを目標にします。

大柴胡湯《だいさいことう》

筋骨質で強壮に見える人で、心下部がかたく張って胸脇苦満《きょうきょうくまん》があり、肩がこり、便秘がちなものに用います。多くの場合、桔梗《ききょう》、石膏《せっこう》を加えます。

小柴胡湯《しょうさいことう》

それほど実証でない人に用います。胸脇苦満があり、口中に不快感があって、白い舌苔《ぜったい》が認められ、食欲がないような場合に、桔梗、石膏を加えて用いるとよいものです。

防風通聖散《ぼうふうつうしょうさん》

肥満体質で、腹部が膨満し、美味美食を好み、いわゆる卒中型といわれる人の体質改善に適した処方です。鼻閉塞があり、濃い鼻汁が出て、肩がこり、頭痛がし、便秘がちな人に用います。

四逆散《しぎゃくさん》

体力が中等度以上の人の蓄膿症で、腹力が十分にあって、みずおちを中心に左右に抵抗と圧痛が強く、腹直筋も強く緊張しているときに用います。

半夏白朮天麻湯《はんげびゃくじゅつてんまとう》

ふだんから胃が弱く、胃をたたくと振水音がし、押さえてみるとやわらかく、頭痛、頭重に悩み、全身がだるく、足が冷える人に用います。

苓桂朮甘湯《りょうけいじゅつかんとう》

蓄膿症が慢性化し、胃下垂、胃アトニー症ーの傾向があって、胃内《いない》停水《ていすい》が認められ、めまい、立ちくらみなどがあるような人に用います。

辛夷清肺湯《しんいせいはいとう》

蓄膿症が長引き、鼻に痛みがあって、鼻が詰まり、嗅覚がなくなったような症状に用います。

（矢数圭堂）

慢性副鼻腔炎のツボ刺激

重症の場合は、専門医の外科的療法を受けなければなりませんが、軽症の場合は、ツボ刺激を続けることで体質が改善され、根治をはかることができます。

蓄膿症で重要なツボは、顔面の**印堂**《いんどう》、**巨髎**《こりょう》、後ろくびの**天柱**《てんちゅう》、**風池**《ふうち》、頭の**前頂**《ぜんちょう》がまずあげられます。

まず、天柱と風池を親指で指圧・マッサージします。さほど重症でないものなら、ここを処置するだけでかなりの症状の改善が期待できます。

次に頭の前頂とあわせて**百会**《ひゃくえ》も指圧します。

さらに、左右眉毛の間にある印堂、小鼻のわきの巨髎を人さし指で強めに指圧します。

しかし、体質が原因である蓄膿症のときは灸治療によって自然治癒力を高め、根治するのが望ましいでしょう。

特に、印堂、巨髎などの顔面のツボには、薄切りにしたニンニク、あるいはショウガの上にもぐさを盛り上げてすえる間接灸や、親指大のもぐさに点火し、熱く感じたところでとり去ることを何度か繰り返す知熱灸が効果的で、うっとうしい症状を除きます。

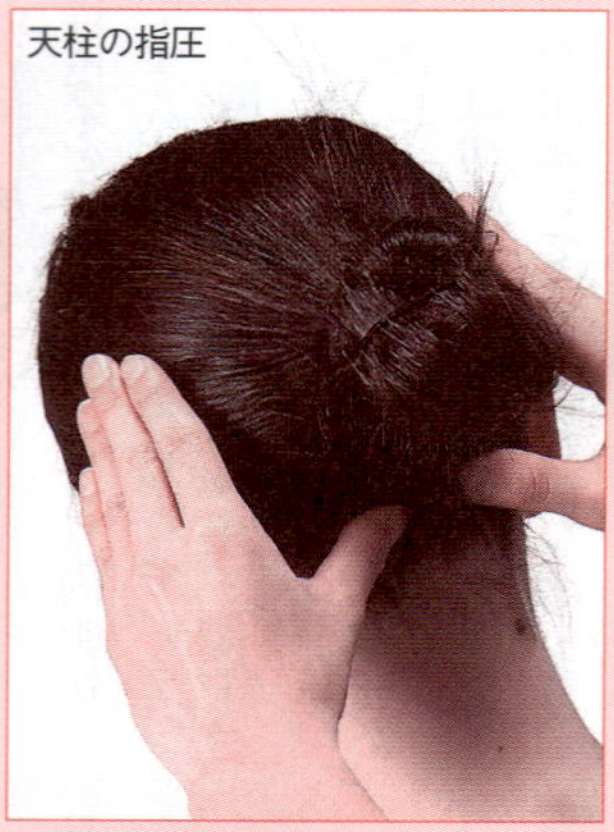
天柱の指圧

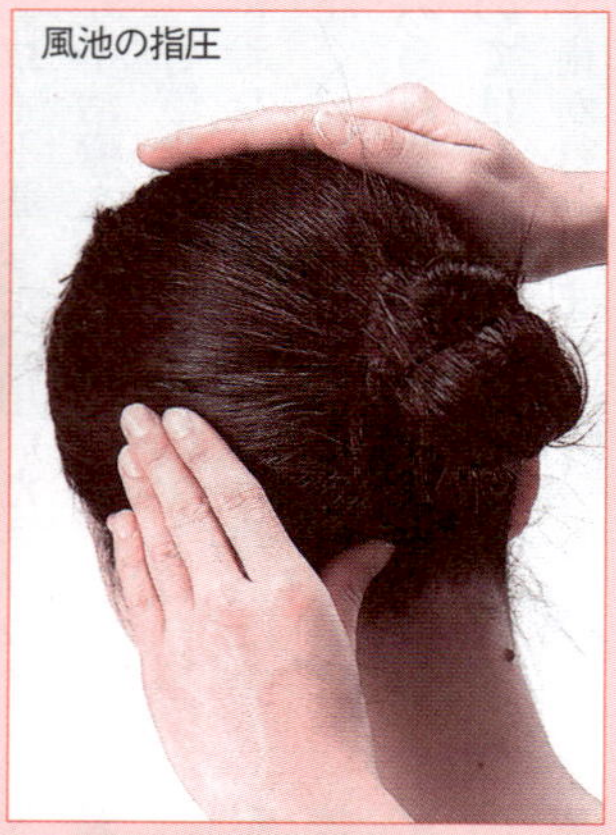
風池の指圧

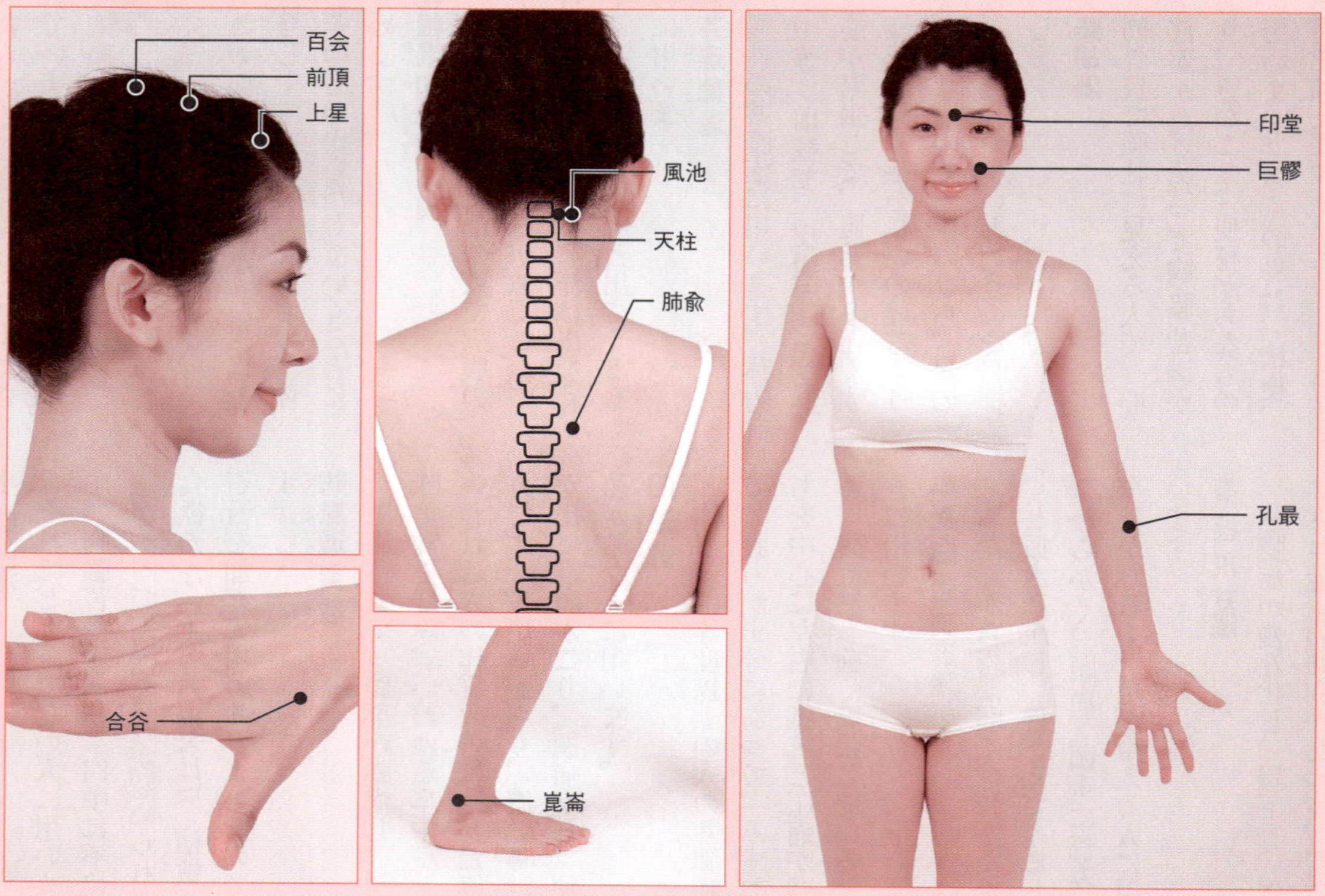

また、後ろくびの天柱、風池、頭の前頂、上星《じょうせい》あるいは鼻に関係の深い背中の肺兪《はいゆ》、手の合谷《ごうこく》、孔最《さい》に半米粒大のもぐさをおき、1回に3壮（回）ずつすえてもよいものです。

肺兪や合谷、孔最といったツボは蓄膿症と全く関係のないところに位置しますが、これは東洋医学でいう肺の臓のエネルギーを循環する筋道になっており、これらのツボを刺激することによって反射効果をねらい、肺の働きを活発にして、蓄膿症の改善をねらうものです。

なお、鼻が詰まって頭痛、頭重を伴うときは、外くるぶしの崑崙《こんろん》をよく指圧します。　（山口智）

鼻《び》中《ちゅう》隔《かく》彎《わん》曲《きょく》症《しょう》

鼻中隔は、空気の通り道である「鼻腔」を左右に分けている壁のことです。

鼻中隔彎曲症は、彎曲の程度が強く、鼻詰まりなどの症状が現れる病気です。

原因・症状

成人では多少とも鼻中隔が曲がっている人が多いのですが、程度がひどくなると鼻詰まりの原因となります。

曲がり方は、C字型、S字型、くの字型などさまざまです。彎曲して広くなった鼻腔は、通りぐあいはよくなるはずですが、そこを中心に吸気が通るようになるためか、通常は下鼻甲介の粘膜が腫脹して肥厚性鼻炎といった炎症をともなってきます。

そのため、両側の鼻腔の通りが悪くなって強い鼻詰まり、頭重感、口呼吸などが生じてしまいます。

治療

症状が強い場合には、短期間、点鼻用血管収縮薬で対応することがあります。

症状が断続的に続く場合には、手術によって、彎曲した軟骨、骨を修復します。内視鏡を用いて行われます。　（岡本美孝）

鼻《び》出《しゅっ》血《けつ》

鼻出血は、いわゆる鼻血で、さまざまな原因で起こります。

原因・症状

鼻出血の最も多い原因は、鼻の中に傷がついたり、一過性の血圧上昇、いきんだり鼻をかんだりすることで起こりうるもので、キーゼルバッハ部位と呼ばれる鼻中隔前下部からの出血が多くみられます。この部位は血管が豊富で、粘膜が薄く、外鼻孔に近いために外的損傷などを起こしやすくなります。

そのほかの局所的な原因として、鼻腔、副鼻腔や上咽頭の腫瘍《しゅよう》性病変からの出血、鼻・副鼻腔手術時の出血などがあげられます。

全身的な原因としては、血小板や抗凝固《ぎょうこ》因子の低下によるもの（抗凝固薬の服用、肝疾患、白血病や血小板減少性紫斑《しはん》病などの血液疾患）、血管の脆弱《ぜいじゃく》によるもの（動脈硬化、遺伝性毛細血管拡張症など）があげられます。

女性では、月経や妊娠時の鼻粘膜うっ血による鼻出血、卵巣機能障害による月経欠如を代償する鼻出血などがあります。

治療

出血が多く止まらない場合には、止血法はいくつかあります。

・頻度が多いキーゼルバッハからの出血は出血側の小鼻を正中側に圧迫することで通常止血します。
・抗菌薬の軟膏を塗布したガーゼを出血部位に圧迫するように挿入します。
・出血部位にゼラチン貼付薬をはりつけて止血させたり、吸収性スポンジで圧迫したりする方法もあります。
・なかなか止血しない場合には、電気凝固装置やレーザー装置により出血部位を焼灼します。
・10%硝酸銀などにより化学的に凝固させる方法もあります。

そのほか、俵形のガーゼのベロックタンポンや、止血用バルーンを用いて止血を行うこともあります。

そのような処置によってもなかなか血が止まらない場合や、再発性の鼻出血の場合には、鼻腔に血流を供給している動脈を結紮《けっさつ》する方法や、カテーテルを挿入してコイルやゼラチンスポンジにより血管を塞栓《そくせん》する血管内治療が検討されます。

（岡本美孝）

鼻出血の漢方療法

鼻出血は鼻疾患から起こるものが多く、次いで、月経の代償性出血、高血圧、のぼせなどの原因によるものが多くみられます。

黄連解毒湯《おうれんげどくとう》
まず最初に試みるとよい処方です。比較的体力があり、のぼせて顔面が紅潮し、気分がいらいらする人の鼻出血に用います。

桂枝茯苓丸《けいしぶくりょうがん》
月経異常による女性の鼻出血に効果を示します。体力が中等度もしくはそれ以上の人で、下腹部に抵抗と圧痛があり、のぼせやすく、肩こり、頭痛、めまい、足の冷えなどを伴うことが目標です。

柴胡加竜骨牡蠣湯《さいこかりゅうこつぼれいとう》
比較的体力のある人で、神経が高ぶり、鼻血が気になって不安である、あるいは眠れない、などと訴え、腹診すると胸脇苦満が認められ、さらに便秘がちなときに用いるとよいものです。

弓帰膠艾湯《きゅうききょうがいとう》
比較的体力の低下した人の鼻出血に適した処方です。女性の代償性月経や常習性の鼻血のため貧血をきたし、手足が冷える場合に用います。
（矢数圭堂）

鼻癤《びせつ》（鼻《はな》のおでき）

癤とは、いわゆる「おでき」のことで、鼻癤は、鼻孔の毛根や鼻翼《びよく》の脂腺に細菌が感染し、化膿したものをいいます。

原因・症状

鼻の入り口周辺の毛嚢《もうのう》（毛穴）や皮脂腺の急性炎症で、主にブドウ球菌による感染で起こります。鼻をいじる癖や鼻毛を抜く癖などが主な原因になります。

鼻癤の症状は、鼻翼部や鼻孔の入り口の部分が痛み、赤くはれます。多くの場合は、そのまま自然に治りますが、症状が気になって頻繁に患部をさわると、治りが悪くなります。ひどくなると、鼻の奥まではれ、鼻閉塞（鼻詰まり）を起こすこともあります。

治療

軟膏《なんこう》や抗生物質、痛み止めの薬剤が使われたり、膿瘍《のうよう》を切開して膿を出したりします。これらの治療を受けても化膿を繰り返し、なかなか治らない場合には、糖尿病などの全身疾患の有無を調べる必要があります。

（岡本美孝）

鼻血が出やすい人にオミナエシ

秋の七草の一つであるオミナエシは、内臓疾患や全身病がないにもかかわらず鼻血が出やすくて困っている人に、おすすめの薬草です。

草丈は60㎝～1m程で、7～11月ごろになると、茎の頂に黄色い小花を、傘を開いたような形に多数つけます。生け花にもよく用いられますが、難点はしょうゆが腐ったようないやなにおいのすることです。特に根のにおいは強く、乾燥させたものは生薬名を敗醤根《はいしょうこん》というほどです。

敗醤根には細胞に活力を与える作用があるため、昔から産後の回復を助ける妙薬として広く用いられてきました。

ほかにも、すぐれた解毒、消炎、排膿、浄血、利尿などの作用を備えていますが、なかでも鼻血によく効くことが知られています。

採取時期は、地上部が枯れて根茎が十分発育した10～12月が最適です。掘りとった根茎は、流水できれいに洗って天日で2～3週間乾燥させます。

この乾燥した根茎10gに水600㎖を加えて火にかけ、沸騰したら弱火にして、半量になるまで30分ほど煎じます。これを1日3回に分けて、食事の30分ほど前に飲みます。

1～2週間続けると効果があらわれてきます。鼻血がくせになっている人は、多めに作って常備しておくといいでしょう。

（村上光太郎）

嗅《きゅう》覚《かく》異《い》常《じょう》

鼻中隔《びちゅうかく》と上鼻甲介《じょうびこうかい》の間に嗅細胞という感覚細胞があります。その先端にある線毛の表面には、においを感知する受容体があります。

呼吸をして、におい分子が鼻の中に入ってくると、この受容体と結合し、電気信号が脳に伝わり、においとして感じます。こうした経路のどこかに障害があると、においを感じなくなったり、実際のにおいと異なるにおいを感じたりするようになります。

においがわからなくなると、腐敗したものを食べて食中毒を起こしたり、ガス漏れの事故を起こしたりする危険性が高まるので、注意が必要です。

原因・症状

嗅覚障害は、原因別に次の3つの病型があります。

呼吸性嗅覚障害

鼻腔が狭窄《きょうさく》したり、鼻詰まりが起こったりすることで、におい物質を含んだ空気が鼻の粘膜に届かなくなるタイプです。

鼻や副鼻腔の炎症、鼻ポリープ、アレルギー性鼻炎などが原因になります。

末梢性嗅覚障害

嗅粘膜が障害される「嗅粘膜性」と、嗅神経が障害される「末梢神経性」があります。

インフルエンザや副鼻腔炎、有害物質の吸入、頭部外傷などが原因になります。

中枢性嗅覚障害

脳の中枢が障害されて起こるタイプです。

頭部外傷、脳腫瘍《しゅよう》、脳卒中、パーキンソン病、認知症などが原因になります。

治療

アレルギー性鼻炎や副鼻腔炎などによる原因が明らかな場合には原疾患の治療を行います。

呼吸性のものは改善しやすいのですが、かぜのあとの発症など嗅細胞の障害が疑われる場合には、点鼻ステロイドの投与が行われます。

点鼻した薬剤が嗅細胞の存在する鼻腔の天蓋に届くように仰臥位《ぎょうがい》であごを突き出すようにしてから、鼻腔内に投与することが大切です。

外傷性の場合にはビタミン剤の投与などが行われますが、回復は簡単ではありません。（岡本美孝）

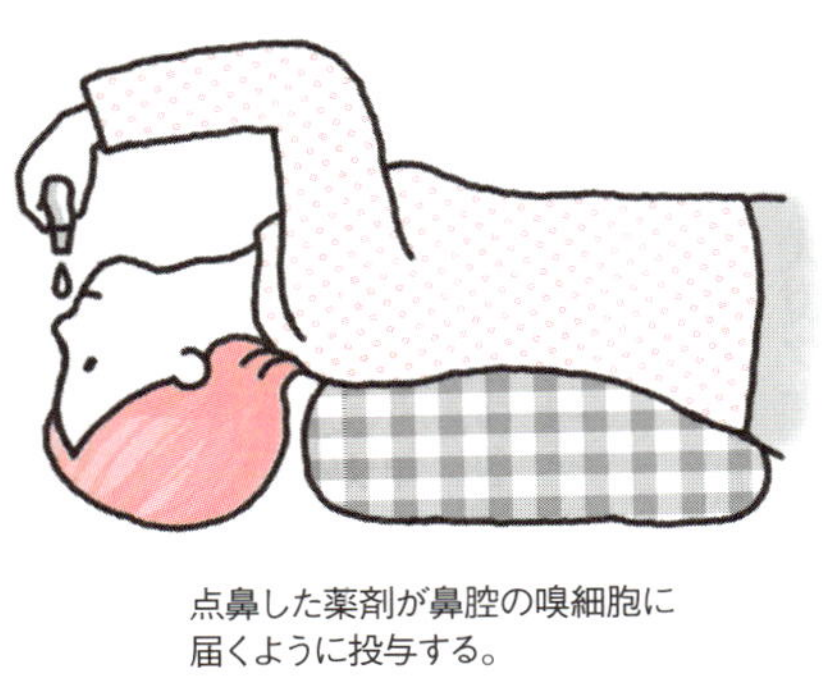

点鼻した薬剤が鼻腔の嗅細胞に届くように投与する。

鼻《び》骨《こつ》骨《こっ》折《せつ》

鼻の骨は、顔のなかで最も折れやすい骨です。多くは鼻梁《びりょう》が左右どちらかに曲がり、ときには鼻《び》中隔《ちゅうかく》の軟骨が破損することもあります。

原因・症状

多くの場合、はげしくなぐられたり、何かに強くぶつけたりしたときや、衝突などの事故で起こることがほとんどです。

鼻を強く打つと、鼻の変形が起こるほか、鼻出血や鼻詰まりの症状があらわれます。

治療

骨折してずれた骨がそのまま固定してしまうと、変形や、場合によっては強い鼻詰まりが残ってしまいます。

通常、受傷後1週間以内であれば、外来診療で比較的容易にずれた骨をもとに戻して固定できます。しかし、時間が経過して固定してしまった場合は再骨折させて整復が必要になったり、変形した骨を削ったりする必要が生じてしまいます。

（岡本美孝）

先に述べたような呼吸障害や発声障害、嚥下《えんげ》障害といった症状や、睡眠時無呼吸症候群などの病気を引き起こしている場合は、扁桃を摘出する必要があります。

特に症状や病気を伴わない場合は、耳鼻咽喉科で経過観察すれば問題ないでしょう。（八木聡明）

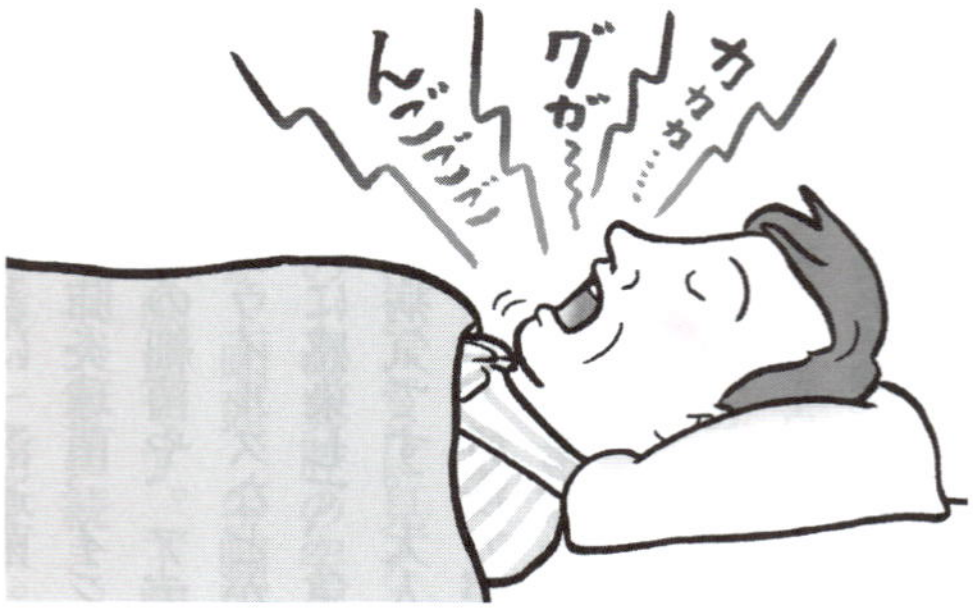

いびきが出たり、睡眠時無呼吸症候群を引き起こしたりする。

扁桃炎のツボ刺激

●急性扁桃炎

治療は安静にし、うがいや抗菌薬の投与などで、普通、数日間で治ります。声を使わない沈黙療法も有効です。

しかし、扁桃炎は再発しやすく、繰り返しかかる人も少なくありません。

急性扁桃炎に使われるツボは、のどぼとけの上方で、くびの横じわの中の**廉泉**《れんせん》、のど元の**天突**《てんとつ》、後ろくびの根元の下の**大椎**《だいつい》、そして手の**合谷**《ごうこく》、**孔最**《こうさい》などが主なものです。

家庭で行う場合、これらのツボは指圧やマッサージで刺激しますが、廉泉や天突は力を入れすぎないように、ごく軽く行います。その他のツボは、親指で少し強めに指圧し、マッサージします。

大椎や合谷、孔最には、灸をするとさらに効果があります。1カ所に米粒の半分大のもぐさで3壮（回）ずつ、1日1回すえます。また、これらのツボに磁気粒をはっても効きめがあります。

急性扁桃炎がいちばんよく効くのは、ハリ治療です。しかし、ハリは家庭では行えませんので、専門の鍼灸院で治療することになりますが、一応、参考までに述べておきましょう。

その方法は、ハリでツボを刺激して、そこに弱い電流を流すもの

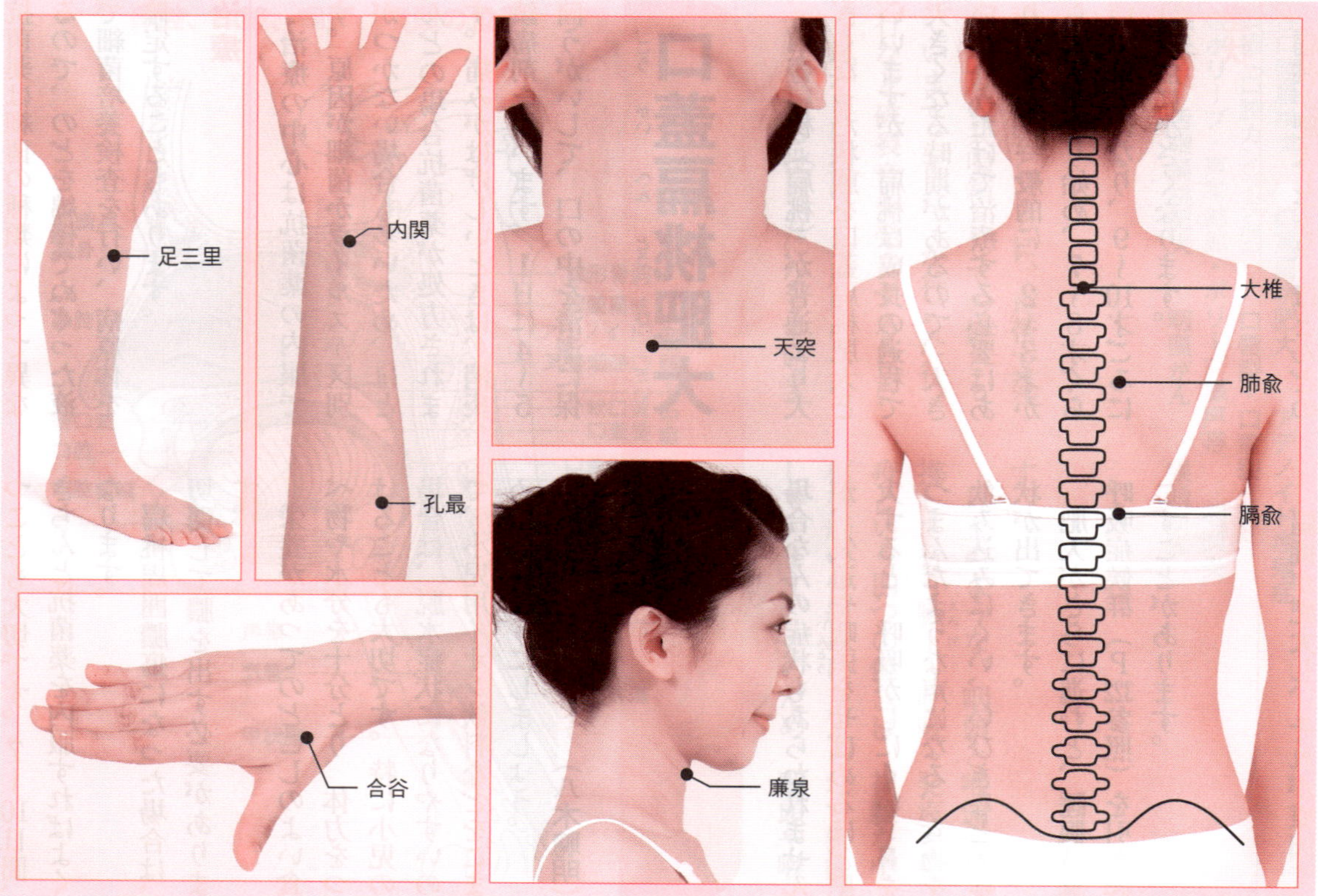

で、非常に効果的です。その場合、ツボは手の合谷と孔最、あるいは手くびの**内関**《ないかん》を選びます。このうちの二つのツボにハリを刺し、弱い電流を流すのですが、平均5回の治療で症状はおさまり、しかも扁桃炎を繰り返す、いわゆる反復性扁桃炎もよくなります。

●慢性扁桃炎

口蓋扁桃の炎症が慢性化すると、のどのはれや声がれなどとともに、かぜをひきやすくなったりします。

家庭でのツボ療法は、マッサージや指圧、灸などを行います。炎症による症状をやわらげるとともに、呼吸器系や消化器系を強め、体調をととのえることを目的にして行います。

ツボは、のどぼとけの上方で、くびの横じわの中の廉泉、のど元の天突、後ろくび根元の下の大椎、そして、手の合谷を選びます。

大椎は、くびを前に曲げたとき、くびのつけ根に突き出る骨の下のくぼみにあるツボです。

慢性扁桃炎の場合、呼吸器系や消化器系など、健康を維持する部位にも重苦しさが感じられます。

そこで、背中の**肺兪**《はいゆ》と**膈兪**《かくゆ》を刺激して、胸と腹部の機能をととのえます。さらに、胃経の**足三里**《あしさんり》を加えるとよいでしょう。（芹澤勝助）

扁桃炎の漢方療法

漢方では、急性でも、慢性で繰り返す扁桃炎でも、それぞれ適応する処方を用いると、全身状態がよくなって、ほかの合併症もよくなるものです。

葛根湯《かっこんとう》

病気の初期で、体力があり、寒け、発熱、頭痛などを訴え、くび筋から背中の上部にかけてこわりがあり、のどが痛むときに用います。のどの痛みが強いとき、熱が高いときは桔梗《ききょう》、石膏《せっこう》を加えます。

小柴胡湯《しょうさいことう》

発病して数日過ぎて、まだ体力も中くらいで、熱が下がらず、のどが痛み、舌に白苔《はくたい》ができ、胸《きょう》脇苦満《きょうくまん》がある場合に用います。

桔梗、石膏を加えて用いることが多いものです。

大柴胡湯《だいさいことう》

小柴胡湯を用いる場合と同じような症状に用いますが、それよりは体力が強壮で、便秘があり、胸脇苦満の強い人に用います。この処方も桔梗、石膏を加えることが多いものです。

桔梗湯《ききょうとう》

扁桃炎や扁桃周囲炎で、のどの痛みがはげしく、化膿の傾向が認められるもので、悪寒《おかん》や発熱のない場合に用いると効果を示します。甘草《かんぞう》と桔梗の二味の簡単な処方です。

扁桃炎が引き起こす病気

口や鼻は食べ物や空気の通り道であるだけでなく、外から体内に入ってくるさまざまな細菌やウイルスなど病原体の入り口でもあります。

免疫器官として、これらの病原体を撃退し、体を守る砦の役割を果たしているのが、口を大きく開けたときに突き当たりの左右に見える口蓋扁桃（扁桃）です。

扁桃炎は、扁桃が病原体に感染し、免疫機能でそれを排除しようとして起こるものです。急性扁桃炎の場合は、ふつう7～10日間の抗菌薬の内服でよくなりますが、扁桃炎が慢性化したり、1年に3～4回以上急性扁桃炎を繰り返す場合は要注意です。扁桃に細菌がすみついて病巣をつくり、そこから感染が全身に広がって、皮膚や腎臓、関節などに病気を引き起こすことがあるからです。

こうした扁桃病巣感染症と考えられているのは、主に手のひらと足の裏だけに赤い多数の小さな膿胞があらわれ皮膚がむけるのを繰り返す掌《しょう》蹠膿疱症《せきのうほうしょう》、進行すると腎不全に至るIgA腎症、胸骨・肋骨・鎖骨の関節がはれて痛む胸肋鎖骨過形成症、表面を銀白色のうろこ状のかさつきでおおわれた赤い皮疹を慢性的に生じる乾癬、全身の関節にはれとはげしい痛みを生じる関節リウマチなどの病気です。

扁桃は免疫器官なのでできるだけとらないほうが望ましいといえますが、扁桃病巣感染症を起こしている場合は速やかに摘出しなければなりません。また、扁桃炎が慢性化したり繰り返してかかる場合も、扁桃を摘出することがあります。いずれの場合も、専門医を受診し、適切な治療を受けることが大切です。

（八木聰明）

涼膈散《りょうかくさん》・加減涼膈散《かげんりょうかくさん》

体力がある人で、便秘をして熱が続き、口臭があって、みずおちがつかえて不快な場合に用います。口渇《こうかつ》が強い場合には石膏を加えます。同じ症状で便秘がない人には加減涼膈散を用います。

駆風解毒湯《くふうげどくとう》

扁桃炎または扁桃周囲炎がこじれて慢性化し、いろいろの処方を試みてもなかなかよくならないときに用います。桔梗、石膏を加えて、冷やして飲むとよいものです。

排膿湯《はいのうとう》

化膿して、膿《うみ》が出ないとき飲むと、吐きけとともに穿孔《せんこう》して排膿することがあります。

排膿散及湯《はいのうさんきゅうとう》

体力がやや弱く、発熱して、のどの痛みがはげしく、のぼせる傾向のある場合に用います。

黄柏末《おうばくまつ》

黄柏末をお湯でといてうがいをすると、炎症の治りが早くなります。黄柏末は、健康な人でもこれでうがいをしているとかぜの予防になり、また、うがいをするときには、くびを上下に動かすため、のどを丈夫にする余禄《よろく》もあります。

（矢数圭堂）

アデノイド増《ぞう》殖《しょく》症《しょう》

アデノイド（咽頭扁桃《いんとうへんとう》）は、のどの奥の天井にあたる部分にあるリンパ組織で、口の中からは見えません。扁桃の一種で、口から入ってくる細菌やウイルスが体内に侵入するのを防ぐ免疫器官です。

アデノイドは3才ぐらいから増殖し始め、6～7才ごろに最大になり、その後だんだん小さくなっていくため、アデノイドの増殖はどの子供にもみられるものです。

大きく増殖しても、ほとんどの場合、特に治療する必要はありません。ただし、次のような症状がみられる場合は、アデノイド増殖症と呼ばれ、治療の対象になります。

症状

①鼻の症状　アデノイドが大きくなり、鼻とのどの間をふさぐと、鼻詰まりや、呼吸障害が起こります。その結果、いつも口で呼吸する、鼻をつまんだような声で話す、大きないびきをかく、といった症状があらわれます。

②耳の症状　中耳と咽頭は耳管でつながっています。そのため、アデノイドが大きくなると耳管の入り口を圧迫し、急性中耳炎（P417参照）を繰り返したり、滲出性《しんしゅつせい》中耳炎（P421参照）になりやすくなります。ときには、難聴をきたすこともあります。

③睡眠障害　息苦しかったり、鼻詰まりがひどくなると、夜間に十分睡眠がとれなくなり、昼間に頭がぼーっとしたり、落ち着きがなくなったりします。

④顔つきや歯並びへの影響　いつも口呼吸をしていると、口元がしまりのない顔つき（アデノイド顔貌）になったり、歯並びに悪影響を及ぼしたりするようになります。

治療

以上のような症状がみられるときは、専門医を受診し、アデノイドの切除手術をする必要があります。

アデノイドは小学校高学年になれば自然に小さくなるのが普通なので、症状が軽い場合は、耳鼻咽喉科に通いながら様子をみてもよいでしょう。

（八木聰明）

鵞《が》口《こう》瘡《そう》（口腔《こうくう》カンジダ症《しょう》）

口の中にふだんからすみついているカンジダという真菌（カビ）の一種が、口腔粘膜に起こす炎症です。免疫力の弱い乳幼児や高齢者、栄養障害や糖尿病など全身の重い病気で衰弱しているときなどに多くみられます。

抗菌薬、副腎皮質ホルモン剤、免疫抑制剤を長期間にわたって使用しているときや、放射線治療によって起こることもあります。

母親が外陰カンジダ症にかかっていると、出産のときに新生児に感染することもあります。

症状

はじめ、ほおの内側や唇の粘膜、舌のところどころにクリーム状の白い斑点ができ、しだいに口腔の大部分をしめるほどに広がっていきます。発熱や痛みを伴い、悪化すると咽頭《いんとう》や喉頭《こうとう》まで広がって呼吸困難を起こすこともあります。

治療

直接の治療として、カンジダに有効な抗菌薬の内服と患部への塗布を行います。原因となる病気がある場合は、その治療も必要です。

（八木聰明）

口《こう》唇《しん》裂《れつ》・口《こう》蓋《がい》裂《れつ》

鼻のすぐ下で上唇が切れている状態を口唇裂、口の中の天井にあたる口蓋が裂けて鼻へ続いている状態を口蓋裂といいます。最近の日本の統計では500人に1人の割合で発生するといわれ、顔の先天的奇形のなかでは多くみられるものです。片側だけのもの、両側のもの、一見わかりにくいものから患部が大きいものまで、さまざまなものがあります。口唇裂と口蓋裂が合併していることもあります。

治療

口唇裂、口蓋裂の治療には、外見上の問題、呼吸や飲食の問題、耳の問題、顎や歯並びの問題、言語発声の問題など、さまざまな問題が絡み合っているため、それぞれの専門家が力を合わせてとり組む必要があります。

そのため、出生直後から成人にいたるまで長期にわたって、産科、小児科、形成外科、耳鼻咽喉科、矯正歯科、言語聴覚士など、さまざまな分野の専門家のチームが総力をあげてあたります。口唇口蓋裂センターとして、専門に治療する施設を置いている病院も少しずつふえてきました。

口唇裂、口蓋裂ともに、こうした専門家チームによるさまざまなアプローチや、手術の進歩によって、今日では、適切な治療を受ければ、外見も機能もほとんど正常に近い状態まで治せるようになっています。

治療は、生後すぐに出産時の産科を介して専門医を受診し、治療やケアについて相談することから始まります。その後、子供の成長

のどの痛みやせきに効くカリン酒

秋になると黄色のかたい実をつけるカリンは、のどの痛みやせきを抑える特効薬として古くから親しまれています。

なかでもカリン酒は、手軽に作れて長期間保存がきき、さっぱりとして飲みやすいため、子供にもおすすめです。

カリン酒の作り方

①カリン1kgをぬるま湯でよく洗い、乾いたふきんで水けをふく。

②①を1cm厚さの輪切りにし、種もいっしょに広口びんに入れる。カリンは非常にかたいので、安定したところで切ること。

③グラニュー糖200g、ホワイトリカー（35度）1.8ℓを加えて密閉し、冷暗所で6カ月～1年おく。

1日30mℓを限度に、適当な時間に飲む。かぜのひきはじめにもいいでしょう。（編集部）

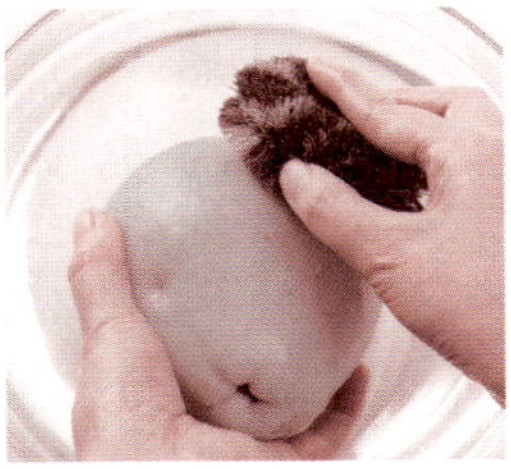

カリンの皮にべたつきがあると、よごれがつきやすいので、ぬるま湯を使い、たわしなどでよく洗う。

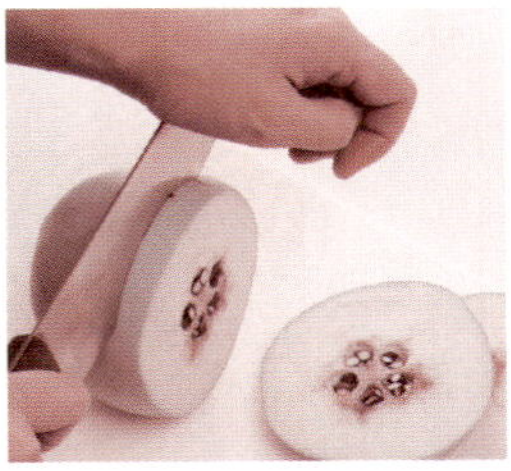

カリンは非常にかたいので、転がって指を切らないように、安定したところで注意しながら切る。

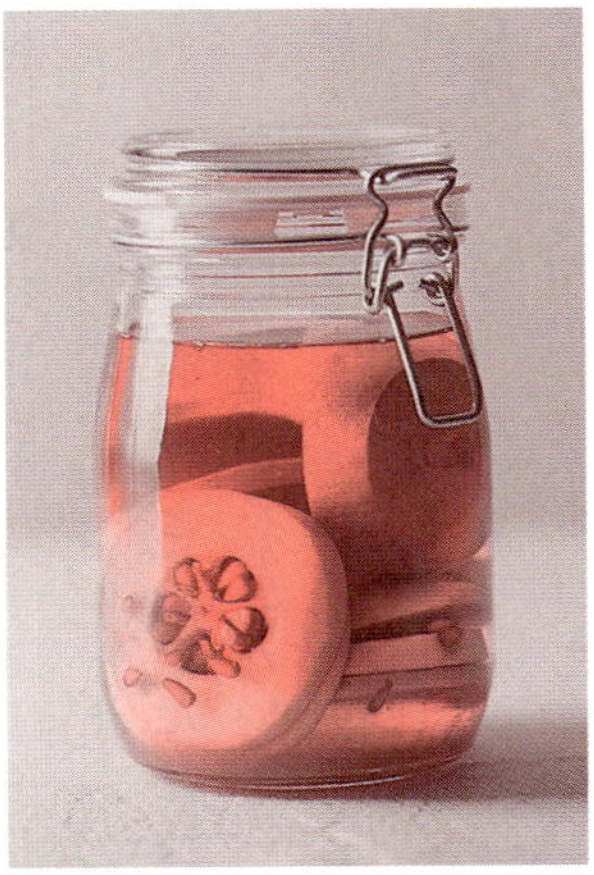

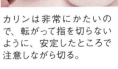

さっぱりとして飲みやすい。

に合わせて、次のように行っていきます。

①口蓋裂では、乳首にうまく吸いつけないため、母乳を飲むのがむずかしいことがあります。口蓋裂用の乳首を使ってミルクを与えたり、口蓋にホッツ床というマウスピースのような器具を装着して裂けた部分をふさいで吸いやすくしたりします。

②口唇裂の初回の手術は、術後の傷跡が目立ちにくく、哺乳がしやすくなるため、できるだけ早く行うことが大切です。だいたい生後1～3カ月ごろに行います。唇をうまく再建できないときは修復手術を行いますが、きれいに仕上げることは大変むずかしくなります。初回の手術1回できれいに再建することが非常に重要です。

③口蓋裂の初回手術は、言葉が出始める前の1～1才半までに行う必要があります。この時期より遅くなると、手術をしても言語障害が残ってしまいます。

④術後、中耳炎を起こすことが多くなるので、耳鼻咽喉科の受診も必要です。

⑤4～5才までに、言語聴覚士による発音や言葉の訓練を受けることも大切です。

⑥口唇裂、口蓋裂ともに、永久歯に生え換わる6才ぐらいから、歯並びをととのえるために歯科矯正も始めます。

⑦上顎の発達が悪く、受け口になって噛み合わせが悪い場合が多いので、顎の骨を切って調節する手術を行うこともあります。

（八木聰明）

声帯《せいたい》ポリープ・声帯《せいたい》結節《けっせつ》・ポリープ様声帯《ようせいたい》

声帯ポリープ、声帯結節、ポリープ様声帯は、声帯にポリープ（腫《しゅ》瘤《りゅう》）や結節（しこり）ができたり、声帯全体が一つの大きなポリープのようにふくらんだ状態です。いずれも、声の使いすぎや無理な発声が原因で起こる病気です。この三つの病気は、慢性的な声帯の変化としてあらわれるものなので、ここでは一括してとり上げます。

診断は、喉頭内視鏡検査による視診で確定します。がんでないかを確かめるために、組織の一部を採取して顕微鏡で調べる生体検査（生検）を行うこともあります。

主な症状は、慢性的なしわがれ声です。のどの違和感を訴えることもあります。

治療

早期のうちは、声を使わないようにして声帯を休めると自然に治ることもありますが、患部が固まってしまった場合は、手術で切除する必要があります。

手術は、外来でファイバースコープを用いて行うこともありますが、多くの場合、入院して、全身麻酔をかけて行います。手術用の喉頭《こうとう》顕微鏡を用いて、患部を拡大して見ながら、病変部を正確に切りとります。

術後は、声帯の傷を安静に保ち、よい声をとり戻すために、1週間前後、声を使わないようにします。この間は筆談でがまんしましょう。

切除した組織は、生検を行い、良性か悪性かを調べます。

（八木聰明）

咽《いん》頭《とう》炎《えん》

咽頭の粘膜全体に炎症が広がった状態で、いわゆる「のどかぜ」のことです。

鼻やのどから侵入したウイルスや細菌の感染によって起こるものがほとんどですが、喫煙や飲酒の習慣、工場や自動車の排気ガスや刺激性ガスを絶えず吸う環境などが、咽頭炎の原因になることもあります。

症状

急性咽頭炎では、突然37～39度ぐらいの発熱、のどの痛み、全身倦怠感、頭痛などが起こります。急性咽頭炎を長引かせて慢性咽頭炎になると、のどがいがらっぽい、何かのどに詰まった感じがする、といった症状が慢性的に起こるようになり、せき払いがふえてきます。

治療

のどの痛みががまんできる程度の場合は、うがいをよくして体を温かく保ち、のどを刺激しないように口当たりがよく、栄養のある飲食物を十分とって安静にします。唾液が飲み込めないほど痛かったり、発熱を伴う場合は、耳鼻咽喉科を受診しましょう。

ウイルス性か細菌性かすぐにわからないことが多いので、細菌性であることを疑って抗菌薬を処方されますが、ウイルス性のものには効果がありません。

慢性咽頭炎は、生活習慣が関係していることもあって、なかなか治らないのが特徴です。

（八木聰明）

喉《こう》頭《とう》炎《えん》

「のどぼとけ」のあたりにある喉頭の粘膜に急性炎症が起きた状態です。ほとんどの場合、かぜをひいたときに、急性鼻炎や急性咽頭《いんとう》炎と合併して起こります。

主な原因はウイルス感染ですが、細菌感染による場合や、刺激性ガスやタバコの煙、冷たい空気を吸った場合、無理に大声を出したあとに起こることもあります。

診断は、声の変調などの症状と、喉頭内視鏡で患部をみて確定します。喉頭粘膜をみると、充血して赤くはれあがっているのがわかります。

症状

しわがれ声や声がれ、乾いたせき、のどの乾いた感じ、のどに何か詰まった感じ、飲み込むときのはげしい痛み、などの症状があらわれます。なかでも声の変調は急激にひどくなり、数時間から1～2日のうちに、声が出なくなることもあります。

しわがれ声が数週間以上続くときは、喉頭がんの疑いがあるので、できるだけ早く専門医に診察してもらう必要があります。

幼児の場合、呼吸が苦しくなり、のどでヒューヒュー音がするときは、喉頭のさらに下の気管や気管支にも炎症が起きていることがあります。すぐに耳鼻咽喉科か小児科を受診してください。

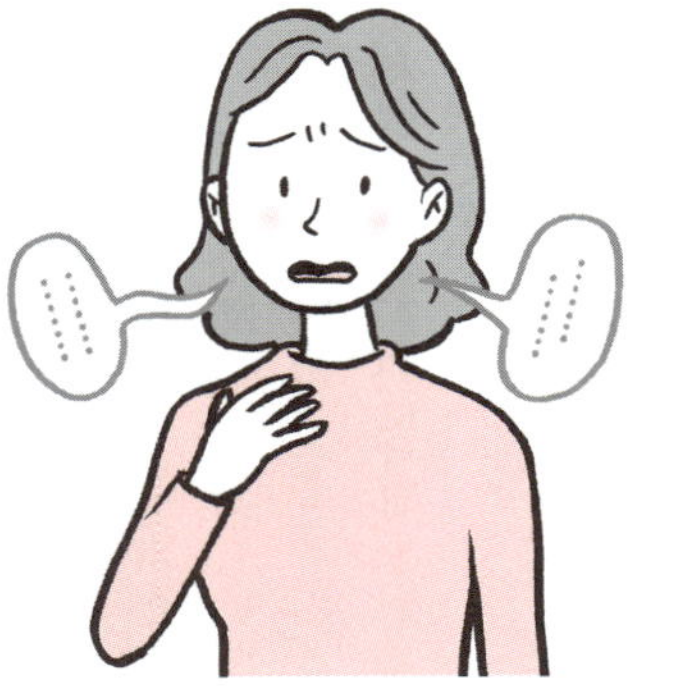

声の変調が起こり、出なくなることもある。

治療

まず、できるだけ声を出さないようにして、のどを休めることが大切です。あとは、かぜを治すときと同じように、体を温めて安静にし、水分を多めにとり、栄養を十分にとります。のどを刺激する冷たい飲食物や喫煙、アルコールは控えましょう。空気が乾燥しないように、加湿器で保湿するのもよい方法です。

症状が強いときは、耳鼻咽喉科を受診します。抗菌薬や副腎皮質ホルモン（ステロイド）をネブライザーで口腔《こうくう》に噴霧する吸入療法はかなり有効です。消炎酵素剤、去痰剤、解熱鎮痛剤などが処方されることもあります。

（八木聰明）

咽頭炎・喉頭炎のツボ刺激

咽頭・喉頭粘膜の炎症で、かぜをひいたときにみられる症状の一つです。治療は普通、かぜに準じて行います。ツボ刺激は、のどの痛みをやわらげたり、体力をつけて、体の抵抗力を養う目的で行います。

ただし、高熱が出ていたり、のどの痛みがいつまでもとれないようなら、内科医によくみてもらいましょう。

家庭での治療は、主にマッサージや指圧を用います。

まず、くびの緊張をとるために、患者をあおむけに寝かせます。高い枕ははずして、くびを十分にリラックスさせましょう。

最初に、のど元の**天突**《てんとつ》を指圧します。このとき、人さし指を使い、胸の奥のほうへ向けて、上から下

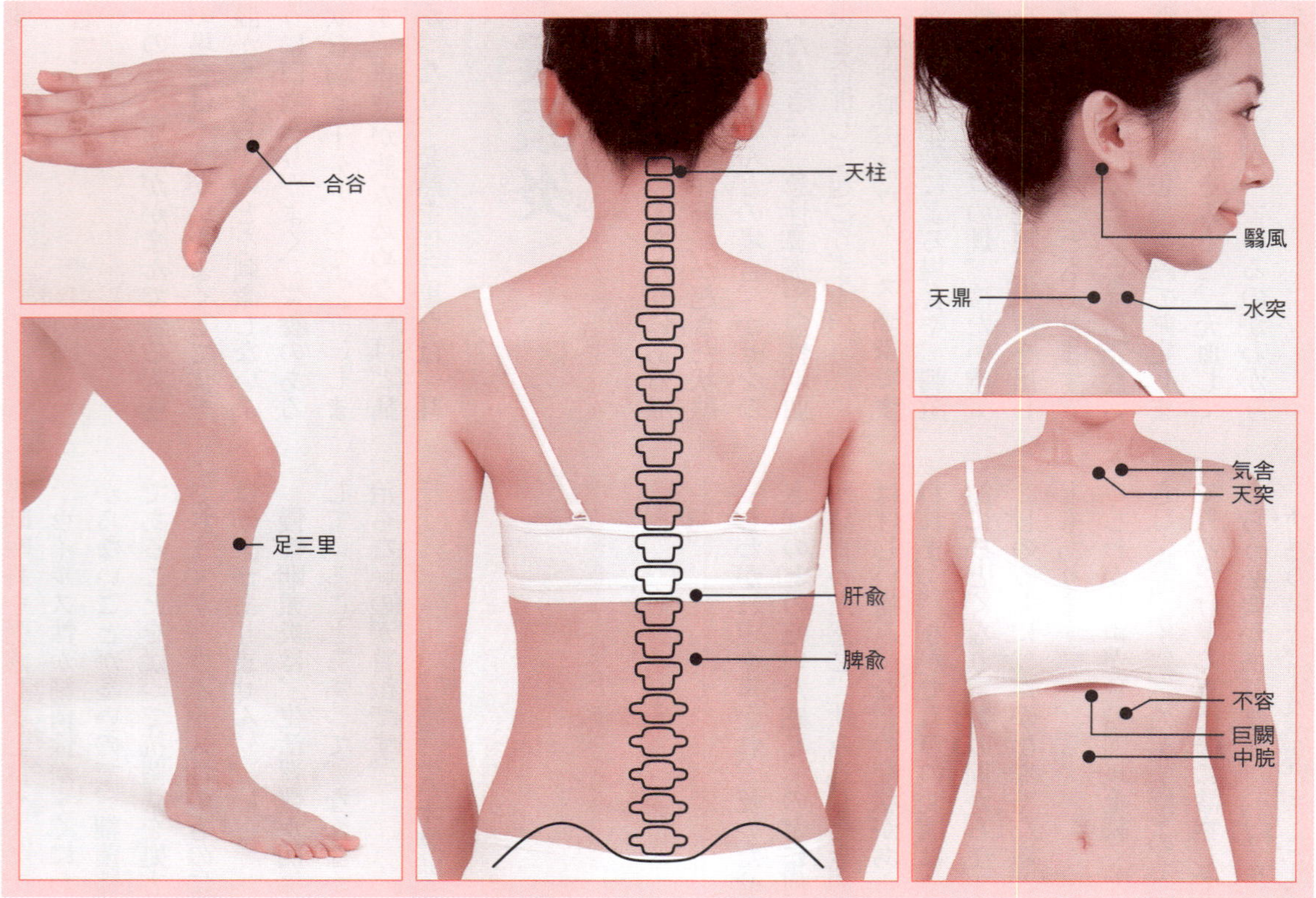

に指圧するのがコツです。

天突は咽頭炎、喉頭炎ばかりでなく、のどを使いすぎて声がかれる、ヒリヒリ痛い、息苦しいぜんそくの症状、扁桃炎など、のどに関係する症状には必ず使われる特効ツボです。

次に、天突の両脇にある**気舎**《きしゃ》、気舎の上にある**水突**《すいとつ》を同じ要領で、人さし指を下方に向けて指圧します。

以上のツボは、いずれも力を入れすぎないように軽く行います。

指圧が終わったら、耳の後ろにある横くびの太い筋肉（胸鎖乳《きょうさにゅう》突筋《とっきん》）を、指で軽くつまむようにして、気舎から水突、横くびの**天**《てん》**鼎**《てい》を通って、耳の後ろまでマッサージします。

気舎、水突ともに、やはり気管、喉頭をめぐる病変に欠かせないツボとしてよく活用されます。

のどから、横くび、耳の後ろまでのマッサージを終えたら、耳の下の**翳風**《えいふう》を頭の中心に向けて、下から上に向けて指圧します。

次に、体調をととのえる意味で、みずおちのすぐ下の**巨闕**《こけつ》、みずおちとへその中間の**中脘**《ちゅうかん》、腹の**不容**《ふよう》を指圧しましょう。

体の前面の指圧が終わったら、背中を治療します。背中の緊張をとるために、高い枕ははずし、患者はおでこに両手を重ねて、うつぶせになります。

まず、後ろくびの**天柱**《てんちゅう》を指圧し、さらに背中の**肝兪**《かんゆ》と**脾兪**《ひゆ》を指圧します。

押す力は3～4kgが適当です。ツボに対して徐々に力を加え、最後に、小さい輪を描くようにこねると効きめがあります。時間は、1カ所3～5秒。

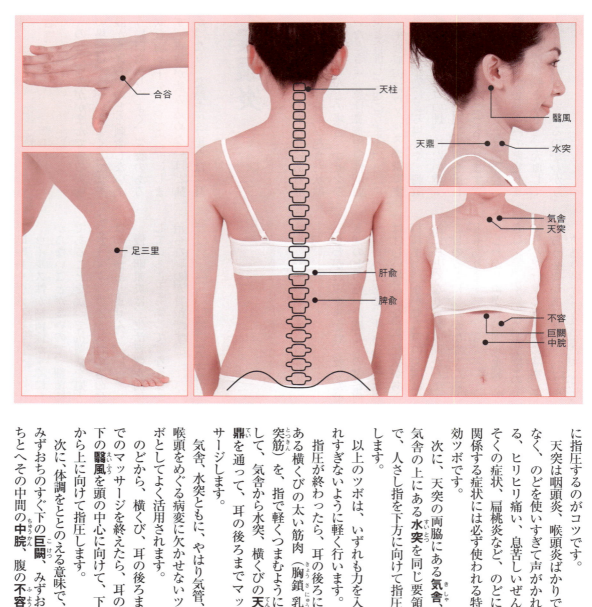

最後に、手の**合谷**《ごうこく》と足の**足三里**《あしさんり》を親指で指圧して仕上げます。以上のツボ刺激に加えて、うがいをよくすることが大切です。

（芹澤勝助）

咽頭炎・喉頭炎の漢方療法

抗菌薬その他の薬剤で現代医学的にも比較的よく軽快しますが、漢方的に治療してもかなり速やかに好転するものです。

葛根湯《かっこんとう》

のどの痛みが起こり始めた時期に、石膏《せっこう》を加えて用いると効果がります。頭痛、発熱、悪寒《おかん》などを訴えることがあり、肩や背中がこって、汗の出る傾向がなく、比較的体力のある人が目標になります。

小柴胡湯《しょうさいことう》

2～3日経過しても、のどのはれや痛みがとれず、熱があり、口の中が苦く感じ、胸脇苦満《きょうきょうくまん》が認められるものに用います。いずれの場合も、桔梗《ききょう》、石膏を加えると効果が上がります。

大柴胡湯《だいさいことう》

小柴胡湯《しょうさいことう》を用いる場合とほぼ同じで、それより体力があって、胸脇苦満が強く、便秘がちなものに用います。やはり、桔梗、石膏を加えると、いっそう効果的です。

半夏厚朴湯《はんげこうぼくとう》

喉頭炎を併発して、声がかれ、または出なくなったものに用います。貧血症、無力アトニー型で、冷え症で疲れやすいという虚弱体質の人に向くのですが、あまり虚弱のはなはだしいものには注意を要します。心下部に振水音を証明するものが多く、のどに異物感があるのも目標になります。

半夏苦酒湯《はんげくしゅとう》

脈力、腹力ともにやや軟弱で、患部の痛みがはなはだしく、食事にも非常に苦痛を感じるという場合に用いてよいものです。

駆風解毒湯《くふうげどくとう》

のどが赤くはれて、発熱し、痛みのはげしい場合に用いるとよいことがあります。桔梗、石膏を加えて冷服するほうが効果的です。

麦門冬湯《ばくもんどうとう》

体力が中等度もしくはそれ以下の人で、せきがはげしく、痰《たん》が粘って出にくく、のどの奥に灼熱感や乾燥感があって、声がしわがれるものに効果があります。

瓜呂枳実湯《かろうきじつとう》

中年のヘビースモーカーで、せき粘っこい痰と、せきが出て、せきをすると胸に響いて痛み、呼吸が止まりそうなものに用います。

甘草湯《かんぞうとう》

発病の初期で、急激にのどがはげしく痛み、あるいは咽頭が乾燥ぎみで痛むときによく効きます。煎じた液をしばらく口中に含み、少しずつ飲み込むようにします。

（矢数圭堂）

舌根扁桃肥大《ぜっこんへんとうひだい》

症状・原因

咽頭の不快感や、何かのどに詰まるような感じ、軽い痛みなどがあります。

口蓋扁桃肥大やアデノイド増殖症が小児期に多いのに比べて、この病気は40代の女性に多くみられます。概して神経質な人が、少々の違和感を気にしてせき払いなどしたりします。

治療

刺激性の食品は症状を強くするので、コーヒー、酒、タバコ類を避け、よくうがいをします。まだ気になるようなら医師に相談をしてください。

（八木聡明）

更年期の女性に多い咽喉頭異常感症《いんこうとういじょうかんしょう》（咽喉頭神経症《いんこうとうしんけいしょう》）

のどぼとけのあたりがいらいらする感じや、つばがひっかかる感じ、のどにいつも何かがついているような感じを訴えます。検査をしても異常が見つからないとき、このような病名をつけます。更年期の女性に多いようです。

ただし、食道や咽喉頭に悪性腫瘍《しゅよう》が隠れている場合もあるので、検査は慎重にしなければなりません。

近年、逆流性食道炎でこの症状を呈する人が多いことが注目されています。

胸やけがあるときは、食道の検査も必要です。

検査の結果、悪い病気のおそれがなければ、気にしないで普通に生活して大丈夫です。

（八木聡明）

咽頭《いんとう》がん

104ページ参照

喉頭《こうとう》がん

105ページ参照

せき・のどに効く手作り薬

ダイコンあめ

ダイコンは、ハクサイ、とうふとともに精進料理の「養生三宝」の一つに数えられます。古名をすずしろといい、万病によい「七草がゆ」のなかにも含まれているくらいです。

成分は水分がほとんどで、全体の94％を占めています。ビタミンCを100g中15㎎含み、ジアスターゼと、葉にはビタミンA・Cが入っている点が注目されています。

繊維質がたいへん多く、これが腸内でビタミンB群やKをつくる有効な細菌を培養し、また腸内発酵を防ぐ作用もあるので、便秘や下痢をする人にもよく効きます。

また、体内の有害な老廃物を一掃する掃除人の役を務めるので美容にもよく、老化を予防します。常用するとよいでしょう。

かぜによるせきやのどの痛みには、ダイコンとハチミツを使って、ダイコンあめを作りましょう。

ダイコンのビタミンCと酵素が、ハチミツと合わさって、のどの炎症をしずめ、せき、痰を除きます。

下の方法で作ったエキスを1日2～3回、小さなさかずきに1杯ずつ飲んでください。

（長塩守旦）

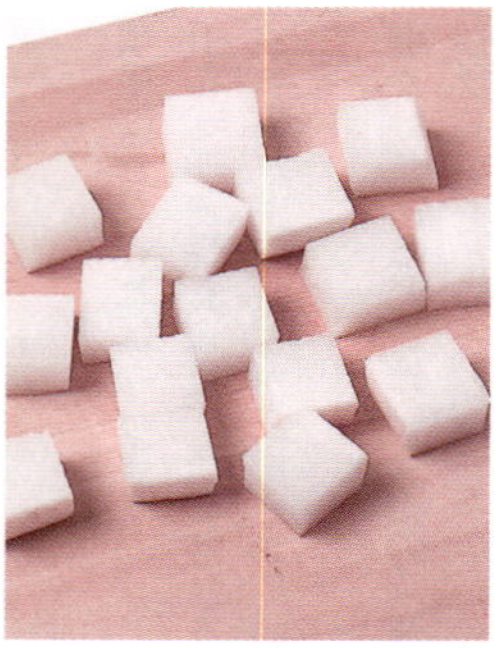

①ダイコン小¼本を1～2㎝角に切る。

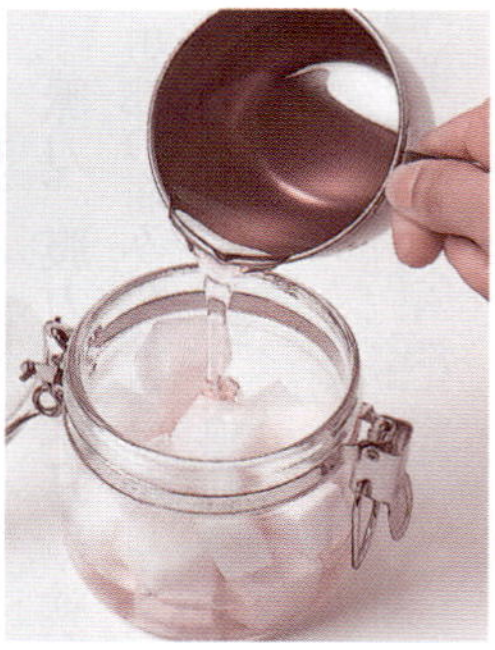

②ハチミツ1～2カップを注ぐ。

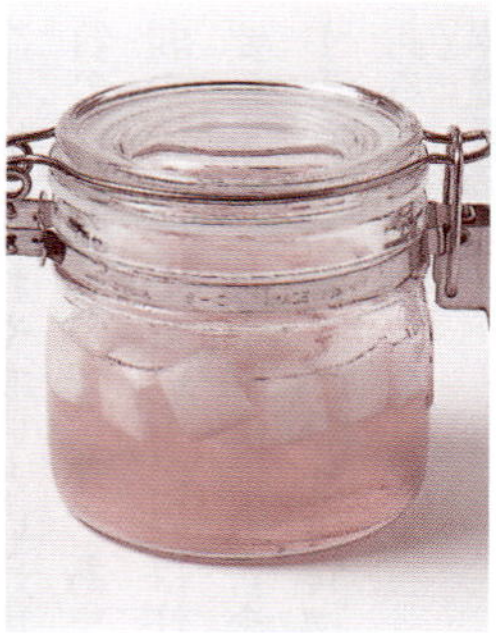

③蓋をして、漬けておく。

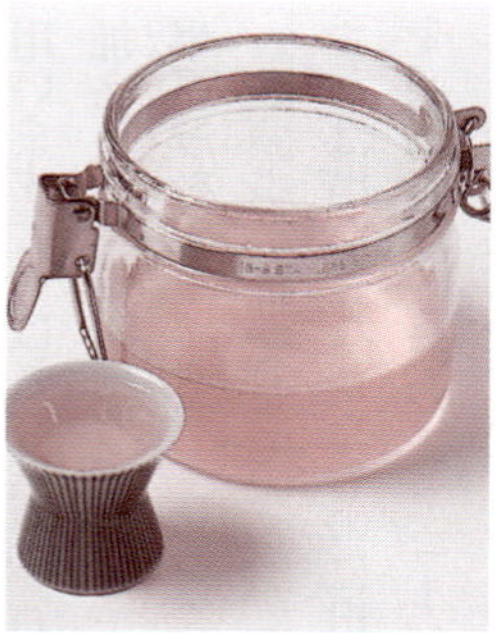

④ダイコンが浮いてきたらとり除いてエキスを飲む。

キンカンの甘煮

キンカンは、中国では昔から、はしかの薬として有名で、犀角（サイの角）と一緒に煎じて飲むとよいとされています。

以前はミカンの一種と考えられていましたが、実よりも皮のほうが味もよく、葉には精油分が含まれ、葉脈がはっきりせず、ミカンとは異なっているので、今ではキンカン属となっています。

果皮にはガラクタン、ペントザン等のほか、一種のフラボノイドを含み、皮つきのまま砂糖漬けや砂糖煮にしたり、薬用として利用されます。

12月から1月にかけてのほんのわずかな期間店先に並べられているのは、砂糖キンカンといわれ、甘みがあっておいしく、生のままでも食べられますが、生のない時期のために、甘煮にしておくとよいでしょう。

甘煮にするには、オレンジ色に熟していればどの種類でもよいでしょう。

冷暗所で3カ月、春先までもちますから、お茶うけやお正月料理の一品などにもなり、煮汁に熱湯を加えて飲めば、かぜの予防にもなります。

アメリカでもせきの薬として使われており、ストレスが原因で起こる胃痛にも効きめがあります。

のどがいがらっぽいとき、1日2～3個食べるとよいでしょう。

（小橋隆一郎）

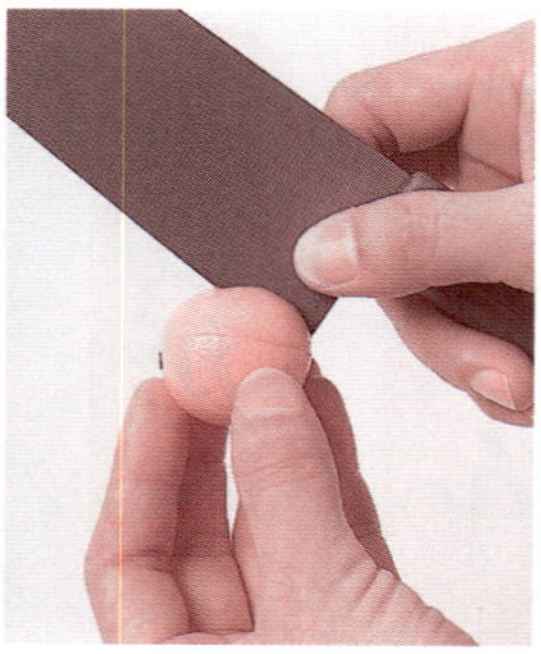

①キンカンの皮に縦に包丁目を6本入れる。

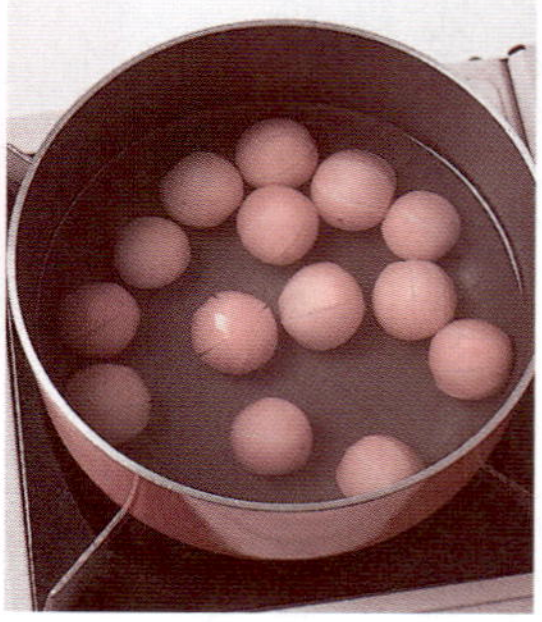

②アクと苦みをとるために、2回ほど水をかえてゆでる。

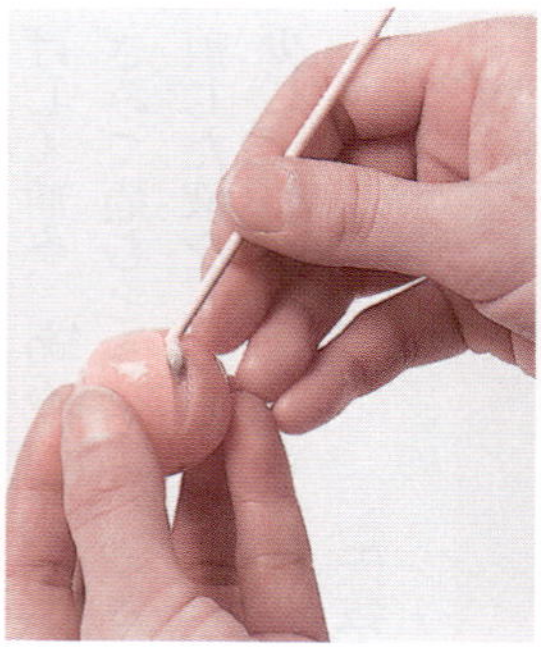

③竹ぐしを使って種を出す。

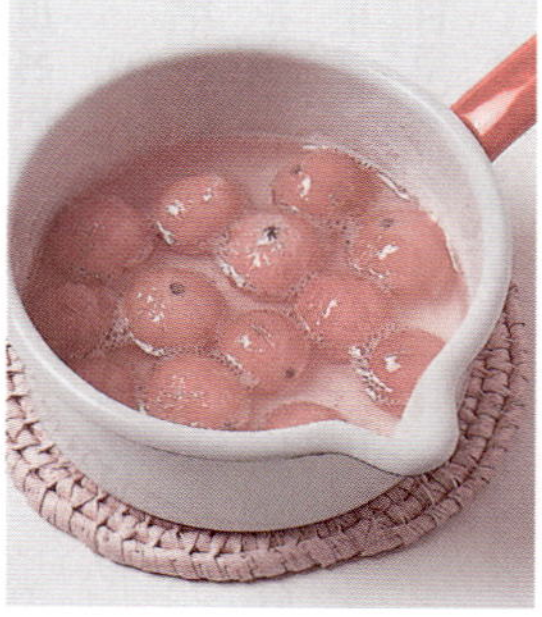

④キンカンと同量の砂糖を加えて、じっくり煮詰める。

歯・口の病気

●むし歯（齲蝕）●歯髄炎●根尖性歯根膜炎（根尖性歯周炎）●歯肉炎
●辺縁性歯周炎（歯槽膿漏）●歯並びの異常（不正咬合）●智歯周囲炎
●唾石と唾液腺炎●舌炎●黒毛舌●ひだ状舌（溝状舌）●口角炎●口内炎

歯の構造と働き

口の中に出ている部分を歯冠《しかん》といい、外側をエナメル質がおおっています。エナメル質は約95%がミネラル（カルシウム）で、石英とほぼ同じかたさをもち、人間の体のなかでは最もかたい組織です。その下にこれより色調が黄色みを帯びた象牙質《ぞうげしつ》があり、弾性があって、エナメル質より粘り強い性質をもっています。歯の中心には空洞があります。この空洞（歯髄《しずい》腔《くう》）は、俗に神経といわれるやわらかい組織（歯髄）をおさめています。歯髄腔は歯根に向かって狭くなっていき、根の先端の小孔（根尖孔《こんせんこう》）で外界に通じています。この小孔を通って、外部から細い神経や血管が歯髄に入り込んでいます。

このように歯は、能率よく食べ物をかみ切り、かみつぶし、しかも歯冠がすり減らないように、かたいエナメル質が歯冠の外側にあります。これを、強い力がかかっても欠けないように丈夫な象牙質が内側で支える、という合理的な構造をもっています。

口腔の構造

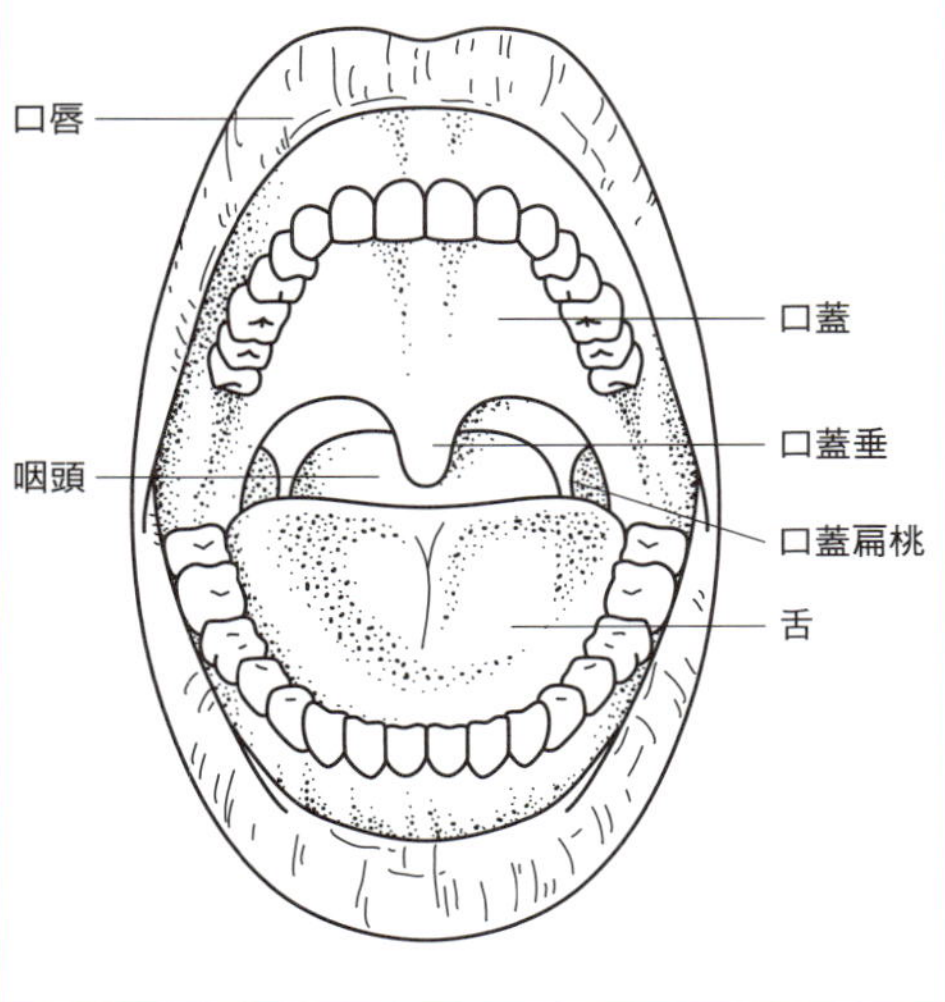

乳歯《にゅうし》と永久歯《えいきゅうし》

子供の歯（乳歯）は、上下のあごを合わせて20本、乳歯と生えかわって一生涯使われる永久歯の数は、上下合わせて32本あります。

乳歯の上下いずれか片方のあごの歯並び（歯列）は、前のほうから4本の切歯《せっし》、2本の犬歯《けんし》、4本の臼歯《きゅうし》の合計10本からなっています。

永久歯では臼歯が10本にふえ、乳歯よりも6本多い16本からなっています。臼歯のうち、前方の小さい歯は小臼歯、後方の大きい歯は大臼歯といわれます。歯並びの最後方にある第3大臼歯（智歯《ちし》）は、20才前後に生えてくるので、俗に親知らずといわれます。親知らずが生えない人は、全体の3割くらいあります。したがって永久歯の数は、正確には28～32本といえます。

切歯と、俗に糸切り歯といわれる犬歯は、食べ物をかみ切る役目をする歯で、まとめて前歯と呼ばれています。犬歯の後ろにある臼歯は、前歯がかみ切った食べ物を、さらにこまかくかみ砕き、すりつぶす働きをします。

歯の生え方・交換

生後8カ月くらいになると、下あごの前歯（乳中切歯《にゅうちゅうせっし》）が歯肉から顔を出し、次いで上あごの乳中切歯が生えてきます。

歯の生える時期は、平均的に8カ月ですが、個人差が大きく、早いものは4カ月、遅いものは17カ月と幅があります。多少遅れたとしても、それほど神経質になる必要はありません。

順調にいくと、2～3才で乳歯の歯並びが完成します。乳歯は小学校に上がる6才ころから永久歯と生えかわり始め、この乳歯と永久歯の交代を歯の交換といいます。

歯の構造

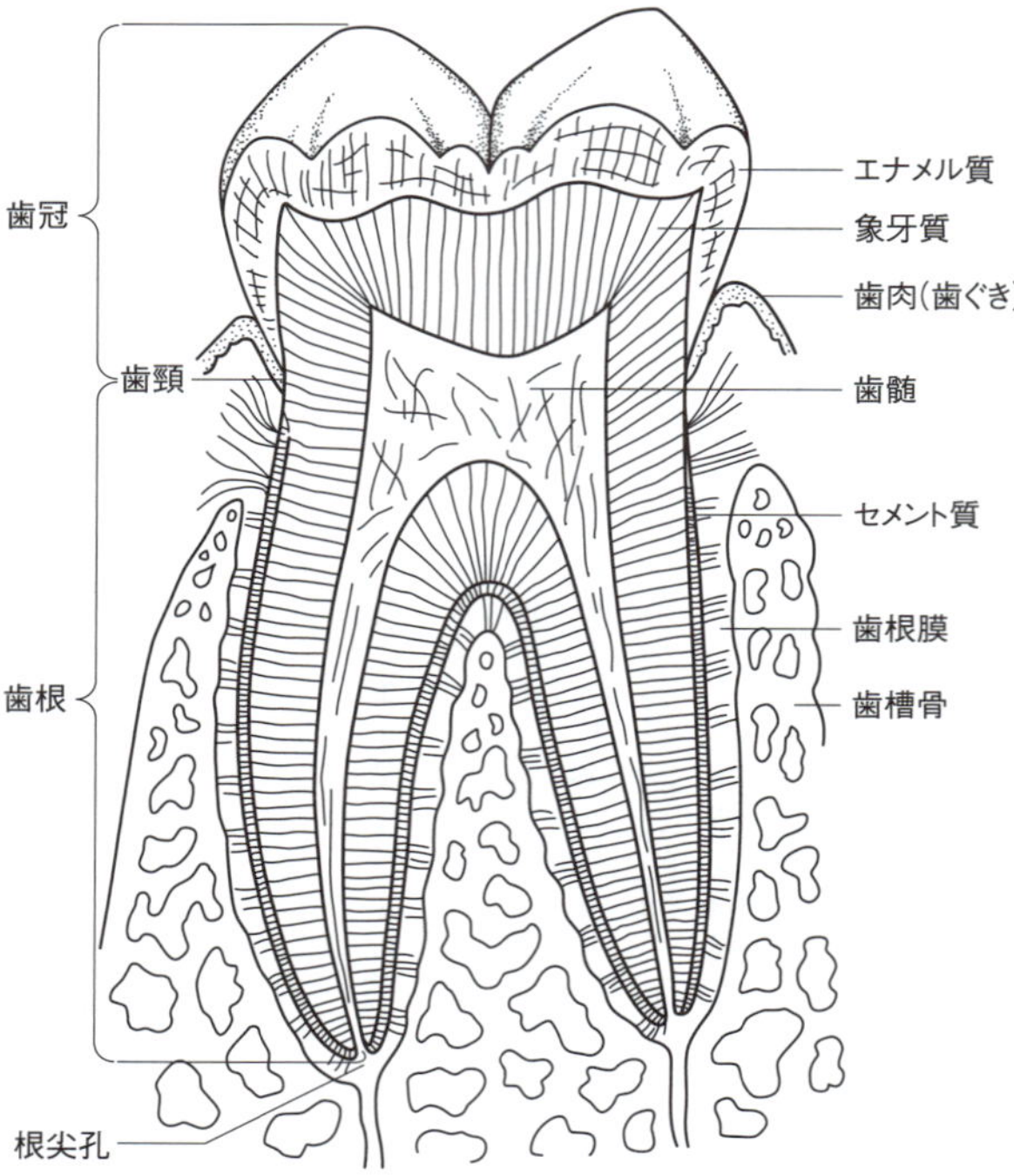

永久歯・乳歯の歯並びと名称

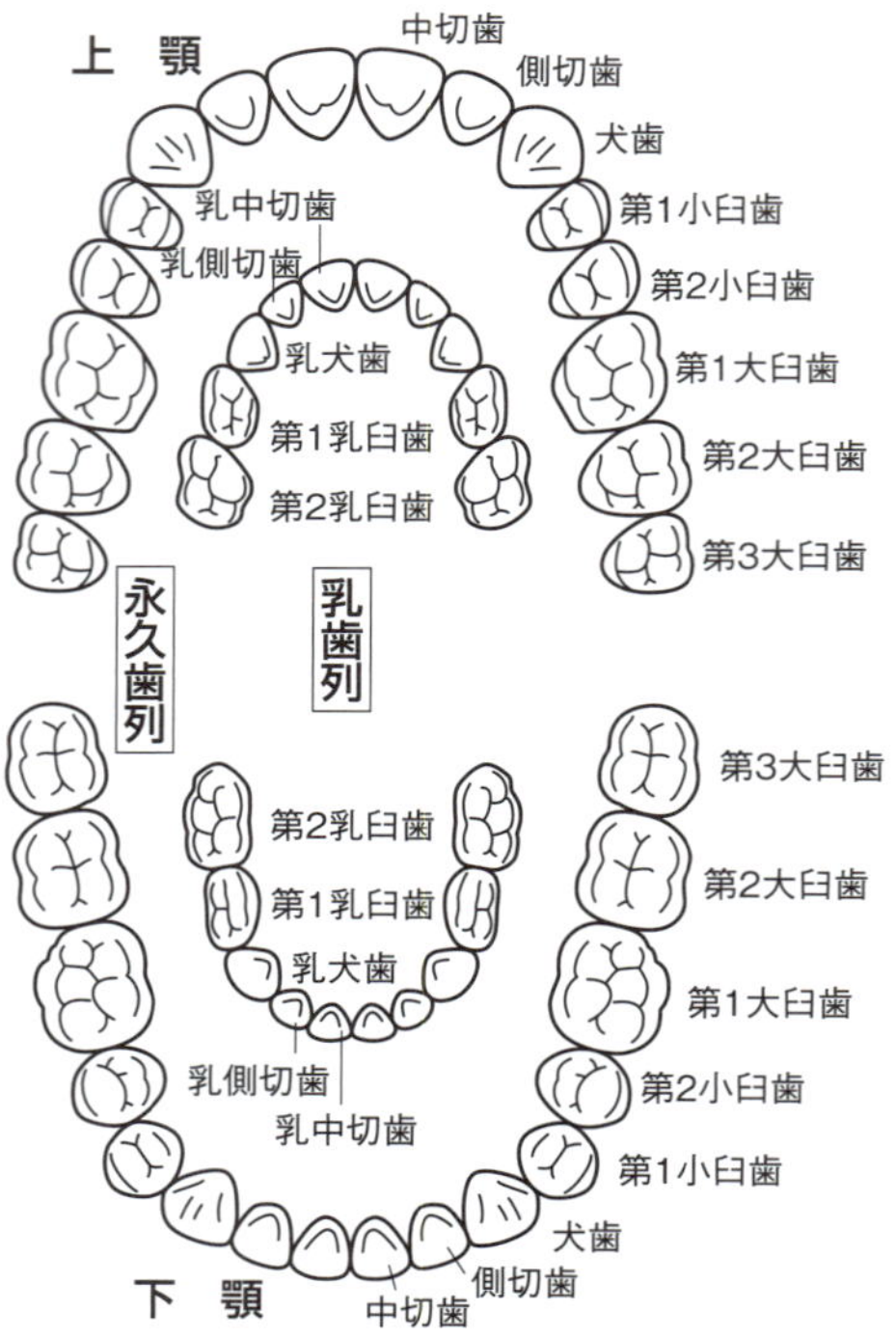

現代生活と歯のトラブル

●顎関節症《がくかんせつしょう》

顎関節症はあごの関節やあごを支えている筋肉群の機能障害によって起こる症候群です。

症状があらわれる原因として、かみ合わせの変化、顎関節やあごを支えている筋肉の打撲、かみしめ・歯ぎしりなどの悪習慣、ほおづえをつくなどの悪癖などいろいろあります。

なかでもかみ合わせの変化に由来する顎関節症が最も多くみられます。悪い歯並び、むし歯や歯周病《ししゅうびょう》などを原因とする歯の喪失、合っていない入れ歯、高いかぶせ物やブリッジなどが口腔内にあると、上下の歯のかみ合わせが不安定になり、支えている筋肉群も不安定になります。その結果、顎関節や咀嚼《そしゃく》に関係する筋肉群に慢性的な無理が生じて、以下に示すような症状が起きます。

①あごの周り、こめかみ、顔の一部が痛い
②後頭部が痛い
③口が開きにくい、口を開くとき痛い
④口をあくと雑音がする
⑤耳の付近の違和感がある
⑥くび、のどが痛い
⑦肩がこる

場合によっては、耳鳴り、腰痛、足の痛みなどの引きがねになることもあります。

治療法には、①かみ合わせの改善、②マウスピースなどによる筋肉の安静、③悪習癖の改善などがありますが、専門の歯科医に相談し、まかせるのがよいでしょう。

●高齢者の歯科治療

口腔内においても、ある程度の年齢に達すると、歯と歯周組織にも老化の現象が認められます。

歯の老化には、歯のかむ面（咬合《こうごう》面《めん》）の加齢によるすり減り（咬耗《こうもう》）と歯根部の歯みがきによるすり減り（摩耗《まもう》）があげられます。

臼歯が咬耗すると、かみ合わせが変化して顎関節に異常をきたしたり（顎関節症）、かみにくさ（咀嚼障《そしゃくしょう》害《がい》）が生じたりすることがあります。摩耗は歯頸部知覚過敏《しけいぶちかくかびん》を引き起こします。歯周組織に関しては、老化により歯周組織の抵抗力が弱まり、歯肉の退縮、歯槽骨《しそうこつ》の吸収が進行しやすくなります。高齢者における歯の喪失理由の大半は歯周疾患であるため、高齢者では歯みがきを中心とした予防および口腔の定期管理（口腔ケア）が極めて重要となります。

むし歯（齲蝕）

乳歯がむし歯になると、永久歯と交換するときに永久歯が正しい位置に生えないため、歯並びが不正になります。乳歯をむし歯にしないことは、美しい歯並びをつくるうえで重要です。　（塩沢育己）

むし歯の原因は、食物中のしょ糖（砂糖）から酸と粘着性の膜を作り出す、むし歯菌（ミュータンス連鎖球菌）であり、この酸が歯のカルシウムを溶かすことによって、むし歯になることが明らかにされています。

子供の歯（乳歯）は大人の歯（永久歯）より、むし歯になりやすいといわれています。

ですから歯ブラシを使って、むし歯菌が住んでいる歯垢やむし歯菌の栄養となる食べかすを除いて、口腔を清潔に保つ習慣を子供のころから身につけることがとても大切です。このような生活習慣は、歯の喪失の最大原因である歯周炎（歯槽膿漏）の予防にもつながります。

なお、むし歯菌の発育を抑え、歯質の強化に役立つ、フッ素、キシリトール、リカルデントなどが配合された歯みがき粉やチューインガムが、むし歯の抑制に有効だといわれています。

むし歯の進行

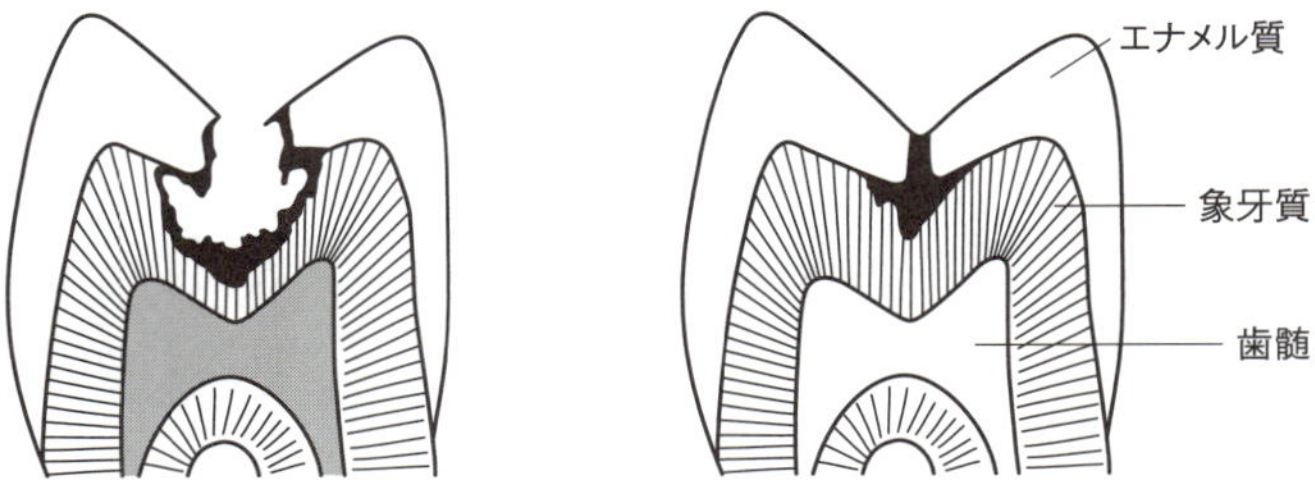

進行したむし歯
齲蝕が象牙質の深部に及ぶと、歯髄炎を起こしてくる。

初期のむし歯
エナメル質と象牙質の境界に達すると、象牙質が広くおかされる。

（エナメル質／象牙質／歯髄）

●高齢者の口腔ケア

高齢者における口腔ケアの目的として、①口腔内の疾患（齲蝕、咬耗・摩耗、歯周疾患など）の予防と進行防止、②口臭の原因の除去、③口腔内・口腔周囲の筋力低下の防止などがあげられます。

しかし、高齢になると、運動能力の低下に伴い歯みがき操作を十分に行うことが困難になります。その結果、口腔内も不潔になりやすく、歯周疾患になりやすい口腔環境をつくる可能性が高くなります。これらの点を考えて、高齢者の口腔ケアは高齢者各個人の口腔状態・健康状態を考慮して各自に合った方法で実施することが重要であり、歯科医や歯科衛生士の指導が必要になります。

●誤嚥性肺炎

全身的な疾患（高血圧、心疾患、糖尿病など）を有する高齢者では、歯科的な感染症として誤嚥性肺炎はきわめて注意すべき問題です。誤嚥性肺炎とは、口腔内細菌が肺に入り感染し発症する肺炎で、食物を飲み込む際に食物や水が気管に入り、それを原因として発症することが多く認められます。健康な人が感染することはほとんどありませんが、抵抗力が低下している高齢者では発症しやすく、細菌が原因であるため、口腔内の衛生状態が悪い患者は特に発症しやすくなります。

誤嚥の予防法
食べ物の工夫として、刻んだり、押しつぶしたりして、食べやすくしてください。水やお茶などは誤嚥しやすいため、トロミをつけてください。

摂食時の注意
寝たままでの食事は、食べ物がのどに流れてしまう場合があるので、ベッドの角度は30度以上になるようにしましょう。食後は30分ほどは座ったままの状態にしてください。また、一口の量も加減しましょう。一口が多いと、なかなか飲み込めず誤嚥の原因になります。食べるスピードに合わせて口へ運びましょう。テレビなどを見ながら食べると誤嚥しやすくなります。

嚥下機能を上げるリハビリ
くちびるをとがらせる、舌を突き出す、頬をふくらますなど、くちびるや舌、頬を動かす運動をさせましょう。

口腔内の清掃
予防は口腔内を清潔に保つことであり、歯みがきが最大の予防法です。しかし、嚥下障害を起こしている患者は、脳血管障害などの既往歴のあることが多いので、障害を考慮した口腔ケアを実施することが必要です。また、入れ歯があれば、はずして洗浄してください。いずれにしても、歯科医、歯科衛生士などの専門的なアドバイスを受けましょう。

（塩沢育己）

症状

奥歯のものをかむ面（咬合面《こうごうめん》）にある溝の部分、隣の歯と接している部分（隣接面）、歯肉に近い部分（歯頸部）がむし歯になりやすく、最初は色の変化（褐色、黒色）があり、表面がざらついた斑点としてあらわれます。この状態はエナメル質齲蝕《うしょく》で、痛みはありません。象牙質までむし歯が達すると、むし歯は急激に進行します。初期には、甘いもの、すっぱいもの、冷たいものにしみてきます。熱いものにしみてくると、むし歯は歯髄《しずい》近くまで進行し、何もしなくてもズキズキ痛むようになります（歯髄炎）。このように、むし歯の進み具合は自分でもある程度は判断できます。

いずれにしても、不安を感じたら放置しないで、できるだけ早期に歯科を受診することをおすすめします。

治療

むし歯は早期治療がなによりも大切です。甘いもの、すっぱいもの、冷たいものにしみても、その痛みが一時的のうちなら、1、2回の通院で治ります。歯髄にまでむし歯が進んで歯髄炎になると、神経を抜く必要があり、少なくとも数回の治療が必要です。

むし歯には自然治癒がありません。そのため、むし歯になったらむし歯で軟化した部分（軟化象牙質）を削り取り、そこを人工物で修復する必要があります。むし歯が小さい間は、樹脂（レジン）や金属（インレー）で元の形に戻すことができますが、大きくなると歯全体をおおう（クラウン）必要があります。

むし歯を予防するには歯みがきを丹念に行い、口内を清潔に保つことです。

キャンディー、チョコレート、チューインガムなど長く口の中に入っているものが最も有害とされており、また、甘みの強いケーキや、ジュース類などもむし歯の原因となります。食後は歯をみがくか、うがいをし、寝る前にも必ず歯をみがく習慣をつければ、むし歯はかなり防げるはずです。

なお、乳児期にミルクを哺乳ビンで与えているうちに、子供が途中で眠ってしまうと、甘みが口中に残ってむし歯になることもあるので注意しましょう。

望ましいのは、歯のホームドクターを決めて、半年に1回くらい定期検診を受け、早期発見、早期治療をすることです。（塩沢育己）

歯痛の漢方療法

歯の病気は、漢方治療を行う機会が非常に少ないのですが、歯科での手当てと併用することによって治療期間を短縮し、また愁訴《しゅうそ》を軽減させることができます。

葛根湯《かっこんとう》

むし歯によって痛みが起こり始めたときに用います。肩がこり、歯が浮いて痛み、歯ぐきがはれたりするときによいものです。悪寒《おかん》と発熱がある場合は、より適応しますが、なくても用いてよいものです。

ただし、胃腸の弱い人や高齢者は食欲不振を起こしやすいので注意します。多くは、川芎《せんきゅう》と黄芩《おうごん》を加えて用います。

桂枝五物湯《けいしごもっとう》

江戸時代、一世を風靡した医傑・吉益東洞《よしますとうどう》の愛用した処方で、歯痛一般に用いられます。胃腸が比較的丈夫で、汗が出やすく、のぼせる人に有効です。

白虎湯《びゃっことう》

歯痛がはげしく、歯ぐきがはれ、口の渇きも強く、汗も出て、尿の出がよい人に用います。

桃核承気湯《とうかくしょうきとう》

歯痛がはげしく、のぼせて肩がこり、便秘する人に用います。脈力、腹力ともに力があって、へその左斜め下に抵抗と圧痛のあることが目標です。

三黄瀉心湯《さんおうしゃしんとう》・黄連解毒湯《おうれんげどくとう》

比較的体力のある人で、むし歯などで歯の周囲がはれて痛み、出血するときに用います。のぼせぎみで、気分がいらいらし、便秘を訴える人には三黄瀉心湯を用い、便秘がない人には黄連解毒湯を用います。

立効散《りっこうさん》

歯痛、抜歯後の痛みがはげしく、普通の鎮痛剤では効果のない場合に用いると、即効を示すことがあります。

この処方は、江戸時代、一般家庭医学書としてベストセラーを続けた、『衆方規矩《しゅうほうきく》』に記載されているもので、中国の金〜元時代の名医李東垣《りとうえん》が考案したと伝えられます。

甘草湯《かんぞうとう》・小建中湯《しょうけんちゅうとう》

突然はげしく歯が痛むときに用います。甘草湯は甘草一味からなる処方で、歯痛のような急迫症状をゆるめる効果があります。また、腸の筋肉が引っぱられ、腸が痛むという症状が加われば、小建中湯を用います。腸の状態がととのってくるにつれて、歯痛も自然とよくなってきます。

（矢数圭堂）

歯痛の特効ツボ刺激

ツボ刺激で効果が得られるのは、歯そのものに原因があるのではなく、顔の知覚を支配している三叉《さんさ》神経がおかされたために起こる歯痛やはれ、それに関連する症状、あるいは慢性の頭痛、肩こりによって歯が痛むものが適応症です。また、全身の疲れがあって、抵抗力が落ちるといったときに歯が痛むときも、ツボで処置すると有効です。

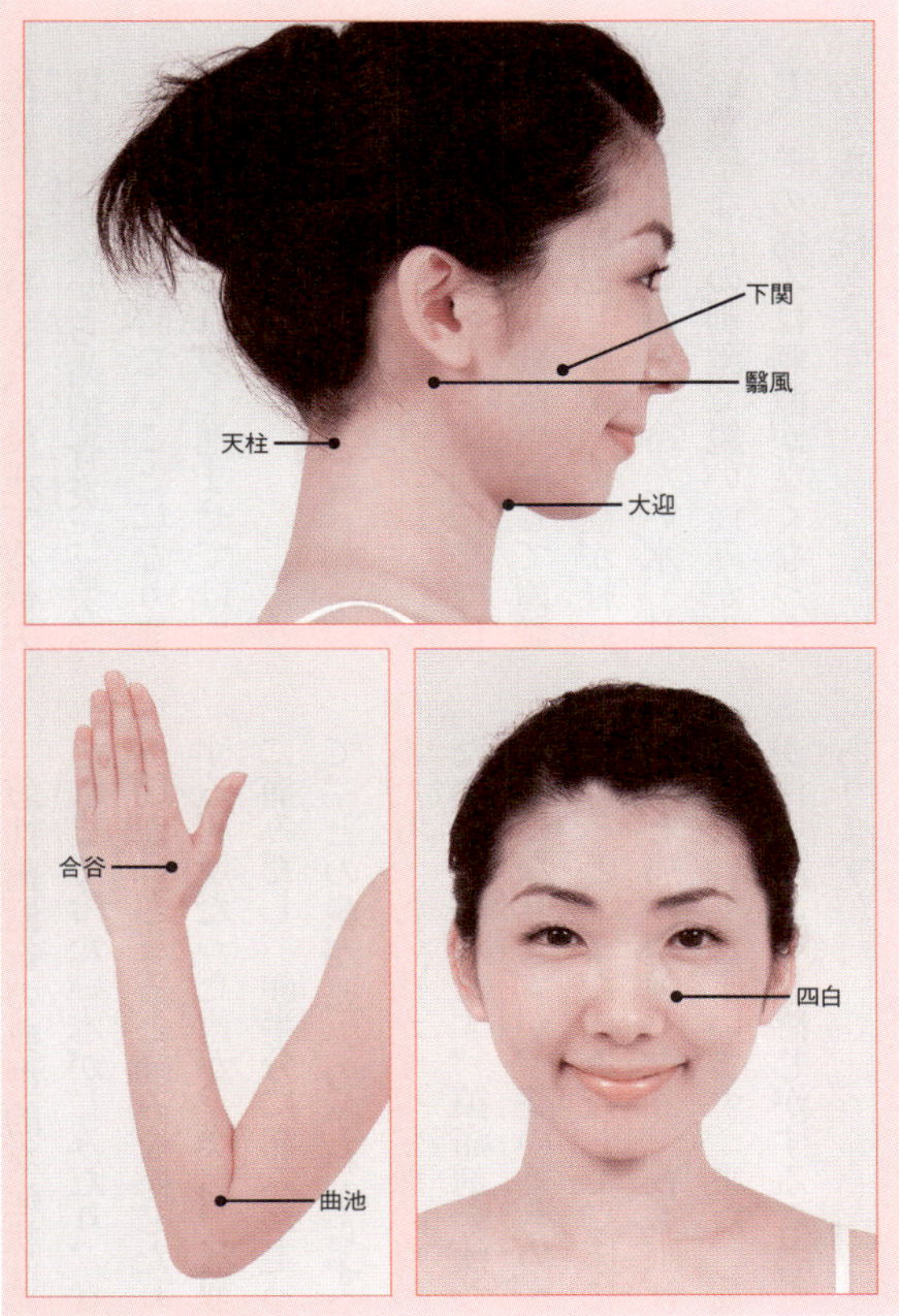

ツボは耳たぶのすぐ下の**翳風**《えいふう》、さらに口をあけたときにちょうど耳のすぐ前で隆起するところにある**下関**《げかん》を用います。

この二つのツボは、上歯が痛むときに特効を示します。上歯が痛むのは上あごをめぐる神経がおかされているためであり、二つのツボはこの神経を鎮静する働きがあります。

翳風《えいふう》、下関《げかん》ともに指圧するときは、人さし指か中指を強く押しつけて、小さな輪を描くようにゆっくりもみます。

下歯が痛むときは、口の端の斜め下にある**大迎**《だいげい》と、まぶたのやや下にある**四白**《しはく》が特効穴です。いずれも下あごをめぐる神経を鎮静して、痛みを軽減させます。大迎は両手人さし指でしっかりこねるように指圧します。また四白は、両手親指の腹を当てて、少し強めの圧を加えます。

東洋医学では、歯は大腸と深い関係があるとされています。したがって、大腸経に属する手の**合谷**《ごうこく》と**曲池**《きょくち》は歯痛治療には不可欠なツボです。ここは上下どちらの歯の痛みも抑える効果があるので、親指でしっかり指圧します。

特に合谷は、急に歯が痛みだしたときに、とりあえず親指の先で小さな「の」の字を書くように、強くこねるとよいものです。ウッというような痛みが手から腕にかけて走りますが、かまわず3〜5回くらい続けます。歯の痛みがやわらぎ、ずっと楽になってきます。

なお、歯が痛いと頭痛がしやすいものです。そのときは、後ろくびの**天柱**《てんちゅう》を両手の親指でしっかり押さえ、頭上に向けてゆっくり指圧します。

（芹澤勝助）

歯髄炎《しずいえん》

むし歯が歯髄にまで及んだ状態で、甘いものや熱いものを食べると、持続的な痛みを感じる段階です。この段階なら、神経をとるだけで歯を抜かずに治療が行えます。一般には激痛がありますが、その後放置しておくと、後述する根尖《こんせん》性《せい》歯《し》根膜炎《こんまくえん》から歯槽骨炎《しそうこつえん》に進み、抜歯せざるを得ないことになります。絶対にこれ以上進ませてはなりません。

症状・原因

むし歯が進行し、歯髄にまで達すると、歯髄が細菌感染して歯髄に炎症を起こします。炎症が軽い場合でも熱いお茶、冷たい水、甘い菓子などの刺激で鋭い痛みが生じ、その痛みは刺激がなくなったあとまで続きます。

急性歯髄炎の典型的な症状は、それまで冷たい水がしみたり、食べ物がはさまると痛みを感じたりする程度だった歯が、突然、猛烈に痛みだし、顔半分に痛みが走って、どの歯が悪いのかわからず、あたり一帯の歯がすべて悪くなったように感じます。鎮痛剤を飲むと楽になりますが、薬の効きめが切れると、また痛みだして、床に入ると痛みが強くなり、夜も眠れなくなってしまいます。また、歯が浮いたような感じがすることもあります。

歯髄炎の応急手当て

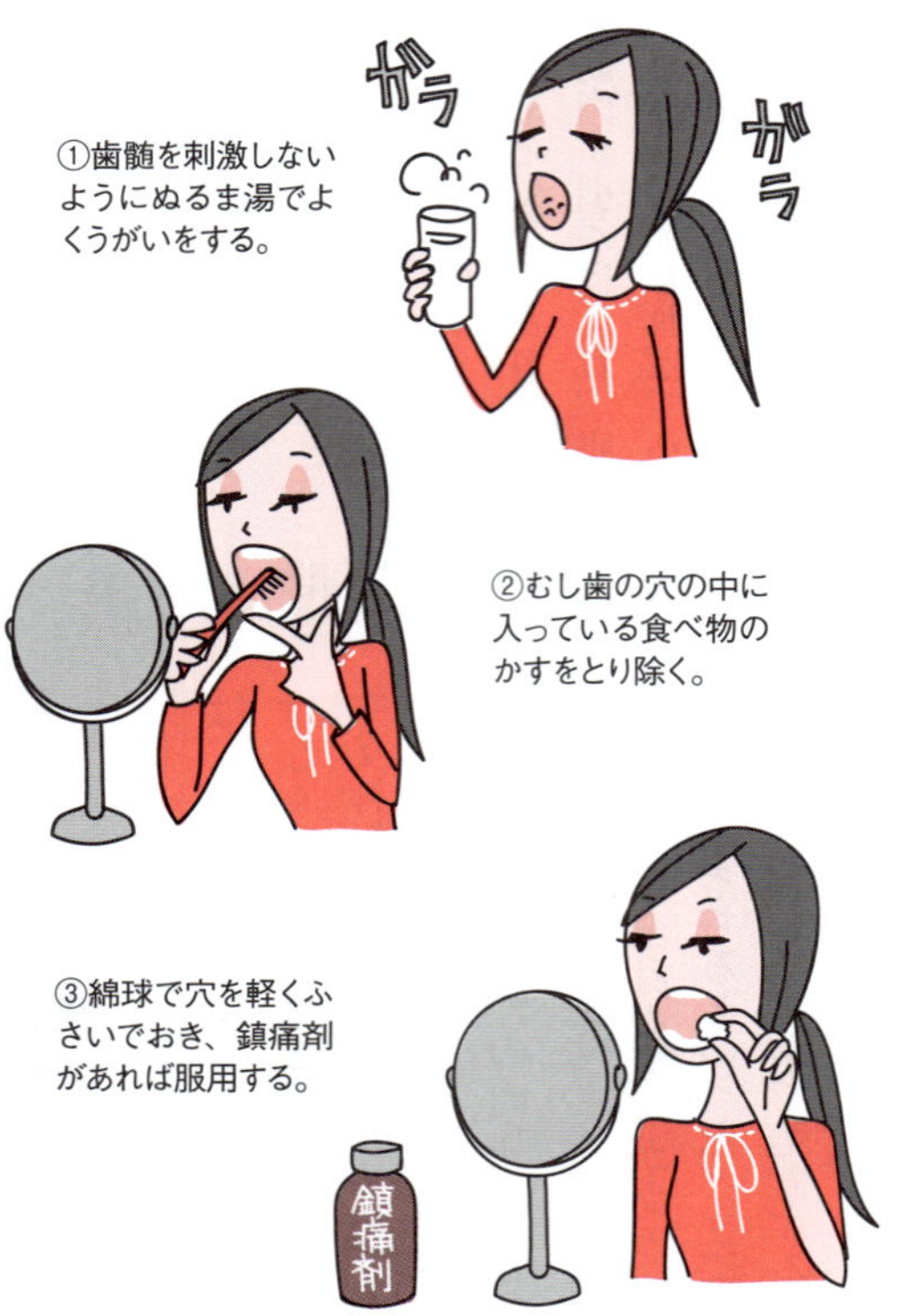

細菌感染のほか、外傷（歯の破折、脱臼）、熱刺激、薬品の刺激などが原因となって、歯髄炎が起こることもあります。また、歯槽《しそう》膿瘻《のうろう》で深いポケットができると根尖孔を通って、細菌が歯髄に入って、むし歯もないのに歯髄炎になることもあります。

応急手当

痛みが起こったら、歯髄を刺激しないようにぬるま湯でよくうがいをして、むし歯の穴の中に入っている食べ物のかすなどをとり除きます。そのあと綿球で穴を軽くふさいでおいて、鎮痛剤があれば服用し、できるだけ早く歯科を受診しましょう。

治療

歯髄炎を起こしていても刺激に対する痛みがあまり強くなく、持続性でない場合には細菌感染していないこともあります。この状態のときは、感染した象牙質をとり除き、仮のセメントで封鎖しておくと、歯髄の除去（抜髄《ばつずい》）をせずに治癒することもありますから早めの受診が大切です。

何もしなくても痛みが持続する場合には、原則として抜髄を行います。抜髄後は歯髄腔を無菌状態で封鎖（根管充塡《じゅうてん》）しておけば、歯髄がない場合でも正常な歯と同様に十分使うことができます。

抜髄された歯はもろくなるので歯の補強（築造）を行って、元の歯と同様の形態に直す（補綴《ほてつ》）のが一般的です。

歯髄炎はむし歯が原因なので、むし歯を予防することが歯髄炎を予防することにもなります。

（塩沢育己）

歯髄炎の漢方療法

歯科での手当てを併用することによって、治療期間を短縮し、また愁訴《しゅうそ》を軽減します（P460参照）。

（矢数圭堂）

歯髄炎のツボ刺激

歯そのものの治療は歯科医にまかせますが、三叉《さんさ》神経がおかされて起こる痛みやはれには有効です（P461参照）。

（芹澤勝助）

根《こん》尖《せん》性《せい》歯《し》根《こん》膜《まく》炎《えん》（根《こん》尖《せん》性《せい》歯《し》周《しゅう》炎《えん》）

歯髄炎を起こした歯を放置すると、細菌が歯髄の先端（根尖孔）から漏洩《ろうえい》し、歯根膜に達して歯根膜に炎症を起こすもので、進行すると骨の組織（歯槽骨）にまで炎症が及ぶので放置しないことが大切です。

症状・原因

最初は歯が浮いた感じがあり、そのうちに食べ物をかむと痛みがあってよくかめない、あごの骨の奥のほうに重苦しい痛みがあって、酒を飲んだときや床につくと痛みが強くなるといった症状があります。

ほうっておくと骨の組織まで炎症が広がって、ズキズキと脈打つように痛み、じっとしていられなくなります。歯肉もはれて、あごのリンパ節が外からふれられるくらい、はれてきます。

発熱、食欲不振、全身倦怠感を伴うこともあります。炎症がさらに進行すると、あごの骨の弱い部分を破って、歯肉の下に膿汁がたまるようになり、顔まではれてきます（**急性歯槽膿瘍**《のうよう》）。末期には膿瘍が破れて膿《うみ》が出てきますが、顔面の皮膚に瘻孔《ろうこう》（膿の出る穴）を残すこともあります。

慢性の経過をたどるときは、かぜや睡眠不足のときなどに不快感があり、指で歯ぐきを押さえるとうずく程度の痛みがあります。前述のようなひどい症状はありません。

原因は、むし歯を放置しておいたために起こるのがほとんどです。また、歯の根管治療に使われる腐食性薬剤の刺激や、歯髄炎の治療に際して根管内に残された歯髄の壊死《えし》組織からの感染によって起こることもあります。

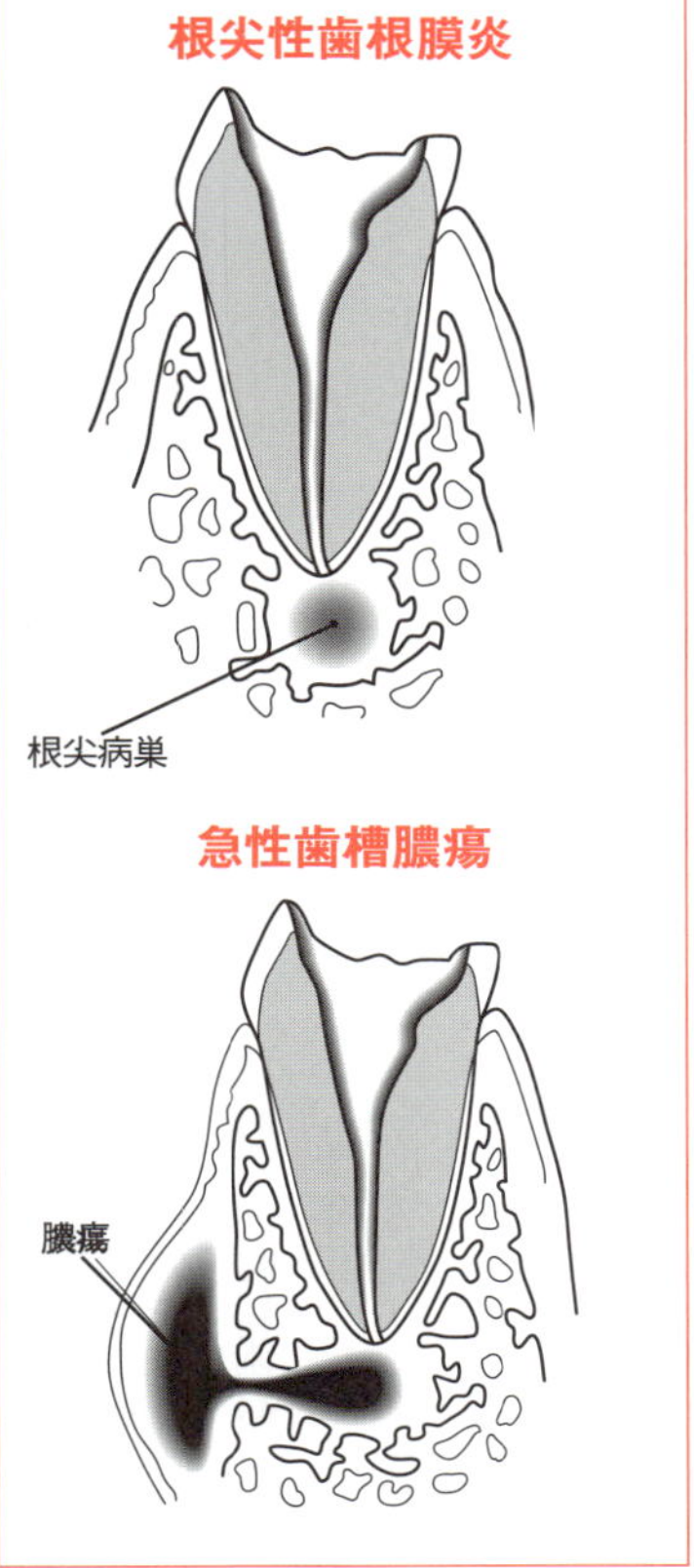

治療

むし歯の穴に食べ物がつまり、入り口が封鎖されると痛みが増すので、うがいして、むし歯の穴につまった食片をとり除き、なるべく早く歯科を受診しましょう。患部を冷やすと楽になりますが、冷やすことによって根尖部にたまった膿が固まってしまい（硬結）、腫れがひきにくくなりますので、冷やしてはいけません。

歯科医院での一般的な治療方法は、根管内の汚れをとり、消毒し（根管治療）、症状がなくなったところで根管充填《じゅうてん》して、歯の形態を修復します。

急性期で炎症症状が激しい場合は抗炎症剤や抗菌薬で炎症をとり、必要に応じて切開手術を行います。

（塩沢育己）

歯《し》肉《にく》炎《えん》

症状・原因

歯に接する歯肉のへりや歯の間の歯肉が赤くなり、少しの刺激でも出血するようになります。痛みは比較的少なく、炎症が進んでくると歯肉の赤みが増してはれてきます。こうなると痛みは強くなります。

原因は、歯みがきが不十分で歯と歯肉のすき間（歯周ポケット）に歯垢《しこう》や歯石《しせき》がついた結果、その刺激で歯肉に炎症が起きるものです。放置すると、後述する辺縁性《へんえんせい》歯周炎《ししゅうえん》（歯槽膿漏《しそうのうろう》）を引き起こすこともあるので早期の対策が必要です。また、ビタミンCの欠乏、糖尿病、白血病などの場合にも歯肉炎になることもあります。

治療

歯肉炎の予防には歯みがきが最も有効で、早期の歯肉炎は歯みがきだけで治癒します。歯みがきの方法は、自己流ではなく、歯科医院で正しい歯のみがき方を習いましょう。それと同時に歯石も除去してもらい、半年に一度程度のメンテナンスをしてもらえば、歯肉の健康が保たれます。(塩沢育己)

辺《へん》縁《えん》性《せい》歯《し》周《しゅう》炎《えん》(歯《し》槽《そう》膿《のう》漏《ろう》)

歯肉《しにく》、歯根膜《しこんまく》、歯槽骨《しそうこつ》など、歯を支持する歯周《ししゅう》組織にあらわれる慢性の炎症で、歯肉の炎症である歯肉炎と合わせて、歯周疾患と呼ばれます。歯周疾患は程度の差はありますが、成人の80%以上にみられ、むし歯とともに、歯を失う二大疾患です。

症状・原因

初期症状は、歯肉のへりが赤くはれて、出血しやすくなる歯肉炎から始まります。歯肉炎を放置すると、歯肉ポケットが深くなり、炎症は歯周組織にまで及びます。炎症が歯周組織に及ぶと、次のような症状を示すようになります。

①健康な歯肉では1~2㎜以下の深さであった歯周ポケットが、3㎜以上にも深くなり、歯肉縁は歯面からはがれた状態になります。そして、この歯周ポケットを押すと、黄色の膿《うみ》が出ます。

②X線写真で見ると、歯槽骨がほとんど吸収されて、なくなっており、歯がゆるんで、グラグラと動くようになります。

③口中が粘つき、口臭が強くなります。

④歯肉の化膿が繰り返し起こり、そのたびに、歯のグラグラが強くなります。

⑤歯肉が下がって、歯根の部分が露出し、水や風がしみるようになります。

⑥ほうっておくと、歯の動揺はいっそう強まり、食べ物が全くかめなくなり、ついには、歯が自然に抜け落ちてしまいます。

これが典型的な歯槽膿漏の症状ですが、なかには炎症症状が弱く、歯槽骨の破壊吸収と歯の動揺や移動だけを示すようなものもあります。

原因は歯につく歯垢《しこう》、歯石《しせき》などが歯肉に刺激を与えて炎症を起こすためです。このほか、歯肉が乾燥しやすい口呼吸、歯の間に食べ物がはさまってとれない状態や、合っていない充塡《じゅうてん》物や金属冠などがあげられます。歯のかみ合わせの異常や、舌や指で歯を押す癖、歯ぎしりなども原因となります。

全身的な原因としては、糖尿病、ビタミンの欠乏、内分泌異常、自律神経失調、伝染性疾患などがあると、歯槽膿漏を起こしやすく、病気の進行をはやめます。

治療

まず歯垢、歯石を除去してもらいます。重度の歯周病には手術が必要になることがあります。歯周外科手術にはいくつかの方法がありますが、代表的な手術が「フラップ手術」です。フラップ手術は歯肉を切開して、歯周ポケット内に深くまで入り込んだ歯垢や歯石などをとり除く方法です。入院の必要はありませんが、広い範囲の手術が必要な場合は、手術後1週間程度全身的に安静を保たなければならないこともあります。

全身的原因の場合には、それぞれの専門医の治療を受け、原因である病気を治すことが大事です。

歯槽膿漏の治療で特に大切なことは、再発の防止です。炎症の原因となる歯垢、歯石が歯につかないように、合理的な歯の清掃法によって歯を清潔に保つようにします。正しく歯をみがくことは歯肉のマッサージにもなるので、歯ブラシで正しく歯をみがくことを心がけましょう。さらに、少なくとも半年に1回は、定期検診を受けて、歯みがきの及ばない部位を清掃してもらうなど、健康管理をする必要があります。(塩沢育己)

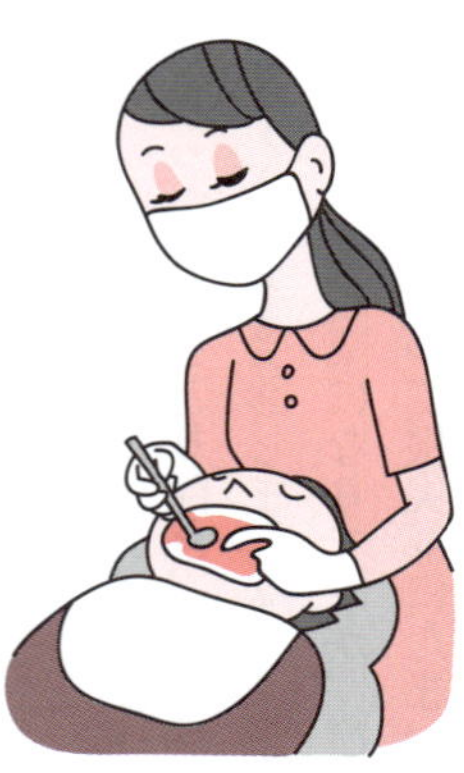

歯槽膿漏のツボ刺激

口臭、口中の粘つきが気になるようになったら、歯槽膿漏の初期症状であることが多いものです。歯ぐきが赤みを帯びてブヨブヨしてきたら、まず歯槽膿漏と考えてよいでしょう。

手遅れにならないうちに、早めに歯科医の治療を受けることが必要です。

歯槽膿漏はごく軽いうちは、マッサージや指圧療法を根気よく続ければ、少なくとも症状の悪化を抑える効果があります。

ツボは、口や鼻の周囲の**迎香**《げいこう》や、**禾髎**《かりょう》、**承漿**《しょうしょう》、**巨髎**《こりょう》、あごの**大迎**《だいげい》、ほおの**下関**《げかん》などを中心として、後ろくびの**天柱**《てんちゅう》、腰背部の**肝兪**《かんゆ》、**腎兪**《じんゆ》、腹部の**中脘**《ちゅうかん》、**肓兪**《こうゆ》、手の**手三里**《てさんり》、**曲池**《きょくち》などが、治療の対象となる主要なツボです。

まず、口や鼻の迎香、禾膠、承漿、巨髎、大迎、下関などのツボをそれぞれ人さし指で強めにゆっくりと指圧します。

次に、後ろくびの天柱を親指で指圧し、腹部に移ります。へそとみずおちのまん中の中脘、へその両側にある肓兪、さらにその外側にある**天枢**《てんすう》も、両手を重ねて指先に体重をかけ、しっかりとていねいに指圧します。

腰背部では、肝兪と腎兪を選んで親指でしっかりと指圧します。これらは肝腎かなめのツボとして、歯ぐきの炎症を防いで、体に活力をつけてくれる重要なツボです。

次に腕に移り、曲池と手三里を指圧します。

曲池は人体の中の邪気が池のようにたまるところから名づけられたもので、ここにたまったゴミを掃除して、エネルギーの流れをよくすれば、歯周組織への抵抗力が強められます。

また、手三里は、体にできるはれをとり除くツボとして知られています。

なお、歯の痛みを強く伴うような場合は、手の親指と人さし指の間にある**合谷**《ごうこく》を、親指で強く押してください。その場合、親指の先で小さな「の」の字を書くように強くこねて押すのがコツです。

（芹澤勝助）

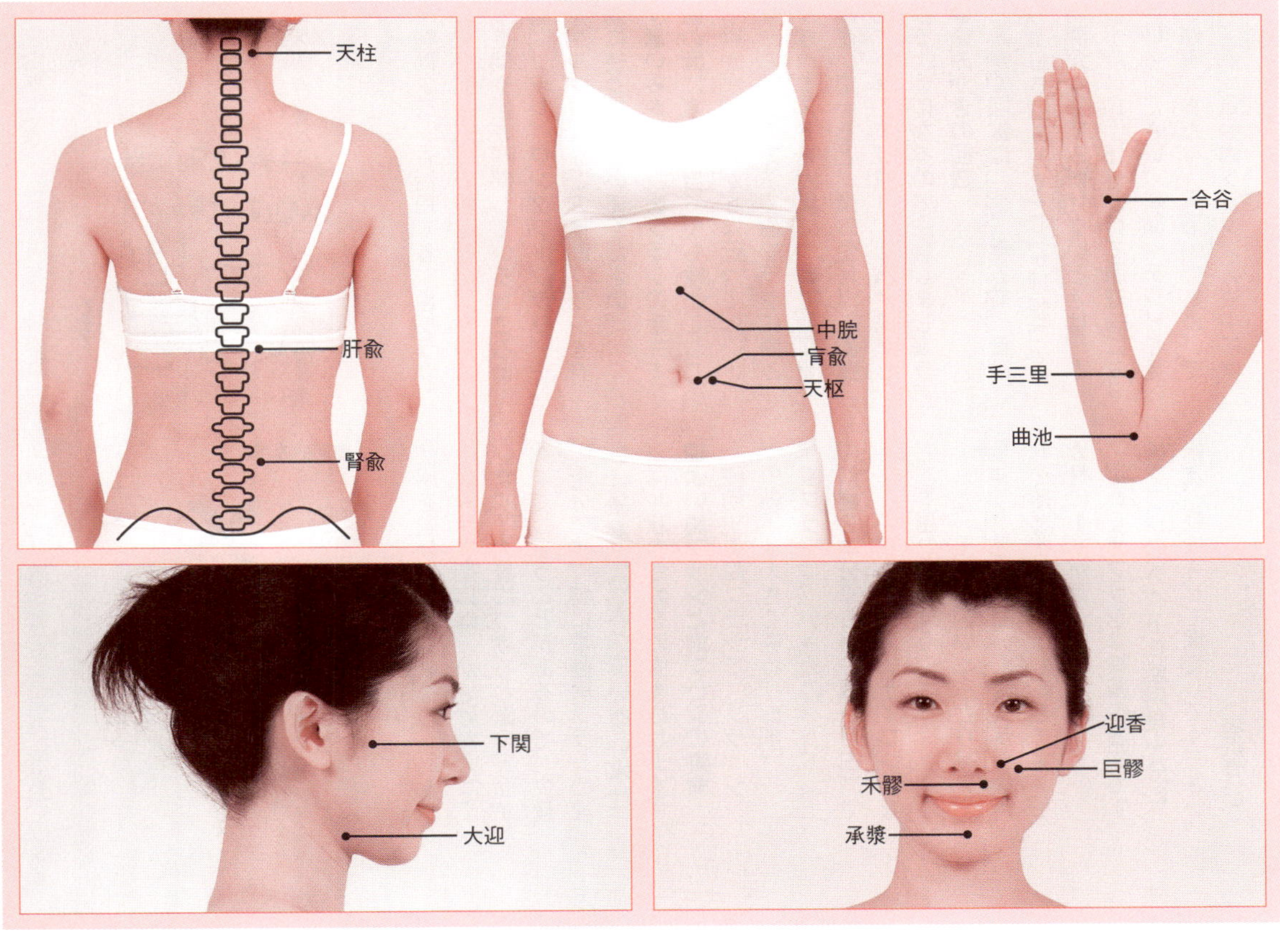

予防の基本は歯みがきから

むし歯や歯周病、口臭などを予防するためには、細菌の塊である歯垢《しこう》を、ついたらとり、できるだけつけないようにすることが大切です（プラークコントロール）。歯垢はねばねばしており、うがいなどではとれないので、歯ブラシで機械的にとり除く必要があります。また、歯垢を放置すると固まって歯石になってしまい、歯にこびりつきます。歯石は歯科医院でないととり除くことができません。自分でできる歯みがきは基本であり、最も大切なことです。

●「みがいた」と「みがけている」は違う

歯をみがくときには、どこが汚れているか、どこが汚れやすいかを自分で確かめて、知ることが重要です。自分で確かめる方法の一つとして、「プラークテスター」という歯垢を染め出す材料を利用すると汚れている部位がわかります。

利き手側の歯、前歯の裏側、奥歯などは歯ブラシが当てにくいため汚れていることが多い場所です。

また、歯と歯肉の境目、歯と歯の間、歯並びの悪いところなどは汚れやすく、細菌が多くいるところです。

みがいた後の歯を調べてみると、みがいたつもりの場所にも歯垢が残っていることがあります。「みがいた」と「みがけている」は違います。

●上手にブラッシングするために

①口をゆるめてみがく　大きく口を開いた状態で歯をみがくとくちびる、頬、舌の筋肉が突っ張り、歯ブラシを押しのけるため歯ブラシの毛先が歯に当たりにくくなります。大きく口を開かず、くちびるや頬の筋肉をゆるめた状態でみがきましょう。

②小刻みに動かす　歯ブラシを大きく動かしてササーッとみがくと、歯と歯の間や歯と歯肉の境目など汚れのたまりやすい場所には歯ブラシの毛先が当たらず、汚れが残ったままになってしまいます。歯ブラシを歯の面に対して直角に当てて、小刻みに動かしながらみがくことが大切です（スクラッビング法）。

③歯ブラシの角度に注意する　鏡で見ながら、歯に歯ブラシがきちんと当たっているか確認し、歯ブラシの先をできるだけ歯面に直角に当てるようにしましょう。歯の形は丸みを帯びているので、歯ブラシの先をそのカーブに添わせるようにします。電動歯ブラシも基本的には普通の歯ブラシと当て方は同じです。

●正しいみがき方
スクラッビング法

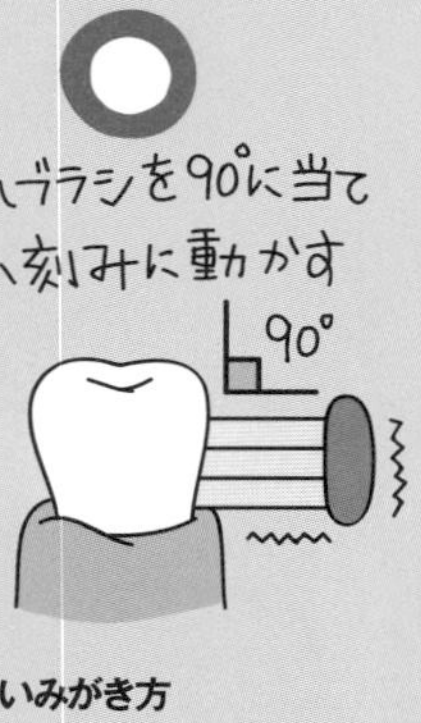

●悪いみがき方

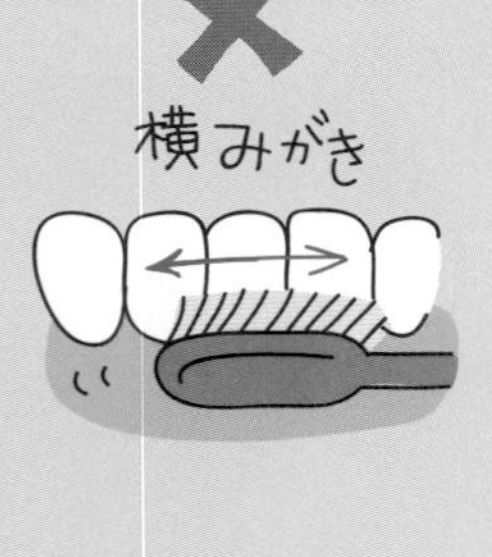

④補助ブラシも活用する　歯ブラシの先が届きにくい歯と歯の間や歯のすき間や歯が傾斜しているところは、歯間ブラシ、ワンタフトブラシ、デンタルフロスなどの補助ブラシを有効に使ってみがいてください。

⑤悪いみがき方　歯ブラシの毛先を歯の面に直角に当てても横にごしごし動かす、横みがきは行ってはいけません。この方法で歯ブラシに歯みがきペーストを大量につけて長期間みがいていると、歯の生え際（歯頸部）が深くすり減り、冷水や風がしみるようになるので注意しましょう。

●歯みがきの回数

みがく回数は、朝、寝る前、食後の1日5回みがくことが理想です。時間がなくてみがけないときは、1日1度は10～15分かけて徹底的にみがいてください。新聞やテレビを見ながら、または、入浴中でもよいでしょう（電動歯ブラシは入浴中には使用を避けてください）。

歯みがき剤にはみがき砂が入っています。大量につけると歯の表面が減ってしまうことがあるので、少量で十分です。特に電動歯ブラシの場合は研磨剤の入っていない水性、ジェル状のものをおすすめします。

●よい歯ブラシと歯ブラシの寿命

使用する歯ブラシで、ブラッシングの効果は大きく変わります。

歯ブラシは、小さめのヘッド（上の前歯2本分くらいの幅が目安）で、毛にこしがあるもの（ナイロン製など）を選びましょう。

また、毛先が開いたらとり替えましょう。毛先が開いた歯ブラシは汚れを落とす効果が落ちてきます。1カ月に1本が目安です。

汚れた歯ブラシは細菌の温床です。歯ブラシのヘッドは使用後十分に水洗、乾燥させて保管してください。

（塩沢育己）

歯並《はなら》びの異常《いじょう》（不正咬合《ふせいこうごう》）

不正咬合にはさまざまな種類があります。出っ歯、受け口、乱杭《らんぐい》歯《ば》、八重歯など、見た目が悪いだけでなく、かみ合わせが悪いため、健康上さまざまな影響が出てくる可能性があります。

不正咬合の種類

①**叢生《そうせい》**（乱杭歯）　歯並びが凸凹《でこぼこ》になったり重なり合ったりしている状態で、歯と歯が重なり合って歯ブラシが届きにくいため、むし歯や歯周病になりやすくなります。

②**上顎前突《じょうがくぜんとつ》**　上顎の歯全体が前に出ている状態で、俗に「出っ歯」といわれています。

③**下顎前突《かがくぜんとつ》**　下の歯が上の歯より前に出ている状態で、俗に「受け口」といわれます。

④**開咬《かいこう》**　奥歯がかみ合っていても、前歯の上下は開いていてかみ合わない状態をいいます。前歯が開いているので、前歯で物をかみ切ることができません。

⑤**過蓋咬合《かがいこうごう》**　上の歯と下の歯の重なりが深く、下の前歯が見えない状態をいいます。深くかみ込んだ歯が歯肉やくちびるを傷つけることがあります。

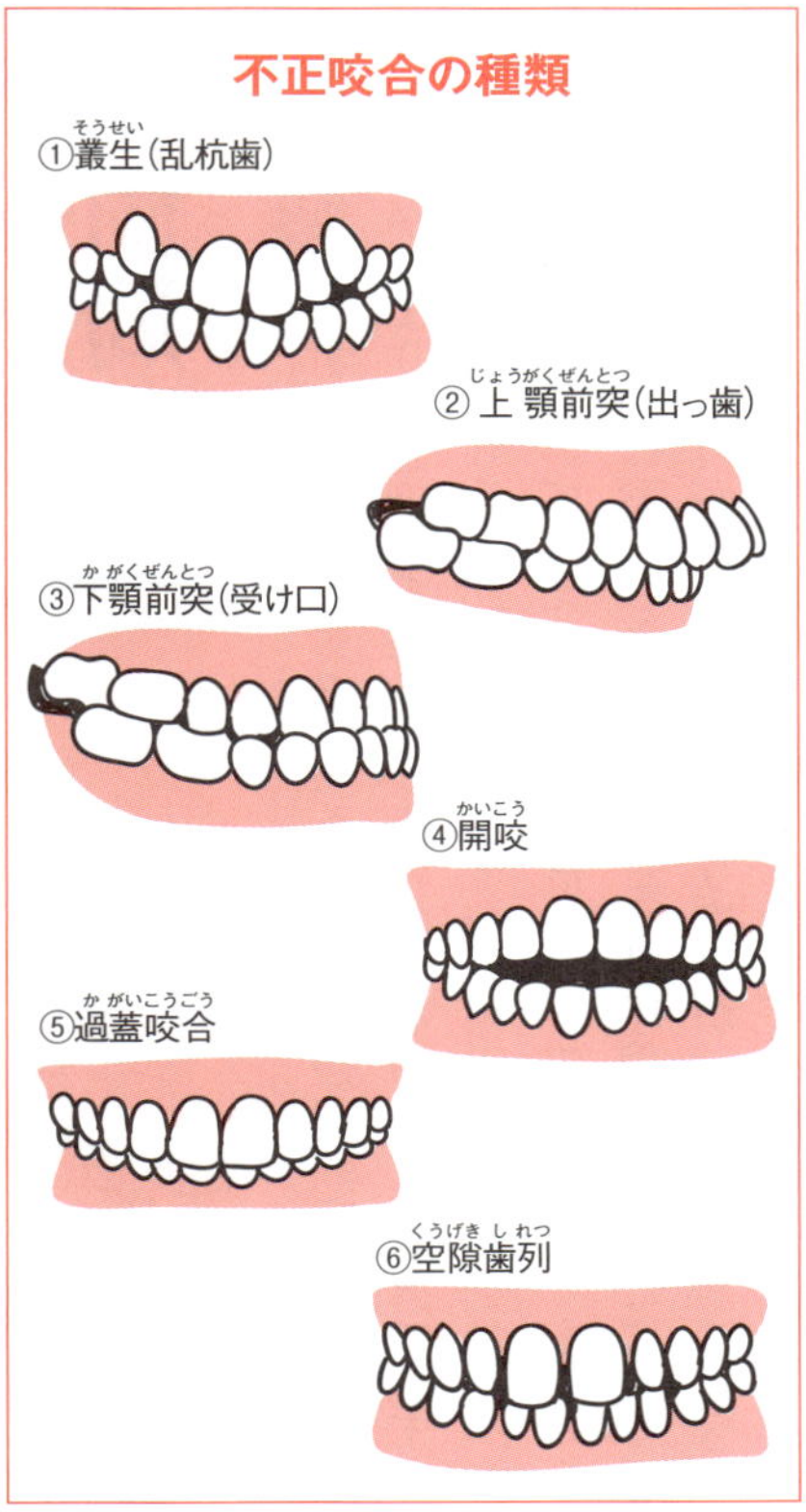

⑥**空隙歯列《くうげきしれつ》**　歯と歯のすき間が多くなっている歯並びをいいます。前歯のすき間が目立つことに悩みをもっている方も多いです。

治療

不正咬合の原因には、遺伝や癖によるもの、上下のあごの関係が悪いもの、永久歯の生え方に問題があるものなどがあります。

遺伝的には、あごの大きさ、歯の大きさ、形、数などが原因となります。それぞれのバランスに異常があると、不正咬合が起きます。

また、指をしゃぶるなどの癖、鼻の病気で、いつも口で息をすることが原因になることもあります。

また、永久歯が生えてくる前に乳歯が虫歯になったり抜けてしまったりすると、歯の生える位置に異常が起こります。また、永久歯が生える時期になっても乳歯が抜け落ちないで永久歯の生える邪魔をする乳歯の晩期残存も原因の一つとなります。

不正咬合を避けるために

不正咬合は遺伝的要因が関与する症例が多いのですが、指しゃぶりなどの習慣も大きな原因となるので、悪い習慣は早めにやめさせてください。

しかし、不正咬合が生じる最大の原因は乳歯のむし歯です。乳歯がむし歯になったり抜けたりして乳歯の幅が狭くなると、となりの歯が自然に動いてきて、乳歯の歯並びが乱れます。その結果、最初に生える永久歯（第1大臼歯）が正しい位置からずれて生えます。第1大臼歯の位置が異常になると、その後の永久歯の位置も狂い、乱れた歯並びをつくります。

このように、乳歯は物をかむ役目と同時に、次に生えてくる永久歯のためのスペースを確保する役目もしています。

乳歯をむし歯にしないことが不正咬合に対する最大の予防法です。そのためには、一般の歯科医院や小児歯科医院での早期の治療と定期的な診査を受けさせてください。定期的検査をしていれば、矯正治療が必要なことを歯科医師が発見してくれます。

不正咬合が発見されたら、矯正歯科専門医に矯正治療について相談をするのが最良の方法です。

（塩沢育己）

智歯周囲炎《ちししゅういえん》

智歯（親知らず）の歯周ポケットに汚れがたまり、感染して起こる炎症です。智歯の多くは、必要なすき間がなく、傾いて生えたり、生えきらないで歯肉におおわれています。そのため歯肉が傷ついたり、となりの歯との間に深いポケット（不潔の原因）をつくりやすく、それが原因で炎症を繰り返し、さまざまな症状を引き起こします。

症状・原因

人間の顎骨の進化（退化）よりも歯の退化が遅れているために、歯の生える場所が狭すぎてしまうことが原因で起こる病気で、20才前後の人を中心にかなり多くみられます。圧倒的に下あごに多く起こりますが、近年は上あごにも多くなってきています。

智歯の歯冠周囲粘膜が赤くはれ、痛みと膿が出てきます。はげしい痛みやはれで口が開かなくなり、のども痛く、ものを飲み込めなくなります。発熱や食欲不振、全身の倦怠感などの症状も続きます。

治療

抗菌薬や非ステロイド系消炎薬を投与し、うがいをして局所の清潔を保つようにします。さらに、かみ合わせの異常などの機械的な刺激をとり除きます。適切な治療を受ければ1～2週間で症状はなくなりますが、完治したわけではなく慢性期に入っただけなので、完治させるためには、強い炎症がおさまった時期に智歯を抜く必要があります。

（塩沢育己）

唾石《だせき》と唾液腺炎《だえきせんえん》

顎下部の腺がはれて、食事のとき舌の下に痛みがあったり、舌の下がはれて異物感があったり、また、さわると石のようなものにふれたりすることがあります。

口腔《こうくう》、咽頭には無数の小唾液腺があって、大唾液腺は三つ、耳下腺、顎下腺、舌下腺が、それぞれ1対ずつ、計六つあります。口腔内には腺から唾液を運ぶ管が開いていますが、これらの腺の炎症を唾液腺炎といい、腺やその管の中

入れ歯（義歯）の正しい知識

抜歯をしたときに、抜いた場所の歯槽骨が回復したら、なるべく早く義歯を入れましょう。

1本でも抜歯したままにしておくと、両隣の歯が傾いたり、反対のあごの歯が伸び出したりします。そのため、残った歯全体にすき間ができるなどの障害が起こり、かみ合わせも狂ってきます。抜けたまま長期間放置してはいけません。

●入れ歯の種類

入れ歯には、とりはずしができない固定性義歯《こていせいぎし》（ブリッジ、インプラント義歯）ととりはずしのできる可《か》撤性義歯《てっせいぎし》（部分入れ歯、総入れ歯）があります。

ブリッジは1～2本の歯が失われ、欠損部の前後に歯が残っている場合に使用されます。ブリッジは口腔内に装着されると、自分の歯のように使用できます。

部分入れ歯《ぶぶんいれば》（パーシャルデンチャー）は3歯以上歯が欠けた場合に使用され、残った歯に金属製のバネ（クラスプ）をかけて入れ歯を支えます。

総入れ歯《そういれば》（フルデンチャー）はすべての歯が失われた場合に使用され、支える歯がないため入れ歯は義歯と粘膜間に存在する唾液の吸着力に依存しています。

インプラント義歯は、歯が失われた部位のあごの骨に人工歯根《じんこうしこん》（下部構造）を埋め込み、それを土台として装着される義歯（上部構造）です。

インプラントは固定性の義歯で、維持力、装着感はとりはずしの入れ歯と比較して圧倒的に優れています。

インプラント治療の利点は、とりはずしの入れ歯と比較して義歯をしっかりと固定できることです。インプラント治療においては、残っている歯を削ったり、残っている歯に義歯を安定させるためのクラスプをかけたりすることはしません。

インプラント治療の欠点として、インプラントを埋め込むための手術

●ブリッジ

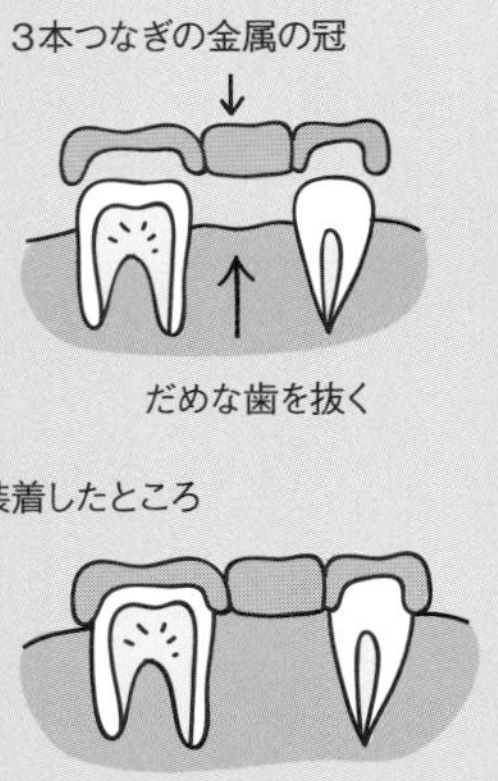

●部分床義歯

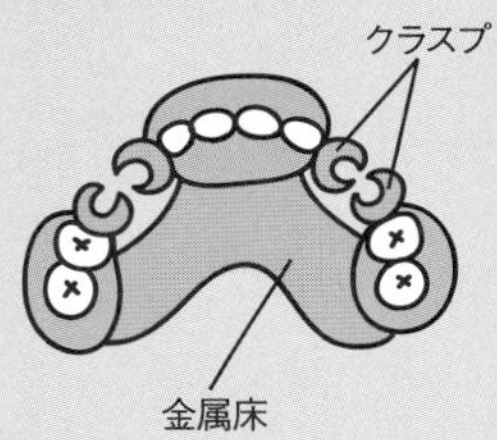

を受ける必要があり、全身状態がよくない場合には適用が難しいこと、治療期間が長いこと、治療費が高額であることがあげられます。また、人工歯根の埋め込み予定部に骨が十分にない場合には、治療が困難であることも欠点です。現在のインプラントは骨に結合するのですが、粘膜との結合が強くないため、天然の歯に比較すると感染に弱いこと、また、インプラント治療において問題が起きた場合には、その問題の解決が難しいことも欠点です。

●よい入れ歯のポイント

①痛むところはないか。
②十分かめるか。
③ガタガタせず、安定がよいか。
④発音がちゃんとできるか。
⑤口の中が、狭く感じないか。
⑥歯並び、歯の色は不自然でないか。

●入れ歯の手入れ法

固定性のブリッジや、インプラント義歯は自分の歯と同じように手入れします。しかし、人工物であるので、自分の歯より丁寧にみがく必要があります。

とりはずしの入れ歯が汚れていると、クラスプがかかっている歯がむし歯、歯周病になることがあります。入れ歯の手入れと同時に、自分の歯の清潔もいっそう心を配りましょう。

入れ歯の汚れは口臭症の原因にもなります。とりはずしの入れ歯を清潔に保つためには次の点に注意してお手入れしてください。

①普通の歯と同じように歯を一本一本丁寧にみがく。
②ピンクや金属の床の表や裏をしっかりみがく。
③歯にかかっている針金部もきちんとみがく。
④歯みがき粉はつけないか、ごく少量つけてみがく。

歯ブラシでみがかずに、義歯用洗浄剤に入れるだけでは細かい部分の汚れはとれませんが、ごしごし強くみがかないように注意しましょう。

入れ歯の手入れは左図を参考にしてください。

また、少なくとも年に1回は歯科医の定期検診を受けることも大切な心得です。どんなにぴったりした入れ歯でも、1年くらいですき間があいてきます。これは歯を失ったために、あごの骨が変化するせいで、人によって異なりますが、5年くらいで調節や修理では無理になることがあります。入れ歯の寿命は、ほぼ5年と考えてよいでしょう。

●生活上の注意

入れ歯をしたまま寝てはいけません。入れ歯によって、歯肉の粘膜にも、入れ歯を支えている健康な歯にも、相当な負担がかかっています。さらに、入れ歯を入れると唾液の分泌量が少なくなるので、細菌が繁殖しやすい状態となり、健康な歯まで失う原因になりかねません。

せめて寝ているときくらいは、入れ歯をはずして疲れた歯肉や残っている歯を休ませてください。

はずした入れ歯は乾燥しないように、水を張ったコップに入れておきます。水に義歯洗浄剤をとかしておくとよいでしょう。

また、グラグラする入れ歯をそのままにして、義歯安定剤を常用していると、あごの骨を変形させることさえあるといわれています。義歯安定剤はあくまで一時しのぎ。入れ歯がぴったり合っていれば安定剤は必要ないはずですから、すぐ歯科医に相談することです。

（塩沢育己）

●ブリッジの清掃

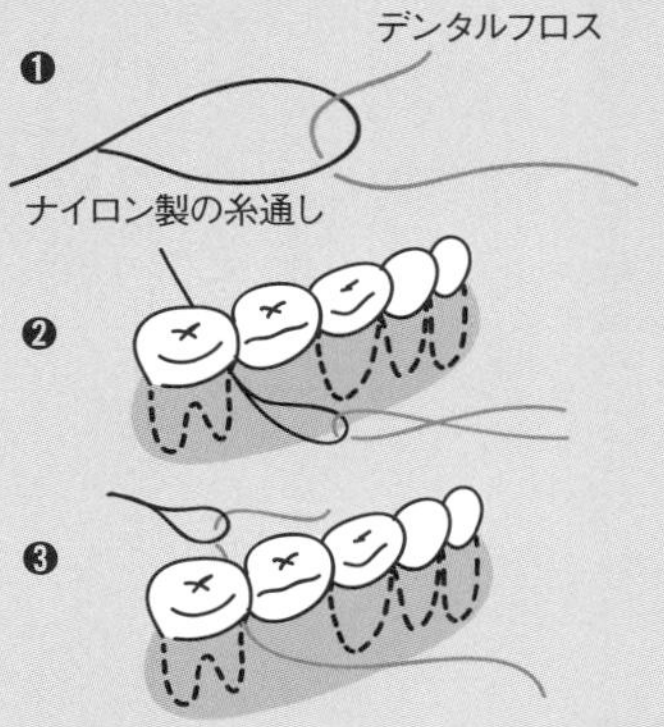

●入れ歯ブラシ

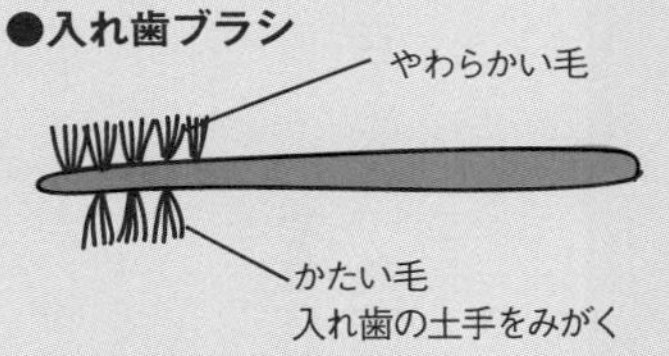

●入れ歯のみがき方

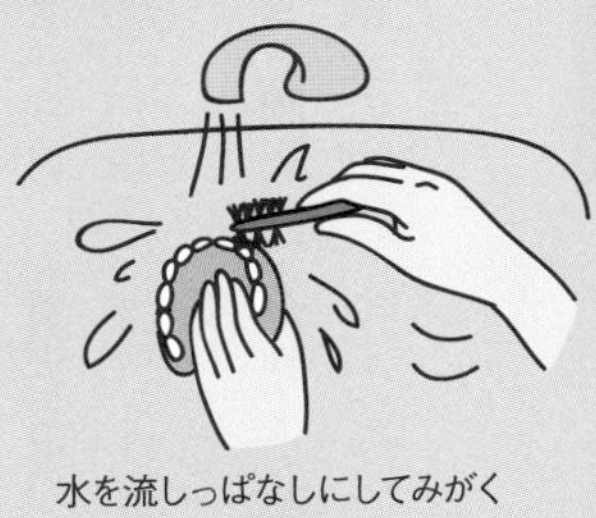

水を流しっぱなしにしてみがく

●入れ歯の持ち方

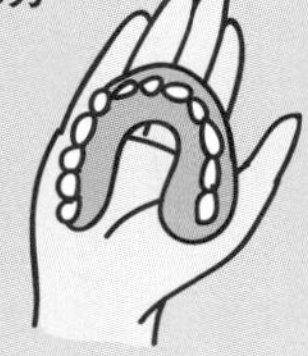

前歯はきゃしゃで、
壊れやすいので、
前歯に力がいかな
いように持つ

に石ができたものを「唾石」といいます。

唾石《だせき》

唾液やその管の中に、炭酸カルシウムやリン酸カルシウムなどの石ができるもので、顎下腺と顎下腺管に最もできやすいものです。

石が小さいうちは特に症状はみられませんが、ある程度大きくなると、食事のときなどに痛みを感じるようになります。

軽度のうちは、抗生物質などの内服でよくなることもありますが、大きいときは手術で摘出します。

唾液腺炎《だえきせんえん》

唾液腺のうち最も炎症を起こしやすいのが耳下腺で、**流行性耳下腺炎**（おたふくかぜ・P698参照）はよく知られています。小児が多くかかりますが、ウイルスが病原体と考えられ、一度かかると免疫ができます。

そのほか、**急性化膿性耳下腺炎**、**急性舌下腺炎**、**急性顎下腺炎**などの病気もあります。（八木聰明）

口臭が気になる人へ

口臭の原因には次のような場合が考えられます。

①ニラ、ニンニク、アルコール、タバコなどを摂取したあとや、空腹時。

②鼻や呼吸器、腎臓、肝臓の病気や糖尿病、口内炎の場合。

③むし歯や歯槽膿漏《しそうのうろう》などの歯の病気。

①は一時的なもの。②は原因となる病気を治療します。口臭の原因で最も多いものは③の歯の病気です。むし歯の穴にたまった食べかすが腐敗・発酵したり、歯槽膿漏が進むと血や膿が出ますが、血液や膿のたんぱく質が細菌の働きで分解されて、硫化水素などの悪臭物質ができるからです。ひどい口臭のほとんどは、進行した歯槽膿漏と考えてよいでしょう。

対策としては、むし歯の治療を受け、歯槽膿漏の場合は歯石除去、歯肉切除などの治療、さらに正しい歯のみがき方の指導を受けます。これは、むし歯と歯槽膿漏の予防にもなります。

入れ歯を使用している人は入れ歯の清掃にも注意を払いましょう。

また、以下のことは口臭予防に有効です。

①口を開いて呼吸する口呼吸をなおす。

②水分を摂取する。

③口をよく動かす。

④食事を抜かない。

⑤酒・タバコを減らす。

⑥強くうがいをし、口の中の粘膜や歯の表面についた細菌を洗い流す（水だけでも十分に洗い流せます）。

これらのほかに、実際には口臭がなくても「口臭があるのでは」と自分で思いこむ口臭ノイローゼ（自臭症）がありますが、この場合は精神的な原因が考えられるので、ひどい場合には心療内科の受診が必要なこともあります。（塩沢育己）

舌炎《ぜつえん》

舌の炎症で、**アフタ性舌炎**、**実質性舌炎**、**梅毒性舌炎**などがあります。舌が赤くはれたり、口臭を発したりし、重症のものでは痛みが強く、熱が出たり、食事がとれないようになるものもあります。

このようなときには流動食にするか、それも無理な場合は、点滴で栄養をつけるようにします。

治療は抗生物質など薬による治療がほとんどです。（八木聰明）

黒毛舌《こくもうぜつ》

舌の乳頭部分が長く伸び、角化して褐色になったり、黒くなったりするもので、味が変わったり舌が熱く感じたりします。抗生物質を長く使ったときなどにみられます。（八木聰明）

ひだ状舌《じょうぜつ》（溝状舌《こうじょうぜつ》）

先天性の奇形で、舌の表面に深い溝が多数あるものをいいます。一般に痛み、味覚異常などの症状はありません。（八木聰明）

口《こう》角《かく》炎《えん》

ビタミンB_2不足の状態での細菌感染が主な原因で、口の両側がただれて白くなったり、切れて痛んだりします。

症状・原因

上下のくちびるの合わさる左右両端が最初に乾き、亀裂が生じて出血したり、漿液《しょうえき》がにじみ出たりします。しだいにただれ、潰瘍《かいよう》をつくり、やがてかさぶたでおおわれ、白い瘢痕《はんこん》となって治っていきます。ウイルス感染の場合は、初期に水疱ができ、それがただれて、軽いかゆみや燃えるような熱感があります。いずれも、口を大きくあけようとすると痛みと出血があります。主な原因は連鎖球菌やブドウ球菌の感染ですが、そのほかウイルスなど多くの原因によって起こる症候群とされています。

また、歯が抜けたり欠けたり、不正咬合《こうごう》があったり、入れ歯アレルギーなどが誘因となることもあります。全身的にも過度の緊張、糖尿病、ビタミンB_2欠乏症、悪性貧血などがあると、口角炎になりやすくなります。抗生物質の連用で、真菌（カビ）感染症から口角炎を起こすこともあります。疱疹《ほうしん》ウイルスの感染でも、口唇疱疹《こうしんほうしん》の一症状として口角炎が起こります。

治療

痛むときには患部にハチミツ、ホウ砂《しゃ》グリセリンを塗り、全身的にはビタミン剤などを服用します。口角炎だけのときは自宅で治療できます。歯みがき、歯石除去、うがいなど一般的な口内の清潔に注意して、合わない入れ歯などの刺激を除くことも治療を早め、予防にもなります。カンジダ症、真菌感染症の場合や、原因となる病気がある場合には、それぞれの病気の専門医の診察を受けましょう。

普通の口角炎でも、症状が重いときには、内科、皮膚科、歯科、口腔《こうくう》外科、耳鼻科などで診察を受けましょう。

（塩沢育己）

口《こう》内《ない》炎《えん》

口内炎は口の中の歯ぐき、舌、くちびる、頬などにできる粘膜の炎症です。細菌感染、ウイルス感染、ビタミン不足などによっても起きますが、大半は歯や口の中にある歯や人工物が原因となります。

症状・原因

口の中に「とがった歯」「欠けた歯」があると歯肉、舌、くちびる、頬の粘膜などに機械的な刺激が生じ、それが原因で傷がつき口内炎が起きやすくなります。また、「歯並びの悪い歯」があると、舌や頬をかみ、かみ傷が口内炎となります。「歯に合わない詰め物、かぶせ物」や「合わない入れ歯」なども原因となります。

口内炎が起きると、食べ物がしみたり、口を動かしたときに痛みを感じたりと日常生活に不便を感じてきます。それらが長期的に続くと、「前がん病変（がんの一歩手前）」や「腫瘍」が発生する可能性があるといわれています。次の症状や場所がある場合には、歯科または口腔外科に相談してみてください。

①くちびる、頬、舌をよくかむ。
②「かみたこ」ができている。
③同じ場所に繰り返し口内炎ができる。
④1カ月以上治らない口内炎がある（通常は1、2週間で治る）。

治療

口内炎の原因と思われる条件を取り除くことが大切です。「とがった歯」がある場合にはとがった部位を丸め、みがいてもらいましょう。「欠けた歯」や「歯並びの悪い歯」がある場合には詰め物やかぶせ物で形態を修正してもらいましょう。「合わない入れ歯」は調節するか、作り直してもらいましょう。

口の中を清潔にするためにうがいをすることも有効です。

また、抗生物質の軟膏を塗布すると、治癒が早まります。

口内炎ができると、ビタミン不足が原因と思って、内科や耳鼻科を受診する方が多く見受けられますが、まず、歯科を受診することをおすすめします。（塩沢育己）

口角炎・口内炎の漢方療法

ここでは局所症状の強いものに用いる漢方処方を記載しておきます。

三黄瀉心湯《さんおうしゃしんとう》・黄連解毒湯《おうれんげどくとう》

炎症、充血が強く、のぼせやすく、便秘がちで、比較的体力のあるものに用います。便秘がない人には黄連解毒湯を用います。後者は口角炎・口内炎に繁用されます。

加減涼膈散《かげんりょうかくさん》

体質が虚弱な人で、炎症、疼痛《とうつう》は強いが、便秘せず、腹力のない人に用います。（矢数圭堂）

口角炎・口内炎のツボ刺激

口角炎、口内炎は胃腸の調子が悪いときにできやすいので、ツボ刺激は、病気の起こる口の周囲や口内のほかに、広い意味での消化器病の一つとしてとらえて治療します。

ツボは、口のきわで、左右の切れ目のところにあり、口角炎ができやすいところに位置する**地倉《ちそう》**が特効穴で、口内炎、舌炎などにもよく効きます。**承漿《しょうしょう》**も有効です。

この地倉を人さし指でていねいに指圧したら、合わせて、耳の前方にある**下関《げかん》**、のどぼとけの上方で、くびの横しわの中の**廉泉《れんせん》**、のど元の**天突《てんとつ》**も指圧するといっそう有効です。

次いで背中に移り、**大椎《だいつい》**を親指でしっかり指圧し、さらに**肝兪《かんゆ》**から**胃兪《いゆ》**にかけて上から下へていねいにマッサージをします。

そのあと、肝兪、**脾兪《ひゆ》**、胃兪のいわゆる胃の六ツ灸を、親指でしっかりと指圧します。

六ツ灸を指圧するときは、指の中節を曲げて、ツボに対して指先をまっすぐに立てて使う指ハリの手法をとり入れるとよいものです。こうして、消化器の異常を正常に戻すようにします。

腹部では、みずおちからへそ下へ、また脇腹へかけて、それぞれ矢印の方向になでさすったあと、**巨闕《こけつ》**、**中脘《ちゅうかん》**、**天枢《てんすう》**を両手を重ねて指圧します。また、**不容《ふよう》**、**期門《きもん》**も親指で指圧しておくとよいものです。最後に、胃経の**足三里《あしさんり》**も指圧して、口角炎の遠因となっている胃腸の機能をととのえます。

口角炎、口内炎には灸もよく、その場合は廉泉、天突、胃兪、中脘、天枢、脾兪、足三里からツボを選んで米粒大のもぐさを1日1回、3壮（回）すえます。子供や、皮膚が弱くてすぐ化膿するような体質の人は、温灸か知熱灸のほうがよいでしょう。いずれにしろ、根気よく続けて行うことが大切です。（芹澤勝助）

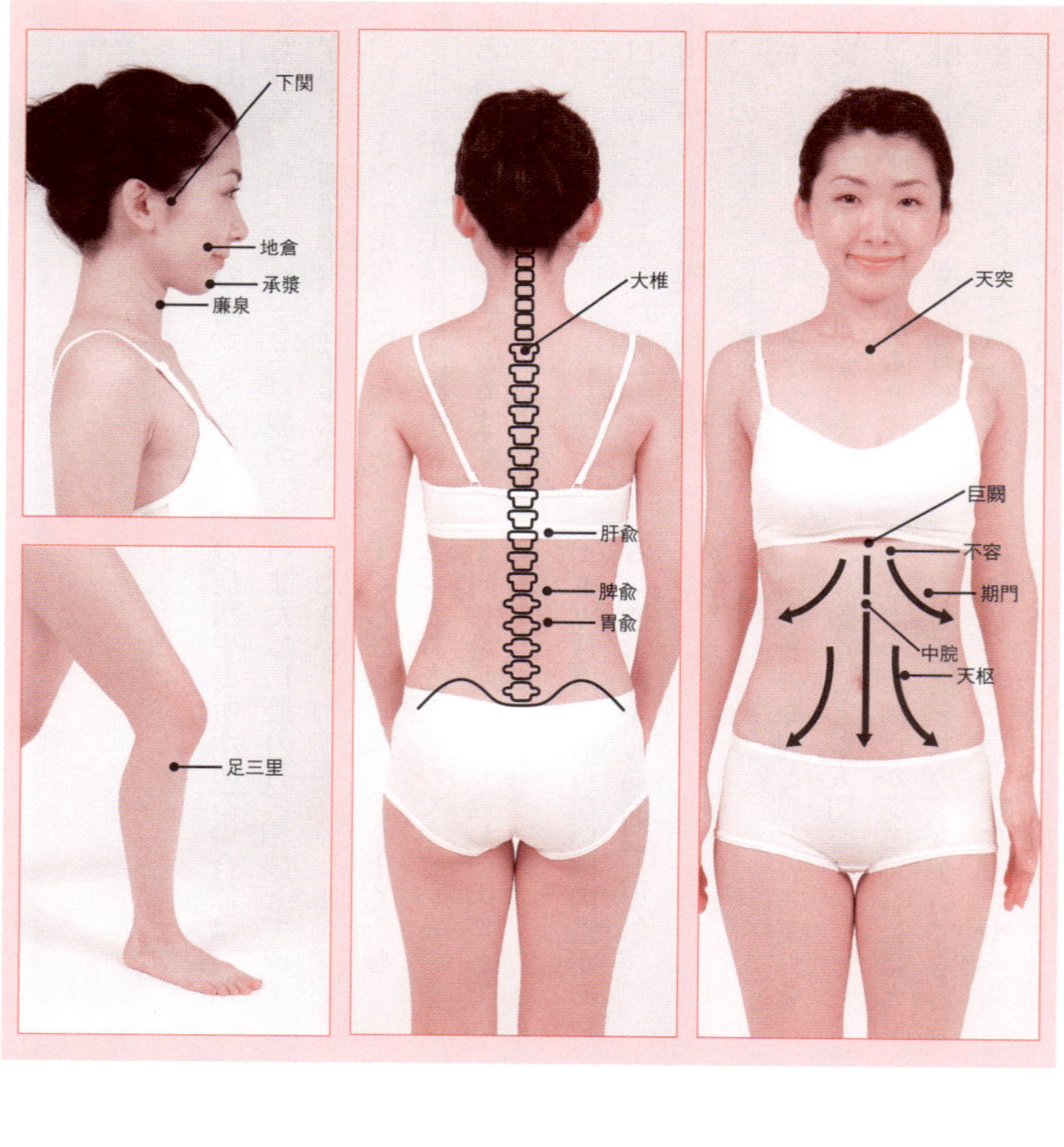

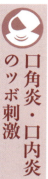

腎臓・尿管の病気

- 急性腎障害（ＡＫＩ）
- 急性腎炎症候群
- 急速進行性腎炎症候群
- 慢性腎臓病（ＣＫＤ）
- ＩｇＡ腎症
- ネフローゼ症候群
- 糖尿病腎症
- 腎硬化症
- 多発性嚢胞腎
- ループス腎炎
- 膜性腎症
- 透析治療と移植
- 腎結核（尿路結核）
- 腎盂腎炎
- 腎結石・尿管結石
- 腎腫瘍

腎臓・尿管の構造

腎臓《じんぞう》は、背中側の肋骨《ろっこつ》と腰骨の間に、左右ひとつずつある臓器です。右の腎臓はすぐ上に肝臓《かんぞう》があるため、左の腎臓より少し低い位置にあります。大きさは長径約12cm、短径約6cm、厚さ約3cm、重さは約150gで、形はそら豆に似ています。構造も、ちょうどそら豆の皮のように、全体を皮質がおおい、内側に髄質《ずいしつ》（腎錐体《じんすいたい》）、中心には腎盂《じんう》があります。

腎臓は血液中の老廃物を受けとって、体外に尿として排泄する役割をもっています。尿をつくっているのは皮質にある糸球体《しきゅうたい》と皮質と髄質にまたがる尿細管《にょうさいかん》です。糸球体は毛細血管のかたまりで、ボーマン嚢《のう》という袋でおおわれています。糸球体とボーマン嚢をまとめて腎小体《じんしょうたい》といいます。さらに腎小体と尿細管をまとめてネフロンといいます。ひとつの腎臓にネフロンは約100万個、左右合わせて約200万個あります。それらひとつひとつで尿がつくられています。つくられた尿は尿管を通って膀胱へ運ばれます。

心臓から送り出された血液は、大動脈から腎動脈を通って左右の腎臓に流れ込み、糸球体に入っていきます。血液は糸球体の毛細血管を通過する間に濾過《ろか》されます。赤血球や白血球など、血液細胞やたんぱく質分子などの大きな分子の成分は血液中に残り、小さな分子の成分と水分は、ボーマン嚢にしみ出します。その量は1日約150ℓで、これが尿の原料となる原尿（濾液）です。原尿は近位尿細管で電解質、アミノ酸、ブドウ糖など、体に必要な成分と水分が一緒に再吸収され、さらに遠位尿細管でカルシウム、ナトリウムと水分が再吸収されます。その結果、実際に尿として排泄されるのは原尿のわずか1％の約1.5ℓで、腎盂から尿管を通って膀胱へ送り出され、尿として排出されます。

腎臓・尿管の働き

人の体は60％以上が水でできています。腎臓は体を構成する水分（体液）の状態をいつも同じ状態に維持するために働いています。

そのひとつが血液中の老廃物、有害物質の除去です。尿を排泄することにより、体内の水分量も一定に保たれています。同時に筋肉の収縮・弛緩《しかん》、さまざまな組織の複雑な作用が順調に行われるために大切な電解質の調節も行われています。

ほかにも、腎臓には血液中のpHを弱アルカリ性に保つ働きがあり

腎臓の断面

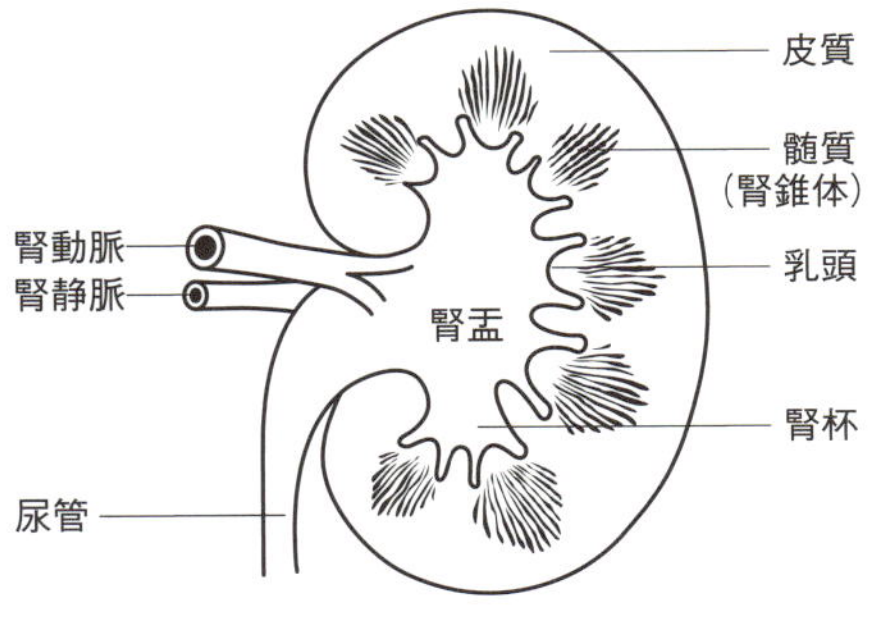

ネフロンの構造

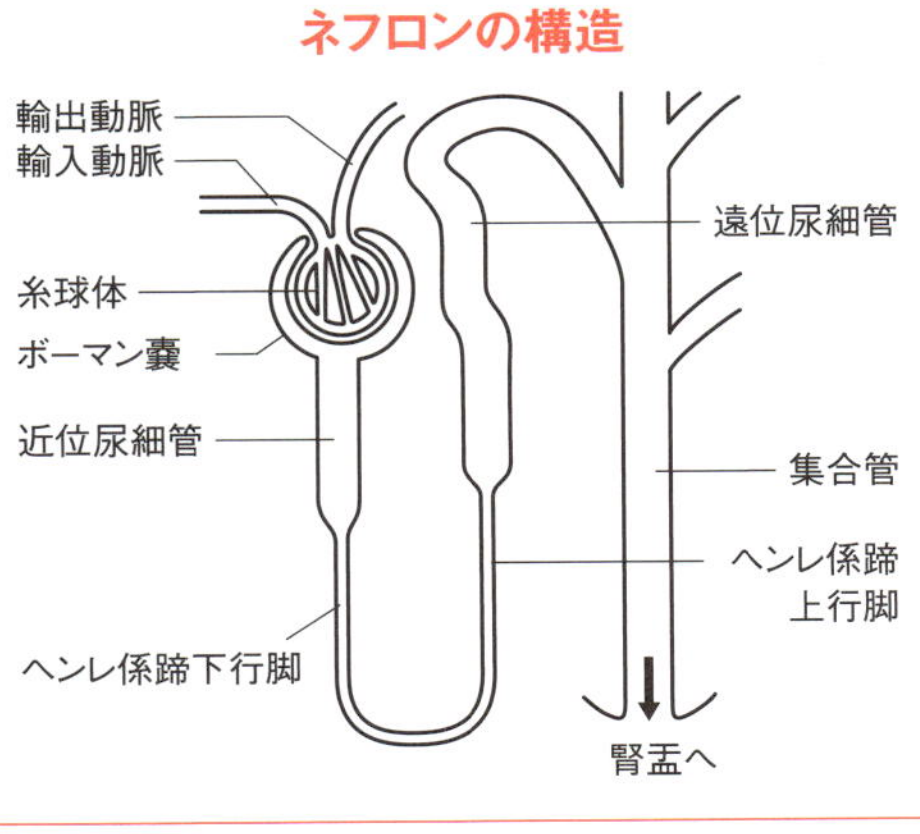

ます。食べ物を代謝する過程で、酸性の物質ができますが、尿がつくられる過程で血液中のpHが調整されるため、人の体の血液中のpHは常に7.40±0.05に保たれています。

また、腎臓では赤血球をつくるために必要なエリスロポエチンをはじめ、血圧上昇作用をもつレニン、血圧低下作用をもつキニンなど、さまざまなホルモンがつくられています。骨の強化に必要なビタミンDの活性化も腎臓の働きのひとつです。

尿管は蠕動《ぜんどう》運動により尿を腎臓から膀胱まで送る働きをしています。

腎臓病とは

腎臓病とは、腎臓の糸球体や尿細管が破損することで、腎臓の働きが悪くなる病気です。原因となる病気の種類によって腎臓自体に病気を生じる原発性（一次性）と腎臓以外に原因がありその結果としての続発性（二次性）、さらに病気の発生と進展の違いにより急性と慢性に分けられます。

原発性の腎臓病は、腎臓自体になんらかの障害が起こり、腎機能が低下する腎臓病をさします。糸《し》球体腎炎《きゅうたいじんえん》や間質性腎炎《かんしつせいじんえん》などが原発性の腎臓病です。続発性の腎臓病は腎臓以外の病気が原因になっているものをさし、糖尿病腎症《とうにょうびょうじんしょう》、腎硬化症《じんこうかしょう》などがあります。

急性と慢性の違いについて説明します。急性の腎臓病は、症状が出てから短い期間で腎臓の機能が低下し、尿が出なくなるほど悪化するものの、適切な治療によって改善し、回復することも可能な腎臓病で、総称として急性腎障害《きゅうせいじんしょうがい》（ＡＫＩ）といいます。急性糸球体腎炎が代表的ですが、けがや手術で一時的に腎機能が低下して起こることもあります。

慢性の腎臓病は病状が徐々に進行するもので、慢性腎臓病《まんせいじんぞうびょう》（ＣＫＤ）と総称します。かなり進行するまで自覚症状は出ません。原因となる病気には、慢性糸球体腎炎、糖尿病腎症、腎硬化症、多発性嚢胞腎《たはっせいのうほうじん》などがあります。また、急性糸球体腎炎など、最初は急性だったものの回復することができず、慢性へと移行する場合もあります。たんぱく尿や血尿が3カ月以上続く場合や画像診断上の異常がある場合、および腎臓の機能が60%以下（もしくはＧＦＲ値が60㎖／分／1.73㎡未満）の状態が3カ月以上続く場合、慢性腎臓病と診断します。

●何科に行ったらよいか

この項の病気は主に内科、腎臓内科を受診しますが、病気によっては泌尿器科など他科の受診が必要になります。

（石橋由孝）

急性腎障害《きゅうせいじんしょうがい》（ＡＫＩ）

急性腎障害は数時間から数日間で急激に腎機能が低下する状態の総称です。

原因により症状はさまざまですが、むくみ、尿量減少、食欲低下、全身倦怠感など、腎機能がかなり低下したときにみられる尿毒症の症状が起こります。救急医療を必要とし、早急に原因を突き止め、その治療を行うとともに、場合によっては一時的に透析療法などの治療を行う必要があります。

腎機能の回復は原因となる病気や合併症の有無により異なりますが、適切な治療をすれば、回復することができます。ただし回復せず慢性腎臓病に移行する場合もあります。

原因

急性腎障害は、全身疾患のため腎臓への血流が低下する場合（腎前性）、腎臓自体に原因がある場合（腎性）、下部の尿路（尿管・膀胱・尿道）に原因がある場合（腎後性）に分けられます。

腎前性は事故や手術によるショックや脱水症、大量出血など、うっ血性心不全、肝硬変、腎動脈狭窄症《きょうさくしょう》などが原因で起こります。

腎性は、腎臓の血流障害、糸球体腎炎（急性糸球体腎炎、急速進行性糸球体腎炎、ループス腎炎など）、尿細管・間質疾患（急性間質性腎炎、腎盂腎炎の急性増悪、薬剤による急性尿細管壊死《えし》など）が原因です。

腎後性は、両側尿管の閉塞《へいそく》、膀胱・尿道の閉塞、骨盤内腫瘍《しゅよう》などが原因です。

（石橋由孝）

急《きゅう》性《せい》腎《じん》炎《えん》症《しょう》候《こう》群《ぐん》

急性腎炎症候群は、急性に経過し、頭痛や食欲不振、むくみ、血尿やたんぱく尿などが認められる炎症性の症候群です。多くは、上気道の感染症である扁桃炎や咽頭炎などにかかったあとで、糸球体に炎症が起こる急性糸球体腎炎によるものです。患者の7割が20才以下で、特に4～6才の小児に多く、年齢が高くなるにつれて発症率は低くなります。男児のほうが女児より多い傾向があります。早い段階で適切な治療を行えば完治し、後遺症の心配もありません。多くの場合1年以内におさまりますが、まれに慢性腎臓病に移行することもあるので注意が必要です。

症状・原因

発熱、頭痛、のどの痛み、吐きけ、赤い湿疹などの症状が出てから10～14日後に発病し、食欲不振、むくみ、血尿、たんぱく尿、高血圧などの症状がみられます。特に血尿は患者の約半数に起こりますが、肉眼でわかる血尿は発病から数日ないし数週間で消えていきます。その後、微量の血尿、たんぱく尿は数カ月から1年で消えます。むくみは、特に目のまわりに起こるのが腎炎の特徴的な症状ですが、下肢や男性の場合は陰嚢《いんのう》にも生じ、場合によっては腹水や胸水がたまることもあります。多くの患者が高血圧を起こしますが、腎炎がよくなることで、高血圧も解消されます。

急性腎炎症候群の原因の多くは溶血性連鎖球菌の感染ですが、ブドウ球菌、肺炎球菌、ウイルスなども原因となります。猩紅熱《しょうこうねつ》、亜急性細菌性心内膜炎、化膿性の疾病、膠原病《こうげんびょう》、リウマチ熱、インフルエンザ、肺炎などがきっかけとなり、1～3週間の潜伏期間のあと、発症する場合もあります。また、半月体形成性糸球体腎炎、膜性増殖性糸球体腎炎、ループス腎炎、IgA《アイジーエー》腎症などの病気でも起こることがあります。

治療

急性腎炎症候群の治療は自覚症状にかかわらず1～2カ月は入院、自宅療養で安静にし、浮腫や腎機能障害が認められるときは、水分、塩分、たんぱく質を制限します。薬物治療は細菌が原因の場合は抗生物質、高血圧には降圧薬、むくみには利尿薬を用います。予後は良好で、ほとんどの場合慢性化することなく回復しますが、回復しても1年くらいは過激な運動などを避けなければなりません。

（石橋由孝）

尿毒症とは

慢性腎臓病が進行して、末期の腎不全に至ると、血液中の老廃物を排泄できなくなります。これらの老廃物が蓄積する結果生じる症状を尿毒症といいます。

症状としては、吐きけや嘔吐、呼吸困難、倦怠感、むくみ、めまいなどさまざまで、わかりにくいことも多いと思います。尿毒症物質そのものではありませんが、血液検査で尿素窒素やクレアチニンなどの値を参考に診断します。

検査では、造血ホルモンの産生障害による貧血や骨代謝の障害により、カルシウムやリンのバランスがくずれます。ほうっておくと生命にかかわるため、専門医の診断を受けたうえで、血液透析など適切な治療を行う必要があります。（石橋由孝）

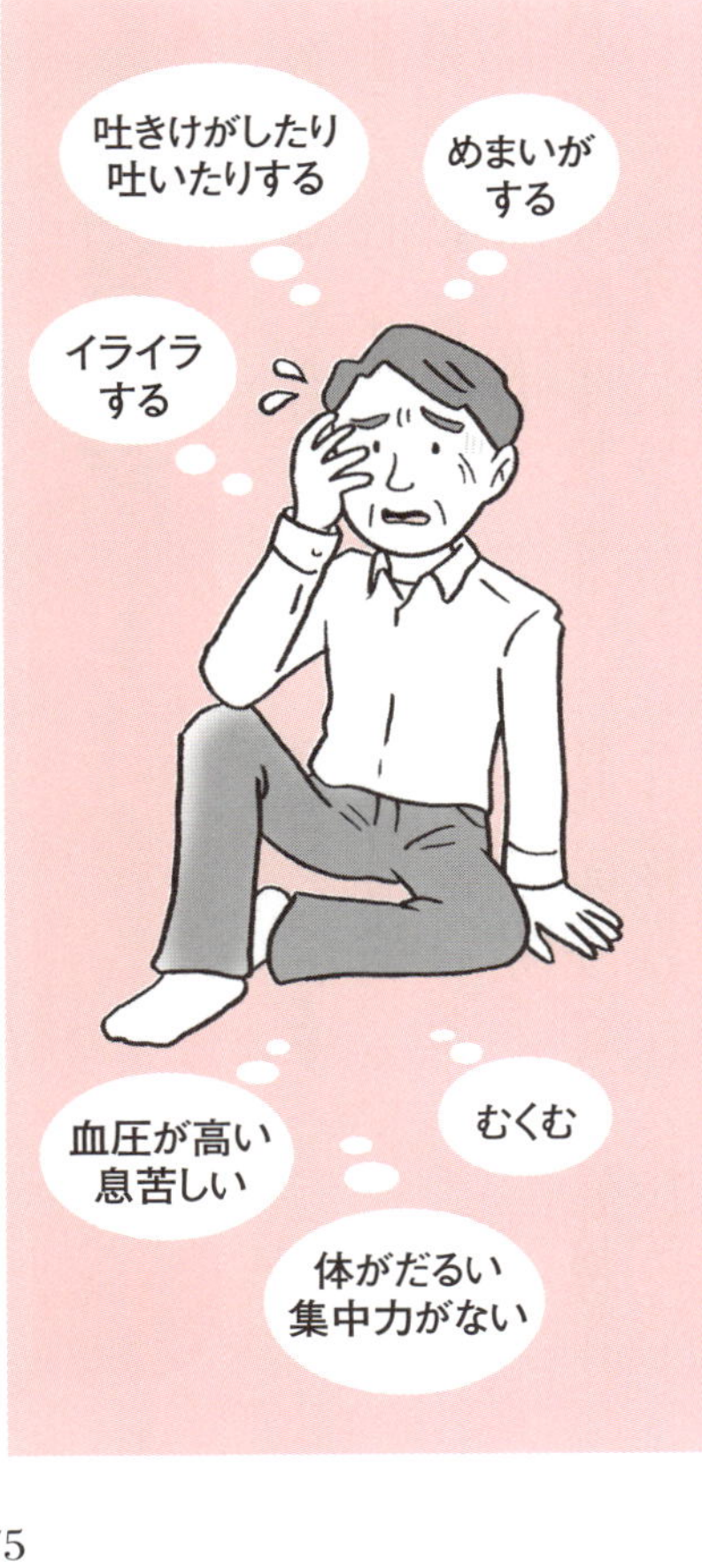
吐きけがしたり
吐いたりする
めまいが
する
イライラ
する
むくむ
血圧が高い
息苦しい
体がだるい
集中力がない

急《きゅう》速《そく》進《しん》行《こう》性《せい》腎《じん》炎《えん》症《しょう》候《こう》群《ぐん》

たんぱく尿、血尿、貧血などがあり、数週間から数カ月の経過で急速に腎不全へと進行する症候群のことを、急速進行性腎炎症候群といいます。適切な治療をしないと、多くの場合、末期腎不全に至ります。直接の原因になる病気は、半月体形成性糸球体腎炎、あるいは膜性腎症やIgA《アイジーエー》腎症などの半月体形成を伴う糸球体腎炎、急性間質性腎炎などです。直接関係はないけれど、二次的な原因として、全身性エリテマトーデス、悪性腫《しゅ》瘍《よう》、悪性高血圧、関節リウマチ、感染症、薬剤性などがあります。

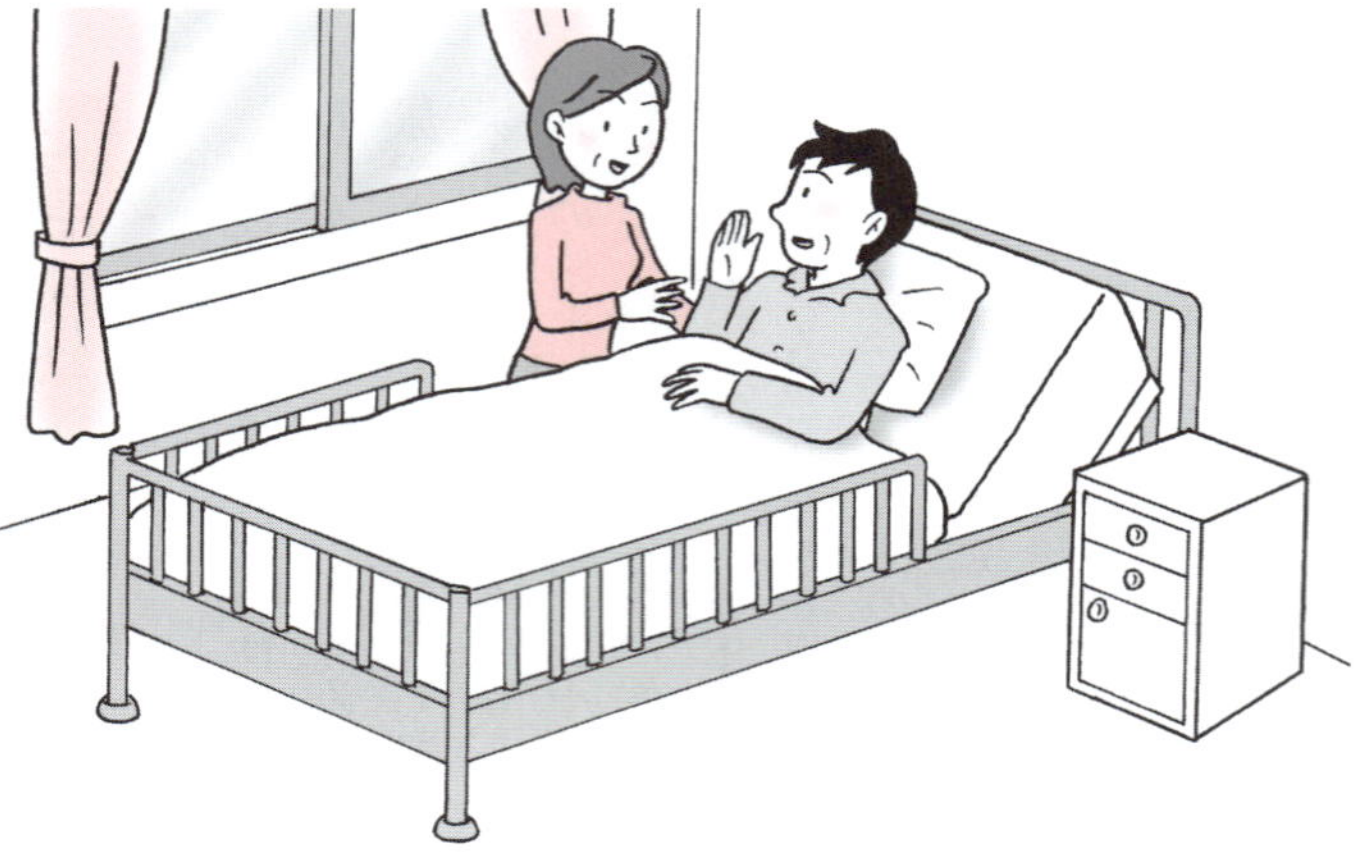

症状

全身の倦怠感、微熱、食欲不振などの症状が起こり、上気道炎などの感冒や感染症などの症状が出ます。また、短期間に体重減少が起こることもあります。

治療

原因となる病気や病態で異なりますが、ステロイド薬、免疫抑制薬、透析療法などの治療が行われます。

（石橋由孝）

慢《まん》性《せい》腎《じん》臓《ぞう》病《びょう》（CKD）

慢性腎臓病（CKD）とは、尿検査でたんぱく尿など腎臓病の異常が3カ月以上続く場合、腎臓の機能が60％以下（もしくはGFR値が60mℓ／分／1.73㎡未満）が3カ月以上続く場合、このいずれかあるいは両方を満たす場合は慢性腎臓病です。糸球体濾《ろ》過《か》値とは、1分間に血液が糸球体を通過する量のことで、数値が小さくなるほど、腎臓の機能が低下していることを示します。わが国では、成人の8人に1人が慢性腎臓病の疑いがあるといわれています。

慢性腎臓病は腎機能の状態によりG1からG5まで6つのステージに分類されます。分類は糸球体濾過値が基準になります。G2までであれば、適切な治療と生活改善により、腎機能が正常な状態に戻る可能性もあります。G3以上に進行しても、血圧とたんぱく尿のコントロールをすれば、さらなる悪化を防ぐことができます。慢性腎臓病は早期発見、早期治療が最も重要な病気といえます。

慢性腎臓病の原因疾患には、糖尿病腎症、腎硬化症、多発性嚢《のう》胞《ほう》腎などがあります。また、IgA《アイジーエー》腎症、ループス腎炎、膜性増殖性糸球体腎炎などは、急性腎障害として発症することもありますが、早急に適切な治療をしない場合には腎機能が回復せず、慢性腎臓病へと移行することもあります。

症状・経過

慢性腎臓病は、初期はほとんど自覚症状がありません。ステージG1では少量のたんぱく尿（排出されるたんぱく量が1日0.2g以上）が認められるものの腎機能は正常に働きます。ステージG2になると軽度の腎機能低下が認められますが、腎臓病とわかる自覚症状はほとんどありません。発見はかぜ症状の受診、健康診断等で検査をし、たんぱく尿、血尿が指摘され発見されることがほとんどです。

ステージがG3以降になると、慢

性腎不全への進行が早くなり、治療をしても失われた機能が戻ることはありません。腎臓の機能が低下してくると、たんぱく尿、血尿、むくみ、高血圧、尿量の増加などの症状が出て、さらにG4以降の腎不全期になると、体内の老廃物が尿中にきちんと排泄できなくなることで、だるさ、吐きけ、食欲不振、頭痛、呼吸困難、貧血などの尿毒症の症状が出てきます。高血圧や、尿量がふえることによる脱水は、腎機能の低下を促進させます。また血液中に老廃物がたまることで起こる高窒素血症も糸球体に負担をかけるため危険です。腎機能低下を抑える治療とともに、これらの症状に対処する治療を行うことが必要です。

危険因子

慢性腎臓病の危険因子としては年齢（加齢）、家族歴、過去の健診で尿異常や腎機能異常を指摘された人、肥満をはじめ、脂質異常症、高血圧、耐糖能異常（糖尿病予備群）、糖尿病などメタボリックシンドロームの人、非ステロイド性消炎鎮痛薬など腎毒性が指摘されている薬を常用している人、急性腎不全の既往歴のある人、膠《こう》原病《げんびょう》、感染症、尿路結石がある人、喫煙者などがあげられます。特に高血圧は腎臓の血管に負担をかけ、腎硬化症をはじめ、さまざまな腎臓病を進行させる原因になります。血管障害である糖尿病も腎臓の血管に負担をかけて糖尿病腎症を進行させるので、糖尿病予備群の人は生活改善を心がけ、糖尿病にならないように予防し、糖尿病の人は血糖と血圧のコントロールをして腎臓に負担をかけないようにすることが大切です。

治療

慢性腎臓病の治療はステージG2以上では、原疾患の治療のための薬物療法と生活習慣の改善による予防のための治療を行います。G3a以上に腎機能が低下した場合は食塩制限や肥満の改善などの食事療法を中心に行います。食事療法では、十分なカロリーと水分の摂取をしながら、食塩制限、たんぱく質制限、リン・カリウムの制限を行うことが基本です。薬物療法では、腎不全を治す薬はありません

腎臓の働きの程度と治療の目安

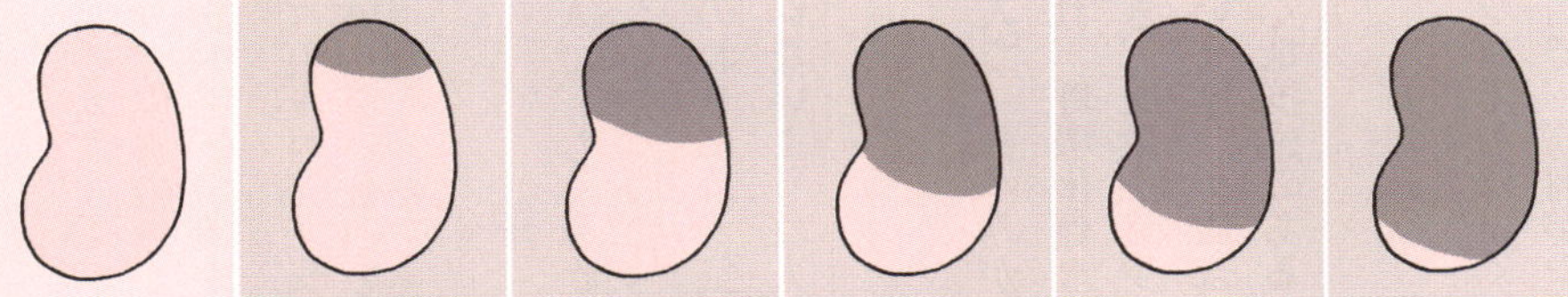

	G1	G2	G3a	G3b	G4	G5
eGFR値※	90以上	89～60	59～45	44～30	29～15	15未満
腎臓の働きの程度	正常	軽度低下	軽度～中等度低下	中等度～高度低下	高度低下	末期腎不全
治療の目安		原疾患の治療と生活習慣の改善 →	→	→	→	→
			食塩制限や肥満の改善など食事療法 →	→	→	→
					透析・移植について考える	透析・移植の準備

腎臓病の重症度は、腎臓の働きの程度と、糖尿病や高血圧などの腎臓病のもとになっている病気、尿たんぱくの状態を合わせて評価します。
※eGFR…血清クレアチニン値。年齢、性別を用いてeGFR（推算糸球体濾過量）を算出し、腎臓病の指標として使用します。
参考：日本腎臓学会「CKD診療ガイド2012」

が、腎機能の低下を防ぐため、高血圧の場合は降圧薬や利尿薬など血圧をコントロールする治療を行い、体内にたまるリン、カリウムを吸着する薬、進行を遅らせるためにステロイド、免疫抑制剤などを使います。日常生活では過度な運動、長時間労働などは避け、ストレス、疲れをためないように心がけます。

腎臓病を薬で治す手段はないため、G5の末期腎不全期に入り、尿毒症の症状が顕著になってきたら、腎臓の働きを補う透析療法（血液透析、腹膜透析）、腎移植を検討します。（石橋由孝）

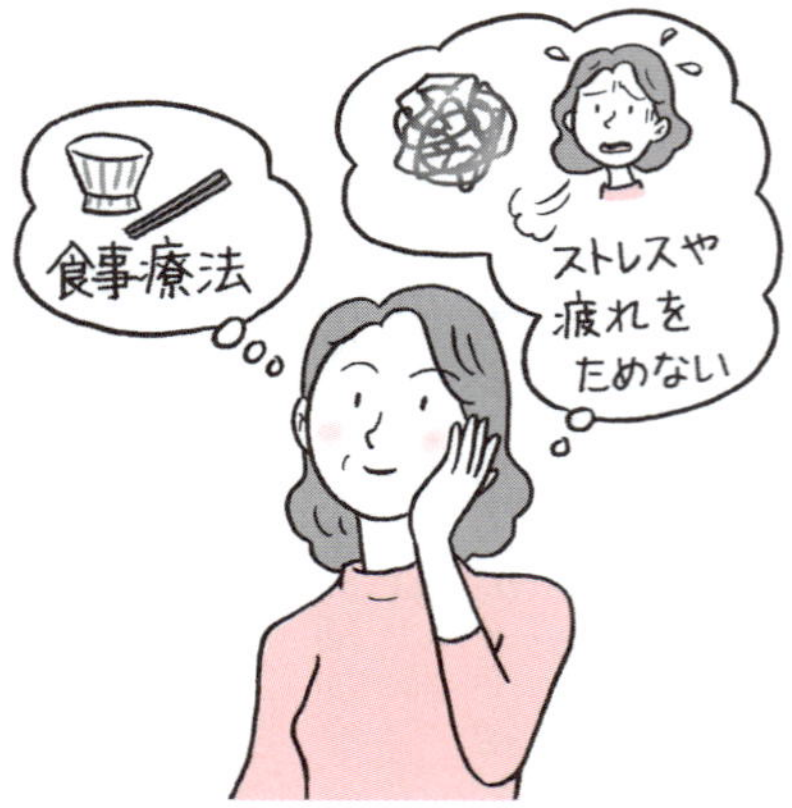

慢性腎臓病（ＣＫＤ）の漢方療法

漢方では腎炎やネフローゼは水毒の一種と考えて、それに適した処方を用いて治療を行います。

五苓散《ごれいさん》

体力が中等度の人で、口渇《こうかつ》と尿量の減少、発汗、むくみがあるときに用います。むくみがない場合にも用いてよいものです。この処方は、利尿剤として、腎疾患全般に、病期を問わず広く応用されます。

小柴胡湯加黄連茯苓《しょうさいことうかおうれんぶくりょう》

体力が中等度の人で、上腹部が張って苦しく、口が粘ついたり苦しかったりして、舌苔《ぜったい》があり、微熱や悪心《おしん》、食欲不振などを訴え、たんぱく尿が出てくるものに用います。症状によっては、小柴胡湯と五苓散《ごれいさん》を合方したもの（柴苓湯《さいれいとう》）を用いる場合もあります。

八味丸《はちみがん》

下半身がだるくて、脱力感があり、むくみ、口渇、夜間の頻尿などが認められ、たんぱく尿、高血圧を主訴とするものに用います。胃腸の弱い人には適しません。

分消湯《ぶんしょうとう》

体力が中等度以上の人で、むくみが強く、腹水が著明で腹部が膨《ぼう》満《まん》して、しかも弾力があり、尿の出が悪いときに用います。

補気建中湯《ほきけんちゅうとう》

むくみ、腹水が長引いて、高度のたんぱく尿があり、皮膚の色が蒼白で、筋肉の締まりがなくブヨブヨしており、指で圧迫すると陥没がなかなか元に戻らないものを目標に用います。

導水茯苓湯《どうすいぶくりょうとう》

体力が中等度の人で、むくみがひどく、熟したウリのようにはれ、尿量が少ない症状のわりには、気力があまり衰えていないような人に用います。

木防已湯《もくぼういとう》

体力が中等度の人で、むくみがあり、動悸、息切れ、呼吸困難などを訴え、口が渇き、尿量が減少しているものに用います。上腹部が板のようにかたく抵抗感のあることが目標です。

防已黄耆湯《ぼういおうぎとう》

妊娠腎や妊娠ネフローゼによく用いられます。色白で、筋肉がやわらかく、水太りの体質で、疲れやすい、汗が出やすい、尿の出が少ない、下腹にむくみがあり、腰から下がなんとなく重く感じられる、などといった症状があることが目標です。

柴胡加竜骨牡蠣湯《さいこかりゅうこつぼれいとう》

体力がある人で、むくみはないが、血圧が高く、肩こり、動悸、息切れ、便秘を訴え、胸部圧迫感、尿量の減少するものに用います。（矢数圭堂）

慢性腎臓病（ＣＫＤ）のツボ刺激

腎炎で体がむくんできた場合、腰の**腎兪《じんゆ》**、臀部の**膀胱兪《ぼうこうゆ》**、体の前面ではへその上の**水分《すいぶん》**、へその横の**天枢《てんすう》**、足の**復溜《ふくりゅう》**、足底の**湧泉《ゆうせん》**がむくみをとる名穴です。

腰の腎兪や膀胱兪は、左右の親指であまり強すぎないように、ゆっくりと指圧します。腹部の水分や天枢は四指でゆっくり指圧し、足の復溜や湧泉は親指で押しもみします。

復溜は磁気粒をはり、湧泉は金づちか握りこぶしで、リズミカルに片足3～5分ずつたたくのもよいでしょう。（芹澤勝助）

Ｉ《アイ》ｇ《ジー》Ａ《エー》腎《じん》症《しょう》

たんぱく質の一種である免疫グロブリンのひとつＩｇＡが腎臓の糸球体に沈着することで炎症が起こり、徐々に糸球体の濾《ろ》過《か》機能が低下する病気です。ほとんどの場合、初期は無症状で腎機能も正常ですが、まれにむくみや高血圧など急性腎炎の症状があらわれることもあります。多くの場合、健康診断で血尿やたんぱく尿が出ていることから発見されます。また、ＩｇＡ腎症の約半数の人で、血清ＩｇＡ値が315㎎／dℓ以上になっています。

慢性に進行していくことが多く約20年でＩｇＡ腎症になった人の40％が慢性腎臓病の末期腎不全に移行するといわれています。日本人を含めたアジア人に多い病気です。

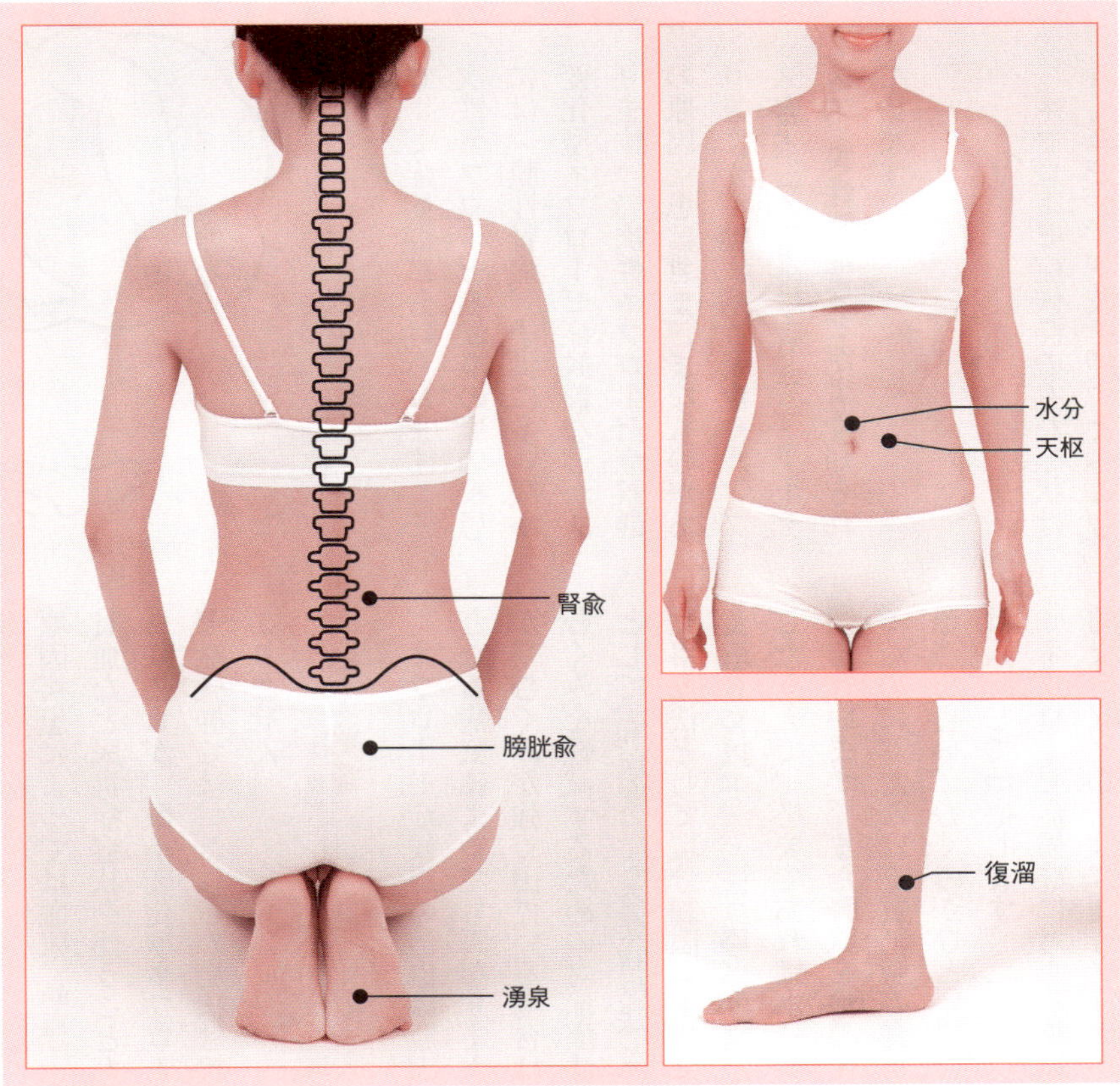

原因・症状

なぜＩｇＡが沈着するのか原因はわかっていませんが、慢性扁桃腺炎などの上気道感染が関係しているのではないかと考えられています。初期は無症状ですが、病気の進行とともに血尿とたんぱく尿が増加し、同時に血圧も上昇して腎機能が低下していきます。

治療

治療は、副腎皮質ステロイド薬の投与、扁桃腺の摘出手術、ＡＣＥ阻害薬、ＡＲＢ、抗血小板薬の投与などがあります。（石橋由孝）

ネフローゼ症《しょう》候《こう》群《ぐん》

ネフローゼ症候群は、腎臓の濾《ろ》過《か》装置である糸球体の異常が原因で、たんぱく質が持続的に尿から出ていってしまうため、血液中のたんぱく質が低下し、低たんぱく血症となり、その結果、むくみや脂質異常症が生じる症候群です。尿検査と血液検査で、尿たんぱくが1日3.5ｇ以上、血液中のアルブミン濃度が3.0ｇ／dℓ以下の場合、ネフローゼ症候群と診断されます。むくみや脂質異常症のほかに、血液凝固異常、免疫不全などの症状が生じます。ネフローゼ症候群は原因となる疾患によって、腎臓そのものの病気が原因で起こる一次性ネフローゼ症候群、腎臓病以外の病気が原因となる二次性ネフ

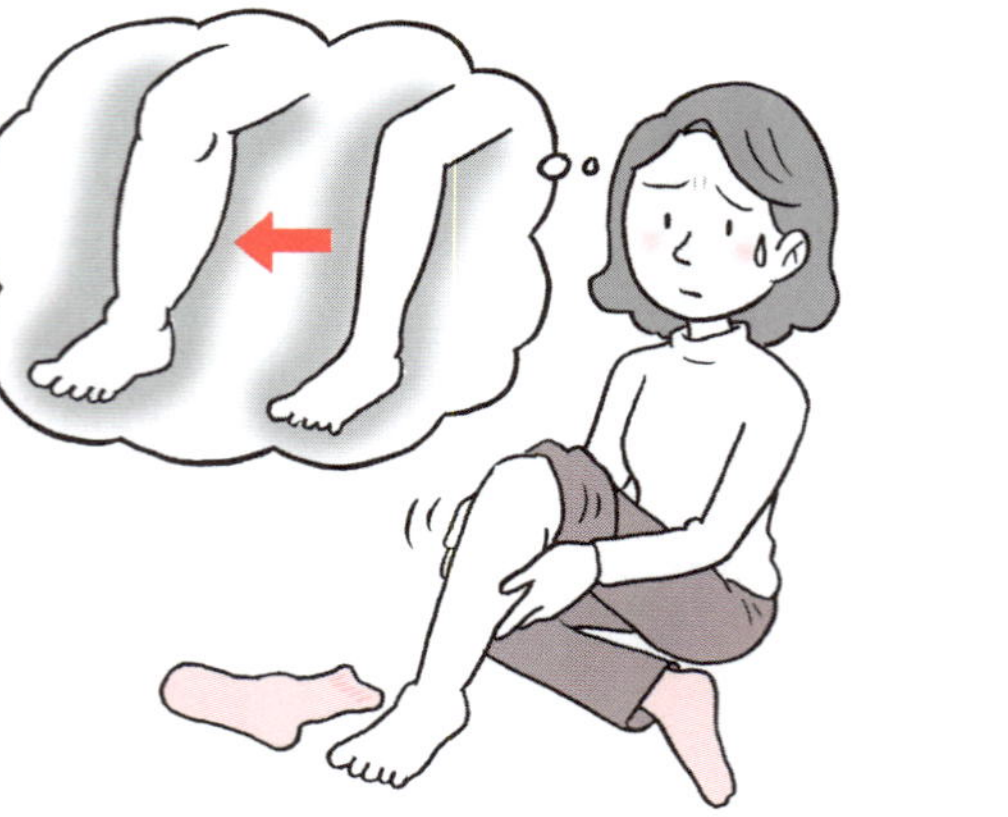

ローゼ症候群に分けられます。一次性ネフローゼ症候群の原因疾患には、膜性腎症、子供に多い微小変化型ネフローゼ症候群などがあります。二次性ネフローゼ症候群の原因疾患はさまざまなものがありますが、糖尿病性腎症やループス腎炎（全身性エリテマトーデス）、膜性腎症などがよく知られています。

原因・症状

ネフローゼ症候群の主な症状はむくみです。下肢を押すとへこむ程度のむくみ、朝起きたときに、まぶたや顔が重く感じるむくみなどが起こり、ひどくなるとむくみが全身に広がり、体重が増加します。さらに胸水や腹水がたまるようになり、せきや痰が出て、呼吸が苦しくなります。皮膚蒼白、食欲低下などの症状も起こります。原因疾患によっては血尿、高血圧、貧血など尿毒症症状を伴うこともありますが、微小変化型ネフローゼ症候群では、これらの症状は起こりません。

診断・治療

ネフローゼ症候群の治療は原因となる病気によっても異なりますが、むくみが強く出ている場合はむくみを軽減するための対症療法として、利尿薬による薬物療法と、食事療法として塩分制限（1日に食塩6g以下）、毎日体重を測定したうえで、必要であれば水分制限を行います。また腎臓を保護するために、たんぱく質制限の食事療法を行い、むくみがひどい場合は入院して治療します。

ネフローゼ症候群に対する積極的な治療としては、副腎皮質ホルモン剤（ステロイド剤）や免疫抑制剤が使われます。副腎皮質ホルモン剤は症状が改善したら徐々に減量していきます。急激に減量すると再発を起こしやすくなるので注意が必要です。また副腎皮質ホルモン剤には高血圧、胃潰瘍《かいよう》などの副作用もありますが、投薬を中止することで回復します。ステロイド剤で検査値が正常値に戻り、むくみやたんぱく尿などの症状がおさまっても、3年間くらいは再発する可能性が高いため、治癒ではなく寛解《かんかい》といって、注意が必要です。

副腎皮質ホルモン剤で効果が得られない場合は、免疫抑制剤が使われます。

生活面では安静と保温に留意し、塩分と水分摂取を控え、特にむくみがひどいときの水分摂取は前日の尿量程度に抑えることです。

（石橋由孝）

ネフローゼ症候群の漢方療法

P478「慢性腎臓病（CKD）の漢方療法」参照。

ネフローゼ症候群のツボ刺激

ツボ刺激は、むくみをとり、消化器症状をやわらげて、全身の抵抗力を高め、腎臓の機能を回復させることを目的に行います。

むくみをとるには、前項の慢性腎臓病を参照してください。ここでは、次のような症状がある場合のツボ刺激を紹介します。

●吐きけ・消化器症状に

吐きけや消化器症状をやわらげるツボは、背中では**脾兪**《ひゆ》、**胃兪**《いゆ》、体の前面では、**鳩尾**《きゅうび》、**期門**《きもん》、**中脘**《ちゅうかん》、そして足の**足三里**《あしさんり》を選びます。

便秘や足の冷えの症状があれば、さらに**大巨**《だいこ》と**三陰交**《さんいんこう》も加えます。

●疲れ・だるさに

腎臓病の疲れやすさ、だるさをとり、体力を養って腎臓の機能回復をはかるツボは背中の**肝兪**《かんゆ》、腰の**三焦兪**《さんしょうゆ》、**腎兪**《じんゆ》、腹部の**水分**《すいぶん》、**肓兪**《こうゆ》、**関元**《かんげん》、足のうらの**湧泉**《ゆうせん》です。

（芹澤勝助）

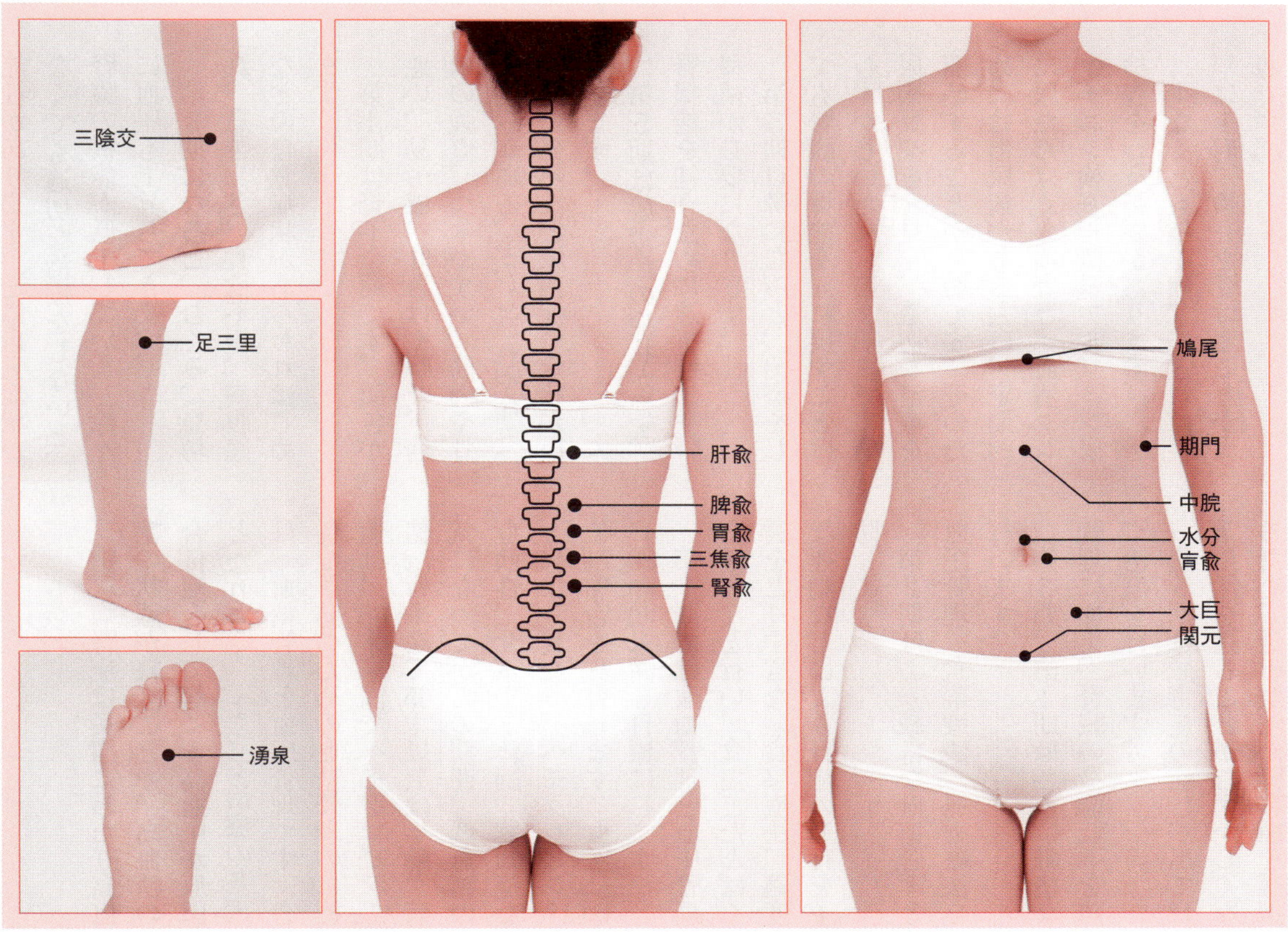

糖《とう》尿《にょう》病《びょう》腎《じん》症《しょう》

糖尿病で血糖値が高い状態が続くと、全身の血管で動脈硬化が進行し、毛細血管からなる腎臓の糸球体も障害を受け、糸球体の働きである老廃物の濾《ろ》過《か》機能などが低下します。このようにして起こる慢性腎臓病のひとつが糖尿病腎症です。進行は、第1期から第5期までの段階を数年から10年以上かけて徐々に進行します。第2期まででであれば、適切な治療により、腎臓の機能を改善させることも可能ですが、第3期以降になると、改善はむずかしいため、進行を遅らせる治療を行います。

初期の段階では自覚症状はほとんどありませんが、糖尿病の合併症の中でも多発する病気なので、予防はもちろん、定期的な検査によって、できるだけ早期に発見し、適切な治療をすることが大切です。

糖尿病腎症は、わが国で透析療法を受けるようになった患者の原因疾患のうち43.7％（日本透析医学会「図説 わが国の慢性透析療法の現況 2015年12月31日現在」）と、最も多い割合を占めています。

原因・症状

糖尿病腎症は高血糖が続くことにより、糸球体の血管周囲の総合組織であるメサンギウムという細胞が増加し、これが糸球体の構造を破壊し、腎臓の機能が低下します。

糖尿病腎症は病気の段階により、第1期（腎症前期）から第5期（透析療法期）に分けられます。第1期は腎機能の値が正常で腎症を発症していない予備群の状態です。自覚症状はなく、血液検査をしても異常は指摘されません。第2期（早期腎症期）は微量のたんぱく質（微量アルブミン）が漏れ出してきますが、自覚症状はありません。血糖値、血圧、体重を適正にコントロールする治療を行うことで、腎臓の機能が改善する可能性があります。逆に自覚症状がなくても適切な治療をしないと、腎臓の機能が低下していき、徐々に血圧も上昇してきます。

第3期になると、むくみ、息切れ、息苦しさ、食欲不振、満腹感などの自覚症状があらわれはじめます。

第4期は腎不全期です。顔色が悪い、易労感、吐きけや嘔吐《おうと》、筋肉の強直、つりやすい、筋肉や骨に痛みがある、手のしびれや痛み、腹痛と発熱など尿毒症の症状が出てきます。

第5期は尿毒症の症状が進み、腎機能を補うために透析療法や腎移植が必要になります。

第3期以降になると、治療をしても腎臓の機能を元に戻すことはむずかしいため、第2期までに糖尿病腎症を発見し、適切な治療を開始することが大切です。そのためには糖尿病がある人は、定期的に尿たんぱくの検査と、血清クレアチニン検査、微量アルブミン尿検査を行う必要があります。

少なくとも年1回、できれば半年に1回、検査を受けることが大切です。

治療

糖尿病腎症は長期にわたり高血糖の状態が続くことや、高血糖の合併症として起こる高血圧が原因となります。よって治療の基本は、血糖管理と血圧管理です。合併症予防のための血糖管理の目標値は、65才未満でヘモグロビンA1c値7.0％未満、65才以上は年齢、病気になってからの期間、低血糖の危険性、サポート体制、認知症などにより異なり、ヘモグロビンA1c値7.0％台を許容します。血圧は130／80㎜Hg未満を目標にします。

第1期では血糖管理と血圧管理をきちんと行い、食塩とたんぱく質をとりすぎない食事療法、適度な運動などにより腎症の進行を予防します。

第2期はより厳格な血糖管理と血圧管理、食事療法、運動療法を行います。

第3期、第4期はさらに厳格な管理に加え、腎臓の機能低下を防ぐ治療を行います。

第5期は尿毒症の症状が出て日常生活を送ることがむずかしくなるため、透析療法か腎移植を選択することになります。

食事療法は第1期から第5期の透析療法に入る前までは、減塩、糖尿病の治療の基本である適切な食事療法が基本です。過度の飲酒は避けます。たばこのニコチンや一酸化炭素は血圧を上昇させ、血流を悪くするので、禁煙は必須です。

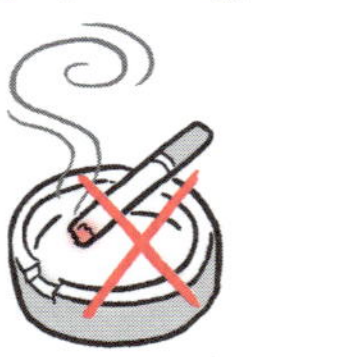

運動療法は第2期までは糖尿病の運動療法を行います。糖尿病の運動療法の基本は、週3～5回、中等度の有酸素運動を1回20～60分、計150分以上行うことと、週2～3回のレジスタンス運動を同時に行うことがすすめられています。歩行運動であれば1日15～30分を1日2回、1日の運動量として歩行数は約1万歩、消費エネルギーとしては160～240キロカロリーが目安です。

第3期は原則として運動は可ですが、病態により強度の程度を調整する必要があります。また過度な運動は避けるようにします。第4期、第5期では病態に応じた軽い運動は可ですが、過度な運動は避けます。

（石橋由孝）

糖尿病腎症病期分類（改訂）

病期	尿アルブミン値（mg /gCr）あるいは尿たんぱく値（g/gCr）	GFR（eGFR）（mℓ / 分 /1.73㎡）
第１期（腎症前期）	正常アルブミン尿（30未満）	30以上
第２期（早期腎症期）	微量アルブミン尿（30～299）	30以上
第３期（顕性腎症期）	顕性アルブミン尿（300以上）あるいは持続性たんぱく尿（0.5以上）	30以上
第４期（腎不全期）	問わない	30未満
第５期（透析療法期）	透析療法中	

2013年12月 糖尿病性腎症合同委員会

腎硬化症《じんこうかしょう》

高血圧が長く続くと、腎臓の血管が動脈硬化を起こして血管の内腔が狭くなり、腎臓への血流量が減って腎臓が萎縮してしまいます。そのため腎臓の機能が低下してしまいます。これが腎硬化症です。病気の進行が遅い良性腎硬化症と、拡張期血圧130mmHg以上の高血圧を合併し、病気が急速に進行する悪性腎硬化症があります。悪性腎硬化症は30代の比較的若い人に多い病気です。

原因・症状

良性腎硬化症は、本態性高血圧が主な原因です。年齢は40才以上に多く、加齢とともに高血圧が進行し、同時に腎臓の機能が低下していきます。肩こり、動悸《どうき》、めまいなどの症状が出ることもありますが、ほとんどの場合、自覚症状はなく、尿検査でたんぱく尿が出たり、血液検査でクレアチニン値が高値を示したりすることで疑われます。鑑別には腎生検が必要なので、専門医への受診が必要です。

悪性腎硬化症の場合は、急激な血圧上昇により腎機能が急速に低下します。そのため、尿毒症となり、はげしい頭痛、吐きけ・嘔《おう》吐《と》、意識障害、視力低下、心不全など尿毒症に伴う症状が起こります。これらの症状と高血圧、腎機能の悪化が認められる場合はくわしい検査が必要です。悪性腎硬化症のなかには、褐色細胞腫《かっしょくさいぼうしゅ》（副腎《ふくじん》髄質《ずいしつ》に発生するカテコールアミンを産生する腫瘍《しゅよう》のこと）、腎血管性高血圧（腎動脈が狭くなる、あるいは閉塞《へいそく》することで起こる高血圧）などが含まれることもありますので、注意が必要です。

腎硬化症の治療は、第一に高血圧の管理を行います。ただし、血圧を下げすぎると腎臓の機能がさらに悪くなる場合があるため、専門の医師の指導による適切な血圧コントロールが必要です。腎臓病と高血圧は互いに悪影響を及ぼし、悪循環に至る関係にあるため、高血圧を改善することで悪循環の連鎖を断ち切る必要があります。血圧の管理に加えて腎臓病の進行を抑制する薬物治療を行います。高血圧は腎臓病だけでなく、心臓病、糖尿病などさまざまな病気の危険因子となりますので、健康診断などで高血圧を指摘されたら、自覚症状がなくてもすぐに治療を開始し、血圧が高めの段階から、塩分を控えた食事と適度な運動を心がけて、健康な血圧を維持することが大切です。

（石橋由孝）

診察基準値、および年齢・疾病別の目標としたい血圧の数値（降圧目標）

	診察室ではかる血圧（mm Hg）		家庭ではかる血圧（mm Hg）	
	最大値	最小値	最大値	最小値
診察基準値	140 未満	90 未満	135 未満	85 未満
降圧目標				
若年者・中年・前期高齢者	140 未満	90 未満	135 未満	85 未満
後期高齢者	150 未満 *1	90 未満 *1	145 未満（目安）*2	85 未満（目安）*2
糖尿病患者	130 未満	80 未満	125 未満	75 未満
CKD 患者（たんぱく尿陽性）	130 未満	80 未満	125 未満（目安）	75 未満（目安）
脳血管障害者・冠動脈疾患患者	140 未満	90 未満	135 未満（目安）	85 未満（目安）

*1　後期高齢者で忍容性があれば、前期高齢者と同じく140/90mmHg に。
*2　後期高齢者で忍容性があれば、前期高齢者と同じく135/85mmHgに。

注：目安で示す診察室血圧と家庭血圧の目標値の差は、診察室血圧140/90mmHg、家庭血圧135/85mmHgが、高血圧の診断基準であることから、この二者の差をあてはめたものである。

（日本高血圧学会「高血圧治療ガイドライン2014」より）

家庭ではかる血圧は診察室ではかる血圧よりも一般に低いことが多く、「高血圧治療ガイドライン2014」はこれら、およびわが国の疫学研究結果を考慮して降圧目標を設定した。

多《た》発《はつ》性《せい》嚢《のう》胞《ほう》腎《じん》

　左右両方の腎臓に嚢胞《のうほう》という液体の詰まった袋ができ、それがふえて大きくなっていく遺伝性の病気です。嚢胞がふえて大きくなると、腎臓の組織が圧迫されて壊れ、腎臓の機能が低下していきます。病気が進行すると嚢胞はさらに大きくなり、それに伴い腎臓も大きくなり、最終的には腎臓が働かなくなり、透析治療になることもあります。腎臓だけでなく、肝臓などほかの臓器に嚢胞ができることもあります。

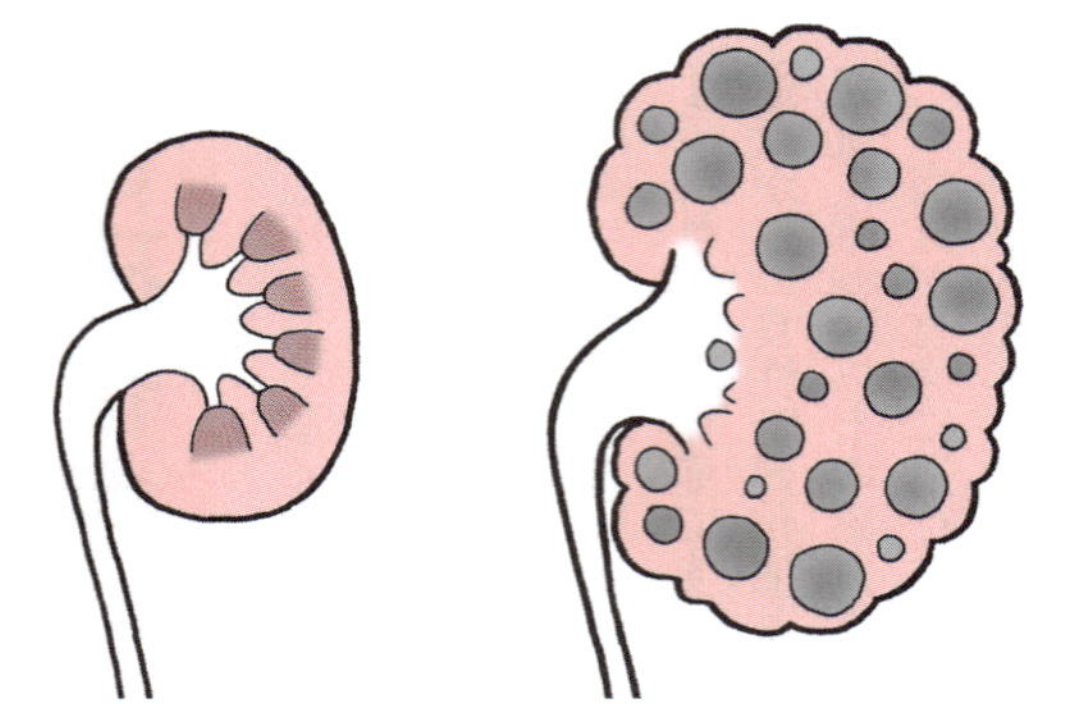

　また、多発性嚢胞腎はさまざまな合併症が伴います。嚢胞からこまかい出血が起こる嚢胞出血、嚢胞腎に細菌が侵入して起こる嚢胞感染のほかに、一般の人よりも尿管結石になりやすいこともわかっています。高血圧は多発性嚢胞腎の患者の50～80％に起こる合併症です。さらに脳動脈瘤《りゅう》も、多発性嚢胞腎の患者は一般の人よりも多いことがわかっています。

原因・症状

　多発性嚢胞腎は、尿をつくるうえで重要な役割を果たしている尿細管の太さを調整しているPKD遺伝子に異常があり、その結果、太さを調整できなくなることが原因だと考えられています。両親のうちどちらかがPKD遺伝子をもっていると、遺伝子を受け継ぐ確率は50％ですが、両親のどちらかに遺伝子異常がなくても、精子や卵子がつくられるときに突然変異により遺伝子の変化が起こる場合もあります。

　PKD遺伝子をもっている人は、発症時期に個人差はありますが、必ず発症します。加齢とともに腎臓で嚢胞が発生、増大していきますが、一般的には、30～40代まではほとんど症状があらわれることはないといわれています。しかし、腎臓はだんだん大きくなっていき、おなかや脇腹、背中の痛み、発熱、尿路結石、血尿、おなかのまわりが太くなるなどの症状があらわれます。

　症状があらわれると、60才くらいまでに患者の半数近くが、透析、移植の必要な末期腎不全になるといわれています。

治療

　多発性嚢胞腎を根治させる治療法は現在のところありません。そのため症状の進行を防ぐ治療を行います。腎臓の機能が悪化するのを抑えるためには、血圧を適正に保つことが大切です。適度な運動や食事など生活習慣を改善することが基本ですが、それでも血圧が下がらないときは、血圧を下げる薬を服用します。

　積極的な飲水も嚢胞の形成と進展を抑制するためには大切です。体の中の水分が足りなくなると、尿を濃くするために出てくるホルモン（バソプレシン）によって嚢胞が大きくなるといわれているので、1日2.5～4ℓの飲水がすすめられています。

　食事は血圧管理のための塩分制限と、適切なカロリー摂取が必要です。医師、栄養士の指導に従って行うことが大切です。

　運動は高血圧の予防・改善にもなるので、適度な運動がすすめられますが、腎臓が大きくなってきたら、腹部に衝撃が加わるようなはげしい運動は、嚢胞出血や痛みの原因になるので避けるようにします。

　多発性嚢胞腎の進行を遅らせるバソプレシン受容体拮抗薬が開発され、2014年から、一定の条件を満たした病院で使用できるようになりました。

（石橋由孝）

ループス腎《じん》炎《えん》

ループス腎炎は、膠原病《こうげんびょう》の一種である全身性エリテマトーデスという病気によって引き起こされる腎臓病です。膠原病とは、本来はウイルスや細菌など体外から進入してきた病原菌に対して働く免疫機能が、自分自身の体を攻撃してしまうことで起こる病気です。

原因・症状

20代の女性に多く、発熱、関節痛、倦怠感、顔や手足の指、手のひらなどに赤い斑点があらわれるなどの症状が起こります。腎臓機能が低下してくると、たんぱく尿、血尿、尿沈渣の異常、むくみなどが生じます。ネフローゼ症候群を起こすこともあります。ループス腎炎の原因は、遺伝子のＤＮＡに対する抗体（抗ＤＮＡ）ができて、それが糸球体に沈着して炎症を起こすのではないかと考えられています。

治療

治療は、腎臓の障害のタイプにより異なります。活動性の腎炎の場合、抗ＤＮＡ抗体ができるのを抑えたり、腎炎自体の活動性を抑えるために、免疫抑制剤やステロイドを用います。抗血小板薬、抗凝固薬などを使う場合もあります。

（石橋由孝）

膜《まく》性《せい》腎《じん》症《しょう》

膜性腎症は、体内に侵入した細菌などの抗原が抗体と結合してできた免疫複合体（沈着物）が糸球体の血管壁に沈着して、上皮細胞の機能障害が起こり、多量のたんぱく尿が出る病気です。膜性腎症の約8割はネフローゼ症候群となり、約2割は非ネフローゼレベルのたんぱく尿をきたします。

原因・症状

明らかな原因が不明の場合と感染症、悪性腫瘍《しゅよう》、膠原病《こうげんびょう》、薬剤性などが原因として同定される場合があります。ループス腎炎同様、ネフローゼ症候群を呈することが多く、治療はネフローゼ症候群と同様です。

治療

原因が不明の場合、自然寛解《かんかい》することもありますので、治療を行うかどうかは慎重に判断します。治療を行う場合は、副腎皮質ホルモン剤（ステロイド剤）や場合により免疫抑制剤を追加することがあります。原因疾患がある場合は原疾患の治療を第一に行います。

（石橋由孝）

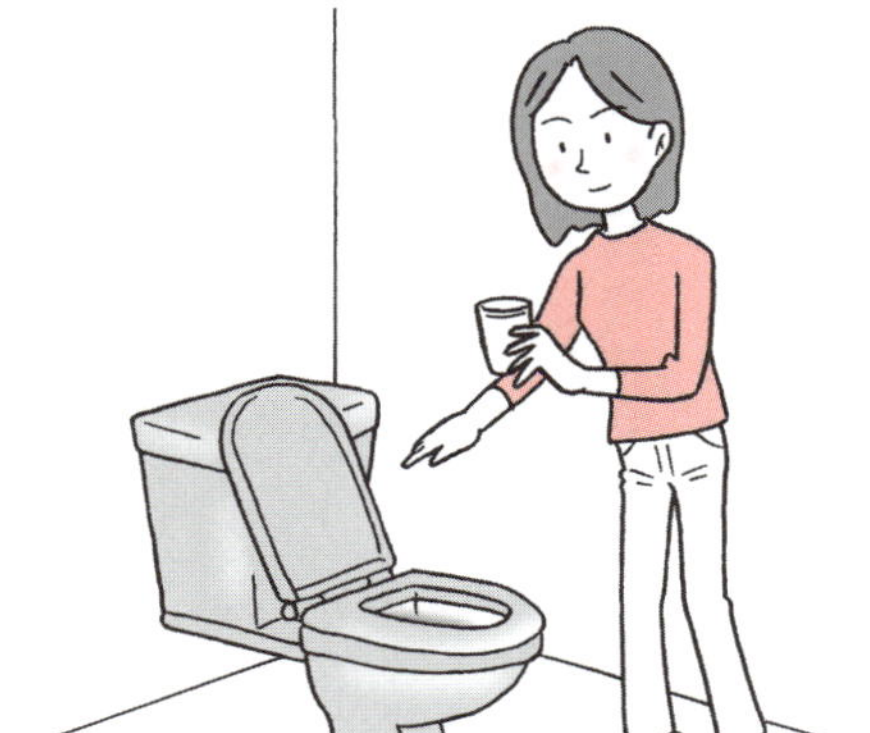

透《とう》析《せき》治《ち》療《りょう》と移《い》植《しょく》

腎臓の機能が低下し、腎不全になると、腎臓から排泄されるはずの老廃物（尿毒素）が体内にたまり、めまい、息切れ、むくみ、吐きけ・嘔吐《おうと》などさまざまな症状が出てきます。これを尿毒症といいます。尿毒症は薬物療法、食事療法などである程度まで症状を抑えることができますが、病気が進行し、末期腎不全になると、それだけでは症状を改善することができなくなります。腎臓の機能がほとんど働いていない状態なので、そのままでは命にかかわります。そのような状態になったときに行う治療が透析療法と腎移植です。透析療法と腎移植を考える目安は腎機能が約10％以下になったときです。高齢の患者さんや女性患者さんの場合、血清クレアチニンでは十分判断できないことがあるので注意が必要です。

透析療法《とうせきりょうほう》

透析療法とは、腎臓の機能を補うために、腎臓が処理できなくなった老廃物を排泄し、過剰な水分や塩分、カリウム、リンなどの電解質をとり除き、酸性に傾いた血液を中性に戻すなどの治療を、腎臓以外で代行させる治療法です。血液透析と腹膜透析があります。

血液透析《けつえきとうせき》

血液透析は血液を体外に導き出して、透析器（ダイアライザー）という装置の中で、老廃物をとり除くなどの浄化作業をしたあとに、再び体内に戻す治療法です。ダイアライザーは0.3㎜ほどの細いストロー状の透析膜が1万本前後、円筒状の容器に入ったもので、透析膜が糸球体と似た働きをします。このストロー状の透析膜の内側を血液が通ります。外側には透析液が入っていて、老廃物は透析膜を通過して外側の透析液側に移り、血液中に不足しているものは透析液側から透析膜を通って補われます。

血液透析を行うことになったら、まず血液の出入り口となるシャントをつくる手術をします。シャントは十分な血液をダイアライザーに送るために、前腕の動脈と静脈をつなぎ合わせて、動脈血を静脈血に誘導し、静脈の血流量をふやすためのものです。

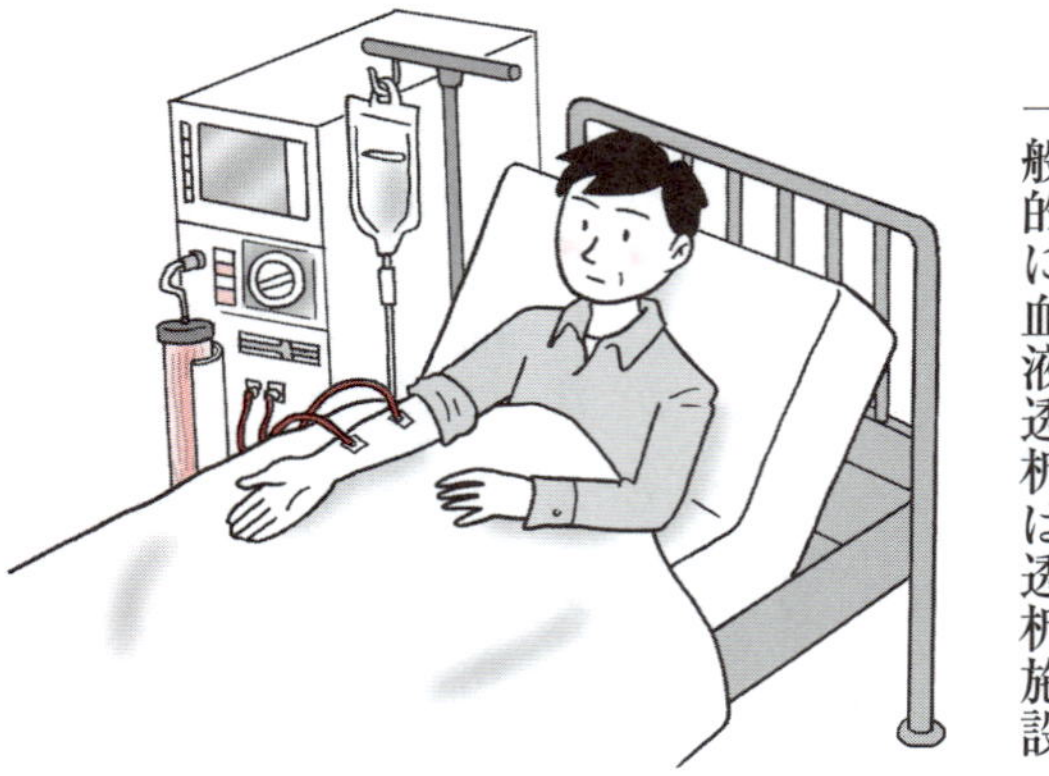

一般的に血液透析は透析施設へ週3回ほど通院して行います。1回の透析治療は約4～5時間です。また、自宅に装置を設置して血液透析を行うこともできます。

腹膜透析《ふくまくとうせき》

おなかに植え込んだ管から、腹腔内へ1.5～2ℓの透析液を入れ、体内の腹膜を介して老廃物の除去などを行う治療法です。腹腔内へ透析液を入れると、余分な水分や尿素、窒素、クレアチニンなどが腹膜を通って透析液へ除去されます。透析液は数時間後に体外に排液します。

腹膜透析には、数時間ごとに透析液を自分で交換して透析を行う手動式のPD（携帯式腹膜透析）と、寝ている間に8～10時間かけて機械が透析液の出し入れを4～5回行うAPD（自動腹膜透析）があります。1回の透析の貯留時間や回数は腹膜機能や残存腎機能により異なります。

腹膜透析を行うことになったら、まず透析液を出し入れする管（カテーテル）を挿入する手術を行います。腹膜透析は自宅や職場でできるため、通院回数は月1～2回と少なく、自由な時間がふえるメリットがありますが、長年続けると腹膜が劣化するため、腹膜機能検査でその兆候を認めた場合は、血液透析中心の治療や腎移植を検討します。

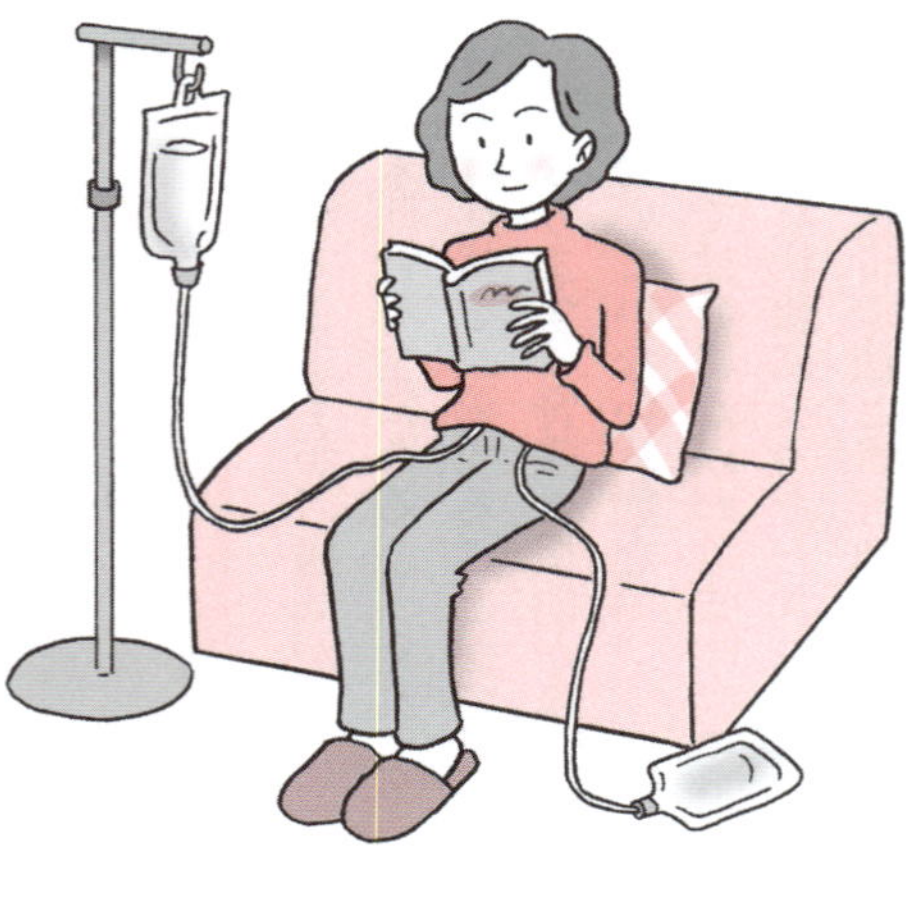

透析療法導入後の生活

保存期腎不全の時期から食塩制限と水分の適切な制限が重要です。体内に体液が多くなると、心臓や血管に負担をかけてしまいます。尿がまだ出ている場合は尿量、透析療法の際の除水量、運動量などから、その人に合った水分量を医師や看護師と相談して決めるようにします。ほかにも食塩制限、エネルギー量の調整が注意点です。カリウム制限はゆるやかとなることが多いです。

*保存期腎不全とは、腎機能低下がG3以上に進行し、腎代替療法を必要とする以前の段階。

腎移植《じんいしょく》

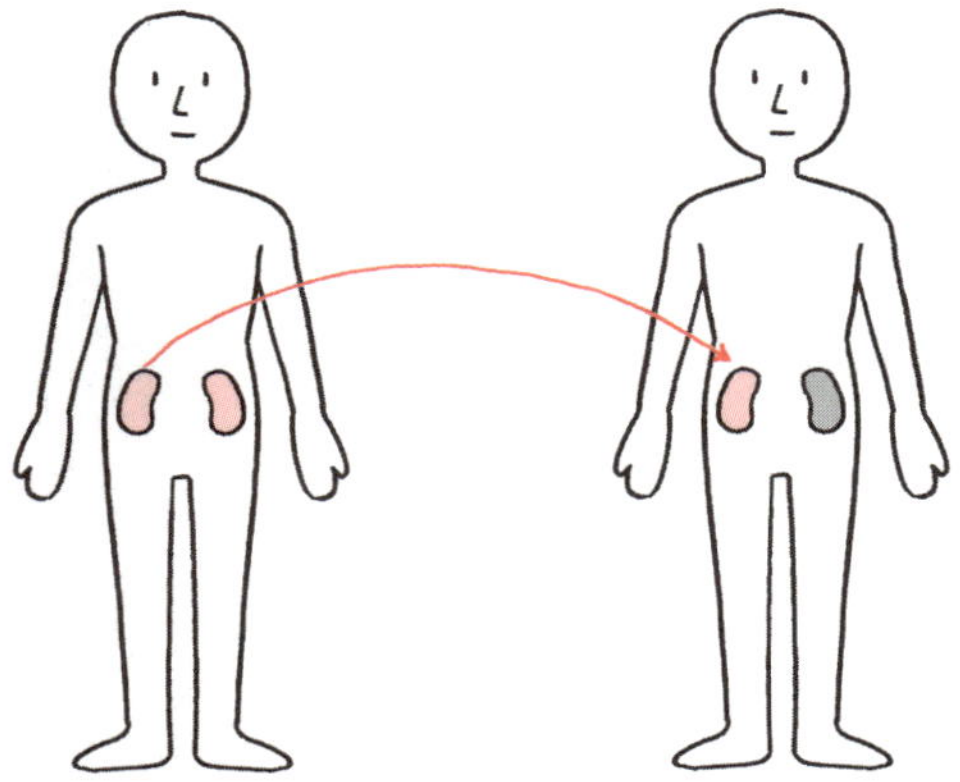

腎移植は、機能しなくなった腎臓を正常に機能する腎臓におきかえる手術で、末期腎不全に至った場合、保存期腎不全の状態にまで腎機能を戻すことが可能となります。腎移植には、生存している家族や血縁者から腎臓を提供してもらい移植する「生体腎移植」、脳死・心停止の人から腎臓を提供してもらう「献腎移植」があります。

腎臓を提供する人をドナー、提供を受ける人をレシピエントといいます。献腎移植は（公社）日本臓器移植ネットワークがドナーとレシピエントをつなぐ役割を担っており、移植を希望する場合は組織に登録することになっています。ただし、日本は欧米に比べ腎移植の歴史が浅く、ドナーの数が少ないため、腎移植の件数がまだまだ少ないのが現状です。

腎移植は免疫抑制薬をはじめとした医学の進歩により、移植後の拒否反応なども少なく、生存率も高くなっています。また透析療法のように生活上の制約が少ない点でもすぐれているといえます。ただし、腎移植をしても免疫抑制薬は飲み続ける必要があり、月1～2回は病院に行き、検査を受ける必要もあります。また、なかには残念ながら移植した腎臓が機能しなくなり、透析療法に戻るか、再度移植することになる場合もあります。

（石橋由孝）

腎移植手術のしくみ

レシピエントの腎臓はそのまま残して、ドナーから腎動脈、腎静脈、尿管をつけて提供してもらった腎臓を、左右どちらかの腸骨下に移植する。

移植した動脈はレシピエントの内腸骨動脈に、静脈は外腸骨静脈に、尿管は膀胱につなぐ。

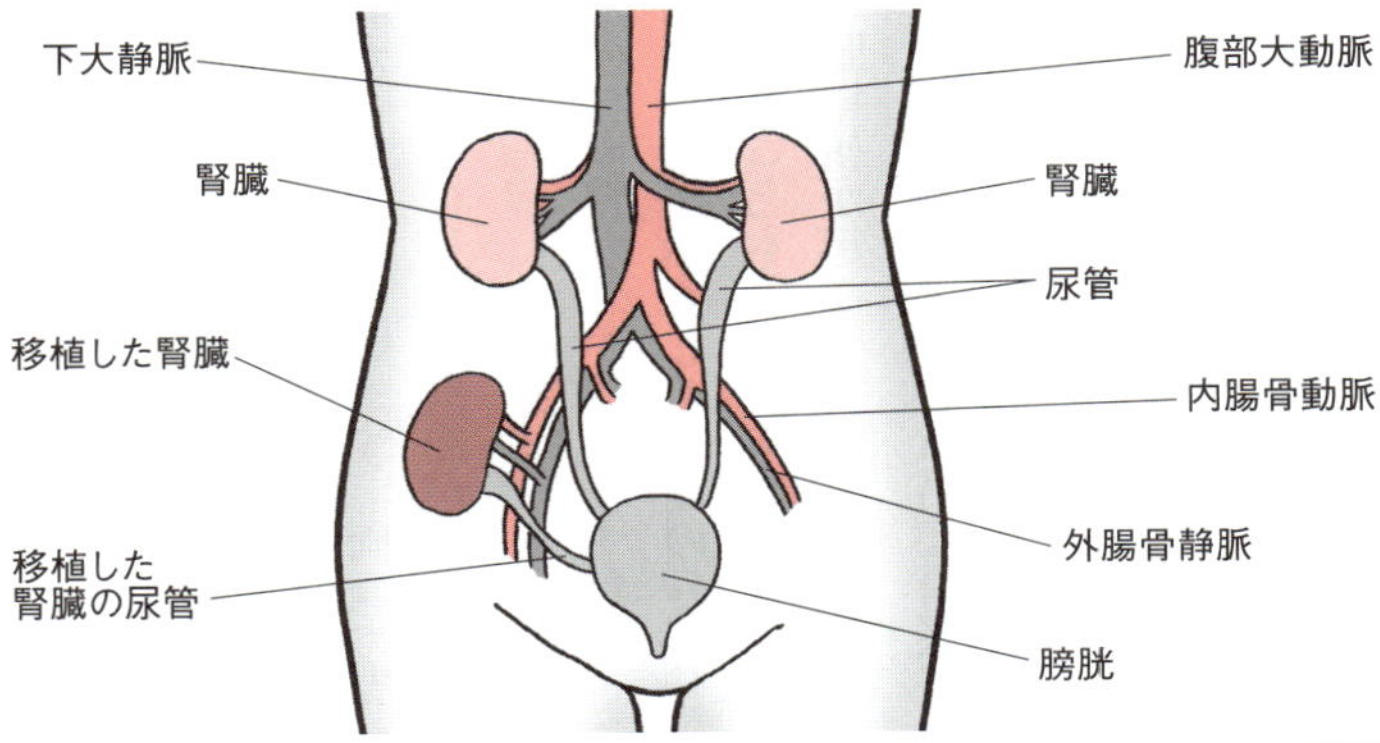

生体腎移植が認められる血族と姻族

（実際にドナーとなっているのは●の関係）

血族は6親等、姻族は3親等まで認められているが、実際にドナーとなっているのは、親子、兄弟姉妹、夫婦の関係まで。

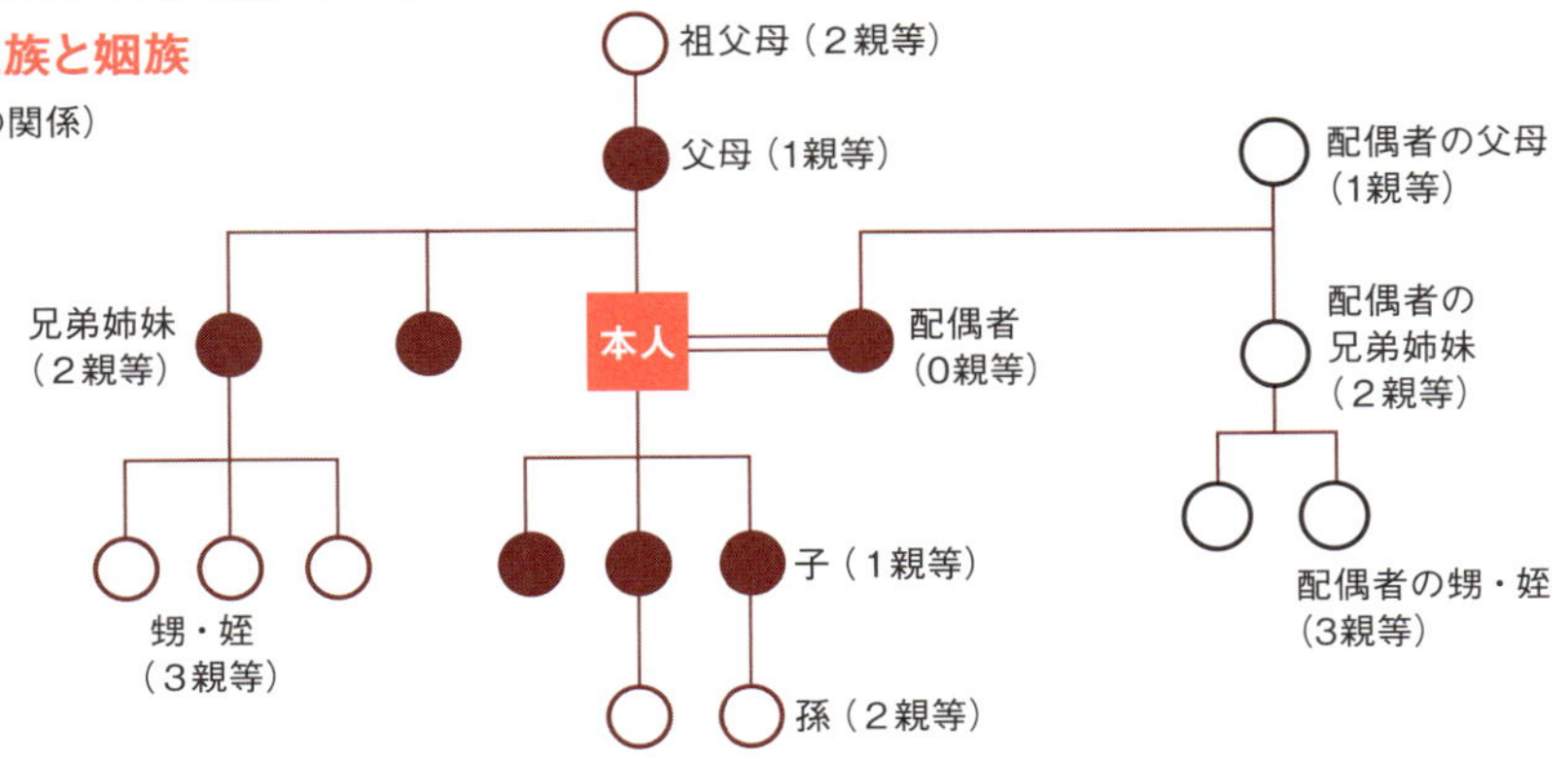

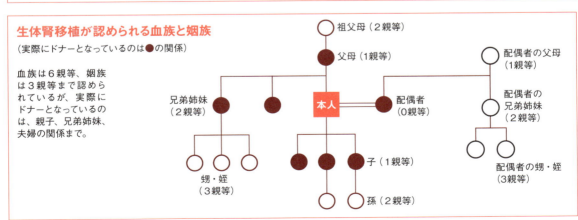

腎《じん》結《けっ》核《かく》（尿《にょう》路《ろ》結《けっ》核《かく》）

腎臓に始まって、尿管、膀胱《ぼうこう》、尿道など、尿路全体にできる結核を尿路結核ともいいます。

すぐれた抗結核剤の出現以来、腎結核の患者さんはほとんどみられなくなりました。ただ最近、また肺結核の発症がときどき報告されるようになっており、腎結核も発症する人がふえています。

原因・症状

腎結核の初期には自覚症状がほとんどなく、尿が濁るだけです。

しかし、大部分は膀胱結核を起こすので、その症状によって見つけることがよくあります。

膀胱結核が起こる前には自覚症状があまりはっきりせず、側腹部や側背部に鈍痛、不快感を感じる程度です。膀胱結核を起こすと、排尿痛、頻尿などが起こります。初期は単に尿の濁り（膿尿《のうにょう》、血膿尿）のみなので、気づかずに過ごしがちです。

腎結核と膀胱結核

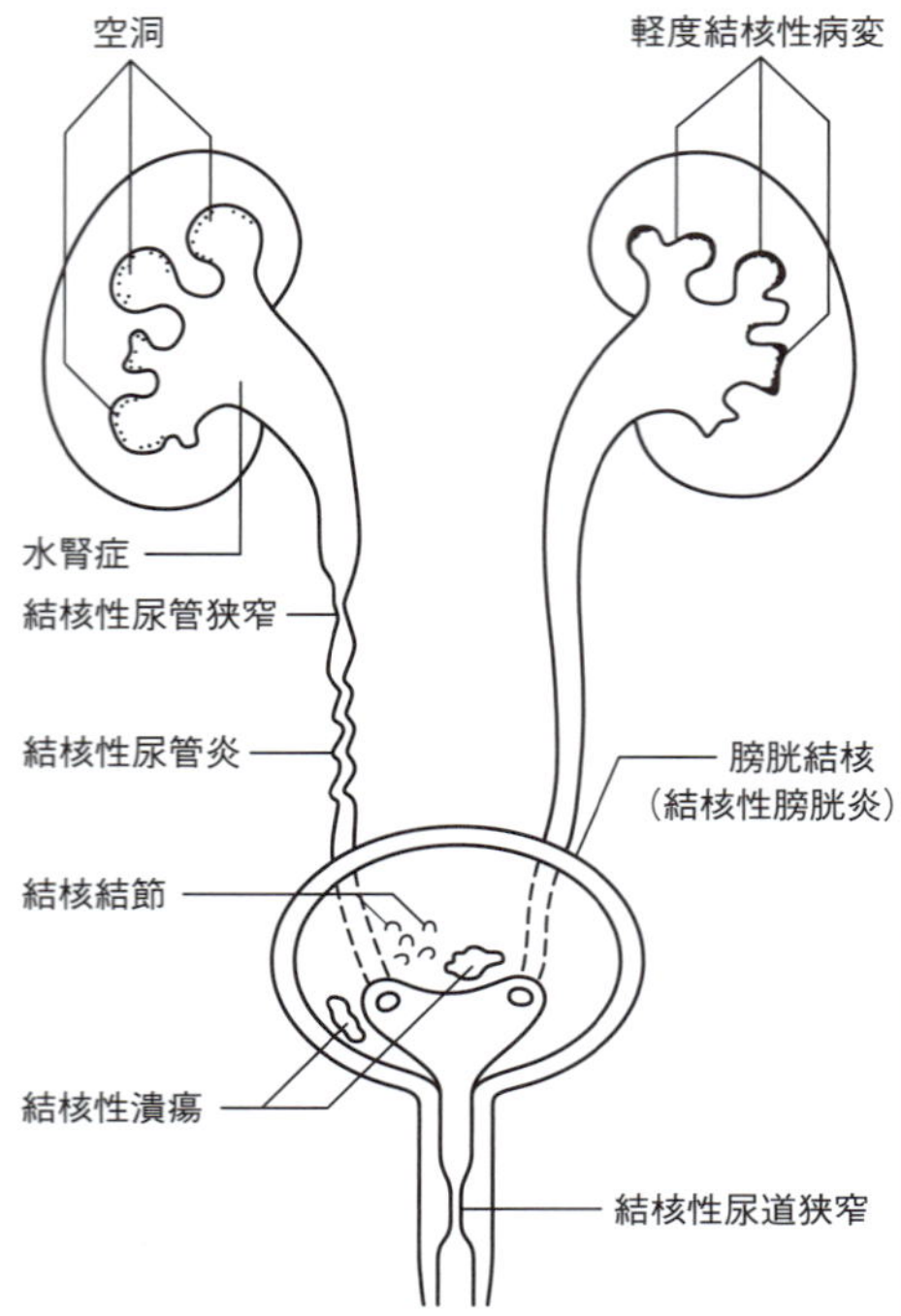

腎臓に空洞ができたり、尿管の結核性病変が強くなると、尿が流れないために腎臓は大きくなり、痛みを感じます。しかし、高熱を発することはあまりありません。末期になり、腎臓がひどく破壊されて膿腎症《のうじんしょう》になると、腎臓は大きくなり、自発痛、圧痛、発熱をみることがあります。

両腎がおかされない限り、外見は正常人とあまり変わりません。したがって、一側の腎臓が末期になっても、一見病気であることがわからない人もいます。両側の腎結核が進行して腎機能が低下すると、尿毒症になります。血行感染なので両腎がおかされますが、一側腎は自然治癒して一側のみが発病することもあります。

肺結核が起こってから腎結核が起こるまでの期間は1～5年くらいですが、最近は10～20年後に発病する人もあるといわれます。

治療

長期間の化学療法で結核病変がよくなりますが、進行しているものは、手術療法を併用し、術後も抗結核剤を用います。（古堅進亮）

腎結核の漢方療法

猪苓湯《ちょれいとう》

口が渇き、尿意が頻繁に起こり、排尿時に痛んだり、血尿があるものに用います。

八味丸《はちみがん》

腎臓や膀胱の部分に痛みがあり、尿意が頻繁に起こり、排尿時に不快感、残尿感があり、下半身に脱力感があるものに用います。

桃核承気湯《とうかくじょうきとう》

下腹部から尿道にかけてはげしい痛みのあるもの、突然尿が出なくなって苦しむものに、頓服《とんぷく》として用います。

芎帰膠艾湯《きゅうききょうがいとう》

比較的体力の低下した人で、血尿が止まらず、疲れやすく、貧血やめまい、手足の冷えがあるものに用います。

清心蓮子飲《せいしんれんしいん》

体力が衰え、尿意が頻繁に起こり、残尿感があり、胃腸が弱くて、他の薬を用いると食欲がなくなったり、大便がゆるんだりするときに試みます。

（矢数圭堂）

腎《じん》盂《う》腎《じん》炎《えん》

腎臓の出口である腎盂《じんう》、ネフロンから尿を排出する腎杯、さらにはその奥の髄質《ずいしつ》が細菌により炎症を起こしている状態が腎盂腎炎です。

腎臓の腎盂から排泄された尿は尿管を通って膀胱《ぼうこう》へ運ばれますが、この経路を上部尿路といいます。一方、膀胱から尿道を通って排泄に至る経路を下部尿路といいます。上部尿路は、腸と同じように蠕動《ぜんどう》運動によって、尿を膀胱へ送りますが、下部尿路には心臓のように弁があり、いったん膀胱へ送り込まれた尿は上部尿路に逆流しないしくみになっています。しかし、生まれつきこの弁に障害がある人や、膀胱炎などで一時的に弁がうまく動かなくなると、膀胱の中の細菌が上部尿路に逆流してしまいます。細菌はそのまま腎盂、腎杯、さらにはネフロン内へと感染していきます。尿路に閉塞《へいそく》や通過障害など尿路の流れが悪くなるような異常があると、さらに細菌感染は起こりやすく、治りにくくなります。これが腎盂腎炎の起こるしくみです。

発症率は、膀胱炎などの尿路感染症にかかりやすい女性のほうが高く、男性の約2倍です。

腎盂腎炎にも急性と慢性があり、急性の段階で適切な治療を行えば、比較的簡単に治る病気です。ただし、腎盂腎炎は自覚症状がないため、気づかずに放置されてしまうことも多く、未治療あるいは治療が不十分だと慢性化し、次第にネフロンが破壊され、腎機能が低下していき、慢性腎障害となるので、専門医による診断と早期治療が大切です。

原因・症状

腎盂腎炎は急性の場合、主な症状は、体がぞくぞくするほどの寒気、ひどいふるえ、悪寒《おかん》を伴う高熱(38度以上)で始まり、むかつき、嘔吐《おうと》、全身のだるさなどの症状が強くあらわれます。さらに腰や腎臓の痛み、頻尿、残尿感、排泄時の痛みなど膀胱炎の症状も出てきます。子供の場合は、嘔吐、発熱、ひきつけ、食欲不振が主な症状です。

慢性の腎盂腎炎の場合は、症状は一定せず、症状が出ない場合も多く、症状が出ても、頭痛や腰痛、微熱、全身のだるさが続くことから、かぜとまちがえられることも少なくありません。病気が進行すると腎臓の機能が著しく低下して、尿の量がふえ、高血圧、めまい、頭痛が起こり、尿毒症になります。

急性腎盂腎炎の原因の多くは大腸菌などの腸内細菌が、尿道、膀胱に入り、それが弁を通過して尿管から腎臓に入る上行性尿路感染によって起こります。ブドウ球菌などが血管やリンパ管から腎臓に運ばれて感染することもあります。

粘膜に細菌が付着しても健康な人は殺菌力があるので感染しませんが、膀胱尿管逆流症、腎臓や尿管の結石、前立腺肥大、尿道狭《きょう》窄《さく》などがあると、感染しやすくなります。また糖尿病などの病気がある人も腎盂腎炎を起こしやすくなります。

腎盂腎炎に至らなくても、上部尿路への感染を繰り返すと、慢性化してしまいます。さまざまな病気があると感染を繰り返しやすくなるため、腎臓や尿路に異常がないか原因を診断、その治療をしていくことが大切です。

治療

急性の腎盂腎炎の場合は、多くの場合、入院して安静に保ち、尿量をふやすため水分を多くとります。治療は抗生物質による薬物療法です。尿路に異常がない場合は、数日で熱は下がります。食事がとれる状態になったら、内服薬に切りかえます。症状がおさまっても1週間程度、抗生物質での治療を続ける必要があります。

慢性の場合は尿の流れを悪くしている異常な状態を根本的に治療する必要があります。必要があれば手術を行います。加えて、腎機能の低下を防ぐために、長期的な薬物療法で感染をできるだけ抑えるようにします。

（石橋由孝）

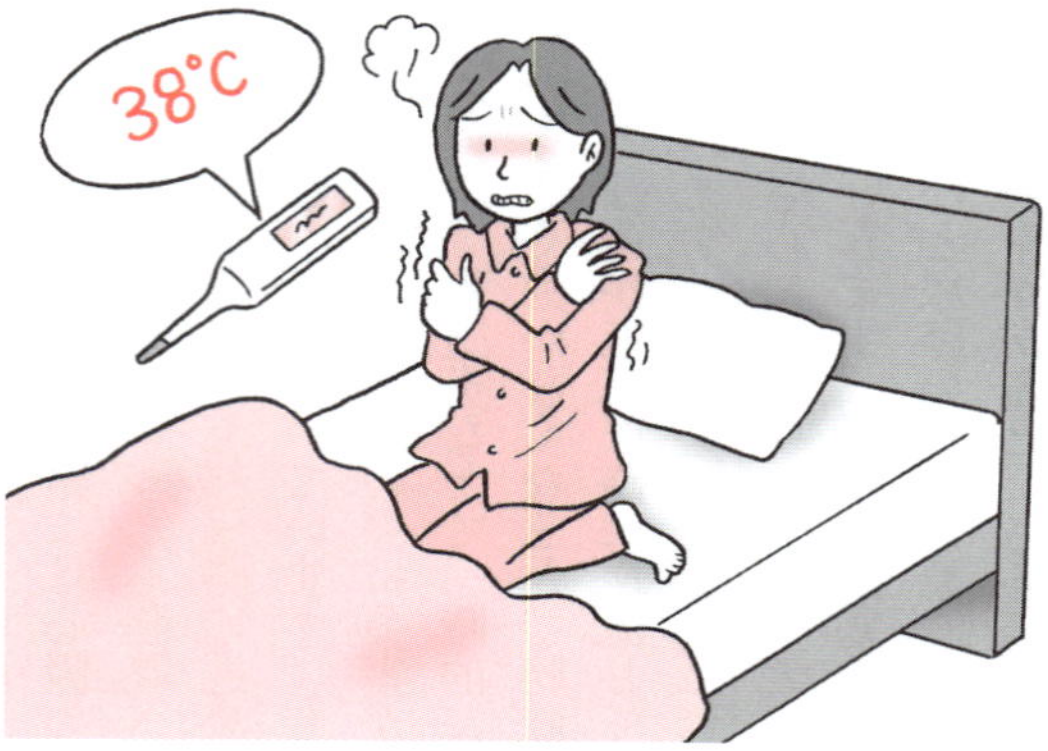

腎盂腎炎の漢方療法

慢性化した場合、よく用いられる処方は次のものです。

猪苓湯《ちょれいとう》

体力が中等度の人で、口が渇き、尿意が頻繁で、排尿時に痛んだり、血尿が出るものに用います。四物《しもつ》湯《とう》とあわせて用いることが多いものです。

五苓散《ごれいさん》

尿が少なく、濁っていて、のどが渇き、頭痛などを伴うときに用います。

小柴胡湯《しょうさいことう》

熱が上下して食欲がなく、口中の不快感があり、胸脇苦満《きょうきょうくまん》が認められ、膀胱の症状はないものに有効です。

柴苓湯《さいれいとう》

小柴胡湯《しょうさいことう》と五苓散《ごれいさん》を合方したものです。体力が中等度の人で、発熱と寒けが交互にきて、口舌が乾燥し、胸脇苦満が認められ、尿量減少、吐きけ、食欲不振を伴う人に用います。

清心蓮子飲《せいしんれんしいん》

胃腸が虚弱で、食欲がなく、全身の倦怠感を訴え、神経質の傾向があるものに用います。

八味丸《はちみがん》

慢性症で、排尿時に不快感があり、尿意が頻繁に起こるものに用いてよいものです。（矢数圭堂）

腎盂腎炎のツボ刺激

慢性症の場合を対象にします。すなわち、慢性的な全身の疲労感や頭痛、貧血などの症状をとり除き、体調をととのえることを目的にします。

急性症状が出たときは、内科医

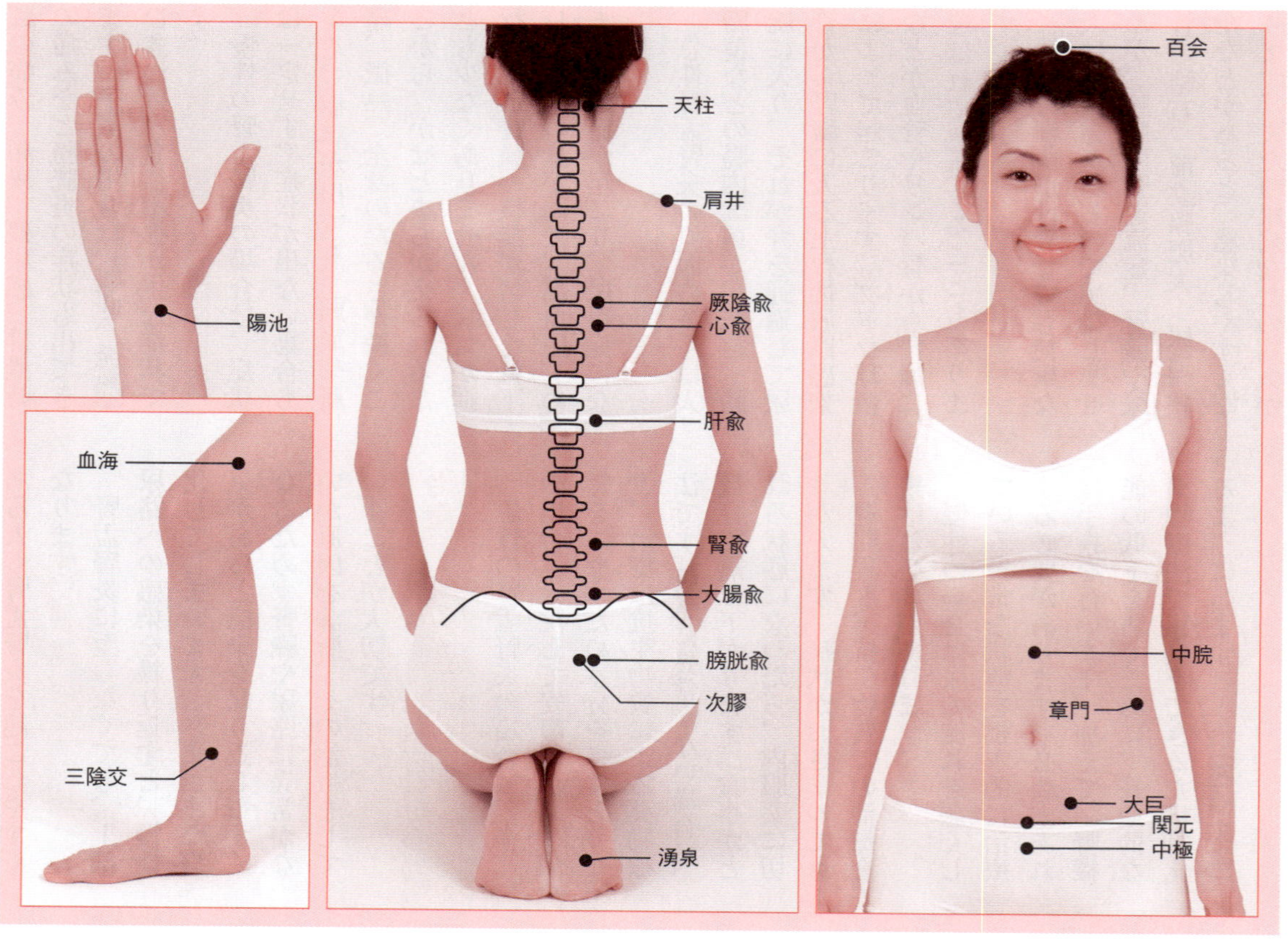

の治療を受けてください。

ツボは、背中の**肝兪**《かんゆ》、腰の**腎**《じん》**兪**《ゆ》、体の前面では、みずおちとへその間の**中脘**《ちゅうかん》、手くびの**陽池**《ようち》、足のうらの**湧泉**《ゆうせん》を選びます。

以上のツボで、肝機能や副腎、胃の調子をととのえ、全身にエネルギーをつけて、疲労感をとります。

この病気は、男性より女性がかかりやすいといわれています。女性の場合、生理機能をととのえるために、へその下かたわらの**大**《だい》**巨**《こ》、へそ下三寸の**関元**《かんげん》に、足の**血**《けっ》**海**《かい》と**三陰交**《さんいんこう》を加えて処置します。

そのほか症状に応じて、たとえば頭痛なら**百会**《ひゃくえ》、**天柱**《てんちゅう》を治療します。

貧血や動悸があれば、肩の**肩**《けん》**井**《せい》、背中の**厥陰兪**《けついんゆ》、**心兪**《しんゆ》のツボを処置します。

腰痛には、腎兪のほかに、腰の**大腸兪**《だいちょうゆ》、体の前面の**章門**《しょうもん》を処置すると効きめがあります。

頻尿は、臀部の**次髎**《じりょう》と**膀胱兪**《ぼうこうゆ》、そして下腹部の**中極**《ちゅうきょく》を治療します。

治療はマッサージや指圧、灸を行います。

（芹澤勝助）

腎《じん》結《けっ》石《せき》・尿《にょう》管《かん》結《けっ》石《せき》

結石は、ごく小さい砂状のものから、腎盂《じんう》全体を占めるような大きなものまであります。小さいものは尿とともに尿管、膀胱《ぼうこう》をへて体外に排出されますが、ある程度の大きさになると尿管にとどまってしまうことがあります。

結石は、一般にシュウ酸カルシウムやリン酸カルシウムなどが主な成分で、尿酸やシスチン、キサンチンなどを成分とする結石も含まれます。20代から40代の男性に多くみられます。

また、年々増加の傾向にあります。

症状

腰痛、側腹部痛、血尿、結石の排出があります。

痛みは横腹から下腹部にかけて起こり、この痛みは背側部から肩甲骨の方向に走ったり、横腹から下腹部、さらに外陰部に向かって走ります。鈍痛だけのこともありますが、強い痛み（疝痛《せんつう》）の発作が起こることも少なくありません。疝痛発作のときには冷や汗、吐きけ、嘔吐《おうと》を伴うこともあり、ショック状態になることもあります。

結石が下降して膀胱に近づくと、膀胱を刺激して頻尿や残尿感、ときには排尿痛などの症状があらわれます。

尿は血尿になりますが、肉眼でわかるものから顕微鏡検査でわかる程度のものまでいろいろです。

ときに尿に小さい結石を認めることがあります。疝痛発作は、結石により尿が流れないために起こります。尿管結石の場合には、痛みの発作が繰り返し起こることが多く、大きな腎結石では鈍痛のことが多いものです。

尿管に長い間結石がとどまっていると尿流が障害されて腎盂や尿管が拡張し、水腎症や水尿管症になります。細菌の感染が起こると急性腎盂腎炎が起こり、高熱が出ます。このようなときに有効な抗

腎・尿管結石のできる場所

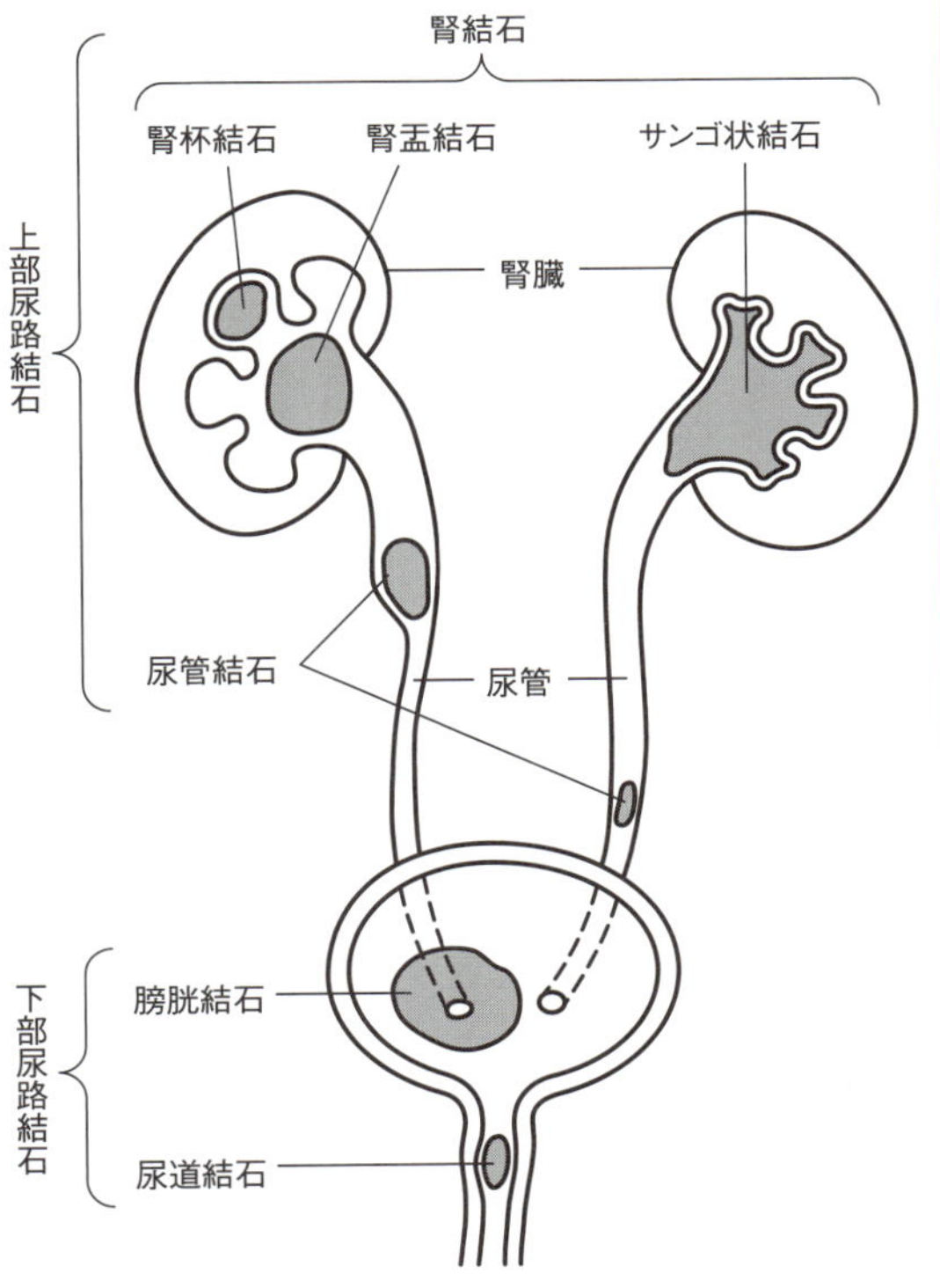

生物質を用いないと、炎症を消失させることができず、進行して膿《のう》腎症《じんしょう》になることもあるので、十分に注意する必要があります。

原因

食べたものが体の中で燃えて灰になります。この灰が尿中に出てきて塩類になります。尿中の塩類が、どうして結石を形成するかは明らかではありませんが、次に述べる諸因子は結石をつくりやすい傾向があります。

尿路奇形や神経障害（脳・脊髄の損傷と腫瘍《しゅよう》）、長期の臥床《がしょう》、尿路感染などによる尿の停滞、副甲状腺機能亢進《こうしん》、高カルシウム尿症、代謝異常などが主たるものです。食事に関しては、以前はシュウ酸の多いホウレンソウなどをとるのはよくないといわれていましたが、現在は食品は関係ないとされています。水分を多く（2～3ℓ）とることが大切です。

治療

疝痛発作は、医師により鎮痛剤や鎮痙《ちんけい》剤の注射を受けます。小さい結石（5㎜以下）は90％以上自然に排出する可能性が高く、結石が尿管を下降するときには疝痛発作が起こりやすいものです。

したがって強い疝痛発作を抑えながら、尿管の蠕動《ぜんどう》により膀胱に結石を下降させる努力をします。水分を多量に飲んで尿の出をよくし、適当な運動をし、鎮痙剤を用いると効果があります。

これらの治療で尿管から膀胱に落下しないような結石や、サンゴ状結石などは、手術を受けなければなりません。体外からの衝撃波療法で結石を破壊し、尿とともに出す治療法や、内視鏡的に結石を破砕する方法が多く行われてよい成績を上げています。

術後はその結石の成分を分析してもらい、それにより薬などを用いるとよいと思います。

結石を形成しないようにするには、偏食を避けて、水分を十分に摂取することが大切です。

●泌尿器科を受診します。

（古堅進亮）

腎《じん》腫《しゅ》瘍《よう》

97ページ参照

腎臓のトラブルにおすすめの薬草茶

ハトムギ

ハトムギの実を煎じたものをお茶がわりに飲むと、腎臓疾患や腺病体質の改善にも効果があります。

作り方　ハトムギの実を秋にとり、日干しにしておきます。実の殻をむいたものを1日量20g煎じ、1日数回に分けて飲みます。ドクダミやオオバコ、カキドオシ、キササゲなどをブレンドして飲むとなおよいでしょう。

オオバコ

路傍や荒れ地に自生していますから、だれでも知っている雑草です。この種子は漢方では車前子《しゃぜんし》といってよく利用されますが、民間薬としては、葉も茎も種子も根も全草を日干しにして煎じて使用します。

作り方　葉は10g、種子なら5gを1日分として煎じ、数回に分けて、できれば空腹時にあたためて飲みます。生のオオバコが手に入る季節は、根ごとすりつぶしてお湯で割っても効果があります。

カキドオシ

カキドオシは生命力の強い草です。一種特有の薬くささがあるので、だれにもわかります。お茶にするには、春から夏にかけて、開花してから全草をとって陰干しにして用います。1日量15gを煎じて、1日数回に分けて飲みます。

キササゲ

落葉の高木で、秋になるとササゲにそっくりの細長いさやがたくさんつきます。腎臓病の薬用茶には、秋に豆が入ったままのさやをとって陰干しにして用います。利尿の効果があり、むくみがとれます。

作り方　豆ざや1日量10gを煎じて1日3回飲みます。キササゲにトウモロコシの実、またはしんや毛を同量合わせて用いてもよいでしょう。

（長塩守旦）

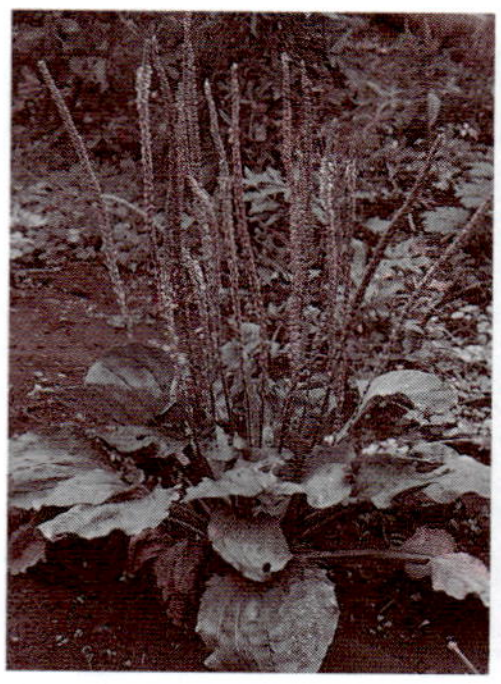
オオバコ

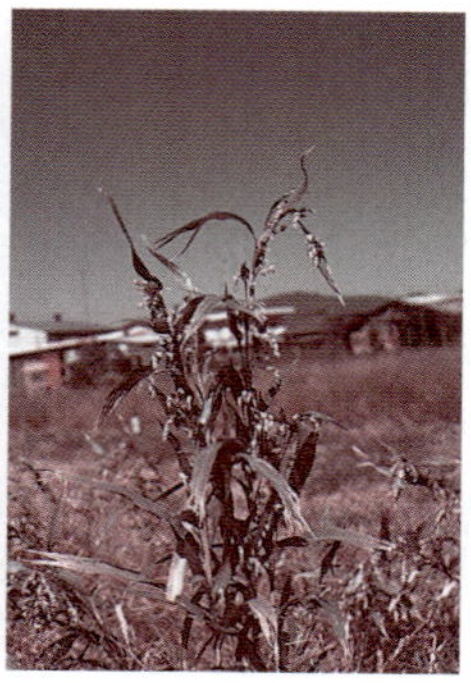
ハトムギ

腎結石・尿管結石の漢方療法

腎・尿管結石に漢方治療が有効な例は少なくありません。しばしば手術不可避といわれる結石の排出をみることがあります。また、結石のできやすい体質を改善して、再発を防ぐのにも効果があります。

猪苓湯《ちょれいとう》

口が渇き、水を飲むわりには尿の出方が少なく、あるいは排尿が困難であったり、血尿などの症状があるものに用います。痛みの発作がないときに、結石を排除する目的で服用します。

芍薬甘草湯《しゃくやくかんぞうとう》

実証タイプの人で、痛みがはげしく、腹筋がかたく張って突っ張っているような場合、頓服《とんぷく》としてよいものです。

大建中湯《だいけんちゅうとう》

結石の疝痛《せんつう》発作のときに用います。下腹部の痛みがはげしく、腹に力がなく、腸の蠕動《ぜんどう》が手でさわってもわかるような場合の結石に効きます。

また、腹全体がガスでふくれて苦しむような場合にも用います。

八味丸《はちみがん》

ときどき疝痛発作が起こり、平素は腰から足にかけてだるく、口渇があり、夜、しばしばトイレに立つようなものに用います。

（矢数圭堂）

腎結石・尿管結石のツボ療法

結石が尿管などにひっかかってはげしい痛みが起こったときは、まず、痛みを止めることが先決です。東洋医学でも、ハリによる治療が効果を発揮しています。

家庭でのツボ療法は、痛みが強くないときに、マッサージ、指圧、灸治療などを行います。水をたくさん飲んだあと、しばらくしてから始めると、結石が排出されやすいでしょう。

ツボは、利尿と、腰や下腹部の痛みを抑えることを目的に選びます。

まず、腰の第2腰椎の下かたわらの**腎兪**《じんゆ》と足の**湧泉**《ゆうせん》で全身のスタミナをつけ、臀部の**膀胱兪**《ぼうこうゆ》と、へその下の**中極**《ちゅうきょく》で下腹部の障害を抑えます。さらに、体内の水分の調節をつかさどる、へその上の**水分**《すいぶん》と、へその下かたわらの**水道**《すいどう》のツボを刺激します。これらのツボで、利尿を促し、多量の尿とともに結石が出てくることを期待します。

腰と下腹部の痛みは、腎兪と、第4腰椎の下かたわらの**大腸兪**《だいちょうゆ》、へその下の**関元**《かんげん》のツボが効きます。前記のツボとともに処置すると効果的で、症状が軽くなります。

灸治療をする場合は、膀胱兪、中極、湧泉のツボを選びます。刺激のやわらかい、知熱灸《ちねつきゅう》がよいでしょう。市販の温灸を利用するのも効果的です。

灸は3週間ほど続けたら、次の1週間は治療を休み、また3週間続ける方法で行ってみます。

（芹澤勝助）

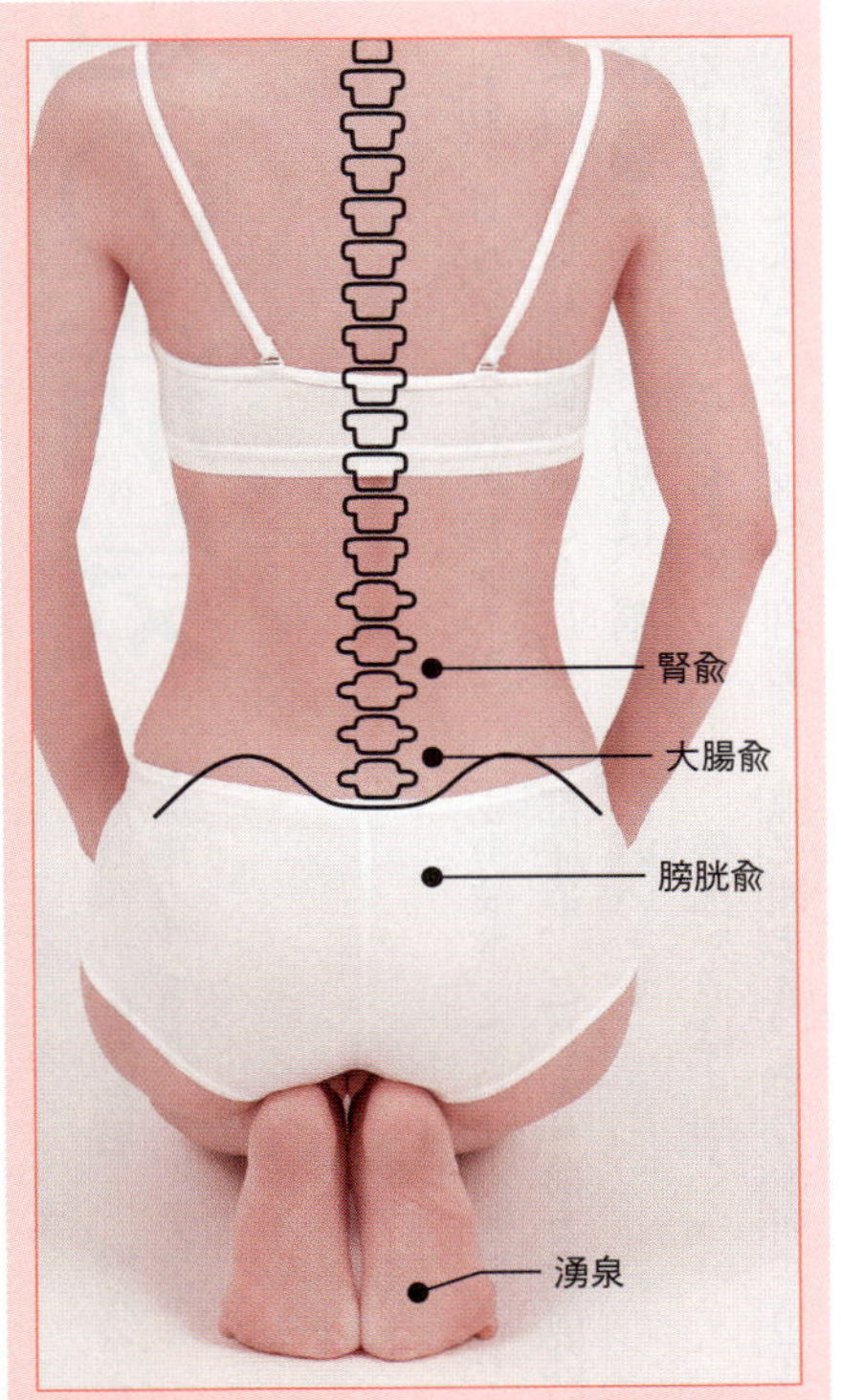

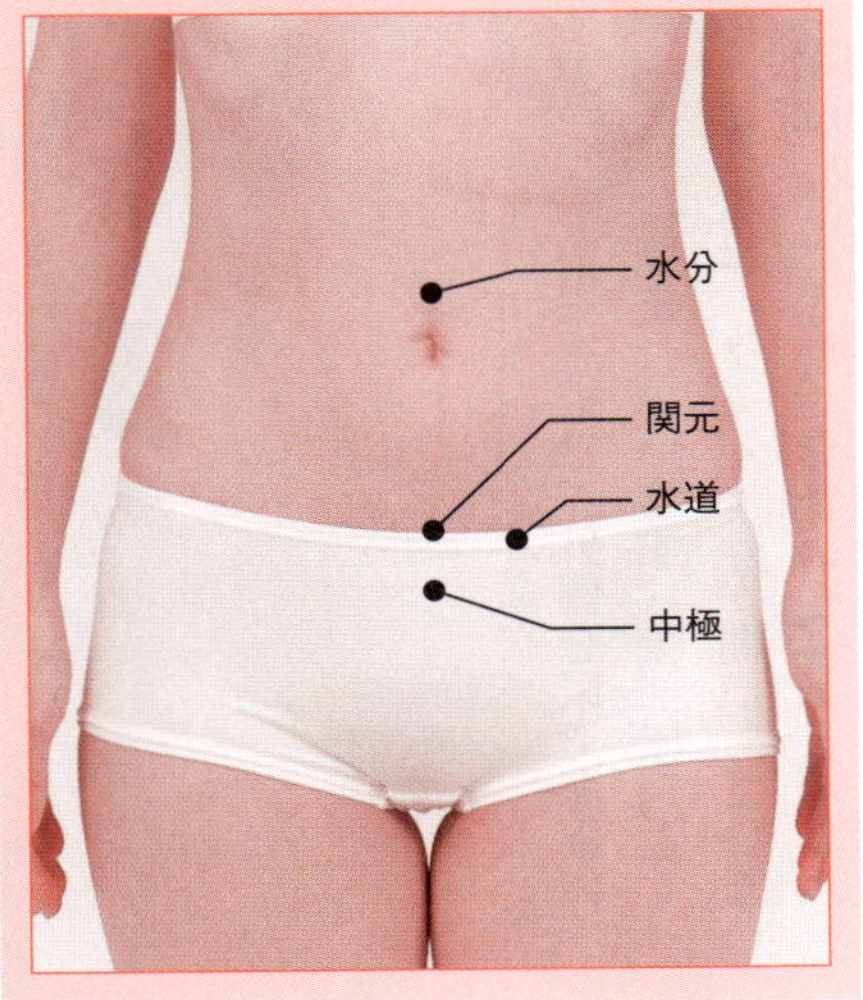

膀胱・尿道の病気

●膀胱炎　●膀胱結石　●膀胱がん　●クラミジア尿道炎
●尿道カルンクル　●尿道狭窄

膀胱の構造と働き

膀胱は、骨盤の中で恥骨の後方にあります。膀胱の内壁は粘膜で、周囲は筋肉です。尿がたまると丸くなって、恥骨の上に突出してきます。

膀胱の後ろの面はすぐ直腸で、女性では子宮と膣に接しています。膀胱の出口を内尿道口、この近くを膀胱頸部といいます。

膀胱の後面の両側には尿管が開口しています。これを尿管口といいます。二つの尿管口と内尿道口でできている逆三角形の部分を、膀胱三角部といいます。

膀胱の筋肉は3層に分けられます。膀胱は、尿を一定量蓄える蓄尿器の働きをし、たまった尿を意識的に排泄する機能があります。尿がたまり、内圧が高くなると尿意を感じますが、普通、膀胱の容量は成人で約300～400㎖です。

乳幼児期や、ある種の病気のときには、排尿は仙髄で起こる反射だけで起こります。幼児は、脳にある中枢が発達してくるにつれて、意思によってこの反射を抑制することができるようになります。

膀胱に尿がたまり、尿意を感じると、これが大脳に伝わり、意識的に抑制をとり除くと、尿道口が開いて、排尿運動が始まります。

尿道の構造と働き

男性と女性では、尿道は全く異なります。

男性の尿道は、長さ18～25㎝くらいの、中空の管状のもので、尿を膀胱から体外に排出する作用をします。また、精液を後部尿道から体外に射出する働きもします。新生児の男児では尿道の長さは5～6㎝です。

男性の尿道には、尿道括約筋という筋肉によって囲まれた部分があります。これより膀胱寄りを後部尿道、これより前方を前部尿道といいます。

後部尿道は4㎝くらいで、前立腺に囲まれ、その後面に精丘《せいきゅう》（精《せい》阜《ふ》）が突出しており、この部分に射精管が2本開口しています。精丘の両側に前立腺排泄管が多数開口しています。

前部尿道は、外側を尿道海綿体に囲まれています。後部尿道近くには、クーパー腺が開口しています。また、多数の側管があって、粘液を分泌します。前部尿道のすぐ内方には、舟状窩《しゅうじょうか》といって広くなった部分があります。

排尿に関する神経系

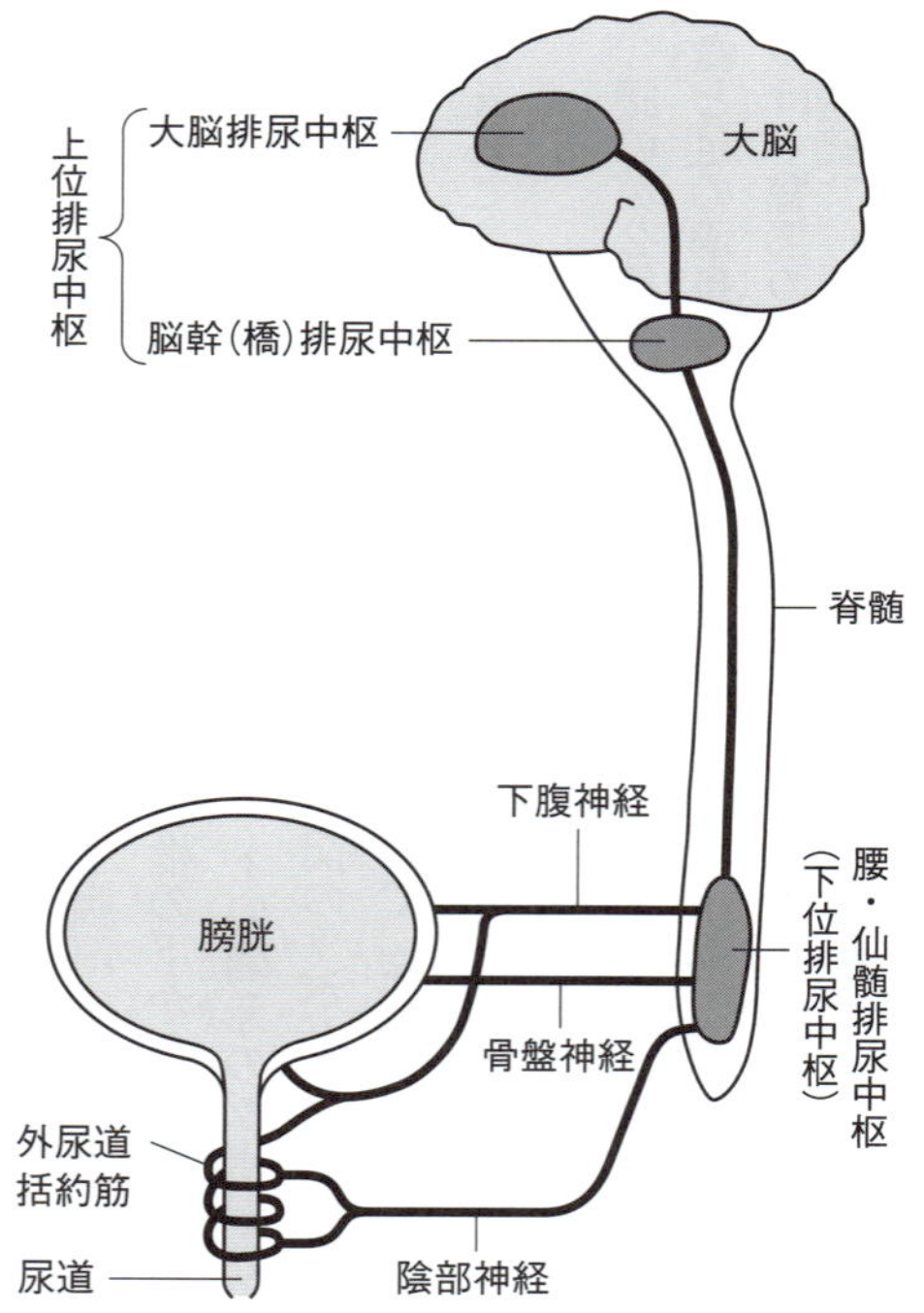

膀胱に尿がたまる→尿意が大脳に伝わる→排尿運動が始まる

女性の尿道は長さ3～4㎝で、膀胱頸部から膣前壁の前面に沿って、膣前庭に開口しています。尿道は尿道海綿体で囲まれ、外尿道口周辺に、スキーン腺が開口しています。女性の尿道の役割は、尿の排泄をするだけです。

●何科に行ったらよいか

この項の病気は、泌尿器科、内科を受診します。（古堅進亮）

膀《ぼう》胱《こう》炎《えん》

膀胱炎は、泌尿器科系統の病気のなかで最も多い病気の一つで、構造上どうしても尿道が細菌などによってよごれやすい女性のほうが、男性よりもかかりやすい傾向があります。急性のものと慢性のもの、そのほかに特殊なものもあります。

その原因や経過は複雑で、最も多い急性膀胱炎のほか、慢性膀胱炎、結核性などの特殊な膀胱炎があります。

急《きゅう》性《せい》膀《ぼう》胱《こう》炎《えん》

細菌感染から起こる急性細菌性膀胱炎です。

症状・原因

急に尿が近くなり（頻尿《ひんにょう》）、排尿の際に痛みがあり、尿が濁ります。頻尿は軽いものから強いものまであります。強いときには絶えず尿意があり、ときには漏れてしまうこともあります。排尿の際の痛みは、不快感から強い痛みまでいろいろです。特に、排尿し終わったときに強い痛みを感じることが多く、排尿後も尿が残っているような感じがします。膀胱部に自発痛、不快感、圧痛があることもあります。

尿の濁りは膿尿《のうにょう》によります。血液がまじることも少なくありません。膀胱炎がひどいときには、排尿の終わりに血液だけが出ることもあります。

普通、急性膀胱炎では微熱が出る程度です。38度以上の高熱が出たときは、急性腎盂腎炎《きゅうせいじんうじんえん》を併発したものと考えられます。

多くは1～2週間で完全に治ります。それ以上症状が続くときは、ほかに原因があって膀胱炎が起こっているか、特殊な膀胱炎のことが多いようです。

膀胱炎の原因は細菌感染です。多くは大腸菌群によるものですが、ブドウ球菌、連鎖球菌などによることもあります。

女性は、尿道が男性に比べて短いので、細菌が入りやすく、そのために膀胱炎が起こりやすいといえます。しかし、健康な膀胱は細菌が少しくらい入っても炎症を起こしにくいものですが、冷え、尿のがまんのしすぎ、性交、過労、感冒などで体の抵抗力が弱ったときに発病しやすくなります。また、膀胱に結石、腫瘍《しゅよう》があるときや、男性では前立腺肥大症などで残尿のあるときには、炎症を起こしやすくなります。

治療

安静にして刺激性食品を禁止します。水分を多量に飲んで尿量をふやし、膀胱の細菌を洗い流すと、炎症は比較的早く軽くなります。下腹部をあたためるのもよいでしょう。応急手当てとしては、膀胱部をあたため、安静にします。排尿痛と頻尿を軽くする方法です。

薬は抗生物質や抗菌剤などを用います。

慢《まん》性《せい》膀《ぼう》胱《こう》炎《えん》

初めから慢性に発生するものと、急性膀胱炎から慢性になるものとがあります。

症状・原因

急性膀胱炎に比べて症状が軽く、頻尿、軽い排尿痛か排尿不快感、軽い膿尿があることが多いようです。ときに膿尿だけで自覚症状が全くないものもあります。

原因としては、腎臓、尿管など上部尿路の感染、残尿のある場合、膀胱に腫瘍や結石がある場合は慢性化するものが多いようです。しかし、全く原因不明で慢性化しているものもあります。

治療

尿培養による細菌の薬剤感受性の検査で効く薬を選び、1カ月間

膀胱、尿道の構造と名称

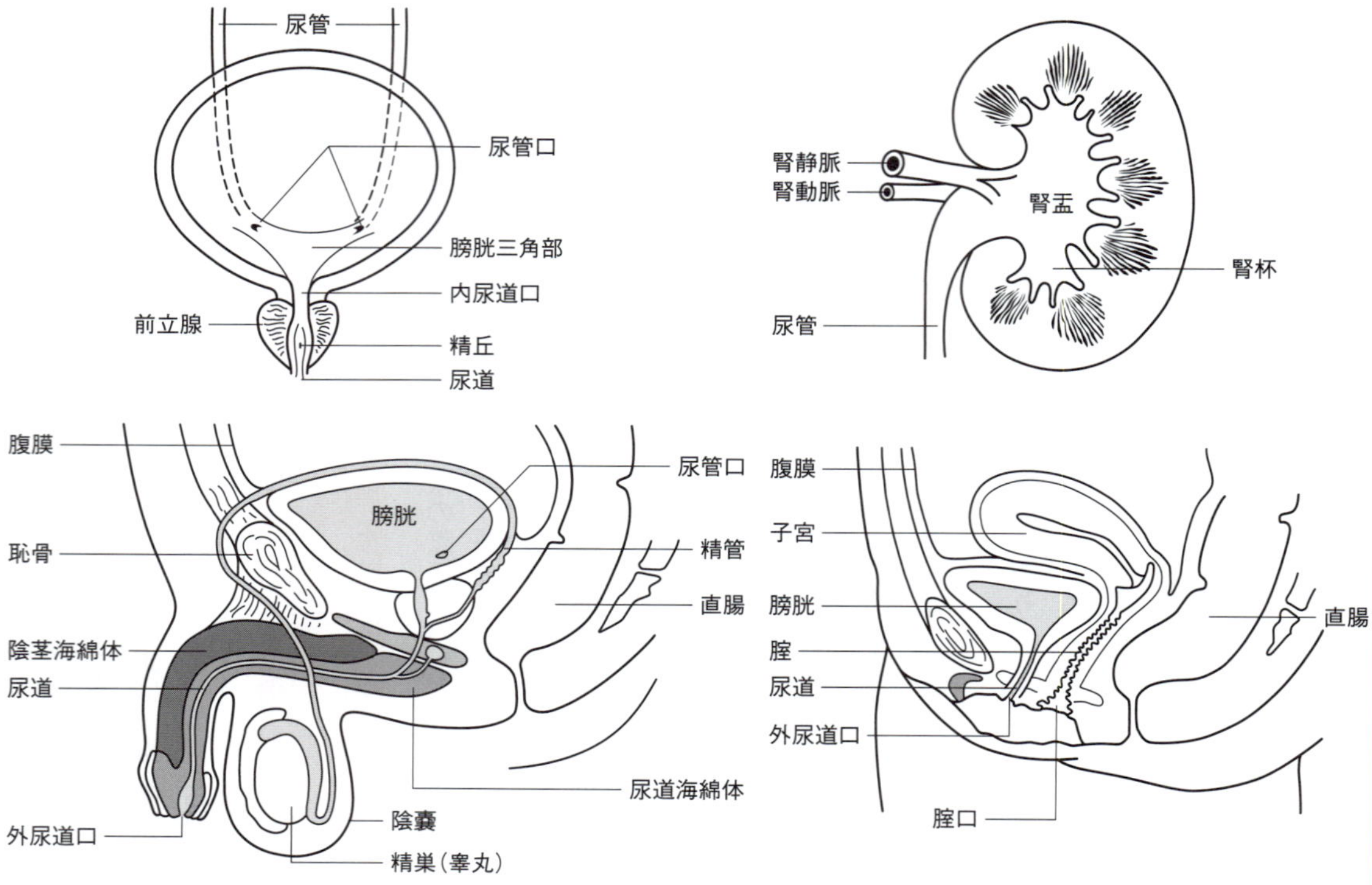

使用します。なお、膀胱の洗浄も効果があります。日常生活は過労を避け、水分を多くとり、保温に注意するなど、急性膀胱炎と同じです。

結核性膀胱炎《けっかくせいぼうこうえん》

結核性膀胱炎（**膀胱結核**）は、腎結核によって引き起こされるものが大部分です。

症状・原因

普通の膀胱炎と同じように、頻尿、排尿痛、尿の濁りの症状で始まります。頻尿と排尿痛は、初めはあまり強くないものもありますが、だんだん強くなり、一般の膀胱炎に用いられる抗菌剤や抗生物質などでは治癒しないものです。原因の多くは、腎結核の結核菌が膀胱に流れてきて、膀胱の粘膜に結核性潰瘍《かいよう》、結核結節、肉芽をつくるために起こります。

治療

腎結核の治療を第一に考えて行います。腎結核と同様にストレプトマイシン、エタンブトール、ピラジナミド、ヒドラジッド、リファンピシンなどの薬剤を用います。一般に、膀胱結核にはこれらの化学療法が非常に効き、膀胱炎症状は速やかに消えます。

しかし、腎結核が進行すると、膀胱が萎縮《いしゅく》し、手術が必要となるので、早期の診断、治療が大切です。

（古堅進亮）

膀胱炎の漢方療法

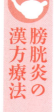

膀胱炎を、漢名では「白濁《はくだく》」といっていました。漢方治療は膀胱炎の急性症に有効であるのみならず、繰り返して膀胱炎が起こる体質を改善するのに効果があります。ただし、細菌感染が強く関与しているときには、抗生物質の併用が必要です。

五苓散《ごれいさん》

口が渇いて水を飲みたがり、尿意が頻繁で、尿が濁り、痛みなどの症状がそれほどはげしくない初期に。

猪苓湯《ちょれいとう》

膀胱炎に最もよく用いられる処方です。急性の症状が強く、痛みがはなはだしく、出血を伴うものに効果があります。また、慢性症にも有効です。胸苦しいとか、口《こう》渇《かつ》などを目標にします。

竜胆瀉肝湯《りゅうたんしゃかんとう》

比較的体力の充実している人の膀胱炎で、炎症が強くて尿が渋り、尿が濁って残尿感が強く、婦人の場合は帯下《たいげ》（おりもの）を伴ったり、バルトリン腺炎を併発したり、陰部が痛むものに用います。脈や腹に緊張があって、充実していることが目標です。

大黄牡丹皮湯《だいおうぼたんぴとう》

体力が充実している人で、症状がはげしく、膀胱括約筋がけいれん収縮し、そのために尿が詰まって、ひどく苦しいときに用います。腹力が強くて、右下腹部に抵抗と圧痛があり、便秘がちなことが目標です。

八味丸《はちみがん》

慢性期のものや、再発を繰り返すもの、あるいは女性では産後あるいは婦人科手術のあとに起こった膀胱炎で、尿が近く、排尿後の不快感や全身の疲労感、腰痛などがあり、のどが渇く、上腹部に比べて下腹部に力がない、といった場合に用います。

清心蓮子飲《せいしんれんしいん》

胃腸が弱く、全身倦怠感があり、貧血症で、神経質の傾向があり、食欲がなく、気持ちよく尿が出ないもの、尿が漏れるといった膀胱炎に応用します。抗生物質療法では胃腸障害を起こしやすい人に適します。

五淋散《ごりんさん》

尿が近く、トイレに行ってもわずかしか出ず、排尿痛があり、血もまじる、不快感が残るといった膀胱炎で、慢性に経過し、治りにくいものに用います。体力が中等度ないし低下した人で、便秘や口渇がない場合に適応します。

苓姜朮甘湯《りょうきょうじゅつかんとう》

比較的体力が低下した人で、体全体が重く、特に腰の冷えが強いという症状のある慢性膀胱炎に用います。

（矢数圭堂）

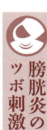

膀胱炎のツボ刺激

急性の膀胱炎にしろ、慢性化した膀胱炎にしろ、原則的には医師による治療が必要です。

ただし、急性の症状を繰り返すときや、慢性化している場合で、

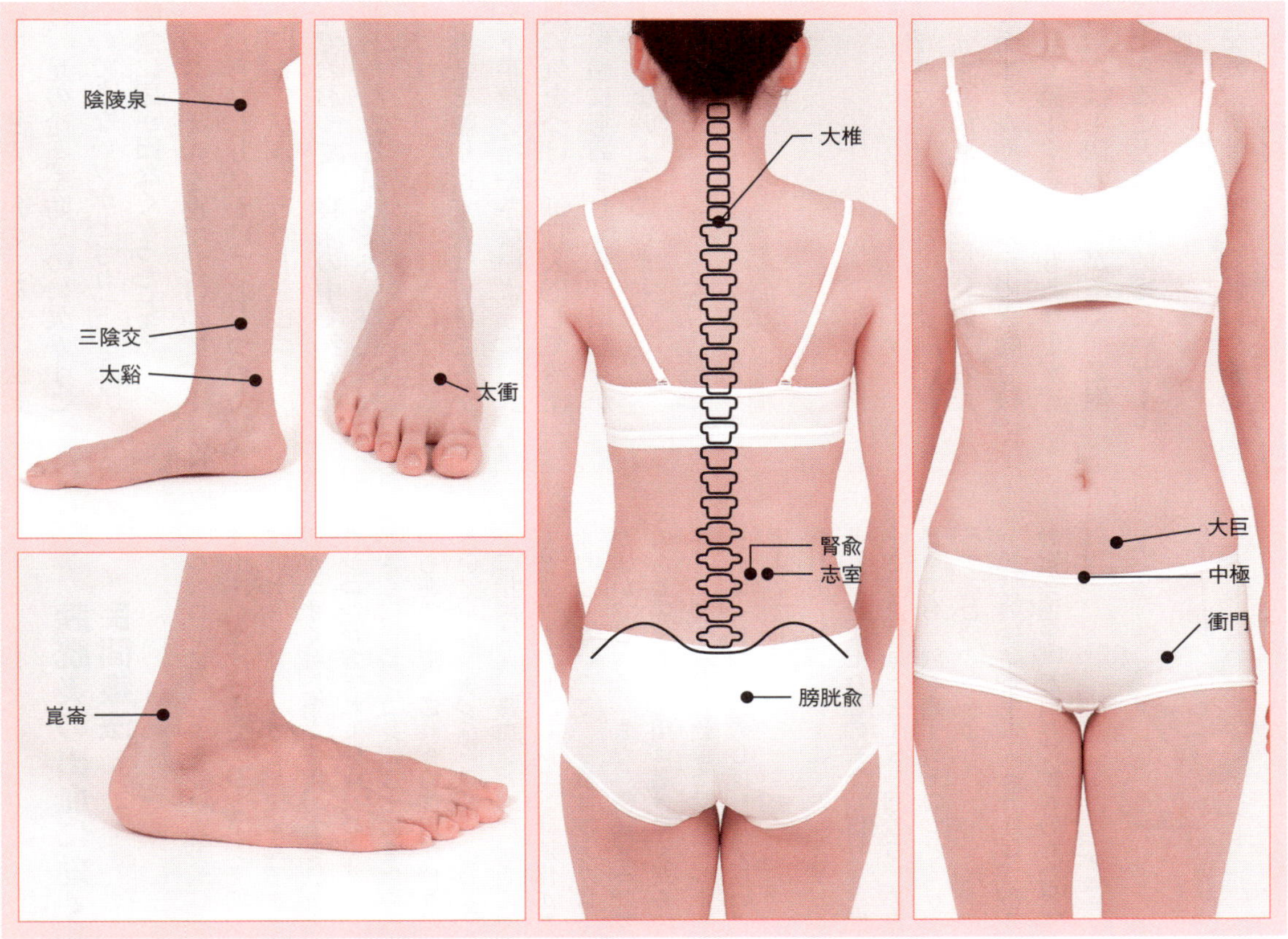

どちらも症状が落ち着いているときに、指圧や灸によるツボ刺激を行うと、症状の軽快に効果があります。

●排尿時に痛みがある、残尿感があるというとき

主なツボは、頭の**百会**《ひゃくえ》（P500参照）、背中の**大椎**《だいつい》、腰の**腎兪**《じんゆ》、**志室**《ししつ》、**膀胱兪**《ぼうこうゆ》、おなかの**大巨**《だいこ》、**中極**《ちゅうきょく》、**衝門**《しょうもん》、足の**陰陵泉**《いんりょうせん》、**三陰交**《さんいんこう》、**太谿**《たいけい》、**太衝**《たいしょう》、**崑崙**《こんろん》です。

頭の百会と、背中の大椎、足の太衝は、尿の出をよくするために用い、腰とおなかのツボは、骨盤内の血液をよく循環させ、膀胱の機能をととのえるために用います。

足の陰陵泉、太谿、崑崙は、骨盤内の充血をとる働きをするツボです。また三陰交は足の冷えをとります。

●急性症で熱が下がった場合や、慢性化した膀胱炎に

腰とおなかのツボを指圧すると効果があります。初め、これらのツボを押すと痛みがありますが、軽症の場合には、それぞれのツボを20分ほど指圧すると、症状が楽になります。

指圧で治りにくい場合には、頭、背中、腰、足のそれぞれのツボに灸をすえると効果があります。

灸は、1日1回、足腰のツボには米粒の半分大のもぐさで1カ所に3壮（回）、おなかのツボには5壮すえます。あとの残らない知熱灸やニンニク灸、ショウガ灸、あるいは市販の温灸を用いてもよいでしょう。症状が軽快しないうちは、毎日、休まずにしばらく続け、あとは、5日すえて2日休みながら、2〜3週間ほど続けてみます。

指圧や灸治療に用いるツボのうち、特に百会、大椎、太衝などは、尿が出にくい場合に効果のあるツボです。また、足の三陰交、太谿は、足の冷えを防ぐのに欠かすことのできないツボとされています。

●急に尿が出なくなったとき

バスタオルを湯でしぼって、下腹からおしりにかけておむつのようにあてがい、その上をビニール布でおおって、寝床の中で20分ほどあたためる温熱療法も効果があります。

再発を繰り返す人は、日ごろから下半身を冷やさないように、衣服に気をつけ、毎日入浴して清潔と保温に努めましょう。尿意をがまんしないようにします。

（芹澤勝助）

膀胱結石《ぼうこうけっせき》

普通、腎・尿管結石が膀胱に下降しても、膀胱から尿道を通って尿とともに排泄されます。

しかし、膀胱頸部が狭くなる前立腺肥大症や神経因性膀胱（排尿にかかわる神経系の障害により、排尿がうまく行われない状態）のために排泄されないときには、膀胱内に結石がとどまって大きくなります。

また、膀胱内に長期留置されたカテーテルやそのほかの異物を核にして発生する場合もあります。

結石は1個のことが多く、2個以上あることは比較的珍しいケースです。

また、男性に多く女性に少ないのも、この病気の特徴です。

膀胱炎の出血に効く民間療法

レンコンにはビタミンCが多量に含まれています。また、レンコンを切ってしばらく放置すると、黒ずんできますが、すぐれた消炎作用のある鉄分とタンニンが含まれているためです。

さらに、レンコンには出血を止める力もあるので、これらの作用が相互に働いて、膀胱炎をはじめ痔《じ》、胃潰瘍《かいよう》、十二指腸潰瘍、鼻血などの症状を軽減します。ただし、レンコンは消化があまりよくないので、多食は控えたほうがよいでしょう。また、便秘ぎみで熱のある場合も、食用は避けてください。

そこで、一般に治療を目的にしたいときは、レンコンのしぼり汁を用いるとよいでしょう。

作り方　レンコンをよく洗ってすりおろし、ガーゼなどの布でしぼり、1回小さじ2杯ほどを1日3回飲む。めんどうでも、飲む量ずつそのつどすりおろすこと。

漢方の生薬が手に入るときは、ハスの実（蓮子《れんし》）を煎じて飲むのも効果的です。

（根本幸夫）

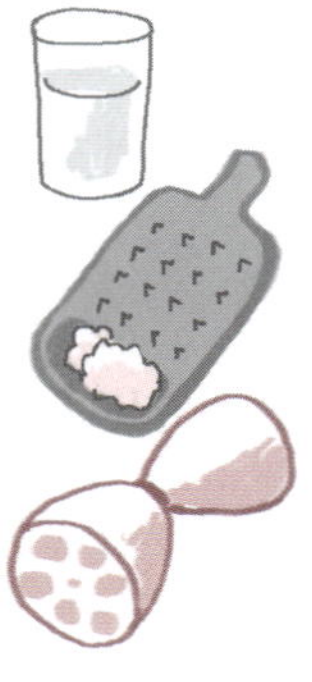

症状・原因

主症状は血尿と膀胱痛と排尿異常です。血尿は軽いものが多く、運動をすると悪化します。

膀胱痛には自発痛と排尿痛があり、尿道のほうに痛みが走ります。排尿異常としては、頻尿と尿線のとぎれがあります。ほうっておくと膀胱炎を起こして、強い頻尿、排尿痛、膿尿になります。

診断は、X線検査、膀胱鏡検査が行われます。

治療

小さい結石の場合は膀胱鏡のついた異物鉗子《かんし》でつまんで摘出しますが、少し大きい結石は砕石器または砕石用膀胱鏡で砕いて吸出します。衝撃波などで結石を砕いて流す方法もあります。非常に大きいものは、膀胱を開いて摘出する場合もあります。

（古堅進亮）

膀胱結石の漢方療法

膀胱結石も漢方治療が有効なことが少なくありません。

ただし、漢方治療のほかに、ストレスをためないようにするとともに、適当な運動をし、偏食を避け、水分をよくとり、自然排出を助けるようにすることが大切です。

猪苓湯《ちょれいとう》

口が渇き、水を飲むわりには、尿の出方が少なく、排尿が困難であったり、血尿が認められる場合に用いますが、特に排尿痛や残尿感などの症状が急性ではげしいときに用います。体力、体質を問わず、泌尿器疾患に広く応用されます。

芍薬甘草湯《しゃくやくかんぞうとう》

体力がある人で、痛みがはげしく、腹筋がかたく突っ張って、苦しがるような場合、頓服として用いてもよいものです。しばしば猪苓湯《ちょれいとう》と合方して用いられます。

大建中湯《だいけんちゅうとう》

体力が低下した人の疝痛《せんつう》発作時に用いてもよいものです。痛みがはげしく、手足が冷え、腹に力がなく、腸の蠕動《ぜんどう》が手でさわってもわかるような場合の結石に効きます。腹全体がガスでふくれて苦しむような場合にも用います。

桂枝茯苓丸《けいしぶくりょうがん》

体力が中等度もしくはそれ以上の人で、頭痛、肩こり、めまい、のぼせなどを訴え、左右の下腹部に抵抗と圧痛があり、月経異常など婦人科疾患がみられる人の膀胱結石に用います。

大黄牡丹皮湯《だいおうぼたんぴとう》

桂枝茯苓丸《けいしぶくりょうがん》の場合とほぼ同じ症状で、それよりは体力が充実しており、主として右下腹部に抵抗と圧痛が認められ、便秘があることが目標です。

桃核承気湯《とうかくじょうきとう》

体力が充実しており、主に左下腹部に抵抗と圧痛が顕著で、頭痛、肩こり、便秘などのほか、のぼせ、不眠、不安などの神経症状を伴う人に用います。

大柴胡湯《だいさいことう》

体力が充実した人で胸脇苦満《きょうきょうくまん》が強く、みずおちがつかえ、肩がこり、頭重、めまい、耳鳴りなどを訴え、口中に不快感があり、便秘がちで、しばしば疝痛発作を起こすような膀胱結石に用いてもよいものです。

防風通聖散《ぼうふうつうしょうさん》

肥満した人で、へそを中心に腹部が膨満《ぼうまん》し、いわゆる卒中体質で、便秘を訴えるような人の結石に用います。

八味丸《はちみがん》

ときどき疝痛発作を起こすけれども、平素は腰痛があり、腰から足にかけてだるく、口が渇き、夜間しばしばトイレに立つような場合に用います。

長期間連用していると、結石が消失してしまうことがあります。

牛車腎気丸《ごしゃじんきがん》

比較的体力の低下した人、あるいは高齢者で、腰部、下肢の脱力感、冷え、しびれなどがあり、排尿の異常、特に夜間の頻尿を訴える場合に用います。前記の八味丸に比べ、症状がより顕著なことが目標です。

大黄附子湯《だいおうぶしとう》

疝痛の発作時に用います。はげしい発作時の腹痛で、便秘の傾向があり、手足が冷え、左右どちらかの脇腹が痛む場合に応用しま

膀《ぼう》胱《こう》がん

98ページ参照

す。

竜胆瀉肝湯《りゅうたんしゃかんとう》

体力が比較的充実している人で、膀胱痛があり、排尿痛が強くて、女性の場合は帯下《たいげ》（おりもの）を伴ったりするものに用います。

五淋散《ごりんさん》

尿が近く、トイレに行ってもわずかしか出ず、排尿痛があり、血もまじるといった症状に用います。体力が中等度ないし低下した人で、便秘や口が渇くなどがない場合に適応します。

清心蓮子飲《せいしんれんしいん》

胃腸が弱く、神経質の傾向がある人で、軽度の排尿困難、残尿感、排尿痛を訴える場合に用います。

（矢数圭堂）

膀胱結石のツボ刺激

膀胱結石は、必ず医師の診断により、手術、結石溶解法などの適切な処置を受けなければ、根本的な治療にはなりません。

ツボ療法は、あくまでも結石の存在によって生じる、尿の出が悪い、下腹が張って痛む、腰が重だるい、腰が痛むなどの症状を、一時的にやわらげるための補助的方法として用います。慢性膀胱炎の場合（P495参照）とほとんど同じように刺激します。

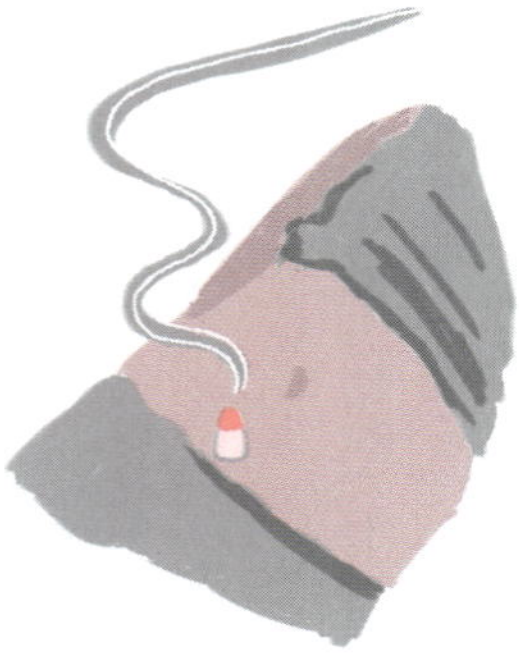

腰の**志室**《ししつ》、**腎兪**《じんゆ》、**膀胱兪**《ぼうこうゆ》、**胞肓**《ほうこう》、**次髎**《じりょう》、下腹部の**中極**《ちゅうきょく》、**衝門**《しょうもん》を主に用います。足では、**太谿**《たいけい》、**三陰交**《さんいんこう》、**陰陵泉**《いんりょうせん》、**崑崙**《こんろん》、**太衝**《たいしょう》を用い、頭の**百会**《ひゃくえ》は尿の出をよくする作用があるので、よく使います。腰のツボ、足のツボは親指で、おなかのツボは中指または四指で指圧します。

灸は、腰、おなか、足で、それぞれ1～2カ所のツボを選び、米粒大または米粒の半分大のもぐさをすえます。1カ所に3～5壮（回）、1日1回、5日すえたら2日休んで、また始めるということを続けます。

頭の百会にも、ニンニク灸か、ショウガ灸を、同様のやり方ですえてください。

（芹澤勝助）

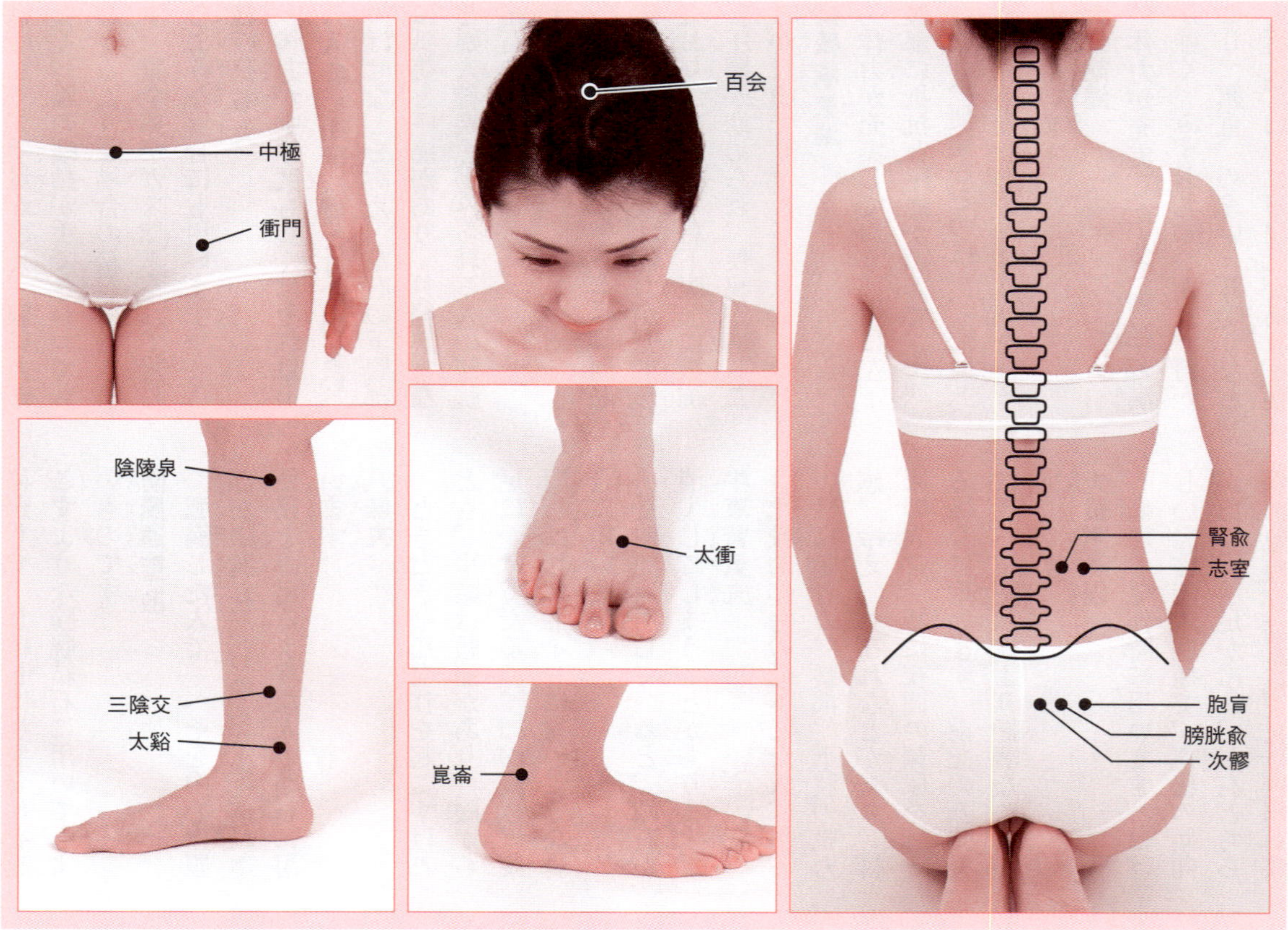

クラミジア尿道炎《にょうどうえん》

淋菌感染症で起こる尿道炎と同じように性交で感染します。

症状・原因

1～4週間の潜伏期のあと、外尿道口から白色または黄色の膿《うみ》が出ます。この膿は、淋菌性のものほど強くなく、量も少ないことが多いものです。そのほか、排尿時の不快感や軽度の排尿痛があります。経過は非常に長いものもあります。

女性の場合は症状がほとんどないことが多いのですが、ときに頻《ひん》尿《にょう》や膣分泌物を伴うことがあります。原因は、性交によるクラミジアトラコマチスの感染です。

治療と家庭ケア

治療は、ニューキノロン系やマクロライド系の抗菌薬など有効な薬剤を用いて行います。局所の安静と清潔は大切ですが、入浴はかまいません。また、治癒するまでは性交を慎み、飲酒は避けます。

性交以外では感染することはないので、下着などの処置は普通にしてかまいません。

なお、性感染症すべてにいえることですが、治療する場合は患者本人だけでなく、セックスパートナーも同時に治療することが重要です。

（古堅進亮）

尿道炎の漢方療法

不定愁訴が持続するような尿道炎には、漢方療法が適応します。

猪苓湯《ちょれいとう》

尿道炎に最も多く用いる処方です。尿が近くて尿量が少なく、排尿痛があり、血尿の出ることもあり、口渇《こうかつ》を訴える人に用います。

五淋散《ごりんさん》

慢性の尿道炎で、排尿が困難であったり血尿や膿尿が出たりする場合に用います。体力が中等度かやや低下した人で、便秘や口渇がない人に適します。

八味丸《はちみがん》

慢性の尿道炎で、排尿困難や残尿感があり、口が渇き、下半身がだるく、夜間にトイレが近いものに用います。胃腸の弱い人には適しません。

清心蓮子飲《せいしんれんしいん》

体力がやや低下した人の慢性尿道炎で尿が気持ちよく出ないもの、尿が濁ったり、尿が漏れるといった症状に用います。脈も腹も軟弱で、食欲がなく、神経衰弱ぎみの人に適します。

大黄牡丹皮湯《だいおうぼたんぴとう》

体力のある人で、排尿のときにひどい痛みがあるような場合に用います。便秘があり、下腹部に瘀《お》血《けつ》が認められることが目標です。

（矢数圭堂）

尿《にょう》道《どう》カルンクル

中年以降の女性に多い良性血管性腫瘍《しゅよう》で、米粒大から大豆大くらいの大きさのやわらかくて赤い腫瘍が、外尿道口近くに発生します。

外尿道口の不快感や痛み、排尿異常や出血などがあります。

治療は、軽度であれば、放置してもよいものですが、大きいものは電気的凝固法や手術による摘除も行われます。

（古堅進亮）

尿《にょう》道《どう》狭《きょう》窄《さく》

尿道の内腔が狭くなったもので、先天性、外傷性、炎症性の狭窄があります。尿が出にくく、尿線も細くなり、放出力も弱くなります。ときに完全尿閉を起こすこともあります。男性に多く起こります。感染が起こると、膀胱炎、腎盂腎炎などを併発します。軽度の狭窄は金属ブジーで拡張させますが、高度の狭窄では内視鏡を使っての切開などを行います。これらの方法が困難な場合は、手術で狭窄部を切除し、尿道をつなぐか、尿道形成をします。

（古堅進亮）

男性性器の病気

●精巣炎（睾丸炎）●精巣上体炎（副睾丸炎）●前立腺肥大症
●勃起障害（インポテンツ）●早漏 ●包茎
●亀頭包皮炎 ●前立腺がん ●陰茎がん ●精巣（睾丸）腫瘍

男性性器の構造と働き

精巣《せいそう》（睾丸《こうがん》）・精巣上体《せいそうじょうたい》（副睾丸《ふくこうがん》）

睾丸は長さ4㎝、幅2.5㎝ほどの卵円形のもので、1対あります。睾丸には多数の精細管があり、この中で精子がつくられます。精細管が10～15本ほど集まり、副睾丸頭部に入ります。

副睾丸は睾丸の後縁周囲をとり囲む円筒状のものです。精子の通り道で、頭部は数本ですが、最後には1本となり、精管となります。

精管《せいかん》・精嚢《せいのう》（腺）・射精管《しゃせいかん》

精管は長さ40㎝くらいの管で、腹腔内に入り、膀胱の側面を通り、膨大部になり、精嚢につながります。

精嚢は膀胱の後面に、左右対称にあります。精管と精嚢が合流した部分より射精管となり、前立腺の内部を通って、後部尿道の精丘上の両側に開いています。精子は精管と精管膨大部に蓄えられます。

精嚢から排泄される精嚢腺液は精液の大部分を占めます。精嚢の分泌液はアルカリ性で精子の運動性に関与していると考えられています。

前立腺《ぜんりつせん》

前立腺はクリの実大の腺で、思春期までは小さいのですが、思春期から睾丸の男性ホルモンの影響を受けて大きくなります。

ここから排泄される前立腺液は、精液の1/4くらいを占め、乳白色で、特異なにおいがあります。これは精子の栄養分を含み、精子に運動性を与える役目と受精を助ける働きをしています。

前立腺には内腺と外腺があり、50才を過ぎると、尿道近くにある内腺から増殖が起こります。これが大きくなると前立腺肥大症になります。前立腺がんはほとんどが外腺から発生するといわれています。

陰茎《いんけい》

陰茎には二つの陰茎海綿体《かいめんたい》と、一つの尿道海綿体があります。陰茎の先端を亀頭《きとう》、中央を体部、根元を根部または基部といいます。

亀頭と体部の間に冠状溝という溝があり、包皮《ほうひ》は冠状溝までめくることができます。

陰茎は通常7～8㎝くらいあり、勃起《ぼっき》すると10～13㎝くらいになります。陰茎は刺激を与えると、大脳皮質の興奮が仙髄の勃起中枢

男性性器の構造と名称

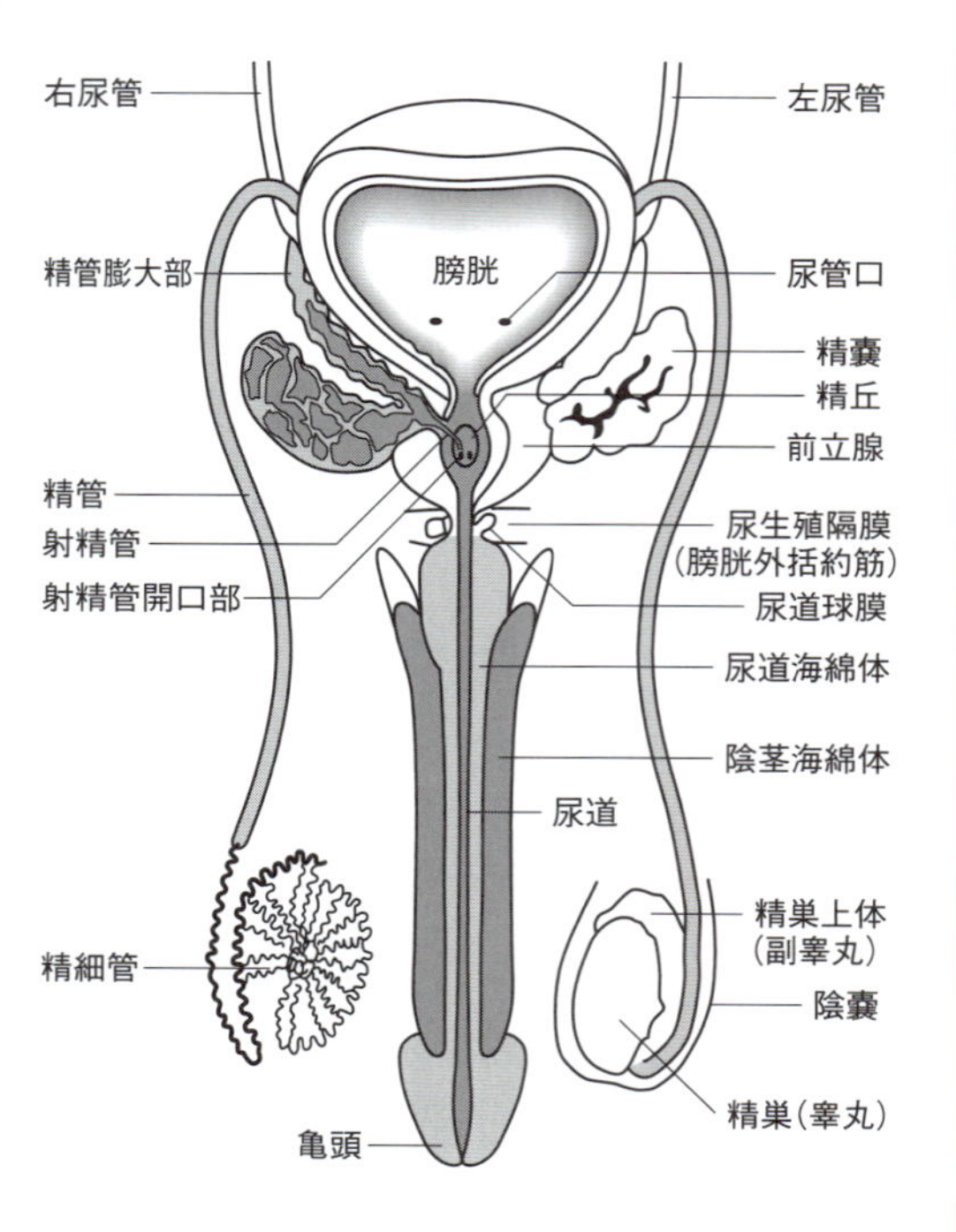

に伝わり、陰茎海綿体に充血が起こって、陰茎は膨張し、強直して勃起します。

射精は、陰部に加えられた知覚刺激が、腰髄《ようずい》の射精中枢に達し、これが強度のときに反射的に起こります。

精子は睾丸より精管をへて、尿道前立腺部に排泄され、これに精嚢腺液や前立腺液などが加わって精液となります。

●何科に行ったらよいか

この項の病気は、まず泌尿器科、内科を受診します。（古堅進亮）

精巣炎《せいそうえん》（睾丸炎《こうがんえん》）

精巣炎には、非特異性精巣炎と特異性精巣炎があり、前者に属するものは、急性精巣炎と耳下腺炎性精巣炎があります。ほとんどの場合は耳下腺炎性で、耳下腺炎の20～25％に発症しますが、そのうち80％は10才以下の小児に起こります。

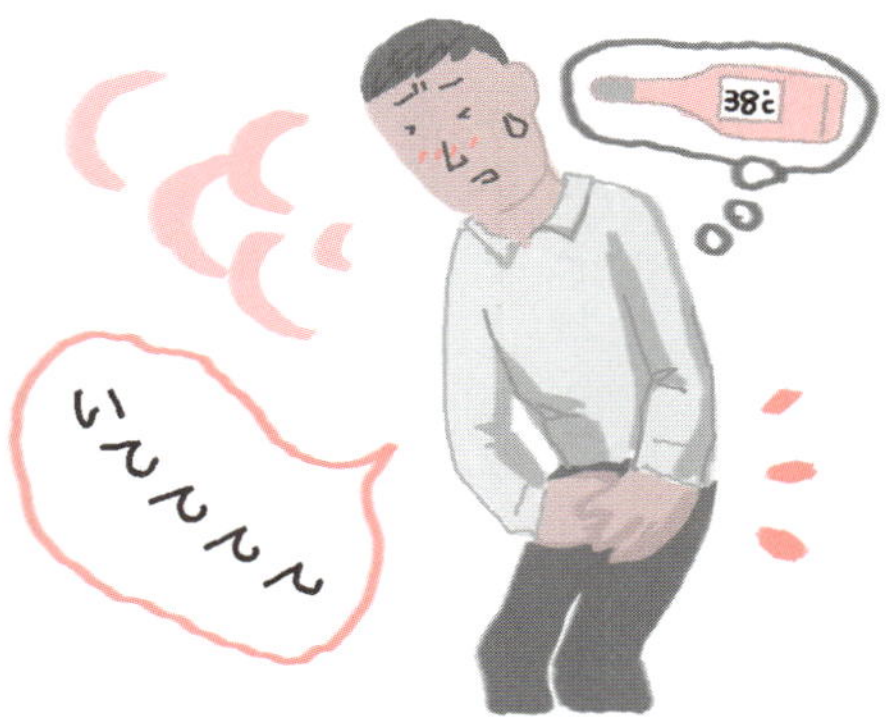

後者には梅毒性精巣炎、結核性精巣炎があります。精巣上体炎に合併することが多いようです。

急性精巣炎《きゅうせいせいそうえん》

細菌（大腸菌、ブドウ球菌など）の感染によるものと、後部尿道炎に合併して感染するものがあります。

症状は睾丸の痛みとはれに、高熱を伴うことです。痛みは強い自発痛と圧痛で、陰嚢《のう》の皮膚は赤くなり、むくみが起こり、炎症のために陰嚢水瘤《いんのうすいりゅう》を起こすこともあります。発熱は7～10日で下がり、後遺症はありません。

治療は安静にし、提睾帯《ていこうたい》（サポーター）で睾丸を持ち上げておきます。冷やすと痛みが軽くなりますが、陰嚢は低温に弱く凍傷になりやすいので、氷嚢《ひょうのう》は直接当てないこと。強力な抗菌薬を用いると効果的です。

耳下腺炎精巣炎《じかせんえんせいそうえん》

耳下腺炎（おたふくかぜ）になった人の約20％が精巣炎を起こします。

症状は、40度近い高熱と吐きけ、嘔吐《おうと》などを伴います。睾丸はかたくはれ、陰嚢は赤くなり、むくみが起こります。強い症状は数日で、10～14日で治りますが、睾丸が小さくなることが多く、特に両側がおかされた場合には、男性不妊の原因になることもあります。

治療は安静と冷湿布くらいで、抗生物質も効果はありません。耳下腺炎になったときに回復期の患者の血清や、γ《ガンマ》グロブリン注射をすると、発病を防ぐことができます。（古堅進亮）

精巣上体炎《せいそうじょうたいえん》（副睾丸炎《ふくこうがんえん》）

強い症状が急性にあらわれる急性精巣上体炎と、自覚症状はあまりありませんが治療が長期にわたる、慢性精巣上体炎があります。

急性精巣上体炎《きゅうせいせいそうじょうたいえん》

症状・原因

副睾丸の痛みとはれ、発熱です。精管が炎症を起こし、鼠径部《そけいぶ》から下腹部にかけて痛みと不快感があります。

はれは睾丸と区別がつかないようになり、かたくなります。陰嚢の皮膚は赤くなって、むくみがあらわれ、38度以上の熱が続きます。

血管や精管を通じて、大腸菌、ブドウ球菌、淋菌などの感染で起こります。進行すると、精巣炎を併発することもあります。

また、必ずしも強い症状はあり

ませんが、最近は内視鏡を用いたり、カテーテルの留置後などに起こるケースもあります。

治療

安静にして冷湿布を行い、提睾帯（サポーター）で睾丸を持ち上げて固定しておくと、痛みが少なくなります。

強力な抗菌薬が効果がありますが、数日から1週間発熱が続くときは、入院、安静が必要です。10〜14日で、急性症状はほぼ治りますが、副睾丸がやや大きく、しこりは残りますが、元に戻りますから、過労を避けて日常の生活を行います。

慢性《まんせい》精巣上体炎《せいそうじょうたいえん》

症状・原因

慢性精巣上体炎は自覚症状はほとんどなく、偶然に陰嚢のはれに気がつくことが多いもの。注意してさわると、副睾丸だけがはれているのがわかります。多くは精管に炎症が起こり、精管が数珠《じゅず》状《じょう》にふくれ、両側がおかされることも少なくありません。

代表的なものは、結核菌の感染による精巣上体結核で、腎結核や尿路結核などに合併して起こるものです。

結核の既往症があり、副睾丸に痛みのないはれがある場合は、結核性精巣上体炎と思われますが、精巣腫瘍《しゅよう》との区別が必要です。

治療

抗結核化学療法を3〜6カ月くらい行いますが、最初の3カ月間を安静にして無理をしなければ、徐々に平常の生活に戻ってもかまいません。

化学療法だけで治療が困難なときには、副睾丸のみを手術的に摘出することもあります。

（古堅進亮）

精巣炎・精巣上体炎の漢方療法

この病気は原因に従って治療するとともに、痛みがはげしいときの応急処置として陰嚢《のう》に冷湿布を行うとよいものです。

漢方では、次のような処方が応用されます。

竜胆瀉肝湯《りゅうたんしゃかんとう》

比較的体力がある人で、炎症があって痛み、はれてくるような場合に用います。下腹部の筋肉が緊張する傾向があることが目標です。

桂枝茯苓丸《けいしぶくりょうがん》

体力が中等度ないしそれ以上の人で、赤ら顔をしており、下腹部に瘀血《おけつ》の証《しょう》である抵抗と圧痛が認められ、睾丸《こうがん》、副睾丸のはれが長引くときに。

騰竜湯《とうりゅうとう》

前記の二方より炎症やはれ、痛みが強く、病状もはげしいものに用います。実証タイプの人に適した処方です。

大黄牡丹皮湯《だいおうぼたんぴとう》

前記の騰竜湯《とうりゅうとう》とだいたい同じ証のもので、症状がいっそうはげしく、急迫症状を呈するものに用います。下腹部に瘀血が認められることが目標です。

小柴胡湯《しょうさいことう》

流行性耳下腺炎による精巣炎、精巣上体炎によく用いる処方です。また、結核性のものにも有効です。胸脇苦満《きょうきょうくまん》があり、口中に不快感を訴え、食欲不振、発熱、悪寒《おかん》などがある場合によいものです。長引いたものには、桂枝茯《けいしぶく》苓丸《りょうがん》を合方して用いると効果があります。

（矢数圭堂）

精巣炎・精巣上体炎のツボ刺激

ツボ療法は慢性の場合に行われ、発熱や痛みを伴う急性症状には、普通、ツボ療法は行いません。

慢性の経過をとる場合、泌尿器や性器の病気に効くツボを刺激するとともに、全身の体力や体調をととのえることを目的にします。

ツボは、まず、腰から仙骨部にかけての男性尿道関係を対象に選びます。第2仙椎の下かたわらの**膀胱兪**《ぼうこうゆ》、その外側の**胞肓**《ほうこう》、そして第3仙椎の下かたわらの**中膂内兪**《ちゅうりょないゆ》を処方します。

中膂内兪は膀胱兪の下にあります。中膂内兪の膂は、肉体の一部突き出たところをさし、中膂内兪とは、まん中の突出部（尿道）のツボという意味です。

体の前面では、顔から前頸、胸、おなかのまん中を通って恥骨に至る経絡のツボを主に用います。まず、恥骨の結合部分にある**曲骨**《きょくこつ》

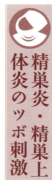

と、その上一寸の中極《ちゅうきょく》を選びます。

曲骨や中極は、泌尿・性器関係の特効ツボです。それに加えて、中極の外側二寸にある水道《すいどう》を処置すると、より有効です。足では、蠡溝《れいこう》と三陰交《さんいんこう》を処置します。治療は、発熱のある場合は避けて、マッサージや指圧を行います。

（芹澤勝助）

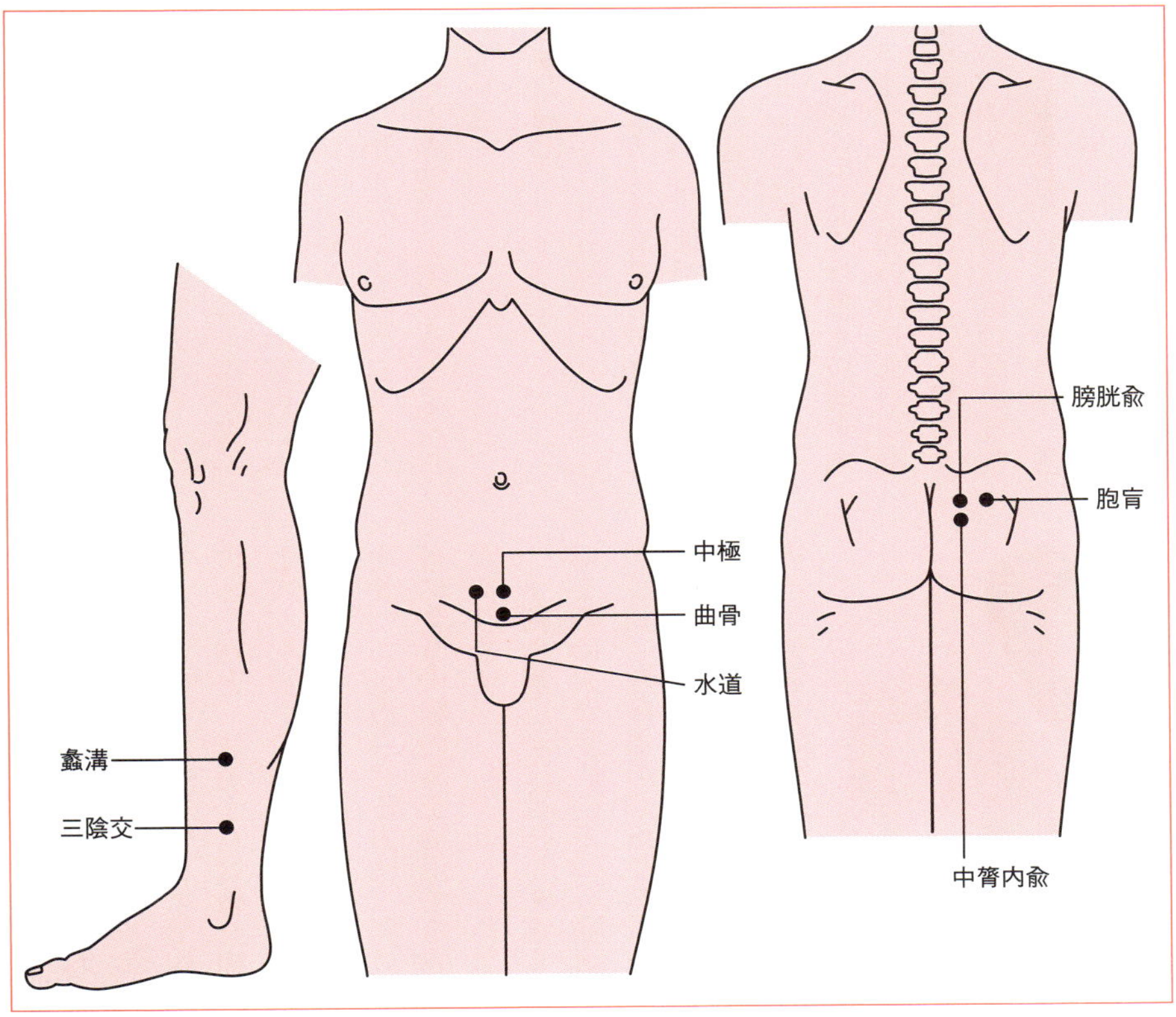

前《ぜん》立《りつ》腺《せん》肥《ひ》大《だい》症《しょう》

膀胱の出口を囲んでいる前立腺の内腺が肥大し、出口を圧迫するために、いつの間にかだんだんと尿の出方が悪くなってくるのが前立腺肥大症です。50才以上の男性には、多かれ少なかれこうした傾向が出てきます。

症状・原因

症状は普通、3期に分けられます。期間は一定していません。

第1期の自覚症状としては、尿がなかなか出ない、尿線が細くなる、放尿力が弱くなり尿が足元にポタポタ落ちる、尿が出終わるまでに時間がかかる、排尿に強い力を加えなければならない、などの症状があります。特に夜間たびたび排尿に起きるようになります。しかし、膀胱の拡張や残尿感がない状態が第1期で、刺激期ともいわれます。

これらの自覚症状は、第2期（残尿発生期）、第3期（慢性尿閉《にょうへい》期《き》）と強くなり、しばしば完全尿閉を起こして非常に苦しみます。

第2期になると、尿が出たあとにも残尿感が起こりますが、本人が自覚しない場合も少なくありません。

しかし、ときどき飲酒などで完全尿閉を起こします。また、かぜ薬の中には膀胱の筋肉の力を弱めるような成分が入っていることが多く、かぜ薬を飲んだときにも尿閉を起こすことがあります。

極端に排尿をがまんして膀胱をいっぱいにすると、やはり尿が出にくくなって尿閉を起こします。

第3期になると、残尿が多量になり、排尿困難は強くなり、膀胱も大きくなり、腎臓の機能も障害されて、ときには尿失禁などを起こすこともあります。この時期も、完全尿閉をしばしば起こします。

腎障害が進むと、尿毒症が起こります。多尿のために脱水状態になり、皮膚が乾燥し、緊張がなくなり、黄色の憔悴《しょうすい》した顔つきになります。舌が渇き、食欲不振になり、昏睡《こんすい》に陥ります。この間に尿感染が起これば腎盂《じんう》腎炎になり、症状はきわめて悪くなります。

前立腺の内腺から増大するものは、腺腫の構造をもつものが多いようです。しかし、その成因については不明な点が多く、高齢になるためにホルモンのバランスがくずれてできるのであろうと考えられています。

治療

前立腺が充血すると尿閉を起こしやすいので、飲酒、過労、過度の性交を避け、尿をがまんしすぎないようにします。

薬物療法としては種々の薬があり、まず、前立腺の中にある平滑筋の緊張をとるα《アルファ》－1《ワン》ブロッカーや、肥大した前立腺を2～3割縮小させる抗男性ホルモン剤、前立腺や尿道、膀胱への血流をよくするPDE5阻害剤などです。そのほか、漢方薬や生薬なども使われます。

尿閉は1回で終わることもありますが、尿閉が続く場合には規則正しい導尿か、カテーテルを留置します。感染がある場合には抗菌薬を用います。

第2期以後は手術がよいでしょう。手術には、尿道から内視鏡を挿入し、前立腺を電気メスで切除する方法と、尿道から器械を挿入して、肥大した前立腺を超音波やレーザー、マイクロウエーブなどを使って蒸散させる方法、開放手術により内腺のみを摘出する方法があります。

手術の適応者には70～90才くらいまでの人が多いので、心臓病や腎臓病、呼吸器の病気や糖尿病などを合併している人が多いのですが、病気が進行していなければ、術前の処置により、安全に手術ができます。

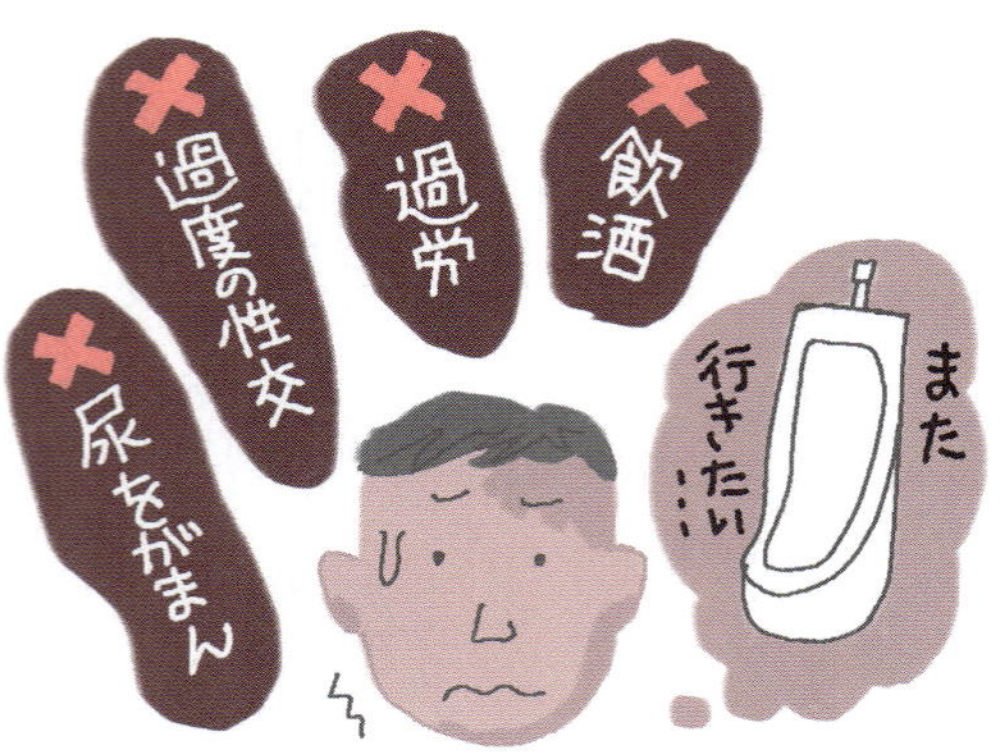

生活上の注意としては、初期には便秘、過度の飲酒、はげしい運動、過労、長時間の座業、過度の性交などは避けます。ただし、散歩や適当な運動は差し支えありません。

食事は、刺激性の食品は避けますが、手術後はだんだんに普通の生活に戻してよいでしょう。

（古堅進亮）

前立腺肥大、前立腺炎に花粉が効く

ミツバチが花のミツを集めてくるとき、いっしょに花粉も運んできます。この花粉を集めたものが健康食品として市販されていますが、これには前立腺炎や前立腺肥大を改善する効果があることを、多くの専門家が認めています。

花粉の成分は、35％がたんぱく質で、その半分は吸収されやすい遊離アミノ酸で、そのほか糖分やビタミン、ミネラルなどの栄養素が含まれていて、完全食品といえるのです。花粉は古くから薬用として使われていて、疲労回復、食欲増強、体重増加、肥満防止、精力増強、更年期障害の改善などの効果とともに、前立腺疾患の改善作用がいわれています。

もともと、花粉には若返りや回春の作用があるとされていますから、老化現象の一つである前立腺肥大の防止にも効果があるのではないかと考えられます。女性の場合には更年期障害に有効とされます。

前立腺肥大は、尿閉が起こるほどに肥大したものは手術が必要ですが、尿の出が悪くなった程度であれば、花粉で改善することもあるかと思います。全身的な老化防止、健康増進の目的と併せて、花粉を服用してみてはいかがでしょうか。（編集部）

前立腺肥大症の漢方療法

現代医学では前立腺肥大症の治療は局所的には排尿障害の改善ですが、漢方では全身的な治療が可能です。

八味丸《はちみがん》

前立腺肥大症に対する代表的な処方です。体力が中等度、またはそれ以下の人で、脱力感・倦怠感

があり、口渇《こうかつ》を訴え、尿意はあるのに尿が快通せず、残尿感があり、足腰が冷えたり、痛んだり、臍下《さいか》不仁《ふじん》（へその下が軟弱無力となる）が認められるものに用いてよいものです。

ただし、胃腸が弱い人にはあまり適しません。

桃核承気湯《とうかくじょうきとう》

体力が充実し、脈、腹力ともにしっかりしている人で、のぼせる傾向があり、めまい、耳鳴り、肩こりなどを訴え、顔はほてるのに足が冷える、便秘がある、といった人で、尿閉、尿の出が悪いものに用います。下腹部、特に左斜め下に抵抗と圧痛があることが目標です。

竜胆瀉甘湯《りゅうたんしゃかんとう》

比較的体力がある人で、炎症が強く、充血、はれ、痛みを伴い、脈や腹もしっかりして、やや便秘がちな前立腺肥大症に用います。

騰竜湯《とうりゅうとう》

下腹部の炎症・化膿症に用いられる薬で、前立腺肥大症では八味丸と合方して用いてよいものです。便秘のない場合には大黄《だいおう》と芒硝《ぼうしょう》を去って用います。（矢数圭堂）

前立腺肥大症のツボ刺激

ツボ治療は、対症療法として、排尿困難などをとり除き、また、不快感で過敏になっている患者の神経症状を抑えることを目的にして行います。

●排尿を促すために

ツボは、第2腰椎の下かたわらの**腎兪《じんゆ》**、臀部《でんぶ》の第2仙椎の下かたわらの**膀胱兪《ぼうこうゆ》**、その外側の**胞肓《ほうこう》**に、第3仙椎の下かたわらの**中膂内兪《ちゅうりょないゆ》**を選びます。

体の前面では、恥骨の結合部分にある**曲骨《きょくこつ》**と、そのさらに上一寸にある**中極《ちゅうきょく》**を処方し、そして、足の**血海《けっかい》**、**三陰交《さんいんこう》**を選びます。

●排尿困難・残尿感・頻尿に

排尿困難や残尿感、頻尿などでいらいらした気分を落ち着かせるツボは、頭頂部の**百会《ひゃくえ》**、後ろくびの**天柱《てんちゅう》**、みずおちのすぐ下の**巨闕《こけつ》**、第9肋骨の先端の**期門《きもん》**、へその両側の**肓兪《こうゆ》**、そして、手くびの**神門《しんもん》**を選びます。

治療法は、マッサージや指圧、灸をします。マッサージや指圧を行う場合、押す力は3～4kgが適当です。患者が特に残尿感を訴えるようでしたら、強めの4～5kgの圧を加えながら、なでおろします。これを数回繰り返してから、恥骨上に手を当ててゆっくり圧迫すると軽くなります。（芹澤勝助）

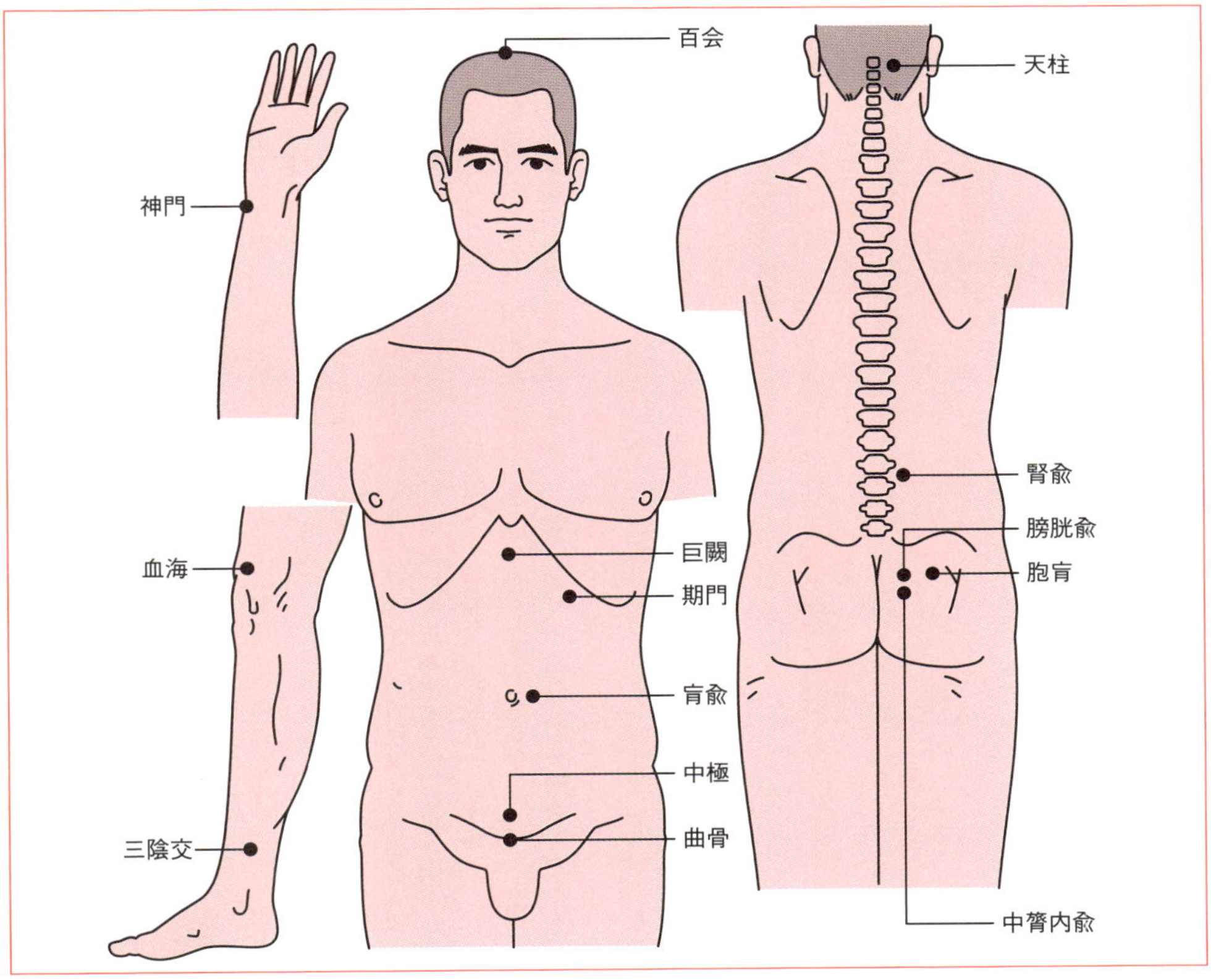

勃《ぼっ》起《き》障《しょう》害《がい》（インポテンツ）

陰茎が十分に勃起しないため、性行為が満足に行えない状態です。種々の病気からも起こりますが、原因の大半は精神的なものと考えられています。

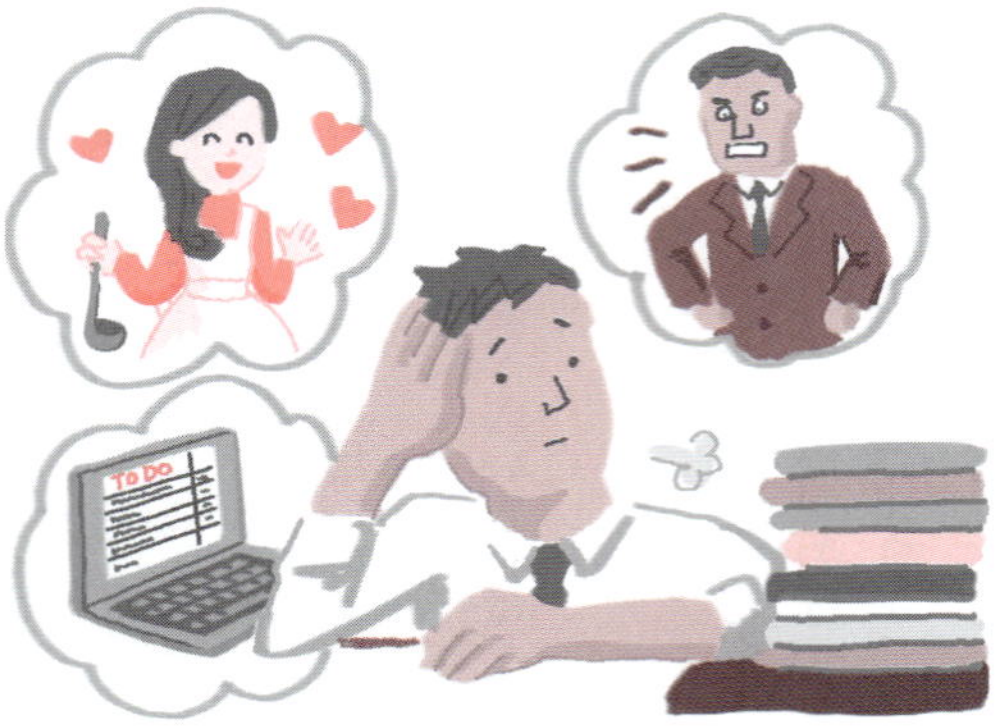

症状・原因

インポテンツにはもともと生殖不能と性交不能の両方の意味がありましたが、現在では性交不能の意味に用いられています。

性行為は、性欲が起こり、陰茎が勃起し、陰茎の腟内挿入、射精という一連の動作からなっています。これらを大脳の働きで強くコントロールしています。そのどこに異常が起こってもインポテンツは起こります。

インポテンツを訴える人の多くは、身体の病気は見つからず、いわゆる心因性で、ノイローゼによることが多いようです。特に新婚の場合は、精神的な原因による性交不能が多いようです。過労、心配なども原因になります。

また、過去に性交に失敗したことがあったり、早漏による自信喪失なども原因となります。隣室に家族が寝ているときや、配偶者に対する精神的・肉体的不満、誤った性教育なども勃起障害を起こしやすいといえます。

身体的な原因としては、先天性、後天性の陰茎の奇形、男性ホルモンの不足による発育異常、脳・脊《せき》髄《ずい》の病気による勃起障害などがあります。陰茎の近くに外傷があっ

勃起にかかわる骨盤底筋群を鍛える「中腰スクワット」

中高年になると、下半身の筋肉が衰えがちです。下半身の筋肉にはさまざまありますが、骨盤底筋群が衰えると、勃起力も衰えます。

骨盤底筋群は骨盤の底にある細い筋肉の総称で、肛門周辺の深部にある、いわゆるインナーマッスルと呼ばれる筋肉です。

勃起するためには、まず血管が収縮して、多量の血液が海綿体に流れ込まなければなりません。

さらに勃起を持続させるには、海綿体の血液が逆流しないように、とどめておかなければなりません。

この血液の逆流を防ぐのが骨盤底筋群です。しかし、加齢や運動不足などにより、骨盤底筋群が衰えると、海綿体に流れ込んだ血液をとどめておくことができなくなります。

逆に骨盤底筋群を鍛えれば、海綿体にしっかりと血液がとどめられるので、勃起をしっかり持続できるのです。

骨盤底筋群を鍛えるのに、「中腰スクワット」がおすすめです。

中腰になり、お尻を突き出す動作を行うことにより、自然に肛門が引き締まり、骨盤底筋群が鍛えられるのです。

●やり方

①両足のかかとをつけ、つま先をハの字に開き、肩の力を抜いてまっすぐ立つ。

②両手を太ももの上に置き、両ひざをくっつけたまま、ゆっくりとひざを曲げて、お尻を後ろに突き出す。この姿勢を10秒間キープする。

③ゆっくりとひざを伸ばして①の姿勢に戻り、お尻を引き締めて力を入れ、10秒間キープ。

この動作を3回繰り返し1セット。1日2セット行います。（内田輝和）

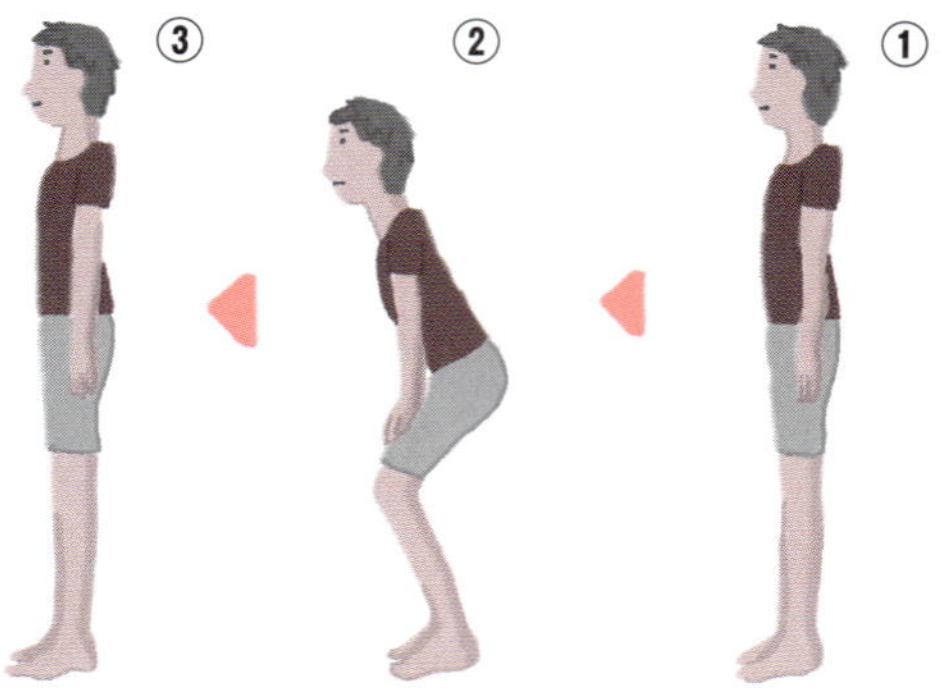

たり、骨盤内の手術などにより勃起神経がおかされたり、陰茎へ血液が十分に行かない場合もあります。

糖尿病が十分に治療されずに数年以上経過したり、重症になると、しばしばインポテンツが起こります。

治療

泌尿器科の医師により体の異常が見つかれば、その治療を行います。精神的な原因による場合は、精神科医を訪れることも必要です。

最近ではいろいろな検査を行って原因が調べられるようになってきています。

原則的には、①経口薬（バイアグラ、レビトラ、シアリス、精神安定剤など）の服用、②血管拡張剤（プロスタグランジン、塩酸パパベリンなど）の陰茎内注射、③陰圧式勃起補助具（VCDなど）の使用、④陰茎内プロステーシス挿入手術の順で治療を行います。

過労や飲酒、過食を避け、十分に休養をとり、体力をつけることも大事です。

（古堅進亮）

勃起障害の漢方療法

インポテンツは、糖尿病、アルコール中毒、老化現象など原因がはっきりしている場合もありますが、ほとんどは心因的なものです。漢方には次のようなものがあります。

柴胡加竜骨牡蠣湯《さいこかりゅうこつぼれいとう》

りっぱな体格でありながら、見かけによらず神経過敏で、のぼせて、肩こり、動悸、めまい、いらいら、不安、不眠、便秘などを訴え、腹診すると、胸脇苦満《きょうきょうくまん》と、へそ上で動悸の亢進《こうしん》が認められるものに用います。

八味丸《はちみがん》

昔から、漢方でいう「腎」の働き、つまり腎気の低下した状態を「腎虚《じんきょ》」といい、インポテンツあるいは精力減退と同じ意味に使われていました。八味丸は別名「八味腎気丸《はちみじんきがん》」といい、腎気の衰えた状態をふるい立たせる作用がある薬として有名です。

目標としては、胃腸は健全だが、腰から下に脱力感があり、ときにだるく、疲れやすい、ひざがガクガクして転びやすい、口が渇いて、水を飲みたがる、尿量が多く、夜間の排尿回数が多く、ときに出が悪いものです。腹診すると、臍下《さいか》不仁《ふじん》といって、上腹部に比べて下腹部に力がなく、やわらかい、などといったことです。

八味丸は、糖尿病や腎臓病からきた勃起障害によいものです。

牛車腎気丸《ごしゃじんきがん》

八味丸《はちみがん》とほぼ同じ投与目標と考えてもよいのですが、それより症状が顕著な場合で、特に糖尿病予備軍の人に効果をみることが多いものです。

桂枝加竜骨牡蠣湯《けいしかりゅうこつぼれいとう》

この処分は、腹直筋が下腹部のほうで筋張っている人で、めまいがし、髪が抜けやすく、男子ではペニスの先が冷えて、インポテンツ、早漏、女子では性交の夢ばかり見る人によいとされます。

そのほか、この処方を用いるときに重要な目標になるのは、神経症状があることです。すなわち、神経過敏で物事にこだわりやすく、驚きやすい、いらいらする、眠れない、などといったことを訴えます。

手足が冷える、寝汗をかきやすいことも目標になります。

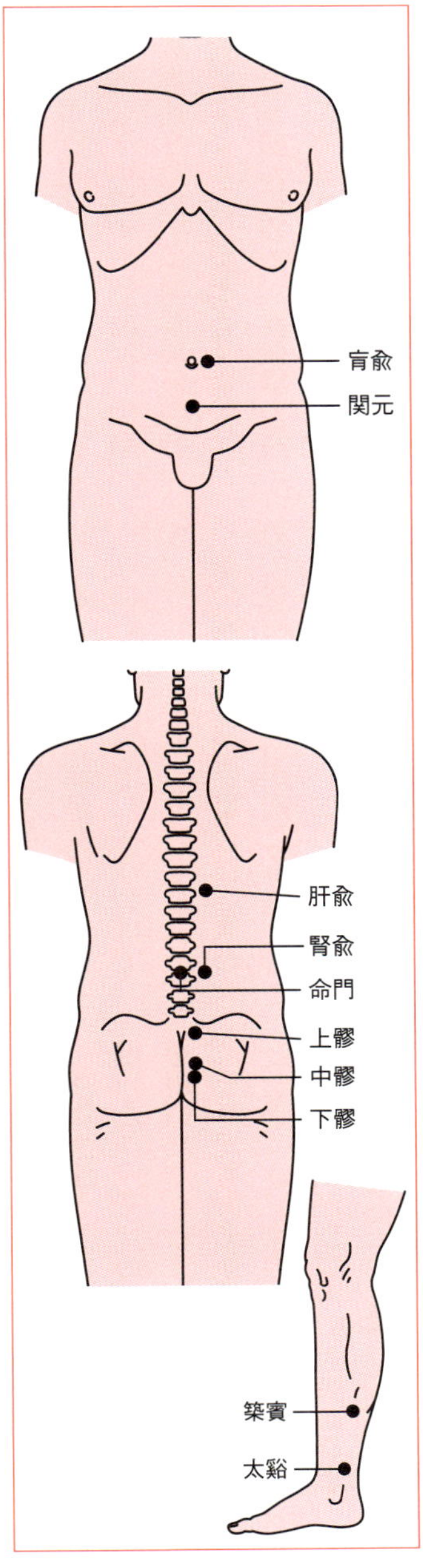

補中益気湯《ほちゅうえっきとう》

体力が虚弱で、言葉や目に活力がなく、手足がだるく、食欲がなく、へその上で動悸がして、口に白い泡のようなつばがたまる、といった症状がある人のインポテンツに用います。

（矢数圭堂）

勃起障害のツボ刺激

東洋医学では、バイタリティー不足、無気力状態を腎虚症といい、なんらかの原因で腎の臓の機能が低下していると考えます。

そこで、ツボ療法は、腎の臓の機能を高めるツボを中心にして行います。

ツボは、まず、背の**肝兪**《かんゆ》、腰の**命門**《めいもん》、その外側の**腎兪**《じんゆ》を選びます。肝腎かなめ、という言葉がありますが、肝兪は、心配事があったり、精神が不安定なときに刺激すると効果的なツボです。腎兪は、生殖器の機能を高め、泌尿器関係の特効穴です。ここに刺激を与えると、生命力が盛んになり、元気はつらつとしてきます。命門も腎兪と同様の効果があります。

次に、腰の**上髎**《じょうりょう》、**中髎**《ちゅうりょう》、**下髎**《げりょう》を選びます。この六つのツボは「下《しも》の六ツ灸」といって、性器の機能を亢進する働きがあります。

腹部では、へその両脇の**肓兪**《こうゆ》、へそ下三寸の**関元**《かんげん》、足では**築賓**《ちくひん》と**太谿**《たいけい》を選びます。腎の機能を回復させ、精力の増強をもたらします。

治療法は、灸治療がより効果があります。1カ所に3～5壮（回）を毎日根気よく続けましょう。

（芹澤勝助）

早漏《そうろう》

性交は、一定時間をかけて行われ、双方の十分な満足感をもって終わらなければならないものですが、射精がきわめて短時間で終わるものを早漏といいます。

性交時、陰茎挿入から射精までの時間は人により異なり、何分で射精が起こるのが正常で、何分以下が異常であるかは決定できません。男性が射精のタイミングを自由にコントロールできないために、双方が十分に満足に達しないうちに射精が起きてしまうわけです。

強い刺激を受けた場合は、きわめて短時間で射精が起こることも珍しくありません。このような早漏は、新婚の場合に多いものです。

予防の工夫

治療は、一般には、経験の積み重ねとともに治ると考えて差し支えありません。心配するとかえって性的神経衰弱になることがあります。

性行為にあたって、不安感や緊張感や恐怖感をいだかないようにします。また性交体位などを工夫する、性交中何かに気をそらして興奮上昇を抑えるなどしてみます。また、前戯に時間をかけて、オーガズムを一致させることなどによっても防ぐことができます。

薬物療法として、局所麻酔剤を用いたり、全身的には精神安定剤を用いたりもします。

それでもあまり効果がみられないときには、性器の知覚過敏やその他の病気が原因のこともありますから、専門医を受診して相談することです。

（古堅進亮）

包茎《ほうけい》

幼児では亀頭は包皮《ほうひ》でおおわれていて、これを皮かむりといいます。しかし、思春期になると亀頭が露出してくるものです。

包皮の先端が小さいと、後方に翻転《ほんてん》できません。この状態を包茎

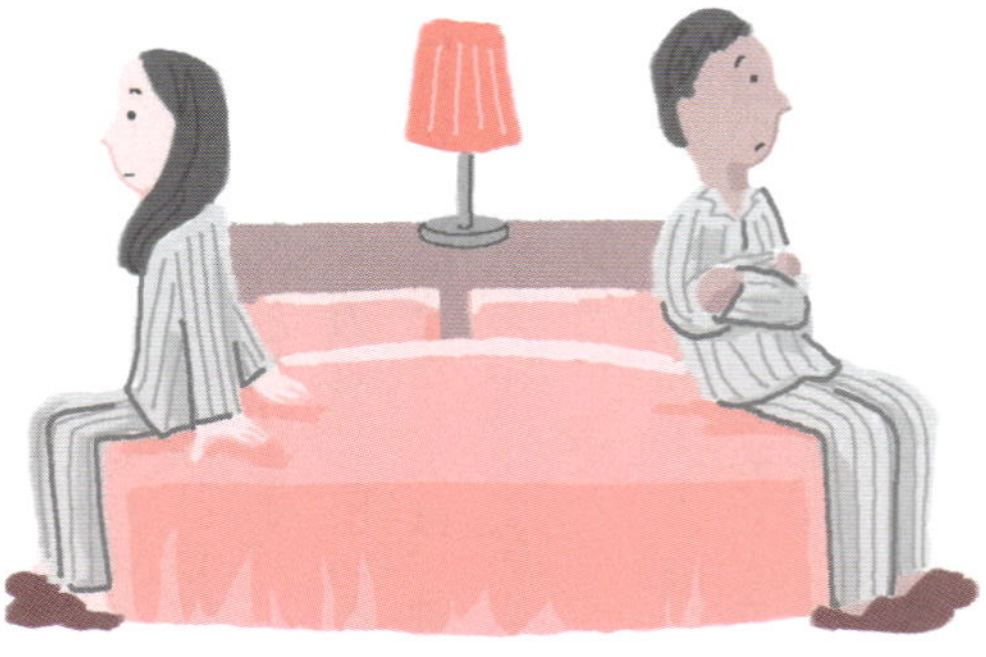

といい、包皮と亀頭の間に恥垢《ちこう》がたまることが多くあります。

全く翻転できないものを**真性包茎**といい、翻転できるものを**仮性包茎**といいます。

仮性包茎は放置して差し支えありませんが、真性包茎は思春期前に手術で治療をします。

包茎で包皮を翻転したままにしておくと、元に戻すことができなくなり、包皮にむくみやはれが起こります。これを**嵌頓包茎**《かんとんほうけい》といいます。この場合、泌尿器科で整復しますが、整復できないときには、手術によって治療します。

（古堅進亮）

梅毒の再流行

国立感染症研究所の発表では、梅毒は男性の感染が圧倒的に多いのですが、近年は若い女性の感染の増加も伴ってきています。これまで男性同士の性的接触が主な感染ルートと考えられてきましたが、異性間の性的接触によるルートも増加しているようなのです。

梅毒感染の不安がある人は、行為から約1カ月を経たころに血液検査を受け、1期～2期のうちに見過ごさずに治療を受けるようにしないと、治療が長引くことになります。

無症候性梅毒もかなりの割合（約1／3）で存在しますから、注意が必要です。

●**第1期**（感染から平均3週間以降）

梅毒トレポネーマの感染局所の皮膚や粘膜に、直径5～20㎜の硬い小丘疹が出現し、潰瘍化します。その表面には多数のトレポネーマが存在し、他人への感染の可能性があります。性交渉だけでなく、オーラルセックスやキスでも感染する可能性があります。

遅れて鼠蹊部のリンパ節も腫れてきますが、いずれも無痛性で、約3週間で消失するため、「放っておいたら治った」という勘違いも起こります。

●**第2期**（感染から約3カ月以降）

梅毒トレポネーマが全身に広がっていくことにより起こります。皮膚症状を主体としますが、頭痛や関節痛、全身倦怠感、またHIV感染合併などの一部の症例では、中枢神経系へ浸潤し、症候性神経梅毒を発症することもあります。

※1～2期　2～4週間の治療（1回の筋肉注射で治療できる注射剤、ベンザチンペニシリンGは日本では承認されていません）。

※3期以降　8～12週間の治療が必要。

（古堅進亮）

亀頭包皮炎《きとうほうひえん》

亀頭炎と**包皮炎**は合併していることが多いものです。

包茎の人に多くみられ、特に子供は不潔な指で陰茎をいじるので、この部分の恥垢に感染が起こります。

軽度のものは包皮の浮腫《ふしゅ》、灼熱感などがあり、尿がしみて排尿時に痛むことが多いものです。

高度のものは亀頭と包皮面に糜爛《びらん》をつくり、悪臭のある膿《うみ》が出て、鼠径《そけい》リンパ節がはれます。

治療は泌尿器科がよいでしょう。

局所を清潔にして、軟膏を塗れば治ります。重度の場合、抗菌剤や抗生物質の内服を行うこともあります。

（古堅進亮）

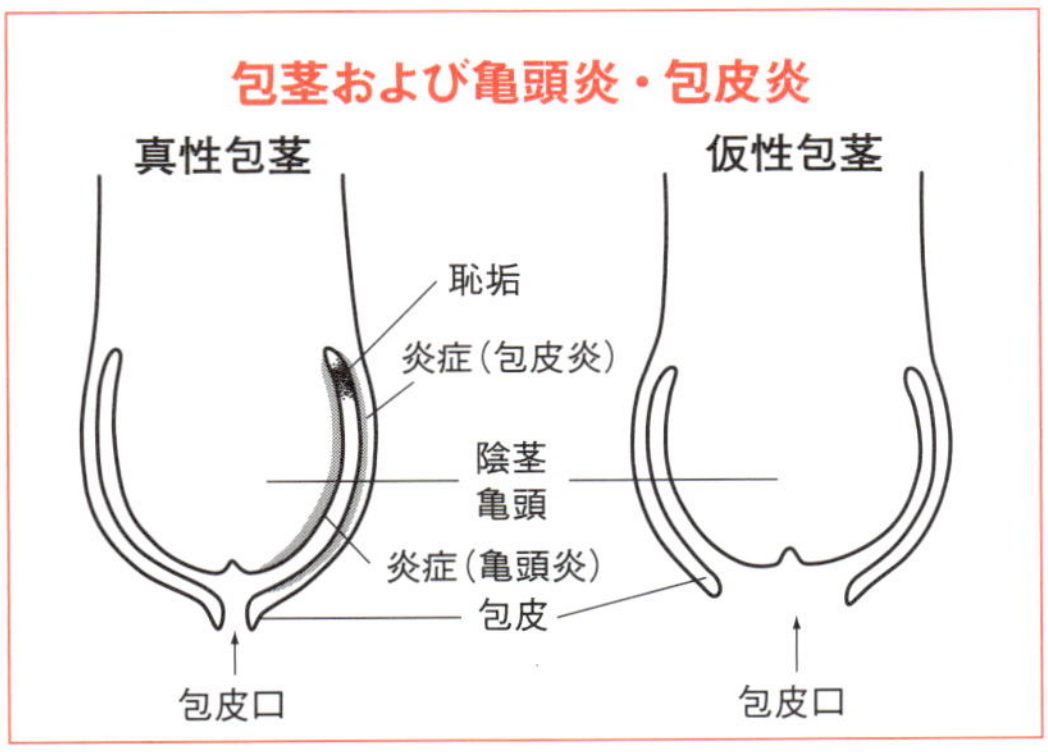

前立腺《ぜんりつせん》がん

99ページ参照

陰茎《いんけい》がん

100ページ参照

精巣《せいそう》（睾丸《こうがん》）腫瘍《しゅよう》

108ページ参照

糖尿病・内分泌、代謝の異常による病気

●糖尿病 ●肥満症（メタボリックシンドロームを含む） ●羸痩（やせ） ●痛風（高尿酸血症） ●甲状腺機能亢進症（バセドウ病） ●甲状腺機能低下症
●副甲状腺機能亢進症 ●ビタミン欠乏症 ●ビタミン過剰症 ●先端巨大症 ●クッシング病

体に必要な栄養

人は、食べ物を摂取することで、生きて活力を保ち続けるための栄養素を得ています。栄養素は主に、糖質、脂質、たんぱく質と無機質のミネラル、ビタミンがあります。このほか、食物繊維やフィトケミカルなどの成分があります。なかでも、糖質、脂質、たんぱく質は生命活動に必要なエネルギーを供給してくれます。この栄養素がスムーズに働くためには、微量ながらビタミンとミネラルが必要であるため、これらをあわせて「五大栄養素」と呼びます。糖質は1gあたり4㎉、脂質は9㎉、たんぱく質は4㎉のエネルギーを生み出します。

健康な体を維持するためには、これらの栄養素をバランスよく摂取することが大切です。

代謝と内分泌

食物から摂取された栄養素は、生命維持や身体活動に必要なエネルギーとして利用されるために、体内で化学反応をへて、さまざまな物質へと変化していきます。この変化の過程を代謝といいます。

代謝が円滑に行われるためには、体内で分泌されるホルモンの働きが必要です。ホルモンは体内のさまざまな臓器でつくられ血液

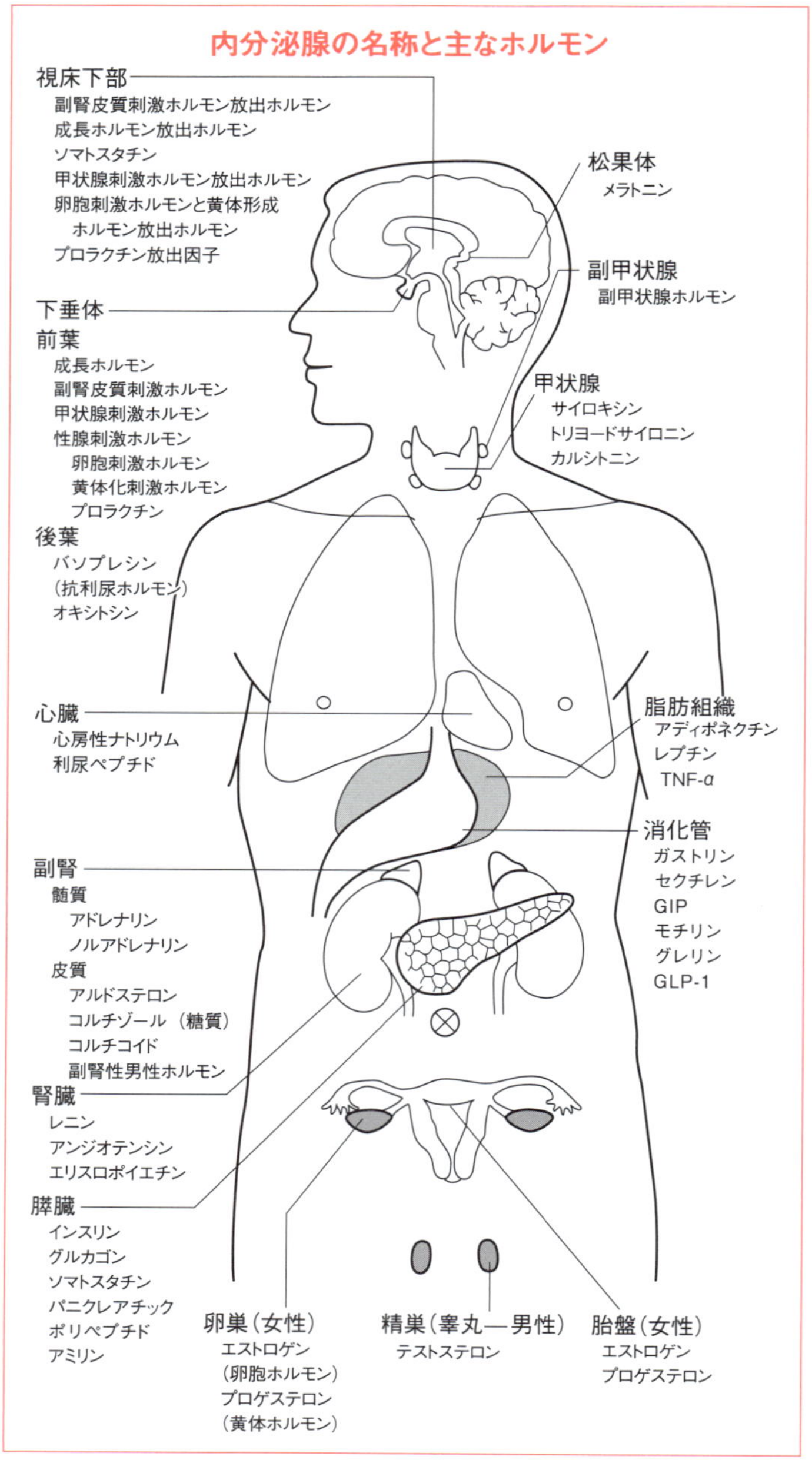

中に分泌され、ホルモンがつくられる臓器から遠い臓器に作用します。ホルモンは血液という体の内部に分泌されるためホルモンが分泌される様式を内分泌《ないぶんぴつ》といいます。

ホルモンが生成、分泌される内分泌臓器は、視床下部、下垂体、甲状腺、副甲状腺、心臓、肝臓、腎臓、膵臓、副腎、卵巣、精巣など多数あり、分泌されるホルモンの種類も100種類以上あります。

ちなみに皮脂や唾液、膵液の分泌のように、細胞から分泌されたものが皮膚の表面や、口腔内、腸管内などの体外に分泌される様式を外分泌《がいぶんぴつ》といいます。

●何科に行ったらよいか

この項の病気は、内分泌・代謝内科、内科、糖尿病は糖尿病内分泌内科などを受診します。

（綿田裕孝）

糖《とう》尿《にょう》病《びょう》

糖尿病とは、食物から摂取したブドウ糖（グルコース）の吸収を助けるホルモンであるインスリンの作用が十分でないため、ブドウ糖が有効に使われず、血糖値（血液中のブドウ糖の値）の高い状態が続く病気です。

インスリンは膵臓のランゲルハンス島という組織の中にあるβ細胞が生成・分泌するホルモンで、血液中のブドウ糖を筋肉や肝臓へとり込み、血糖値を下げる働きをもっています。

糖尿病はβ細胞が壊れインスリンが十分に分泌されない、あるいはインスリンは分泌されますが、きちんと使われない状態で起こります。

放置すると病名のとおり、尿に糖があふれ出てしまうほど、血液中のブドウ糖の量が増加し、その余ったブドウ糖が血液を介して全身に送られることにより、さまざまな合併症を引き起こします。

糖尿病は、原因によりいくつかのタイプに分かれます。ひとつは、β細胞が免疫機序により壊れてしまい、インスリンをつくりだすことができなくなってしまうことで起こる1型糖尿病、2つ目はインスリンの働きが悪くなること（インスリン抵抗性）と、インスリンを分泌する機能が低下する（インスリン分泌低下）の両方の機序によりインスリンの作用が低下する2型糖尿病、3つ目は薬剤や他の疾患の併発あるいははっきりした遺伝子異常等の原因が明確なその他の糖尿病、さらに妊娠中にはじめて糖尿病と指摘される妊娠糖尿病があります。

わが国では糖尿病の約95％が2型糖尿病です。1型糖尿病は糖尿病全体の3～5％です。糖尿病は完治させることのできない病気ですが、適切な治療とコントロールにより、健康な人と変わらない生活を送ることができます。

診断

糖尿病は血液中のブドウ糖の量を示す血糖値と、血液中のヘモグロビンに糖が結びついた化合物ヘモグロビンA1c値によって診断されます。基本的に、空腹時血糖値126mg／dℓ以上、糖負荷試験2時間値200mg／dℓ以上、随時血糖値200mg／dℓ以上のいずれか1つと、ヘモグロビンA1c値6.5％以上を示した場合は糖尿病と診断されます。どちらか一方の場合は後日再検査をします。1型糖尿病が疑われる場合は早急に精密な検査と診断が行われます。

1型糖尿病

インスリンをつくる膵臓のβ細胞が壊されてしまうため、インスリンがほとんど分泌されなくなる病気です。若年層に多く発症しますが、20才以降の幅広い年齢でも発症することがあります。

1型糖尿病は多くの場合、発症して数カ月でインスリンがほとんど出せない状態となるため、生きていくためにインスリンを補う治療が必要となります。

これをインスリン依存状態といいます。まれに発症後1週間前後でインスリン依存状態となる場合もあります。このタイプを劇症1型糖尿病といいます。

また、数年かけてインスリン分泌が低下して行く緩徐《かんじょ》進行1型糖尿病もあります。

原因・症状

1型糖尿病の原因は明確にはわかっていませんが、このあとに出てくる2型糖尿病とは違い、生活習慣が直接的な原因ではなく、自己免疫によって起こる病気といわれています。自己免疫とは本来、細菌やウイルスなどの異物を認識して排除するはずの免疫機能が、自分自身の細胞や組織に対して働く状態で、1型糖尿病はこの自己免疫によりβ細胞が壊されることが原因と考えられているのです。

また劇症1型糖尿病は、発病する前にかぜをひいたり、微熱が続くなどの症状を伴う場合が多く、発病の原因にウイルス感染がかかわり、それが引きがねとなり自己免疫により急速にβ細胞が壊されることが原因と考えられています。

治療

1型糖尿病の治療は、進行速度の遅い緩徐進行1型糖尿病という種類以外は、インスリン療法をすぐに行う必要があります。理想的なインスリン療法は健康な人のインスリン分泌とできるだけ同じになるように注射でインスリンを補う治療です。

インスリンは健康な人の場合、1日を通じて分泌される基礎分泌と、食べ物を食べたときに分泌される追加分泌があります。1型糖尿病の治療では体の中のインスリンが枯渇しているため、基礎分泌と追加分泌の両方を補う必要があります。

インスリン注射製剤には、作用発現時間や作用持続時間の違いによって、超速効型、速効型、中間型、混合型、配合溶解、持続型溶解があります。超速効型は早く効いて、短い時間で作用がなくなるのが特徴です。一方、持続型溶解は効き始める時間がゆっくりで、1日にわたり長く作用を示すのが特徴です。これらのインスリン製剤を組み合わせて使います。たとえば、持続型溶解で基礎分泌を補い、超速効型で追加インスリンを補うという使い方が標準的です。

インスリン注射は、これまでペン型の注射器を使って時間ごとに患者さん本人が注射する頻回注射法が行われてきましたが、近年、体内にとりつけたインスリンポンプという機械からあらかじめ設定しておいた基礎分泌を補うインスリンを自動的に注入し、食事前にはボタン操作だけで追加インスリンを補える持続皮下インスリン注入法が普及し、治療法を選択できるようになりました。

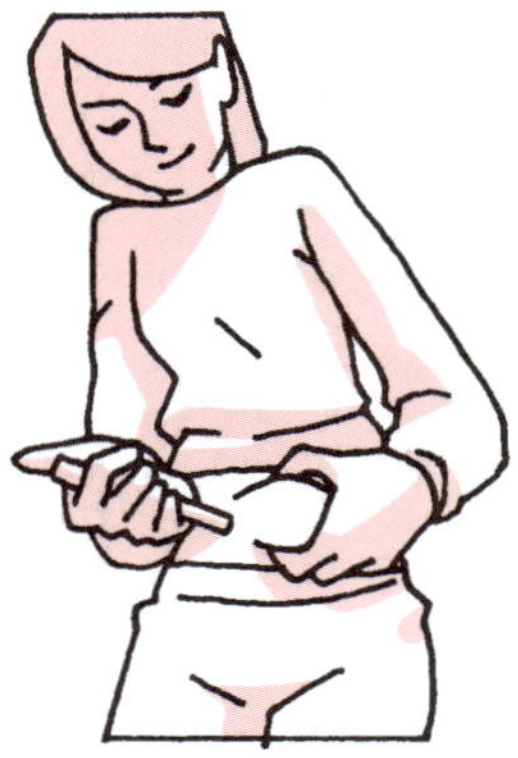

また、膵臓移植やインスリンをつくる細胞を含む膵島を点滴で肝臓に移植する膵島（ランゲルハンス島）移植という選択肢もあります。

2型糖尿病

インスリン分泌量（インスリン分泌能）の低下や、インスリンの効き方が悪くなる（インスリン抵抗性）ために血糖値が高い状態（高血糖）が続く病気です。遺伝的要因に加え、過食（特に高脂肪食）、運動不足、肥満、ストレスなどの環境要因および加齢が加わり発症します。

2型糖尿病は進行しないと症状がほとんど出ないため、気づきにくい病気です。そのため健康診断や他の病気の治療をしているなかで高血糖が発見されることも少なくありません。糖尿病と診断されたのに、症状がないからといって治療せず放置すると、高血糖の状態が続き、全身のさまざまな臓器で障害が起こります。これを慢性合併症といいます。2型糖尿病で最もこわいのは、慢性合併症を引き起こすことです。

慢性合併症は全身のあらゆる臓器に起こる可能性がありますが、細小血管障害である神経障害、網膜症、腎症は三大合併症として有名です。また大血管障害の冠動脈疾患、脳血管障害、末梢動脈疾患も命にかかわる合併症として注意が必要です。また重症化すると下肢切断に至る壊疽《えそ》を引き起こす糖尿病足病変なども、予防が必要な糖尿病合併症です。

一方、高度なインスリン作用不足によって起こる急性合併症もあります。急性合併症には、糖尿病ケトアシドーシス、高浸透圧高血糖状態があります。

これらの合併症を予防あるいは進行抑止することが糖尿病治療の最も重要な目的です。そのためには糖尿病の早期発見と適切で継続的な危険因子の管理が大切です。

主な合併症の種類と特徴

急性合併症

・糖尿病ケトアシドーシス

極度のインスリン不足と、コルチゾールやアドレナリンなどのホルモンの増加により、高血糖（300mg／dℓ以上）、高ケトン血症（βヒドロキシ酪酸が増加した状態）、アシドーシス（pH7.3未満）をきたす状態で、口の渇き、多飲、多尿、体重減少、全身倦怠感、悪心《おしん》、嘔《おう》吐《と》、腹痛などの症状を起こします。糖尿病ケトアシドーシスになったらすぐに適切な治療を行う必要があります。

・高浸透圧高血糖状態

血糖値が高くなると、ふえすぎた糖を排泄させるために尿量が増加し、血液が濃くなり血液中の糖と塩分の濃度が高くなります。その結果、浸透圧により細胞内の水分が血液中にとり込まれて起こります。意識障害、脱水、極度の脱水による昏睡が起こることもあります。輸液やインスリン投与などの治療が必要です。

慢性合併症

・糖尿病網膜症

網膜は眼底にある薄い神経の膜で細い血管が張りめぐらされています。高血糖が続くとこの細い血管が損傷を受け、すみずみまで酸素がいきわたらなくなり、酸素をふやそうと新生血管という新しい血管ができます。

新生血管はもろく出血を起こします。また出血が原因で網膜剥離《はくり》を起こすなどして、最悪の場合失明します。

・糖尿病腎症

腎臓の糸球体に障害が起きて腎機能が低下する病気です。病気が進むと腎不全となり、透析導入あるいは移植をしなければならなくなります。糖尿病腎症は透析導入の原因となる腎臓病の原因疾患のなかで最も多く、社会問題となっています。

・糖尿病神経障害

糖尿病の初期から症状があらわれる場合が多く、手足のしびれや痛み、感覚のまひなどの症状が起こり、徐々に末梢神経が傷害されていき、感覚がにぶくなります。そうすると足に傷を負っても気づかなくなり、そこから細菌が感染して壊疽の原因となります。

自律神経の障害では立ちくらみ、便秘、排尿異常、インポテンツなどが起きます。

糖尿病の合併症

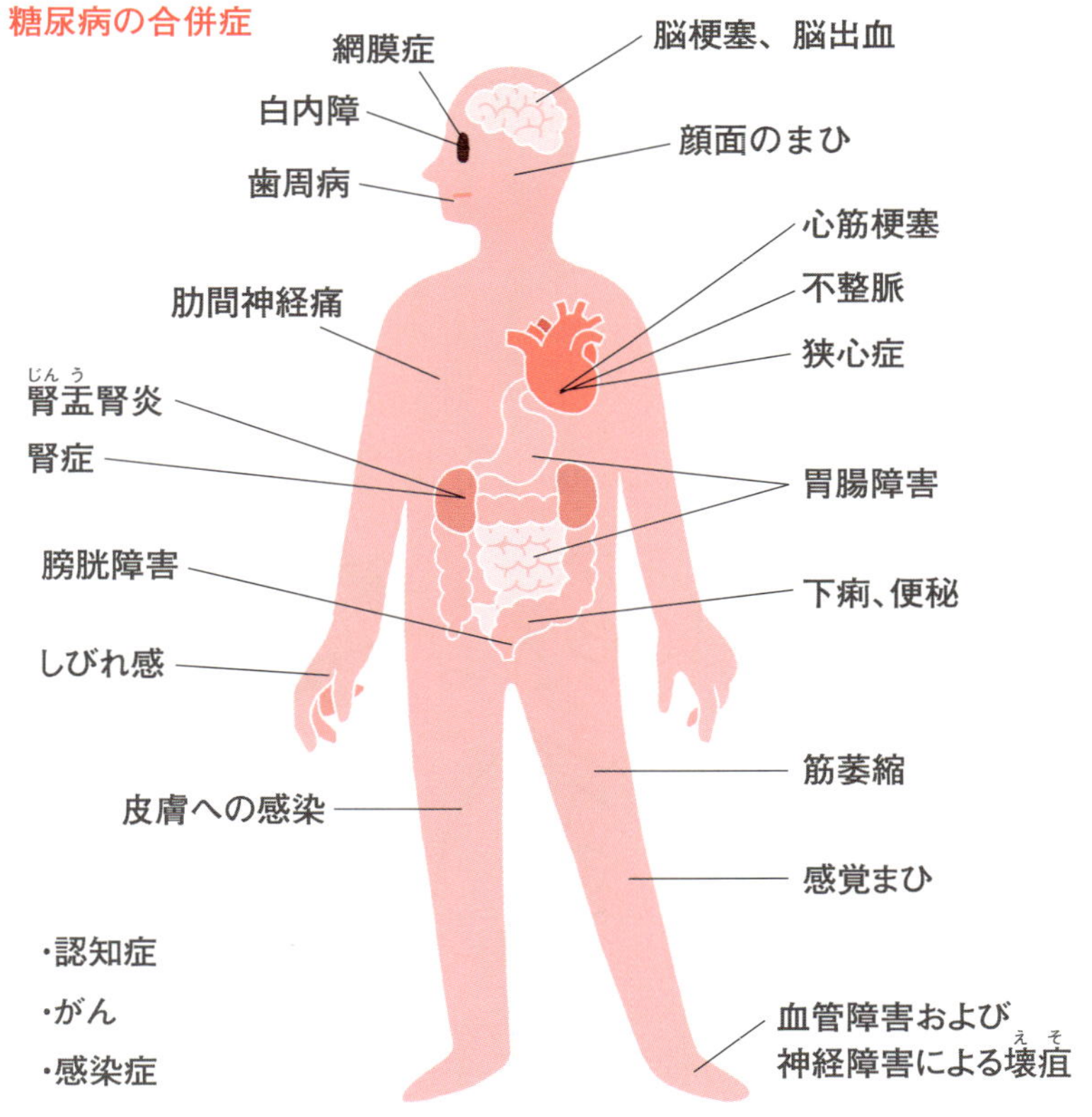

治療

2型糖尿病治療の目的は、合併症の発症と進行を予防するために高血糖を解消する血糖コントロールをすることが最も大切です。コントロール目標値は成人の目標値と、65才以上の高齢者の目標値で異なります。血糖コントロールのための治療の基本は食事療法、運動療法、薬物療法です。通常、食事療法と運動療法を行い、血糖コントロールができない場合に薬物療法を行います。

食事療法

2型糖尿病の食事療法は、総エネルギー量の適正化による肥満の解消が目的です。日本糖尿病学会がすすめる食事の基本は、食事でとる総エネルギー摂取量のうち、炭水化物40～60%、たんぱく質20%以下、残りを脂質とし、炭水化物の摂取量にかかわらず、食物繊維は1日に20g以上食べることを推奨しています。

目標体重と総エネルギー摂取量は、標準体重であるBMI22を目標として下記により計算します。

●総エネルギー摂取量の目安

標準体重(kg) ＝〔身長(m)^2〕× 22

総エネルギー摂取量 ＝ 標準体重 × 身体活動量

身体活動量(kcal/kg)＝

25～30	軽い労作	(デスクワークが多い職業など)
30～35	普通の労作	(立ち仕事が多い職業など)
35～	重い労作	(力仕事などが多い職業など)

明らかな肥満がある場合は、現体重の5%の体重の減量を目ざします。

近年、パンやご飯などの炭水化物の摂取を減らして糖質を制限する糖質制限という食事療法が話題となっています。糖の吸収が減るため血糖値を下げることで話題となっていますが、新しい考え方なので、長期にわたるデータがなく、どのくらいまで糖質を制限しても大丈夫なのかという安全性が現時点では確立されていません。しか

血糖値の日内変動

血糖値は1日の中で高くなったり低くなったりして変動します。これを血糖日内変動といいます。健康な人は食事をすると血糖値が上昇し、数時間後に元の状態に戻ります。よって朝昼夜と1日3回、血糖値上昇と低下の波があるのが正常な日内変動です。健康な人の血糖値の振れ幅は空腹時で110mg/dℓ未満、食後2時間くらいで140mg/dℓ未満です。70mg/dℓ以下は低血糖です。よって健康な人の血糖値は、70mg/dℓから140mg/dℓの範囲内を上下しているのが正常です。(綿田裕孝)

低血糖

血糖値は低すぎるのもよくありません。糖尿病で薬物療法を行っている人が、食事を抜いたり、過度の運動をすると血糖値が下がりすぎて低血糖になることがあります。血糖値が70mg/dℓ以下になると低血糖です。低血糖になると動悸、発汗、頻脈、顔面蒼白などの症状が起こり、血糖値50mg/dℓくらいで頭痛、目のかすみ、眠け、50mg/dℓ以下になると意識レベルの低下、異常行動、けいれんなどが起こり、昏睡状態に陥ります。低血糖が疑われる場合はまずはブドウ糖10gを摂取して血糖値を上げる必要があります。(綿田裕孝)

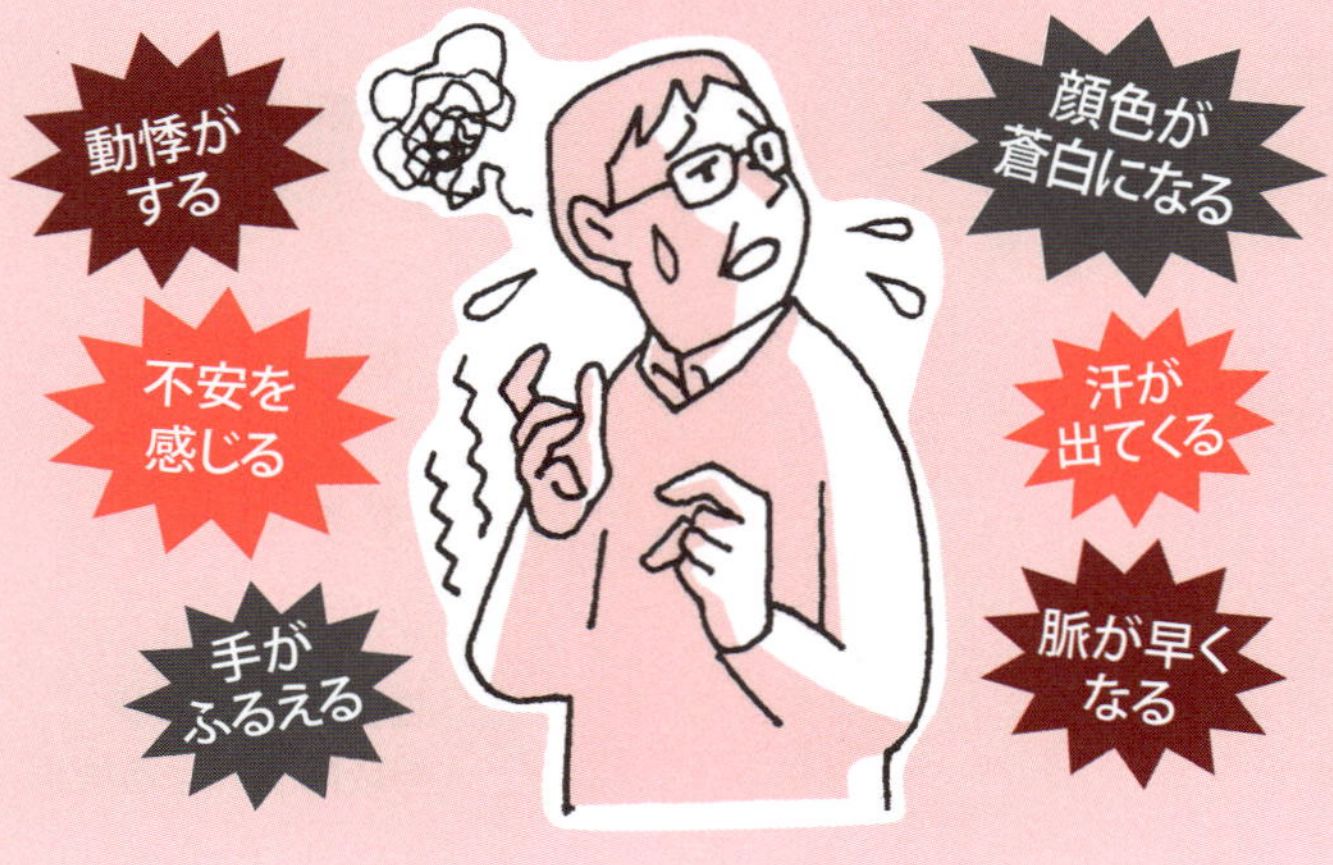

顔色が蒼白になる
動悸がする
汗が出てくる
不安を感じる
脈が早くなる
手がふるえる

し、手軽に行えるため、糖質制限を行っている人は少なくありません。糖質制限にはメリットとデメリットがあり、腎臓病の進行状態、妊娠中など、糖質制限ができない場合もあるので、医師に相談して行うことが大切です。

糖質を全く食べないというような過度な糖質制限を自己判断で行うのは危険です。

運動療法

食事療法とともに運動療法を行うと、血糖値を下げるだけでなく、糖尿病の危険因子である肥満を予防、解消できます。さらに筋肉がつくので、高齢者の運動機能の維持・改善にも効果があります。ストレス解消にも効果的です。

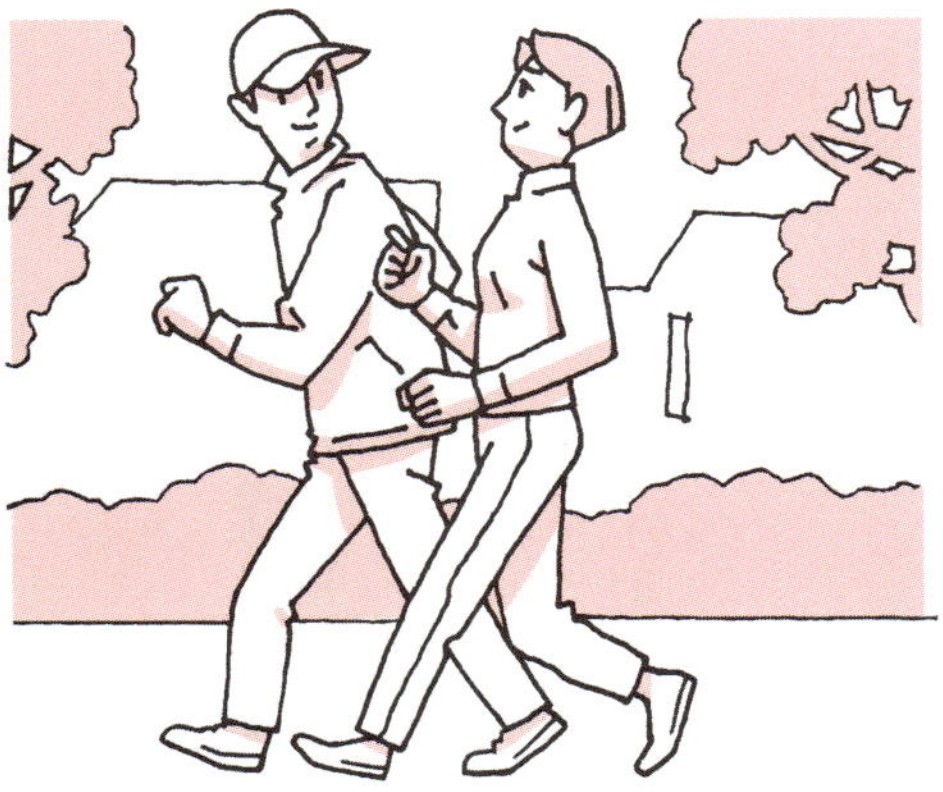

ただし進行性の網膜症がある場合、感染症で高熱がある場合、腎症が進行している場合など、合併症等がある場合は病状が落ち着くまでは運動を控える必要があります。医師と相談して進めることが大切です。

糖尿病の治療に有効な運動は、中程度の有酸素運動（酸素をとり入れながら行う運動）が適しています。具体的にはウオーキング、ジョギング、サイクリング、水泳などがあります。自分が好きな運動を身体のペースに合わせて行うことが大切です。

目安としては、ウオーキングやジョギングなどは1日30～50分、週3～5回行うようにします。

薬物療法

食事療法と運動療法を行っても血糖コントロールが改善されない場合は、薬物療法を併用します。糖尿病の血糖コントロールに使われる経口薬は、大きく分けて糖の吸収を抑える、あるいは体内の糖を排泄させる薬（糖吸収・排泄調整薬）、インスリンの分泌を促進する薬（インスリン分泌促進薬）、インスリンの効きをよくする薬（インスリン抵抗性改善薬）の3つに分類されます。

糖の吸収と排泄を調整する薬にはα-グルコシダーゼ阻害薬、SGLT2阻害薬、インスリンの効きをよくする薬にはビグアナイド薬、チアゾリジン薬、インスリンの分泌を促進する薬にはスルホニル尿素（SU）薬、速効型インスリン分泌促進薬（グリニド薬）、DPP-4阻害薬があります。

このほかにインスリンの分泌を促進させるGLP-1受容体作動薬という注射薬もあります。糖尿病の進行状態によって、作用の違う薬を組み合わせるなどして使用します。インスリンの分泌が著しく低下し血糖値が高い場合は、インスリンを注射で補うインスリン療法を行います。また、妊娠中に糖尿病になった人、糖尿病の人が妊娠出産をする場合の血糖コントロールにはインスリン注射を使います。

（綿田裕孝）

糖化と糖尿病

体内で余ったブドウ糖が、身体の細胞をつくるたんぱく質と結合し、体温で熱せられると、AGE（終末糖化産物）がつくられます。このAGEがつくられる過程を糖化といいます。簡単にいえば、砂糖に卵と小麦粉を混ぜて焼き上げるクッキーの香ばしい色。あのキツネ色の状態がAGEです。

AGEは皮膚のくすみやたるみ、しわを引き起こす老化物質として近年話題になっていますが、じつは糖尿病の合併症リスクを高める可能性もあります。

AGEの産生をゼロにすることはできませんが、血糖値が高めの状態をできるだけ減らすことで、AGEの蓄積を減らすことができます。そのためには一気食いをしない、食事と食事の間に時間をあけるなど、血糖値を一定の範囲内に維持するように心がけることが大切です。（綿田裕孝）

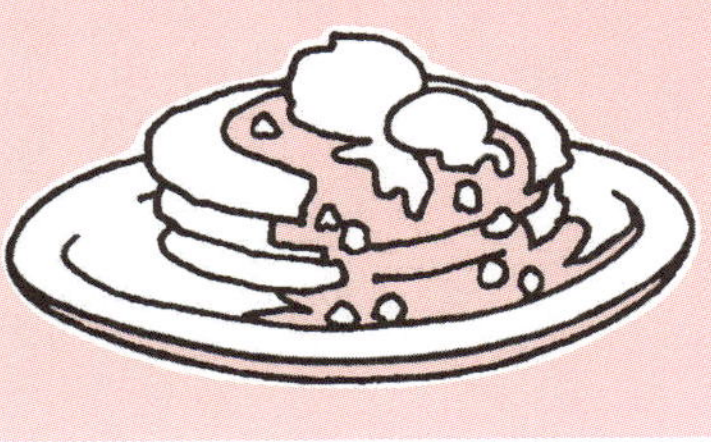

糖尿病の漢方療法

糖尿病の治療の基本は食事療法と薬物療法ですが、食事療法なくしては薬物療法は意味がありません。したがって、漢方薬による治療も素人判断による使用は避けて、必ず医師の指導のもとに服用してください。

八味丸《はちみがん》

糖尿病治療の代表的漢方薬です。疲労、倦怠感は強いが、胃腸は比較的丈夫で、下痢や嘔吐はなく、便秘がちで尿が出にくい場合と、反対に頻尿、多尿になる場合とがあり、八味丸はその両方に効果があります。

手足の冷え、口の渇き、上腹部に比べて下腹部が軟弱無力（ときには、腹直筋が下腹でひきつってかたく、下腹が張って苦しい場合もある）を目標とします。胃腸が弱くて、下痢をする場合には用いません。

牛車腎気丸《ごしゃじんきがん》

八味丸《はちみがん》に牛膝《ごしつ》と車前子《しゃぜんし》を加えたものです。糖尿病の合併症に牛車腎気丸が有効との報告が多数みられます。特に下肢・腰部の脱力感、しびれ感、痛み、冷感、目のかすみ、性欲減退などの末梢神経障害に有効性が確認されています。八味丸と比べて、症状がより顕著な場合に用います。

白虎加人参湯《びゃっこかにんじんとう》

この処方も、比較的初期で、体力が充実しており、血色がよい人に用います。目標としては、口が渇いて水を飲みたがり、尿がよく出て、汗をかきやすい場合に応

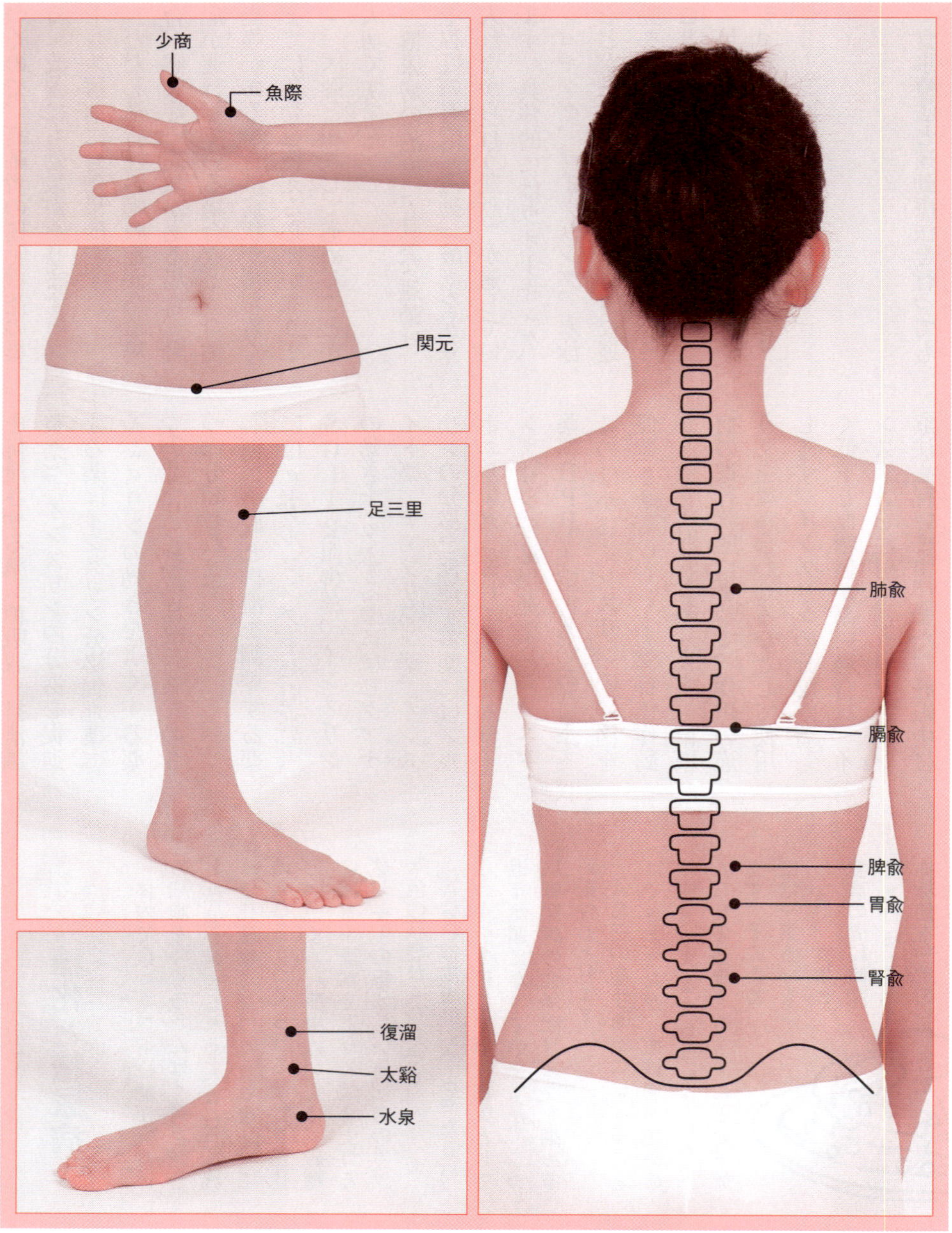

用されます。

麦門冬飲子《ばくもんどういんし》

糖尿病に慢性気管支炎など呼吸器病を合併して、体液が少なく皮膚がカサカサし、栄養が衰え、力が抜け、口が渇いて尿が多く、夜、床に入るとせきが出る場合に用います。

防風通聖散《ぼうふうつうしょうさん》

肥満した卒中体質で、へそを中心に腹部が膨満し、俗に太鼓腹といわれる腹証を呈し、のぼせ、頭痛、肩こりがあり、便秘がちで、脈も腹も充実して力があるという場合に用います。

銭氏白朮散《せんしびゃくじゅつさん》

胃腸が弱く、吐いたり下《くだ》したりして、発熱、口渇があるなどの場合に用いるもので、糖尿病で胃腸が弱っていて、何を食べても甘く感じるという人に向いています。

滋陰降火湯《じいんこうかとう》

糖尿病に肺結核や胸膜炎、慢性気管支炎、腎盂炎《じんうえん》などを併発して、皮膚の色が浅黒く、便がかたく、からぜきが出て、痰《たん》が切れにくいものに用います。ただし、一服飲んで下痢をするのは、本方の適応ではありませんから、別の処方を考えます。

（矢数圭堂）

糖尿病のツボ刺激

簡単なツボ刺激を繰り返すことによって、全身の血行をよくし、回復につながります。

糖尿病のツボ刺激は、必ず食事療法をしながら行ってください。

具体的に効果のあるツボは、**肺兪《はいゆ》**、**脾兪《ひゆ》**、**腎兪《じんゆ》**、**太谿《たいけい》**、**足三里《あしさんり》**です。これらのツボに指圧を入念に行います。

やや進んだ症状の場合は、そのほかに**少商《しょうしょう》**、**魚際《ぎょさい》**、**関元《かんげん》**、**膈兪《かくゆ》**、**胃兪《いゆ》**、**復溜《ふくりゅう》**、**水泉《すいせん》**のツボを加えます。

タオルを使った乾布摩擦もしくは冷水摩擦を朝晩2回、毎日行うと効果が上がります。だるさを感じたときは、青竹踏みや、ビールびんを使ってのツボ刺激もよく効きます。あおむけの姿勢で、ビールびんを背骨に当て、1日1～3回、ゴロゴロ転がします。

根気よく続けるためには、いつでも簡単にできるつまようじ法を行うのも便利です。つまようじを束ねて、先端をツボに当て、強弱をつけながら押して刺激を与えるもので、これを1日1回（5～6回の刺激）実行します。

これだけでも、日ごろのだるさや、のどの渇きといった不快症状がとり除かれます。

灸は、ニンニク灸、もしくはショウガ灸がよいでしょう。糖尿病の場合、化膿しやすいため、やけどをさせないことが条件です。灸は3～5壮（回）が適量です。

（芹澤勝助）

肥満症《ひまんしょう》（メタボリックシンドロームを含む）

肥満は体脂肪量が多く一般的に太っている状態のことで、病気を意味するものではありません。しかし、肥満になると、糖尿病、脂質異常症、高血圧などを発症する頻度が高まることが知られています。肥満の判定基準は、ＢＭＩ（Ｂｏｄｙ Ｍａｓｓ Ｉｎｄｅｘ）が指標となります。ＢＭＩは次の計算式で求めることができます。

BMI＝体重(kg)÷[身長(m)×身長(m)]

ＷＨＯによる肥満の判定基準はＢＭＩ30以上ですが、日本人の場合は、日本肥満学会によりＢＭＩ25以上が肥満と判定されます。さらにＢＭＩ35以上は高度肥満と定義され、治療の対象に位置づけられています。

一方、肥満症は肥満と判定されたもののうち、肥満に関連するとされている健康障害を合併しているか、合併が予測される場合、あるいは、ウエスト周囲長が、男性85cm以上、女性90cm以上の場合（確定診断として腹部ＣＴスキャンを行い腹腔内内臓脂肪面積が100平方cm以上）、肥満症と判定され、病気として治療の対象となります。

メタボリックシンドロームは肥満症とは定義が異なり、内臓脂肪型肥満に、高血糖、高血圧、脂質異常症のうち2つ以上が合併した状態をさします。メタボリックシンドロームと診断されたら、動脈硬化に基づく循環器疾患の発症を予防することが重要です。

原因・症状

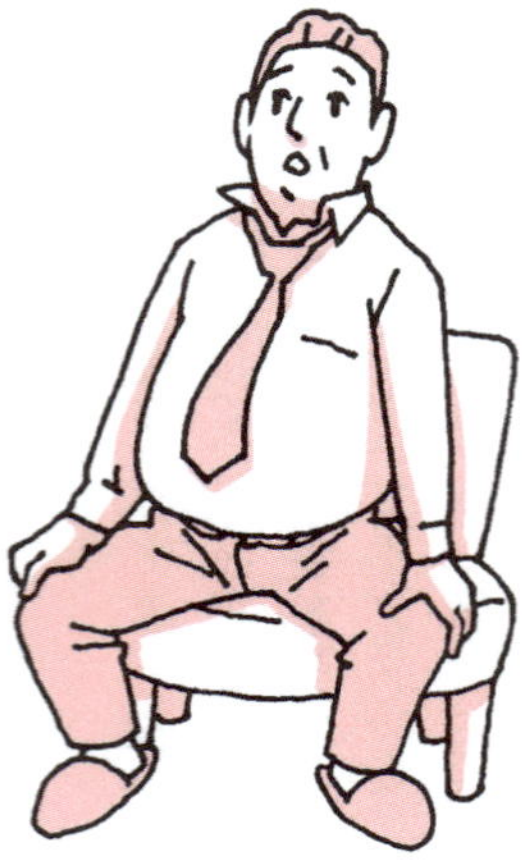

食べすぎが長い間続き、消費するエネルギー以上に、摂取するエネルギーが上回ると、脂肪が蓄積され肥満になります。これを単純性肥満といい、肥満全体の95%がこのタイプです。年齢に関係なく、暴飲暴食を続ければ体脂肪量がふえ肥満になりますが、若いころはやせていても加齢とともに基礎代謝量が低下して、摂取エネルギーを消費エネルギーが上回り、肥満になる場合も多くみられます。

ストレスが原因で自律神経が乱れ、それによってホルモンバランスがくずれることで肥満につながる場合もあります。副腎皮質ホルモンの過剰な分泌が原因で起こるクッシング症候群という病気で太ることもあります。また、他の病気で服用している薬の影響で肥満になる場合もあります。

肥満した人がすべて肥満症やメタボリックシンドロームになるわけではなく、肥満症やメタボリックシンドロームの成因には体質が大きく関与します。

治療

肥満症やメタボリックシンドロームの治療は、食事療法と運動療法による肥満の解消、つまり減量が基本となります。減量目標はBMI25～35の人で、3～6カ月で現体重の3%以上の減量、BMI35以上の高度肥満症で目標は現体重の5～10%の減量です。

食事療法は、1日の摂取量の目標を「25㎉/kg×標準体重」以下にします。標準体重は、「22×身長（m）×身長（m）」で計算できます。

運動療法は肥満度により、ひざや腰に負担がかかり、心臓や肺などの内臓にも負荷を与える可能性があるため、特に高度肥満症の人は医師や運動療法士などの指導のもとで行います。

（綿田裕孝）

肥満を解消する生活と食事の知恵

肥満の人のほとんどは、毎日のエネルギーの摂取量と消費量のほんのわずかな差が、長い年月、積み重なって生じたものです。ですから、改善や予防には、毎日の食生活や生活習慣のちょっとした心がけが大切で、基本になります。

●こまめに体を動かす

駅で電車を待っているとき、ベンチにすわっているのは太っている人に多く、やせた人は、あっちに行ったりこっちに来たり。太った人は疲れやすいのですぐにすわってしまうのかもしれませんが、なるべくすわらず、体を動かすようにしたいものです。

●おっとり、慎重な性格を改める

たとえば、2階に行く用があると、太った人は、ほかにも2階へ行く用はないかなと慎重に考え、二つの仕事を1回ですませます。やせた人は、用をすませてきて、アッ、しまったと、もう1回2階へ上がっていきます。この差が大きいのです。気がついたらさっと体を動かす、多少そそっかしいくらいになったほうがいいのです。

●食事はゆっくり食べる

太った人は食べるのが早い傾向がみられます。満腹感というのは、主に血液中の糖分がふえたのを脳で感知して、感じるのです。早食いは血液中の糖分がふえるより先に食事を食べ終わってしまうので、どうしても食べすぎになるのです。ゆっくり、よくかんで、たまには脳に満腹感を感じさせてほしいものです。

●食事時間を規則正しく

人間の体は強い空腹状態で食事をすると、次にそうした空腹状態になったときに困らないように、余分な栄養をできるだけ蓄えようとします。皮下脂肪がふえるわけです。ですから、1食抜いたり、食事時間が不規則になるのは、肥満の一因になります。

●夜食はやめる

私たちの体は、昼は消費して夜は蓄えるように働いているので、夕食をたくさん食べると、蓄えがふえがち。夜食や遅くまで酒を飲んでいるのは、肥満の大敵です。

●男は酒、女は果物

どうして太るのかわからないという場合、男性はアルコール、女性は果物が原因になっていることがあります。たとえば、ビール中びん1本もリンゴ中1個も、ごはん茶わん約1杯のカロリーがあります。この計算もお忘れなく。

（小橋隆一郎）

肥満症の漢方療法

肥満症は高血圧、動脈硬化、心臓病、糖尿病などの生活習慣病の引きがねとなりますから、正常な状態に治しておく必要があります。

漢方薬は、いわゆる「やせ薬」ではなく、長期間しんぼう強く服用し、病的な症状を改善していくうちに、その人に適した体重にしていくものです。

大柴胡湯《だいさいことう》

体格、栄養、顔色ともに良好な肥満症で、美食や運動不足のために皮下脂肪が沈着して、頭痛、肩こり、息切れ、便秘などを訴え、胸脇苦満《きょうきょうくまん》が認められるものに用います。連用していると、腹が細くなって、体の動きが軽くなり、全身状態がよくなります。

大柴胡湯合桃核承気湯《だいさいことうごうとうかくじょうきとう》

前記の大柴胡湯《だいさいことう》を用いるような場合で、のぼせ、頭痛、めまい、不安、不眠、興奮などの神経症状が加わり、左下腹部に抵抗と圧痛があり、瘀血《おけつ》が顕著に認められる女性の肥満症に用います。月経不順、月経困難症などがあることも目標になります。

大柴胡湯合桂枝茯苓丸《だいさいことうごうけいしぶくりょうがん》

前記の大柴胡湯《だいさいことう》を用いるような場合で、体力がそれよりやや劣り、赤ら顔でのぼせや足の冷えを訴え、便秘はないが、左右の下腹部に瘀血《おけつ》が認められ、無月経、月経過多、月経困難症などのある女性の肥満症に用います。

防風通聖散《ぼうふうつうしょうさん》

色白で、体全体がやわらかい感じがする力士型の肥満症で、おなかが突き出た太鼓腹の人に適した処方です。肩こり、便秘、息切れがあるものに用います。この処方は18種類にも及ぶ生薬《しょうやく》から成り立っており、これらの複雑な配合によって、体内に充満している病毒、水毒を解毒《げどく》、排泄し、さらに中和する作用などによって、肥満を解消させるものです。

防已黄耆湯《ぼういおうぎとう》

色白で、肌のきめのこまかい、いわゆる水太りタイプの人に適しています。汗かきで、疲れやすく、疲れると体がむくみ、体が重いと訴えることなどが目標です。肥満してやせたいと希望している女性によいものです。

柴胡加竜骨牡蛎湯《さいこかりゅうこつぼれいとう》

比較的体力のある人で、のぼせ、動悸、めまい、いらいら、不安、不眠などがあり、便秘を訴えるものに用います。胸脇苦満のあることが目標です。

大承気湯《だいじょうきとう》

体力が充実した人の肥満で、腹部が膨満して抵抗と弾力があり、便秘がはなはだしく、精神的に不安定な人に用います。（矢数圭堂）

羸痩《るいそう》（やせ）

健康のためには肥満もよくありませんが、やせすぎもよくありません。やせが進むと脂肪量が減少するため、褥瘡《じょくそう》（床ずれ）が起こる原因となります。また皮膚は乾燥し、弾力を失い、低体温などが起こります。

一般的にBMIが18.5を下回るとやせと判定されます。さらに病的な羸痩が疑われるのは、標準体重よりも20%以上やせている場合、あるいは6カ月以内に10%以上の体重減少が認められた場合です。

原因・症状

羸痩になると、皮膚の乾燥などの表面的な変化だけでなく、貧血、血圧低下、浮腫《ふしゅ》、免疫力の低下など、体の機能にさまざまな影響を及ぼします。また女性の場合、月経の停止や、将来、妊娠・出産のときに胎児が小さく生まれてきたり、高齢者では骨粗鬆症《こつそしょうしょう》、認知症のリスクを高めることにもつながります。

やせる原因はさまざまですが、10代から40代くらいの若い世代では、過度なダイエットによる摂食不足、ダイエットなどが原因で食べられなくなる摂食障害が多く、高齢者世代では、嚥下《えんげ》障害、味覚の低下、消化機能の低下などが食事量の減少につながります。また、病気の治療で薬を飲んでいる人はその副作用から食欲低下が起こる場合もあります。内分泌・代謝障害や消化管のがんや腸閉塞《へいそく》などの病気が背後に隠れている場合もあります。ほかにも脳の視床下部の病変、下垂体前葉の機能不全、副腎皮質ホルモンの不足などが食欲低下の原因になることもあります。

治療

やせる原因となる病気がある場合は、その治療を行いながら、栄養状態によっては命にかかわる場合もあるため、早めに医師の診察を受け、点滴などで栄養補給をすることも必要です。また摂食不足の原因が、精神的な疾患である可能性がある場合は、栄養指導とともに、心療内科を含めたトータルな治療が必要です。高齢者の場合、特に原因がなくても食事量が減ると急激に体重が低下し、活動量が減り、寝たきりにつながる場合もあるため、疑いがある場合は、早めに受診することが大切です。

（綿田裕孝）

羸痩の漢方療法

漢方では、順気剤《じゅんきざい》（気をととのえる薬）や駆瘀血剤《くおけつざい》（瘀血を除去する薬）を用いることが多いものです。

人参湯《にんじんとう》

胃腸が弱く、貧血で疲れやすく、みずおちがつかえ、手足がだるい、つばが口中にたまる、口が渇く、腹直筋が張って腹痛を起こしやすい人に用います。

大建中湯《だいけんちゅうとう》

ひどくやせて、体力、食欲がなく、疲れて、自分の身のまわりのことをするのもおっくうで、腹壁は軟弱で力がなく、腸がモクモク動くのがよく見える、といった腹痛を起こしやすい状態の人に用います。

補中益気湯《ほちゅうえっきとう》

平素虚弱で、手足がだるく、言葉や目に勢いがなくて、ショボショボする、口の中に白い泡が出やすく、食欲がなく、動悸《どうき》、息切れがする、寝汗をかく、へそのところで動悸がする、といったものに用います。

延年半夏湯《えんねんはんげとう》

みずおちのつかえ・痛み、左の肩から背中にかけてのこり・痛みなどの症状があり、腹力が弱い、無力性の体質のやせ症に用います。

（矢数圭堂）

痛風《つうふう》（高尿酸血症）

尿酸は通常、体の中に一定量存在していますが、なんらかの原因で血液中の尿酸の濃度がふえると高尿酸血症になります。

高尿酸血症で尿酸値が高い状態が続くと、体の中に蓄積した尿酸が結晶化し、尿酸塩が関節の中に沈着します。すると免疫系がこの尿酸塩を異物と判断して攻撃し、関節炎が起こります。尿酸塩の関節への蓄積による関節炎を痛風といいます。

尿酸塩は関節だけでなく、他の臓器にも蓄積します。皮膚の下に尿酸塩がたまると痛風結節、腎臓に尿酸塩がたまると痛風腎となります。痛風腎が悪化すると腎不全を起こす可能性もあるため危険です。また尿路に尿酸塩がたまると尿路結石の原因になります。

原因・症状

尿酸は、プリン体という物質が体内で分解されてできる物質です。運動をしたり臓器を動かしたりするときに必要なエネルギー関連物質がプリン体からできているなど、プリン体は私たちの体にとって必要なものです。通常、プリン体は肝臓で分解されて尿酸となり、血液などの体液にとけて体の中を循環し、最終的には尿として排泄されるため、一定量を超えることはありません。しかし、肝臓で尿酸を産生する量が過剰になったり、腎機能の低下により尿酸を排泄する量が低下するなどにより、体内で増加します。

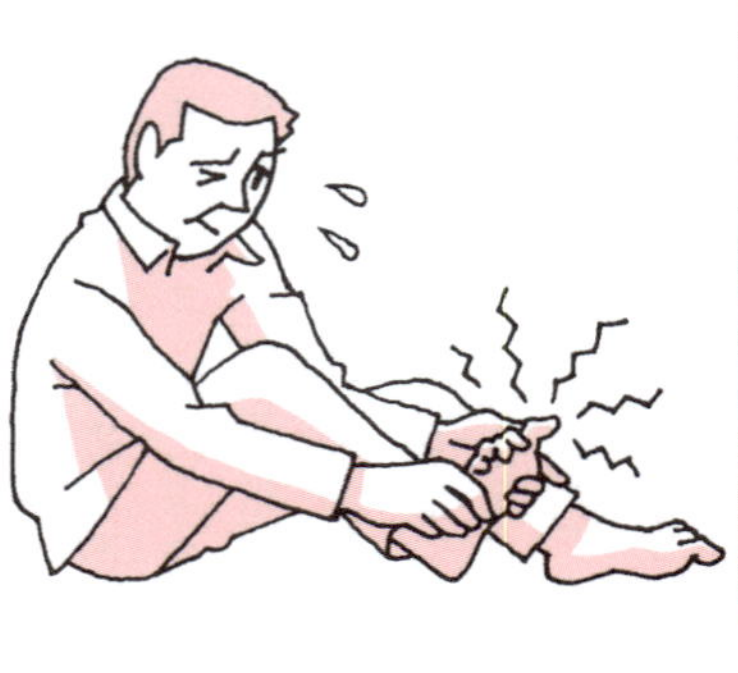

痛風の主な症状は痛風発作です。発作は全身の関節で起こる可能性がありますが、最も多い部位

は足の親指の関節です。通常、激痛で始まり1週間ほどでおさまります。しかし、尿酸値が高い状態を放置していると足の関節だけでなく、アキレス腱、ひじ、ひざなどの関節でも発作が起こるようになります。

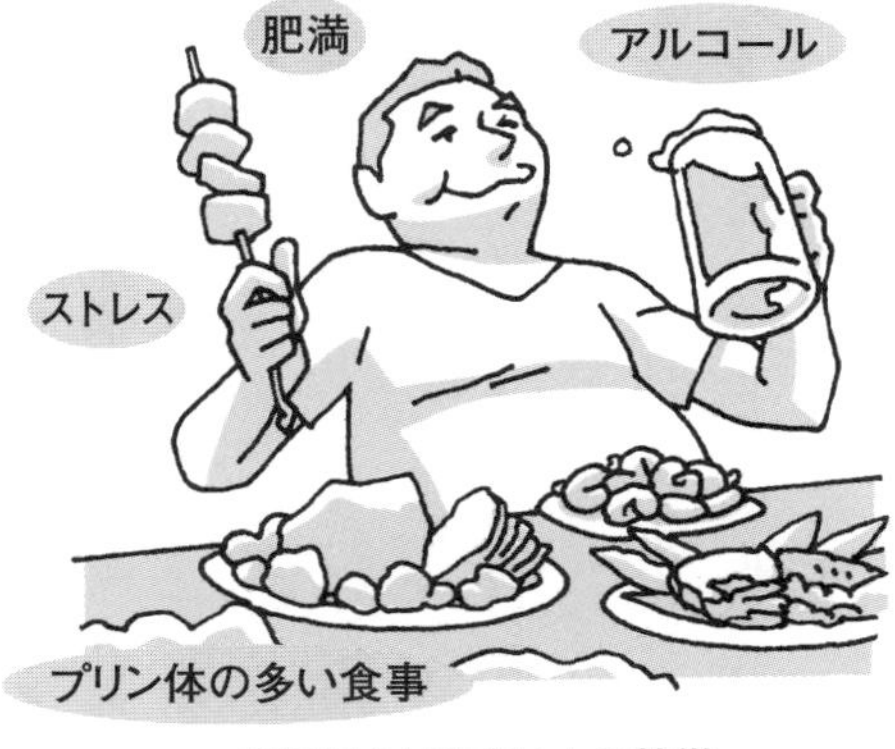
肥満
アルコール
ストレス
プリン体の多い食事
痛風になりやすい人の特徴

治療

痛風の治療は痛風発作の治療と、発作を起こす原因である高尿酸血症の治療の2つに分けて考える必要があります。痛風発作すなわち痛風性関節炎が起きた場合は、非ステロイド性抗炎症薬を用い、関節炎が消失したら薬もやめます。

痛風発作が起こったときの対処法

痛風の発作は足の親指のつけ根で起こることが多いことが知られていますが、ほかにも足の甲、くるぶしの関節、アキレス腱、ひざの関節などで起こることがあります。特徴としては突然はげしい痛みに襲われる、痛みのある部位が赤くはれることで、痛みが出るのは1回の発作で1カ所です。

ぶつけたなど、思い当たる理由がないのに突然痛みが起こる場合は痛風を疑います。また、痛風発作が起こる直前に関節がムズムズする、ピリピリするなどの違和感を覚えることがあります。この前兆の症状を放置すると、やがて激痛に襲われます。前兆症状がみられた場合は、発作予防薬のコルヒチンという薬を服用して、発作を未然に防ぐようにします。

痛風発作は通常、1週間くらいでおさまりますが、尿酸値が高い状態が続くと次の発作が起こります。最初は年1～2回程度ですが、治療をせず放置すると頻度が増し慢性化します。ひどくなると痛風結節といってしこりのようなものができることもあります。よって最初の発作が起きたら、できるだけ早く医師の診察を受けることが大切です。

痛風発作が起きたときの応急処置としては、あおむけに寝て、痛みが出ている部位が足であれば、足の下にクッションなどをおき、発作部位を心臓より高い位置におきます。冷たいタオルで患部を冷やし炎症をしずめます。

痛いからといって患部を押したりもんだりすると、炎症がひどくなり、さらに痛みが増す場合があるので禁物です。

また、痛み止めのアセチルサリチル酸（アスピリン）系の薬を大量に服用すると、逆に痛風発作の症状が強くなる場合があるので注意が必要です。痛風発作が起きたときは、非ステロイド性抗炎症薬など医師に指示された薬を服用し、痛みがないときは、尿酸値を下げるための治療を続けることが大切です。

日常生活では、食べすぎに気をつけ、アルコールを控えめにし、十分な水分をとり、ストレスをため込まない生活を心がけるようにしましょう。痛みがないときは適度な運動を心がけることも大切です。

（綿田裕孝）

痛風発作が起こりやすい部位

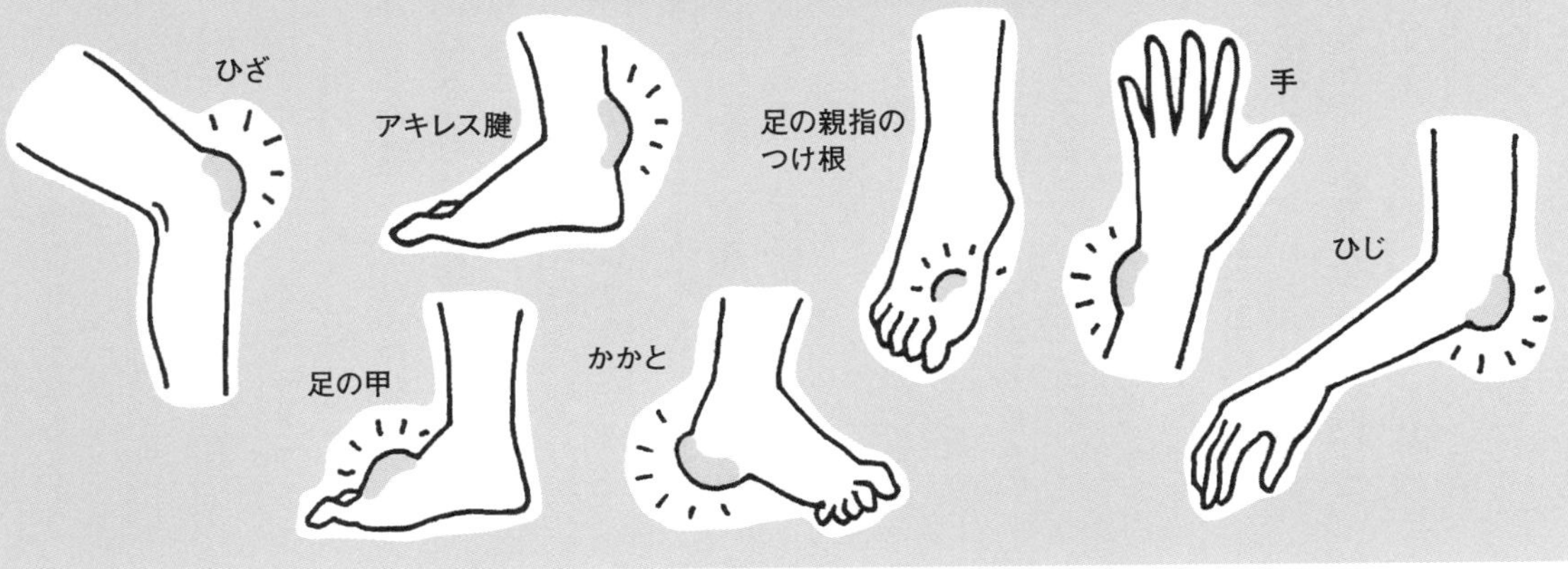

非ステロイド性抗炎症薬が使えない場合、効果がない場合は、ステロイド剤を使うこともあります。

痛風発作は血液中の尿酸値（血清尿酸値）が高い状態が続くことにより起きやすくなります。よって痛風治療の基本は尿酸値を下げるための生活習慣の改善です。基本は食事療法と運動療法です。

血清尿酸値が9.0mg／dℓ以上の場合は薬物治療を併用します。それ以下でも肥満、高血圧症、高血糖などがある場合、痛風発作が起きる場合は薬物治療が検討されます。尿酸値を下げる薬には尿酸排泄促進薬、尿酸産生抑制薬があり、尿酸の排泄が不十分な人は尿酸排泄促進薬、尿酸が過剰につくられるタイプの人は尿酸産生抑制薬を使います。血清尿酸値の目標値は6.0mg／dℓ以下です。

尿酸値が高い人は、食べすぎに注意することが大切です。肥満がある人は、肥満を解消するだけで尿酸値が下がることがわかっています。プリン体を控えることも大切です。プリン体の多い食材は、レバー、モツ、魚、小魚、卵、バター、生クリームなどです。また、アルコールは種類を問わず、それ自体の代謝によって血清尿酸値を増加させます。

また、尿酸は腎臓から尿中に排泄されるので、水を多くとることも大切です。尿路結石の予防にもなります。水分摂取はできれば1日の尿量と同等の2ℓ以上とります。ただし、心疾患、腎臓病などがある場合は医師に相談することが大切です。

（綿田裕孝）

痛風の漢方療法

漢方では、血の流れをととのえ、便通を順調にし、体質を根本的に治す処方を応用します。と同時に、食養生が大切で、特に肉食、アルコール類を控えることに努めます。

越婢加朮湯《えっぴかじゅつとう》

悪寒《おかん》があって、発熱し、のどが渇いて汗の出る傾向があり、尿の出が少ない人に用いて効果があります。発作時ばかりでなく、ふだんから服用していると発作を予防することができます。比較的体力があり、胃腸が丈夫な人に適しています。

当帰拈痛湯《とうきねんつうとう》

湿熱《しつねつ》（尿の出が悪い症状を伴う熱をいう）による発赤《ほっせき》、はれ、痛みがあり、皮膚が黒光りしているものを目標に用いますが、必ずしも黒光りしていなくとも、用いてよいようです。

中国・金元時代の代表的な医家・李東垣《りとうえん》の『蘭室秘蔵《らんしつひぞう》』に記載されている処方です。

大柴胡湯《だいさいことう》

体格ががっしりした実証タイプで、色が浅黒く、肉づきのよい重役タイプの人の痛風に用いてよいものです。上腹部が膨満し、心窩部から両側季肋《きろく》部にかけて、手で押すと圧痛、抵抗、重苦しさがあり、肩こり、便秘があることが目標です。

なお、下腹部に抵抗と圧痛があれば、桃核承気湯《とうかくじょうきとう》か桂枝茯苓丸《けいしぶくりょうがん》のいずれかをあわせて用いると、いっそう効果があります。

防風通聖散《ぼうふうつうしょうさん》

肥満した卒中タイプで、特にへそを中心に腹部全体が膨満し、おなかがやわらかで、色が白く、のぼせて、便秘がちで、患部がひどく痛むものに用います。

この処方によって、尿酸値が低下したという報告も少なくありません。

防已黄耆湯《ぼういおうぎとう》

やや虚弱な体質で、色が白く、筋肉のやわらかい水太りタイプの人に用います。非常に疲れやすく、汗が多く出て、尿量が少ないなどの症状を目標にします。

疎経活血湯《そけいかっけつとう》

体力が中等度の人で、むくむ傾向があり、下腹部に痛みを訴え、腹診すると瘀血《おけつ》が認められる痛風に用います。平素、飲酒を好む傾向があり、肌は浅黒みを帯びた人に適しています。

この処方は、中国・明代に龔廷賢《きょうていけん》という名医が著した『万病回春《まんびょうかいしゅん》』の痛風門の中に出てくるもので、文字どおり、経絡《けいらく》に停滞している血を疎開（開き通じること）し、血をめぐらして活《い》かすという意味で名づけられたものです。

烏頭湯《うずとう》

発作時の鎮痛、緩解を目的に用います。痛みがはげしく、屈伸が不能で、少し人にさわられても激痛が走るという場合に有効です。

ただし、主薬である烏頭《うず》は毒性

が強いので、使用にあたっては十分な注意を必要とします。

麻黄湯《まおうとう》

痛風の前兆期には、全身的に軽度の発熱、悪寒《おかん》などかぜ症状を伴うことがあります。その場合に用いて有効なことのあるのが麻黄湯です。発汗のないことが目標になります。

四物湯《しもつとう》

やはり、発作の予感があったらただちに服用して効果を上げる場合が多い処方です。

皮膚が乾燥して色つやが悪く、やせ型で、腹部は軟弱でへそのかたわらに腹部大動脈の拍動亢進《こうしん》がみられることが目標です。竜胆瀉《りゅうたんしゃ》肝湯《かんとう》と合方することもあります。発作のピークが過ぎて、炎症がなお続く場合にも用いてよいものです。

芍 楽甘草湯《しゃくやくかんぞうとう》

痛みがはげしいとき、炎症がいつまでも続くときに頓服として用いてよいものです。（矢数圭堂）

甲状腺機能亢進症《こうじょうせんきのうこうしんしょう》（バセドウ病《びょう》）

甲状腺機能亢進症は体内の甲状腺ホルモンが過剰になることで、体の機能の一部がはたらきすぎるために発汗過多、不整脈、動悸《どうき》、息切れなどの症状が起こる病気です。

1対4で女性に多く、年齢的には20～30代に多い病気です。

原因・症状

甲状腺機能亢進症の最も一般的な原因疾患は自己免疫疾患のひとつであるバセドウ病で、患者数はわが国に数万人いるといわれています。

自己抗体により甲状腺が刺激され、甲状腺ホルモンが過剰に血液中に分泌されることで起こります。

進行すると甲状腺が腫大します。眼球突出もバセドウ病の代表的な症状です。ほかに手のふるえ、動悸、息切れ、疲労感、体重減少、不眠、頻脈などさまざまな症状が起こります。

原因疾患としてはバセドウ病のほかに、出産をきっかけに起こることもある無痛性甲状腺炎、強い痛みや発熱を伴う亜急性甲状腺炎、甲状腺にできた腫瘍《しゅよう》やしこり（結節）が甲状腺ホルモンを自発的に分泌する機能性甲状腺腫（プランマー病）などがあります。

診断には血液検査で甲状腺ホルモン（FT3、FT 4）と甲状腺刺激ホルモン（TSH）値を測定します。さらにバセドウ病であることを確認するためにはTSHレセプター抗体（TRAb）を測定します。バセドウ病のように甲状腺が原因で甲状腺機能が亢進する場合、FT3、FT 4は高く、TSHは低くなります。

治療

甲状腺機能亢進症の治療は薬物療法、手術、アイソトープ治療の3種類があります。

薬物治療は、甲状腺ホルモンのはたらきを抑える抗甲状腺薬（チアマゾール、プロピルチオウラシル）、甲状腺機能亢進症の症状を抑えるβ遮断薬（プロプラノロールなど）などが使われます。

薬物療法にアレルギーや重度副作用がある場合は、甲状腺の一部あるいは全部を除去する手術という選択肢もあります。また、放射線ヨードを投与して甲状腺を壊すアイソトープ治療もあります。

日常生活では、過労や精神的なストレスを避けることが大切です。代謝が亢進するため、体力が消耗しやすいので、栄養価の高いたんぱく質、ビタミン類の豊富な食事を心がけることが大切です。一方、飲酒、喫煙、カフェインのとりすぎには注意します。

（綿田裕孝）

甲状腺機能亢進症（バセドウ病）の漢方療法

炙甘草湯《しゃかんぞうとう》

バセドウ病の代表的処方で、特に女性の患者に奏効することが多いものです。動悸、息切れ、脈の結滞《けったい》、口の渇き、皮膚の乾燥、疲労しやすい、などの症状を目標に用います。

柴胡加竜骨牡蠣湯《さいこかりゅうこつぼれいとう》

発病初期で、まだ体力があり、神経過敏で、動悸、不眠、不安、いらいらなどを訴え、胸脇苦満《きょうきょうくまん》、

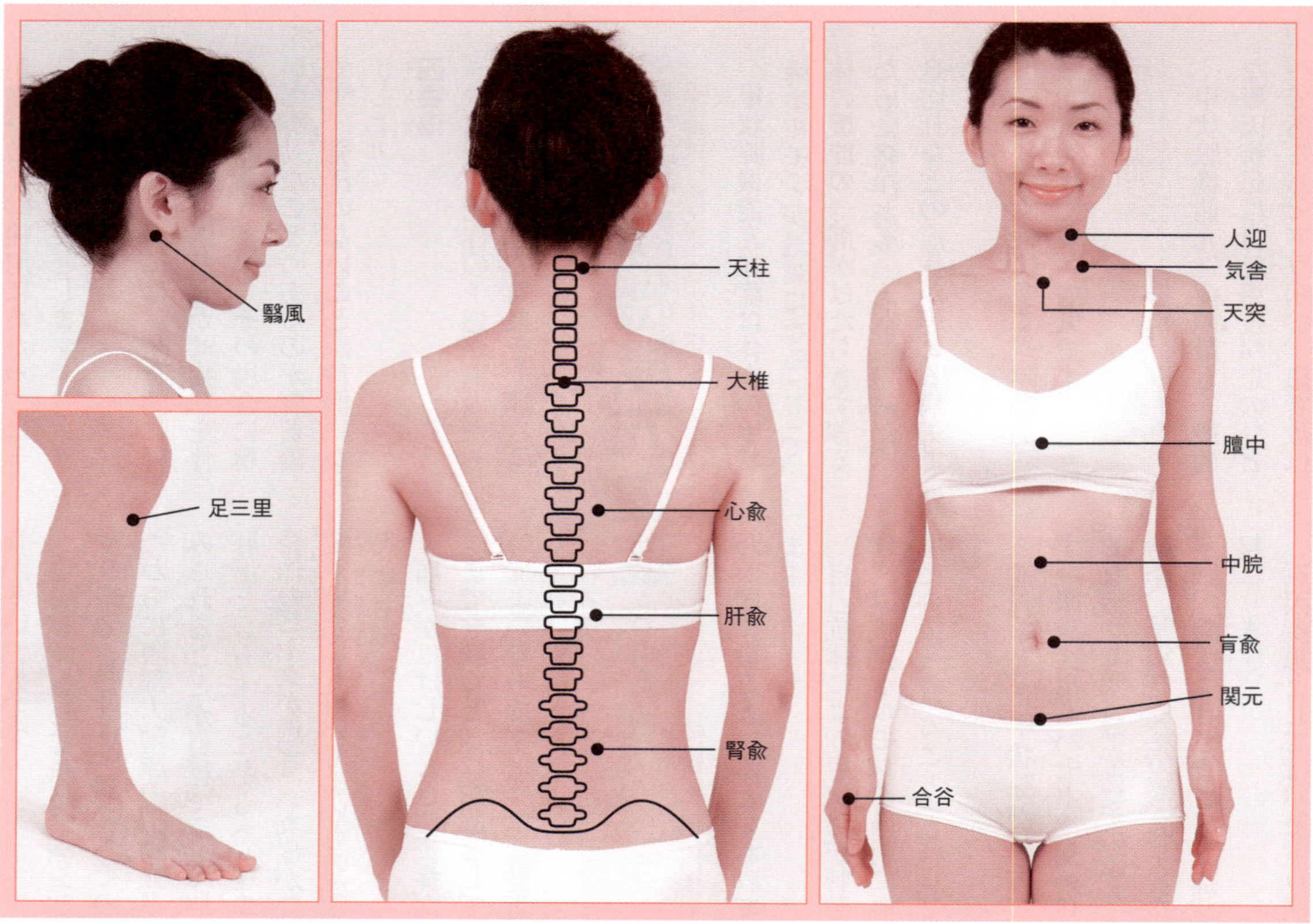

便秘などが認められるものに用います。

桂枝加竜骨牡蠣湯《けいしかりゅうこつぼれいとう》

虚証タイプで、へその上に動悸が認められ、腹直筋が緊張し、神経過敏で興奮しやすく、のぼせ、不眠、精力減退を訴えるものに用います。

柴胡桂枝乾姜湯《さいこけいしかんきょうとう》

比較的体力の弱い人で、疲れやすい、口が渇く、多汗、寝汗をかきやすい、起床時に口の中が苦い、動悸、不眠がある、といったものに用います。

白虎加人参湯《びゃっこかにんじんとう》

ひどく口が渇き、多飲が著しく、神経が過敏で、精神興奮が目立ち、熱感があり、多汗、動悸などを訴えるものに用います。

半夏厚朴湯《はんげこうぼくとう》

不安、気分がふさぐ、いらいらするなどの精神神経症状があり、のどに異物感を訴え、心窩部に振水音を認めるものに用います。

（矢数圭堂）

甲状腺機能亢進症（バセドウ病）のツボ刺激

専門医の診察が必要ですが、慢性化したために生じる諸症状をやわらげるうえで、ツボ刺激は役立ちます。

まず、後ろくびの**天柱**《てんちゅう》、耳たぶと乳様突起の間のくぼみにある**翳**《えい》**風**《ふう》を処置したあと、背中の**大椎**《だいつい》、**心兪**《しんゆ》、**肝兪**《かんゆ》、**腎兪**《じんゆ》を処置します。いずれも、親指でゆっくり指圧します。

次に前面に回って、のどぼとけの**人迎**《じんげい》、鎖骨のすぐ上の**天突**《てんとつ》、その両側の**気舎**《きしゃ》を、人さし指か中指で軽く指圧します。

さらに、両乳くびのまん中の**膻**《だん》**中**《ちゅう》、へそのまわりの**中脘**《ちゅうかん》、**肓兪**《こうゆ》、**関元**《かんげん》を親指を除いた四指で指圧してください。仕上げとして、足の**足三里**《あしさんり》、手の**合谷**《ごうこく》を親指でしっかり指圧します。

これらの治療は、東洋医学でいう心、肝、腎において、循環機能と全身の筋緊張を正し、あわせて、全身のエネルギー循環を調節して、患者の体内異常を正常に戻し、安定させることが目的です。

（芹澤勝助）

甲《こう》状《じょう》腺《せん》機《き》能《のう》低《てい》下《か》症《しょう》

甲状腺ホルモンの分泌が低下することにより、体の活動性が緩慢になる病気です。男女ともに起こりますが、男女比1対10くらいで女性に多く、年齢は40才以上に多い病気です。

原因・症状

原因は甲状腺機能亢進症《こうしん》と同様に自己免疫が原因で、甲状腺が炎症を起こすために起こる慢性甲状腺炎（橋本病）が多く、ほかに甲状腺機能亢進症や甲状腺がんにより甲状腺を除去する手術をしたあとに起こる場合、また日本人の場合は海藻類の食べすぎによって甲状腺ホルモンがつくられにくくなり起こることもあります。この場合は海藻を食べないようにすることで機能が正常になり、治療の必要がなくなります。まれに胎児期または周産期に生じたなんらかの原因により起こる先天性甲状腺機能低下症もあります。

症状は寒がりになる、やる気が起こらない、皮膚のかさつき、便秘、物忘れ、太ってきた、集中力がない、声がかすれる、髪が抜けるなどさまざまです。症状は徐々に進行するため、気づかないこともよくあります。

診断には甲状腺機能亢進症と同様に血液検査で甲状腺ホルモン（FT3、FT4）と甲状腺刺激ホルモン（TSH）値を測定します。甲状腺が原因で甲状腺機能が低下する場合、FT3、FT4は低く、TSHは高くなります。

治療

甲状腺機能低下症の治療は、不足している甲状腺ホルモンを補う薬物療法を行います。甲状腺ホルモン薬は一般的に錠剤のサイロキシンが使われます。甲状腺ホルモン薬を内服し、甲状腺機能が正常化すれば、症状は消失します。甲状腺ホルモン薬は継続して服用し、適切な甲状腺ホルモン濃度が保たれているか定期的に検査をします。（綿田裕孝）

副《ふく》甲《こう》状《じょう》腺《せん》機《き》能《のう》亢《こう》進《しん》症《しょう》

副甲状腺は甲状腺の後ろに左右上下に4つある米粒の半分くらいの大きさの臓器で、血液中のカルシウム濃度の維持に必要な副甲状腺ホルモンを生成、分泌しています。副甲状腺機能亢進症は、副甲状腺ホルモンが過剰に分泌されることにより、血液中のカルシウム濃度が必要以上に高くなるために起こる病気です。

原因・症状

副甲状腺機能亢進症では、副甲状腺ホルモンが常時増加することで骨がもろくなったり骨折しやすくなったりする骨病変、尿へのカルシウム排泄が亢進することによる尿路結石や腎結石、血中カルシウムが増加することにより起こる、頭痛、胸やけ、食欲不振、吐きけ、便秘、疲労、筋力低下、いらいらなどの症状が出現します。カルシウム濃度がそれほど高くない場合には症状が出ないことも多く、発見のむずかしい病気です。

原因は副甲状腺に腺腫や腫瘍《しゅよう》などができることによる原発性副甲状腺機能亢進症と、腎不全やビタミンD欠乏症など副甲状腺以外の病気が原因で起こる二次性（続発性）副甲状腺機能亢進症があります。

治療

腎不全などの病気がある場合は、血液中のカルシウムやリン、副甲状腺ホルモン濃度などを定期的に測定して、食事療法やリン吸着剤を内服して病気を予防するこ

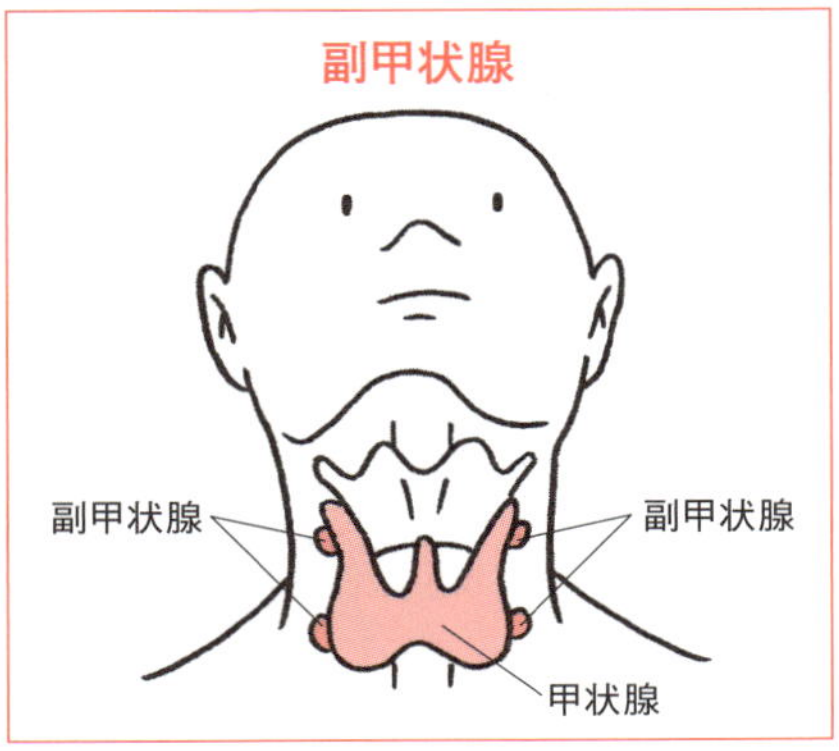

とが大事です。二次性でも進行した場合や原発性で副甲状腺が肥大した場合、薬物治療もありますが、根治的には副甲状腺の一部あるいは全部を摘出する手術などを行います。

（綿田裕孝）

ビタミン欠《けつ》乏《ぼう》症《しょう》

ビタミンは体内の代謝を円滑に行うために必要な微量栄養素ですが、一部を除いて、体内でつくることができないか、つくることができても非常に微量であるため、食事から摂取しなければなりません。

現在、ビタミンA、ビタミンB_1、ビタミンB_2、ビタミンB_6、ビタミンB_{12}、ビタミンC、ビタミンD、ビタミンE、ビタミンK、葉酸やナイアシン（ニコチン酸）などの機能がわかっています。主なビタミン欠乏症はビタミンA欠乏症、ビタミンB_1欠乏症、ビタミンB_2欠乏症、ビタミンB_{12}欠乏症、ナイアシン欠乏症、ビタミンC欠乏症、ビタミンD欠乏症です。

原因・症状

ビタミンが欠乏すると、欠乏するビタミンの種類によって夜盲《やもう》症《しょう》や脚気《かっけ》、くる病などになります。

原因は、無理な食事制限などによる飢餓、過度な運動、偏食などです。女性の場合は妊娠、授乳などが原因で起こることもあります。

ビタミンA欠乏症

薄暗いところでものがよく見えなくなる夜盲症が主な症状です。これは網膜にあるロドプシンという物質が、ビタミンAが欠乏することでつくられなくなる結果起こります。

ほかに目の乾燥、涙の分泌減少、視力の低下などがあらわれてきます。皮膚や粘膜の乾燥が起こることもあります。

治療法はビタミンAの摂取です。ビタミンAが豊富に含まれる食品は、レバー、卵黄、魚などです。ニンジン、カボチャなどの緑黄色野菜に含まれているβカロテンも体内でビタミンAに変わるので、多く食べるようにするといいでしょう。

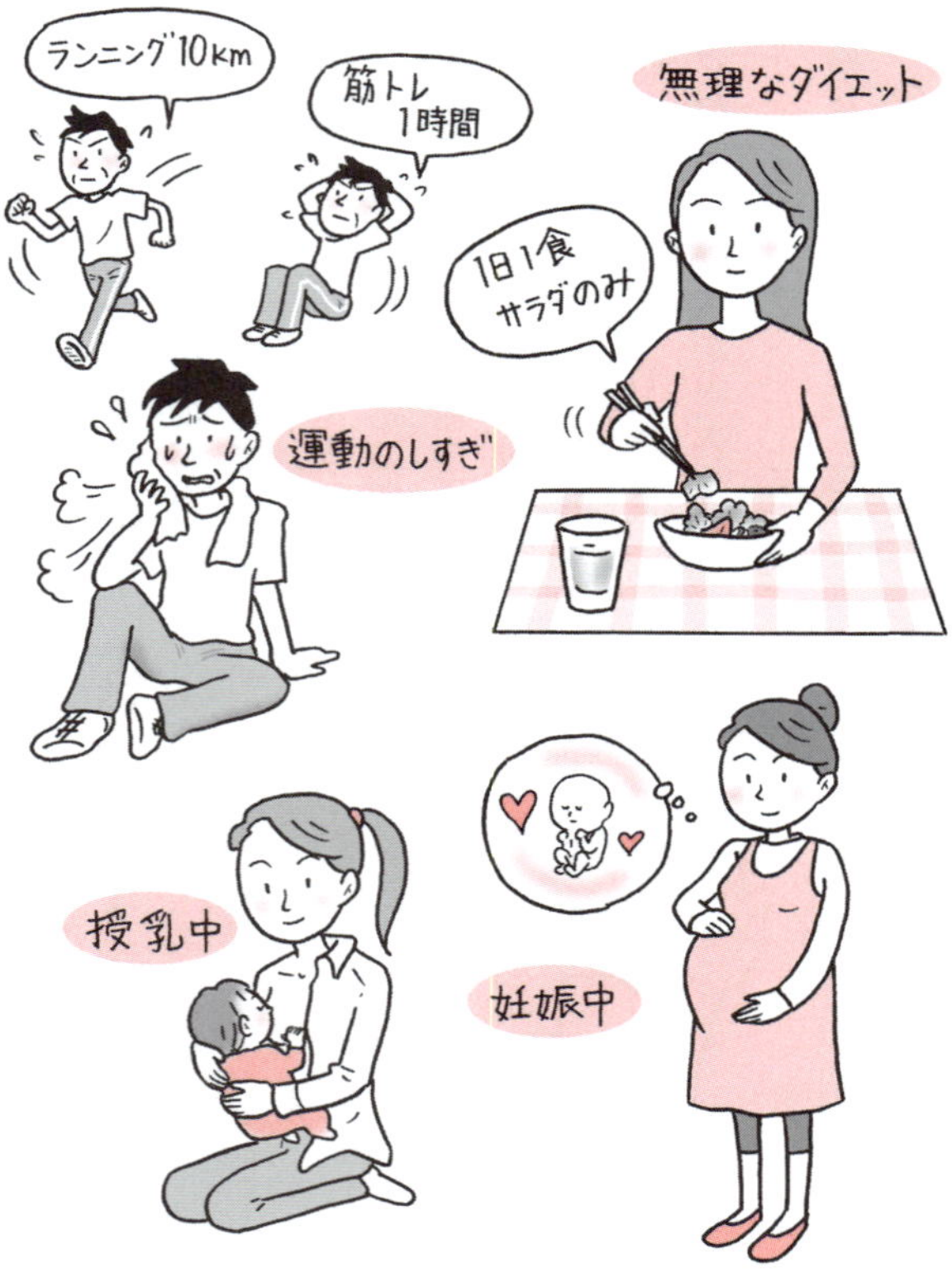

ビタミンB_1欠乏症

ビタミンB_1は水溶性ビタミンのひとつで、糖質がエネルギーに代謝される際に欠かせない補酵素です。このビタミンB_1が欠乏することによって起こる疾患は主に「脚気」と「ウェルニッケ・コルサコフ症候群」です。

脚気は末梢神経がおかされる疾患で、全身の倦怠感、動悸《どうき》、手足の浮腫、しびれ、感覚異常、筋力の低下などの症状があらわれます。ひざ下をたたいても反射反応が起こらない腱反射消失は脚気の大きな特徴です。また脚気心とよばれる心不全が起こることもあります。

一方、ウェルニッケ・コルサコフ症候群は中枢神経がおかされる疾患です。初期は、歩行困難、眼球運動のまひなどの症状がみられ、病気が進行すると、記憶力の低下、見当識障害、健忘症や作話などの精神疾患を伴うようになります。ウェルニッケ・コルサコフ症候群はアルコール摂取量の多い人に起こりやすい病気です。アルコールを分解するためにビタミンB_1を多く消費し、不足してしまうためです。

治療はビタミンB_1の摂取です。ビタミンB_1を多く含む食品は豚肉、ウナギ、ゴマなどですが多くの食品に含まれているので、偏食をせずバランスのよい食事を心がけることが大切です。また経口薬あるいは注射薬で補充する場合もあります。

ビタミンB_2欠乏症

ビタミンB_2は水溶性ビタミンのひとつです。単独で欠乏することは少なく、他のビタミン不足とともに欠乏することがほとんどです。ビタミンB_2が欠乏すると、口唇炎や口内炎、舌炎、眼精疲労や結膜炎、目の充血などが起こります。重症化すると、成長障害、知能障害などがあらわれることもあります。ビタミンB_2欠乏症の原因は、摂取量の不足のほかに、肝疾患、糖尿病、長期にわたる感染症、アルコール依存症などの病気や、大量の抗生剤投与、副腎皮質ステロイド薬や精神安定薬の投与など、薬が原因で起こる場合も考えられます。

治療は食事からビタミンB_2を摂取するのがいちばんですが、食事だけではむずかしい場合は、サプリメントや栄養補助食品などで補うことも有効です。ビタミンB_2欠乏症は重症化すると命にかかわる病気なので、早期診断、早期治療が大切です。

ビタミンB_{12}欠乏症

ビタミンB_{12}が欠乏すると、悪性貧血、睡眠障害、消化器官の障害などが起こります。頭痛、めまい、吐きけ、動悸、息切れ、手足のしびれなどのほかに、精神的な落ち込みなどが症状として起こります。原因は本来、胃から分泌されるビタミンB_{12}を吸収するための内因子がなんらかの原因で分泌されず不足することにより起こります。胃切除手術をした人に起こりやすい病気です。普通の食事をしていればめったに欠乏することはありません。

ビタミンB_{12}をサプリメントなどで補充する治療で、欠乏の状況を改善します。精神的な障害を起こしている場合は、ビタミンB_{12}を筋肉注射によって補充します。

ナイアシン欠乏症（ニコチン酸欠乏症・ペラグラ）

ビタミンBの一種であるナイアシン（ニコチン酸）が欠乏することによって、手足の甲に発赤《ほっせき》、水疱が出て、日に日に褐色に色素沈着したり、舌、口腔、腸などに炎症が起きたり、食欲不振、下痢などの症状が出ます。

進行すると、精神症状として認知症症状、不安、抑うつ、せん妄、幻覚があらわれることもあります。

ナイアシンが欠乏する原因に不規則な食事や、アルコール依存症があります。アルコール依存症の人は、アルコールを代謝するためにナイアシンが消費されるため不足すると考えられています。治療はナイアシンを含むビタミンB群を十分に摂取することです。ナイアシンが多く含まれる食品はマグロ、カツオ、タラコなどの魚介類です。卵、アボカド、イチジク、プルーンなどにも豊富に含まれています。

ビタミンC欠乏症

ビタミンCは骨をつくるコラーゲンの生成に必要な水溶性のビタミンです。ビタミンCの摂取不足が続くと、免疫力が低下し、かぜをひきやすくなるほか、疲労、倦怠感、眠けなどの症状が起こります。さらに重度の欠乏症になると、細胞を構成しているコラーゲンの構造が弱くなり、歯ぐきのはれや出血などの症状のほか、体の各所から出血するようになり、骨がもろくなり骨粗鬆症《こつそしょうしょう》になるなどの症状が起こる壊血病《かいけつびょう》になります。

治療は積極的なビタミンCの摂取です。ビタミンCが多く含まれる食品はブロッコリーやトマト、ジャガイモなどの野菜、柑橘系の果物などです。成人におけるビタミンCの摂取基準は1日100㎎とされています。食事からの摂取がむずかしい場合、壊血病の治療のためには、ビタミンC（アスコルビン酸）を内服します。また、喫煙はビタミンCを減らすことがわかっているので、ビタミンC欠乏症の人は禁煙が大切です。

ビタミンD欠乏症

ビタミンDは骨を形成するビタミンです。これが欠乏すると乳幼児や小児の場合は、骨の成長過程で石灰化が進まず、くる病の原因になります。成人では骨軟化症《こつなんかしょう》の原因となります。骨軟化症の症状は、進行すると、膝関節、股関節、腰背部、足などに痛みがあらわれたり、骨盤、大腿骨、下腿骨などの圧痛などが起こります。歩行困難、脊椎の変形の原因にもなります。

治療はビタミンDの積極的な摂取です。食品ではイワシ、カツオ、マグロなどの魚類に多く含まれます。またビタミンDの前駆体である7－デヒドロコレステロールは紫外線に当たるとビタミンDに変わるので、日光に当たることも大切です。サプリメントでビタミンDを摂取する場合は、過剰症にも注意が必要です。

赤ちゃんとビタミン

生まれたばかりの赤ちゃんはお母さんの母乳から栄養を摂取します。体内でつくることができないビタミンも母乳から摂取されます。よってお母さんがビタミン不足だと赤ちゃんにも影響します。

ビタミンA欠乏症

夜盲症や、微生物や細菌に対する抵抗力が低下します。不足しがちなお母さんは総合ビタミン剤等で補うようにしましょう。

ビタミンB_1欠乏症

妊娠、授乳中はビタミンB_1が豊富な食品を多くとるように心がけるようにしましょう。子供が不機嫌で興奮しやすい場合はB_1欠乏症の可能性があるので、血液中のビタミンB_1を測定してもらうといいでしょう。

ビタミンB_2欠乏症

欠乏すると口角炎、舌炎が起こります。

ビタミンB_6欠乏症とビタミンB_6依存症

乳児がビタミンB_6欠乏症になることは通常ありませんが、欠乏するとけいれん、末梢神経炎、皮膚炎、貧血などが起こります。

ビタミンB_6依存症といって、B_6を必要量摂取しているのに、新生児がけいれんを起こす場合があります。B_6を大量投与するとおさまります。早期発見してビタミンB_6を投与し続けないと知的障害を起こす場合があります。

ビタミンB_{12}欠乏症

母乳のみで育てている乳児の母親がビタミンB_{12}欠乏症だと、乳児も欠乏症となり、顔色が悪く、発達遅延などの症状が起こります。

ビタミンC欠乏症

母親の特殊な食事療法などによりまれに起こることがあります。ビタミンCが欠乏すると、成長障害、出血傾向、感染に対する抵抗力の低下、骨形成の障害などが起こります。

ビタミンD欠乏症

4才未満でビタミンD不足でくる病を発症する子供は年間10万人あたり9人程度です。ビタミンDはカルシウムの吸収を助ける赤ちゃんの成長に欠かせないビタミンです。紫外線を浴びることでもふえます。

ビタミンK欠乏症

ビタミンKは成人では腸内細菌により合成されますが、赤ちゃんの腸内細菌はビタミンKをほとんどつくりません。母乳中のビタミンKも牛乳の1/4と少ないため欠乏症が起こりやすいのが特徴です。生後1～2カ月ごろに鼻血、皮下・へその持続出血などの症状があらわれることで見つかります。

（綿田裕孝）

治療

欠乏しているビタミンをできるだけ食事で摂取することが大切です。緊急時は薬やサプリメントで補うことで症状回復をはかります。

（綿田裕孝）

ビタミン過《か》剰《じょう》症《しょう》

ビタミンは体の代謝のために欠かせない微量栄養素なので足りないと欠乏症になりますが、多くとりすぎると体に害を与えることになります。ビタミンを食品からとる場合はほとんど問題がありませんが、薬やサプリメントでとる場合は注意が必要です。

原因・症状

水溶性のビタミンであるビタミンB群やビタミンCはとりすぎても尿から排泄されるので過剰症になることはありませんが、脂溶性のビタミンAやビタミンDは過剰摂取すると体内に蓄積され体に害を起こすことがあります。

ビタミンAを過剰に摂取すると、頭痛、めまい、下痢、鼻血などの症状のほかに、ひどい場合は食欲不振による体重減少、脱毛、頭蓋骨の変形、肝臓の機能低下などが起こることもあります。妊娠初期でビタミンA過剰症になると、副作用として催奇形性といって赤ちゃんに障害を与える場合もあるので、妊娠を希望する女性は特に注意する必要があります。

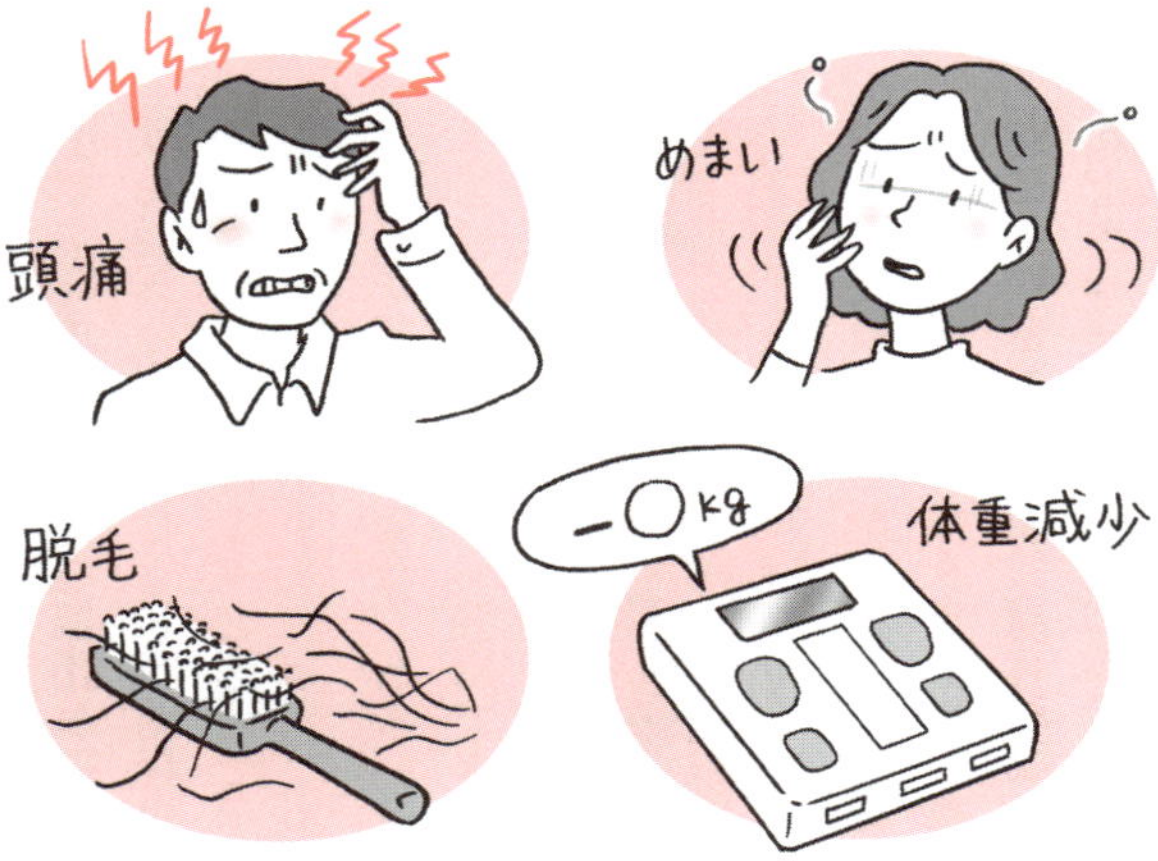

ビタミンDを過剰摂取すると、血中カルシウム濃度が上昇し、血管壁や腎臓、脳などにカルシウムが蓄積します。症状は、主に腎臓の機能が低下することにより悪《お》心《しん》、嘔吐《おうと》、食欲不振、多尿、のどの渇き、昏睡やけいれんなどが起こります。

治療

ビタミンA過剰症は、ビタミンAを摂取しなければほとんどの場合回復します。

ビタミンD過剰症は、ビタミンDの摂取を中止することが第一ですが、体内に沈着したカルシウムが石灰化してなかなか排泄されないため、高カルシウム血症になっている場合は、副腎皮質ホルモン薬を服用することがあります。ほかにビタミンDが上昇している原因疾患などがある場合は、その治療が必要です。

ビタミン類を普通の食事から摂取している人がビタミン過剰症になることは、ほとんどありません。

（綿田裕孝）

先《せん》端《たん》巨《きょ》大《だい》症《しょう》

成長ホルモン（GH）の過剰分泌により、手足の先端、額、あご、唇、舌などが肥大する内分泌の病気です。先端巨大症といいます。顔つきの変化など身体的な特徴だけでなく、頭痛、視野狭窄《きょうさく》などの症状が出ることもあります。また先端巨大症になるとホルモンバランスの乱れによる代謝異常から糖尿病や高血圧、脂質異常症、睡眠時無呼吸症候群などの合併症が起こりやすくなります。治療をしないと将来的に心臓病や脳卒中のリスクも高くなります。下垂体の上にある視神経が圧迫されることから、視野障害が起こることもあります。40～50代に多く男女差はありません。

原因

主な原因は下垂体に成長ホルモン産生下垂体腺腫《せんしゅ》という腫瘍《しゅよう》ができ、その腫瘍から成長ホルモンが過剰に分泌されることです。

下垂体は、脳の中心下部にある重さ700mgほどの器官で、全身の臓器にホルモンの分泌を促す働きがあります。

脳の中心下部にある下垂体

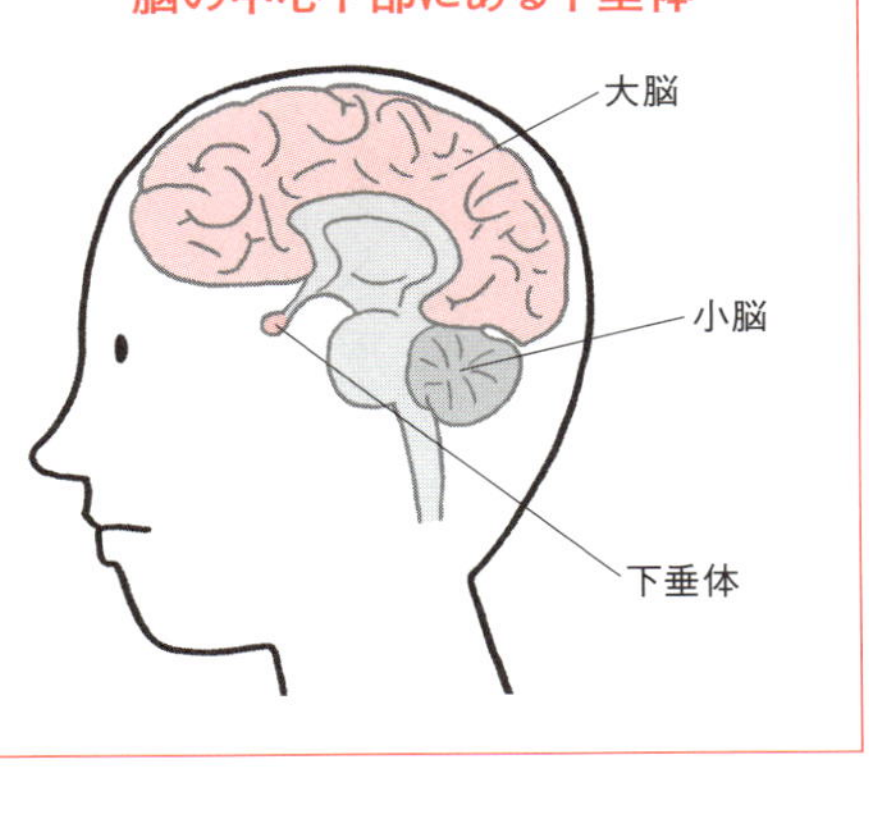

治療

第一選択は手術による腫瘍の摘出です。多くの場合、鼻孔から特殊な器具を入れて行う3時間程度の手術で、手術後1～2週間で退院できます。

手術ができない場合、あるいは手術により腫瘍を100%摘出できなかった場合は、成長ホルモンの分泌を抑制する薬を使った薬物療法を行います。

さらに手術や薬物療法でも治療効果が得られない場合は、ガンマナイフなどを使った放射線療法を行うこともあります。（綿田裕孝）

クッシング病《びょう》

副腎皮質ホルモン（ステロイド）のひとつであるコルチゾールが過剰に分泌され、肥満、満月様顔貌《がんぼう》などの身体的な症状が起こる病気をクッシング症候群といいます。コルチゾールは人間が元気に生活するためには必要不可欠な大切なホルモンで、下垂体から分泌されるＡＣＴＨというホルモンによって分泌が促進されます。クッシング症候群は原因によっていくつかの種類がありますが、ＡＣＴＨを過剰に分泌する腫瘍《しゅよう》（ＡＣＴＨ産生下垂体腺腫）ができて、その結果、コルチゾールが過剰に生産・分泌される病気をクッシング病といいます。下垂体以外からＡＣＴＨを過剰に分泌する病気は異所性ＡＣＴＨ症候群、副腎が原因でコルチゾールが過剰に分泌される状態をＡＣＴＨ非依存性クッシング症候群、あるいは副腎性クッシング症候群といいます。クッシング病は女性に多い病気といわれています。

原因・症状

コルチゾールが過剰に分泌され続けると、皮膚が薄くなり、特に前腕、下肢は皮下の毛細血管が透けてピンクのまだら模様になります。またおなかが張ってきたり、皮下出血しやすくなるなどの症状が出てきます。顔はむくみ赤ら顔になります。多毛、にきび、腹部や臀部の赤い筋などの症状もあります。子供の場合、背が伸びにくくなります。病気が進行すると感染症を起こしやすくなります。高血糖、脂質異常症、高血圧などを発症することが多くなるのもこの病気の特徴です。

クッシング病はＡＣＴＨ産生下垂体腺腫ができてＡＣＴＨを過剰に分泌することが原因と考えられていますが、なぜ腺腫ができるのかは解明されていません。

治療

ＡＣＴＨを確実に抑制する薬がないので、下垂体腺腫を摘出する手術が最良の治療法ですが、再発することも多く、手術療法で改善しない場合は、内服薬や注射薬による薬物療法か、放射線療法が試みられる場合もあります。

（綿田裕孝）

知っておきたいビタミンの知識

●ビタミンA

ウナギ、レバー、チーズ、バター、ニンジン、カボチャ、ホウレンソウなどに多く含まれています。

水にとけず、加熱しても損失が少ないので、扱いやすいビタミンです。脂溶性ビタミンは油と一緒にとると吸収率が高まるので、炒め物や揚げ物、あるいはドレッシングをかけたサラダなどがおすすめです。

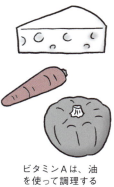

ビタミンAは、油を使って調理すると吸収がよい。

ビタミンとは

ビタミンは糖質、たんぱく質、脂質などと違って、それ自体で血や肉になったり、エネルギーになったりすることはありませんが、細胞を構成する物質を生成したり、エネルギーをつくり出す化学反応を助ける働きをします。

微量栄養素とはいえ、人間の体にとって欠かせないものです。しかも体内で産生できないものが多いので、食物から摂取しなくてはなりません。

各ビタミンには、それぞれ推定平均必要量などが定められています。しかし1日30種類以上の食品をきちんと摂取していれば、だいたいクリアできるはずですから、数値にあまり神経質になる必要はないでしょう。

ビタミンは大きく分けると、二つのグループになります。水にとける性質のある水溶性ビタミン（ビタミンB_1・B_2・B_6・B_{12}、ナイアシン、パントテン酸、葉酸、Cなど）と油にとけやすい脂溶性ビタミン（ビタミンA・D・E・Kなど）です。

このほかにもさまざまなビタミンが人体内で活躍していますが、いまだに解明されていない部分が多く、効用や必要量も定かではないようです。また数種のビタミンには、がんの予防・治療にも効果があることが解明され、その薬理作用が注目されています。

ビタミンの上手なとり方

●ビタミンB群

B_1は玄米、胚芽精米、豚肉、タラコ、大豆、小豆などに、B_2はレバー、ドジョウ、卵、牛乳、ホウレンソウ、ニラなどに、B_{12}はレバー、アサリ、シジミ、カキ、赤身の魚などに含まれます。

B群はそれぞれ少しずつ性質が違います。B_1は水にとけやすく、加熱によっても壊れます。胚芽精米はあまりとがずに炊くようにしましょう。また生の貝や甲殻類、コイにはアノイリナーゼというB_1分解酵素が含まれていますから、こうした食品を生でたくさん食べるのは要注意です。

B_2は少し水にとけますが、熱や酸にはかなり安定です。

B_{12}は調理による損失が少ないビタミンですが、水にとけやすいので、汁ごと食べられる調理法に。B_{12}の多いアサリやシジミのみそ汁は理想的です。

●ビタミンC

ブロッコリー、キャベツ、ピーマン、コマツ菜、ホウレンソウ、サツマイモ、イチゴ、レモン、柿などに含まれています。水にとけやすく熱に弱いので、扱いのむずかしいビタミンです。加熱時間を短くするのがポイント。手早く洗い、空気にふれると酸化して、徐々に効力がなくなるので、切ったり、おろしたりしてから時間をおくのは禁物。

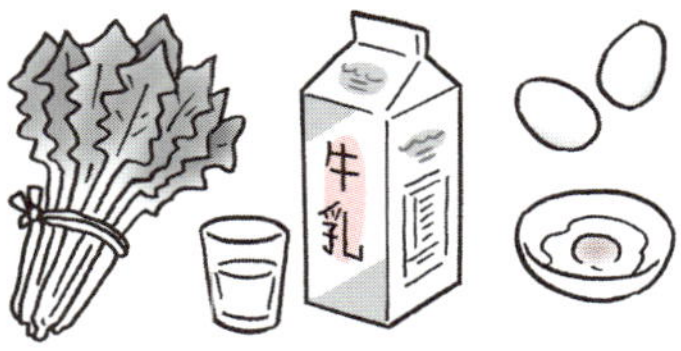

ビタミンB_2は、卵、牛乳、ホウレンソウなどに多い。

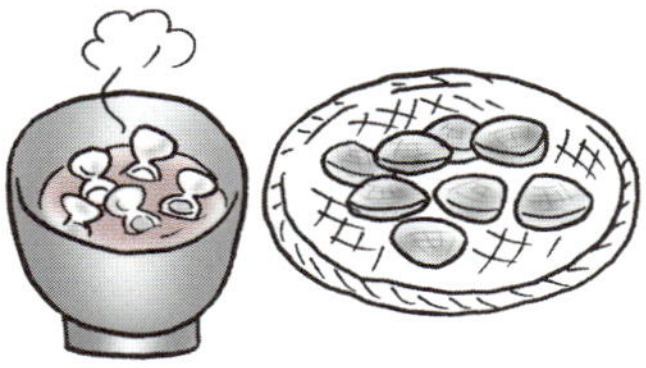
ビタミンB_{12}は、アサリやシジミのみそ汁でとる。

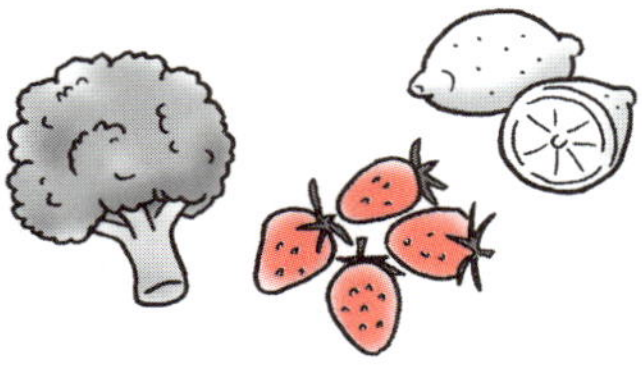
ビタミンCは、デリケート。手早く洗い、加熱時間を短く。

●ビタミンD

レバー、イワシ、カツオ、シラス干し、シイタケなどに含まれています。調理による損失の少ないビタミンです。シイタケなどのキノコ類に含まれているビタミンD効果をもつものは、紫外線によってビタミンDに変わるので、日光に当ててから使うようにしましょう。

●ビタミンE

植物油、ウナギ、サバ、サンマ、大豆、サツマイモ、アーモンドなどに含まれます。

熱や酸に強く、調理による損失はあまり生じません。植物油と組み合わせると効果が上がりますが、油はできるだけ新しいものを使うこと。油は古くなると、過酸化脂質という、体にとって好ましくない成分がつくられて、逆効果になってしまいます。

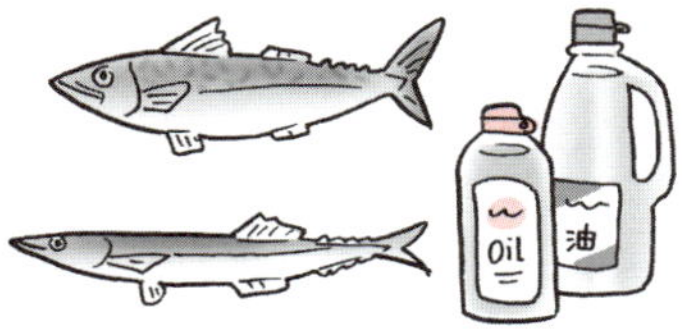

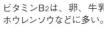

ビタミンEは、植物油と組み合わせると効果的。

（吉田企世子）

血液とリンパの病気

- 鉄欠乏性貧血
- 再生不良性貧血
- 溶血性貧血
- 巨赤芽球性貧血
- 続発性貧血（腎性貧血）
- 血友病
- 白血病
- 多発性骨髄腫
- 悪性リンパ腫
- 急性リンパ節炎
- 慢性リンパ節炎

血液の成分と働き

血液は血管を通って体じゅうを循環し、酸素、二酸化炭素、栄養素、ホルモン、老廃物などを運んでいます。人間の血液量は体重の7～8%、体重60kgの成人男性であれば、血液量は5ℓ弱です。

血液は、血漿《けっしょう》と血球《けっきゅう》からできています。血漿は、血液の約55%を占める液体成分です。血球は、約45%を占める細胞成分で、赤血《せっけつ》球《きゅう》、白血球《はっけっきゅう》、血小板《けっしょうばん》があります。

試験管の中に採取した血液を入れ、血液凝固《ぎょうこ》を防ぐ薬剤を加えると、薄い黄色の血漿は上へ、赤色の血球は下へと分離します。

血漿

90%以上を占める水分のほか、アルブミン、グロブリン、血液凝固因子などのたんぱく質と、無機塩類、糖質、脂質、アミノ酸、ホルモンなどが含まれています。

なかでもアルブミンは、血液量を一定に保つほか、栄養素やホルモンなどの運搬に大きな役割を果たしています。グロブリンは、細菌やウイルスなどの外敵を倒す免疫力のもとになるものです。凝固因子は、出血を止めるのに重要です。

赤血球

主な成分はヘモグロビンという鉄分を含んだたんぱく質で、血液が赤く見えるのは、ヘモグロビンが赤いためです。

赤血球は、肺から酸素をとり込み、体の各細胞へと届けています。同時に、二酸化炭素を回収して肺に戻し、肺胞から外に排出します。

赤血球の数が減ると必要な分の酸素が送られなくなり、貧血状態になります。逆に数が多すぎると、血液の流れが悪くなって血管が詰まりやすくなります。

白血球

好中球《こうちゅうきゅう》、好酸球《こうさんきゅう》、好塩基球《こうえんききゅう》、

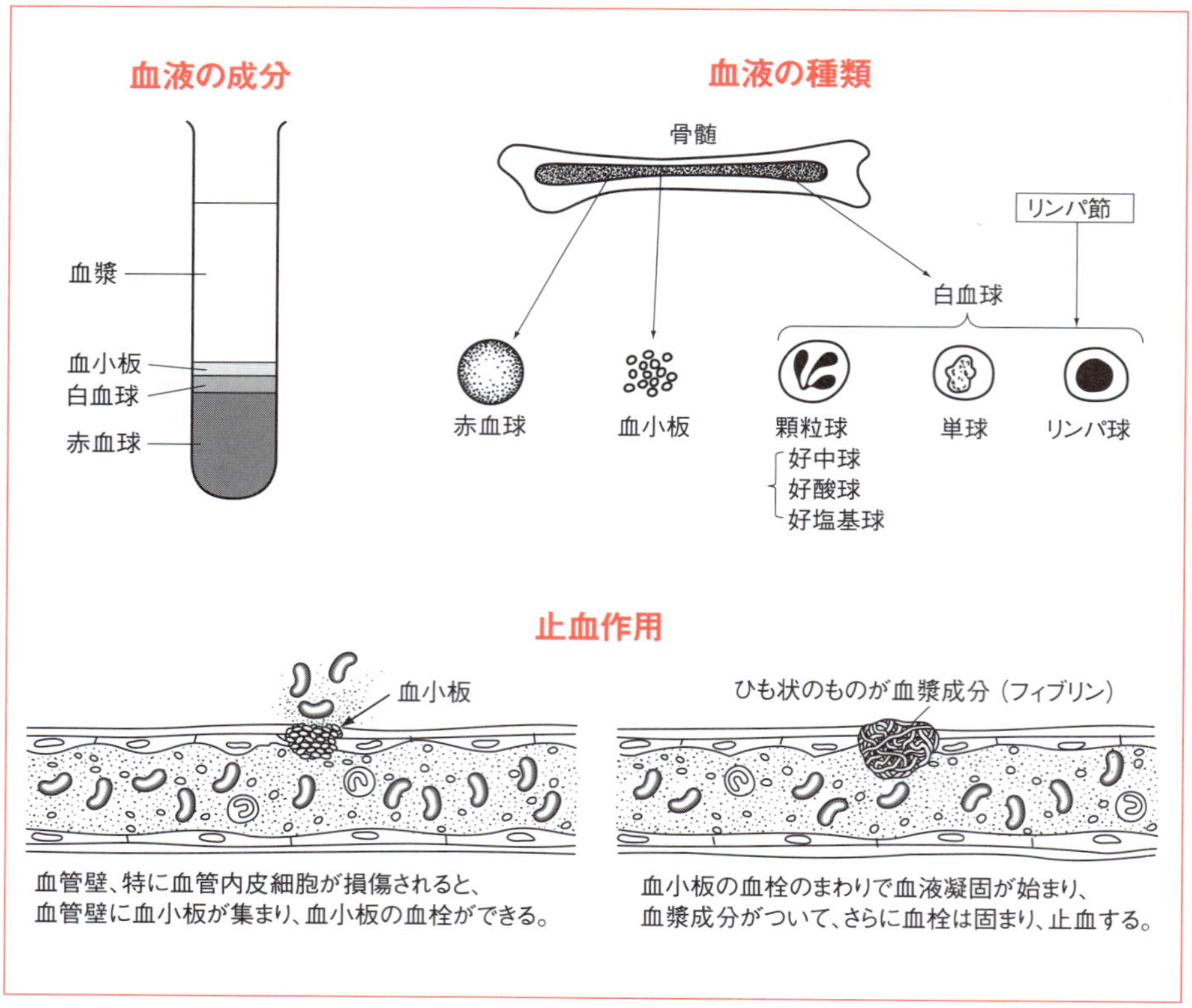

単球、リンパ球という細胞に大別されます。細菌やウイルスなどの外敵を殺し、感染症を防ぐ働きがあります。

血小板

骨髄にある巨核球という細胞質の一部がちぎれてできたもので、核をもっていません。血球の中で最も小さい細胞でありながら、止血という非常に重要な役割を担っています。

出血が起こると血管が収縮し、血小板が集まって血栓をつくることで傷口をふさいで止血します。

リンパ組織とリンパ節

人の体には、感染や異物から体を守る免疫システムが備わっています。その免疫システムをつくっているのがリンパ組織です。リンパ管やリンパ節、リンパ球などによって構成されています。

全身には、リンパ管という管が血管のそばを通って張りめぐらされています。リンパ管にはリンパ液が流れており、リンパ液の主な細胞がリンパ球です。

リンパ管の節目にあたるのがリンパ節で、異物が体内に侵入するのを防ぐ「関所」のような役割です。リンパ液に入り込んだ細菌やウイルスなどの異物をせき止めて排除し、外敵から体を守ります。2～3㎜程度の豆のような形状で、大きな関節のつけ根など全身の要所にあり、くび、わきの下、鼠径部に多く集まっています。

●何科に行ったらよいか

この項の病気は、まず血液内科か内科を受診します。（石田禎夫）

鉄《てつ》欠《けつ》乏《ぼう》性《せい》貧《ひん》血《けつ》

血液中のヘモグロビンが減り、体内に酸素が不足するのが貧血です。なかでもヘモグロビンを構成する鉄分が不足することで起こる貧血を鉄欠乏性貧血といい、貧血の80%以上を占めるほど、最も多くみられます。男性に比べて女性に圧倒的に多く、鉄欠乏性貧血のために献血できない女性は珍しくありません。

原因・症状

体内に鉄分が不足していることが大きな原因です。ヘモグロビンが十分につくられないため、赤血球が小さくなったり、数が不足したりするのです。

女性に多い理由は、月経で慢性的に血液が失われる、妊娠・出産・授乳期・成長期などで鉄分を大量に必要としている、ダイエットなどで栄養バランスがくずれているといった要因が重なるためです。体が急成長する乳幼児期にも鉄分は不足しがちになります。また、子宮筋腫《きんしゅ》、痔《じ》、胃・十二指腸潰瘍《かいよう》、胃・大腸がんなどによって体内へ出血している場合もあります。なんらかの病気のサインを見のがさないために、必要に応じて検査を受けることが大切です。

主な症状は、あかんべえをしたときの下まぶたが白っぽい、口の中の粘膜が白っぽい、倦怠感、めまい、疲れやすい、動悸《どうき》、息切れ、顔色が悪い、立ちくらみ、頭痛、朝起きられない、耳鳴りなどです。重症になると爪が薄くもろくなったり、スプーン状にそり返ったりすることがあります。

治療

鉄分欠乏の原因に対する治療と鉄分の補給を行います。鉄剤を内服するのが通常で、約3～4週間でヘモグロビンが増加しますが、体全体の鉄分不足を改善するためには2～3カ月の服用が必要です。症状が改善しても、医師の指示があるまで服用を続けてください。

鉄剤を服用すると便が黒っぽくなることがあります。吸収されなかった鉄分が便にまじっているだけなので心配ありません。

鉄分を効果的に吸収するために、食材にも気を配りましょう。鉄分には、主に肉・魚などの動物性食品に含まれる「ヘム鉄」と、植物性食品や卵・乳製品に含まれる「非ヘム鉄」があります。ヘム鉄は体内への吸収率が高く、非ヘム鉄は低いのが特徴です。非ヘム鉄は良質なたんぱく質やビタミンCを多く含む食材と一緒にとることで、吸収率がアップします。

（石田禎夫）

貧血の漢方療法

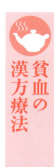

貧血のなかには、重大な原因で貧血を起こしているものもありますから、原疾患を確かめたうえで漢方治療を受けることが望ましいのです。漢方治療は、消化器系統を強め、全身の諸器官を正常にし、血液をつくる臓器である骨髄を丈夫にして、体調をととのえる効用があります。

芎帰膠艾湯《きゅうききょうがいとう》

炎症を伴わない下半身の出血、特に子宮出血、血尿で強い貧血が起こり、出血が長引いて、めまい、四肢の倦怠がはなはだしいというものに用いて、出血を止め、貧血を回復する効果があります。痔出血、腎出血、流産後出血などのときにも応用されます。

四物湯《しもつとう》

貧血があって皮膚は枯燥《こそう》し、脈は沈んで弱く、腹は軟弱で、へその上に動悸がふれることを目標とします。女性の貧血傾向、月経異常などに応用されますが、胃腸が弱くて下痢や嘔吐《おうと》のある人には適しません。四物湯《しもつとう》は他の処方とあわせて使用されることが多いものです。

四君子湯《しくんしとう》

貧血が強く、気力が衰え、胃腸の調子がよくなく、食欲も衰え、下痢したり吐いたりする人に適しています。この処方は、貧血のほか、止血にも効果を示します。

帰脾湯《きひとう》

虚弱体質の人、または慢性の出血性疾患などで全身衰弱をきたした人で、顔色が悪く、貧血があり、精神不安、動悸、不眠を訴え、寝汗をかきやすく、物忘れしやすいという場合に用います。熱がある場合は、柴胡《さいこ》と梔子《しし》を加えて用います。

当帰芍薬散《とうきしゃくやくさん》

成人女性に適用されることが多い処方で、体質が比較的虚弱で、貧血傾向があり、冷え症で、疲れやすい、月経痛が強い、などの人に用いてよいものです。腹壁は一般に軟弱で、心窩部に振水音が認められることが目標です。

連珠飲《れんじゅいん》

子宮出血、産後、痔出血などで、顔がむくみ、動悸、めまい、耳鳴りなどがあり、脈も弱く、腹も軟弱で、へその上で動悸が亢進《こうしん》しているときに用います。ただし、胃腸が弱く下痢をしやすい人にはこの処方は適しません。

十全大補湯《じゅうぜんたいほとう》

胃腸疾患や手術などで貧血がひどく、全身が衰弱し、胃腸の力も衰え、やせて脈や腹は軟弱で、あたたかい手で腹を押さえると気持ちがよいという人に用います。

（矢数圭堂）

貧血のツボ刺激

ツボ刺激は、虚弱体質の人に多くみられる、脳症状を主にした全身的な貧血によく活用されます。したがって、ツボ刺激による貧血治療は、患者の体力を強め、体調をととのえることを目的にして行うのです。

ツボは、まず、頭頂部の**百会**《ひゃくえ》、その左右一寸五分の**通天**《つうてん》、こめかみの**懸顱**《けんろ》、そして、後頭部の髪の生えぎわの**天柱**《てんちゅう》を選びます。これらは、頭痛やめまいなどの脳症状をやわらげます。

そして、後ろくびの根元から肩先までの間のまん中の**肩井**《けんせい》で肩こりをとり、次に背中の、第3胸椎の下かたわらの**肺兪**《はいゆ》、第4胸椎の下かたわらの**厥陰兪**《けついんゆ》、第5胸椎の下かたわらの**心兪**《しんゆ》、第9胸椎の下かたわらの**肝兪**《かんゆ》、第11胸椎の下かたわらの**脾兪**《ひゆ》、そして、腰の第2腰椎の下かたわらの**腎兪**《じんゆ》を処方します。肺兪は呼吸器系、心兪は循環器系の症状を抑えます。厥陰兪は全身の血液循環が悪いときや、冷えの症状に効くツボです。

肝兪では体内の解毒を期待し、脾兪で胃腸の機能をととのえます。腎兪は体力を強めるツボです。

さらに、胸や腹部では、乳頭の高さで、胸骨のまん中の**膻中**《だんちゅう》、みずおちのすぐ下の**巨闕**《こけつ》、みずおちとへその間の**中脘**《ちゅうかん》、へそのかたわらの**天枢**《てんすう》といったツボを選びます。膻中は循環器系の症状を抑え、巨闕と中脘は胃腸の機能を高めます。天枢は便秘などによく効きます。

最後に、足の**足三里**《あしさんり》、**解谿**《かいけい》、**三**《さん》**陰交**《いんこう》、**太谿**《たいけい》を刺激します。

以上のツボは、虚弱体質全般に効くツボでもありますから、必ずしも貧血の治療だけにとらわれずに、広く応用し、利用しましょう。

治療方法は指圧や灸を用いま

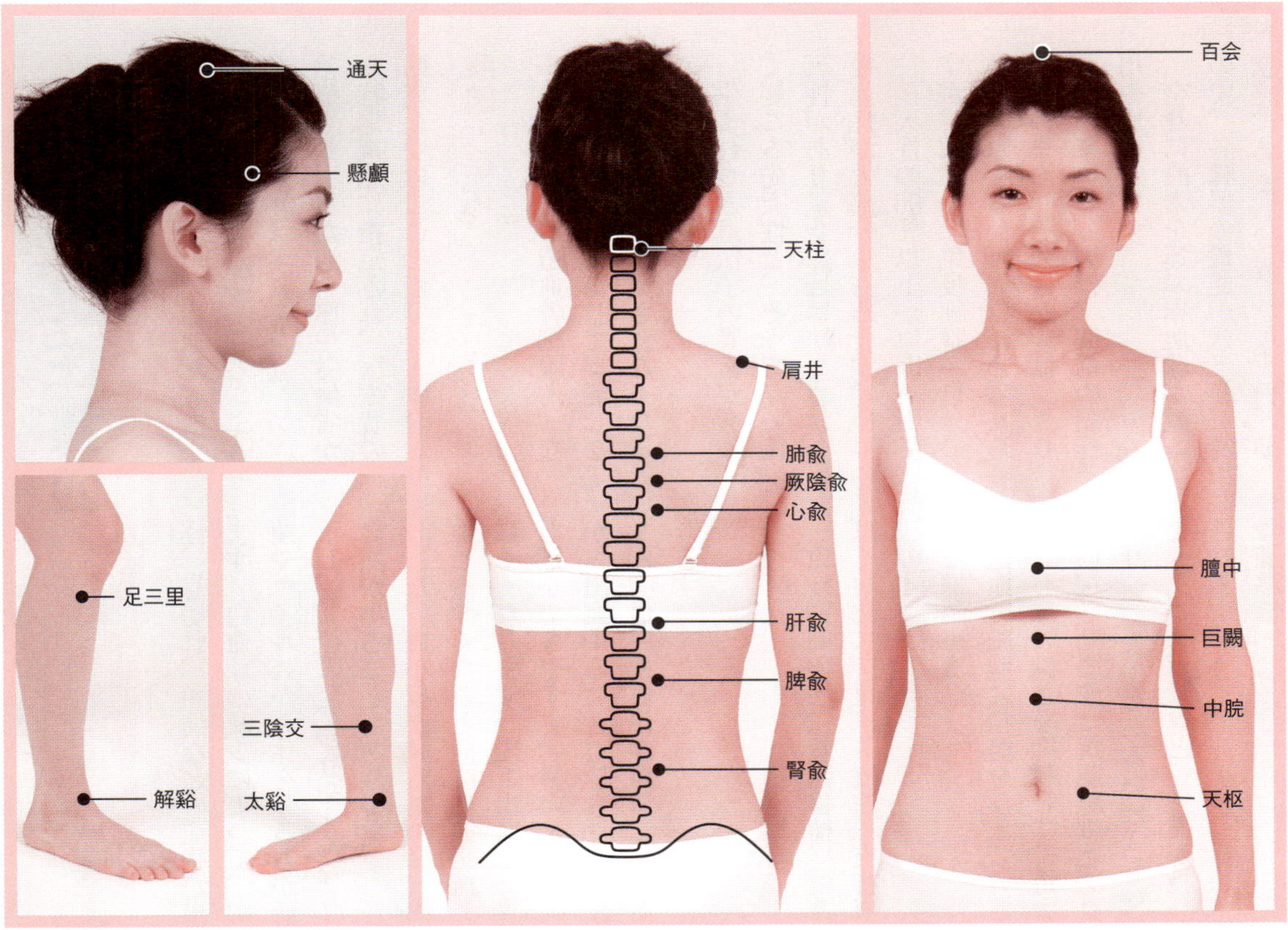

す。指圧をする場合は、頭からこめかみ、後頭部、肩、背中、腰、そして、体の前面の胸や腹部に移り、最後に手足で仕上げます。

こめかみや腹部のツボは強く押しすぎないこと。また、女性や子供には、刺激をなるべく軽くして行うようにしてください。指圧後、主なツボにクローム球や磁気粒などの粒ハリをはっておくと、効果が持続します。

灸治療は、普通、子供には行いませんが、大人で、症状が慢性化した貧血にはより有効です。

灸をすえるツボは、百会、厥陰兪（または心兪）、腎兪、巨闕、天枢、そして足の三陰交を選びます。指先ほどのもぐさを使い、知熱灸がよいでしょう。（芹澤勝助）

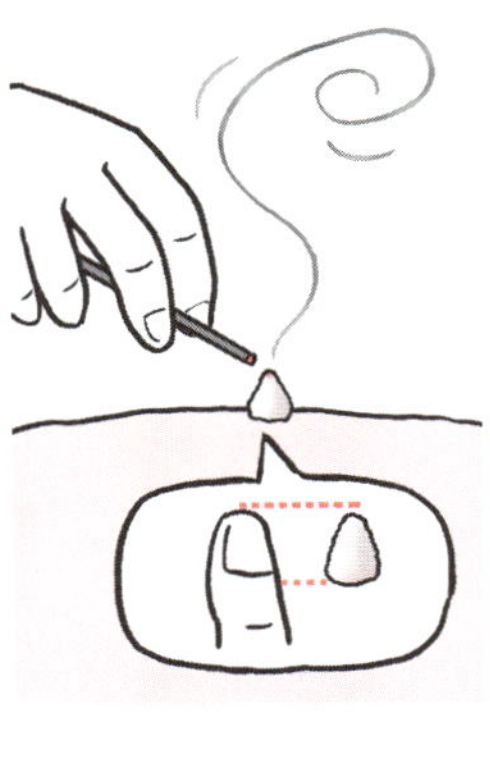

貧血になる前から「鉄」不足は始まっている

鉄はミネラルに分類される栄養素で、人の体に3～4g程度存在しています。その約7割が血液にあり、残りは肝臓などに貯蔵されています。血液や筋肉で働いているものを「機能鉄」、肝臓や脾臓、骨髄などに貯蔵されているものを「貯蔵鉄」といいます。

鉄が不足すると、まず貯蔵鉄が使われ、それでも足りない場合に、機能鉄が使われるといったように、順番に消費されます。貯蔵鉄が不足した〝隠れ鉄欠乏〟では何の症状もありませんが、貧血手前なので注意が必要です。機能鉄が消費されると、ヘモグロビンをつくる材料が減るので、鉄欠乏性貧血の症状があらわれます。

鉄は、カルシウムと並んで不足しがちな栄養素の代表です。食事などで常に補給してください。

（石田禎夫）

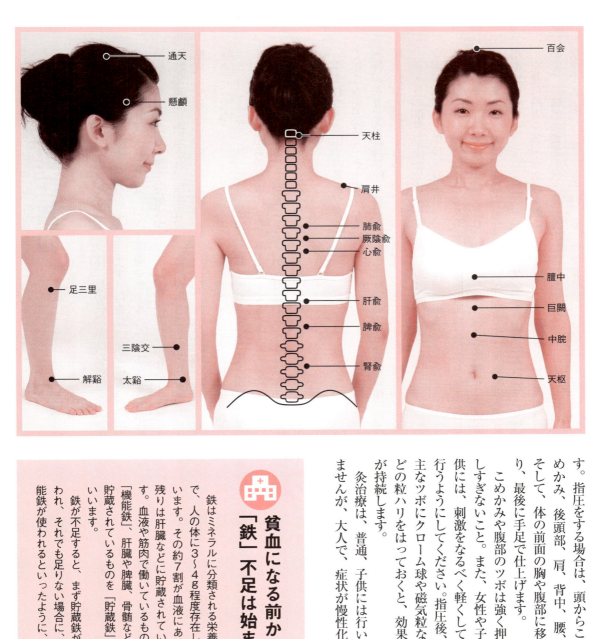

再《さい》生《せい》不《ふ》良《りょう》性《せい》貧《ひん》血《けつ》

血液中の白血球、赤血球、血小板がそれぞれ減少する病気です。重症になると完治がむずかしく、治療も長引くため、厚生労働省から特定疾患に指定され、医療費の助成を受けることができます。

原因・症状

血液をつくる造血幹細胞が、なんらかの原因で損傷して機能しなくなり、血液が生成されなくなることが原因です。

生まれつき遺伝子の異常があって起こる先天性と、そうでない後天性があり、先天性はごくまれで、後天性が大部分を占めます。

後天性の90％以上が原因不明ですが、大部分は免疫細胞が自分の体を攻撃する免疫異常だと考えられています。そのほか、はっきりわかっている原因は、薬剤の副作用や放射線です。

全身に酸素を運ぶ赤血球が減るので、各臓器の機能が低下し、倦怠感、めまい、疲れやすい、動《どう》悸《き》、息切れ、頭痛などの症状が出ます。白血球の減少によって、細菌やウイルスから体を守る力が低下し、感染症にかかりやすくなり、高熱が出ることもあります。

また、血小板が減るために、出血しやすくなると同時に、止血しにくくなります。皮下出血して青あざができやすく、歯肉・鼻腔内から出血することも珍しくありません。血尿や血便が出ることもあります。

治療

免疫抑制療法、骨髄移植、たんぱく同化ステロイド療法、支持療法の4つがあります。

免疫抑制療法

造血幹細胞に損傷を与えているリンパ球の働きを抑制して、造血を回復させます。抗胸腺細胞グロブリン（ATGあるいはALG）とシクロスポリンという薬が投与されます。

骨髄移植

他人の正常な骨髄細胞を、点滴により患者に移植します。骨髄細胞は、HLAという白血球の型が骨髄提供者と患者で一致しなければならないため、兄弟姉妹あるいは骨髄バンク登録者から提供を受けます。最近では臍帯血《さいたいけつ》移植も行われています。重症の場合に検討する治療法です。

たんぱく同化ステロイド療法

腎臓に作用するたんぱく同化ステロイドを投与し、赤血球生成を刺激するホルモンを出させるとともに、造血幹細胞に直接作用して増殖を促します。主に、酢酸メテノロン（プリモボラン）という薬剤を内服します。副作用として、肝障害のほか、筋肉増強や多毛など男性化する傾向があるため、女性の使用には注意してください。

支持療法

根本的な治療ではなく、症状を軽減する目的で行われます。赤血球が不足すれば赤血球製剤を輸血

貧血に効くドライプルーン

貧血に効果のあるものとして、日本では昔からホウレンソウ、シジミ、カキ（牡蠣）、シイタケ、レバーなどがよく知られていますが、アメリカで火がついたプルーンブームは日本にも飛び火して、貧血が治るだけでなく、美容にもよい食品として、高い人気があります。

プルーン（ドライプルーン）は、赤紫のプラム（スモモ）の一種を乾燥させたもので、日本にはアメリカから大量に輸入されています。

スモモは良質のペクチンが主成分なので、生でもさまざまな薬効があります。特に中国では、肝臓の機能を向上させるものとして重用されてきました。

乾燥させたプルーンはより成分が充実し、カルシウム、鉄分、カリウムなどのミネラル類のほかビタミンAやB群などがバランスよく含まれています。

なかでも、血液がつくられるときに欠かせないビタミンB群と、鉄分を豊富に含んでいるので、貧血の治療や予防には理想的な食べ物です。

便秘、生理不順、肌あれなどにもよく効きますから、女性の健康食品として毎日数個ずつでも食べ続けるとよいでしょう。

（根本幸夫）

し、白血球が不足すれば白血球をふやすホルモン剤を投与します。白血球減少による敗血症や肺炎などの感染症には、抗生薬、抗真菌薬、ウイルス薬を処方します。（石田禎夫）

溶《よう》血《けつ》性《せい》貧《ひん》血《けつ》

赤血球の寿命は約120日ですが、寿命を待たずに、なんらかの原因で次々と破壊（溶血）され、新しい赤血球の生成が追いつかずに起こる貧血です。

遺伝的に生まれもった赤血球自体に問題がある先天性と、赤血球自体は正常だったのに、破壊されるような要因が加わる後天性があります。

原因・症状

先天性の原因は、赤血球の膜をつくる酵素などに異常があるため、赤血球が壊れやすくなっていることや、血液疾患のサラセミアなどがあげられます。

後天性の原因で最も多いのは自己免疫性溶血性貧血です。自己抗体が、赤血球を異物とみなして攻撃し破壊します。そのほか、発作性夜間ヘモグロビン尿症、不適合な輸血、ウイルス感染や薬剤の副作用などで起こることもあります。

倦怠感、めまい、動悸《どうき》、息切れ、頭痛といった貧血症状に加え、黄《おう》疸《だん》があらわれます。黄疸は、赤血球が破壊されて流れ出たヘモグロビンを分解して発生する、ビリルビンがふえることで起こります。ビリルビンは尿中にも排泄されるため、赤褐色の尿が出る場合もあります。

また、脾臓《ひぞう》で処理する赤血球の量がふえて負担がかかり、脾臓がはれたり胆石が生じたりすることもしばしば起こります。

治療

先天性の場合、脾臓で赤血球を壊すことが多いため、脾臓の摘出手術を行います。脾臓を摘出した患者は、肺炎球菌等のワクチン接種が推奨されています。子供の場合は、細菌やウイルスからの防御に役立っているため、6才くらいまで手術を行わないのが通常です。

後天性の自己免疫性溶血性貧血の治療では、免疫を抑えることを目的として、副腎皮質ステロイドホルモンが有効です。ただし、感染に対する抵抗力が弱まるため、日常生活で無理はしないでください。そのほか、脾臓の摘出が行われることもあります。一度治っても再発する可能性があるので、定期的に受診しましょう。（石田禎夫）

貧血予防に最適のレバー

レバーには鉄分をはじめ、造血に必要な栄養素が豊富に含まれています。しかもレバーの鉄分は、ほかの食品に比べて体内での利用率が高いので、貧血の予防に最適の食品といえます。

●新鮮なものを選ぶことが第一

レバーは腐敗が早いので、よく売れている店で、新鮮なものを選ぶことが大切です。張りがあって鮮やかな赤色をしたものが新鮮です。なるべくかたまりのまま買って、調理法に合わせて切り分けましょう。

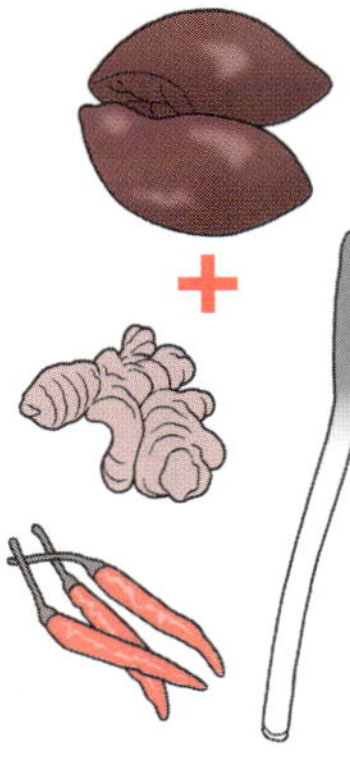

●香辛料などを上手に使う

レバーをおいしく料理するためには、下処理をきちんとすることが必要です。レバーは買ってきたら、すぐ水か塩水につけて血抜きをします。さらに牛乳か酒につけると、いっそうくさみが抜けます。また、コショウ、トウガラシ、カレー粉など風味の強い香辛料を使ったり、ネギ、ショウガ、ニラ、セロリなどの香味野菜と組み合わせると、においが気になりません。調理ではあまり加熱しすぎないように注意します。

●ビタミンCと一緒にとる

ビタミンCは鉄分の吸収を高めますから、レバーを食べるときには、ビタミンCの多い野菜や果物をたっぷりとるようにすると、さらに効果が上がります。

（落合 敏）

巨《きょ》赤《せき》芽《が》球《きゅう》性《せい》貧《ひん》血《けつ》

赤血球を成熟させるのに必要な、ビタミンB_{12}や葉酸が不足することで起こります。大きく未熟な赤血球である巨赤芽球が、骨髄の中で増加します。

原因・症状

食事で摂取されたビタミンB_{12}は、胃の粘膜から分泌される内因子というたんぱく質と結合し、腸に吸収されます。

ところが、手術で胃を摘出した場合は、内因子がないためにビタミンB_{12}が吸収できません。ビタミンB_{12}は肝臓に貯蔵されている分があるため、手術後数年経過すると症状があらわれます。

慢性胃炎や自己免疫疾患などで胃が萎縮した場合も、内因子がつくれずビタミンB_{12}が欠乏します。ビタミンB_{12}が欠乏して生じる貧血を悪性貧血とも呼びます。「悪性」と呼ばれるのは、ビタミンB_{12}が発見されるまでは治療法がなく、致死的な経過をたどったためです。

一方、葉酸は体内の貯蔵量が少なく、妊娠、炎症、悪性腫瘍《しゅよう》、血液の病気などで需要が高まると、しばしば欠乏します。

症状は、めまい、頭痛、吐きけ、ふらつき、食欲不振、消化不良、眠けなどのほか、神経症状が特徴です。舌の炎症や口内炎、子供や若年層の白髪、手足のしびれや皮膚の感覚まひから始まり、進行すると歩行障害、排尿障害もあらわれます。胃に関係するので、胃もたれや胃痛、下痢や便秘も繰り返しやすくなります。

また、記憶力が低下し、認知症の症状が出ることもあります。中高年で神経症状が強いと、認知症や精神疾患と判別がつきにくくなることが珍しくありません。「老化現象だからしかたない」などと放置せず、きちんと受診してください。

治療

内服薬か筋肉注射でビタミンB_{12}や葉酸を補充します。ビタミンB_{12}の

漢方薬として利用されてきた ナツメは貧血の特効食品

貧血の女性におすすめの食品が、「ナツメ」です。ナツメは中国原産のクロウメモドキ科の植物で、6～7月に淡い黄色の花を咲かせ、秋に暗紅色の果実をつけます。古来、中国ではナツメを食材としてだけでなく、薬としても利用してきました。乾燥させた実を大《たい》棗《そう》と呼び、胃腸の働きをととのえたり、女性の更年期障害を改善する生薬《しょうやく》として使ってきたのです。

栄養的にも、ナツメは良質のたんぱく質、脂質、カルシウム、ビタミンC、カリウム、鉄分などをバランスよく含んでいます。なかでも、特徴は鉄分が豊富なことです。

鉄分の6～7割は赤血球のヘモグロビンに含まれ、全身に酸素を運びます。鉄欠乏性貧血になるとヘモグロビンの量が減り、体内に十分な酸素を供給できないため、貧血ばかりか、脳や臓器の機能低下、動悸、疲労感、冷え症などの症状を招きます。さらに女性は月経時に鉄分が不足するため、ナツメのような食品で鉄分を補うことが必要です。

最近はそのまま食べられるナツメもありますが、漢方薬局などで生薬として販売されている乾燥ナツメがおすすめ。ただし、かたいので、水煮にして食べるとよいでしょう。1日に食べる量は5粒程度が適当です。密閉容器に入れ、冷蔵庫で保存すれば、2日間くらいはもちます。

（落合 敏）

ナツメの水煮の作り方

【材料】乾燥ナツメ（乾いたふきんなどで軽くふき、汚れをとり除いておく）適宜

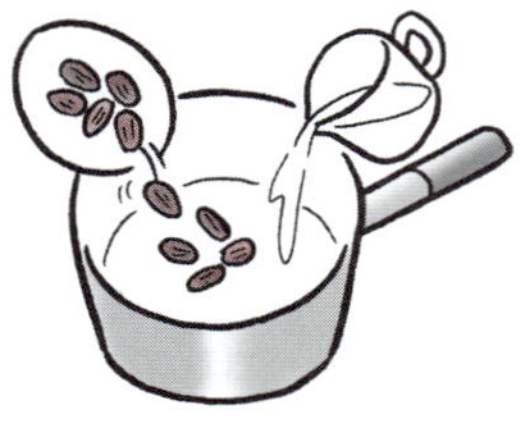

①なべにナツメと、ナツメがかぶる程度の量の水を入れる。

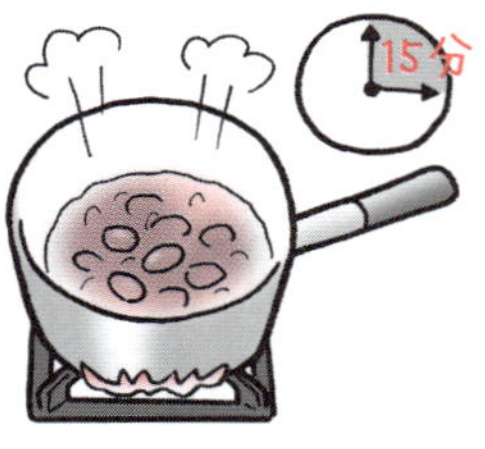

②強めの中火で、約15分煮る。途中、水が減ったら、さし水をする。

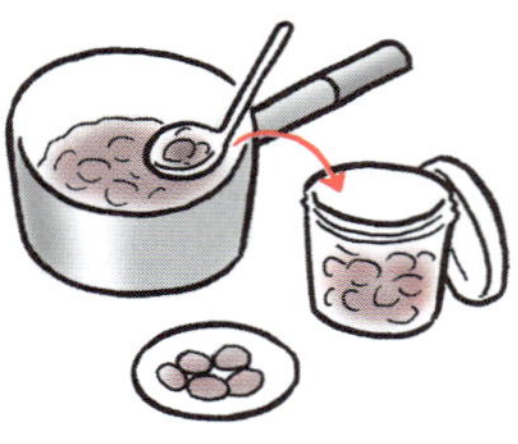

③ナツメがやわらかくなったらでき上がり。汁も残さずに飲むとよい。

吸収を助ける内因子がない、もしくは自己免疫疾患の場合は、内服で摂取しても吸収されないので、定期的な筋肉注射で対応します。

治療をやめてしまうと必ず再発するので、胃に内因子がない場合は、生涯にわたりビタミンB_{12}を補充することが必要です。（石田禎夫）

続《ぞく》発《はつ》性《せい》貧《ひん》血《けつ》（腎性貧血《じんせいひんけつ》）

骨髄や赤血球の異常などではなく、なんらかの病気が原因となって二次的に生じる貧血のことで、「二次性貧血」とも呼ばれます。

特に慢性腎炎や慢性腎不全などの、腎臓病に伴う腎性貧血が代表的です。

原因・症状

原因となる病気として、慢性腎炎や慢性腎不全などの腎臓病、結核などの慢性感染症、慢性炎症疾患、膠原病《こうげんびょう》、甲状腺機能低下症や副甲状腺機能亢進《こうしん》症などの内分泌疾患、がんなどの悪性腫瘍《しゅよう》、肝硬変などの肝臓病や脾臓《ひぞう》の病気、関節リウマチや全身性エリテマトーデスなどの自己免疫性疾患があげられます。

病気の種類や重症度によって貧血症状のあらわれ方は異なりますが、倦怠感、めまい、動悸《どうき》、息切れ、立ちくらみなどが一般的です。

治療

病気の治療を優先しますが、鉄欠乏性貧血を合併しているときは、内服薬で鉄分を補給します。内分泌が原因の場合は、不足しているホルモンを補充します。

腎不全を伴う貧血は、赤血球の生成を促すエリスロポエチンというホルモンを補充しますが、内服しても消化・吸収されない性質なので注射で対応します。

貧血の治療のみを行っても、もととなっている病気が治らなければ改善は期待できません。慢性的に貧血がある人は、隠れた病気がないか検査することを心がけましょう。

（石田禎夫）

血《けつ》友《ゆう》病《びょう》

血液を固める凝固《ぎょうこ》因子が遺伝的に低い、または欠けているため、出血したときに血が止まりにくい、固まりにくいといった血液の凝固障害です。通常なら自然に止まるわずかな出血でも、大きな血腫《けっしゅ》になってしまう場合があります。

血友病には、「血友病A」「血友病B」があり、それぞれのタイプで治療薬が違います。

遺伝子がかかわる生まれつきの病気なので、発病するのはほとんどが男性です。

原因・症状

血の固まるしくみには11種類のたんぱく質（血液凝固因子）がかかわっており、なかでも8番目のたんぱく質の欠乏、または機能低下による病気を血友病A、9番目のたんぱく質の欠乏、または機能低下による病気を血友病Bといいます。

ほとんどは家系内の遺伝によるものですが、ときに遺伝子の突然変異によるものがあります。

特徴的な症状は、筋肉内、ひじやひざといった関節内など、体内部での目に見えない出血が多いことです。そのため、打ち身や青あざが頻繁にみられます。

年齢によって出血しやすい場所が異なり、乳幼児期は外傷出血や皮下出血が、学童期には鼻出血や歯肉出血が多くみられます。小さな切り傷程度であわてることはなく、ていねいに止血をすれば心配するほどではありません。

ただし、関節内で出血を繰り返すと、関節の変形や硬直が起こることがあります。打撲を受けると、かなり時間がたってから大出血する可能性もあります。また、外傷や手術、抜歯後には長時間出血や大量出血します。

頭を強くぶつけた場合や、頭の中の出血、くびやのどの出血などは入院などの緊急対応が必要です。

治療

出血を未然に防ぐために、定期的に不足している凝固因子製剤を注射する「定期補充療法」と、出血が起こったときに、不足している凝固因子製剤を注射する「出血時補充療法」があります。

定期補充療法では、関節障害の予防や、頭蓋内出血などの重篤な出血を避けることができ、常に出血を気にする心の負担も減ります。

血友病では、出血をできるだけ早く止めることを目的に、1983年に家庭内治療が正式認可されました。教育プログラムを修了して主治医の認可が得られれば、家庭でも治療ができます。現在は、出血時補充療法よりも、家庭内での定期補充療法が治療の主体になりました。

（石田禎夫）

白血病《はっけつびょう》

100ページ参照

多発性骨髄腫《たはつせいこつずいしゅ》

108ページ参照

悪性《あくせい》リンパ腫《しゅ》

108ページ参照

落花生の薄皮で出血性の病気を予防

落花生を食べすぎると鼻血が出ることがあります。元気が過剰になり、体に生じた熱による炎症が起こって、目の充血や出血性の症状が出るのです。しかし不思議なことに、落花生の薄皮も一緒に食べると、そうしたいきすぎによる弊害を抑えてくれます。うまく体のバランスをととのえてくれるのです。落花生の皮にはまた、止血作用があります。

中国では、血友病や血小板減少症などの出血性の病気に、落花生の薄皮から抽出した薬剤を使い、成果を上げています。実際に使うと、痔の出血、過多月経、不正出血、貧血、手術後の出血、胃や腸の出血など、広範囲の出血に効果を示します。

煎じ汁の作り方

落花生の薄皮5g（カップ約2杯）に、水1ℓを加え、中火で約1時間、半量になるまで煎じます。100mlを1日2回に分けて飲みます。好みで砂糖などで甘みをつけてもかまいません。

（田村哲彦）

急性《きゅうせい》リンパ節炎《せつえん》

細菌やウイルスなどによってリンパ管が炎症を起こし、リンパ管につながっているリンパ節がはれた状態です。リンパ節は全身に存在していますが、急性リンパ節炎が起こりやすいのは、くび、わきの下、鼠径《そけい》部《ぶ》などにあるリンパ節です。

原因・症状

感染のもととなるのは咽頭炎や扁桃炎が最も多く、口内炎やむし歯、中耳炎、頭皮やくびの吹き出物の化膿などです。通常、感染した左右どちらかのリンパ節がはれます。

リンパ管の流れに沿って感染が広がると、周囲にあるリンパ節が急激にはれ、指で押さえるとしこりが感じられ、痛みを伴います。咽頭炎なら頸部《けいぶ》のリンパ節が、脚の傷から感染したなら鼠径部がはれます。

ひどくなると、38度以上の高熱が1週間以上続く場合があります。発疹が出ることもあり、高熱が続くときや症状が強いときに多くみられます。

治療

細菌感染の場合には、有効な抗生物質を静脈注射または内服します。はれた部分は冷湿布などで冷やし、安静にして体力回復に努めます。感染源である病気が治癒すれば、症状はほどなく改善します。ただし症状が重い場合は、リンパ節を切開して膿《うみ》を排除しなければならないこともあります。

（石田禎夫）

慢性《まんせい》リンパ節炎《せつえん》

リンパ節炎が2～3カ月以上もの長期間にわたり、続いている状態です。

原因・症状

なんらかの病気が原因で弱い刺

激が繰り返しリンパ節に加わる、急性リンパ節炎が治らず慢性化しているといった原因があげられます。肺結核に合併して起こる結核性リンパ節炎、トキソプラズマ症や梅毒を伴うケースが代表的です。

　リンパ節がはれて、押すと軽い痛みがあります。リンパ節の炎症が繰り返されることにより、リンパ節組織が凝固したり周辺組織が癒着したりします。ひどくなると、化膿し、皮下に膿《うみ》がたまることもあります。

治療

　原因となる病気の治療を優先し、細菌感染症であれば炎症を抑えるために抗生物質を使用します。結核性リンパ節炎の場合は、抗結核薬を使用します。

　症例によっては、触診だけでは悪性リンパ腫との判別が困難な場合が少なくありません。確実な診断には、リンパ節の生検（生体の一部を切りとって、顕微鏡などでくわしく調べること）が必要になることもあるでしょう。

（石田禎夫）

骨髄バンク

骨髄バンクは、白血病や再生不良性貧血などの治療法の一つである骨髄移植のために、骨髄提供者を募り、公平に患者へ提供を仲介する組織です。

　骨髄移植は、提供者と患者の白血球の型（HLA型）が一致しないとできません。一致する確率は兄弟姉妹間で1/4、非血縁者間では数百人から数万人に1人の割合にすぎないため、善意の第三者から広く提供者を募集する必要があるのです。

　日本では平成3年12月、公的骨髄バンクとして「骨髄移植推進財団」（現・日本骨髄バンク）が発足しました。平成29年10月末現在で、ドナー登録者は約48万人。累計で2万1000人を超える患者が移植を受けました。

　現在、9割以上の患者にドナー候補が見つかるようになりましたが、移植を受けられるのは6割に満たないのが現状です。

●骨髄提供者（ドナー）になるには

①ドナー登録を希望される方は、次の条件を満たすことが必要です。

＊20～54才までの健康な方

＊体重　男45kg、女40kg以上

＊骨髄提供の内容を十分に理解している方

②ドナー登録は、最寄りの献血ルーム、または一部の保健所でできます。登録には2mℓの採血が必要です。ドナー登録後、患者とHLA型が一致すると提供意思を確認する書類が送付されます。

　ドナーに選ばれると、家族を含めた最終的な同意確認が行われます（最終的な同意確認の前であれば提供を断ることができます）。

●骨髄採取の方法

日程調整のうえ、採取を行う1～2日前より入院します。全身麻酔下で、ドナーの腸骨（腰の骨）に針を数カ所刺し、骨髄液を注射器で採取します。

　骨髄提供後は通常2～3日で退院できます。提供による健康被害はきわめてまれで、通常は速やかに回復します。

●連絡先

公益財団法人日本骨髄バンク

☎03-5280-1789

Q.ドナー登録するのに、費用はかかりますか？

A.登録および骨髄提供のための検査費、入院費といった費用はかかりません。

Q.適合通知はいつ届きますか？

A.患者と白血球が適合したときに届くので、いつ届くかはわかりません。適合しなければ連絡はありません。

Q.適合してから提供までの期間はどのくらい？

A.平均120～130日かかります。その期間に8回前後、医療施設に行く必要があります。日程はドナーに合わせますが、希望に添えないこともあります。

Q.採取するとき、痛くないですか？

A.全身麻酔をして採取するので痛みはありません。個人差はありますが、麻酔がきれてから採取傷に打撲したような痛みを感じることがあります。

Q.採取後、すぐに仕事復帰できる？

A.通常は、2～3日入院し安静にします。退院後から普通の生活に戻ることができます。しばらくは針を刺した箇所の清潔を保ち、過度な運動は避けてください。

アレルギーによる病気

●アレルギー性鼻炎（花粉症）　●薬物アレルギー
●昆虫アレルギー　●物理アレルギー　●血清病

アレルギーとは

私たちの体には、細菌やウイルスのような異物が入ってくると、それを攻撃して無害にするしくみが備わっています。これが免疫で、「疫」（病気）から「免れる」を意味する、重要な防御反応です。ところが、本来ならば体を守る働きをする免疫反応が過剰になって、体に悪影響を与えてしまうことがあります。それがアレルギーです。

外から入ってくる異物は抗原《こうげん》といい、その抗原を認識し排除するために、体の中でつくられる物質が抗体《こうたい》。抗原と抗体は、鍵と鍵穴のように組み合わせがあり、両者が結合するとさまざまな免疫反応が起こります。

アレルギー反応をひき起こす異物（抗原）は、アレルゲンとも呼ばれます。アレルゲンになるのは、吸入性のもの（ハウスダスト、ペットの毛、花粉、カビなど）、食物（卵、牛乳、小麦粉、大豆など）、薬物（ペニシリンなど）とさまざまです。ただしこれらは、ある人にはアレルギーのもとになっても、別の人にはなにも起こしません。

アレルギー疾患は世界的にふえていて、特に先進国で急増しています。日本では、成人の30%がなんらかのアレルギーをもち、近い将来には、全国民の50%以上がアレルギー症状に悩むようになるという予測もあります。

アレルギー体質

アレルギー疾患をまねく誘因としては、環境（排気ガスによる大気汚染、スギ花粉の増加など）、高たんぱく・高脂質の食事、過剰な清潔志向など、さまざまなものがあげられますが、アレルギーを起こしやすい体質（アレルギー体質）もあるようです。体質ですから遺伝ともかかわり、アレルギー体質の人の家族には、やはりアレルギーが起こりやすい傾向があります。

アレルギー疾患

アレルゲンに接触するとアレルギー反応を起こして発症する疾病グループで、気管支ぜんそく、アトピー性皮膚炎、アレルギー性鼻炎ないし花粉症、アレルギー性結膜炎など、さまざまな病気があります。

自己免疫疾患《じこめんえきしっかん》

免疫は普通、外から入ってくる異物（非自己ともいいます）に対して、自分のものではないかどうかを見きわめ、異物だけを排除するように働きます。ところが、まちがって自己（自分の細胞やたんぱく質）を異物（抗原）とみなして、それに反応する抗体（自己抗体）やリンパ球（自己反応性リンパ球）ができてしまうことがあります。

こうなると、自分で自分の体の成分を攻撃したり排除し、さまざまな病気が起こるようになります。これが自己免疫疾患で、特定の臓器に限られるものと、全身の臓器におよぶものがあり、膠原病は全身性疾患の代表です。

●何科に行ったらよいか

内科のアレルギーまたは膠原病専門医、症状に応じ耳鼻咽喉科を受診してください。（三森明夫）

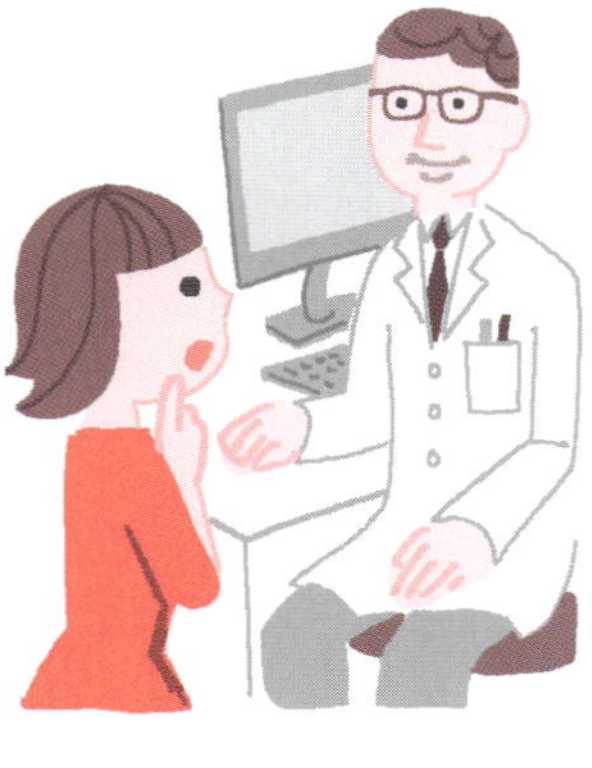

アレルギー性《せい》鼻《び》炎《えん》（花粉症《かふんしょう》）

鼻アレルギーともいいます。日本で初めて症例が報告されたのは1960年代ですが、近年急激にふえています。

症状・診断

くしゃみ、水のような鼻汁、鼻詰まりが主な症状です。症状を引き起こす原因物質（アレルゲン）には、ハウスダスト、ダニなどの埃、花粉、ペットの毛などがありますが、アレルゲンがはっきりしない場合もあります。

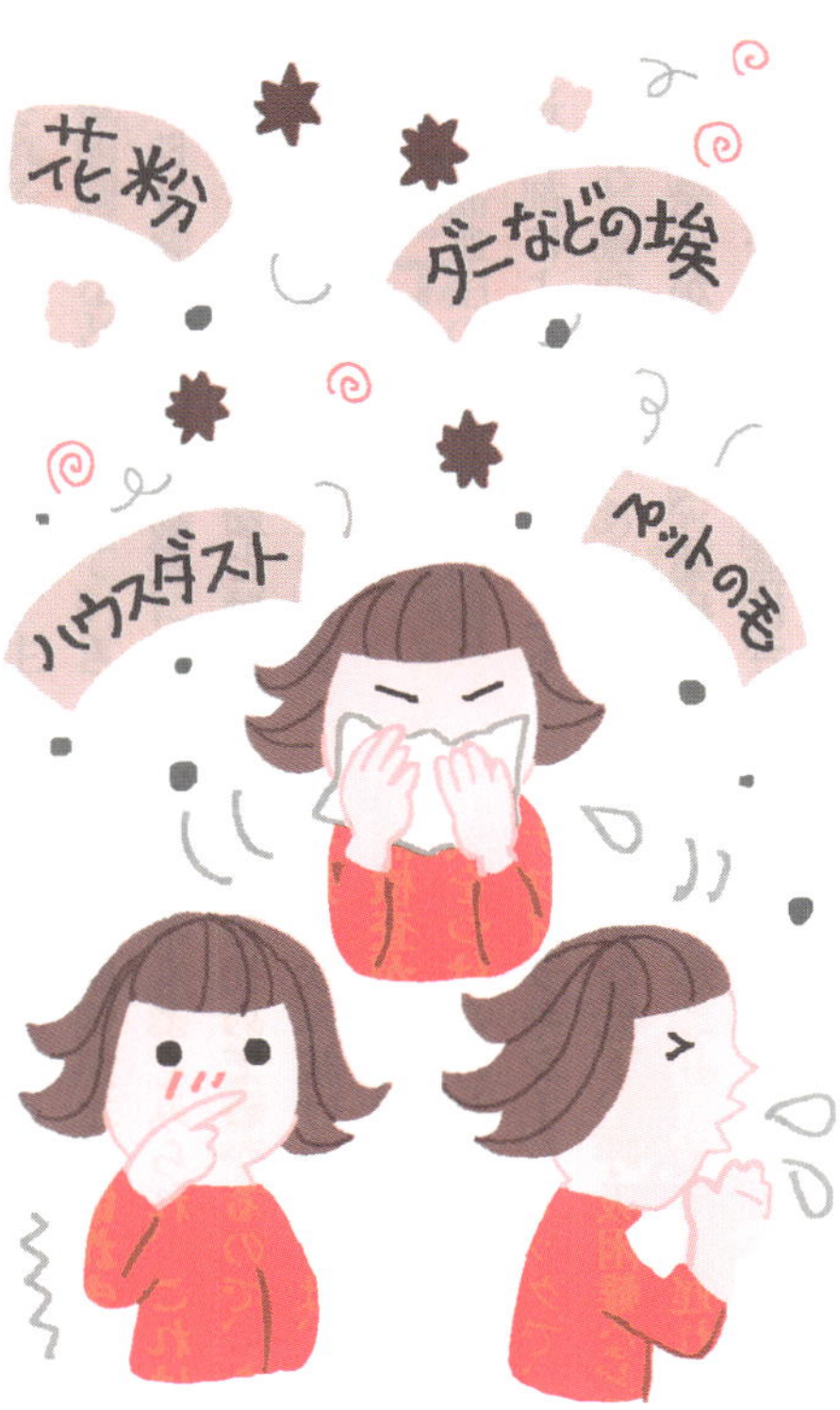

特定の季節に症状が出る場合は、花粉が関係する花粉症と考えられます。

2月下旬から3月にかけて症状が始まる場合にはスギ花粉症が、3~5月の発症ではマツの花粉症が、8~9月の発症ではブタクサによる花粉症が最も疑われます。また、梅雨のない北海道では牧草の花粉症もあります。

花粉症は鼻症状だけでなく、まぶたがはれ上がったり涙が出るなど、眼症状があらわれることもあります（P392「アレルギー性結膜炎」参照）。

症状に季節性がない場合は、家の埃（ハウスダスト、ダニなど）が原因となっていることが多く、気管支ぜんそくを伴いがちです。

診断では、鼻汁の中のアレルギー細胞（好酸球）を測定、抗原を皮膚に注射してアレルギー反応を検査、血液中のIgE抗体を測定（P546参照）、抗原を鼻に入れアレルギー反応をみる鼻誘発テスト、などが行われます。

治療

生活面では、床近くを漂うアレルゲンを吸入しないようベッドで寝る、絨毯を使わない、微細な埃も通さないフィルター付きの掃除機を使う、などで症状はある程度改善できます。

また、減《げん》感《かん》作《さ》療《りょう》法《ほう》（抗原からの抽出物を少量から投与）という体質改善の治療や、抗アレルギー薬にも、効果が認められています。

（三森明夫）

薬《やく》物《ぶつ》アレルギー

薬を内服または注射したあとに、その薬剤に対して白血球が反応して病状が出ることをいいます。特定の人と特定の薬という組み合わせがあります。アレルギー体質（花粉症やアトピーなど）の人が、薬全般にアレルギーを示す、ということではありません。

薬の量に関係なく（微量でも）起きることも特徴であり、「薬の過剰による中毒」とは違います。「その薬を飲むと胃がもたれる」というのもアレルギー症状ではありません。

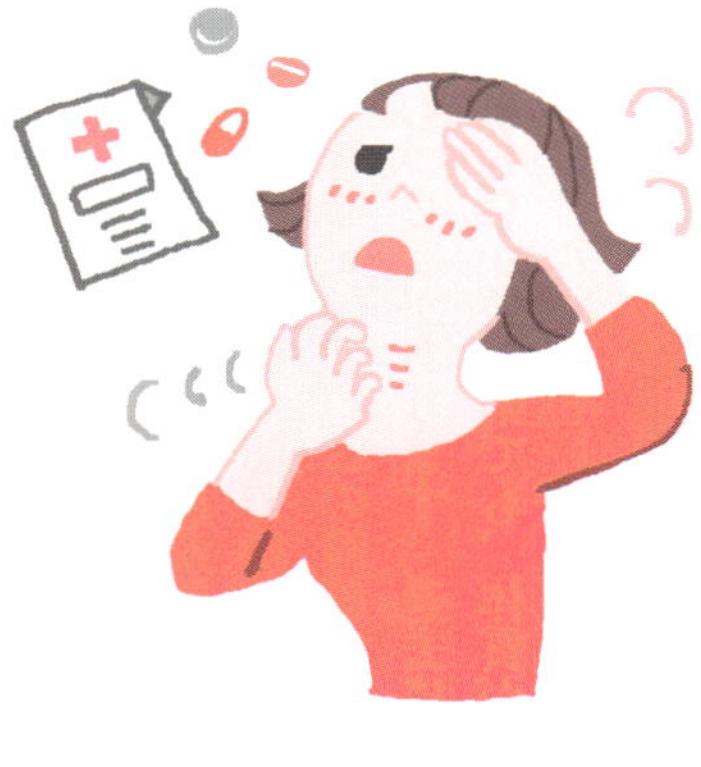

アレルギー体質を改善する玄米食

アレルギー体質を改善する有力な方法に、毎日の玄米食の実行があります。まけば芽が出る玄米がもつ胚芽や外皮に含まれる多様な活性栄養分を利用して、体内の抗病力を大いに強化するわけです。

豊富な重要栄養素

白米には欠ける胚芽や外皮には、ビタミンB_1・B_2・B_6・E・K、ニコチン酸、パントテン酸、葉酸、カルシウム、リン、鉄分、食物繊維など健康に大切な栄養素が玄米にはバランスよく豊富に備わっています。ところが、一般に玄米ごはんはボロボロで味がまずく、消化が悪く、炊くにも手間がかかるなどの理由で敬遠されています。しかし、炊き方しだいでおいしく炊け、けっして消化しにくいものではありません。

上手な玄米ごはんの炊き方

玄米ごはんは普通のなべやかまでも、けっこう炊けます。前もって玄米を一晩水に浸しておき、玄米1、水2の割合を標準にして炊くのですが、古米のときは水をやや多めにします。初め中火に、全体があたたまってきたら強火にし、沸騰したら弱火に切りかえ、10～20分間煮続けて、いったん火を止めます。そこで水分がおおかた吸収されるのを見はからい、もう一度弱火にかけます。ピチピチ音がし始めたら、火を止め、そのまま20分ほど蒸せばでき上がりです。

玄米は途中で水を足しても半煮えになりませんから、水分が少ないと思ったら、適宜、水を加えます。

早炊きに便利な圧力なべやかま

玄米を早く炊くには、市販の圧力なべやかまを使えばよいのです。ただし、圧力によってビタミンB_1の一部が破壊される損失はあります。しかし、ねっとりとやわらかく炊き上がり、味覚を増す利点は見のがせません。玄米と水の割合や炊き方については、なべやかまの性能によって多少の差がありますので、それぞれの説明書の指示に従うことです。

ところで、玄米ごはんの副食には、緑黄色野菜、豆類、海草、ゴマ、小魚などが効果的です。

玄米ごはんの食べ方

玄米ごはんはよくかんでゆっくり食べるようにしましょう。かむことで、唾液の分泌が多くなり、消化吸収率が上昇します。しかし、歯の悪い人や高齢者には、玄米まるごとではなく、五分づき米、七分づき米、胚芽米などのほうが食べやすく、炊くのにも時間がかかりません。

また、玄米ミールを作って胃腸の負担を軽くするのも一方法です。これなら幼児にも向きます。

玄米ミールの作り方

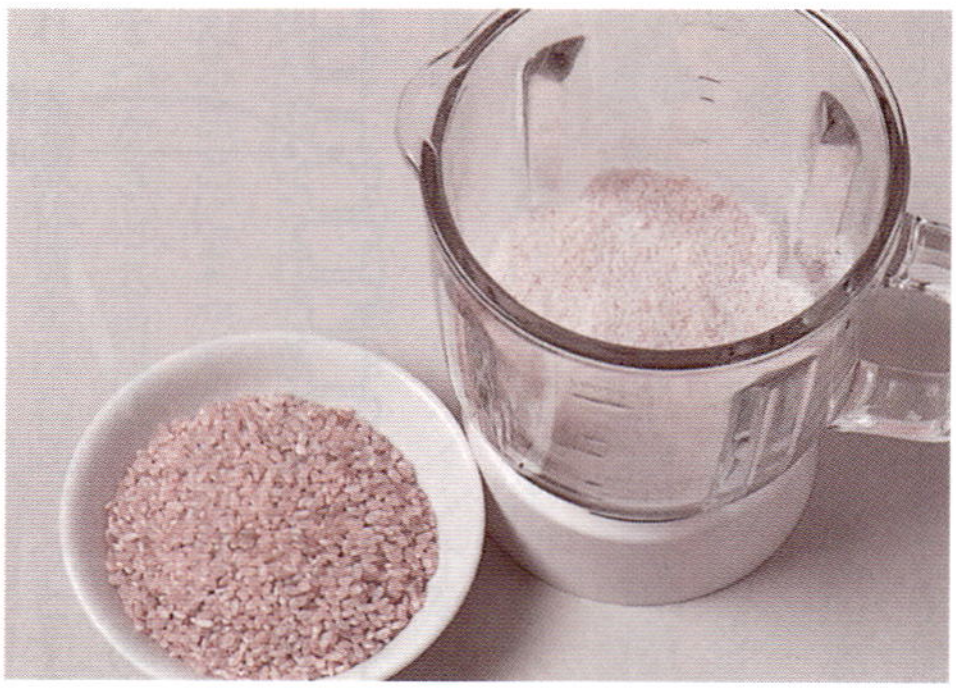

玄米をミキサーで粉末に。

玄米を使う分だけミキサーに入れ、3分ほど通電して粉末にします。それに3倍の水を加えて、電気がまかなべで炊きます。電気がまのときは水を多めに。なべの場合は煮立ってから、蓋をずらして弱火にし、20分ほど煮ます。

熱いところを皿に盛り、牛乳をかけ、砂糖か塩で味つけして食べます。

（永井孝英）

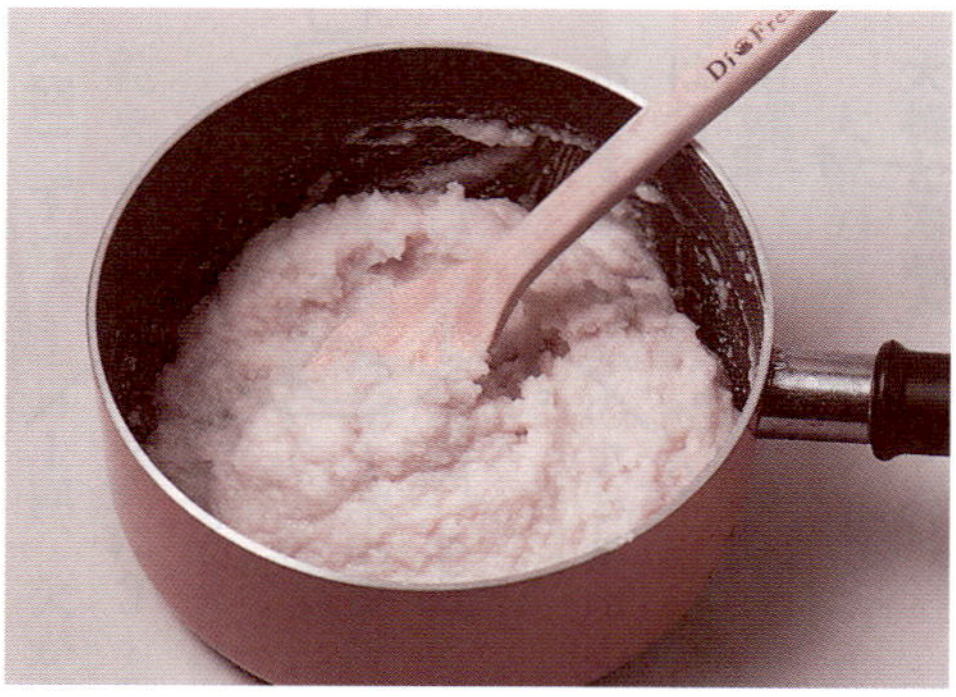

なべで炊いた玄米ミール。

膠原病

●関節リウマチ ●全身性エリテマトーデス ●強皮症 ●多発性筋炎・皮膚筋炎 ●結節性多発動脈炎 ●ベーチェット病 ●シェーグレン症候群 ●混合性結合組織病

膠原病とは

膠原病《こうげんびょう》は、「わかりにくい病気」といわれます。その理由の一つが、胃腸疾患や心臓病などの名称と違って、病気が起こる臓器をどこかに特定できないところです。膠原病の病変は、血管とその周囲という場所、すなわち関節を含めた結合組織に起こります。結合組織は全身にありますので、体じゅうのあちこちに異変が起こる可能性があるわけです。

膠原病は当初、結合組織の成分である膠原線維に病変が起こると誤解され、膠原病という名もここからきています。ただし現在は、結合組織に走っている血管に、病気の原因となる「反応」が起こることがわかってきています。

この反応とは、血液中にある白血球が起こす炎症です。白血球は重要な免疫細胞で、普通は外から入ってくる病原体などの外敵を攻撃するために反応します。しかし膠原病では、病原体ではなく自分の体の成分に反応し、攻撃したり排除してしまいます。膠原病は自己免疫疾患の代表的なものです（P544参照）。

なお膠原病とは、一つの病名ではなく、共通の特徴をもつ疾病グループの総称です。その特徴とは、病気の原因からみると「自己免疫疾患」の性質をもち、症状には「リウマチ性疾患」の特徴（筋骨格の痛み）があり、病変が生まれる場からみると「結合組織疾患」であることです。

日本では、膠原病という名が一般的に定着していますが、欧米では現在、膠原病という名前が使われることは少なく、主に「結合組織病」が用いられています。

●何科に行ったらよいか

発熱だけなら、いきなり膠原病とは考えられませんから、最初は内科でよいでしょう。そこで膠原病が疑われたら、専門医（リウマチ医）の診断を受けるためにリウマチ・膠原病科を受診してください。

（三森明夫）

関《かん》節《せつ》リウマチ

関節リウマチの患者数は、全国で70万人にのぼり、発病しやすい年代は30～50代。男女比は1対6で、圧倒的に女性に多い病気です。

骨（関節）の病気と思われがちですが、自己免疫がかかわる膠原病グループの病気の一つで、病変は関節だけでなく目、皮膚、肺などに及ぶことがあります。関節の破壊は発症2年以内に、最も進みますので、早期に診断を受け、適切な治療を始めることが大切です。

症状

関節リウマチは「痛み」の病気です。初期は、だるい、熱っぽい、といった漠然とした全身症状だけのこともありますが、そのうち指の関節が起床後しばらくの間こわ

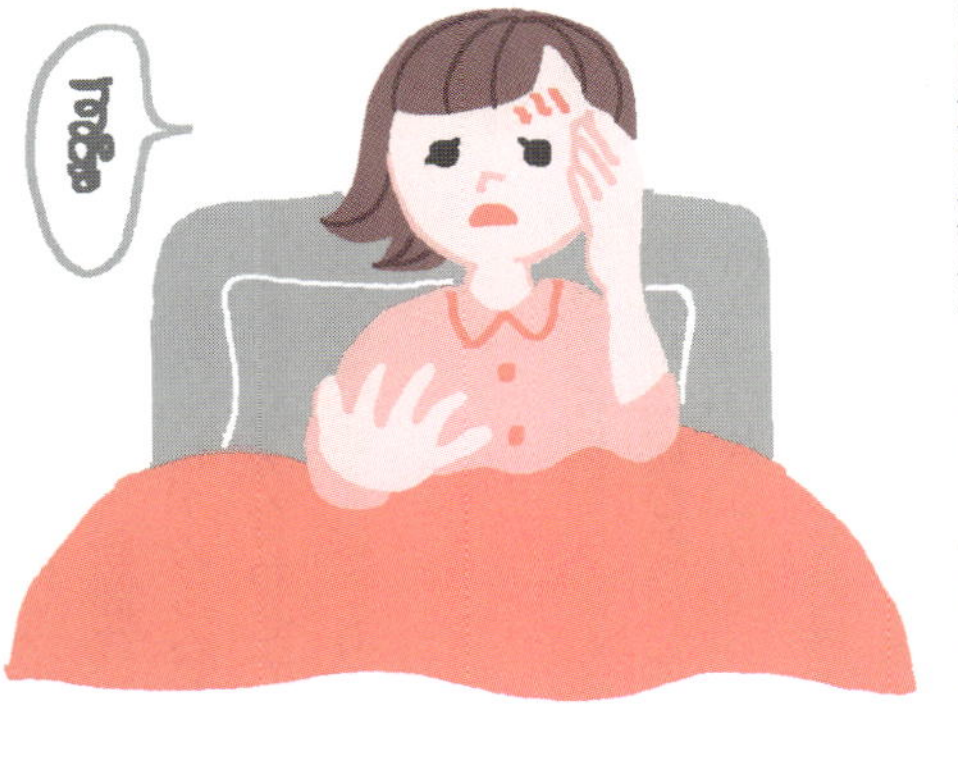

ばったり、さまざまな関節がはれる症状が出てきます。「こわばり」と「はれ」は、初期のシグナルとして注意が必要です。はれは、片側ではなく左右対称に出ます。こわばりは安静中の関節に水分がたまるためなので、朝起きて気づくことが特徴です。痛みは、慢性の経過で強くなることも、急に生じることもあります。

やがて、指をはじめ全身の関節がおかされ破壊が進むと、変形するようになります。特に手指の変形は、ひと目で関節リウマチのものとわかるほど独特です。関節が破壊されると動作が不自由になり、日常生活が困難になっていきます。

また関節以外にも、皮下のしこり、血管の炎症による皮膚潰瘍《かいよう》、肺の炎症（胸膜炎や間質性肺炎、気管支拡張症）などが一部の人に起こります。血管の炎症は関節リウマチの100人に1人くらいに起こり、悪性関節リウマチとも呼ばれます。

治療・日常のケア

薬

治療の中心は薬物療法で、リンパ球の病的反応を抑える抗リウマチ薬（メトトキレサート、スルファサラジンなど）が使われます。この薬が効かなかったり、副作用のために使えない場合が問題です。この問題がなければ、関節リウマチは「治る、ほとんど治る、痛みは残るが変形は防げる」のいずれかが期待できる病気です。

上記の問題があっても、現在は抗サイトカイン薬が普及し、高い効果がみられるようになっています。ただし医療費が年間30万円ほどかかることが大きな問題です。薬の成分が化学合成品でなく、たんぱく質なので生物学的製剤とも呼ばれます。

リハビリ

関節リウマチは運動機能が低下しやすい病気です。前述の薬が効かずに関節炎が進んだときは、リハビリが重要になります。炎症をしずめ痛みをやわらげる物理療法（温熱、超音波などの物理的な刺激）、関節や筋肉をゆるやかに動かして筋肉を鍛える運動療法、手や指に負担をかけずに動かす機能訓練をする作業療法などを行います。

安静

運動の一方で、安静も大事です。安静療法では、全身、局所、精神の三つの面を休ませることが望ましく、日常生活の中でケアしていきます。全身の安静には、疲れが出たら体を横たえ全身を休ませるようにします。局所（炎症の強い関節）の安静には、温湿布、補装具で保護する、などを行います。また関節リウマチには、心の状態も影響しますので、ストレスをためない生活をこころがけます。

手術

破壊され、運動能力が落ちた関節を、また動かせるようにするためには整形外科的治療（手術）が有効です。炎症を起こしている関節の滑膜をとり除く手術や、破壊された股やひざの関節を人工関節に置き換える手術、変形した関節を形成したり固定する手術、などが行われます。

（三森明夫）

関節リウマチの漢方療法

漢方ではリウマチを風《ふう》・湿《しつ》・寒《かん》の邪《じゃ》で起こる一種の体質病と考えます。したがって、風を逐《お》い、湿を去り、寒をあたため、痛みをしずめるなどの機能を高め、新陳代謝の効果のある薬を組み合わせて、体質そのものの改善をはかります。

葛根湯《かっこんとう》

関節リウマチの初期で、関節が少しはれ、起床時に痛むが、しばらくたつと痛みがおさまる軽い症状のものに用いるとよく効きます。体力が中等度以上の人に適しています。

薏苡仁湯《よくいにんとう》

急性期のはげしい症状が去って、亜急性ないし慢性になったものに用いられることが多く、関節の炎症もはげしくなく、疼痛《とうつう》やはれも軽度ですが、さっぱりしないということで外来を訪れる程度の症状によく効きます。

越婢加朮湯《えっぴかじゅつとう》

体力がある人で、発熱して悪寒《おかん》を伴い、口が渇いて発汗があり、尿の出が少なく、関節に水のたまったリウマチに用いると効果があります。痛みが強いときには、附子《ぶし》を加えます。

桂芍知母湯《けいしゃくちもとう》

はれと疼痛があり、ひざがはれて上下の筋肉が落ち、皮膚の光沢を失い、ツルのひざのようになってしまったものや、下肢の運動および知覚がまひしたものに用います。

大防風湯《だいぼうふうとう》

慢性に経過して体力が衰弱し、貧血ぎみとなり、筋肉がやせ細ったような場合に用います。また、体力が比較的衰えず食欲があるものにも、関節のはれと痛みが長く残っている場合にも効果があります。

麻杏薏甘湯《まきょうよくかんとう》

多少のぼせる傾向があって、頭にふけが出やすく、諸関節が発赤《ほっせき》して痛む場合に用います。

桂枝加朮附湯《けいしかじゅつぶとう》

冷え症で血色が悪く、脈も弱く、筋緊張が弱いものに用います。

（矢数圭堂）

全身性《ぜんしんせい》エリテマトーデス

膠原病《こうげんびょう》の代表的疾患で、膠原病のなかでは関節リウマチに次いで患者数の多い病気です。発症率の男女比は、1対9と圧倒的に女性に多く、それも20～30代が発症のピークです。発症には、免疫の異常（自己免疫）、環境的な因子、遺伝的な素因、ホルモン因子などが複雑に作用し合うと考えられています。国の特定疾患（病因が不明で有効な治療法が確立されていない病気）調査研究事業の対象となっていて、医療費の公費負担が受けられます。

症状

熱が出る、疲れやすい、だるいといった全身症状をはじめ、皮膚や関節の症状、さらには内臓障害による症状など非常に多様で、またひとりの患者さんにすべてが出るわけではなく、あらわれ方も人によってさまざまです。

皮膚症状としては、蝶が羽をひろげたような紅斑《こうはん》が知られていますが、隆起した円板状ループスも特徴的なものです。通常、かゆみなどはありません。関節の痛みやはれも起こりやすく、関節リウマチと間違えられますが、変形や骨の破壊はありません。

内臓で最もおかされやすいのは腎臓で、腎炎になるとたんぱく尿や顕微鏡でわかる血尿が出て、全身がむくむネフローゼ症候群になることもあります。また神経がおかされると、てんかんのようなけいれん発作や精神症状があらわれ

膠原病を悪化させない日常生活の工夫

退院して自宅に戻ったら、少しずつ体を動かして慣らしていきます。最初は軽い散歩から始めますが、筋力が弱ってしまった人は、以前の感覚で急に動くと転倒することがあります。温水プールでの水中歩行もすすめられますが、自分が寒いと感じるプールは避けてください。水の抵抗が筋力をつけるのに役立ち、浮力が関節にかかる負担を軽減します。

睡眠を十分にとることも大切です。ここに記す常識的な諸注意に、医学的な証拠はほとんどありませんが、免疫システムは、疲労、栄養の偏り、日内リズムからの逸脱などによって乱される、と想像されています。

感染症は、免疫疾患を悪化させることがあります。手を介して、または鼻、口から侵入する病原体は多いので、外出後に手洗いやうがいをする、不必要に人ごみへは出ない、などを心がけましょう。口内炎、虫歯、鼻の病気、扁桃腺炎、中耳炎などは、早く治しておきます。膀胱炎を防ぐため、尿路周囲の清潔も心がけてください。

手足の血液循環が悪い人は、体を冷やさないことが大切です。レイノー症状がある人は、夏でもクーラーと冷たい飲食物は避け、冷水に触れないようにしましょう。冬は、部屋全体をあたため、飲み物もあたたかくして、入浴で全身をあたためます。指先を傷つけそうな行為も、避けてください。

食べ物は、栄養バランスのとれた食事を適量とることが肝心です。過食、極端なダイエットは避けましょう。ステロイド薬を飲んでいる人は特に、骨量減少を防ぐために、カルシウム（乳製品）とビタミンDの豊富な食品を十分にとりましょう。

（三森明夫）

ることがあります。この二つは、**ループス腎炎**、**神経精神ループス**と呼ばれ、予後を左右する重要なものです。

その他、心臓（心外膜炎など）や肺（胸膜炎、肺臓炎など）などに病変が起こることもあります。

治療・生活上の注意

治療はステロイド薬を用います。炎症を抑え、免疫異常を改善するために、中等量〜大量投与が必要です。またシクロホスファミドを使うこともあります。

日常生活では、病気の悪化を防ぐためにまず安静をこころがけます。睡眠は十分にとってください。仕事や家事は、無理をして疲れが残らないように、徐々に再開するようにします。

この病気に「食事療法」はありません。常識的なバランスのよい食生活をこころがけ「免疫力を高める食品」は避けてください（本当に〝高める〟なら害になります）。体を冷やさないようにするのもだいじです。

また、この病気の人は日光過敏症を心配するあまり、外出を避けることがありますが、運動不足もよくありません。日焼け止めクリームや長袖、帽子などで紫外線対策をし、出かけるようにしましょう。

（三森明夫）

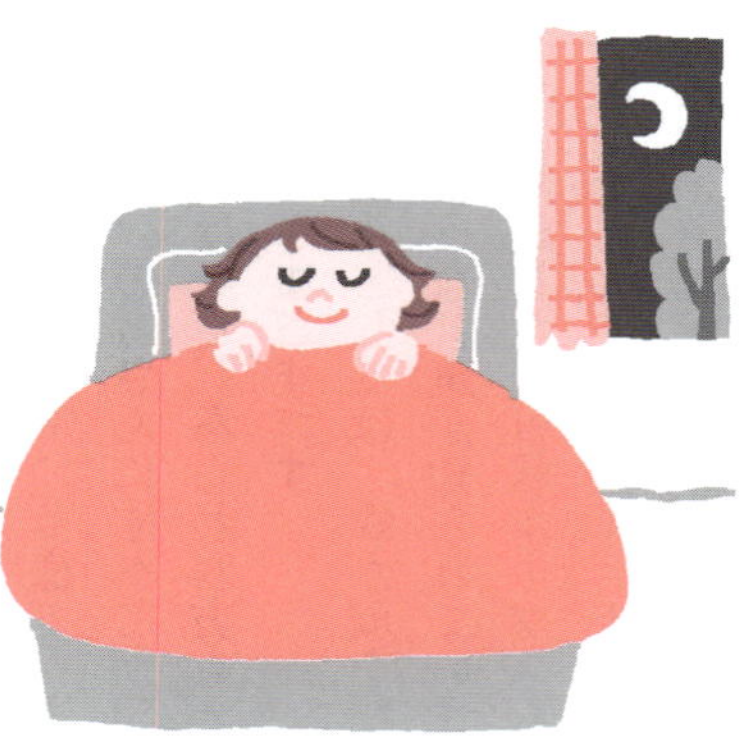

強《きょう》皮《ひ》症《しょう》

指先から始まって皮膚がかたくなる病気です。ただし〝強い〟という言葉の意味からは遠く、病変が起こった部分は線維化して〝傷つきやすく〟なります。すべての年齢の男女に発病しますが、特に多いのは30〜50代の女性です。4〜5年以内に内臓障害が出ると重症になることがありますが、出なければ、まず軽症です。

症状

手の指先に出るレイノー症状（寒冷刺激や痛みの刺激で白から紫、赤と変色する）は、発病の数年前から始まることもあり、この病気に気づくきっかけになります。また初期は、かゆみやむくみが出ることもあります。その他皮膚症状として皮下に石灰化した物質がたまる、舌の裏にある靭帯が短くなり舌が前に出せなくなる、口の周囲が線維化して口が大きく開けられない、といったことが起こります。

関節にも痛みやこわばりがあらわれ、関節破壊がないまま、手指に高度の変形（屈曲拘縮《こうしゅく》、曲がったまま固まる）が起こることもあります。

強皮症の予後を左右する問題となるのは、内臓に病変がおよぶ場合です。肺線維症または肺高血圧症による息切れ、腸の動きが悪く栄養不良になると、入院して治療する必要があります。

治療

皮膚硬化には、ステロイド薬があまり効きませんが、いずれ自然に軟化します。肺高血圧には血管拡張薬、肺線維症には急に悪化したときに限り免疫抑制薬（シクロホスファミド）を使いますが、効果が悪ければ、在宅酸素療法が必要です。しかし、4〜5年を過ぎて、上記の問題が起きなければ、まず心配はありません。

（三森明夫）

多《た》発《はつ》性《せい》筋《きん》炎《えん》・皮《ひ》膚《ふ》筋《きん》炎《えん》

体を動かす骨格筋（横紋筋）に炎症が起こり、筋力が低下するのが多発性筋炎。この症状に加えて、特有の皮疹を生じるのが皮膚筋炎です。発症のピークは小児期（5〜15才）と成人期（40〜60才）の二つがあり、女性のほうがやや多く発病します。

症状

週または月の単位で、筋力の低下が少しずつあらわれます。しゃがむと立ち上がりにくい太ももの症状、物が持ち上げられない上腕の症状、寝ている姿勢から頭を上げられないくびや肩の症状が、徐々に進みます。皮膚症状では、むくみを伴う上まぶたの赤い皮疹（ヘリオトロープ疹）、手の甲側の指関節上に出る紅色または白色の丘疹（ゴットロン徴候）などがあります。

また関節痛や、呼吸器症状（間質《かんしつ》性《せい》肺炎）が起こることもあります。なお、高齢者の皮膚筋炎は、がんによって起きることがあるので、その検査が必要です。

治療

入院してステロイド薬で治療すれば、ふつう完全に治ります。医師の指示なしに筋肉の自主トレーニングで力を取り戻そうとしてはいけません。

（三森明夫）

結《けっ》節《せつ》性《せい》多《た》発《はつ》動《どう》脈《みゃく》炎《えん》

全身の動脈に炎症が起こり、血管がコブのように見えるため、〝結節性〟との名がついていますが、細くて見えない血管がおかされる顕微鏡的多発血管炎という型も含まれます。50才以後に発症しやすく男女差はありません。

症状

障害は、血管が詰まって起きるので、皮膚、筋肉、脳、腎臓、消化管などさまざまな内臓にみられます。したがって脳梗塞や腹痛も起きますが、多くの場合、発熱、体重減少、倦怠感、筋肉の痛みや脱力、高血圧、足のしびれ感など、全身症状から始まります。

病変が皮膚だけに限られるタイプは皮膚潰瘍《かいよう》に悩まされますが、生命に別状ありません。一方、腎臓がやられると尿毒症で透析が必要になったり、脳梗塞でまひを起こすこともあり、肺出血、心筋梗塞、腸の壊死による生命の危険も1割くらいの率で起きます。

治療

早急に治療を始める必要があります。ステロイド薬がよく効きますが、感染症を併発する危険をおかして行わねばならない治療です。

（三森明夫）

ベーチェット病《びょう》

主に目や皮膚の粘膜に、急性の炎症発作を繰り返す病気です。発病は30代にピークがあり、男女差はないのですが、眼病変に限ってみると男性に多くみられます。

症状

口内の潰瘍、皮膚症状、外陰部の潰瘍、眼病変の四つが主な症状です。

さらに腸管の潰瘍や、血管の炎症、中枢神経の病変といった、重い全身症状があらわれることもあります。

病気の始まりは、多くの場合、口腔《こうくう》の粘膜にできるアフタと呼ばれる浅い潰瘍《かいよう》です。強い痛みがありますが、通常は1週間ほどでおさまり瘢痕《はんこん》も残りません。ただし、再発を繰り返します。

皮膚症状は、下肢（特に下腿）に出る結節性紅斑《こうはん》（押すと痛みがある深部のしこり）と、胸の前や背、頸部にみられる毛嚢炎様《もうのうえん》（にきび様皮疹、頂点に膿《うみ》をもち痛む）が主なものです。

外陰部の潰瘍は、男性は陰嚢《いんのう》や陰茎《いんけい》に、女性は大小陰唇や腟壁にできます。口腔内アフタに似ていて痛みを伴いますが、再発はありません。

眼病変は、炎症が前眼部のみの虹彩毛様体炎と、後部（眼底）の病変を伴う脈絡膜ぶどう膜炎があります。時間単位で視力障害や視野障害が悪化したり軽減したりする特徴があります。

男性のほうが女性より2倍発症しやすく、症状も重くなります。失明など視力障害を残す危険性のある症状です。

治療

軽症の口腔内アフタや皮膚病変には、外用薬による局所療法を行い、コルヒチンや非ステロイド抗炎症薬などの内服薬を使うこともあります。消化管潰瘍や急性の神経症状にはステロイド薬が使われます。炎症を抑える抗TNFα療法が、非常に有効です。眼症状があれば必ず、眼科医の診察を受けてください。

（三森明夫）

シェーグレン症候《しょうこう》群《ぐん》

主に、涙腺や唾液腺が自己免疫のターゲットになる病気で、目や口の中が乾くのが特徴的な症状です。発症のピークは40～60代。男女比は1対14で圧倒的に女性に多い病気です。

症状

目は、涙の分泌が悪くなりいわゆるドライアイの症状が出てきます。また眼内をうるおすことができないため、眼球の表面をおおう結膜や角膜に炎症（角結膜炎）が起こりやすくなります。

口内では、唾液の分泌が悪くなる影響から、声が出しにくくなったり、物が飲み込めなくなることもあります。抗菌物質のある唾液が少なくなるため、むし歯も起こりやすくなります。

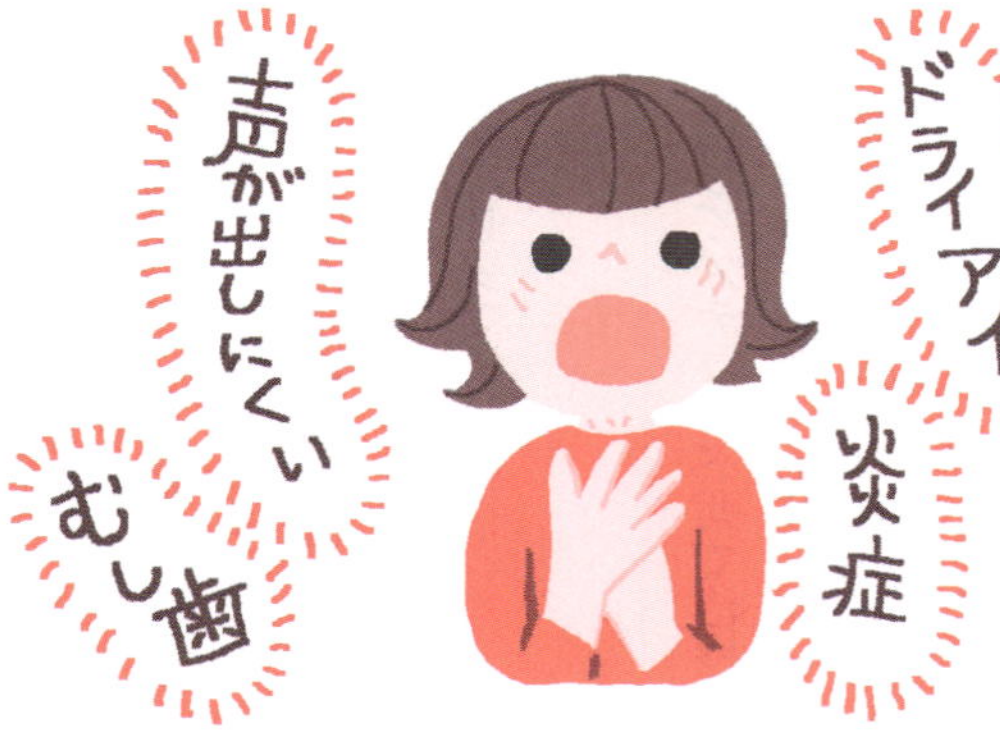

唾液腺がある耳の下（耳下腺）が、おたふくかぜのようにはれる症状もみられます。その他、腎臓の炎症（間質性《かんしつせい》腎炎）や、関節痛が起こることもあります。

治療

乾きによる不快さを、やわらげる治療が中心です。点眼薬（ヒアレインなど）は、角結膜を保護するためにも大切です。目の状態を調べるために、眼科を受診してください。また唾液の分泌を促す薬（エボザックなど）が効く場合もあります。

（三森明夫）

混《こん》合《ごう》性《せい》結《けつ》合《ごう》組《そ》織《しき》病《びょう》

いくつかの膠原病の症状が同時に混在する病気です。主に全身性エリテマトーデス、強皮症、多発性筋炎の症状が重なります。発病の男女比は1対12で、93％が女性です。

症状

強皮症の症状のうちレイノー症状は、ほぼ全員にみられます。手指に、「ソーセージ様」と呼ばれる特徴的な腫脹《しゅちょう》がみられることもあります。指先の皮膚が硬化したり、血液循環が悪くなることもよくあります。

全身性エリテマトーデスの症状では、関節の痛みが高率に起こります。蝶形紅斑などの皮疹が出ることもあります。

また、多発性筋炎の症状である筋力の低下や痛みがみられます。間質性肺炎や肺線維症、肺高血圧症など、いろいろな病態の肺病変もあらわれます。

治療

いくつもの膠原病の症状が同時にあらわれるため、重い病気のような印象を抱かれがちですが、肺高血圧症など一部の重大なものを除けば、症状は軽いものが多くステロイド薬がよく効き、また多くの場合、薬を必要としなくなります。

他の膠原病と比べ、比較的予後のよい病気です。

（三森明夫）

感染症の分類と対応

分類と疾患名	対応
1類感染症（全数届出）：7疾患 エボラ出血熱、クリミア・コンゴ出血熱、痘そう（天然痘）、南米出血熱、ペスト、マールブルグ病、ラッサ熱	診断した医師は直ちに届け出る。 擬似症患者及び無症状病原体保有者についても患者として、法で定める強制措置の対象となる。原則として特定感染症指定医療機関か第1種感染症指定医療機関へ入院。
2類感染症（全数届出）：7疾患 急性灰白髄炎、結核、ジフテリア、重症急性呼吸器症候群（病原体がコロナウイルス属SARSコロナウイルスであるものに限る）、中東呼吸器症候群（病原体がコロナウイルス属MERSウイルスであるものに限る）、鳥インフルエンザ（H5N1及びH7N9）	診断した医師は直ちに届け出る。 擬似症患者についても患者として、法で定める強制措置の対象となる。 原則として特定感染症指定医療機関か第1種感染症指定医療機関、第2種感染症指定医療機関、結核指定医療機関へ入院。
3類感染症（全数届出）：5疾患 コレラ、細菌性赤痢、腸管出血性大腸菌感染症、腸チフス、パラチフス	診断した医師は直ちに届け出る。 特定の職業への就業によっては集団発生を起こしうる感染症。一般の医療機関で対応。
4類感染症（全数届出）：44疾患 E型肝炎、A型肝炎、黄熱、Q熱、狂犬病、炭疽、鳥インフルエンザ（H5N1及びH7N9を除く）、ボツリヌス症、マラリア、野兎病、ウエストナイル熱、エキノコックス症、オウム病、オムスク出血熱、回帰熱、キャサヌル森林病、コクシジオイデス症、サル痘、ジカウイルス感染症、重症熱性血小板減少症候群（病原体がフレボウイルス属SFTウイルスであるものに限る）、腎症候性出血熱、西部ウマ脳炎、ダニ媒介脳炎、つつが虫病、デング熱、Bウイルス病、東部ウマ脳炎、ニパウイルス感染症、日本紅斑熱、日本脳炎、ハンタウイルス肺症候群、鼻疽、ブルセラ症、ベネズエラウマ脳炎、ヘンドラウイルス感染症、発しんチフス、ライム病、リッサウイルス感染症、リフトバレー熱、類鼻疽、レジオネラ症、レプトスピラ症、ロッキー山紅斑熱	診断した医師は直ちに届け出る。 一般の医療機関で対応。
5類感染症：合計47疾患 **・全数届出（全数把握）：22疾患** ウイルス性肝炎（E型及びA型肝炎を除く）、クリプトスポリジウム症、後天性免疫不全症候群（エイズ）、梅毒、アメーバ赤痢、急性脳炎（ウエストナイル脳炎、西部ウマ脳炎、ダニ媒介脳炎、東部ウマ脳炎、日本脳炎、ベネズエラ脳炎及びリフトバレー熱を除く）、カルバペネム耐性腸内細菌科細菌感染症、クロイツフェルト・ヤコブ病、劇症型溶血性レンサ球菌感染症、ジアルジア症、侵襲性インフルエンザ菌感染症、侵襲性肺炎球菌感染症、侵襲性髄膜炎菌感染症、水痘（入院例に限る）、先天性風しん症候群、播種性クリプトコッカス症、破傷風、バンコマイシン耐性黄色ブドウ球菌感染症、バンコマイシン耐性腸球菌（VRE）感染症、薬剤耐性アシネトバクター感染症、風しん、麻しん	診断した医師は7日以内に届け出る。 一般の医療機関で対応。
・定点把握（定点から届出）：25疾患 **●小児科定点把握：11疾患** RSウイルス感染症、咽頭結膜熱（プール熱）、A群溶血性レンサ球菌咽頭炎、感染性胃腸炎、水痘（水疱瘡）、手足口病、伝染性紅斑、突発性発しん、百日咳、ヘルパンギーナ、流行性耳下腺炎	週単位で報告
●インフルエンザ定点把握（全国約500カ所の病床数300床以上の内科・小児科）：1疾患 インフルエンザ（鳥インフルエンザ、新型インフルエンザ等感染症を除く）	週単位で報告
●眼科定点把握（全国約700カ所の眼科）：2疾患 急性出血性結膜炎、流行性角結膜炎	週単位で報告
●性感染症定点把握（全国約1,000カ所の産婦人科・皮膚科・泌尿器科・性病科）：4疾患 性器クラミジア感染症、性器ヘルペスウイルス感染症、尖圭コンジローマ、淋菌感染症	月単位で報告
●基幹定点把握（全国約500カ所の病床数300床以上の内科・外科）（内科・外科を持つ300床以上の病院）：7疾患 クラミジア肺炎（オウム病を除く）、細菌性髄膜炎（侵襲性インフルエンザ菌感染症、侵襲性髄膜炎菌感染症及び侵襲性肺炎球菌感染症を除く）、マイコプラズマ肺炎、無菌性髄膜炎、	4疾患は週単位で報告
ペニシリン耐性肺炎球菌感染症、メチシリン耐性黄色ブドウ球菌感染症、薬剤耐性緑膿菌感染症	3疾患は月単位で報告
●疑似症定点（全国約5,000カ所の内科・小児科医療機関）が届出するもの：2疾患 38℃以上の発熱及び呼吸器症状（明らかな外傷又は器質的疾患に起因するものを除く）若しくは、発熱及び発疹又は水疱（ただし、2～5類感染症の症状であるものを除く）	診断した医師は直ちに届け出る。
新型インフルエンザ等感染症 新型インフルエンザ、再興型インフルエンザ	診断した医師は直ちに届け出る。
指定感染症 新型コロナウイルス感染症（2020年指定、2類感染症相当）	1～3類感染症以外で1～3類感染症に類似の対応が必要となった感染症。1年間指定する。
新感染症	未知の感染症で、1類感染症相当の対応が必要なもの。

感染症
（性病、寄生虫病を含む）

●新型インフルエンザ ●エボラ出血熱、クリミヤ・コンゴ出血熱、南米出血熱、マールブルグ病、ラッサ熱 ●ジフテリア
●重症急性呼吸器症候群 ●中東呼吸器症候群 ●鳥インフルエンザ ●コレラ ●細菌性赤痢 ●ジカウイルス感染症
●腸管出血性大腸菌感染症（O157等） ●腸チフス・パラチフス ●ウエストナイル熱 ●オウム病
●重症熱性血小板減少症候群 ●Q熱 ●レジオネラ症 ●マラリア ●日本脳炎 ●デング熱 ●侵襲性髄膜炎菌感染症
●アメーバ赤痢 ●劇症型溶血性レンサ球菌感染症 ●後天性免疫不全症候群（エイズ） ●クリプトスポリジウム症
●クロイツフェルト・ヤコブ病（プリオン病・狂牛病） ●梅毒 ●メチシリン耐性黄色ブドウ球菌感染症 ●淋菌感染症
●性器クラミジア感染症 ●性器ヘルペスウイルス感染症 ●猫ひっかき病 ●肺結核

感染症とは

感染症とは、ウイルス、リケッチア、細菌、真菌《しんきん》、原虫《げんちゅう》、寄生虫などの病原体が人の体の中に侵入して増殖し、発熱、食欲不振、下痢など、いろいろな症状を呈する状態をいいます。

人には感染防御能が備わっていて、これらの感染症にはかからないようにしていますが、病原体の数が多かったり、栄養低下や過労などで体力が弱まった状態では、これらの病原体に対する抵抗力が弱まって、これらの侵入と増殖を許してしまうことになります。このような状態を感染症の発病といいます。

（齊藤厚）

感染症法による感染症の分類と対応

感染症は病原体の感染力や罹患した場合の重篤性に基づいて、1類～5類および新型インフルエンザ等感染症、指定感染症、新感染症に分類されています（P559参照）。

1～4類感染症は、診断後、直ちに届け出が必要な全数把握対象の感染症です。全数把握とは、全国どこの施設でも医師が診断したものはすべて届け出の義務がある感染症のことです。5類感染症では、全数把握対象の22疾患は診断後7日以内に届け出ますが、定点把握対象の25疾患では週単位か月単位での届け出が決められています。

定点把握の疾患としては、小児科定点（11疾患）、インフルエンザ定点（小児科、内科・1疾患）、眼科定点（2疾患）、性感染症定点（4疾患）、基幹定点（7疾患）があります。定点とはあらかじめいくつかの医療施設を定めておいて、そこからの報告数から全国の感染症の発生状況を推測しようというものです。また、疑似症定点は、原因不明で流行が危惧される場合で重篤な発熱疾患が疑われる場合であり、直ちに届け出ることになっています。

（齊藤厚）

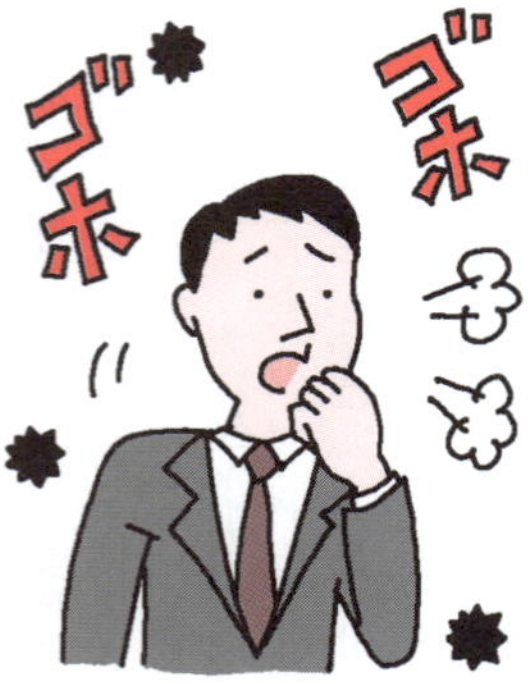
ゴホ
ゴホ

新《しん》型《がた》インフルエンザ

まったく新しい型のインフルエンザやずっと昔に流行したインフルエンザが発生すると現在の人々は抗体をもちませんので、世界的大流行（パンデミック）をきたします。特に現代は世界規模での人々の迅速な交流があるので、短期間のうちに世界中に広がります。2009年メキシコで発生した豚由来のA型インフルエンザ（A／H1N1）は数カ月で世界中に広がりました。その後は季節性インフルエンザとなっています。

症状・原因

発熱とせきが80%以上の頻度でみられます。その他、悪寒、咽頭痛《いんとう》、頭痛、関節痛、全身倦怠感、筋肉痛などもみられます。

基礎疾患（気管支ぜんそくや慢《まん》性閉塞性肺疾患《せいへいそくせいはいしっかん》〈COPD〉あるいは糖尿病や腎不全など）がある人は重症になりやすく、インフルエンザ・ウイルス肺炎やそれに引き続く細菌性肺炎などを引き起こします。

感染経路は飛沫《ひまつ》感染と接触感染。マスクと手洗いが感染防御に役立ちます。また、実際には感染者のせきによる飛沫感染が多いので、マスク以外にも2m以内には近づかないなどの注意も必要でしょう。

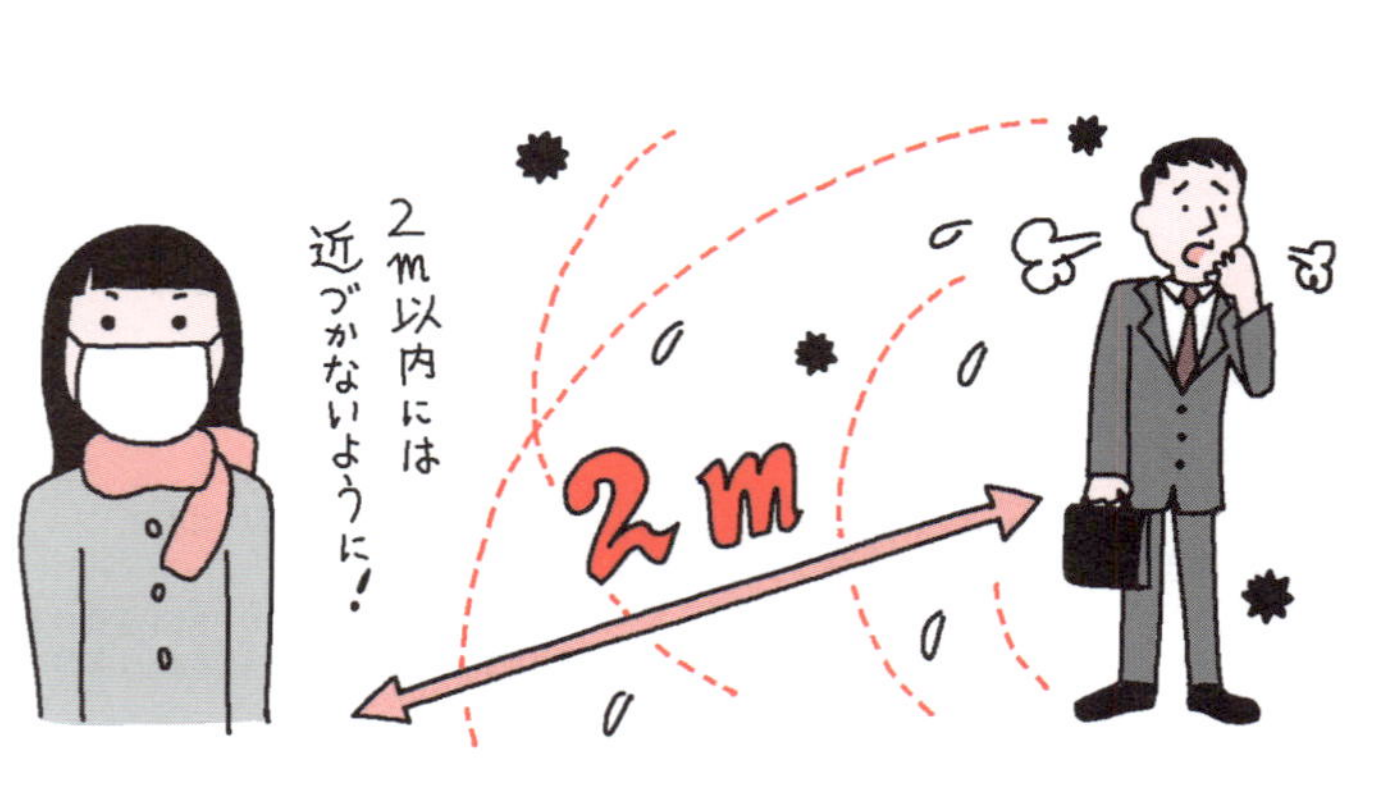
2m以内には近づかないように！
2m

診断は一般の医療機関では咽頭ぬぐい液を用いた迅速診断が用いられます。保健所や専門機関ではPCR法やウイルス分離が行われます。

治療

現在季節性のA型インフルエンザに使用されている抗インフルエンザ薬、タミフル（経口）、リレンザ（吸入）、イナビル（吸入）、ラピアクタ（点滴静注）およびアビカン（経口）が有効とされています。

（齊藤厚）

エボラ出血《しゅっけつ》熱《ねつ》、クリミヤ・コンゴ出血《しゅっけつ》熱《ねつ》、南米《なんべい》出血《しゅっけつ》熱《ねつ》、マールブルグ病《びょう》、ラッサ熱《ねつ》

1類感染症。わが国には常在しないウイルス性の重篤《じゅうとく》な出血熱をきたす感染症です。

南米出血熱はアルゼンチン出血熱、ブラジル出血熱、ベネズエラ出血熱、ボリビア出血熱の総称であり、それぞれの地域に存在します。それ以外の出血熱は主としてアフリカ、一部は中近東を含むアジア、ロシア、東ヨーロッパでみられます。

症状・原因

これらの出血熱は臨床症状からは区別が困難です。高熱、悪寒、頭痛、筋肉痛で始まり、進行すると出血、ショック症状をきたします。野生の生き物であるネズミやダニなどがウイルスを保有しています。ネズミの排泄物からの接触感染やダニ咬傷による感染で、患者からの感染は血液や排泄物からの接触感染と、せきによる飛沫感染が主な感染源とされています。

治療

クリミヤ・コンゴ熱、ラッサ熱では抗ウイルス薬（リバビリン）が使用されるが、その他の出血熱には有効な薬剤はありません。いずれも死亡率は50％以上と高く、予防のワクチンもありません。

（齊藤厚）

ジフテリア

2類感染症。診断した医師は直ちに届け出る義務があります。

現在は、国内発生はほとんどありません。しかし中央アジアやロシア、ウクライナ、スウェーデンでは流行がみられるので、輸入感染症として注意が必要です。

症状・原因

発熱、扁桃《へんとう》の偽膜、頸部《けいぶ》リンパ節腫大があります。犬の遠吠え様のせき、呼吸困難なども起こります。

感染経路は患者からの直接飛沫感染です。原因菌はジフテリア菌で、潜伏期は2～6日です。

治療

通常は入院して治療します。抗毒素ワクチン、抗生物質、ジフテリアトキソイドによる能動免疫など。

（齊藤厚）

重症《じゅうしょう》急性《きゅうせい》呼吸器《こきゅうき》症候群《しょうこうぐん》（SARSコロナウイルスに限る）

2類感染症。2003年東南アジアから世界へ拡大したこれまで知られていなかったSARSコロナウイルスによる重篤な急性肺炎。わが国での発生はなく、現在は東南アジアでも発生はみられていません。

症状・原因

感染源は自然動物からヒトへ。発症者からせきなどによる飛沫感染と接触感染が主体。せき、痰《たん》などの呼吸器症状で始まり、急速に重症肺炎へと移行します。

治療

SARSコロナウイルスに有効な薬剤はありません。家族や医療従事者が2次感染を起こしやすいので、手洗いやマスクの励行と患

者に2ｍ以内に近づかないこと（飛沫感染防止）。医療は陰圧室内でN95マスクとゴーグル、ガウン着用で行われます。（齊藤厚）

中《ちゅう》東《とう》呼《こ》吸《きゅう》器《き》症《しょう》候《こう》群《ぐん》（病原体がベータコロナウイルス属MERSコロナウイルスであるものに限る）

サウジアラビアやアラブ首長国連邦などの中東地域で発生している重症呼吸器感染症（MERS：Middle East respiratory syndrome）は、2012年に初めて報告された新しい種類のコロナウイルス(MERSコロナウイルス：MERS-CoV)による感染症。ラクダなどの動物からの感染が疑われていますが、動物との接触歴がない人も発症しています。中東から帰国した人からの感染例も報告されていますが、日本での発生はありません。潜伏期は2～14日。

症状・原因

発熱、咳嗽《がいそう》、呼吸困難などの呼吸器症状で発症する肺炎。死亡率は約50％。確定診断はウイルスの分離ですが、中東地域からの帰国者で14日以内の肺炎患者では直ちに保健所などへの連絡が必要です。

治療

抗ウイルス薬もワクチンもありません。指定医療機関での対症療法。

これまでヒト→ヒト感染事例は主に院内感染であり、早期診断が困難であるので、疑わしい患者の場合は標準感染予防対策に加えて、飛沫予防対策、接触予防対策が必要となります。（齊藤厚）

鳥《とり》インフルエンザ（H5N1およびH7N9）

鳥に病原性が高いA型インフルエンザ（highly pathogenic avian influenza）のなかでもH5N1およびH7N9による鶏からヒトへの感染例が東南アジア・中国を中心に拡大しており、ヒトへの感染事例では死亡率が高いので、2類感染症として対応されます。

日本国内発生はありません。感染経路は感染した家禽や野鳥からの飛沫感染、または体液や排泄物への接触感染です。潜伏期間は通常2～4日。

症状・原因

突然の高熱、悪寒、乾性咳嗽、咽頭痛、筋肉痛などのインフルエンザ症状で始まり、軽症なものから進行して肺炎、呼吸不全をきたすものまでさまざまです。確定診断は咽頭ぬぐい液、気管支・肺胞洗浄液からのウイルスの分離、遺伝子の検出、あるいは血清抗体価の測定でなされます。季節性インフルエンザの診断に用いられている抗原検出キットも利用できます。

治療

現在の抗インフルエンザ薬が有効とされています。大流行（パンデミック）に備えて各国で備蓄されています。（齊藤厚）

コレラ

3類感染症。診断した医師は直ちに届け出る義務があります。コレラ菌による腸管感染症です。わが国では年間わずか数例～十数例の発生です。熱帯・亜熱帯地方の発展途上国からの輸入感染症としてみられます。海外渡航歴のない人が熱帯・亜熱帯地方からの輸入食品（特に、生の海産物）による食中毒としての感染例もみられます。

症状・原因

東南アジア地方への旅行から帰国後、下痢、腹痛、嘔吐などの消化器症状が続く場合は、コレラ、赤痢、腸チフス、腸炎ビブリオ、サルモネラなどの腸管感染症が疑われるので、早めに医療機関を受診します。胃酸の産生を抑える薬を飲んでいたり、胃を切除した人は重症化しやすいので、特に注意

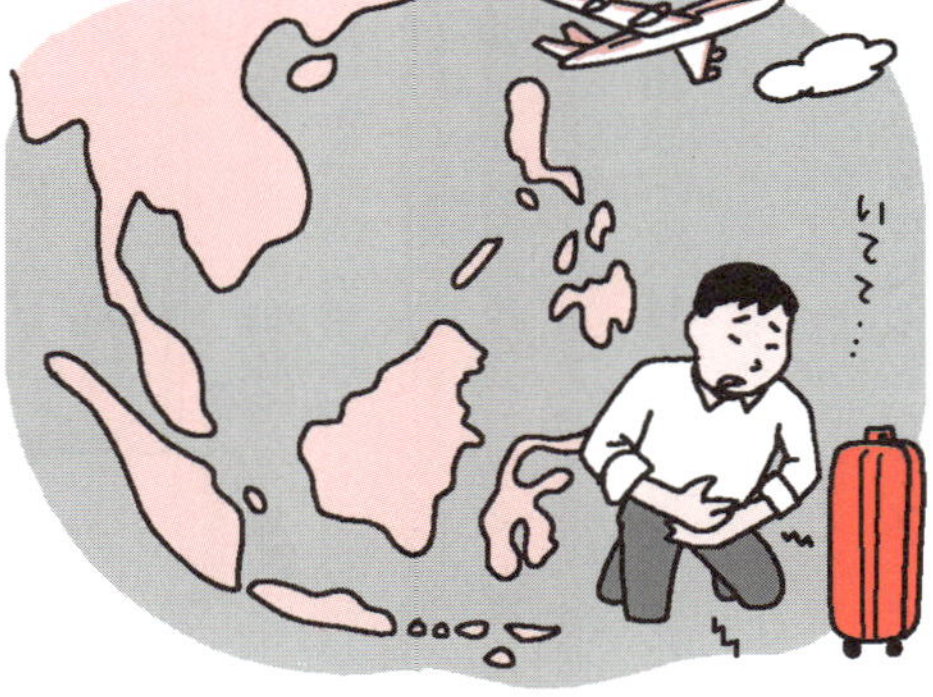

が必要です。コレラの潜伏期は約1日。大量の水様下痢と脱水が特徴で発熱はほとんどみられません。

治療

脱水症に対する大量の補液、電解質の補充、抗菌薬の投与などです。

予防は、熱帯・亜熱帯地方での食生活や輸入生食品の摂取に気をつけること、十分に熱を通したものを食することです。

（齊藤厚）

細《さい》菌《きん》性《せい》赤《せき》痢《り》

3類感染症。診断した医師は直ちに届け出る義務があります。以前にくらべて発生頻度は少なくなりましたが、東南アジア、アフリカ、中南米への海外渡航者が感染し、持ち帰る事例がふえています（このような感染症を輸入感染症と呼びます）。

症状・原因

発熱、腹痛、下痢（水様→膿性～粘血便）や、常に便意を催す「渋《しぶ》り腹《ばら》」が特徴的症状です。

原因菌は赤痢菌。人の糞便で汚染された食品や水からの経口感染なので、衛生面に気をつけます。発展途上国では飲料水やなま物は食べないこと。氷も汚染されているので、注意が必要です。

治療

近年、耐性菌が増加していますが、有効な抗生物質もあるので、早めに病院を受診します。原則として入院治療になります。

（齊藤厚）

腸《ちょう》管《かん》出《しゅっ》血《けつ》性《せい》大《だい》腸《ちょう》菌《きん》感《かん》染《せん》症《しょう》（O157等）

3類感染症。診断した医師は直ちに届け出る義務があります。年間約4000例程度の届け出がなされています。夏期に流行のピークがみられる食中毒の代表で、14才以下の若年層と70才以上の高齢者の感染者が大多数を占め、臨床症状も強いのが特徴です。O157のほか、O26、O111、O121など多様な血清型があります。

症状・原因

強い腹痛と水様性下痢が特徴。1～2日後出血性腸炎をきたし、鮮血下痢便となります。溶血性貧血、血小板減少、急性腎不全を主徴とする溶血性尿毒症症候群は15才未満の患者（特に4才未満）に多くみられ、1～5％の死亡率とされています。経口感染。感染力が強く、保育所・幼稚園での集団発生、家族内感染がみられるので、簡易プールや食品の衛生管理、手洗いなどに注意が必要です。

治療

成人は症状も軽く予後は良好ですが、小児や高齢者は重症化しやすいので、早めに医療機関を受診します。水分・電解質の補給が主体です。抗菌薬の有効性に関しては一定の見解はありません。下痢を止める薬は症状を悪化させますので、使ってはいけません。

感染者が出た家庭では、便で汚染された衣類、寝具、ドアの取っ手やタオルなどは十分に洗浄や消毒を行う必要があります。また、風呂でも感染する危険があります。

（齊藤厚）

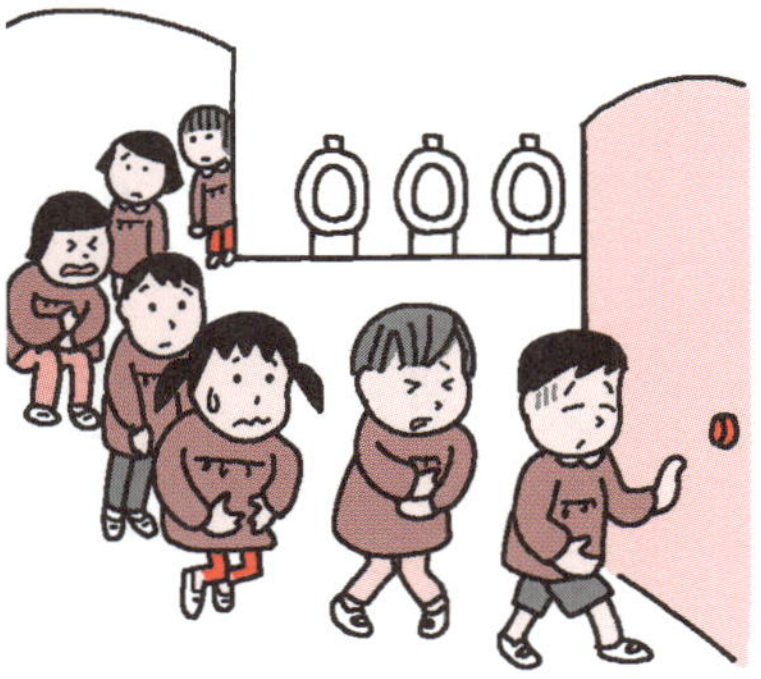

腸《ちょう》チフス・パラチフス

3類感染症。診断した医師は直ちに届け出る義務があります。腸チフス菌、パラチフスA菌によって起こる腸管と菌血症を特徴とする感染症です。患者発生は年間100例以下で、ほとんどは熱帯・亜熱帯地方からの輸入感染症です。春と秋、20～30才代の男女に多いのは、春休み・夏休みを利用しての東南アジア旅行が反映しているようです。

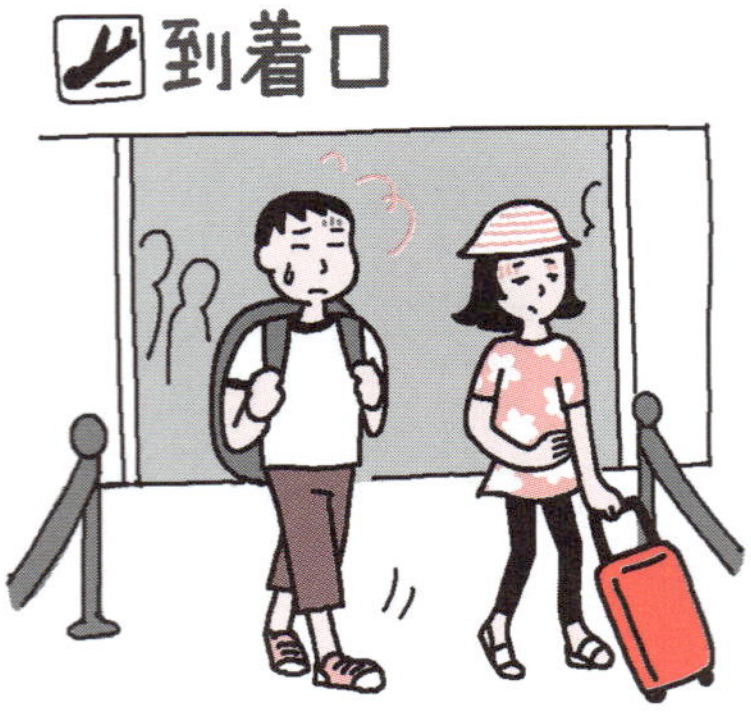

症状・原因

38℃以上の高熱、比較的徐脈（熱のわりには脈拍数が少ない）、皮膚の小発疹《ほっしん》（バラ疹）などがみられ、初期は便秘傾向です。下血がみられる場合は重症です。

治療

熱帯・亜熱帯地方からの帰国者で上記症状がみられたら、早めに受診します。抗菌薬治療が有効です。

（齊藤厚）

ウエストナイル熱《ねつ》

4類感染症。日本脳炎ウイルス、セントルイス脳炎ウイルスと同様に、エンベロープを有するフラビウイルス科に属するウエストナイルウイルスによる人獣共通感染症です。多種類の蚊によって媒介されます。

わが国には存在しませんが、馬刺用輸入馬のワクチン接種義務や輸入鳥の検疫が強化されています。

症状・原因

2～14日の潜伏期のあとに高熱で発症。同時に頭痛、背部の痛み、筋肉痛、食欲不振などの症状がみられます。約半数で発疹が胸部、背、上肢に認められ、リンパ節腫脹も出現します。

症状は通常1週間以内で回復しますが、高齢者においては、脳炎、髄膜《ずいまく》脳炎を発症し死亡率が高いと報告されています。

治療

有効な治療法はなく、対症療法が中心となります。

（齊藤厚）

オウム病《びょう》

4類感染症。クラミジアには、ヒトからヒトへ感染してクラミジア肺炎を起こすクラミジア・ニューモニエと、オウムなどの愛玩用の鳥からヒトに感染して肺炎症を起こすクラミジア・シッタシと、性病としてみられるクラミジア・トラコマーティスが知られています。

症状・原因

1～2週間の潜伏期のあと、高熱とせきで発症。頭痛、全身倦怠感、食欲不振、筋肉痛、関節痛やせき・痰《たん》などがみられます。かぜ様症状から肺炎の症状まで、軽重があります。異型肺炎の一つで、高齢者は重篤になりやすいといえます。

オウム、インコ、ジュウシマツなどとの接触歴、小鳥の健康状態や生死が、本症を疑ううえで参考になります。

治療

テトラサイクリン系抗菌薬（ミノマイシン）、マクロライド系抗菌薬（エリスロマイシンなど）、ニューキノロン系抗菌薬などが有効です。

（齊藤厚）

ジカウイルス感《かん》染《せん》症《しょう》

2016年4類感染症に指定されました。ジカウイルス感染症(ジカ熱)は、蚊によって媒介されるフラビウイルス科のジカウイルス感染症です。2016年夏季ブラジル・リオオリンピックを辞退する選手が出て世界的にこの感染症が知られるようになりました。

原因

ジカウイルスはデングウイルスと同じフラビウイルス。（齊藤厚）

重《じゅう》症《しょう》熱《ねっ》性《せい》血《けっ》小《しょう》板《ばん》減《げん》少《しょう》症《しょう》候《こう》群《ぐん》（病原体がフレボウイルス属SFTウイルスであるものに限る）

4類感染症。2011年にはじめて特定された新しいウイルス（SFTSウイルス）による感染症。

2009年中国、米国で報告され、国内例は2013年にはじめて報告され、西日本を中心に患者が報告されています。

症状・原因

潜伏期は6～14日。発熱、嘔吐、下痢ではじまり死亡率は6～30%。ウイルスを保有するマダニに咬まれることで感染します。マダニは野外に生息する大型のダニで、屋内に生息するダニとは異なります。春から秋にかけて野外でダニに咬まれて、上記症状があれば疑われますが、確定診断のためのウイルスの分離には日時がかかります。

治療

有効な薬剤はありません。患者の体液・排泄物からの感染もあるので、接触をさけます。一般的には、野外では長袖シャツ、長ズボン、靴下と深い靴を着用して、ダニに咬まれないようにすることです。（齊藤厚）

Q《きゅー》熱《ねつ》

4類感染症。リケッチアの一種であるコクシエラ・バーネッティによって起こる動物由来の感染症。原因不明の熱性疾患という意味で、はじめにQ熱と呼ばれたものです。頻度は少ないながらも、最近、わが国にも存在していることが明らかになりました。

症状・原因

急性型ではインフルエンザ様症状で始まり、高熱、頭痛、筋肉痛、全身倦怠感、眼球後部痛の症状がみられます。上気道炎、肺炎、急性肝炎の症状もみられます。

慢性型では心内膜炎や骨髄炎、関節炎がみられます。これらの所見や症状からは、はじめにQ熱を推測することは一般にむずかしいものです。慢性疲労症候群のなかにも存在するのではないかと考えられています。

病原体を保有している動物は、牛、羊などの家畜から犬や猫などのペット、あるいは熊や鹿、猿などの野生動物からハトやカラスといった鳥類まで広範囲です。

その排泄物や分泌物から感染しますが、ヒトからヒトへの感染はありません。予後は一般に良好です。

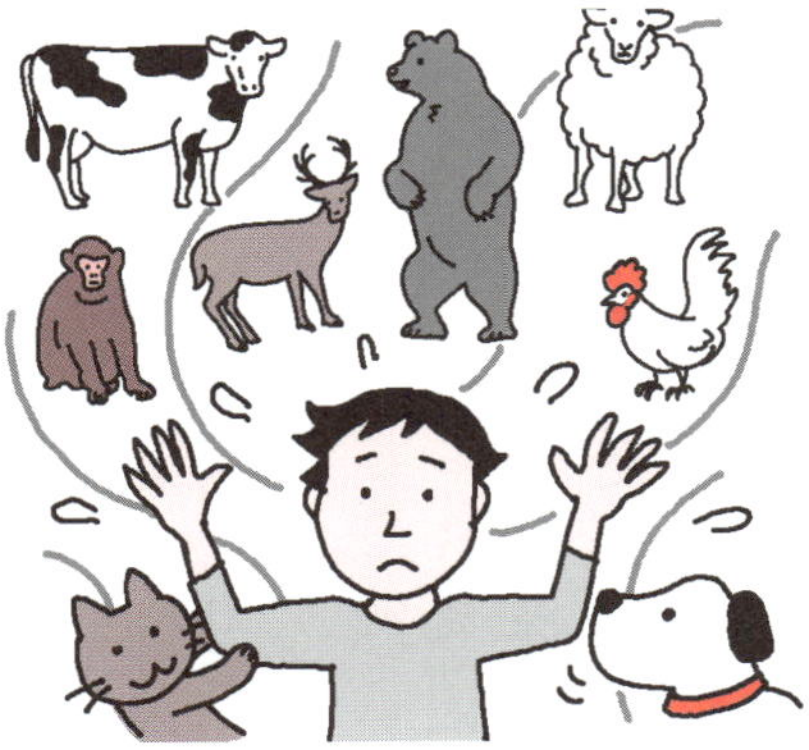

治療

テトラサイクリン系抗菌薬が最も効果的。マクロライド系薬、ニューキノロン系薬、リファンピシンなども有効です。細胞内寄生性なので、ペニシリン系やセフェム系などのβ《ベータ》ラクタム系薬は効きにくいものです。（齊藤厚）

レジオネラ症《しょう》

4類感染症。わが国では24時間風呂、レジャー施設としての温泉施設や老人健康施設などでの循環式浴槽の普及により、集団感染がみられます。散発例もあり、高齢者・男性・喫煙者は発症しやすく、死亡率も高いものです。

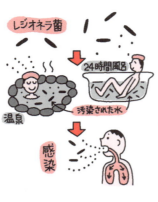

症状・原因

発熱、せき、呼吸困難などの呼吸器症状で発症します。肺炎を引き起こし、急激に悪化して、7日以内に死亡する場合が多くみられます。レジオネラ菌は、クーリングタワーの冷却水や温泉水、循環式浴槽の湯の中で増殖しやすい細菌です。これらの霧状になった小さな水滴を吸い込むことで肺炎になります。

治療

ニューキノロン系薬、マクロライド系薬などの抗菌薬が有効です。

ペニシリン系薬やセフェム系薬は効きません。

（齊藤厚）

マラリア

4類感染症。熱帯地方への海外渡航者が帰国後に発病する輸入感染症として、最近増加しています。

予後の良好な感染症ですが、熱帯熱マラリアでは発症から5日以上経過すると死亡する場合もあるので、早期の受診をすすめます。

世界じゅうでは年間約200万人が死亡しています。

症状・原因

熱帯熱マラリアでは帰国後1～3週間、その他のマラリアでは1～4週間（まれには数カ月）の間に、高熱、寒けによるふるえ（悪《お》寒戦慄《かんせんりつ》）、頭痛、全身倦怠感が出現します。

マラリアには熱帯熱マラリア、四日熱マラリア、三日熱マラリア、卵形マラリアの4種類があります。熱帯熱マラリア以外では死亡することはほとんどありません。

三日熱マラリアと卵形マラリアでは、初期の毎日の発熱から1日おきの発熱パターンとなり、四日熱マラリアでは2日おきの発熱がみられます。

熱帯熱マラリアは毎日数回、不規則に高熱が出現します。熱がないときでも気分不良を訴えます。適切な治療がなされないと、脳症や急性腎不全、あるいは肺水腫や呼吸不全を引き起こし、死亡します。

マラリア原虫に感染している蚊に刺されることにより、感染します。

治療と予防

世界じゅうで、治療薬に耐性をもつマラリアが増加しています。普通の病院では経口用キニーネやファンシダールが使用されますが、その他の有効なマラリア薬は全国18カ所の病院で保管されているので、厚生労働省や各保健所に問い合わせて、これらの病院から直接分与してもらって治療することになります。

予防法としては、熱帯地方に出かけたときなどに、蚊に刺されないようにすること。場合によっては、熱帯地方で予防・内服を行う場合もあります。

（齊藤厚）

日《に》本《ほん》脳《のう》炎《えん》

4類感染症。わが国ではきわめて少なくなりましたが、韓国、中国、ベトナムなどの東南アジア地方では、15才以下の小児の感染が多くみられます。

わが国では日本脳炎ウイルスに感染したコガタアカイエカによって感染するので、7~9月にみられます。感染例の多くは小児と高齢者です。

症状・原因

高熱と頭痛。その後、嘔吐《おうと》や意識障害、けいれんがみられます。ヒトからヒトへの感染はありません。ウイルスをもっている蚊に刺されてから、5~15日後に発病します。致命率が高いので、早期に医療機関を受診します。

治療と予防

有効な抗ウイルス薬はないので、対症療法と、合併症の予防が主な治療です。

小児や学童にはワクチン接種が行われているので、発生が少ないと考えられています。流行地では、不活化ワクチンの予防接種が有効です。予防は、蚊に刺されないように気をつけることです。

（齊藤厚）

デング熱《ねつ》

4類感染症。約70年もの間国内発生はみられなかったのですが、2014年夏、東京の代々木公園を中心に162名の感染者（患者）が発生しました。熱帯・亜熱帯地方からの入国者から蚊を介して感染が広がったものです。その後は公園などの蚊の駆除を徹底するようになって、現在は国内発生はみられなくなっています。

しかし、熱帯・亜熱帯地方への渡航者が帰国してから発症する症例は輸入感染症として増加傾向にあります。

症状・原因

発熱のみの軽症から、デング出血熱と呼ばれる重症まで多彩です。

突然の発熱、頭痛、眼窩痛《がんかつう》、筋肉痛、関節痛などの全身の痛みと、3~4日後に胸部から体幹にかけての発疹《ほっしん》が出現します。発疹は顔面や四肢《しし》に広がります。

デング出血熱は、これらに加えて、皮膚や粘膜、消化管からの出血がみられます。点状出血から血便などもみられます。解熱し始めたころに、血漿漏出《けっしょうろうしゅつ》によるショック症状（デングショック症候群）が出現します。

デングウイルスに感染している蚊（熱帯シマカ、ヒトスジシマカ）に刺されることが原因で、4~7日後に発病します。ヒトスジシマカは青森県以南に広く分布していますが、冬を越して生存することはできないので、大流行になる危険性はないと考えられています。ヒトからヒトへの感染はありませんが、ウイルスは蚊→ヒト→蚊のサイクルで維持されています。

治療と予防

有効な薬剤はありませんので、輸液を中心とした対症療法を行います。ただし、発熱や疼痛《とうつう》に対して、解熱鎮痛薬であるアスピリンは出血傾向を助長するので、使ってはいけないとされています。デング熱は一般に予後は良好です。

予防ワクチンはないので、熱帯・亜熱帯地方で蚊に刺されないように注意することです。

（齊藤厚）

侵《しん》襲《しゅう》性《せい》髄《ずい》膜《まく》炎《えん》菌《きん》感《かん》染《せん》症《しょう》

5類感染症（全数把握）。以前は流行性脳脊髄膜炎《のうせきずいまくえん》と呼ばれていましたが、感染症新法ではこの病名になりました。

開発途上国には多い病気ですが、わが国ではほとんどみられなくなっています。年間10例程度の発症頻度です。一般病院で治療し、入院の可否は患者の重篤度《じゅうとく》によって決められます。

症状・原因

2~4日間の潜伏期ののち、急激に発症し、悪寒戦慄《おかんせんりつ》を伴う発熱、はげしい頭痛で始まり、吐きけ、嘔吐を伴います。けいれんや意識障害を起こすこともあります。

また、くび筋がかたくなる（頸

部硬直）症状があれば、本症を疑う必要があります。

髄膜炎菌は患者や保菌者の飛沫《ひまつ》感染によって、鼻や咽頭《いんとう》粘膜より感染しますが、健常者も1～5％の割合で、鼻腔などにこの菌を保有しているといわれています。

治療

早期治療を行えば治癒も早く、後遺症が少なくてすみます。治療にはペニシリン系、セフェム系抗生物質を投与し、絶対安静を守り、輸液などの一般療法も必要です。軽症、中等症であれば、早期の適切な治療によって完全に治癒します。

昏睡に至るような重症の場合は、たとえ回復しても後遺症を残すことが少なくありません。

髄膜炎の症状は軽度であっても、チアノーゼやショックなどを伴って激烈な経過をとる場合もあり、死亡する場合もあります。

（齊藤厚）

アメーバ赤痢《せきり》

以前は法定伝染病で、感染症新法では5類感染症（全数把握）。医師は7日以内に届け出る義務があります。必ずしも入院治療の必要はありません。世界じゅうに分布していて、海外渡航者が感染していましたが、近年は国内の福祉施設や、男性同性愛者のなかで集団発生がみられることがあります。

症状・原因

患者の便中にある赤痢アメーバという原虫の経口感染です。

腸アメーバではイチゴゼリー状の下痢や、腹痛。**アメーバ性肝膿瘍**《かんのうよう》の場合は肝臓腫大、腹部膨満感《ぼうまんかん》など。

治療

メトロニダゾールが特効薬。通常の生活では、感染することはほとんどありません。

（齊藤厚）

劇症型溶血性《げきしょうがたようけつせい》レンサ球菌感染症《きゅうきんかんせんしょう》

5類感染症（全数把握）。1993年と1994年、わが国において「人食いバクテリア」と呼ばれる死亡率の高い劇症感染症が、マスコミをにぎわせました。現在の報告数は少なくなっていますが、健康な成人や高齢者で、いったん発症し治療が遅れると、急激に死の転帰をとるのでおそれられています。

症状・原因

突然の高熱、24時間以内に血圧低下などのショック状態になります。咽頭炎《いんとうえん》や扁桃炎《へんとうえん》、あるいは皮膚外傷に引き続いて発症することが多いとされています。

その他の症状として、筋肉痛、嘔吐《おうと》、下痢がみられますが、意識障害、皮膚の発赤腫脹《ほっせきしゅちょう》と水疱などがみられたら、きわめて重症です。

原因は溶血性レンサ球菌という、普通にみられる皮膚や咽頭などの化膿菌です。このようにきわめて激烈な経過をとるのは、ヒトの側に問題があるのか、菌の種類に原因があるのか、はっきりとはわかっていません。

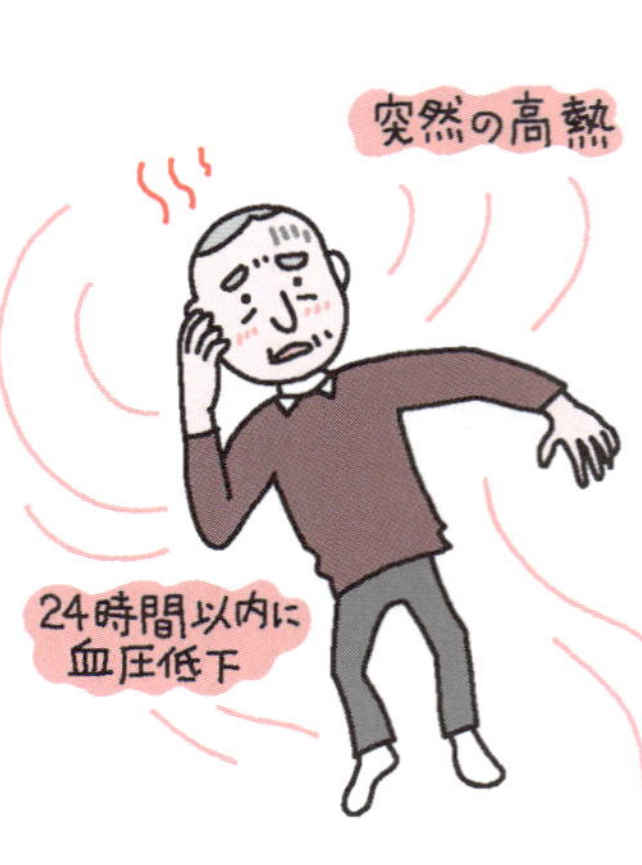

治療

初期にペニシリンなどの強力な抗生物質療法が行われれば、100％救命可能です。発症から治療開始までに時間がたつほど致命率が高くなります。患者からの感染はありません。

成人の咽頭炎や扁桃炎では十分な抗生物質治療を行います。

（齊藤厚）

後《こう》天《てん》性《せい》免《めん》疫《えき》不《ふ》全《ぜん》症《しょう》候《こう》群《ぐん》（エイズ）

5類感染症（全数把握）。2016年までのわが国のエイズ患者は8523人、感染者は1万8920人に上っています。世界では年間180万人の新規感染者、約100万人が死亡しています。ほとんどは性行為感染です。わが国では東京、名古屋、大阪、福岡などの大都会での感染者が多くを占めています。

国連合同エイズ計画（UNAIDS）では90-90-90戦略を推奨しています。

90-90-90戦略とは、100人の感染者の90%が診断され、そのうちの90%が治療を受けられ、さらにその90%がエイズウイルス量を検出限界以下に抑えるという戦略です。これは世界の低開発国では十分な対策がとられていないための戦略といえます。

症状・原因

感染後、2〜4週間して急性症状がみられる場合があります。発熱、リンパ節腫大、咽頭炎、皮疹、筋肉痛などですが、単なるかぜとして見すごされる傾向にあります。

感染後3〜10年の無症状期をへて、種々の感染症にかかりやすくなります（エイズ発症）。

症状としては、繰り返す発熱（種々の感染を併発）、せきや痰《たん》（カリニ肺炎や結核）、息切れ（肺炎）、口内炎（カンジダ感染）、下痢（細菌感染症やウイルス、原虫感染症）、リンパ節腫大（リンパ腫、結核など）、皮疹（ヘルペスウイルス、カポジ肉腫など）など多彩です。病原体はヒト免疫不全ウイルスの1型および2型。

治療と予防

エイズ拠点病院を中心とした専門医による治療が必要です。治療薬にも大きな進歩があり、死亡率も大きく減少してきています。

予防は不純な性行為の中止とコンドームの使用などです。

（齊藤厚）

クリプトスポリジウム症《しょう》

5類感染症（全数把握）。アジア・アフリカなどの発展途上国から帰国した人で、下痢になる患者の原因として知られていました。しかし、わが国では、水道水による1万人規模の国内集団発生がみられてから、マスコミなどで注目されました。幼児や高齢者、あるいは免疫能の低下した人が発症しやすい病気です。

症状・原因

はげしい水様性下痢があります。腹痛や悪心《おしん》、嘔吐を伴うことが多く、軽度の発熱もみられます。健康な人ではそのまま数日から1〜2週間で回復します。エイズや副腎皮質ホルモン服用者などでは慢性化して、重症になります。

病原体はクリプトスポリジウムという腸管寄生の原虫。患者の便で汚染されている河川や池、プール、あるいは家畜やペットから感染します。水道水が汚染されると、大規模な集団発生がみられます。

治療と予防

有効な治療薬はありません。自然回復を待ちます。感染力が強いオーシストと呼ばれる状態の原虫は、消毒薬には抵抗力が強いのですが、乾燥や70度以上の熱には弱いので、危険性のある飲料水は加熱して用います。

（齊藤厚）

クロイツフェルト・ヤコブ病《びょう》（プリオン病《びょう》・狂《きょう》牛《ぎゅう》病《びょう》）

5類感染症（全数把握）。プリオン病とも呼ばれます。

病原体はプリオン（異常プリオンたんぱく）と呼ばれる異常たんぱくです。1996年春、イギリスで蔓延《まんえん》した狂牛病《きょうぎゅうびょう》（ウシ海綿状脳症）から人に感染した疑いがもたれ、世界じゅうを恐怖に陥れました。

人のプリオン病には、家族性（遺伝性）クロイツフェルト・ヤコブ病と、狂牛病のような散発発生のものがあります。

症状・原因

潜伏期は数年から数十年に及ぶとされています。

運動障害、視覚障害、記銘力低下、精神症状（性格変化、言語障害、異常行動など）で発症します。急速に、知的障害（認知症、言語障害）や運動障害（歩行障害、小脳症状、錐体路《すいたいろ》・錐体外路症状など）を呈し、最終的には無運動・無言状態に陥ります。死亡した人の大脳・小脳皮質には異常プリオンたんぱくが大量に沈着しています。

治療と予防

有効な治療法はありません。感染防止に力を入れます。

特に、この病気の患者の脳や脊《せき》髄《ずい》組織をはじめとする体液や組織は、高い感染力を有し、通常の滅菌・消毒では失活しないので、特別の処理を行う必要があります。

これまでにも、治療用の生物製剤や牛肉などからの感染が知られていましたが、現在はイギリスの牛肉も安全とされています。

（齊藤厚）

梅毒《ばいどく》

5類感染症（全数把握）。先天梅毒と後天梅毒があり、後者は**性行為感染症**の一つです。

症状・原因

先天梅毒は、梅毒にかかっている母親から胎盤を通して胎児が感染して生まれてくるもの。梅毒疹、骨軟骨炎や、学童期になってからのハッチンソンの3徴候（実質性角膜炎、内耳性難聴、ハッチンソン歯）がみられますが、現在はこのような患者はみられなくなっています。

後天梅毒は、不純性交によって増加しているのではないかと危惧されています。後天梅毒の症状は、次の1～4期に分けられます。

1期では、感染後約3週間で、性器の局所（男性では冠状溝、包皮、亀頭部。女性では大陰唇、小陰唇、子宮頸部。男女とも、ときに口唇や手指）に軟骨様の硬結が生じ、やがて中心部が潰瘍となります。痛みはありません。また、両側の鼠径《そけい》リンパ節も腫大してきますが、痛みはありません。放置しておくと、これらは2～3週間で消退します。

2期は、それから約3カ月後で、全身の皮膚や粘膜に多彩な発疹《ほっしん》がみられます（梅毒性バラ疹、丘《きゅう》疹性《しんせい》梅毒疹、梅毒性乾癬《かんせん》）。外陰部には扁平コンジロームがみられます。

3期は、さらに3年以上の経過があったのち、結節性梅毒疹やゴム腫を生じます。

4期になると、梅毒性大動脈炎や神経梅毒、進行マヒなどがみられます。

原因となる病原体は梅毒トレポネーマと呼ばれるもので、これは細い繊維のような、らせん状をしたスピロヘータです。

治療

ペニシリンが有効です。

ほかの性病にもかかっている可能性があるので、それらの検査が陽性であれば、その治療も行う必要があります。

ワクチンは存在しませんので、感染機会をもたないようにすることです。

（齊藤厚）

メチシリン耐性《たいせい》黄色《おうしょく》ブドウ球菌《きゅうきん》感染症《かんせんしょう》

5類感染症（定点把握）。**MRSA感染症**としてよく知られています。人の皮膚に存在している代表的化膿菌の一つです。

抗生物質の乱用によって病院内で増殖し、日本じゅうの病院で院内感染を引き起こし、社会的問題となりました。この菌はもともと人の常在菌ですから、病院内から完全には排除できない状態となっています。

症状・原因

抵抗力が弱った人に肺炎や下痢、敗血症などを起こしますが、健康な人にはほとんど無害です。いったん発症すると、回復力が弱い人であることと有効な抗生物質が少ないことから、死亡率が高くなります。

治療と予防

バンコマイシンという抗生物質が特効薬です。

手指を介して伝搬するので、手洗いが重要です。鼻腔に保有している人が多いので、必要な場合はムピロシンなどで除菌します。（齊藤厚）

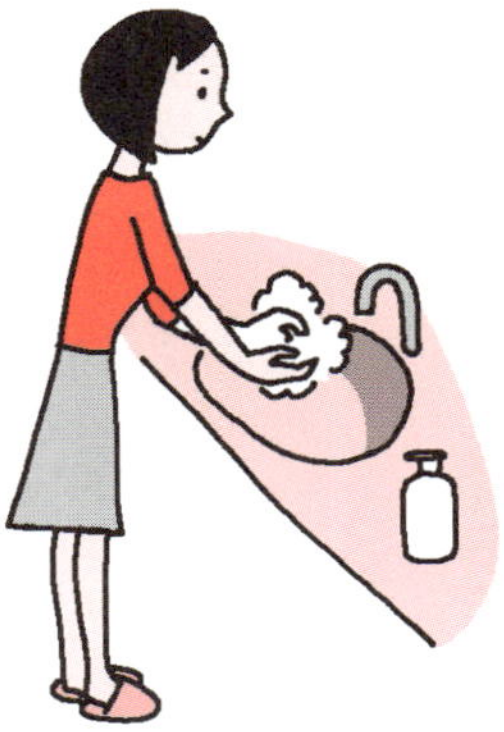

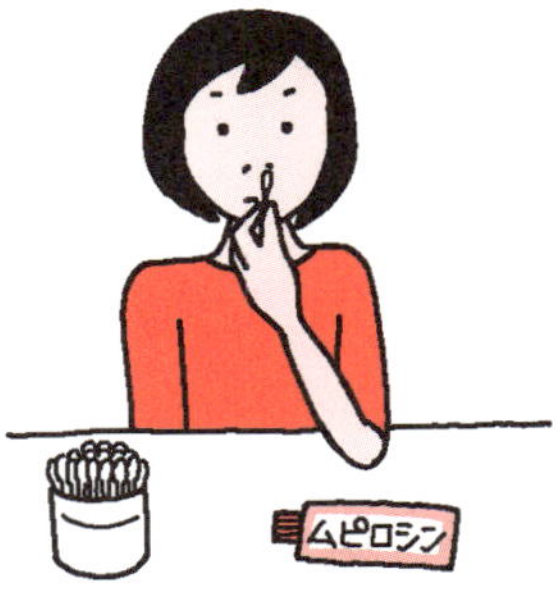

淋《りん》菌《きん》感《かん》染《せん》症《しょう》

5類感染症（定点把握：STD定点）。性行為感染症です。最近、若者に不特定多数との性交渉の機会がふえているせいか、1995年から上昇の一途をたどっています。

症状・原因

男性では感染3～10日後に、排尿痛、膿性の尿道分泌物を生じる尿道炎がみられます。目に感染した場合は結膜炎がみられ、結膜発《ほっ》赤《せき》、膿性の目やにがみられます。精巣上体炎（副睾丸炎）では発熱、陰嚢《いんのう》腫大、著明な疼痛《とうつう》が生じます。男性では、感染機会を推測することが可能です。

一方、女性では症状は軽く、おりもの（帯下《たいげ》）がふえます。自覚症状がないことがほとんどで、いつ感染したか不明な場合が多いです。原因菌は淋菌。世界じゅうに分布し、感染者は成人男性に多くみられます。

治療

ペニシリンをはじめ、有効な抗生物質があります。近年、ペニシリン耐性淋菌が増加しています。

淋菌は再感染を繰り返すので、セックス・パートナーの治療も同時に行う必要があります。予防のためのワクチンはありません。

（齊藤厚）

性《せい》器《き》クラミジア感《かん》染《せん》症《しょう》

5類感染症（定点把握：STD定点）。性行為感染症です。わが国では、1996年から男女とも増加傾向にあります。

症状・原因

淋菌感染症と同様、男性は尿道炎（粘液性分泌物の増加、尿道瘙《そう》痒《よう》感、排尿痛）と精巣上体炎（陰嚢内容の腫脹《しゅちょう》、疼痛、発熱）がみられます。

女性は一般に無症状ですが、ときにおりものの増加、下腹部痛、性交痛をみることがあります。

まれに、炎症が肝臓の周囲に及び、激烈な腹痛をきたすことがあります（肝周囲炎）。

原因となる病原体はクラミジア・トラコマーティスという微生物です。

治療

テトラサイクリンという抗生物質が特効薬です。

淋菌感染症と同様、セックス・パートナーの治療も同時に行う必要があります。

淋菌感染症と合併していることがあるので、その検査が必要です。

予防のためのワクチンはありません。性病予防に関する一般的注意が必要です。

（齊藤厚）

性《せい》器《き》ヘルペスウイルス感《かん》染《せん》症《しょう》

5類感染症（定点把握：ＳＴＤ定点）。性行為感染症です。性器クラミジア感染症、淋菌感染症に次いで第3位の頻度で多く、母子感染もあります。

症状・原因

男性では感染から2～10日後に、陰茎包皮の小水疱と有痛性の浅い潰瘍《かいよう》が出現します。

掻痒感と違和感があり、水疱が破れて潰瘍となり、7日目ごろが症状は最も強くなります。

原因ウイルス（単純ヘルペスウイルスの1型または2型）は、知覚神経線維を上行し、腰仙髄《ようせんずい》神経節に潜伏感染します。この感染は生涯持続し、ストレスなどによって初発部位に再発を起こします。

女性では、初感染の場合は性行為から2～10日後、急に外陰部に多発性の浅い潰瘍と水疱性病変が出現します。きわめて強い疼痛があり、排尿困難や歩行障害がみられるほどです。両側の鼠径《そけい》リンパ節腫大もみられます。2～4週間で自然消退します。

ストレスなどで再発します。再発の場合も同様の病変ですが、症状は軽いです。

治療

アシクロビルが有効です。性病予防に関する一般的注意が大事です。

（齊藤厚）

猫《ねこ》ひっかき病《びょう》

感染症法には含まれていませんが、普遍的な感染症です。

猫は昔から家庭内で飼われていて、犬とともにペットのなかでも最も人気のある愛玩動物です。平成28年度わが国では980万匹が飼われていて、これにのら猫（外猫）を加えると日本には1000万匹以上の猫が住んでいることになります。

症状・原因

猫にひっかかれてから5～10日後に虫さされ様の丘診や小膿瘍形成がみられ、その1～2週後に所属リンパ節（多くは、腋窩や鼠径部）が有痛性に腫脹してきます。微熱や倦怠感、食欲不振、頭痛などが軽度にみられる程度ですので、リンパ節腫大が鳩卵大程度になってはじめて医療機関を訪れる人が多いようです。

多くの場合は、数週間から2カ月程度で自然治癒します。しかし、免疫抑制剤使用中の人など感染免疫能が低下している人では血小板減少症や脳炎などがみられる場合があります。

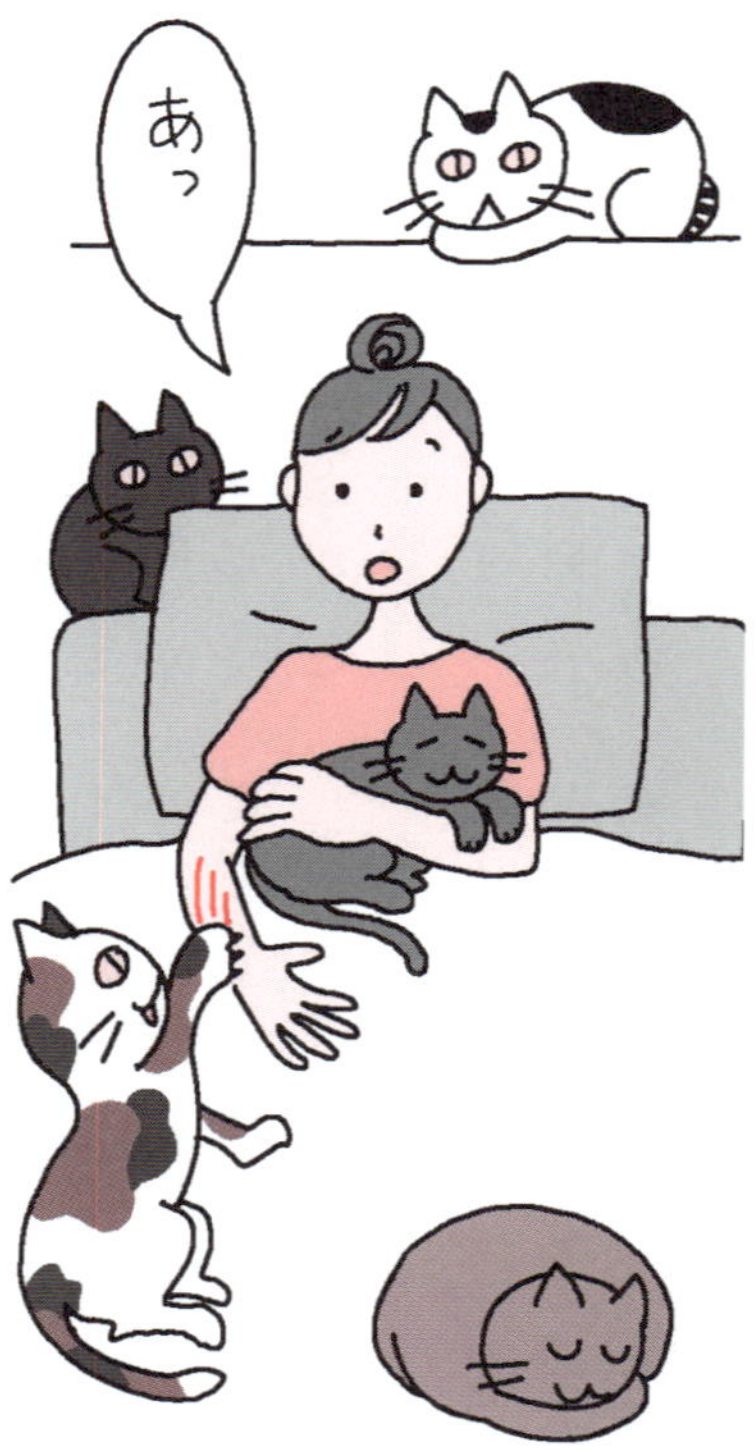

原因はバルトネラ・ヘンセラエという小さな細菌。すべての猫がもっているわけではありませんが、子猫や野良猫にひっかかれたり咬まれたりして発症します。

罹患者の多くは20才以下の女性と子供。猫との接触が多いせいかもしれません。

治療

多くの抗菌薬が有効です。予後は良好ですが、治癒までに長い経過をたどります。

（齊藤厚）

肺《はい》結《けっ》核《かく》

322ページ参照

骨・関節の病気

●変形性頸椎症
●突発性頸項痛（寝違え）
●頸部脊柱管狭窄症
●頸椎椎間板ヘルニア
●むちうち症
●肩こり
●五十肩（肩関節周囲炎）
●腰痛症
●ぎっくり腰（突発性腰痛症）
●腰椎椎間板ヘルニア
●腰部脊柱管狭窄症
●脊椎分離症・脊椎すべり症
●後縦靱帯骨化症
●脊柱側弯症
●脊椎カリエス
●変形性脊椎症
●骨粗鬆症
●骨髄炎
●変形性膝関節症
●変形性股関節症
●踵骨棘（足底腱膜炎）
●アキレス腱周囲炎
●中足骨痛症
●肘部管症候群
●手根管症候群
●腱鞘炎
●先天性股関節脱臼
●ペルテス病
●単純性関節炎（単純性股関節炎）
●肘内症
●膝内症
●踵骨骨端炎
●オスグッド・シュラッター病
●ケーラー病（第1ケーラー病）
●フライバーグ病（第2ケーラー病）
●クリッペル・ファイル症候群

関節の構造と働き

人間の体の骨格は、200あまりの骨が連なってできています。骨と骨は、関節によってつながっており、それに筋肉や腱などが付着し、運動できるようになっています。

関節は、筋肉とともに体を自由に動かすための運動器です。その役割は、体を支えることと、体を自由に動かすことです。脳から運動神経を通じて筋肉に送られた指令で、筋肉が伸びたり収縮したりすることにより、関節は動かされます。

関節には、曲げ伸ばしができる可動関節と、動かない不動関節（頭蓋骨や仙骨など）に分けられます。

関節というと、普通可動関節を指します。ひざや腰、肩、くび、腕、手などです。

可動関節は、骨の端が凸面になった関節頭と、骨の端が凹面になった関節窩が接して組み合わさることでできています。それぞれの表面は、やわらかく弾力性のある軟骨層でおおわれ、関節全体は関節包という強靭な膜で包まれています。

骨格とおもな関節、脊柱

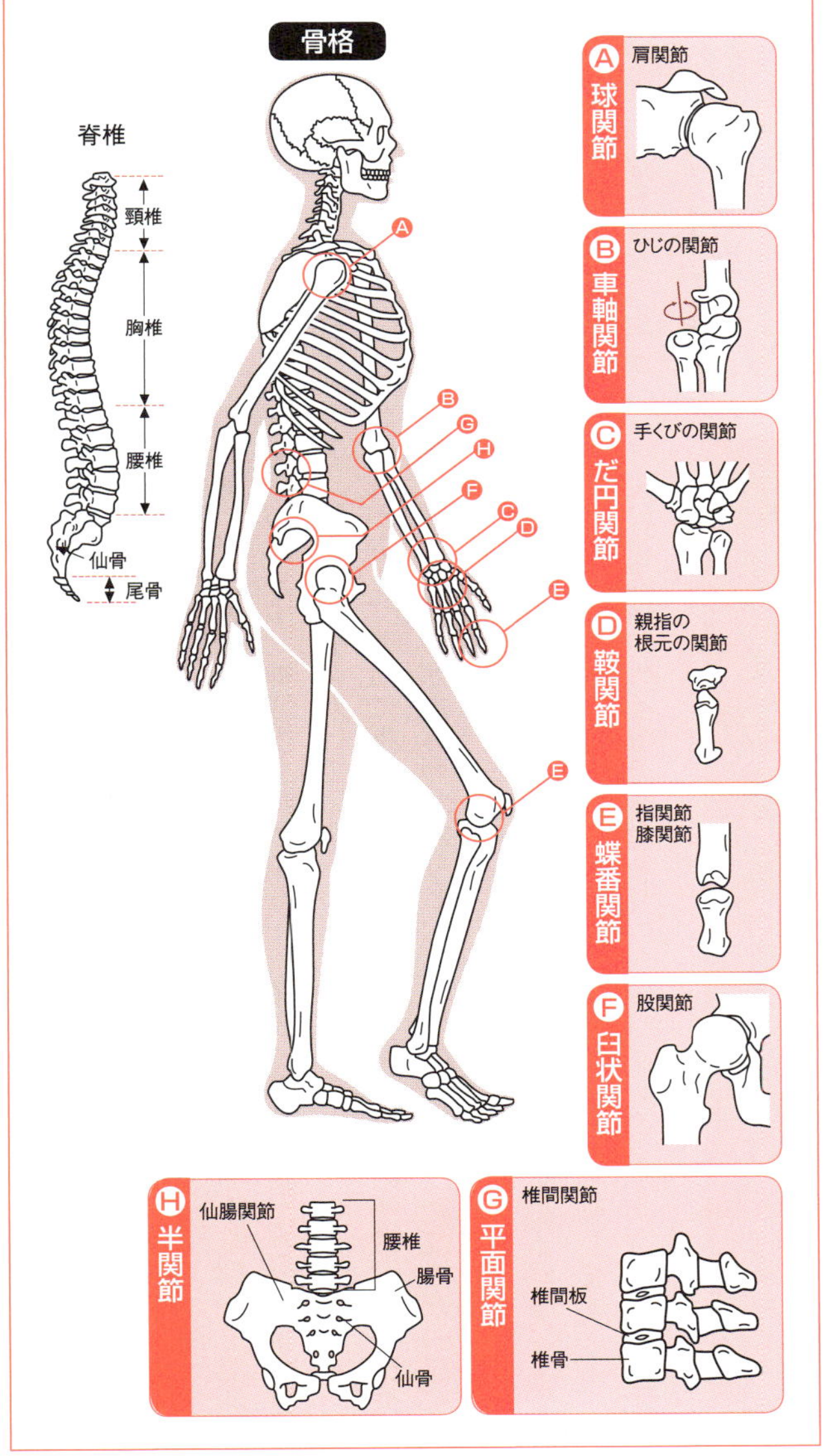

関節包の中は、関節包の内膜から分泌される関節液で満たされています。関節液は、関節の潤滑油の役目を果たすとともに、関節軟骨に栄養を送っています。関節を動かす筋肉は、腱によって関節の骨に付着しています。関節は、関節を曲げる屈筋と、関節を伸ばす伸筋の働きで運動をします。関節は球関節や車軸関節など八つに分けられます。この章では、骨・関節の代表的な病気を、くび→肩→腰→脚→手→小児、の順に解説します。（三井弘）

変《へん》形《けい》性《せい》頸《けい》椎《つい》症《しょう》

老化で頸椎が変形することで起こります。くびの病気でいちばん多く、中年以降にあらわれることの多い症状です。

症状・原因

まず頸部が痛み、やがてくびから肩へと痛みが広がって、手と腕が痛んだり、疲れやすくなったりしびれるようになります。肩がこったり、激痛があらわれたりすることもあります。

頸部は常に頭部を支える負担にさらされています。20代を過ぎると、頸部への負担を補うため、椎間板のまわりにとげのような形をした骨棘《こっきょく》ができます。これが脊髄《せきずい》や神経根の通り道を狭め、先の症状を引き起こします。

骨棘が脊髄を圧迫すると、腕や体幹、足に運動障害や知覚障害があらわれます。神経根を刺激すると、腕から指先にかけて激痛やしびれが走り、さらに指先の知覚障害、腕力の低下があらわれたりします。

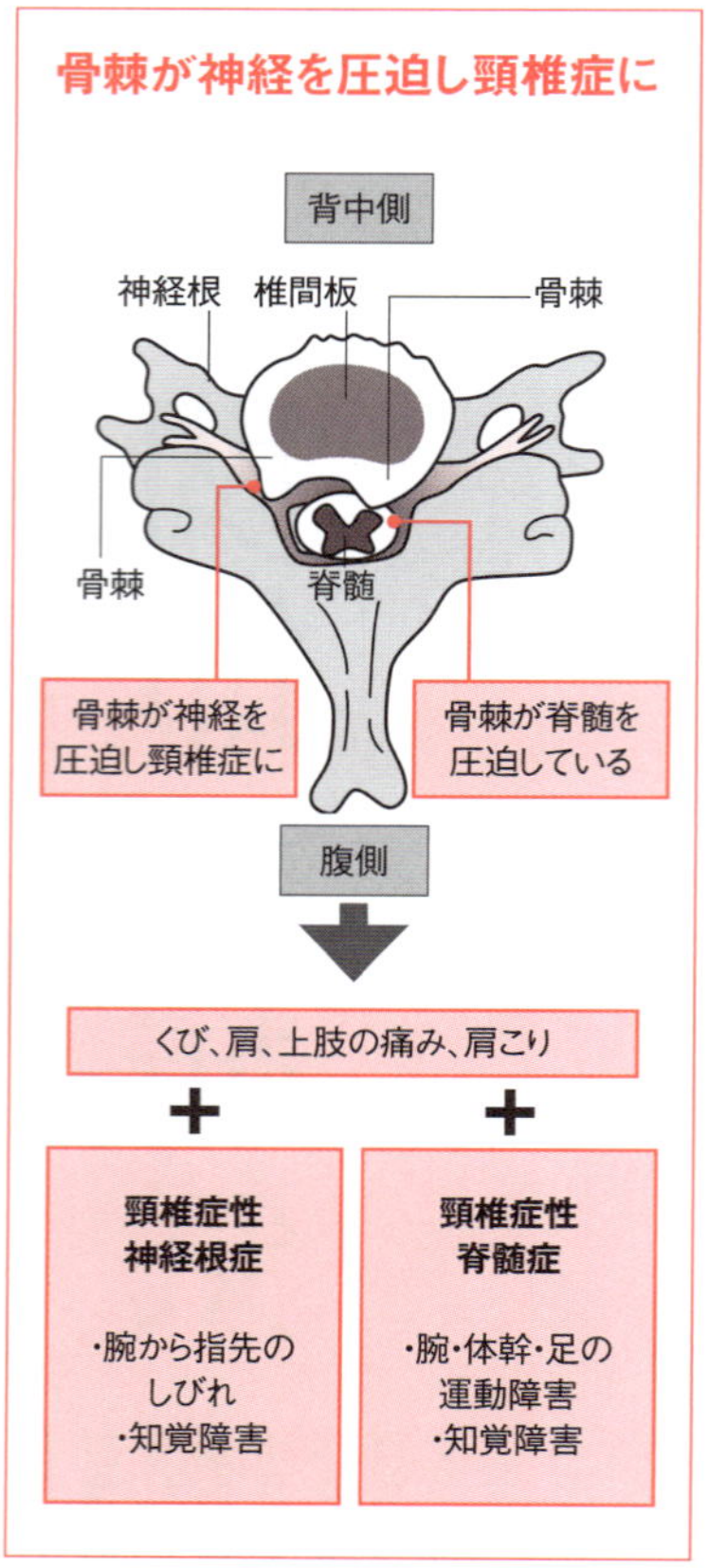

治療

主に次の四つの治療方法があります。

・保存的療法…頸椎を安静に保つため、くびのまわりに頸椎カラーをつけて日常生活を送ります。

・薬物療法…痛みを抑える消炎鎮痛剤、筋弛緩剤などの投与を受けます。

・理学療法…医療機関でくびや肩への温熱療法、頸部の牽引《けんいん》などを行います。

・手術療法…骨棘を除去するか、脊椎を後ろに移動します。

（三井弘）

突《とっ》発《ぱつ》性《せい》頸《けい》項《こう》痛《つう》（寝《ね》違《ちが》え）

頸部の、急性の痛みの代表が突発性頸項痛（寝違え）です。呼ばれて振り向いたときに、くびが動かせなくなるのも、同様の症状です。

症状・原因

就寝時の寝違えは、枕が高すぎたり、寝ているときの姿勢が悪かったりして、長時間不自然な姿勢をとり続けてしまったために起こります。頸項（くびから肩）の筋肉がかたくなり（拘縮《こうしゅく》）、固定されてしまうのです。症状は、ほとんどが一時的なもので数日もたてば自然に治ります。

治療

軽い寝違えなら、次の体操を10回ずつやってみましょう。①くびを前後に曲げる。②くびを左右に曲げる。③顔を左右に振る。痛くてできないときは、できる方向だけ行ってください。蒸しタオルやドライヤーで肩をあたためたり、入浴で全身をあたためるのも有効です。痛みがひどい（数日続く）場合は、整形外科の診察を受けましょう。薬の内服でよくなります。（三井弘）

頸《けい》部《ぶ》脊《せき》柱《ちゅう》管《かん》狭《きょう》窄《さく》症《しょう》

脊髄が通る脊柱管のスペースが狭い人、加齢とともに細くなった人にあらわれます。60才代に多い疾患です。

症状・原因

手や肩に強い痛みやしびれが生じます。筋力が低下して、手足が自由に使えないレベルになる人もいます。排尿や排便に支障が出る方もいます。

X線で見て、前後の脊柱管の距離が男性で16㎜以下、女性で14㎜以下なら、脊柱管が狭いと判断されます。

治療

ともにあらわれることの多い変形性頸椎症、椎間板ヘルニア、後《こう》縦《じゅう》靱帯《じんたい》骨化症《こつかしょう》などの症状とともに治療します。脊髄の明らかなまひや、筋力が低下して手が自由に使えないレベルになると、手術を行います。（三井弘）

頸《けい》椎《つい》椎《つい》間《かん》板《ばん》ヘルニア

椎間板は、脊柱を構成する骨である椎骨と椎骨の間にあって、骨どうしがぶつからないようにクッションの役目をしています。

椎間板の中央にはゼラチンのような髄核《ずいかく》があり、その周囲を線維《せんい》輪《りん》という比較的かたい軟骨がいくえにも囲んでいます。

20代になると老化によって椎間板の変形が始まり、線維輪の弾力が低下して亀裂ができて、髄核が線維輪の外にはみ出すことがあります。このようになった状態を椎間板ヘルニアといいます。頸椎にあらわれたものが頸椎椎間板ヘルニア、腰椎なら腰椎椎間板ヘルニアと呼ばれます。

ヘルニアとは、ラテン語で「臓器がある場所からはみ出した状態」をいいます。はみ出した髄核が脊髄や神経根を圧迫すると、各部に痛みや、まひが起きます。

症状・原因

くびの後ろ側が動かせなくなる、背中が痛む、左右の腕が痛む、しびれる、脱力感がある、手足にまひがあらわれるなどの症状が起きます。

髄核が後方中央に大きく出たときは、胸から腕と、足先から太ももにしびれ感、まひが生じることがあります。そのため階段の上り下りの際に、よろけたりするなどの歩行障害が起こることがあります。

治療

・自宅で…医師と相談のうえ、自宅でできる入浴や運動療法を行います。かたくなった筋肉をやわらかくし、血行をよくすると、痛みがやわらぎます。

・病院で…痛みのはげしい段階で

頸椎椎間板ヘルニアの椎骨の断面図

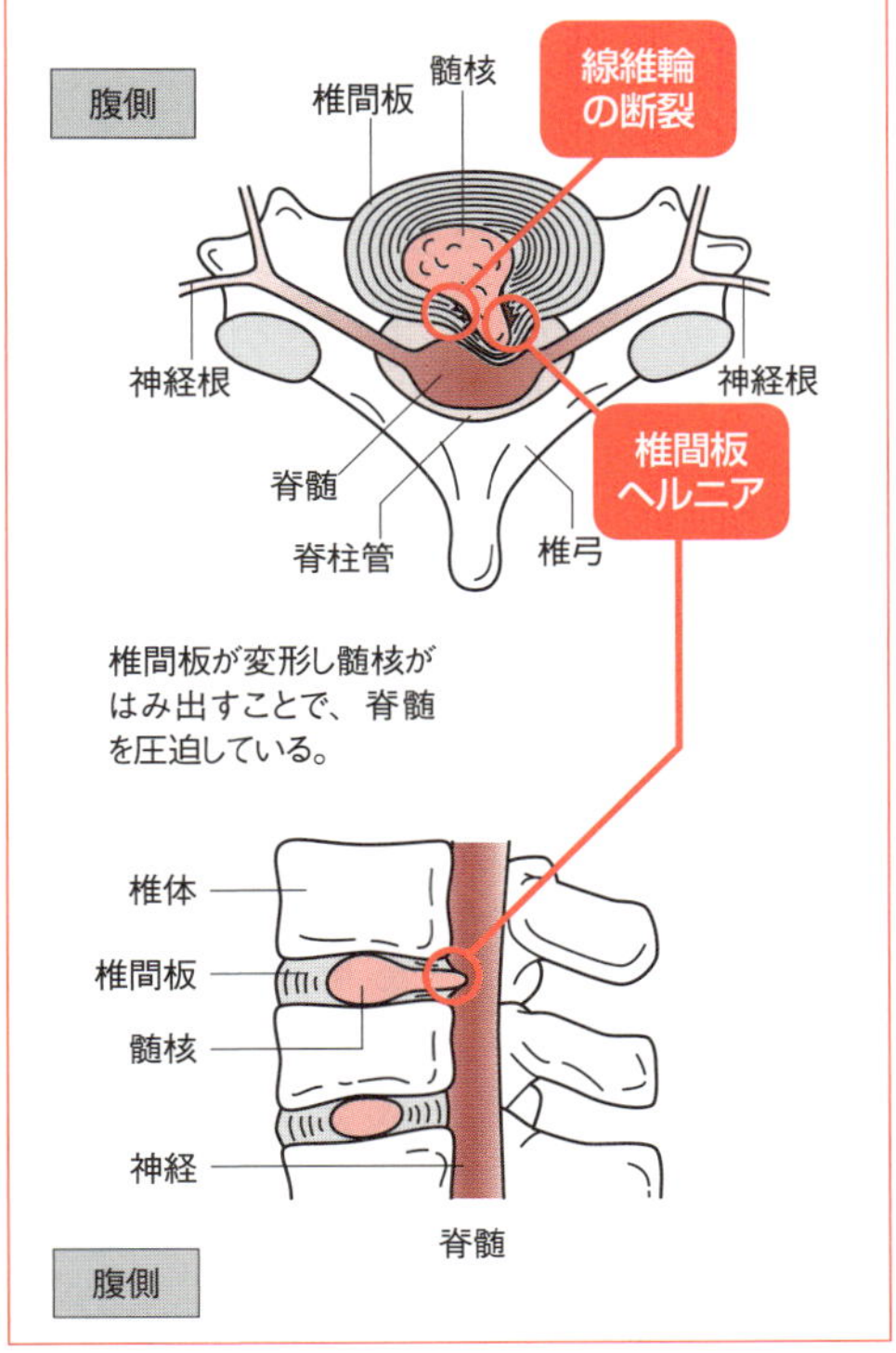

は、まず安静にし、消炎鎮痛剤などの薬物療法で痛みをとります（対症療法）。痛みがおさまったら、牽引《けんいん》療法・温熱療法（P589参照）、運動療法などの理学療法による治療を進めます。

痛みや手足のまひがひどく歩行が困難な場合は入院し、ベッド上で牽引療法を行ったり、局所麻酔剤を患部に注入する硬膜外ブロックなどの治療が進められます。

・手術…それでも治らないときは、背中を切開して飛び出した髄核を切除する手術か、腹部側からヘルニアを椎間板ごと摘出する手術を受けます。

最近では、大きく切開せず、約2cmぐらい切った皮膚から内視鏡を挿入して髄核を摘出する、経皮的髄核摘出術も行われています。短時間の手術で体への負担も少ない手術です。（三井弘）

むちうち症《しょう》

後ろから追突された車のドライバーなどに起きる、頸椎の捻挫《ねんざ》です。ラグビーなどのスポーツでははげしく衝突したときに起きることもあります。

症状・原因

くびの痛みや頭痛、吐きけを感じるようになります。ひどいときは、後頭部や肩、腕にも痛みが広がり、耳鳴りや倦怠感に襲われることもあります。

これらは、後ろからぶつけられたドライバーや同乗者のくびが、急激に後方に曲げられるために頸椎の捻挫が起こり、ときに脊髄《せきずい》から分かれる神経根（末梢神経）の軽い損傷、筋肉内の内出血などが原因で起こります。

症状は、事故の直後から翌日にかけてあらわれます。事故の現場で痛みを感じなくとも、万が一に備え、必ず医師の診断を受けるべきです。

治療

発症から1週間は、安静を維持します。起きているときはくびに頸椎カラーをつけ、くびまわりを固定するとよいでしょう。就寝時は横向きになると、楽です。数日たって痛みがひいたら、蒸しタオルなどで患部をあたため血行を促します。痛みがおさまったら、整形外科などの医療機関で温熱、運動、牽引《けんいん》などの治療を行います。

このような治療を受ければ、軽度・中度のむちうち症は3カ月で完治します。重症の場合は、さらに治療を続けます。（三井弘）

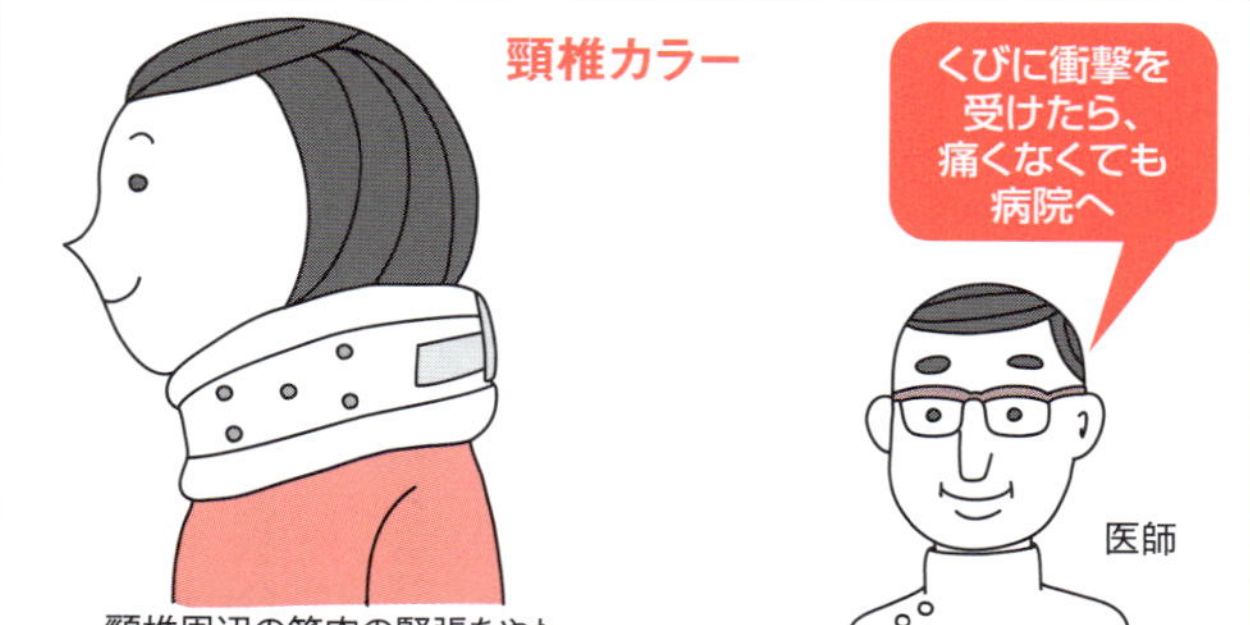
頸椎カラー
くびに衝撃を受けたら、痛くなくても病院へ
医師
頸椎周辺の筋肉の緊張をやわらげ、痛みや肩こりを防ぐ。

パソコン仕事からくびを守る

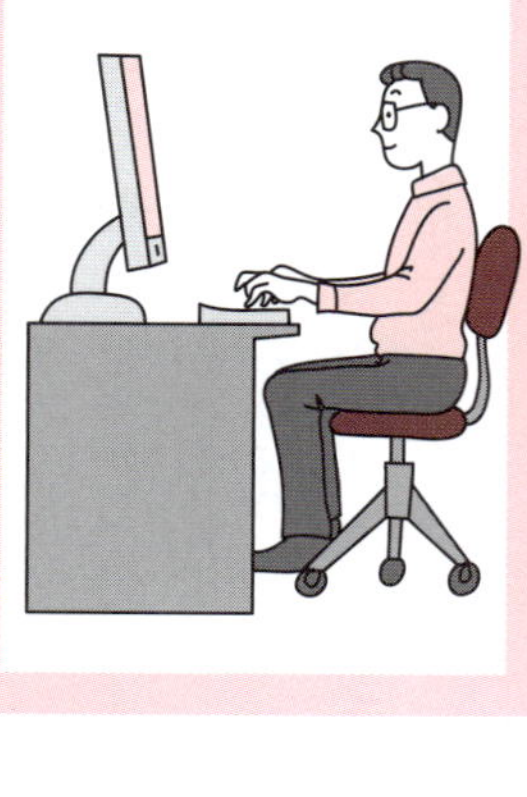

昨今の日常生活の中で、くびに負担のかかる動作の代表格はパソコン仕事です。長時間パソコンに向きあっていると、くびに負担がかかり、肩こりや頭痛、ときにはめまいやふらつきを感じることもあります。手足がしびれると同時に痛みを伴い、夜も眠れなくなる人もいます。

このような症状を予防・改善するには、まず、作業を長時間続けないことがなにより大切です。最長2時間を目安に10分前後の休憩をとり、席を立ち、歩き、背伸びをするなどの軽い運動をするとよいでしょう。

長時間の作業では、30cm以上はなれたデスクトップタイプのパソコンのモニター画面の上部を、ほぼ水平に見る姿勢を維持できれば、くびへの負担を減らせます。ノートタイプはくびが前屈しがちになるため、おすすめできません。（三井弘）

ユズの種に痛みをとる作用がある

ユズの皮や果汁には、リモネン、シトラール、テルペンなどの揮発性成分が含まれて、それがよい香りとして大脳を刺激、気分をよくしてくれます。また、皮膚表面の血行をよくし、冷え症や神経痛をやわらげてくれることが、現代医学で証明されています。

16世紀中国・明の時代に書かれた『本草綱目《ほんぞうこうもく》』という古典には、これらの効果のほか、二日酔いなどの酒の悪影響を散らしてくれたり、健胃作用があることが書かれています。

さらに注目したいのは、ユズの種を黒焼きにして酒とともに飲めば、捻挫や腰痛によいという記述です。

腰痛、打撲、捻挫、神経痛、といった痛みを伴う症状を軽くする効果がユズにあることは、生薬研究の場では広く知られています。そして、長年、その効果を期待してユズが用いられてきたことも事実です。

種や木の実は生命力のかたまりです。そして、その植物の性質がすべて凝縮して詰まっていると考えられます。たとえば黒ゴマ、あるいはナツメ。これらは私が指導する「医食同源」の食生活で多用する、すばらしい食品ですが、これも種です。

ユズの種も同じように、ユズの皮や実の性質をふんだんに含んでいるのではないでしょうか。もちろん、どの成分が人間の体のどこにどのように作用するのか、正確にわかるのは、これからの研究が必要です。

しかし、長年の使用の結果、関節のはれや痛みを抑える効果が上がっていることは、注目に値します。痛みが出てきたり悪化する晩秋から冬にかけては、ちょうどユズの入手しやすい季節です。

痛みに悩んでいる人でしたら、ユズの皮を香りづけに使い、果汁はなべ物に使ったら、種は捨てずにフライパンでいっておき、家庭の常備薬としてみてはいかがでしょうか。

用い方

ユズの種を洗って乾かし、これをフライパンに入れて、黒くなるまでよくからいりします。1日量10～15個を、すり鉢などで粉末にし、3回に分けて、アルコール飲料と一緒に飲みます。アルコールが飲めない人は、お湯などで飲みます。

なお、健康食品として、ユズの種を製剤化したものもありますから、そうしたものを利用してもいいでしょう。

（重野哲寛）

関節の痛みに鶏スープが効く

肩、腰、ひざなどの関節の痛みを訴える人たちは、コラーゲン不足が考えられます。コラーゲンというのは、骨や関節、皮膚、内臓などに多く含まれていて、細胞と細胞をつなぎ、各組織を支える接着剤のような働きをしています。

また、ひざなど関節の部分の骨は、表面をなめらかで弾力のある軟骨でおおわれています。この関節軟骨も、主成分はコラーゲンです。

関節軟骨は関節の曲げ伸ばしや、衝撃が加わった場合に、衝撃をやわらげるクッションのような役割をしています。ところが、コラーゲンが不足してくると、関節軟骨が薄くなり、骨と骨とが直接ふれあって、痛みや関節の変形を起こすのです。

このコラーゲンは、たんぱく質をとれば体内でつくることができますが、年齢とともに減ってきて、不足ぎみになります。ですから、中高年になったら、コラーゲンそのものを補給する必要があるのです。

そのために、コラーゲンの豊富な鶏の手羽先に野菜をたっぷり加えた鶏スープをおすすめします。手羽先にはコレステロールも多いので、できるだけとり除いてから作るほうがよいでしょう。

作り方

材料は鶏の手羽先1kg、ショウガ1かけ、ネギ1/2本（1週間～10日分）。

①手羽先は強火で5分ほど下ゆでして脂やアクを抜き、手早くざるにとって水で洗う。

②手羽先をなべに戻し、かぶるくらいの水を入れ、ショウガとネギを加えて火にかけ、沸騰したらとろ火にして、こまめにアクや脂（コレステロールを含む）をとり、1時間半～2時間煮込む。コラーゲンがゼラチンになってスープに溶け出すよう、ゆっくり時間をかけること。

③手羽先、ショウガ、ネギを除いてできあがり。保存は冷蔵庫で。

④小さめのカップで1日1杯（約100㎖）を目安に、あたためて飲む。

（安田和人）

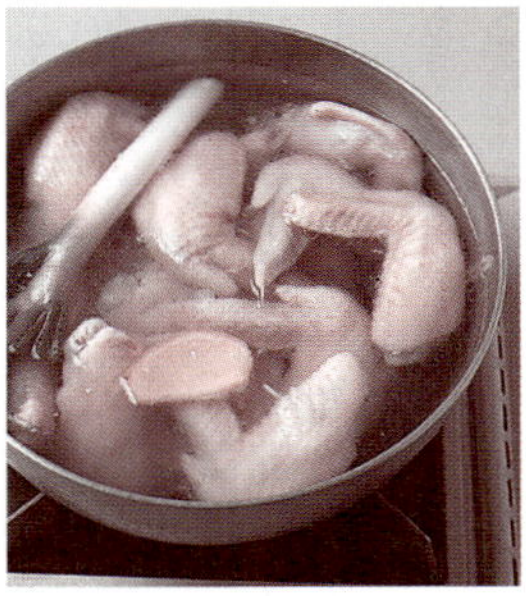

1時間半～2時間、浮いてくる脂をとりながら、ゆっくり煮込む。

むちうち症の漢方療法

むちうち症は、頸部の痛み、頭痛、肩こり、上肢のしびれ、痛み、吐きけ、耳鳴り、耳痛、胸内圧迫感など、多彩な症状を呈します。

漢方療法では、これらの症状のほかに、その人の体質、体力、全身的な不調和の結果、あらわれている症状などを参考に、薬方を選んでいます。

治打撲一方《じだぼくいっぽう》

なかなか症状がとれず、長期にわたって痛みの続くものに用います。

桂枝加葛根湯《けいしかかっこんとう》

比較的体質虚弱の人で、悪寒《おかん》、頭痛、発熱などがあり、肩や背中が痛んだり、こるものに用います。むちうち症の初期に適しています。

葛根湯《かっこんとう》

これも初期に用います。比較的元気な人で、悪寒、発熱があり、項部や肩背部に炎症充血症状が起こり、緊張がある場合です。脈は浮かんで力があります。

桂枝茯苓丸《けいしぶくりょうがん》

体力が中等度、もしくはそれ以上の人で、むちうちによる諸症状を訴え、下腹部に抵抗、圧痛が認められるものに用います。多くは肌がやや黒みを帯びており、顔はのぼせて赤ら顔で、女性では月経異常を訴えることなどが目標になります。

桃核承気湯《とうかくじょうきとう》

体力が充実した人で、頭痛、めまい、不眠、いらいら、手足の冷え、不安など、精神神経症状を伴うものに用います。便秘ぎみの人が多く、左下腹部に抵抗、圧痛を認める場合がその適応となります。この処方は女性によく用いられます。

小柴胡湯《しょうさいことう》

みずおちから季肋部《きろく》にかけて苦満感を訴え、触診すると抵抗、圧痛を認める、いわゆる胸脇苦満《きょうきょうくまん》の症状を呈するものに用います。食欲がなく、全身倦怠感があり、吐きけや、微熱を伴うことが多いものです。また、不眠、いらいら、頭重、憂うつなど精神神経症状を伴うものにも効果があります。

柴胡加竜骨牡蛎湯《さいこかりゅうこつぼれいとう》

胸脇苦満があって、不眠、いらいら、頭重、怒りっぽいなどの精神神経症状を伴うものに用います。胸部や腹部がドキドキしたり、腹部大動脈の拍動の亢進《こうしん》を認めることが多いものです。また、便秘の傾向があり、排尿の異常を訴えることもよくあります。

苓桂朮甘湯《りょうけいじゅつかんとう》

比較的体力の低下した人で、みずおちのあたりをたたくと水の音が聞こえる、いわゆる心下部に振水音の認められるものに用います。めまい、動悸、のぼせなどの精神神経症状を伴い、尿量減少を認めることもよくあります。

三黄瀉心湯《さんおうしゃしんとう》

追突などでショックを受けた直後に、精神的動揺がはげしく、不安、恐怖、のぼせ、興奮などがあって、落ち着かず、皮下出血を伴う場合に用います。貧血はなく、体力のあるものに効果があります。

（矢数圭堂）

むちうち症のツボ刺激

むちうち症の急性期は安静が第一です。2週間ほどたっても症状がとれないときは、ツボ刺激で効果を上げることができます。むちうち症は、障害された組織によって、あらわれてくる症状もさまざまです。なかでも、耳鳴りやめまいは椎骨動脈の障害ですから、専門医の治療が必要です。

このほか、くびが回らない、肩が痛い、肩がこる、頭が痛いといった靱帯《じんたい》や筋肉の障害、また、手先のしびれや、物をポロリと落とす筋力の低下などがあげられます。

それぞれの症状に合ったツボを選んで刺激しますが、その方法としては、指圧、指ハリ、灸治療が効果的です。

頭が痛い、くびが回らない、肩が痛い、肩がこる、といった症状のときは、まず蒸しタオルでくびをよくあたため、次に、後ろくびから肩先に向かって軽くマッサージし、後ろくびの太い筋肉を、親指と人さし指でゆっくりもみほぐします。

その後、**天容**《てんよう》、**缺盆**《けつぼん》、**天柱**《てんちゅう》、**風池**《ふうち》、**大杼**《だいじょ》、**曲垣**《きょくえん》、**肩井**《けんせい》、**天髎**《てんりょう》、**天宗**《てんそう》、**巨骨**《ここつ》といったツボを、親指の腹でゆっくり指圧してください。

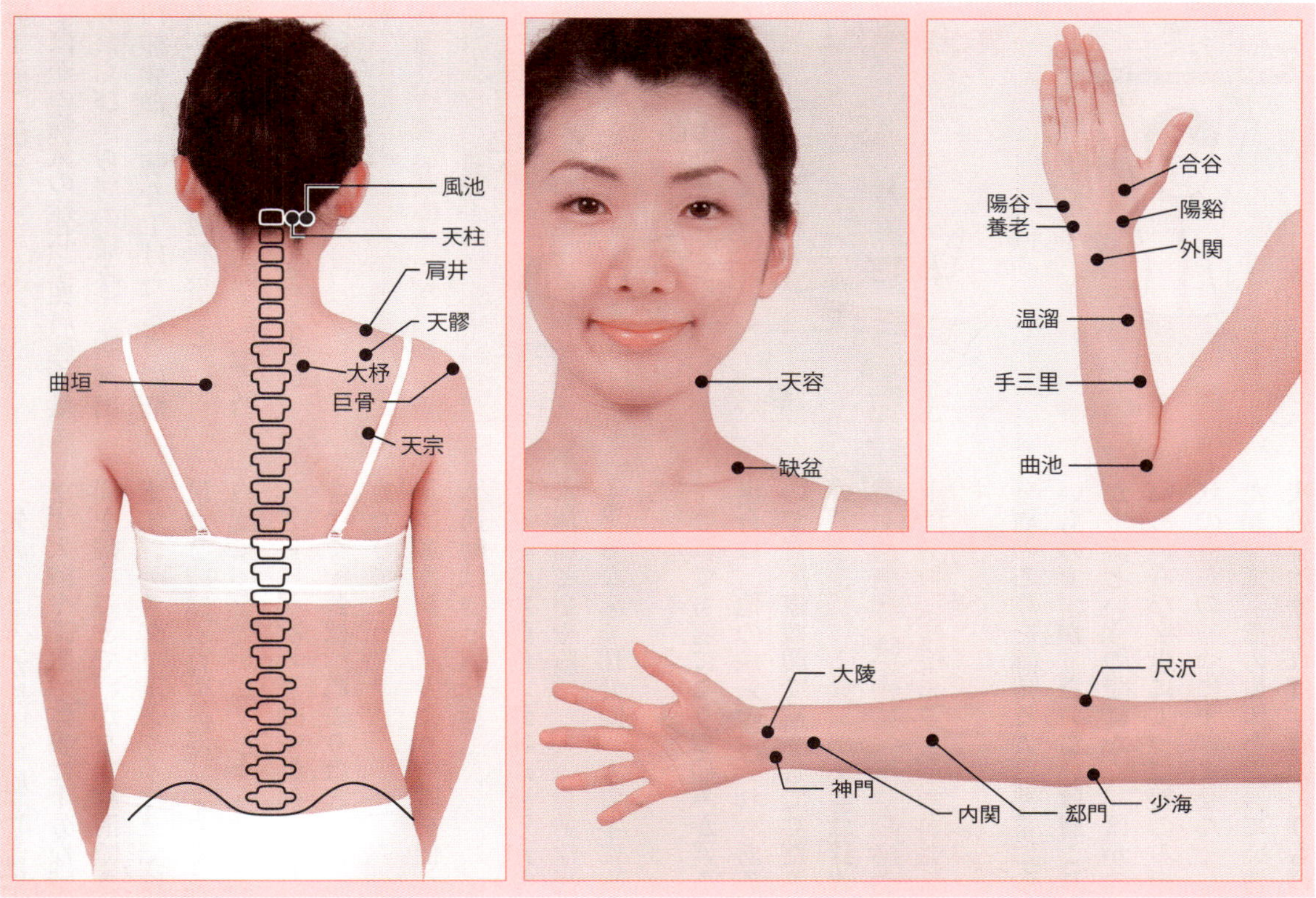

●肩こりがひどい場合

肩井、曲垣に小切りもぐさを5壮（回）ずつ、また、頭痛が続くときは、天柱、風池に、3壮ずつ灸をすえると効果的です。

●手先にしびれがある場合

しびれが親指や人さし指にあるようなら、**曲池**《きょくち》、手の**手三里**《てさんり》、**温溜**《おんる》、**陽谿**《ようけい》、**合谷**《ごうこく》といったツボを中心に、指ハリで強めの刺激を与えます。中指がしびれるようなら、**尺沢**《しゃくたく》、**郄門**《げきもん》、**内関**《ないかん》、**外関**《がいかん》、**大陵**《だいりょう》といったツボを、また、薬指や小指がしびれるようなら、**少海**《しょうかい》、**神門**《しんもん》、**陽谷**《ようこく》、**養老**《ようろう》といったツボに同様の刺激を与えます。

しびれ感が頑固に続く場合、曲池、尺沢、少海か、内関、神門、合谷のツボに灸治療を行ってください。特に、手くびのまわりのツボは、血液の循環に最も効果があります。

（芹澤勝助）

肩《かた》こり

体型、姿勢、生活・労働環境など、肩こりはさまざまな理由で発症します。生活習慣の改善で軽減できます。

症状・原因

肩のこりや痛みには「くびから肩にかけての痛み」「くび筋から背中への痛み」「肩が痛くて腕が上がらない」など、いろいろな症状があります。

肩がこるのは肩の筋肉が緊張し、そのために筋肉にある血管が収縮して血行が悪くなるため。血行が悪くなると、肩の筋肉にできた乳酸などの疲労物質が肩に蓄積され、神経を刺激するために、こりや痛みが起こるのです。その原因は、次のように整理できます。

①体型…太りすぎ、やせすぎ。
②姿勢…ねこ背、なで肩。
③生活・労働環境…過度の冷房、枕が高すぎる、机とイスの高さが体に合わない、寝転がってテレビを見る、重い荷物を持つ、同じ姿勢で長時間作業をする（パチンコ、パソコンなど）。
④加齢…肩関節周囲炎（四十肩、

五十肩）など。

⑤ほかの病気の症状…頸肩腕《けいけんわん》症候群（くびから肩の痛み）、胸郭出口症候群（腕を上げたときの痛み）、切開沈着性腱板炎など。

⑥その他…スポーツ障害や事故、その後遺症によって起きるもの。

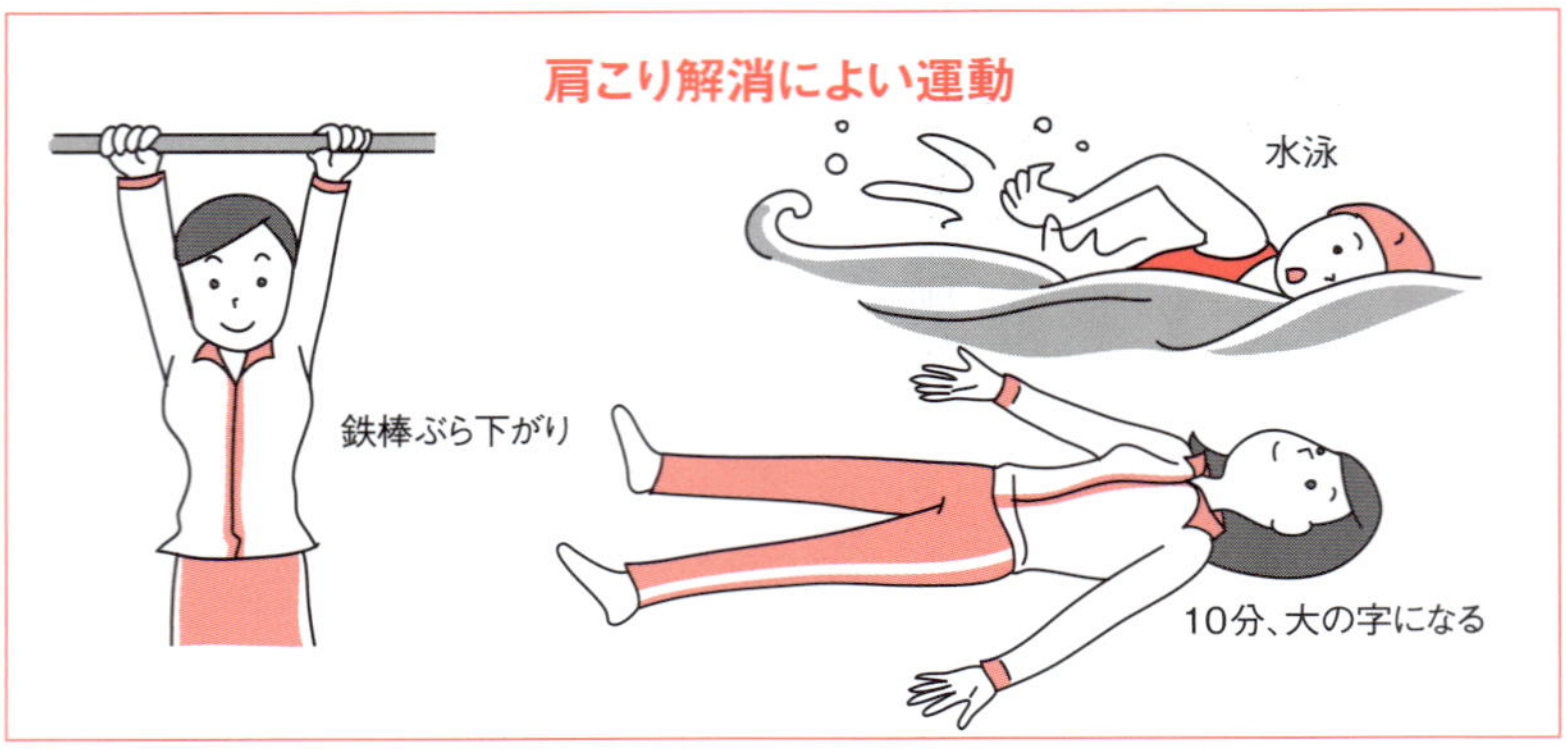

肩こり解消によい運動
水泳
鉄棒ぶら下がり
10分、大の字になる

治療

先の①②③が原因の肩こりは、まず入浴や睡眠、休養に十分な時間を割くことで、かなり解消できます。デスクワークや手作業では、最大2時間を目安に休憩をとり、適度に体を動かしましょう。

さらに、次の運動や動作で血行をよくすれば、肩こりは起きにくくなります。

①エスカレーターより階段を使う。

②通勤はひと駅分歩く。

③ダンベル動作、鉄棒ぶら下がり、水泳などをやる。

④平らな床で10分間、大の字に寝る。

これでも肩にこりや痛みが残る場合は、他の病気のおそれもあるので、医療機関で検査してください。（三井弘）

肩こりの漢方療法

肩のこりを訴える人は非常に多いものですが、たいていは肩こりが主訴というのではなく、ほかのいろいろな疾患によって起こる症状のうちの一つにすぎません。したがって、その原因となっている疾患を治療すれば、肩のこりも軽快あるいは消失します。

局所にとらわれず、全身に注目し、証に従って治療することが、漢方療法の基本方針です。

葛根湯《かっこんとう》

比較的体力があり、筋肉の緊張もよく、脈に力があって、汗が出ず、胃腸の丈夫な人に用います。

桂枝加葛根湯《けいしかかっこんとう》

葛根湯《かっこんとう》を用いる場合よりも、やや症状が軽く、さらに発汗傾向がある場合に用います。

大柴胡湯《だいさいことう》

体質、体力が充実し、筋肉は発育がよくて充実しており、緊張も強く、脈に力があって、便秘を伴うことが多い人に用います。腹部も充実して力があり、みずおちから肋骨の下あたりに抵抗と圧痛を認める人に有効です。

小柴胡湯《しょうさいことう》

体力は中等度以上で、胸脇苦満《きょうきょうくまん》の程度は大柴胡湯《だいさいことう》を用いる場合よりも弱く、食欲不振、口が苦いなどの症状がある人に用います。

柴胡加竜骨牡蠣湯《さいこかりゅうこつぼれいとう》

比較的体力のある人で、腹部に胸脇苦満を認め、へそのかたわらに腹部大動脈の拍動があり、頭痛、頭が重い、動悸がする、不眠、めまいなどの精神神経症状を伴う肩こりに用います。

加味逍遙散《かみしょうようさん》

比較的虚弱な人で、疲労しやすく、神経質で、主として更年期の不定愁訴による肩こりに用いてよいものです。

延年半夏湯《えんねんはんげとう》

体力はやや衰弱状態にあり、みずおちのあたりが張って苦しく、痛みを伴うことがあり、胃の障害のあることが多く、足が冷えるなどの症状を伴う人に用います。特に左の肩こりに効果を発揮します。

半夏瀉心湯《はんげしゃしんとう》

みずおちのあたりがつかえて苦しく、むかむかしたり、吐きけがし、食欲不振などを訴える人の肩こりに用います。いらいら、不眠、不安などの精神神経症状を伴うものに有効です。

六君子湯《りっくんしとう》

体格、体力とも虚弱で、平素から胃が弱く、胃のもたれ感、胃が重いなどの訴えをもつ人の肩こりに用います。脈や腹部に力がないことも目標です。（矢数圭堂）

肩こりのツボ刺激

一般的によくいわれる〝肩こり〟は、疲労などがもとで、その部分の血行が悪くなるために起こることが多いものです。

治療はまず、蒸しタオルかホットパックをくびの後ろに巻き、約30分くらい安静にしたまま、あたためることから始めます。

次に、①背筋をゆっくりと伸ばし、②くびを後ろに思い切ってそらせ、③くびを前屈させ、④くびを左右交互に倒します。①〜④の運動を10回繰り返します。

運動が終わったら、後ろくびの**天柱**《てんちゅう》、**風池**《ふうち》を両手親指で指圧し、続いて天柱から肩の**肩井**《けんせい》にかけて、なで、さすります。

また、背骨の両側も**肺兪**《はいゆ》から**肝兪**《かんゆ》、**大腸兪**《だいちょうゆ》にかけて、手のひらでよくマッサージします。さらに、肩甲骨沿いにある**曲垣**《きょくえん》から**神堂**《しんどう》のあたりまでをマッサージしてください。

慢性化した肩こりは、試験管のような細い容器か、ポリ袋に氷と塩をまぜて入れ、それを肩甲骨のまわりのしこりのある部分に押し当てて冷やす方法が、効果があります。皮膚が赤くなったら、他の個所を冷やします。1日2〜3回行いましょう。

（芹澤勝助）

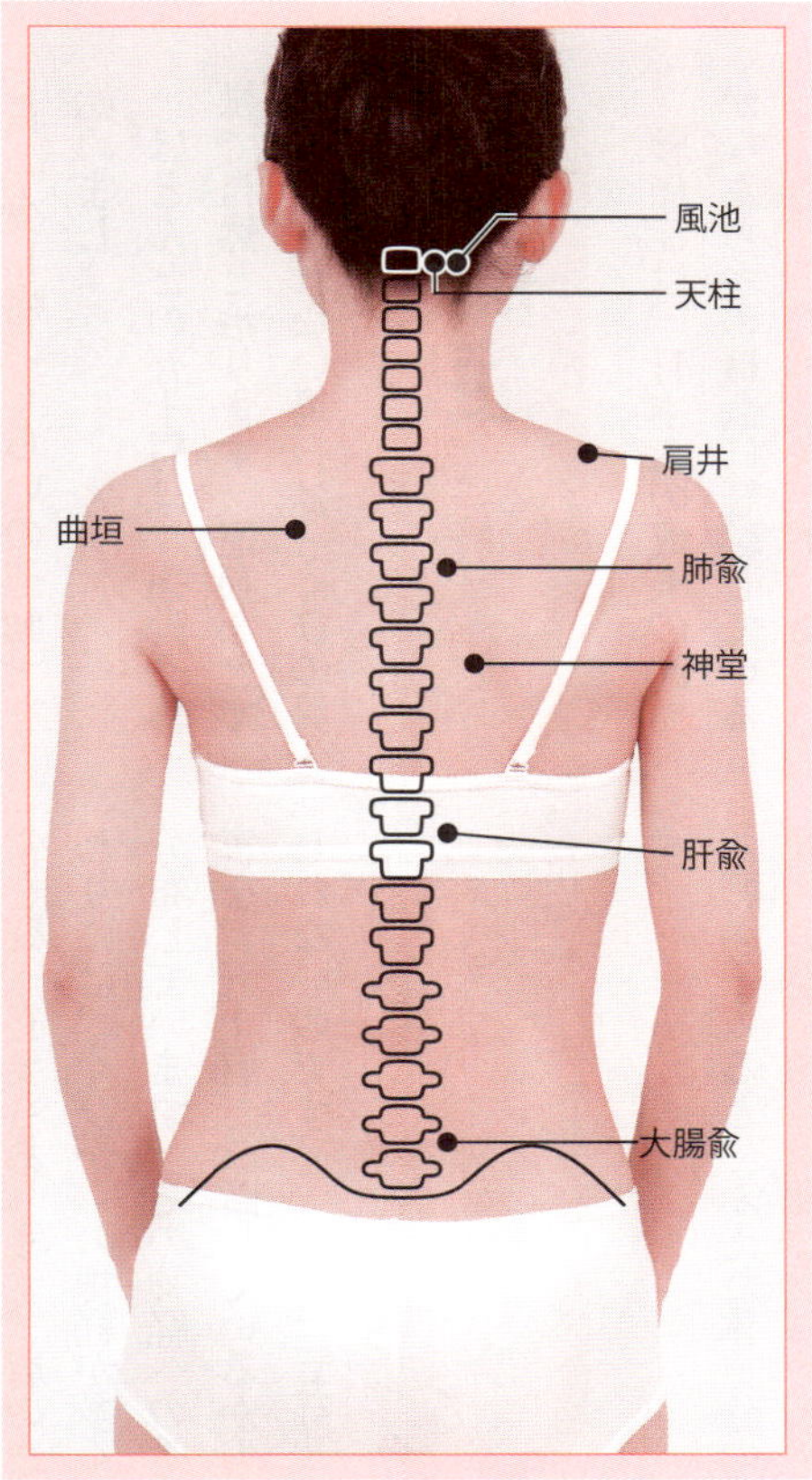

五十肩《ごじゅうかた》

（肩関節周囲炎《かたかんせつしゅういえん》）

40代以降に多くあらわれます。肩関節の動きの範囲が狭くなる病気です。ある日突然、肩に鋭い痛みが生じます。きっかけは、重い物を持ち上げようとした、棚の上の物をとろうと背伸びした、ぞうきんがけをしていた、電車でつり革につかまろうとした瞬間など、実にさまざまです。

痛みは1〜2カ月で薄れますが、数カ月で治る人もいれば、自由に肩を動かせるようになるまで1年以上かかる人もいます。

症状・原因

肩を酷使したとか、肩をぶつけた原因がないのに肩に痛みがあらわれ、痛みが強くなって、肩を動かすことができなくなります。

痛みの場所は、肩から上腕にかけてが多く見受けられます。肩の動きが悪くなり、手が十分に上がらなくなるため、手が背中に回らない、髪がとかせない、ネクタイが結べない、衣服の脱ぎ着が困難になるといった障害があらわれ、ひどいときには痛くて寝返りも打てなくなります。

加齢のために、肩関節を構成している腱や靭帯、骨、筋肉などの組織に亀裂ができたり、石灰が沈着して炎症を起こすのが原因と考えられています。

治療

発症したら、まず整形外科を受診します。治療は、急性期と慢性期で異なります。痛みが残る急性期では、無理して肩を動かさず、安静を維持します。カイロや蒸しタオルなどで肩をあたためます。入浴も効果的です。冷やしたほうが楽ならば、冷水の袋などで15分くらい冷やしてもかまいません。

肩の痛みがひいてきたら慢性期と考え、肩の運動範囲をゆっくりとふやす運動を始めます。痛みが残るからといって安静にし続けていると、肩の関節が固まってしまうのです。医師のアドバイスのもと、「少し痛いくらいの運動」を始めましょう。

ほとんどの五十肩は、運動や体操で自然と治ります。運動などで症状がとれない場合は、くびの異常を疑う必要もあります。肩のまわりには、くびからの神経が多く分布しています。その神経への障害を、五十肩と診断しているかもしれないのです。（三井弘）

腰《よう》痛《つう》症《しょう》

腰痛症は、日本人の成人の90%がなんらかの機会に経験しているといわれる、国民病です。姿勢や肥満などによる腰椎への傷害によるものと、他の病気に起因するものとに分けられます。

症状・原因

ほとんどが鈍痛で、「腰が重い」「だるい」「こる」という症状が続きます。原因は大きく四つあります。

①姿勢が悪い…ねこ背や、胸をそりすぎて立つ姿勢は腰に負担です。

②運動不足…背骨をまっすぐに保つには、体の前面と後方で腹筋と背筋がバランスよく引っ張りあっていなければなりません。しかし、運動をしないと、腹筋や背筋の筋肉が衰え、そのバランスが崩れます。

③肥満…太ると、ふえた体重分の重さが腰椎の椎間板にそっくり加わるので、椎間板が損傷しやすくなります。また、おなかを前に突き出すと腰椎が前にせり出すため、腰へ無理な力が加わり、腰痛をまねきやすくなります。妊婦に腰痛が多いのは、このためです。

④腰に負担のかかる作業…重い荷物を運んだり、中腰や立ちづめで作業をしたりすることが多い人、一日中イス（シート）にすわっている人（ドライバー）は、腰痛になりやすいといえます。

⑤ストレス…心因性腰痛です。痛む部位や度合いが日ごとに変わる、ストレスが大きくなると痛みが増す、腰椎には異常がないという特徴があります。

このような腰痛は、過度の冷房、やわらかすぎるベッドや布団の使用、ハイヒールを長時間はくといった生活習慣でさらに悪化します。

一方、次の病気の症状が、腰の痛みとしてあらわれることもあります。椎間板ヘルニアのような腰椎の疾患、脊椎《せきつい》や脊髄《せきずい》にできた腫瘍（がん）、脊椎カリエス、化膿

腰痛症と他の病気の症状を見きわめる目安

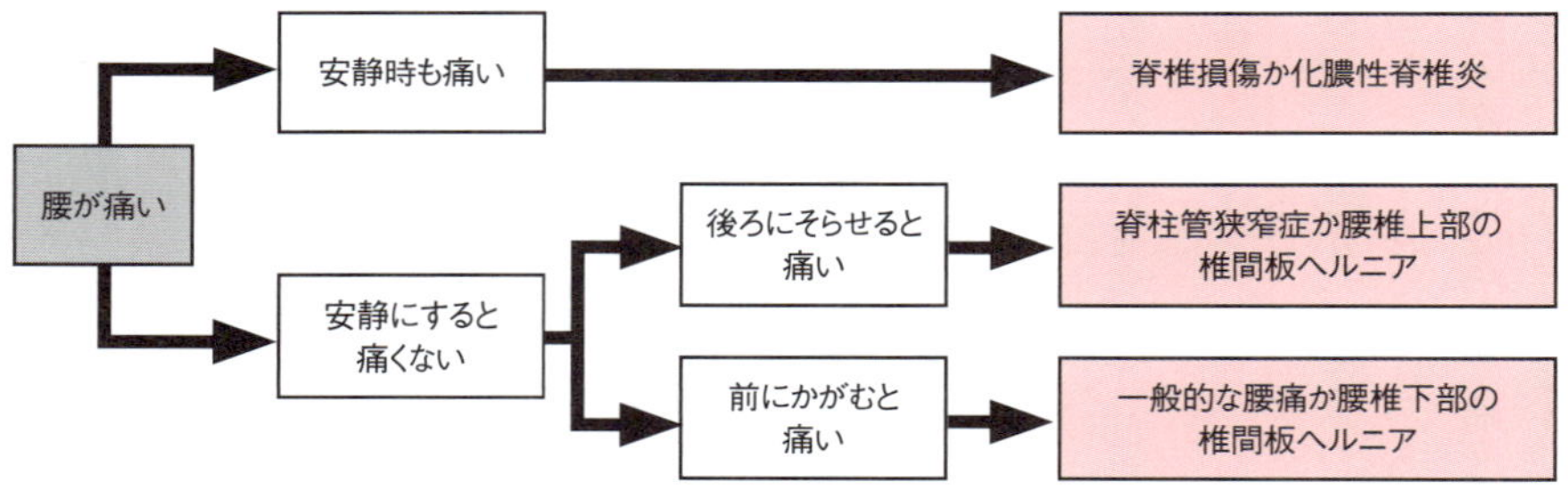

腰痛を改善する姿勢と悪化させる姿勢

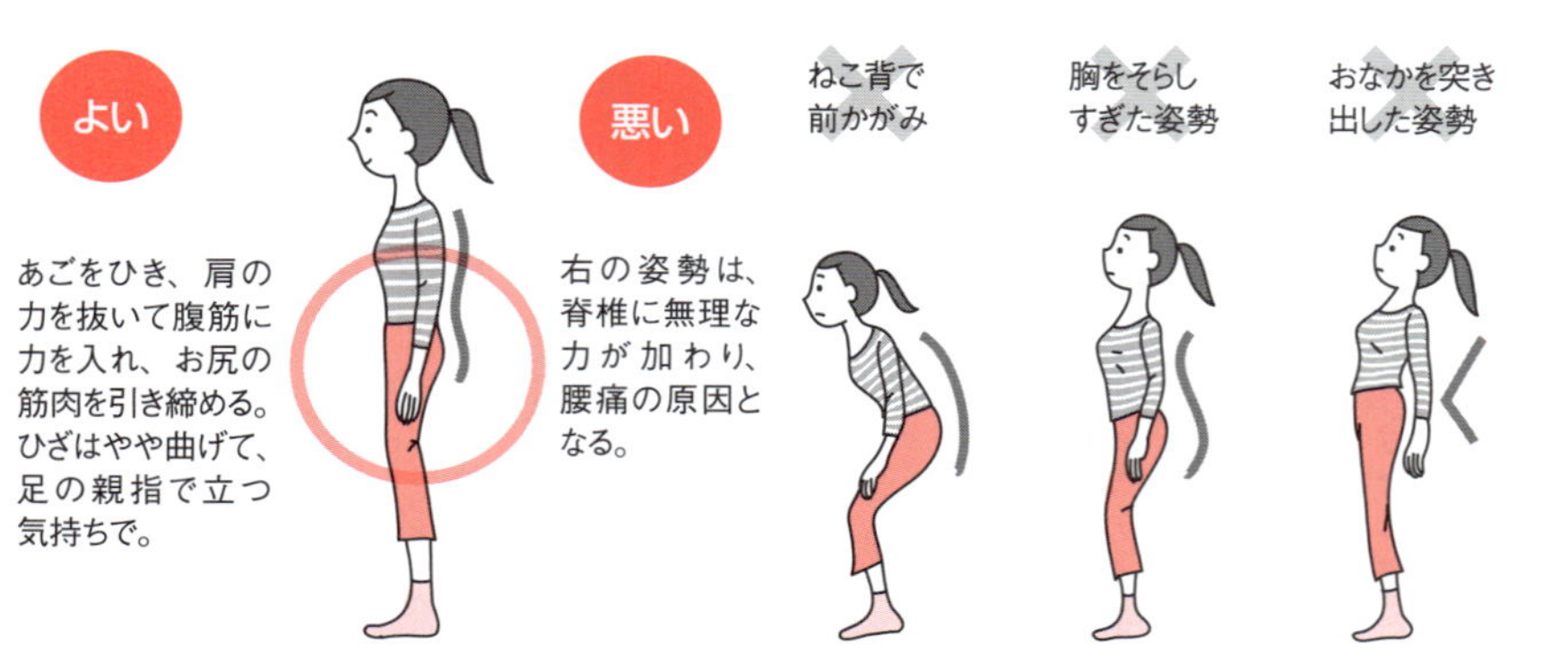

あごをひき、肩の力を抜いて腹筋に力を入れ、お尻の筋肉を引き締める。ひざはやや曲げて、足の親指で立つ気持ちで。

右の姿勢は、脊椎に無理な力が加わり、腰痛の原因となる。

性脊椎炎、脊柱管狭窄《きょうさく》症など。

治療

日常生活では、次のように生活習慣を一つずつ改善して腰に負担をかけないことが、最善の治療になります。

・肥満を改善する。

・腹筋、背筋を鍛える。

・同じ姿勢を続ける場合は、休憩をとり、軽い体操をする。

・事務仕事ではイスよりひざが少し高くなる程度にイスの高さを調整する。

・ベッドや布団はかためを選ぶ。

・枕は高すぎず、かたすぎないものを。

・ハイヒールは長時間はかない。

・あたためると楽になる場合は、入浴で腰部をよくあたためます。

病院でも、腰に負担をかけない先のような生活法を指導します。さらに症状に応じて、あたたかい袋（ホットパック）を患部に当てて血行をよくし、筋肉の緊張をほぐして痛みをやわらげる温熱療法、コルセットの装着やマッサージ、骨盤牽引《けんいん》療法を行います。

（三井弘）

腰痛症の漢方療法

漢方で腰痛症を治療する場合、腰痛のほかにどのような症状があるかを調べ、脈診、腹診など漢方独自の診察を行い、薬方を決めます。つまり腰痛という局所の疾患だけではなく、その人の体全体をみながら治していくわけです。

八味丸《はちみがん》

疲労、倦怠感が強いが、胃腸は丈夫で、下痢や嘔吐はなく、便秘がちで、尿の出が悪いとき、あるいは反対に頻尿、多尿のことがあります。手足は冷えやすいが、ほてることもあります。舌は渇いて口渇《こうかつ》を訴えるものが多く、腹部はへその下が軟弱無力で、ブワブワとして手ごたえのない場合と、下腹の腹直筋がかたくなり、張って苦しいと訴える場合があります。

このような症状を目標に、中年以後の男性の高血圧、糖尿病、腎疾患などで腰痛を訴えるものに応用されます。

大黄附子湯《だいおうぶしとう》

腰や足が冷えて、しばしば片側にひきつれるような痛みを発し、便秘があり、腹部はそれほど緊張や充実はなく、舌には、苔《こけ》を認めるような場合に用います。

桂姜棗草黄辛附湯《けいきょうそうそうおうしんぶとう》

体力が衰え、気血ともに虚し、体や足が冷え、しびれなどを訴えるものに用います。手を尽くしたが治らない痼疾《こしつ》となった腰痛を、一転打開することもあります。

五積散《ごしゃくさん》

顔色はやや貧血ぎみで、腰、下腹部などは冷えて痛み、上半身はほてり、熱感がある場合で、体力は衰えているものに用います。脈は沈んで弱く、腹部もやわらかくて力のないものを目標とします。

桂枝茯苓丸《けいしぶくりょうがん》

体力は比較的充実していて、のぼせて赤ら顔のことが多く、下腹部に抵抗、圧痛を認める例によく用います。いわゆる下腹部に瘀血《おけつ》のあるもので、足は冷え、めまいや頭痛を訴えることもあります。

当帰芍薬散《とうきしゃくやくさん》

貧血ぎみで色白、やせ型で筋肉の緊張は弱く、腹部は軟弱で脈も弱い場合に用います。婦人科疾患による腰痛で、虚証タイプの人が適応となります。

苓姜朮甘湯《りょうきょうじゅつかんとう》

比較的体力が低下した人で、腰から足にかけて、水に入っているように冷たく感じ、腰が痛い、重だるい、尿の出が多いといった人に用います。

当帰四逆加呉茱萸生姜湯《とうきしぎゃくかごしゅゆしょうきょうとう》

ふだんから手足の冷えなどを訴え、嘔吐や下痢、腹痛などがあって、脈は細くて消えてしまいそうなものに用います。下腹部や腰の痛みがはげしく、しもやけがよくできるものを目標とします。

補陰湯《ほいんとう》

朝起きるときに腰が痛み、しばらくすると痛みを忘れるというものに用います。腹部は軟弱で脈も弱く、あまり体力のないもので、坐骨神経痛、腎疾患、遊走腎などの腰痛に有効です。

芍薬甘草湯《しゃくやくかんぞうとう》・芍薬甘草附子湯《しゃくやくかんぞうぶしとう》

ぎっくり腰など急激に起こった腰痛に用います。腰背部《ようはいぶ》の筋緊張が異常に強く、体動に伴って痛みが増悪し、おじぎもできないというものに有効です。下肢が冷えて、ひきつれるように感じるときは芍薬甘草附子湯を用います。

（矢数圭堂）

腰痛の改善と予防には、腰を「曲げない」「ひねらない」「無理をさせない」こと

シートに深く腰かけ、ひじとひざに余裕のある姿勢を維持する。

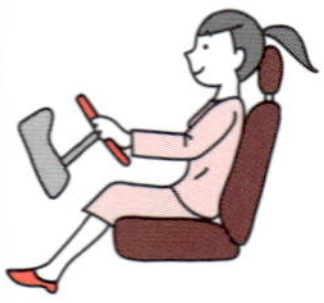

荷物は腰を落として持ち上げ、体から離さずに運ぶ。

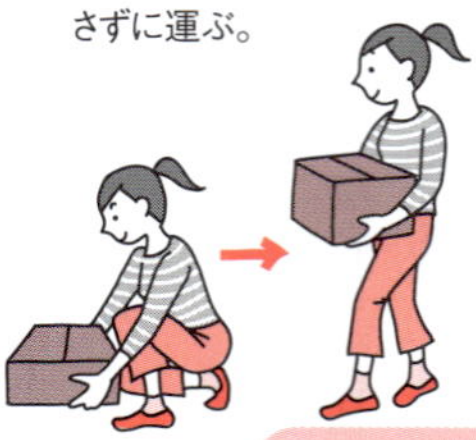

洗面台の前ではイスにすわる。

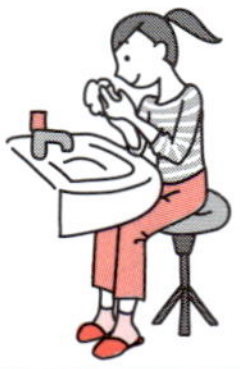

くつ下やズボンはイスに腰かけてはく。

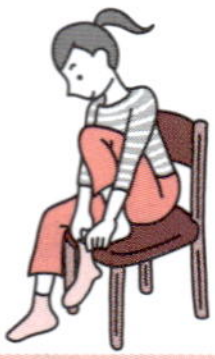

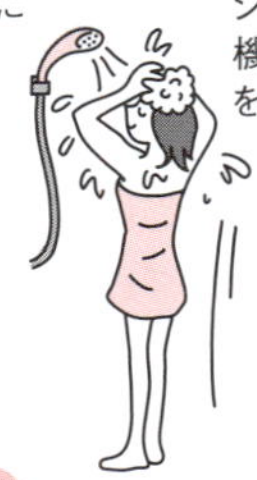

シャワーや掃除機かけは上半身を伸ばして行う。

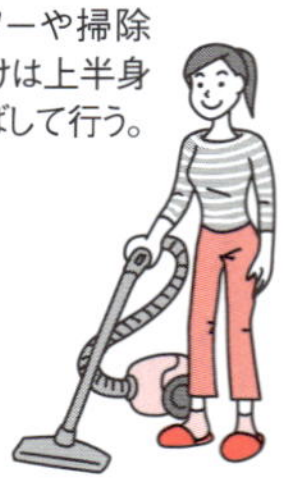

中途半端にしゃがんだり、中腰のまま作業を続けるのはNG。

腰痛を改善する体操――もも上げ体操（腰を支える両足の筋肉を強化します）

目安●すわって行うときも、立って行うときも、左右ともに行って1回と数え、1日に30回行う。連続してできないときは10回ずつ、1回3セット行う。

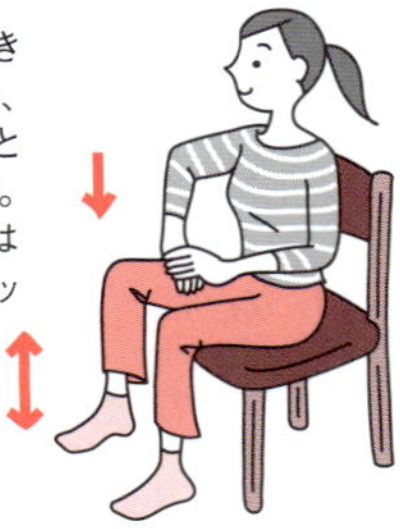

すわって行う

①かためのイスに腰かける。
②両手で右ひざの上を押さえ、ももを軽く下に押しつけるようにして、右足を30㎝ほど持ち上げてからおろす。
③同じように左足も行う。

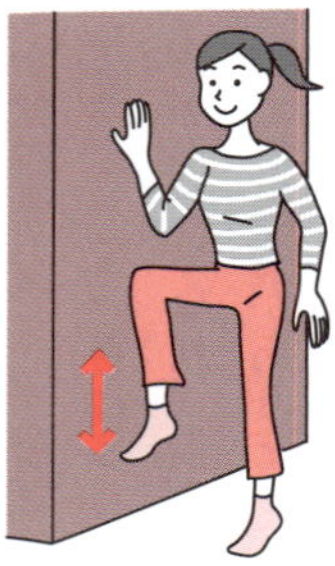

立って行う

①壁や柱の近くに立ち、片手を伸ばしてつかまる。
②壁や柱で体を支えながら、右ももをできるだけ体の近くまで引き上げてから床におろす。
③左ももも同じように行う。

腰痛が軽度な人は、このほかになわ跳び（1日5分）や水中歩行（30分を週1回以上）を行うとよい。

腰痛を予防する体操――腕立て伏せ（腹筋と背筋を強化します）

腰痛が重症の人向け

壁腕立て伏せ

目安●1日に50～60回行う。

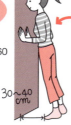

①壁から30～40㎝離れて立ち、両手を胸の高さで壁につける。
②体をまっすぐにし、かかとは床につけたまま、両手のひじを曲げ伸ばしして腕立て伏せを行う。

ふつうの症状、体力のある人向け

斜め腕立て伏せ

①しっかりとした机やイスの前に50～60㎝離れて立つ。
②机についた両腕を屈伸させ、腕立て伏せをする。

目安●1日30回行う。連続してできない場合は、1セット10回で朝・昼・夕に1セットずつ行う。

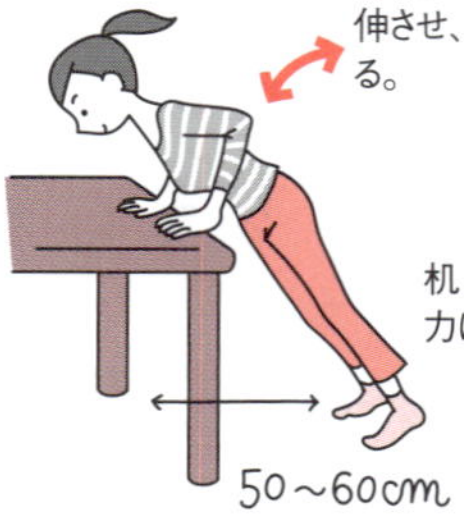

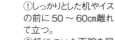

机との距離は、体力に応じて調整する。

こんなときは禁止！

・ぎっくり腰のあと…痛みがなくなってから徐々に始めましょう。
・ほかに病気があるとき…脊椎腫瘍などで医者から安静をすすめられている場合や、発熱があるとき。
・コルセットを使用しているとき…はずして、筋肉が丈夫になってから行いましょう。

軽症、若い人向け

腕立て伏せ

目安●1日30回行う。連続してできない場合は、1セット10回で朝・昼・夕に1セットずつ行う。

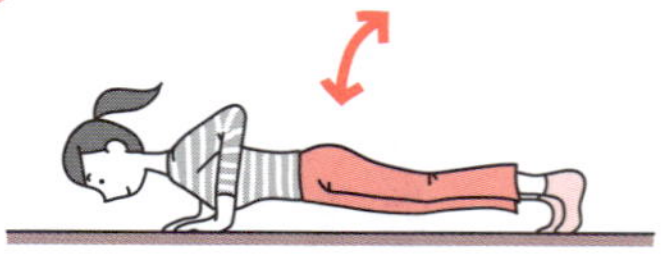

①両手は肩幅ぐらい開き、床や地面に直接両手をつく。
②両腕を屈伸させ、腕立て伏せを行う。

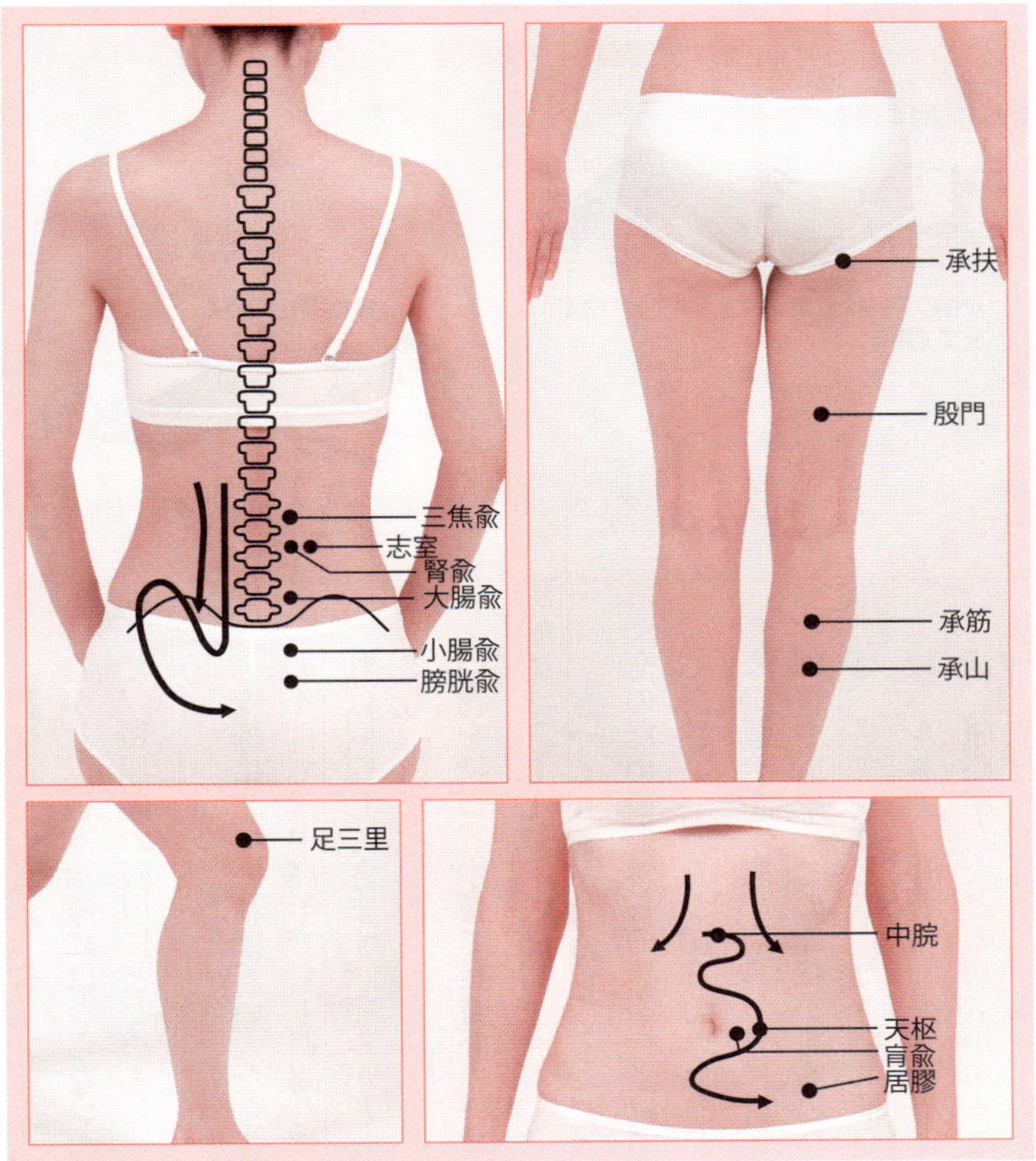

腰痛症のツボ刺激

腰痛の原因にはさまざまなものがあります。ですから、ここでは原因はともかくとして、腰の痛みをとることだけにねらいをしぼります。

まず、うつぶせになり、腰からしりにかけて、蒸しタオルかホットパックで温湿布をし、20〜30分くらいあたためたら、次のツボ刺激を行います。

初めに、腰骨《ようこつ》の両側の筋肉を、矢印の方向に親指か手のつけ根でマッサージします。

次に、しりの筋肉をもみほぐし、さらに、太ももの筋肉を5本の指でつかみ、もものつけ根からひざまで、しっかりともみます。

ふくらはぎやひざの下の部分も、同じ要領でもみます。

ツボでいえば、**三焦兪**《さんしょうゆ》、**腎兪**《じんゆ》、**志室**《ししつ》、**大腸兪**《だいちょうゆ》、**小腸兪**《しょうちょうゆ》、**膀胱兪**《ぼうこうゆ》、**居髎**《きょりょう》、**承扶**《しょうふ》、**殷門**《いんもん》、**承筋**《しょうきん》、**承山**《しょうざん》、**足三里**《あしさんり》のあたりです。

また、腰痛は腹筋と大きな関係がありますから、腹筋をゆるめるために、矢印の方向にマッサージするとともに、**中脘**《ちゅうかん》、**肓兪**《こうゆ》、**天枢**《てんすう》といったツボへの指圧、マッサージもあわせて行ってください。

（芹澤勝助）

ぎっくり腰《ごし》（突発性腰痛症《とっぱつせいようつうしょう》）

一瞬、息ができないほどの激痛が腰に走り、動けなくなります。とにかく動かないで安静に。痛みが解消されてきたら、病院に行きましょう。

症状・原因

突然、はげしい腰の痛みに襲われ、その場でうずくまるか、動けなくなってしまいます。腰を前後に曲げる、体をちょっと動かす、腰に手を軽くふれられるだけでも、はげしく痛みます。

直接のきっかけは、十分な準備運動をしないでスポーツを始めたり、ひざを曲げてしゃがまずに重い荷物を持ち上げようとして、腰に負担をかけたりしたためです。

このために腰椎周辺の関節包や靱帯、椎間板《ついかんばん》、筋肉などに微少な損傷か捻挫《ねんざ》が起きたか、もともと弱くなっていた骨がつぶれたり折れたりして、初期の椎間板ヘルニアになったおそれもあります。

治療

発生直後はできるだけ動かず、とにかく安静にしているのがベスト。少なくとも1日は静かに寝ていましょう。痛みがひどいのに、無理して病院に行くと、かえって症状の悪化をまねくことになりかねません。

いちばん楽な姿勢で横になります。痛むほうを下にして横向きに寝て、背中を少し丸めると、楽になります。あおむけに寝るなら、ひざを少し立てて、その下に座布団やクッションを入れて寝ます。

ベッドや布団はかためのものを使い、トイレにはゆっくりと立ち上がって壁伝いに歩くと楽に進めます。さらし木綿などをしっかりと巻いて腰を固定しても、痛みは楽になります。

安静時の姿勢

●あおむけに寝る

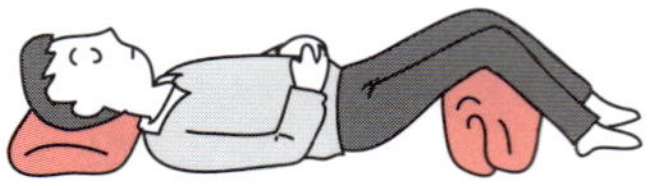

ひざの下に枕や座布団を入れて、ひざを立てて寝る。

●横向きに寝る

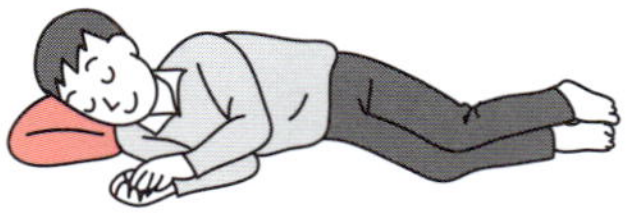

腰の痛みが少ない向きに寝て、ひざを「く」の字に曲げる。

鎮痛剤は痛みをとり去ります。しかし、根本治療にはならないので、短期間の服用にとどめましょう。

安静にしていれば若い人なら3〜4日で、中高年でも1週間もすれば回復してきます。痛みがとれても、腰痛を起こしやすい動作（重い物を持つ、中腰で長時間の作業など）はしばらく避けます。

ぎっくり腰が回復してきたら、念のため整形外科の診察を受けてください。痛みが10日間以上ひかない場合や、腰の痛み以外に排尿障害や血尿などの症状がある場合は、必ず受診してください。椎間板ヘルニア、脊髄《せきずい》の腫瘍《しゅよう》、骨粗鬆症、尿路結石などの病気があることが考えられます。1回目のぎっくり腰で、このような病気があることが判明したら、確実にその治療を受けてください。放っておくと、ぎっくり腰は再発し、そのたびに痛い目にあうことになります。

（三井弘）

ぎっくり腰の漢方療法

ぎっくり腰は突発的に起こる腰

腰痛症予防と治療にはカルシウムを

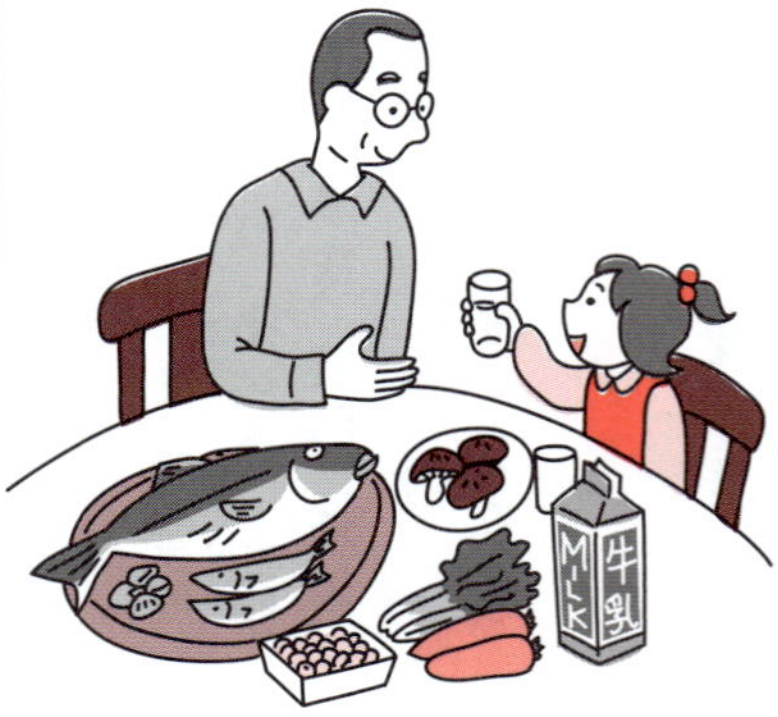

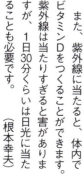

骨粗鬆症《こつそしょうしょう》とカルシウムの関係はよく知られていますが、腰痛もカルシウム不足による骨の老化が深くかかわっています。特に中高年になると、カルシウムの吸収率が低くなるので、よけいカルシウム不足になりがちなのです。

厚生労働省がすすめているカルシウム摂取量は1人1日あたり600㎎ですが、日本の中高年層は約500㎎しかとっていないといわれ、かなり不足しています。腰痛症や骨粗鬆症の予防のためには1日800㎎から１０００㎎はとるのが望ましいとされていますから、毎日の食事でたっぷりカルシウムをとるようにしましょう。

牛乳にカルシウムがたくさん含まれているのは有名です。牛乳ばかりでなく、ヨーグルトやチーズなどの乳製品でもかまいません。カルシウムを強化したものも発売されています。

ただ、牛乳を飲むと下痢をするような人は乳製品全般に向きませんので、注意が必要です。

野菜からカルシウムをとることもおすすめです。ニンジン、コマツナのほか、モロヘイヤもカルシウムたっぷりの健康野菜ですから、利用しましょう。また、タマネギはカルシウムの吸収率を上げる野菜です。

ほかに、とうふ、納豆、がんもどきなどの大豆製品や、シラス、煮干し、メザシなどの小魚類、ゴマ、ヒジキなども豊富なカルシウム源です。意識して食卓にのせましょう。

また、カルシウムの吸収をよくするためにはビタミンDが必要です。ビタミンDの多い卵、干しシイタケ、イワシ、カツオなども積極的にとらなくてはなりません。

また、紫外線に当たると、体内でビタミンDをつくることができます。紫外線は当たりすぎると害がありますが、1日30分くらいは日光に当たることも必要です。

（根本幸夫）

痛で、さまざまな原因があるとされています。

漢方では、腰痛のほかにどのような症状があるかを調べ、脈証や腹証など漢方独自の診察法を用いて治療します。

大黄附子湯《だいおうぶしとう》

冷えによって起こった痛みに用います。痛みははげしく、片側が特に痛むことが多く、便秘ぎみで手足の冷えがあることが目標です。実証タイプ向きの処方です。

芍薬甘草湯《しゃくやくかんぞうとう》

体質の強弱にはあまりかかわりなく、急激に起こる筋肉のけいれん性の痛みに用います。

芍薬甘草附子湯《しゃくやくかんぞうぶしとう》

芍薬甘草湯の目標となる、筋肉がかたく突っ張って、はげしい痛みを伴う症状に、冷えや悪寒《おかん》を呈する場合に用います。体力は虚弱なものに用いることが多いものです。

芍甘黄辛附湯《しゃくかんおうしんぶとう》

腰が突然はげしくひきつれるように痛み、腰から下肢にかけて冷えがあり、便秘がちな人に用います。実証タイプの人のぎっくり腰によく効きます。

桂枝加苓朮附湯《けいしかりょうじゅつぶとう》

発汗傾向があって尿の出が悪く、体や手足が冷える、あるいは寒冷によって痛みが増大する、というような症状を伴う場合に用います。

疎経活血湯《そけいかっけつとう》

体力が中等度の人で、腰部より下肢にかけての筋肉、関節などにはげしい痛みのある場合に用います。この場合、冷えると痛みが増大することが多く、また、むくみの傾向があり、下腹部に抵抗・圧痛が認められ、肌が黒みを帯びた人を目標にします。（矢数圭堂）

ぎっくり腰の痛みにビワの葉療法

ビワは、古くから実や葉が薬として使われてきました。

万病に効くといわれますが、特に葉を使った療法は最もよく知られ、痛みならどんな痛みにも効き、がんの痛みさえとるといわれています。

ビワの葉療法には、幾つかのやり方があります。

作り方① ビワの葉の表（つやつやと光っているほう）を火であたため、手でこすってから痛みのある部分に当て、その上から携帯用懐炉《かいろ》などであたためる。

作り方② ビワの葉約30枚を洗って刻み、水けをとったびんに入れ、ひたひたくらいにショウチュウを注ぎ、1週間ほどおく。出てきたエキスを脱脂綿に浸してしぼり、患部に当て、乾いた布をのせた上から、懐炉などを当ててあたためる。貯蔵がきくので、作りおきしておくとよい。

あたためた葉が、なぜ痛みに効くのかという研究が多くの学者によって進められてきました。それによると、あたためた葉からは微量の青酸ガスが発生し、それが皮膚を通して内臓に作用するためのようです。

（長塩守旦）

ぎっくり腰のツボ刺激

ぎっくり腰は、西欧では「魔女の一突き」といわれるように、突然はげしい痛みが起こり、ときには立っていられないほどになります。

こんなときは、治療の前に痛むところに手のひらを当て、熱やはれがないかを調べてみてください。熱があれば冷湿布をします。

その場合、氷を利用した氷灸が便利です。ビニール袋に氷を5～6個入れ、少量の塩と水を加えて患部を2～3分冷やします。1回の氷灸で痛みがとれない場合は、同じ要領で2～5回繰り返します。しかし、氷灸を行うのは発症後せいぜい1～2時間までにとどめておきます。

患部に熱がない場合は、背中から腰にかけてホットパックで温湿布し、腰を毛布でくるみ、20分くらい安静にします。

その後、ベッドなどにあおむけに気をつけの姿勢で寝かせ、両足くびの**解谿**《かいけい》を両手の親指の先で左右同時に、やや強く、瞬間的に押します。場合によっては、強く指圧したとたんに腰がピクッと浮くとともに、痛みが軽快することもある特効ツボです。**足三里**《あしさんり》、**承山**《しょうざん》なども指圧します。いずれも指先を立てるようにして指ハリ刺激をすると、効果が増します。

足の治療が終わったら、うつぶ

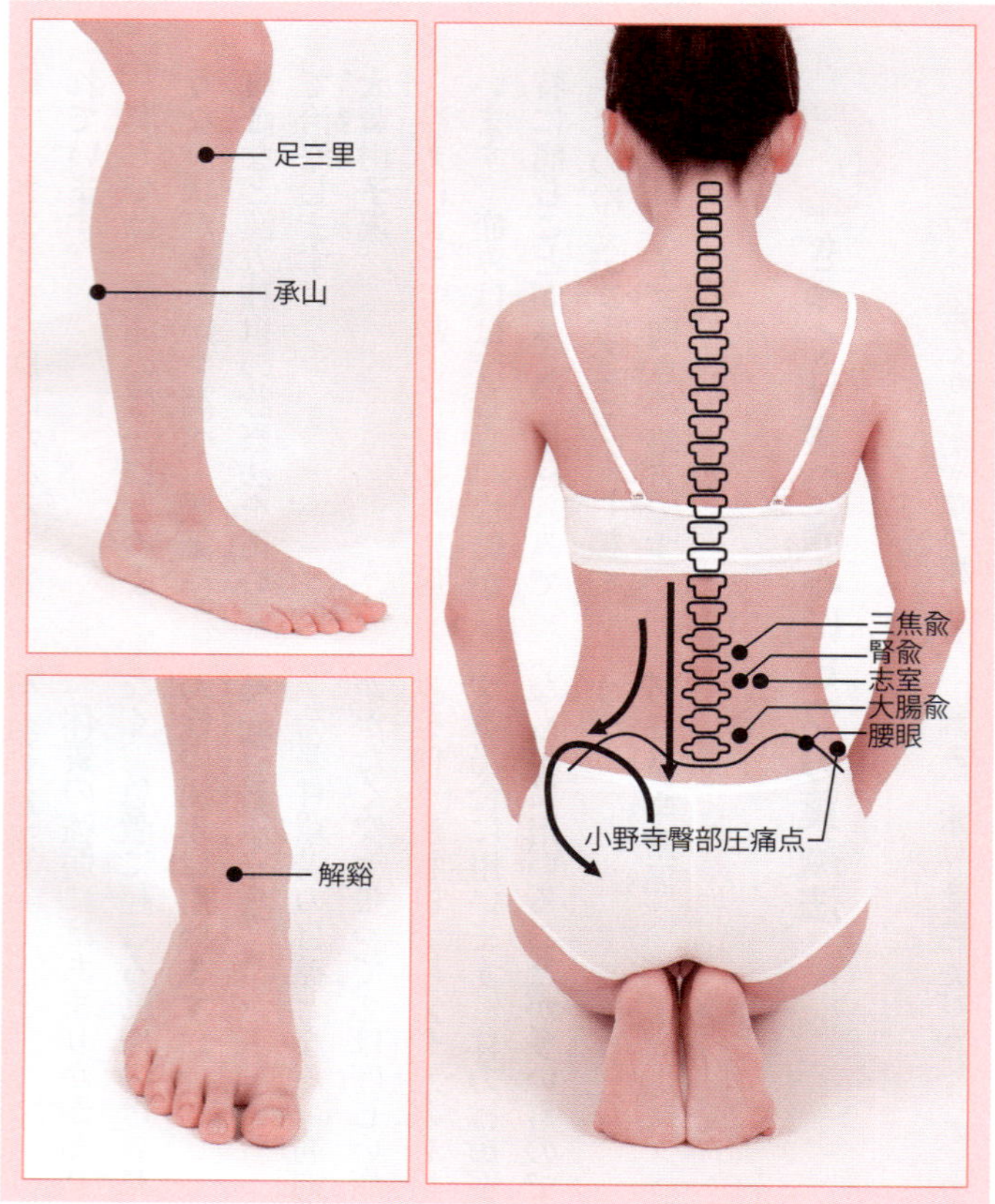

せになり、腰の治療に入ります。まず、背骨の両側を矢印の方向に、両手のひらでマッサージし、さらに、臀部《でんぶ》を矢印の方向に両手のひらで左右同時に大きな輪を描くようにマッサージします。

次に、**三焦兪**《さんしょうゆ》、**腎兪**《じんゆ》、**大腸兪**《だいちょうゆ》などを親指で指圧します。また、**志室**《ししつ》、**腰眼**《ようがん》も、ぎっくり腰には重要なツボですから、ここも親指で指圧しましょう。加えて、腰椎の両側に、ツボではありませんが、軽く押しても痛む場所があります。これは**小野寺臀部圧痛点**《おのでらでんぶあっつうてん》といって、やはりぎっくり腰には有効な治療点です。

なお、前記のツボに、米粒大の灸を1日に3～5壮（回）、3日目ころからは7壮くらいにふやして、毎日1回ずつすえると、効きめが増大します。

（芹澤勝助）

腰《よう》椎《つい》椎《つい》間《かん》板《ばん》ヘルニア

働き盛りの男性に多くみられる、腰痛の原因となる病気です。

20才を過ぎると、老化のため、腰椎の椎体と椎体との間にあって、腰にかかる衝撃をやわらげる椎間板の表面に亀裂ができ始めます。中腰や前かがみの姿勢を長時間続けると、この亀裂から、椎間板の中の髄核《ずいかく》が飛び出して神経を圧迫、腰に痛みが走ります。これが腰椎椎間板ヘルニアです。

症状・原因

高齢者よりも、20～40才前後の働き盛りの男性に多く、ぎっくり腰のような形で激痛が生じる「急性型」と、鈍い腰痛が慢性的に続く「慢性型」とに分かれます。いずれも、太ももから足にかけて痛みが走る坐骨神経痛を伴い、背中を丸めたり、前かがみの姿勢をとったりしたときに痛みやしびれ

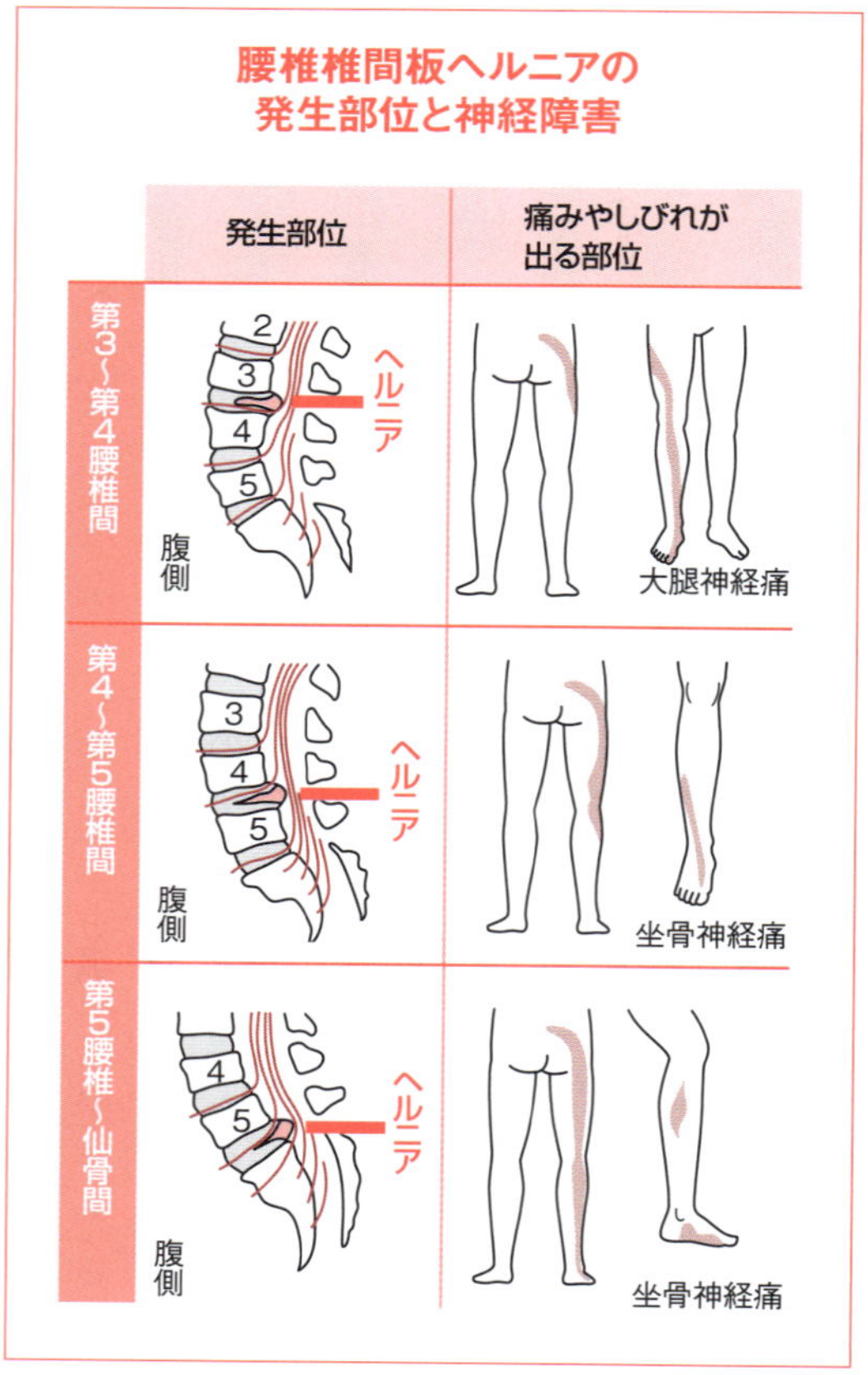

を強く感じます。

治療

痛みが激しいときは、なにより安静がいちばんです。横になり軽く足を曲げるか、ひざの下に座布団やクッションを当てて、ひざを立てると楽になります。坐骨神経の緊張がゆるむためです。痛みがおさまったら整形外科で診察を受けましょう。

治療は牽引《けんいん》による理学療法、温熱療法、運動療法が中心です。ほとんどの腰椎椎間板ヘルニアは、これらの保存療法でよくなります。

腰椎椎間板ヘルニアの保存療法

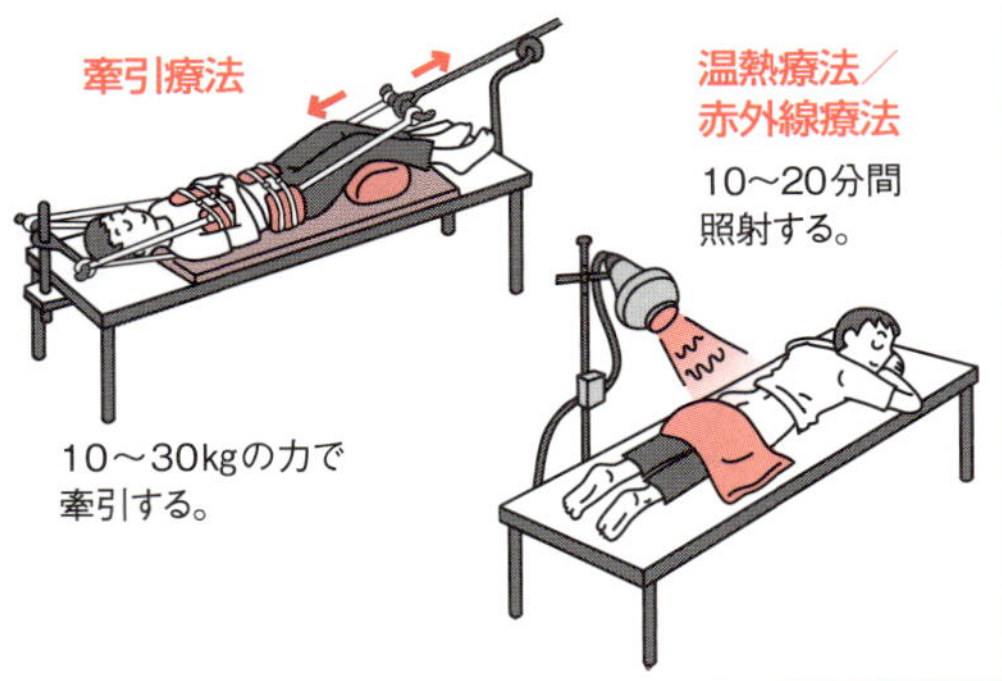
牽引療法
10～30kgの力で
牽引する。
温熱療法／
赤外線療法
10～20分間
照射する。

飛び出した髄核が元に戻らず、歩行障害やまひ症状など日常生活に支障をきたす症状があらわれた場合には、手術を行うことがあります。排尿障害や極度の便秘など、明らかな膀胱《ぼうこう》直腸障害がみられるときは、緊急手術を必要とします。

・**ラブ法（片側部分椎弓切除術）**…腰椎椎間板ヘルニアの外科手術としては、最も一般的です。背中から切開し、ヘルニアがある椎骨の椎弓か、靭帯を切り開いて突き出した椎間板ヘルニアを切除します。出血がほとんどなく、体への負担も軽くてすみます。手術時間は1時間程度で、約90％の人が全治します。手術後2～3カ月間は軟性コルセットを着用します。

・**後側方固定術**…ラブ法でヘルニアを切除したうえで腰椎に不安定な状態がみられる場合、椎体を固定する手術です。大きな手術で、骨の接合に時間がかかるため、術後1カ月は安静を保つ必要があります。コルセットを3～6カ月着用します。

・**経皮的椎間板髄核摘出術**…皮膚を切開せずに、背中から椎間板に細い針状の管を刺し、髄核を吸引する方法です。髄核に弾力性がある、若い人に限られた手法です。

入院期間は1週間で、体への負担も少ないのですが、治癒率70％と再発の可能性があるのが難点です。レーザーを使ってヘルニアを取り除く療法、薬物を注入して椎間板を溶解したり固めたりする治療法などもあります。

腰椎椎間板ヘルニアは、再発が少なくありません。発病後の治療と徹底したリハビリテーションが、再発予防に通じることは覚えておいてください。（三井弘）

腰椎椎間板ヘルニアの漢方療法

漢方では、腰の痛みのほかに全身的な症状を調べ、脈や腹部の状態などを参考にして治療を進めます。

当帰四逆加呉茱萸生姜湯《とうきしぎゃくかごしゅゆしょうきょうとう》

ふだんから冷え症で、体質虚弱な人に多く用いられます。吐きけがしたり、下痢を伴う場合にも効果があります。

芍甘黄辛附湯《しゃくかんおうしんぶとう》

腰がはげしくひきつれるように痛み、足が冷えて便秘がちの場合に用います。体力は一般に弱い人に適しています。

八味丸《はちみがん》

中年以降、高齢者に多く用います。疲労、倦怠感が強く、手足は冷えやすいが、ほてることもあります。胃腸は丈夫で下痢や嘔吐はなく、便秘がちで、排尿の異常を伴う場合にも用います。

胃腸が平素から虚弱で、下痢のあるものや、この処方を服用して食欲減退、下痢などの症状が出る場合は、適応ではありません。

大黄附子湯《だいおうぶしとう》

便秘がちで、手足の冷えがある場合で、痛みが強いときに用います。何年にもわたる激痛で苦しんでいる場合も、この処方を用いて症状が寛解《かんかい》した例があります。

桂枝茯苓丸《けいしぶくりょうがん》

体質は充実していて、のぼせて赤ら顔のことが多く、下腹部に抵抗、圧痛を認める場合によく用います。いらいらして落ち着かないなど精神神経症状を伴う場合に用いて効果があります。

大柴胡湯《だいさいことう》

体質は強壮で、便秘の傾向があり、みずおちのあたりから脇腹にかけて抵抗、圧痛が強くみられる場合に用います。脈や腹部は充実して、力のあるものに使用されます。

五積散《ごしゃくさん》

比較的体力の低下した人で、寒冷や湿けにおかされて痛むときに用います。顔色はやや貧血ぎみで、上半身は熱感がありますが下半身は冷える場合で、ひきつれるような痛みがあるときに有効です。脈は一般に、強く押さえて初めてふれるような、いわゆる沈脈で、腹部は多くはやわらかく、ときにみずおちのあたりが張っているものもあります。

疎経活血湯《そけいかっけつとう》

体力が中等度の人で、一般にむくみの傾向があり、腰部より下肢にかけての筋肉、関節などにはげしい痛みのある場合に用います。下腹部に抵抗、圧痛のあることが目標です。

桂枝加朮附湯《けいしかじゅつぶとう》

冷え症で、寝汗をかきやすく、比較的体力の低下した人の椎間板ヘルニアに用います。寒さによって症状が強くなったり、尿量の減少を訴えることなどが目標になります。

苓姜朮甘湯《りょうきょうじゅつかんとう》

比較的体力の低下した人で、腰部または腰部以下に冷寒がはなはだしくて痛みを伴い、尿は澄んでいて量が多いという場合に用います。この場合、口渇《こうかつ》はなく、下半身に浮腫の傾向のあることが目標になります。

（矢数圭堂）

腰椎椎間板ヘルニアのツボ刺激

急性の場合は専門医の治療を受けるべきですが、中高年からの慢性症状で、同じ姿勢をとっていると腰が重くなる、すわっていると腰が痛む、朝に比べて夕方になると痛みが強くなる、といった症状に対しては、ツボ刺激が効果を上げます。

治療法としては、痛みが原因で起きてくる筋の緊張を取り除くのがいちばんの目的になります。

指ハリ、または温灸器などによる熱刺激を与えますが、ツボを刺激するときは、ポイントの個所だけ押さえるのがコツです。指先を回したりすると、痛みを強くして逆効果になるので注意してください。

筋の緊張をとるツボとして、**腎兪**《じんゆ》、**大腸兪**《だいちょうゆ》、**志室**《ししつ》、**環跳**《かんちょう》を使いますが、これに加えて**小野寺臀部圧痛点**《おのでらでんぶあっつうてん》にも刺激を与えます。また、腹にある**梁門**《りょうもん》、**天枢**《てんすう》、**大巨**《だいこ》といったツボもあわせて使います。

以上のツボへは圧の強い指ハリで刺激をしますが、このほか氷をガーゼにくるんで、つけたり離したりして刺激する冷刺激も有効です。皮膚が発赤《ほっせき》するまでを目安として行ってください。

（芹澤勝助）

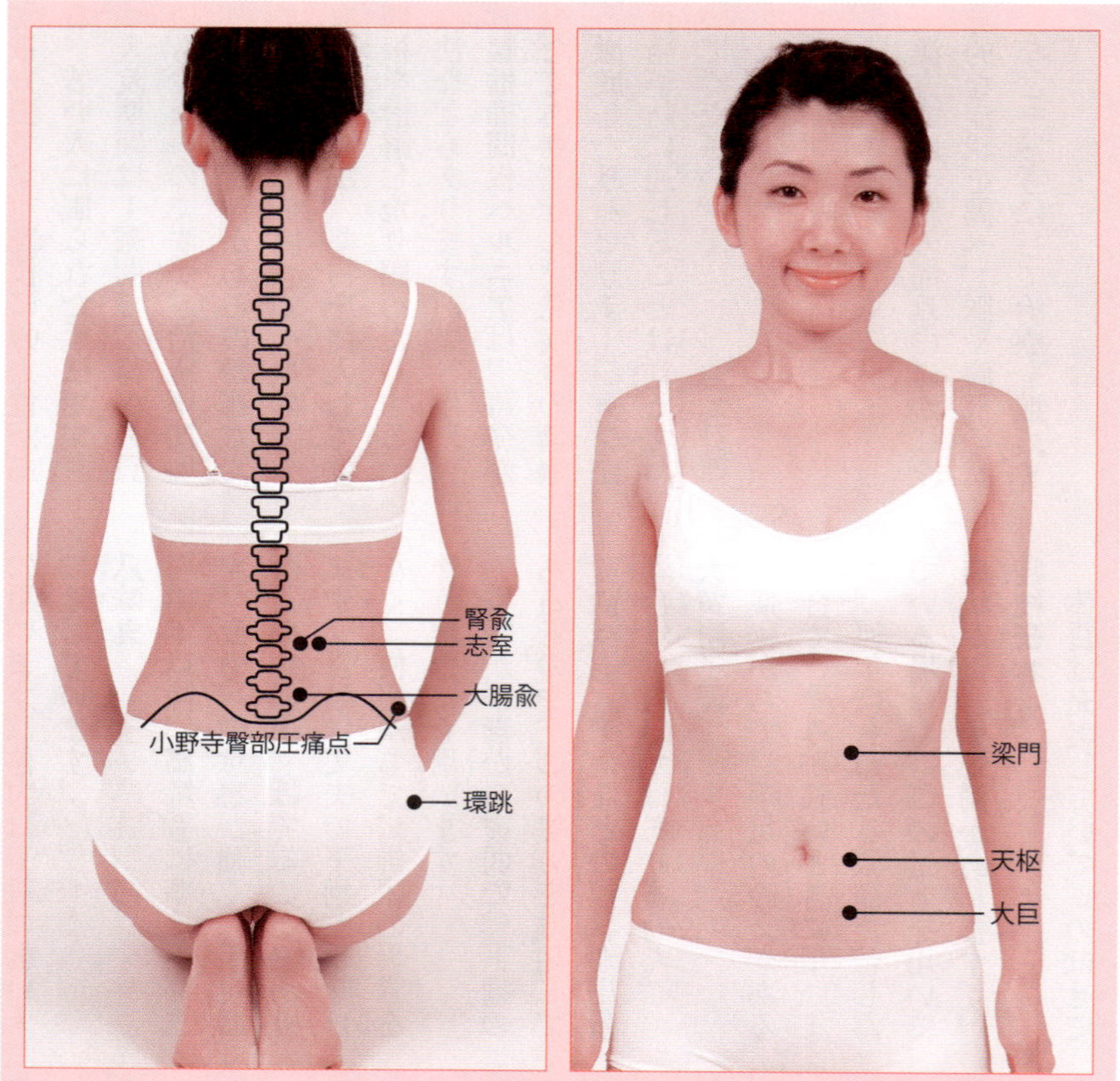

腰《よう》部《ぶ》脊《せき》柱《ちゅう》管《かん》狭《きょう》窄《さく》症《しょう》

背骨を貫く脊柱管の中を通る馬《ば》尾《び》神経が圧迫され、腰痛が起きたり下肢《かし》がしびれたりする病気です。馬尾神経は脚の動きをつかさどる神経です。40才以上の人に多くみられます。

症状・原因

背骨を伸ばして立ったり歩いたりすると、脊柱管が伸びて、神経がさらに圧迫されるため、下肢がしびれたり足の運びがもつれたりします（馬尾神経管欠性跛行《はこう》）。こういうときは、腰を丸めてしばらく休むと、症状がおさまります。

椎間板の老化による椎間関節の変形と、先天的に脊柱管が狭いことが原因です。腰椎椎間板ヘルニアの手術で狭窄《きょうさく》が起こりやすくなり、進行形の腰部変形性脊椎症になり、下肢のしびれがあらわれる場合もあります。

腰部脊柱管狭窄症がひどくなると、あおむけに寝ても足にしびれが起こり、排尿や排便の障害を起こすこともあります。

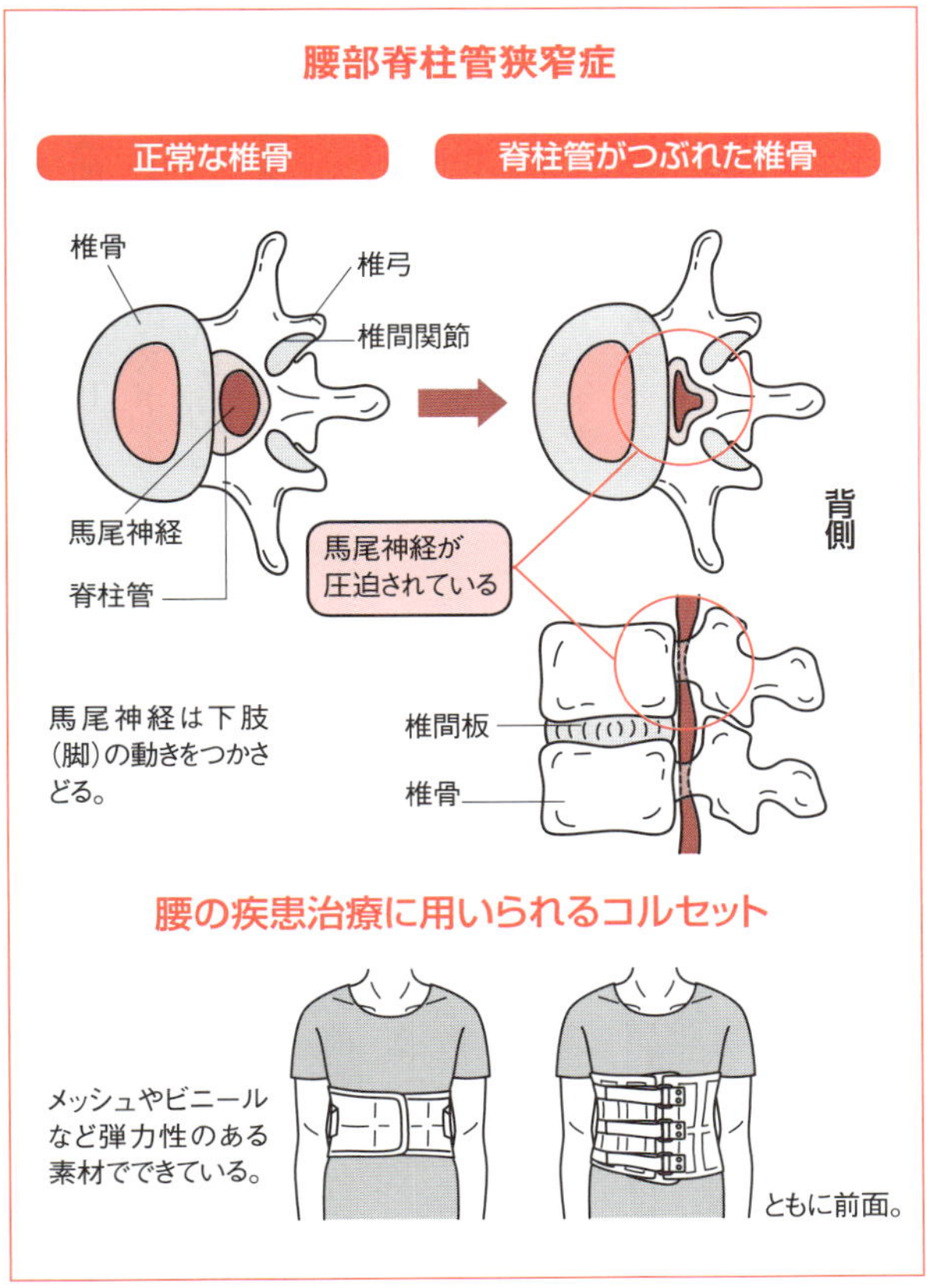

メッシュやビニールなど弾力性のある素材でできている。
ともに前面。

治療

日常生活では、一度に長い距離を歩くこと、重い物を持つなどの重労働は避けたいものです。しかし、P584のもも上げ体操や壁腕立て伏せ、斜め腕立て伏せを行い、筋肉は鍛えたいものです。痛みがひどければ、痛み止めを服用します。腰部脊柱管狭窄症に適したコルセットを腰に巻いたり、昼は使い捨て懐炉《かいろ》やホットパック、就寝時は腹巻きなどで腰をあたためたりするのもよいでしょう。

病院での初期の治療は、薬物療法やコルセット着用による装具療法です。軽い運動なら、コルセットをつけたままできます。しかし、症状によっては、つえや手押し車を使っての歩行をすすめられることもあります。

6カ月以上治療して改善がみられない場合、もしくは膀胱・直腸障害があらわれた場合は、除圧椎弓切除術という手術が行われます。背中を切開し、神経を圧迫している椎弓という骨を切除します。術後1～2週間で歩けるようになりますが、下肢のしびれなどが残るケースが少なくありません。コルセットを数カ月つけ続ける必要もあります。

（三井弘）

脊《せき》椎《つい》分《ぶん》離《り》症《しょう》・脊《せき》椎《つい》すべり症《しょう》

脊椎は椎骨がブロックのように積み重なってできているので、椎骨が折れ脊椎の前後が分かれたり（脊椎分離症）、折れた椎骨が前にずれたりすることがあります（脊椎すべり症）。椎骨がずれると神経を圧迫するので、腰痛が発生します。

症状・原因

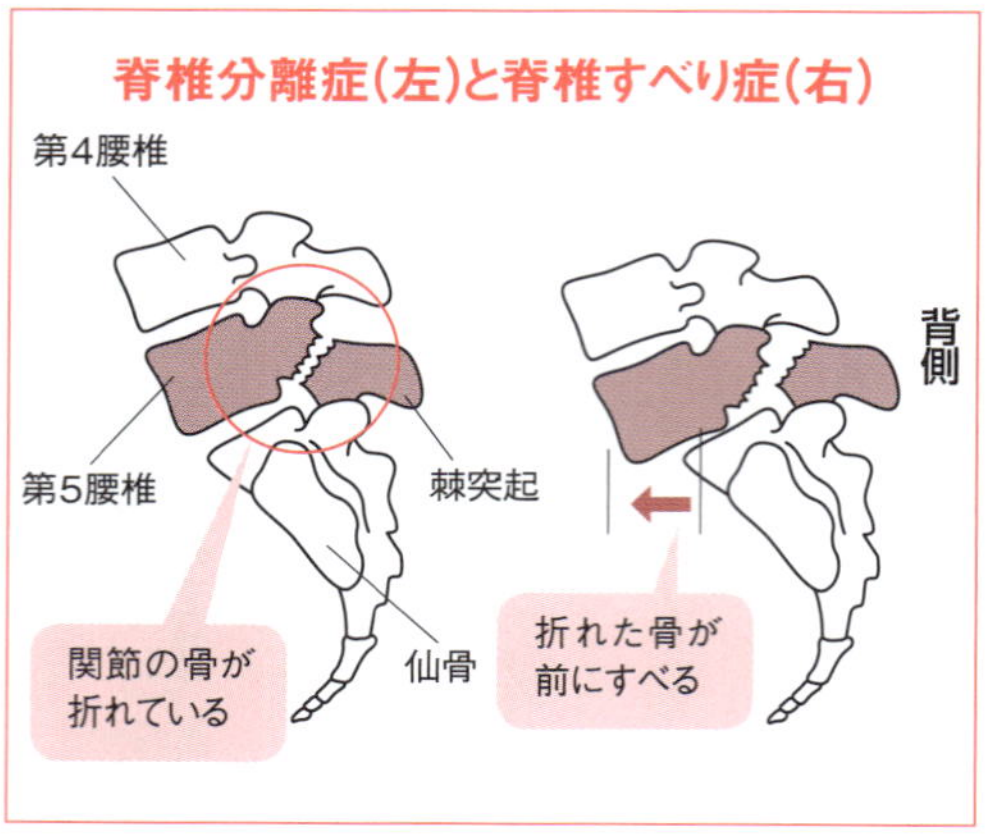

脊椎分離症には先天的なものと後天的なものがあり、後天的なものは、成長期にスポーツをする青少年に多く発症します。脊椎すべり症を放っておくと、腰椎椎間板ヘルニアに移行することもあります。

脊椎分離症がスポーツをしている青少年に多くみられるのは、成長過程にある青少年の脊椎がまだしっかりできあがっていないためです。

脊椎分離症になると、起床時や動作を始めたときに腰に違和感や鈍痛を感じます。動いているうちに楽になりますが、長時間立っていたり、後屈・前屈の姿勢を続けたり、はげしいスポーツや過酷な労働をしたりすると、痛みが出てきます。

さらに症状が進み、分離した脊椎（椎骨）が体の前方にずれて脊椎すべり症になると、脊髄を通っている神経が圧迫されて、おしりから下肢に痛みが走る坐骨神経痛が起きます。

同時に下肢のしびれやもつれを感じたら、腰部脊柱管狭窄症のおそれがあります。脚に痛みやしびれがあらわれたら、腰椎椎間板ヘルニアを併発している可能性があります。

治療

脊椎分離症または脊椎すべり症とわかったら、スポーツや過酷な作業をただちにやめてください。そして、やわらかいコルセットなどで腰を固定して、安静を保ちます。

青少年ならば、これで数カ月がまんすれば、脊椎が元に戻ることがあります。中高年の方は、医師と相談のうえ、自分に合ったコルセットをつけます。

コルセットを着用している間は、前かがみの姿勢を長時間続けないようにしてください。脊椎に、無理な力が加わるからです。

脊椎すべり症で、痛みがはげしい場合には、整形外科での治療が必要です。

痛みがはげしい場合には、ほかの腰痛の場合と同様に、安静にしてコルセットを着用したり、痛みと炎症を抑えるために消炎鎮痛剤を投与したりします。痛みがとれず、日常生活に支障がある場合には、外科手術で分離している椎体を取り除いたり、固定したりすることになります。しかし、手術が適応される症例はそれほど多くはありません。

（三井弘）

後《こう》縦《じゅう》靭《じん》帯《たい》骨《こつ》化《か》症《しょう》

背骨をつくる椎体は前縦靭帯と後縦靭帯という、二つの靭帯が支えています。後縦靭帯骨化症は、後面にある後縦靭帯が骨になる病気です。

症状・原因

靭帯から変成した硬い骨が脊髄《せきずい》にふれると、その圧迫によって四肢のしびれやまひ、歩行困難、排尿困難を生じます。慢性化し、次第に悪化する例が少なくありません。

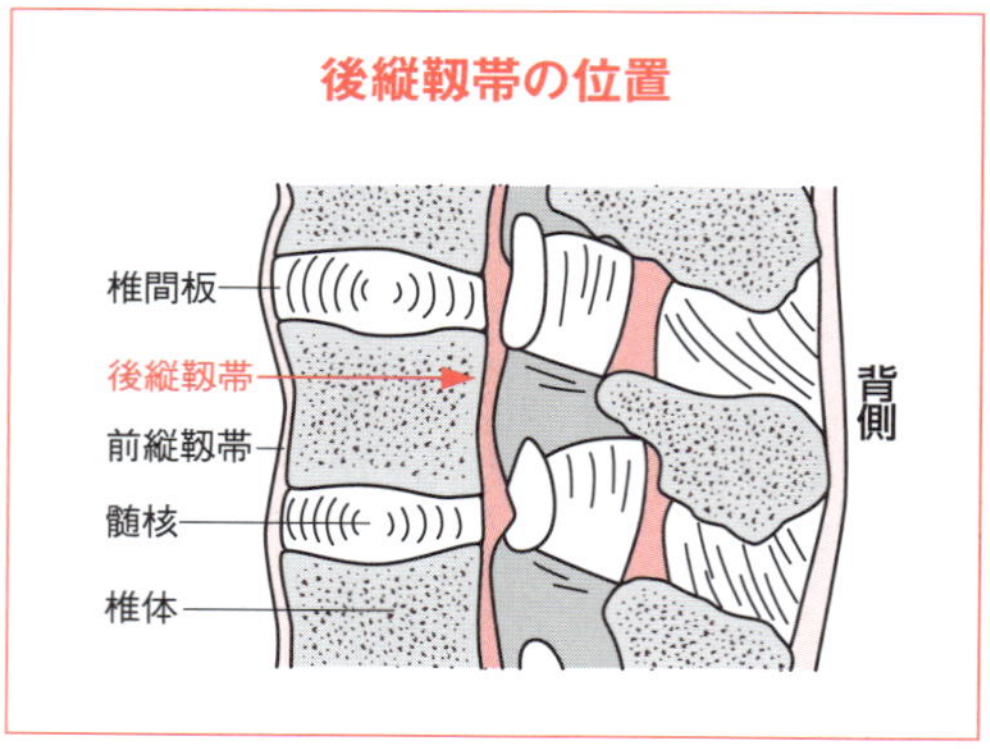

治療

脊髄を圧迫するほかの疾患と同様に、保存療法、薬物療法、手術などで治療します。

（三井弘）

脊《せき》柱《ちゅう》側《そく》弯《わん》症《しょう》

脊柱が、側方へねじれながら曲がる病気です。

症状・原因

側弯症に自覚症状はありません。まわりから左右の肩の高さの違いを注意されたり、学校の健康診断のさいに発見されたりすることが多い病気です。

側弯症の7割を占める特発性側弯症は、成長期の小中学生に発症します。進行すると、心臓や肺を圧迫する障害が起きます。特発性側弯症は、下図のチェックポイントを目安に、早期発見につとめてください。

筋肉の発育不良、姿勢の悪さが原因で脊柱のねじれでゆがみを伴わない機能性側弯症が起きることもあります。

脊柱側弯症の子供には、姿勢に気をつけさせ重い荷物を持たせせないようにします。栄養バランスのよい食事をとらせる必要もあります。

脊柱側弯症（左）とそのチェックポイント（右）

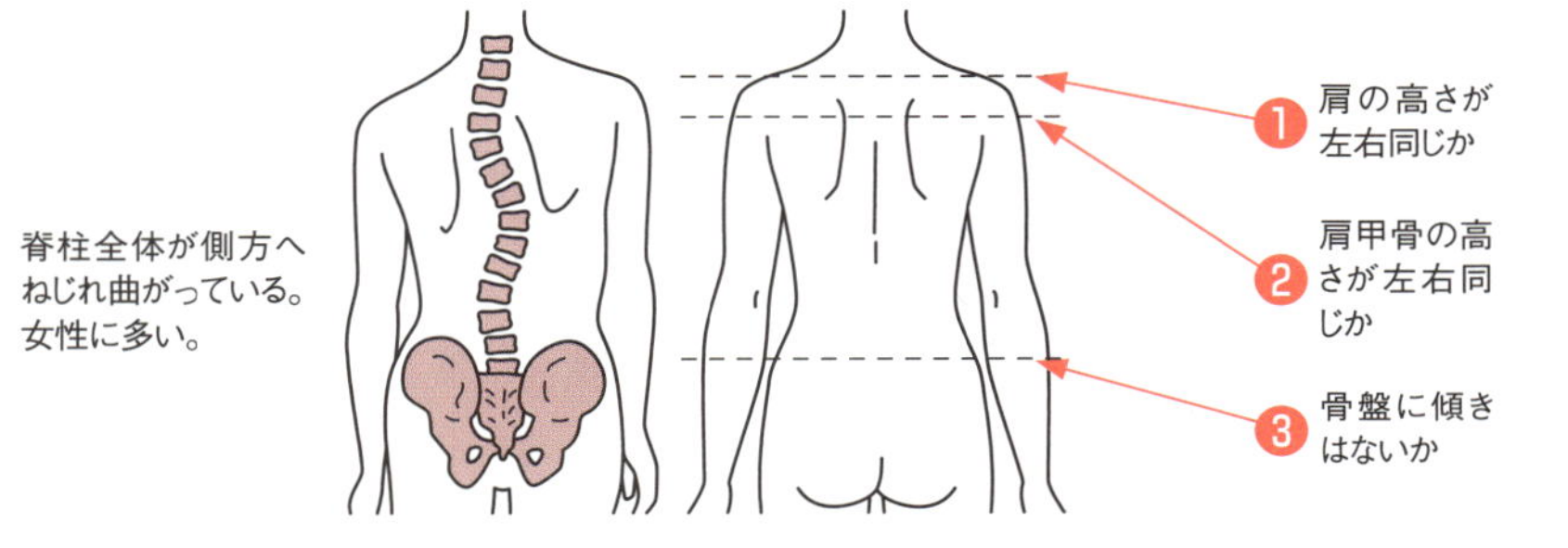
脊柱全体が側方へねじれ曲がっている。女性に多い。
❶ 肩の高さが左右同じか
❷ 肩甲骨の高さが左右同じか
❸ 骨盤に傾きはないか

治療

脊柱側弯症が疑われる場合は、早めに整形外科を受診してください。

整形外科ではどこまで側弯の矯正が可能か調べ、特殊な矯正器具と矯正体操で脊柱のゆがみを治します。牽引《けんいん》療法を行う場合もあります。治療期間は長く、治療には本人にも家族にも根気が必要な病気です。

（三井弘）

脊《せき》椎《つい》カリエス

結核菌が脊椎に感染して起こる病気です。**結核性脊椎炎**とも呼ばれます。結核は、再び最近その患者数が増加に転じ、年間2万5000人規模で新規罹患者が発生する、国民的感染病となっています。だれにも起こりうる侮れない病気ですが、正しい治療をすれば、完治する病気です。

症状・原因

結核菌は、肺などにある病巣から、血液を通して脊椎に感染し、脊椎カリエスを発病させます。骨関節の結核の中では最も多いものです。

症状は、結核菌が感染した部位によって強い胸痛や腰痛が起きるほか、結核そのものの症状、すなわち「疲れやすい」「だるい」といった全身症状もあらわれます。感染した部分をたたくと痛むのも特徴です。

病状が進むと、感染した部分が飛び出して「亀背」といわれるようなこぶができたり、膿がたまってできた膿瘍《のうよう》が瘻孔《ろうこう》をつくったりします。

また、X線で脊椎カリエスにかかった脊椎を検査すると、椎間板《ついかんばん》がおかされて薄くなっているのがわかります。

治療

初期の段階ならば、抗結核剤を投与し、栄養補給で治療します。感染した部位はギプスやコルセットで固定します。

下肢まひがある場合は、手術で病巣をとり去ります。（三井弘）

脊椎カリエスの漢方療法

脊椎カリエスの症状は、背中の重苦しい痛み、腫脹《しゅちょう》、疲労、微熱などです。漢方治療では、このような症状のほかに、全身的な不調和によるひずみ、体質、体力などを参考に、総合的に進めていきます。

十全大補湯《じゅうぜんたいほとう》

全身の衰弱がはなはだしく、胃腸の働きも弱り、貧血で、皮膚は枯燥して色つやのない場合に用います。腹部は一般に軟弱で、気力も衰えています。

痿証方《いしょうほう》

発病の初期で、まだはなはだしく衰弱してはいませんが、足腰が弱って歩行が困難になるようなものに用います。

この処方を用いて食欲不振となったり、下痢する人には使用しません。

亀板湯《きばんとう》

別名を痿躄湯《いへきとう》といって、両足の運動まひを治す処方ですが、脊椎カリエスに応用します。筋骨を強壮する作用があります。

四物湯《しもつとう》

多く女性に用います。全身が衰弱し、貧血の傾向があり、月経不順、のぼせ、いらいらなど精神神経症状を伴うものに有効です。

脈は沈んで弱く、腹部は軟弱でへそ上に動悸をふれます。

ただし、高度の貧血のあるもの、および胃腸が虚弱で下痢しやすいものには用いられません。

千金内托散《せんきんないたくさん》

化膿症の治療によく用いられる処方で、体力の衰えた虚証の人に、体力をつけて、治癒を促進する働きがあります。

托裏消毒飲《たくりしょうどくいん》

千金内托散《せんきんないたくさん》よりも衰弱の程度は軽く、少し熱があるものに使用します。

伯州散《はくしゅうさん》

慢性の脊椎カリエスに使用します。初期の急性炎症のはげしいときに用いると、かえって悪化させることもあります。　（矢数圭堂）

変形性脊椎症《へんけいせいせきついしょう》

脊椎を構成している椎体と椎体の間で、クッションのような働きをしている椎間板が、加齢や姿勢の悪さなどが原因で薄くなったり、脊椎の骨が増殖してとげのようなもの（骨棘《こつきょく》）ができたりする疾患です。加齢が原因の病気であるため、40才代からふえ始め、高齢者に多くみられます。

腰部の変形性脊椎症は、症状があっても安静にするのではなく、できる限りふつうの生活をしてください。安静にしすぎて筋肉が弱ると、症状がさらに悪化するからです。

症状・原因

腰が重い、だるいなどの鈍痛が主な症状です。ひどくなると、痛みがおしりから下肢《かし》の後ろ側にまで広がることもあります。特に朝起き上がったり、寝返りを打ったりすると痛みます。腰部が冷えても痛みが強くなります。

さらに症状が進んで腰部脊柱《せきちゅう》管狭窄症《かんきょうさくしょう》になると、下肢にいく馬尾《ばび》神経を圧迫するため、下肢のしびれや冷感が生じて、少し歩いただけで足が痛むようになり、歩けなくなります。

腰部を使い捨てカイロなどであたためたり、おふろにゆっくり入ると、症状は楽になります。コルセットやベルトも効果がありますす。ただし、痛みがやわらいだらはずします。腰のまわりの筋肉を鍛える体操も効果的です。

治療

痛みが強い場合、医療機関では消炎鎮痛剤や、血液の流れをよくする末梢循環改善剤などが投与されます。牽引《けんいん》も有効です。

牽引をすると、関節のすき間が広がるので患部への刺激が弱まり、痛みがやわらぐのです。温熱療法も行われます。　（三井弘）

変形性脊椎症のツボ刺激

その多くは老化からくるものです。曲がってしまった腰をツボ刺激で治すことはできません。

しかし、脊柱を支えている筋肉の緊張を取り除き、弾力性をつけることによって、腰が曲がったために起こる胃腸障害、胸苦しさなどの症状をとることはできます。

治療するツボは、腹部では**中脘**《ちゅうかん》、**天枢**《てんすう》、**大巨**《だいこ》などです。

あおむけに寝かせ、背中に低めの枕を敷いて、指圧、マッサージします。よく蒸した湯上がりタオルを敷き、その上にあおむけに寝かせて、腹のツボを押すのも効果があります。マッサージする場合は、手のひらで小さな輪を描くように、くるくる回しながら行ってください。

次に、うつぶせに寝かせ（腹部にホットパックか、よくあたためた蒸しタオルを敷くとよい）、背中側のツボを中心に、指圧、マッサージします。その際、背骨の上は押さないように注意します。

刺激するツボは、**三焦兪**《さんしょうゆ》、**腎兪**《じんゆ》、**気海兪**《きかいゆ》、**大腸兪**《だいちょうゆ》、**志室**《ししつ》などです。背中の場合は、指圧、マッサージのほかに、灸治療も効果的です。米半粒大のもぐさを1カ所に3～5壮（回）すえ、3週間続けたら1週間休むというペースで行ってください。

また、腰が曲がると、どうしても足が冷えて重だるくなります。足の**足三里**《あしさんり》や**三陰交**《さんいんこう》といったツボを、よく指圧しておくとよいでしょう。

（芹澤勝助）

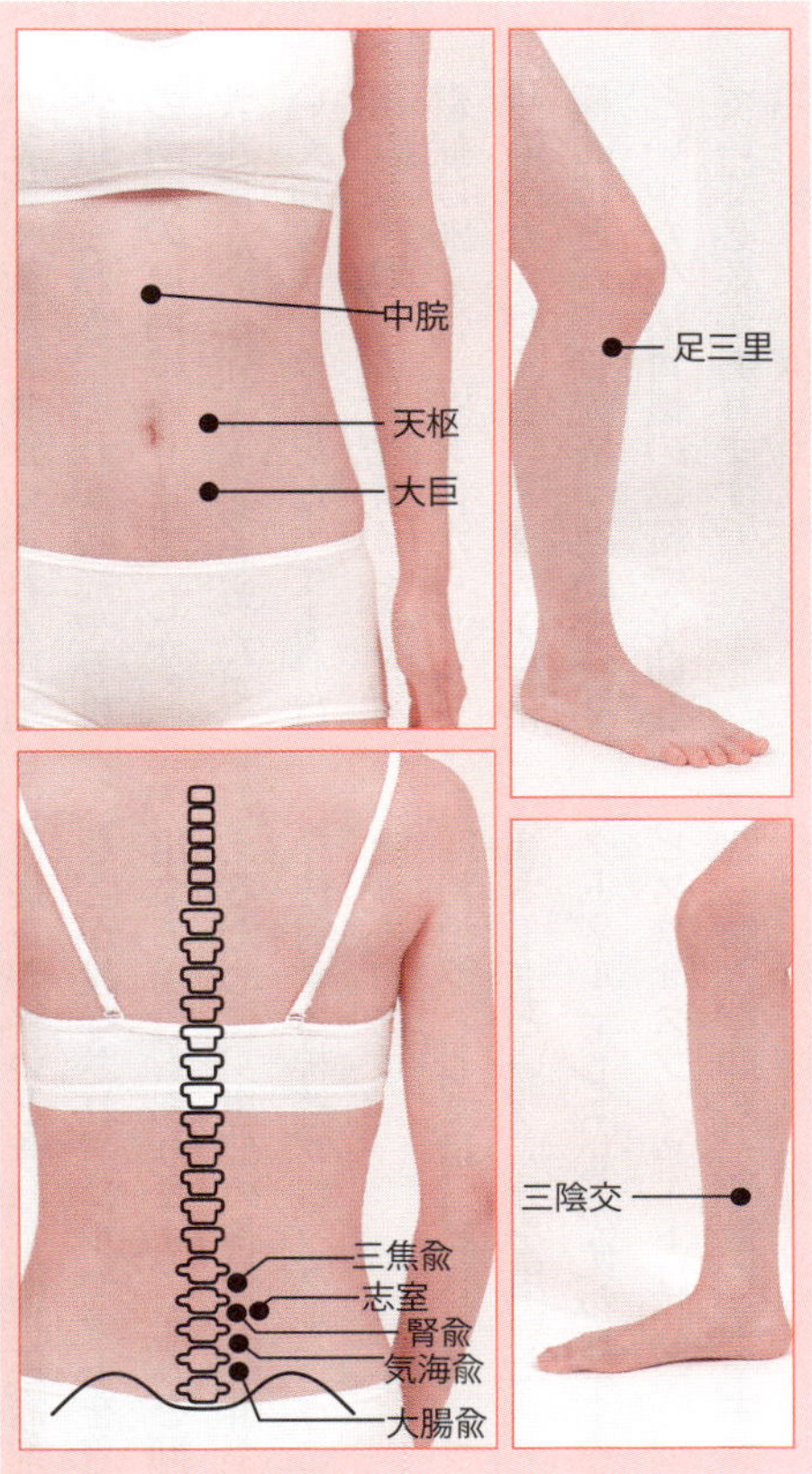

骨《こつ》粗《そ》鬆《しょう》症《しょう》

加齢とともに骨のカルシウムが流出して骨量が減り、骨がもろくなって骨折しやすくなる病気です。骨粗鬆症の「鬆」は「す」という意味で、時がたって水分を失った大根などの野菜の芯がスカスカになった状態をいいます。

日本には骨粗鬆症の人が、約1000万人いるとされ、その約70％が女性で、年間2～3％ずつ骨量が減っているといわれます。原因の一つは、骨がカルシウムを吸着するときに必要なエストロゲンという女性ホルモンが、閉経に伴って不足するからです。ほかに骨粗鬆症になりやすいのは、若いころに運動をしなかった人、若いころにカルシウムの摂取が少なかった人、卵巣の病気などで閉経が早かった人、母親が骨粗鬆症だった人、タバコを吸う人などです。

症状・原因

骨粗鬆症になると、ちょっとし

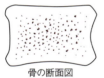

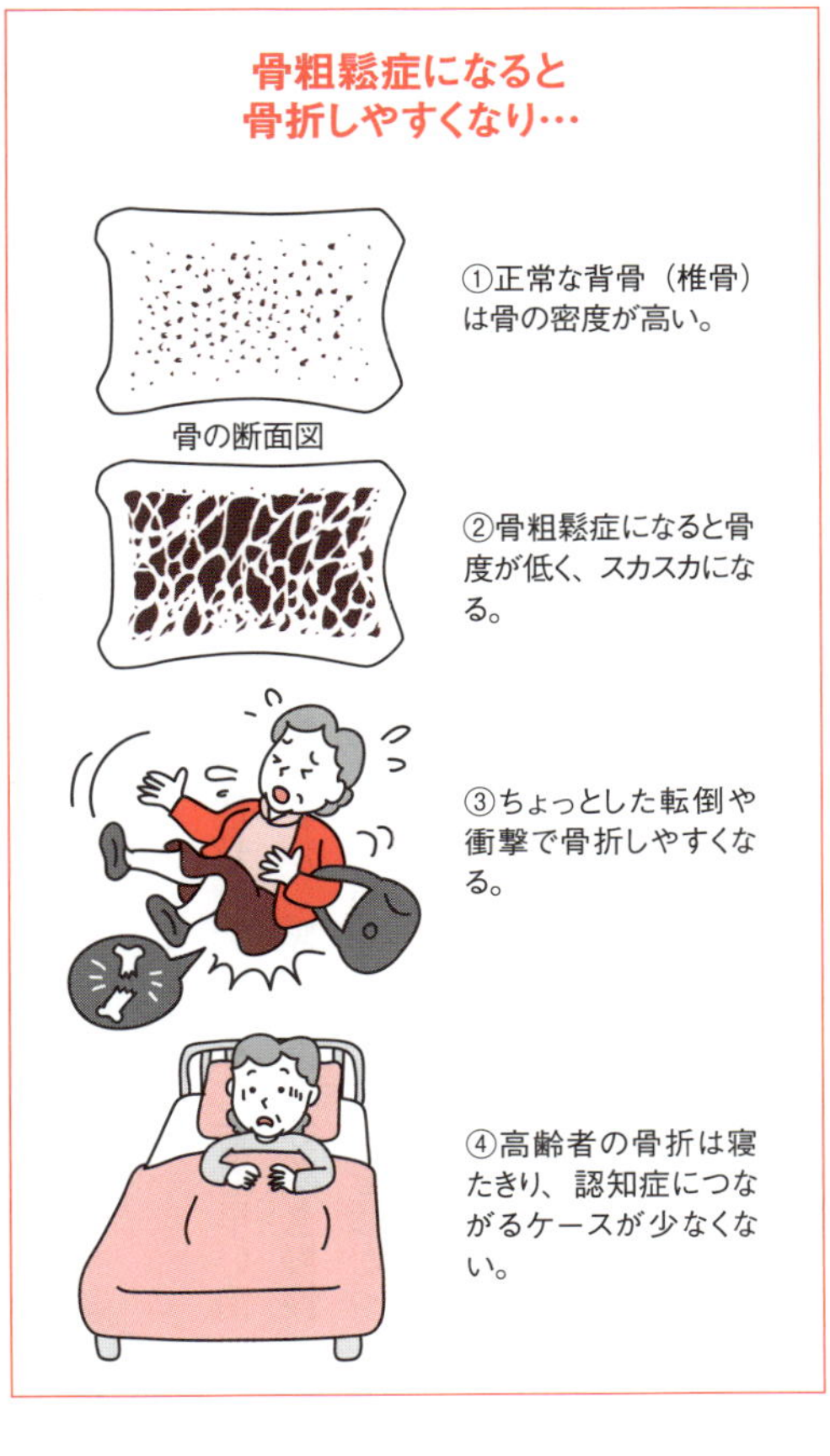

た転倒や衝撃で骨がつぶれる圧迫骨折をまねき、それが腰痛や脊椎の病気の原因になります。しかし、骨粗鬆症の症状があらわれたら、いくらカルシウムをとっても骨は元に戻りません。ですから、骨粗鬆症は20才代、30才代からカルシウムやたんぱく質、ビタミンを積極的にとり、日光浴や運動を行うといった生活習慣の継続で予防していく必要があります。

なお、骨粗鬆症は、自覚症状があるとはかぎりません。背骨に圧迫骨折を起こしても、痛みなどの症状がないこともあります。

治療

痛みが軽いときは、消炎鎮痛剤などが投与され、コルセットを着用する場合もあります。痛みを抑えるために、患部の神経に麻酔薬を注射する神経ブロックを行うことがあります。

治療薬としては、ビスフォスフォネートという成分を用いた「アクトネル」などの薬が使われます。ビスフォスフォネートは、破骨細胞の働きを抑え、骨量をふやす働きがあります。

骨セメントによる治療もあります。圧迫骨折を起こした椎骨の中にリン酸カルシウム骨セメントを注入し、椎骨の強度を回復させる方法です。

（三井弘）

骨《こつ》髄《ずい》炎《えん》

骨（骨髄）の中に細菌が侵入して、化膿性の炎症を起こす病気です。

急性と慢性に大別されます。急性骨髄炎は、ＭＲＳＡ（メチシリン耐性黄色ブドウ球菌）などによる発病を除き、抗生物質によって治療効果が上がっています。慢性骨髄炎は、急性のものが慢性化したケースのほか、初めから慢性型で発病するケースがあります。

症状・原因

急性骨髄炎は、乳幼児や10才前後の児童に多く起きます。太もも、膝下（弁慶の泣き所）、二の腕などの骨に炎症が起き、患部や全身の発熱、不機嫌、食欲不振、全身の倦怠感といった症状がみられます。慢性骨髄炎で治療が長引くと、皮膚に穴があき、膿《うみ》を出し続けることがあります。糖尿病や透析は、慢性化を助長します。

感染原因としては、体のほかの部位に感染した細菌が骨髄に達して感染・発症したケース、化膿した病巣から感染したケース、開放骨折などのけがにより感染するケースも考えられます。

治療

急性骨髄炎は、少しでも早い治療が必須。感染巣を取り除き慢性化を抑えるために、安静をはかったうえで抗生物質を投与します。壊《え》死《し》した患部を除去する外科手術をすることもあります。慢性型は再発を繰り返し、長い治療期間を必要とします。

（三井弘）

足腰の弱りを防ぐ片足立ち訓練

最近よく耳にするロコモティブ・シンドローム（運動器症候群）とは、筋肉や関節、骨などの運動器に問題が起こることをいいます。転びやすくなるので、骨折のリスクも高くなります。

年齢とともに、ひざや股関節に痛みが出て歩けなくなったり、骨粗鬆症の人が転倒して骨折することが原因で「閉じこもり」「認知症」を引き起こし、「寝たきり」になってしまう人が少なくありません。

このロコモティブ・シンドロームの予防・改善には、「片足立ち訓練」が有効とされています。

これは、左右の足で1分間ずつ片足立ちをするだけです。

これを1日3回繰り返します。それだけで約53分間の両足歩行に匹敵する運動負荷があり、骨密度の増加、転倒予防、骨折予防の効果があります。

壁や机などに手をついて支えてもかまわないので、かなり足腰が弱っている人でも、危険なく実行できます。

（内田輝和）

変《へん》形《けい》性《せい》膝《しつ》関《かん》節《せつ》症《しょう》

膝関節の軟骨がすり減ってひざの関節が変形し、痛みや炎症を起こす病気です。「年をとってひざが痛い」という場合のほとんどがこの病気です。

症状・原因

原因で多いのは、筋肉の衰えです。老化が進み、膝関節を支えている筋肉の力が低下すると、重み

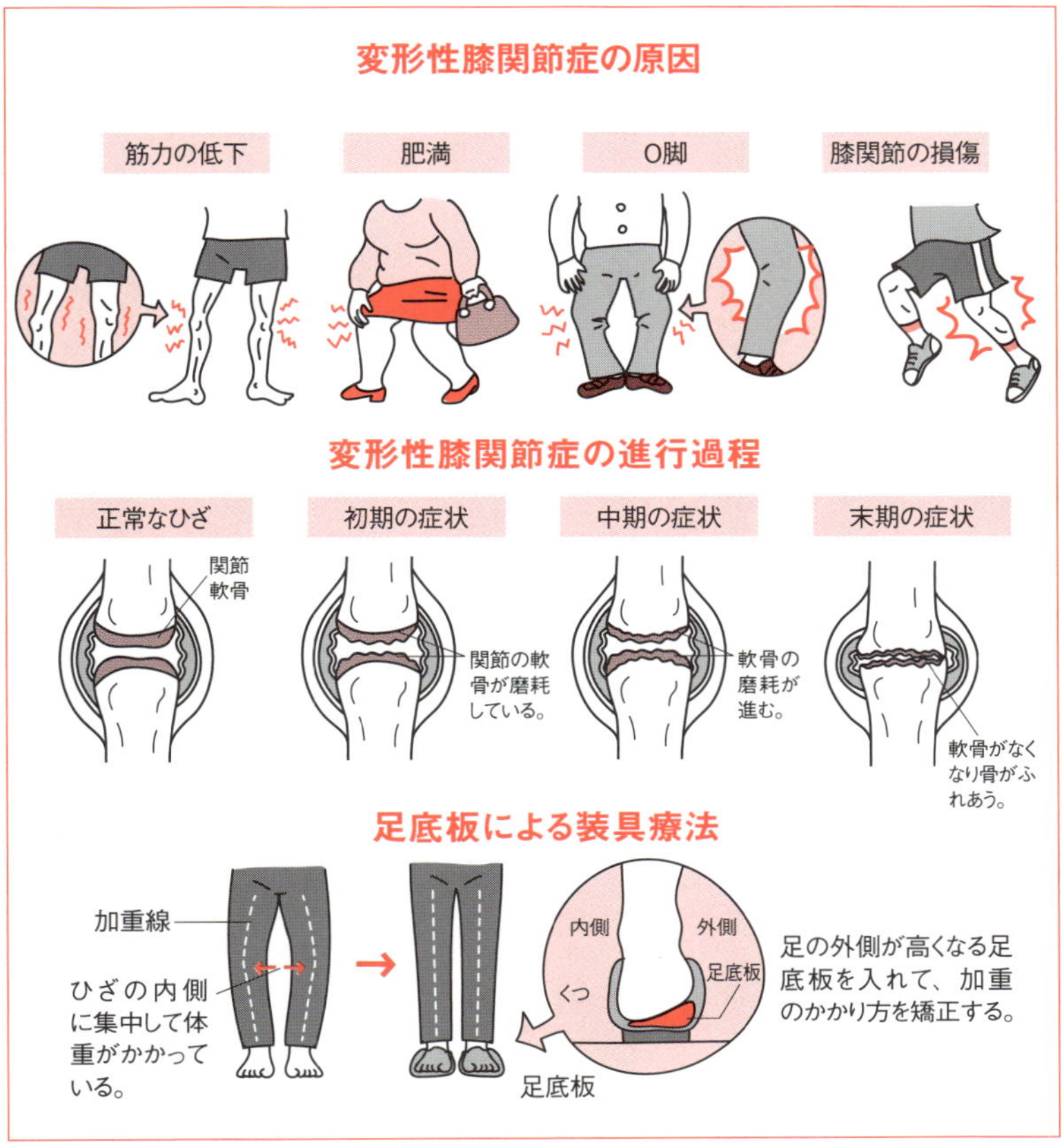

グルコサミンが変形性膝関節症の痛みをとる

関節にかかってくる重みや衝撃をやわらげ、動きをスムーズにしているのは、関節の骨の表面をおおっている軟骨のおかげです。しかし、長年にわたって関節を動かしていると、軟骨はすり減ったり傷ついたりして、骨と骨が直接ぶつかりあう格好になり、痛みが出てきます。これが変形性関節症で、ひざに出るのが変形性膝関節症です。厚生労働省では、国内での変形性膝関節症患者数を、自覚症状を有する患者数で約1000万人、潜在的な患者数（X線診断による患者数）で約3000万人と推定しています。

欧米でも変形性膝関節症の患者は多く、65才以上の人の60～90%という報告もあります。そんな欧米、特にアメリカで、変形性膝関節症に効果があると話題を呼んでいるのがグルコサミンです。

グルコサミンはアミノ酸と糖が結びついたもので、軟骨を形づくる成分です。体内で合成されていますが、年齢とともに合成能力は衰えます。軟骨は老化するのに、修理する材料が減少するので変形性膝関節症が起こりやすくなり、治りにくくなるのです。そこで、軟骨をつくる材料となるグルコサミンを食品の形で補給することが考えられました。

実際に、変形性膝関節症の患者50人を対象に臨床試験を行った結果、グルコサミンを毎日1500mgずつとった患者さんでは、89%の人が歩行の際の痛みが改善し、73%の人が夜間などの安静時の痛みがおさまったと答えています。

これまで、変形性膝関節症は決め手となる治療法がありませんでした。いろいろ治療法はありますが、効果が一時的であったり、副作用が出たり、苦痛を伴うものばかりでした。

グルコサミンは口からとるだけで、自然に痛みが楽になっていきます。グルコサミンは人間の体内でもつくられているものであり、製剤化されたものはカニの甲羅などを原料として作られているので、副作用の心配はありません。

ただし、エビやカニの甲羅をそのまま食べてもほとんど消化されず、効果は得られません。精製されたグルコサミン製剤が市販されていますから、そうしたものを利用するのもいいでしょう。1日1200mg程度が目安量で、朝のうちにとるのが効果的です。

（梶本修身）

を受ける部位が不安定になり、関節の内側に負担が集中します。その結果、負担が集中している部分の軟骨の摩耗が加齢とともに早まり痛みや炎症を起こすのです。

　肥満の人は、ひざにかかる重量が大きいために、軟骨の摩耗をさらに進行させ、症状が悪化しやすくなります。

　日本人に多いO脚も、原因の一つです。O脚の場合、ひざの内側が開き、どうしても膝関節の内側に体重がかかるために、関節軟骨の内側がすり減って変形性膝関節症になるのです。

　半月板損傷や靱帯損傷なども、変形性膝関節症の原因となります。

　症状には、ひざのこわばりや痛み、変形などがあります。これらの症状は一気にあらわれず、何年もかけて徐々に進行していきます。

①初期の症状…最も初期の症状は、起床して動き始めに感じるひざのこわばりです。起き上がろうとしたり、歩き出そうとすると、なんとなくひざがこわばったり、重くて動かしにくかったり、鈍い痛みを感じたりします。

②中期の症状…中期になると、少し休んでいればおさまっていた初期のひざの痛みが、なかなか消えなくなります。また、正座や深くしゃがみ込む動作、階段の上り下りは、ひざが痛んで行うのが困難になります。さらに、ひざがはれ、熱をもってきます。

③末期の症状…これまでの症状がすべて悪化し、日常生活に支障をきたすようになります。ふつうに歩いたり、すわったり、しゃがむことも困難になってきます。体を動かすことがつらくなるので外出をしなくなり、精神的にも気が滅入ります。高齢の方は、外界からの刺激が少なくなるため、認知症を促進させることにもなります。

治療

　治療は、できるだけ早く始めなければなりません。ひざの痛みがひどいときは、まずひざの痛みを緩和し、それからひざの機能を回復させる治療を始めます。症状に応じて、薬物療法や装具療法、運動療法などで行います。

・薬物療法…ひざのはれや変形が少なければ、クリームなどの外用薬が使われます。痛みが激しいときは内服薬や座薬が使われます。激しい炎症には、ヒアルロン酸を

スポーツによる関節炎対策

　スポーツによって発生する関節痛といえば、**テニスひじ**と**野球肩**を忘れてはなりません。

・テニスひじ…テニスでボールを打ってひじが痛む場合は、テニスひじが疑われます。
　ゴルフやボウリング、ひじの関節の曲げ伸ばしを繰り返す仕事に携わる方にも発症します。

　テニスでは、バックハンドの振りによってひじの外側を痛める人が8割。日常生活に支障が生じるほど進行する方もいます。

「痛い」と思ったら、安静を保ち、運動後すぐにひじを冷やします。医師の指導によるストレッチも効果があります。病院では、消炎鎮痛剤などの内服が指示されます。

・野球肩…肩の前関節が痛い、腕が上がらないなどが代表的な症状です。投球動作の反復による肩への負担が、炎症、軟骨の変成、靱帯の断裂、関節の拘縮《こうしゅく》などを起こしたことが原因です。

野球肩の予防と解消のために鍛えたい筋肉

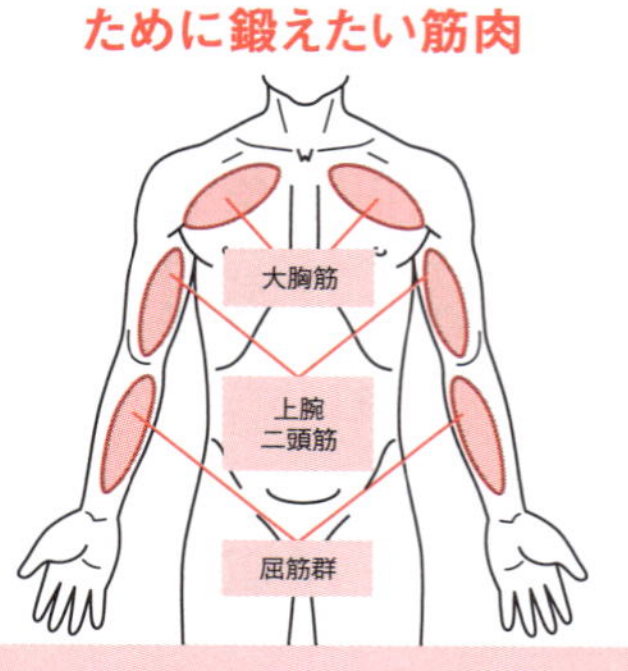

　野球肩を予防・解消するには、運動前にはウォームアップと、投球後の肩のアイシングが欠かせません。また大胸筋、上腕二頭筋、前腕の屈筋群のストレッチやマッサージも念入りに行いましょう。
　腕が上がらない肩関節腱板炎《かたかんせつけんばんえん》など肩関節の疾患では、ゴムチューブなどによる、バランスのとれた筋肉トレーニングが欠かせません。トレーニングには、休息日を入れることもお忘れなく。
（三井弘）

関節に注射します。

・**装具療法**…サポーターや足底板などの装具で変形したひざにかかる負担を補正、痛みを取り除く治療です。

・**運動療法**…理学療法士の指導のもと、大腿四頭筋などを強化する体操を行い、ひざにかかる負担を軽減します。

保存的療法を続けても病状が悪化している場合は、手術療法に臨みます。手術には、ひざの皮膚を切開し関節鏡（カメラ）を挿入して処置をする手術、膝関節の骨の一部を切り取ってひざへの加重のかかり方を矯正する手術、損傷した関節軟骨を人工関節におきかえる手術などがあります。（三井弘）

変《へん》形《けい》性《せい》股《こ》関《かん》節《せつ》症《しょう》

股関節の軟骨が変形したりすり減ったりして痛みが起き、歩くことが困難になる病気です。

症状・原因

乳児のときの（先天性《せんてんせい》）股関節《こかんせつ》脱臼《だっきゅう》や臼蓋《きゅうがい》形成不全症から発生するケースが多くみられます。男子より女子に多くみられます。

初期症状としては、長時間の歩行のあと、股関節に疲れや痛みが出てきます。しかし、休めば、再び歩けます。悪化すると、痛みが強まり、歩ける距離も短くなります。重度になると、立つことや歩くことができなくなり、安静時にも痛みが去らなくなります。両足に発症するケースが多数あります。

治療

股関節への負担を減らすため、減量します。温浴も有効です。つえを使い、股関節への負担を軽くすると、病気の進行を遅らせることができます。

病院での治療は、変形性膝関節症のそれとほぼ同様です。消炎鎮痛薬などによる薬剤療法、注射、理学療法、および手術です。末期には、人工関節への置換手術も検討します。（三井弘）

外反母趾《がいはんぼし》の悪化を防ぐには

外反母趾は足の親指のつけ根が出っ張り、親指が小指側に曲がってしまう病気です。

外反母趾になると親指のつけ根が痛み、悪化すると歩くことが困難になります。

原因には、足の裏の筋肉の弱さや扁平足、ハイヒールのようにかかとが高くつま先の細い靴を長い間はき続けることがあげられます。

悪化を防ぐには、まず、靴ははき心地がゆるめのものを使用し、ハイヒールははかないことから始めてください。（三井弘）

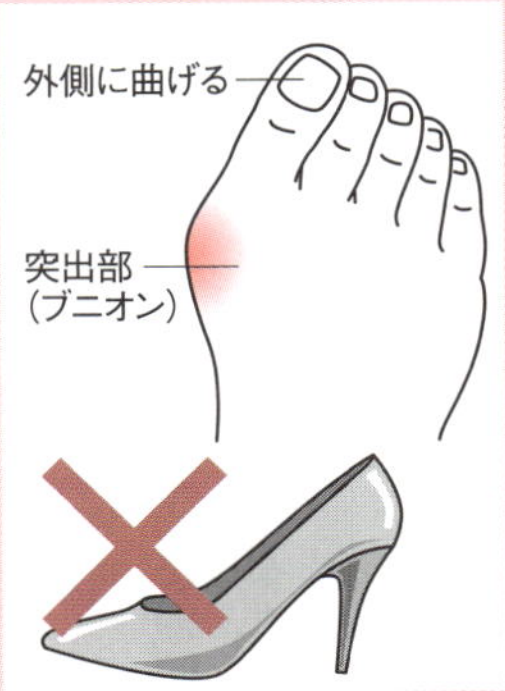

踵《しょう》骨《こつ》棘《きょく》（足底腱膜症《そくていけんまくしょう》）

かかとの痛む病気です。40～60才代に多くみられます。かかとの前縁の内側を押すと痛いのが特徴です。3カ月から3年で自然治癒します。

症状・原因

起床直後の一歩目が痛い。長時間すわったあと、歩き始めると痛いといった症状がみられます。

かかとの一部にできた、棘状に変形した骨が原因です。骨の変形はジョギングやかかとをぶつけるけが、底のかたい靴で長時間歩いたときなどに起こります。

足の裏に張っている腱の膜が、かかとの骨に付着する部分で少しずつ断裂を繰り返す足底腱膜症のために、痛みが起きるケースもあります。

治療

痛みをやわらげるため、底がかたくない、はきやすい靴をはきます。痛みが強い場合は、ステロイドホルモンを患部に注射することもありますが、通常は湿布、ぬり薬、内服薬で処置します。痛みが薄れつつあるなら、そのまま様子をみます。（三井弘）

アキレス腱《けん》周《しゅう》囲《い》炎《えん》

久しぶりに思い切りスポーツを楽しんだ人がなることが多い疾患です。足の使いすぎで、アキレス腱の周囲に炎症が起き、痛みます。

症状・原因

スポーツの数日後から、アキレス腱に沿った部分が痛み始めます。圧痛（押すと痛い）が特徴です。特に全力疾走やジャンプ、強くふんばったときに痛みます。

下腿部、特にふくらはぎあたりの筋肉の緊張とアキレス腱への過度の負担（使いすぎ）が原因です。

治療

スポーツを休んで、患部を安静に保つことが最も大事です。安静期間が短いと再発し、慢性化します。圧痛がとれるまで、2週間～3カ月を目安に休みます。

ふくらはぎを中心とした下肢の筋肉をマッサージして、早期の痛みをやわらげることも重要です。慢性化すると、アキレス腱断裂の危険性が高くなります。（三井弘）

中《ちゅう》足《そく》骨《こつ》痛《つう》症《しょう》

足の裏に発症する痛みと炎症です。

症状・原因

ジャンプして降りたときや、歩いているときに痛みが足の裏に走ります。加齢や陸上競技などにより、中足骨頭への衝撃をやわらげる役割を果たす脂肪が減少し、痛みが起きます。

治療

患部を冷やし、安静を維持することで、症状をやわらげることができます。

治療では、クッションを入れた特別な靴を使うか、重心を母趾球（足の親指のつけ根）から足全体に分散させる矯正用の靴をはきます。（三井弘）

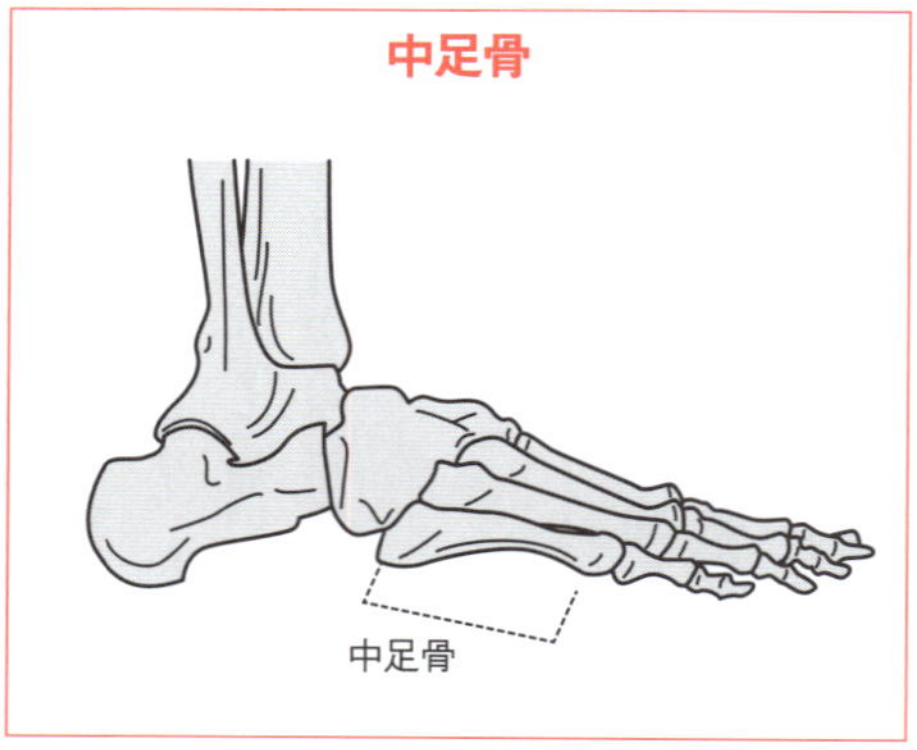

肘《ちゅう》部《ぶ》管《かん》症《しょう》候《こう》群《ぐん》

ひじの内側をたたき、第4指（薬指）と第5指（小指）にしびれが走ったら、肘部管症候群です。整形外科で診断を受け、治療する必要があります。

症状・原因

ひじの内側にある肘部管という〝トンネル〟が狭くなったり延びたりして、中を通る神経が障害を受け、まひする病気です。ひじの使いすぎやひじへの圧迫などが原因です。

まず、小指と薬指の小指側がしびれます。次に手の筋肉がやせたり、小指と薬指がまっすぐに伸びなくなることもあります（鉤爪変《かぎづめへん》形《けい》）。

筋力が低下し、指の開閉運動ができなくなったり、握力が低下するケースもあります。

治療

痛みやしびれが軽度の場合は、ひじを動かさないようにして、内服や投薬で様子をみます。

これらで効果がない場合には、肘部管を開いて神経への圧迫を取り除く手術をします。

筋肉の衰えがない段階でこの手術に臨めば、予後は良好です。

（三井弘）

手《しゅ》根《こん》管《かん》症《しょう》候《こう》群《ぐん》

中年以降の女性に多い、手のひらのしびれる病気です。

症状・原因

初期は、親指、人さし指、中指、薬指（親指側）の手のひら側がしびれます。手の甲はしびれません。日中は（ハンドルやつり革などを）にぎる動作でしびれが強くなります。夜間にしびれることが多くあります。

女性は、男性の5倍以上も発症しやすいという報告があります。手くびの手のひら側にある手根管という〝トンネル〟の中で神経が圧迫を受けていることが原因です。

パソコン作業、手くびの骨折、長期の血液透析、育児（おんぶやだっこ）などで手を酷使し続けている方に発症例が多くみられます。また、原因不明の発症もあります。

治療

軽度の症状に対しては、手くびをサポーターなどで固定して安静にし、消炎鎮痛剤の内服、ステロイドの注射などで対応します。痛みがおさまらない場合は、トンネルを開いて神経の圧迫を取り除く手術をします。

（三井弘）

腱《けん》鞘《しょう》炎《えん》

体中にある、腱（筋肉を骨につなぐ部位）のおさまる鞘である腱鞘のうち、手指の腱鞘に起きる炎症のことをいいます。

症状・原因

腱鞘炎には、次の種類があります。

ドケルバン腱鞘炎…橈《とう》骨《こつ》茎《けい》状《じょう》突《とっ》起《き》付近に強い痛みを感じ、はれて赤くなります。手作業をする方に多く、ものをにぎる、つまむ、しぼるなどの動作をすると痛みます。親指を使いすぎによる腱鞘の炎症、腱と腱鞘間が狭くなったことなどが原因で起きます。

ばね指（**弾発指**）…手指を曲げたり伸ばすと、ばねじかけ（弾発）のようにしか動かず、指のつけ根に痛みを感じます。大きく厚くなった腱が、腱鞘の中をスムーズに行き来できなくなったことが原因で起きます。

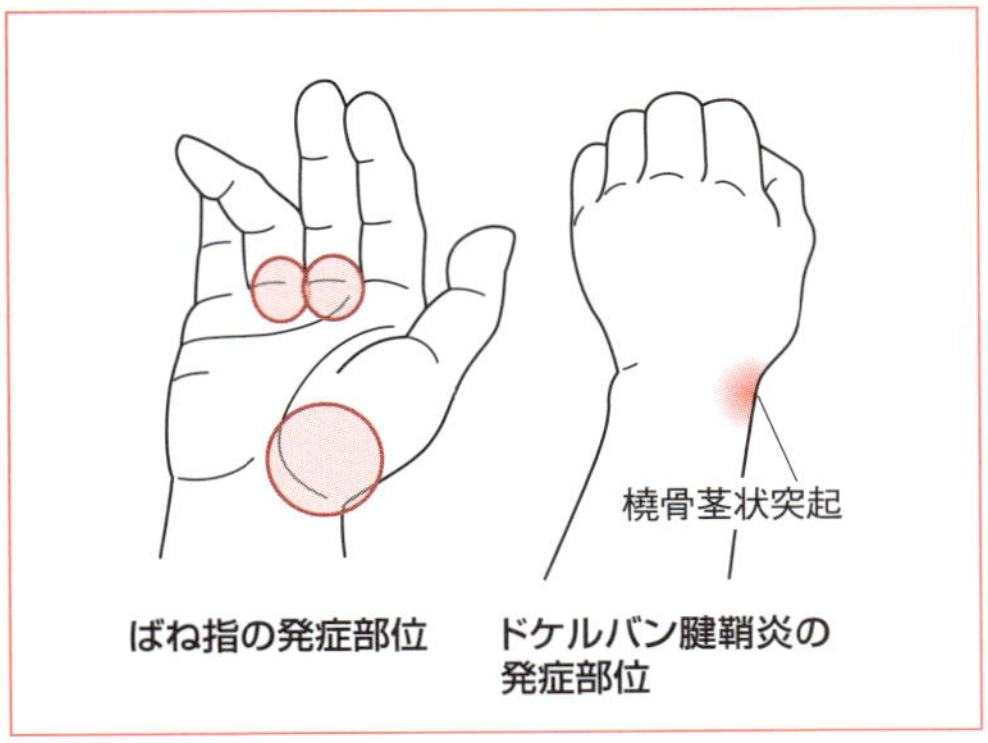

治療

症状が軽度なら、過度の指の使用をやめ、抗炎症剤や外用薬を投薬します。治らない場合は、ステロイド剤を腱鞘内に注射し、炎症をおさめます。

ばね指が治らない場合は、腱がひっかかる腱鞘の一部を切開して広げる短時間の手術をします。

（三井弘）

腱鞘炎の漢方療法

腱鞘炎は、漢方では指・手関節の腫脹《しゅちょう》や運動時の痛みなどを目標に、関節炎、関節リウマチなどに用いる処方を応用します。

葛根湯《かっこんとう》

体力の充実している人で、体表部に限局性の炎症を認める場合に用います。

脈は指を軽く当てただけでふれ、力があり、肩や背にこわばりのある人に適用されます。

越婢加朮湯《えっぴかじゅつとう》

体力が十分にあって、脈にも腹にも力がある人で、急性あるいは亜急性の場合に用います。高齢者や体力の衰えている人にはあまり用いません。

甘草附子湯《かんぞうぶしとう》

痛みやはれがはげしく、細菌など外邪《がいじゃ》の侵入によって生じた炎症に適しています。やや体力が衰え、平素、水毒のある人に用います。局所の熱感を伴うこともあります。

桂芍知母湯《けいしゃくちもとう》

慢性の痛み、腫脹のある場合に用います。体力は衰え始め、脈は弱く、冷えなどのある場合に適しています。

薏苡仁湯《よくいにんとう》

局所の熱感、腫脹、疼痛《とうつう》が去らず、慢性に移行しかけているときに用います。胃腸は丈夫で、体力のある人に適しています。

桂枝加附子湯《けいしかぶしとう》

生気が乏しく、冷え症で、慢性の腫脹や疼痛のある場合に用います。脈は力がなく強く押さえて初めてふれ、発汗傾向がある人に適しています。

小青竜湯加石膏《しょうせいりゅうとうかせっこう》

局所の疼痛、腫脹、熱感があり、漿液《しょうえき》がたまってくるようなものに用います。

腹部は比較的やわらかく、胃内《いない》停水《ていすい》（胃のあたりをたたくとピチャピチャ音がする）の人に適しています。

大防風湯《だいぼうふうとう》

慢性となって何年も治らない場合に用います。体力は衰え、血行が悪く、元気のない人に適しています。

（矢数圭堂）

腱鞘炎のツボ刺激

腱鞘炎は、化膿性のものと手足の使いすぎによるものとがありますが、化膿性のものは専門医の治療を必要とします。手足の使いすぎの場合は、安静を守ることがいちばんですが、あわせて指圧による ツボ刺激を行うとより効果があります。

腱鞘炎は、腱鞘のあるところならどこにでも起こりうるわけですが、足よりは手、それもよく使われる人さし指や中指、親指などに多くみられます。腕や手くび、指などに、激痛やしびれを伴うのが特徴です。

こうした痛みやしびれには、腕の手のひら側で、ひじと手くびのまん中にある**郄門**《げきもん》、手くびのいちばん小指側のきわにある**神門**《しんもん》、手くびの関節のまん中にある**大陵**《だいりょう》といったツボへの刺激が効果的です。

なお、慢性的な症状の場合は、初めにパラフィン浴を行ってから指圧するとよいでしょう。

（芹澤勝助）

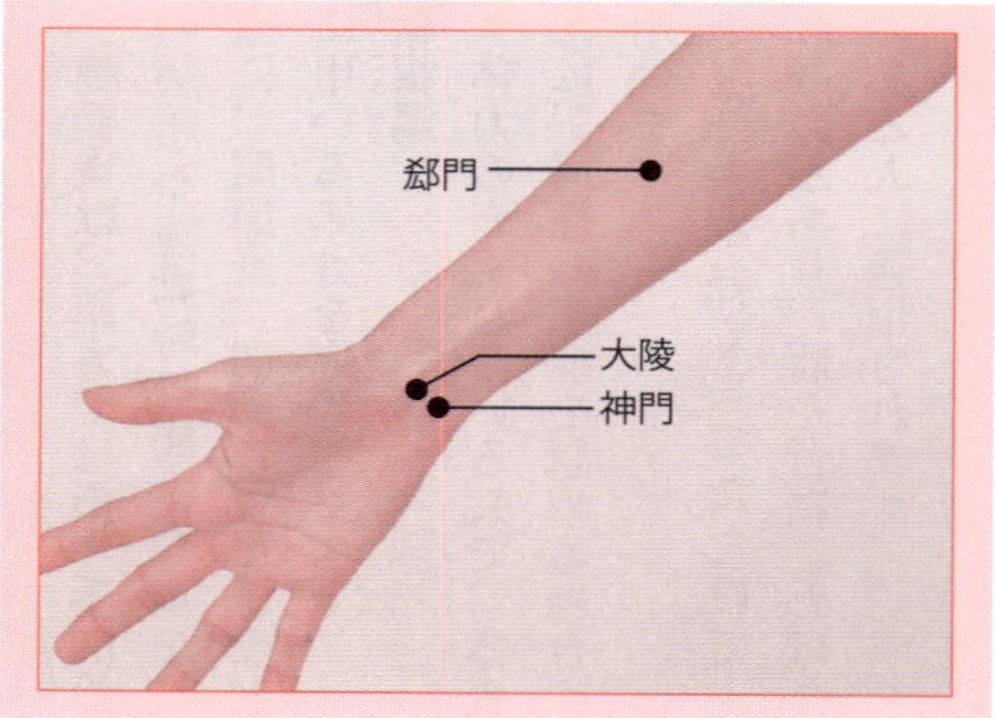

幼児《ようじ》・小児《しょうに》の疾患《しっかん》

先天性股関節脱臼《せんてんせいこかんせつだっきゅう》

赤ちゃんの股関節が外れている状態です。女の子に多くみられます（男子の5～6倍）。けがによる脱臼と違い、痛みはありません。保護者の注意で予防、改善できます。

症状・原因

先天性股関節脱臼の疑われる生まれたばかりの赤ちゃんでは、股の開閉の際、股関節からポキポキと音がします。脱臼した側の足が外を向いている、短く見える、足をあまり動かさないといった症状もみられます。歩き始めると、体を横に振って歩く、歩き方に違和感があるという特徴がみられます。

原因は不明です。股関節が生まれつきゆるかった子が、出産後の生活環境により、次第に脱臼の度合いが増していくと考えられています。ひざの屈伸を制限するようなオムツや肌着をつけるのはよくありません。

脱臼は度合いによって、股関節が完全に外れている完全脱臼、外れかかっている亜《あ》脱臼《だっきゅう》、関節の発達が悪い股関節臼蓋《きゅうがい》形成不全に分けられます。

治療

股関節臼蓋形成不全は、赤ちゃんの股関節を折にふれ開くことで、多くが治ります。だっこやおんぶは股を開いて行い、できるだけ足を自由に動かせる姿勢を確保します。横抱きは避けます。亜脱臼や完全脱臼は、肩から足をつるバンドを装着して治療することで、ほとんどが治ります。

（三井弘）

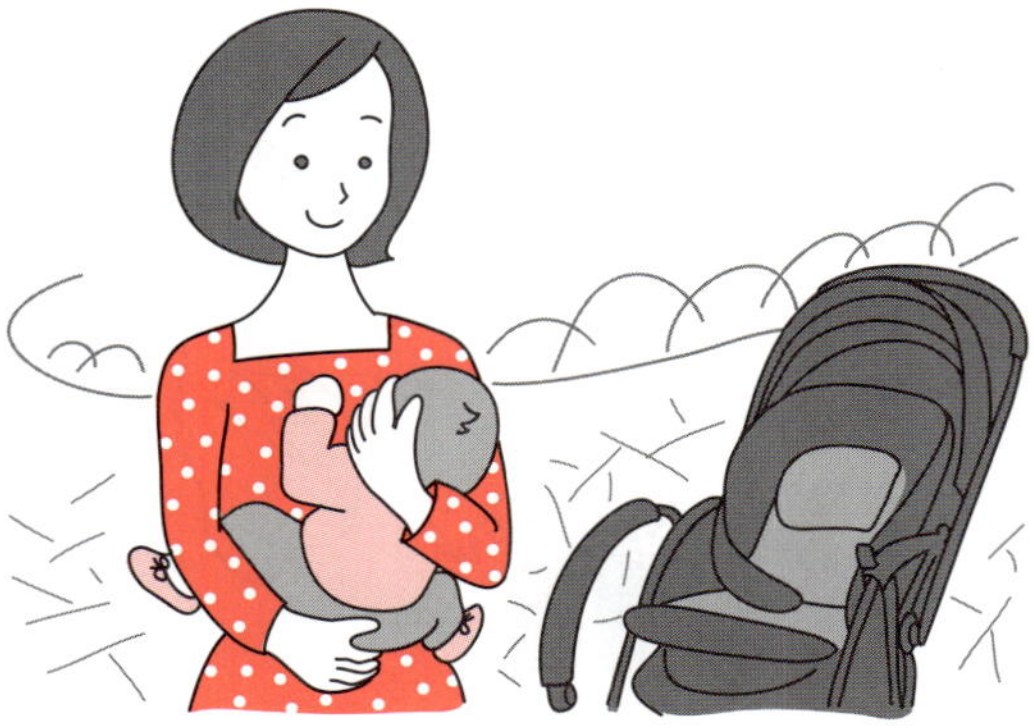

ペルテス病《びょう》

股関節への血流が不足し大腿骨《だいたいこつ》の骨頭（骨端）が崩れる（壊死《えし》する）病気です。4～8才前後の男子に多く発症します。崩れた部分は数年かけて再生しますが、変形や骨盤との不適合を伴うことが多いため、整形外科で早期診断、早期治療が求められます。

症状・原因

足をひきずる、股のつけ根からひざにかけての痛みを訴える、太ももの筋肉がやせている、あぐらがかけない、などが主な症状です。

血流不全になる原因は不明です。

治療

装具で治す療法と骨を切って治す手術療法があります。装具は通常、骨が再生されるまで2～3年装着し続ける必要があります。さまざまな装具が開発されています。手術では大腿骨の骨頭を切り、大腿骨の角度を整えます。

ともに、治療と経過観察に数年かかるため、子どもの成長への配慮を忘れてはなりません。

（三井弘）

単純性関節炎《たんじゅんせいかんせつえん》

（単純性股関節炎《たんじゅんせいこかんせつえん》）

幼児に起きることの多い、股関節の炎症です。

原因は不明です。かぜのあとにかかるケースが多いので、ウイルスが原因とする説もあります。

症状・原因

かぜのあとに足やまた（股関節）の痛みを訴えたり、急に歩かなくなったりする症状が多くみられます。発熱はないか微熱。股をがにまたに広げ動かすと、痛がります。

治療

抗生物質とヒスタミンで治療します。入院させることもありますが、多くは痛みのあと、1週間ほど安静にしていれば自然に治ります。

病院では、症状の似た化膿性股関節炎やペルテス病でないかを念のため確認してください。

（三井弘）

肘内症《ちゅうないしょう》

乳幼児によく起きる、脱臼のようにひじがぬけかけて痛みが起きている症状です。子どもの手を強く引っ張ったときなどに起きます。

症状・原因

肘内症になった乳幼児は、ひじを曲げようとしない、腕が肩からぶら下がっているような状態になる、ふれようとするとさわらせずに泣き出すといった行動に出ます。原因は、腕を引っ張られたため、ひじの内側にある橈骨頭《とうこつ》が、自身をおおう靱帯から外れそうになっているためです。

治療

整形外科などに行けば、医師などがひじをもとの位置にねじこん

でくれます。治れば、バンザイができるようになります。（三井弘）

膝内症《しつないしょう》

膝関節の中に原因があって起こる痛みや疾患などを、まとめて「膝内症」と呼びます。

症状・原因

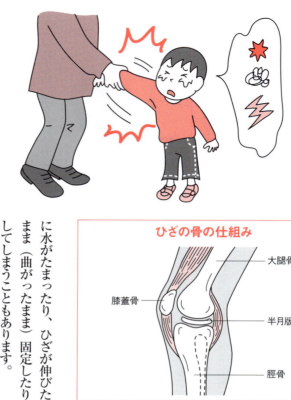

子どもに多いひざのトラブルは、半月板損傷《はんげつばんそんしょう》です。ひざの関節が痛み、太ももの筋肉が萎縮《いしゅく》します。ついで炎症を起こし、関節に水がたまったり、ひざが伸びたまま（曲がったまま）固定したりしてしまうこともあります。

多くはひざを曲げたときに半月板にしわが寄って傷つき、ひざに痛みが起こるものです。半月板は、ひざを構成する大腿骨《だいたいこつ》と脛骨《けいこつ》の間にはさまってクッションの役目を果たす軟骨です。

ひざの骨の仕組み

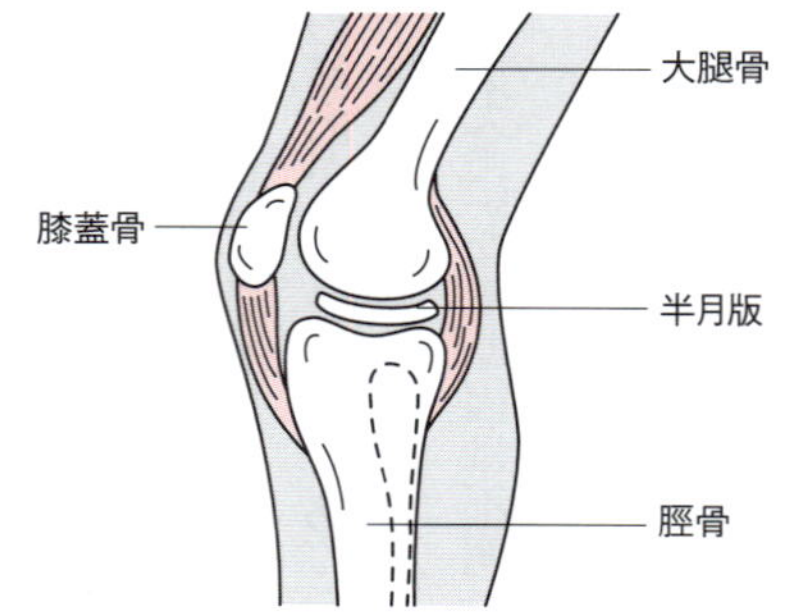

治療

半月板の損傷が軽い場合は、サポーターやギプスなどの装具をつけてひざを保護し、傷の回復を待ちます。

重症の場合は、関節の中に内視鏡を入れて、半月板の傷ついた部分を切除します。この手術のあとは、大腿四頭筋《だいたいしとうきん》の筋力アップが必要になります。（三井弘）

踵骨骨端炎《しょうこつこつたんえん》

かかとの軟骨が炎症を起こして痛む疾患です。特に10才前後の男子に多く認められます。

症状・原因

炎症は、ランニングやジャンプ、かかとへの打撲がきっかけで起こります。かかとの痛みが悪化すると、痛みのためにかかとを地面につけることができなくなるため、つま先立ちの歩行を余儀なくされます。

治療

かかとが大人の骨に成長すれば、必ず治ります。当面の痛みに対しては、医師の指導のもと、アキレス腱や足底腱膜《そくていけんまく》のストレッチを継続して行います。また、かかとが高く、クッションのよい靴をはくなどして、かかとへの衝撃をやわらげる工夫も必要です。長期の治療に際しては足底板などを着用します。（三井弘）

オスグッド・シュラッター病《びょう》

激しい運動でひざを使いすぎることが原因で、ひざが痛む病気です。

症状・原因

膝蓋骨《しつがいこつ》のすぐ下にある脛骨結節《けいこつけっせつ》という出っ張った部分がはれて、痛む病気です。

子どもの脛骨結節は、成長過程にあるためにまだ弱く、大きな力に耐えるほどの強度がありません。そのためジャンプやランニングなどのはげしい運動をすると、脛骨結節にひざを伸ばす大腿四頭筋に強い力が働き、耐えきれずに骨にこまかいひびができて、痛むのです。

治療

安静が基本です。スポーツを完全にやめると、ほとんどの場合、症状は改善されます。痛みがひどい場合は、消炎剤を用いたり、ギプスなどで固定したりして、回復を待ちます。

この病気の予防・再発防止には、しっかりとしたスポーツ指導が必要です。

（三井弘）

ケーラー病《びょう》（第《だい》1ケーラー病《びょう》）

症状・原因

足の舟状骨《しゅうじょうこつ》が扁平になるなど、変形する病気です。原因は不明。まれな病気です。

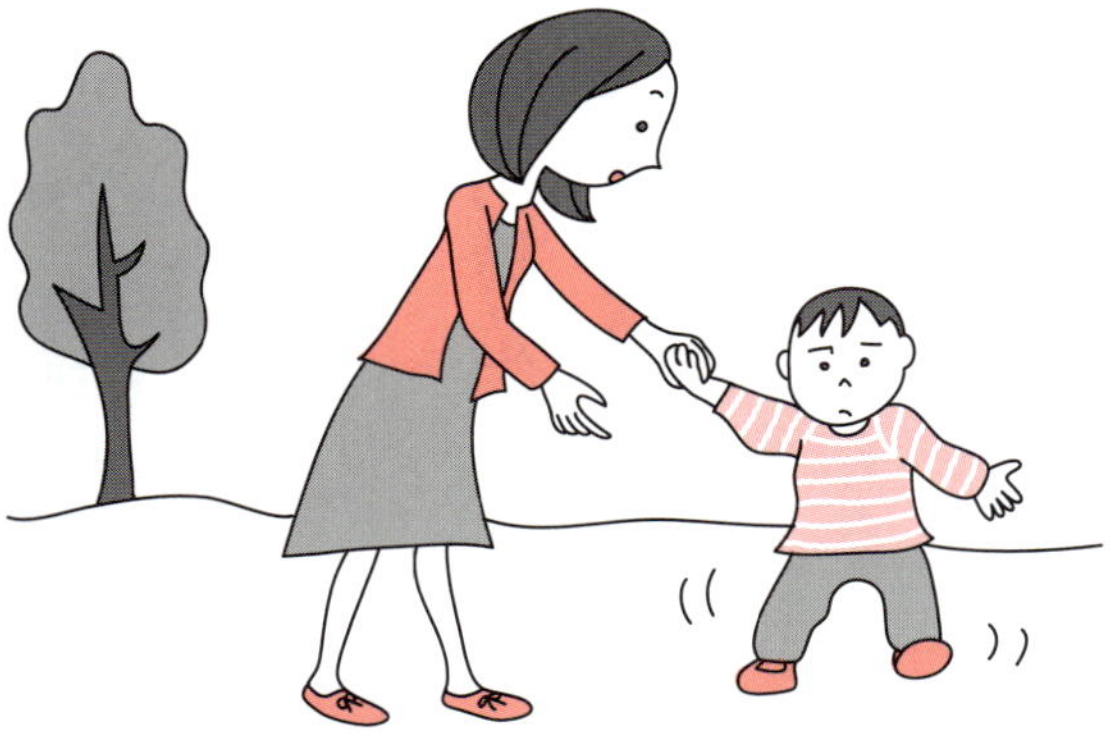

4～7才の男児に多くみられます。

歩き方がおかしかったり、歩きたがらなかったりするので調べると、土踏まずに疼痛《とうつう》や圧痛があることがわかります。

X線で検査すると、舟状骨に変形が認められます。

治療

基本的には自然に治ります。軽～中度の痛みに対しては、舟状骨の痛みをやわらげるため、靴は中足部の厚い中敷きを敷いてはきます。

痛みが強い場合は、歩行用のギプスを3～9週間ほど着用し、安静を保ちます。

疼痛が強ければ、歩行を禁止します。

（三井弘）

舟状骨と中足骨頸部

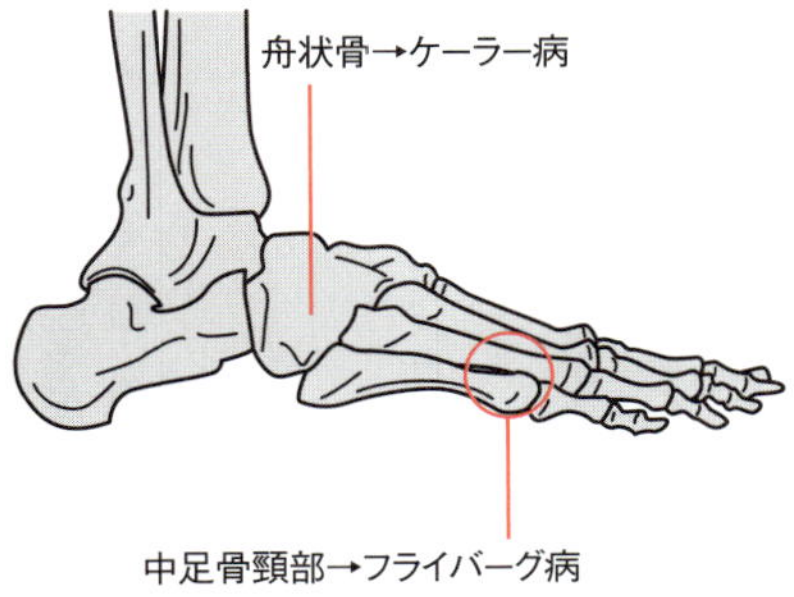

フライバーグ病《びょう》（第《だい》2ケーラー病《びょう》）

足の中足骨《ちゅうそくこつ》の骨頂部への血行が悪くなる、骨端症《こつたんしょう》の一つです。原因は不明です。第2中足骨への障害が多くみられます。

症状・原因

足の指のつけ根（中足骨の骨頂部）を押すと、痛みがあります。はれることもあります。12～18才の女性に多く発症します。骨の成長部分への血液の流れが悪くなり、部分的に成長がとまるために起きる症状です。

治療

早期発見と初期段階での治療が、予後の経過を大きく左右します。中足骨骨頂部への血行が再開し、骨頂部の回復を確認するのが治療の目的です。放置すると、疼痛が残ります。

中足部の厚い中敷きを敷いた靴をはき、患部への圧迫を軽減します。痛みがとれない場合は、骨頂部への手術を行います。

（三井弘）

クリッペル・ファイル症候群《しょうこうぐん》

くびの第2頸椎《けいつい》と第3頸椎が正常に分節せずに癒合《ゆごう》したまま出生し、成長したことによる疾患です。先天性頸椎癒合症、短頸症ともいいます。男子に多くみられます。

症状・原因

くびが短く、ねこ背（前かがみ）になる。くびの動きが悪い。スプレンゲル変形（肩甲骨が高い位置にある）、両手共有行動（片方の指を運かすともう一方の指も同じ動きをしてしまう）、側弯、腎臓奇形などの疾患を伴うこともあります。この症候群で、これらの症状が発症しない方も多数います。

治療

頸椎の変形矯正手術は危険が伴うため、痛みやしびれがなければ、経過を観察するのが一般的です。

（三井弘）

皮膚の病気

●湿疹・皮膚炎 ●アトピー性皮膚炎 ●じんま疹 ●皮膚掻痒症 ●痒疹 ●薬疹
●細菌感染症 ●ウイルス感染症 ●白癬（水虫） ●カンジダ症 ●乾癬 ●疥癬
●円形脱毛症 ●壮年性脱毛症 ●にきび（尋常性痤瘡） ●白なまず（尋常性白斑）
●さめ肌（魚鱗癬） ●わきが（腋臭症） ●あせも（汗疹） ●多汗症 ●日焼け・熱傷
●あざ ●ほくろ（黒子） ●たこ・うおのめ ●しもやけ・ひび・あかぎれ ●爪の病気

皮膚の構造と働き

人体をおおう外皮のことを皮膚といいます。成人の皮膚の面積は約1.6㎡、重さは体重のおよそ16％で、人体の中でも大きな割合を占めています。

外界と直接ふれ合う皮膚は、体内の水分や電解質の喪失を防ぎ、体温を調節し、紫外線や物理的刺激などから体を守るほか、菌類やウイルスなどの病原微生物に対処する免疫も担っています。また、感覚器としての役割も果たしています。

皮膚は、外側から順に表皮、真《しん》皮《ひ》、皮下組織の3層構造になっています。

表皮

表皮は皮膚のいちばん外側の膜で、厚さは平均約0.2㎜です。

表皮を構成する細胞の95％は角化細胞（ケラチノサイト）、5％が色素細胞（メラノサイト）、免疫細胞などの細胞です。

表皮をさらにこまかくみると、上から順に、角層、顆粒《かりゅう》層、有《ゆう》棘《きょく》層、基底層の4層に分かれています。

角化細胞（ケラチン生成細胞）

角化細胞は表皮の最下層にある基底層で絶えず生まれて分裂・増殖し、成熟するにつれて上の層に移行していきます。皮膚の表面近くにくると、細胞が角質化し、細胞同士のすき間が脂質で埋め尽くされ、レンガのように積み重なった非常に丈夫な角化細胞層（角層）になります。この流れを角化といいます。角化細胞が皮膚の表面まで上がってくると、死んだ細胞が薄片（あか）となって少しずつ脱落していきます。

角層は、薄いフィルムのように体を包み、体内の水分を保持したり、外からの刺激や物質の侵入を防いだりする重要な役目をもっています。角層がすべて失われると水分が保てなくなり、人間は生きていけません。

基底層で角化細胞が生まれてからはがれ落ちるまでのプロセスはターンオーバーと呼ばれ、およそ28～45日かかります。

色素細胞（メラノサイト）

基底層に分布する色素細胞（メラノサイト）は、紫外線の刺激を受けると黒色や黄色のメラニン色素をつくり、メラニン顆粒を放出して紫外線を吸収し、紫外線の害を防いでいます。

免疫細胞

免疫細胞の一種、ランゲルハンス細胞は有棘層に分布して、外界の病原微生物などをとらえ、攻撃部隊のT細胞に知らせます。また、リンパ球、貪食《どんしょく》細胞などとの共同作業により、アレルギーや免疫に関連する抗体をつくる作用があります。

真皮

表皮の下にあるのが真皮です。表皮と真皮は、基底膜をはさんで強く接着されています。

真皮の厚さは表皮の15～40倍で、上から乳頭層、乳頭下層、網《もう》上層《じょうそう》の3層構造になっています。

真皮は、約7割が強靭なコラーゲン（膠原《こうげん》）線維で、このほか皮膚の弾力を保つ弾性線維や細胞間にある基質などで構成されています。これらの構成成分により、皮膚の張りや弾力が保たれ、外界からの圧迫をやわらげるクッションの役目を果たしています。弾性線維は加齢とともに減少し、皮膚の張りが失われていきます。

真皮の深部には動脈や静脈などが走行し、そこから枝分かれした毛細血管やリンパ管が網目のようにはりめぐらされ、皮膚の細胞に栄養や酸素を届けています。流れ

皮膚の断面図

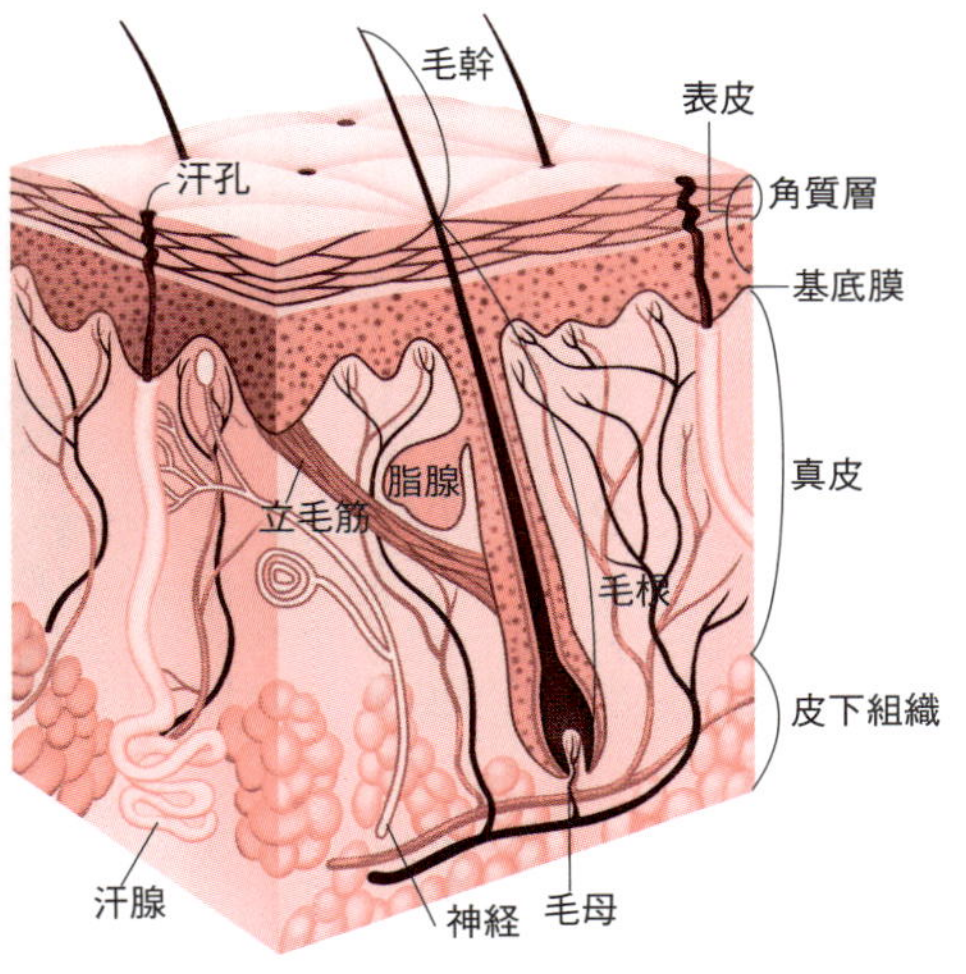

表皮の断面図

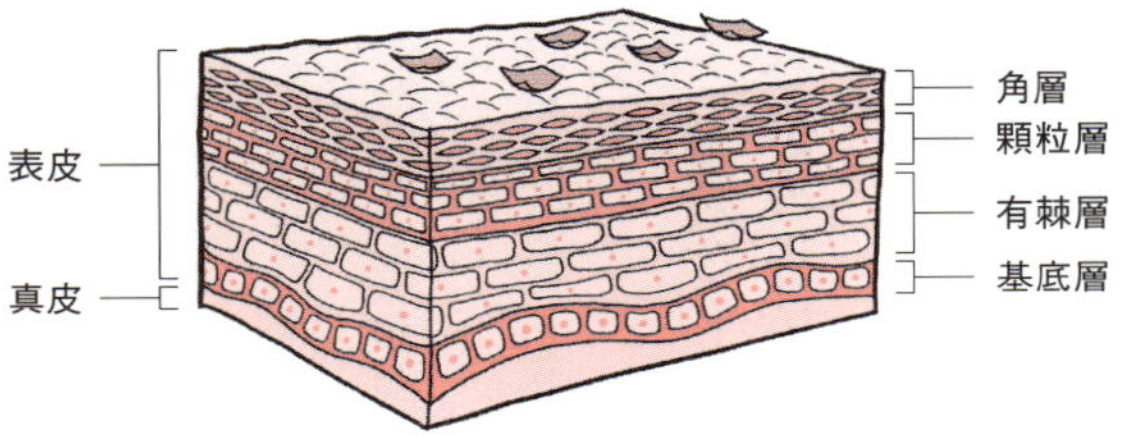

る血液の色が皮膚の赤みをつくっています。

表皮の傷は容易に修復されますが、真皮の傷は瘢痕《はんこん》となって残ります。

毛・脂腺・汗腺

真皮には、毛包（毛嚢《もうのう》）や汗《かん》腺《せん》、脂腺、立毛筋《りつもうきん》などがあり、自律神経とつながっています。

皮膚の表面にはこまかい皮溝（溝）がきざまれていますが、毛は真皮の深部にある毛母細胞でつくられ、皮溝に開口した毛穴からはえています。

脂腺でつくられた皮脂《ひし》は、毛穴につながる毛脂腺と、皮膚表面に開口する独立した脂腺の両方から排出されます。また、汗腺から出た汗は、皮溝と皮溝の間の丘の部分に開口した汗孔《かんこう》から排出されます。

汗腺には、全身に分布するエクリン汗腺と、わきの下やへそ、外陰部などに分布するアポクリン汗腺があります。エクリン汗腺は人間にだけみられるもので、汗の排出による体温調節が可能になり、より寒暖差のある気候に適応できるようになったと考えられています。

脂腺から出る皮脂と汗腺から出る汗はまざり合い、皮脂膜となって表皮をうるおし、菌類やほこりを吸着して体内への侵入を防ぎ、皮膚のバリアとして働いています。

神経

皮膚は、外界の信号を受けとる感覚器でもあります。真皮には、触覚、痛覚、温覚、冷覚などの感覚受容器もあり、脳・脊髄と神経でつながっています。

知覚神経の末端は手のひらなどに存在しています。また、交感神経線維などもエクリン汗腺や、立毛筋、血管などに分布しています。寒いときには交感神経が作動し、血管が収縮して肌が白くなったり、立毛筋が収縮して鳥肌が立ったりします。

皮下組織（皮下脂肪組織）

真皮の下にある部分を皮下組織といいます。主に脂肪細胞が集まるやわらかく弾力性に富んだ組織です。周囲には、わずかに線維組織があり、血管も分布しています。

脂肪組織は脂肪を貯蔵するとともに、外界からのショックを受け止めるクッション役となり、皮膚の下にある筋肉や骨、内臓を守っています。

爪

爪（爪甲《そうこう》）は、根元（爪根《そうこん》）の細胞分裂によって、1日0.1㎜程度伸びます。爪の下にある組織を爪《そう》床《しょう》、爪を囲む皮膚の部分を爪郭《そうかく》（あまかわ）と呼びます。爪の成長にとって重要なのは、爪の根元の下方にある爪母《そうぼ》です。

指紋

手足の指にある指紋は、外界の刺激をより鋭敏に感じるために、指先の限られた表面積を凹凸によって数倍に広げ、多数の感覚受容器の末端を集めています。また、指紋のしわは物をつかむ場合のすべり止めの役割も果たしています。指紋はひとりひとり異なるので個人の特定にも使われます。

皮膚に異常がみられたときは、皮膚科を受診します。以下の主な病気の解説中、治療に用いる薬剤は、特に記載のない場合、医師に処方してもらいます。（清佳浩）

湿《しっ》疹《しん》・皮《ひ》膚《ふ》炎《えん》

湿疹とは、主にかゆみや湿りけを伴う皮疹《ひしん》（大小のブツブツ）のことをいいます。皮疹の状態が変化していき、紅斑《こうはん》（発赤《ほっせき》）や水疱《すいほう》（水ぶくれ）、落屑《らくせつ》（表皮の角質が白く浮いてはがれ落ちる）などがみられることもあります。

皮膚炎もほぼ同じような症状をいいますが、原因がわからないものを湿疹、原因がある程度わかっているものを○○皮膚炎と呼ぶことが多くなっています。

原因には外的要因（刺激物質やアレルゲン）と内的要因（アトピー素因など）があり、両者が混合しているケースもしばしばみられます。

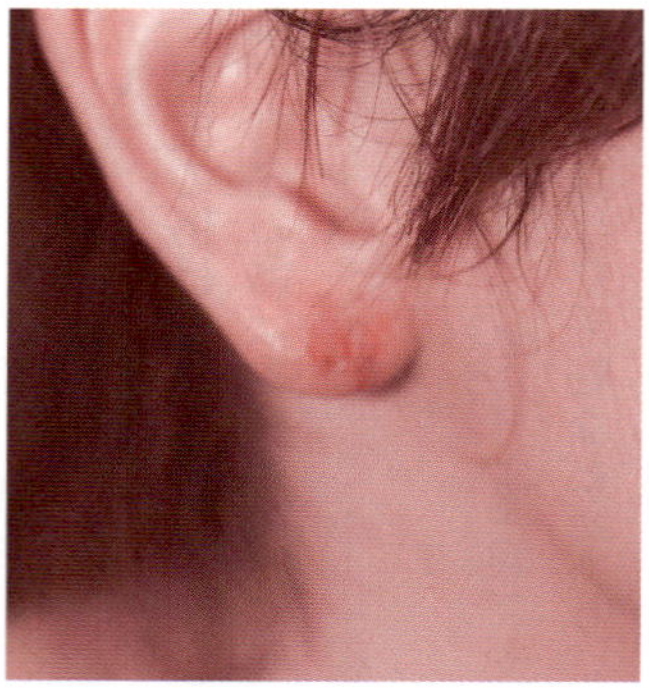

ピアスによる接触皮膚炎。

皮疹が一挙にふえて広がったり、別の場所にも出現したり、なかなか治らないときには、皮膚科を受診しましょう。

湿疹には多くの種類がありますが、よくみられるものには次のようなものがあります。

接《せっ》触《しょく》皮《ひ》膚《ふ》炎《えん》（かぶれ）

皮膚に直接ふれた刺激物質やアレルゲン（抗原＝アレルギーを起こす原因物質）が原因で起こる湿疹などの炎症反応を接触皮膚炎といいます。俗にかぶれとも呼ばれています。

症状

多くの場合、原因物質がふれた部分に紅斑（発赤）やはれ、かゆみなどが起こります。丘疹《きゅうしん》（小さなブツブツ）や水疱（小さな水ぶくれ）があらわれ、次第にかさぶたができてはがれていきます。

パッチテストはアレルギー検査のひとつ

パッチテストは、原因物質にふれてから48時間～1週間程度の間に炎症が起こるⅣ型アレルギー（遅延型アレルギー）の原因物質を調べるときに有用で、接触皮膚炎の確定診断には欠かせません。アレルギー性の接触皮膚炎を起こす物質をはじめ、刺激性の原因物質もほぼ探索できます。

検査法は、推測される原因物質（アレルゲン）がわずかに付着した小さな絆創膏（または何種類かの成分を一度にはれる貼付キット）を腕や背中などにはり、48時間後にはがして皮膚の反応をみます。はがしてから1時間後以降に1回目、72～96時間後に2回目、1週間後に3回目の判定を行います。皮膚に発赤や湿疹などの炎症反応がみられた物質は陽性（原因物質）と判定されます。

物質によっては4日以上経過してから陽性反応が出る場合もあるので、必ず1週間後の判定も受けましょう。

初めて使うヘアカラーや化粧品なども、二の腕の内側などに原液を10円玉大につけ、48時間後にかぶれが起こらないか確認してから使うと安心です。

（清佳浩）

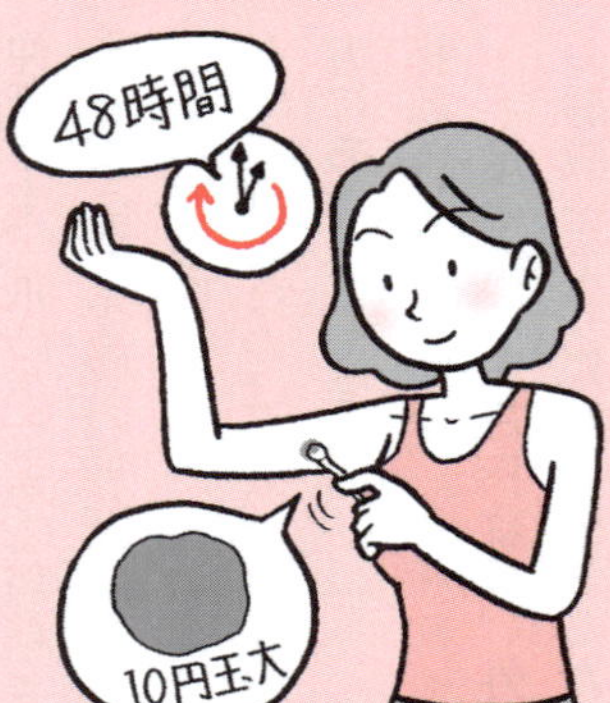

原因

接触した物質の直接的な刺激によって起こる場合と、アレルギー反応（細菌などの外敵から体を守っている種々の免疫細胞が、原因物質を異物とみなして過剰に働き、皮膚や粘膜などの自分の細胞まで攻撃してしまうこと）によって生じる場合があります。また、両者が関係していることもあります。原因によって、5つに分類されています。

①刺激性接触皮膚炎　酸やアルカリ、毒性をもった動植物（ウルシ、毒虫、その他）などが皮膚にふれ

ると、それらの刺激や毒性によって発症する。

②アレルギー性接触皮膚炎　金属などの特定の物質に繰り返しふれているうちに、接触した物質＝アレルゲン（抗原）に対してアレルギー反応が起きて発症する。

③光接触皮膚炎、光アレルギー性接触皮膚炎　殺虫剤や香料などの原因物質にふれた皮膚に、光があたることで起こる。

④接触皮膚炎症候群　同一のアレルゲンが繰り返し皮膚に接触することで、全身に強いかゆみを伴う皮膚炎が出現する。

⑤全身性接触皮膚炎　同一のアレルゲンが吸入などによって体内に侵入し、全身に皮膚炎を生じる。金属が原因の場合、全身金属アレルギーと呼ばれる。

接触皮膚炎を起こしやすいものは

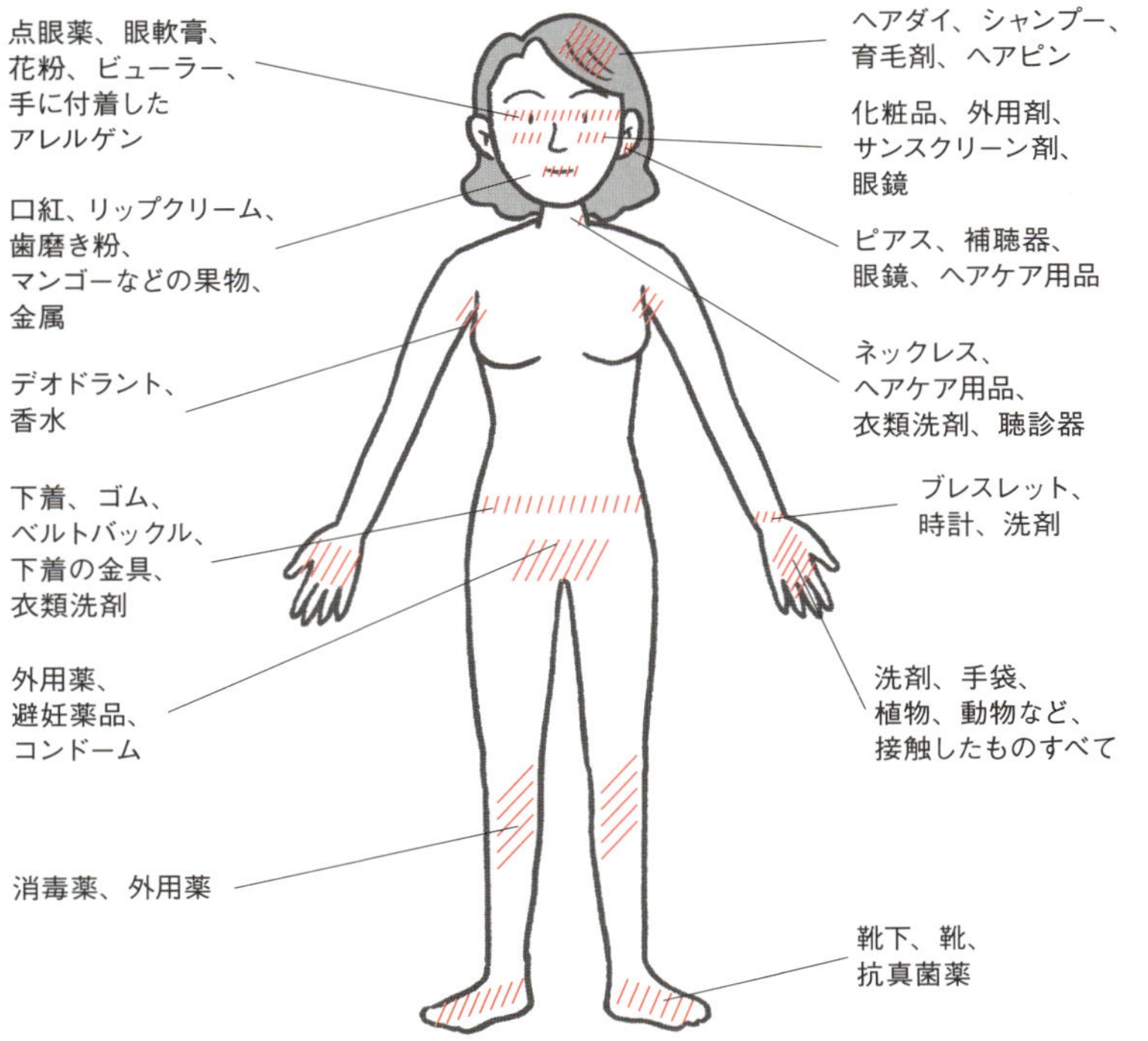

全身　金属、薬剤（薬疹）、外用薬（抗菌薬、消炎鎮痛薬）、植物（サクラソウ、ウルシ、ハゼノキ、イチョウ、ギンナン、マンゴーなど）、衣類

原因物質

上図にあるように、さまざまなものが原因物質になります。

近年ふえている原因物質には、眼鏡や時計、アクセサリーなどに使われているニッケル、酸化クローム、コバルトなどの金属があります。以前は皮膚炎を起こしにくいといわれていた金も、最近では原因物質のひとつになっています。指輪やネックレス、イヤリングなどがふれる部分にも注意が必要です。特にピアスの場合、耳たぶの中で金属がとけ出し、血液にのって全身に回るため、全身にかゆみを伴う湿疹ができるケースが増加しています。

また、水銀系殺菌剤や防カビ剤を使用している靴墨、朱肉、外国製の化粧品、衣類なども皮膚炎の原因になります。

検査・診断

接触皮膚炎が疑われ、原因がわからない場合、医師は治療を始める前に原因物質を特定するパッチテストなどを行います。光線が関係すると思われる部位には光パッチテストを行うこともあります。

治療

原因物質がわかったら、その物質を避け、ふれないように注意することが最も大切です。たとえば金属性のアクセサリーなどが原因なら、使用しないようにしましょう。

湿疹などの皮膚症状が出ている部分は医師処方のステロイド外用薬を主体に使用し、保湿剤（ヒルドイドソフト軟膏やローションなど）で保湿します。かゆみが強いときは、抗ヒスタミン薬を内服します。

2週間後に症状が軽快したら治療は終了です。治らない場合は、原因物質が除去できていないのか、ほかに原因があるのか、さらに調べます。原因除去が困難な場合は、ステロイド内服薬の服用で対処し、難治性の場合は免疫抑制剤、紫外線療法（どちらも保険適用外）などの治療も考慮します。

脂《し》漏《ろう》性《せい》皮《ひ》膚《ふ》炎《えん》

頭皮や額、こめかみ、小鼻の脇（鼻唇溝《びしんこう》）、眉毛、わきの下など、皮脂の分泌の多いところ（脂漏部位）に起こる湿疹性の皮膚炎です。乳児期と思春期以降に多く、女性より男性に発生しやすいものです。ふけ症も脂漏性皮膚炎の一種です。大人の場合、放置していると悪化し、再発を繰り返しやすくなります。

症状

脂っぽい皮疹ができたり、黄色い皮膚（鱗屑《りんせつ》）がはがれかけて、ぽろぽろむけたり、赤い斑になったりします。

原因

乳児の場合は、母親や乳児自身のホルモンが皮脂の亢進《こうしん》に関係しています。成人では、皮膚の常在菌のひとつマラセチア（真菌の一種）が発症にかかわっています。

治療

乳児の場合は、皮脂の分泌亢進による一時的な皮膚炎であることが多いものです。皮膚科で指導を受け、家庭でのスキンケアをていねいに行うことで、通常は1才ごろまでに軽快します。

1日1回入浴し、石けんでていねいに洗います。むけかけた皮膚やかさぶたは無理にはがさず、ベビーオイルやオリーブオイルを塗ってしみこませてから、石けんで少しずつ洗い流します。入浴後はアズレン配合軟膏《なんこう》（炎症性皮膚疾患治療薬）や保湿剤のプロペト軟膏（純度の高い白色ワセリン）などを使います。炎症が強い場合は、ミディアムクラスのステロイド外用薬を1日2回塗布し、軽快後はアズレン軟膏などに変更します。

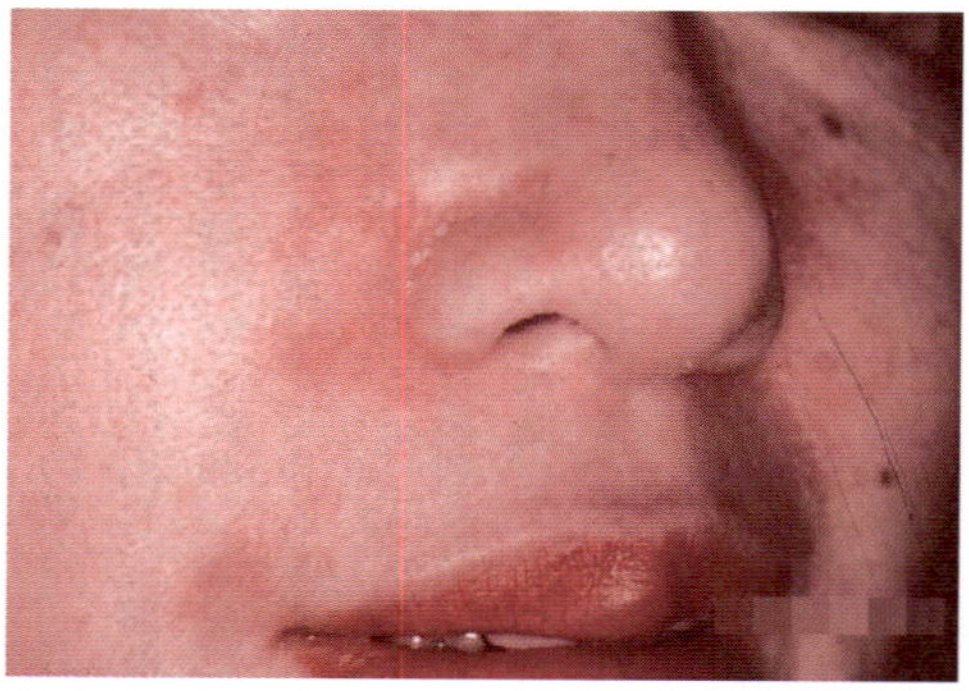

脂漏性皮膚炎。小鼻のまわりに発症。

アレルギーは4タイプある

アレルギーとは、通常は体に侵入した異物から体を守っている免疫の働きが過剰になり、自分の体にまで不都合を起こすことをいいます。アレルギーにかかわる免疫細胞やメカニズムの違いにより、Ⅰ型～Ⅳ型に分けられます。じんま疹や花粉症はⅠ型（即時型）アレルギー、接触皮膚炎はⅣ型（遅延型）アレルギー、アトピー性皮膚炎はⅠ型＋Ⅳ型の混合アレルギーによって起こるとされています。

それぞれメカニズムが異なるため、原因物質を探索する検査法も違い、Ⅳ型アレルギーにはパッチテストなど、Ⅰ型アレルギーはプリックテスト（P615参照）などが用いられます。

（清佳浩）

湿疹と発疹《ほっしん》の違いは？

湿疹と発疹は混同されがちですが、湿疹とは、かゆみや湿りけを伴う皮疹（皮膚にできるブツブツ）のことです。

これに対して発疹とは、目で見えるさまざまな皮膚の変化（状態）をあらわし、広い範囲で使われます。

発疹の種類には、丘疹《きゅうしん》（粟粒《ぞくりゅう》状のブツブツ）や結節（大きめのブツブツ）などの皮疹をはじめ、紅斑（発赤）、紫斑《しはん》（内出血）など、さまざまな症状が含まれます。

紅斑は真皮の血管が拡張して皮膚の色が赤くなった状態で、指で押すと色が薄くなります。

一方、紫斑は、真皮の血管が破れ、血液が漏れて紫色の斑点になっているため、指で押しても色は変わりません。

このほか、鱗屑《りんせつ》（白いうろこ状の角質）、落屑（白い角質がボロボロ落ちる状態）、水疱（水ぶくれ）、角化（角質がかたくなる状態）、膿疱《のうほう》（うみがたまった水ぶくれ）、痂皮《かひ》（かさぶた）、苔癬化（象の皮膚のようにかたく厚くなること）、亀裂なども発疹の一形態です。

（清佳浩）

成人ではマラセチアという真菌（カビの仲間）がかかわるので、放置せず必ず皮膚科を受診しましょう。洗顔時や入浴時にはマラセチアを減らすために洗顔フォームの泡で包み込むようにして十分に洗います。強くこすると炎症を誘発するので避けましょう。

外用薬としては、抗真菌薬を配合したケトコナゾールクリームやローションを用います。ケトコナゾールはステロイドと同等の効果をもち、副作用も少なく、薬をやめたあと、再発までの期間も長いからです。かゆみが強い場合は、ケトコナゾールクリームとマイルドクラスのステロイド外用薬を併用します。ステロイド外用薬はすぐに効果があらわれますが、中途半端にやめると再発しやすくなります。かゆみがおさまり、皮膚の状態が元どおりになるまでしっかりと使い、その後、ケトコナゾールクリームやローションに切りかえます。

ふけ症

頭皮の角質が白い粉のようにボロボロとむけるふけ症は、いろいろな原因で起こります。

皮膚科で扱うふけ症の大半は、接触皮膚炎、アトピー性皮膚炎などの皮膚病が基礎になっていますが、それ以外のふけ症は、脂漏性皮膚炎の初期段階とされていま

ステロイド外用薬の使用量の目安は

ステロイド外用薬（軟膏）を使うとき、チューブからしぼり出す量の目安となるのが、FTU（フィンガーチップユニット）です。1FTUは、2.5㎜口径のチューブなら「人さし指の先端から第1関節までしぼり出した量」で、0.5g分にあたります。この量は手のひら2枚分の皮膚に塗る適量です。幼児の場合は、この半量〜3分の1量を使用します。（清佳浩）

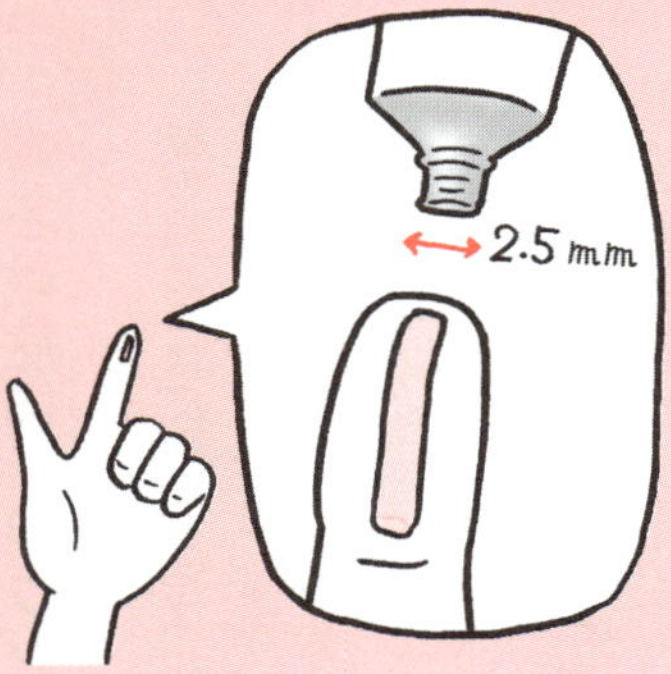

ふけ症の予防・治療にキクの葉シャンプー

ふけ症の予防や治療には洗髪がいちばんですが、薬効の強いシャンプーは体の負担も大きいので、植物性の素材で手作りのシャンプーを作ってみましょう。キクの葉のほか、モモの葉でも同じように作れます。

キクの葉もモモの葉も、どちらかというと脂性のふけによく効きます。

キクには多くの品種がありますが、薬用にするのは、黄色い花の甘ギクです。このキクは食用にもなり、花を三杯酢にしたり、葉を天ぷらにします。

葉は生のままで使いますが、保存するときは、陰干しにします。

シャンプーの作り方

①なべによく洗ったキクの葉（生でも乾燥葉でもよい）30〜40枚と水約1.5ℓを入れ、火にかける。沸騰したら弱火にし、緑色になるまで（1時間ほど）煎じる。

②そのまま冷ますと少し茶色になり、においも薄くなるが、ガーゼなどを使って、かすを漉す。

③この液を髪につけ、マッサージしながら洗う。液はたっぷり使ったほうがよい。ふけの多いときは、このキクの葉シャンプーで毎日洗髪する。

こうした植物性のシャンプーは洗髪しても泡が立たず、よごれをとり除く効果は少ないので、ふけ予防の目的には、週に一度くらいの使用にして、市販のシャンプーと併用するとよいでしょう。（根本幸夫）

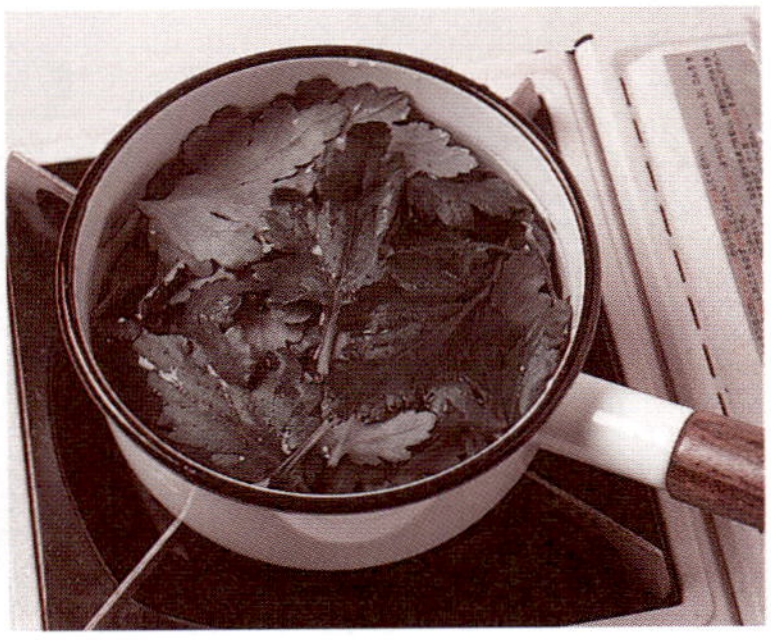
キクの葉30 ～ 40枚を水1.5ℓで煎じる。

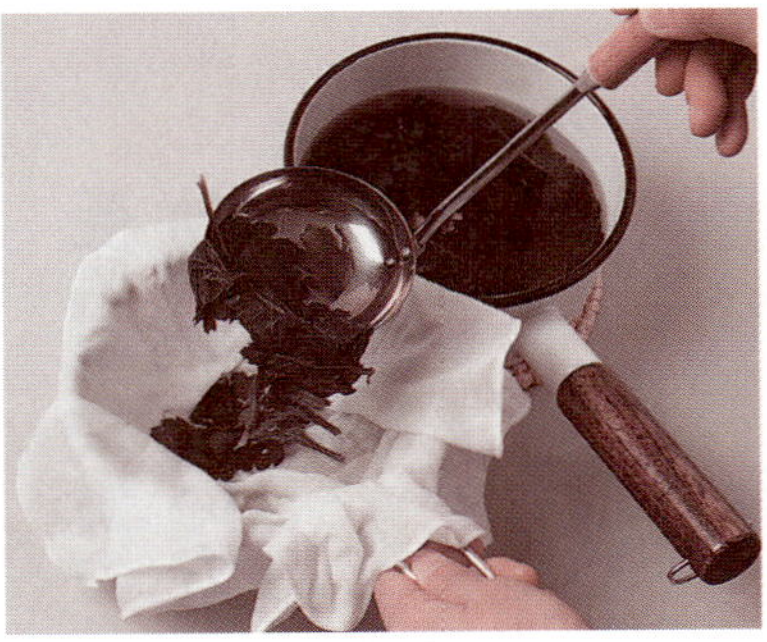
冷ましてから、ガーゼなどを使って漉す。

す。冬季に発生量が増加し、夏季に減少します。放置していると、炎症を伴うようになり、さらに悪化すると、脱毛に至ることもあります。

治療

ふけ症の状態は長く続くため、副作用が起こりにくい薬剤を選ぶことが大切です。

頭皮以外に皮膚症状がないふけ症では、抗真菌剤の硝酸ミコナゾール配合のシャンプーを使用します。外用薬としては、脂漏性皮膚炎と同様、ケトコナゾールクリームやローションを使い、かゆみがある場合にはマイルドクラスのステロイド外用薬を併用し、かゆみがおさまったらケトコナゾールクリームやローションに戻します。

貨《か》幣《へい》状《じょう》湿《しっ》疹《しん》

手足（特に下肢）を中心に、赤い貨幣のような形のかゆみの強い湿疹ができます。湿りけをもつ丘疹（赤いブツブツ）や小水疱（小さな水ぶくれ）が集まり、鱗屑《りんせつ》（角

ふけ症にショウガ・トニック

髪の根元には皮脂腺と呼ばれる、脂肪を分泌する器官があります。皮脂腺が正常に働いていると、分泌された皮脂が皮膚の乾燥を防ぎ、ふけを出にくくし、さらに髪につやとうるおいを与えます。

もし脂肪の分泌が減ると、頭皮と髪は乾燥し、ふけが出るうえに、髪はゴワゴワの状態になります。逆に、脂肪の分泌が多すぎると、髪と頭皮は脂っぽくなり、よごれがつきやすくなって、ふけがよけいに出てしまうのです。

この皮脂腺のバランスをとるのに効果的なのが、ショウガ汁と水で作る「ショウガ・トニック」です。ショウガ独特の辛みには殺菌と保温の効果があります。殺菌効果で頭皮を清潔に保ち、保温効果で血行をよくして、皮脂腺の働きを安定させるのです。

作り方

ショウガ150gをすりおろし、そのしぼり汁を沸騰させ、冷ましてから、50㎖の水にまぜてできあがりです。必ず冷蔵庫に保存し、5日で使い切ります。

シャンプー後に、これを頭皮にふりかけてよくマッサージします。

（ユーコ・牛山）

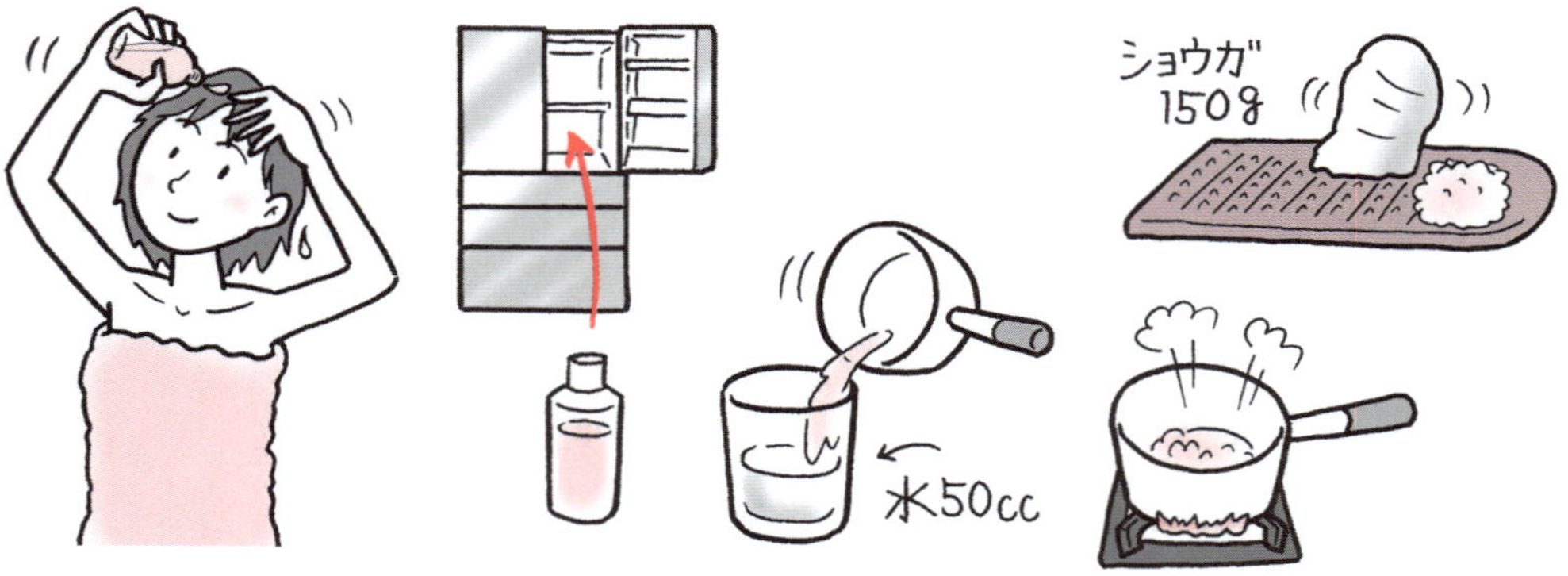

亜鉛華軟膏の効用と使い方

亜鉛華軟膏《あえんかなんこう》は酸化亜鉛を含む軟膏で、患部を保護し、炎症を抑えるマイルドな外用薬です。患部の浸出液を適度に吸収し、皮膚の再生を促します。作用がおだやかなので、症状が軽いときや皮膚の保護薬として長期間用いることができます。重いやけどには不向きです。

ステロイド外用薬の治療が一段落したあとに切りかえて使ったり、亜鉛華軟膏を塗布したリント布をステロイド外用薬に重ねて使ったり（重層法）します。

亜鉛華軟膏は皮膚に付着しやすいので、はりかえるときにはオリーブオイルかベビーオイルでやさしくふきとりましょう。

（清佳浩）

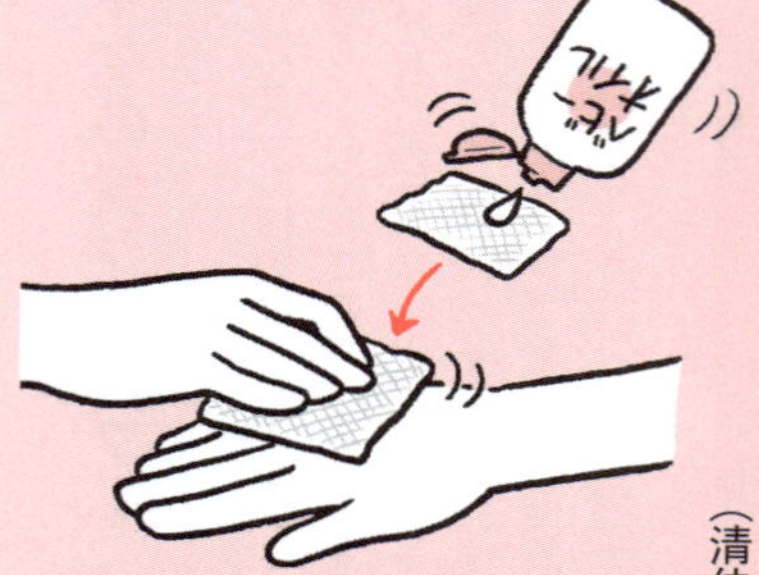

はりかえるときはオイルでやさしくふきとる。

質の剥離《はくり》）や痂皮《かひ》（かさぶた）を伴うこともあります。

直径2〜3cm程度のものが普通ですが、手のひら大に大きくなることもあり、何カ所にも散在することも少なくありません。

背中や腰、臀部などの体幹にできることもあり、多発して自家感《じかかん》作性《させい》皮膚炎に移行することもあります。

原因

原因はさまざまで、虫さされ後の痒疹《ようしん》（P624参照）からの移行、黄色ブドウ球菌の感染、ニッケルなどの接触皮膚炎からの移行、アトピー性皮膚炎、高齢者では皮脂欠乏性湿疹（P615参照）からの移行などが考えられます。皮膚科で、細菌検査やパッチテストなどの検査をしてもらいます。

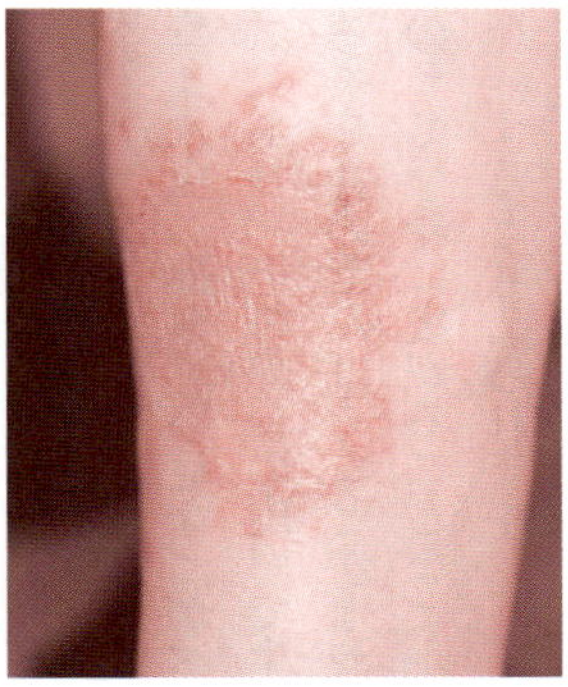

下肢にできた貨幣状湿疹。

治療

原因物質がある場合は接触を避けるなど、できるだけ原因への対処を行います。

症状が続く場合は、医師処方の強めのステロイド外用薬（ストロング〜ベリーストロング）を使用します。

患部がじくじく湿潤化しているときには、ステロイド外用薬を塗布したあと、亜鉛華軟膏を塗り広げたリント布やシートタイプの亜鉛華軟膏をはりつける「重層法」が有効です。1日1〜2回はりかえます。

難治性の場合は、紫外線療法も考慮します。

自家感作性皮膚炎《じかかんさせいひふえん》

原因

接触皮膚炎や貨幣状湿疹、水虫（足白癬）などの皮膚病が治りきらず、1週間から数週間後に、急速にかゆみを伴う丘疹（小さなブツブツ）や紅斑（発赤）などが全身に広がる皮膚炎です。

湿疹・皮膚炎の治療の基本は

湿疹・皮膚炎の治療では、原因を調べるために各種の検査をします。

検査には、皮膚のアレルギー検査（パッチテスト、プリックテストなど）や血液検査、他の病気と鑑別するための病理組織検査、真菌（カビの一種）検査、感染の有無を確かめるための細菌検査などがあります。その結果によって、治療法や使う薬を決めます。

治療には主に外用薬が用いられます。赤くはれてかゆみのある場合は炎症を抑えるステロイド外用薬（副腎皮質ホルモン入りの外用薬）を使うのが一般的です。軟膏、クリーム、ローション、スプレー、テープ状のシートなどの剤形があります。また、作用の強力なタイプ（ストロンゲスト、ベリーストロング、ストロング）から、おだやかなタイプ（マイルド、ウィーク）まで5段階のクラスがあるので、症状に合ったものが使われます。ときには、抗菌薬入りステロイド外用薬も用います。皮膚が厚くなって乾燥しているときは、テープ状のステロイド外用剤を使うと、吸収されやすくよく効きます。こうして炎症をしずめてから、ほかの薬に変更することもあります。ステロイド外用薬は症状がおさまるまでしっかり使いましょう。

患部に浸出液がみられるときは、亜鉛華軟膏を塗布するか、リント布をはって浸出液を吸収させたり、皮膚を保護したりする方法も使われます。

かゆみが強いときは、抗アレルギー剤や抗ヒスタミン剤を内服します。無意識のうちにかきこわすことも防げます。

細菌感染による皮膚炎には、外用薬と抗菌薬（内服薬）を併用することもあります。

（清佳浩）

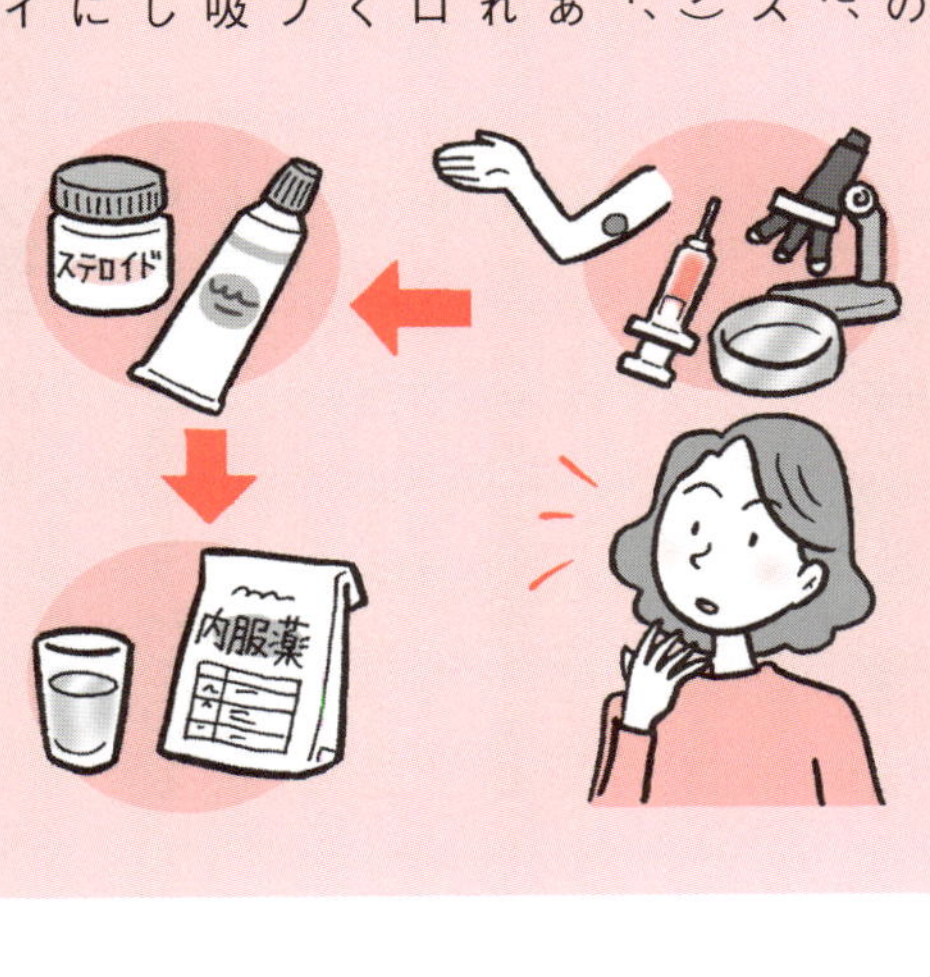

治療が不十分な湿疹や皮膚炎（接触皮膚炎、貨幣状湿疹）、足白癬（水虫）、細菌感染症などがベースにあり、その部分の皮膚で生じる炎症性のたんぱくなどが血液にのって全身に広がることなどから発症すると考えられます。

治療

パッチテストや真菌検査、血液検査、細菌検査などを行って、原因をさがします。原因物質を避け、原因に応じた治療薬を用います。

強めのステロイド軟膏（ベリーストロングなど）を1日2回程度塗布する治療が基本になります。全身症状が非常に強い場合は、ステロイド内服薬を1週間程度服用することもあります。

白癬がベースにある場合は抗真菌薬や亜鉛華軟膏を塗布し、細菌感染症なら抗菌薬を内服します。

かゆみに対しては、抗ヒスタミン薬を内服します。

慢性《まんせい》湿疹《しっしん》

代表的なものが、ビダール苔癬《たいせん》と呼ばれるかゆみの強い湿疹です。

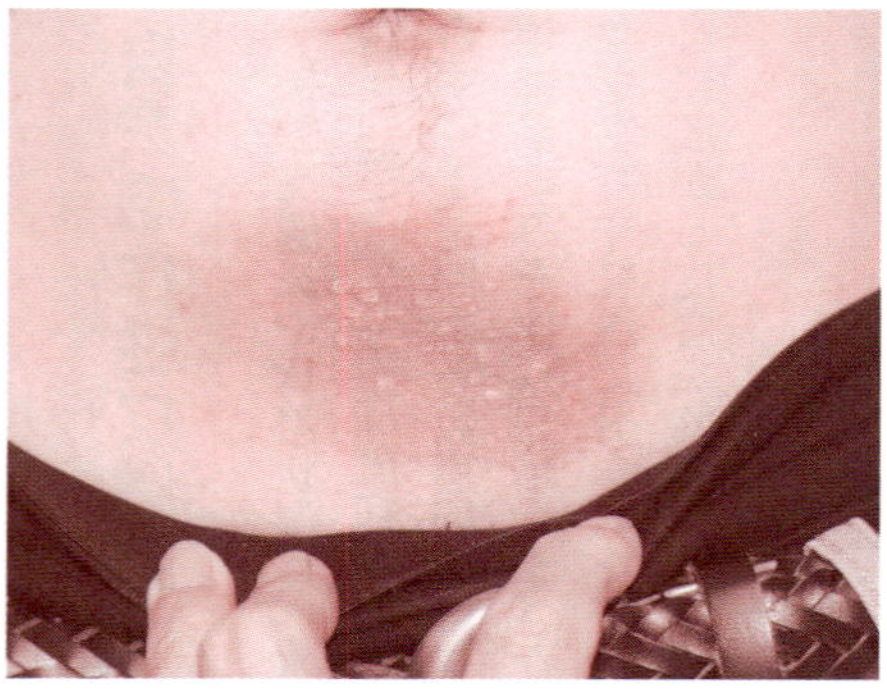
慢性湿疹。原因はズボンの金属ボタン。

症状

衣類のえりやそで口がふれる程度の軽い刺激が加わる場所にかゆみを伴うかぶれが起こります。

くびの後ろ（うなじ）や腕、ひじ、足の関節、手の甲側などに多く、同じ場所をさわる癖がある人にもみられます。顔に出ることはほとんどありません。

初めは、少しかゆみがある程度ですが、繰り返しこすったりかいたりすることによって、皮膚がだんだん厚くかたくなる苔癬化が起こり、かゆみも強くなります。茶色っぽい色素沈着がみられることもあります。汁が出ることはなく、湿っぽくないことがいちばんの特徴です。

原因

衣類による摩擦や金属などのアレルギー、かきこわしなどが繰り返され、長年続くことが原因になります。

治療

ステロイド外用薬を塗布し、かゆみが強いときは、抗ヒスタミン薬を内服します。

手《て》湿疹《しっしん》

洗剤などの刺激やアレルギーな

アレルギー性皮膚炎をシソ茶で改善

アレルギー性皮膚炎の人が、シソの葉をよく食べたり、シソ茶を飲んで症状がよくなったという報告があり、アレルギーに有効な成分はフラボノイドの一種であるルテオリンという物質であることも明らかにされています。

シソには過剰な免疫反応を抑制し、炎症を抑える働きもあるなど、二重三重にアレルギー症状を防ぐ働きのあることがわかりました。

シソ茶の作り方　生のシソの葉30枚をよく水洗いし、水をきってせん切りにします。これをポットに入れ、上から熱湯を1ℓ注ぎ、色と香りが出たらこれを飲みます。この分量をだいたい1日で飲み切りましょう。

シソだけではにおいが強すぎるときは、緑茶や中国茶とブレンドするなど工夫してみましょう。

乾燥させたシソの葉一つまみ（約5g）をきゅうすに入れ、熱湯を注ぎます。

シソ茶は有効成分を効率よくとることができます。（山崎正利）

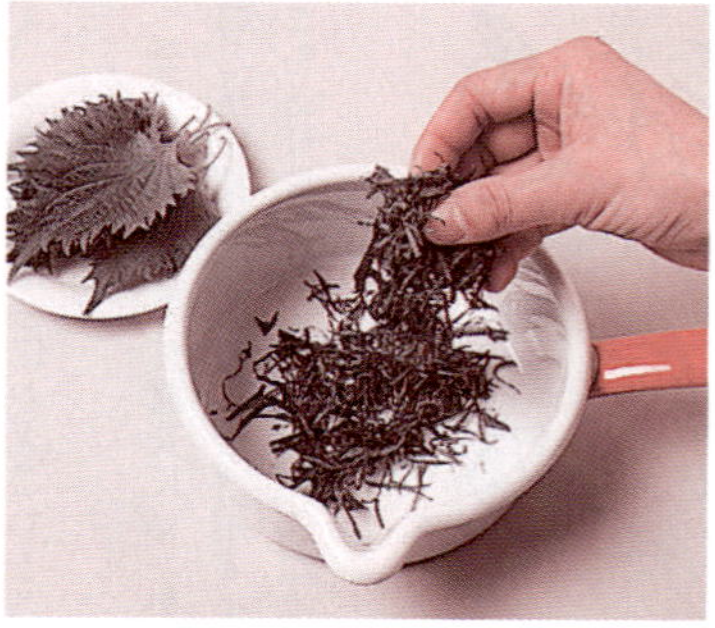
生のシソの葉のせん切りに熱湯を注ぐ。

ど、さまざまな原因によって、手の皮膚のバリア機能が低下して起こる皮膚炎です。

水仕事をする主婦や調理師、薬品を扱う医療関係者や理美容師などに多くみられ、「主婦湿疹」などと呼ばれていたこともあります。皮膚科で診療することの多い病気です。

原因

職場や家庭で、水や洗剤、界面活性剤、殺菌消毒薬などを扱う時間が長い場合や、ゴム手袋などの刺激が続く場合に、皮膚のバリア機能が低下し、手荒れが起こります。家庭では洗剤類、理美容師ではシャンプーやヘアカラーなどが原因となっていることがあります。

その状態を放置していると、化学物質や食品、ダニなどのさまざまなたんぱく質が皮膚に侵入しやすくなり、遅延型アレルギー（接触皮膚炎）や即時型アレルギーを起こし、難治性の手湿疹へと移行してしまいます。

また、バリア機能がそこなわれているため、黄色ブドウ球菌などが感染しやすくなりますから、手でふれた食物や器具から家族や職場に感染が広がらないように注意しましょう。

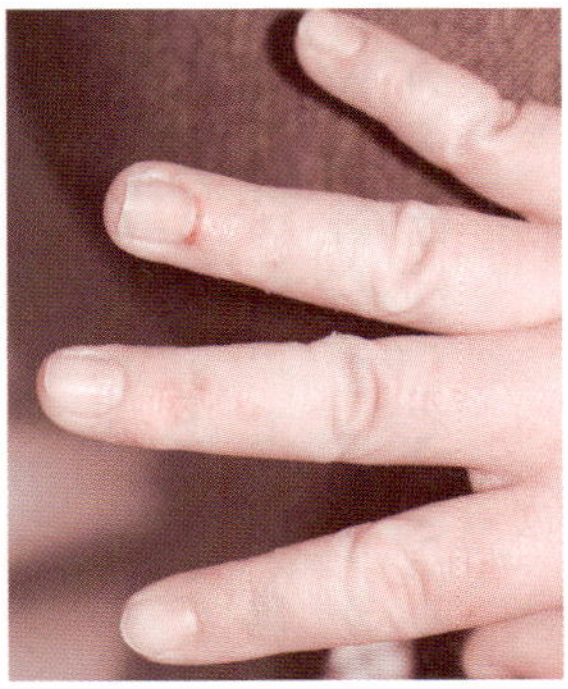

手湿疹。手荒れで血がにじむ。

検査

アレルギー性接触皮膚炎が疑われるときは、原因物質を特定するためにパッチテスト（P608参照）を行います。

また、即時型アレルギー（異物の見張り役IgE抗体が関係するI型アレルギー）も、手湿疹を誘発しますが、これは「プリックテスト」という方法で検査します。

プリックテストでは、真皮にごくわずかの原因物質をたらして細い針を刺し、15分後、30分後、45分後に皮膚の状態を観察します。浮腫《ふしゅ》や発赤を生じていたら、その物質が原因と判定します。

治療

まず、素手で水や洗剤、原因物質にふれないようにします。ゴム手袋に使われるラテックス（天然ゴム）や、加硫促進剤などの化学物質が手湿疹の原因となることがあるので、それらを含まない低刺激のポリ手袋などを使うようにしましょう。

また、刺激の少ない石けんなどを使って清潔を心がけ、保湿クリームなどで保湿をします。

手湿疹の治療には、医師処方のステロイド外用薬を使います。手の皮膚は、薬剤の吸収率が低いため、ベリーストロング以上の強いタイプを使います。ただし、ステロイド外用薬はバリア機能を低下させる作用もあるので、角質からの水分蒸発を防ぐ白色ワセリン（プロペト軟膏など）や保湿力の高いヘパリン類似物質（ヒルドイドクリームなど）の保湿剤を上から重ねて塗ります。症状がおさまってからも、保湿剤は継続します。

手に亀裂がある場合は、尿素配合軟膏を使うと刺激を感じることがあります。

皮《ひ》脂《し》欠《けつ》乏《ぼう》性《せい》湿《しっ》疹《しん》

加齢や洗いすぎなどによる乾燥肌がベースとなり、乾燥しやすい秋から冬（11～3月ごろ）の時期や乾燥する地域に多く発症する皮膚炎です。

皮脂の分泌が減少した高齢者にみられるものを「老人性乾皮《かんぴ》症」ともいいます。高齢者が、背中などにかゆみを訴えるときは、乾燥が原因のことも多いものです。

原因

高齢者では、皮脂や汗の分泌、保湿成分が減少し、ターンオーバー（新陳代謝）も遅くなることなどから、表皮（角層）の水分量が低下するために起こります。入浴時に、タオルなどで強くこすって洗うことも原因になります。

症状

太ももやすね、背中、腕などに、発赤や丘疹（小さなブツブツ）や、かさぶた、小さな亀裂などが集まってできます。かゆみを伴うため、かきこわしのあともよくみられます。また、貨幣状湿疹《かへいじょうしっしん》のようになることもあります。
　高齢者の乾皮症では白く乾いてはがれかけた角質（あか）がウロコのように付着して、さわるとカサカサ、ザラザラしています。

治療

　乾燥した皮膚全体に保湿剤を十分に塗り、湿疹のある部分には、ステロイド外用薬、保湿剤の順に重ねて塗ります。かゆみがある場合は、抗ヒスタミン薬を内服します。
　皮膚が乾燥しないように、暖房時は加湿し、電気毛布の使用は極力ひかえましょう。
　入浴時は、熱い湯や洗浄剤の使いすぎ、刺激の強い洗い方を避け、刺激の少ない石けんなどをよく泡立てて泡で包み込むように洗い、よくすすぎます。入浴後は、皮膚が乾燥しきらないうちに保湿剤を塗ります。
（清佳浩）

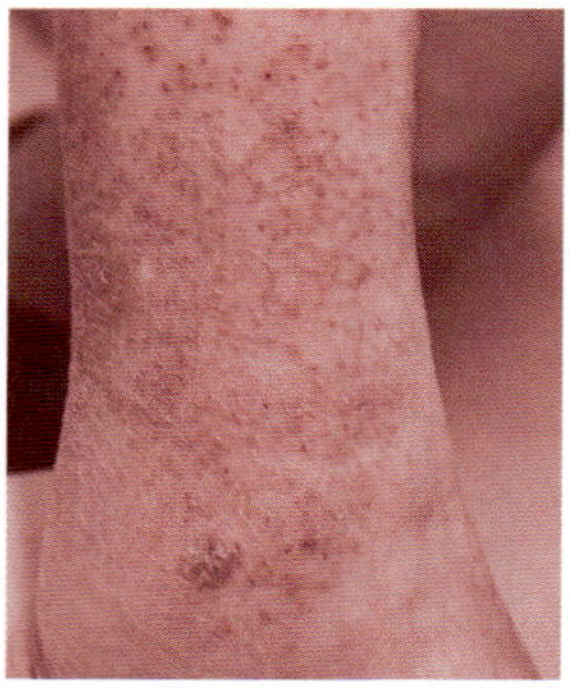
下腿にできた皮脂欠乏性湿疹。

湿疹・皮膚炎の漢方療法

　古代中国の名医・扁鵲《へんじゃく》は、「病の応《おう》は大表に見《あら》わる」、すなわち、内部に病があると身体の表面に、いろいろの反応があらわれるものであると、喝破しました。湿疹もその大表の一つで、漢方では体表にあらわれる病態をみて、内在する病毒の本態と動きを推定し、陰陽虚実を判定して、それを解毒、排泄する処方を選び、根本的に湿疹を治療しようとします。

葛根湯《かっこんとう》
　発病の初期で、発疹の状態は赤みがあって、かたくはれ、かさぶたや浸潤があり、かゆみと熱感があるものに用います。分泌物はないことが多く、あっても少なく、慢性にも用います。

十味敗毒湯《じゅうみはいどくとう》
　皮膚病の漢方薬として最も有名で、分泌物やかさぶたがあまりない型で、かゆみの強い湿疹によく用います。

越婢加朮湯《えっぴかじゅつとう》
　体力が中等度あるいはそれ以上の人の湿疹・皮膚炎で、分泌物が多く、ジメジメし、ただれて、きたなく見え、浮腫状で、口が渇く傾向があり、尿の出方が少ないものに用います。

大柴胡湯《だいさいことう》
　体質が頑健そうに見え、筋骨質《きんこつしつ》で、心下部《しんかぶ》がかたく緊張して、抵抗と圧痛があり、吐きけ、便秘を伴い、病状が長引くものに用います。

防風通聖散《ぼうふうつうしょうさん》
　太鼓腹の高血圧卒中型体質の人で、便秘がちで、体内の毒が皮膚にあふれて湿って赤くただれ、湿疹その他の皮膚病となったような場合に用います。

温清飲《うんせいいん》
　慢性の湿疹・皮膚炎によく効く処方で、一般に発疹は乾燥して赤みを帯び、かゆみが強く、皮膚はつやがなく、黄褐色の場合に適しています。

消風散《しょうふうさん》
　慢性、急性にかかわらず、患部が充血し、分泌物がジトジトと出て、かさぶたもあってきたならしく、かゆみのはげしいものに効果があります。逆に分泌物が少ないものに用いても効きめがあります。体力が中等度以上で、一般に夏に増悪《ぞうあく》する傾向があり、口渇《こうかつ》を訴えるものに適しています。

当帰飲子《とうきいんし》
　皮膚がカサカサに乾燥して分泌物が少なく、かゆみのひどい湿疹・皮膚炎に用います。逆に分泌物がジトジトと出て乾かず、乾いたと思えばまたジトジトと出て、かゆみの強いものにも用います。冷え症で、血色もあまりよくなく、冬に増悪する傾向のあるものに適しています。
（矢数圭堂）

湿疹のツボ刺激

　湿疹のツボ療法は、単に皮膚だけでなく全身病として、まず体調をととのえ、体調の転調をはかることに重点をおきます。その意味で、ツボ刺激は免疫的な効果のある灸治療のほうが効果的です。湿疹のタイプや原因、部位が違っていても、基本的にはおなかと背中のツボに灸治療を行います。

主なツボは、おなかの**巨闕**《こけつ》、**期門**《きもん》、**中脘**《ちゅうかん》、**肓兪**《こうゆ》、**天枢**《てんすう》、**大巨**《だいこ》、**関元**《かんげん》、背中の**肩井**《けんせい》、**肺兪**《はいゆ》、**三焦兪**《さんしょうゆ》、**腎兪**《じんゆ》、**大腸兪**《だいちょうゆ》、**上髎**《じょうりょう》、**次髎**《じりょう》、**中髎**《ちゅうりょう》、**下髎**《げりょう》を用います。米粒大か半米粒大のもぐさを用いて、おなかのツボには5壮（回）、背中のツボには3壮を標準として1日1回すえます。5日すえたら2日休み、しばらく続けます。

子供や、熱がある人には、ごく小さいもぐさ灸を1～2壮すえることから始めるとよいでしょう。

●湿疹が顔に出たとき

前述の基本のツボ以外に、頭の**百会**《ひゃくえ》、くびの**天柱**《てんちゅう》、肩の**肩髃**《けんぐう》、手の**手三里**《てさんり》、**陽池**《ようち》などのツボを加えます。

●手の湿疹

基本のツボに、手の**曲池**《きょくち》、手三里、陽池を、また、胸に湿疹が出たときには、**中府**《ちゅうふ》を加えて、灸療法を行います。

●ももの湿疹

腰の**腰兪**《ようゆ》、ももの**伏兎**《ふくと》、**風市**《ふうし》を追加して灸治療を行います。

●ひざ下の湿疹

基本のツボに、足の**陰陵泉**《いんりょうせん》、**陽陵泉**《ようりょうせん》、**足三里**《あしさんり》、**築賓**《ちくひん》を追加し、くるぶしの下に湿疹が出た場合には、足の**三陰交**《さんいんこう》、**照海**《しょうかい》、**丘墟**《きゅうきょ》を加えて行えば、より効果が上がります。

●特にかゆみが強く、皮膚の荒れがひどい場合

その症状のある場所に、ツボにこだわらず灸治療を続けると、かゆみも皮膚炎もおさまり、しだいに湿疹が軽快してきます。また、肩から腕、手のひらにかけて入念にマッサージや指圧をすると皮膚刺激になり、血行もよくなるので、併用するとよいでしょう。

なお、湿疹は食生活の基本をととのえないと、根本的な体質の転調効果は上がりません。基本的には、日本の伝統食を3食きちんととり、間食を避けることです。

（芹澤勝助）

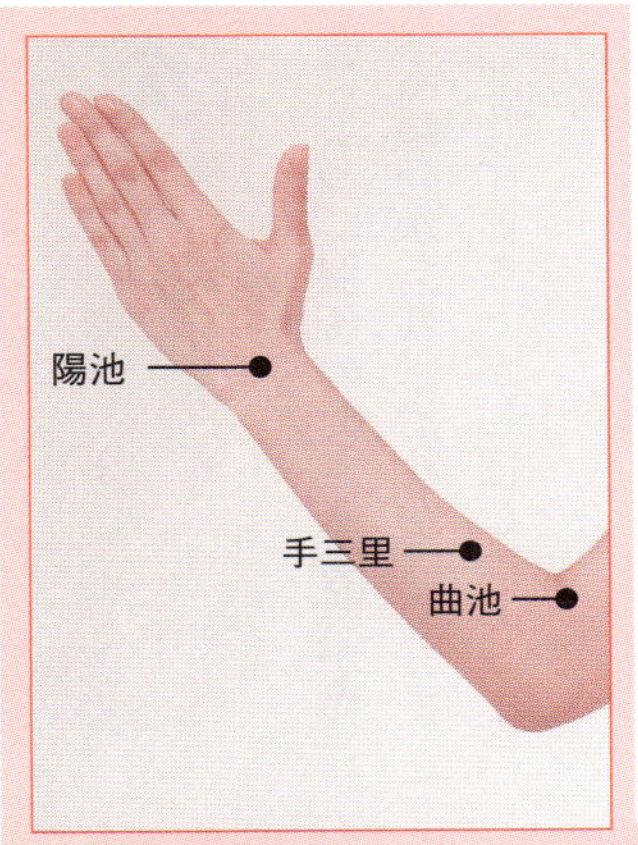

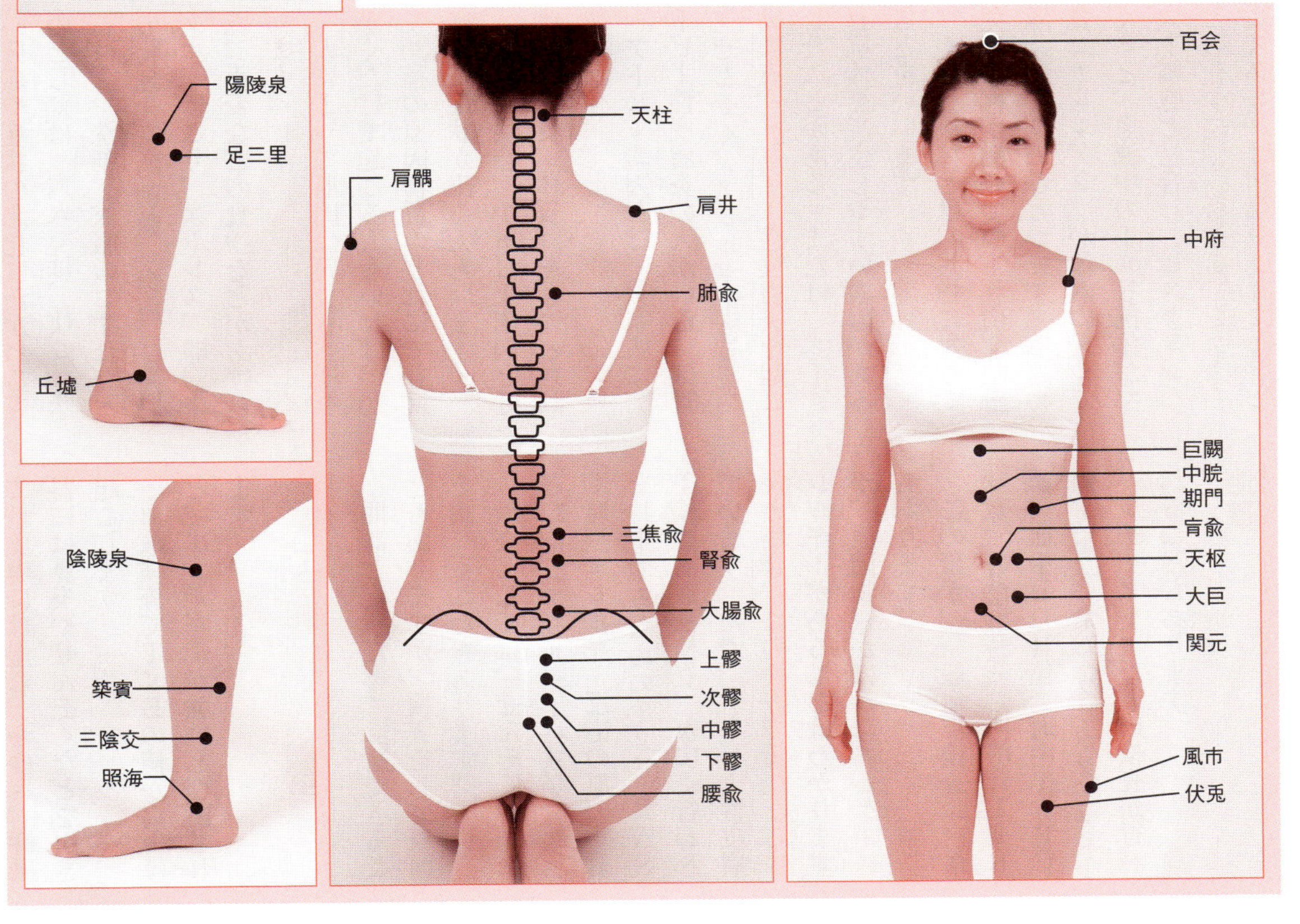

アトピー性《せい》皮《ひ》膚《ふ》炎《えん》

アトピーとはギリシャ語で、「奇妙な、とらえどころのない」という意味です。

乾燥とかゆみを伴う湿疹を主体とした種々の症状をみせるため、昔はさまざまな皮膚の病気として理解されていました。１９３３年、アメリカの皮膚科医が、ひとつの病気の多彩な側面と考えて名づけた「アトピー性皮膚炎」という病名が、世界中で使われるようになり、現在に至っています。

乳幼児や小学生だけでなく、成人以降、20～60代に発症する人も少なくありません。

難病のように考えられていますが、ていねいに治療を行うことで、症状のコントロールが可能です。

症状

表皮の乾燥とかゆみを伴う湿疹が、顔（ほおやまぶた、口のまわり）、ひじの内側やひざの裏側、くび、胸、おなかなどに、ほぼ左右対称にできるのが特徴です。年齢によって湿疹のできる場所が異なる傾向があり、治りかけてもまた悪化することがしばしばあります。

乳幼児期・小児期に発症することが多いのですが、大人になってから発症する人もしばしば見られます。

原因

なんらかの刺激やアレルギーが関係して、表皮の角層に炎症が起こり、天然保湿因子の減少、細胞間脂質の主な成分であるセラミドが低下します。そのため、表皮が乾燥し、バリア機能がそこなわれて、抗原（原因物質）が侵入しやすくなり、アレルギー反応により、発赤やかゆみを伴う皮疹が引き起こされます。

接触皮膚炎では特定の物質にかぶれるのに対して、アトピー性皮膚炎では、いくつものさまざまな物質に反応してかぶれるのが特徴です。

発症や症状の悪化にかかわるものとしては、大人では、汗、乾燥、石けんや洗剤、衣服のこすれなどの物理化学的刺激、細菌、真菌、ダニ、ほこり、ストレス、卵、牛乳、小麦などの食物などがあげられます。

人によって原因は異なり、汗をかくだけで起こる人もいれば、20～30種の原因物質のどれにでも反応して症状が出る人もいます。

多くの場合、アトピー素因と呼ばれる資質（体質）をもつとされています。

アトピー素因とは、①家族にアトピー性皮膚炎の人がいる、気管支ぜんそく、アレルギー性鼻炎、結膜炎、アトピー性皮膚炎を起こしたことがある。または、②ＩｇＥ抗体を産生しやすい素因があることをいいます。

ＩｇＥ抗体とは、異物に対して免疫機構が働いてつくり出す防衛隊（武器）のひとつです。原因物質（アレルゲン）が体内に入ってくると、血液中のＩｇＥ抗体がマスト細胞と結合し、ヒスタミンなどの化学伝達物質を放出します。ヒスタミンは粘膜や皮膚に作用して、皮膚には湿疹、かゆみ、呼吸器には鼻炎やぜんそくなどを引き起こします。

血液検査でＩｇＥの値が高いほど、アレルギーが強いと判断されます。

検査・診断

問診と症状だけで診断できることもありますが、検査をして原因を調べることもあります。

検査としては、ぜんそくやスギ花粉症、アレルギー性鼻炎など、即時型アレルギー反応の原因物質を特定するためのＩｇＥ ＲＡＳＴ検査（血液検査）が広く行われています。ただ、アトピー性皮膚炎の場合、この検査で陽性ならアレルギーがあることはわかりますが、原因物質がほかにあるケースもあります。

このほか、一般血液検査（白血球数、好酸球数）、血清総ＩｇＥ値、血中ＬＤＨ値、血中ＴＡＲＣ値、皮膚テスト（プリックテスト、パッチテスト）などの検査が行われることもあります。

治療

保湿剤を中心としたスキンケアと、ステロイド外用薬の塗布が治療の基本になります。

皮膚症状の重症度と年齢に応じて、ステロイド外用薬（5段階）の中から適切なランクを選択します。

たとえば、強い炎症を伴う皮疹（発赤、粟粒大のブツブツ、糜爛《びらん》、浸潤、皮膚が厚くかたくなる苔癬《たいせん》化を伴う皮膚の変化など）が体表面積の30％以上にみられる重症の場合は、原則として一時入院します。

大人の場合は、ベリーストロング以下のステロイド外用薬を用います。強い炎症を伴う皮疹が10～30％未満、10％未満の場合も、基本的にベリーストロング以下のステロイド外用薬を、量を減らして使います。

一方、軽い皮疹のみの軽症の場合は、必要に応じてマイルド以下のステロイドをごく少量使います。皮膚の乾燥を主体とする非常に軽い症状の場合は、亜鉛華軟膏やワセリンなど、ステロイドを含まない外用薬を使うこともあります。

保湿剤、保護材によるスキンケアは、重症度にかかわらずに行います。

なお、ステロイド外用薬では効果が不十分な場合や、副作用により投与できない場合などは、非ステロイド系免疫抑制薬のタクロリムス軟膏を使用します。

（清佳浩）

家庭でのステロイド外用薬の使い方のコツ

処方されたステロイド外用薬は、医師の指示どおりに使うことが大切です。ステロイドの副作用を心配して、塗布する範囲や量を控えめにする人が多いのですが、内服薬に比べて吸収率が格段に少なく、1回に使う量も0.5～5g程度とごくわずかです。最も強いステロイド外用薬を1日10g以上、2週間続けるような場合は、全身への影響を考慮すべきですが、通常、家庭で使用する量では副作用を考える必要はないでしょう。皮膚炎が治りきっていないのに塗るのをやめると症状がぶり返してしまいます。皮膚のカサカサや凹凸がきれいに消失するまでしっかり使ってください。

（清佳浩）

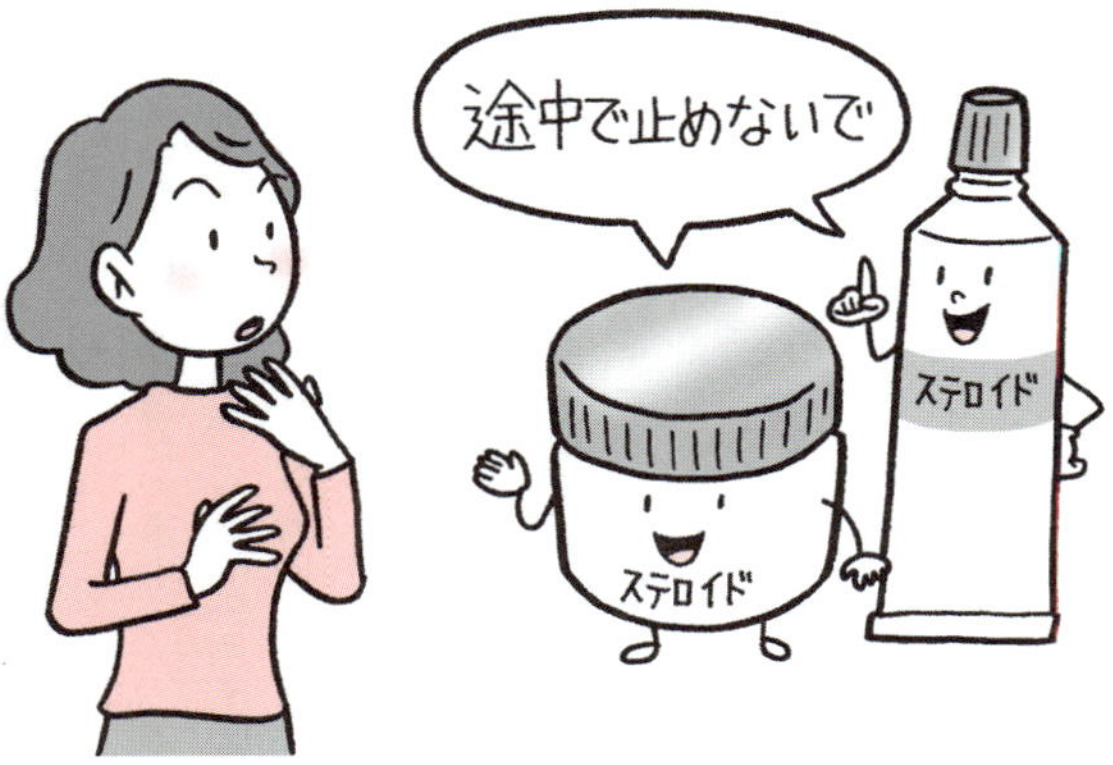

アトピー性皮膚炎の漢方療法

漢方では、体質改善を主体においた処方を用います。

温清飲《うんせいいん》

患部が乾燥して、赤みと熱感があり、かゆみの強いものによく効き、アレルギー体質を改善する働きがあります。

柴胡清肝湯《さいこせいかんとう》

かんが強くて、好ききらいが多い腺病質の子供の体質改善に用います。両腹直筋の緊張があり、ふれると特に脇腹がくすぐったいという傾向がある場合によいものです。

桂枝加黄耆湯《けいしかおうぎとう》

体力がやや虚弱で、汗をかきやすく、疲れやすくて、ジクジクした湿疹ができるものに用いるとよいものです。

治頭瘡一方《じずそういっぽう》

俗に胎毒《たいどく》と呼ばれる、乳幼児から小児にあらわれる湿疹に用います。頭部、顔面にきたない浸出液が出てかさぶたをつくり、強いかゆみを訴えるものに卓効があります。

十味敗毒湯《じゅうみはいどくとう》

発疹は小さくて赤みを帯び、浸出液やかさぶたがあまりないものに用います。体質的素因を改善する意味で、長期間服用するとよいものです。

（矢数圭堂）

赤ちゃん・子供のアトピー性皮膚炎 P733参照
アレルギーによる病気 P544参照

アトピー性皮膚炎の家庭でのスキンケア

★皮膚の清潔を保つ

汗や汚れはなるべく早く落としましょう。石けんやシャンプーは洗浄力の強いものを避け、泡立ててやさしく洗い、残らないように十分にすすぎます。

かゆみを感じるほどの熱い湯や、入浴後にほてりを感じさせる入浴剤は避けてください。

爪は短く切り、なるべくかかないようにします。就寝時は手袋をして寝るのも一案です。

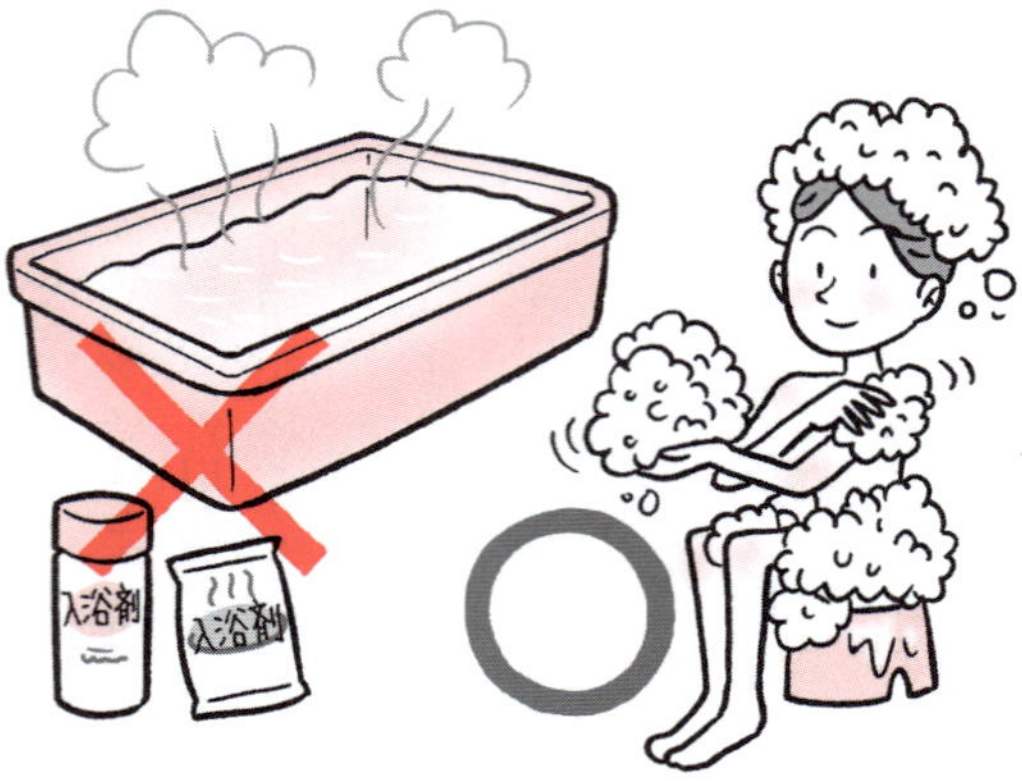

★一にも二にも保湿が大事！

保湿や保護を目的とする外用薬（ワセリンなど）は、皮膚の乾燥防止に役立ちます。

入浴やシャワーのあとには、忘れずに保湿剤を塗りましょう。軽い皮膚炎なら、保湿剤を塗るだけで改善することもあります。

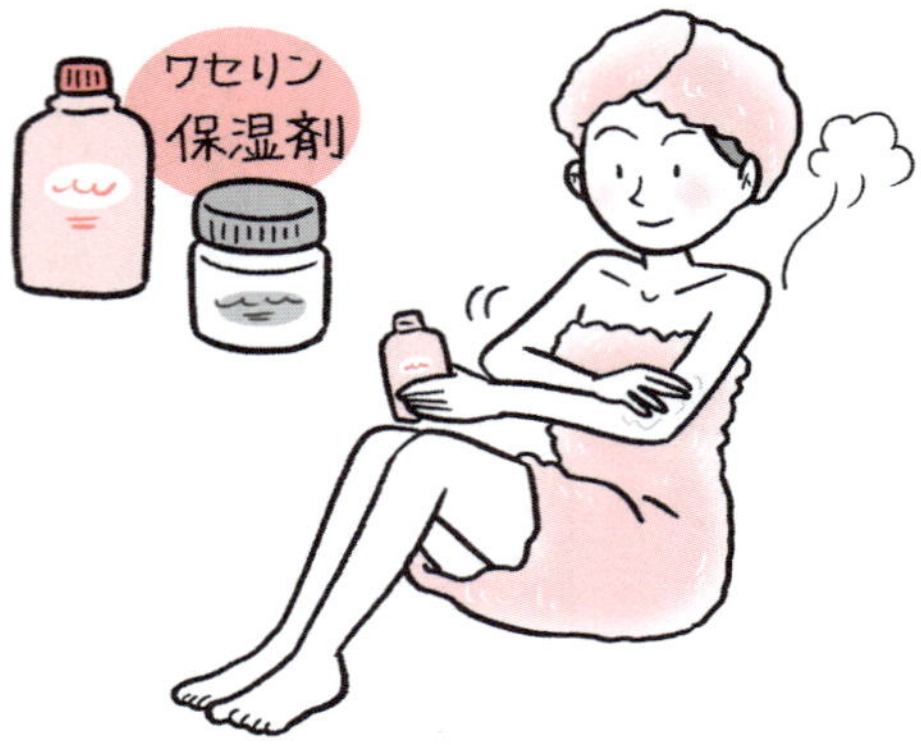

★生活環境をととのえて

室内は、ダニやカビなどがふえないようにいつも清潔を心がけ、適温・適湿を保ちます。

新しい肌着は、いったん水洗いしてから着るとよいでしょう。

洗剤は界面活性剤の含有量の少ないものを選び、よくすすぎます。

（清佳浩）

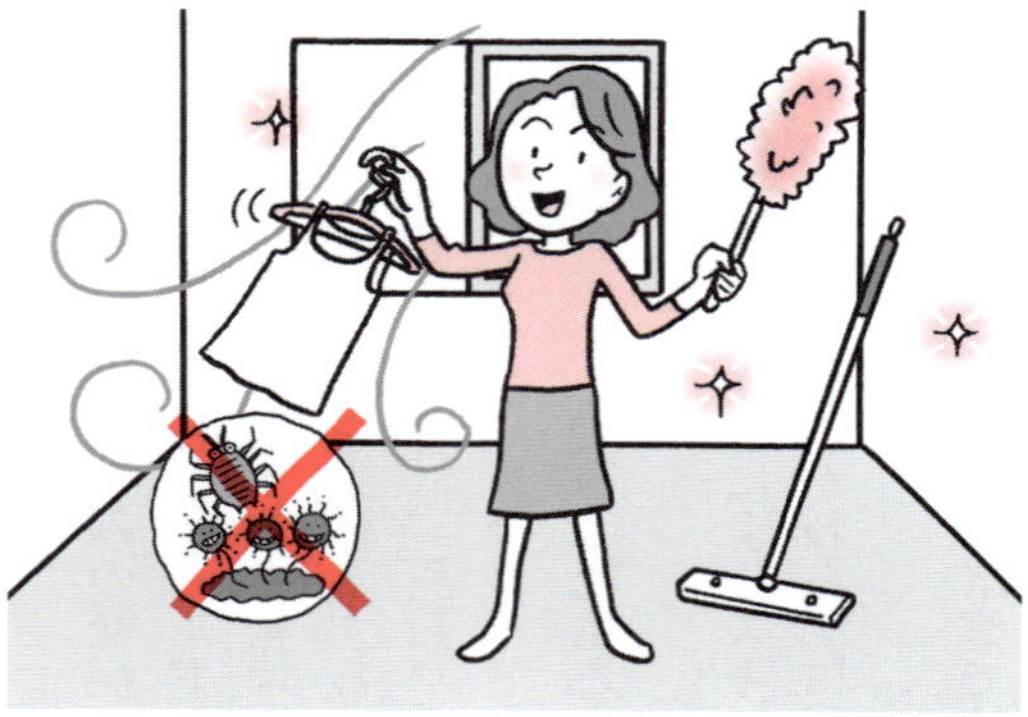

アトピー性皮膚炎の改善を助けるじゃがいもスープ

アトピー性皮膚炎やぜんそくなどのアレルギー症状がある人は、消化器の不調をかかえていることが多いようです。アレルギー症状が出ると、屋外での運動などを控える傾向があり、胃腸の働きも鈍くなるからでしょう。

そんなときの味方になってくれるのが、じゃがいもスープです。

生のじゃがいも100gには、カリウムが410mgも含まれているため、胃腸の働きを高めて、消化器症状を改善する働きがあります。じゃがいもスープ1ℓを4回に分けて毎日飲んでいると、3週間ほどで便秘解消効果があらわれ、さらに続けると腸内の免疫細胞の働きも徐々に調整され、アレルギー症状を和らげてくれるのです。

ジャガイモスープの作り方

①鍋に水2ℓと、皮ごと2つ割りにしたじゃがいも1kgを入れ、強火にかけ、沸騰したら弱火にして煮崩れるまで約30分煮る。

②①をガーゼかふきんでこし、汁を冷蔵庫で保存して使う。煮崩れたじゃがいもは、カレーなどに利用する。

（落合敏）

じんま疹《しん》

突然、強いかゆみを伴う大小の皮疹《ひしん》（ブツブツ）や膨疹《ぼうしん》（赤いむくみ）があらわれ、円形や楕円形、地図のような形、みみずばれのような形など、まわりとの境界がはっきりした形になります。大きさはさまざまで、かきむしると広がったり、皮疹同士がつながって形が変わったりすることもあります。

発症後、1時間から長くても24時間以内の短時間であとを残さずに消えることが多いのですが、ときとして1カ月以上続き、慢性化することもあります。5人に1人が経験する頻度の高い病気です。

1〜2日で症状がおさまる場合は、受診しなくてもよいのですが、ときに重篤《じゅうとく》な場合があります。症状が出始めたばかりでも、全身が真っ赤にはれて、いたたまれないほどかゆみが強い場合は、皮膚科医が在籍し、じんま疹に対応できる医療機関を受診します。

また、口の中や唇がはれたり、声がかれたりかすれたりする場合は、窒息する危険があるので、救急車で適切な医療機関に搬送してもらいましょう。

原因・症状

アレルギーなどなんらかの原因により、ヒスタミンが放出され、真皮の上部に浮腫《ふしゅ》（むくみ）が生じます。全身のどこにでも起こり、特に、圧迫や摩擦などの刺激を受けやすい部分（腹部、太もも、手足、背中など）に発生する傾向があります。

アレルギー性の皮膚の病気の代表のようにいわれていますが、食物アレルギーや薬剤アレルギーによるもののほか、メカニズムがはっきりしていないものも多くあります。

日本皮膚科学会発行の「蕁麻疹診療ガイドライン」では、以下の4つに分類されています。

●特発性じんま疹

特に誘因がなく、膨疹（赤いむくみ）が自然に出ては消えます。扁桃炎や副鼻腔炎などが原因となっていることもあります。

●誘発されるじんま疹

以下のような種類があります。

アレルギー性じんま疹

食物アレルギーによるじんま疹がよく知られています。魚、肉、牛乳、卵、小麦など多くの食品がアレルゲンとなります。このほか、ゴム手袋などのラテックス（天然ゴム）、動物の毛やダニとの接触によるアレルギーなどによって、数分から数十分後に発症することもあります。

食物依存性運動誘発アナフィラキシー

特定の食物（小麦、エビ、カニ、イカなど）を食べたあとにランニングなどの運動負荷がかかることで、アナフィラキシーという命にかかわるはげしいアレルギー症状が起こるものです。

アスピリンじんま疹

アスピリンなどの非ステロイド性抗炎症薬で起こるものです。

物理性じんま疹

細いペンでひっかいたところや、ベルトをきつくしめた腹部などにできます。また、温水や温風などの熱刺激、日光、寒さなどの刺激によって生じることもあります。夏場の強い太陽光線に直接当たり、数秒後に発症して1〜2時間続く人もいます。爪でかきむしるとさらに広がります。

コリン性じんま疹

運動や入浴時の発汗、精神的ストレスなどに伴って、1〜2㎜の小さい丘疹《きゅうしん》が手を除く全身にできるのが普通です。皮膚にある交感神経の末端で、アセチルコリンが分泌されるために起こると考えられています。

●血管性浮腫

突然、まぶた、唇、舌、手足などに直径1〜10㎝のさまざまな大きさの浮腫が起こります。灼熱感を伴うことが多く、ひどい場合は、アナフィラキシーショックの症状が出ることもあります。

●特殊なじんま疹

その他、特殊なものをいいます。

治療

受診する場合は、問診のときに、今までに食物アレルギーがあったか、薬を服用したか、日光に当たったかなど、じんま疹が起こる前の様子を医師に伝えましょう。

誘発性じんま疹が疑われるときは、抗原となる微量の成分を皮膚に刺入するプリックテスト（P615参照）や、アスピリンに対するアスピリン負荷試験などを行って原因を探索し、原因や誘因となるものを避けるのが基本です。

薬物療法では、抗ヒスタミン薬の内服が有効で、治療の中心になります。外用薬はあまり意味がありません。

効果がみられない場合や重症の場合は、低用量のステロイド内服薬やその他の薬剤が使われることもあります。（清佳浩）

じんま疹のツボ刺激

じんま疹にかかる人はアレルギー体質の場合が多いので、アレルギー体質の改善に重点をおきます。

主なツボは、くびの**大椎**《だいつい》、背中の**肺兪**《はいゆ》、**肝兪**《かんゆ》、腰の**腎兪**《じんゆ》、**大腸兪**《だいちょうゆ》、胸の**膻中**《だんちゅう》、おなかの**中脘**《ちゅうかん》、**肓兪**《こうゆ》、**関元**《かんげん》、手くびの**陽池**《ようち》を用いると効果的です。

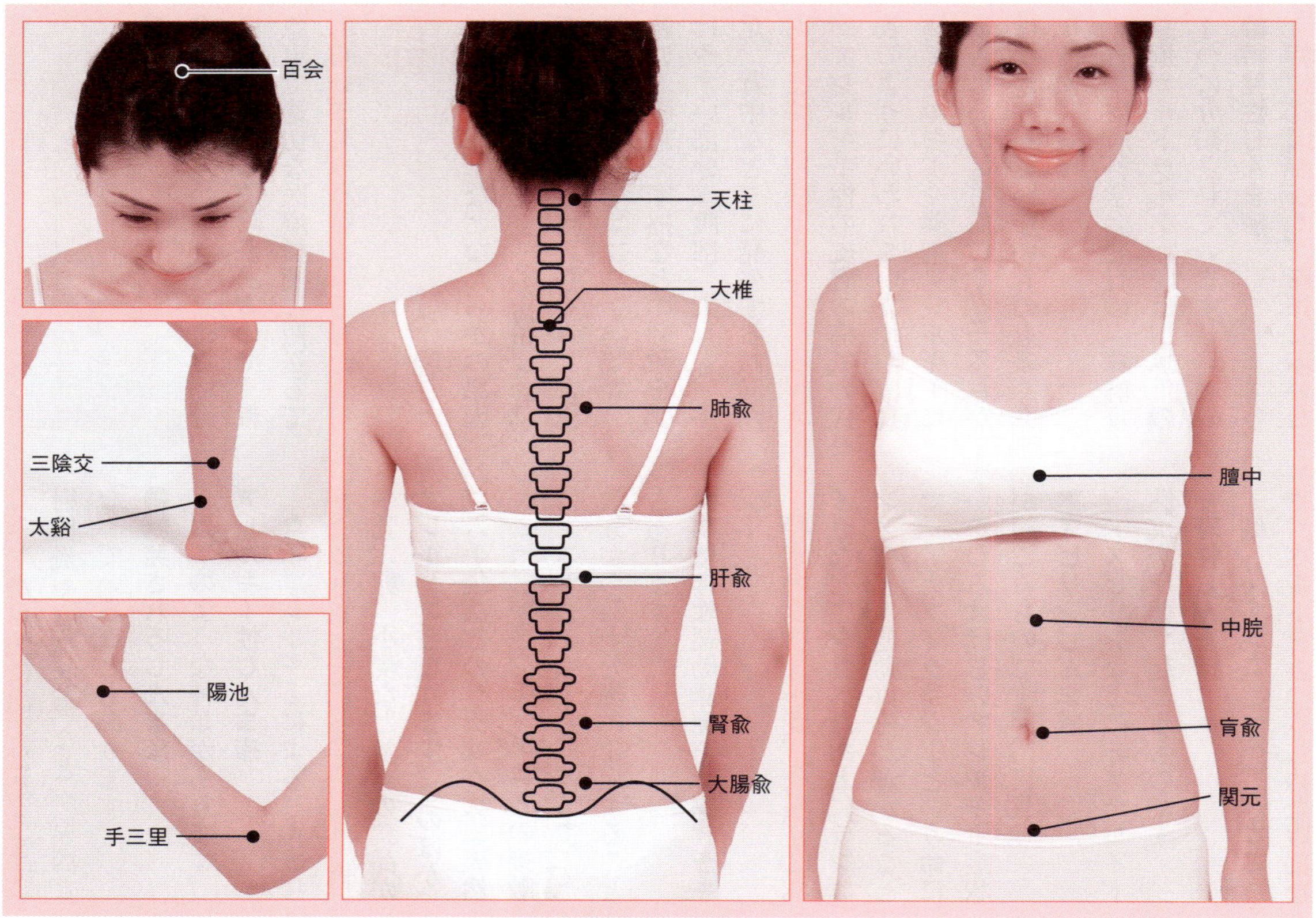

まず、くびのつけ根のあたりを、親指で軽く押してみましょう。ウッと強く痛んで反応するところが特効穴《とっこうけつ》、大椎のツボです。このツボと左右上下に、米粒大、または半米粒大のもぐさ灸を3～5壮（回）、1日1回、5日すえて2日休みながら、3週間は続けます。これでじんま疹の出方がずっと少なくなり、かゆみも軽快します。ほかのツボにも同様に灸治療を行います。

子供や女性は、温灸か知熱灸にするとよいでしょう。

また、背中や腰部は、前述のツボを中心に、指圧、マッサージを行えば、より効果があります。足の**三陰交**《さんいんこう》、**太谿**《たいけい》のツボを、親指の腹で指圧するのもよい方法です。

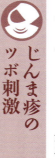

じんま疹やかゆみが頭や顔に出たときには、主なツボに、頭のてっぺんの**百会**《ひゃくえ》、後ろくびの**天柱**《てんちゅう》、手の**手三里**を加えます。（芹澤勝助）

じんま疹の漢方療法

じんま疹にかかりやすい体質を改善するために、漢方的診断と、それに対応する処方を、患者の体質と病状に照らし合わせて多角的に選択します。

香蘇散《こうそさん》

平素から胃腸が弱く、神経質な人が魚肉中毒によってじんま疹を起こしたときに効果があります。桜皮《おうひ》、山梔子《さんしし》を加えるといっそうよいものです。

十味敗毒湯《じゅうみはいどくとう》

急性・慢性じんま疹に用いますが、特に長引く慢性のものは、長く服用すると体質が改善されてよくなります。

茵陳蒿湯《いんちんこうとう》

食中毒によるじんま疹の初期によく用います。

上腹部が張って、みずおちから胸部にかけてふさがったような不快感があり、吐きけや食欲不振、便秘を訴え、しばしば口渇《こうかつ》や尿の出方が少ないことを目標にします。実証タイプの人に適しています。

白虎加人参湯《びゃっこかにんじんとう》

かゆみがはげしく、熱感があって、患部が赤く充血し、乾燥性で、ひどく口の渇きを訴え、不眠・煩《はん》悶《もん》する人に用いて効果を示します。特に、急性じんま疹によいものです。

（矢数圭堂）

皮《ひ》膚《ふ》掻《そう》痒《よう》症《しょう》

かゆみを起こす発疹や炎症などの皮膚の変化がみられないのに、かゆみが起こるものをいいます。

原因・症状

特定の部分がかゆくなる「限局性皮膚掻痒症」と、全身にかゆみが起こる「汎発性皮膚掻痒症《はんぱつせいひふそうようしょう》」があります。

●限局性皮膚掻痒症

外陰部（男性では陰嚢）や肛門にかゆみが起こります。

外陰部掻痒症

男性では前立腺肥大症や尿道狭窄、女性では卵巣機能障害やおりもの、ストレスなどが原因になることがあります。

肛門掻痒症

便秘や下痢、痔、便に含まれる化学物質、シャワー式トイレでの過剰洗浄などが原因になります。

●汎発性皮膚掻痒症

全身がかゆくなる症状は、高齢者に多くみられます。原因として最も多いのは、皮膚の乾燥です。ほかの原因がみつからないのに、背中や足などがむやみにかゆい場合は、乾燥が原因になっていることがよくあります。

また、高齢者がよく服用する薬の中には、かゆみを起こすものがあります。このほか、内臓の異常や、乾皮症、肝硬変、糖尿病腎炎、腎不全、甲状腺機能低下症、鉄欠乏性貧血などの病気をもっている場合は、ドライスキンになることがあります。

ドライスキンでは、角層の水分保持力が低下し、皮脂膜などのバリア機能もそこなわれるため水分

ドライスキンとかゆみの関係

ドライスキンとは、皮膚のうるおいを保つ働きをもつ三大保湿成分＝皮脂膜、角質細胞間脂質、天然保湿因子（NMF）が減少し、角層の水分が保てなくなったうるおいのない肌のことです。

保湿成分のうち、皮脂膜は、皮脂腺でつくられた皮脂（トリグリセリド、スクワレン、コレステロール）と、汗腺から出た汗が混ざり合ったクリーム状の膜です。これが表皮をおおい、水分蒸発を防ぎ、異物の侵入を防ぐバリアとなっています。

また、角質細胞間脂質の主成分、セラミドは、水との結合力が強く、スポンジのように水分や油分をかかえ込み、NMFとともに角層のうるおいを保っています。

これらのバリア機能が失われたドライスキンでは、皮膚からの水分蒸発がふえ、皮膚が乾燥してしまいます。さらに、外からの刺激を受けやすくなります。正常な皮膚では、かゆみを感じる感覚神経（C線維）が、表皮と真皮の境界にとどまっていますが、ドライスキンでは、表皮の角層近くまで入り込んでしまうため、軽度の刺激でも過敏に反応して、かゆみを感じてしまうのです。

ドライスキンによるかゆみの多くは、保湿剤を塗ることで軽快します。

（清佳浩）

がさらに蒸散し、外からの刺激を受けやすくなり、かゆみを感じやすくなります。

治療

持病のある人は治療が優先になりますが、担当医に相談し、かゆみの原因となる内服薬があれば変更してもらいます。ドライスキンには保湿剤を十分に塗布して皮膚をうるおしましょう。保湿剤を使うことで、かゆみを感じる神経が退縮し、過敏な反応が抑えられます。

皮膚掻痒症はヒスタミンを介さないメカニズムで起こるため、抗ヒスタミン薬は効きにくいとされていますが、種類によっては保湿剤と併用すると効果的なことがあります。（清佳浩）

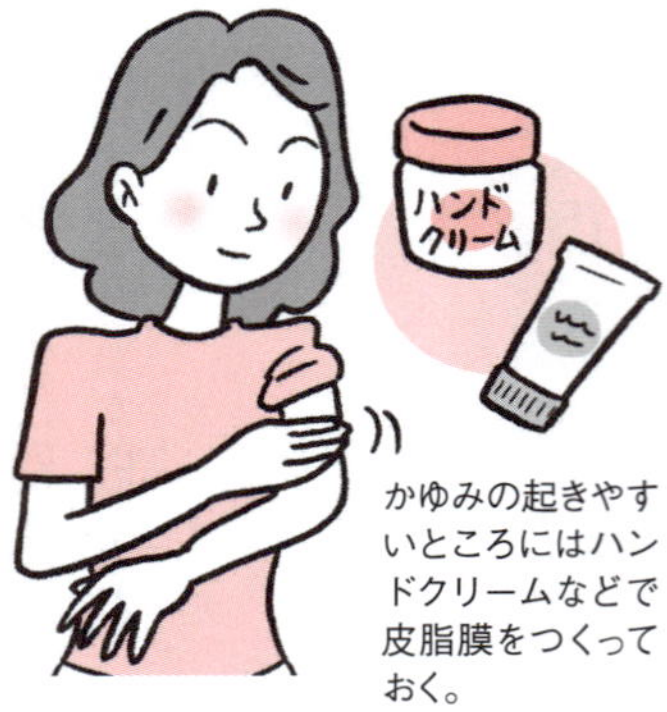

かゆみの起きやすいところにはハンドクリームなどで皮脂膜をつくっておく。

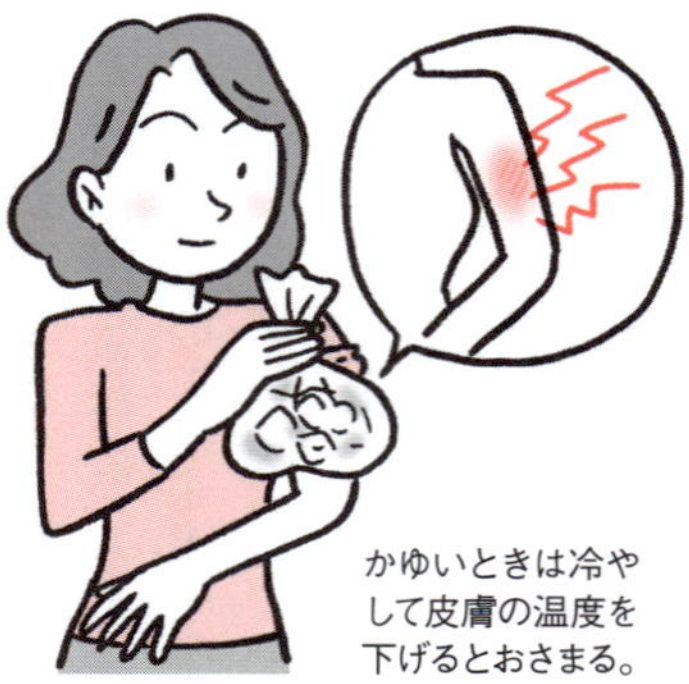
かゆいときは冷やして皮膚の温度を下げるとおさまる。

痒《よう》疹《しん》

強いかゆみを伴う赤みのある盛り上がったブツブツ（丘疹《きゅうしん》や結節などの皮疹《ひしん》）が、手足や腰、脇腹、背中などにできます。ひとつひとつが独立した皮疹で、かきこわして表皮がかたくなることはありますが、湿疹のように多様な発疹の形態に変化していくことはあまりありません。

原因・症状

なんらかの刺激に対する免疫細胞（リンパ球や好酸球）による炎症反応と考えられています。虫刺されやアレルギー、アトピー性皮膚炎などが誘因になることもあります。

急性、亜急性、慢性の3タイプに分けられます。どのタイプも表皮が厚くなり、真皮の上部に炎症性の細胞がみられます。

●急性痒疹

夏に多く、小児によくみられます。初めにじんま疹のような発赤《ほっせき》や膨疹《ぼうしん》があらわれ、そのうち湿りけをおびた小さなブツブツ（丘疹）ができます。強いかゆみがあり、かきこわして2次感染を起こすこともあります。虫刺されに対する過敏反応と考えられています。

●慢性痒疹

結節性痒疹と多形慢性痒疹があります。

結節性痒疹

いぼのような濃い褐色のかたい結節（大き目のブツブツ）ができ、大きなものは直径1㎝以上になることもあります。

傷の治療から美容まで幅広い効能を持つ馬油

馬の油は昔から、やけどや切り傷、湿疹、肩こりや神経痛、さらには美肌づくりにまで効果があるといわれてきました。

それは、馬油には高度な不飽和脂肪酸が50～60％も含まれていて、抗炎症作用やアレルギー予防の作用が強いためです。

この不飽和脂肪酸は酸化しやすいという欠点がありました。しかし、酸化を防止する天然の添加物（ビタミンE）が発見されて製品化が可能になり、各方面で使用されています。湿疹のかゆみ、特に老人性皮膚掻痒《そうよう》症によく効きます。

馬油は皮膚の毛穴の奥、皮下組織の約1㎜の深さにまで浸透し、そこに入り込んでしまった細菌類を殺します。しかも効果は、塗布している間は2週間以上も持続するので、傷あとを全く残さずに治せます。

見落とせないのは、皮下組織に浸透したあと、栄養分として血液に吸収されるということです。そのため、皮膚や髪、さらには口内炎などにまで効果があります。（編集部）

手足や体幹にできることが多く、青年期以降の女性によくみられます。

多形慢性痒疹

赤や淡い褐色の丘疹（小さめのブツブツ）が、高齢者の腰や脇腹にできることが多いようです。丘疹は、集まってできる傾向があり、痒疹の中では例外的に融合して表皮がゴワゴワと厚くなる苔癬《たいせん》化がみられます。

治療

誘因が推定できる場合は、まず、その病気の治療、原因の除去を最優先します。

大小のブツブツや発赤には、医師処方のステロイド外用薬を塗布します。

ブツブツが小さくならない場合は、ステロイド外用薬をだんだんに減らして、ビタミンB_3軟膏に切り替えると効果が得られることもあります。

かゆみに対しては、抗ヒスタミン剤を内服します。

かゆみが続く場合は、倍量処方や2剤併用も考慮します。また、紫外線療法が有効なケースもあります。

（清佳浩）

皮膚の乾燥やかゆみにカワラヨモギ

皮膚が乾燥したり、アトピー性皮膚炎でかゆくてたまらないという人におすすめしたいのが、カワラヨモギの花穂を使った入浴剤です。

カワラヨモギの花穂を採取するのは、成分の充実している8～9月。流水で洗ってから天日で1週間ほど乾燥させます。乾燥した花穂100gを水1～2ℓに入れ、30分ほど煎じます。ガーゼで漉し、浴槽の湯に加えて入浴します。または、煎じ汁をタオルに含ませて体全体をぬぐい、5～10分後に洗い流してから浴槽で体をあたためます。

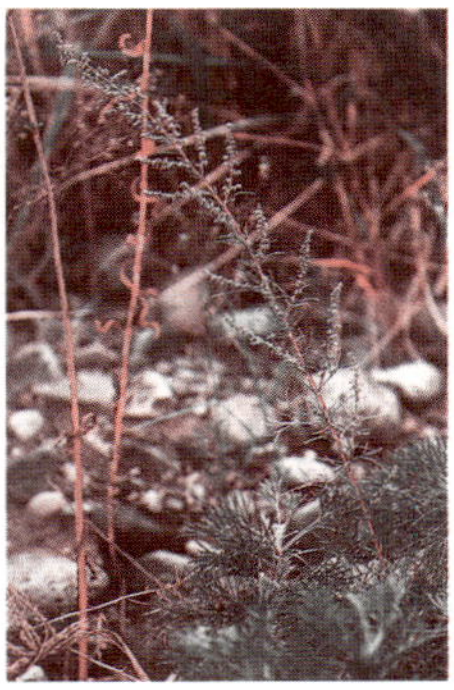

（村上光太郎）

皮膚掻痒症・痒疹の漢方療法

漢方では、主として次のような処方を用います。

桂《けい》枝《し》麻《ま》黄各半湯《おうかくはんとう》

発病の初期で、外見的には特に変化はないのに、多少熱感を伴うような場合に用います。

当帰飲子《とうきいんし》

皮膚が枯燥して、かゆみはあるが、発疹があまり大きくないものに用います。貧血性で、血色があまりよくない老人性の皮膚掻痒症に用いることが多いものです。

温清飲《うんせいいん》

皮膚が枯燥して、渋紙のように茶褐色を帯びており、のぼせぎみで、みずおちがつかえている、といった人に。

白虎《びゃっこ》加桂枝湯《かけいしとう》

顔面が紅潮して、のぼせぎみで、口渇《こうかつ》が強く、熱感があり、かゆみのはげしいものに用います。実証タイプに適しています。

八味丸《はちみがん》

体力が中等度またはそれ以下の高齢者で、腰から下に脱力感があって、疲れやすく、口が渇き、皮膚が枯燥している老人性皮膚掻痒症、陰部瘙痒症に応用します。

（矢数圭堂）

薬疹《やくしん》

薬剤の作用で起こる皮膚や粘膜の発疹（皮疹《ひしん》や紅斑《こうはん》、紫斑《しはん》、その他）を薬疹といいます。

アレルギーによるもの（遅延型、即時型）と、薬理作用によって起こる非アレルギー性があります。

原因・症状

アレルギー性の薬疹では、発赤《ほっせき》や皮疹が種をまいたように全身に広がる「播《は》種状《しゅじょう》紅斑丘疹型」が最も多い症状です。そのほかにも、多形《たけい》紅斑型、じんま疹型、湿疹型、光線過敏症型などさまざまなタイプがあります。抗菌薬や、解熱鎮痛薬、かぜ薬、降圧剤などさまざまな薬が原因となります。

非アレルギー性の薬疹には、非

ときには、37～38度の熱が出ることもあります。重症になると、「ブドウ球菌性熱傷様皮膚症候群」に移行することもあるので注意が必要です。その場合は、やけどのような赤い部分が、顔からくび、わきの下、おなかや背中へと、順に下のほうにうつっていき、さわると痛がります。口の周囲に放射状の亀裂を生じたり、目やにが出たり、また、下着と接するやわらかい皮膚が赤むけになることもあります。

原因

主として黄色ブドウ球菌が表皮の角層で増殖することで発症します。感染力が強いため、水疱が破れると、細菌を含んだ液が他の部分にたちまち飛び火して、次々と水疱がふえていきます。

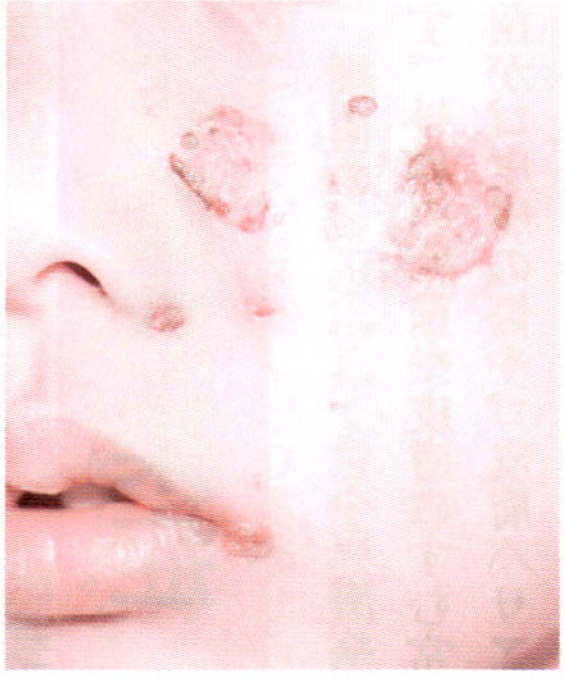

とびひ。

また、接触感染でほかの人にもうつり、夏場に幼稚園や保育園で集団感染するケースが多くみられます。

虫刺されやアトピー性皮膚炎などをかきこわしたあとにできることもしばしばあります。

最近では、通常の抗菌薬の効かない多剤耐性菌（メチシリン耐性黄色ブドウ球菌：MRSAなど）が原因で起こるケースもふえています。欧米では、深在性皮膚感染症や壊死《えし》性肺炎などを引き起こす市中感染型CA－MRSAの広がりが懸念されていますが、水疱性膿痂疹で検出される菌ではそれらの合併症はまず起こりません。

治療

小さな水疱を見つけたら、あちこちに飛び火したり、ほかの人にうつしたりしないように、すぐに皮膚科を受診しましょう。

まず、皮膚の表面にいる細菌を減らすため、石けんでよく洗い、シャワーで流して皮膚を清潔に保つことが基本です。かさぶたができるまでは感染しやすいので、タオルや下着などの共有は避けましょう。

薬剤としては、CA－MRSAにもある程度効果のあるセフェム系の抗菌薬（セフジニルまたはファロペネム）を内服し、MRSAにも有効とされる抗菌外用薬（フシジン酸軟膏や、ナジフロキサシン軟膏）を塗ります。

軟膏を塗ったあとは、菌が拡散しないようにガーゼなどでおおい、絆創膏でとめておきます。

原因菌がMRSAとはっきりしている場合は、ホスホマイシンの内服を併用します。年長児では、短期間のミノサイクリンの内服、小児用ノルフロキサシンの内服で治療することもあります（ミノサイクリンは、骨発育不全やエナメル質形成不全を起こすリスクがあるため、原則として8才以下には使いません）。

湿疹ができているときは、これらの治療とステロイド外用薬を併用します。滲出液が多い場合は、亜鉛華軟膏《あえんかなんこう》を重ねて塗る方法も有効です。

症状

痂皮性膿痂疹《かひせいのうかしん》

一方、大人にもみられる痂皮性膿痂疹は、水疱は少なく、小さな紅斑《こうはん》（発赤《ほっせき》）から始まります。やがて多くの膿疱《のうほう》（膿のたまった皮疹）ができて、黄褐色の厚い痂皮（かさぶた）となり、押すと膿《うみ》が出ます。近くのリンパ節のはれやのどの痛み、発熱を伴うこともあります。

原因

A群β溶結性連鎖球菌や黄色ブドウ球菌が角層の下に感染して発症します。両方の菌が混合していることも少なくありません。

治療

痂皮性膿痂疹では、糸球体《しきゅうたい》腎炎を起こすことがあるので、尿検査も行います。

治療法は、水疱性膿痂疹と同じです。抗菌薬を内服し（外用薬も併用）、腎炎の併発予防のため、皮疹が軽快したあとも10日間続けます。

おでき（毛包炎《もうほうえん》、癤《せつ》、癰《よう》）

おできは、毛穴に細菌が入り込

み、毛包や周囲の組織に炎症を起こして化膿したものです。炎症部分の深さや大きさなどによって「毛包炎」「癤」「癰」の３つに分けられます。

　皮膚の浅い部分にできる、膿をもった米粒くらいの小さな皮疹を「毛包炎」といいます。

　毛包炎が進行し、細菌が皮膚のやや深いところにもいる一般的なおできが「癤」です。

　さらに、細菌が皮下組織まで入り込み、同時に10個以上の毛包が広範囲に化膿してつながり、深い部分までおよんだものを「癰」といいます。

　かつては、鼻や口のまわりにできた癤は「面疔《めんちょう》」と呼ばれ、髄膜炎や敗血症の原因になると恐れられていましたが、いまでは薬物療法の進歩により、その心配はほとんどありません。

症状・原因

　毛包炎は、ひげそりなどで傷ついた皮膚の毛穴から細菌が入り、毛包のごく浅い部分が炎症を起こし、小さな膿疱（膿をもった皮疹）ができるものです。主に表皮ブドウ球菌や黄色ブドウ球菌などが原因になるほか、化学的な障害などによる無菌性の毛包炎もあります。
　顔やうなじ、頭、太もも、おしりなどにできます。
　癤は、黄色ブドウ球菌などの感染による毛包炎が拡大して、毛包周囲の結合組織や脂腺、真皮から皮下組織まで炎症が広がったものです。化膿して膿がたまり、はれて赤く盛り上がります。患部は熱をもち、ふれるとしこりがあり、押すと痛みを感じます。化膿してから数日間は、痛みが増していきます。やがて患部の頂上に口が開き、1～2週間で膿が出ると治るのが普通ですが、色素沈着や瘢痕《はんこん》が残ることがあります。くびや背中、おしり、太ももなどによくできます。

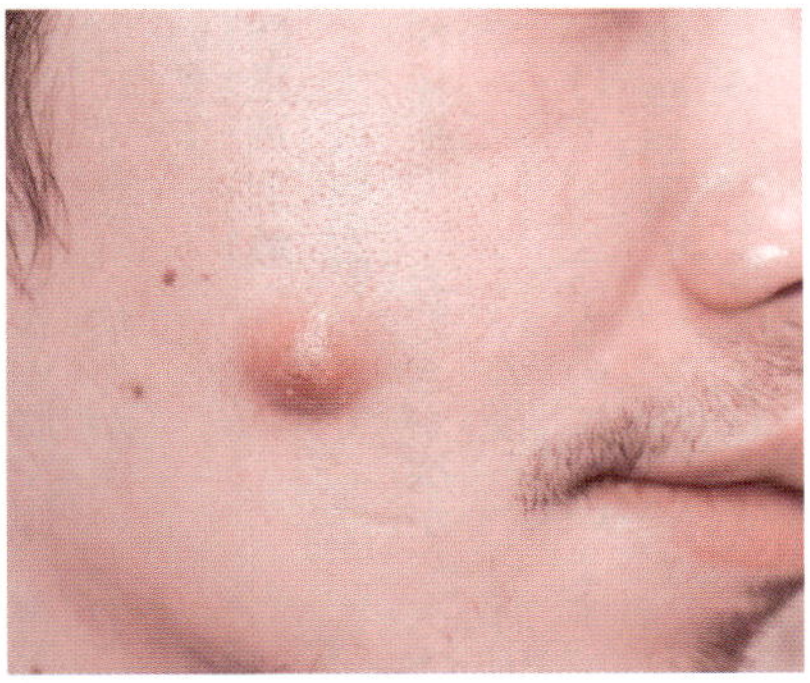
おでき。

　癰は癤が拡大したもので、いくつもの毛包や結合組織、皮下脂肪まで広範囲に化膿して、蜂の巣のようになります。ズキズキと痛み、発熱したり、リンパ節がはれたりすることもよくあります。治るまでに2、3週間かかります。

治療

毛包炎

　数日程度で自然治癒することもありますが、石けんでよく洗い、炎症が広がらないように市販の外用抗菌薬を塗布します。

癤・癰

　なかなか治らないときや、痛みがある場合、いくつも多発する場合（癤）、範囲が広く深いとき（癰）などは、「おできくらい」と軽視せず、早めに皮膚科を受診して適切な治療を受けましょう。

　癤や癰は、真皮、皮下組織、皮下脂肪まで炎症や化膿を起こしているので、外用薬の塗布だけでは不十分ですから、抗菌薬の内服を主体に治療します。また、皮膚をわずかに切開して、たまっている膿を出す治療が行われることもあります。

　内服の抗菌薬としては、新世代セフェム系、ペネム系、ニューキノロン系などが黄色ブドウ球菌に有効です。ただ、ニューキノロン系薬は関節毒性があるので、通常、15才未満には使いません。

　細菌培養感受性試験により、原因菌がメチシリン耐性黄色ブドウ球菌（ＭＲＳＡ）と判明した場合は、βラクタム系抗菌薬にホスホマイシンを併用します。高度耐性ＭＲＳＡではダクトマイシンまたはテイコプラニンの注射薬による治療が有効です。開始後3日で軽快しない場合は薬剤を変更します。

　おできは子供から大人まで、毛の生えているところにはどこにでもできます。特に不潔にしていると細菌が繁殖しやすいので、清潔を心がけましょう。家庭では、薬用石けんで患部を洗い、シャワーで流し、石けん分をよく落とします。なるべく手でさわらないようにして、治るまでは化粧品やひげそりを避けましょう。（清佳浩）

おできの漢方療法

　自然治癒力を発揮させ、体質の改善をはかる処方を用います。

十味敗毒湯《じゅうみはいどくとう》

　初期のおできで患部が赤くはれて痛み、かゆみがはげしいものに用います。

葛根湯《かっこんとう》

　初期のおできで、発赤《ほっせき》、疼痛《とうつう》、かゆみがあり、悪寒《おかん》、発熱を伴い、頭痛、くびの後ろや肩にこりがあり、汗が出ない場合に用います。

大黄牡丹皮湯《だいおうぼたんぴとう》

　体質が強壮な人で、下腹部に抵抗と圧痛が認められ、便秘の傾向があり、おできが腰や腹、臀部などにできて、病勢が強いものに用います。

防風通聖散《ぼうふうつうしょうさん》

　太鼓腹の肥満者で、血圧が高く、便秘症で、おできが次から次へとでき、特にくびの後ろから背中にかけてできるものに用います。

小柴胡湯《しょうさいことう》

　体力が中等度くらいで、みずおちが緊張し、胸苦しく、疲れやすくて、食欲不振の人のおできに用います。

托裏消毒飲《たくりしょうどくいん》

　化膿期のおできに用いると、自壊して肉芽の発生を促します。

（矢数圭堂）

ウイルス感染症《かんせんしょう》

　細菌よりはるかに小さいウイルスに感染することで起こる皮膚病です。ウイルスは単独では増殖できず、人体など他の生物を宿主として増殖していきます。細菌と異なり、抗菌薬が効かないため、抗ウイルス薬を用いるのが基本ですが、特効薬やワクチンがない病気もあります。

　皮膚を清潔に保ち、免疫力をつけて、ウイルス感染を予防するのがいちばんの対策です。

口唇《こうしん》ヘルペス（単純疱疹《たんじゅんほうしん》）

　ヘルペスとは、ヘルペスウイルスの感染によって起こる皮膚病です。

　ヘルペスウイルスには1型から8型まであり、1型は口唇ヘルペス、2型は外陰部ヘルペス、3型は水痘《すいとう》・帯状疱疹、4～8型はカポジ肉腫《にくしゅ》や過敏性症候群などの異なる病気を起こします。

　普通、ヘルペスというと、よくみられる口唇ヘルペス（単純ヘルペス）のことをさします。

症状・原因

　口唇ヘルペスは、ヘルペスウイルス1型（単純ヘルペスウイルス）の感染によって、口のまわりに小さな水疱《すいほう》（水ぶくれ）ができるものです。

　通常、初感染で症状が出ることは少なく、過去に感染し、神経節にひそんでいたウイルスが、かぜや疲労などで免疫力の低下したときに再活性化して発症することがほとんどです。しばしば再発します。

　初めは唇やその周辺にピリピリ、チクチクした違和感や熱感、かゆみを覚え、やがて粟粒くらいの小水疱が集まってできます。1週間ほどで乾燥し、かさぶたになって自然に治ることもあります。

　おおむね軽症で治りますが、ときに全身に水疱が広がる重症型もみられます。また、乳幼児や免疫力の低下している人では、初感染のときに発熱し、多数の水疱にただれや出血を伴う「ヘルペス性歯肉口内炎」などの強い症状が出ることがあるので、注意が必要です。

治療

　早めに皮膚科を受診して治療を受けることが大切です。

　抗ヘルペスウイルス薬（アシクロビル、バラシクロビル、ビダラビンなど）を内服し、ウイルスの

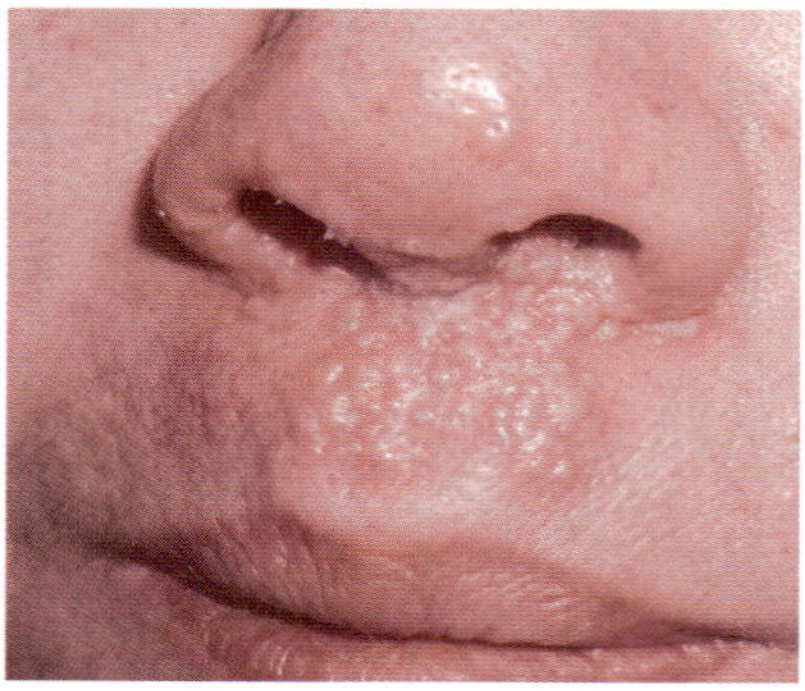

口唇ヘルペス。

増殖を抑え、重症化を防ぎます。内服薬は、かさぶたができてからでは効果が低下します。

軽症の場合や、時期が過ぎてしまった場合は、抗ヘルペスウイルス外用薬（アシクロビル軟膏など）が使われます。

口のまわりや顔だけでなく、全身にヘルペスができるなど、重症化した場合は、入院して、点滴（アシクロビル点滴、ビダラビン点滴）治療を行います。

皮疹や水疱があるときは、乳幼児の初感染の原因となるので、接触しないようにします。

再発を予防するには、疲れやストレスをためないようにし、強い紫外線にも注意しましょう。

乳幼児では特に脱水に注意して、栄養補給を心がけてください。

帯状疱疹《たいじょうほうしん》

体の中に隠れていたヘルペスウイルス3型（水痘・帯状疱疹ウイルス）が再び勢いを盛り返すために起こる（再感染という）、痛みのある皮膚病です。高齢になるほど発症しやすく、治るまでに時間がかかります。

症状・原因

一度水ぼうそう（水痘）にかかっている場合、水痘・帯状疱疹ウイルスが、知覚神経の神経節や脳神経節に潜伏していることがあります。帯状疱疹は、加齢や疲労、ストレスなどで、水痘ウイルスだけに働く免疫力が下がったときに、体にひそんでいたこのウイルスが再び増殖・活性化（再燃）するために起こります。

ウイルスのすみかとなる神経節は、顔に3本、胸腹部に12本、左右ともに走行しています。そのため、顔、胸、おなかなどに、神経支配に沿って、こまかい水疱や小《しょう》丘疹《きゅうしん》（皮疹《ひしん》）が病名どおり、帯のように集まってでき、神経痛のようなはげしい痛みを伴うのが特徴です。

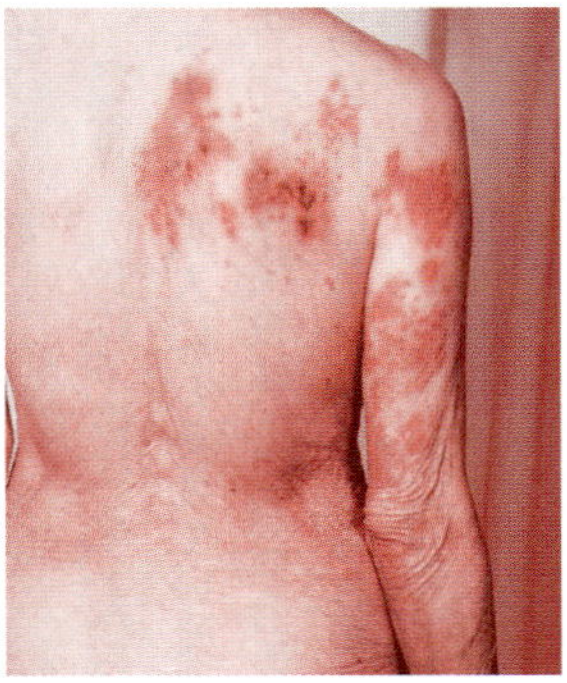
帯状疱疹。

発症初期には、ピリピリ、チクチクとした痛みとともに、皮膚が赤くなり、その上に赤い皮疹や水疱ができます。痛みは次第に増して、衣類がふれるだけでも痛むようになります。水疱はやがて膿疱《のうほう》（膿をもつ皮疹）や糜爛《びらん》（赤むけ）、潰瘍《かいよう》になることもあります。

治療を始めても、治癒（皮疹がすべてかさぶたになる）までに、3週間〜1カ月ほどかかります。糖尿病や抗がん剤使用中の場合はさらに治りが遅くなることがあります。

皮疹が治ってから3カ月以上たってからも痛みが継続するときは、「帯状疱疹後神経痛」と呼ばれ、高齢者に多く発生します。

治療

重症度に合わせて、軽症から中等症では抗ウイルス内服薬を服用し、ウイルスの勢いを抑えます。従来の内服薬（アシクロビル、バラシクロビル、ファムシクロビル）は1日3〜5回の服用が必要ですが、最近、1日1回の服用ですむ新薬アメナメビル（アメナリーフ錠）が登場し、患者さんには使いやすくなっています。

一方、重症の場合は入院して点滴治療（アシクロビル点滴、またはビダラビン点滴）を受ける必要があります。点滴では、内服よりも薬剤の血中濃度が上がりやすく、効きめも強くなるからです。

腎機能障害がある場合は、抗ヘルペスウイルス薬の副作用が出やすいので、腎機能を検査し、減薬などの調節をします。

痛みが強いときは、非ステロイド性抗炎症剤や、プレガバリン、三環系抗うつ薬などが使われます。

治療後に、目の異常や顔面神経まひ、難聴、めまいなどがみられたら、ステロイドの全身投与が必要です。また、頭痛がある場合は、帯状疱疹脳炎の可能性もあります。これらの症状があらわれたときは、必ず担当医に伝えてください。

なお、高齢者や疲れがたまりやすい人は、水痘ワクチン（費用は全額自己負担）を接種して予防するとよいでしょう。以前、乳幼児の水痘ワクチンは任意接種でしたが、2014年から定期予防接種（2回）となり、3才までの乳幼児は公費（無料）で受けられます。

いぼ（疣贅《ゆうぜい》）

いぼには、ウイルスの感染で起こるものと、老化現象で起こるものがあります。ウイルスが原因となるものは、炎症を起こして痛むものもあるので、専門医を受診しましょう。

尋常性疣贅《じんじょうせいゆうぜい》・青年性扁平疣贅《せいねんせいへんぺいゆうぜい》

原因

ヒトパピローマ（乳頭腫）ウイルスが皮膚の小さな傷から侵入し、角化細胞に感染してできる良性のいぼで、あまり心配はいりません。手の指や足のうらをはじめ、顔やひざ、外陰部などにできることもあります。

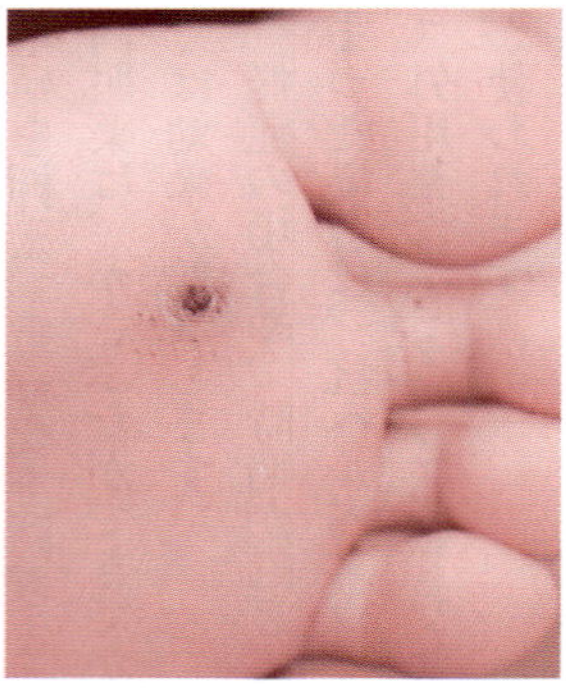
足の裏のできた、いぼ。

尋常性疣贅は子供に多くみられますが、大人にもふえています。青年性扁平疣贅は、思春期前後の男女、特に女性に多くみられます。

症状

尋常性疣贅は、小さな皮疹ができたあと、いぼ状に隆起して、米粒大（数㎜）から親指大（1㎝程度）になることもあります。表面は角質化してかたくなり、でこぼこしているのが普通です。足のうらにできると、圧迫されて痛みを伴い、うおのめとまちがわれます。

青年性扁平疣贅は、肌色か淡い褐色で、表面のなめらかな多角形の丘疹がポツポツと手や額の両脇、頬などにできるものです。

どちらも、さわっているとほかの場所にうつったり、数がふえたりします。特に自分の皮膚によくうつります。

治療

原因となるウイルスに直接効く抗ウイルス薬はありませんが、いぼが自然治癒する可能性もあります。

皮膚科では次の治療法がよく行われています。

①ヨクイニン剤（ハトムギの種の製剤）の長期内服
②サリチル酸外用薬の塗布
③液体窒素による凍結療法
④電気焼灼《しょうしゃく》法

このほか、保険適用外の（全額患者さんの自己負担となる）治療法ですが、レーザー療法や活性型ビタミンD_3の外用などが行われることもあります。

治療法を選択するときは、瘢痕《はんこん》が残らないか医師によく聞いたうえで決定するとよいでしょう。

家庭でのセルフケアとしては、サリチル酸配合の角質軟化薬（市販の液剤やスピール膏）をはって角質を軟化させ、除去する方法が簡便です。カッターで削る場合は、白い部分のみ出血しない範囲で取り除きます。

いぼにさわったあとは、ほかに感染が広がることがあるので、患部も手もよく洗うことが大切です。

スピール膏の使い方

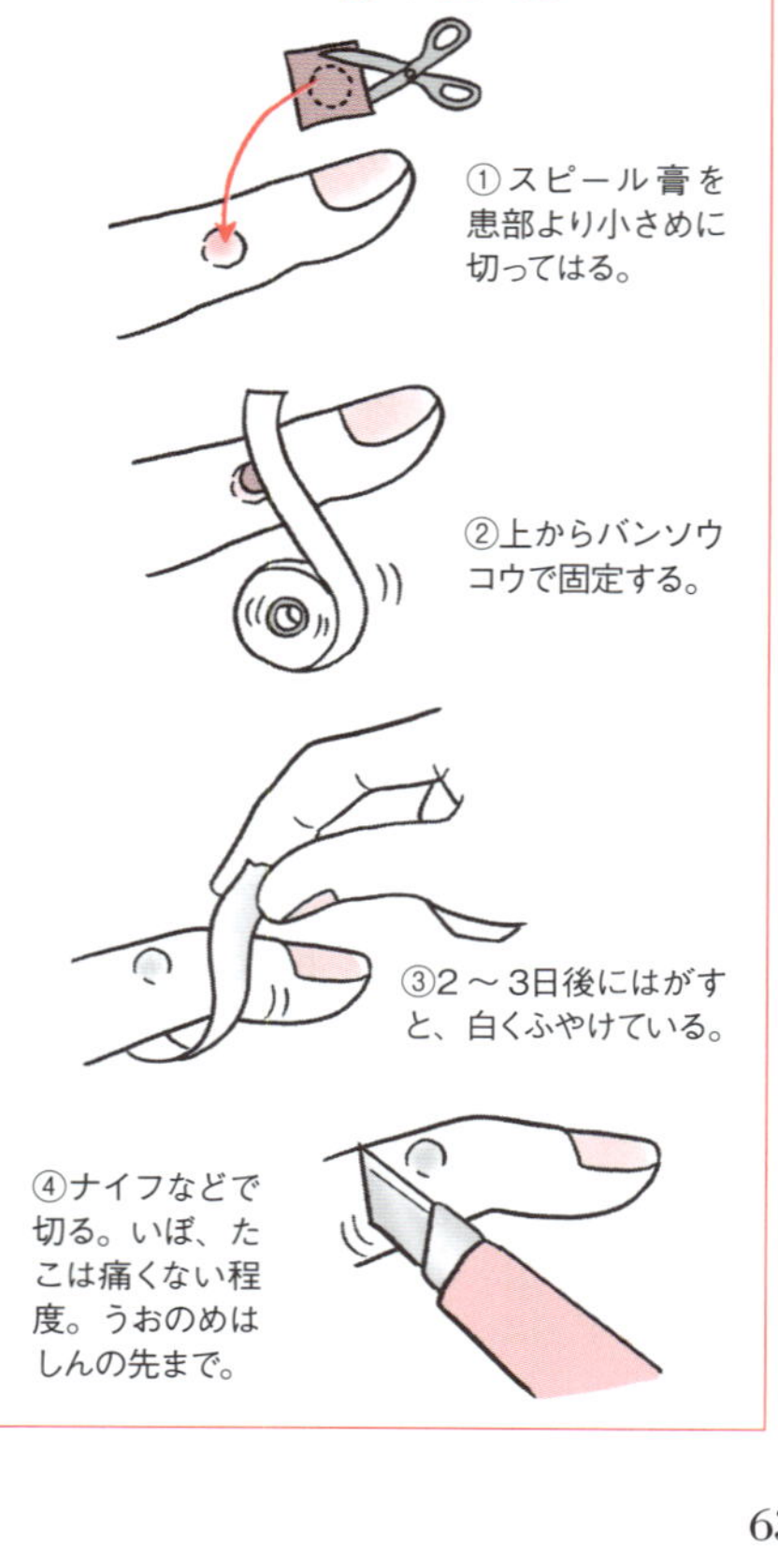
①スピール膏を患部より小さめに切ってはる。
②上からバンソウコウで固定する。
③2～3日後にはがすと、白くふやけている。
④ナイフなどで切る。いぼ、たこは痛くない程度。うおのめはしんの先まで。

老人性疣贅《ろうじんせいゆうぜい》（脂漏性角化症《しろうせいかくかしょう》）

症状・原因

中高年の人の顔や胸、背中、腰、手の甲などに、1つ、または多数できる良性のいぼです。皮膚の老化や紫外線が誘因となります。

初めは、褐色斑（老人性色素斑）

としてあらわれ、そのうち盛り上がってきて、境界のはっきりした褐色や黒色のいぼになります。表面は厚い角質となることが多く、1～2㎝大の大きさになることもあります。

治療

基本的に治療は不要です。ただし、皮膚の悪性腫瘍《しゅよう》とまぎらわしいので、専門医の診察を受けておくと安心です。

水《みず》いぼ（伝染性軟属腫《でんせんせいなんぞくしゅ》）

症状・原因

幼児や子供によくみられる皮疹で、伝染性軟属腫ウイルスの接触感染で起こります。

中央が少しへこんだ半球状で、光沢のある肌色やピンク色の皮疹が、1つまたはいくつも集まってできます。小さな水疱のように見えることから、俗に「水いぼ」と呼ばれています。

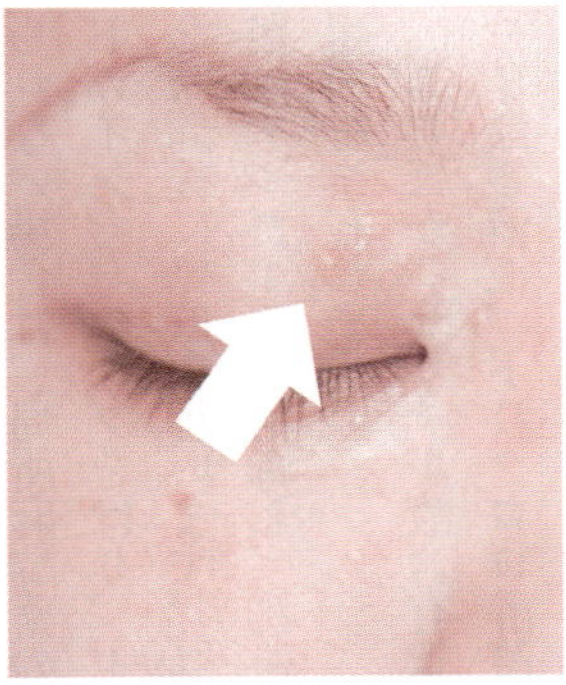
水いぼ。

粟粒大（1～5㎜）くらいの小さなものが多く、背中、胸、おなか、わきの下、おしりなどの体幹や、ひじ、ひざの内側など手足のこすれやすい部分によくできます。

人から人に直接感染するほか、タオルや浮輪などから間接的に感染することもあります。幼稚園や保育園のプールなどでもうつります。特に、アトピー性皮膚炎のこどもでは、悪化しやすいものです。

治療

発症後、半年から3年程度で自然に消えることが多いので、そのまま経過をみることもあります。

乳幼児のきょうだいがいる場合や、保育園、幼稚園、プール教室などに通っている場合は、感染防止のため、積極的に治療することが多くなっています。

皮膚科では、先端が細くなった眼科用のピンセットなどで、ひとつずつつぶして内容物（白いかゆ状のかたまり）をとり除く方法がよく行われています。痛みに耐え

いぼに効く民間療法

ハトムギとドクダミ

ハトムギは、「いぼころり」という別名があるほど、いぼを治す効果があります。

皮をとった実15gくらい、皮つきのままなら45gくらいをつぶして煎じ、1日3回に分けて飲みます。煎じかすをよくかんで食べると、さらに効きます。ハトムギの実にドクダミ（十薬）を加えて煎じたものは、美肌に効果があります。

肌あれ、にきび、色黒などに悩む人は、試してみましょう。

イチジク

イチジクも、昔からいぼとりに効くことで有名です。実も葉も薬として大いに役に立ちます。

いぼには、葉や若い枝などから出る白い汁を使います。この汁を1日に1回くらい、いぼの頭に少しつけ、4～5時間洗わないでそのままにしておきます。これを3日くらい続け、様子を見て、まだとれないようなら、もう一度つけます。

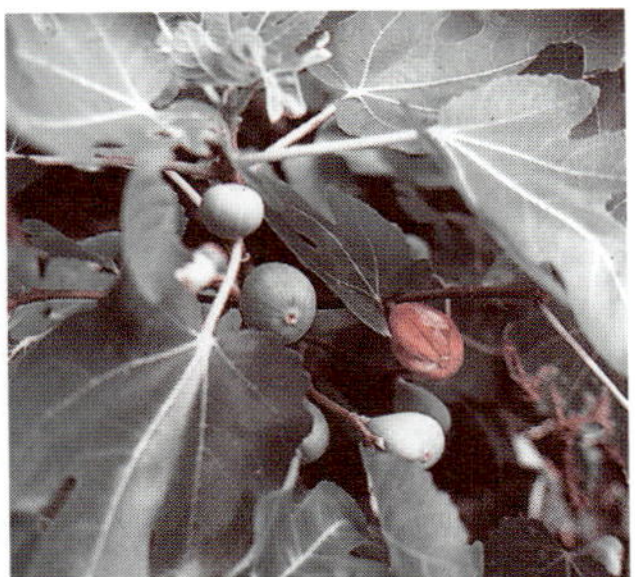
イチジク

このとき、ほかの部分に汁がつくと皮膚がただれるので、いぼの頭だけにつけるようにします。

スベリヒユ

家の周囲やあき地に生え、淡緑赤色の太い茎と、厚ぼったいへら形をした葉が特徴。古くから、いぼとりの民間薬として利用されています。

生の葉と茎のしぼり汁をいぼに塗ります。生の葉茎がないシーズンには、干した葉茎を濃く煎じた中に、塩少々入れたものを、いぼをあたためてからすり込むと効果的です。

このしぼり汁は痔にも効きます。

（長塩守旦）

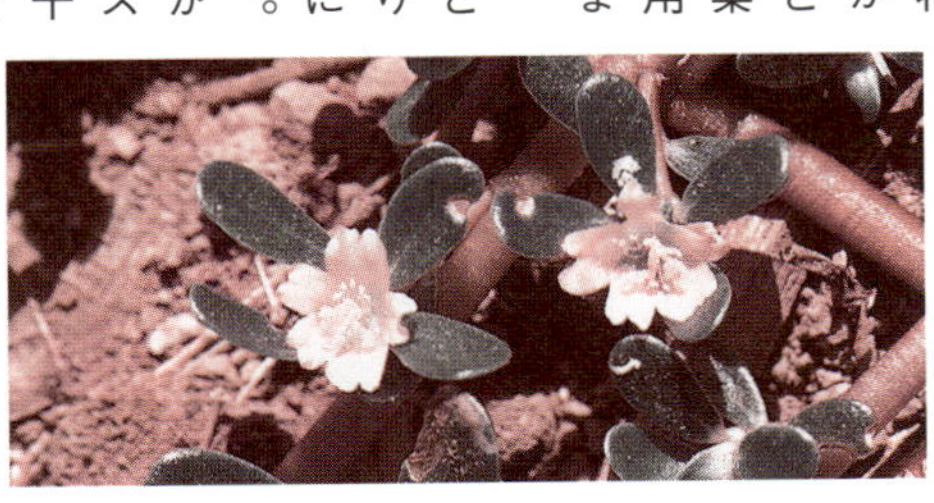
スベリヒユ

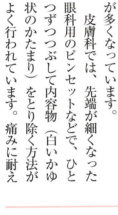

られない場合は、局所麻酔薬のリドカイン含有テープをはり、1～2時間後に処置を行います。処置後はアルコールで消毒し、抗菌外用薬を塗布します。

　このほか、サリチル酸含有軟膏や硝酸銀溶液、トリクロロ酢酸溶液を塗布する方法や、炭酸ガスレーザー、電気焼灼、凍結療法などが用いられることもあります。

　家庭や集団生活では、タオルや浮輪などの共用を避けてください。アトピー性皮膚炎や肌荒れなどがある場合は、保湿などのスキンケアをして、皮膚バリアを補いましょう。

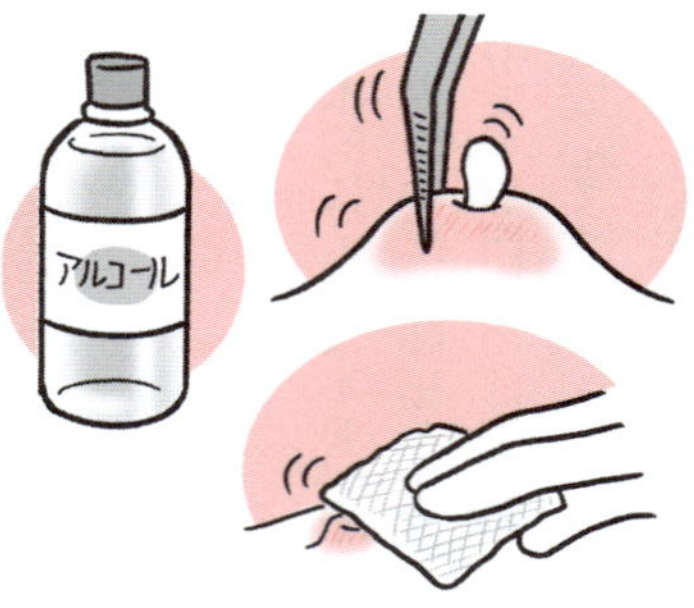

水いぼは、眼科用ピンセットなどで、ひとつずつつぶして内容物を取り除く。

手足口病《てあしくちびょう》

口の中の粘膜や手足などに水疱《すいほう》を生じるウイルス感染症のひとつです。夏場に幼児や学童を中心に流行しますが、近年では季節を問わず、成人にもみられるようになっています。それほどひどくならずに治るのが普通ですが、ときに重症化するケースもあります。

症状

　その名のとおり、手と足、口の中に、かゆみのない2～3㎜の小さな水疱や発赤《ほっせき》ができます。また、ひじ、ひざ、おしりなど、外力を受けやすいところに出現したり、口の中では口内炎のような浅い潰瘍《かいよう》になったりすることもあります。手足か口の中のどちらかだけにできることもあります。

　発熱するのは1/3ほどで、38度以上になることはほとんどありません。

　普通、水疱は3～7日で消失し、かさぶたにならずに治ります。

原因

　原因となる主なウイルスは、腸内でふえるエンテロウイルス属のコクサッキーウイルスA16と同A10、エンテロウイルス71の3種類ですが、このほかのウイルスが原因で発症することもあります。

　感染ルートは、のどからの飛沫《ひまつ》感染、便中のウイルスが手から口に運ばれる経口感染、水疱内の液からの接触感染などさまざまです。

　ほぼ2年ごとに流行しますが、年によって原因ウイルスが異なり、ときとして、水疱や紅斑が広く全身に出現することがあります。

　手足口病に一度かかっていても、原因ウイルスが違うと、再び手足口病の症状が強く出ることも少なくありません。免疫のないウイルスにかかると、重症化しやすいといわれています。

治療

　原因となるウイルスに効く薬はないので、水ぶくれの部分に他の細菌が感染して悪化しないように、抗菌薬入りの軟膏を塗るなどの対症療法で対処します。

　数日で症状が軽快する場合は、特別な治療をせずに様子を見ることもあります。

　脱水症状になりやすい乳幼児の場合は、うすい麦茶やスポーツドリンクなどで水分を補給しましょう。

　まれに、心筋炎や脳炎、無菌性髄膜炎を起こすことがあるので、2日以上高熱が続く場合は、子供なら小児科、大人なら皮膚科を受診してください。

麻疹《ましん》（はしか）・風疹《ふうしん》

　はしかは、麻疹ウイルスの空気感染によって起こる感染力の強い病気で、高熱やかぜ症状、全身の発疹などの強い症状があらわれます。

　風疹は、風疹ウイルスの感染によって起こり、「3日ばしか」ともいわれています。

　どちらも幼児期に未感染だった場合や予防接種を受けていない場合などに、大人になってから初感染すると重症化することがあります。

　また、風疹ウイルスは催奇形性があり、妊娠5カ月以内の母体に感染すると、「先天性風疹症候群」といって、胎児に奇形などの障害をもたらすことがあるので、注意します。

乳幼児だけでなく、予防接種を受けたかどうかわからない大人も、麻疹・風疹混合生ワクチン（MRワクチン）の接種を受けておくとよいでしょう。

麻疹《ましん》（はしか）

症状・原因

はしかは、空気感染によって麻疹ウイルスに感染してから、10日～2週間の潜伏期間のあと、3段階の特徴的なプロセスをへて回復します。

前駆期

39～40度の高熱が出て、かぜのような症状や全身のだるさが3～4日続きます。

発疹期

いったん解熱して紅斑（発赤、発疹）があらわれ、くしゃみ、せき、鼻水、目やになどの症状がひどくなり、再び発熱して5～6日続きます。赤黒い浮腫性紅斑や皮疹が耳の後ろやほおからでき始め、胴、手足、全身へと広がり、網の目のようにつながっていきます。口の中には、多数の白い丘疹《きゅうしん》（コプリック斑）ができるのが特徴です。

回復期

発疹期を過ぎると急速に解熱し、ポロポロと皮がむけ、色素沈着を残して皮疹が消え、全身の症状も消失します。

治療

麻疹ウイルスに効く薬はないので、対症療法で対処します。発熱時にはわきの下や足のつけ根などを冷やすか、解熱剤（アセトアミノフェンなど）を使います。脱水症状になりやすいので、スポーツドリンクなどで水分を補給しましょう。

通常は、8～10日で回復しますが、重症化すると肺炎や中耳炎、脳炎などを起こすことがあり、命にかかわるので注意が必要です。

風疹《ふうしん》

症状・原因

飛沫感染や接触感染によって風疹ウイルスに感染すると、2～3週間の潜伏期をへて発熱し、軽いかゆみを伴う粟粒くらいの赤い皮疹が数多くあらわれ、急速に全身に広がります。また、耳の後ろをはじめ、全身のリンパ節がはれてきます。はしかと異なり、個々の皮疹がつながることはあまりなく、色素沈着も残しません。また、全身症状もはしかより軽く、熱も38度以下のことが多く、3～5日程度で回復するため、俗に3日ばしかと呼ばれています。

治療

風疹も、かかってからの特効薬はないので、ワクチン接種による予防が大切です。ただし、先にもふれたように、妊娠初期に風疹ウイルスに感染すると、胎児に影響することがあるので、妊娠中はワクチンの接種を避けてください。

発熱には解熱剤（アセトアミノフェンなど）、かゆみには抗ヒスタミン薬を内服して症状を抑えます。

（清佳浩）

白癬《はくせん》（水虫《みずむし》）

水虫は、国民の5人に1人がかかるポピュラーな皮膚病です。水虫というのは俗称で、専門的には「白癬」と呼ばれています。

足の指だけでなく、かかとや足のうら、手のひら、手足の爪、顔や頭、体部、陰部などにうつることもあります。それぞれ、足白癬、手白癬、爪白癬、頭部白癬、体部白癬、股部白癬（いんきん）と、部位による病名がついています。

かゆみなどの症状がないケースも多く、気づかずに放置していると体じゅうに広がったり、人にうつしてしまったりすることがあります。

症状・原因

水虫の原因は、白癬菌（皮膚糸状菌）という糸のようなカビの仲間です。

白癬菌は人や動物の角質（垢）が大好きです。皮膚表面の角質や爪、毛髪などの主成分であるケラチンというたんぱく質をえさにしながら、すみついてしまうのです。特に高温多湿の環境では、白癬菌が角質に侵入しやすくなります。

そのため、足の指の間などのあたたかくて湿りけがあり、風通しの悪いやわらかな皮膚は、白癬菌にとって絶好の感染場所です。

　感染の初期はほとんど症状がなく、その後も約半数はかゆみがありません。

　感染が進むと、足の指の間や足のうら、かかとなどに、小さな水《すい》疱《ほう》がいくつも集まってでき、破れたり乾燥したりすると、小さなリング状の鱗屑《りんせつ》になります（小水疱型）。

　また、足の指の間などの皮が白くふやけ、簡単にむけます（趾間《しかん》型）。

水虫はペットから感染することもある?

　犬や猫などのペットにも白癬菌が感染していて、人にうつることがあります。

　ただ、犬や猫の場合は、屋外でほかの犬や猫とけんかをして、その傷から感染するケースがほとんどですから、家の中で飼っているペットならほぼ心配はありません。屋外にいる動物にふれたときには、24時間以内に入浴して、洗い流しておきましょう。

（編集部）


　このほか、足のうらやかかとが厚くかたくなり、ひび割れるのも水虫の症状です（角質増殖型）。

　足の爪が厚くなったり、巻き爪になっていたり、ボロボロとはがれて変形している場合は、爪と指の間に白癬菌が入りこみ、爪をえさにしている爪白癬の可能性があります。

　健康な足のうらは皮がむけません。皮がむけたり、かかとがひび割れたりするときは、水虫の感染が疑われます。

予防

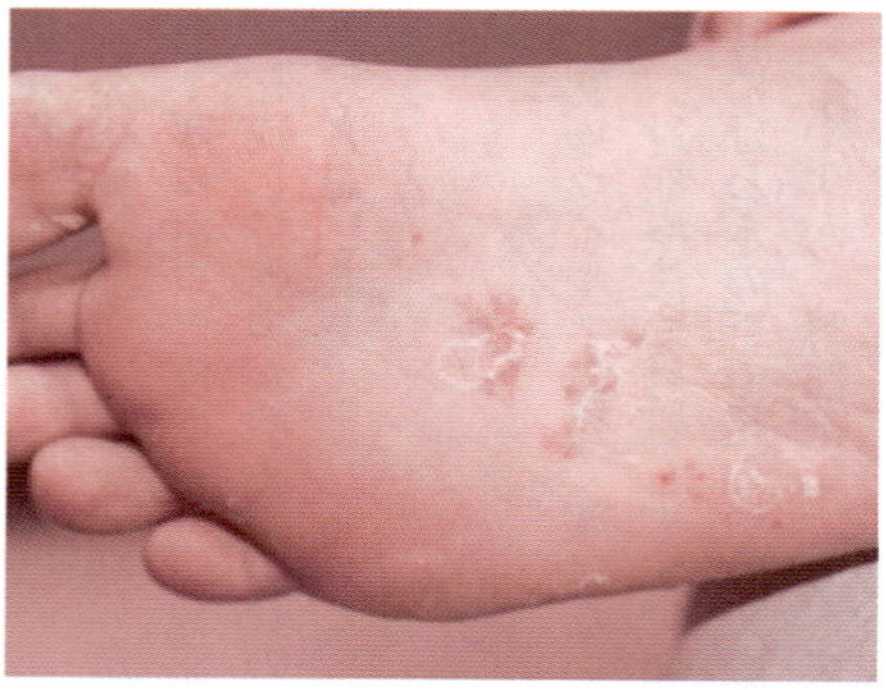
白癬に感染した、足の裏。

　白癬菌は角質を離れると数週間で死にますが、角質の中では長ければ数カ月は生きています。

　そのため、水虫にかかっている人からはがれ落ちた角質の中には生きた白癬菌がいて、家族などにうつっていきます。家庭にあるスリッパや足ふきマット、バスタオルなどからうつることも多いので、水虫の人と共有で使うのは避け、こまめに洗濯して日光に当てて干しましょう。

　また、不特定多数の人が使う公衆浴場やプールなども、白癬菌のひそむ角質が落ちていて、ほかの人にうつる原因になります。水の中でうつることはほとんどありませんが、大勢の人が使うスリッパや足ふきマットなどは、白癬菌の温床となっています。それらにふれた場合は、なるべく早く洗い流しましょう。

　白癬菌に接触しても感染するまでに最短で24時間（皮膚に傷があるときは12時間程度）かかるので、毎日足の指などをきれいに洗って感染予防を心がけてください。

　一日じゅう靴と靴下をはいたままで過ごすと、足の湿度が上がって感染しやすくなりますから、家庭ではできるだけ素足で過ごします。また、同じ靴を続けてはくのは避け、数足の靴を交互にはくとよいでしょう。

　靴はこまめに干すか乾燥剤を入れて乾燥させます。靴の中敷きをいくつか用意して、とりかえながら使うのもよいでしょう。

　靴用の除菌スプレーを利用するのも有効です。

治療

　白癬菌はカビの仲間です。

　軽度なら水虫専用の市販の外用薬を使ってもよいのですが、症状が改善しない場合は、皮膚科で白癬に有効な抗真菌薬を処方してもらって対処するのがいちばんで

はだしでブーツを履くと水虫になる?

　はだしでブーツをはくと、足に汗をかいて蒸れやすくなり、水虫に感染しやすい状態になります。

　吸湿性のよい靴下を着用し、職場などでは、靴をサンダルなどにはきかえて、風通しをよくしておくとよいでしょう。

（編集部）

す。

　足や手、体部、股間の白癬には、外用抗真菌薬のリラナフタートやルリコナゾールを処方してもらいます。入浴後、または患部をよく洗って角質がやわらかくなったあと、患部より広めに、足うらなら全体に塗布します。

　爪白癬、頭部白癬には、皮膚科で内服の抗真菌薬・テルビナフィン、またはイトラコナゾールを処方してもらい、服用します。

　爪白癬は塗り薬のみで完治させることはむずかしいため、以前は内服薬しか使えませんでしたが、ごく軽症の場合や内服薬が服用できない場合は、近年登場した爪白癬用の外用薬・エフィナコナゾールやルリコナゾールも処方してもらえるようになりました。

　爪白癬で爪が変形しているときは、皮膚科で爪切りなどの処置をしてもらいます。難治性の爪白癬でも、白癬菌が繁殖しているところ（白く濁った部分）をとり除くことで、症状が改善するケースもあります。

　なお、水虫の症状が消えても、白癬菌が生き残っている可能性があるので、しばらく治療を続けて様子をみてください。

（清佳浩）

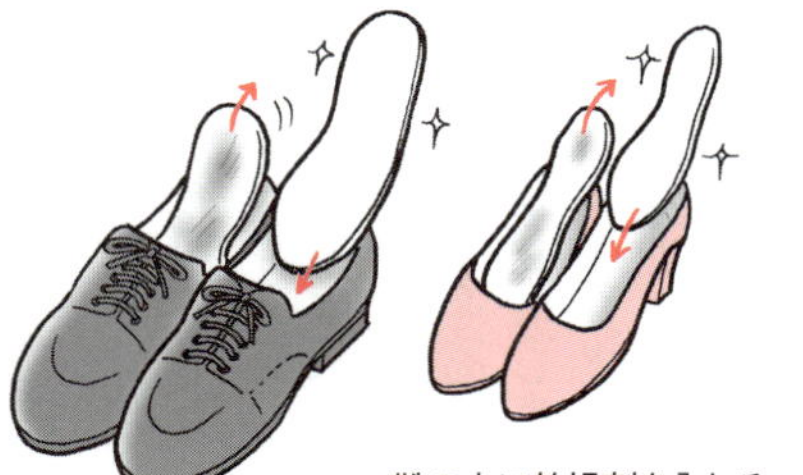
靴の中に乾燥剤を入れる。

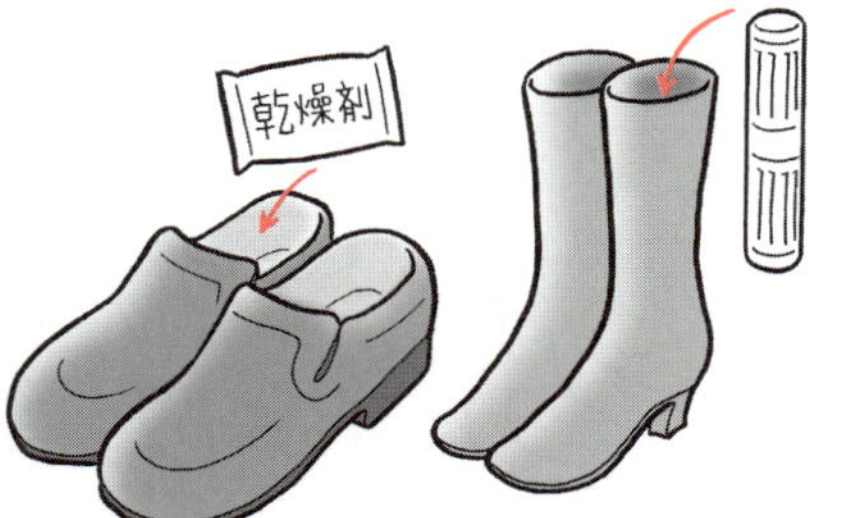

靴の中敷きをこまめにとりかえる。

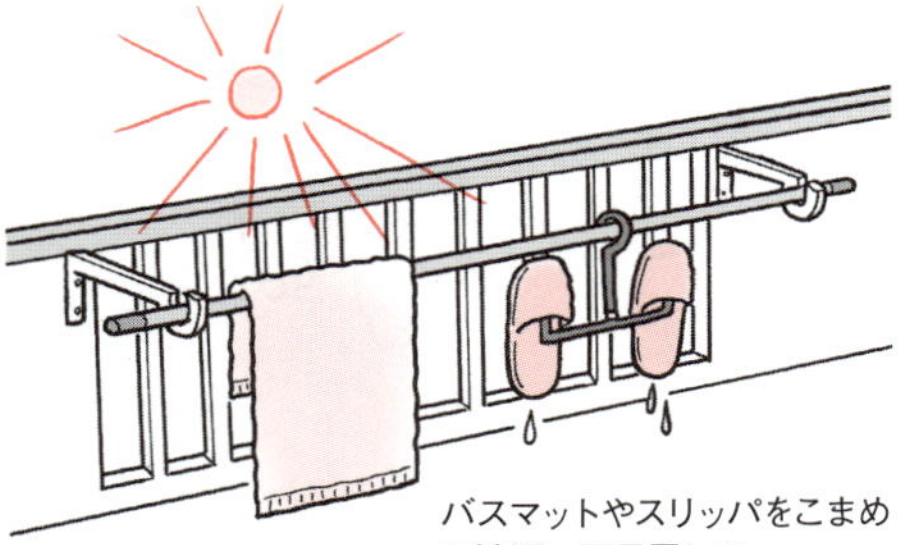
バスマットやスリッパをこまめに洗濯、天日干しに。

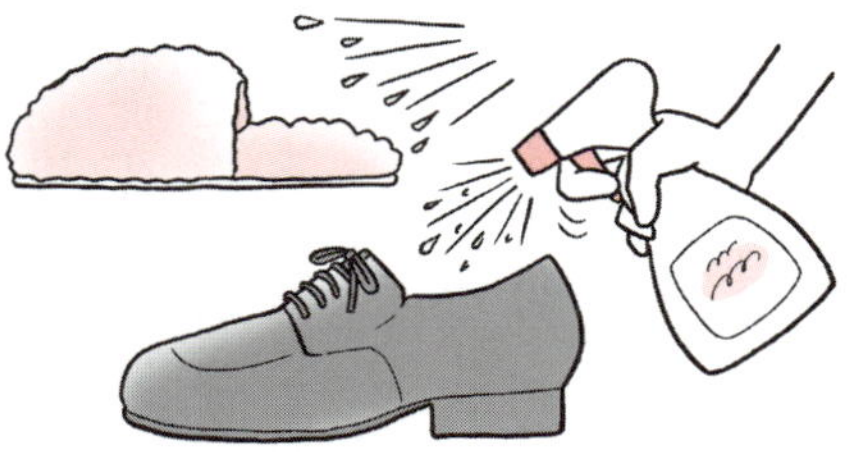
洗えない靴やスリッパの内側には、靴用の除菌スプレーを。

水虫・たむしの漢方療法

　白癬（水虫・たむし）は非常に治しにくい皮膚病ですが、漢方ではこれを乾燥性のもの、湿性で分泌物の出ているもの、化膿性のものに分けて、処方を使い分けています。

　また、かゆみの程度によっても処方が異なります。

麻杏薏甘湯《まきょうよくかんとう》
　慢性化した乾燥性の白癬で、かゆみが強く、皮膚が荒れがちで、頭にふけが出やすく、やせ型の人に用いてよいものです。

十味敗毒湯《じゅうみはいどくとう》
　化膿性の白癬や湿性の白癬によく効くもので、かゆみも相当強いものに用います。多くの場合、連翹《れんぎょう》、薏苡仁《よくいにん》を加えます。

桂枝茯苓丸《けいしぶくりょうがん》
　体力が中等度で、顔色が赤く、下腹部に抵抗と圧痛があり、患部は丘疹《きゅうしん》状の紅い輪がとり巻き、熱感のあるかゆみを訴える水虫、たむしに効果的です。薏苡仁《よくいにん》を加えると、より有効です。

三物黄芩湯《さんもつおうごんとう》
　血熱《けつねつ》といって血液に熱があるため、患部が乾燥し、かゆみが強く、亀裂を生じて痛み、手のひらや足のうらがほてったり、口が渇く症状がある白癬に有効です。

当帰芍薬散《とうきしゃくやくさん》
　体力がやや虚弱な人で、顔色が悪く、冷え症で、倦怠感があり、月経が不順で、下腹部に軽度の抵抗と圧痛がある女性に発した白癬に用います。

紫雲膏《しうんこう》
　乾燥性の水虫に特によく効く塗り薬です。湿性か化膿性のものにも意外に有効なことがあります。
（矢数圭堂）

水虫退治に、酢靴下と緑茶タオル

酢靴下

酢の殺菌作用でも、水虫退治ができます。酢をしみ込ませた靴下をはき、その上にビニール袋をかぶせるだけの、簡単な方法です。

酢約1.5ℓを洗面器に入れ、そこに靴下を約5分浸します。肌の弱い人はぬるま湯で10倍くらいに薄めます。指の間に水虫のある人は、酢をしみ込ませたティッシュペーパーをはさみます。酢靴下をはき、その上からビニール袋をかぶせます。

患部がジュクジュクしている人は約40分、カサカサしている人は約1時間行います。そのあと、せっけんでよく洗い、水けをふきとって足を乾かします。患部に傷があって、しみたり刺激を感じる場合は、行わないほうがよいでしょう。

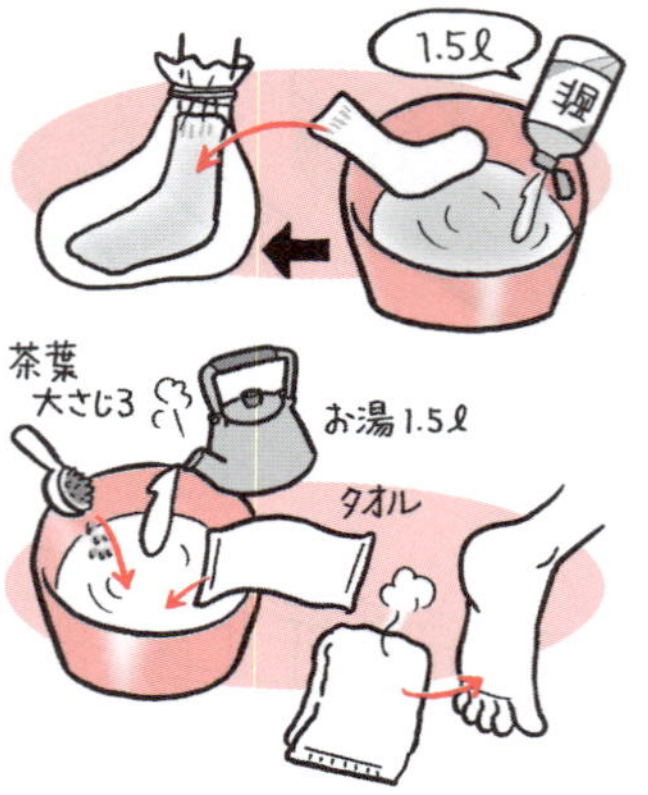

緑茶タオル

緑茶に抗菌作用のあることは、古くから知られています。これを利用して水虫退治をしてみましょう。

洗面器に熱湯を1.5ℓ入れ、茶葉（番茶でもよい）を大さじ3杯入れて軽く混ぜます。これにタオルを浸して、軽くしぼり、水虫のある足の裏や指の間などをていねいにふくだけ。毎日2、3回行います。

（編集部）

カンジダ症《しょう》

カンジダ症は、体の皮膚や陰部、口の中の粘膜などにカビの一種である真菌（カンジダ菌）が感染して起こる皮膚病です。性別や民族的な違いに関係なく、あらゆる年齢で発症します。真菌による感染症としては、水虫（白癬《はくせん》）に続いて多くみられます。

カンジダ菌は、もともと粘膜にすんでいる常在菌ですが、皮膚や粘膜の防御機能が低下したときなどに増殖すると考えられます。

主に、皮膚（または粘膜）同士がぴったりくっついているところ（間擦部《かんさつ》）の角層に発症します。口の中にみられる場合は、糖尿病や白血病、がん、エイズなどを発見するきっかけにもなります。

カンジダ症には、いくつかのタイプがあります。

タイプと症状

乳児寄生菌性紅斑《にゅうじきせいきんせいこうはん》

乳児期に、おむつを使う部分によく起こります。肛門のまわりのおしりの皮膚がふれ合うところや陰部などのしわの中まで、紅斑（発赤）や小水疱（水ぶくれ）、皮疹（小さなブツブツ）、小膿疱《のうほう》（膿を伴うブツブツ）ができて、リング状の薄い鱗屑《りんせつ》が付着します。

ときに、わきの下や腰、背中、うなじなどにも拡大することがあり、あせもとまちがって治療すると、悪化させることがあります。

カンジダ性間擦疹《せいかんさつしん》

大人の陰部、わきの下、肛門のまわり、耳の後ろ、皮膚同士が密着するところに、赤い皮疹、膿疱、薄くやわらかな落屑などがみられます。肥満体でよく汗をかく人、糖尿病の人、ステロイド使用中の人などにできやすいものです。

カンジダ性指趾間糜爛症《せいししかんびらんしょう》

利き手の指の間、特に第3指間によく起こります。水仕事をする人に多く、赤い皮疹、糜爛、落屑、浸軟《しんなん》（ふやけて軟化すること）、鱗屑《りんせつ》などがみられ、痛がゆいものです。

口角糜爛症《こうかくびらんしょう》

口の端（口角に）、亀裂、赤い皮疹、糜爛、鱗屑、などがみられます。

手《て》カンジダ症《しょう》

手のひら全体が角化（角質が増殖）し、しわに沿って鱗屑がみられます。

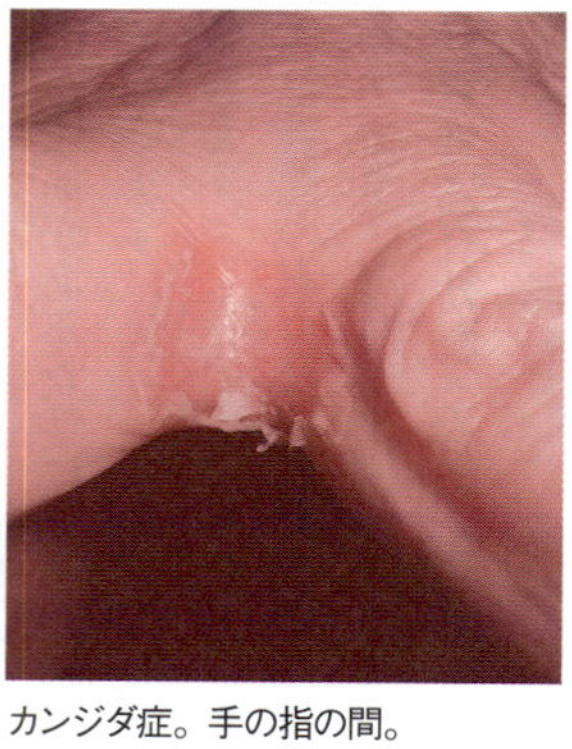

カンジダ症。手の指の間。

カンジダ性爪囲炎《せいそういえん》

爪の根本のまわりの皮膚が赤くなってはれたり、皮がむけたりします。ふれると痛み、押すと膿が出ることもあります。

さらに、しばしば爪の表面が、根元のほうから厚ぼったく変形したり、でこぼこになったり、黄色く濁った色になります。爪白癬と似ていますが、爪白癬は爪の先端から症状が進むのに対して、カンジダ性爪囲炎では、爪の根元から先端に向かって症状が進行します。

粘膜《ねんまく》カンジダ症《しょう》（鵞口瘡《がこうそう》・カンジダ性口唇炎《せいこうしんえん》・舌炎《ぜつえん》）

口腔粘膜（口の中の粘膜）や舌などが赤くなってはれたり、白苔《はくたい》が発生したりします。

陰部《いんぶ》カンジダ症《しょう》

男性では、陰部を中心に赤い皮疹や鱗屑がみられますが、多くは軽症です。

女性の場合は概して症状が重く、はげしいかゆみと、発赤、糜《び》爛《らん》、おりもの、白苔などがあらわれます。男女間で交互に「ピンポン感染」することもあり、その場合は両者の治療が必要です。

治療

ここにあげた浅在性《せんざいせい》カンジダ症（皮膚や粘膜の浅いところに起こるもの）の治療には、主に外用の抗真菌薬（イミダゾール系またはモルホリン系など）が使われます。クリームや軟膏、液剤、ゲル、腟錠などいろいろな剤形があります。

皮膚科を受診し、部位や症状に合わせて医師に適切な薬剤を処方してもらい、決められた用量・用法で、患部に塗布または使用します。

皮膚カンジダ症

体部や手のひらなどの皮膚には、ビホナゾール、ケトコナゾール、ラノコナゾール、ルリコナゾール、テルビナフィン、アモロルフィン、ミコナゾールなどを1日1回患部に塗り、2週間を目安に続けます。いずれも、皮膚科で処方してもらいます。

陰部カンジダ症

陰部には、ミコナゾールを1日2~3回患部に塗布するか、イソコナゾール、カンジダの再発に効果のあるクロトリマゾールなど腟錠を、1日1回1錠ずつ腟に挿入します。いずれも皮膚科で処方してもらい、6~10日間続けます。

腟錠を使うときは、入浴するか、ぬるま湯で患部をきれいに洗い、清潔な指で腟の深いところに錠剤を挿入します。使用後、手や指はよく洗って、菌を広げないようにしましょう。

口腔カンジダ症

口の中の粘膜に、ミコナゾール（フロリードゲル経口用）やアムホテリシン（ファンギゾンシロップ）を1日4回（毎食後と就寝前）、まんべんなく塗布します。

患部が広範囲にわたるときは、できるだけ長く口に含んだあと、飲み込みます。いずれも皮膚科で処方してもらいます。

どのタイプのカンジダ症でも、外用薬で効果がみられない場合や、皮膚や粘膜の深部に真菌がいる場合は、内服薬または注射薬のイトラコナゾール、フルコナゾール、アムホテリシンで対応します。

内服薬は、医師に処方してもらって家庭で服用し、注射は通院で行います。

（清佳浩）

乾癬《かんせん》

くっきりした赤い斑《はん》と、銀白色の鱗屑《りんせつ》（角質がポロポロとむけたふけのようなもの）が特徴的な皮膚病です。白人に多い病気ですが、日本でも近年ふえる傾向にあり、男女比は2対1で男性に多くみられます。

遺伝的素因に、外傷や日光、細菌感染、寒さやストレス、免疫系などのさまざまな要因がからみあって、角質が炎症を起こし、発症すると考えられていますが、はっきりした原因はわかっていません。

乾癬には5つのタイプ（尋常《じんじょう》性《せい》乾癬、乾癬性紅皮症、関節症性乾癬、滴状乾癬、膿疱性《のうほうせい》乾癬）があります。本書では、9割を占める尋常性乾癬について解説します。

症状

初めに赤い丘疹《きゅうしん》（丸みのある皮疹）ができて、次第に境界のはっきりした赤い斑になります。表面に厚い銀白色の鱗屑《りんせつ》（むけた角質）が付着した、赤くかたい曲面になるのが特徴です。主に、髪の生えぎわや、ひじ、ひざ、すね、おしりなどの外力（刺激）を受けやすい部分に出現します。

斑の大きさはさまざまで、米粒ほどの小さなものから、大きな斑がおしり一面に広がることもあります。

厚くかたい鱗屑はボロボロとむけて、寝具にたまるほど出ることも珍しくありません。無理にはがそうとすると、点状に出血します。

また、爪に点状のへこみや剥《はく》離《り》、爪の下の角質増殖がみられることもあります。

かゆみを伴うこともあり、かくことによって、それまで何もなかったところに皮疹や斑が出てくることもよくあります。

治療

いったん治っても再発しやすく治りにくい皮膚病ですが、1割は治るので根気よく治療を続けましょう。重症度に合わせて、さまざまな治療法（対症療法）が、単独または組み合わせて行われています。

①外用療法

症状が軽い場合は、ステロイド外用薬と活性型ビタミンD_3の外用薬を併用するか、その合剤を塗布します。ある程度効果が得られたあと、ステロイド外用薬の長期使用による副作用を抑えたいときには、ステロイド外用薬または合剤を週2日、活性型ビタミンD_3を週5日など、スイッチしながら用いることもあります。

②光線療法

乾癬に対する治療効果の高い、狭い波長の紫外線を照射するナローバンドUVBは、比較的手軽に治療が受けられ、最もよく使われています。

このほか、光に反応する物質（ソラレン）を内服または塗布してから紫外線（UVA）を照射するPUVA、ブロードバンドUVBなどがあります。ソラレン内服のPUVAでは、内服後、遮光や目の保護が必要です。ソラレンを塗布して照射した場合は、光に当たると強い日焼けを起こすため、照射後すぐにふきとることが大切です。

③内服療法

内服薬には、従来から使われている免疫抑制剤のシクロスポリン、角化症治療薬（ビタミンA誘導体）のエトレチナート、関節症性乾癬によく用いられ、抗がん剤としても使われているメトトレキサートのほか、新薬のアプレミラスト（オテズラ錠）などがあります。

シクロスポリンは血圧上昇や腎障害、エトレチナートは催奇形成、肝障害、口唇炎、メトトレキサートは肺線維症や肝臓の線維化などの副作用が起こることがあるので、医師と相談しながら使いましょう。

④生物学的製剤の投与

自分の体を攻撃するサイトカイン（免疫系の物質）を抑えて、皮膚の炎症を防ぐ方法（注射）です。日本では、従来の治療法で効果がみられない場合や、副作用が強い場合、関節症などによって生活の質が落ちている場合に用いられます。

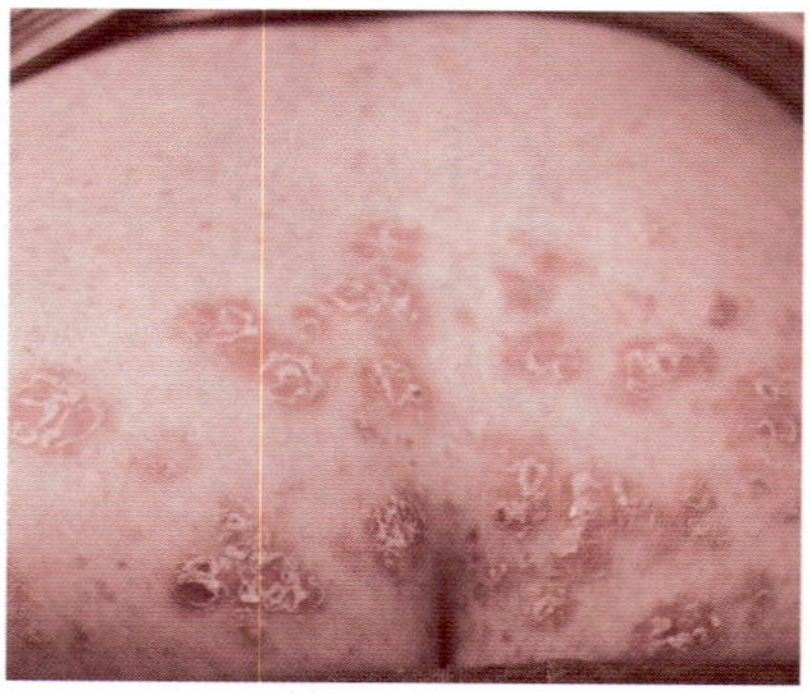
お尻に広がった、乾癬。

乾癬に保険診療で使える生物学的製剤は、関節リウマチなどに用いられる抗TNF抗体製剤（アダリムマブ、インフリキシマブ、インフリキシマブBS）です（滴状乾癬を除く）。また、ウステキヌマブも、尋常性乾癬、関節症性乾癬に保険がききます。乾癬にターゲットをしぼった、IL-17に作用する生物学的製剤、セクキヌマブ（コセンティクス）、イキセキズマブ（トルツ）、ブロダルマブ（ルミセフ）の3剤も使用できます。

ただ、いずれも高額な薬剤であり、結核やB型肝炎の再活性化などの重い感染症にかかるリスクが高まることがあるので、医師と相談して選択しましょう。（清佳浩）

疥癬《かいせん》

ヒゼンダニ（疥癬虫）が皮膚の角質層に寄生することで起こるかゆみの強い皮膚の炎症です。

ヒゼンダニの寄生数が数十匹までで症状の軽い「通常疥癬」と、寄生数が数百万匹にのぼる重症の「角化型疥癬（ノルウェー疥癬）」に分けられます。

「角化型疥癬」は、感染力が強く、免疫力が低下している人や、体の不潔な人がかかりやすいものです。まわりの人に簡単に感染するため、病院や介護施設などで疥癬患者が見つかったら、専門医の診断を受けて治療を徹底し、集団感染を防ぐ対策が必要です。

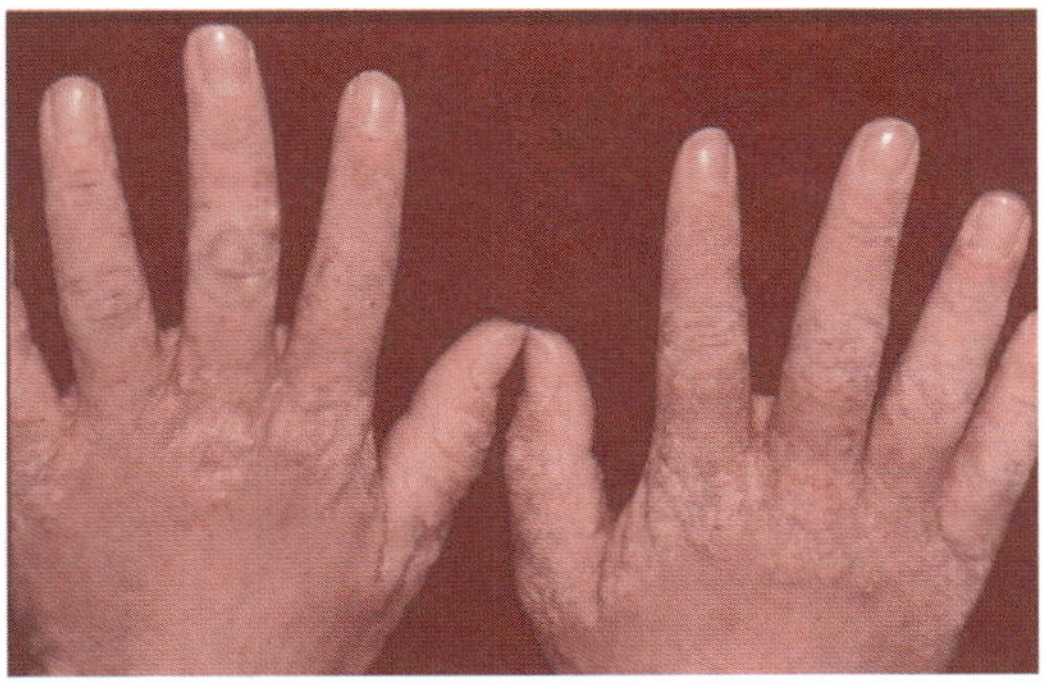
手の甲にできた、疥癬。

症状

指の間や腕の内側、太もも、体幹、陰部、肛門付近など、皮膚のやわらかい部分に、2～5㎜程度の淡いピンク色の小さな丘疹《きゅうしん》（小粒の皮疹《ひしん》）が散発、または多発し、強いかゆみをおぼえます。陰部や腋の下には、結節（大きめの皮疹）ができることもあります。

特に夜間、就寝時にあたたまることでかゆみが増すため、不眠になることも少なくありません。また、かきこわして、ひどい湿疹状になることもあり、アトピー性皮膚炎や手湿疹とまぎらわしいものです。

指の間や手のひらには、長さ5㎜くらいのわずかに盛り上がった灰白色の線状皮疹がみられます。これは疥癬トンネルといって、雌の成虫がひそんで卵を産みつける場所です。先端が小水疱《すいほう》になることもあります。

検査・治療

指の間など、皮膚のやわらかい部分や外陰部に強いかゆみのある皮疹がみられたら、まず、疥癬トンネルをさがします。患部を拡大して詳細に観察できるダーモスコピーという検査法を用いて、トンネルの先端にいるヒゼンダニを見つけます。

治療は、ヒゼンダニを死滅させることを目的に、次の①②を単独または併用して行います。

①内服療法

近年登場したイベルメクチンの内服療法は疥癬に有効な画期的治療法です。1回2～5錠を空腹時に服用します。成虫には有効ですが、卵には効かないため、卵が孵《ふ》化《か》するころに再度服用します。副作用として肝機能障害が出ることがあります。

②外用療法

近年開発されたフェノトリンローション（ピレスロイド系疥癬治療外用薬）をくびから下の全身に塗り、1週間後にもう1度塗布します。かゆみに対しては、抗ヒスタミン薬を内服します。

（清佳浩）

円《えん》形《けい》脱《だつ》毛《もう》症《しょう》

突然、境界のはっきりした円形の脱毛が起こる病気です。急に抜け毛がふえたり、美容院や理容院で発見されたりして気づくことが多いようです。1週間洗髪しない状態で髪を引っぱったときに、1割以上抜ける場合は病的な脱毛としています。

症状

自覚症状のないケースが多い一方で、脱毛部分にかゆみや痛み、ピリピリ感をおぼえることもあります。また、脱毛部分に白斑《はくはん》や紅《こう》斑《はん》（発赤《ほっせき》）があらわれることもあります。

脱毛部分の大きさは10円玉大からこぶし大などいろいろで、最も多いのは、脱毛が1カ所に起こる「単発型」です。このほか、次々にできて数がふえていく「多発型」や頭髪全体に起こる「全頭型」、全身にわたって脱毛する「汎発型《はんぱつ》」などもあり、範囲や広さもさまざまです。

原因

ストレスが原因で発症するといわれていましたが、近年の研究で、免疫にかかわる特定の遺伝子との関連が指摘されるようになりました。このような体質的要因に、疲労やウイルス感染、外傷、出産、精神的ストレスなどのきっかけが加わり、自分の免疫細胞が自分の毛包《もうほう》（毛根周囲の毛母細胞）を攻撃することで発症する自己免疫疾患の一種と考えられています。

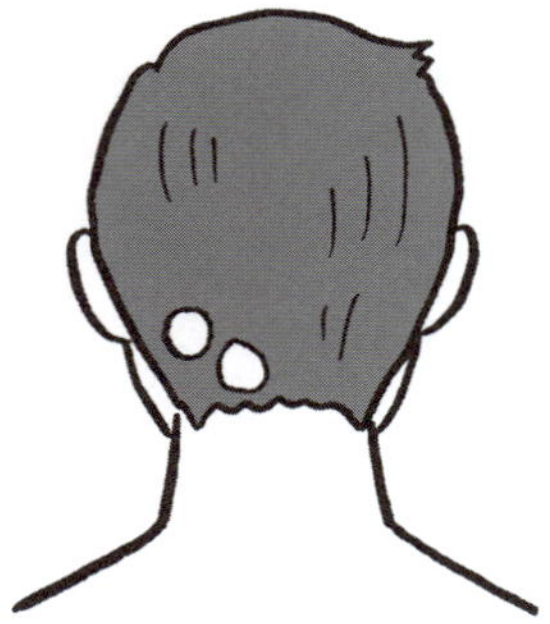
後頭部の毛の生えぎわにできたものは治りにくい。

治療

自然治癒することもありますが、脱毛が数カ月以上治らない場合や、広範囲にわたる場合、多発する場合は、頭全体に広がるおそれがあるので、皮膚科を受診して、適切な治療を受けましょう。

毛包を攻撃する過剰な免疫反応を抑えることなどを目的に、次の治療が行われます。

①外用療法

軽症の場合は、ステロイド外用薬や、血流を促進する塩化カルプロニウム液を塗布します。

②ステロイド局所注射

月に1回、免疫抑制作用をもつステロイドの局所注射（トリアムシノロンアセトニド皮内用）を脱毛部分に1㎝間隔で注射します。皮膚萎縮や皮膚陥凹などの副作用が出ることがあります。

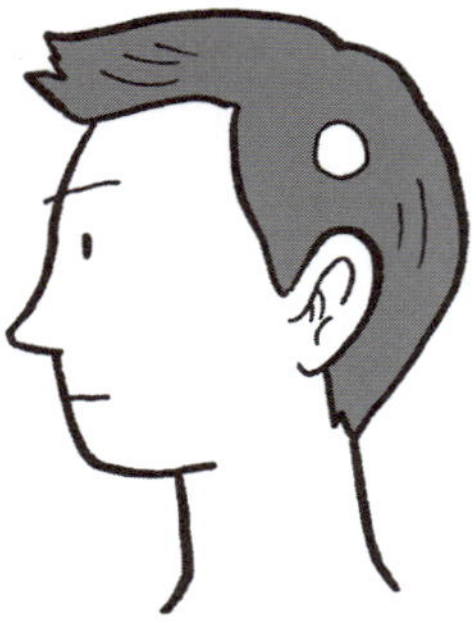
小さなもの、数の少ないものは治りやすい。

③局所免疫療法など

難治性の場合は、SADBEなどの局所免疫療法や、紫外線を照射するPUVA（P640参照）、凍結療法などを行います。

SADBEは、特殊な成分を塗布することで起こる反応によって、毛包に対する攻撃を抑える方法です。有効率は60～70％といわれていますが、アトピー性皮膚炎の患者さんでは皮膚炎が悪化するおそれがあります。

家庭では、バランスのよい食事と十分な睡眠をとり、体調をととのえておきましょう。（清佳浩）

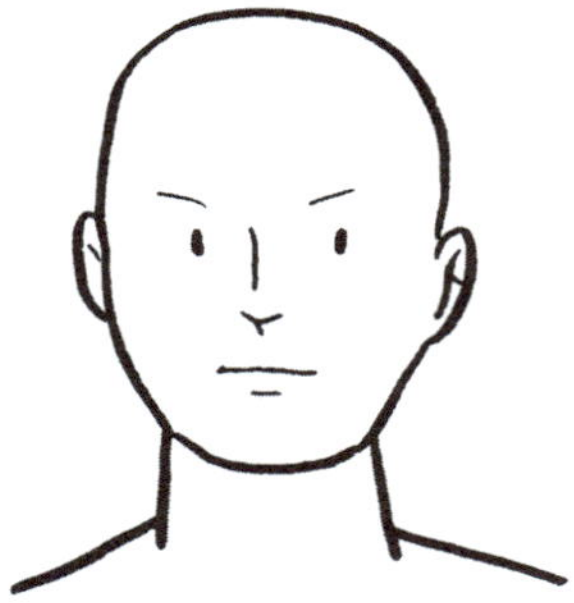
眉毛、まつ毛、体毛など、毛の抜けるものは治りにくい。

円形脱毛症の漢方療法

難治とされていた円形脱毛症が、漢方の長期内服により好転する例がしばしば見受けられます。

柴胡加竜骨牡蠣湯《さいこかりゅうこつぼれいとう》

体力がある比較的頑健な人で、のぼせ、心悸亢進《しんきこうしん》、不安、不眠、いらいらなどの神経症状があり、腹診すると胸脇苦満《きょうきょうくまん》や、へそのところに動悸が認められる場合の円形脱毛症に。

桂枝加竜骨牡蠣湯《けいしかりゅうこつぼれいとう》

虚弱体質で、顔色がすぐれず、足の冷えや疲れ、のぼせ、不安、不眠などを訴え、神経過敏な人に。へそのところに動悸が認められることが目標。

大柴胡湯《だいさいことう》

体力のあるがっしりとしたタイプで、胸脇苦満が強く、肩こり、便秘の傾向がある人に。

小柴胡湯《しょうさいことう》

小児や青年期に発した脱毛症、あるいは体力が中等度で、軽い胸脇苦満が認められ、口中不快感がある人に。

防風通聖散《ぼうふうつうしょうさん》

体力があって肥満体質の太鼓腹の人で、のぼせ、肩こり、便秘を訴え、美食家の円形脱毛症に。

（矢数圭堂）

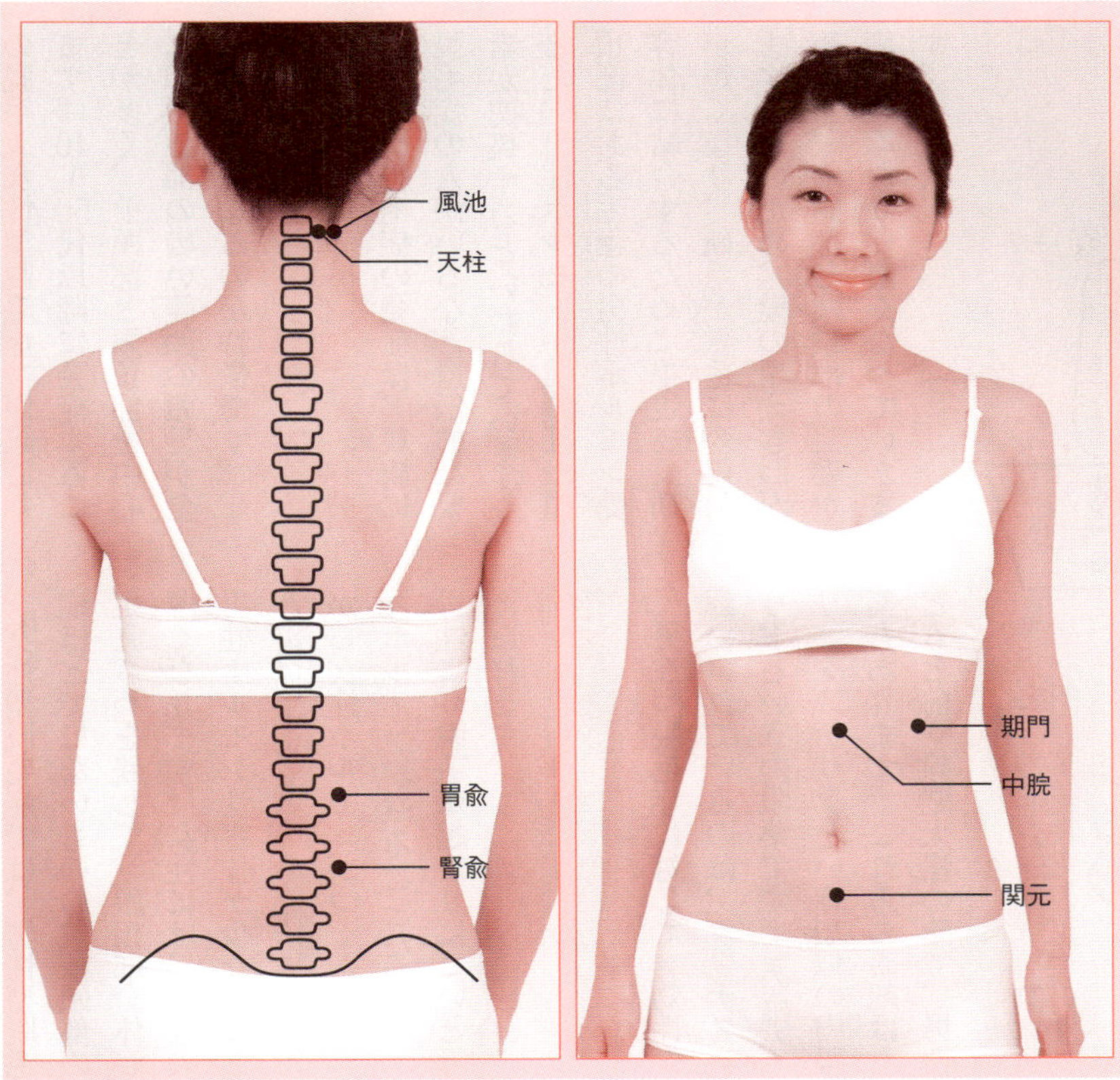

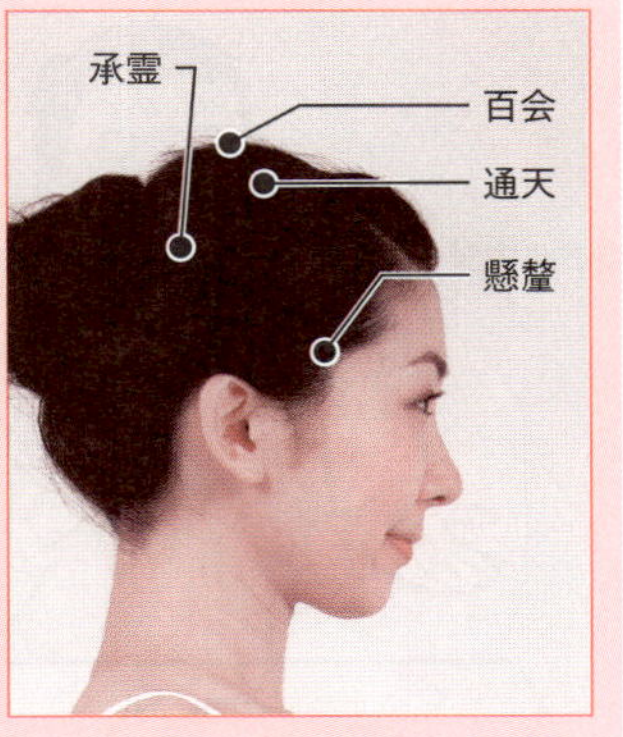

円形脱毛症のツボ刺激

　円形脱毛症の原因については、自律神経失調によるのではないかといわれていますが、はっきりしたことはわかっていません。脱毛の回復には個人差があり、数カ月はかかりますから、ツボ刺激は気長に行いましょう。

　主なツボは、頭の**百会**《ひゃくえ》、**通天**《つうてん》、**承霊**《しょうれい》、こめかみの**懸釐**《けんり》、くび（後ろ）の**天柱**《てんちゅう》、**風池**《ふうち》、腰の**胃兪**《いゆ》、**腎兪**《じんゆ》、おなかの**中脘**《ちゅうかん》、**関元**《かんげん》、**期門**《きもん》などを用います。

　頭のツボは、頭の表面の血液循環をよくするため、腰やおなかのツボは、全身状態をよくするために用います。

●くしやブラシで刺激する場合

　頭全体をまんべんなくたたき、頭皮が少しかゆみを覚えるまで、1日2回、1回に2〜3分は行います。

●指圧する場合

　頭の百会、通天を、人さし指か中指の先端でゆっくりと指圧を繰り返し、また、天柱、風池は、両手の親指で指圧します。次に、腰の胃兪、腎兪へも親指指圧を行います。また、おなかの中脘、関元、期門は、四指か手のひらでマッサージします。

●灸

　頭のてっぺんが脱毛しているときには頭の百会、通天、承霊を、頭の横のほうが脱毛しているときは懸釐を、後頭部のときは天柱、風池を選びますが、どこが脱毛している場合でも、全身状態をよくする腰とおなかのツボには、必ず灸治療を行います。

　灸は1日1回、半米粒大のもぐさを3壮（回）、頭の百会には5壮すえてください。

　脱毛状態が十分に回復するまで、5日すえて2日休むサイクルを続けましょう。

（芹澤勝助）

壮《そう》年《ねん》性《せい》脱《だつ》毛《もう》症《しょう》

　男性型脱毛症（AGA）は、男性の前頭部と頭頂部の髪が薄くなり、脱毛が進行する病気です。年齢とともに発症率が高くなり、30代では約20％ですが、40代では約30％、50代以降では約40％にのぼります。

　女性にも、男性よりは軽いもの

の脱毛（女性型脱毛症）が起こります。40～50代以降に発症することが多く、前頭部と頭頂部を中心に、頭頂部の広い範囲の頭髪が全体的に薄くなるのが特徴です。

症状・原因

男性型脱毛症の発症は、親族に脱毛症の人がいるなど遺伝的な要素が関係するといわれています。また、男性ホルモンが前頭部や頭頂部にある毛包《もうほう》の男性ホルモン受容体に結合するために毛包成長期が短くなり、硬毛が軟毛に変化します。そのため、髪の生えぎわが後退し、前頭部と頭頂部の毛髪が細く短くなり、薄くなっていきます。

女性型脱毛症では、男性型脱毛症ほどではないものの、前頭部の生えぎわを残して、頭頂部全体が薄くなります。女性には、毛包の男性ホルモン受容体が少ないことと、男性ホルモン（女性にもある）から女性ホルモンがつくられ、男性ホルモンが減ることなどから、男性より脱毛が起こりにくいと考えられます。

治療

男性型脱毛症に対して有効性が認められているのは、フィナステリドという内服薬です。このほか、リュタステリドという類似の内服薬もあります。これらの薬剤はもともと前立腺肥大症の薬で、男性ホルモンの作用を阻害する働きがあるため、男性型脱毛症にも効果を発揮するのです。皮膚科で処方してもらえますが、保険適用外の薬剤なので、費用は自己負担となります。内服薬は効果が高いのですが、服用を中止すると再び脱毛が進行します。

外用療法としては、ミノキシジル外用液（5％）を塗布する方法があります。フィナステリドの内服とミノキシジル外用療法を併用すると、それぞれ単独で使うよりも有効性が高まります。

更年期以降の女性型脱毛症には、フィナステリドは効果がないので、ミノキシジル外用薬（1％）を使います。ミノキシジルは一部の毛髪専用クリニックなどを除き、皮膚科では処方できないため、薬局で購入します。更年期の脱毛症には漢方も有効です。（清佳浩）

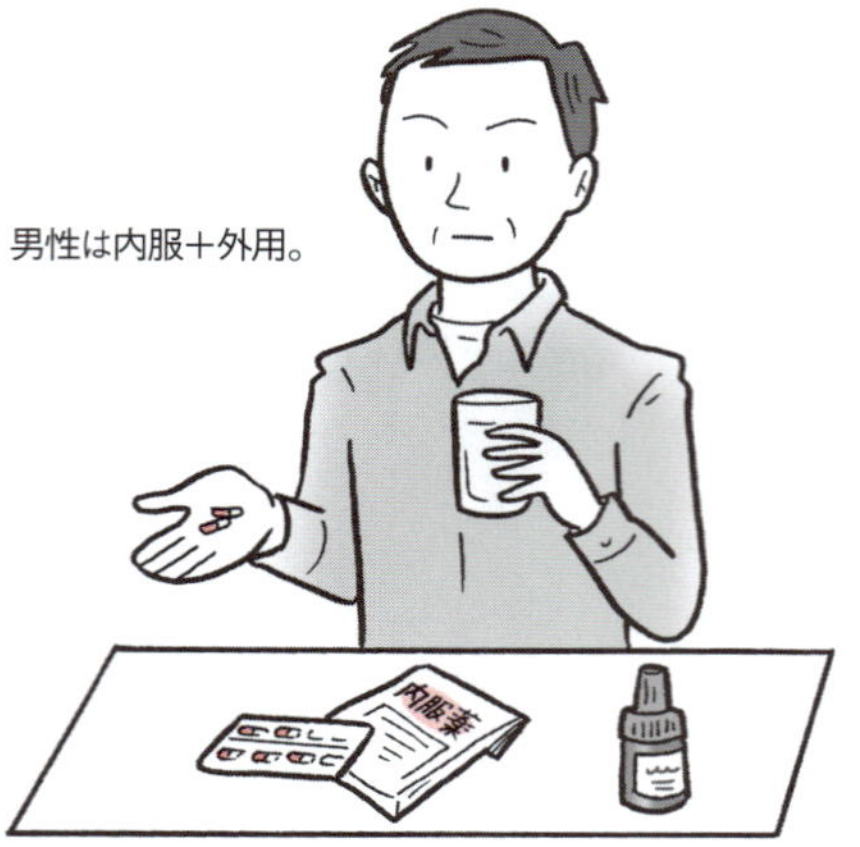

男性は内服＋外用。

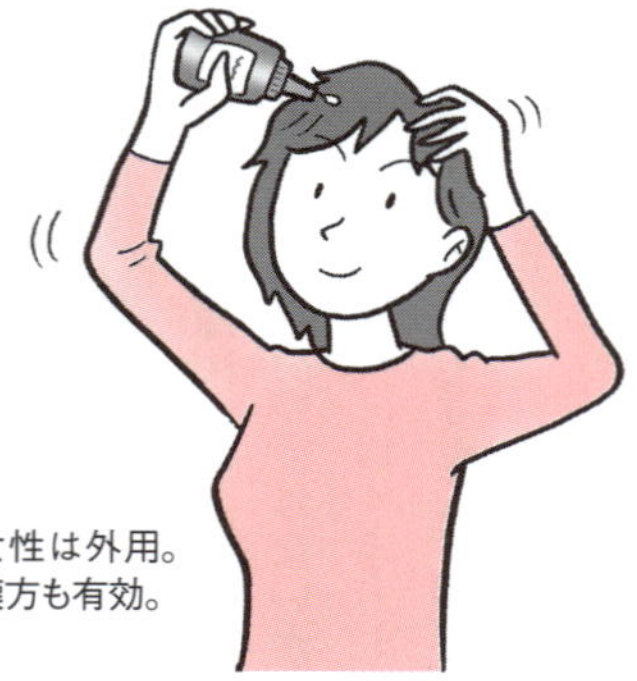

女性は外用。
漢方も有効。

抜け毛や肌あれに〝亜鉛〟

私たちの体に必要不可欠の元素（ミネラル）である亜鉛は、体内にわずか2gほどしか存在しませんが、その働きは非常に多彩で、欠乏するとさまざまなトラブルを生じます。

皮膚細胞の分裂や再生にも重要な働きをしていて、これが欠乏すると、肌あれや乾燥肌になり、抜け毛の原因にもなります。また、アトピー性皮膚炎を悪化させたりもします。

亜鉛についてはあまり知られていないので、抜け毛や肌あれの原因が、知らず知らずのうちに不足していた亜鉛のせいであると気づかない人が多いのです。

亜鉛の不足は糖尿病や前立腺肥大、精力減退などの原因にもなるので、そうした病気の治療に亜鉛の入ったサプリメント（補足強化栄養素）を投与します。その結果、それらの病気が改善するとともに、抜け毛が止まった、皮膚がすべすべしてきたなどの、副次的効果がしばしばみられるのです。

亜鉛は知らないうちに不足しがちですから、レバー、煮干し、ゴマ、大豆、貝のカキなど、多く含まれている食品をとるようにしましょう。

（二木昇平）

にきび（尋常性痤瘡《じんじょうせいざそう》）

青春のシンボルともいわれるにきびは、高校生くらいをピークに20才くらいまでの間に、90％以上の人が経験します。その後自然に軽快することもあるので、従来は生理現象として見すごされ、積極的に治療を受ける人は1割程度でした。

しかし、にきび（尋常性痤瘡）は炎症性の皮膚病です。放置していると顔に瘢痕《はんこん》が残ることなどから、いじめの原因になることもあり、生活の質を落とすことも少なくありません。

なるべく早く積極的な治療を受ければ、瘢痕を残さずに治すことができます。市販のにきび治療薬などでセルフケアをしてもなかなか治らないとか、悪化する一方というような場合は、早めに皮膚科に相談するとよいでしょう。

症状・原因

思春期を迎える13才ごろから20才ぐらいまで、男性ホルモンの作用で、毛嚢《もうのう》と脂腺《しせん》が刺激され、皮脂の分泌が多くなってきます。過剰な皮脂が毛穴にたまると、黒または白っぽい点のような面皰《めんぽう》（コメド）となり、その中で空気を嫌う痤瘡桿菌《かんきん》（アクネ菌）が増殖して炎症を起こし、ブツブツした赤い丘疹《きゅうしん》（皮疹）や黄色い膿疱《のうほう》（膿をもった皮疹）ができます。膿疱が破れると、色素沈着や、俗にアバタと呼ばれるへこんだ瘢痕になることがあります。

治療

最近では、いろいろな新規薬剤の登場により、にきびの治療も進歩しています。

①急性炎症期の治療

外用併用療法

軽症～中等症には、外用療法で対応します。にきびのできにくい肌をつくるアダパレン、治療効果のある過酸化ベンゾイル、菌を死滅させる外用抗菌薬（ダラシン、アクアチム、ゼリアックスなど）を単独、または組み合わせて使います。過酸化ベンゾイルと外用抗菌薬の配合剤（デュアック配合ゲル）を使うこともあります。

抗菌薬の内服

重症の場合は、前記の外用療法に加えて、抗菌薬（ドキシサイクリン、ミノサイクリン、ロキシスロマイシン、ファロペネムなど）を内服します（ミノサイクリンは、骨発育不全を起こすリスクがあるため、原則として8才以下には使いません）。

②維持療法

急性炎症期の治療が終わったあとも、炎症の再燃を繰り返すことがあるので、アダパレン、過酸化ベンゾイルを単独または併用で塗布し、にきびをつくりにくい皮膚の環境をととのえます。

③スキンケア

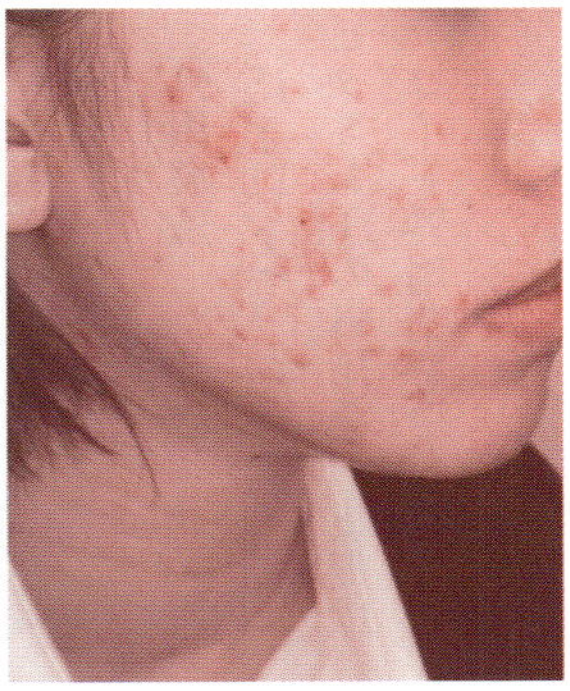

にきびの治療は進歩している。

1日2回、石けんをよく泡立て、泡で包み込むようにして洗顔し、余分な皮脂がたまらないようにします。特別な食事制限はせずに、バランスのよい食事をとりましょう。

なお、にきびをつぶすと炎症が悪化するので避けてください。

（清佳浩）

にきびの漢方療法

便秘や生理不順を調整したり、脂肪の多い肉類や、化膿を助ける甘味料をとりすぎないようにしたうえで漢方療法を行うと、効果が出てきます。

清上防風湯《せいじょうぼうふうとう》

にきびにいちばん多く使われる漢方薬です。男でも女でも、わりあいしっかりした体質の人で、顔面が紅潮し、または褐色となり、にきびの色も赤みを帯びたものに用います。普通は薏苡仁《よくいにん》を加え、もし便秘しているときには大黄《だいおう》を加えます。

桂枝茯苓丸《けいしぶくりょうがん》

体力が中等度、またはそれ以上の人で、顔色がよく、のぼせぎみで、下肢を押すと抵抗と圧痛があるものに用います。月経障害があって、にきびが出るものであれば、より有効です。

当帰芍薬散《とうきしゃくやくさん》

虚弱体質で、色白で貧血ぎみ、冷え症の女性のにきびによく用います。にきびの色は赤みが少なく、形も小さく、扁平のものに適しています。

十味敗毒湯《じゅうみはいどくとう》

化膿しやすいにきびに用います。にきびのできる年齢は過ぎたのに、顔に吹き出物ができて困るというものによく効きます。

（矢数圭堂）

白なまず（尋常性白斑《じんじょうせいはくはん》）

境界のはっきりした白い斑が、顔や手足など、体のどこにでもできるので、悩む人が多いものです。男性にも女性にも起こります。

顔面やくびなどの露出部に大きな白斑がある場合や、気になる場合は、他の病気との鑑別も兼ねて、皮膚科の専門医に相談するとよいでしょう。症状が似ていて原因の違う皮膚病（生まれながらの白いあざなど）もいろいろあるからです。

なお、体の目立たない部分に小さな白斑があり、特に変化もなく気にならないときは、そのまま様子を見ればよいでしょう。

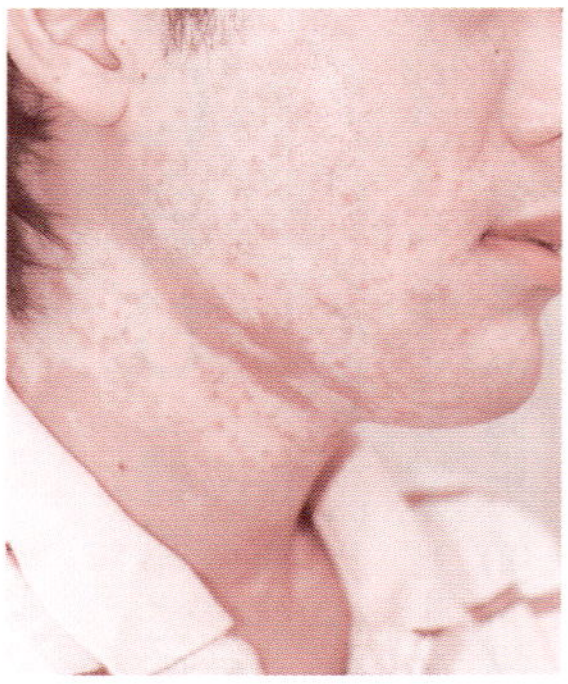

白なまず。

症状・原因

白斑の大きさや形はさまざまで、その部分だけ皮膚の色が脱色したような状態になります。

これは、皮膚のメラノサイトという色をつくる細胞を、自分の免疫細胞が攻撃するために起こります。遺伝的な素因が関係している場合もあります。

治療

①外用療法

15才以下で、顔面の白斑には、ビタミンD_3の外用薬、または、ステロイド外用薬を塗布します。体幹や手足なら、ステロイド外用薬またはタクロリムス外用薬、ビタミンD_3外用薬の順に塗布します。

②光線療法＋外用療法

16才以上の場合は、光線療法、外用療法の単独または併用療法を考慮します。

光線療法には、紫外線を照射するナローバンドＵＶＢ、ＰＵＶＡ（Ｐ640参照）のほか、エキシマレーザー／ライトなどがあります。

エキシマレーザーは、ハロゲンなどのガスによってレーザーを発生させる装置で、限られた範囲に中波長の紫外線を照射でき、短時間で効果が得られるため、近年有用性が評価されています。

（清佳浩）

さめ肌（魚鱗癬《ぎょりんせん》）

主に遺伝的な要因により、皮膚の表面が魚のうろこのような状態になるものです。

症状・原因

たんぱく質に関係する遺伝子（フィラグリン遺伝子）の変異をベースとして、皮膚表面の角質や脂質成分の構成が妨げられることで起こります。皮膚の水分を保持する力や、皮膚を守るバリア機能がそこなわれるため、皮膚のうるおいが失われてガサガサと乾燥し、角質がふえて落屑《らくせつ》（角質のはがれ）がみられます。

主にすねや腕の外側、背中などに発生し、顔の肌も乾燥しやすくなります。寒い地方に多く、冬場に悪化し、夏場に軽快します。

生後半年～10才ごろまで進行しますが、20～30才以降には軽くなることが多いようです。

治療

遺伝的な素因で起こるため、根本的な治療法は見つかっていませんが、皮膚の乾燥を防ぎ、保湿力のある外用剤を塗布することで、かなり改善します。

①スキンケアと外用療法

入浴後や起床後に、保湿効果の高いヘパリン類似保湿剤（ヒルドイドソフトローションなど）を塗って、素肌の乾燥を防ぎ、うるおいを補います。

また、角質がポロポロはがれ落ちる場合には、尿素系保湿剤（ケラチナミン軟膏、ウレパールローションなど）を塗布すると、角質をやわらかくしてとり除く効果があります。昔から使われている皮膚の外用薬（プロペト、2～5％サリチル酸ワセリン、ザーネ軟膏など）を使ってもよいでしょう。

かゆみや発赤の強い部分には、マイルドクラス以下（弱めから中等度）のステロイド外用薬（キンダベート軟膏、ボアラ軟膏など）を塗ります。

また、皮膚がかたいうろこのようになっている場合は、ステロイド外用薬の上から、活性型ビタミンD_3外用薬（オキサロール軟膏、ボンアルファ軟膏など）を重ねて塗布します。

②全身療法

重症型の場合は、症状に応じてビタミンA誘導体のエトレチナート（チガソン）を内服するなど、全身療法を考慮します。ただ、エトレチナートには、強い催奇性があるため、妊娠中の人は使えません。

また、症状によっては、紫外線を照射する光線療法（ＰＵＶＡ）や、脂肪を減らした食事などで症状の進行を抑えることができることもあります。

（清佳浩）

わきが（腋《えき》臭症《しゅうしょう》）

わきの下や陰部など、アポクリン汗腺から出る汗の成分が、細菌によって分解され、独特のにおいを発する症状です。

症状・原因

汗を分泌する汗腺には、体じゅうの皮膚に分布するエクリン汗腺と、わきの下や陰部、耳の後ろなど特定の場所に集中するアポクリン汗腺があります。このうち、アポクリン汗腺から出る汗に含まれる脂肪などの成分が、皮膚や毛穴にすむ細菌（常在菌）によって低級脂肪酸や揮発性の硫黄化合物などに分解されるために、わきがと呼ばれる独特のにおいを発するといわれています。汗自体がにおうわけではなく、細菌が関与して初めてにおいが発生するのです。

症状の程度はさまざまで、わきの下に2～3時間ガーゼをはさんでおくと、汗とともに強いにおいが起こるケースもあれば、本人が訴えるほどのにおいはしないケースも多いものです。

精神的な面も影響し、実際はほとんどにおいがないにもかかわらず、においに敏感になりすぎて、「私のわきがのせいで、人がくしゃみをする」とか「みんなが私のわきがのことを噂している」など、過剰に心配している人もいます（自己臭恐怖症）。そのような場合も皮膚科に相談し、実際はどうなのか診断してもらうとよいでしょう。

治療

皮膚科では、わきの下にガーゼを5～10分はさみ、においの強さを5段階で判定します。

外用療法

重症度に合わせて、デオドラント剤や、細菌を死滅させる抗菌薬配合の外用薬を塗布します。

脱毛

アポクリン汗腺から分泌される汗はわきの下の毛穴から出るので、汗や細菌の温床にならないように、こまめに入浴やシャワーで汚れを落とし、常に脱毛しておくとよいでしょう。

アポクリン汗腺とエクリン汗腺

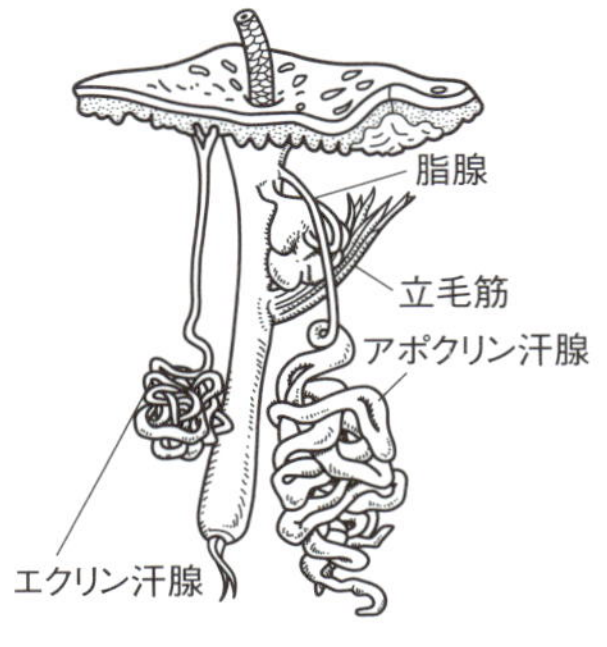

体じゅうにあるエクリン汗腺の汗はほとんどが水分。体温調節などの働きをしています。一方、わきの下などの毛穴から出るアポクリン汗腺の汗は脂肪が多く、細菌の影響で異臭を生じやすくなります。

外科的治療

外用療法などでは効果がみられない重症の場合は、アポクリン汗腺を手術で除去する外科治療を行う方法もあります。ただ、思春期にはアポクリン汗腺も成長途上なので、手術以外の方法で対処するほうがよいでしょう。（清佳浩）

わきがの漢方療法

わきがを昔は胡気《こき》、狐臭《こしゅう》などといいました。内服剤での効果は、即効を期待しにくいものです。気長に続けてください。わきがは、必要以上に気にしすぎるという精神的な緊張も関係して発汗を促すことがあるので、そのような面から漢方療法を行うことが多いものです。

防已黄耆湯《ぼういおうぎとう》

色白で筋肉がやわらかく、俗にいう水太りの体質で、疲れやすく、尿量が少なく、汗をよくかくという人に用います。

防已黄耆湯証は、男性より女性に多く、中年の女性によく適応します。

竜胆瀉肝湯《りゅうたんしゃかんとう》

比較的体力のある人で、皮膚の色が黒っぽく、腹直筋が緊張し、肝機能に障害があったり、泌尿器、生殖器などに疾患があるような人のわきがに用いてよいことがあります。

桂枝加黄耆湯《けいしかおうぎとう》

一般に体質が虚弱な人に起こる全身性多汗症に用います。

柴胡桂枝乾姜湯《さいこけいしかんきょうとう》

虚弱体質で、くびから上に汗を多くかき、不安、不眠、のぼせがあるといった人に用います。

（矢数圭堂）

あせも（汗疹《かんしん》）

くびや胸、わきの下、股などの汗をかきやすい場所にできる皮疹です。

汗の出る管（汗管）がふさがって汗がたまり、汗管の外に漏れ出すことでまわりの組織に影響するために起こります。

症状・原因

汗管のふさがる場所によって、3種類に分けられます。

水晶様汗疹《すいしょうようかんしん》

過度の日焼けや高熱による多量の発汗後などにみられる軽いあせもです。

汗管が表皮の一番外側にある角層内または角層のすぐ下で詰まるため、角層内にたまった汗が水疱《すいほう》のようになります。発赤やはれ、かゆみなどの自覚症状はほとんどなく、数日で消失するのが普通です。

紅色汗疹《こうしょくかんしん》

ひざやわきの下、背中などに、赤くかゆみの強いブツブツがあらわれます。汗管が、表皮のやや内側、顆粒層で詰まるために、表皮から真皮にかけて炎症が起き、皮膚の発赤と皮疹、強いかゆみを伴います。

かきむしることで湿疹化したり、細菌感染を起こして毛包炎《もうほうえん》（おでき）や膿痂疹《のうかしん》（とびひ）を合併したりすることもあります。

高温多湿の環境や、肥満、多汗症の人、乳児に多くみられます。

わきがに効く民間療法

ショウガ

辛み成分はジンゲロン、ショウガオールで、におい消しや強力な殺菌作用をもっています。これを利用して体臭の発生を抑えます。

ショウガはヒネショウガ（根ショウガ）を用います。ショウガ5gを400㎖の水で半量になるまで弱火で煎じて、あたたかいうちにタオルに浸してしぼり、わきの下を蒸すようにあたためます。

冷えたら、あたたかいタオルと交換して、2〜3回繰り返します。かぶれやすい人はパッチテストをしてから行ってください。

米酢

米酢は強い殺菌力をもっています。また、汗腺を引き締める働きがあるので、アポクリン汗腺から分泌する汗そのものの量を抑えます。

使い方は、米酢をそのまま脱脂綿かガーゼに含ませ、わきの下によくすり込みます。4〜5時間ごとに、必要に応じて繰り返します。

米酢のかわりに梅酢（梅漬けの汁）を使ってもよいでしょう。梅に含まれるクエン酸は強い殺菌力があり、口臭を防ぐ効果もあります。

刺激が強いので、薄めて使いましょう。（根本幸夫）

深在性汗疹《しんざいせいかんしん》

汗管が表皮と真皮の間あたりで詰まるために、真皮内に汗がたまってしまいます。発汗時に、かゆみのない青白い丘疹《きゅうしん》（小さな皮疹）が多発します。

発汗が減って体温調節がむずかしくなるので、熱中症を起こしやすくなり、発熱などの全身症状を伴います。

熱帯地方に多く、国内ではあまりみられません。

治療・予防

汗をかいたら早めにふき、シャワーで洗い流して、清潔に保ちます。

水晶様汗疹は一過性の皮膚炎ですから、そのまま様子を見ればよいでしょう。日焼けが原因なら体を冷やし、多量の汗が出ていれば入浴かシャワー浴をするか、湯で絞ったタオルなどで汗をしっかりふきとっておきます。

紅色汗疹のかゆみに対しては、抗ヒスタミン薬の内服で対処します。湿疹化したときは、ステロイド外用薬を使います。感染が疑われたら、抗菌薬の内服を行います。

深在性汗疹は、体温調節ができなくなって発症するので、熱中症などの重症度に応じて、救急車などで至急治療のできる医療機関を受診します。（清佳浩）

多《た》汗《かん》症《しょう》

症状・原因

手のひらや足のうらなどから、汗がポタポタとしたたり落ちるほど大量に出る症状をいいます。特に、試験の前や人前で発表するなど、緊張するときに起こります。

発汗は、交感神経の働きで調節されているので、交感神経が過度に緊張すると多量の発汗が引き起こされるのです。

通常は体質的なものでほぼ心配はありません。日常生活に支障をきたす場合に「多汗症」とされますが、治療が必要な人はごく少数です。

治療

重症の場合は、医師処方の外用薬で対応するなど、いくつかの方法があります。

①外用療法

汗をかいた手足を十分に洗って乾かし、就寝前に塩化アルミニウム液（20％）を塗ります。効果がみられないときは、塩化アルミニウム液（50％）または、アルコール入りの塩化アルミニウム液（20％）を使います。

また、塩化アルミニウムの密封療法（20％アルミニウム液を綿の手袋や靴下に浸して患部をおおい、食品用のラップやポリ袋をかぶせて就寝し、起床時に洗い流す）を行うとさらに効果的です。

②内服療法

保険適用薬では、自律神経を調整するグランダキシン、抗コリン薬（プロ・バンサイン）などが重症の多汗症に有効なこともあります。

③水道水イオントフォレーシス療法

水道水の中で20分ほど通電して発汗を抑える方法で、中等度の症状に有効です。週2～3回、通院で行うか、専用の機械が必要です。

④胸腔鏡下胸部交感神経遮断術

内視鏡を使って交感神経を高周波で凝固する手術で、保険が適用されます。全身麻酔が必要となり、合併症のリスクもあるので、他の治療法で効果がない場合にのみ行われる治療法です。（清佳浩）

日《ひ》焼《や》け・熱《ねつ》傷《しょう》

日光、熱湯、熱した鉄板、火事などにより、皮膚に外傷（やけど）を生じたものです。強い紫外線を短時間に受けて炎症が起きると、日焼けになります。

熱傷は深さ、広さによりⅠ～Ⅲ度に分類され、それぞれ治療法が異なります。

分類・症状

深さと広さ

皮膚科や救急外来では、まず、

熱傷（やけど）による皮膚の損傷の深さ（Ⅰ～Ⅲ度）とその広さを診断します。

Ⅰ度熱傷

患部の皮膚に、紅斑《こうはん》（発赤《ほっせき》）のみがあらわれる表皮の損傷（やけど）です。1～2日で赤みもとれ、数カ月～1年と時間がたてばあとは残りません。

皮膚が赤くなり、ヒリヒリする程度の軽い日焼けならⅠ度の熱傷で、家庭でのセルフケアで治ります。

Ⅱ度熱傷

損傷が真皮まで達するやけどです。あとが残らない浅いタイプ（浅達性《せんたつ》Ⅱ度熱傷）と、あとが残る深いタイプ（深達性《しんたつ》Ⅱ度熱傷）に分けられます。どちらも水疱《すいほう》（水ぶくれ）ができて、痛みます。

浅達性Ⅱ度熱傷の場合は、水疱の底面は赤くなっています。真皮深部にあるほとんどの幹細胞は温存されているので次第に皮膚が再生し、通常は1～2週間で治ります。時間がたつにつれて、やけどのあとも消えていきます。

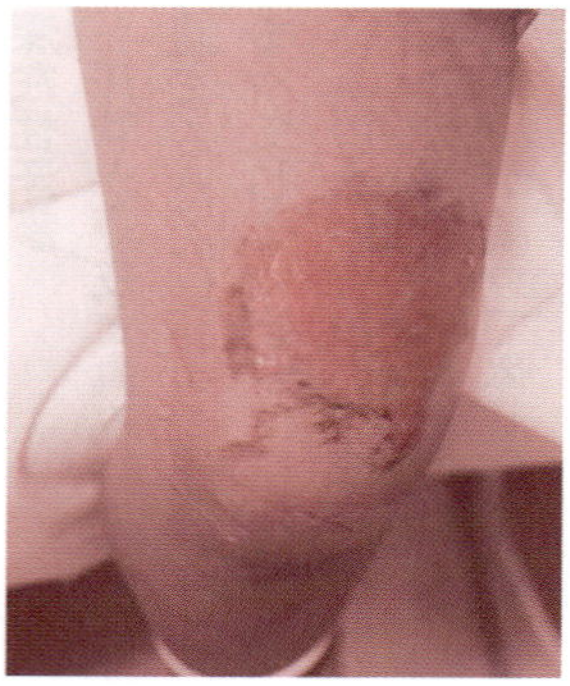

Ⅱ度熱傷。

深達性Ⅱ度熱傷になると、水疱の底面が白っぽく、皮膚が再生されるまでに2週間以上かかり、やけどのあとが残ります。

Ⅲ度熱傷

皮膚全部の層が壊死《えし》した状態です。白から褐色の皮革のようになり、治療後もあとが残ります。

気道熱傷

火事の現場でのやけどや、顔面熱傷を受けた場合は、気道熱傷（気管、気管支、肺などの呼吸器のやけど）の確率が高くなります。口の中にすすがついていたり、鼻毛が焦げていたり、嗄れ声がある場合は、その疑いが濃厚ですから、すぐに救急車を呼んで熱傷治療のできる病院に搬送しましょう。

治療

熱傷の応急処置

やけどをしたときにまず大切なことは、どんな場合でもすぐに冷やすことです。冷たい水をかけるか、保冷剤、水枕などをあてて1時間以上冷やします。

やけどがひどくて病院に行く場合でも、救急車を呼んだ場合でも、病院に到着するまで、また、受診までの待ち時間も、保冷剤を持参して冷やし続ければなおよいでしょう。

こうして冷やすことによって、やけどによる損傷が皮膚の深部におよばず、浅い部分にとどめられる可能性があります。

日焼け、軽いやけどのセルフケア

軽い日焼けや、調理中に鍋肌にさわって少し赤くなる程度のやけどの場合でも、まず冷やすことが大切です。冷たいシャワーをかけるか、冷やしたタオル、またはタオルで包んだ保冷剤で十分に冷やします。ヒリヒリする場合は、市販のワセリンなどを塗っておきます。ガーゼをあてると、皮膚がはがれる原因になるので避けましょう。

なお、治癒後は再度強い日焼けをしないように、サンスクリーン剤を塗って紫外線を防ぎましょう。

日焼けのセルフケア

①冷やしたタオルか、タオルで包んだ保冷剤で冷やす。

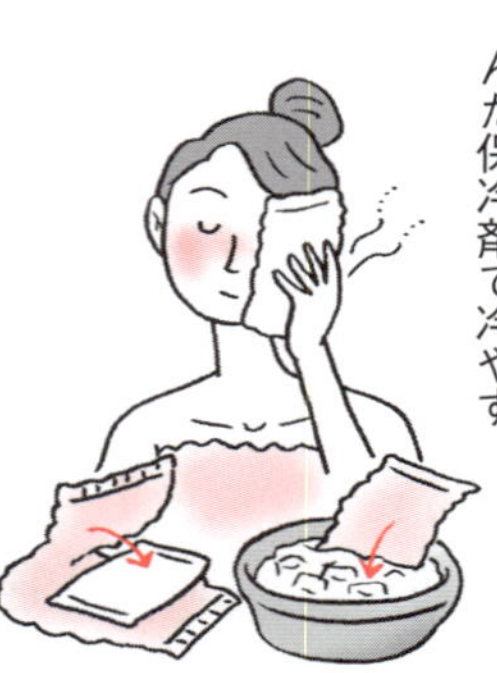

②2～3日は、水で軽くなでるように洗顔する。洗顔料やパックは避けて。

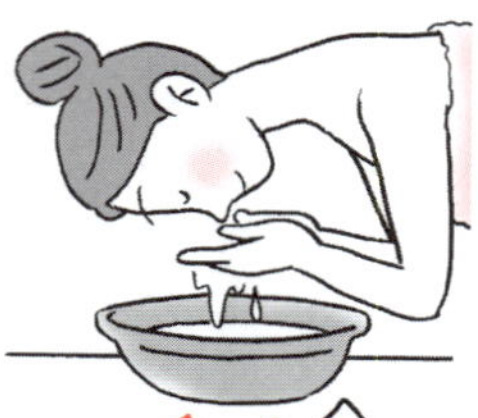

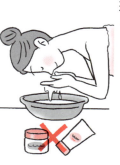

③化粧水や乳液は、炎症がおさまってから。

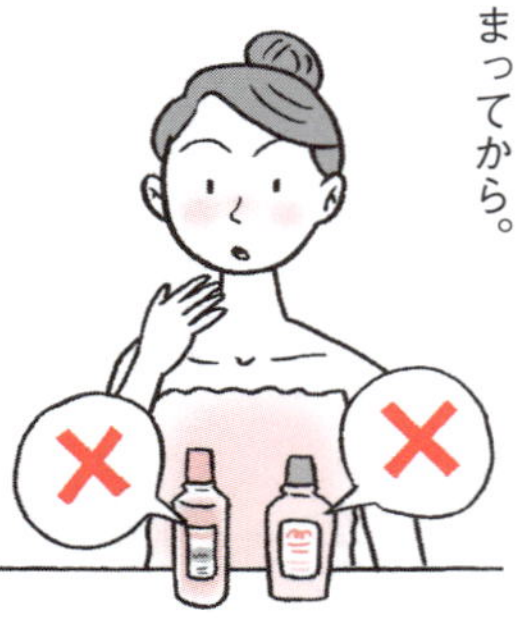

（編集部）

Ⅱ度以上の場合

Ⅱ度のやけどでも浅くて範囲が狭ければ、市販の抗生物質入りの軟膏《なんこう》または、皮膚科処方の軟膏を家庭で塗っていれば、10日程度で治ります。

やけどの範囲が狭くても、深い熱傷の場合は、治療に長時間を要します。壊死した皮膚をとり除き、下から新たな組織を再生させる必要があるので、セルフケアでは対応しきれません。

痛みが強い場合や、やけどの範囲が広いときや深いとき、水ぶくれがひどいときなどは、皮膚科を受診しましょう。

重症度判定に応じて、局所治療、輸液治療、手術療法などの治療が単独または組み合わせて行われます。治療が早ければ早いほど、治癒までの期間も短くなり、やけどのあとも残りにくくなります。

全身療法

Ⅱ度以上で、体表面積の10％以上の熱傷の場合は、輸液治療（点滴で水分や電解質、薬剤等を補給すること）などの全身療法が必要ですから、入院治療となります。輸液治療は、熱傷後、2時間以内に始めることが推奨されています。

熱傷面積が狭くても、気道熱傷を受けた場合は、やはり入院治療が必要です。

局所治療

熱傷を受けた皮膚には、痛みをやわらげ、傷口を保護するために、ワセリンやアズレン軟膏などの油脂性軟膏を塗布します。

さらに深いⅢ度の熱傷には、スルファジン銀の外用薬を塗布します。

手術

Ⅲ度以上の熱傷には、植皮術《しょくひ》が行われることがあります。やけどの範囲が広い場合は、同種皮膚移植、自家培養表皮移植などの手術や集中治療管理が可能な専門病院での治療が必要になります。

熱傷の範囲が体表面積の40％を超える場合や、気道熱傷を起こしている場合は命にかかわり、治療を受けても残念ながら救命率が低くなるのが現状です。（清佳浩）

日焼け予防にサンスクリーン

紫外線は日焼けをはじめ、皮膚の老化や皮膚がんなどの原因になることがあります。海や山、戸外で過ごすときなどは、市販のサンスクリーン剤が紫外線を防止する有効な手段になります。

紫外線には、長い波長のUVAと短い波長のUVBがあります。皮膚が赤くなったり、水ぶくれができたりする日焼け（サンバーン）は、UVBのしわざです。波長が短いほど光のエネルギーが強く、皮膚表面の細胞を傷つけ炎症を起こすからです。

UVAは、サンバーンなどの急激な変化は起こさないかわりに、皮膚の奥まで届いて、しみやしわの原因になります。

サンスクリーン剤には、UVA、UVBともにブロックする効果がありますが、製品によって持続時間が異なります。UVAの防御力はPA＋（Protection Grade of UVA）、UVBの防御力はSPF（Sun Protection Factor）で表示されています。SPFの数値や、PAなら＋の数が大きいほど、防御効果の持続時間が長くなります。

SPF1は、約20分間UVBを防ぐ指標です。ただ、日焼けには個人差もあるので、1～2時間程度の散歩ならSPF25～35、PA＋＋、海、山、炎天下で1日過ごすときはSPF30～50、PA＋＋＋程度を目安に選ぶとよいでしょう。

（清佳浩）

あざ

あざにはいろいろな種類があり、原因や深さによって、赤、茶、黒、青などさまざまな色になります。また、治療によって目立たなくなるものもある一方で、あまり効果が得られないケースもあるのが現状です。

赤あざ（血管腫《けっかんしゅ》）

血管が増殖、拡張してできたあざで、赤い色が特徴です。血管の増殖している深さによって、いくつかの種類がありますが、治療が必要なのは、イチゴ状血管腫です。

イチゴ状《じょう》血《けっ》管《かん》腫《しゅ》

額などの顔面や、くび、わき下などに発生する赤いあざです。生後1週までにあらわれた小さな薄紅色の斑点が、生後3～4週で赤い斑となります。生後5～8週くらいで急に増殖して盛り上がることが多く、数カ月で赤紫色のやわらかな良性腫瘍になります。生後3～9カ月ごろをピークに自然に退縮し、2～7才くらいでほとんどが自然に消失します。

以前は、自然退縮を待つのが普通でしたが、あざが消えたあと、しわやたるみが残ったり、鼻や唇に変形がみられたりすることがあります。そのため現在では、増殖期のなるべく早期か、わずかに盛り上がった時点で、色素レーザーによる治療を始める例がふえています。特にあざが広範囲な場合や、腫瘍《しゅよう》で目や鼻がふさがるときは積極的な治療が必要です。

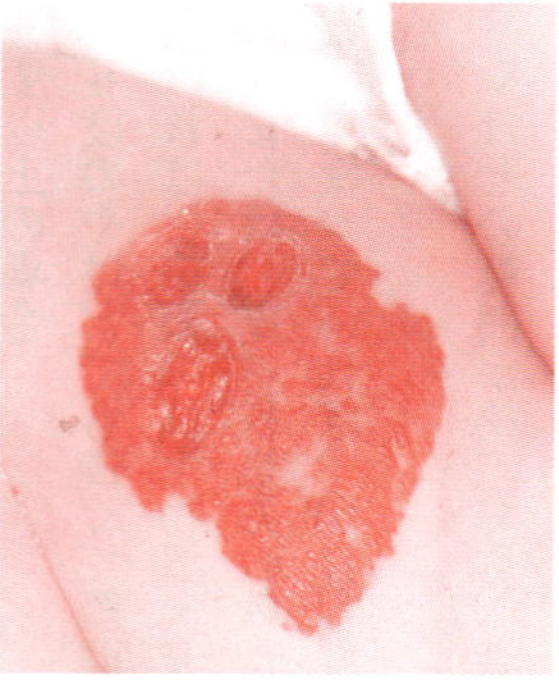
イチゴ状血管腫。

単《たん》純《じゅん》性《せい》血《けっ》管《かん》腫《しゅ》

顔面や手足など全身どこにでもできる、境界のはっきりした平坦な赤いあざです。出生時からみられ、年齢とともに淡紅色や鮮紅色から赤紫色や暗紅色に変化することもあります。

真皮の毛細血管が増加・拡張するために発生し、赤あざの中でも最も多くみられます。

自然に消えることはないため、色素レーザー（Vビームレーザー）照射により、幼少時から早期に治療を始めることが推奨されています。多くは瘢痕《はんこん》を残さずに治療できます。また、カバーファンデーションなどで、美容的に目立たなくする方法もあります。

海《かい》綿《めん》状《じょう》血《けっ》管《かん》腫《しゅ》

血管腫が皮膚の深いところにできる赤あざです。治療は、手術的な方法が主体になります。

扁《へん》平《ぺい》母《ぼ》斑《はん》

全身どこにでも発生する境界がはっきりした茶色のあざ（カフェオレ斑ともいう）です。これが6個以上あると、染色体の異常で起こる多発性神経線維腫症（レックリングハウゼン病）のおそれがあります。

思春期前後の男子の肩甲骨や上腕、腰、おしり、太ももの片側に出るものをベッカー母斑といいます。

凍結手術、皮膚剥離《はくり》術、ルビーレーザーによる治療などが行われていますが、瘢痕が残りやすく、再発しやすいなどのデメリットがあり、治療は非常にむずかしいものです。

あざを美容的にカバーする特殊な化粧品（カバーマーク、医療用ファンデーションなど）を使う方法もあります。

太《おお》田《た》母《ぼ》斑《はん》

目の周囲やほおなど、主に顔面の片側にできる青色のあざです。真皮のメラノサイトがふえるために起こるもので、境界のはっきりしない点状の斑が集まったように見えます。女性に多く、眼球や口の粘膜、鼻の粘膜にも青白い斑を生じます。

生後数カ月程度、または10才ごろから思春期前後に発症することが多く、自然退縮することはほとんどありません。

治療には、Qスイッチルビーレーザー、アレキサンドライトレーザーなどの照射を、数カ月ごとに数回照射するのが普通です。照射の間隔が短いと脱色などの副作用が出ることがあります。健康保険の適用に回数の制限があるので、担当医と相談してみましょう。

しみ・そばかす

しみ（肝斑《かんぱん》）

しみ（肝斑）は、主に30才以降の女性の顔面にできる淡褐色の色素斑で、境目がはっきりしています。特に額、両ほお、目や鼻の周囲などに左右対称にできることが多いものです。

ホルモン（女性ホルモン、色素細胞刺激ホルモンなど）の影響が大きく、紫外線やストレスなどの要因も加わって、大量のメラノサイトが沈着することが原因といわれています。

治療には、以下の方法を単独または組み合わせて行います。

①内服療法

メラノサイトの産生を抑えるトラネキサム酸、ビタミンCを服用します。ビタミンEや漢方薬（桂《けい》枝茯苓丸《しぶくりょうがん》）も使われます。

②外用療法

ハイドロキノン（2～5％）軟膏を塗布します。長期に使用すると色素沈着を生じる可能性があるので注意しましょう。

日常生活にも注意が必要です。まず、帽子やサングラス、日焼け止めクリームなどで、紫外線を防ぎます。また、クレンジングやマッサージなどによる物理的刺激も悪化の原因となるので避けましょう。休養をとり、ストレスを避けることも大切です。

そばかす（雀卵斑《じゃくらんはん》）

主に顔に、円形または不整形のこまかい色素斑が散在するものです。数㎜前後の斑で、盛り上がりはなく、痛みもかゆみもありません。

白人や色白の人に多く、幼少時からみられますが、思春期のころに目立ってきます。

日光（紫外線）に当たるところにできやすく、春から夏にかけて顕著になります。

Qスイッチレーザーなどのレーザー治療が最も有効です。

（清佳浩）

ほくろ（黒《くろ》子《こ》）

黒または褐色の斑です。黒色のあざと同じ母斑細胞が表皮や真皮で増殖してできるもの（色素性母斑）で、直径1～2㎜程度の、扁平で小さなものをほくろ（単純黒子）と呼んでいます。半球状に盛り上がっているものもあります。盛り上がっているものは、母斑細胞母斑とも呼ばれています。

大部分は良性なので心配ありませんが、なかには悪性のもの（悪性黒色腫／P102参照）もあります。その場合は放置すると命にかかわります。

特に、注意してほしいのは形と色です。手のひら以上に大きなものや、色が左右対称でない場合、縁がなめらかでない場合は、悪性の可能性がありますから、皮膚科の専門医を受診しましょう。特に足のうらにある場合は注意が必要です。

（清佳浩）

たこ・うおのめ

原因

たこ（胼《べん》胝《ち》）とうおのめ（鶏《けい》眼《がん》）は、皮膚の一部に外部からの機械的な刺激（外力）が長期間加わり、その部分の角質が増殖して、厚くかたくなったものです。

症状

両方とも原因は同じですが、たこは、表皮の角質が増殖して盛り上がったもので、圧迫や刺激を加えても痛みません。

一方、うおのめは、増殖した角質がくさび状に内部に突き出して芯になっています。これが真皮を圧迫して神経を刺激するため、外部からの圧力が加わるときに痛みます。

治療

うおのめが靴に当たって痛むときは、スピール膏をはり、角質をやわらかくしてとり除く方法（P632参照）が有効です。

なお、たこが関節部分にできた場合は、ときに血腫ができたり、表面に亀裂が入って感染症を起こしたりすることもあるので、早めに皮膚科を受診しましょう。

（清佳浩）

いぼ・たこ・うおのめ・しもやけの漢方療法

薏苡仁煎《よくいにんせん》

この処方は、特に若い人にできやすい青年性疣贅《ゆうぜい》に効果を示します。早ければ10日、遅くとも30～40日で治ることが多いものです。ほかの尋常性疣贅、うおのめにも有効です。

薏苡仁夏枯草煎《よくいにんかごそうせん》

前記の薏苡仁煎《よくいにんせん》で効果のないものには、この処方がよいことがあります。

麻杏薏甘湯《まきょうよくかんとう》

前の二処方で効果のないときには、これを用いるとよいことがあります。うおのめなど、皮膚がかたくなっているものに効果を示します。

五苓散《ごれいさん》

乳幼児にできる水いぼ（伝染性軟属腫）には、この処方を用いるとよいものです。水分の偏在をただし、水毒を排泄する作用があります。

紫雲膏《しうんこう》

しもやけには、全期を通して有効です。特に、くずれたり、水疱ができたとき、内服剤とともに併用します。

また、いぼ、たこ、うおのめには、紫雲膏をガーゼに厚く塗って患部にはり、バンソウコウで固定して、毎日交換します。

（矢数圭堂）

しもやけ・ひび・あかぎれ

しもやけ（凍瘡《とうそう》）

症状・原因

手足、耳、鼻、ほおなどの皮膚が寒さや低温などの寒冷刺激にさらされ、静脈や動脈が収縮し、うっ血が起こるためにあらわれる症状です。

手足の指などが赤紫色にはれ、痛みやかゆみを伴います。じくじくとした丘疹《きゅうしん》が数多くできることもあります。

女性や学童期の子供に多いほか、糖尿病や動脈硬化など末梢の血流の悪い高齢者などにもしばしばみられます。

予防

①まず、全身の寒冷刺激を防ぎ、手足は靴下や手袋で保温します。水仕事をしたあとは、水けをよくふきとります。血行を妨げるきつい靴は避けましょう。

②入浴、足浴などであたためます。しもやけになりやすい部分を心臓方向に向けてマッサージし、ビタミンE軟膏を塗ります。

治療

軽度の場合は、予防と同様に家庭でケアを行います。

しもやけがひどくなり、くずれてきたら、皮膚科の専門医を受診しましょう。

皮膚科では、症状に応じてビタミンE軟膏のほか、ステロイド外用薬、じくじくした糜爛《びらん》には、抗菌外用薬などが使われます。また、内服薬として血管拡張作用のあるカルシウム拮抗薬やプロスタグランジン製剤が使われることもあります。

なお、しもやけに似た症状を起こす病気として、全身性エリテマトーデス、多発性筋炎・皮膚筋炎、強皮症などの膠原病《こうげんびょう》や、末梢神経障害などがありますから、素人判断は禁物です。特に、春になっても治らない場合や季節はずれにできた場合、関節の痛みやむくみを伴う場合、あたためてもかゆみの起こらないものは、注意が必要です。

ひび、あかぎれ

ひびやあかぎれは、冬場の乾燥する時期に多く、皮膚が寒さや寒風、冷水などにさらされて、皮脂分泌やバリア機能がそこなわれ、割れ目ができたものです。浅いものをひび、深いものをあかぎれといいます。

予防・治療

水仕事のあとは、水けをよくふきとります。また、ポリ手袋などを使って、皮膚を防御するのもよいでしょう。ひびやあかぎれのできやすいところに、日ごろから油性クリームや尿素軟膏、医師処方のヘパリン類似物質（ヒルドイド軟膏、クリーム）をすりこんで保湿します。

（清佳浩）

爪《つめ》の病《びょう》気《き》

健康な爪は、きれいなピンク色をしています。爪の変色や変形、肥厚、割れ、はがれといった異常は、なんらかの病気のサインかもしれません。これらの変化は、外的刺激によっても起こります。

適度に水分を与えたり、水仕事を休んだりすると元に戻ることもあります。

爪《そう》甲《こう》剥《はく》離《り》症《しょう》

爪が先端から自然にはがれてくる症状です。

カンジダ感染や接触皮膚炎などのほか、甲状腺機能障害やその他の全身性の病気によるものなどがあります。原因となる病気に対する治療が基本です。

また、加齢によって、爪が縦に割れることもあります。

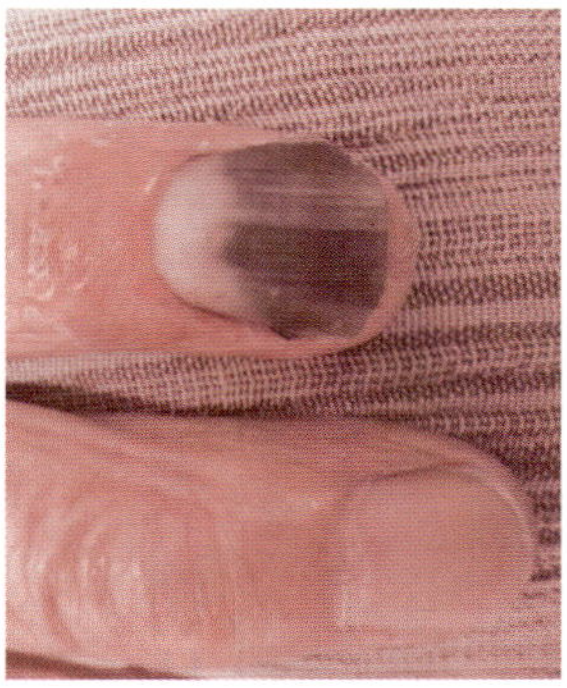

爪甲剥離症。細菌感染を起こした。

爪《そう》甲《こう》鉤《こう》彎《わん》症《しょう》

爪が異常に肥厚して、羊のツノのように曲がったり、長くなってたれ下がってきたりします。足の親指の爪によくみられる症状です。局所性、内分泌性などのさまざまな原因で起こります。

原因となっている病気の治療をするとともに、変形した爪を切る技術をもつ皮膚科医に切ってもらいましょう。

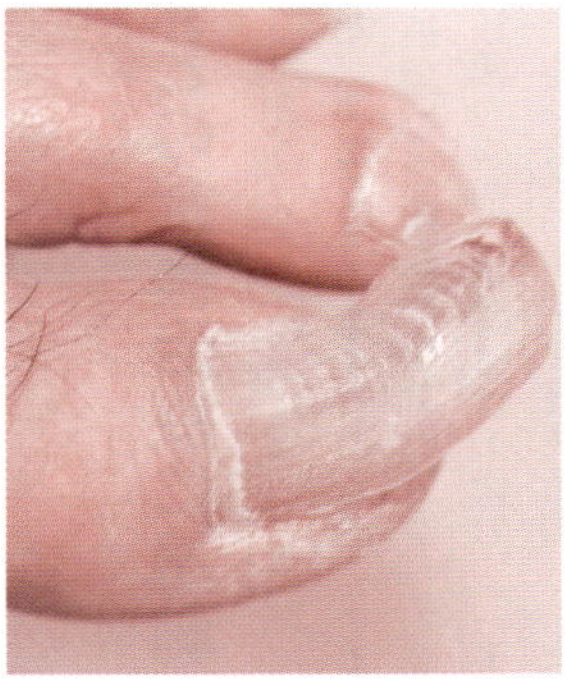

爪甲鉤彎症。

ひょう疽《そ》

爪の周囲や、爪と爪床《そうしょう》の間に、ブドウ球菌などの細菌が感染して炎症を起こす爪周囲炎です。

化膿して、爪の周囲が赤くはれ、非常に強い痛みを伴います。爪と皮膚の間から膿《うみ》が出ることもあります。爪床に膿がたまると、爪の一部が黄色く濁り、はがれやすくなります。

早めに皮膚科を受診して、適切な治療を受けましょう。抗菌薬の内服が有効です。爪が化膿したときは、爪を抜く処置をすることもあります。

カンジダ性《せい》爪《そう》周《しゅう》囲《い》炎《えん》

爪の周囲にカンジダ菌が感染して起こる炎症です。

赤くはれますが、ひょう疽ほど強い痛みはありません。水仕事をよくする女性や糖尿病の人によくみられます。

カンジダ菌に対する抗真菌薬配合の外用薬か、内服薬で治療します。

（清佳浩）

ひょう疽の漢方療法

十《じゅう》味《み》敗毒湯《はいどくとう》

初期の軽症のうちに用いるといいものです。解毒効果が強く、化膿を防止し、排膿を促進します。

五物《ごもつ》大《だい》黄湯《おうとう》

初期で、指がはれて赤くなり、痛みがはげしいときに用います。この煎じ薬少々に患部をしばらくつけると、より効果があります。

排膿湯《はいのうとう》

初期で、まだ化膿が進んでいないとき用いると、痛みがとれ、化膿を抑制します。また、化膿したものでも排膿の効果があります。

（矢数圭堂）

痛みがとれる卵療法

生卵の一端に指が入るだけの穴をあけて、その穴の中にひょう疽になった指を入れ、机上に両ひじをおいて、その卵を保持しているだけでよいのです。40～50分もすると痛みがとれてきますから奇妙です。伯《はく》州散《しゅうさん》という漢方薬を内服しておくと、いっそう有効です。（矢数圭堂）

褥瘡《じょくそう》や火傷、切り傷などの創傷治療に湿潤療法

消毒も、ガーゼも不要！ 乾燥させない治療法

従来、傷を治療するときには、「まず消毒薬で消毒し、ガーゼなどでおおい、乾燥させる」という考え方が主流となっていました。

ところが、1960年代に欧米で、傷口を乾かさない「湿潤療法（モイスト　ウーンド　ヒーリング）」という考え方が提唱され、臨床応用されるようになりました。日本でも近年、「湿潤療法」を創傷治療にとり入れる医療機関がふえています。

「湿潤療法」とは、「傷口は消毒せず、水で十分に洗ったあと、傷口からの浸出液で適度に湿らせた環境におくとよい」という創傷治療の理論です。浸出液の中にも、傷を治す有用な成分（細胞成長因子）が含まれているからです。

創傷被覆材で適度なうるおいをキープする

従来の方法の場合、「傷口を乾かす」のは、細菌の繁殖を抑えるためですが、実は、傷口が乾くと、水分を必要としている傷口の細胞（線維芽細胞、表皮細胞）も増殖しにくくなってしまいます。

また、消毒薬で消毒するのも傷口の細菌を死滅させるためですが、殺菌力の強い消毒薬は人体の細胞にまでダメージを与えるので、傷を修復しにくくさせてしまうのです。

湿潤療法では、消毒薬を使うかわりに、十分に水で洗って、細菌や汚れを流します。その後、薬局などで市販されている創傷被覆材（ハイドロコロイド絆創膏、またはプラスモイストなど。白色ワセリンをキッチン用のラップに塗って使用してもよい）をはります。

傷口をガーゼでおおうと傷口にはりつき、はがすときに傷口の組織を壊して修復を遅らせるので、避けましょう。

創傷被覆材には、創面を乾燥させず、浸出液をほどよく吸収し、創面にくっつかない傷治療用のシート（厚さ2㎜弱の薄いシート状の「プラスモイスト」など）や絆創膏（ハイドロコロイド絆創膏）などがあります。いずれも、患部に合わせてカットして使います。絆創膏は、裏紙をはがしてはるだけで完了です。細菌の繁殖を抑えるために、1日に2〜3回傷口を流水で洗い、創傷被覆材をはりかえます。日常的な小さな傷ややけどなら、通常はこの方法だけで治ります。

傷が悪化したり、まわりが赤くはれたり皮疹（ブツブツ）ができたりする場合は、湿潤療法を行っている医療機関を受診しましょう。浸出液が多く、洗浄が不十分な場合や、被覆材が合わない場合などは、このような症状があらわれることがあります。

なお、褥瘡や火傷などで傷口が大きい場合は必ず皮膚科医、在宅医などを受診しましょう。外科的処置や、抗菌薬の服用などと併用することがあります。

「湿潤療法」は、特に、褥瘡（床ずれ）や火傷の治療法として広く行われるようになっています。とはいえ、医師によっていろいろな考え方があり、すべての皮膚科医や外科医がこの治療法を行っているわけではありません。湿潤療法を受けたい方は、医療機関の担当科に「湿潤療法」を扱っているかどうか問い合わせてみてください。

（夏井睦）

これが「新時代の救急セット」です

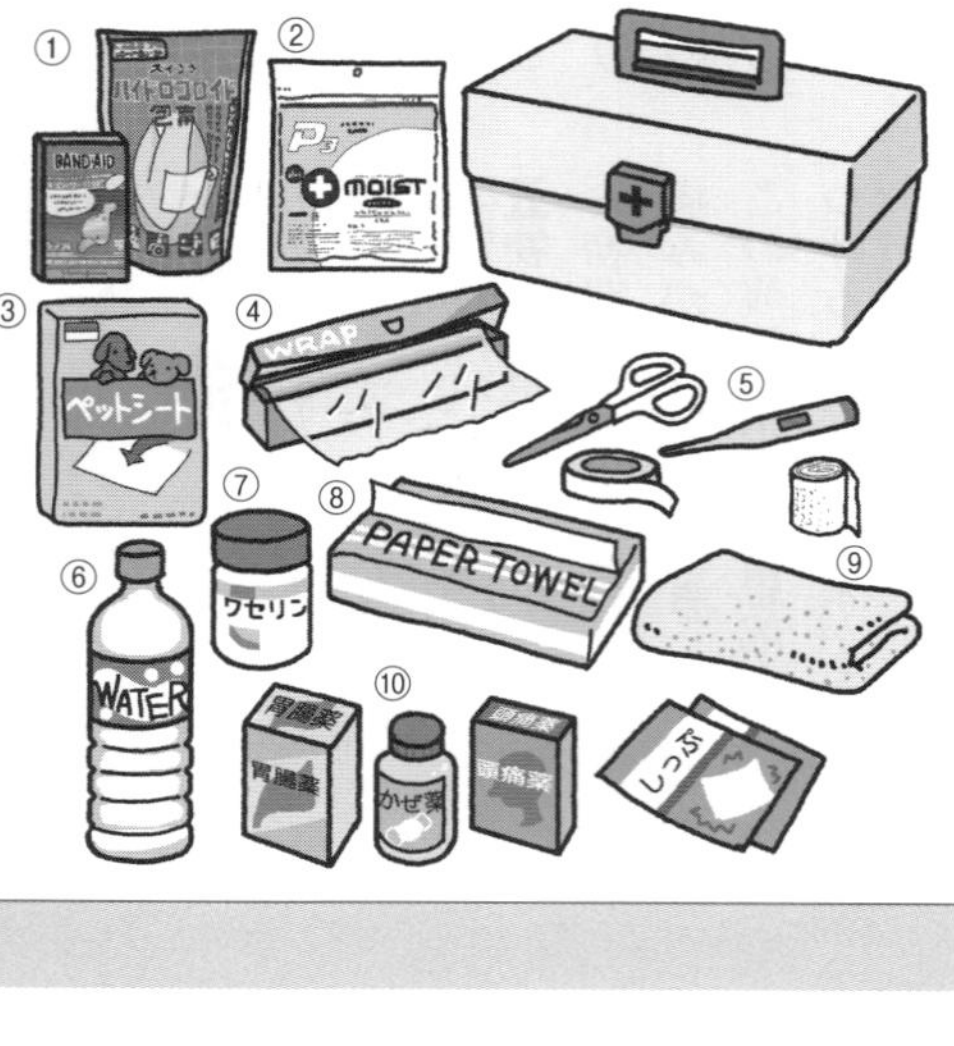

①**ハイドロコロイド被覆材《ひふくざい》**
小さい傷にはハイドロコロイド絆創膏、すこし大きな傷ややけどには、ハイドロコロイド包帯が便利

②**プラスモイスト**
プラスモイストについては、上記参照
（①と②はインターネットで入手できる）

③**ペット用シート**
傷口からの浸出液《しんしゅつえき》が多いとき、切ってプラスモイストの上からおおう

④**食品包装用ラップ**
広範囲の傷ややけどのとき、傷口が乾くのを防ぐ

⑤**ハサミ、テープ、体温計、包帯**
あると便利

⑥**ペットボトルの水**
傷口の汚れを流すため

⑦**白色ワセリン**
塗ることで、傷、やけどが乾くのを防ぐ

⑧**ペーパータオル**
傷口を洗ったあとのふきとり用に

⑨**タオル**
出血部位を押さえる、傷口の汚れをふきとるときに

⑩**常備薬**
胃腸薬、頭痛薬、湿布など

◆ 湿潤療法の方法 ◆

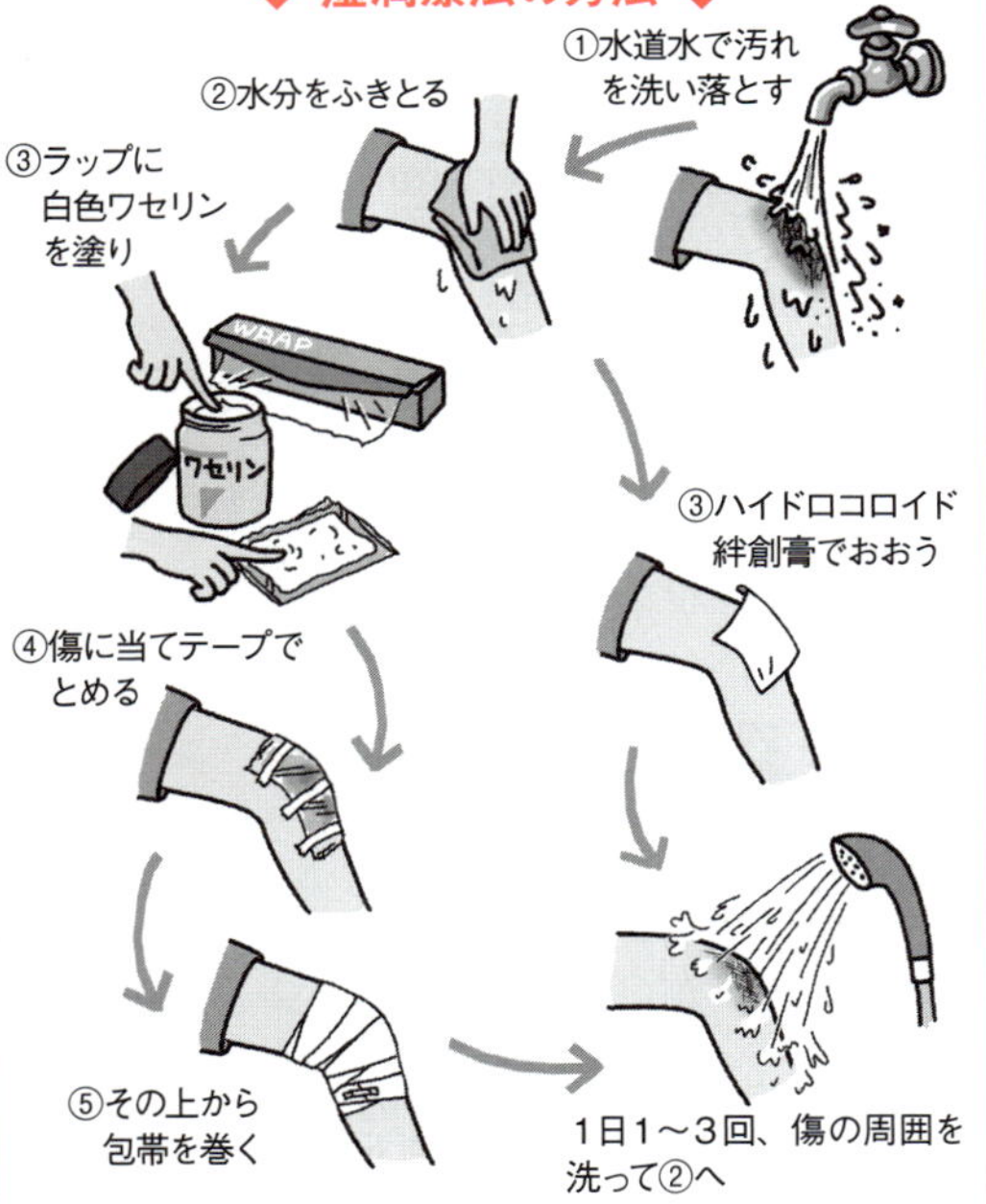

◆ 湿潤療法の基本 ◆

- 消毒しない
- ガーゼを当てない
- 乾かさない
- 血や汚れは水道水で洗い流す
- やけどは流水で冷やす
- 小さな傷・やけどは
  ハイドロコロイド絆創膏をはる
  または
  ハイドロコロイド包帯をカットしてはる
- 中くらいの傷・やけどは
  ハイドロコロイド包帯をカットしてはる
  または
  プラスモイスト®をカットしてテープでとめ、
  包帯を巻く
- 大きなすり傷や日焼けは
  食品包装用ラップに白色ワセリンをぬり
  テープでとめ、包帯を巻く
- 翌日になって痛みやはれがひどくなったら
  湿潤療法をしている病院を受診する

チャートでわかる「こんなときどうする!?」

こんなとき！ → どうする？ → 翌日……

手のひび、あかぎれが痛い
爪のわきのささくれをとったら痛い
➡ ハイドロコロイド絆創膏でおおう

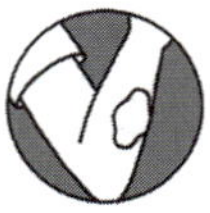

➡

ひざこぞうをすりむいて血がにじんでいる傷が砂まみれ
➡ 水道で洗って砂を落とす

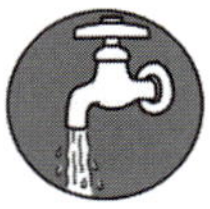

→ プラスモイストでおおう

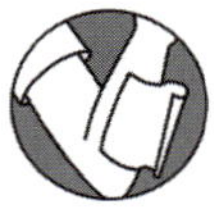

➡ 湿潤療法をしている病院へ

熱いコーヒーをこぼして太ももに水ぶくれができた
沸騰したヤカンに手がふれて水ぶくれができた
➡ 流水で数分間冷やす

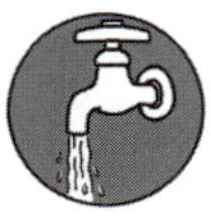

→ プラスモイストでおおう

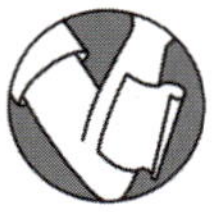

➡ 湿潤療法をしている病院へ

女性の病気

●子宮筋腫 ●子宮内膜症・子宮腺筋症 ●子宮下垂・子宮脱 ●子宮後屈 ●子宮腟部糜爛
●子宮頸管炎・子宮内膜炎 ●子宮頸管ポリープ ●卵巣嚢腫 ●異所性妊娠（子宮外妊娠） ●卵管炎
●骨盤腹膜炎 ●外陰腟カンジダ症（カンジダ腟炎） ●外陰瘙痒症 ●トリコモナス腟炎 ●萎縮性腟炎
●月経トラブル ●更年期障害 ●冷え症 ●尿失禁 ●乳房の病気 ●不妊症 ●乳がん ●子宮がん
●卵巣がん ●絨毛がん ●外陰がん

女性性器の構造と働き

女性性器は、受精や胎児の成長、分娩という女性の生殖に大きくかかわる器官です。骨盤の中央に位置し、体の外から観察できる外性器と、骨盤内にある内性器に分けられます。

外性器は、大陰唇《だいいんしん》・小陰唇《しょういんしん》・陰核・腟前庭《ちつぜんてい》・恥丘《ちきゅう》・会陰《えいん》からなり、内性器は、子宮・卵管《らんかん》・卵巣《らんそう》・腟からなりたっています。特に卵巣と卵管のことを、合わせて付属器と呼びます。

外性器

外陰部《がいいんぶ》ともいいます。恥丘《ちきゅう》の下から左右に分かれている大陰唇と、すぐ内側に小陰唇があり、小陰唇に囲まれた粘膜の部分が腟前庭です。腟前庭には、尿の出口（外尿道口）や腟口があります。腟口には処女膜がありますが、経産婦では一部が残っているだけです。

会陰は、腟前庭の下端から肛門までの間にわたる部位で、出産時に大きく伸展します。陰核（クリトリス）は、小さな豆粒ほどの器官で、性的興奮により膨張します。

内性器

子宮……縦約7cm、横約4cm、重さ約50gで、ちょうど鶏卵くらいの大きさです。形状は、20～40代くらいの場合、洋梨をさかさにしたようなイメージです。

通常は、下腹部の骨盤に守られ、左右3対6本の丈夫な靱帯によって、骨盤底の中央にしっかりと固定されています。子宮をはさんで、前には膀胱《ぼうこう》、後ろには直腸が隣接しています。

子宮は大きく2つに分けることができ、下1/3を子宮頸部《けいぶ》、上2/3を子宮体部と呼びます。腟と子宮頸部はつながっていて、腟のいちばん奥に、子宮腟部と呼ばれる子宮の入り口が見えます。

女性性器の構造と名称

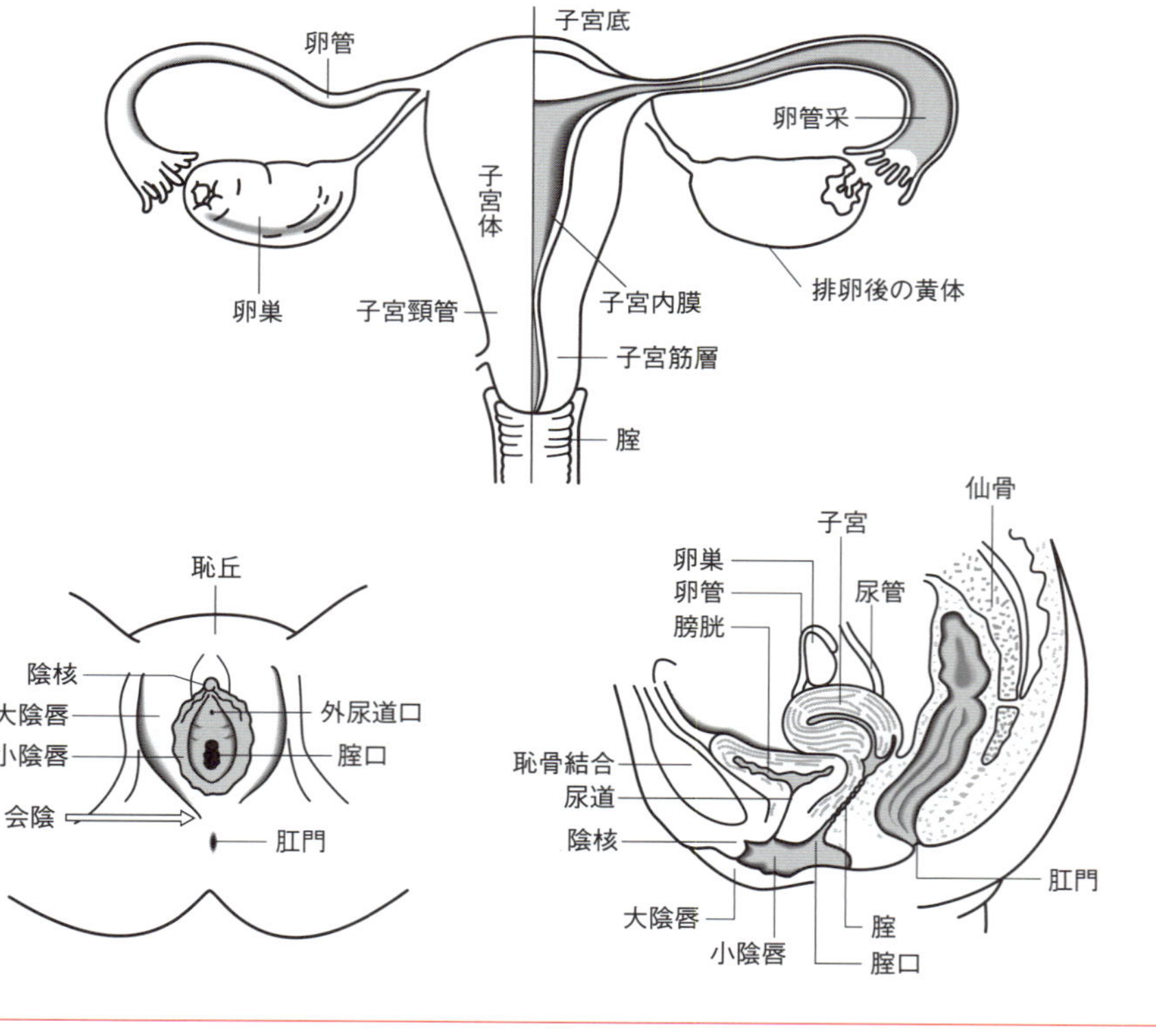

妊娠すると、受精卵は子宮の中に着床し、発育して胎児となります。出産までは、胎児は子宮内で育ちます。

卵管……子宮体部から左右に伸びる、長さ10㎝ほどの細長い管です。左右に1対あります。卵管の一方は子宮腔に通じ、もう一方は腹腔《ふくくう》内に開いています。

卵管は、卵巣から排卵された卵子と、腟・子宮を経由してたどり着いた精子が出会い、受精する場所です。子宮腔を通じて外界とつながっているため、感染症などによって容易に炎症を起こしやすく、卵子の通過障害や閉塞《へいそく》を起こすことがあります。

卵巣……子宮の左右に位置し、直径2~3㎝のソラマメのような形をしています。子宮側と骨盤側の靱帯でハンモックのように支えられています。

卵巣の中には、原始卵胞というまだ未成熟な卵子が思春期のころには約30万個詰まっています。原始卵胞は、発育段階をへて思春期以降、次々と成熟した卵子となり、月1回1個ずつ排卵します。

また、卵巣はホルモンを分泌する内分泌器官としても機能しています。

排卵前の卵胞からは卵胞ホルモン（エストロゲン）、排卵後に生じた黄体からは黄体ホルモン（プロゲステロン）が分泌されます。それぞれ妊娠や出産などにかかわりが深く、女性ホルモンとも呼ばれます。

女性ホルモンは、乳腺の発育、脂質の代謝、骨量など全身に影響を及ぼします。

腟……子宮と外性器を連結する、薄い筋層に囲まれた筒状の器官で、長さは約8㎝あります。細菌感染などがしにくいように自浄作用があり、腟や子宮を守っています。子宮からの月経血を排泄する通り道となり、セックスでは男性の性器を受け入れるほか、分娩時には産道にもなります。

●何科に行ったらよいか

この項の病気は、まず産婦人科か婦人科を受診します。(小田瑞恵)

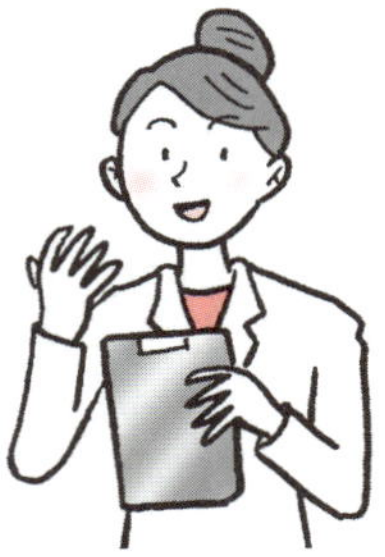

子宮《し》宮《きゅう》筋《きん》腫《しゅ》

子宮の筋肉にできる良性の腫瘍《しゅよう》です。腫瘍は細胞の集団で、最初は小さい芽のようなものが、だんだん発育して、こぶ、しこり、かたまりといった状態になります

子宮筋腫は、女性特有の病気の中で最も患者数が多く、身近な病気です。成人女性の4人に1人がなるといわれ、40代に多くみられますが、最近は30代にもふえてきました。

子宮筋腫は良性の腫瘍なので、それ自体が生命をおびやかすものではありません。ただし、まれに肉腫《にくしゅ》（悪性の腫瘍）へ移行することがあります。がん検診を兼ねた定期的な受診を忘れないでください。

種類

子宮筋腫は、子宮体部にできるものがほとんどです。発生する場所によって大きく3つに分かれ、「漿膜下筋腫《しょうまくかきんしゅ》」「粘膜下筋腫《ねんまくかきんしゅ》」「筋《きん》層内筋腫《そうないきんしゅ》」と呼ばれます。それぞれのタイプによって、症状や治療法は異なります。1個から数個できるのが大半ですが、多い人では10個以上みられ、多発筋腫とか八ツ頭状と表現されたりします。

漿膜下筋腫……子宮の表面をおお

子宮筋腫の種類

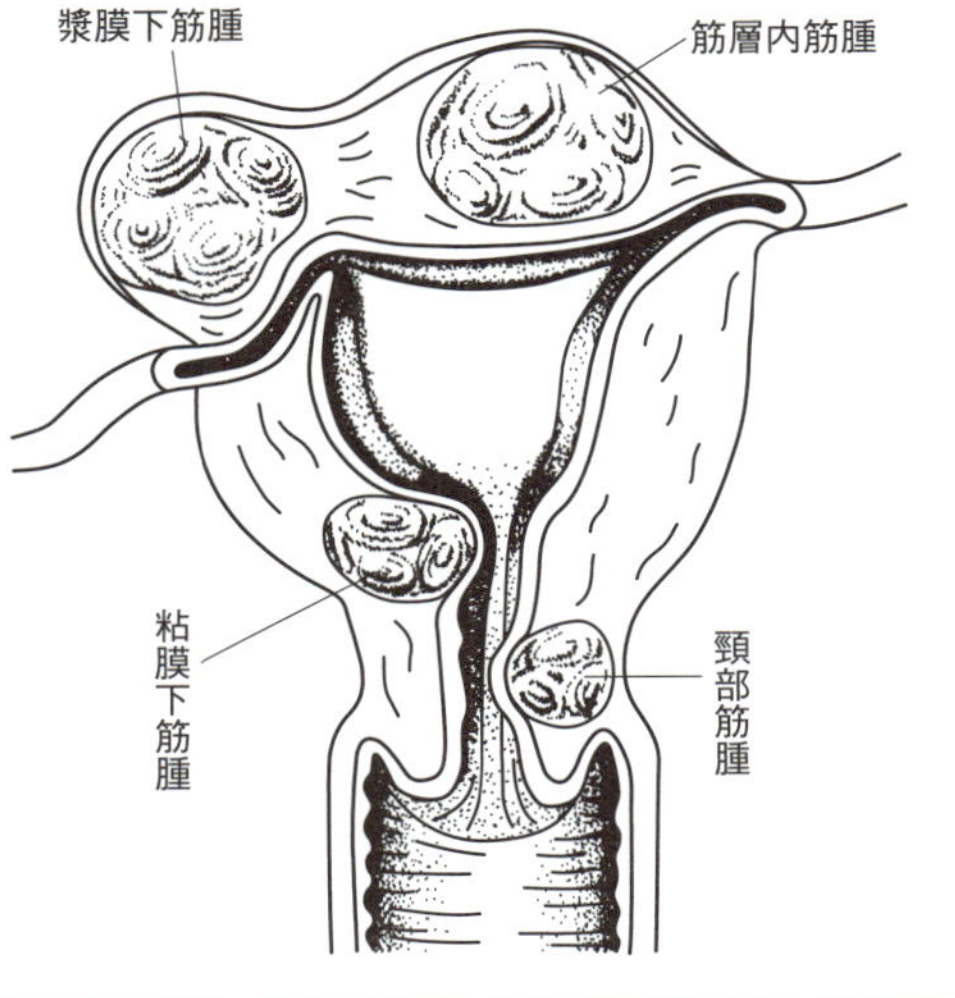

う漿膜の下にできます。子宮筋腫全体の約30%がこのタイプです。子宮の外側に向かって成長するので、大きくなるまで症状があまりありません。

なかには、子宮と離れて細い茎で子宮とつながっている「有茎《ゆうけい》漿膜下筋腫」もあります。きわめてまれに茎がねじれることがあり、強い痛みを伴います。

粘膜下筋腫……子宮の内壁をおおう子宮内膜のすぐ下にでき、子宮内腔に向かって発育します。発生頻度は約10%と低いのですが、過多月経、不正出血や不妊症など、いちばん症状が出やすいタイプです。

漿膜下筋腫と同様に、根元に茎ができて子宮の中で成長する「有茎粘膜下筋腫」ができることがあります。大きくなった筋腫の重みで茎がさらに伸び、子宮の外へ出ている状態を「筋腫分娩《ぶんべん》」といいます。

筋層内筋腫……子宮の筋肉の中にでき、筋腫全体の約60%を占める最もポピュラーなタイプです。大きさは、握りこぶし大、鶏卵大、大豆大などさまざまです。小さければほとんど症状がないのですが、大きくなると過多月経や不正出血、流・早産の原因となります。

原因・症状

子宮筋腫がなぜできるのか、理由ははっきりわかっていません。ただし、卵巣でつくられる卵胞《らんぽう》ホルモン（エストロゲン）という女性ホルモンがその成長に関係していることは、広く知られています。

主な症状は、月経の出血量の増加によるものと、子宮筋腫の増大によるものに大別されます。

貧血……子宮内膜の近くに子宮筋腫ができると、過多月経、不正出血が多くなるので、貧血になることがあります。増血剤を内服して様子をみますが、月経量が多いと増血剤では追いつかないことがあり、ホルモン剤などの薬物療法や手術などが検討されます。

流早産・不妊……子宮筋腫は、発生している場所や大きさによって流早産・不妊の原因となることがあります。子宮筋腫のこぶが、受精卵の着床や、着床したとしても、その後の妊娠継続の妨げになることがあるからです。

便秘・排尿障害……子宮筋腫が大きくなると、直腸を圧迫すれば便秘になり、膀胱を圧迫すれば頻尿や尿が出にくくなります。

下腹部痛・腰痛……子宮筋腫による痛みは下腹部痛が主で、ときには腰痛もあります。陣痛のようなはげしい痛みからにぶい痛みまで、人によって違います。月経の期間だけの場合や、慢性的に痛む場合もあります。

治療

治療を必要としない場合……子宮筋腫があると診断されても、小さくて症状が軽く、日常生活に支障が少ないときは、定期的に診察を受けるだけですむことが多いです。

さまざまな治療……大きく分けて「薬物療法」と「手術療法」があります。自覚症状の程度、年齢、今後の妊娠・出産の予定などを考

子宮筋腫の主な症状と治療法

主な症状

- ●過多月経
  急ではなく徐々に多量になる。また何日たっても止まらない。
- ●不正性器出血
  月経時以外に出血がある。
- ●貧血が続く
- ●下腹部痛がある
- ●下腹部に不快感がある
- ●妊娠のように腹部がふくれる
- ●腰痛
- ●月経痛
- ●流産
- ●不妊

治療法

症状がなくて、何かのついでに子宮筋腫が発見されたような場合は、そのまましばらく経過をみることがある。症状と子宮筋腫の状態によって異なるが、次の場合には手術を考慮する。

- ●子宮筋腫による過多月経、性器出血、圧迫症状、貧血があるとき。
- ●症状はほとんどなくても、子宮が握りこぶし大以上になったとき。
- ●流産を繰り返すとか、筋腫以外のはっきりした原因がなくて不妊のとき。

手術は、子宮筋腫の部位や大きさにもよるが、普通2～3週間の入院。

40才以降の女性で、子供を必要としない場合には、子宮頸がん・体がんの予防もあって、子宮を全部とる。

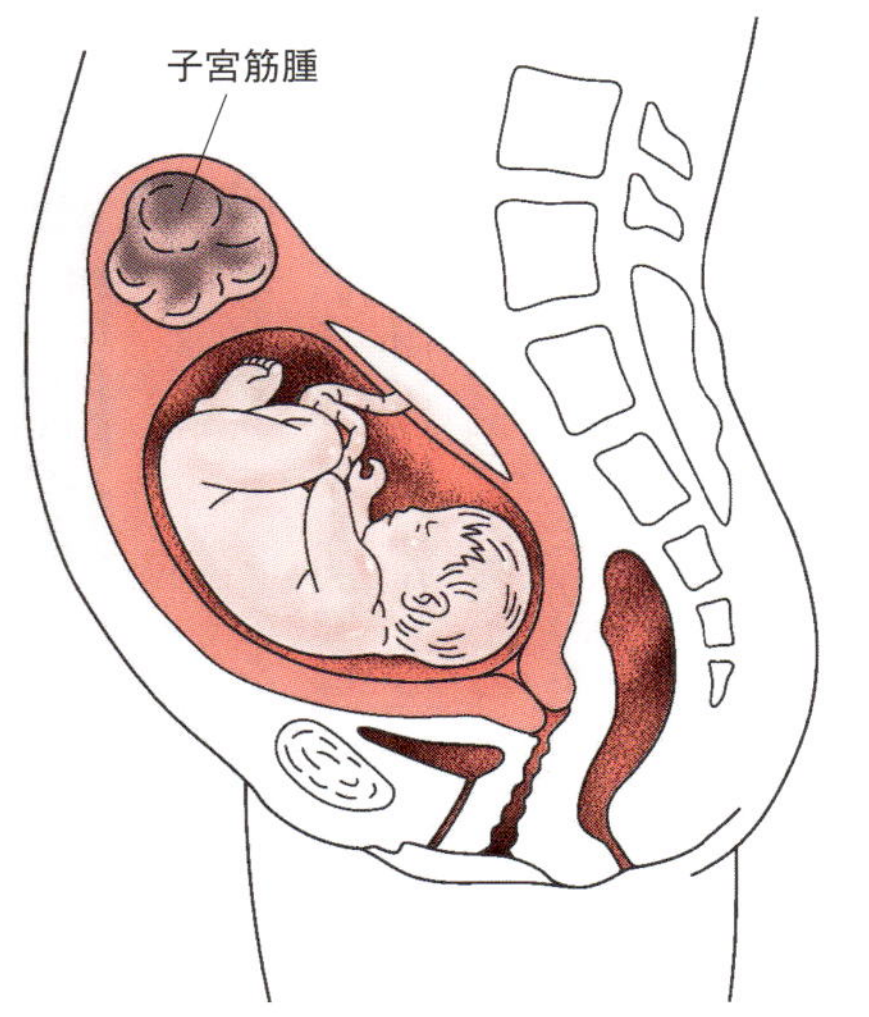

子宮筋腫と妊娠

慮して、患者の状況に合った治療法を選択します。子宮筋腫と子宮内膜症（次項参照）を合併することも多いので、子宮内膜症の治療を兼ねることもあります。

薬物療法

貧血や月経痛の症状を緩和させる「対処療法」と、ホルモン剤で子宮筋腫の成長を止める「ホルモン療法」があります。ホルモン剤は、GnRHアゴニストを用いて女性ホルモンの分泌を抑え、閉経に似た状況をつくり（偽閉経療法）、子宮筋腫を小さくさせます。副作用として、ほてりやのぼせなどの更年期症状や、骨《こつ》粗《そ》鬆症《しょうしょう》のリスクが高くなるといったことがあるので、6カ月以上継続することができません。中止すると子宮筋腫が大きくなってしまうため、閉経直前や手術前に選択される治療法です。

手術療法

子宮筋腫の大きさが握りこぶし以上、急に増大する傾向がある、薬物療法で改善しない、子宮筋腫が流早産・不妊の原因と考えられる場合に適用されます。こぶの部分だけ切除する「筋腫核出術」と、子宮全部を切除する「子宮全摘出術」があります。

将来、妊娠・出産を希望する場合は、筋腫核出術が行われます。ただし、子宮筋腫の再発や術後の出産が帝王切開になる可能性があります。今後、妊娠・出産を希望しない、あるいは子宮筋腫の数が多く、筋腫核出術ができない場合は、子宮全摘出術を行います。再発はもちろん、子宮頸がん・子宮体がんを予防できます。

子宮全摘出術の場合、たいてい卵巣を残しますが、癒着の程度などで残すことができない場合もあります。片方の卵巣が残れば、手術による更年期症状はあらわれません。

手術方法には、おなかを開ける「開腹手術」、腟から手術をする「腟式手術」、おなかに小さな穴を開け、腹腔鏡《ふくくうきょう》という内視鏡を入れて行う「腹腔鏡下手術」、腟から子宮内腔に子宮鏡を入れて行う「子宮鏡下手術」があります。

子宮筋腫の状態や、筋腫核出術か子宮全摘出術かによって、適した手術法が異なります。粘膜下筋腫なら、主に子宮鏡下手術が対象です。

体の負担が少なく、入院期間も短い腹腔鏡下手術を希望する患者が多いのですが、医師による高度な技術が必要なので、主治医の意見をよく聞いて判断しましょう。

最近では、子宮動脈塞栓《そくせん》術や集束超音波治療（保険適用なし）など、切らずに子宮筋腫を壊死《えし》させて小さくする治療法も注目されています。人によって縮小率が異なり、治療後しばらくは下腹部痛などもあるので、治療法の特性を理解することが大切です。

手術後の性生活

通常、退院後1カ月くらいに診察があります。医師は傷の治り具合や体全体の回復を調べるので、許可されたら性生活をスタートさせて問題ありません。

性生活を始めた最初のころは、多少の出血がみられることがありますが、徐々になくなります。手術で子宮全部を切除した場合、腟の先は縫い合わせるので、腟の長さに変化はなく、性感が衰えることもありません。

ただし女性の側で、子宮がないことによる精神的な劣等感をいだき、性生活が苦痛に感じられたり、性感をそこねたりすることがあります。パートナーは女性をいたわり、ふたりで手術によって得られた安心感や健康をプラスにとらえるようにしましょう。（小田瑞恵）

子《し》宮《きゅう》内《ない》膜《まく》症《しょう》・子《し》宮《きゅう》腺《せん》筋《きん》症《しょう》

子宮の内面をおおっている膜を子宮内膜といいます。子宮内膜は本来、子宮の内側だけに存在するものです。しかし、子宮内膜から離れた場所で増殖してしまうのが子宮内膜症です。

30代に多いですが、20代の発症もふえています。

原因・症状

はっきりした原因はわかっていません。子宮内膜は月経周期にしたがって厚くなったり、はがれ落ちたりします。はがれた子宮内膜と出血がいっしょに体外へ出るのが月経です。

子宮内膜症

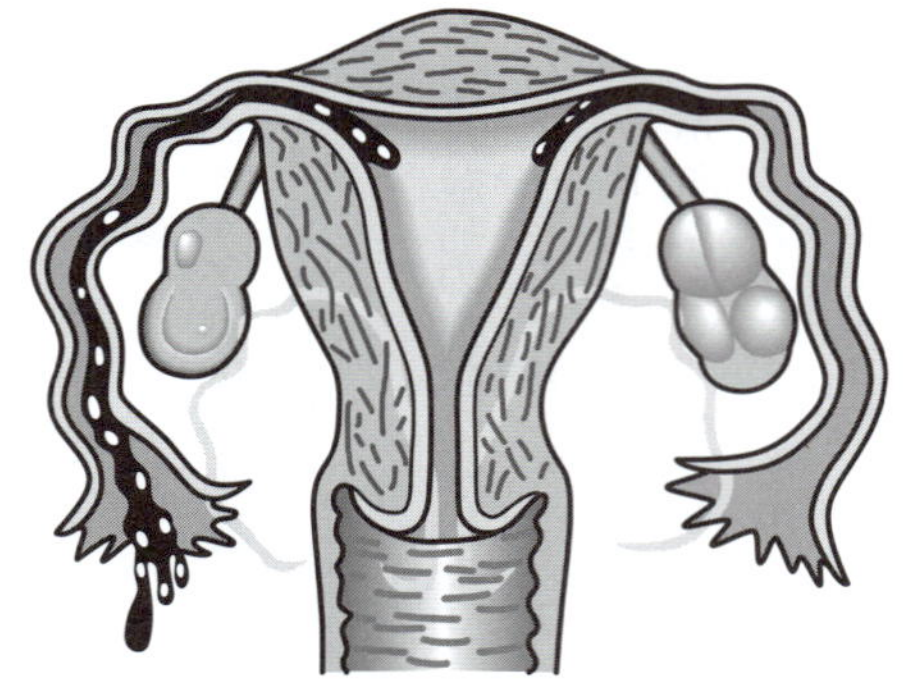

剥離した内膜組織が逆行し、卵管より腹腔へ散乱する。

排出されるはずの月経血の一部が腹腔内に逆流し、卵管、卵巣、ダグラス窩《か》（子宮の後ろにある狭いスペース）、骨盤腹膜、S状結腸など、さまざまな場所にまぎれ込むことがあります。そこで子宮内膜が増殖し、発症することが原因と考えられています。

したがって、月経の回数が多いほどリスクが高くなります。昔と比べて妊娠・出産回数が減っている最近の女性では、子宮内膜症は増加傾向にあるといわれています。また、子宮内膜症は子宮筋腫と合併していることもあります。

代表的な症状は強い月経痛で、市販の鎮痛剤では抑えきれません。年々月経痛がひどくなる、性交時に腟の奥が突き上げられるように痛む、排便時や、月経以外でも下腹部痛といった特徴的な痛みがあります。また、月経量が多くて持続期間が長くなることもあります。

通常、閉経期になると症状は減退します。卵巣の働きが活発なときはホルモンの作用で内膜組織が増殖し、卵巣が働かなくなると、増殖が減退して症状が弱まるのです。ここまで待つか治療をするかは人によって異なるので、主治医とよく相談してください。

子宮腺筋症……子宮腺筋症は子宮内膜によく似た組織が子宮の筋層内にできてしまう病気です。以前は子宮内膜症に含まれていましたが、現在は区別して考えられています。

症状は、子宮が大きくなって強い月経痛があり、月経量もふえます。子宮内膜症や子宮筋腫と合併することがあります。

卵巣チョコレート嚢胞《のうほう》……卵巣に子宮内膜症が発症し、卵巣内に血液がたまることがあります。その古い血液がチョコレートのように茶色くドロドロしているので、この名がつきました。良性が多いですが、卵巣がんに変化することがあります。小さい場合でも定期的に検査を受けることを心がけてください。40才以上で8cm以上では手術がすすめられます。

子宮内膜症

主な症状

月経痛
20代の終わりから30代の初めくらいで月経痛が起こり、だんだん強まる傾向にある。市販の鎮痛剤ではおさまらないほど強い。

性交痛
性交時に、おなかがつれるような感じでつらい。

腰痛　不正性器出血　月経過多
月経不順　腰痛　頭痛

治療法

妊娠をすぐに希望する場合は、妊娠を優先し、それ以外はホルモン療法を行う。ホルモン療法が無効な場合は、手術がすすめられる。

治療

子宮内膜症は、発症する場所や症状に個人差があります。また、月経のある年代では進行していく傾向があります。患者の年齢、将来妊娠を希望するかといった状況によって、治療方針は変わります。自分の希望を主治医に伝えて相談することが大切です。

治療は、薬物療法と手術療法に分かれます。

薬物療法……痛みを抑える痛み止めによる対処療法と、ホルモン療法があります。

ホルモン療法は、閉経と似た状態にする偽閉経療法《ぎへいけいりょうほう》と、妊娠と似た状態にする偽妊娠療法《ぎにんしんりょうほう》があります。偽閉経療法には、GnRHアゴニストやダナゾールが使われます。偽妊娠療法には、低用量ピルの一種が使われます。各薬によって使用期間や副作用が異なるので、患者の状況によって使い分けます。

手術療法……薬物療法で効果がない場合や、かなり進行して重症と考えられる場合に検討されます。不妊症の治療の一環として行うこともあります。

子宮内膜症におかされた部分をとり除き、癒着《ゆちゃく》があればはがす保存的手術と、子宮や卵管・卵巣をすべて摘出する根治手術があります。また、開腹手術と腹腔鏡《ふくくうきょう》下手術があり、最近は腹腔鏡下手術が主流になりつつあります。

（小田瑞恵）

子宮《しきゅう》下垂《かすい》・子宮《しきゅう》脱《だつ》

正常な子宮は、骨盤のほぼ中央にあり、先端は膣の中に少し突き出ています。

子宮が正常な位置より膣のほうに下がっているものが子宮下垂、さらに下がって膣口から外へ出てしまうものが子宮脱です。

多産婦、肥満の人、長時間の重労働者のほか、高齢者に多いのが特徴です。

原因・症状

子宮は骨盤《こつばん》から靱帯《じんたい》でつられ、下からは骨盤底筋で支えられています。ところが、分娩の際に靱帯や骨盤底筋が引きのばされたり損傷したりします。その後、加齢により老化して体の組織が弱ってくると、支えきれなくなった子宮が下がってしまうことが原因です。

しゃがんだり、おなかに力を入れたりしたとき、膣の入り口から子宮の一部が出てくることがあります。これが子宮下垂です。

さらに症状が進むと、特にいきんだりしなくても、子宮の一部が膣から出てきて、手でふれることができるようになります。これが子宮脱です。

子宮のみが下降してくることは比較的少なく、子宮の前にある膀胱《ぼうこう》や、子宮の後ろにある直腸がそれぞれ子宮といっしょに下がってくることがよくあります。これを「膀胱脱」「直腸脱」と呼び、便秘、腰痛、腹痛、尿失禁、排尿しにくくなるといったことが起こります。

治療

下がった子宮を持ち上げるため、ペッサリーを用います。ペッサリーは、ドーナツ型をした医療用リングで、膣の中に入れると子宮がペッサリーに引っかかって下がらなくなります。

ただし、ペッサリーをとり出せば元に戻ります。子宮下垂が進行した場合、ペッサリー自体が膣から脱出してしまい、この方法では対応できません。また、長い間入れておくと膣壁にただれをつく

子宮下垂・子宮脱

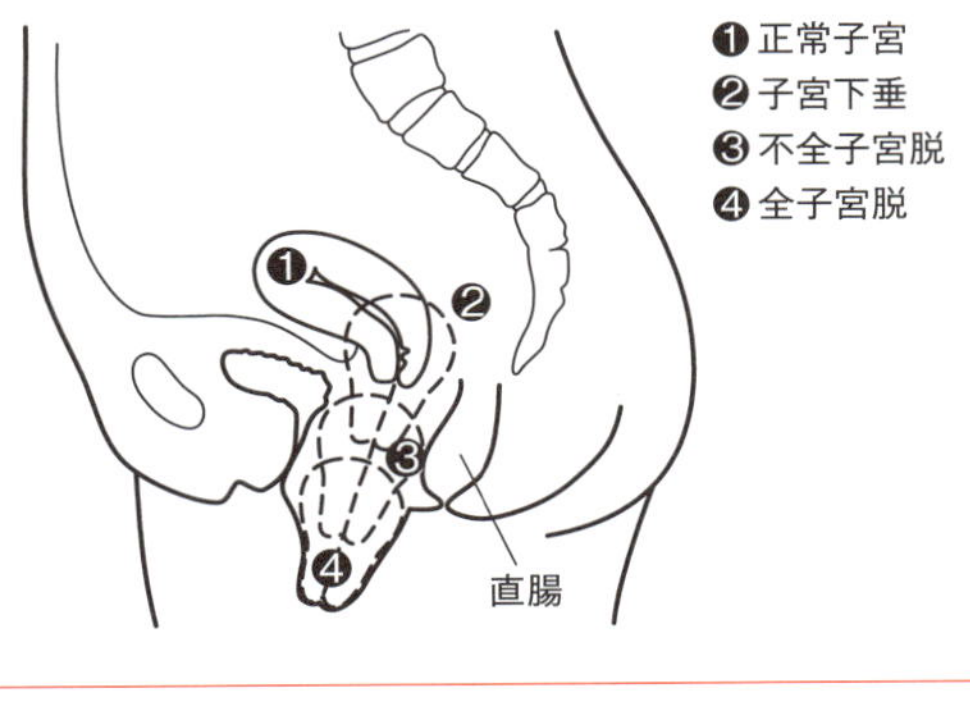

り、出血やおりものが多くなることがあります。腟壁にペッサリーが癒着《ゆちゃく》することもあります。

患者には高齢者が多く、腟壁ののびが悪く、傷つきやすい傾向があるので、完治を目指すには手術が必要です。

のびてしまった腟を一部切除し、ゆるんでいる腟壁を締めつけるように縫い縮めます。同時に子宮をとることがよくあります。

また、最近は子宮を残して、靱帯や筋肉でつり上げて固定するメッシュ法なども注目されています。

すでに性生活のない高齢者の場合は、子宮を残したままで腟の前壁と後壁を縫い合わせる手術（腟閉鎖術）を行うこともあります。

（小田瑞恵）

子《し》宮《きゅう》後《こう》屈《くつ》

子宮が背中側に傾いている症状のことで、病気ではありません。

だいたい女性の約8割は、子宮体部が前方（腹壁側《ふくへきがわ》）に曲がっている子宮前屈になっています。約2割は、後方（直腸側《ちょくちょうがわ》）に曲がっている子宮後屈です。

子宮後屈があっても妊娠に支障はなく、子宮が大きくなるにしたがって子宮はしだいに前屈となり、産後は自然に後屈に戻ります。

子宮後屈の多くは生まれつきで、治療の必要はありません。

ただし、子宮内膜症や炎症などの癒着《ゆちゃく》が原因で、子宮が後方に引っぱられてしまうことがあります。このような場合は、原因となる病気を正しく判断し、適切な治療を行います。

（小田瑞恵）

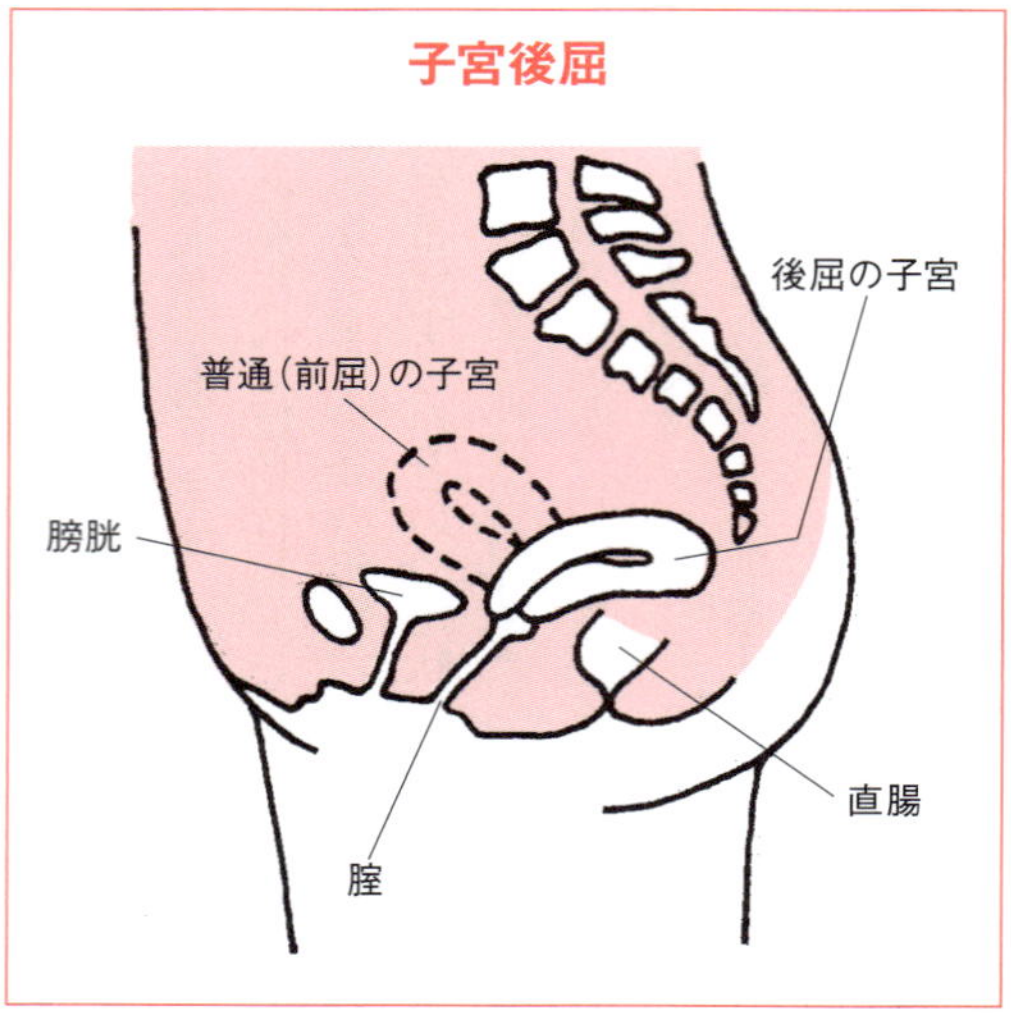

子《し》宮《きゅう》腟《ちつ》部《ぶ》糜《び》爛《らん》

「糜爛《びらん》」とは、「ただれていること」で、子宮腟部糜爛とは、子宮腟部が赤くただれているように見える、もしくは実際にただれている状態です。ただれているように見えるものを「仮性《かせい》糜爛」、実際にただれているものを「真性《しんせい》糜爛」と区別しています。

原因・症状

仮性糜爛……特に性成熟期の女性に起きやすい生理的な変化です。女性ホルモンの影響で、子宮頸管《けいかん》の粘膜は子宮腟部に向かってめくれ出ることがあります。粘膜は赤いので、ただれたように見えることから「糜爛」と表現されます。

子宮腟部糜爛のほとんどは仮性糜爛で、月経のある年代の多くにみられます。

真性糜爛……子宮腟部の粘膜の表面がはがれたために起こる本物の糜爛です。

仮性糜爛と真性糜爛のどちらも自覚症状は少ないものの、おりものが多い、出血するといったことがあります。また、炎症や子宮脱によってただれが起きることもあります。

治療

仮性糜爛の大部分は病気ではないので、治療の必要はありません。ただし、仮性糜爛・真性糜爛のどちらも、症状が強い、炎症などを起こしている場合は、座薬で対応する、レーザーメスなどでただれを焼くなどの治療をすることがあります。

子宮腟部糜爛ができる部位は、子宮頸がんが発症する場所と同じです。子宮頸がんが糜爛のように見えることがあるので、必ず子宮頸がん検査を受けてください。検査の結果、子宮頸がんの疑いがなく、自覚症状もなければ、子宮腟部糜爛は様子をみて差し支えありません。（小田瑞恵）

子《し》宮《きゅう》頸《けい》管《かん》炎《えん》・子《し》宮《きゅう》内《ない》膜《まく》炎《えん》

腟と子宮を結ぶ子宮頸部（頸管）の内腔に細菌が感染し、炎症を起こしたのが子宮頸管炎です。感染が子宮内に及び、子宮内膜に炎症を起こしたのが子宮内膜炎です。子宮内膜症と混同されがちですが、全く違う病気です。

原因・症状

炎症を起こす原因は、ブドウ球菌、連鎖球菌、大腸菌、淋菌、結核菌、クラミジア菌などです。最近は、性器クラミジア感染症が増加しています。

細菌侵入の誘因としては、腟炎からの波及、セックスによる感染、流早産・分娩のあと、不潔な子宮内の操作（掻爬《そうは》や避妊器具の挿入）などが考えられます。出産や流産、中絶手術によって子宮内膜に一時的に傷ができたり、抵抗力が落ちていたりすると、感染リスクが高まります。

子宮頸管炎になると、粘りけがある、濃くて悪臭がするといったおりものがふえます。

子宮内膜炎では、おりものが多くなるとともに、発熱、下腹部痛、腰痛、排尿痛、不正性器出血などがみられます。子宮内膜炎が慢性化すると、月経量の減少や無月経が起こることがあります。

治療

炎症の原因となっている病原体を特定します。それに合った抗生物質で治療します。症状の程度によっては、消炎剤を処方されることもあります。完治する前に服薬をやめると、子宮頸管炎・子宮内膜炎が慢性化するかもしれません。症状が軽くなっても、自己判断で治療をやめないでください。（小田瑞恵）

子《し》宮《きゅう》頸《けい》管《かん》ポリープ

子宮頸部の粘膜の一部が増殖して外側にとび出て見えたり、茎をもった突起となって子宮口からたれ下がることがあります。その突起がポリープです。

米粒大のものから大豆大くらいのものが多く、1つから複数みられることもあります。

原因・症状

大部分は、頸管粘膜の慢性的な炎症によるものです。

多くは症状がありません。ただし、やわらかい組織なので少しの刺激で出血しやすい傾向があり、性交後やスポーツ後に不正出血などがみられることがあります。

治療

小さくて症状がないなら様子をみます。あずき大以上や不正性器出血を繰り返すものは、まれに子宮頸がんがポリープ状に突出している場合があるので、切除して精密検査を行います。

ポリープは切除してもほとんど出血がなく、出血しても間もなく止まるので、外来で簡単に切除できます。ただし、切除しても再発することがあるので、経過観察を受けてください。

また、子宮筋腫がポリープのように子宮頸管に突出している場合は、たいていかたくて大きく、簡単にとれないうえ、とると止血しにくいことがあります。その場合は手術となり、外来では処置できません。（小田瑞恵）

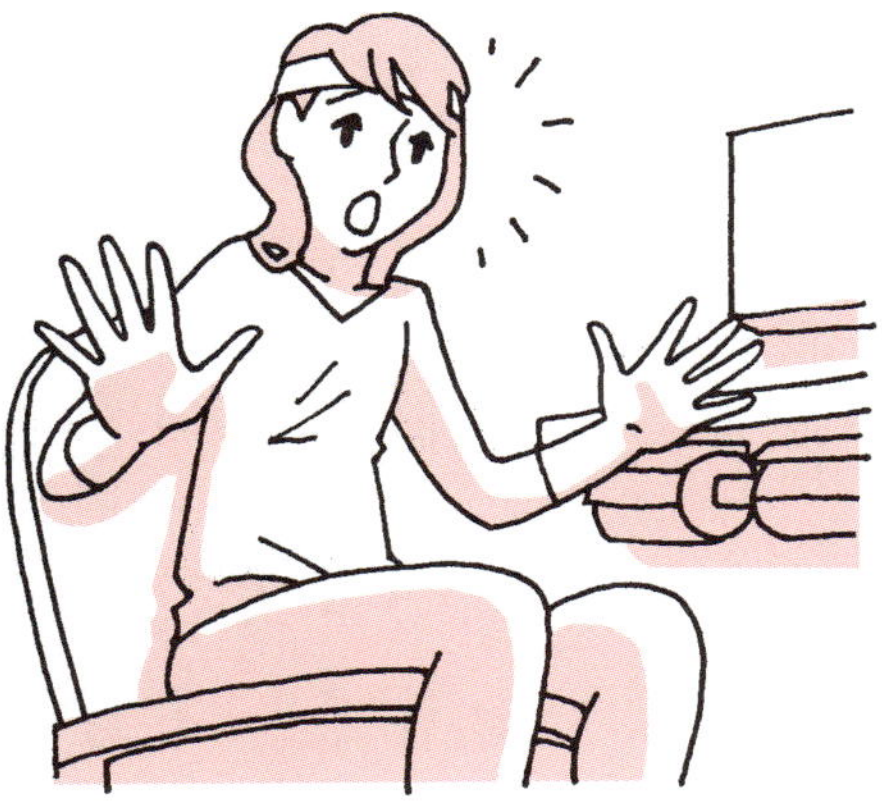

卵《らん》巣《そう》嚢《のう》腫《しゅ》

卵巣は、女性の体を支配するホルモンを分泌している大事な臓器ですが、比較的腫瘍《しゅよう》ができやすいところでもあります。

卵巣にできる腫瘍は、良性と悪性、悪性と良性の中間タイプの3つがあります。約90％は卵巣嚢腫と呼ばれる良性腫瘍です。

良性かどうかを区別するために重要な判断材料となるのが、腫瘍の中身です。分泌液など液体状の内容物がたまる「嚢胞性腫瘍《のうほうせいしゅよう》」と、かたいかたまりができる「充実性《じゅうじつせい》腫瘍」の2つに分けられます。嚢胞性腫瘍は、ほとんどが良性です。悪性のものの多くは充実性腫瘍です。ただし、充実性腫瘍でも良性のものや、悪性と良性の中間タイプもあります。

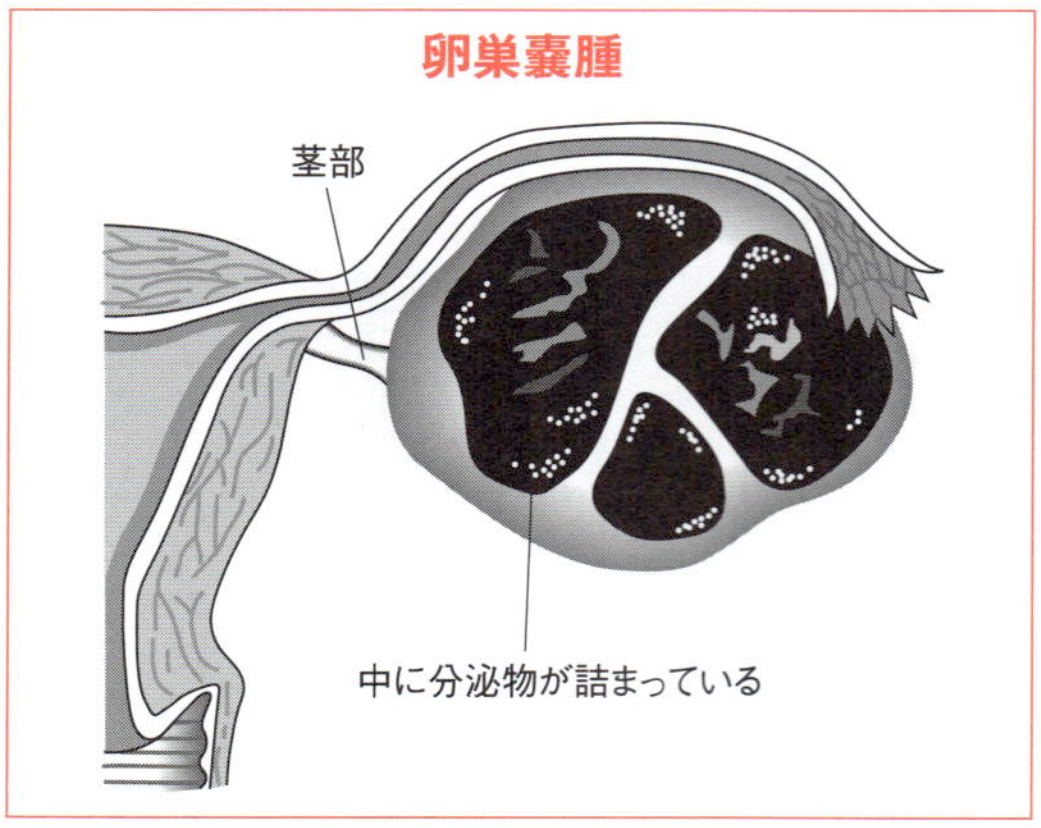

卵巣嚢腫の種類は、内容物で分けられます。「漿液性腺腫《しょうえきせいせんしゅ》」「粘液《ねんえき》性腺腫《せいせんしゅ》」「皮様嚢腫《ひようのうしゅ》」「卵胞嚢胞《らんぽうのうほう》」が代表的です。

漿液性腺腫……卵巣嚢腫の中で最も頻度が高いといわれています。漿液というサラサラした透明な黄褐色の液体が卵巣の中にたまっています。10～40代に多くみられ、ほとんど片側の卵巣にのみ発生します。

鶏卵大かこぶし大ほどですが、ふくれると子どもの頭ほどになることがあり、そこまで気づかないことが珍しくありません。ほとんどが良性ですが、まれに増殖して悪性に変化する場合があります。

粘液性腺腫……ゼラチンのようにネバネバした粘液で満たされています。片方の卵巣にできることが多く、30～40代に多いといわれています。

皮様嚢腫……ドロドロした粥状《じゅくじょう》の脂肪や毛髪、歯、骨、目、筋肉などが含まれています。受精卵の始まりのときに、人間の臓器をつくるもとになる胚葉が入り込んだと考えられています。20～40代に比較的多くみられます。

卵胞嚢胞……一般的に、排卵前は複数の卵胞（卵子を入れた袋）が発育しますが、排卵された卵胞以外は退縮します。しかし退縮どころか通常の2～3倍に異常に大きくなることがあります。多くは症状のないまま自然に消失します。排卵可能な年齢である、10代から閉経までに発症します。

原因・症状

特に原因がわかっておらず、予防法もないのが現状です。

卵巣は沈黙の臓器といわれ、小さいうちは自覚症状がありません。卵巣嚢腫が相当大きくなって、外からさわってわかるくらいにならないと、気づかないことが多いです。おなかの膨張感や圧迫感はありますが、痛みがないので見すごされることもしばしばです。

鶏卵大～こぶし大以上になると、卵巣嚢腫が周囲の組織や血管を圧迫するようになり、頻尿、腰痛、便秘、下腹部痛などの症状があらわれます。

4～5㎝大になると、なにかのきっかけで茎部がねじれてしまうことがあります。急激にねじれると、下腹部に差し込むような痛みが走り、むかつき、嘔吐《おうと》などを伴い、ショック状態になることがあります。これを卵巣嚢腫の「茎捻《けいねん》転《てん》」といいます。

ねじれた卵巣嚢腫は壊死《えし》を起こすリスクがあるので、緊急手術が必要です。

治療

卵巣嚢腫の大半は良性ですが、超音波検査、血液検査、MRI検査で良性か悪性かを診断します。手術しないと判断がむずかしい場合もあります。

良性と思われる小さいものは、たいてい経過観察になります。ただし、良性とされても急に増大する、あるいは超音波検査で変化していることがわかった場合は、悪性が疑われます。悪性が疑われる場合や、大きさが6cm以上の場合は手術を行います。

卵巣嚢腫

主な症状	治療法
・腹部が大きくなる ・腹部に圧迫感がある ・就寝時におなかに手をのせるとなにかふれる ・下腹部痛 ・腰痛 ・便秘 ・排尿しにくい ・むかつき・嘔吐	悪性か良性かの判断は開腹しないとわからないことが多いため、5～6cm以上の場合は手術する。 良性でも、悪性に変化することがあるため、経過観察が必要。 良性と思われるものは、腹腔鏡下手術が増加している。

良性で手術が必要なとき……腹腔《ふくくう》鏡下《きょうか》手術が主流です。嚢腫部分だけを摘出する「嚢腫摘出術」と、卵巣と卵管を合わせて摘出する「付属器摘出術」があります。

周囲の臓器と癒着《ゆちゃく》している場合は、付属器摘出術となりますが、片方を摘出しても、もう片方や嚢腫以外の部分を残しておけば、卵巣としての機能は失われません。

両方の卵巣を摘出するとき……閉経後は、再発やがんのリスクをなくすために、両側の付属器摘出もすすめられることがあります。

良性と考えられる若い人の場合、卵巣を両側ともとることはほとんどありません。

妊娠と合併したとき……妊娠中に卵巣嚢腫が発見されることがありますが、多くは黄体《おうたい》嚢胞（ルテイン嚢胞）です。妊娠12～15週（妊娠4カ月）くらいで自然に小さくなることが多いので、手術をしないで様子をみます。（小田瑞恵）

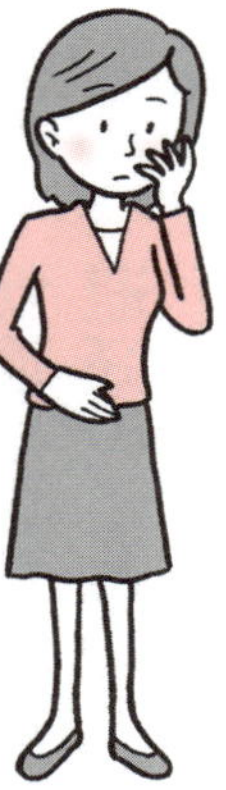

異《い》所《しょ》性《せい》妊《にん》娠《しん》（子宮外妊娠《しきゅうがいにんしん》）

妊娠したとき、受精卵は子宮内膜に着床しますが、それ以外の場所に着床してしまう状態です。以前は「子宮外妊娠」といわれていました。

異所性妊娠の大部分は卵管に起こり、まれに卵巣、腹膜、子宮頸《けい》管《かん》にもみられます。すべての妊娠の1～2％に起こります。

原因・症状

卵管やその周囲の炎症や癒着《ゆちゃく》、受精卵の運搬障害、子宮内膜の炎症や癒着などが原因です。最近は、クラミジア感染症による卵管障害などもふえています。

初期の段階は無症状ですが、月経の遅れ、下腹部痛、不正性器出血があらわれてきます。ただし、これらの症状は、正常な妊娠初期や切迫流産などでもみられます。妊娠検査薬や超音波検査の精度が向上しているので、妊娠反応やホルモン値の検査、超音波検査などで早い段階から異所性妊娠を疑うことができます。

週数が進むと、受精卵が発育し、異所性妊娠した部位によってさまざまなトラブルが生じてきます。卵管膨大部《ぼうだいぶ》に着床すれば、卵管采から腹腔《ふくくう》内に流れて流産します（卵管流産）。また、卵管峡部に着床すれば、狭いので卵管が破れ（卵管破裂）、大量出血して急激な腹痛、貧血、ショック状態に

正常妊娠と異所性妊娠

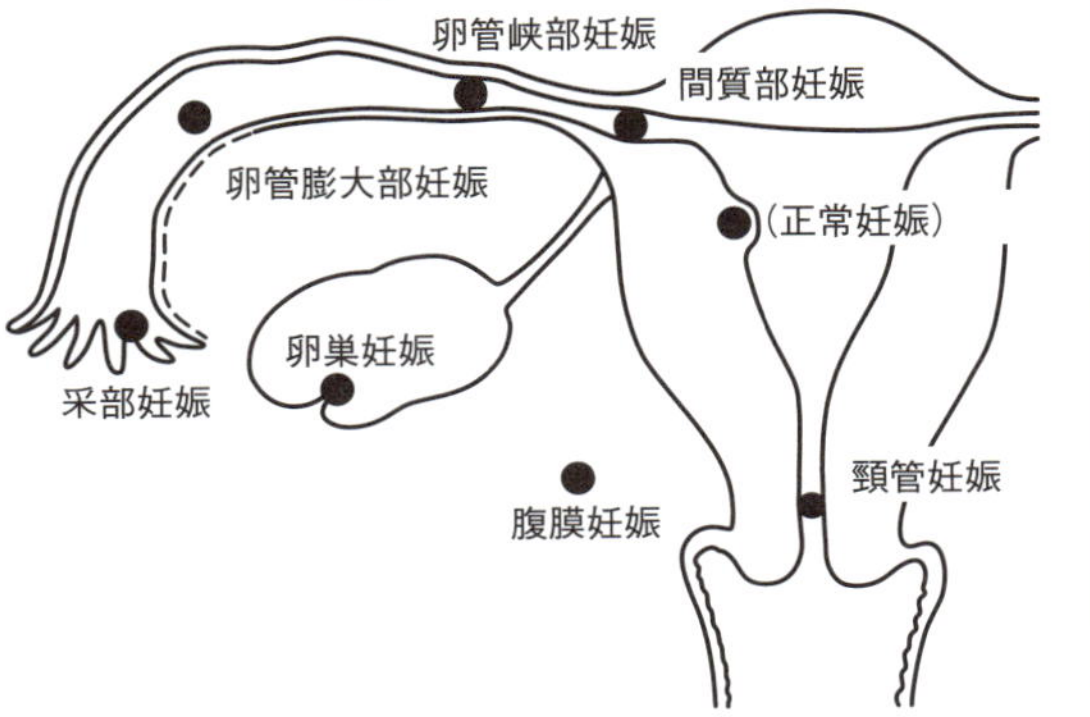

なることもあります。

異所性妊娠は重症化するとリスクが大きいため、月経が1週間以上遅れた場合は、妊娠しているか、異所性妊娠ではないかを確認するため、産婦人科を受診してください。

治療

妊娠反応が陽性で、子宮腔内に胎嚢（胎児の入っている袋）が確認できない場合は異所性妊娠を疑い、くわしい検査をします。

異所性妊娠は、ほとんどの場合妊娠3カ月ごろまでに育たなくなり、流産という経過をたどります。ただし、ほうっておくとリスクが高いので治療をします。

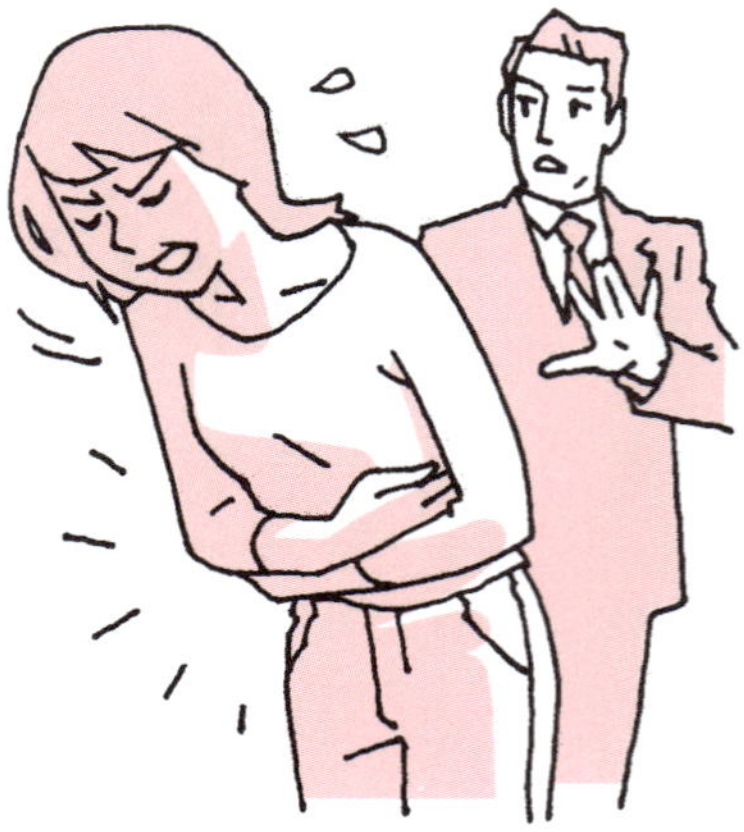

治療は手術療法が基本です。赤ちゃんを助けるのではなく、子宮外で異物となった胎嚢などをとり除くことが目的です。卵管破裂やショック状態になると緊急手術が必要になります。

ただし、患者の状態や着床部位、破裂の有無などを判断して、薬物療法・待機療法を選択することもあります。

（小田瑞恵）

女性はきちんと知っておきたい避妊のこと

近年の女性のライフスタイルを考えると、女性自身が意識的に避妊することは重要です。避妊について正しい知識をもち、自分に合った方法で行うことが望まれます。

避妊効果が高く、使いやすいのは経口避妊薬（ピル）です。コンドームは手軽な方法ですが、正しく使用しないと避妊効果は低く、パートナーまかせなのも心配です。ピルを内服しながらコンドームを使用するのがより確実で、性行為感染症の予防もできます。

さまざまな避妊法

経口《けいこう》避妊薬《ひにんやく》（ピル）：医師の処方が必要だが、内服するのを忘れなければ、避妊の成功率はほぼ１００％。

子宮内《しきゅうない》避妊器具《ひにんきぐ》：避妊リング（ＩＵＤ）、ミレーナなどがあり、子宮内腔に挿入する。数年間避妊効果が持続するが、出産未経験者は挿入が困難な場合も。器具のタイプによって月経の出血量がふえることがあるが、ミレーナのような黄体ホルモンが入っているタイプは逆に減る。

コンドーム：手軽だが、パートナーの協力が必要で、正しく使わないと避妊率が低下する。

基礎体温法、オギノ式：避妊方法として失敗率が高く、すすめられない。

緊急避妊法（アフターピル）：避妊に失敗したときや性犯罪に遭遇したときに使う。性交後72時間以内に通常量より多いピル（緊急避妊用のピル）を内服し、受精卵が着床しないようにする。やむをえない緊急時の対応で、医師の診察のもとで処方される。通常の避妊法ではない。緊急避妊法があることを知っていれば、いざというときあわてなくてすむ。

（小田瑞恵）

卵《らん》管《かん》炎《えん》

卵管は腟を通じて外界に通じており、細菌やウイルスが侵入しやすく、炎症を起こす頻度が高い器官です。卵管と卵巣はつながっているので、卵管に炎症が起こると、卵巣にまで炎症が拡大する（卵巣炎）ことがほとんどです。

原因・症状

炎症を起こす原因は、大腸菌、ブドウ球菌、クラミジア、淋菌《りんきん》などの感染症です。

性交渉やタンポンの長時間使用などで腟に感染し、多くの場合、膣から子宮頸管《けいかん》、子宮腔《くう》をへて卵管というように、上方向に進んでいく上行性感染です。卵管炎や卵巣炎がさらに拡大すると、骨盤腹《こつばんふく》膜炎《まくえん》を起こします。

卵管炎は、ほかの炎症性の病気と同じように、急性期と慢性期があります。

急性期は、下腹部の激痛とともに悪寒《おかん》があります。腹部に炎症が及ぶと40度前後の高熱が出て、吐きけ、嘔吐《おうと》、おりもの、不正出血などがみられることもあります。

下腹部痛は、体を動かすときや、排便、排尿時に特に強く、腰や太ももに向かって痛みが走ります。腹膜炎を合併すると、腹部にガスがたまり、嘔吐することもあります。

慢性期になると体温は正常に戻りますが、治ったわけではなく、はげしい運動や性交時などに、下腹部の鈍痛、腰痛、牽引痛《けんいんつう》があらわれる場合があります。卵管が周囲の臓器と癒着《ゆちゃく》したり、卵管内に膿《うみ》がたまったりして不妊や異所性妊娠にもつながります。

治療

急性期には入院が必要な場合があります。安静にし、抗菌薬の投与や消炎剤で完治させます。この時期に適切な治療を受ければ、たいてい1～2週間程度で治るでしょう。

慢性化により、ほかの臓器と癒着がひどくなった場合や、薬の投与と安静で改善しない場合は、手術で病巣をとり除きます。

（小田瑞恵）

骨《こつ》盤《ばん》腹《ふく》膜《まく》炎《えん》

骨盤内には前に膀胱《ぼうこう》、後ろに直腸、その間に子宮・卵管があり、それらの表面は腹膜でおおわれています。腹膜に炎症が起こったものを腹膜炎といいますが、骨盤の中に起きたものを骨盤腹膜炎といいます。

原因・症状

子宮頸管炎《しきゅうけいかんえん》、子宮内膜炎《しきゅうないまくえん》、卵管炎《らんかんえん》、卵巣炎など、骨盤内の炎症が拡大して起こることがほとんどです。

炎症を引き起こす原因は、一般的な化膿菌《かのうきん》、クラミジアや淋菌《りんきん》に感染する性行為感染症《せいこういかんせんしょう》の場合が多くみられます。子宮腔内《しきゅうくう》にIUD（子宮内避妊器具《しきゅうないひにんきぐ》）が入っている場合は性感染症を増強させ、骨盤腹膜炎の誘因になります。

症状は、持続的な下腹部痛のほか、寒けを伴う発熱や吐きけ、黄色や緑黄色で悪臭を伴うおりものなどが代表的です。

進行して慢性化すると、腹膜とほかの臓器が癒着して、強い下腹部痛や慢性的な便秘・下痢を引き起こします。さらに重篤になると、炎症を起こしている部分に膿《うみ》を伴うおそれが起こることもあるので、症状の推移に注意してください。

治療

炎症が強い場合は、入院が必要です。炎症を起こしている原因菌を特定し、適切な抗菌薬を用いることで治ります。

骨盤腹膜炎は、卵管の閉塞《へいそく》や癒着などが起こって不妊症になることが珍しくありません。妊娠・出産を望む女性にとって、早めに対処したい病気のひとつです。

（小田瑞恵）

外《がい》陰《いん》腟《ちつ》カンジダ症《しょう》（カンジダ腟炎《ちつえん》）

カビの一種であるカンジダによる腟の炎症です。

原因・症状

カンジダは、もともと腟内に存在しています。通常はトラブルを起こしませんが、抵抗力が落ちたときや、抗菌薬を飲んだあとに異常繁殖《はんしょく》してしまうと炎症を起こすことがあります。

全身が衰弱する病気や、糖尿《とうにょう》病《びょう》、妊娠したときなどに症状があらわれやすい傾向があります。抗菌薬の長期使用および大量使用は、外因性《がいいんせい》腟カンジダ症を誘発することがあるので、注意しながら使用します。

症状は多くの場合、白色でク

リーム状のおりものが増加し、腟や外陰部が赤くなってかゆみが強く、はれることもあります。

進行すると、外陰部が白くなってしばしば湿疹《しっしん》のようになります。おりものに、チーズや酒かす状のつぶつぶがまじることもあります。

治療

腟内の洗浄と抗真菌剤で治療します。主に腟錠を使用し、必要に応じて外陰部には軟膏《なんこう》を用います。

難治性の場合は、内服薬を併用することがあります。糖尿病などがある場合は、慢性化して治りにくいことが珍しくありません。

また、性交などによって感染することもあるので、パートナーも検査や治療が必要です。（小田瑞恵）

手術後の回復を早める食事療法

回復を早め、施術後の不定愁訴を緩和するためには、食事が大事です。

①栄養のバランスをとる

体力をとり戻すために、たんぱく質、脂質、糖質、各種ビタミン、ミネラルなどをバランスよくとります。

②ビタミンCをたっぷりとる

施術の傷の治りをよくするために、緑黄色野菜やミカン、ダイコン、サツマイモなどのビタミンCを含む食品を十分に摂取します。

③ビタミンEも大切

末端の血行を改善するビタミンです。ビタミンEが多い食品は、玄米、植物油、ゴマ、大豆、卵黄、小松菜、キャベツ、牛・豚、バナナ、トマトなどです。

④アルカリ性食品を多くとる

抵抗力を強めるため、血液が酸性になるのを防ぎましょう。それには、緑黄色野菜や海藻などのアルカリ性食品を主にし、肉類、卵、白砂糖などの強酸性食品は控えめにします。

⑤鉄分を含む食品をとる

造血作用のあるレバー、しじみ、いわし、ゴマ、ひじき、のり、わかめなどをとりましょう。

（根本幸夫）

外《がい》陰《いん》瘙《そう》痒《よう》症《しょう》

外陰部に強いかゆみがある病気です。人に相談しにくく、市販薬の誤用も多いので、自己判断しないで受診することが改善への早道です。

原因・症状

下着やナプキンによる刺激や蒸れ、便座洗浄機の使いすぎなどが原因で起こる場合と、原因がはっきりしない神経性の場合があります。

神経性の場合は、精神的な興奮、衣服での摩擦、布団の中で温まったときなどに特に強くなります。かゆみががまんできず、かいて傷をつくってしまい、細菌感染を引き起こすこともあるので注意してください。

治療

局所を清潔に保ち、なるべくかかないようにしましょう。症状により、消炎、かゆみ止め作用のある軟膏《なんこう》やクリームを使用します。神経性の場合は、精神安定剤を用いることもあります。（小田瑞恵）

トリコモナス膣《ちつ》炎《えん》

トリコモナス原虫《げんちゅう》が腟に寄生《きせい》して起こる炎症で、成人女性や妊婦にしばしばみられます。

原因・症状

ほとんどがセックスで感染するので、パートナーと病原体をやりとりする「ピンポン感染」を起こしやすい性感染症《せいかんせんしょう》です。まれに風呂やトイレの便座などからうつることもあります。

悪臭を伴う黄色いおりものが増加し、腟や外陰部のかゆみ、熱感、痛みがあり、性交時に痛みや少量の出血をみることもあります。

炎症がひどいと、外陰部、膣の入り口や内部、子宮膣部まで赤くなり、ときには小さな発赤《ほっせき》が多くみられます。

一方で、症状が全く出ない女性もいます。男性もほとんど自覚症状がないので、知らないうちに感染を広げる可能性があり、注意が必要です。

治療

抗菌薬を膣内に挿入、または内服します。女性だけ治療してもセックスによって再感染してしまうので、パートナーの治療も同時に行うことが重要です。治療が終わったら、2〜3週間後に再発していないか検査を受ける必要があります。

（小田瑞恵）

萎《い》縮《しゅく》性《せい》膣《ちつ》炎《えん》

女性ホルモンの低下による膣の炎症です。閉経期以降に多く、老人性膣炎ともいいます。

原因・症状

閉経して卵巣機能が衰え、エストロゲンの分泌が減少すると、膣の粘膜が萎縮して薄くなり、うるおいがなくなります。そのため、少しの刺激で傷つき炎症を起こすのです。

膣壁全体に発赤がみられ、ただれる場合があります。不正出血、黄色や膿状のおりもの、外陰部のかゆみ、排尿痛、セックスのときに痛みを感じたり、出血したりすることもあります。

治療

卵巣ホルモンの一種であるエストロゲン製剤の内服、あるいは膣錠挿入が効果的です。抗菌薬を併用することもあります。

萎縮性膣炎の診断は容易です。とはいえ、子宮や膣のがんである可能性もあるので、分泌物を調べるほか、場合によっては細胞診や組織診による検査が必要です。

（小田瑞恵）

婦人科を受診するときに心がけておきたいこと

内診は医師を信頼してまかせよう

女性特有の病気が疑われる場合は、婦人科を受診するのが一般的です。その際、内診が必要な場合が多くあります。内診は、内診台で両脚を開き、医師が膣《ちつ》口から診察することですが、「恥ずかしい」「苦痛」と感じる人が多いようです。

超音波の器械を用いると、内診しなくても子宮や卵巣の状態はわかります。しかし、内診でないとわからないこともあるので、医師を信頼してまかせることも大切です。

恥ずかしい気持ちから内診をためらっているうちに、病気が悪化しないとも限りません。心配な症状があるときは、少しでも早く診察を受けましょう。

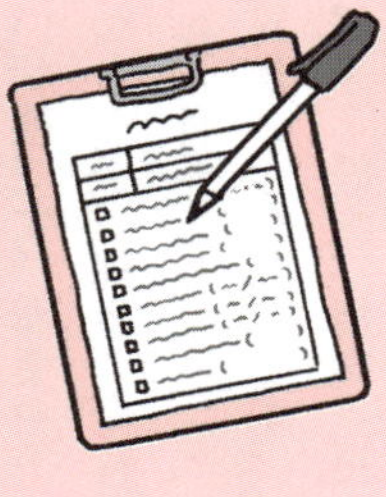

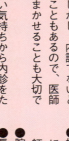

月経周期を記録しておくと、問診の際に便利

婦人科の診察でまず聞かれるのは、最終月経日や月経の状態などについてですが、はっきり答えられない人が目立ちます。月経周期の記録をつけて持参したり、あらかじめメモしたりしてから診察を受けるとスムーズです。

受診のポイント

- ●症状や体の状態を、説明できるように整理しておく
- ●婦人科が初めてのときや、内診に抵抗があるときは、最初に医師に伝える
- ●膣内の洗浄はしない
- ●長く出血が続く場合や緊急の場合を除いて、月経中の受診は避ける
- ●他人の体験談は参考にするだけにとどめ、それがすべてと思わない
- ●着脱しやすい服装にする。少し長めのフレアスカートなどが便利

（小田瑞恵）

月《げっ》経《けい》トラブル

月経にまつわる、体と心のさまざまな体の不調です。

排卵が起こると、子宮は内膜《ないまく》をフカフカな状態にさせて、受精卵《じゅせいらん》を受け止める準備を始めます。月経前になると子宮内膜は約1cmまでに厚くなりますが、妊娠が起こらない場合、古い内膜は血液といっしょにはがれ落ちます。これが月経です。

月経の初日から次の月経の前日までを月経周期といいます。月経周期は約28日前後ですが、個人差があり、25~38日程度は問題ないとされています。28日周期の場合、14日目あたりが排卵日《はいらんび》です。

卵巣から分泌《ぶんぴつ》される卵胞《らんぽう》ホルモンと黄体《おうたい》ホルモンの総称を、女性ホルモンもしくは卵巣ホルモンといいます。月経が始まってから排卵までは卵胞ホルモン（エストロゲン）の分泌が多く、排卵後から月経までは黄体ホルモン（プロゲステロン）の分泌が多くなります。卵巣ホルモンの分泌は、脳の中にある視床下部《ししょうかぶ》と、下垂体《かすいたい》から分泌されるホルモンの支配下にあります。

逆に、視床下部と下垂体は卵巣ホルモンの分泌量によって調整されるので、下垂体と卵巣は互いに刺激し合っていることになります。

視床下部と下垂体は自律神経もコントロールしているため、ストレスなどで自律神経が乱れると、卵巣ホルモンにも影響を及ぼし、月経が不規則になったりします。ホルモン分泌は微妙な調整でバランスが保たれているので、不規則な生活、食生活の乱れ、心理的なストレス、生活環境の変化などによって乱れやすくなります。日ごろから健康的な生活を心がけてください。

種類・原因・症状

月経トラブルには、周期、持続日数、出血量に関するものがあります。

原発性無月経《げんぱつせいむげっけい》……満18才になっても初潮がない状態です。卵巣や子宮が生まれつきない、高度の発育不全、腟閉鎖、性染色体の異常、ホルモンの異常などが原因です。

続発性無月経《ぞくはつせいむげっけい》……妊娠、授乳、更年期などの原因がないのに、90日以上月経がない状態です。環境の変化や精神的ストレス、過度のダイエットや運動による体重減少、子宮内膜の炎症や癒着《ゆちゃく》、神経性食欲不振、頭蓋内腫瘍《ずがいないしゅよう》（脳腫瘍《のうしゅよう》）などによる視床下部や下垂体の異常、早発型卵巣機能不全、多嚢胞性卵巣症候群などが原因です。

月経困難症《げっけいこんなんしょう》……月経時の下腹部

おりものに効く民間療法

おりものの異常によってなんらかの病気が心配されるときは、できるだけ早く婦人科を受診しますが、生理的なおりものがふえるような場合は、次のような療法が効きます。

サフラン

サフランは薬草としての歴史が長く、特にブイヤベースにも使われるサフランの雌しべは、婦人科の病気の特効薬として知られています。

使い方は簡単です。サフランの雌しべ（香辛料としても販売されている）10本に熱湯約150mℓを注ぎ、冷めたら1日3回に分けて上澄みを飲みます。湯をつぎ足して、黄色い色の出る間は何回でも使えます。

ハスの実

ハスの根は野菜のレンコンで非常に滋養のある食物ですが、実は薬用に利用します。

ハスの実は、漢方薬局で生薬の蓮実（蓮子《れんし》）を求め、黒くてかたい殻がついていますから、すり鉢に入れてあらく砕きます。これを1日量10g程度、煎じて服用します。そのまま食べてもよいでしょう。ハスの実は、止血作用が強いので、子宮出血にも効きます。

サイカチ

川岸によく見られる、マメ科の落葉高木で、長さ30cmもある大きな豆さやができます。この豆さやを日光干しで乾燥させたものを、1日量10gを煎じて飲みます。

（根本幸夫）

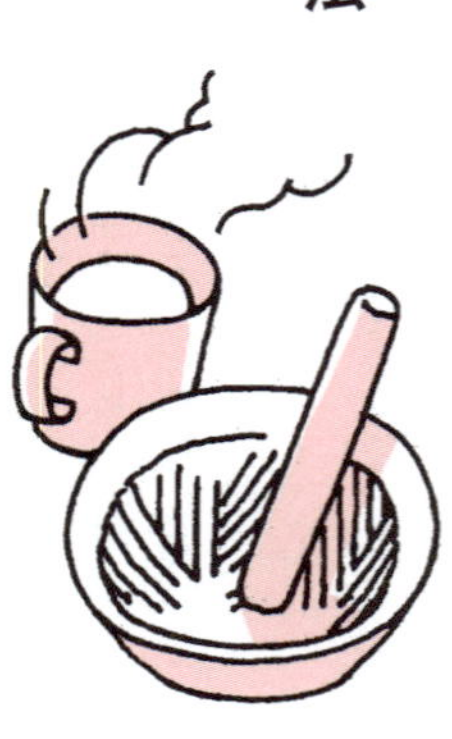

痛、腰痛、頭痛、悪心《おしん》、嘔吐《おうと》などで日常生活に支障を伴うものです。器質性と機能性があります。

器質性《きしつせい》（続発性《ぞくはつせい》）月経困難症の原因は、子宮内膜症《しきゅうないまくしょう》、子宮腺筋症《しきゅうせんきんしょう》、子宮筋腫《しきゅうきんしゅ》などがあります。症状は、月経痛があり、月を追うごとに強くなります。子宮腺筋症と子宮内膜症のときは、症状が強く出るのが特徴です。

機能性《きのうせい》月経困難症では、特に病気ではないのに、月経痛が強く出ます。月経困難症の多くはこのタイプです。子宮卵巣の未熟な若い世代に多く、ストレスなどの精神的要素で症状が強くなることもあります。

月経前症候群《げっけいぜんしょうこうぐん》（PMS、月経前緊張症《げっけいぜんきんちょうしょう》）……黄体から分泌される黄体ホルモン（プロゲステロン）が関係するといわれていますが、はっきりわかっていません。

月経の3〜10日くらい前から、不眠、眠け、イライラ、憂うつ、乳房痛、悪心《おしん》、便秘、のぼせ、むくみ、下腹部痛などの症状があらわれ、月経開始とともに軽快あるいは消失します。

なお、月経周期が異常に長いものを稀発月経《きはつげっけい》、非常に短いものを頻発月経《ひんぱつげっけい》、月経の持続日数が2日以下のものを過短月経《かたんげっけい》、月経の持続日数が8日以上のものを過長《かちょう》月経《げっけい》、月経量の少ないものを過《か》少月経《しょうげっけい》、月経量の多いものを過《か》多月経《たげっけい》といいます。

治療

原発性無月経《げんぱつせいむげっけい》……処女膜《しょじょまく》の切開を行います。腟閉鎖《ちつへいさ》の場合は、卵巣や子宮の発育不全にはホルモン剤を投与します。先天的異常や染色体異常などは根本的な治療法はなく、女性ホルモンを補充します。

続発性無月経《ぞくはつせいむげっけい》……不足している女性ホルモンを補充します。原因となる病気があるときは、病気の治療が優先です。体重が極端に減少しているときは、まず体重を適正に戻すことが前提です。

月経困難症《げっけいこんなんしょう》……器質性《きしつせい》は、原因となる病気を治します。子宮腺筋症、子宮内膜症、子宮筋腫には排卵抑制療法《はいらんよくせいりょうほう》が有効で、最近ではさまざまなホルモン剤が用いられています。痛み止めが効かない機能性月経困難症にも、排卵抑制療法は効果的です。

月経前緊張症《げっけいぜんきんちょうしょう》（PMS、月経前症候群《げっけいぜんしょうこうぐん》）……排卵抑制療法、利尿剤《りにょうざい》、鎮静《ちんせい》・鎮痛剤《ちんつうざい》の投与などが行われます。月経前はできるだけ刺激を避け、精神的・身体的な安静を保つことが重要です。

稀発月経《きはつげっけい》、頻発月経《ひんぱつげっけい》などの周期の乱れは無排卵《むはいらん》であることが多いので、基礎体温をはかり、無排卵なら受診して調べてもらう必要があります。

（小田瑞恵）

月経期ではないのにドキッ！「不正出血」

月経ではないときに性器から出血することを不正出血といいます。性交時の出血も不正出血に含まれます。原因は、なんらかの病気があって起こるものと、病気がなくて起こる「機能性出血」「排卵期出血」があります。

機能性出血《きのうせいしゅっけつ》……ホルモンバランスの乱れによる出血で、思春期や更年期に多くみられます。少量の出血であれば経過をみるだけですが、大量ならホルモン治療を行います。

排卵期出血《はいらんきしゅっけつ》……排卵期にみられるごく少量の出血で、あまり心配ありません。

不正出血を起こしやすい病気

子宮腟部糜爛《しきゅうちつぶびらん》、子宮頸管《しきゅうけいかん》ポリープ、外陰部《がいいんぶ》や腟《ちつ》の炎症、子宮頸管炎、子宮内膜炎《しきゅうないまくえん》、子宮筋腫《しきゅうきんしゅ》、子宮頸《しきゅうけい》がん、子宮体がんです。良性から悪性まで、多岐にわたります。

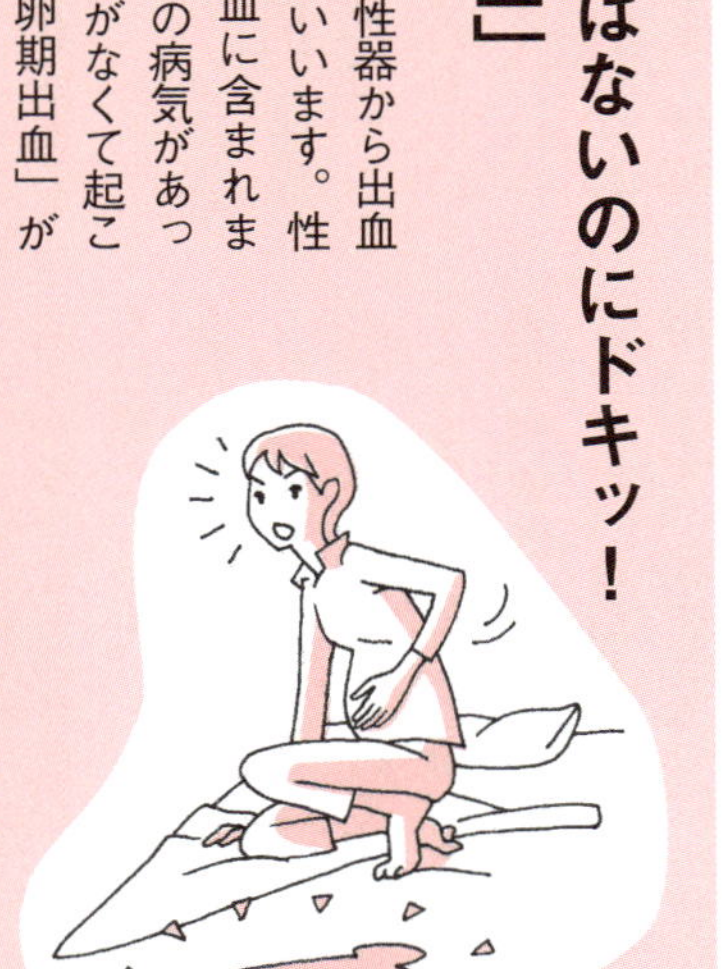

女性は月経があるため、ごく少量の不正出血を気にしない人や、「更年期だからよくあること」と、やりすごしてしまう人が多くいます。しかし、出血の色・量や回数といったもので不正出血の原因を知ることはとうていできません。

子宮頸がん検査や40才以降の人は子宮体がん検査を行い、重大な病気が隠れていないことを確認しましょう。不正出血があった場合は、自己判断せずに早めに婦人科を受診してください。

（小田瑞恵）

月経トラブルの漢方療法

漢方医学では、月経トラブルは次項の更年期障害などと同じく、気、血、水の変化や不均衡によって起こるものと考えます。それぞれの症状にしたがって、体全体のバランスをととのえる処方を用いますが、一般的には更年期障害の場合とほぼ同じ処方を用います。

正常月経と、月経トラブルのいろいろ

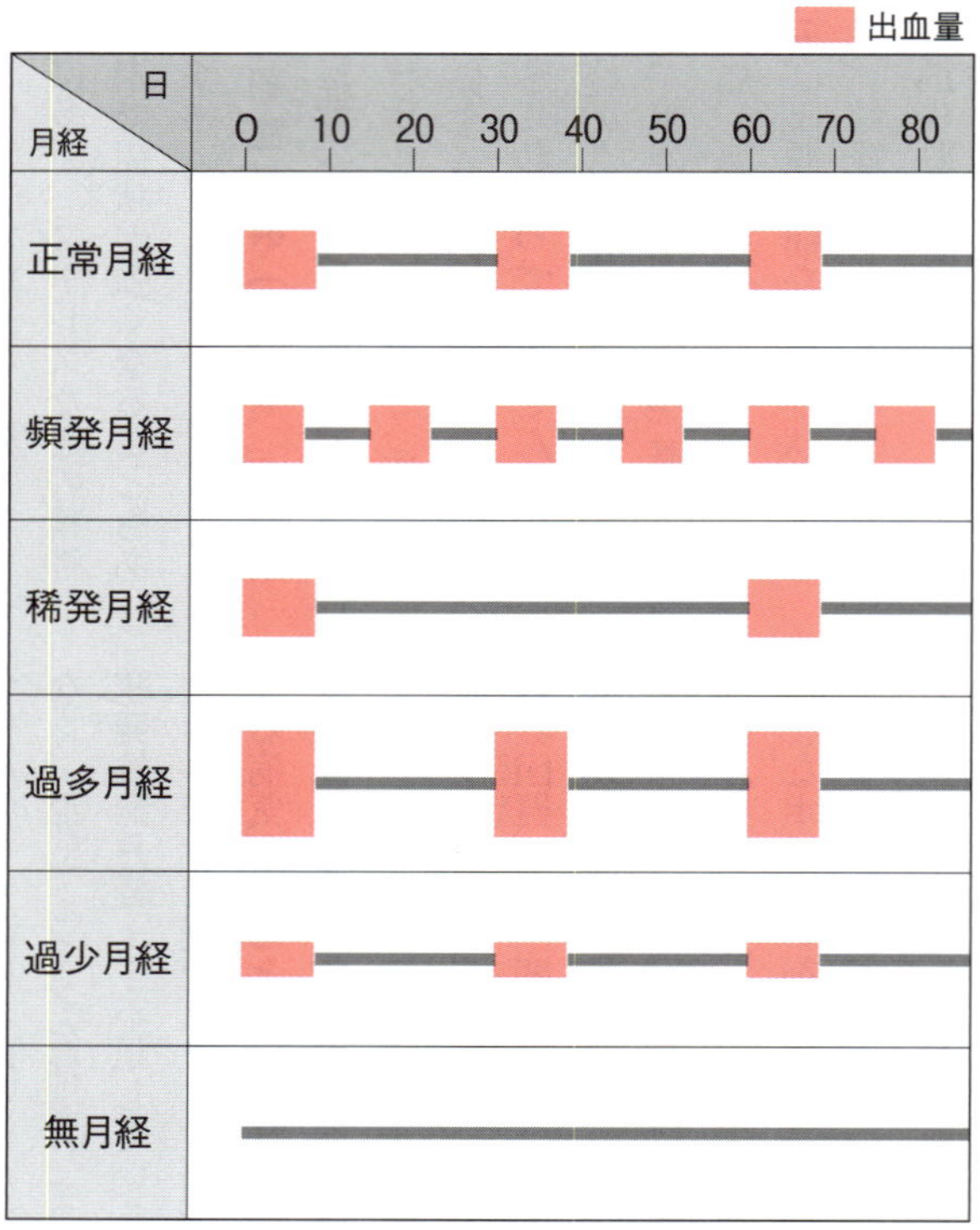

半夏厚朴湯《はんげこうぼくとう》

気分がうつうつとして、のぼせ、動悸、息切れなどを呈し、はなはだしい場合は、不安がひどくなって、ひとりで外出することもできなくなります。のどに何かひっかかっているような感じ、飲み込もうとしても下がらず、吐き出そうとしても出ないというような症状があります。多くは貧血ぎみで、筋肉の緊張は悪く、冷え症で神経過敏、疲れやすい虚弱なものに用います。ただし、貧血、無力、腹部軟弱のはなはだしいものにはあまり用いません。

甘麦大棗湯《かんばくたいそうとう》

少しのことにも悲しんで泣いたり、あるいは笑いが止まらないなど、精神の動揺がはげしく、生あくびが頻繁に出たり、手足や顔の筋肉がけいれんしたりするものに用います。両側の腹直筋、特に右側の腹直筋が突っ張っているものを目標とします。

加味逍遥散《かみしょうようさん》

体力のやや衰えた、貧血ぎみのものに用います。疲れやすい、頭が重い、めまいがする、よく眠れない、いらいらして怒りやすい、ときどき体がカーッとほてって汗が出る、生理不順を起こしやすい、その他いろいろな神経症状がある場合が目標となります。

桂枝茯苓丸《けいしぶくりょうがん》

下腹部の膨満感《ぼうまんかん》と、抵抗、圧痛があり、体格、栄養ともによく、顔色も良好で赤みがかったものに用います。神経症状が強く、のぼせ症で、頭痛、肩こり、動悸、めまい、足の冷えなどを訴え、下腹部が突っ張ったり、痛んだりするものを目標とします。

桃核承気湯《とうかくじょうきとう》

体格、体力の充実した人で、血の道症がはげしく、左の下腹部に強い圧痛があり、のぼせ、頭痛、不安、不眠、手足の冷え、便秘があるものに用いてよいものです。

柴胡加竜骨牡蛎湯《さいこかりゅうこつぼれいとう》

筋骨質のがっしりとした体型で、腹診すると、みずおちのところが緊張して、押さえると苦しく、圧痛を訴えます（胸脇苦満《きょうきょうくまん》）。特にへその上部、あるいは左に動悸を認めることが多く、腹部大動脈の亢進《こうしん》による神経症状が起きている場合に用います。神経質で、興奮しやすく、のぼせ、不眠、心悸《しんき》亢進、肩こり、驚きやすく怒りやすい、気分が変わりやすい、落ち着きがないなどの特徴があるものを目標とします。

女神散《にょしんさん》

体力は中等度もしくはそれ以上のもので、のぼせ、めまい、気のふさぎを目標として用います。

当帰芍薬散《とうきしゃくやくさん》

やせ型、色白で、虚弱な女性に用います。貧血ぎみで、足腰が冷え、疲労しやすく、頭が重い、めまい、耳鳴り、動悸、下腹痛などを訴える場合に効果があります。

正心湯《しょうしんとう》

喜、怒、憂、思、悲、驚、恐の七情が混乱して、気分が憂うつとなり、意識がもうろうとして、とりとめのないことを口走ったり、いわれもなく笑ったり、精神に異常をきたしたものに用います。

清上蠲痛湯《せいじょうけんつうとう》

はげしく頑固で、しかも長年繰り返す頭痛がある場合によく用いられる処方です。血の道症や更年期障害で、頭痛を伴うものに効果があります。

（矢数圭堂）

月経痛をやわらげるヨーガ

ヨーガは月経時の腰痛や下腹部痛をやわらげるのに特に効果があります。無理なく気持ちよくやるのがコツです。　（宮本登喜子）

月経痛をやわらげるヨーガのポーズ

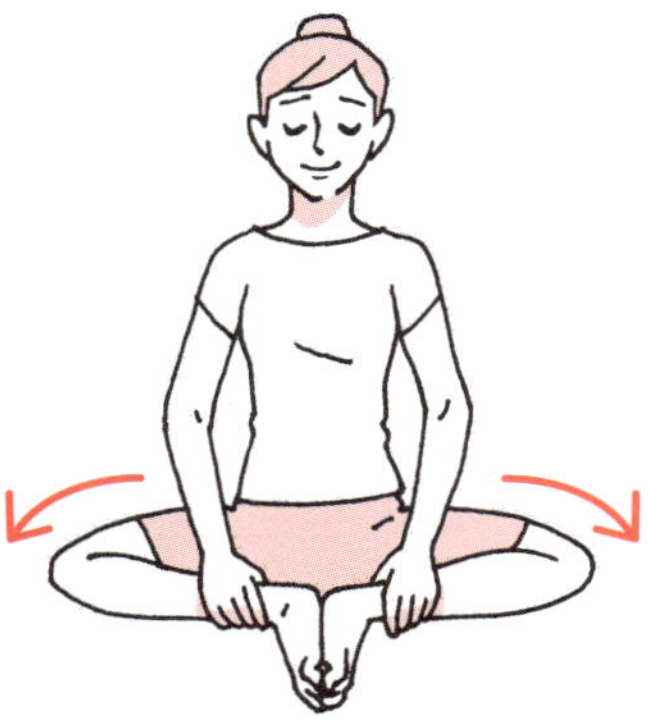

ゆれる吉祥のポーズ

足のうらを合わせ、足先に両手をおき、体を左右にゆっくり20〜30回ゆする。骨盤をととのえ足腰の関節を柔軟にします。

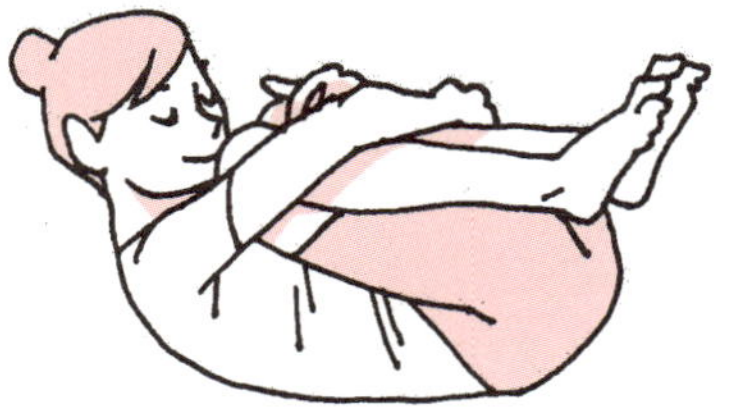

赤ちゃんのポーズ

①あおむけに寝て、両足をそろえます。ひざを折り曲げ、両手でひざを胸に抱いて、息を吸いながらおなかに引きよせます。

②息を吐きながら、頭を起こして4回呼吸をし、手足を床にもどして全身リラックスしてゆっくり呼吸をします。

月経トラブルのツボ刺激

精神的なストレスやショック、環境の変化、あるいは旅行などによる疲れ、気候の変化などによって、きわめて容易に月経トラブルが起こりがちです。つまり月経トラブルは精神情緒の不安定によって起こる場合が多いのです。

これは、女性の月経が左右大脳半球の間にある間脳の影響を受けることを示しています。間脳は排卵作用をつかさどる下垂体前葉から出るホルモンを支配しています。このホルモンの分泌が順調でないと、卵巣から卵子が正常に排卵されないことになり、月経トラブルが起こります。

また、月経痛も精神的情緒が不安定なときは、いつもよりはげしい痛みに悩まされることが少なくありません。このようなケースに、ツボ刺激は症状をやわらげ、月経を順調に回復させる働きがあります。ただし、それには十分に栄養をとり、日常の生活をととのえる必要があります。

月経トラブルなど婦人病に特に欠かせないツボは、臀部の**胞肓《ほうこう》**です。このツボは昔から婦人科の特効穴といわれ、婦人病特有の頭重や肩こり、腰のだるさ、下腹部の張りや痛み、足の冷えなどの随伴症状に非常によく効きます。

また、**腎兪《じんゆ》**、**次髎《じりょう》**もよく使われます。腎兪は体力の増強をはかる働きがあり、次髎は昔から月経痛、月経不順に効くとされています。

腹部では、へそ下の**気海《きかい》**、**関元《かんげん》**、**中極《ちゅうきょく》**がよく使われます。気海は神経過敏、心身症、ヒステリーなどに効果があり、関元はへそ下三寸にあって別名を丹田《たんでん》と呼ばれるように、精神を蔵するところとされ、心身を安定させる働きがあります。中極は婦人科疾患に効果があり、臨床上重要なツボです。

足では、ひざ上の内側のくぼみ上端にある**血海《けっかい》**が、女性特有の「血の道症」に非常に効果があり、ぜひ覚えておいてほしいツボの一つです。また、内くるぶしから三指幅分上がったところにある**三陰交《さんいんこう》**は、月経不順や腰痛に効きます。

以上の八つのツボが、月経異常によく使われる八大ツボです。

（芹澤勝助）

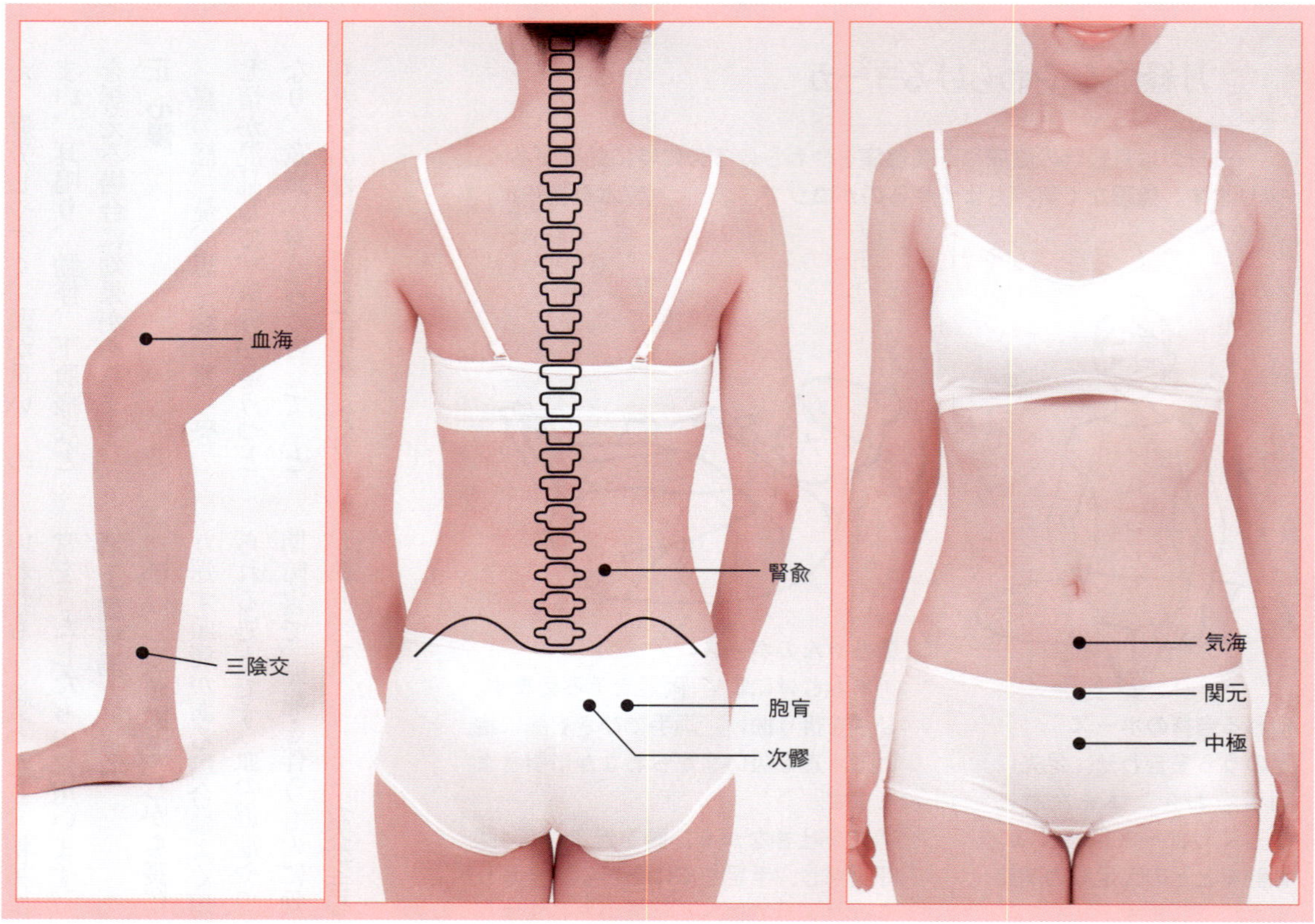

更《こう》年《ねん》期《き》障《しょう》害《がい》

閉経する年齢は個人差がありますが、平均50才といわれています。早い人で40代前半、遅い人で50代後半に閉経を迎えます。

閉経前後の5年間を更年期と呼び、この期間にあらわれるさまざまな症状が更年期症状、なかでも症状が重く日常生活に支障があるものが更年期障害です。

更年期障害は、すべての女性にあらわれるとは限りません。無症状の人、軽い人、重い人など個人差があります。更年期の状態がさまざまなのは、精神や健康の状態、社会的環境などと密接に関係しているからです。

原因・症状

卵巣機能は、40才を過ぎたころから低下し始めます。これに伴って、卵巣から分泌される卵胞《らんぽう》ホルモン（エストロゲン）が急に減少すると、ホルモンの調整をつかさどる視床下部が混乱し、ホルモン分泌が乱れ、自律神経にも影響を及ぼします。

月経周期や持続日数が不規則となり、不正出血がみられる、出血量の増減がはげしいといった月経トラブルが起きます。閉経後数年たつと、萎縮性腟炎《いしゅくせいちつえん》、排尿障《はいにょうしょう》害《がい》、皮膚の乾燥やかゆみ、腰痛や関節痛なども起こります。

精神症状では、イライラ、情緒不安定、抑うつ、不眠、食欲の変化、ノイローゼ症状などがあります。自律神経失調症状では、頭痛、めまい、吐きけ、のぼせ、汗、寒け、冷え症、動悸《どうき》、胸痛、息苦しさ、疲れやすい、肩こりなどが起こります。

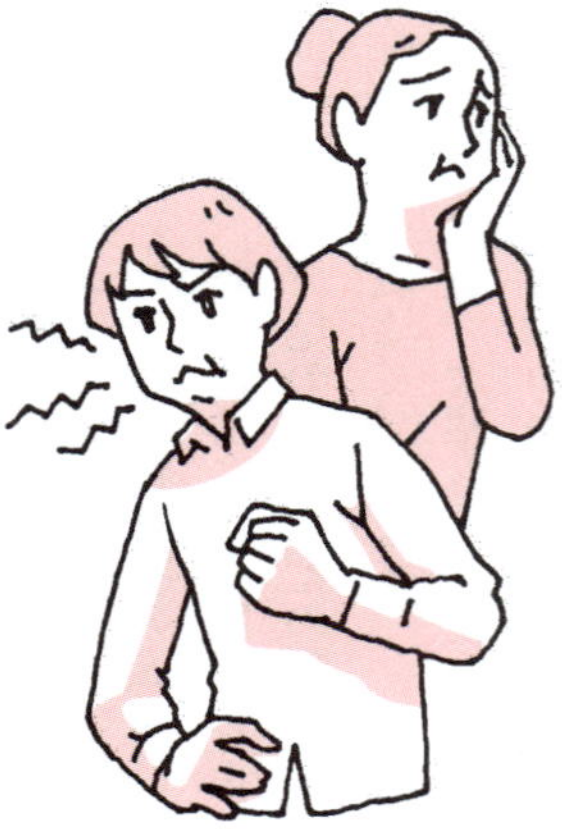

更年期は、だれもが通過するポ

イントです。体の変化と向き合い、更年期を理解して乗り越える前向きな気持ちが大切です。

治療

症状を軽くするために、安定剤や漢方薬などの対症処方や、ホルモン剤の投与が行われることがあります。ホルモン剤は、卵胞ホルモンと黄体《おうたい》ホルモンを併用するホルモン補充療法《ほじゅうりょうほう》（ＨＲＴ）が広く用いられています。

更年期以降は、がんや高血圧、心臓病などの生活習慣病を起こしやすい年代だということを忘れてはいけません。これらの病気の症状は更年期障害と似たところがあります。重大な病気を更年期障害だと自己判断しないためにも受診を心がけてください。（小田瑞恵）

更年期障害に女性ホルモン補充療法

更年期の女性にさまざまな症状が起こるのは、女性ホルモンであるエストロゲン（卵胞ホルモン）が急激に分泌低下することが主な原因といわれています。そこで近年は、エストロゲンを錠剤や貼り薬で補う方法、つまり「ホルモン補充療法」が行われるようになり、劇的な効果を上げています。

40～50代の女性が不定愁訴《しゅうそ》を訴える場合は、更年期によるものか、そうでないかを調べるために、女性ホルモン剤を投与する方法も行われています。それで改善されれば、更年期症状による不定愁訴と診断できるわけです。

女性ホルモン補充療法が更年期障害に効くのは当然のことですが、さらに肌の若々しさをとり戻したり、腟粘膜のうるおい低下を防いで腟を健康にし、スムーズな性交も可能にするなどの効果もあります。

また、女性ホルモンの低下が原因で起こる骨粗鬆症《こつそしょうしょう》や、物忘れ、高ＬＤＬコレステロール血症も予防します。

更年期以降の女性はエストロゲンが不足することによって男性より骨粗鬆症や心臓病、認知機能障害になりやすい危険にさらされていますから、女性ホルモン補充療法の普及が大いに期待されています。（小田瑞恵）

更年期障害の漢方療法

月経が閉止する50才前後には、自律神経系の症状や精神症状、内分泌・代謝系の障害など、さまざまな愁訴《しゅうそ》があらわれます。これを更年期障害といいます。

漢方医学では、気、血、水の変化や不均衡によって起こるものと考え、それぞれの症状にしたがって、体全体のバランスをととのえる処方を用います。

半夏厚朴湯《はんげこうぼくとう》

気分がうつうつとして、のぼせ、動悸、息切れなどを呈し、はなはだしい場合は、不安がひどくなって、ひとりで外出することもできなくなります。のどに何かひっかかっているような感じ、飲み込もうとしても下がらず、吐き出そうとしても出ないというような症状があります。

多くは貧血ぎみで、筋肉の緊張は悪く、冷え症で神経過敏、疲れやすい虚弱なものに用います。ただし、貧血、無力、腹部軟弱のはなはだしいものにはあまり用いません。

甘麦大棗湯《かんばくたいそうとう》

少しのことにも悲しんで泣いたり、あるいは笑いが止まらないなど、精神の動揺がはげしく、生あくびが頻繁に出たり、手足や顔の筋肉がけいれんしたりするものに用います。両側の腹直筋、特に右側の腹直筋が突っ張っているものを目標とします。

加味逍遙散《かみしょうようさん》

体力のやや衰えた、貧血ぎみのものに用います。疲れやすい、頭が重い、めまいがする、よく眠れない、いらいらして怒りやすい、ときどき体がカーッとほてって汗が出る、月経不順を起こしやすい、その他いろいろな神経症状がある場合が目標となります。

桂枝茯苓丸《けいしぶくりょうがん》

下腹部の膨満感《ぼうまんかん》と、抵抗、圧痛があり、体格、栄養ともによく、顔色も良好で赤みがかったものに用います。神経症状が強く、のぼせ症で、頭痛、肩こり、動悸、めまい、足の冷えなどを訴え、下腹部が突っ張ったり、痛んだりするものを目標とします。

桃核承気湯《とうかくじょうきとう》

体格、体力の充実した人で、血

女性のストレスと病気

　ストレスという言葉は1930年代に、ハンス・セリエが提唱したもので、いろいろな外的刺激（ストレッサー。以後ストレス）にさらされて心身にゆがみを生じることをストレス状態といいました。

　私たちが生きていくうえで、ストレスの全くない生活は考えられませんし、人間の心身はある程度までそれに耐えられるようにできています。

　たとえば気温の上下のような物理的刺激もストレスで、急に気温が下がれば体は皮膚の血管を収縮させて熱の放散を防ぎ、体温を一定に保とうとします。このように恒常性を保とうとする力をホメオスタシスといい、自律神経やホルモン（内分泌）がこれに深く関係しています。

　またストレスのなかにはプラスの刺激もあり、恋人に会う前の女性などは、胸はドキドキしても自律神経が安定してホルモンもバランスよく分泌し、肌は生き生きと輝くことになります。喜びや期待は適度な緊張感となって、ホメオスタシスを保つのによい影響を与えているのです。

　ところが愛する人を亡くしたり、新しい仕事に適応できなかったり、仕事や生きがいを失ったりすると、肌はつやを失い、心臓は妙に動悸を打って、全身の力が抜けていく気がしたりします。これはストレスが強すぎて、心身がうまく反応できない状態に陥ってしまうためです。

　ストレスを受ける中枢は、ホルモンを統括する司令部と同じ大脳の視床下部《ししょうかぶ》にあるのでホルモン系も影響を受け、さらに自律神経も乱れて、ひどくなると、さまざまな病気を引き起こすことがあります。

ふえる女性の心身症

　平均寿命が延びて子育て後の人生が長くなるに伴って、また働く女性がふえて職場での問題が複雑になるに従って、女性の受けるストレスも多様化、増大化しました。

　わたしたちがストレスを受けたときに示す反応には、主に精神的症状（いらいらや抑うつ状態など）、行動（対処行動やアルコール依存、覚醒剤中毒など）、身体症状の三つが考えられます。これらは単独であらわれる場合もありますが、複雑に重なって出ることもあり、非常に幅広い症状がみられます。

　ストレスが原因とわかれば、その原因をとり除くことが大切で、軽度の場合は趣味やスポーツ、旅行などで気分転換することも有効です。

　しかし、身体症状が中心で、ストレスがもとにあるということに気づかない場合には、治療の効果がなかなかあらわれず、長期間悩まされるケースもあります。

　ストレスが関係して起こる身体症状を「心身症《しんしんしょう》」と呼ぶことはよく知られていますが、その中身は驚くほど、さまざまです（表参照）。

女性特有の症状

　また女性の場合は、自律神経系とホルモン系が互いに作用しあって、婦人科系のトラブルを引き起こすことも多く、原因のはっきりしない病気の陰にストレスが関連していないかどうか、よく検討してみることが必要です。

　ホルモンの流れには、副腎系、甲状腺系、卵巣系などがあり、特に女性の体調を左右するのは卵巣系ホルモンの流れです。

　たとえば毎月の月経も、視床下部—下垂体—卵巣がかかわっているので、そのどこにトラブルがあっても排卵がなかったり、月経不順になったりし、ストレスの影響も敏感に受ける結果になります。

　表にあげた身体症状以外に女性に多い症状としては、月経《げっけい》不順のほか月経前症候群《ぜんしょうこうぐん》もあります。

　いずれにせよストレスを全くなくすことができない以上、ストレスと上手につきあうことも必要です。医師や専門家に相談して症状を抑える治療をする一方で、気持ちのもち方を変えたり、ストレスに対する抵抗力を高める訓練をすることが大切でしょう。（池下育子）

ストレス関連疾病

1	胃潰瘍および十二指腸潰瘍
2	潰瘍性大腸炎
3	過敏性腸症候群
4	神経性嘔吐
5	本態性高血圧症
6	神経性狭心症
7	過呼吸症候群（過換気症候群）
8	気管支ぜんそく
9	甲状腺機能亢進症（バセドウ病）
10	神経性食欲不振症
11	片頭痛
12	筋緊張性頭痛
13	書痙
14	痙性斜頸
15	関節リウマチ
16	腰痛
17	頸肩腕症候群（前斜角筋症候群）
18	原発性緑内障
19	メニエール病
20	円形脱毛症
21	インポテンツ
22	更年期障害
23	心臓神経症
24	胃腸神経症
25	膀胱神経症
26	神経症
27	不眠症
28	自律神経失調症
29	神経的抑うつ状態
30	反応性うつ病
31	その他（神経性△△症と診断されたもの）

の道症がはげしく、左の下腹部に強い圧痛があり、のぼせ、頭痛、不安、不眠、手足の冷え、便秘があるものに用いてよいものです。

柴胡加竜骨牡蠣湯《さいこかりゅうこつぼれいとう》

筋骨質のがっしりとした体型で、腹診すると、みずおちのところが緊張して、押さえると苦しく、圧痛を訴えます（胸脇苦満《きょうきょうくまん》）。特にへその上部、あるいは左に動悸を認めることが多く、腹部大動脈の亢進《こうしん》による神経症状が起きている場合に用います。

神経質で、興奮しやすく、のぼせ、不眠、心悸《しんき》亢進、肩こり、驚きやすく怒りやすい、気分が変わりやすい、落ち着きがないなどの特徴があるものを目標とします。

女神散《にょしんさん》

体力は中等度もしくはそれ以上のもので、のぼせ、めまい、気のふさぎを目標として用います。

当帰芍薬散《とうきしゃくやくさん》

やせ型、色白で、虚弱な女性に用います。貧血ぎみで、足腰が冷え、疲労しやすく、頭が重い、めまい、耳鳴り、動悸、下腹痛などを訴える場合に効果があります。

正心湯《しょうしんとう》

喜、怒、憂、思、悲、驚、恐の七情が混乱して、気分が憂うつとなり、意識がもうろうとして、とりとめのないことを口走ったり、いわれもなく笑ったり、精神に異常をきたしたものに用います。

清上蠲痛湯《せいじょうけんつうとう》

はげしく頑固で、しかも長年繰り返す頭痛がある場合によく用いられる処方です。血の道症や更年期障害で、頭痛を伴うものに効果

血《ち》の道《みち》症《しょう》について

更年期障害を 血の道症 と呼ぶことがありますが、本当の意味での〝血の道症〟というのは、もっと範囲が広いものです。更年期障害はそのなかの一つで、〝更年期血の道症〟と呼ぶべきです。

要するに〝血の道症〟というのは、月経、すなわち女性の血に関係のある病態を総合したもので、年齢に関係なくあらわれるものです。

その症状は、更年期障害の症状によく似ており、「血の道症とは、女性の更年期障害と類似の自律神経症候群である」と、定義することができます。

血の道症に共通する特徴

①患者の訴えは非常に強いが、その自覚症状に比べて、婦人科的な器質的病変は、それほどでない。

②自覚症状が非常に多彩で、症状や苦痛の部位が一定せず、神経の支配領域とは無関係に、思いがけないところに起きたり、また、移動したりする。

③症状の発現が、環境に左右されやすい。

このように、すべての 血の道症に精神・神経症状があるのが特徴です。治療法は更年期障害に準じます。

（矢数圭堂）

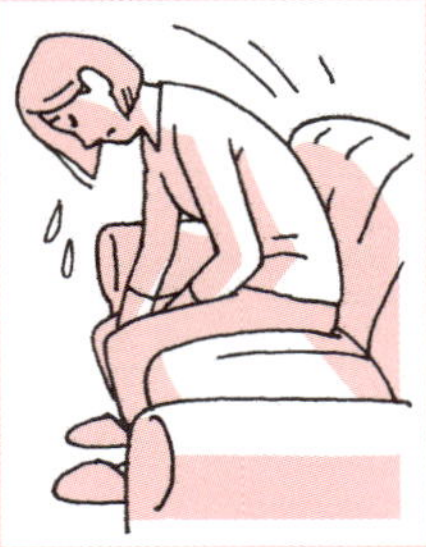

指の股刺激で更年期障害を改善

手のひらや指を刺激する健康法が注目されていますが、なかでも更年期障害によく効くのが、指の股を刺激する「指そらし」です。

中指そらしが中心ですが、小指と親指には婦人病に効くツボがあるので、小指、親指もそらします。また、ホルモンのバランスをととのえるには薬指の刺激も効果的です。

どの指も手の甲を上にして３回、手のひらを上にして３回ずつ。上手になったら、２本の指の同時そらしもメニューに入れると、もっと効きます。

腕をまっすぐに伸ばして、息を吐きながら行うと指がよくそります。指を引っぱりながらそらすのがコツです。（池村聡文）

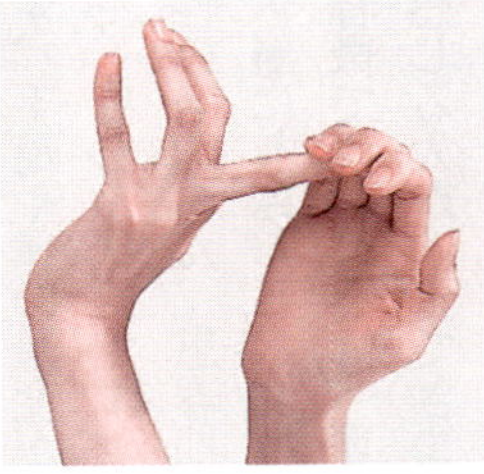

①中指そらしを手の甲を上にして3回行い、次に手のひらを上にして3回行う（写真は手の甲を上にした場合）。

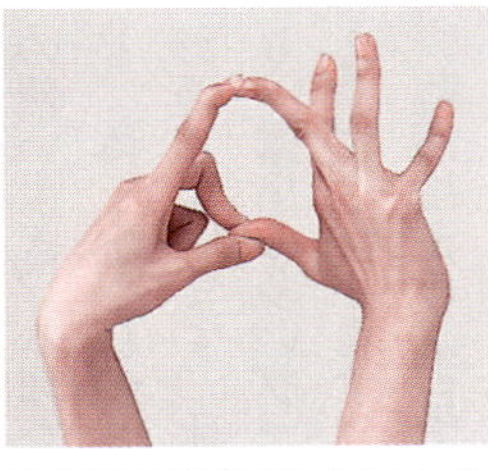

②中指と親指の同時そらしを手の甲を上にして3回、手のひらを上にして3回行う。同時にできない場合は、1本ずつそらしてもよい（写真は手の甲を上にした場合）。

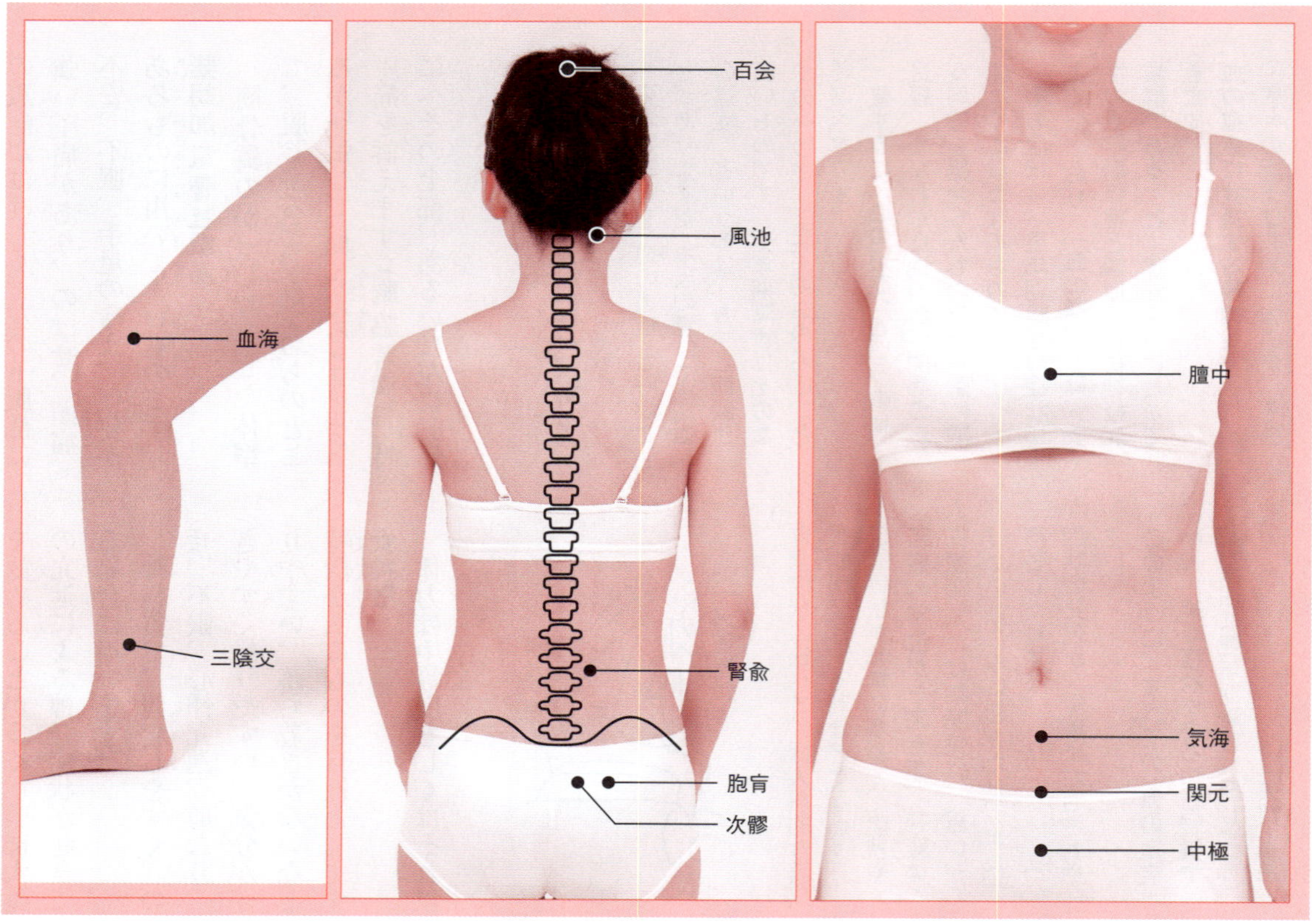

があります。

（矢数圭堂）

更年期障害のツボ刺激

使用するツボは前項の月経トラブルとほぼ同じですが、これに加えて頭頂部の**百会**《ひゃくえ》、後頭の**風池**《ふうち》、胸の**膻中**《だんちゅう》なども刺激するとよいでしょう。

手指を使ってこれらのツボを処置するもよし、灸治療も効果があります。

（芹澤勝助）

冷《ひ》え症《しょう》

末梢血管まで十分な血流が行き渡らず、手足や体の温度が下がって冷たく感じる状態です。更年期の女性はもちろん、思春期や成人の若年層にもみられ、女性に多いのが特徴です。最近は、夏でも冷えを感じる人がふえてきました。

原因・症状

もともと女性の平熱は、男性に比べて0.3～0.5度低いといわれています。女性の体は熱を産生する筋肉が少ないので、男性に比べて冷えやすいのです。

また、ホルモンのバランスがくずれると、自律神経が乱れて血流が滞り、全身に熱が送られなくなり、冷え症になります。

冷たいものを食べすぎる、入浴はシャワーですませる、エアコンの使いすぎ、無理なダイエットなど、体を冷やしがちな生活習慣も影響しています。体を締めつけたり、露出の多いファッションも冷えやすくなります。

腰が冷える、手足が冷たいなど、単に体が冷えるだけではありません。頭痛、肩こり、腰痛、イライラ、のぼせ、めまい、動悸《どうき》、月経不順、頻尿《ひんにょう》、疲れやすい、寝つきが悪い、かぜをひきやすいなども、冷え症と関係しています。

治療

軽いものは様子をみてかまいませんが、漢方薬の処方や自律神経失調を調整する治療を行うと、改善することが多いようです。特に冬は、足くびと手くびをあたたかく保護してください。

心理的影響や生活習慣も関係しているので、特定の病気がみつからなければ、日常生活にも注意しましょう。ウオーキングなどの全身運動は、血行をよくするのに効果的です。

ビタミンやミネラルが豊富な肉類を中心に、栄養バランスのよい食事を心がけます。

低血圧や貧血は冷え症を伴う病気なので、まずは病気を治すことが大切です。（小田瑞恵）

冷え症の漢方療法

冷え症の原因は、①貧血からくるもの、②うっ血して循環不全からくるもの、③体内に水分が偏在し、その場所だけが冷えるもの、④胃腸が弱く、新陳代謝機能が衰えている場合、などがあげられます。また、自律神経失調症の一症状としても考えられています。

冷え方も、全身、頭だけ、手足だけ、腰だけ、足腰は冷えるが顔はほてるなど、さまざまです。

漢方では、冷えの原因、症状を参考に、全身的に病的状態をとらえて治療を進めます。

当帰四逆加呉茱萸生姜湯《とうきしぎゃくかごしゅゆしょうきょうとう》

特に手足の先が冷えて、しもやけができやすい人によく効きます。腹にガスがたまる傾向があり、足が冷えると腹が張って痛むことがあり、胃腸の働きも弱く、下痢をしがちで、脈が細く消えてしまいそうなものに用います。

当帰芍薬散《とうきしゃくやくさん》

体質が虚弱で、やせ型、色白、貧血ぎみで、腰から足が特に冷え、排尿の回数が多いものに用います。

また、腹部は軟弱で、脈も弱く、頭痛、めまい、動悸などを訴えることも目標になります。

苓姜朮甘湯《りょうきょうじゅつかんとう》

比較的体力の低下した人で、腰から足にかけて重い氷のかたまりを当てられたように冷え、尿が多量に出るものに用います。

上半身に異常はなく、下半身が特に冷えるというものに効果があります。冷え症の小児の寝小便にもよく用いられます。

真武湯《しんぶとう》

新陳代謝機能が衰えて、生気に乏しく、疲れやすく、手足が冷えて悪寒《おかん》がし、腹中に水分が停滞して、冷えると腹が痛んだり、下痢をする、あるいは浮腫《ふしゅ》が認められるなどを目標に用います。

人参湯《にんじんとう》

胃腸が弱く、胃下垂や胃アトニー症があって、やせて元気がなく、貧血ぎみで、体全体が冷えるものに長期服用し、冷えが強い場合は、附子《ぶし》を加えます。

清湿化痰湯《せいしつけたんとう》

特に背中がゾクゾクと冷え、水っぽい痰《たん》が多く、あるいは肋間《ろっかん》神経痛のような痛みが体のあちこちに移動するものに用います。（矢数圭堂）

冷え症のツボ刺激

冷え症は自律神経の機能を正常に保つことをポイントにして、ツボ刺激を行います。

主に用いるツボは、背中の**厥陰**《けついん》**兪**《ゆ》、**腎**《じん》**兪**《ゆ》、**大腸**《だいちょう》**兪**《ゆ》、臀部の**次髎**《じりょう》、胸の**膻中**《だんちゅう》、腹部の**肓兪**《こうゆ》、**天**《てん》**枢**《すう》、**大巨**《だいこ》、足の**三陰交**《さんいんこう》、**太衝**《たいしょう》です。

方法はお灸がいいでしょう。1日1回、米粒大または米半粒大のもぐさを、1カ所に3～5壮（回）すえます。5日続けて2日休むという方法で、少なくとも1カ月くらいは続けます。

前記のツボのほか、臀部の**膀胱**《ぼうこう》**兪**《ゆ》、**胞肓**《ほうこう》も治療点として加えると、非常に有効です。

この二つのツボは、骨盤内の血液循環をよくするために用います。特に胞肓は解剖学的にみると、その位置が足に行く太い動脈の分岐点にあたっています。したがって、胞肓の刺激は動脈の分岐点での血流を促進させることになり、冷え症の治療にはうってつけです。この二つのツボには、10～15壮ずつ灸をすえます。

また熱足浴もよい治療法です。バケツに40～42度程度のお湯を入れて、その中に5～6分足をつけるだけで効果が期待できます。（芹澤勝助）

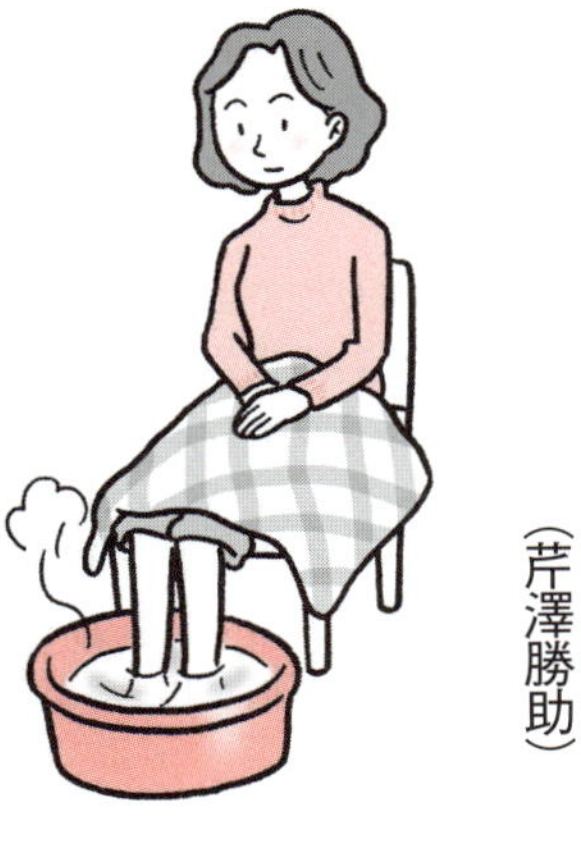

冷え症に効くヨーガ

家庭でも簡単にできる冷え症に効くヨーガです。良質の血液を、足、腰、手などの冷える部分に送り込む目的で行います。

（宮本登喜子）

●足くびの運動

①腰を十分に伸ばして直立します。かかとをつけて、足先を上げます。次に足の外側（小指側）を床に押しつけます。
②片足ずつがすんだら、両足一緒に行います。
③足の内側（親指側）を、床に押しつけます。
④片足ずつがすんだら、両足一緒に行います。
⑤両足のかかとを合わせ、足先を外側に向けて一直線になるように開きます。
⑥次に両足の親指を合わせ、一直線になるようにかかとを開きます。
足の冷えに効きます。

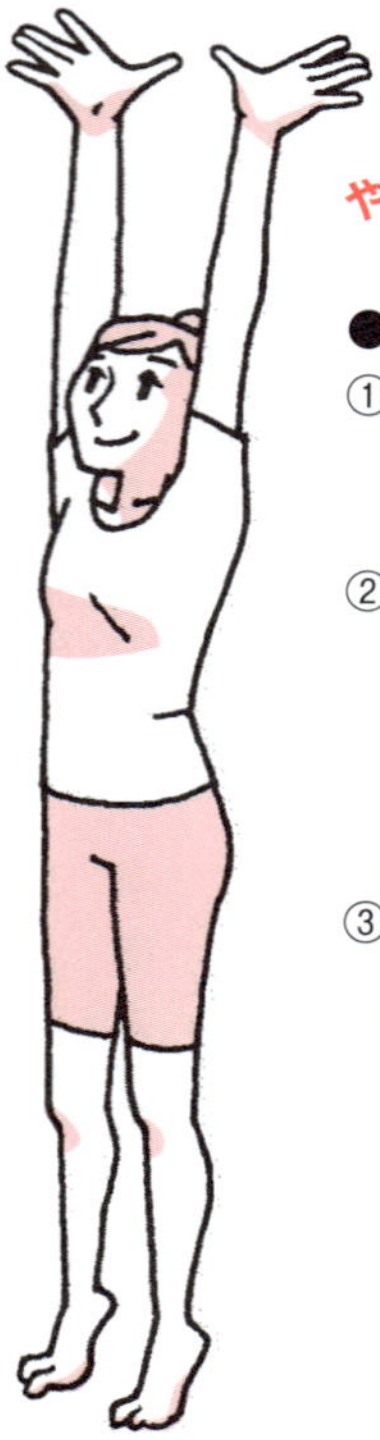
やしの木のポーズ

●やしの木のポーズ

①両足を腰の幅に開いて立ちます。背筋をしっかりと伸ばして立ち、かかとを上げます。
②両手を上へ伸ばし、指先はやしの葉のようにしっかりと広げて、天に向かって伸びるようにひざを伸ばして足踏みをします。
③前後左右に足を踏み出して20回程度行います。手軽にできる全身運動です。

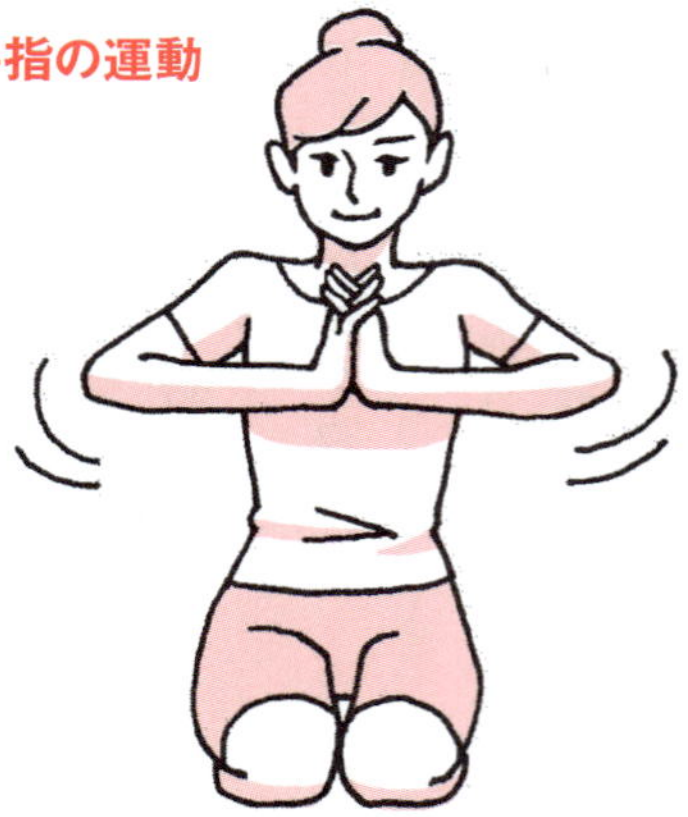
手指の運動

●手指の運動

①正座をし、腰を伸ばして肩の姿勢を正します。左右の手のひらを胸の前で合わせ、息を吐きながら押しつけます。
②指の腹を合わせ、指のつけ根を力いっぱい押しつけます。
③指先だけ合わせ、力いっぱい押しつけ、指をそらせます。
④指先から内側へ折り曲げて、第１関節、第２関節と押しつけます。
⑤指のつけ根を左右から押しつけます。
⑥最後に、両手を肩より上でぶらぶら振り、緊張をほぐします。

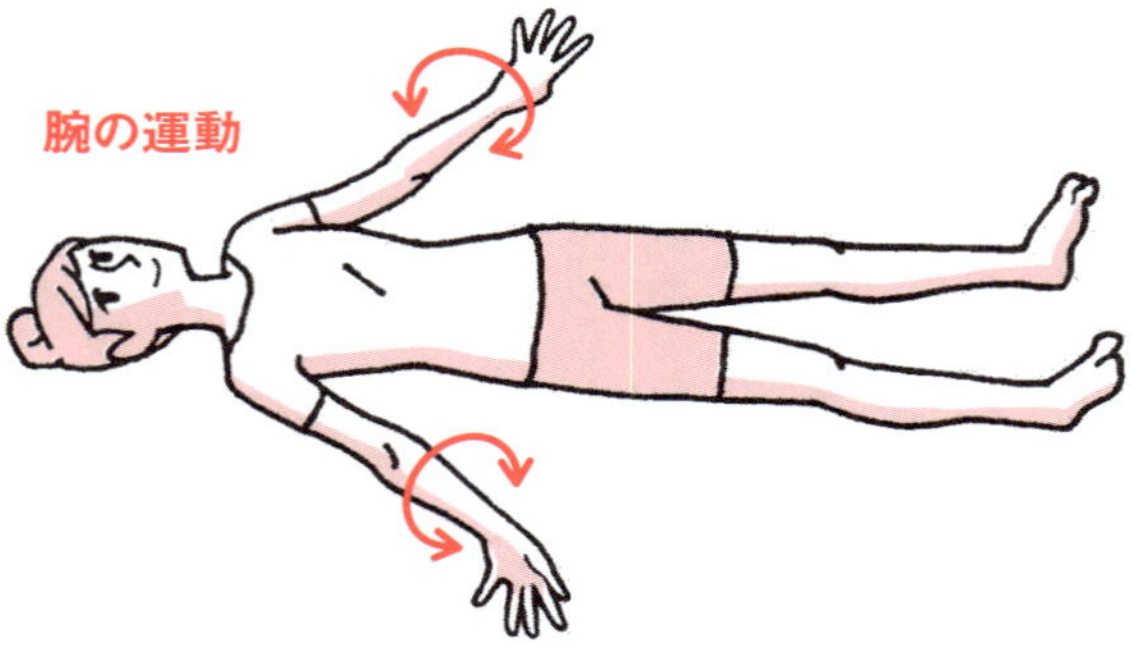
腕の運動

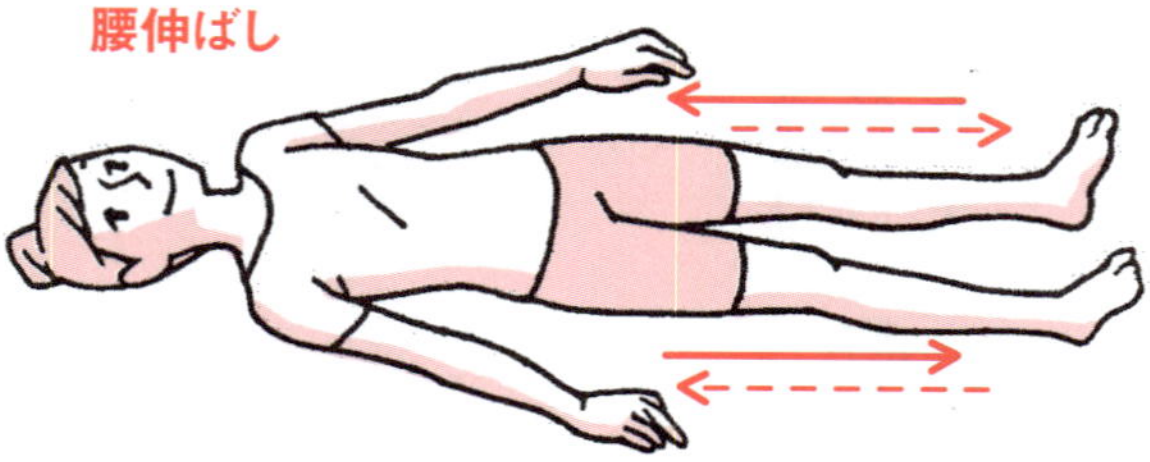
腰伸ばし

●腕の運動、腰伸ばし

あおむけに寝たままで、手を肩よりやや低い位置に広げます。腕をゆっくりねじります。小指のほうを上に向けて、ゆっくり肩のほうまでねじりましょう。反対も同様に。

また、足を腰の幅に開き、伸ばしたまま、腰を縦方向にずり動かす腰伸ばしは、下腹や腰の冷えに有効です。右足、左足を交互に踏み込むように動かします。

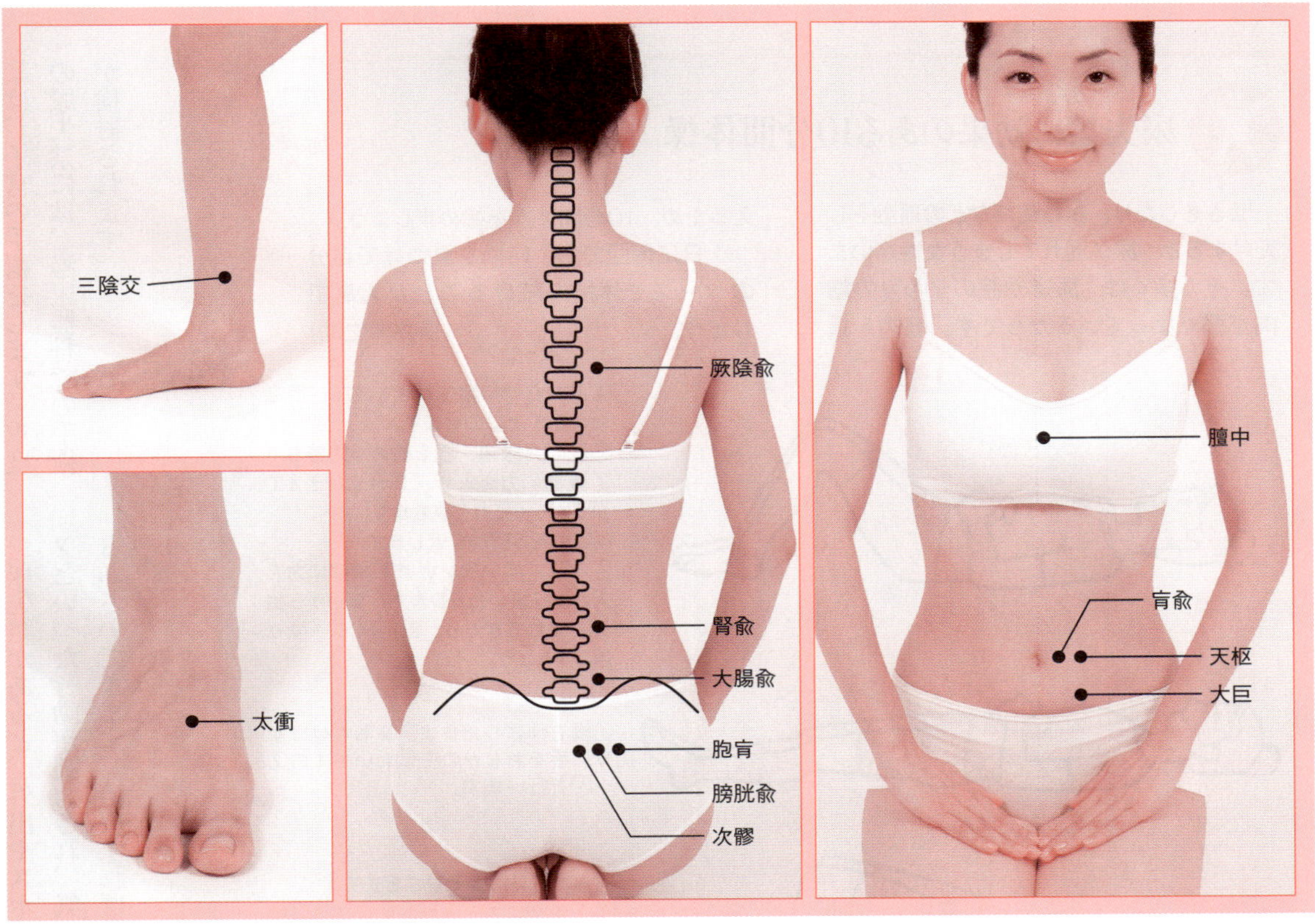

尿《にょう》失《しっ》禁《きん》

尿道《にょうどう》の締まりが悪くなり、排《はい》尿《にょう》を自分で調整できなくなって起こります。

特に中高年以降に多くみられますが、出産後は20～30代でも珍しくありません。実際に悩んでいるものの、恥ずかしさからがまんしている人が多いのが現状です。

原因・症状

膀胱《ぼうこう》や子宮を支えている骨盤底《こつばんてい》筋《きん》がゆるむことが関係しています。出産時の産道の裂傷《れっしょう》や産後の回復が不十分だったこと、肥満や加齢も原因のひとつです。子宮《しきゅう》筋腫《きんしゅ》や膀胱の炎症などが原因の場合もあります。

運動する、せきやくしゃみをする、笑う、イスから立ち上がるなど、おなかに力が入ったときに尿が漏れます。多くは、頻尿《ひんにょう》を伴います。

また、おしっこをしたいと思うと矢もたてもたまらず、トイレにたどり着くまでにがまんできなくて、漏らしてしまう人もいます。この場合、外出時や乗り物に乗ったときが大変です。閉経後、エストロゲンの低下で、膀胱や尿道の粘膜が萎縮し、膀胱が過敏になったり、尿道括約筋が弱くなったりするために起こります。

そのほか、高齢になるにしたがい、認知症が進んでトイレの位置がわからなくなる、歩行が困難でトイレに間に合わないなど、排尿の機能は問題ないにもかかわらず、身体的精神的な理由が原因であることもあります。

治療

軽い症状なら、骨盤底筋を強くし、尿道の締まりをよくする体操が効果的です。できれば、予防のために更年期のころから始めると安心です。

尿道の圧を高める薬や、膀胱の緊張をとり除く薬を用いることもあります。

子宮下垂や子宮筋腫による尿失

禁は、子宮の手術をします。重度の尿失禁には、泌尿器科での手術が検討されます。

尿失禁があると、外出やスポーツといった行動が制約され、気分もふさいできます。治療すれば治る場合が多いので、「恥ずかしい」「年だから」とあきらめず、早めに受診しましょう。（小田瑞恵）

尿失禁に効果のある10分間体操

せきをしたり、なわ跳びなどの運動をしたりすると、尿が漏れてしまう女性がいます。その多くは、尿道や膣のまわりの筋肉が弱くなっているからです。筋肉を鍛えるため、10分間体操を始めましょう。

１日に何回でも、時間を見つけて自分のペースで体操を続けることが大事でしょう。（福井準之助）

1

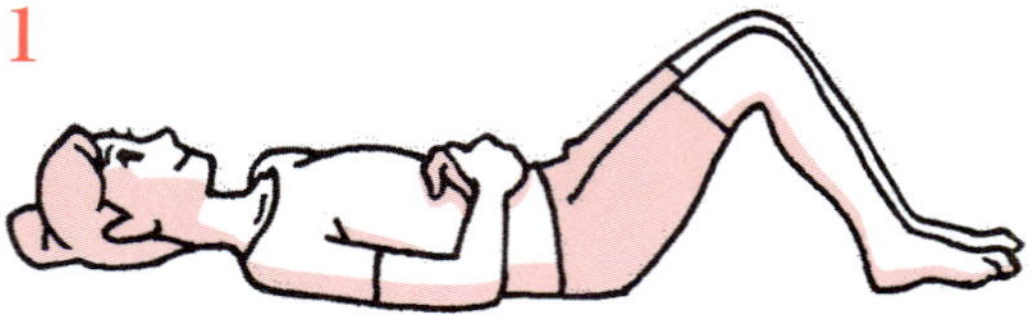

①あおむけに寝てひざを立て、手をおなかの上にのせます。
②肛門、尿道、膣を締める気持ちで下腹部に力を入れ、３〜５かぞえてからゆっくり力を抜きます。
③これを５回繰り返します。
④次に、早いテンポで下腹部に力を入れたり抜いたりします。５回から始め、慣れてきたら、20回くらい繰り返しましょう。

2

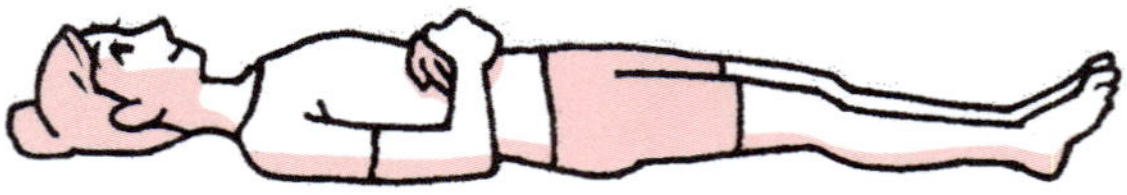

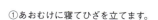

①脚を伸ばしたまま、あおむけになり、手をおなかの上において１の②〜④を行います。

3

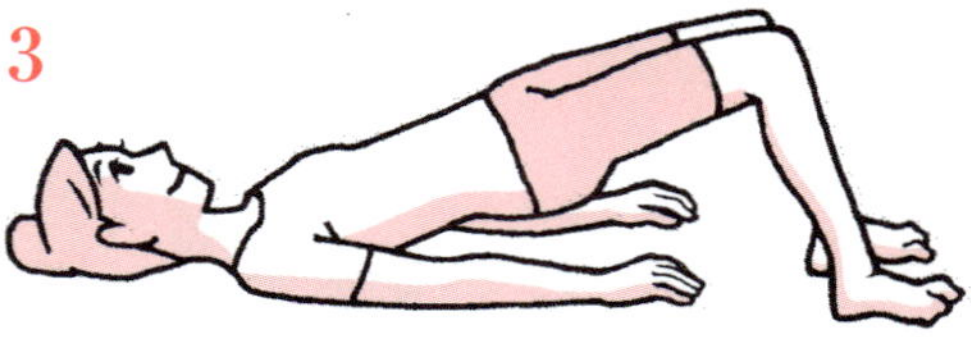

①あおむけに寝てひざを立てます。
②下腹部に力を入れ、図のように腰をできるだけ高く持ち上げます。
③肩、背中、おしりの順に床におろし、力を抜きます。
④これを５回繰り返します。

4

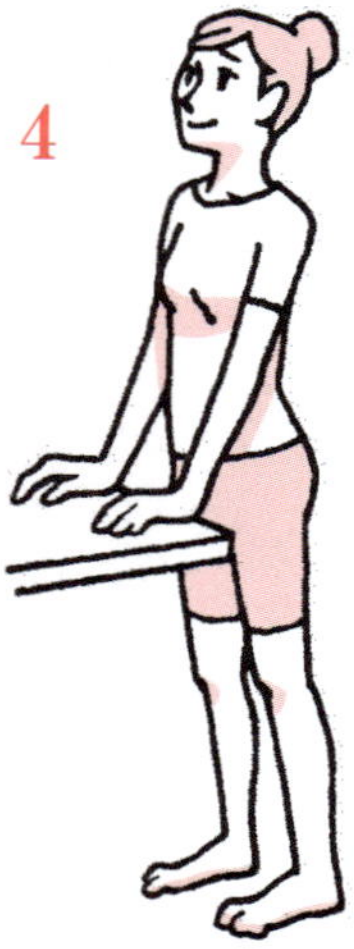

①脚を肩幅に開いて立ち、図のようにやや上を向いてテーブルに両手をつきます。
②肛門、膣、尿道の順に下腹部をゆっくり締め、３〜５かぞえてから力を抜きます。
③これを５回繰り返します。

5

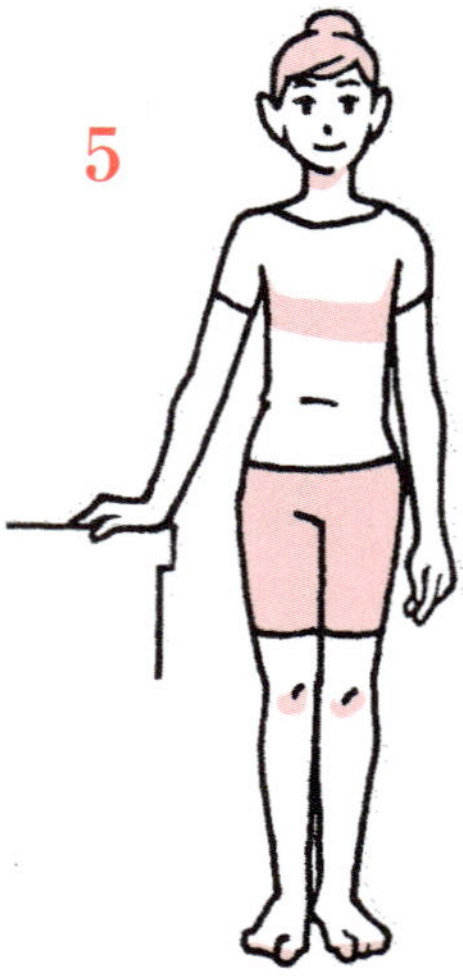

①かかとをつけ、つま先をやや開いて立ちます。このとき、イスなどを利用して体を安定させます。
②おなかを引っ込め、おしりや下腹部に力を入れて、３かぞえてから力を抜きます。
③これを５回繰り返します。できる人は、これをつま先立ちで試してみましょう。

6

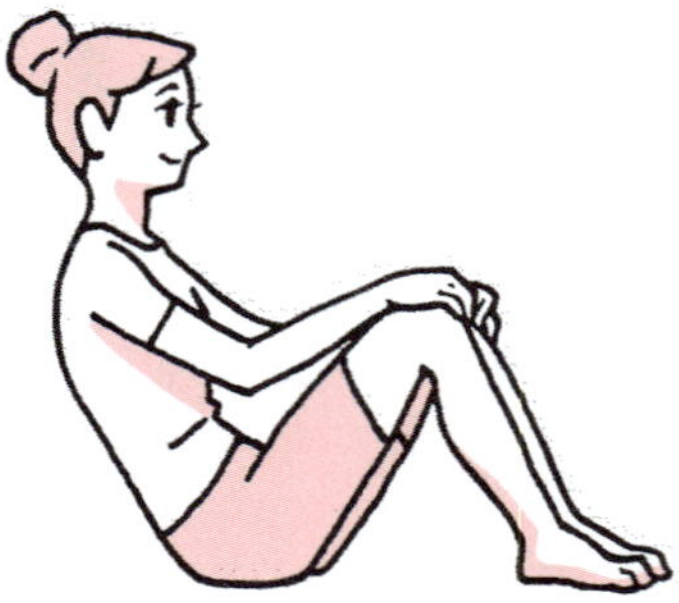

①あおむけに寝てひざを立てます。
②肛門、膣、尿道を締めてから図のような姿勢をとり、２〜３かぞえます。
筋肉を締めたままゆっくりと元の姿勢に戻り、力を抜きます。
③これを５回繰り返します。

乳《にゅう》房《ぼう》の病《びょう》気《き》

乳《にゅう》腺《せん》炎《えん》

乳腺に起こる急性の炎症です。多くは授乳期、特に産褥期《さんじょくき》にみられ、うっ滞性乳腺炎《たいせいにゅうせんえん》と化膿性《かのうせい》乳腺炎《にゅうせんえん》があります。

原因・症状

うっ滞性乳腺炎《たいせいにゅうせんえん》……分娩後2～3日に多く、乳汁《にゅうじゅう》が乳腺《にゅうせん》にたまって炎症を起こしたもので、初産婦によくみられます。

乳汁が盛んにつくられるものの、通り道である乳管《にゅうかん》が十分に開いていないことや、赤ちゃんが上手におっぱいを飲めないことで、乳汁が乳腺にたまってしまうのです。その結果、乳房がかたくはれて、熱をもち、さわると痛みます。

化膿性乳腺炎《かのうせいにゅうせんえん》……分娩後、2～6週間ごろに多く、乳房内にブドウ球菌《きゅうきん》や連鎖《れんさ》球菌などの細菌が入って感染を起こしたものです。赤ちゃんに乳くびをかまれて、乳頭にできた傷から細菌が侵入することなどがあります。急性うっ滞性乳腺炎に、細菌が感染して起こることもよくあります。

症状ははげしく、発熱、寒け、ふるえがあり、乳房がかたくはれてひどく痛みます。進行すると、乳汁に膿《うみ》や血液がまじります。

なお、乳房が赤くはれてかたくなる症状で見つかる炎症性乳がんという特殊な乳がんもあるので、注意が必要です。

治療

うっ滞性乳腺炎《たいせいにゅうせんえん》……たまっている乳汁をとり除くことが先決です。乳房をあたためて血行をよくし、乳頭《にゅうとう》と乳輪《にゅうりん》をよくマッサージすると乳管が開いて乳汁の出がよくなります。痛みをがまんして授乳を続ければ、症状はおさまります。

化膿性乳腺炎《かのうせいにゅうせんえん》……授乳を中止して乳房を冷湿布し、乳汁は搾乳《さくにゅう》します。乳房は安静を保つため、マッサージしてはいけません。抗菌薬と鎮痛・消炎剤を内服します。膿《のう》瘍《よう》ができたら切開して出します。

予防

乳汁がたまらないように注意し、乳頭を清潔に保つことが大事です。乳頭がただれたり、傷ついたりしたら早めに医師の診断を受けて、抗菌薬の軟膏《なんこう》を処方してもらいましょう。

乳《にゅう》輪《りん》下《か》膿《のう》瘍《よう》

乳輪の下にかたくて痛みのあるしこりができ、膿《うみ》がたまる慢性の乳腺炎です。授乳やホルモン分泌とは関係なく、乳輪が乳頭の下にもぐっている（陥没乳頭《かんぼつにゅうとう》）人にできやすい傾向があります。

切開して膿を出すと症状は一時的に消えますが、長期間にわたって再発を繰り返す、治りにくい病気です。根治させるには、膿を出して炎症がおさまってから膿のたまった袋を完全に切除する手術を行い、同時にもぐった乳頭を外に出す形成手術もします。

乳《にゅう》腺《せん》症《しょう》

乳房にしこりができるもので、乳腺の代表的な病気です。乳房にできるしこりの8～9割は乳腺症で、30～50代によくみられます。

原因・症状

ホルモンバランスの乱れ、特に卵胞《らんぽう》ホルモン（エストロゲン）の過剰な分泌が原因と考えられています。また、乳腺の老化ともいわれています。

片側もしくは両側の乳房に、境界のはっきりしないかたいしこりが大小さまざまにできて、つまむと痛みがあります。しこりは月経前になると大きくなり、月経が終わると痛みも薄れることが多いようです。乳頭から分泌物《ぶんぴつぶつ》がみられることもあります。

しこりの内部は、線維化《せんいか》あるいは過剰に増殖した乳腺組織や、液体のたまった袋（嚢胞《のうほう》）です。乳腺症は良性のしこりなので乳がんに移行することはまれです。しかし、自分で乳腺症と乳がんのしこりを見分けることは非常にむずかしいので、乳腺の専門医に診てもらいましょう。

治療

　痛みがひどくなければ、経過観察で問題ありません。多くの場合、しこりは自然に消失します。痛みが強い場合は、鎮痛薬やホルモン剤を内服することがあります。

　閉経期を過ぎると、乳腺症は急速に減少します。

乳《にゅう》腺《せん》線《せん》維《い》腺《せん》腫《しゅ》

　乳腺にできる良性のしこりです。20～40代によくみられます。

原因・症状

　乳腺をつくっている線維成分と上皮成分が増殖してできます。

　かたい弾力性のある表面がなめらかなしこりで、周囲との境界ははっきりしています。大豆大から

乳房の構造と働き

乳房は皮下脂肪組織と乳腺組織からできています。

乳腺　乳腺小葉という乳汁を分泌するところから乳管をへて、乳頭にある乳腺開口部に至る腺。

乳輪　乳頭を囲む輪状の部分で、血管が数多く走っているので淡紅色をしていますが、妊娠すると茶褐色あるいは黒褐色になります。

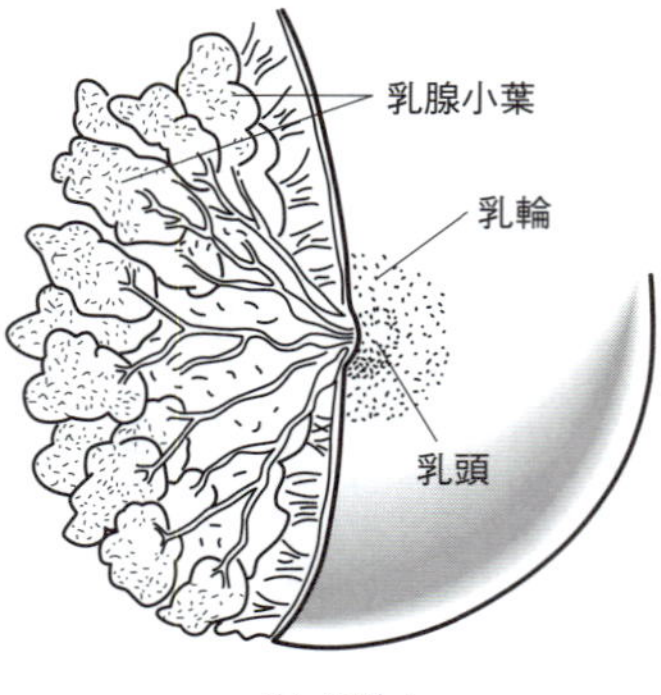

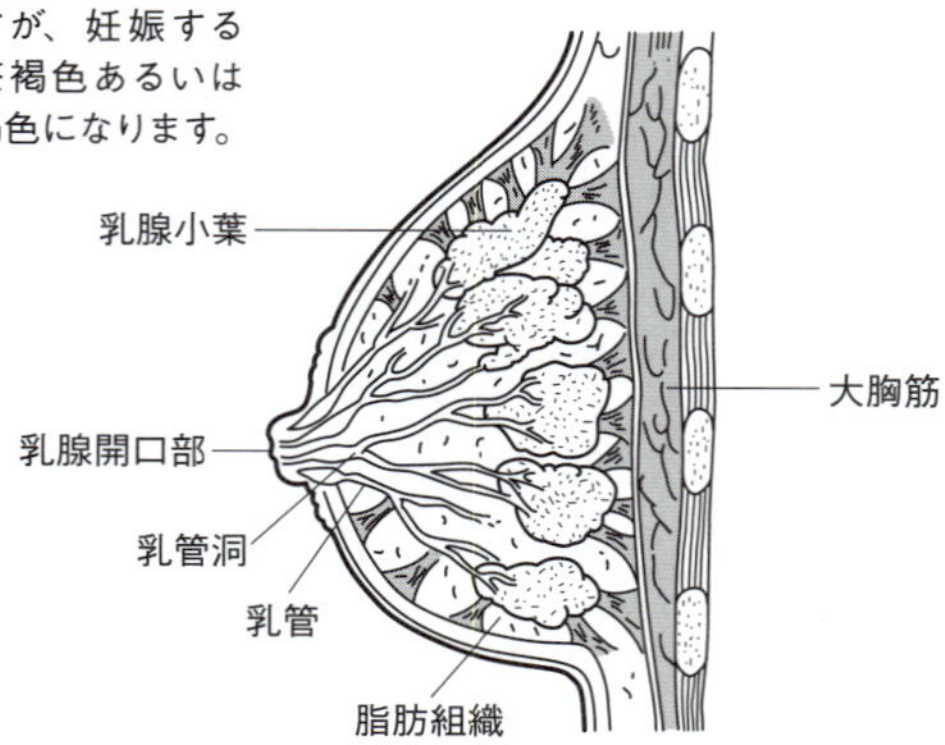

---

①親指と残りの４本の指を使って、乳房のまわりを、上方から内側、下方へと円を描くようにして、やや強めにマッサージします。
②５本の指と手のひら全体で乳房をつかむようにして、乳房の周囲から乳くびに向かってマッサージします。
③乳房の上側に親指を、下側に残りの４本の指を当てて、乳房の内側からわきの下のほうへ、まっすぐにマッサージします。

　回数は、①～③の動きをそれぞれ３～５回、全体として３～５回繰り返して行います。皮膚が少し赤くなるくらいがよいでしょう。入浴のときを利用して、４～６週間は続けてください。

乳房の形をととのえたい

　授乳時期が終わって、乳房の形がくずれるのを心配している人は、積極的に大胸筋と小胸筋を強める運動を行いましょう。授乳が終了したら、なるべく早く始めます。大胸筋・小胸筋は胸部の筋肉ですが、なかでも特に、乳房の上方の鎖骨から上腕骨についている筋肉を鍛えるとよいのです。

　その運動としては、頭の前上方で両手のひらを合わせて、そのままグーッと力を入れて両手を30秒ほど押し合います。次に、両手の指をからませて30秒ほど引っぱり合います。

　この押す動作と引く動作を３回ほど繰り返します。

　このほか、腕立て伏せも効果的です。その場合、両手は肩幅よりも広めに、やや上方で行います。

（森山朝正）

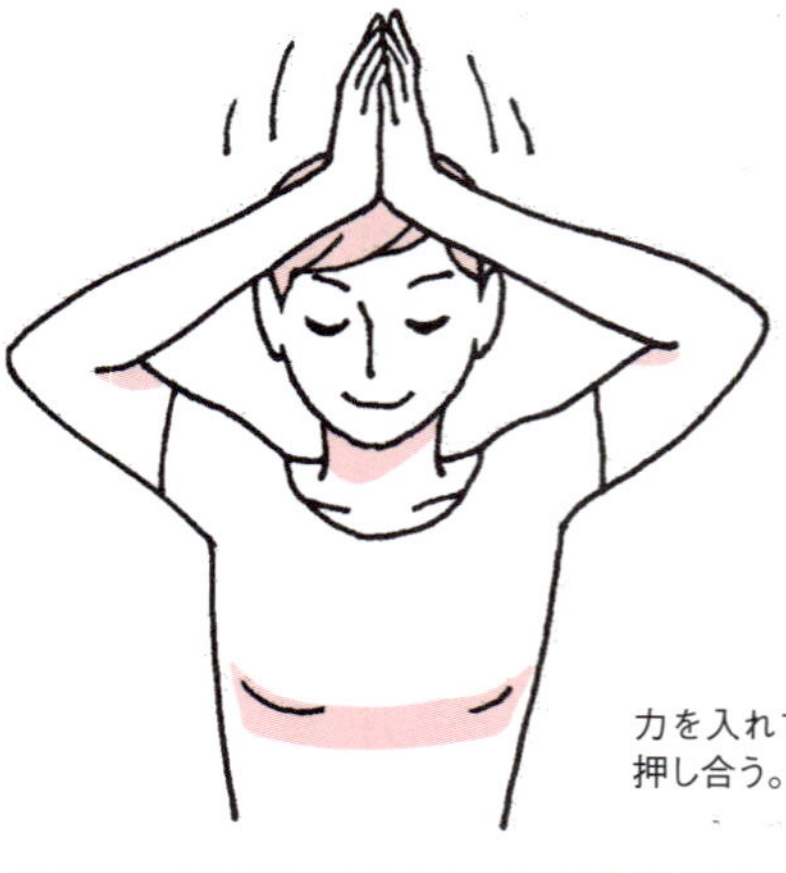

力を入れて両手のひらを押し合う。

うずらの卵大まで大きさはさまざまで、さわると皮膚の下でコロコロとよく動いて痛みはありません。

　がんのような腫瘍《しゅよう》ではないので、2～3cmの大きさになると、増殖が止まったり、自然に小さくなったりすることもあります。

治療

　しこりが3cm以下で、触診、超音波検査、X線検査、穿刺《せんし》細胞診、針生検などの検査を行い、乳腺線維腺腫と診断された場合は、経過観察します。3～6カ月ごとに乳腺専門医の診察を受け、超音波検査でしこりの大きさの変化に注意すればよいでしょう。

　しこりが3cm以上や急速に大きくなった場合は、乳腺線維腺腫との区別がむずかしい葉状腫瘍という特殊な腫瘍の可能性があります。葉状腫瘍なら、局所麻酔をしてしこりを完全摘出する必要があります。

（小田瑞恵）

乳房を美しくするマッサージと体操

乳房の発育をよくしたい

　乳房の発育は、主に女性ホルモンの働きに左右されますが、マッサージで血液循環やリンパの流れをよくすることも、その発育を助けるのに効果的です。次のようにマッサージします。

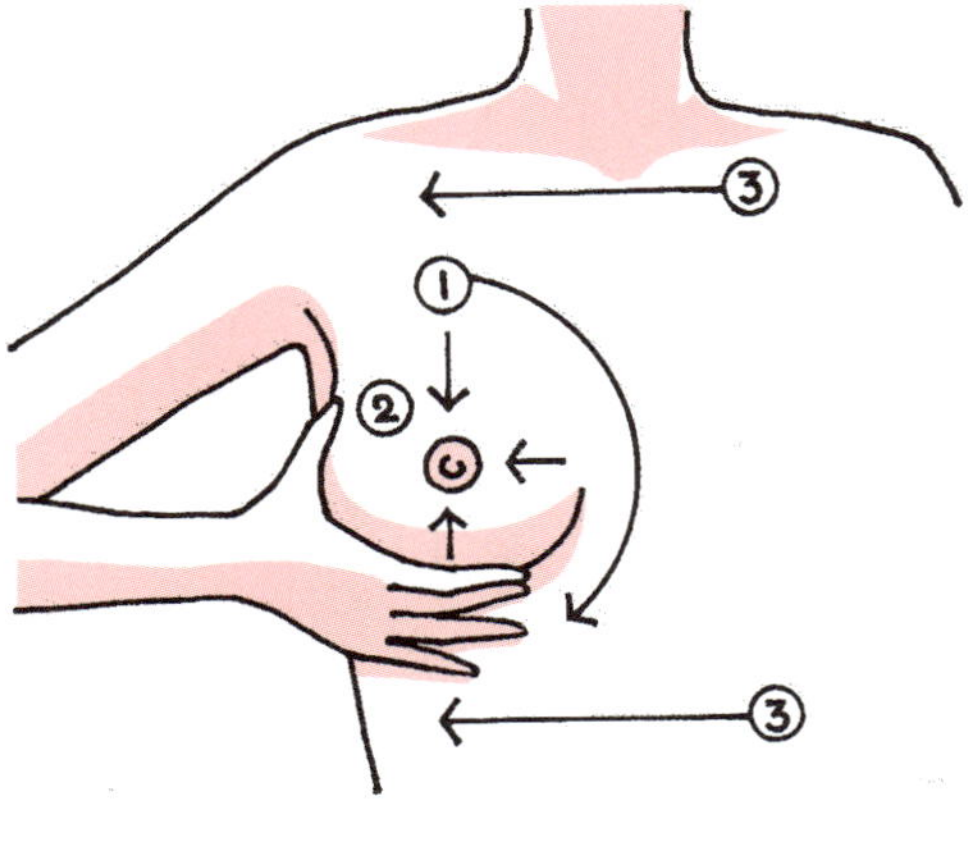

不《ふ》妊《にん》症《しょう》

　子供を希望しながら、1年以上妊娠できない状態です。女性側に明らかな不妊の原因があるものを女性不妊、男性側に原因があるものを男性不妊といいます。

　また、一度も妊娠したことがないものを原発性《げんぱつせい》不妊、過去に妊娠もしくは出産した経験があって、その後妊娠しないものを続発性《ぞくはつせい》不妊といいます。

原因

　男性側と女性側に原因がある割合は、ほぼ半々だといわれています。男女ともに原因がある場合も少なくありません。一方で、男女ともに検査して悪いところがみつからず、原因不明という場合もしばしばあります。

・女性側の原因

排卵に問題がある……無排卵はもちろん、排卵回数が少ない場合も不妊の傾向があります。極端な月経不順の場合、月経があっても排卵していないことがあります。

　排卵が起こらない原因には、ストレスなどから視床下部の働きが低下して排卵が抑制される中枢性排卵障害や、男性ホルモンが高くなるホルモンのバランス異常（多《た》嚢胞性《のうほうせい》卵巣症候群）などがあります。まれに早発卵巣不全（早発閉経）もみられます。

卵管に問題がある……卵管に問題があると、卵子と精子が出会えません。原因のほとんどは炎症などによる閉塞《へいそく》や狭窄《きょうさく》です。

　性器クラミジア感染症によるものや、卵巣や卵管の子宮内膜症、骨盤腹膜炎は、しばしば周囲の臓器と癒着《ゆちゃく》して卵管の通過性を妨げます。

子宮に問題がある……子宮筋腫は着床の障害になるだけでなく、精子が卵子へ到達するのを妨げることがあります。特に粘膜下筋腫は、受精卵の着床障害の原因になります。

子宮内膜ポリープも、着床を妨げる原因のひとつです。子宮の極端な発育不全や奇形も不妊症に影響します。

子宮頸管《けいかん》に問題がある……排卵期には、透明で粘りけのある頸管粘液が増加します。しかし、頸管粘液量が少なくなった場合、精子が子宮内へたどりつきにくくなります。

卵巣ホルモンの分泌異常、炎症、子宮の奇形や子宮頸部の手術などが原因です。

免疫に問題がある……精子を攻撃する抗体（抗精子抗体）をもつ女性の場合、精子の運動性が低下したり失われたりして、卵子に到達できません。

・男性側の原因

造精機能障害《ぞうせいきのうしょうがい》……精子をつくる能力が低下している状態です。精子の数が少ない、まったくない、運動率が悪い、奇形の精子が多いなどが代表的です。検査を受けるまで気づかないことが珍しくありません。

精路通過障害《せいろつうかしょうがい》……精子はつくられているのに、精子の通り道である副睾丸《こうがん》、精管、前立腺、精嚢《せいのう》の通過がどこかに問題があり、精子の通過が妨げられています。過去の炎症（精巣上体炎）で精管が詰まっている場合などがよくあります。

性機能障害《せいきのうしょうがい》……勃起しない、腟内射精できないなど、セックスで正常に射精できないことをいいます。ストレスや妊娠に向けての精神的なプレッシャーなどが原因と考えられていますが、糖尿病などの病気や交通事故の後遺症が原因のこともあります。

治療

一般的な不妊治療と高度生殖医療に分けられます。タイミング法や人工授精という一般療法がうまくいかないときは、体外受精・胚《はい》移植《いしょく》や顕微授精などの高度生殖医療に進んでいきます。不妊の原因や患者の年齢によっては、はじめから高度な治療がすすめられることもあります。保険適用のほか、自費診療もありますが、助成金がある自治体もふえてきました。

タイミング法……おりものの状態や卵胞の大きさ、血中値などから排卵日を把握し、セックスのタイミングを合わせて自然妊娠を目ざします。

人工授精《じんこうじゅせい》……パートナーから採取した精液を人工的に子宮内に注入します。運動率の高い成熟精子だけを洗浄・回収して、子宮内に注入することもあります。

体外受精《たいがいじゅせい》……体外で精子と卵子を受精させ、受精卵を子宮内に戻します。

顕微授精《けんびじゅせい》……体外で精子と卵子を受精させ、受精卵を子宮内に戻します。体外受精は精子の力に頼って受精させますが、顕微授精は、細いガラス管の先端に1個の精子を入れ、卵子を顕微鏡で確認しながら直接注入し、受精させます。

このほか、不妊の原因に対して治療を行うこともあります。

排卵がない場合や、排卵の状態がよくない場合には、卵胞の発育と排卵をうながす排卵誘発剤を使用します。

卵管通過に問題があると疑われたときは、卵管通気法、卵管通水法などの検査を行います。原因に応じて、癒着剥離術や卵管形成術で手術による通過を目ざすこともあります。

子宮内膜症がある場合は、薬物療法はあまり効果がなく、手術によって癒着をはがすと、妊娠率アップが期待されることがあります。

男性側の治療は、精子が少ない場合、ビタミン剤やホルモン剤を投与しますが、確実に精子数が増加するとは限りません。極端に精子の数が少ない、全くない場合は治療がさらに困難で、睾丸《こうがん》の静《じょう》脈瘤《みゃくりゅう》の手術を行うと、一定の効果があるといわれています。

不妊症の治療は日進月歩変化しています。夫婦で話し合い、主治医と相談しながら、治療と向き合いましょう。

（小田瑞恵）

不妊症の漢方療法

漢方では、患者個人の体質傾向と現在の病状に即応した処方を用いることによって、全体のバランスをととのえるようにします。それによって体質を改善すると、不妊の原因となっていた諸条件が是正されて、妊娠しやすくなります。

当帰芍薬散《とうきしゃくやくさん》

体質虚弱で、貧血傾向があり、

特に腰から足にかけて冷えを訴える人に用います。腹部は軟弱で脈も弱く、頭痛、めまい、動悸などのあるものに、長期服用させます。

この処方は、体をあたため、血を増し、体液を調節して、子宮、卵巣に力をつける働きがあり、不妊症に最も広く用いられます。また、流産防止にも役立つ〝産前産後の良薬〟です。

温経湯《うんけいとう》

虚弱体質の冷え症で、常に足腰が冷え、血色がすぐれず、手のひらのほてりや、くちびるの乾燥を訴えるものに用いてよいものです。

当帰四逆湯《とうきしぎゃくとう》

冷え症で、それも体のしんから冷えて、下腹部から腰、股にかけてひきつれるように痛んだり、下痢をしたりするという体質の人に用います。なお、この処方に呉茱萸《ごしゅ》と生姜《しょうきょう》を加えると、いっそう効果的です。

桂枝茯苓丸《けいしぶくりょうがん》

中肉中背のタイプで、血色はよく、頭重、肩こり、のぼせなどを訴え、下腹部に抵抗、圧痛を訴える、いわゆる瘀血《おけつ》の証がある不妊症の人に用いてよいものです。

当帰建中湯《とうきけんちゅうとう》

体質虚弱で生気に乏しく、貧血があり、胃腸が弱くて、冷えると腹痛を起こしたり、月経痛のあるものに用います。当帰芍薬散《とうきしゃくやくさん》と証は似ていますが、それが合わない場合、この処方を用いて不妊が治った例もよくあります。

折衝飲《せっしょういん》

当帰芍薬散《とうきしゃくやくさん》に桂枝茯苓丸《けいしぶくりょうがん》を合わせたものに、延胡索《えんごさく》、牛膝《ごしつ》、紅花《こうか》など気血の滞りを解消する生薬《しょうやく》を加えた処方です。体力が中等度で、月経痛や月経不順があり、下腹部に抵抗、圧痛が認められるものに用います。性交の際、痛みを訴えるものも適応します。

六君子湯《りっくんしとう》

胃腸の機能が弱く、食欲がなく、少し食べただけでも、みずおちが張るという人に用います。

（矢数圭堂）

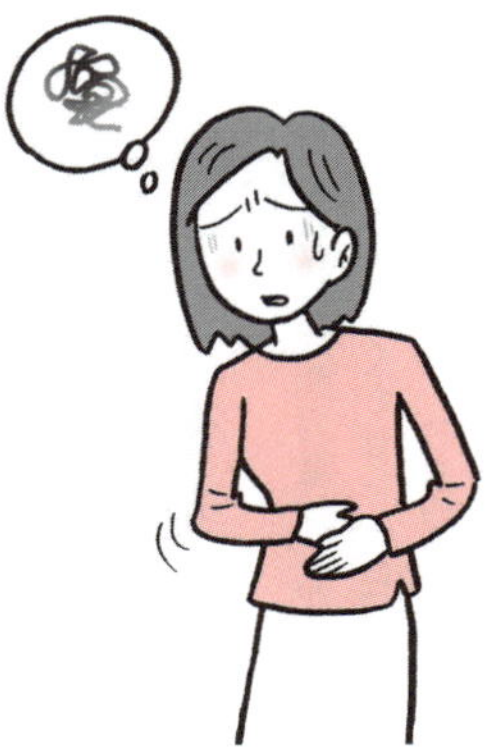

高度生殖医療

体外受精・胚移植《はいいしょく》は、不妊治療のなかでもポピュラーになってきました。体外受精は、女性に排卵誘発剤を用いて排卵前に体内から卵子を複数個とり出し、体外で卵子と精子の受精を行う治療です。

体外受精によって得られた受精卵（胚）を、子宮腔内に注入して子宮内膜に着床させ、妊娠を目ざします。これを胚移植といいます。体外受精で得た受精卵は冷凍保存することも可能です。一度にできた受精卵を、何回かに分けて使用することができます。

また、特殊なガラス管を用いて、精子を直接卵子に注入する顕微授精も行われています。男性不妊に対する有効な治療法です。

これらの高度生殖医療によって、多くの夫婦が救われています。しかし、女性の年齢が40才を過ぎると、成功率は悪くなります。治療費用も高額なので、治療のリミットをいつにするか悩む夫婦が少なくありません。主治医と信頼関係を築き、先のことも相談しながら進めることが肝心です。

（小田瑞恵）

乳《にゅう》がん

109ページ参照

子《し》宮《きゅう》がん

116ページ参照

卵《らん》巣《そう》がん

120ページ参照

絨《じゅう》毛《もう》がん

122ページ参照

外《がい》陰《いん》がん

122ページ参照

赤ちゃん・子供の病気

●新生児黄疸 ●新生児メレナ ●染色体異常 ●先天性代謝異常 ●かぜ症候群 ●インフルエンザ ●ウイルス性胃腸炎 ●中耳炎 ●便秘 ●風疹
●突発性発疹 ●はしか（麻疹） ●水ぼうそう ●おたふくかぜ ●百日ぜき ●気管支炎 ●細気管支炎 ●肺炎 ●結核 ●咽頭結膜熱（プール熱）
●りんご病（伝染性紅斑） ●手足口病 ●ヘルパンギーナ ●RSウイルス感染症 ●クループ症候群（急性咽頭炎） ●髄膜炎・脳炎 ●尿路感染症
●溶連菌感染症 ●乳幼児突然死症候群（SIDS） ●細菌性胃腸炎 ●アセトン血性嘔吐症（周期性嘔吐症・自家中毒） ●子供の貧血 ●熱性けいれん
●川崎病 ●起立性調節障害 ●熱中症 ●低身長症 ●てんかん ●筋ジストロフィー症 ●子供の糖尿病 ●思春期早発症 ●結膜炎 ●先天性鼻涙管閉塞
●斜視 ●色覚異常 ●難聴 ●外耳道炎 ●耳垢塞栓 ●副鼻腔炎 ●口内炎 ●肥厚性幽門狭窄症 ●ヒルシュスプルング病（先天性巨大結腸） ●腸重積症
●先天性胆道閉鎖症 ●乳糖不耐症 ●臍ヘルニア ●臍炎・臍周囲炎・臍肉芽腫 ●鼠径ヘルニア ●尿路異常（水腎症、膀胱尿管逆流） ●陰嚢水腫 ●停留精巣
●亀頭包皮炎 ●包茎 ●肛門周囲膿瘍・肛門裂 ●発育性股関節形成不全 ●肘内障 ●内反足 ●筋性斜頸 ●O脚・X脚 ●心室中隔欠損症
●心房中隔欠損症 ●心筋炎・心内膜炎 ●不整脈 ●急性腎炎 ●ネフローゼ症候群 ●血管性紫斑病 ●乳児脂漏性湿疹 ●あせも ●おむつかぶれ
●カンジダ症 ●とびひ（伝染性膿痂疹） ●SSSS（ブドウ球菌性熱傷様皮膚症候群） ●あざ ●水いぼ ●接触性皮膚炎 ●虫刺され ●日焼け
●誤飲 ●転倒・転落 ●水の事故 ●やけど

新《しん》生《せい》児《じ》黄《おう》疸《だん》

生理的新生児黄疸は日本人の赤ちゃんの98%にみられます。血液型不適合や先天性胆道閉鎖症など、病気が原因のこともあります。

原因・症状

新生児の血液中には成人より多くの赤血球が含まれます。これはたくさんの酸素を運ぶことが目的ですが、そのために皮膚が赤く見え、「赤ちゃん」と呼ばれるゆえんとなります。出生後、不要になった赤血球が壊れ、大量のビリルビンという黄色い色素が増加しますが、肝臓の処理能力が未熟なため、黄疸という症状が生じます。

生理的黄疸の場合、生後2〜3日ごろから顔の皮膚が黄色くなり、その後、体や手足にも黄疸があらわれます。生後1週間以内が症状のピークで、退院後は徐々にひいていきます。

診断・治療

生理的黄疸は特別な治療を必要としない場合がほとんどですが、血中ビリルビン値が高すぎると脳に障害を起こす危険があるため、

新生児メレナはビタミンKシロップで予防できる

新生児メレナの主な症状は下血、吐血などですが、まれに頭蓋内出血を起こすことも。その原因は、血液を凝固させるビタミンKの欠乏です。母親の血液を分娩時や授乳時に飲みこむと同様の消化器症状があらわれます（仮性メレナ）が、この場合は治療の必要はありません。

新生児メレナはビタミンKを補給することで治療しますが、出血量が多いと輸血をすることもあります。現在はほとんどの病院で、出生直後から予防的にビタミンKシロップを飲ませ、生後1カ月健診でもビタミンKを補充するため、患者数は減っています。

（渋谷紀子）

光線療法などの治療を行うこともあります。母乳育児では、生後1カ月ごろまで黄疸が残る（母乳性黄疸）ことがあります。赤ちゃんの元気がない、便の色が白っぽいなどの場合は、他の病気の可能性がありますので早めに受診しましょう。

（渋谷紀子）

染《せん》色《しょく》体《たい》異《い》常《じょう》

遺伝情報のかたまりである染色体が、なんらかの原因で欠損・重複したり、一部がおきかわったりすることで、身体の変化や発達の障害をきたします。遺伝性のものもありますが、ほとんどは「偶然に起こる」とされ、また、あらわれる症状にはかなりの幅があります。

●ダウン症候群（21トリソミー）

21番目の染色体が3本ある、染色体の一部が移動（転座）することで起こります。外見的に、目の外側が斜めに上がっている、鼻のつけ根が幅広くて低い、舌が大きい、手指が短いなどの特徴があります。種々の程度の発達の遅れがみられ、先天性心疾患などを伴うことも。一般的に性格は明るく人なつっこいため、社会生活に順応しやすいといわれています。

●18トリソミー

18番目の染色体が重複して3本あることで起こります。生まれつき手の指が曲がっている、全体的に発育が悪いなどの症状があり、心臓に異常があると、長期生存がむずかしくなります。

●ターナー症候群

女性にみられ、低身長、卵巣の発達が不十分など内性器の発育不全がありますが、知能は正常です。

●クラインフェルター症候群

男性にみられ、長身、ひげやすね毛など体毛が薄い、女性化乳房、睾丸《こうがん》の発育不全などがみられます。

（渋谷紀子）

先天性代謝異常は新生児マス・スクリーニングでチェック

生まれつき病気になる素質をもっている場合、症状があらわれてから治療をしても、後遺症が残ってしまうことがあります。そこで早期発見・早期治療、予防措置のため、生後5～7日に新生児マス・スクリーニング（血液検査）を行います。

対象となる病気

- ●脂肪酸代謝異常症　4疾患
- ●有機酸代謝異常症　7疾患
- ●アミノ酸代謝異常症　5疾患
- ●ガラクトース血症（先天性糖代謝異常症）
- ●クレチン病（先天性甲状腺機能低下症）
- ●先天性副腎過形成症（先天性副腎性器症候群）

（渋谷紀子）

かぜ症《しょう》候《こう》群《ぐん》

ウイルスなどの病原体が、鼻からのどにかけての上気道に感染して、急性の炎症を起こす病気の総称です。母親から受け継いでいる免疫が減ってくること、お散歩などで人と接触する機会がふえることから、生後6カ月以降にかかりやすくなります。

原因・症状

原因になる病原体の多くはウイルスで、その種類は数百種もあるといわれています。一度かかって、あるウイルスに抗体ができても、違う種類のウイルスに接すると感染するため、かぜは何度も繰り返しかかるのです。

一般的に、冷気や乾燥を好むウイルスが活発になる冬に、かぜはかかりやすいもの。ただしアデノウイルスやコクサッキーウイルスなど、高温多湿の環境で活発になるウイルスもいて、これらのウイルスによるかぜは、夏にかかりやすくなります。夏にかかりやすい咽頭結膜熱（P702参照）、ヘルパンギーナ（P703参照）、手足口病（P704参照）などは、「夏かぜ」と称することもあります。

ウイルスの種類や、ウイルスによって炎症が起きた部位によって、くしゃみ、鼻水、せき、のどの痛みなど、あらわれる症状は異なります。熱は出ることも、出ないこともあります。

これらの症状は比較的軽く、数日で治る場合がほとんどです。しかし中耳炎（Ｐ694参照）や副鼻腔炎（Ｐ714参照）などの合併症を起こしたり、炎症が上気道だけではおさまらず下気道まで広がって気管支炎（Ｐ700参照）や肺炎（Ｐ701参照）、細気管支炎（Ｐ700参照）になったりすることもあります。

治療

かぜを治す薬はないので、自分の体がもつ力で治るようサポートするのが基本です。せきや鼻水などの症状があるときは去痰薬や鎮《ちん》咳《がい》薬、熱が高いときは解熱薬など、症状をやわらげる薬が処方されます。薬は途中でかってにやめず、医師の指示どおりに使いましょう。

生活上の注意

安静にして、十分に体を休めることが基本。特に熱があるときは、室内で静かに過ごさせます。

発熱時は汗などで体から水分が失われるので、湯冷まし、麦茶、果汁、ベビー用イオン飲料などで、こまめな水分補給を心がけて。熱があるときにあたためすぎると、体に熱がこもり、さらに熱が上がることがあるので気をつけて。食欲がない場合は、無理に食べさせなくてもかまいません。バナナやフルーツゼリーなど、食べやすく、子供が好むものを。（渋谷紀子）

インフルエンザ

毎年、冬から春先にかけて流行します。予防接種が有効ですが、予防接種をしてもかかってしまうことがあります。

原因・症状

インフルエンザウイルスに感染することが原因。インフルエンザは大別するとA、Bと2つの型があり、毎年流行するウイルスの種類が変わります。予防接種では、翌年の流行を予想したウイルスを使ってワクチンを作ります。そのため、その年のワクチンに含まれない型のインフルエンザが流行した場合は、予防接種を受けても、かかってしまう可能性があります。

せき、鼻水、頭痛、関節痛、筋肉痛など全身症状が強く出るのが特徴。急に高熱が出て、一度下が

小児虚弱体質の漢方療法

漢方では主に次のような処方で、体質改善を目ざします。

●小建中湯《しょうけんちゅうとう》

虚弱体質に最もよく使われる処方。筋肉がやわらかい、疲れやすい、元気に乏しい、腹直筋が薄く筋張っている、腹部全体が軟弱で頼りない人などに用いられます。

●小柴胡湯《しょうさいことう》

体質や体格は中等度で、かぜをひきやすい、扁桃やリンパ節などがはれて症状が長引きやすい、食欲がない、疲れやすい場合に。

●柴胡桂枝湯《さいこけいしとう》

やや虚弱で、腹痛、手足の痛みなどを訴える場合に処方されます。心下部が緊張していて、圧迫すると抵抗があり痛みを訴える、腹直筋の突っ張りがみられるときなどにも。

●六君子湯《りっくんしとう》

胃腸が弱く、顔色が悪く、やせ型で、食欲不振や下痢などの症状があり、気力が乏しい場合に用います。

●人参湯《にんじんとう》

虚弱体質で、筋肉が弛緩し、貧血ぎみで疲れやすい、手足が冷える、食欲不振や下痢などがあり、心下部がつかえているようなときに。腹診をすると腹直筋が薄く緊張している場合と、軟弱で腹部に振水音がする場合があります。

●麻杏甘石湯《まきょうかんせきとう》

かぜをひきやすく、かぜをひくとゼイゼイと呼吸が苦しく、汗が出て口が渇くようなときに。小児の場合は二陳湯《にちんとう》を加えると飲みやすく、胃を悪くしません。

●小青竜湯《しょうせいりゅうとう》

かぜをひきやすく、くしゃみや鼻水を頻発、顔色がすぐれない、手足が冷えやすい場合に処方されます。

●桂枝加竜骨牡蠣湯《けいしかりゅうこつぼれいとう》

神経質で落ち着きがない、疲れやすい、夜泣きや夜尿症がある、寝汗をかきやすい、やせていて腹直筋が緊張してひきつれている場合などに用います。

●五苓散《ごれいさん》

水太りタイプで腹部をたたくと振水音がある、頭痛や下痢、むくみなどがある、口渇や尿が少ない場合などに用います。

（矢数圭堂）

ってから、再び熱が上がることも。乳幼児や高齢者などがかかると重症化する心配があるので、しっかり予防することが大切です。

悪化すると肺炎や気管支炎、中耳炎、熱性けいれんなどの合併症を起こすことがあり、特にこわいのが脳症です。「呼びかけに答えない」など、意識障害がある場合は夜中でもすぐに受診してください。

治療

インフルエンザは抗ウイルス薬により症状が軽くなる場合がありますが、「タミフル」は投与後の異常行動が問題になったため、10代への使用は控えられています。

1才未満の赤ちゃんには、医師から十分な説明があり、保護者が同意すれば使えます。ただ、症状が軽い場合もあり抗ウイルス薬は必須ではありません。解熱剤を使うときはアセトアミノフェンが安全です。

生活上の注意

症状が落ち着くまでの1週間ぐらいは、できるだけ静かに過ごしましょう。高熱の間は、汗をかくうえに呼吸も荒くなるので、体から水分が失われ、脱水を起こしやすい状態です。母乳やミルクのほか、湯冷まし、麦茶、経口補水液などでこまめに水分補給を。

（渋谷紀子）

かぜやインフルエンザ予防のポイント

●ウイルスなど病原体をもちこまない
外から帰ったら、必ず手洗い＆うがいを。スーパーなど人の多い場所では感染のリスクが高まります。乳幼児を連れて出かける場合は、すいている時間帯にしましょう。

●病原体が活動しにくい環境を作る
かぜの原因になるウイルスやインフルエンザウイルスは高温多湿に弱いので、暖房＆加湿を心がけてください。

●免疫力をつける
規則正しい生活を送り、十分な睡眠をとりましょう。

●予防接種を受ける
インフルエンザのいちばんの予防法は予防接種を受けること。はやり始める前の11月中に家族全員が受けるとよいでしょう。

（渋谷紀子）

ウイルス性《せい》胃《い》腸《ちょう》炎《えん》

冬にかかりやすい病気で、「おなかのかぜ」と呼ばれることもあります。感染力が強く、保育園や幼稚園などで流行し、子供から家族にうつることもよくあります。

原因になるウイルスのうち、ロタウイルスは予防接種で予防や軽症化が可能です。しかし高月齢になると、副反応で腸重積を起こしやすくなるため、接種する場合は生後6カ月、または8カ月までが目安です。

原因・症状

原因になるウイルスは数多く、初秋から春先にはノロウイルス、真冬にはロタウイルスが流行します。またアデノウイルスは夏がピークですが、一年中みられます。

急激な嘔吐《おうと》、下痢、発熱が主な症状。ノロウイルスが原因の場合、ひどい下痢や熱は1～2日で落ち着きます。ロタウイルスは白っぽい下痢便が特徴ですが、便の色にあまり変化がないことも。症状はノロウイルスよりも重く、下痢は1週間ほど続くことがあります。下痢の症状が軽くてもけいれんを起こすことがあるので要注意。

かかったあと、1～2週間しても下痢がおさまらない場合は一時的な乳糖不耐症（P716参照）を起こしている可能性があります。

治療

はげしい下痢が続く、嘔吐が長引いて水分がとれない場合は、早めに小児科へ。下痢は病原体を排出しようとする体の防御反応なので、薬で無理に止めず、整腸薬などの対症療法を行います。

生活上の注意

はげしい下痢や嘔吐が続くと水分とともに電解質も失われます。電解質を含む経口補水液で水分補給を。吐きけがあるときは、落ち着くまで無理をせず、ごく少量ずつゆっくり飲ませるのがコツです。

（渋谷紀子）

中《ちゅう》耳《じ》炎《えん》

鼓膜の内側にある中耳に炎症が起こる病気。大人よりも耳管が短く機能が未発達で、傾きがゆるやかであること、鼻やのどに炎症を起こしやすいことなどから、乳幼児は中耳炎になりやすいのです。

原因・症状

かぜをひいて鼻やのどに炎症が起こると、細菌やウイルスを含んだ鼻水が鼻の中にたまります。この鼻水がくしゃみやせき、鼻すすりによって、のどと耳をつなぐ耳管から耳の中に入り込むことで起こります（急性中耳炎）。外から耳に直接、細菌が入って起こるわけではありません。

38度ぐらいの熱が出ることが多く、炎症が進むと中耳に膿《うみ》がたまって鼓膜が真っ赤にはれ、膿が鼓膜を圧迫するので痛みもあります。痛みを訴えられない乳児の場合、しきりに耳をさわり、機嫌が悪くなります。鼓膜が破れて、膿が耳だれとして出てくることもあります。

耳管や中耳の粘膜からにじみ出た滲出液《しんしゅつえき》が中耳内にたまって起こる場合もあります（滲出性中耳炎）。滲出性中耳炎は鼻の病気やのどの炎症で耳管の働きが悪くなったときや、急性中耳炎で中耳にたまった膿が完全にとり除けなかったときに起こり、たまった滲出液のために、耳の聞こえが悪くなります。

治療

急性中耳炎の場合、抗菌薬の服用や鼻水の吸引などの治療を行います。膿がたまって鼓膜のはれがひどいとき、痛みが強そうなときは鼓膜切開（鼓膜に小さな穴をあける）をして、膿を出すこともあります。

滲出性中耳炎の場合は、滲出液を排出しやすくする薬の内服や、耳管通気を、必要があれば鼓膜切開して滲出液を吸引します。症状が長期化する場合は、中耳に空気

覚えておきたい、基本のホームケア

（渋谷紀子）

● 鼻水が出ているとき

こまめにふきとる

肌を刺激しない、やわらかいティッシュでこまめに鼻水をふきとりましょう。ガーゼは洗っても菌やウイルスが残るので、使い捨てできるものを使用しましょう。

鼻水を吸いとる

鼻水がグズグズしていると、呼吸がしにくいだけでなく、鼻の中に残った鼻水の中で雑菌が繁殖してしまう心配もあります。鼻水はできるだけこまめに吸いとってください。

鼻の下に保湿剤を使う

鼻水による刺激、鼻水をふきとるときの刺激で、鼻の下の皮膚はかぶれやすくなっています。鼻水をふきとったあとの清潔な肌に、ワセリンやオイルを塗ってください。

● せきが出たら

のどにいい環境づくり

室内が乾燥していると、せきは出やすくなります。湿度50％を目安に加湿をして、こまめに換気もしましょう。寒い季節でも窓は数時間おきに開けて、空気の入れかえをしましょう。

せきと痰を出しやすくする

体を横にするとせきこみやすいので、寝かせるときは、クッションなどを使い、上半身を少し起こすように。せきで苦しそうなときは、背中を軽くたたくと、痰が出やすくなります。

水分が多く、飲み込みやすいものを

食べ物は水分が多く、口当たりがなめらかなもの、人肌程度のあたたかさのものがおすすめ。ビスケットや酸味の強いかんきつ類、冷たいものなどは刺激が強いので控えてください。

● 熱があるときに

熱の上がり始め

熱が上がっている途中は、手足が冷たくなり、悪寒やふるえが出ることがあります。赤ちゃんや子供が寒そうにしていたら、毛布などでくるみ、あたためてあげましょう。

熱が上がりきったら

熱が上がりきると体がほてり、呼吸も荒くなります。母乳やミルクのほか、湯冷まし、麦茶、イオン飲料などでしっかりと水分補給をしましょう。

熱が下がってきたら

いったん下がっても、夕方から夜にかけてなど、再び発熱することも。熱が下がっても、しばらくは室内で安静に過ごします。まる一日平熱になるまで、検温は続けてください。

が入るよう鼓膜内にチューブを入れるなどの治療を行います。

生活上の注意

鼻水が出ているときは、耳鼻科で吸いとってもらう、自宅で鼻吸い器を使うなどのケアをこまめに。耳だれは中までいじらず、外に出てきたものだけふきとります。

中耳炎の治療途中で薬の服用をやめてしまうと、ぶり返すことがよくあります。処方された薬はきちんと飲み、完治させることが大事です。

（渋谷紀子）

便《べん》秘《ぴ》

便が直腸に届くと、その刺激が脳に伝わり、便意をもよおします。しかし便の出ない状態が続くと、直腸に便がたまってふくらみ、新たな便が下りてきても出にくくなります。便秘が習慣化するとふくらんだ直腸が元に戻りにくくなるため、3日便が出なかったら、なんとかして早く出す必要があります。

原因・症状

いちばんの原因は不規則な生活です。排便リズムは生活リズムに大きく影響を受けるので、規則正しい生活を送って、毎日できるだけ決まった時間に排便する習慣をつけましょう。ストレスが原因で腸の動きが悪くなることも。大人のイライラが子供に影響していないか、保育園や幼稚園での生活などにも気を配り、できるだけストレスをためないようにすることが大切です。便秘が続くと、おなかが張って食欲がない、吐く、排便時に肛門が切れることがあります。

治療

綿棒などで肛門を刺激すると便が出やすくなります。「マルツエキス」という市販薬が効果がある場合もあります。それでも便秘が長引くときは受診を。

生活上の注意

果物やいも類、豆類、オートミールなど、便秘解消によい食べ物を積極的にとらせましょう。

適度な運動、おなかのマッサージで腸の動きを刺激しましょう。

（渋谷紀子）

● 肌トラブルがあるとき

とにかく清潔にする

汗や汚れをとり、肌を清潔に保つことがケアの基本。かゆみがあるときは、シャワーやお湯の温度は低めに。体を洗うとき、ふくときはゴシゴシとこすらないようにします。

保湿をして、肌を守る

肌が乾燥すると、中の水分が逃げ出すだけでなく、空気中の有害物質やアレルゲンが侵入しやすい状態に。清潔にしたあと、クリームやワセリンなどをぬり、肌を守りましょう。

発疹があったら、受診する

あせもやかぶれなど、ホームケアでよくなるトラブルもありますが、感染症など病気が原因で、肌トラブルがあらわれることも。発疹が長引くときは受診して、必要な治療を受けてください。

● 下痢のとき

水分補給をしっかり

下痢が続くと水分だけでなく、電解質も体から失われます。水分と電解質を同時にとれる経口補水液などを使って、水分補給を。食事は消化のよいものを与えましょう。

おしりを清潔にする

下痢便は肌への刺激が強いので、おしりがかぶれやすく。赤ちゃんのおむつ替えはまめに。トイレのあとは座浴やお湯でしぼったタオルでふくなど、おしりは清潔に保ちましょう。

洗ったら、保湿を忘れずに

座浴などでおしりを清潔にしたら、ワセリンなどで必ず保湿をしてください。清潔＆保湿を心がけても、かぶれがひどい場合は、病院で薬を処方してもらいましょう。

● 吐いたとき

吐いた直後のケア

うがいができる年齢であれば、うがいをさせます。赤ちゃんの場合はぬるま湯でしぼったガーゼなどで、口のまわりをきれいに。吐いたものが耳に入っていないかもチェック。

吐きけが続いているとき

急な嘔吐に対応できるよう、洗面器に新聞紙やキッチンペーパーを敷いて準備。いつ吐くかわからないときは、気道をふさがないよう横向きに寝かせてください。

吐きけがおさまったら

少しずつ水分補給をしましょう。たとえば赤ちゃんなら、5〜10分おきに、スプーン1口ずつから始め、少しずつ量をふやし、30分間で100mℓ飲ませるような目安で。

風《ふう》疹《しん》

はしかを軽くしたような症状が出るため「三日ばしか」と呼ばれることも。子供にとっては軽い病気ですが、まれに血小板減少性紫斑病や脳炎（P705参照）などの合併症を起こすことがあります。風疹と診断されたのに、3日以上発熱が続く、元気がなくぐったりしているときは、早めに再受診しましょう。

風疹抗体のない妊婦が妊娠初期に感染すると、難聴（P714参照）や白内障、緑内障、先天性心疾患などの障害のある赤ちゃん（先天性風疹症候群）が生まれることがあります。

原因・症状

風疹ウイルスに感染することで発症。せきやくしゃみによって飛《ひ》沫《まつ》感染します。日本では春から夏にかけてはやり、1才から小学校低学年の子供に多い病気です。感染しても症状が出ない（不顕性《ふけんせい》感染）こともありますが、検査をして抗体の有無を調べることで、かかったかどうかがわかります。

発熱の数日前に耳やくびの後ろにあるリンパ節がはれます。熱は37～38度程度の微熱で、熱が出ないこともあります。発熱と同時に全身に赤くこまかい発疹が出ます。発疹は2日ぐらいで消え、熱も3～4日で下がります。

治療

ウイルスが原因の病気なので、特別な治療はしません。しかし「風疹だから、すぐに治る」と親がかってに判断しないこと。必ず受診し、はしかなど他の病気との区別、合併症の有無もチェックしてもらいましょう。風疹はMRワクチン（風疹と麻疹混合）の予防接種で防げます。大人がかかると重症化しやすいので、免疫がなければ両親も予防接種を受けましょう。

生活上の注意

特別なケアは必要ありません。家で安静に過ごしてください。

（渋谷紀子）

突《とっ》発《ぱつ》性《せい》発《ほっ》疹《しん》

生後6カ月～1才ぐらいの乳児に多い病気。子供が初めてかかる病気が突発性発疹ということも多いでしょう。

原因・症状

ヒトヘルペスウイルス6型と7型への感染で起こります。原因となるウイルスが2種類あるので、2回かかることもあります。

突然の高熱から始まり、熱は3～4日続きます。発熱時に熱性けいれんを起こすこともあります。

熱以外には目立った症状はありません。「高熱のわりに、機嫌がいい」ことが多いのですが、不機嫌になる、食欲がなくなる、うんちがゆるくなる場合もあります。

熱が下がると、その日か翌日のうちにおなかを中心に赤い発疹が出始めます。発疹の色は次第に濃くなり、全身に広がっていきますが、3～4日で自然に消えていきます。

診断・治療

突発性発疹は、熱が下がって発疹が出るまでは診断がつきにくい病気です。正確に診断をつけるためには、血液検査をして抗体があるかどうかを調べる必要がありますが、実際には、熱のあとに発疹が出たことから突発性発疹と診断される場合がほとんどです。

ウイルスによる感染症なので、基本的に治療はせず、抗菌薬も使いません。ただし熱が高くてつらそうな場合は解熱薬、以前に熱性けいれんを起こしたことがある場合は、けいれん止めの薬を使うこともあります。

生活上の注意

発疹はかゆみもあまりないので、特別なケアは不要。家で安静にし、脱水症予防のため、水分補給をこまめにすることを心がけてください。

（渋谷紀子）

はしか（麻疹《ましん》）

　病気そのものも重いのですが、中耳炎、気管支炎、肺炎、脳炎などさまざまな合併症を引き起こす心配があります。特に脳炎は、1000人に1～2人の割合で起こり、命を落とすこともあります。たとえ助かっても、重い後遺症を残すことが少なくありません。

　また、はしかにかかってから5～10年の潜伏期間をへて、10万人に数人の割合で亜急性硬化性全脳炎（SSPE）という死亡率の高い病気を発症することもあります。これらの合併症を防ぐためにも、はしかにかからないよう予防接種を受けることが非常に重要です。

原因・症状

　感染力の非常に強い麻疹ウイルスが原因です。せきやくしゃみによる飛沫感染だけでなく、空気中をただようウイルスによる空気感染もあります。

　生後6カ月未満の赤ちゃんは母親から受け継いだ免疫があるのでかかりにくいですが、それ以降は、免疫のない子はほぼ100％感染し、感染すると毎年数十名が死亡するこわい病気です。

　38度台の発熱、せき、鼻水、目やになど、かぜと似た症状から始まり、それが3日ぐらい続きます。その後、ほおの内側にはしかに特徴的な白いブツブツ（コプリック斑）があらわれます。

　半日から1日、いったん熱が下がったあとに再び熱が上がって39度以上になります。同時に赤くこまかい発疹が出始め、全身に広がります。せきや鼻水、目の充血などの症状もより強くなります。

　発熱から7～10日ぐらいで熱は下がり、徐々に全身状態もよくなってきます。

治療

　ウイルスが原因の病気なので、治す薬はありません。高熱でつらいときは解熱薬を、合併症には抗菌薬を使うこともあります。

生活上の注意

　水分補給をしっかりとして、安静に過ごします。回復しても1カ月くらいは無理をせず、静かに過ごしましょう。

（渋谷紀子）

水《みず》ぼうそう

　最もかかりやすいのは、10才以下の小児です。母親が水ぼうそうにかかったことがなければ、新生児でもかかります。母親から抗体をもらった場合でも、抗体の量が少なければかかります。

原因・症状

　水痘帯状疱疹《すいとうたいじょうほうしん》ウイルスが原因。くしゃみやせきによる飛沫感染、空中にただよっているウイルスでの空気感染でうつります。

　初めは、虫刺されのような赤い発疹が出ます。発疹は頭皮や口の中にできることも。短時間で水疱《すいほう》になり、2～3日で全身に広がります。かゆみが強いのが特徴です。

　熱は出ても2～3日で下がることが多く、1つ1つの水疱は数日のうちにかさぶたになり、1～2週間ぐらいできれいになります。

　水痘帯状疱疹ウイルスは病気が治っても、体内にすみつくという特性があります。ふだんは特に問題ないのですが、疲れたり、年をとって体力が落ちたりすると、皮膚の感覚神経や三叉神経に沿って痛みのある発疹（帯状疱疹）が出ることがあります。

治療

　発症後2日以内に抗ウイルス薬を飲むと、発疹や発熱などの症状が軽くなります。水疱のかゆみ止めに、塗り薬が処方されることも。また水ぼうそうの患者と接触して72時間以内にワクチンを打てば、発症を防げる可能性があります。

生活上の注意

　爪を短く切るなどして、発疹をできるだけかきこわさせないよう、気をつけましょう。

（渋谷紀子）

おたふくかぜ

感染しやすいのは幼児期から学童期にかけてです。病気そのものは比較的軽いのですが、合併症を起こすと心配です。合併症の無菌性髄膜炎《ずいまくえん》を起こすのは100人中4～8人とけっして少なくありません。また脳炎や難聴（ムンプス難聴）を起こすこともあります。

原因・症状

原因は、ムンプスウイルスに感染すること。せきやくしゃみからうつりますが、3割はほとんど症状が出ません（不顕性《ふけんせい》感染）。一度かかると終生免疫がつくので、二度かかることはめったにありません。

主な症状は耳下腺や顎下腺のはれ。耳の下からあごにかけてはれてかたくなり、痛みます。左右に出ることもあれば、片方だけのことも。口を開けるだけでも痛むため、食欲がなくなります。はれは、1～2日目がひどく、1週間ぐらい続くこともあります。

38～39度くらいの熱が出ることも。

感染力の強いウイルスで、あごがはれる数日前～はれが出てから5日間程度は、他人にうつす危険があります。そのためこの期間は保育園、幼稚園、学校などは登園・登校禁止となります。

代表的な合併症は無菌性髄膜炎（P705参照）、脳炎（P705参照）、難聴（P714参照）で、思春期以降に感染すると男性は睾丸炎《こうがんえん》、女性は卵巣炎を起こすことがあります。こうした合併症のリスクを避けるためにも、できるだけ予防接種を受けましょう。

治療

ウイルスが原因の病気なので、特効薬はありません。高熱でつらい、はれの痛みが強い場合には解熱薬が処方されることも。

生活上の注意

家で安静に過ごします。飲み込むのがつらいときは、スープやゼリーなどのどごしのよいものを。

（渋谷紀子）

百《ひゃく》日《にち》ぜき

生後6カ月未満の赤ちゃんがかかると症状が重くなり、3カ月未満の場合は命にかかわることも。百日ぜきは四種混合ワクチン（ジフテリア、百日ぜき、破傷風、ポリオ）で防げる病気ですので、規定の生後3カ月から早めに予防接種を始めることがすすめられます。

原因・症状

百日ぜき菌の飛沫感染で、免疫がなければ、ほぼ100％感染します。母親からの免疫は期待できないので、新生児でもかかります。

最初の1～2週間はせき、鼻水、くしゃみなどかぜに似た症状ですが、だんだんせきがはげしくなります。2～4週間後には、コンコンコンと短いせき込みが10数回続き、最後にヒューッと音を立てて息を吸い込む、百日ぜき特有の苦しそうなせきをするように。1才未満の場合、せきのときに呼吸困難や無呼吸の発作を起こし、顔色が紫色になるチアノーゼや、けいれんを起こすこともあります。

この時期を過ぎると回復期に向かい、次第にせき込む回数が減ってきます。しかし、せきだけ長く残ることも少なくありません。

治療

百日ぜき菌に有効な抗菌薬を使うと症状を軽くすることができ、5日以上飲み続けると感染力を弱めることもできます。しかし症状が進んでしまうと、抗菌薬を使ってもせきを抑えるのがむずかしくなります。赤ちゃんの場合など、入院治療になることもあります。

生活上の注意

せきがひどいときは、水分をとると楽になります。一度にたくさんの水分を飲ませるとせき込んで吐いてしまうので、水分補給は少量ずつ、こまめに行いましょう。

（渋谷紀子）

予防接種の基礎知識

感染や重症化を防ぐ

乳幼児がかかると症状が重く命にかかわることがある、深刻な合併症を起こす心配があるような病気を予防する、あるいは、かかっても軽くすむようにするために受けるのが予防接種です。また予防接種には病気の流行を防ぎ、社会全体の健康を守るという意味もあります。

定期接種と任意接種がある

定期接種は国が接種をすすめ、万一の事故のときには予防接種法によって救済措置がとられるもの。決められた期間内なら無料で受けられます。任意接種は自費で受けますが、海外では定期接種の扱いになっているものが少なくありません。自治体によっては、補助制度を設けています。

0才代に受けたい

【B型肝炎】 B型肝炎を防ぐ／ 計3回

【ロタウイルス〈任意〉】 ロタウイルス感染症（P693）を防ぐ／ 計2回または3回

【ヒブ】 細菌性髄膜炎（P705）などのヒブ感染症を防ぐ／ 計3回

【肺炎球菌】 細菌性髄膜炎（P705）などの肺炎球菌感染症を防ぐ／ 計3回

【四種混合】 ジフテリア、百日ぜき（P698）、破傷風、ポリオを防ぐ／ 計3回

【BCG】 結核（P701）を防ぐ／ 計1回

1才代に受けたい

【ヒブ】 追加接種／ 1回

【肺炎球菌】 追加接種／ 1回

【四種混合】 追加接種／ 1回

【MR（麻疹風疹混合）】 はしか（P697）、風疹（P696）を防ぐ

【水ぼうそう】 水ぼうそう（P697）を防ぐ／ 計2回

【おたふくかぜ〈任意〉】（P698）

3才になったら

【日本脳炎】 日本脳炎を防ぐ　3才で2回、4才と9才で1回ずつ

ジフテリア

くしゃみなどの飛沫感染で、ジフテリア菌が鼻やのど、目などに感染して発症します。呼吸困難、神経まひや心不全などを起こす非常に危険な病気です。

5才以下の場合は重症になりやすく、最大で20%程度が亡くなるといわれています。現在はワクチンの普及のため、ほとんど発症はありません。

日本脳炎

蚊が運ぶウイルスによって感染します。感染しても症状が出ないことが多く、発症するのは100～1000人に1人の割合。

ただし発症すると、高熱や頭痛、意識障害をともなう脳炎を起こし、特効薬がないため死亡率や後遺症が残る確率は非常に高いため、定期接種となっています。

破傷風

土の中に常在する破傷風菌がつくる毒素が、傷口などから体内に入って、筋肉がけいれんしたり、まひしたりする病気。

口が開けにくく、歯をくいしばった状態になるので、まず食事がとれなくなり、やがてくびや背中の筋肉の緊張が強くなり、命にかかわることもあります。

B型肝炎

B型肝炎は、肝炎だけでなく将来的に、肝硬変や肝臓がんにつながることもある病気です。無症状だけれど血液中にウイルスをもつ「キャリア」の母親から生まれた赤ちゃんは感染する可能性が高いので、生後すぐに免疫グロブリンの投与やワクチンの接種が必要。

父親や保育園などの集団生活からうつることもあるので、WHO（世界保健機関）では、乳児全員が予防接種を受けるようにすすめています。

ポリオ

乳幼児に多い病気で、ポリオウイルスが口から入り、腸内でふえることで感染します。多くの場合は感染しても症状があらわれませんが、ウイルスが脊髄の一部に入り込むと、手や足にまひがあらわれ、一生残ってしまうこともあります。

（渋谷紀子）

気《き》管《かん》支《し》炎《えん》

乳幼児が気管支炎になると、ぜんそくのようにゼーゼーとした呼吸をすることがあります。これは、乳幼児の気管が大人よりも細く、痰《たん》が詰まると、気管支が狭くなるためです。

その呼吸音から、「ぜんそく様気管支炎」といわれることもありますが、「ぜんそく」ではありません。ぜんそくはアレルギー反応による病気です。

原因・症状

ウイルスによるかぜがこじれて、のどの炎症が器官から気管支に及ぶケースが一般的です。

鼻水、くしゃみ、せきなどのかぜ症状から始まることが多く、38~39度の高めの熱が出て、ゴホゴホと痰のからんだような湿った重いせきが出ます。せきが苦しい時期は4日間ぐらいで、多くの場合1週間ほどでよくなります。

ただし月齢が低いほど、呼吸困難を起こしやすいので、注意が必要です。呼吸が早い（多呼吸）、呼吸に合わせて肋骨《ろっこつ》の間がへこむ（陥没呼吸）などがみられるときは呼吸困難を起こしている可能性があります。急いで受診を。

治療

熱やせきがあっても、比較的元気で食欲があれば、通院治療になります。病院では外来で、気管支を広げる薬の吸入などを行います。呼吸困難の症状がみられたら、1~2週間程度入院して治療を行います。

赤ちゃんへのせき止めの効果は不確実ですが夜も眠れないほど、せきがひどいときは、鎮咳《ちんがい》薬、去痰薬が処方されることもあります。薬を使うかどうかは医師とよく相談し、指示に従って。

生活上の注意

十分な水分補給をしながら、家で安静に過ごします。加湿器などで部屋の湿度を保つと、痰がきれやすく、せきのつらさもやわらぎます。乳幼児の場合、たて抱きにして、背中をトントンと軽くたたくと、気管から痰がはがれやすくなり、楽になるでしょう。

（渋谷紀子）

細《さい》気《き》管《かん》支《し》炎《えん》

肺の中で、気管支から枝分かれした最も細い部分の細気管支に炎症が起きた状態。2才くらいまで、特に6カ月前後の赤ちゃんに多く、冬に起こりやすい病気です。

原因・症状

原因になるのは主にRSウイルスです。そのほか、ヒトメタニューモウイルス、パラインフルエンザウイルス、アデノウイルスなどで起こることも。RSウイルスは何度も感染しますが、初回は、上の子の唾液や鼻水など、家族からの感染が多いといわれています。

症状は気管支炎と同じく、鼻水やせき、発熱などのかぜ症状から始まり、次第にせきが強くなります。呼吸をするときにゼーゼー、ヒューヒューという音がすることもあります。

軽い場合は数日で自然に治りますが、月齢が低いほど悪化しやすく、呼吸困難になって顔や唇が真っ青になることもあります。「かぜだろう」とあなどらず、きちんと受診することが大切です。

生後1カ月未満の赤ちゃんはせきや鼻水など、ごく初期の段階でも無呼吸になることがあります。「かぜかな」と思っているうちに、ゼーゼーヒューヒューといいだしたら、至急受診してください。

治療

気管支を広げる薬を吸入して、治療します。呼吸状態が悪いときは、入院して酸素吸入を行います。呼吸困難になると水分がとりにくくなるので、点滴治療も必要です。

生活上の注意

月齢の低い赤ちゃんほど、容体が急激に悪化することがあるので、そばを離れず見守りましょう。
せきがひどく、呼吸が苦しいと母乳やミルクが飲みにくく、食事もとりにくくなります。水分などは少量ずつこまめに与えましょう。加湿器などを使い、適度な湿度を維持してください。（渋谷紀子）

肺《はい》炎《えん》

肺炎はウイルスによるもの、細菌によるもの、マイコプラズマによるものなどがあります。細菌が原因の場合は症状が重くなり、急激に呼吸状態が悪化することも。

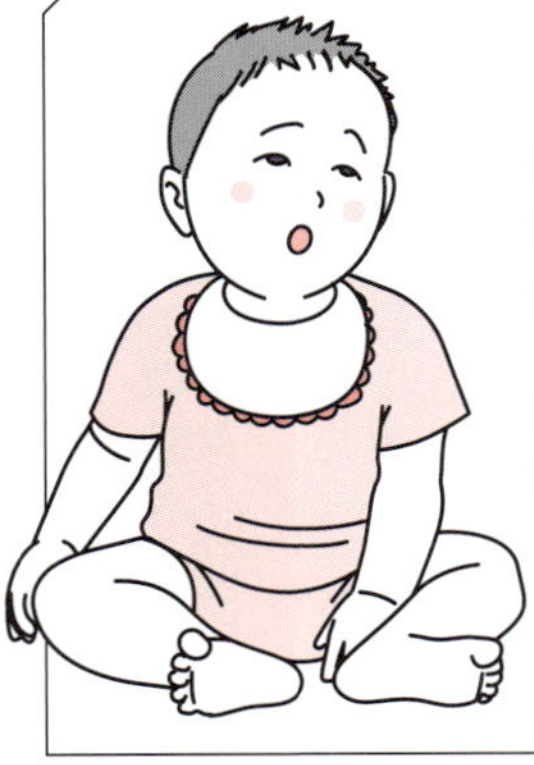

脱水症のサイン

- 唇が乾く
- おしっこの量や回数が減る
- おなかなどの皮膚のハリがない、カサカサしている
- 機嫌が悪い
- ボーっとして元気がない

月齢の低い赤ちゃんほど、体の必要水分量が多いため、脱水症を起こしやすいのです。

症状

かぜの症状に引き続いて起こることが多く、38～40度の高熱とせきが出るのが特徴。経過とともに、せきは痰がからんだような湿った重いせきになっていきます。

月齢が低ければ低いほど、呼吸困難を起こしやすいので、要注意。

5～10才の子供にせきが長く続く場合は、マイコプラズマ肺炎の疑いが。鼻水、鼻詰まりから始まり、熱は一般的にはそれほど高くなりませんが、1カ月以上せきが続くこともあります。

治療

受診時の呼吸状態が悪ければ、入院治療となります。細菌性の肺炎、マイコプラズマ肺炎の場合は抗菌薬を使います。

生活上の注意

十分な水分補給、室内の湿度を適度に保ち、安静に過ごします。呼吸困難や脱水症のサインがあるときは、急いで受診を。（渋谷紀子）

結《けっ》核《かく》

万一発病しても、早期に治療を開始すれば治る場合がほとんどです。ＢＣＧの予防接種を受けることで発病や重症化のリスクを減らせます。

原因・症状

結核患者のせきや飛沫の中にいる結核菌を吸い込むことで、感染します。結核の免疫は母親からもらえないので、生後間もない赤ちゃんでも感染する可能性があります。

赤ちゃんの場合は、家族に感染者がいてそこからうつることがほとんどです。乳幼児は免疫が未熟なので発病する可能性が高く、乳児期に感染すると結核性髄膜炎を起こして死亡したり、重い合併症を残したりすることがあります。

主な症状は、発熱、せき、ゼロゼロ、食欲不振、顔色が悪いなど。そのままにしておくと重症の結核になるので、様子がおかしいと思ったらすぐに受診してください。

診断・治療

結核にはいろいろなタイプがありますが、乳幼児がかかりやすいのは肺門リンパ節結核です。リンパ節がはれるのが特徴で、最初のうちは症状がありませんが、Ｘ線やＣＴ、ＭＲＩなどで診断がつきます。

抗結核薬を使って、通院治療するのが基本です。他人に感染させるほど病気が進行した場合は、入院治療となります。

指示どおりに薬を飲まない、途中で薬をやめるなどすると、結核菌が薬に対して抵抗力（耐性）をもち、薬の効かない結核菌（耐性菌）になる可能性があります。薬は医師の指示を守って、飲み続けてください。（渋谷紀子）

咽《いん》頭《とう》結《けつ》膜《まく》熱《ねつ》（プール熱《ねつ》）

以前は夏にプールで感染するといわれたことから、「プール熱」と呼ばれることもあります。しかし実際は、感染者のせきやくしゃみ、感染した子の使ったタオルや便を始末したあとの大人の指などから感染します。

初夏から秋口にかけて流行しやすいウイルスですが、冬に流行することもあり、一年中みられます。

原因・症状

アデノウイルスに感染することが原因。5才以下の乳幼児が多くかかる病気ですが、ウイルスのタイプによっては、年長児や大人でも感染します。

高熱が続く、のどが赤くなって痛む、白目やまぶたの裏側が赤くなって目やにが出るなどが主な症状。赤ちゃんの場合は、下痢や嘔《おう》吐《と》を伴うことが多く、結膜炎の症状が出ないこともあります。のどの痛みと前後して発熱し、39～40度の高熱が4～6日程度続きます。

診断・治療

アデノウイルスによる感染かどうかは、簡易診断キットを使えば10分程度でわかります。ウイルスが原因の病気なので、抗菌薬は効果がありません。治療の基本は症状をやわらげる対症療法。高熱でつらいときは解熱薬、結膜炎には点眼薬などが処方されます。

生活上の注意

感染力が非常に強いので、ほかの家族にうつさない配慮が必要。タオルは別々にする、布おむつを使っている子は紙おむつにする、目やにをふくなどのケア後はよく手を洗いましょう。ウイルスは1カ月以上唾液や便に出るので、治ったあとの感染防止対策も大事です。高熱が続くので水分はまめに与え、家で安静に過ごします。のどが痛むので、ひんやりしたゼリーやスープなど、のどごしのよいものを。

（渋谷紀子）

プール熱のツボ刺激

ウイルス感染が原因の病気なので、受診が必要です。しかし夜に発熱した場合などの応急処置として、ツボ刺激をするのもよいでしょう。

やり方は、つまようじ（5～6本を輪ゴムなどで束ねる）のとがっていないほうの端を使って、鳥がえさをついばむようにチョンチョンと刺激します。刺激した場所が少し赤くなる程度の刺激が適当。子供の皮膚は非常に敏感なので、皮膚を外側から軽く刺激するだけで、効果があらわれます。

発熱している場合は、人迎《じんげい》、天突《てんとつ》、尺沢《しゃくたく》、大杼《だいじょ》のツボ刺激を行ったあと、身柱《しんちゅう》、照海《しょうかい》に温灸などをすると解熱にいっそうの効果が期待できます。特に背中の身柱は体の柱にある大切なツボで、昔から子供の万病に効くといわれています。（森山朝正）

結膜炎を起こしている場合

攢竹《さんちく》　陽白《ようはく》　絲竹空《しちくくう》　瞳子髎《どうしりょう》　合谷《ごうこく》

発熱している場合

人迎《じんげい》　天突《てんとつ》　尺沢《しゃくたく》　大杼《だいじょ》　身柱《しんちゅう》　照海《しょうかい》

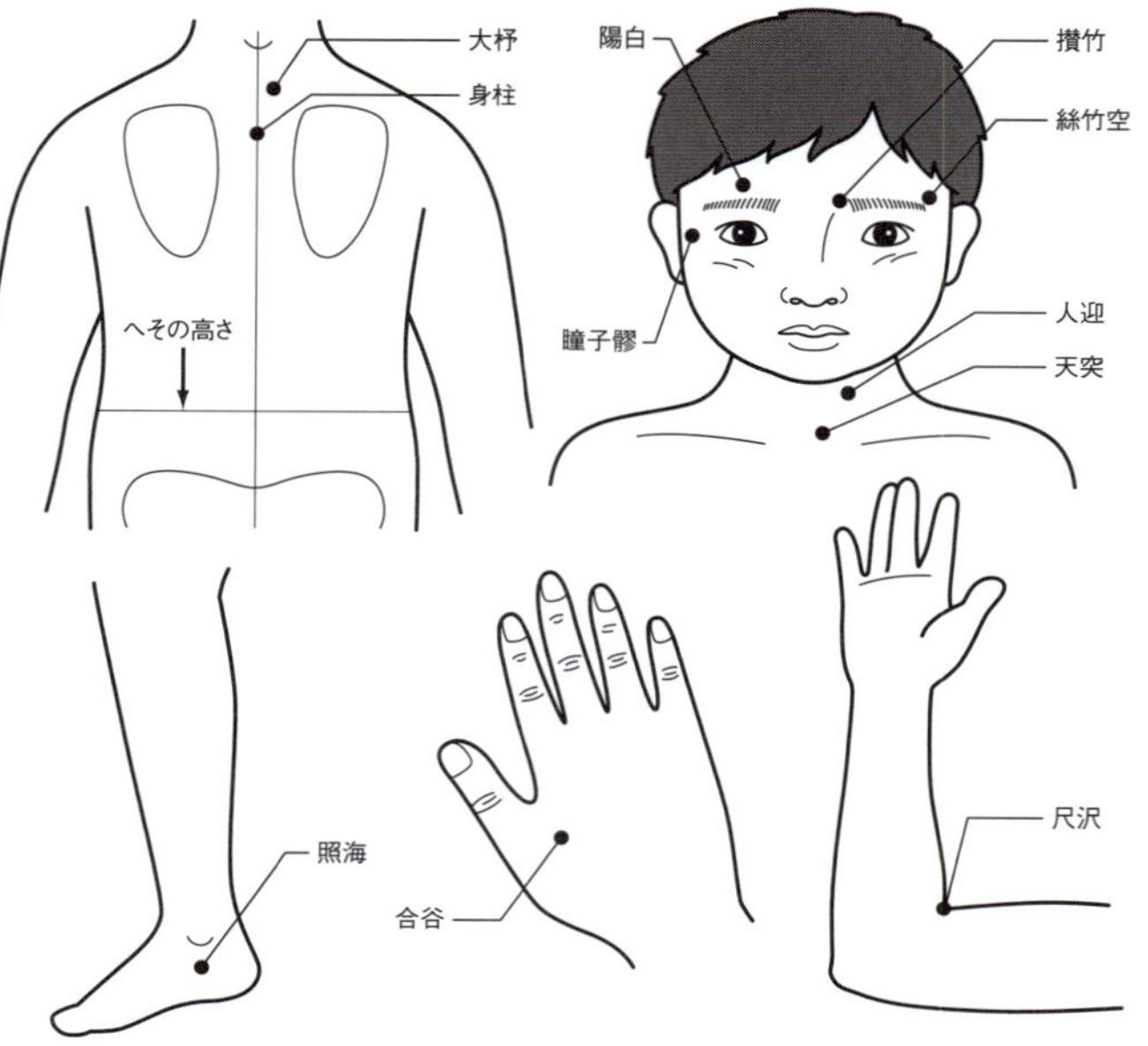

りんご病《びょう》（伝《でん》染《せん》性《せい》紅《こう》斑《はん》）

5～10才の子供に多くみられ、一度感染すれば終生免疫がつきます。冬から春にかけて発症しやすく、幼稚園や小学校などで大流行することもあります。

免疫がないと大人もかかりますが、特に妊娠中の初感染に注意が必要です。胎児が重い貧血になったり、体に水がたまる「胎児水腫」で流産や死産になったりすることも。妊娠中で感染の不安がある場合は受診しましょう。

原因・症状

ヒトパルボウイルスB19というウイルスが原因。せきやくしゃみでうつりますが、感染力はそれほど強くなく、症状が出ない（不顕《ふけん》性《せい》感染）ことも多いです。

両ほおに、りんごのように赤く、チョウチョのような形の発疹《ほっしん》が出るのが特徴です。ほおの赤みが出たあと、腕や太ももなどの外側にも赤いレース状の発疹があらわれます。発疹部は少し熱をもち、かゆみを伴うことも。

人によっては、微熱や頭痛を伴うことも。発疹は数日～10日で消えますが、入浴で体があたたまったり、日光に当たったりすると再び出ることもあります。

治療

比較的軽い病気で、ウイルスによる感染症なので、特に治療の必要はありません。

生活上の注意

元気なことも多いのですが、室内で静かに過ごさせましょう。このウイルスが感染力をもつのは、発疹があらわれるまでの間です。両ほおが赤くなった1～2日後、体にも発疹が出たら、人にうつすことはありません。

ただし日光に当たると再び発疹が出ることがあります。発疹が消えても、1週間程度は天気のよい日の外遊びを控えたほうがいいでしょう。

（渋谷紀子）

手《て》足《あし》口《くち》病《びょう》

生後6カ月ぐらいから、4～5才の乳幼児が夏によくかかる病気です。

コクサッキーA16ウイルスやエンテロウイルス71型など原因ウイルスが数種類あり、それぞれ感染力が強いので、複数回かかることもあります。

原因・症状

コクサッキーA16ウイルスやエンテロウイルス71型などが原因。飛沫感染のほか、便に排泄されたウイルスからうつることもあります。名前のとおり、手足や口の中、舌などに、周囲が赤くて中央が白い、米粒大の水疱《すいほう》ができます。ひざやおしりの発疹もよくみられます。手足の水疱はあまり痛みませんが、口の中の水疱は破れて、強い痛みを伴う潰瘍《かいよう》になります。不機嫌になり、食欲が落ちますが、1週間ほどで治ります。

近年流行がみられるコクサッキーA6ウイルスによるものは、高熱や広範囲の発疹が特徴で回復後に爪がはがれるなどの症状がみられます。

合併症として、ごくまれに無菌性髄膜炎や脳炎（P705参照）を併発することがあります。高熱が出る、頭を痛がる、ひきつける、嘔《おう》吐《と》を繰り返すなどの症状がある場合は、すぐに受診してください。

治療

ウイルスによる病気なので、自然に治るのを待ちます。

生活上の注意

口の中の痛みのピークは2～3日程度。ツルンとした口当たりのよいプリンやゼリー、冷たいアイスクリーム、栄養のあるなめらかなスープを与えましょう。痛みのために、食事をいやがる場合は固形物を無理じいする必要はありません。脱水症にならないよう、少量ずつこまめに水分補給を心がけましょう。

（渋谷紀子）

ヘルパンギーナ

夏かぜの一種。原因になるウイルスが複数あるので、何度もかかることがあります。

原因・症状

コクサッキーA群、B群やエコーウイルスなどが原因です。くしゃみやせきなどの飛沫感染や便にふれることで感染することも。感染しても症状が出ない（不顕性《ふけんせい》感染）こともあります。

熱は38〜39度ぐらいですが、2〜3日で下がります。熱の上がり始めにけいれんを起こす子もいるので注意しましょう。

のどの奥がはれて、水疱《すいほう》が10個以上できることもあります。水疱がつぶれて潰瘍《かいよう》になると、痛みで唾液を飲み込むことができなくなります。そのため乳児は不機嫌になり、よだれがふえたり、吐きやすくなったりすることも。水疱は熱が下がって2日ぐらいで消えていきます。

まれに脳炎、髄膜炎（P705参照）、心筋炎などの合併症を起こすことがあります。嘔吐《おうと》やぐったりするなど、様子がおかしい場合は、すぐに受診してください。

治療

ウイルスが原因の病気なので、病気そのものを治す薬はなく、対症療法を行います。高熱で眠れない、つらそうなどの場合は、解熱薬が処方されます。

生活上の注意

水分補給をこまめにして、家で安静に。のどの痛みで食べたがらないときは、ツルンとして飲み込みやすいゼリーや野菜スープなどを与えましょう。

（渋谷紀子）

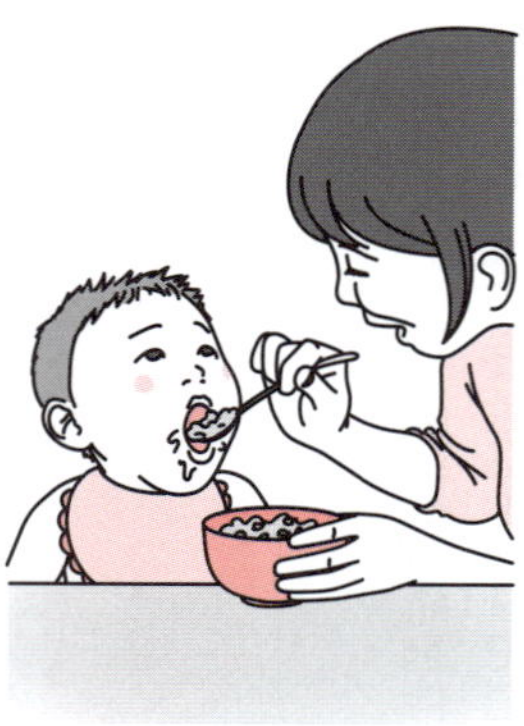

RSウイルス感《かん》染《せん》症《しょう》

RSウイルスによる呼吸器の感染症です。生後1才までに子供の半数以上が、2才までにほぼ100％の子が一度は感染するといわれています。

生涯に何度も感染しますが、再感染以降はだんだん軽くなっていきます。

原因・症状

RSウイルスをもっている人のせきやくしゃみ、ウイルスのついているものにふれることなどでうつります。鼻水やせきなどの軽いかぜ症状ですむことが多いのですが、乳児は重症化するリスクが高いので、注意が必要です。初めて感染した乳児の3割は、呼吸をするときにゼーゼーする、呼吸困難を起こすなど、細気管支炎（P700参照）や肺炎（P701参照）の重い症状を引き起こします。

特に3カ月未満の赤ちゃん、早産の赤ちゃん、心臓、呼吸、筋肉、神経などに問題のある赤ちゃんは重症化のリスクが高く、無呼吸発作、急性脳症などの合併症を起こすと命にかかわります。

治療

つらい症状をやわらげる対症療法が基本です。ただし、重症化するリスクの高い病気のある赤ちゃんは、流行初期にパリビズマブ（シナジス）というRSウイルスに対する抗体を投与し、流行期間中1カ月ごとに投与する予防法が保険適用で受けられます。

生活上の注意

鼻水やせきなど、かぜ症状程度の場合は、受診後、安静に過ごしましょう。月齢の低い赤ちゃんほど、急激に悪化しやすいので、そばを離れず、様子を見守って。

せきがひどくなる、喘鳴《ぜんめい》が起こる（ゼーゼー、ヒューヒューなどの呼吸音）など呼吸状態が悪くなったら、急いで再受診すること。

（渋谷紀子）

クループ症候群《しょうこうぐん》（急性咽頭炎《きゅうせいいんとうえん》）

のどの奥から気管と食道が分かれるあたりまでの喉頭に炎症が起こる病気です。

原因・症状

8〜9割はパラインフルエンザウイルスやアデノウイルスが原因。主な症状はのどが赤くなって痛む、高めの発熱（熱は出ないことも）、「ケーンケーン」という犬の遠吠えや「オウッオウッ」というアザラシの鳴き声のようなせき、息を吸うときにゼーゼーという喘《ぜん》鳴《めい》がする、声がかすれるなど。

クループ症候群のほとんどはウイルス性ですが、まれにインフルエンザ菌b型（ヒブ）など細菌が原因で起こり、急性喉頭蓋炎《こうとうがいえん》といわれます。1〜5才の幼児に多く、突然の高熱、強いのどのいたみ、よだれなどが特徴。気管の入り口にある弁のような喉頭蓋がはれて気道をふさぐので息ができず、命にかかわります。急激に発症し症状が悪化するので、すぐに救急車を呼びましょう。急性喉頭蓋炎はヒブワクチン（P699参照）で予防できます。

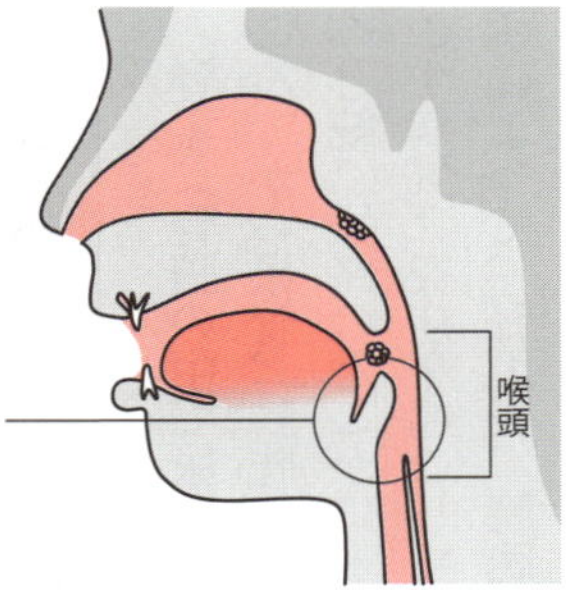

気管の入り口にある喉頭蓋が炎症を起こしてはれると、気道がふさがり、呼吸困難に。

声門（声帯の間にあるすきま）の下あたりに炎症が起こるので、声のかすれや特徴的なせきが出ます。

治療

かん高い特有のせきが出たら、小児科へ。喉頭のむくみをやわらげる薬の吸入や、炎症をしずめるステロイド薬などが処方されます。2才以下で、呼吸困難が強い場合は、入院して酸素吸入をします。

生活上の注意

せき込みにくいよう、室内は十分に加湿しましょう。（渋谷紀子）

髄膜炎《ずいまくえん》・脳炎《のうえん》

脳や脊髄の表面をおおう髄膜に炎症が起こるのが髄膜炎、脳そのものに炎症が起こるのが脳炎です。命にかかわり、後遺症が残ることも多い細菌性髄膜炎のほとんどは、インフルエンザ菌b型（ヒブ）、肺炎球菌ワクチン（P699参照）で予防できます。母親からもらった免疫の効果が弱まり、感染症にかかりやすくなる前に十分な免疫がつくよう、早めに予防接種を。

原因・症状

髄膜炎はウイルス（ムンプスウイルス、エンテロウイルスなど）が原因で起こる無菌性髄膜炎と、細菌（乳幼児に多いのは、B群溶連菌、大腸菌、インフルエンザ菌b型（ヒブ）、肺炎球菌など）が原因の細菌性髄膜炎の2タイプに分けられます。

いずれの場合も、高熱、頭痛、嘔《おう》吐《と》を繰り返すなどが主な症状。くびの後ろが硬直するので赤ちゃんの場合、抱っこをいやがることも。

細菌性はウイルス性とは比べものにならないほど症状が重くなります。たちまち元気がなくなり、大泉門《だいせんもん》がはれ、けいれんや意識障害を起こすこともあります。

脳炎はウイルス感染が原因。症状は髄膜炎と似ていますが、脳神経にダメージを与えるため、後遺症が残ることが多いでしょう。

ヘルペス口内炎を起こす単純ヘルペスウイルス、風疹《ふうしん》、はしか、水ぼうそう、おたふくかぜのウイルスも、合併症として脳炎を起こすことがあります。

治療

基本的に入院治療となります。ウイルス性髄膜炎であれば症状は軽く、髄液を抜くだけでよくなることが多いでしょう。後遺症の心配もまずありません。細菌性髄膜炎の場合は2週間〜1カ月、抗菌薬の点滴治療を受けます。脳炎は症状に応じ、集中治療が必要に。

（渋谷紀子）

尿路感染症《にょうろかんせんしょう》

腎盂《じんう》（腎臓の中で尿が集まるところ）から尿管、膀胱《ぼうこう》、尿の出口へと続く尿路のどこかに炎症を起こす病気。炎症を起こしている場所によって、腎盂炎、膀胱炎、尿道炎などの病名がつきますが、これらをまとめて尿路感染症と呼びます。

原因・症状

大腸菌などの細菌が原因。膀胱や尿道などに炎症が起こると、尿の回数がふえ、排尿時に痛みがあるものです。しかし乳児は痛みを訴えられないため、気づかないうちに炎症が腎盂まで進んでしまうことがあります。

腎盂腎炎になると38.5度以上の熱が出ますが、目立った症状はみられません。高熱にもかかわらず、せきや鼻水などの症状がない場合は、腎盂腎炎の可能性があるので早めに受診を。治療が遅れると、尿管や腎臓などに障害が出る場合があります。

診断・治療

尿中の細菌や白血球を調べて、診断します。入院して、抗菌薬の点滴治療をするのが原則です。

生活上の注意

菌を早く出すため、水分を十分にとりましょう。（渋谷紀子）

腎盂腎炎を起こした赤ちゃんの4～5割に尿路の異常があります

尿路は上から下への一方通行です。しかし腎盂腎炎を起こした赤ちゃんの4～5割に、膀胱にたまった尿が腎臓に逆流する膀胱尿管逆流などの先天的異常が隠れています。尿路感染症を繰り返すときは、専門的な検査が必要です。ただし膀胱と尿管の不具合は成長とともに自然に治ることもあるので、軽い場合は5～6才まで定期的な検査や予防的な抗菌薬の内服で、様子を見ます。重症の場合は手術になることも。（渋谷紀子）

溶連菌感染症《ようれんきんかんせんしょう》

感染力が強く、秋から春にかけて流行します。0～1才にはあまりみられません。

原因・症状

溶血性連鎖球菌という細菌が原因の病気で、くしゃみやせきでうつります。突然の発熱とのどの痛みから始まり、のどの奥は血がにじんだように真っ赤になります。くびのリンパ節がはれたり、嘔吐《おうと》や腹痛を伴ったりすることも。

せきや鼻水はほとんどなく、イチゴ状舌（舌がブツブツして赤くなる）、皮膚のやわらかい部分から全身にこまかい発疹が出るなどが主な症状。ただしこれらの症状は幼児や学童にみられるもので、3才以下の乳児では熱や発疹がなく、のどの症状しか出ないことも。

診断・治療

典型例は診察所見だけで診断がつきますが、迅速診断キットで溶連菌の有無を調べることができます。治療はペニシリン系の抗菌薬を10～14日間服用するのが基本です。投薬後1～2日で熱は下がり、発疹やのどの痛みも2～3日でおさまります。ただし症状がおさまったからと、かってに薬をやめると、再発することもあります。近年、リウマチ熱（体内にできた抗体が自身の細胞を攻撃するという合併症はほとんどみられなくなりましたが、急性腎炎を起こす心配があります。処方された薬を飲み終わった2～4週間後ぐらいに、尿検査を行い、腎炎などを起こしていないか確認することもあります。

生活上の注意

高熱が出るので、脱水症を起こさないよう、こまめな水分補給を心がけてください。のどが痛み、食事をとるのがつらそうな場合は、ツルンとしたのどごしのよいゼリーやとろみのあるスープなどを与えましょう。（渋谷紀子）

「夜泣き」や「かんの虫」で困ったら

夜泣きの原因はさまざまです。夜泣きを繰り返す場合は、原因をよく考えて、対処してみましょう。

1 おなかがすいている
泣いたときに、母乳やミルクを与えてみましょう。

2 昼間の活動量が少ない
外遊びをしっかりとさせる、夕方、散歩に連れていくなどしてみましょう。

3 昼夜逆転している
朝しっかりと起こして、規則正しい生活リズムをつくりましょう。

4 親の就寝時間が遅い
親の就寝時間が遅すぎると、そのタイミングで赤ちゃんが目を覚ましてしまうことも。

夜泣きをしたり、かんしゃくを起こしたりすることを、俗に「かんの虫」といいます。かんの虫は、子供の心が不安定で神経質な状態です。成長とともにおさまっていく場合がほとんどですが、子供の心の安定には、親の心の安定が欠かせません。親が神経質になりすぎない、過保護になりすぎないことも大事です。

夜泣き・かんの虫の漢方療法

【抑肝散《よくかんさん》】体力が中等度前後で、イライラして、落ち着きがない、怒りっぽい子供に。
母親が子供に対して過干渉で、子供が神経過敏症になっている場合に有効です。

【甘麦大棗湯《かんばくたいそうとう》】ヒステリックに悲しむ、泣き叫ぶ子供に。

【桂枝《けいし》加《か》竜骨《りゅうこつ》牡蠣《ぼれい》湯《とう》】神経質で興奮しやすく、のぼせ、めまい、動悸がある、疲れやすい子供に。

（矢数圭堂）

夜泣き・かんの虫のツボ刺激

身柱と二間は、昔から夜泣きやかんの虫の特効灸点として、よく知られています。

乳幼児の場合は知熱灸か温灸がよいのですが、マッサージや指圧でもよいでしょう。その場合、身柱と二間に加えて、大椎、中脘、陰交などを刺激して体力の増強をはかりましょう。乳幼児にあまり強く指圧するのは禁物です。親指や手のひらで軽くもむか、ゆっくりと力を入れないで押しましょう。

大椎《だいつい》
頸椎の7番目にある骨。くびを曲げたときに出っぱる骨の下にあります。

中脘《ちゅうかん》
みずおちとへその中間あたりにあります。

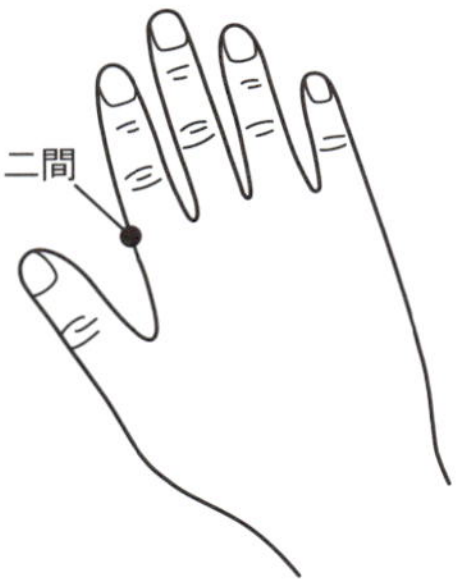

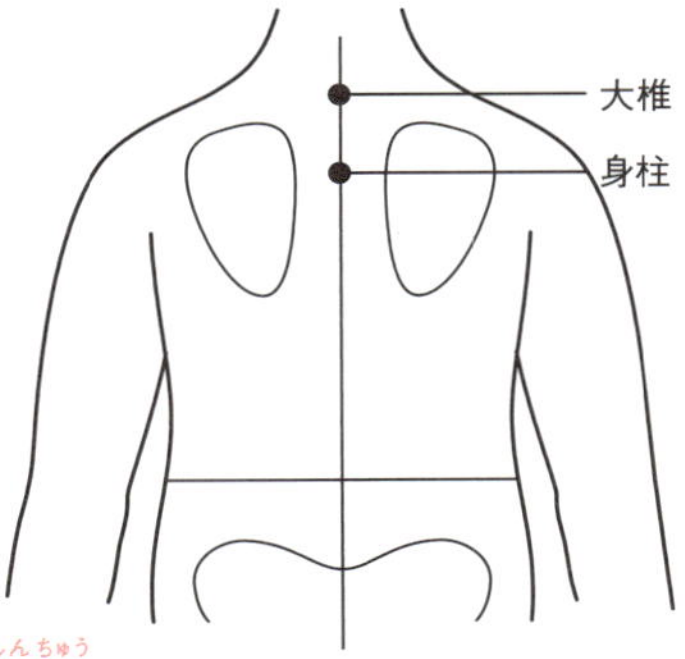

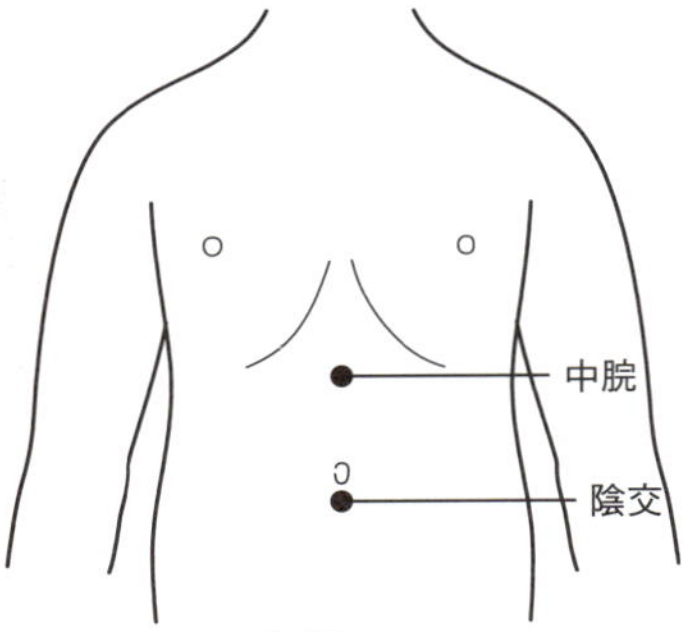

二間《じかん》
人さし指の第二関節のあたり。

身柱《しんちゅう》
第三胸椎の棘突起の下あたり。くびの後ろの生えぎわから肩の下のほうに軽くもんでいくと、体をピクッと動かす、あるいは指で軽く押すと体をぐっとよじらせるなどの反応を示すところ。

陰交《いんこう》
へそのすぐ下あたりにあります。

（芹澤勝助）

乳《にゅう》児《じ》突《とつ》然《ぜん》死《し》症《しょう》候《こう》群《ぐん》（SIDS）

原則として1才未満の元気だった赤ちゃんが、何の前ぶれもなく突然亡くなってしまう病気です。なぜ起こるのか原因はわかっていません。窒息とは異なります。

生活上の注意

寝かせるときにうつぶせ寝にしたほうが発生率の高いことがわかっていますので、1才になるまでは赤ちゃんはあおむけで寝かせましょう。また、母乳で育てられている赤ちゃんのほうが、SIDSの発生率が低いことも研究者の調査から明らかになっています。タバコはSIDS発生の大きな危険因子です。赤ちゃんのそばでの喫煙はやめましょう。

（渋谷紀子）

細《さい》菌《きん》性《せい》胃《い》腸《ちょう》炎《えん》

原因・症状

カンピロバクター、黄色ブドウ球菌、サルモネラ菌、ボツリヌス菌、病原性大腸菌（O157）など、原因菌のついた食品を食べてかかること（食中毒）が多いのですが、ペットを介して感染する場合も。症状は発熱や下痢、嘔吐《おうと》などウイルス性よりも症状がはげしいのが特徴です。

治療

ウイルス性胃腸炎（P693参照）の治療は対症療法ですが、細菌性は抗生物質が使われる場合も。症状がはげしいときは、入院治療となります。

（渋谷紀子）

アセトン血《けつ》性《せい》嘔《おう》吐《と》症《しょう》（周《しゅう》期《き》性《せい》嘔《おう》吐《と》症《しょう》・自《じ》家《か》中《ちゅう》毒《どく》）

近年減っていますが、幼児期から小学校低学年ぐらいの子供に起こりやすい病気です。

原因・症状

脂肪を分解するときに発生するアセトンが血液中にふえすぎることにより起こります。疲労や軽い感染、ストレス、食事の不摂生などが誘因といわれますが、なぜアセトンが過剰にふえるのか、その原因はよくわかっていません。

はげしい嘔吐を繰り返す、腹痛、食欲不振、だるさなどが主な症状で、片頭痛を伴うこともあります。一度吐き始めるとなかなか止まらず、一日に数十回も嘔吐を繰り返すことがあるのでぐったりします。しかし、吐きけがおさまるとすぐに元気になります。

診断・治療

尿検査で尿中ケトン体が検出されます。ほかの病気も考えられるときは、血液検査、腹部超音波検査などを行います。アセトン血性嘔吐症であると診断がついたら、安静にさせ、水分補給を行います。吐きけで水分がとれない場合は、点滴で水分補給をします。

年に何回も嘔吐を繰り返すこともありますが、成長とともに自然に治ることが多いでしょう。

（渋谷紀子）

子《こ》供《ども》の貧《ひん》血《けつ》

赤血球は体じゅうに酸素を運ぶなど、大切な役目をしています。その赤血球が、血液中に少なくなった状態が貧血です。

原因・症状

血液の病気、胃腸や腎臓などの病気、遺伝的な病気、感染症によるものなど貧血の原因はさまざまあります。子供に多いのは鉄分が不足して起こる鉄欠乏性貧血です。

乳幼児期は、離乳食が進まないなどの理由で貧血になったり、牛乳貧血（牛乳を大量にとることで食べる量が少なくなったり、鉄の吸収が阻害されることで起こる）

になったりします。

　学童期は骨や筋肉が急激に成長します。そのため多くの鉄分を必要としますが、通常の食事では十分な量をとれていないことがあり、貧血を起こします。またはげしい運動によるスポーツ貧血、女子の場合は生理で貧血が進むこともあります。軽い場合は無症状ですが、進むと顔色が青白くなる、運動をすると息切れがする、めまい、だるさ、手足の冷えなどの症状があらわれます。

治療

　貧血の原因により、治療法が異なります。気になる症状がある場合は必ず受診して、血液検査などを受け、適切な治療を受けましょう。

（渋谷紀子）

熱《ねっ》性《せい》けいれん

　乳幼児の3～8％が経験するといわれています。1回だけですむことが多いのですが、熱性けいれんを起こした子の約30％が2回目を、さらにそのうちの20～30％が3回目を起こすといわれています。しかし5才を過ぎると、ほとんど起こさなくなります。

原因・症状

　高熱が出る病気にかかったとき、熱の上がり始めに起こることが多く、急に体をつっぱったり、手足をぴくぴくさせたりして呼びかけに反応しなくなります。原因として赤ちゃんは脳の神経発達が未熟なために起こりやすいと考えられています。両親をはじめ、家族が子供のころにけいれんの経験があると、起こしやすい傾向があるようです。

　熱性けいれんのほとんどは2～3分、長くても5分以内におさまります。

治療

　けいれんに気づいたら、赤ちゃんの衣服をゆるめ、吐いてものどに詰まらせないよう顔を横に向けます。初めてけいれんを起こしたときは、心配のない熱性けいれんかどうかを確かめるため、必ず受診してください。熱性けいれんであると診断がつけば、特に治療はしません。

　次にけいれんを起こしたときのため、けいれん止めの座薬が処方されることもあります。薬の使用については、医師とよく相談して判断しましょう。

（渋谷紀子）

こんな場合は、すぐ受診しましょう

　熱性けいれんは命にかかわることはなく、合併症や後遺症の心配もありません。しかし次のような症状の場合、ほかの病気の可能性がありますので、夜間でも大至急病院へ行きましょう。

- けいれんが5分以上続く
- けいれんの様子が左右非対称
- 短時間にけいれんを繰り返す
- けいれんのあと、意識が戻らない
- 6カ月未満の赤ちゃんの場合

川《かわ》崎《さき》病《びょう》

　全身の血管が炎症を起こす病気。発見者の川崎富作博士の名前から、病名がつけられました。5才未満、特に1才前後に多いのが特徴。1万人の子供のうち、年間数人が発症するといわれています。

原因

　原因はわかっていませんが、免疫システムと関係があり、感染症が引きがねになって発症するのではないかと考えられています。

診断・症状

　次にあげる症状のうち5つ以上があてはまれば、川崎病と診断されます。これらの症状は一度に出るわけではなく、数日かけて徐々に出そろっていきます。

- 高熱が5日以上続く
- くびのリンパ節がはれる
- 赤い発疹が出る
- 手足がむくむ、手のひらが赤くなる
- 唇や舌が赤くなり、舌に赤いブツブツが出る
- 白目が充血する

　目に見える症状は自然におさま

りますが、合併症として約10％くらいに心臓の冠動脈にこぶなどの異常を生じます（未治療の場合）。

治療

炎症を抑え、血栓ができるのを予防するアスピリンの服用、ガンマグロブリンの点滴が一般的な治療です。慎重に経過をみて、冠動脈瘤《りゅう》ができなければ、数週間の入院ですむでしょう。

冠動脈瘤ができた場合は1カ月前後の入院に。小さなものであれば2～3カ月で自然に消えてしまうことも。また早期からガンマグロブリンを大量に投与することで、冠動脈瘤の発生が以前よりも抑えられるようになっています。

生活上の注意

退院後もアスピリンの服用や定期的な検査が必要です。（渋谷紀子）

起《き》立《りつ》性《せい》調《ちょう》節《せつ》障《しょう》害《がい》

10～16才に多く、軽い場合も含めると小学生の約5％、中学生の約10％にみられます。思春期の生理的変化に伴って生じると考えられますが、重症例では治療に数年の時間を要することもあるでしょう。

原因・症状

自律神経失調症の一種ですが、水分や運動不足、ストレスが原因のことも。立ちくらみ、失神、朝起きられない、倦怠感、動悸、頭痛などが主な症状。症状は午前中に強く、午後には軽減する傾向があります。重症の場合は不登校やひきこもりにつながることもあります。

治療

立ち上がったり、起き上がったりするときに頭を下げてゆっくりと体を動かす、水分を多めにとる、毎日30分程度の歩行で筋力低下を防ぐなど、まず日常生活の工夫を試みる治療を行います。そのうえで、必要に応じて薬物療法を行うこともあります。

生活上の注意

子供の心理的ストレスを軽減するため、親や学校関係者、医療機関が連携して、子供を見守ることが大切です。（渋谷紀子）

熱《ねっ》中《ちゅう》症《しょう》

体温調節機能が未熟な乳幼児はあっという間に熱中症になる心配があるので、要注意です。

原因・症状

炎天下や高い気温の場所にいることで、体温調節機能が働かなくなって起こります。体温が異常に上がり、やがて脱水症を起こし、重症の場合は命にもかかわります。

屋外だけでなく、閉め切った室内や車内も非常に危険。特に夏の車内は15分で50度もの暑さになります。短時間でも、エアコンをつけたままでも、絶対に赤ちゃんを置き去りにしないこと。室内で過ごすときも風通しをよくする、エアコンや扇風機などを上手に使うなどして、暑さ対策を。水分もこまめに補給しましょう。（渋谷紀子）

熱中症のサインと救急ケア

熱中症が疑われるサイン

- 顔が赤い
- 体が熱い（38度以上の熱）
- 機嫌が悪い
- ぐったりしている

緊急！ すぐに病院へ

- 意識がはっきりしない、反応が鈍い
- 呼吸が弱い、呼吸が感じられない
- けいれんを起こしている

救急ケア

- 風通しのよい日陰や冷房の効いた涼しい場所へ運ぶ
- ボタンなどをはずして衣服をゆるめる。特にくびまわりをゆったりとさせて、頭を低くして寝かせる
- 冷たいタオルや小さな保冷剤をハンカチなどで包み、くびすじ、わきの下、足のつけ根などに当て、体温を下げる
- ベビー用イオン飲料や経口補水液などの水分を少量ずつ、ほしがるだけ与える

低《てい》身《しん》長《ちょう》症《しょう》

原因・症状

体の成長速度には個人差があります。また身長の高い両親の場合は子供の身長も高め、小柄な両親の子供の身長は低めであるなど、身長には遺伝の要素も大きいものです。

ただ成長ホルモンや甲状腺ホルモンの分泌不全で低身長になる場合や、骨や軟骨の病気、染色体異常などが原因で低身長のこともあります。

子供の身長が気になる場合は、母子手帳などにのっている成長曲線に成長の記録をつけてみましょう。成長曲線から大きくはずれずに、右肩上がりになっていれば心配がない場合がほとんどです。

治療

低身長になっている理由によって、ホルモンを補充するなどの治療が行われます。（渋谷紀子）

てんかん

※脳・脊髄・神経の病気のP361参照

筋《きん》ジストロフィー症《しょう》

※脳・脊髄・神経の病気のP345参照

子《こ》供《ども》の糖《とう》尿《にょう》病《びょう》

原因・症状

小児糖尿病の多くはインスリンの分泌不足によって起こる1型糖尿病です。1型糖尿病はウイルス感染などが引きがねとなり免疫の異常を生じ、数日～数週で急に発症し、口渇、多飲、多尿、意識障害、体重減少などの症状があらわれます。

生活習慣病である2型糖尿病の場合も主な症状は同じですが、1型よりゆっくりと発症し、はっきりした症状がないこともあります。

糖尿病にはさまざまな合併症があります。身長の伸びが悪い、月経開始や精巣発達の遅れなど小児特有のものだけでなく、成人の場合同様に網膜症や腎症、神経障害などの重大な合併症もあるため、小児期からきちんと血糖管理をする必要があります。

治療

1型糖尿病の場合は家庭での血糖測定とインスリン注射が必要です。ただ年齢に合わせて摂取カロリーを守り、規則正しい食事をしていれば、厳しい食事療法や運動制限はしなくてもかまいません。

2型の場合は食事療法と運動療法が基本になり、必要に応じて薬やインスリン注射を使ったりします。

生活上の注意

治療によって血糖値が適正にコントロールできていれば、学校行事などへの参加もほとんど制限はありません。（渋谷紀子）

思《し》春《しゅん》期《き》早《そう》発《はつ》症《しょう》

一般的に女子は10才ぐらい、男子は12才ぐらいから思春期に入りますが、それより2～3年早く始まってしまうことをいいます。

原因・症状

原因として多いのは、精巣や卵巣に命令を送る脳の視床下部・下垂体が早く活動を始めてしまうこと。たとえば女子なら7才6カ月よりも前に乳房が発育する、8才前に陰毛が生える、10才6カ月よりも前に初潮を迎える、男子なら10才までに陰毛が生える、11才までにわき毛やひげが生える、声変わりするなどの症状があらわれます。

治療

多くの場合、薬を使ってホルモン分泌量をコントロールします。正確な診断・治療のため、内分泌専門医を受診します。（渋谷紀子）

結《けつ》膜《まく》炎《えん》

原因・症状

乳幼児によくみられるのは、インフルエンザ菌、肺炎球菌、ブドウ球菌などによる細菌性結膜炎です。症状は黄色っぽい目やにがたくさん出る、白目やまぶたが強く充血するなど。乳幼児の場合、鼻水などをこすった手で目にさわって発症することもよくあります。

ウイルス性結膜炎は目が開けられないほど大量の目やにに、白目やまぶたの充血、目の痛みなどの症状があらわれます。特にアデノウイルスによる流行性角結膜炎は感染力が強く、症状も重くなりやすいので注意が必要です。

治療と生活上の注意

原因に応じて、抗菌薬や抗炎症薬を使います。目やにはお湯でぬらしたガーゼなどでやさしくふきとり、ふいたガーゼは必ず捨てること。うつりやすいので、タオルも別々にします。

（渋谷紀子）

さかさまつ毛は1才過ぎぐらいまで様子を見ます

まつ毛がまぶたの皮膚に押されて内側に向かい、黒目や白目に当たっている状態を「さかさまつ毛」といいます。生後6カ月ぐらいまでの赤ちゃんにはよくみられ、目やにや涙が多く出たり、目をしきりにこすったりするので、目を傷つけないか心配になるでしょう。

しかしさかさまつ毛のほとんどは、自然に治ることが多いもの。目やにや涙をこまめにふきとるなどのケアをしながら、1才過ぎぐらいまでは様子を見ましょう。成長後も治らない場合は眼科に相談を。炎症などを繰り返す場合は、手術が検討されることもあります。

（渋谷紀子）

先《せん》天《てん》性《せい》鼻《び》涙《るい》管《かん》閉《へい》塞《そく》

赤ちゃんには比較的よくみられるトラブル。たいてい片目だけに起こります。

原因・症状

胎児期に開通する鼻涙管（涙の通り道。イラスト参照）に、薄い膜が残ってしまうことで起こります。涙が鼻に流れていかないため、生後間もなくから、いつも目がうるんでいる、目やにがたくさん出るなどの症状があらわれます。涙《るい》嚢《のう》にたまった涙に細菌が繁殖し、炎症を起こす（新生児涙嚢炎）こともあります。

治療

生後3カ月ぐらいまでで、症状が軽い場合は、目やにをふきとるなどのホームケアをして様子を見ているうちに自然に治ることもあります。片目だけ涙や目やにが出る場合は、目頭を小指でクリクリとマッサージしてみます。これを3日間続け、変化がなければ眼科を受診しましょう。

眼科では鼻涙管に水を通す、点眼薬を使う、マッサージをするなどの治療をまず行います。

3カ月を過ぎても目やにがひどい、充血する、目頭を押すと膿《うみ》が出るなどの場合は、ブジーという器具を鼻涙管に通す治療を行います。それでも治らないときは、シリコーンチューブの留置手術が行われることもあります。

生活上の注意

目やには、ぬるま湯にひたしたガーゼやティッシュでこまめにふきとりましょう。

（渋谷紀子）

涙が鼻涙管を通るしくみ

涙は涙嚢に入り、鼻涙管を通って、鼻からのどへと流れていきます。鼻涙管が詰まると、目が涙でいつもうるむ、目やにが出るなどの症状があらわれます。

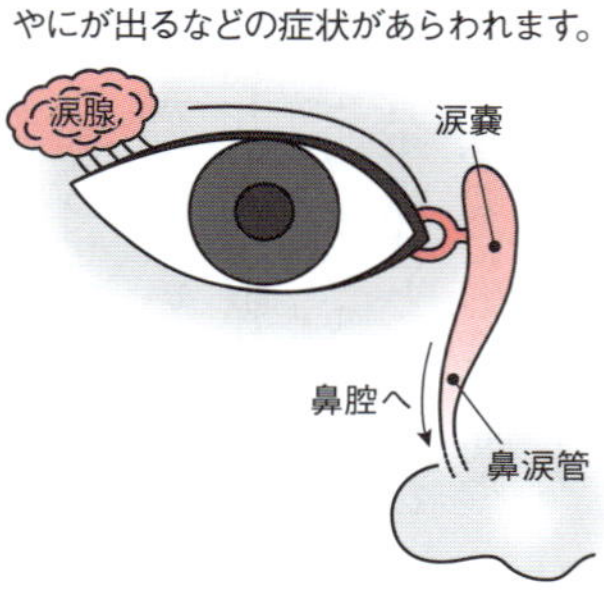

斜視《しゃし》

ものを見ようとするとき、片目は正面を向いているのに、もう一方の目は違う方向を向いてしまうのが斜視。片方の黒目が正常な位置にあるときに、もう一方が内側に寄る内斜視、外側による外斜視、まれですが黒目が上や下に寄る上斜視と下斜視があります。

いつも斜視になっている恒常性斜視と、ときどき黒目がずれる間欠性斜視があります。

原因・症状

斜視の70%は内斜視で、2~3才で発症する場合の多くは、強い遠視が原因（調節性内斜視）。近くのものにピントを合わせようとすると目が過剰に内側によってしまうのです。生後6カ月以内で発症するものは「先天性内斜視」で、常に黒目が内側に寄っています。

ただし、赤ちゃんは鼻のつけ根が低く、皮膚が目の内側の白目にかぶさっているため、黒目が内側に寄って見えることが多いもの。これは「偽《ぎ》内斜視」といい、成長とともに目立たなくなり、目の機能にも影響しません。

治療

斜視があると、両目を使って立体的にものをみる機能が発達しにくくなったり、使わないほうの目の視力が発達せず弱視になったりする（斜視弱視）ため、早期発見・早期治療が大事です。

遠視が原因の調節性内斜視は眼鏡による矯正で治ることも。治らない場合、他の原因で斜視になっている場合には、手術となります。

手術の時期は斜視の種類や程度により異なります。よりよい視力や視機能を得るため、2~3才までの乳幼児期に行われることが多いでしょう。外斜視、上斜視、下斜視は3才以上の子に多く、弱視にもなりにくいので、手術を急ぎません。視力や外見に問題がなければ、手術をしないケースも。

（渋谷紀子）

斜視の種類

内斜視
片方の黒目が内側に寄った状態。

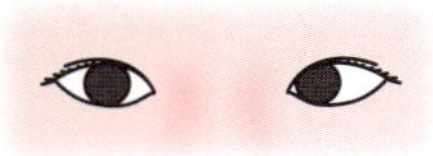

外斜視
片方の黒目が外側に寄った状態。

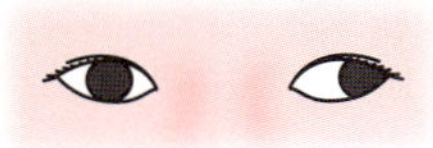

上斜視
片方の黒目が上に寄った状態。

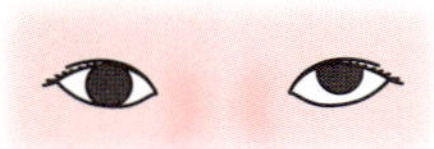

下斜視
片方の黒目が下に寄った状態。

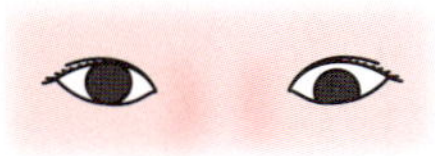

色覚異常《しきかくいじょう》

色を感じとる視細胞は赤、緑、青の3種がありますが、このうちのいずれかが足りない、あるいは十分に機能しないため、色の区別がつかない、つきにくい状態。

原因・症状

先天的なものと、緑内障など目や脳の病気などによって起こる後天的なものとがあります。

先天性で最も多いのは先天赤緑色覚異常です。先天赤緑色覚異常の場合、赤と緑、橙《だいだい》色と黄緑、茶色と緑など、特定の組み合わせの色が見分けにくいという特徴があります。

診断・治療

小学校での健康診断で義務づけられていた色覚検査が、2003年度から廃止されたため、色覚異常に気づいていない人もいます。しかし色覚異常があると「緑の黒板に書いた赤い文字が読めない」「グラフなどで使われている赤線と黒線の区別がつかない」など、学校の授業で不自由を感じる場合もあります。子供の色の見え方に疑問を感じたら、検査を受けて、眼科医を受診しましょう。

先天性の色覚異常を治すことはできません。しかし本人が誤認しやすい色覚を知っておくことで的確な対応がとれたり、日常生活への支障が減らせたりするでしょう。

（渋谷紀子）

難《なん》聴《ちょう》

新生児スクリーニング検査が普及したおかげで、生後すぐに難聴が見つかることもふえてきました。乳児健診で受診をすすめられることも。出生後の原因としては、滲出性《しんしゅつせい》中耳炎やおたふくかぜ感染（ムンプス難聴）などがあります。ことばの発達にも影響するので、早期に発見し、早期に治療を始めることが大事です。（渋谷紀子）

外《がい》耳《じ》道《どう》炎《えん》

耳掃除のしすぎや、乳幼児が自分で耳の入り口の湿疹をひっかいて化膿させるケースも目立ちます。

軽くふれただけでもひどく痛がるのが特徴。耳の痛みで機嫌が悪い、耳をよくさわる、耳がにおう、黄色い耳だれが出ることなどで、気づくケースも多いでしょう。子供によっては37度ぐらいの熱が出ることも。

耳だれは、清潔なガーゼなどで軽くふきとります。綿棒を耳の奥に入れて、ふくのはやめましょう。

回復してくるとかゆがって耳をさわろうとしますが、なるべくかかせないように工夫してください。

予防のためふだんから耳掃除はほどほどにしましょう。（渋谷紀子）

耳《じ》垢《こう》塞《そく》栓《せん》

体質的に耳あかがベタベタとして湿っている場合、自然に外に出にくく、耳の奥にたまることも。耳あかのたまりやすい子は3カ月に1度ぐらい、耳鼻科で耳掃除をしてもらうと安心。（渋谷紀子）

副《ふく》鼻《び》腔《くう》炎《えん》

急性のものと慢性のものとがあり、急性副鼻腔炎はかぜのあとに発症する場合がほとんど。一度、副鼻腔炎になると、かぜをひいたときに繰り返しやすいので注意が必要です。慢性副鼻腔炎はいわゆる蓄膿症《ちくのうしょう》のことです。乳幼児は口呼吸が苦手です。鼻が詰まると、呼吸がしにくく、すぐに息苦しくなるので、こまめに鼻水を吸いとってください。粘りけのある鼻水の場合、適度な温度の蒸しタオルを作って鼻に当て、蒸気を吸い込むと出やすくなります。（渋谷紀子）

口《こう》内《ない》炎《えん》

原因・症状

ウイルスや細菌に感染して、歯肉や口の中に潰瘍《かいよう》（まん中が白く、まわりが赤い水ぶくれ）ができた状態です。単純ヘルペスウイルスに初感染して口内炎を起こした場合、強い痛みや高熱が続くことも。

栄養の偏り、かぜなどで体力が消耗したときなどは、口の粘膜をかむだけで口内炎ができます（アフタ性口内炎）。また歩き始めのころなどに、転んで口の中が傷ついて口内炎ができる（外傷性口内炎）こともあります。

治療

軽い口内炎は1週間程度で自然に治ります。細菌感染で化膿したような場合は、小児科を受診しましょう。ヘルペスウイルス感染症には抗ウイルス薬が有効です。

生活上の注意

食べたり飲んだりするのがつらいので、スープやうどんなど口当たりのいいものを与えましょう。（渋谷紀子）

肥《ひ》厚《こう》性《せい》幽《ゆう》門《もん》狭《きょう》窄《さく》症《しょう》

胃の出口である幽門の筋肉が厚くなり、十二指腸に通じる部分が狭くなります。生後2〜3週間から2カ月ぐらいに発症することが多く、男の子、特に第一子に多くみられる傾向があります。

原因・症状

先天的なものである、あるいはホルモンが関係しているなどの説がありますが、幽門の筋肉が厚くなる原因ははっきりとはわかっていません。

赤ちゃんの胃はとっくりのような形をしているので、もともと吐き戻しをしやすいもの。そのため健康な赤ちゃんでも、飲んだ母乳をだらだらと吐くことはよくあります。機嫌がよく、体重も順調にふえていれば、ときどき吐いても心配ありません。しかし吐く回数がふえて、飲むたびに吐くようになる、噴水のように勢いよく吐く場合は肥厚性幽門狭窄症の疑いがあります。

吐いたあとも赤ちゃんは母乳やミルクをほしがります。でも飲んでは吐くを繰り返すので体重はふえず、出生時より減ることもあります。

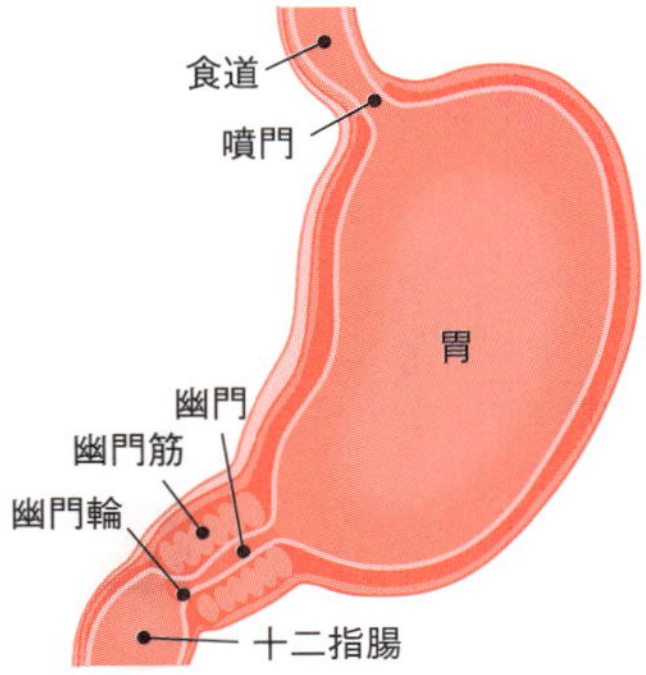

幽門という胃の出口の筋肉が厚くなっているため、飲んだ母乳やミルクが胃から下にいかず、食道のほうに逆流して吐くのです。

診断・治療

授乳のたびに吐く、吐き方がだんだんはげしくなるような場合は、1カ月健診を待たず、至急受診してください。超音波検査などで、診断をします。

治療は、厚くなった幽門部分の筋肉を切って広げる手術をすすめられるのが一般的です。手術をすれば再発はなく、合併症の心配もありません。手術後は早い時期から、授乳も再開できます。

そのほか、筋肉の緊張をやわらげる薬を静脈から、あるいはチューブで胃から入れるという治療法もあります。ただしこの方法は、入院が長期になる、退院後も通院が必要になることがある、効果に個人差があるので手術が必要になることがあるのが難点。治療法は医師とよく相談して選択しましょう。

生活上の注意

脱水症を起こす心配があります。尿の量が減る、皮膚がかさつくような場合は要注意。命にかかわるので、至急、小児外科を受診してください。

（渋谷紀子）

ヒルシュスプルング病《びょう》（先天性《せんてんせい》巨大《きょだい》結腸《けっちょう》）

日本では年間200人ぐらいに発症し、3対1の割合で男児に多い病気です。

原因・症状

消化管を蠕動《ぜんどう》させるために必要な神経細胞が生まれつきないため、重い便秘や腸閉塞《へいそく》を起こします。10種以上の遺伝子の異常が原因であることがわかっていますが、この病気のすべてが遺伝子の異常で起こるわけではありません。

新生児期は胎便がなかなか出ない、おなかがふくれる、嘔吐《おうと》などの症状があらわれ、ほうっておくと腸炎から敗血症（炎症反応が全身に広がった状態。重症だと命にかかわることもある）になることもあります。乳幼児期以降に見つかる場合は、頑固な便秘が主症状で、嘔吐を伴うこともあります。

治療

神経細胞がない部分の腸を切って、神経細胞のある腸と肛門をつなぐ手術を行います。手術により排便できるようになれば、普通の生活が送れます。大腸全体の腸管に神経がないなど、重症の場合は長期の入院や在宅で静脈栄養などの治療が必要になることもあります。

（渋谷紀子）

腸《ちょう》重《じゅう》積《せき》症《しょう》

腸の一部が、腸の中に入り込む病気。腸が重なり合った部分は通過障害を起こすので、腸の蠕動《ぜんどう》運動が起こると痛みます。生後4カ月から2才ぐらいまでに起こりやすく、2対1ぐらいの割合で、男児に多いといわれます。

原因・症状

原因ははっきりとはわかっていませんが、かぜなどの感染症をきっかけに、腸のリンパ節がはれることがきっかけではないかといわれています。赤ちゃんが突然不機嫌になってはげしく泣きだし、おさまってはまた泣きだすという状態を繰り返すのが特徴です。いちごゼリー状の血便は腸重積症の重要なサインです。これはもぐり込んだ腸が締めつけられて出血したり、腸の粘膜がはがれたりするため。

診断・治療

問診と超音波検査ですぐに診断がつきます。発症後、24時間以内であれば、造影剤や空気、生理食塩水などを肛門から高圧で注入して、入り込んでいる腸を押し戻す（高圧注腸）方法で、元に戻ることが多いでしょう。ただし、約10%は当日中に再発するので、入院して様子を見ることもあります。

発症から時間がたって腸閉塞《へいそく》を起こしている、高圧注腸でも元に戻らない場合は手術になります。腸が壊死《えし》していたら、その部分を切ってつなげる手術をします。

（渋谷紀子）

先《せん》天《てん》性《せい》胆《たん》道《どう》閉《へい》鎖《さ》症《しょう》

生後間もない赤ちゃんにみられる肝臓、胆管の病気です。

原因・症状

胆汁の通り道である胆管が生まれつき、あるいは生後まもなくつまって、胆汁を胆管に排泄できなくなります。原因はよくわかっていません。

主な症状は黄疸《おうだん》、白色便、褐色の尿など。病気が進むと肝硬変となり命にかかわります。

生後2カ月以内に手術したほうがいいので、早期に見つけることが大事。母子手帳にある便カラーカードと見比べて、便の色が1～3番に近かったら受診してください。

治療

まず胆管の閉塞《へいそく》部をとり除き、胆汁が流れるようにする手術を検討します。手術で胆汁の排泄ができるようになり、病気の進行が抑えられれば、普通の生活が送れます。しかし手術後、長期間を経過したあとに合併症が出ることもあるので、定期的なチェックが必要。術後も黄疸がなくならない、肝臓の病気の進行が止められない場合などは、肝臓自体をとりかえる肝移植術を行います。

（渋谷紀子）

乳《にゅう》糖《とう》不《ふ》耐《たい》症《しょう》

母乳やミルクに含まれる乳糖を分解できず、下痢をする病気。乳糖不耐症には先天的なものと、後天的なものがあります。

原因・症状

先天的なものは、腸の中の乳糖分解酵素（ラクターゼ）が生まれつき欠けていることが原因。母乳やミルクを飲み始めてすぐに、すっぱいにおいのする、水っぽい便を何度もして脱水症や発育障害を起こしますが、日本では非常にまれです。

乳糖不耐症のほとんどは後天的なものです。ウイルス性胃腸炎（P693参照）などにかかって、炎症を起こした腸の粘膜がただれ、乳糖を消化吸収する酵素が一時的に出なくなるために起こります（二次性乳糖不耐症）。

胃腸炎は治ったはずなのに、い

つまでも下痢っぽい便が長引く、離乳食を食べているのにかたまったうんちが出ないなどの場合は、乳糖不耐症を疑い、受診しましょう。

診断・治療

後天的な乳糖不耐症は、ミルクをしばらくやめると、自然に治ります。

しかしミルクをむやみにやめると、栄養不足になる心配があります。離乳が完了していない場合は、乳糖分解酵素（ラクターゼ）の粉薬をミルクに混ぜる、乳糖を含まない特殊なミルクに切りかえたりするなどで対応しますが、自己判断は禁物。必ず医師の指示に従って使いましょう。

（渋谷紀子）

臍《さい》ヘルニア

日本人の約4％にみられ、男女差はほとんどありません。

症状

出産時に臍帯《さいたい》を切ると、赤ちゃんのおなかにはへその緒が残ります。普通、へその緒は生後2～3週間で自然にとれ、腹壁にあった臍帯の通り道（臍輪《さいりん》）もふさがります。この臍輪がきちんとふさがらず、腹圧がかかったときに、腸が腹壁を押し上げて「でべそ」になるのが臍ヘルニアです。

泣く、排便のためにいきむなど腹圧がかかると、おへそが出っぱります。出っぱる大きさはウズラの卵くらいから、ピンポン玉程度。へその緒がとれた直後から起こる赤ちゃんもいれば、おすわりのころに発症することもあります。

治療

腹筋が発達してくると自然に治ることが多く、1才までに80％、2才までには90％が目立たなくなるでしょう。ただし、大きいヘルニアは治っても皮膚のたるみが残ることから、早めにテープなどで圧迫固定をして治す方法もあります。1才半を過ぎても治らない場合は、手術をすることもあります。

（渋谷紀子）

臍《さい》炎《えん》・臍《さい》周《しゅう》囲《い》炎《えん》・臍《さい》肉《にく》芽《が》腫《しゅ》

おへそがジュクジュクする程度なら、清潔にするケアでよくなります。トラブルが長引く場合は、受診してください。

原因・症状

生後2～3週間して、自然にへその緒がとれたとき、そこに黄色ブドウ球菌などの細菌感染を起こすのが臍炎です。おへそがいつまでも乾かずジュクジュクして、赤くなります。その炎症がおへそのまわりにまで広がったものが臍周囲炎。おへそのまわりまで赤くなり、膿《うみ》が出ることもあります。臍炎、臍周囲炎ともに痛みがあるので、赤ちゃんは不機嫌になります。

へその緒がとれたあと、おへその中に残ったピンク色のしこりが臍肉芽腫。臍肉芽腫は感染して炎症を起こしやすく、赤く盛り上がってジュクジュクします。

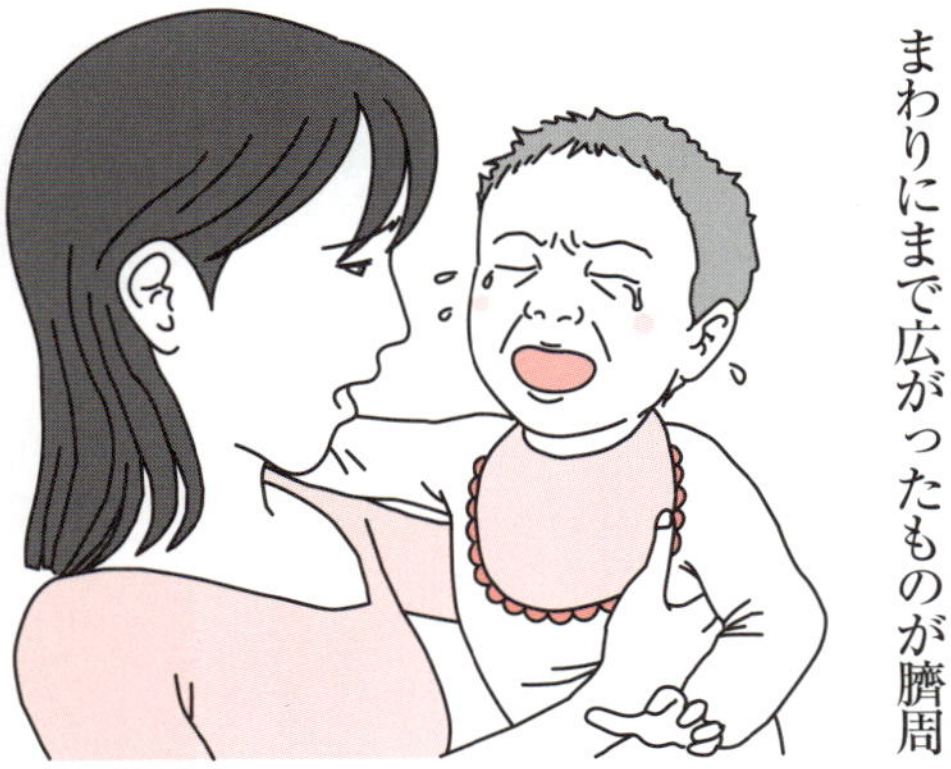

治療

臍炎や臍周囲炎はシャワーや沐《もく》浴《よく》で汚れを洗い流し、様子を見ますが、炎症がひどい場合は、受診しましょう。

臍肉芽腫は、病院で硝酸銀溶液で焼いて消毒することで、きれいになります。普通は1回で大丈夫ですが、大きなものは何度か繰り返し焼く、切除が必要になることもあるでしょう。

おへそのトラブルが長引くときは、まれにおへその内部に問題がある場合があるので、注意が必要です。

（渋谷紀子）

鼠《そ》径《けい》ヘルニア

原因・症状

胎児は鼠径部に通路が開いています。誕生が近づくと、この通路を通って、男児の場合はおなかの中でつくられた精巣が陰嚢に下りてきます。女児の卵巣はおなかの中にとどまりますが、同じ現象が発生します。ふつう生まれるまでにはこの通路は閉じますが、しっかり閉じないためにこの通路を通って腸が飛び出すものを鼠径ヘルニアといいます。

腸が飛び出して足のつけ根がふくらむのは、泣く、排便でいきむなど、腹圧がかかったとき。ふくらみは左右差があり、押すと戻るのが特徴です。女児の場合、腸のほか、卵巣や卵管が飛び出してしまうこともあります。

飛び出した腸などが元に戻らず、締めつけられる嵌頓《かんとん》を起こすと非常に危険です。飛び出した腸の血流が悪くなり、強い痛みや、嘔吐《おうと》などの症状があらわれ、ほうっておくと腸管壊死《えし》を起こすこともあります。

はげしく泣き、足のつけ根にかたいふくらみがあり、押しても戻らない場合は、夜中でも大至急受診してください。

治療

自然に治ることは少ないので、小児外科を受診し、手術の時期を相談してください。（渋谷紀子）

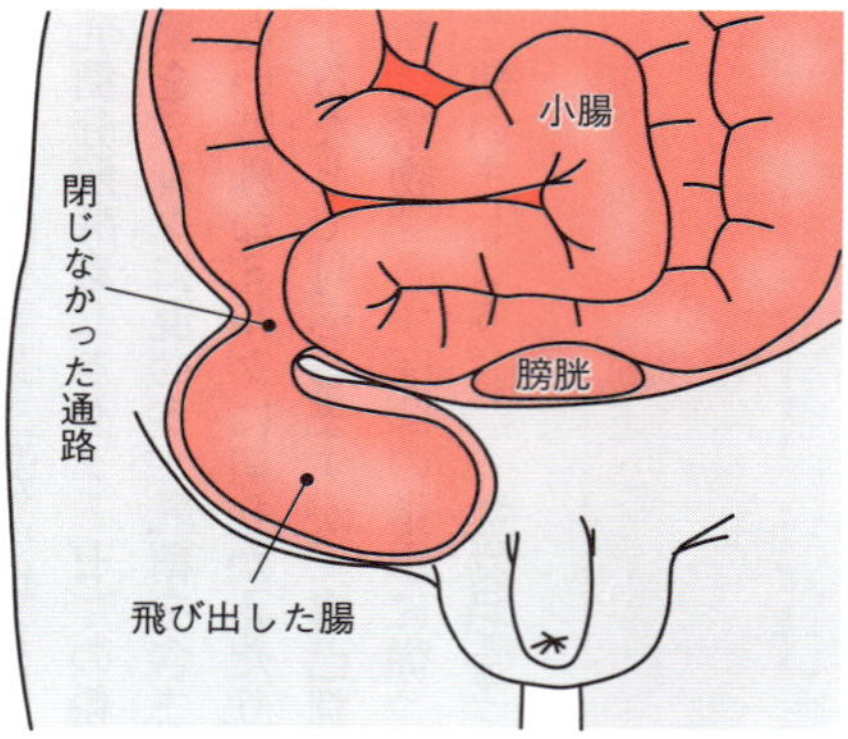

胎児のころの通路が閉じないまま、生まれてしまうのが原因。女児は卵巣が飛び出すこともあります。

尿《にょう》路《ろ》異《い》常《じょう》

水《すい》腎《じん》症《しょう》

原因・症状

尿管、膀胱《ぼうこう》、尿道を通って、尿は排泄されます。この尿の通り道（尿路）の途中にトラブルがあり、尿管や腎臓に尿がたまってふくらむ病気。赤ちゃんの場合は、先天的な場合がほとんど。症状はないことが多いのですが、腎臓が大きくふくらんでいると、おなかにしこりがふれることがあります。

治療

1才までは約3カ月おきに、超音波検査で状態をチェックします。尿路感染症（P706参照）を繰り返す、腎臓の機能が低下している場合は手術が必要になります。

生活上の注意

尿路感染症の予防を心がけましょう。排便後のおしりはぬるま湯で洗い流す、外陰部は清潔に保つこと。便秘もよくないので、離乳食では食物繊維をしっかりとるなどを心がけましょう。

膀《ぼう》胱《こう》尿《にょう》管《かん》逆《ぎゃく》流《りゅう》

尿路感染症を繰り返す場合はこの病気の疑いがあります。

原因・症状

排尿時は膀胱と尿管のつなぎ目が閉じて、尿道にだけ尿が流れます。このつなぎ目が閉じず、尿が膀胱から腎臓に逆流する病気。排尿のたびに尿が逆流するので、尿に含まれる細菌で腎盂《じんう》腎炎を起こし、高熱が出ます。

治療

尿管への逆流は成長とともに軽くなることが多いので、1年間は抗菌薬を飲んで経過を見る「予防投与法」を行います。この間に、腎盂腎炎を繰り返す、経過を見て

も軽くならない場合は、手術を行います。（渋谷紀子）

陰《いん》嚢《のう》水《すい》腫《しゅ》

精巣のまわりに体液がたまり、陰嚢がふくらんだ状態。生まれたばかりの男児に、比較的よくみられます。

原因・症状

胎児の鼠径《そけい》部には、おなかとつながっている通路がありますが、誕生が近づくと、普通は閉じます。その通路が閉じず、おなかの中にある体液が陰嚢内に下りてくることが原因。体液がたまった陰嚢はプヨプヨとやわらかく、通路が開いたままだと、下りてくる体液の量によって大きくなったり、小さくなったりすることも。通常、痛みはありませんが、痛がる場合は腸が脱出している、細菌感染を起こしている可能性があるので、受診してください。

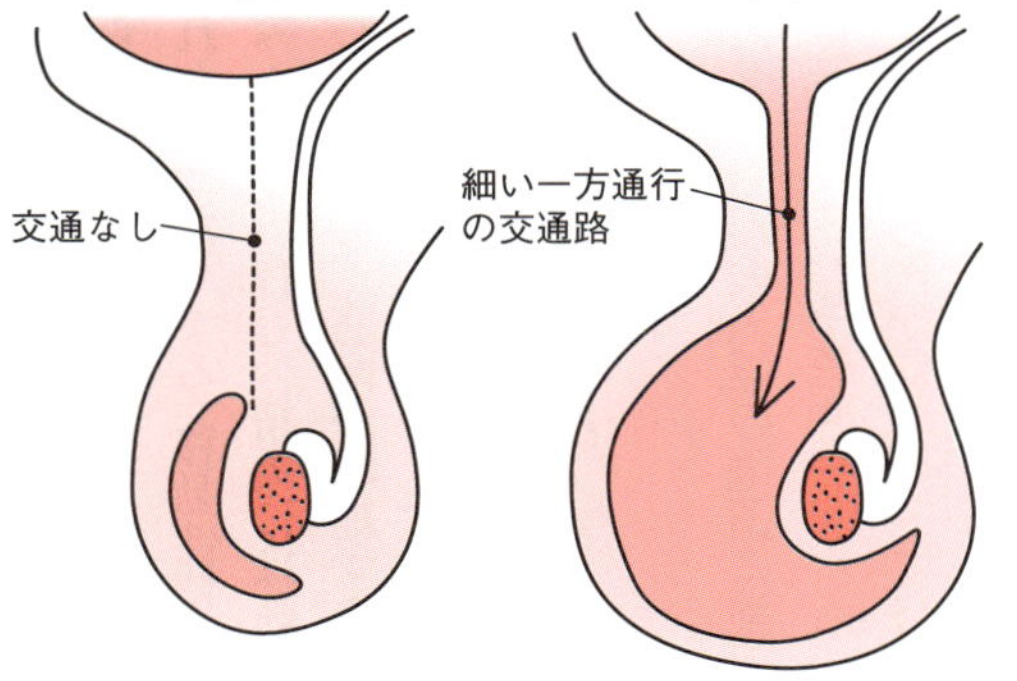

治療

1～2才ごろまでにおなかとの通路が自然に閉じ、水腫も消えてしまうことが多いので、様子を見ます。

保育園や幼稚園など集団生活をするようになると、男の子が性器を意識し始めるようになります。また、まれですが腸が出てくる可能性もあるので、3才ごろになっても陰嚢がふくらんでいるときは、手術を検討します。

将来の生殖機能への影響はないといわれています。（渋谷紀子）

停《てい》留《りゅう》精《せい》巣《そう》

陰嚢の中に精巣が入っていない状態。多くの場合、鼠経《そけい》ヘルニアを合併しています。停留精巣は男児の先天的なトラブルとしては最も多く、満期産で生まれた男児の約3％、早産で生まれた子はもう少し高率で発生します。

症状

男児の精巣は胎児期におなかの中でつくられ、出生時に腹膜をひきずって、陰嚢まで下りてきますが、なんらかの原因で精巣が下りてこないことがあります。陰嚢にさわっても、コリコリとしたタマにふれない、陰嚢の大きさが左右で違うなどが症状です。

治療

生後6カ月までに自然に下りてくることがあるため、停留精巣と診断されても、様子を見ます。6カ月を過ぎても、陰嚢内に精巣がふれない場合は治療を検討します。

停留精巣のうち、精巣が足のつけ根にふれるタイプは、精巣を陰嚢まで下ろして固定する手術（精巣固定術）を行います。

手術をするなら1才前後で

腹腔内は陰嚢よりも1～2度体温が高いもの。そのため、長期に精巣が腹腔内にあると、思春期以降の精子の形成能力への影響や精巣のがん化の危険性が高まります。手術は1才前後、遅くとも2才までを目安に。また精巣が2つあって生殖器の見た目がととのっていることは、男児の性アイデンティティとして重要。本人が自覚する前に手術をしたほうがいいでしょう。

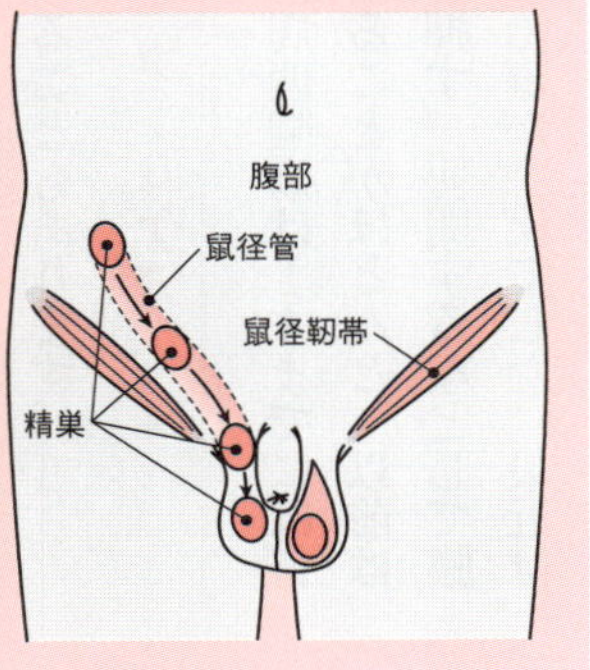

おなかの中、鼠径管の上部、下部、陰嚢の近くなど、精巣が停留する位置には個人差があります。

停留精巣とは別に、2才ぐらいからは、陰嚢内に精巣がふれたり、ふれなかったりする「移動性精巣」がみられる場合も。精巣には筋肉がついていて、筋肉が収縮すると精巣が鼠径部の中に上がるために起こり、幼児では正常な反応です。リラックスした状態で、陰嚢内に左右同じ大きさの精巣を確認できれば心配ないでしょう。（渋谷紀子）

亀《き》頭《とう》包《ほう》皮《ひ》炎《えん》

おちんちんの先端の亀頭に細菌が感染して炎症を起こしたもので、おちんちんが赤くなってはれたり、おむつに黄色い膿《うみ》がついたりします。治療しても、あかがたまると再発しやすいので、常に清潔を心がけてください。一度起こした男児は予防のため、入浴時に包皮をむいて亀頭を出し、そっと洗ってあげましょう。（渋谷紀子）

包《ほう》茎《けい》

赤ちゃんや子供の場合、包皮口が狭く、包皮と亀頭表面が完全に分かれず、くっついています。ですから赤ちゃんは包茎の状態が普通。包皮は成長とともに自然にむけていきます。なかなかむけない場合、亀頭の先端に軟膏《なんこう》を塗りながら少しずつむく「軟膏療法」が行われ、手術をするケースは少なくなりました。逆に亀頭部全体が包皮におおわれていない場合、尿道下裂（亀頭部にある尿道口が、おちんちんの根元側にある先天的な病気）などの心配が。（渋谷紀子）

肛《こう》門《もん》周《しゅう》囲《い》膿《のう》瘍《よう》・肛《こう》門《もん》裂《れつ》

肛門周囲膿瘍は男児に多く、肛門のまわりが炎症を起こすトラブル。肛門裂はいわゆる切れ痔《じ》です。

原因・症状

肛門周囲膿瘍は細菌感染が原因で、肛門のまわりにしこりができたり、皮膚の下に膿《うみ》がたまったりします。膿が出て肛門の外に道ができた状態を「乳児痔瘻《ろう》」といいます。おむつかぶれがきっかけとなって起こることもあります。

肛門の両側など数カ所に同時にできることがあり、その痛みで赤ちゃんはグズグズ泣いたりします。

肛門裂は女の子に多いトラブルで、便秘で便がかたい、下痢で便の回数が多いなど、肛門に負担がかかることが原因です。排便時に痛みで泣く、亀裂から出血することも。繰り返すうちに、亀裂の外側が盛り上がって「見張りいぼ」ができることもあります。

治療・ホームケア

肛門周囲膿瘍は1才までには自然に治ることがほとんど。以前は患部を押す、切開するなどして膿を出す治療が主流でした。最近は抵抗力をつけるため漢方薬を使うケースがふえ、効果を上げています。1才過ぎまで治らないときは手術をします。

肛門裂は便秘や下痢を起こさないことが一番の治療法です。

いずれの場合も排便のたびにおしりをお湯できれいに洗うことが大切です。（渋谷紀子）

発《はつ》育《いく》性《せい》股《こ》関《かん》節《せつ》形《けい》成《せい》不《ふ》全《ぜん》

骨盤にある受け皿（臼蓋《きゅうがい》）に、はまり込むはずの太ももの骨（大腿骨）の頭がはずれている状態。また、はずれていなくても、骨盤の受け皿の面積が十分でない臼蓋形成不全で、股関節が不安定になっている場合もこう呼びます。以前は「先天性股関節脱臼《だっきゅう》」といわれていました。しかし実際には、後天的な要因の大きいことがわかってきたため、呼び名が変わりました。

原因・症状

赤ちゃんの足はもともとカエルのようにM字型に曲げているのが自然な形ですが、足を伸ばした状態で抱っこをしたり、おむつを当てたりすると、股関節がはずれやすいのです。

両ひざを曲げた状態で股を広げるとカクッという感覚がある、両ひざを曲げた状態で股を開こうとすると、片方あるいは両足が開きにくい、太もものしわの数やしわのみぞの深さが左右で異なる、両足の長さが違う場合は、発育性股関節形成不全が疑われます。

診断・治療

健診で見つかることが多いので、1カ月健診、3カ月健診はきちんと受けましょう。疑いがある場合は、整形外科で超音波診断などを受けると早期に発見できます。

生後3～6カ月ごろから治療を始めれば、治る場合がほとんどです。軽症の場合、おむつをゆるめに当てる、股を開いて抱っこするなどの工夫で治ることも。治らない場合は装具を使う、入院してけん引をするなどの治療を行い、手術をすることもあります。（渋谷紀子）

股関節形成不全になりにくい抱っこの仕方

○ 赤ちゃんの足をM字に広げ、足が自由に動かせるようにします。

× 股を閉じて両足を伸ばす、足を動かしにくい姿勢での抱っこはよくありません。スリングを使うときなどは、気をつけましょう。

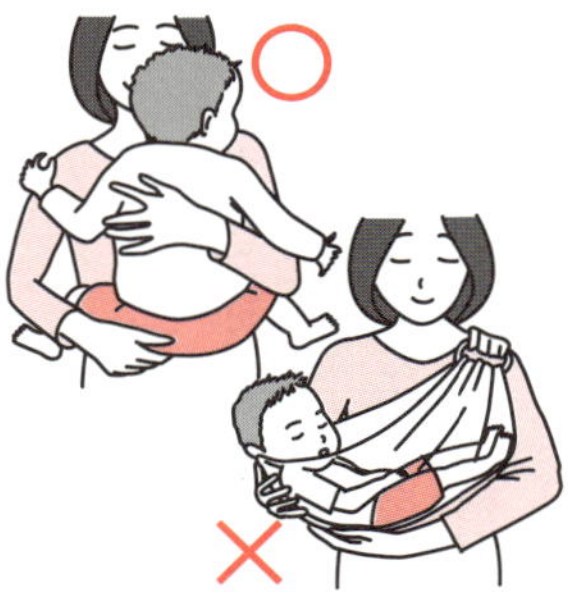

肘《ちゅう》内《ない》障《しょう》

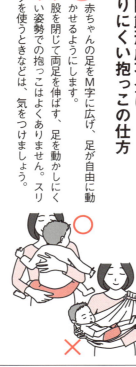

※骨・関節の病気のP603参照

内《ない》反《はん》足《そく》

2対1の割合で男児に多いトラブルです。

原因・症状

生まれつき、足のうらが内側を向いている状態で、足を外に向けようとしても動きません。アキレス腱や靭帯《じんたい》などの組織が生まれつき縮んでいる、かかと周辺の骨の並び方に異常があることが原因。

生まれてすぐに診断がつくことが多いのですが、1カ月健診時に見つかることも。足くびの動きが悪い、形がおかしい、動きに左右差があるなどと感じたら、健診を待たずに早めに小児科や整形外科を受診しましょう。

治療

生まれてすぐに見つかった場合は、生後1週間ぐらいから、ギプスで固定します。その後、定期的に通院して経過を見ます。ギプスで治らない場合は矯正用の装具を使います。症状によって治療にかかる時間は異なります。症状によっては、足を正しい位置にととのえる手術をすることも。（渋谷紀子）

筋《きん》性《せい》斜《しゃ》頸《けい》

原因・症状

耳の後ろから鎖骨まで伸びている筋肉（胸《きょう》鎖《さ》乳突《にゅうとつ》筋《きん》）の片方が生まれたときから短いため、頭が常に一方を向いている、くびが傾いている状態。短いほうの筋肉に、くびが引っぱられて頭が傾いてしまうのです。

生後間もなく、片方の耳の横にそら豆大のしこりができるのがサイン。しこりは生後2～3週間で最大になりますが、小さい場合は1カ月健診まで気づかないこともあります。

生活上の注意

日常生活で向きにくいほうを向かせるような工夫をすることで、8~9割が1才ごろまでに自然に治ります。具体的な方法は次のとおりです。

- 赤ちゃんに話しかけるときは、必ずしこりのある側からにする
- 音の出るおもちゃなどを、しこりのある側に置く
- しこりのある側に、明るい窓がくるように寝かせる
- 添い寝をするときは、しこりのある側に親が寝る

治療

2~3才になっても治らないと、顔の形が非対称になる、背骨が曲がるなどの心配が出てくるので小児科や整形外科に相談を。首の筋肉の一部を切り離す手術が検討されます。（渋谷紀子）

O脚《オーきゃく》・X脚《エックスきゃく》

原因と症状

赤ちゃんの多くは生理的にO脚ですが、5才ごろまでにはまっすぐになっていきます。関節がゆるく、筋肉が弱い子の場合、3才ごろにX脚になることがあります。これも7才ぐらいには、まっすぐになるでしょう。

治療

O脚もX脚も心配のないケースがほとんどです。2才過ぎてもO脚で、自分の足にひっかかって転ぶ、両ひざの間に大人の握りこぶしが入るようなときや、2才以下でX脚がひどい場合は受診しましょう。（渋谷紀子）

受診の目安

O脚

2～3才になっても、両ひざの間に大人の握りこぶしが入る場合

X脚

2才以下でくるぶしの間が広い場合

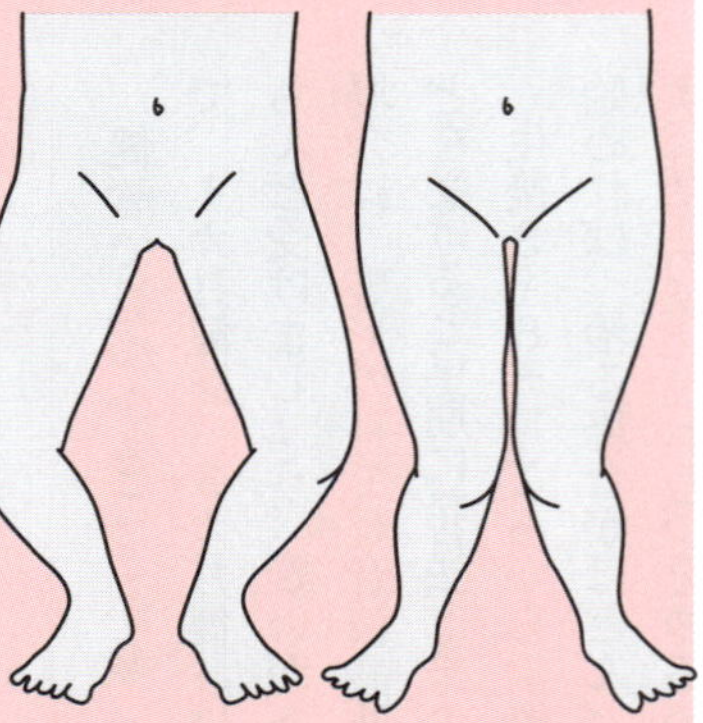

心《しん》室《しつ》中《ちゅう》隔《かく》欠《けっ》損《そん》症《しょう》

原因と症状

生まれつき左右の心室の間の壁に穴があり、左心室の血液が右心室に流れ込む病気。特有の心雑音が聴こえるため、早い時期に発見されることが多いでしょう。

治療

穴が小さい場合は自然にふさがることもあるので、定期的に経過を見ます。

穴が閉じないと心臓内の血液が乱流となり細菌に感染して、まれに心内膜炎を起こすこともあります。穴が小さくならない場合、もともと穴が大きい場合は、手術をします。（渋谷紀子）

心《しん》房《ぼう》中《ちゅう》隔《かく》欠《けっ》損《そん》症《しょう》

原因と症状

生まれつき、左右の心房の間に穴があいている病気。左右を行き来する血液があっても心雑音が聴きとれないことも多く、目立った症状がないため、小学校入学以降に見つかることもあります。

治療

自然に穴がふさがることはあまり期待できません。

穴を通る血流が多い場合は、小学校入学前に手術で穴をふさいだり、カテーテル治療を行ったりします。（渋谷紀子）

心雑音とは？

心臓の中にある弁が閉じるときに生じる音を「心音」といいます。この心音が強くなったり弱くなったりするのを聴診器で聴くことで、心臓の状態がわかります。心雑音というのは、普通は聴こえないはずの異常な音のことですが、必ずしも病気が隠れているわけではありません。心臓が正常でも一定の割合で心雑音があり、これを無害性心雑音といいます。無害性心雑音は血液が流れるときに出る音で、専門医であれば病的な心雑音との区別はつきます。

心臓の病気がある場合は、心雑音だけでなく、体重がふえない、尿の量が少なく体がむくんでいる、泣き声が小さい、息づかいが荒い、チアノーゼが起きる、哺乳力が弱い、顔色が悪い、などの症状がみられることもあります。（渋谷紀子）

心《しん》筋《きん》炎《えん》・心《しん》内《ない》膜《まく》炎《えん》

※心臓の病気のP266・268参照

不《ふ》整《せい》脈《みゃく》

※心臓の病気のP257参照

急《きゅう》性《せい》腎《じん》炎《えん》

小学生から中学生までによくみられ、3才未満はほとんどありません。多くの場合、溶連菌感染後、体内に異常な免疫反応が起きて腎臓の働きが障害されます。

主な症状は血尿、むくみ、高血圧です。特別な治療法はなく、安静と食事療法が中心ですが、重症では入院治療になります。最近では、入院しても、退院後はできるだけ運動制限をしないような指導がふえてきました。（渋谷紀子）

ネフローゼ症《しょう》候《こう》群《ぐん》

3～6才の幼児に多い病気です。

原因・症状

原因はわかっていませんが、免疫の異常によるものではないかと推定されています。主な症状はむくみで、そのため体重がふえることもあります。一方、尿の量は減り、顔色が悪くなる、食欲不振、だるいなどの症状もあらわれます。

治療

2カ月ぐらいの入院治療になります。ステロイド薬を大量に投与し、たんぱく尿を陰性化させてから、徐々にステロイド薬を減らしていきます。ある程度減らした時点で退院し、通院治療になります。

生活上の注意

再発しやすい病気ですが、再発しても多くの場合、高校生になるころには治ってきます。それまでの間は副作用が起きないよう薬の量をコントロールしながら、経過を見ていきます。

かぜや水ぼうそうなどにかかると悪化することがありますので、感染症にかからないよう、気をつけましょう。（渋谷紀子）

血《けっ》管《かん》性《せい》紫《し》斑《はん》病《びょう》

免疫学的な異常により血管に炎症が起き、出血しやすくなる病気で、細菌やウイルスなどの感染がきっかけになるとされています。

主な症状は、出血斑（紫斑）、関節痛、腹痛です。治療は安静と対症療法ですが、重症では入院してステロイド薬などを使用します。自然に治る人がほとんどですが、腎炎（紫斑病性腎炎）を起こすと腎不全になる恐れがあるため、定期的な検査が必要です。（渋谷紀子）

乳《にゅう》児《じ》脂《し》漏《ろう》性《せい》湿《しっ》疹《しん》

原因・症状

生後まもなくから2カ月ごろまでは胎内で母親からもらったホルモンの影響で皮脂量が多くなります。そのため頭皮、額から眉、鼻周囲など、皮脂腺の多いところに湿疹ができたり、黄色い脂のようなものがつき、かさぶたになったりします。

治療・ホームケア

石けんで患部をよく洗い、清潔にしましょう。洗ってもかさぶたがとれにくいときは、ベビーオイルなどでやわらかくしてからとりましょう。

生後1カ月前後が湿疹のピークで次第によくなることがほとんどです。

（渋谷紀子）

あせも

※皮膚の病気のP648ページ参照

おむつかぶれ

おむつがあたる部分や肛門にできる炎症。股のくびれの内側など、直接おむつがふれない部分には出にくいという特徴があります。

原因・症状

長時間おむつをかえないことが原因です。おむつの中は密閉されているので、尿やうんちの湿気によって皮膚が蒸れ、そこに便中の消化酵素やアンモニアが刺激を与えて、炎症が起こります。

主な症状はおむつが当たる部分や肛門の周囲が赤くはれる、ブツブツした赤い湿疹ができるなど。悪化するとその範囲が広がり、皮がむけ、おしりをふくとひどく痛がります。

治療

おしりがうっすら赤くなっている程度であれば、ホームケアでよくなるでしょう。赤みや湿疹が広がっている場合は、受診してください。軽症であれば、亜鉛華軟膏《あえんかなんこう》などでよくなります。炎症が強い場合は、ステロイド軟膏が処方される場合も。

生活上の注意

おむつがぬれたらすぐにとりかえ、おむつかぶれを防ぐことがなにより大事です。おしりがかぶれて赤くなっていたら、市販のおしりふきやウエットティッシュを使わず、お湯をたっぷり含ませたコットンでやさしく洗いましょう。ゴシゴシとこすらないこと。

洗ったあとは、よく水分をとり、ワセリンなど油分の多い保湿剤をつけ、おしりの皮膚を保護しましょう。おむつかぶれがなかなか治らず、おむつがふれないくびれ部分も真っ赤になっているときは、かびによるカンジダ症（P638参照）の可能性がありますので、受診しましょう。

（渋谷紀子）

カンジダ症《しょう》

※皮膚の病気のP638ページ参照

とびひ（伝染性膿痂疹《でんせんせいのうかしん》）

SSSS（ブドウ球菌性《きゅうきんせい》熱傷様皮膚症候群《ねっしょうようひふしょうこうぐん》）

※皮膚の病気のP627・628ページ参照

あざ

生まれたときからある皮膚の部分的な異変をあざといいます。色によって「赤」「青」「黒」「茶」に分けられます。

原因・症状

赤いあざの多くは血管が皮膚の浅い部分でふえたり、太くなっていたりする血管腫《けっかんしゅ》です。青、黒、茶のあざは、真皮のメラニン色素の沈着が原因となって起こる母斑《ぼはん》です。深い位置にあるものは青く、浅い位置にあると黒く、その中間ぐらいにあると茶色に見えるのです。

あざができる原因は、はっきりとわかっていません。胎児期になんらかの異常が発生して起こると考えられています。しかし、遺伝や妊娠中の過ごし方などとは関係ありません。

治療

あざの種類、面積、場所によって自然に消えるものと、消えないものとがあります。レーザー治療で薄くしたり、ほぼ消したりできるものもあります。レーザー治療は皮膚が薄いうちに行うほうが効果が高いため、早めに皮膚科で相談しましょう。

黒いあざなどは、手術でとる場合もあります。

あざのほとんどは心配のないものですが、まれに病気が背後にある可能性もあります。どんなあざでも、一度診察を受けておくと安心です。

（渋谷紀子）

水《みず》いぼ

ウイルスの感染が原因でできるいぼです。

いぼそのものはかゆくありませんが、アトピー性皮膚炎やあせものある肌に感染しやすく、かきこわすと広がります。治療はピンセットでつまみとる方法が中心ですが、1～2年で自然に治るので、治療法は医師と相談してください。

（渋谷紀子）

接《せっ》触《しょく》性《せい》皮《ひ》膚《ふ》炎《えん》

原因

赤ちゃんの場合、よだれによる口のまわりのかぶれがよくみられます。ヤマイモなど刺激のある食品によるものや、砂遊びによる手のかぶれ、また衣服やスキンケア製品でかぶれることもあります。

予防・治療

かぶれてしまったときは、患部をよく洗い、抗炎症薬を塗って治療します。症状がひどい場合は、皮膚科でステロイド薬の軟膏が処方されることもあります。かぶれの原因が見つかったら、それを遠ざけることが一番の予防法。原因がわからない場合でも、手や顔をこまめにふくなどの配慮で、かなり予防できます。

（渋谷紀子）

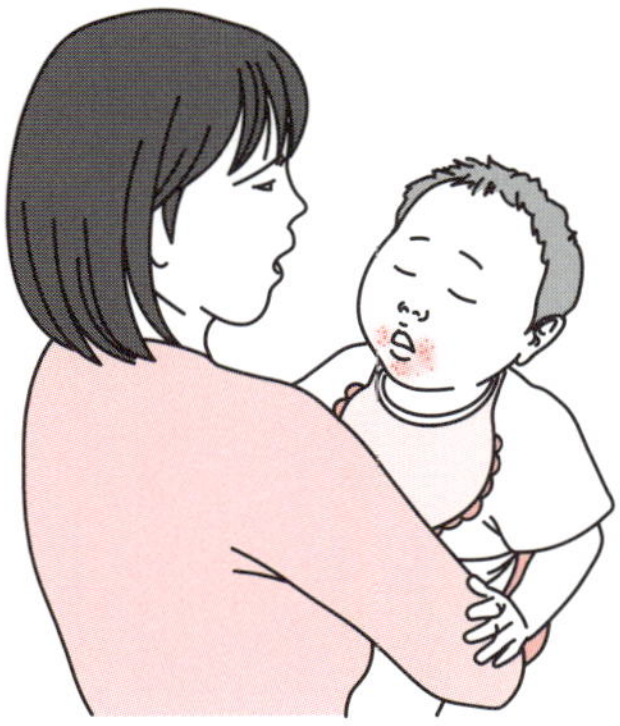

虫《むし》刺《さ》され

原因・症状

蚊やダニに血を吸われる、ハチやムカデなどに刺される、毛虫などにふれることが原因で、手足などに突然強いかゆみ、赤いはれなどが起こります。大人であればかゆくなる程度ですむものが、赤ちゃんの場合、反応が強く出る、かきむしって、とびひ（P627参照）などになることも。

治療

蚊やダニなどに血を吸われた場合は、冷たくしぼったタオルなどで冷やしてかゆみを抑えます。市販薬を使えばおさまる場合がほとんどです。

ハチやムカデの場合、はれや痛みが強いので、患部を冷やしながら、皮膚科へ。ハチに刺され、ショック症状を起こしたら、すぐ救急車を呼びます。

春から夏にかけて公園や宅地で発生するチャドクガの幼虫（毛虫）の毒毛にふれると、おなかや腕、足などふれた部分一面に赤い発疹が出て、強いかゆみがあります。

衣服を脱がせ、ついた毛は絶対にこすらず、シャワーなどで洗い流し、受診してください。（渋谷紀子）

日《ひ》焼《や》け

紫外線による日焼けも一種のやけどです。皮膚が真っ赤になる、はれる、水ぶくれができた場合はやけどと同様のケアを。（渋谷紀子）

子《こ》供《ども》に多《おお》い事《じ》故《こ》

誤飲

赤ちゃんの事故で発生件数が最も多い事故が誤飲です。「ほとんどの赤ちゃんが一度は経験する」と思って、予防に努めましょう。飲み込んだものの大きさによっては、窒息することもあります。

対処法

誤飲に気づいたら、まず何を飲み込んだのか、確認しましょう。飲み込んだものによって、吐かせたほうがいいものと、吐かせないほうがいいものがあります。

また飲んだ量によって、対応も異なり、少量であれば様子を見ていいものもあります。

特に気をつけたいのがタバコです。2cm以上飲み込んだ場合や、ニコチンがとけ出した水を飲んだ場合は指を入れて吐かせ、至急病院へ。

●様子を見ていい場合

口には入れたけれど、飲み込んでいない、口の中のものをとり出したらケロッとしているとき。念のため、48時間は注意深く様子を見守りましょう。

●吐かせて、病院へ連れていく

・ボタンやビーズ、硬貨など小さな固形物。
・石けん類。
・化粧品類。
・渦巻き状の蚊取り線香、酒類など。

●吐かせて、大至急病院へ

・医薬品、タバコ、ホウ酸だんご、防虫剤など毒性の強いもの。

●吐かせずに、大至急病院へ

・香水やヘアトニックなどエタノール主成分のもの。
・マニキュア、除光液、灯油、ガソリンなど揮発性の高いもの。
・漂白剤、排水パイプ剤、カビ取り剤、トイレ・風呂用洗剤など強酸性・強アルカリ性のもの。
・ボタン電池、くぎ、針、画びょう、ガラスなど電気が流れるものやとがったもの。

※のどに詰まったものの吐かせ方はP792を参照してください。

※対処に困ったら●中毒110番（財）日本中毒情報センター／大阪中毒110番☎072・727・2499（24時間対応）、つくば中毒110番☎029・852・9999（9～21時）

予防のポイント

・薬品、洗剤、化粧品などは乳幼児の手の届かない場所へ。
・きょうだいがいる場合、上の子のおもちゃや小物に注意して。
・タバコは室内で吸わない、空き缶を灰皿がわりにしない、禁煙する。
・リモコンやおもちゃなどの電池入れのフタはビニールテープで留め、開かないようにしましょう。

薄いボタン電池は食道に貼りつく危険があります

乳幼児が誤飲しやすいものの中で、非常に危険なのがボタン電池です。最近のボタン電池は薄く、サイズが大きいため、飲み込むと食道にペタリと貼りつくことがあります。すると電池がとどまった場所で電気が流れ、粘膜がただれるおそれがあります。子供の手の届く引き出しなどに保管しないことが大切です。古い電池をとりかえるときにも、うっかり置き忘れないように気をつけましょう。また少しでも飲み込んだ疑いがある場合は、X線写真で確認してもらいましょう。（渋谷紀子）

転倒・転落

乳幼児は頭が重く、バランスが悪いため、よく転びます。危険な場所に近寄らせないようにする、転落しやすい場所にはあらかじめ柵をつけるなど、「事故は起こるもの」という前提で、できる限りの安全対策を心がけましょう。

対処法

●様子を見ていい場合

・転落や転倒して泣いたあと、ケロッとしている、こぶや打ち身以外に、変わった様子がないとき。念のため、48時間は注意深く様子を見てください。

●できるだけ早く病院へ

・機嫌が悪い、顔色が悪いなどの場合。
・なんとなく様子がいつもと違うと感じたとき。

●ゆすったり、動かしたりせず、大至急病院へ

・意識がないとき。
・顔色が悪く、ぐったりしている。
・吐く。
・けいれんを起こしている。
・耳や鼻から血や体液が出ている。
・呼吸がおかしい。
・目の動きがおかしい。
・頭が陥没している。
・見るからに苦しそうな様子をしている。

予防のポイント

・ベビーベッドの柵は必ず上げておきましょう。
・添い寝をするときは、乳幼児は壁側に寝かせるように。
・転落すると危険なベッド下やタタキなどには、あらかじめマットを敷いておくこと。
・家具の角に保護カバーをつけましょう。
・すべり防止のため、室内では裸足で過ごさせましょう。
・数ミリの段差でもつまずくことがあります。カーペットなどで床に段差をつくらないよう気をつけましょう。
・敷物にはすべり止めをつけます。
・歯ブラシなど、棒状のものを持ったまま歩かせないこと。

水の事故

2才未満の溺死事故の約8割が浴槽で起こっています。親がシャンプーをしている間に事故が多発しているので、入浴中は乳幼児から目を離さないこと。

洗い場から浴槽までの高さが50センチ未満だと、乳幼児が転落しておぼれる危険が高まります。また赤ちゃんは水深10cmでもおぼれてしまうので、油断は禁物です。

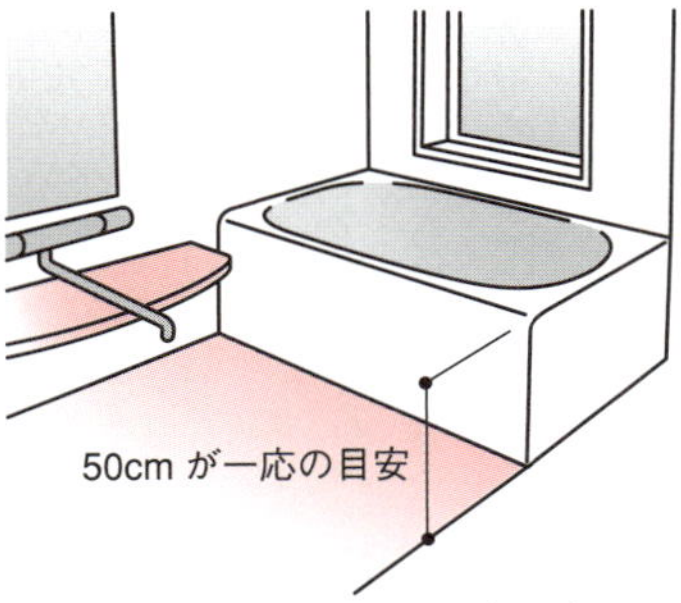

床から浴槽のフチまでの高さが50cm未満だと、乳幼児が転落しておぼれる危険が高まります。

対処法

●様子を見ていい場合

・水から引き上げて、泣いたあとケロッとしている、ふだんと違った様子が見られないとき。ただし、48時間は注意深く様子

傷ややけどは、湿潤療法で、早くきれいに治ります

これまで傷の手当では、化膿しないよう消毒をして、ジクジクする場所にガーゼを当てるという方法が一般的でした。しかしこの方法では、かえって治りが悪くなるのです。

なぜかというと、傷口から出てくるジクジクとした液の中には、傷を治すために必要な細胞成長因子が含まれているから。つまり「傷口がジクジクする」のは、体自身が一生懸命傷を治そうとしているのです。体がもっているこの自己治癒力を生かす治療法が、傷を乾かさない湿潤療法です。

湿潤療法は家庭でもできます。やり方は、ワセリンを傷口に塗って、食品用のラップフィルムでおおうだけ。最近は湿潤療法用の絆創膏《ばんそうこう》なども市販されています。

湿潤療法はすり傷や切り傷だけでなく、やけどや湿疹などのケアにも有効です。ただし細菌感染を起こしているときは湿潤療法は効果がなく、逆に悪化することも。大きな傷ややけどは医師に相談してから治療しましょう。

（渋谷紀子）

を見守りましょう。

●できるだけ早く病院へ

・機嫌が悪いとき。
・顔色が悪いとき。
・なんとなくいつもと様子が違うと感じたとき。
・水をたくさん飲んだとき。

●大至急病院へ

・意識がない、呼びかけても反応がないとき。
・顔色が悪く、ぐったりとしているとき。
・呼吸がおかしいとき。
・脈はあるが、呼吸をしていないとき。

予防のポイント

・乳児の場合、目を離す時間がないよう先に大人が入浴して、洗髪などをすませてから、乳児を浴室に入れます。そして乳児の体や髪を洗って、先に浴室から外へ出して、あとから大人が上がるようにするとよいでしょう。
・子供を浴槽のふたの上にのせない、すわらせないこと。
・浴槽内に乳幼児をひとりで入れないこと。
・入浴中、きょうだいに乳幼児の監視をさせないこと。
・入浴後、お湯は必ず抜いておきましょう。
・浴室のドアを子供がかってに開けられないよう、鍵をつけて。
・洗濯機のそばに踏み台になるものを置かないこと。
・水が残ったビニールプールや洗面器などを置きっぱなしにしないこと。
・便器の水でもおぼれることがあるので、トイレのドアは必ず閉めておきましょう。

（渋谷紀子）

やけど

熱いものにふれたり、熱いものを浴びたりして、皮膚が赤くなったり、水ぶくれができたりします。ひどくなると皮膚が白、あるいは黒く変色し、痛みもない状態になります。

対処法

●様子を見ていい場合

・やけどの範囲が1円玉大以下で、皮膚がうっすら赤くなった程度
→流水や冷たいタオルなどで、20分以上冷やして、様子を見ます。自己判断で油やアロエなどを塗らないでください。

●できるだけ冷やして、早めに病院へ

・やけどの範囲が赤ちゃんの手のひら大以上あるとき。
・低温やけどで、範囲は狭いが水ぶくれができる、皮膚が白や黒に変色している。

●大至急病院へ

・やけどの範囲が腕や片足など、体の一部分すべて、またはそれ以上範囲が広く、皮膚が黒っぽくなっている。
→救急車を呼び、ぬれたバスタオルなどで全身をくるみ、冷やしながら一刻も早く病院へ。衣服は脱がせないこと。

予防のポイント

・乳幼児を抱いたまま、飲食しないこと。
・電気ケトルや炊飯器、アイロン、ドライヤー、加湿器など、熱をもつ器具を床に近いところに置かないこと。
・乳幼児が引っぱりやすいテーブルクロスやランチョンマットなどを使わないこと。
・鍋料理や焼き肉など、卓上での調理は十分注意すること。
・タバコは部屋で吸わない、禁煙する。

（渋谷紀子）

よくある、うっかりやけどの状況

低い位置に電気ケトルを置いて、はいはいの赤ちゃんが倒す

赤ちゃんはこぼれたお湯の中でうつぶせでじっとしている状態になるため、やけどが重症化することがあります。

チャイルドシートの金属部分にふれて、やけどする

炎天下に駐車した車内の温度はあっという間に上昇し、チャイルドシートやシートベルトの金属部分も高温に。自転車の子供用イスの金属部分も熱くなりやすいので、気をつけましょう。

ホットカーペットや湯たんぽで低温やけど

ホコリを巻き上げない暖房器具として、乳幼児のいる家庭で人気のホットカーペット。自分では動けない低月齢の赤ちゃんを、その上に寝かせっぱなしにすると危険です。湯たんぽや電気あんか、電気毛布の使用時も、低温やけどに気をつけましょう。

赤ちゃん・子供のアレルギー

私たちの体には、細菌やウイルス、異物（ダニやほこり、カビ、ある種の食べ物）などの〝敵〟が入ってくると、それを退治しようとする免疫の働きが備わっています。ところが、普通の人にはなんでもないような刺激が外から加わったときに、この免疫の力が働いて、体に過剰な反応を起こしてしまうことがあります。これがアレルギーです。

体に異物（抗原）が入ってくると、免疫の働きによって、それを退治する抗体がつくられます。次に再び、同じ異物が入ってきたときに、この抗体が抗原と結合し、抗原抗体反応と呼ばれる反応が起きます。その結果、抗体がくっついているマスト細胞が壊れて、ヒスタミンやセロトニンなどの化学伝達物質が放出されます。これが、気管支、皮膚、鼻の粘膜、胃腸の組織など、その人の最も敏感な部分に作用して、気管支ぜんそくやアトピー性皮膚炎、花粉症、下痢などを起こします。

このように、いろいろな刺激に対して敏感な体質をアトピー体質と呼んでいます。

アトピー性《せい》皮《ひ》膚《ふ》炎《えん》

症状・原因

早い場合は生後1カ月、普通は生後3～4カ月ごろから、頭やひたい、ほっぺたなどに、赤いポツポツした湿疹《しっしん》が出て、しだいに全身に広がっていきます。強いかゆみを伴うのが特徴で、かきこわすとジクジクした湿疹になります。

ただし、赤ちゃんは赤い湿疹が出ても単なる乳児脂漏性《しろうせい》湿疹やかぶれであることも多く、すべてがアトピー性皮膚炎とは限りません。単なる湿疹であれば、6カ月から1才くらいまでには治ります。しかしアトピー体質の赤ちゃんの場合は、乳児湿疹がそのままアトピー性皮膚炎に移行していくことが多いようです。

両親やきょうだいに、同じアトピー性皮膚炎や気管支ぜんそく、花粉症、じんま疹などの人がいて、しかも、湿疹がよくなったり悪くなったりしながら繰り返すようなら、アトピー性皮膚炎の疑いがあります。

アトピー性皮膚炎は、年齢とともに、症状や出る場所が移り変わるのが特徴です。

幼児から、小・中学生ぐらいになると症状も千差万別ですが、擦《さっ》過《か》する（かきむしる）ことが原因で、全体に皮膚が乾燥してザラザラした鳥肌状になります。普通は思春期ごろまでにはよくなることが多いのですが、逆に成人になるまで持ち越して、皮膚がゴワゴワに厚くなったり、くびのまわりが色素沈着によって黒ずんだりすることもあります。

アトピー性皮膚炎はさまざまな要素が絡みあって起こるため、原因も複雑です。

皮膚のバリア機能障害やセラミド欠乏などから経皮感作を受けて、食べ物や生活環境の中のさまざまなものがアレルゲンとなっています。特に赤ちゃんの場合は、卵、牛乳、大豆をはじめとする食べ物が、幼児になるとダニやカビ、繊維くず、動物の毛、花粉など、環境の中にあるものが主たるアレルゲンとなります。

直接の原因のほかにも、アトピー性皮膚炎を悪化させる要因があります。たとえば、汗をかいてほこりや雑菌がついたり、皮膚が乾燥したり、また髪の毛や衣類で皮膚が刺激され、かゆみが増してひっかいたり、それにストレスが加わったりすることも、すべて悪化の原因となります。

治療

強いかゆみがあり、かきこわしてジクジクしているときは、まずかゆみをとり、化膿を防ぐことが先決なので、対症療法を行います。

症状がひどければステロイド軟膏、軽い場合は非ステロイド系の消炎剤や抗ヒスタミン軟膏、白色ワセリン、純化されたサンホワイトなどを使います。

ステロイド軟膏は副作用があるため、医師から塗るように指示されてもこわがって使わないお母さんがいますが、これはかえって症状を長引かせる結果にもなります。ひどいときは、それに合った強さのものを短期間だけ使って、とにかく早く症状を軽くすることが大事です。

ステロイド軟膏を使うときは、①症状が急に悪化したときだけ使う、②顔全体ではなく、湿疹の出ているところにだけ薄く塗る、③症状に合った強さの薬を使う、などを守りましょう。また、症状がおさまってからはワセリンで湿潤療法を行う場合もあります。

予防

出生直後より皮膚のスキンケアをすることが重要です。毎日毎日行うことが将来の皮膚炎が進展するのを防止します。例えば、ヘパリン類似物質ローションをおふろ上がりに全身にたっぷりと塗ってあげます。

薬による治療のほかに、アトピー性皮膚炎では日ごろのケアが大事です。食べ物や部屋のほこりなど、原因がはっきりしている場合は、できるだけそれを断つようにします。

それと同時に、汗をかいたらすぐにシャワーなどでよごれを落とし、皮膚をいつも清潔に保つようにすること、また、肌着や寝具も肌への刺激が少ない木綿にするなどして、かゆみを起こさないようにすることが大事です。（田村仁）

気《き》管《かん》支《し》ぜんそく

症状・原因

突然、ヒューヒュー、ゼイゼイという喘鳴《ぜんめい》を伴う呼吸困難の発作を起こします。

発作は、程度によって小発作、中発作、大発作に分けられますが、小発作なら軽い喘鳴はあっても呼吸困難はなく、普通に日常生活を送ることができます。

中発作では喘鳴もひどく、呼吸回数が多くなる（多呼吸）、肩で息をする（肩呼吸）、胸骨上部（ネクタイの結び目のあたり）や、肋骨と肋骨の間がペコペコとへこむ（陥没呼吸）などがみられます。また、きげんが悪くなったり、食欲がなくなったり、眠りが浅くなったりします。

大発作になると、強い呼吸困難のために、チアノーゼといってくちびるが紫色になることもあります。話しかけても返事もできない、食事ものどを通らない、横になっているのが苦しくて起き上がって息をするなど、見るからに重症とわかります。

子供が発作を起こすと、お母さんはおろおろしてしまうものですが、まず落ち着いて呼吸困難の程度を観察し、自宅で様子をみてよいか、すぐに病院へ行くべきかを判断してください。

子供のぜんそくは、ほとんどが6才までに発症し、2才以下で初めての発作を経験している子供も半数を占めます。生後2カ月以降の赤ちゃんが、のどをゼロゼロいわせることがありますが、体質による先天性喘鳴もあり、その場合はほうっておいても自然に治ります。

しかし、かぜをひくとすぐにゼイゼイいう赤ちゃんは、RSウイルスに感染をしている場合が多く、小児ぜんそくに移行する確率が高いといえます。ゼイゼイに呼吸困難が伴うようなときは、早めにあなたを長くみている家庭医か、紹介状を書いてもらい小児アレルギー科を受診しましょう。

気管支ぜんそくのほとんどはアレルギー反応によるもので、生まれつきのアトピー体質と気道の過敏性が背景にあります。そのうえに、発作の誘因となるのが、ダニ、カビ、花粉、動物の毛やふけ、そばがら、タバコの煙など吸入性のもの、卵、牛乳、大豆など食べ物のアレルゲンです。また、車の排気ガスによる大気汚染なども、子供の気管支ぜんそくをふやす一因になっています。さらに、緊張や不安、怒りなどの精神的な要素がきっかけで発作が起こることもあります。

治療

気管支ぜんそくの治療法には次のようなアプローチがあります。まず、発作が起きたときの**対症療法**です。

小発作なら冷たい水を飲んだり、腹式呼吸や外気浴でおさまることもあります。

中発作では、気管支拡張剤を飲んだり、気管支拡張剤の吸入を行ったりしても発作がおさまらないときは、主治医に連絡をとりましょう。

大発作になると家庭での手当ては無理で、病院で吸入療法を受けたり、場合によっては入院しなければならないこともあります。発作は突然起きるので、そのときどうすればよいか、薬はどれを飲ませるか、あらかじめ主治医にきちんと指導を受けておきましょう。

このほかには、発作が起きないようにふだんから薬を飲む**予防薬による方法**、体の免疫力を高めて発作を起こさないようにする**原因療法**、体を鍛錬して発作を克服する**鍛錬療法**などの治療法があります。

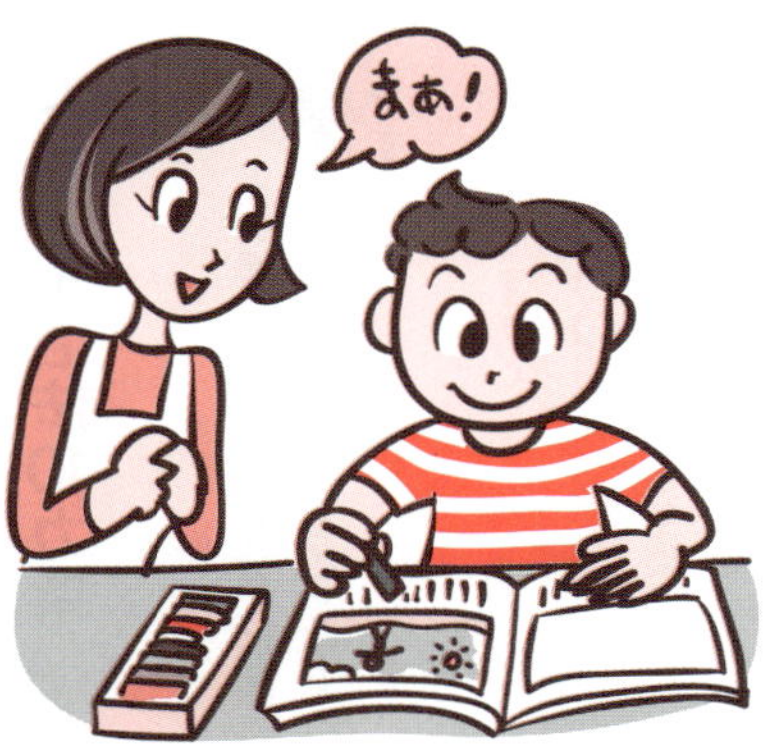

子供がぜんそくと診断されると、ショックを受けるお母さんが少なくありません。しかし、気管支ぜんそくは、きちんと治療を受けながら体を鍛錬すれば、大人になるまで持ち越すことはないといわれています。

また、この病気は精神的な要素も大きいので、スポーツでも日記を書くことでも、何か一つのことを続けさせて、それをほめ、子供に自信をもたせることも大事です。

（田村仁）

食物《しょくもつ》アレルギー

ある特定の食べ物を食べると体が過敏に反応して、病的な状態になるのが食物アレルギーです。

症状のあらわれ方は人によって千差万別です。下痢、嘔吐《おうと》、腹痛、せき、ゼロゼロ、呼吸困難、じんま疹、発熱、頭痛、むくみ、さらには神経にまで影響が及ぶこともあります。しかも、ダニやほこりを吸った場合に比べると、はげしい症状が出るのが特徴です。

あらゆる食べ物がアレルゲンになる可能性がありますが、乳幼児にアレルギーを起こしやすいのは、卵（主として卵白）、牛乳、大豆です。そのほか、カニ、エビ、米、小麦、そば、ピーナツ、キーウィ、メロン、マンゴー、ニンニク、セロリなどもアレルギーを起こしやすい食べ物です。

食物アレルギーはどんな年代にも起こりますが、消化機能がまだ未熟な乳幼児に最も多くみられます。ただし、3才をすぎると自然に減ってくるので、そのころになっても相変わらずアレルギー症状が続く場合は、食べ物以外の、環境の中のアレルゲンを疑ったほうがいいでしょう。

かつては、アトピー性皮膚炎の子供に、疑わしい食べ物を片っぱしから除去する厳しい食事療法が行われていました。近年ではエビデンスがないと否定されている治療方法です。最近では、少しずつ食べる負荷試験が治療方法になり、専門家の指導のもとに行われています。

食物アレルギーが疑われるときは、まず食事日記をつけて、あやしい食べ物の見当をつけたうえで、病院で検査を受けましょう。病院では、血液検査や皮膚テスト、また、その食べ物を除いた食事を1～2週間続けて様子をみる除去試験などをして、原因となる食べ物を突き止めます。

原因がわかれば、その食べ物を一定期間断ち、抗アレルギー剤を飲むという治療を行います。

（田村仁）

アレルギーに負けないための生活法10カ条

1 アレルギー対策は妊娠中から

食品添加物の観点から、妊娠中は同じものを繰り返し食べないことが大事。お母さんに卵や牛乳のアレルギーがないのであれば、いろいろな食品をバランスよく食べて、必要な栄養素をしっかりとりましょう。

2 初乳は必ず飲ませ、できれば母乳育児を

初乳に含まれる免疫グロブリンは、まだ未熟な赤ちゃんの腸にバリアをつくって、アレルギーを起こす異種たんぱく質の吸収を防いでくれます。母乳にも同じ働きがあります。

3 離乳食のスタートは遅めに（賛否両論あり）

消化器の機能が十分ととのっていないうちに離乳食を始めると、腸の粘膜がアレルギーの原因となる食べ物にさらされるおそれがあります。母乳が十分出ているなら、離乳食は6カ月くらいまで待ってスタートを。アレルギーを起こしやすい卵も、添加物の少ない卵を使って、1才を過ぎてからにしたほうがいいでしょう。その場合も、卵は十分に加熱処理をし、少量から始めることが大切です。

4 添加物のない、手作りの離乳食を

さまざまな添加物が免疫の働きを狂わせ、アレルギーっ子をふやしていることは十分考えられます。離乳食はできるだけ手作りし、バランスよくいろいろなものを食べさせましょう。

5 部屋はこまめに掃除し、風通しよく

アトピー性皮膚炎やぜんそくの子供のほとんどは、ダニやほこりにアレルギーをもっています。部屋をこまめに掃除し、風通しをよくしてダニを追い払えば、それだけでずいぶん症状が軽くなることもあります。

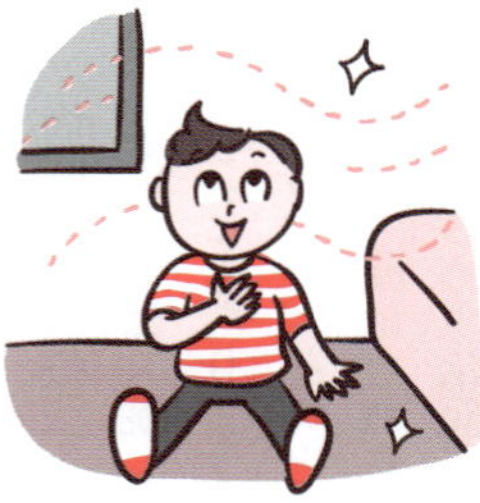

6 じゅうたんよりもフローリング

じゅうたんはダニの温床です。リビングや子供部屋だけでも、できればフローリングにしたいもの。また、これからマンションを選ぶなら、湿けが少なく、ダニが繁殖しにくい3階以上の部屋が理想です。

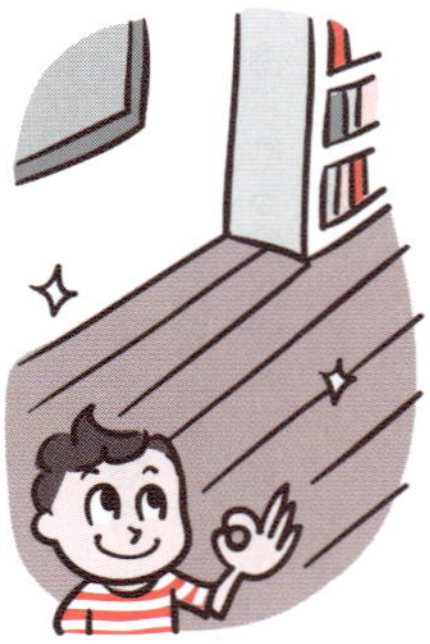

7 肌を刺激する衣類はタブー

衣類で肌をチクチク刺激すると、ますます過敏性が高まり、かきこわしてしまいます。アレルギーっ子は、身につけるものも肌にやさしいものを。木綿は絶対安心とはいえませんが、動物性繊維よりも刺激が少ないでしょう。また、洗いざらしてごわごわになった肌着はタブーです。毛布にもカバーをかけましょう。

8 なによりも大切なのはスキンケア

アトピー性皮膚炎の赤ちゃんは、きちんとスキンケアするだけで、ぐんと症状がよくなります。毎日おふろに入れて、皮膚についたよごれを落とし、ローションやクリームなどの保湿剤を塗って肌のバリア機能を保ちましょう。

9 信頼できる主治医を見つける

アレルギーは息長く治療しなければいけないので、信頼してまかせられる医師を見つけることがなによりも大事です。お母さん仲間や地区の保健師さんなどに聞いて、よい医師をさがしましょう。薬の使い方をくわしく教えてくれる、日常生活のこまかな注意をしてくれる、お母さんの質問にきちんと答えてくれる、子供が萎縮せずに診察を受けられる、などがよい医師の目安です。

10 子供をほめて、自信をもたせよう

不安をもったりストレスがかかると、アトピー性皮膚炎やぜんそくは悪化します。そうならないためには、子供に自信をもたせることがいちばんです。お手伝いをした、絵が上手にかけた、きちんと歯みがきしたなど、何かいいことを見つけてほめてあげましょう。すると、子供は自信がつき、もっとがんばろうという気になるものです。

（田村仁）

発達障害

●自閉スペクトラム症　●ADHD（注意欠如・多動症）　●LD（限局性学習症）

発達障害はいくつかの種類に分類されますが、いずれも脳の発達のアンバランスによるもの。子供の様子を見ていて「何か、おかしい」と感じたら、まずは通っている保育園、幼稚園、学校の先生、かかりつけ医などに相談してみましょう。それでも心配な場合は、各自治体の育児相談、保健センター、発達障害者支援センターに相談してみてください。（司馬理英子）

自《じ》閉《へい》スペクトラム症《しょう》

かつては自閉症、高機能自閉症、アスペルガー症候群とこまかく分類されていましたが、現在は「自閉症の連続体（スペクトラム）」とひとくくりで考えます。知的障害の有無、言葉の発達の程度により、あらわれてくる症状はかなり差があります。

症状

次のような症状があります。

●人とのかかわりが苦手

人とのかかわり方が独特、他人の感情に無関心、相手の微妙な表情や表現の理解が苦手、言語・非言語のコミュニケーションが苦手など。

孤立型：人とのかかわりに無関心

受動型：人が働きかけてくれれば受け身でかかわれる

積極奇異型：人との距離感が近すぎてかかわり方が独特

●こだわりが強い

毎日同じ行動をとる、好きなことにのめりこむ、予定外の行動を求められるとパニックになるなど。

●感覚がアンバランス

特定の光や音、においなどに過敏に反応することがある。逆にケガをしても痛がらない、真夏に長袖で平気など感覚が鈍いことも。

対応・治療

自閉スペクトラム症独自の世界観があることを認めることがなにより大事。そのうえで、子供の苦しさを理解し、適切な対応を心がけます。1歳半健診や3歳児健診などで発達障害の可能性があると、保健センターなどで専門の療育（＝治療教育。発達障害をもつ子たちの日々の生きにくさをやわらげ、親や周囲の人たちの適切なかかわり方を学ぶ）をすすめられることがあります。（司馬理英子）

自閉スペクトラム症の子供の特徴

- 人とのかかわり方が不器用
- コミュニケーションが苦手
- 友だちづきあいがうまくいかない
- 空気を読むことが苦手でマイペース
- 変化に弱い
- 代名詞やあいまいな言葉の理解が苦手
- 感覚の過敏さがある
- 突然パニックになることがある
- 同時に2つ以上のことをするのが苦手

自閉スペクトラム症の子供への基本的な対応

1. 指示やしつけはひとつずつ
2. 絵や写真でわかりやすく指示
3. できることを少しずつふやす

ADHD《エイディーエッチディー》（注意《ちゅうい》欠如《けつじょ》・多動症《たどうしょう》）

5％くらいの子供にみられるとされ、男子は女子の4～5倍多くみられます。未就学児では「元気な子供」に見えますが、小学校に入ると学習面や集団行動で困ることが目立ってきます。

症状

大きく分けて、次のような3つの症状がみられます。

●不注意（集中できない）

不注意なまちがいをする、注意を持続できない、話しかけられても聞いてないように見える、指示に従えない、課題や活動を秩序立てて行うのがむずかしい、精神的な努力の持続を要する勉強や宿題などに従事するのを避ける、またはいやいや行う、必要なものをよくなくすなど。

●多動性（落ち着きがない）

手足をそわそわ動かす、イスの上でもじもじする、教室やすわっているべき場所で席を離れる、不適切な状況で走り回ったり高いところに登ったりする、静かに遊べない、じっとしていない、しゃべりすぎるなど。

●衝動性（待てない、せっかち）

質問が終わる前にだしぬけに答える、順番が待てない、人のじゃまをするなど。

こうした症状がはっきりとしてくるのは、小学校に入るころからです。知的能力の高い子供の場合、成績がいいことから症状があまり目立たないこともあります。

対応・治療

ＡＤＨＤと診断されると落ち込む親も少なくありませんが、「これからどんな子育てをすればいいのか、どう子供にかかわっていけばいいのか」という方向性が示されたと受け止めましょう。治療を受けることで、「こんなやり方がうまくいく」「こうすれば、子供自身がラクになる」などの方法や、接し方のコツを知ることができます。

親や周囲の大人が適切にかかわっていけば、学年が上がるにつれて落ち着いてくるでしょう。自己コントロール能力もつき、ＡＤＨＤの子供でも、自分の力を伸ばしていくことができます。

対応の工夫などで十分な効果がみられない場合、薬物治療が行われることもあります。薬物療法はＡＤＨＤの子供の60～70％に有効とされています。（司馬理英子）

ADHDの子供の特徴

- 落ち着きがない
- やるべきことではなく、やりたいことを選んでしまう
- 集中できない・忘れっぽい
- 抑制がきかない・衝動的
- 日常生活の習慣が身につかない

ADHDの子供への基本的な対応

1. 注意する回数を減らす
2. 目標を決める
3. スケジュールを決める
4. ごほうびでやる気を引き出す
5. 成功体験で自己肯定感を育てる

L《エル》D《ディー》（限《げん》局《きょく》性《せい》学《がく》習《しゅう》症《しょう》）

知的能力に問題はないのに、読む、書く、聞く、話す、計算、推論など特定の学習の領域の一部が困難なことを学習障害といいます。すべてができないわけではないので、理解されにくく、「努力が足りない」などと誤解されがち。ＡＤＨＤと重なっていることも。

だれでも得意、不得意がありますが、学習障害の場合には、その程度が強いのが特徴。小学校低学年で1学年相当の遅れ、中学年以降では2学年以上の遅れがある場合は、学習障害が疑われます。

学習障害があると授業が苦痛で、学習意欲が低下してしまうことも。普通の学習方法の量をふやすだけではうまくいかないことも多く、教え方の工夫が必要です。

読字障害

読むことに関連する困難がきわ立ちます。文字への関心が少なく、漢字が読めない、読み方がたどたどしい、読んでいるところを確認するように指で押さえながら読む、音読より黙読が苦手、文末などを適当に変えて読んでしまう、文章の内容が把握できないなど。

書字障害

小学校入学ごろで自分の名前が書けない、鏡文字が多い、学年が上がっても漢字が書けない、へんとつくりを逆に書く、「わ」と「は」、「お」と「を」のように耳で聞くと同じ音の表記に誤りが多い、極端に字がきたないなど。

算数障害

計算ができない、掛け算の九九があやふや、図形の問題がわからない、単位がよくわからない、算数の概念がわかりにくい、文章題ができない、高学年になると論理的思考や推論が苦手などの症状も。

（司馬理英子）

症状は似ているけれど、愛着障害という別の病気のことも

「落ち着きがない」「かんしゃくを起こしやすい」「コミュニケーションがとりにくい」「不適切にベタベタしてくる」「大人の気持ちを逆なでするような行動をとる」など、ＡＤＨＤなどと似た症状があらわれますが、全く異なる状態として、愛着障害があります。

原因と症状

ＡＤＨＤのような発達障害は先天的な原因で発症します。しかし愛着障害は不適切な養育、つまり親の子供へのかかわり方に原因があります。たとえば生まれてから早い段階から親に無視される、虐待されるなど、愛情を十分に得られず、親子の絆が十分につくれなかったために、精神的な発達が妨げられてしまうのです。大人の不適切なかかわりによって、子供の脳が変形する、萎縮して容積が減るなどの研究報告もあります。場合によっては、ことばの遅れや低栄養による体の成長の遅れなどがみられることもあります。

子供時代に十分に愛され、ほめられる経験をしないで成長すると、抑うつ状態になる、自傷行為を繰り返すこともあります。

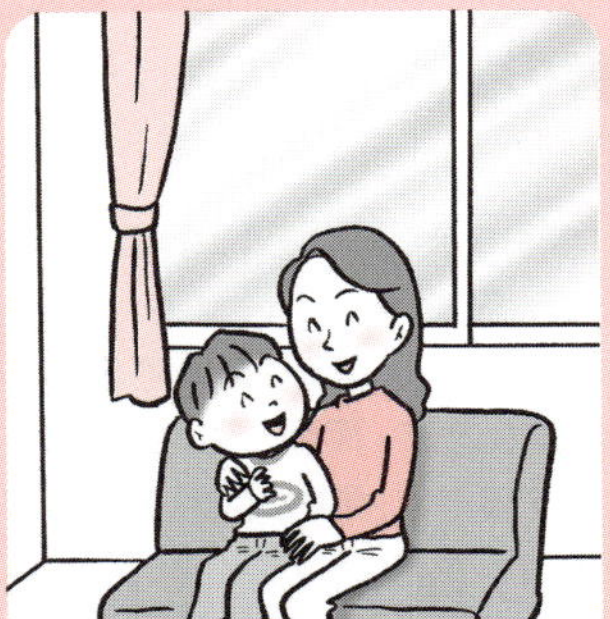

治療・対応

愛着障害がある場合、「愛されている」「大事にされている」という経験を繰り返しさせることが大事です。しかし親自身が問題をかかえていることも少なくなく、親と愛着関係を築くのがむずかしいケースもあります。そういう場合は祖父母など、親以外の人間と適切な愛着関係を築いていく必要があります。また、親または子供に発達障害があり、それに愛着障害を合併している場合もあります。それぞれへの対応が必要となります。

（司馬理英子）

大人の発達障害

発達障害は子供の病気というイメージがありますが、大人の発達障害もあります。その多くは、発達障害があることに気づかれずに成長し、大人になってから気づかれたというケースです。

たとえば子供のときにＡＤＨＤであっても、1/3ぐらいは次第に症状がなくなり、1/3ぐらいは多少残るものの、症状はさほど目立たなくなります。大人になってもＡＤＨＤの症状を引きずり、生活に支障があるのは残りの1/3程度です。

大事なのは、障害の特徴を知り、それに合わせた対応法を本人、家族、周囲の人が知ること。特に本人が主体的に、積極的に取り組む姿勢をもつことが重要です。

自分の特徴を知り、どうすれば日々の生活が過ごしやすくなるのか、人間関係を円滑にするには何ができるのかなどがわかってくると、トラブルも減っていくでしょう。

特徴や症状

大人の場合でも、発達障害の特徴そのものは子供と変わりません。ただし大人になると、要求されるレベルが高くなるので、子供の場合よりも問題が大きくなりがちです。

また子供の場合は親や教師など周囲の大人がサポートしてくれますが、大人になるとだれも助けてくれません。「できるのが当たり前」と思われるので、子供時代よりつらい思いをすることも多いでしょう。しかも失敗すると、その代償が大きくなるので、より追い込まれてしまいがちです。

発達障害に気づかれずに成長した場合、抑うつや不安が非常に強いことがあります。家族との軋轢《あつれき》に苦しんでいる場合もあります。

治療

心理療法

発達障害の治療に精通した臨床心理士などのカウンセリングを受けるのが効果的。ただ話を聞くだけではなく、必要なことを一緒に考えてくれるカウンセラーを見つけましょう。

家族療法

長年、本人とつきあってきた家族との関係は、発達障害をもつ人の状態を大きく左右します。家族が協力的ならば、治療に一緒に参加してもらい、家庭での接し方を変えてもらうと有効です。

夫婦のどちらかが発達障害の場合、夫婦一緒にカウンセリングに取り組むのが有効です。

薬物療法

ＡＤＨＤには薬物療法も有効です。適応となるのは、症状が強くて社会生活や家庭生活で大きな困難がある場合、いろいろな工夫や心理療法などで十分な効果が得られない場合など。

睡眠障害改善のために睡眠導入剤、緊張や不安を解消するために抗不安薬、被害妄想や興奮しやすさなどの症状をやわらげるために抗精神病薬を用いることもあります。

（司馬理英子）

大人の発達障害の気づかれ方

●発達障害の子供の親として医療機関にかかるようになり、自分に発達障害の特徴があることを指摘される。
●仕事の手順を教えてもらってもミスが多い、同じことを何度も注意される、言われたことをすぐ忘れるなどで、周囲にあきれられる。
●有名大学を出て希望の会社に入社するなど順調な生活を送ってきたが、同僚や上司など他人とのつきあいが苦手。
●家事、育児、仕事に追われ、片づけができず、探し物や忘れ物であたふたする。

発達障害の症状があることで、就業上かなり困難なことが起こっている場合、生きづらいと感じている場合などは、相談して、サポートを受けましょう。

●発達障害者支援センター
●地域障害者職業センター
●精神保健福祉センター
●地域療育センター

〈家族の介護、認知症の介護〉の

間違えてはいけないポイントとコツ

●介護をするためには何が必要か
●介護保険を上手に利用しましょう
●介護保険の利用のしかたについて知っておきましょう
●介護保険の利用には、しっかりしたケアプランの作成が不可欠です
●在宅で介護を続けるためにはどのようなサービスが利用できますか？
●施設への入所も、選択肢の一つとして考えましょう
●知っておきたい制度、成年後見について
●介護費用が不足したら、どのような解決方法があるのでしょうか
●認知症の介護３つのポイント
●認知症の人の気持ちと対応のポイント
●こんなときにはどうしたら……
●介護の基本とコツ（食事の介助／体位変換／ベッドから車いすへ移動する／排泄の介助／入浴の基本／陰部の洗浄／全身清拭／洗顔・歯磨き

（要介護状態区分など介護保険のしくみは2017年12月現在）

介護をするためには何が必要か

窓口になる人、キーパーソンを決める

介護は、どうがんばっても一人ではできません。

別居している場合は、どこでどう介護していくのか、家族や親族で話し合う必要があります。認知症は環境が変化すると症状が進むことが多いので、住み慣れた環境で過ごすほうがいいのですが、介護する家族の負担の問題もあります。本人と家族にとって、いちばんいい方法を相談することです。それが決まったら、みんなでサポート態勢をつくっていきます。

中心になって介護し、家族の中で窓口になる人、キーパーソンを決めます。家族の考えや意見をまとめながら、医師や介護サービスの担当者との窓口になって、治療方針や介護方針を決めていく人です。

キーパーソンがいるといないとでは、介護の相談がスムーズにいくかどうかが違います。以前は、妻や娘、長男の嫁などが担っていましたが、最近は夫や息子のように男性も窓口になっています。認知症である本人のことをよく理解している人が窓口になるのがよいと思います。

介護保険と経済面をチェックする

介護サービスを利用するには、費用がかかります。介護保険や、公的補助制度や年金、保険などを確認しておきましょう。

介護保険は、原則1割※（所得により異なる）の自己負担でサービスを受けることができます。早めに申請の手続きをして、サービスを利用する準備をしましょう。

介護は長期になる場合があります。介護を担う家族が共倒れにならないようにするためにも、前向きにサービスを活用してください。

認知症の進行に合わせたケアのポイント（アルツハイマー病の場合）

初　期★２～５年

- ◆鍋を焦がしたり、置き忘れが増えたり、記憶障害があらわれ始める
- ◆年月日が不確かになる
- ◆金銭管理が苦手になる
- ◆感情的に不安定になる
- ◆意欲がダウンする

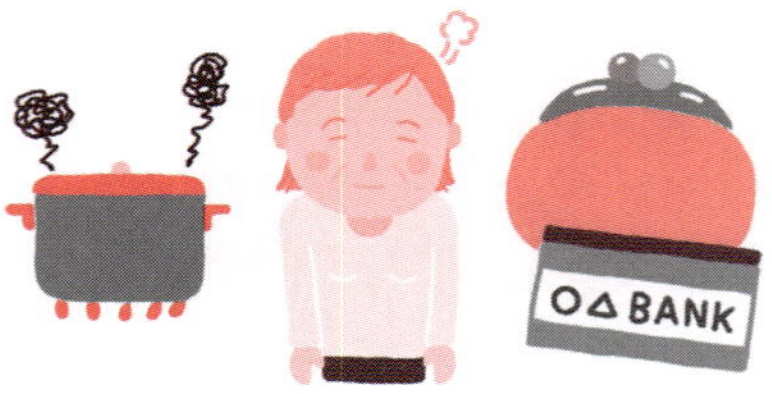

ケアのポイント

記憶障害があるからといって、あれはダメ、これはダメと言わずにこれまでの生活をなるべく維持するようにします。

本人が落ち込み、意欲がダウンするので、懐かしい音楽を聞かせたり、好きな場所に連れていったり、昔話を聞かせてもらったり、気持ちを引き立てるようにします。相手の尊厳をたいせつにして接することがポイントです。

ただし、昔得意だったことを無理にさせて、失敗したり、できなかったりすると、かえって落ち込んでしまうので注意が必要です。

※2017年11月現在では、「所得により、1割負担か2割負担」。2018年8月から、「所得により、1割負担、2割負担、3割負担」に変更される予定。

中　期★4～5年

◆記憶障害がさらに進み、直前のことも覚えられなくなる
◆天候に合わせて衣服を選ぶことができなくなるなど、日常生活での失敗が目立つようになる
◆慣れない場所に行くと迷うようになる
◆服薬管理ができない
◆混乱がひどくなり、妄想や徘徊など行動障害が盛んに起きる
◆トイレの場所がわからなくなり、失禁が多くなる
◆入浴や着脱衣がひとりでできなくなる

ケアのポイント

生活のさまざまな場面でサポートが必要になります。

たとえば、衣服は選びやすいように季節に合ったものを上下別々に整理しておくなどの配慮を（天候に合わない衣服を着ているときは、「汗をかいたでしょう」「ちょっと肌寒くないですか」と言って着替えさせること）。

徘徊が心配なときは、玄関ドアなどにセンサー（徘徊感知機器）を設置します。

のんびりかまえて、笑顔で接すること。そして、相手をよく理解すること。それが、言葉によるコミュニケーションが減ってくる後期の介護につながります。

また、介護保険サービスの利用など、支援も活用しましょう。

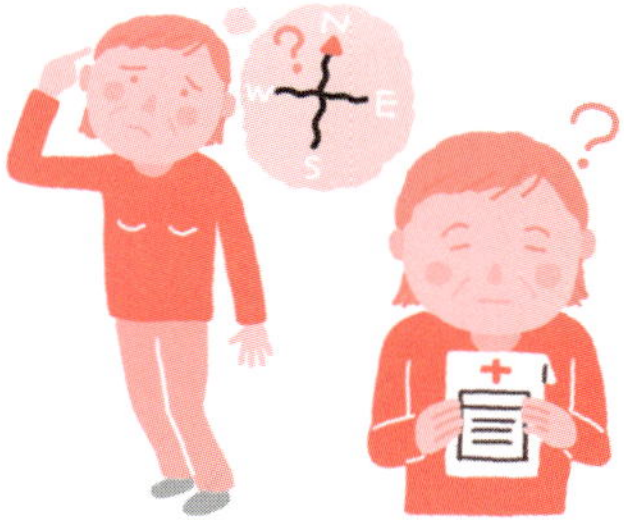

後　期★2～5年

◆運動機能がだんだん低下する
◆近所でも迷うようになる
◆家族の顔がわからないことが出てくる
◆言葉によるコミュニケーションが難しくなる
◆寝たきりに近い状態になる

ケアのポイント

運動機能が低下することで転びやすくなったり、体温調整がうまくいかなくなって発熱を起こしやすくなったり、脱水症状に陥りやすくなります。

また、食事や水分の飲みこみや排便のコントロールがうまくいかずに便秘を起こしやすくなるなど、身体の不調が出やすくなるので、介護や医療面でのサポートを積極的に受けましょう。

介護保険を上手に利用しましょう

介護保険とは

介護保険は、家族だけでなく、社会全体で介護を支えていくためのしくみです。

国や都道府県と協力しながら、それぞれの市区町村が運営しています。介護保険の被保険者になるのは、40才以上のすべての人です。

原則として、強制的に適用されます。介護保険とは介護を社会で支え合う相互扶助の考え方に基づいた制度です。

サービスを受けられる対象は65才以上と特定疾病にかかっている40才から64才の人

介護保険を利用して、サービスを受けることができるのは、65才以上の介護が必要な人です。

また、認知症やがんの末期を含む特定疾病にかかっており、40才から64才までの人も、介護保険を利用できるようになっています。

利用者の自己負担は原則1割

40才以上のすべての人から集めた保険料に、その他の公費（税金）を合わせたものが、介護保険を運営するための財源です。

介護保険では、実際に介護にあたるのは、都道府県や市区町村の指定を受けた介護サービス事業者です。

介護サービス事業者からなんらかのサービスを受けた場合、その費用の原則9割（所得により割合が異なる）が保険からまかなわれることになっています。利用した人が負担するのは、原則1割です（所得により異なる）。

本人の希望にできるだけ沿いながら、日常の介護のなかで、まかせられる部分は、介護サービス事業者にまかせましょう。

介護保険を上手に利用して、家族で介護の負担を抱え込まないようにすることがたいせつです。

介護保険のしくみと財源

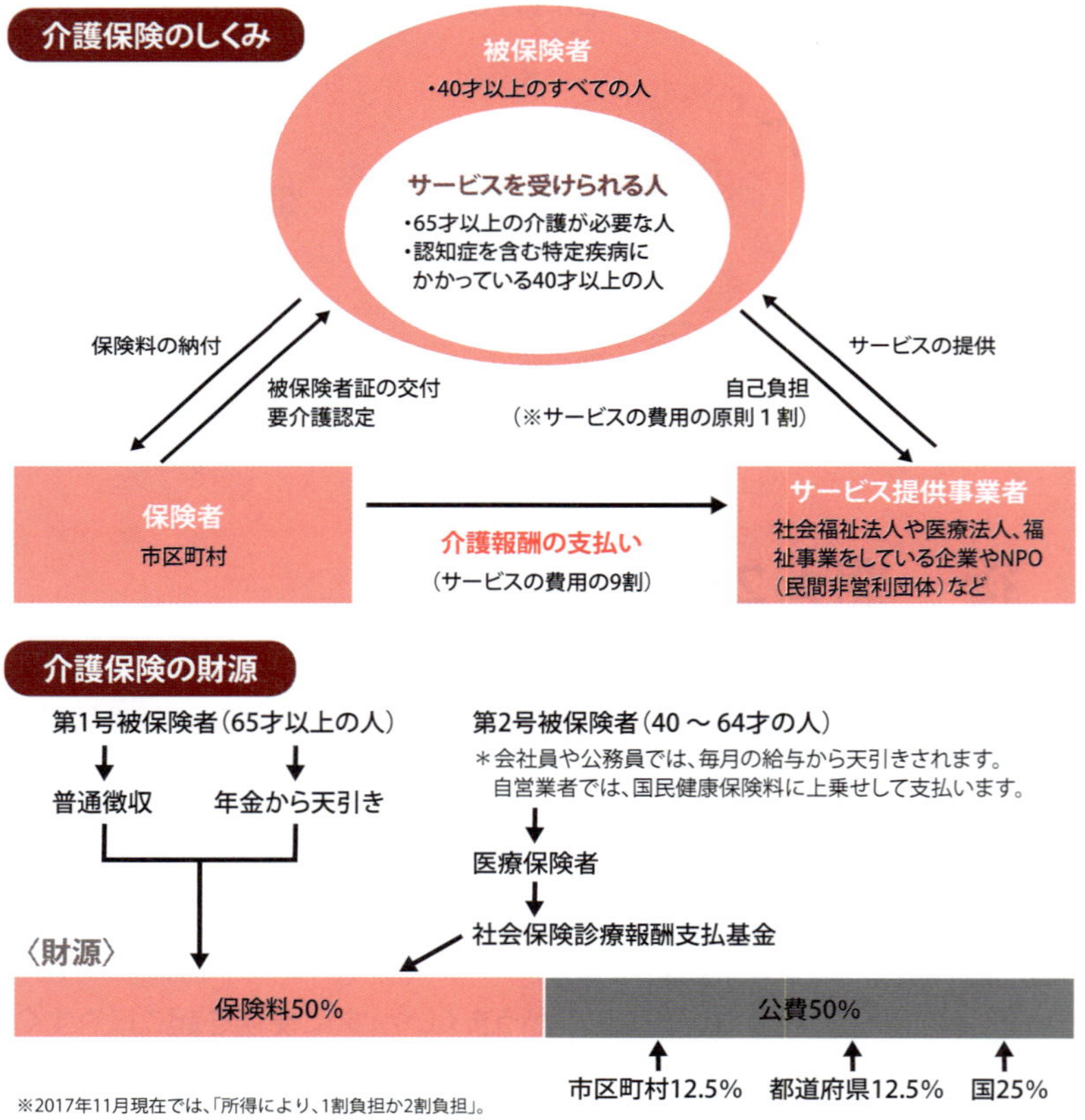

※2017年11月現在では、「所得により、1割負担か2割負担」。
2018年8月から、「所得により、1割負担、2割負担、3割負担」に変更される予定。

介護保険の利用のしかたについて知っておきましょう

申請の窓口

介護保険を利用しようと思ったときには、どこへ行って相談したらよいのでしょうか。

まず、それぞれの市区町村の介護保険担当の窓口に電話をしてみましょう。

そのうえで、サービスを受ける本人か、もしくは家族が、実際に窓口へ出向いて手続きをします。

あるいは、それぞれの地域には地域包括支援センターという介護に関する総合相談窓口が設置されています。市区町村のホームページなどにも、所在地や連絡先が載っているので、最寄りの地域包括支援センターに相談してみるのもよいでしょう。

要介護認定と要介護状態区分

介護保険を利用するにあたっては、まず、要介護認定を受けなければなりません。

これは、本人の心身の状況を詳細に調べたうえで、どれくらいの介護が必要かという度合いを、市区町村があらかじめ判定するものです。

判定結果は、「非該当（自立）」と、「要支援1・2」「要介護1～5」の7つの区分で示されます。

介護保険を利用してさまざまなサービスを受けることができるのは、「要支援1・2」や「要介護1～5」と判定された人です。

一方、「非該当（自立）」と判定された場合でも、要支援や要介護の状態を予防するという観点で、それぞれの市区町村が実施する地域支援事業として行われるサービスなどを受けることができます。

認定の有効期間は初回は原則6カ月ですが、有効期間中に状態が変化すれば、その都度、変更の申請をし、要介護状態区分の見直しを行うことができます。

要介護認定の流れと要介護状態区分

要介護認定の流れ

要介護認定の申請：市区町村の介護保険担当の窓口か地域包括支援センターへ申し出ます。

↓

訪問調査：市区町村の職員や居宅介護支援事業者の介護支援専門員（ケアマネジャー）が自宅を訪問し、本人と家族から聞き取り調査を行います。

主治医の意見書：本人の主治医に、心身の状況についての意見書を作成してもらいます。

↓

審査・判定：コンピュータによる一次判定のあと、その結果と訪問調査の特記事項、主治医の意見書をもとに介護認定審査会で審査・判定を行います。結果は「非該当（自立）」「要支援1・2」「要介護1 ～ 5」の区分で示されます。

↓

認定の通知：申請から30日以内に、本人に要介護度が通知されます。

要介護状態区分

要介護状態区分	状態の目安
要支援1	生活機能の一部がやや低下しており、介護予防サービスの利用により改善する可能性が見込まれる。
要支援2	生活機能の一部に低下が認められ、介護予防サービスの利用により改善する可能性が見込まれる。
要介護1	立ち上がりや歩行などが不安定。排泄や入浴などに一部介助が必要。
要介護2	立ち上がりや歩行などが不安定。排泄や入浴などで一部または全体の介助が必要。
要介護3	立ち上がりや歩行などが自力では困難。排泄や入浴、衣服の着脱などで全体の介助が必要。
要介護4	立ち上がりや歩行などがほとんどできない。排泄や入浴、衣服の着脱など日常全般に全面的介助が必要。
要介護5	意思の疎通が困難で、食事を含む生活全般について全面的介助が必要。

介護保険の利用には、しっかりしたケアプランの作成が不可欠です

要介護状態区分ごとに決められたサービスの量

「要支援1・2」「要介護1～5」のそれぞれの区分に応じて、介護保険を利用して受けられるサービスの量は決まっています。これを区分支給限度額といいます。

原則、自己負担はサービスの費用の1割ですみますが、区分支給限度額を超えてサービスを受けた場合は、その超えた部分に関しては保険からの給付はなく、全額自己負担となります。

介護保険を利用するときは、できるだけサービスの量を区分支給限度額の範囲内におさめることがたいせつです。

介護の専門家への相談・依頼

サービスを受けるにあたって、事前に作成する計画書がケアプランです。ケアプランの作成では、費用の計算など、本人や家族にはややめんどうなところもあります。

また、どんなサービスを、いつ、どれだけ受けるのか、本人の心身の状況に合わせ、もっとも適切なスケジュールを組まなければなりません。

そこで、介護保険の制度では、介護に関する幅広い知識をもった専門家に相談や依頼ができるようになっています。

「要支援1・2」に判定された人は、地域包括支援センターの保健師などに相談しながら、ケアプランを作成します。

また、「要介護1～5」に判定された人は、都道府県などから指定を受けた居宅介護支援事業者の介護支援専門員（ケアマネジャー）に相談し、ケアプランを作成します。

ケアプランの作成にかかる費用に、自己負担はありません。全額が保険からの給付によってまかなわれます。

介護支給限度額とケアプランの作成の手順

要介護状態区分別の支給限度額と自己負担

要介護状態区分	1カ月の支給限度額	自己負担（1割）	自己負担（2割）
要支援1	5万30円	5,003円	1万6円
要支援2	10万4,730円	1万473円	2万946円
要介護1	16万6,920円	1万6,692円	3万3,384円
要介護2	19万6,160円	1万9,616円	3万9,232円
要介護3	26万9,310円	2万6,931円	5万3,862円
要介護4	30万8,060円	3万806円	6万1,612円
要介護5	36万650円	3万6,065円	7万2,130円

＊実際の支給限度額は、金額ではなく単位で決められています。
表は、目安として、1単位あたり10円で計算しています。

ケアプランの作成の手順

相談・依頼
「要支援1・2」と判定された人は地域包括支援センターに、「要介護1～5」と判定された人は居宅介護支援事業者に相談し、ケアプランの作成を依頼します。

↓

ケアプランの作成
「要支援1・2」と判定された人は地域包括支援センターの保健師などと、「要介護1～5」と判定された人は介護支援専門員（ケアマネジャー）と話し合いながら、ケアプランを作成します。費用はかかりません。

↓

サービス提供事業者と契約
ケアプランにもとづき、サービス提供事業者と契約を結びます。サービスの内容と利用料について確認しましょう。

↓

サービスの利用
サービス提供事業者から、ケアプランに沿ってサービスを受けます。

在宅で介護を続けるためにはどのようなサービスが利用できますか？

在宅介護の要となる訪問介護

介護保険の制度は、できるかぎり在宅で自立して暮らしていけることを目標にしています。

在宅での介護が難しい場合があるのが認知症ですが、介護保険を利用して、どのようなサービスを受けたらよいでしょうか。

まず、在宅で介護を行う場合、サービスの要の一つになるのは、訪問介護（ホームヘルプサービス）です。

ホームヘルパーが自宅を訪れ、身のまわりの世話をします。入浴や排泄、食事などを手助けしつつ、本人の様子を見守ってもらえるのは、家族にとってはありがたいサービスといえます。

通所介護や短期入所生活介護の利用

また、認知症の人のためには、通所介護（デイサービス）の利用がおすすめです。

日中に施設に通い、入浴や排泄、食事など、日常生活上の世話をしてもらいます。

また、なにより、たくさんの人とふれ合って刺激を受けることが、症状を穏やかにすることにもつながります。

さらに、短期入所生活介護（ショートステイ）を利用するのもよいでしょう。

短期間であっても、施設に介護をまかせることで、家族もひと息つくことができます。

福祉用具を貸してくれるサービスもある

そのほか、介護保険には、福祉用具貸与のサービスもあり、徘徊症状の見られる場合は、ケガや大きな事故につながらないよう、専用の徘徊感知器をレンタルすることもできます。

認知症の人に適したサービスの例

訪問介護（ホームヘルプサービス）	ホームヘルパーが自宅を訪問して、日常生活上の世話をします。入浴、排泄、食事などの介助や、調理、洗濯、掃除などの家事の援助を受けられます。
通所介護（デイサービス）	日中に施設に通い、排泄や入浴、食事などの日常生活上の世話をしてもらったり、趣味的な活動をしたりなどして過ごすサービスです。機能訓練などをあわせて受けることもできます。
通所リハビリテーション（デイケア）	日中に施設に通い、理学療法士や作業療法士の指導のもとで、心身の機能を維持・回復させるためのリハビリテーションを行います。歩行訓練をはじめ、入浴、排泄、食事など、日常生活に必要な動作を訓練します。
短期入所生活介護（ショートステイ）	短期間（30日まで）だけ施設に入って、そこで排泄や入浴、食事などの日常生活上の世話をしてもらったり、さらに、心身の機能を維持・回復させるための訓練なども行います。
短期入所療養介護（医療型ショートステイ）	短期間（30日まで）だけ介護老人保健施設や介護療養型医療施設などに入って、医学的な管理のもとでの介護、機能訓練、必要な医療を受けながら、日常生活上の世話をしてもらいます。
福祉用具貸与	生活上の便宜をはかるための用具や、機能訓練を行うための用具を貸し出すサービスです。認知症老人徘徊感知器も、福祉用具に含まれます。 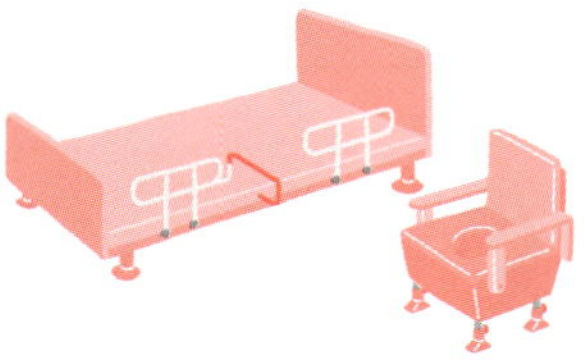

介護度によって受けられるサービスの量

介護度によって受けられるサービスの内容と量が違います。以下の表に一例として「要介護１」の事例と「要介護５」の事例を掲載しました。これはあくまでも一例で、その方の状況によって、サービスの組み合わせは多様です。（利用料は自己負担割合1割の場合です）

要介護1　一人暮らし　70代　男性

認知症を発症されましたが、食事や排泄、着がえなどの身のまわりのことはご自身でできる方です。家事は一人ではできなかったので、食事は毎日ヘルパーがご本人と一緒に朝食や昼食の準備をし、夕食は配食サービス（弁当を配達してくれる高齢者福祉サービス：役所が管轄）を利用しました。そのほか掃除や洗濯は週1回行い、通院介助も2週間に1回ぐらい近所のクリニックにヘルパーが同行しました。入浴はデイサービスを利用した際に入れていただき、なんとか一人暮らしを維持しています。

その後に金銭管理が難しくなってきたため、社会福祉協議会の財産保全管理サービスを利用し、生活費をおろすのを支援していただきました。

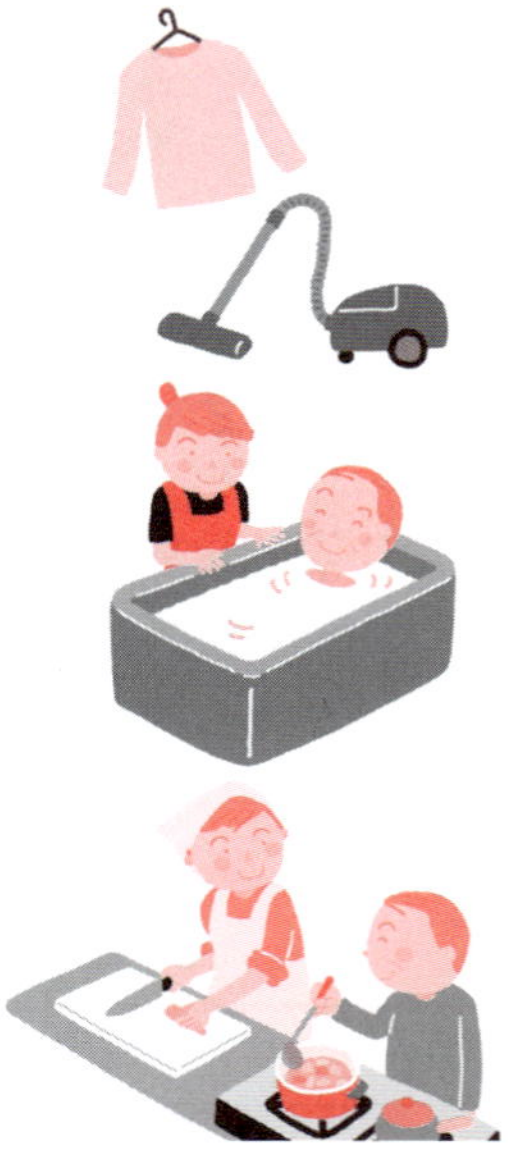

［週間スケジュール］　1ヵ月に支払う利用料：約1万5千円

月	火	水	木	金	土	日
ヘルパー 食事準備 通院介助	ヘルパー 食事準備	ヘルパー デイ送り デイサービス（入浴・リハビリ）	ヘルパー 食事準備 掃除洗濯	ヘルパー 食事準備	ヘルパー 食事準備	ヘルパー 食事準備

要介護5　日中一人暮らし

娘さん2人と3人暮らしですが、難病で寝たきりの状態であったため、日中一人暮らしになってしまう時間帯に排泄介助や食事の準備でヘルパーや訪問看護師に入っていただきました。ときどき、訪問リハビリを行ってもらい、関節が固まらないようにリハビリをしていただいたり、週1回は訪問入浴を利用し、自室で入浴も楽しんでおられました。

福祉用具のレンタルは介護用ベッドとエアマットと車いすをレンタル。夜間の排泄介助と食事の準備、日曜日の介護は働いているご家族が担いました。

［週間スケジュール］　1ヵ月に支払う利用料：約4万円

月	火	水	木	金	土	日
ヘルパー 食事・排泄 訪問看護	ヘルパー 食事・排泄 訪問看護	ヘルパー 食事・排泄 訪問看護	ヘルパー 食事・排泄 訪問入浴	ヘルパー 食事・排泄 訪問看護	ヘルパー 食事・排泄 訪問リハビリ	
ヘルパー 食事・排泄	ヘルパー 食事・排泄	ヘルパー 食事・排泄	ヘルパー 食事・排泄	ヘルパー 食事・排泄	ヘルパー 食事・排泄	
ヘルパー 食事・排泄	ヘルパー 食事・排泄	ヘルパー 食事・排泄	ヘルパー 食事・排泄	ヘルパー 食事・排泄	ヘルパー 食事・排泄	

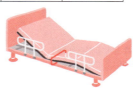

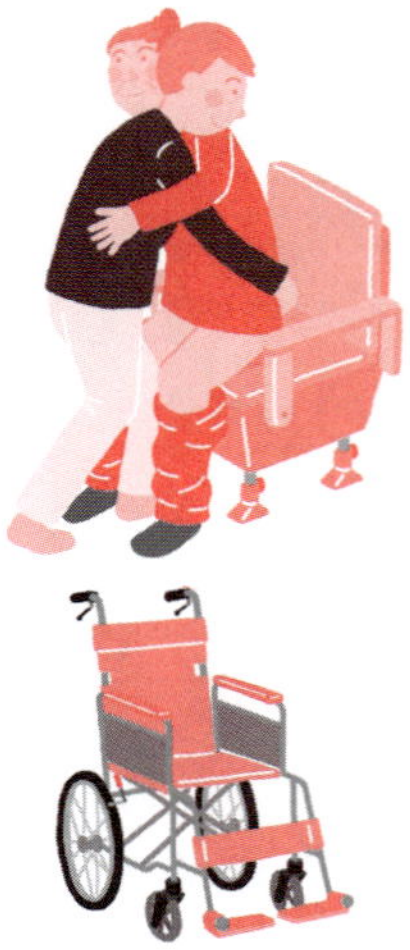

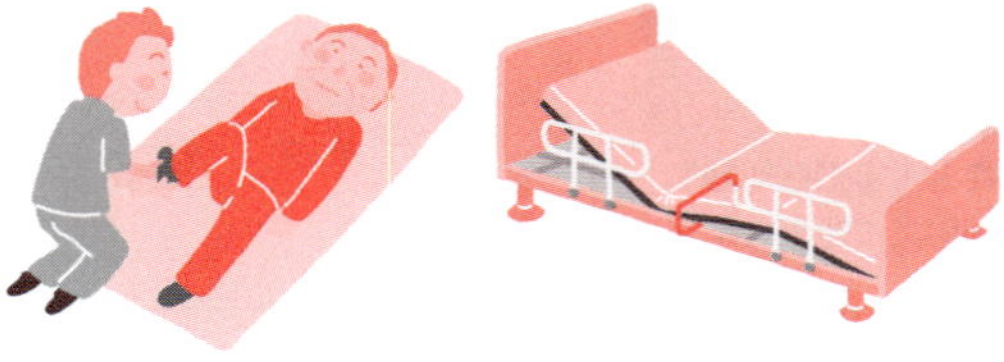

施設への入所も、選択肢の一つとして考えましょう

施設選びは慎重に

介護保険の施設サービスは、3つの種類を中心に実施されています。介護老人福祉施設（特別養護老人ホーム。「特養」）、介護老人保健施設（老人保健施設。「老健」）、介護療養型医療施設（今後の制度改正で名称が変更される予定）の3つです。

そのほか、介護保険には、特定施設入居者生活介護というサービスがあります。有料老人ホーム、ケアハウスなどの高齢者施設で、施設内のスタッフから、日常生活上の世話を中心に、介護保険のサービスを受けることができます。

また、認知症の人が、スタッフに助けられながら、小人数で共同生活を送る認知症対応型共同生活介護（グループホーム）のサービスがあります。

介護老人福祉施設などの介護施設は、入所の希望が多いため、申し込みをしてから入所するまで時間を要することがあります。地域や施設によって異なりますが、施設に入るまで数カ月から数年かかるところが多いものです。とはいえ、入所できるならどこでもいい、と考えず、慎重に施設選びをすることをおすすめします。

認知症の方は、自分の意思をうまく伝えられない場合が多く、また、施設側が本人の意向を十分に理解していないと、介護をする側の都合を優先した内容となってしまうことがあります。

そのため、施設を選ぶ際には、認知症の方への介護についてどのような考え方や工夫をしているかを確認するのも一つの方法です。

たとえば、認知症の方の話をよく聞こうとする姿勢がみられるか、認知症に関する研修を行っているかなど、認知症の方への尊厳を意識している施設を選ぶことがたいせつです。

認知症の人を受け入れる施設

介護保険施設

介護老人福祉施設（特別養護老人ホーム）	「住まい」という性格が強い施設であり、入浴、排泄、食事などの介助、日常生活上の世話を中心にサービスが受けられます。入所期間も特に定められておらず、入所中に亡くなる人も多くいます。
介護老人保健施設（老健）	病院と自宅との中間的な役割を担います。日常生活上の世話をしてもらいながら、医学的な管理のもとでの介護、機能訓練、必要な医療を受け、早期に自宅に戻ることをめざします。
介護療養型医療施設	長期の療養を必要とする人に対して、療養上の管理、看護、医学的な管理のもとでの介護、機能訓練などのサービスが受けられます。認知症疾患療養病棟をもつ病院も含まれます。

その他の施設

特定施設入居者生活介護（有料老人ホーム、ケアハウスなど）	特定施設の指定を受けた施設では、施設のスタッフから、日常生活上の世話を中心に、介護保険のサービスを受けることができます。指定がなければ、施設外から訪問介護などのサービスを受けます。入居一時金（保証金や家賃前払い分など）が、数百万から数千万円かかるところもあります。
認知症対応型共同生活介護（グループホーム）	認知症の人が、スタッフに助けられながら、小人数で共同生活を送ります。

知っておきたい制度、成年後見について

成年後見とは

認知症や精神障害、知的障害などで判断能力が不十分になると、不動産や資産の管理がおぼつかなくなります。

そこで、判断能力が不十分な人を保護しようというのが成年後見制度です。

家庭裁判所が選任した成年後見人が、本人の利益を考えながら、代理人として契約したり、本人が行った不利益な法律行為をあとから取り消すことができます。

すでに判断能力がないときは

「法定成年後見制度」があります。申し立てをすることができるのは親族、身寄りがない場合は市区町村長です。

本人の判断能力の程度によって、「補助」「保佐」「後見」の中から選びます。申し立てから、後見開始まで3～4カ月です。

後見人に選任されると、本人のための財産管理を行い、種々の必要な契約業務にあたりますが、定期的に家庭裁判所にそれを報告する義務があります。

本人の判断能力があるうちは

認知症になった場合に備えて、代理人（任意後見人）を選んでおく「任意成年後見制度」があります。

公証人が作成する公正証書で、代理権を与える契約を結びます。

判断能力が低下したときは、家庭裁判所が選任する任意後見監督人の監督のもとで、代理人が本人にかわって、本人の意思に沿った契約や財産管理を行います。

補助…判断能力が不十分な場合
保佐…判断能力が著しく不十分な場合
後見…判断能力が常に欠けている場合

法定後見の申し立ての流れ

家庭裁判所などで相談
↓
必要な書類をそろえる
（申立書、戸籍謄本、住民票、登記事項証明書。保佐と後見の場合は、医師の診断書なども）
↓
家庭裁判所に申し立て
↓
審　理
（家裁の調査、審問、鑑定、診断）
↓
法定後見の開始の審判
成年後見人などの選任
～審問の確定
（法定後見の開始）

【申し立てに必要な費用】
- ●申し立て手数料800円
- ●登記手数料2,600円
- ●通信費約3,200円の切手
- ●鑑定料（保佐と後見の場合）5万～10万円以下

※注1　申し立て手続きを司法書士や弁護士に依頼する場合は、その報酬が必要。
※注2　家庭裁判所の手続き費用（弁護士報酬を含む）を経済的な事情で当事者が負担できない場合は、法律扶助を利用できる。連絡先（財）法律扶助協会。

任意後見契約の流れ

後見人を選ぶ
↓
依頼する職務の内容を選ぶ
（生活、介護、財務管理など）
↓
公正証書で契約する
（公証役場で公正証書を作成）
↓
（認知症を発症し、判断力が低下）
↓
任意後見監督人の選任を依頼
（家庭裁判所へ）
↓
援助がスタート

【公正証書作成に必要な費用】
- ●基本手数料11,000円
- ●登記嘱託手数料1,400円
- ●印紙代2,600円
- ●その他

◆相談窓口
家庭裁判所でもできるが、「成年後見センター・リーガルサポート」でも相談に応じている。
同センターは、日本司法書士会連合会が中心になって設立した組織で、全国に50の支部がある。
連絡先03 - 3359 - 0541
http://www.legal-support.or.jp/

介護費用が不足したら、どのような解決方法があるのでしょうか

高額介護サービス費の払い戻し制度

介護保険を利用すれば、サービスにかかった費用の原則1割を自己負担することになります。

自己負担した分について、所得に応じて決められた一定の上限額を超えた場合に、上限額を超えた分を払い戻すしくみになっています。

また、本人だけでなく、同居している家族が介護保険を利用している場合には、その家族が利用した自己負担額も合算し、上限額を超えているか確認します。

所得が少ない世帯に配慮した介護保険制度のしくみにより、所得が低い人ほど払い戻しが受けられることになっています。

自己負担について不安を感じたときには、それぞれの市区町村の介護保険担当の窓口に相談してみましょう。

障害年金と通院医療公費負担の制度

認知症と診断された場合、国民年金、厚生年金、共済年金のいずれかに加入していて、保険料を納めていれば、障害年金をもらうことができます。

いくらもらえるかは、障害の程度や年金の種類によって異なります。

また、病院の精神科に外来でかかっている場合、精神保健福祉法にもとづいて、医療費の扶助が受けられます。

手続きは、保健所が窓口になっています。扶助がどのくらいかは、都道府県によって異なりますので、問い合わせてみましょう。

いずれの場合も、かかりつけの病院の医療相談員（ソーシャルワーカー）や介護職（ケアワーカー）などに、まず、相談してみるのがよいでしょう。

（沼田裕樹）

高額介護サービス費の払い戻し制度とは

1カ月の利用者負担の上限額を超えた分が払い戻されます。

利用者負担段階		利用者負担の上限額（世帯合計）
第1段階	生活保護を受給している方など	1万5,000円（個人）
第2段階	前年の合計所得金額と公的年金収入額の合計が年間80万円以下の方など	2万4,600円（世帯） 1万5,000円（個人）
	世帯の全員が市区町村民税を課税されていない方	2万4,600円（世帯）
第3段階	世帯のどなたかが市区町村民税を課税されている方	3万7,200円（世帯）
第4段階	現役並み所得者に相当する方がいる世帯の方	4万4,400円（世帯）

※平成29年8月から変更されます。

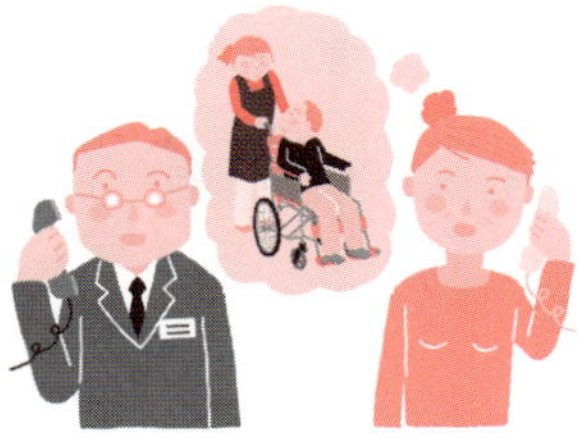

＊要介護認定による判定結果の区分（要介護度）ごとに決められた利用限度額を超えて、全額を自己負担した分については、「高額介護サービス費」の払い戻しの対象外になります。

＊施設における食費や居住費（滞在費）、福祉用具購入費、住宅改修費の自己負担分についても、対象外です。しかし、食費や居住費（滞在費）については、所得の低い人のために、高額介護サービス費の払い戻し制度とは別に軽減制度があるので、市区町村の介護保険担当の窓口や介護支援専門員（ケアマネジャー）に問い合わせてください。

認知症の介護―― 3つのポイント

できるだけ楽しく暮らす

のんびりかまえて、にこやかに楽しく暮らすようにしましょう。

いら立ったり、しかったり、説得したりすれば、認知症の人の混乱と不安が増幅されるだけです。

しかも、さまざまな行動障害を引き起こす原因になります。

腹が立つときは深呼吸をする、あるいは、部屋を出て「あっかんべえ」をする――。イライラをうまく処理して、割り切り上手になることです。

介護する人の気持ちは、鏡のように認知症の人に映し出されます。いかに明るい気持ちをキープするかです。

自尊心を傷つけない

認知症になったからといって、人はプライドは失いません。本人の自尊心を傷つけるような言動はやめましょう。

かつては能力にあふれ、知性をもって生きてきた人です。子どもに接するように命令したり、しかったりすれば、腹も立ち、傷つきます。人生の先輩として、敬意をもって接してほしいものです。

笑顔を忘れない

言葉によるコミュニケーションは大事ですが、言葉によらないコミュニケーションはもっと重要です。

認知症になると、その比重がさらに大きくなります。

外国に行って言葉がわからないと、私たちは話している相手の感情を読みとろうとします。

認知症の人も同じで、言葉の意味が理解しづらくなってくるので、その場の空気や相手の感情を必死にキャッチしようとするのです。認知症の人が心地よいと感じることがたいせつです。

どんなていねいな言葉より、笑顔が雄弁です。

いい対応のしかた、悪い対応のしかた

自尊心を傷つけない

× 「何度、同じことを聞くの。さっき言ったばかりじゃないの」

○ 前に聞かれたことにはふれないで、「それはね」と、もう一度落ち着いて説明する。

× 「なんでこんな簡単なことができないの」

○ 「ゆっくり、やってみましょうよ。手伝いますから心配しないで」

× 食事をこぼすとイヤな顔をする「汚いな」と言う

○ 「気にしなくていいんですよ。たくさん食べてくれたほうが、うれしいわ」「ランチョンマットを敷きましたから、こぼしても平気ですよ」

笑顔は口よりものを言う

× ムッとした顔で「散歩に行きましょうか」無表情に事務的に「散歩に行きましょうか」

○ 笑顔で「散歩に行きましょうか」

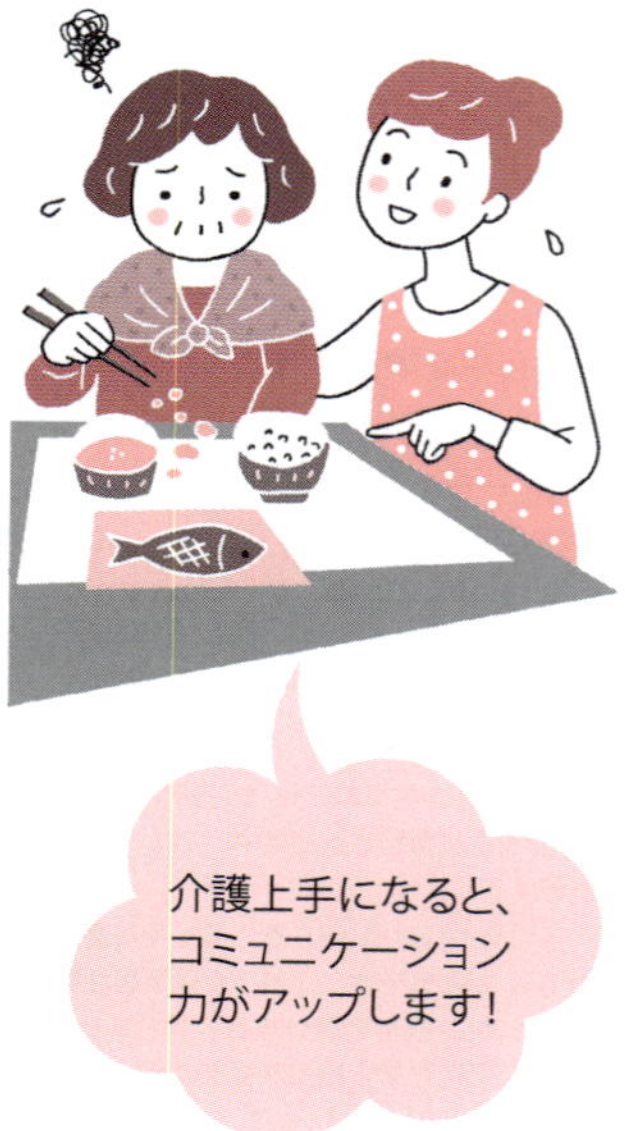

介護上手になると、コミュニケーション力がアップします!

認知症の人の気持ちと対応のポイント❶

不安といら立ちを抱えています

駅に行こうとして、途中でどっちに曲がるのかわからなくなったら。電話をかけて、相手が出たとたん、自分がいったいだれに、何の用で電話をしているのか、わからなくなっていたら——。どんな気持ちになるでしょう。

自分がいったいどうなったのだろうと途方に暮れ、いら立ちます。できていたことが次から次へとできなくなったら、自分はどうなっていくのだろうとおびえます。

認知症の人は、自分が壊れていくような不安と常に闘っています。

疲れやすく、新しいことは苦手です

認知症の人は、慣れている簡単なことをする場合でも、たいへんな集中力と努力がいります。疲れやすいのはそのためです。また、そのせいで、何かをやろうという意欲もなくなるのです。

新しいことも苦手です。記憶力が落ちているので、新しいことを覚えることができません。何度も人に聞くのがイヤだし、人にめんどうをかけたくないという遠慮もあるからです。

失敗は認めたくない

お店で言われた代金をすぐに出せない、あるいは駅からの帰り道がわからなくなるなど、ショッキングな事態が次々に襲いかかります。

それを人に知られたくないと考えるのは当然でしょう。失敗を認めたくないし、作り話をしてごまかしたくもなります。

また、失敗したことを忘れて「私がそんなバカなことをするはずがない」と言い張ることもあります。失敗を責めたり、しかったりすることは、残酷なことなのです。

注意したいこと、やってはいけないこと

騒々しくしない

不安と混乱が大きくなります。
静かな環境のほうが気持ちが落ち着きます。

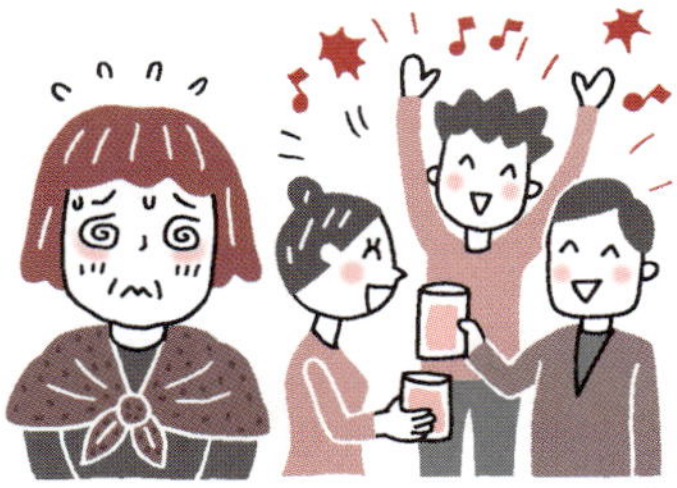

後ろから急に声をかけない

精神的に不安定なので、必要以上に驚くことに。
ビックリして、転ぶこともあります。

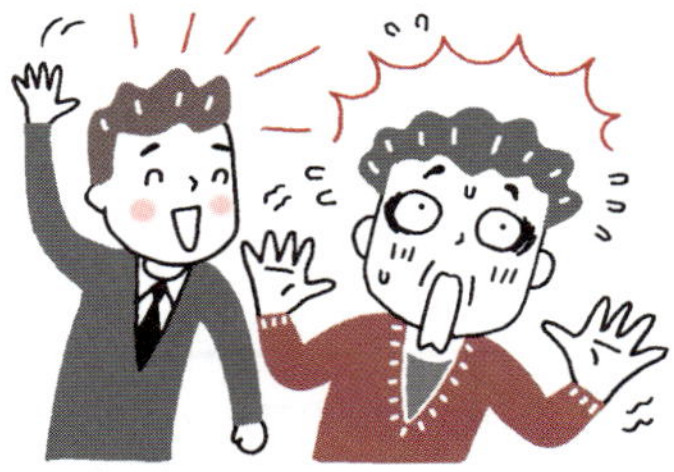

認知症の人が感じている世界を理解しましょう

新しいことは、なるべく避ける

なじんだ場所で、なじんだものに囲まれて過ごすほうが気持ちが安らぎます。
家族が入院したり、いつもと違う出来事があると混乱に拍車がかかります。想定外のことが起きたときは、だれかがそばについてサポートしてあげると症状が悪化しないようです。

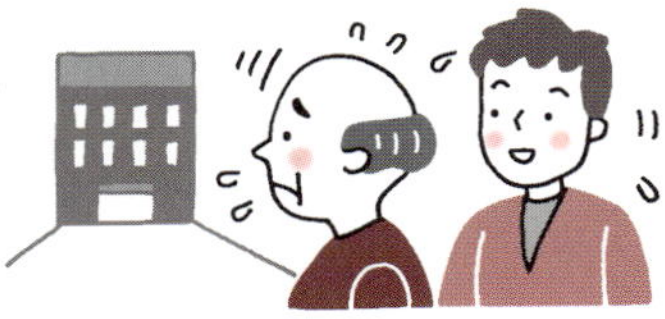

失敗を責めてはいけない

失敗は気がつかないふりをしたり、「気にしないでください」とやさしく接しましょう。
また、作り話をされても「ああ、そうだったんですか」と受け入れるといいのです。

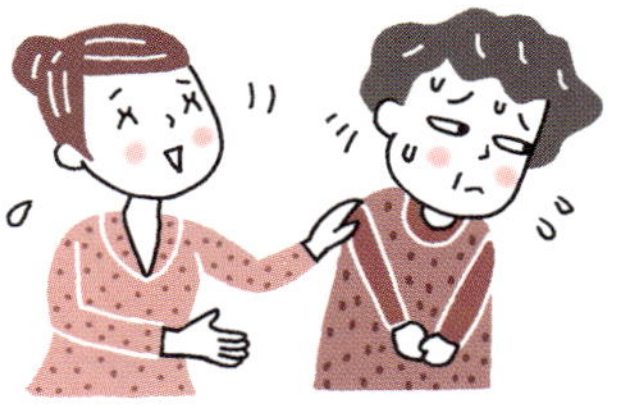

認知症の人の気持ちと対応のポイント❷

自己中心的で感情的?

「あんなに思いやりがある人だったのに、認知症になるとこんなに身勝手になってしまうのか」と思う場面が出てくるかもしれません。

でも、それは性格が変わったわけではないのです。

認知症になると、何をやるにもとてつもない集中力が必要なために、自分自身のことで精いっぱいになるからです。相手のことや周囲のことを考えるゆとりがなくなるのです。

すぐに怒ったり、泣いたり、感情的に反応してしまうのは、不安と混乱を抱えているからです。

複雑なことは理解しにくい

認知症になると、一度に処理できる情報の量が少なくなります。

複雑なことは苦手になって、理論的に話されたり、長々と説明されると混乱がひどくなります。

ものごとはシンプルに、わかりやすく伝えましょう。

また、答えやすいように聞くことも大事です。

助けてもらうことも思いつかない?

「トイレの場所を思い出せなくなったのなら、家族を呼んで聞けばいいのに」と私たちは考えてしまいます。

認知症になると、助けを呼ぶこと、人に頼むことも思いつかなくなるようです。

目の前に家族がいないと、家族がいるということもすっぽり頭から抜け落ちてしまっているのかもしれません。

ウロウロしたり、困っているように見えたら、家族が「何か、お手伝いをしましょうか」とか、「トイレに行きたいのですか?」などと、声をかけてあげたほうがいいのです。

悪い声のかけ方、うまい声のかけ方

ゆっくり、はっきり、シンプルに、具体的に話す。

× 「そこのジョウロにお水をくんで、花に水をやってください」
(ジョウロを探したり、水をくんでいるうちに、何をするんだったかわからなくなる)

○ 「そこにジョウロがありますか」
「あった」と言われたら、
「ジョウロに水を入れてください」
「水を入れた」と言われたら
「お花に水をあげてください」
→ (終わったら、お礼を)
「お花もうれしそうですよ。
おじいちゃん、ありがとう」

× 「チャイムが鳴っても出なくていいですよ」
(判断能力がダウンしているので、何をどうすればいいかわからず、混乱する)

○ 「玄関には出ないでくださいね」
(簡潔なので、わかりやすい)

× 「昨日のおやつは何でしたっけ?」
(何だったか聞かれると混乱する。まちがって答えたら笑われるんじゃないかと不安で落ち着かない)

△ 「昨日は桜もちを食べましたよね。今日は何が食べたいですか?」
(事実を確認すると、「ああ、そうだった」と思える。だが、「何を食べたいか」と聞かれると、頭の中の食べ物の情報を手探りして、それから取捨選択をしなければならない。簡単には答えられない。時間がかかる)

○ 「昨日は桜もちを食べましたよね。今日は、いちごかみかんにしましょうね。どっちがいいですか」
(二者選択なので、答えやすい)

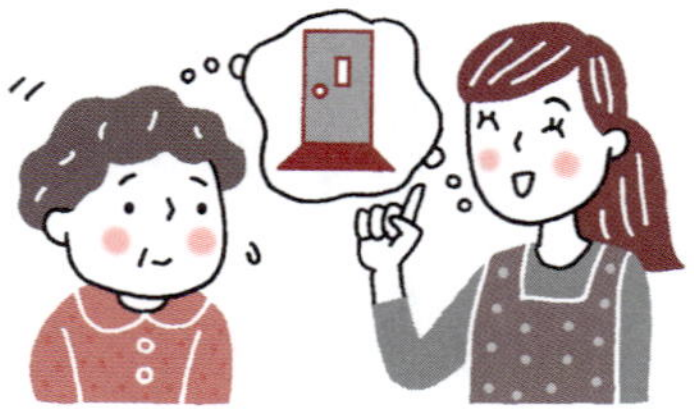

こんなときにはどうしたら……

人にあげたものを「盗まれた」と騒ぐ

家族がしてしまいがちな対応

「もういらないからって自分で捨てたでしょう。いくら探したってありませんよ」「派手になったから自分には似合わないって、○○さんにあげたでしょう。忘れたんですか」と、何度も言い聞かせる。

認知症の人の気持ち

「押し入れの奥に大事にしまっておいたのに。なんでないのかしら」
「バッグがない。どうしたんだろう。だれかに盗まれたんだ」

理由

記憶障害のために、自分が処分したことや人にあげたことを忘れてしまったのです。

どうしたらいい？

探す手伝いをしてから、お茶にする

事実を告げても納得してもらえません。ともかく、探す手伝いをしましょう。本人の気持ちが落ち着いてきたら、「ひと休みしましょうか」とお茶に。お茶を飲んでいる間に忘れてしまうことがよくあります。それでも効果がないときは、「明日、あれよりもっといいものを買いに行きましょう」などと言って、落ち着かせます。たび重なるときは、似たようなものを探してきて「これじゃあないかしら」と渡すのも一つの方法です。

こんなときにはどうしたら……

「ものを盗まれた」と騒ぐ

家族がしてしまいがちな対応

「また、どこかにしまい忘れをしたんでしょう。人を疑うのはよくないですよ」としかる。

認知症の人の気持ち

「私がしまい忘れたり、置き忘れるはずがない。だれかに盗まれたに決まっている」
「おかしいなあ。いつもここに入れているのに。きっとだれかに盗まれたんだ」

理由

認知症の早期には、記憶障害のために頻繁に置き忘れやしまい忘れをします。そのため、ものがないと「盗まれた」と思うのです。この場合、身近な人が疑われるのはしかたのないことかもしれません。

どうしたらいい？

いっしょに探す

「盗まれたのかどうか、もう1回、探してみましょう」と言って、いっしょに探します。探した人が見つけると、「盗んでこっそり隠していた」と疑われるので、必ず本人に発見させましょう。「盗まれた」と騒いだ手前、本人は照れくさいかもしれません。「よかったですね」と言って、責めないこと。「今度は、ちゃんと覚えておいてくださいよッ」と怒ると、感情的なしこりになります。

こんなときにはどうしたら……

近所の店から黙って品物を持ってくる

家族がしてしまいがちな対応

「なんで、こんなことをするのッ」「お金を払わないと、泥棒になるのよ」としかる。
「もうどこにも出かけないで」と、家に閉じこめる。

認知症の人の気持ち

「お金を払うのを忘れてしまった。ああ、私はバカになってしまった」
「並べてあるから、もらってもいいと思ったけど、いけなかったのかしら」

理由

欲しいものがあると、そのことしか考えられなくなり、しかも、手に入れる段取りがわからなくなるのです。いずれにせよ、病気のせいですから、しかったり、責めたりするのはかわいそうです。

どうしたらいい？

お店の人に事情を話しておきましょう

よく行くお店の人に、「あとで家族が必ずお金を払いに行きますから」と事情を話して、自宅に連絡してもらうようにしましょう。迎えに行く場合は、みんなの前で本人が恥ずかしい思いをしないように心配りを。
また、何か買いたいものがあるのかもしれません。いっしょに買い物に行くようにすると、困った行動が減る場合があります。

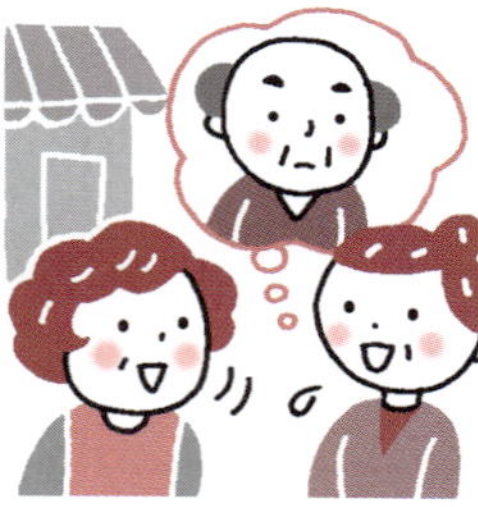

こんなときにはどうしたら……

ガラクタを拾ってくる

家族がしてしまいがちな対応

「こんなもの集めてきて、いったいどうするの。汚いから捨てますよ」
「部屋がくさくて、汚くて病気になりますよ。捨てますからね」と目の前で片づける。

認知症の人の気持ち

「これがあると気持ちが休まるのに、なんでいけないんだろう」
「まだ使えるものが捨てられているから、拾ってきたのに。いつか役に立つときがくるのに、なんでわからないんだろう」

理由

何かを集めて部屋にため込む収集行動は、認知症の高齢者によくある行動です。石や葉っぱのような小さなものから、粗大ゴミのようなものまでさまざまですが、集めてくるのには理由があります。本人の気持ちを推しはかり、手探りで対処するしか方法がありません。

どうしたらいい？

減ったことに気づかれないように処分する

本人にとっては価値のあるものです。とり上げようとしたり、目の前で捨てたりすると気持ちを傷つけ、怒らせることになります。入浴中やだれかに話し相手になってもらっている間に、減ったことに気づかれないよう、少しずつ処分するのがコツです。

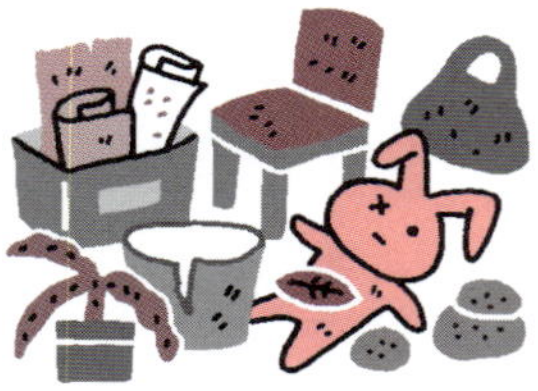

こんなときにはどうしたら……

食べすぎる傾向がある

家族がしてしまいがちな対応

「食べすぎですよ。そのくらいにしておいてください」
「お医者さんからも言われているでしょう。おかわりはダメですよ」

認知症の人の気持ち

「食事くらい、ちゃんと食べさせてくれればいいのに」
「おなかがすいているのに、『食べるな』なんて、ひどいヤツだ」

理由

認知症の症状が進むと、過食になる人が少なくありません。食欲を自分でセーブすることが難しくなるからです。満腹中枢が障害されていることもあります。

どうしたらいい?

お茶わんを小ぶりのものにするのも手

「医師に言われているから」「病気になるから」と言っても、病気のせいで、それを理解して行動に結びつけることが難しくなっています。こんにゃくや海藻類など、エネルギー量の少ないメニューを上手にとり入れてみるのが一つ。また、「持ちやすくて、しゃれたお茶わんがあったから」などと言って、食器を小ぶりにしてみること。おかわりができるようにすると、十分に食べたという満足感が得られやすいのです。

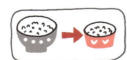

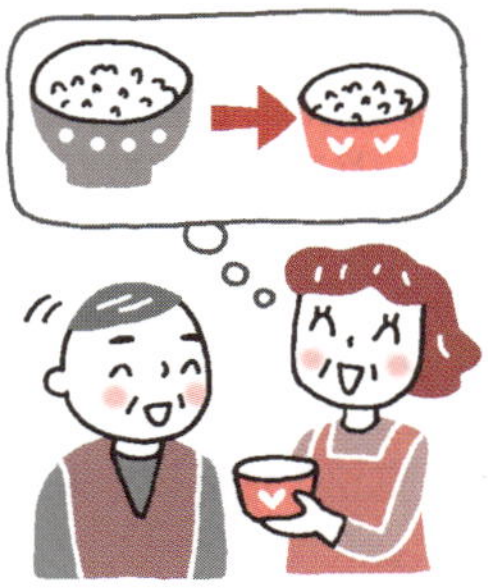

こんなときにはどうしたら……

食事をしていないと言って食べたがる

家族がしてしまいがちな対応

「さっき食べたばかりじゃない」「食事をしたのに忘れたの?」と言い聞かせる。あるいは、「ちゃんと食べさせているでしょう。人聞きの悪いこと、言わないでよ」と怒る。

認知症の人の気持ち

「食べた覚えがないのに、なんで怒るんだろう」
「おなかがすいているのに食事をさせてくれないなんて、ひどいじゃないか」

理由

記憶障害が進んで、食事をしたことを覚えていないのです。軽度から中度のときに、よく起こります。

どうしたらいい?

台所に立つだけでも効果がある

何度もきつく言い聞かせたり、しかると被害妄想をいだきがちです。「用意するから、ちょっと待っていてね」とやさしく言って、台所に行くだけで気持ちがおさまることもあります。おなかがすいたという場合は、お茶をいれて果物など軽いものを添えます。エネルギー量が多いものだと食べすぎになって、食事が不規則になる原因になるので注意してください。
また、寂しさを感じるので「おなかがすいた」「食事を食べていない」と言うことも。話し相手になってあげる時間を増やしましょう。

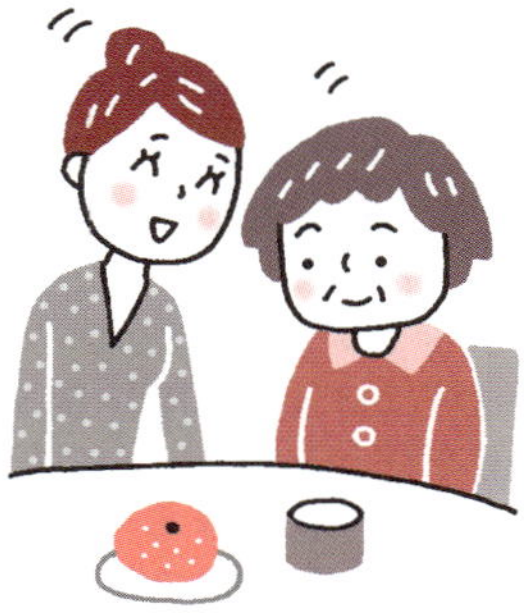

こんなときにはどうしたら……

ガスの火を消し忘れる

家族がしてしまいがちな対応

「危ないじゃないですか」と失敗を強く責めたり、「もう火を使ってはダメ」と禁止したりする。

認知症の人の気持ち

「私が火を消さなかったの？　覚えていないなぁ」
「私だって、まだ料理くらいできるわよ」

理由

認知症の人は、記憶障害のために、鍋を火にかけたことも、火を消さなかったことさえも忘れてしまって覚えていないのです。これまで食事のしたくをまかせていた人に、いきなり「台所に立つな」と言うことは、役割を奪うこと。あれもダメ、これもダメと強く禁止すると、かえって認知症を悪化させることにもなります。

どうしたらいい？

認知症の人には、火が出る器具を使えないようにする工夫をします。ガスレンジなどは、使い終わったらその都度、元栓を閉めるように習慣づけます。
ＩＨ式調理器（電磁調理器）のように、炎が出ず、レンジ自体が発熱しない調理器に替えるのも、一つの方法です。ガスのように元栓を閉める手間がなく、火事の心配もありません。
火を使う作業は無理でも、認知症の人でもできることはあります。からだで覚えた記憶は、長く残るからです。介護者がいっしょに台所に立ち、火の管理は自分でしながら、米をとぐ、野菜を刻む、食器を洗うといった作業を、「これは、お母さんのほうが上手にできるから」とやってもらうと、リハビリ効果も期待できます。

こんなときにはどうしたら……

デイサービスに行くのをいやがる

家族がしてしまいがちな対応

「迎えに来てくださっているでしょう。出かけてください」
「困らせないで。出かけましょう」と、無理に連れ出す。

認知症の人の気持ち

A「知らないところに行くのは不安だ」「私がじゃまなので、出かけさせたいんだ」
B「あんな年寄りの集まりに行けるか」

理由

A 初めての場所に行くときは、緊張するし、ストレスを感じます。知らない場所で、知らない人たちに囲まれて過ごすことに不安があるのです。
B 施設の対応に、本人が不満をいだいていることがあります。

どうしたらいい？

A **家族が付き添う**　本人が施設に慣れるまで、家族がいっしょに付き添ってデイサービスに参加するのがいちばんです。場所とまわりの人になじんできたら、いっしょにいる時間を短く切り上げて帰るようにします。時間はかかりますが、この方法なら確実。また施設の対応もチェックでき、本人が心地よく過ごせるように要望を伝えることもできます。
B **ほかの施設を探す**　デイサービスを実施している施設には、残念ながらサービスの格差があります。本人に不満があったり、雰囲気が合っていないようなら、要望を伝えて対処してもらうか、ほかのデイサービス施設を探してみましょう。本人のことをいちばんわかっているのは家族ですから、施設を見学してチェックするといいでしょう。

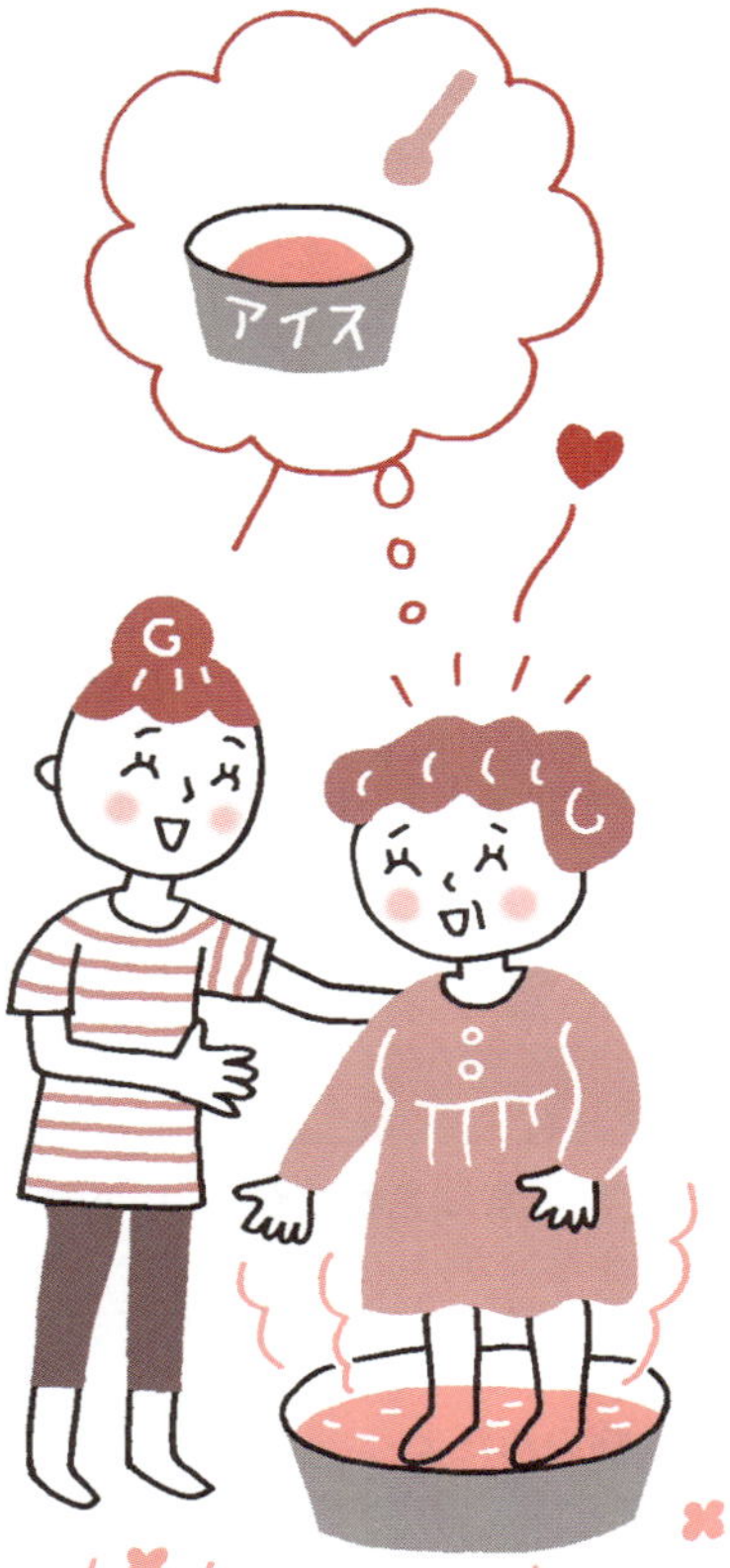

こんなときにはどうしたら……

入浴をいやがる

家族がしてしまいがちな対応

「からだがくさくなるから入ってください」「汚いし、くさくなるから入りましょう」と言って、無理に服を脱がせておふろに入れる。

認知症の人の気持ち

A「服を脱ぐのはイヤだ。恥ずかしいし、はだかになるのは怖いよ」
B「お湯がいっぱい張ってあって、湯ぶねが怖い。滑ったらどうしよう」
C「昔から、ふろは嫌いなんだ。いやがっているのに、なんで入れるんだろう」
D「怖い顔で『入れ』と言うし、入ればすぐに『あがれ』と言われる。せかされると、マゴマゴしてしまう」

理由

入浴を嫌うのは、アルツハイマー病の人に多いようです。その背景には、次のことが考えられます。入浴が〈服を脱ぐ、湯につかる、からだを洗う、からだをふく、服を着る〉とたくさんの動作が必要なために、かなりの集中力が要求されること。一連の行為をすることでくたびれてしまうので、ふろ嫌いになることが考えられます。もう一つは、自分が汚れていることに無頓着になることです。

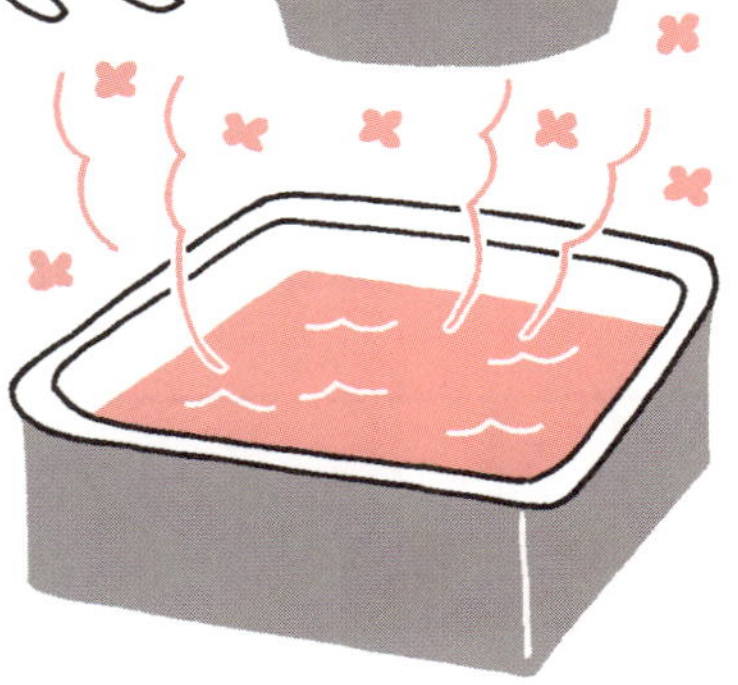

どうしたらいい?

A **下着のままでもいい**　はだかになるのをいやがるのなら、浴室での足浴や、下着のまま入ってもらう方法があります。シャワーやかけ湯をしてあげると、下着を脱ぐ気になることも多いようです。無理じいはしないことです。

B **安全に配慮をする**　お湯を怖がるときは、湯ぶねに少なめにお湯を入れておくと恐怖が薄らぎます。また、必要な個所に手すりをつけておいたり、滑り止めのマットや、入浴用のイスなどもそろえて安心できるようにします。香りのいい入浴剤なども用意して、楽しい環境を整えましょう。

C **入浴後の楽しみをつくる**　おふろが嫌いな人には、機嫌のいいときを見計らって入ってもらうといいかもしれません。「おふろから上がったら、冷たいビールを用意しておきますから」「湯上がりにアイスクリームを食べましょう」と、入浴後の楽しみをつくるのも一つのアイデアです。

D **介護者にゆとりのある時間に入浴してもらう**　入浴タイムは、ふつう夕方から夜にかけて。食事のあと片づけなど家事で忙しいときです。介護するほうも気がせいて、ぞんざいな言い方になりやすいもの。認知症の人のふろは時間も手間もかかるので、なおさらです。介護者がゆったりできる時間帯や、人手が頼めるときを入浴タイムにするといいかもしれません。介護する側にゆとりがあると、案外スムーズにいきやすいのです。

こんなときにはどうしたら……

夜になると騒ぐ

家族がしてしまいがちな対応

「どうしたの。しっかりしてよ」と言って、部屋に閉じこめる。

認知症の人の気持ち

「頭がボーッとして、ほんとうに虫がたくさん見える」
「どうしていいかわからない」

理由

せん妄を起こしていることが考えられます。アルツハイマー病でせん妄が起きるのは、脱水などの身体の異常、配偶者の死や転居などのストレスなどが原因になります。

どうしたらいい?

部屋を明るくして、静かに話を聞く

まず部屋を明るくすること。そして、静かに話を聞くことです。お茶や温かいミルクを飲ませたり、散歩に連れ出したり、気分転換をして気持ちを落ち着かせることも効果があります。一過性のものですから、数日後には症状が消え、元に戻ります。症状が消えても、病院には相談するようにしましょう。

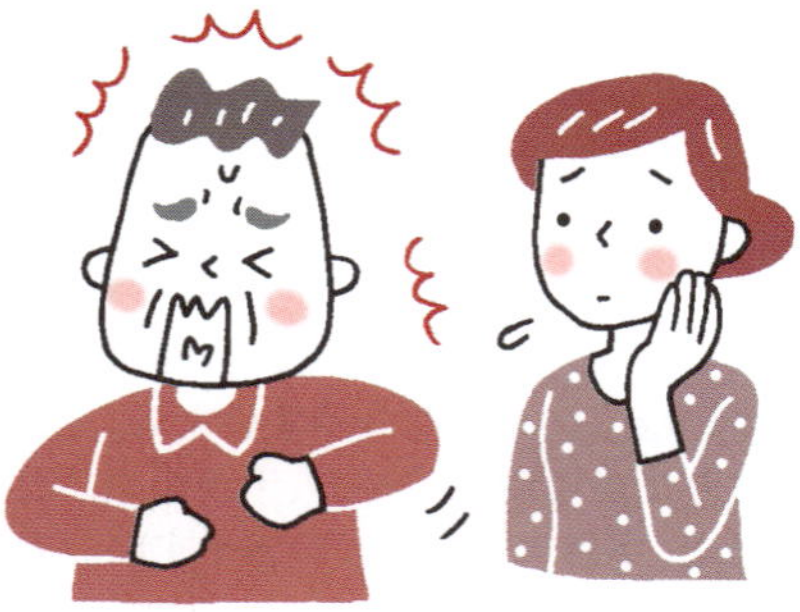

こんなときにはどうしたら……

暴力をふるう

家族がしてしまいがちな対応

「何するんですか」「痛いじゃないですか」と怒って、部屋を飛び出す。家族が集まってきて、「ひどいじゃないですか」と非難する。暴力がひどいときは、力で押さえ込む。

認知症の人の気持ち

A「いきなり黙ってからだにさわるから、ビックリしたんだ。無礼じゃないか」
B「やりたくないことを無理にさせるなんて、ひどいからたたくんだ」
C「そこをさわると痛いんだよ」

理由

怒るにはそれなりの理由があるはずですが、その理由を本人も忘れ、感情だけをぶつけてしまうことがあります。

どうしたらいい?

家族が落ち着く。そして原因を考えてみる

家族が力で押さえ込もうとすると、暴力がエスカレートすることが多いようです。ともかく、家族がまず落ち着くことです。そして、暴力の原因を考えてみましょう。A 何の言葉もかけないで介護行為をするなど、相手の自尊心を傷つけるような行為をしていないか(考えてみましょう)。B 相手の意思を無視して、強引なことをやっていないか(少し落ち着いてから、ゆっくり話をしてみましょう)。C 骨折や湿疹ができていて、そこにさわったので痛くて暴力をふるうこともあります(治療しましょう)。原因を突き止めて対処することです。

こんなときにはどうしたら……

夜、眠ってくれない

家族がしてしまいがちな対応

「いまは夜ですよ。布団に入ってください」「こんな時間にウロウロしたら、みんな眠れなくて困ってしまうでしょう」と無理に寝かしつけようとする。

認知症の人の気持ち

A「昼寝をしたから眠れない」「すぐに目が覚めてしまうから起きただけだ」
B「おなかがすいて眠れない」

理由

夜になってもなかなか眠らない理由は、さまざまなことが考えられます。生活と、本人の様子をよく見て原因を探してみましょう。

どうしたらいい？

A 活動量を増やす　日中、長時間横になるなど、活動量が少ないと、寝つけなかったり、眠りが浅くなったりします。いっしょに散歩をしたり、家事を手伝ってもらったり、デイサービスを利用するなど、「日中の楽しみ」を見つけましょう。眠る前にぬるめの湯で入浴させたり、足湯をするのも効果的。落ち着かないときは、隣で家族がしばらく横になると、安心して眠る場合も。眠れなかった翌朝は、いつもどおりに起き、日光を浴びて体内時計を起こすと、夜の睡眠につながることもあります。

A 温めたミルクを飲んでもらう　認知症になると、満腹中枢が鈍くなることがあります。ちゃんと食事をしても、眠るころになると空腹感を感じて眠れないことがあります。胃腸の負担にならない消化のいいものを食べてもらうと落ち着きます。カステラや温めたミルクなどがおすすめです。

眠らない状態が続くときには

夜中に何度も起こされる状態が続くと、家族が疲労困憊します。心身共に疲れ果てた状態では、いい介護はできません。無理をしないで、ショートステイなどを利用して疲労回復をはかりましょう。また、担当医に相談してみるのも一つの方法です。

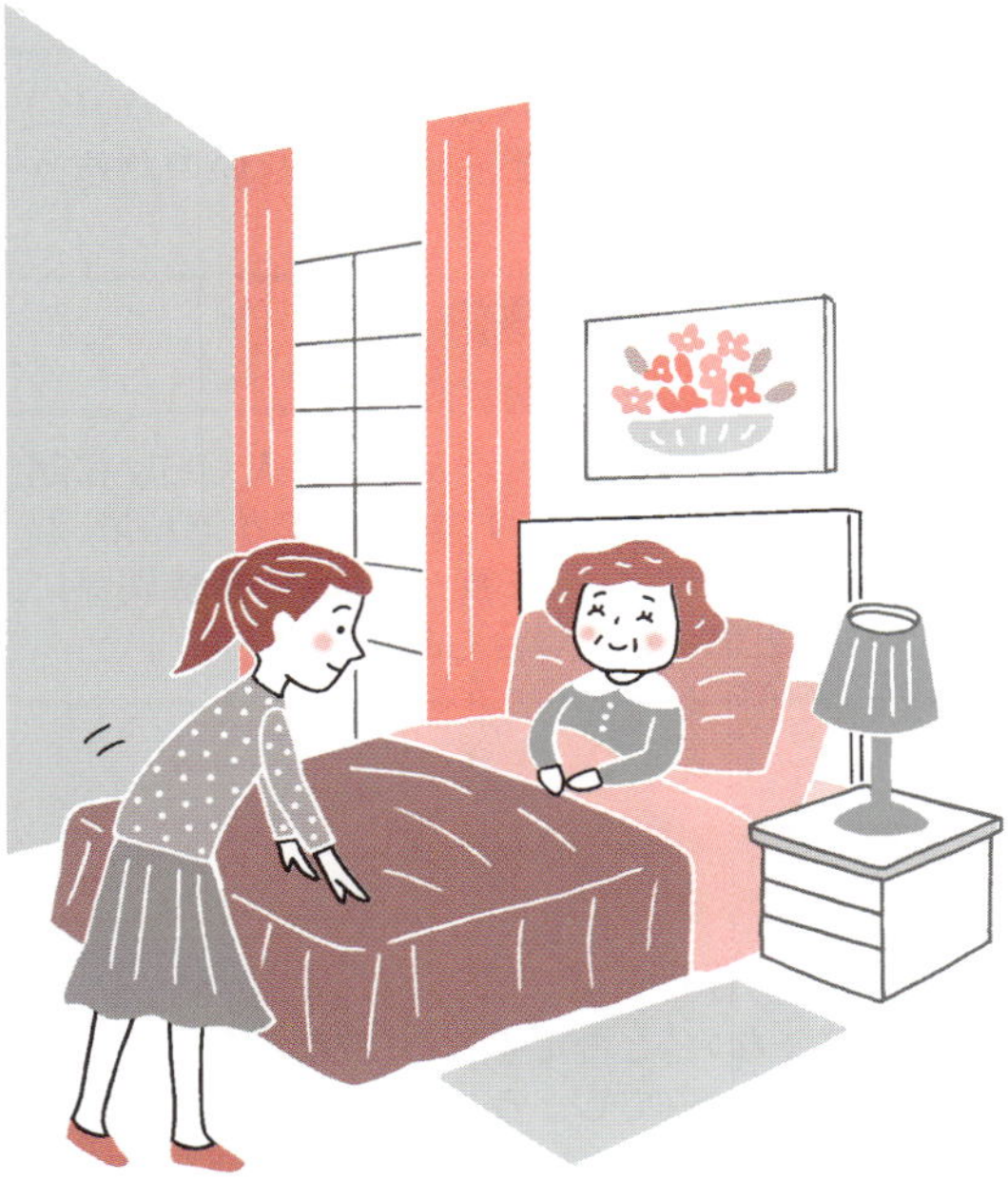

安眠してもらうための工夫

眠る環境をチェック

音がうるさくないか。明るすぎないか、暗すぎないか。寝具は本人の好みに合っていて心地よいか。眠りやすい環境を整えます。

こんなときにはどうしたら……

「家に帰る」「会社に行く」と言う

家族がしてしまいがちな対応

A「ここが家でしょう」「いったいどこに帰るつもりなの」としかる。
B「もう10年前に退職したでしょう。お父さん、しっかりしてよ」と言う。

認知症の人の気持ち

A「ここはどこだろう。知らないところにいるのは、不安でしょうがない。早く家に帰りたい」「暗くなってきたから家に帰らなければ」
B「会社に行く時間だ」「仕事が待っている」

理由

A 自分がどこにいるかわからなくなって、知らない場所にいると思っています。不安なので、家に帰りたいのです。意識が若いころや幼いころに戻っていて、実家を探す場合もあります。
B 最近の記憶が薄れて、勤務していたころに戻っているのです。

どうしたらいい?

A 遅いから、もう一晩泊まっていってください」と引き留める。あるいは、「車を呼びましたから、来るまでお茶でも飲んでいましょう」と言って気持ちをそらします。本人の気持ちに寄り添いながら、落ち着かせるのがコツです。
B「今日は日曜で、会社はお休みですよ」「電車の事故があって、午前中は電車が動かないそうですよ。家でのんびりしてください」と言います。

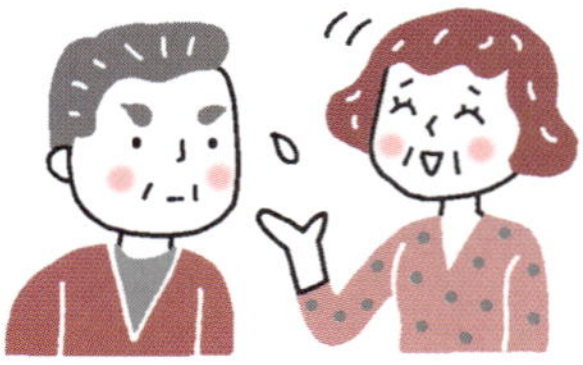

こんなときにはどうしたら……

家族をほかの人とまちがえる

家族がしてしまいがちな対応

「違うでしょう。私は△△よ」「しっかりしてよ。どうして私のこと、わからないの」「何度言ったら、わかってくれるの」

認知症の人の気持ち

「よく知っている人だけど、だれなのだろう」「○○だと思っていたけど、○○じゃないのだろうか」

理由

人物誤認は、認知症の人の３人に１人くらいに起きることだといわれます。記憶障害が進んで、混乱しているのです。昔に戻って、昔の家族関係にいるのだと思い込む場合もあります。

どうしたらいい?

否定しないで話を聞く

「○○じゃない」と否定すると、混乱がひどくなって途方に暮れるでしょう。まちがいを正さないことが大事です。その人になりきって、話を聞いてあげましょう。しばらくすると、記憶が戻ってくることもありますし、お茶をいれに行ったり、トイレに立ったりすると誤認が消えることも多いようです。

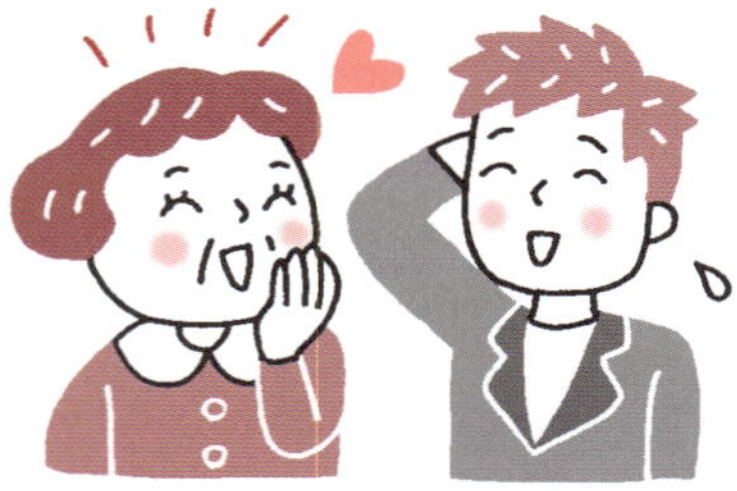

こんなときにはどうしたら……

徘徊する

家族がしてしまいがちな対応

「どこに行くんですか。また迷子になりますよ」「お願いだから、出歩かないでください」と、無理に家の中に連れ戻す。

認知症の人の気持ち

「ここは、どこだかわからない」「ときには、外に出たい」「夕方になったから買い物に行かなければならない」

理由

見当識障害が進んで、家にいても自分がどこにいるかわからなくなったのかもしれません。過去の生活習慣に従っている場合もあります。

どうしたらいい？

いっしょについて歩く

散歩のつもりでいっしょについて行きます。「ついてくるな」といやがるときは少し離れて歩き、本人が疲れたり、心細くなったときを見はからって偶然出会ったようにふるまい、「帰りましょうか」と声をかけます。徘徊にはその人なりの理由があります。目的や原因がわかっているときは、気持ちをそらしたり、気が落ち着くように対応します。また、徘徊予防のためには1日の生活パターンをつくること。本人の役割分担も決めて、毎日いっしょに散歩する時間を設けましょう。ときには、家族と外出する機会をつくることも効果的です。

徘徊を繰り返すときには、こんな対策を

1日に何度も家から出てしまう場合は、たいへんです。毎回つきあっていると、家族が疲れ果ててしまいます。以下のような対策を。

周囲に事情を話しておく

近所の人に事情を話して、付き添いなしでいる本人を見かけたら知らせてもらいましょう。立ち寄りそうなところにも同様にします。地域の警察にも、本人の写真を持っていって事情を話しておきましょう。

行方がわからなくなったときに備えて

- □最近撮影した本人の写真を何枚か用意しておく
- □本人が行くかもしれない場所をリストアップしておく
- □本人が身につけている衣服や靴や持ち物に、名前、住所、連絡先をつけておく
- □近所の危険な場所のリストをつくっておく

ネームプレートをつける

迷子になったときのために、衣服に布製のネームプレートをつけておきます。目立つところにつけると自尊心を傷つけますから、本人にわからないように。あわせて、男性の場合は、名前や連絡先を書いた名刺をポケットに入れておく。女性の場合は名前や連絡先を入れたペンダントやハンカチを身につけてもらうと安心です。

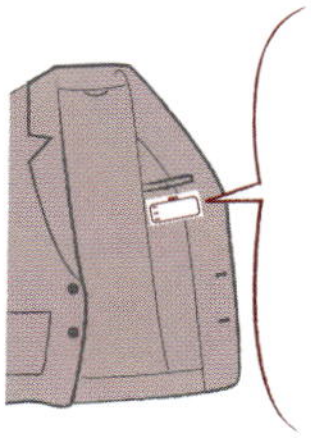

連絡先

氏名：

電話：

住所：

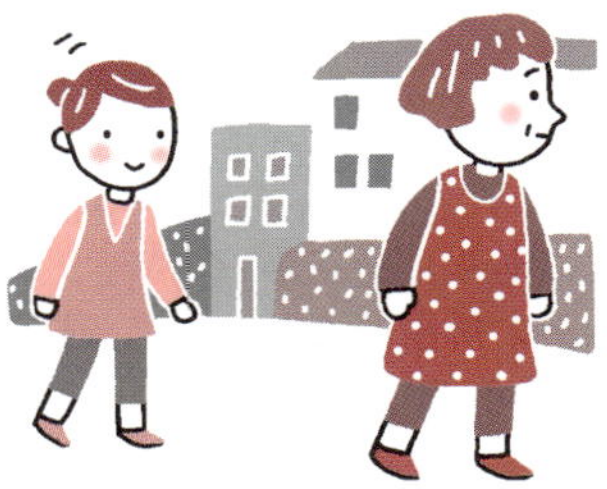

こんなときにはどうしたら……

トイレ以外で排泄する

家族がしてしまいがちな対応

「ここは、トイレじゃないんですよ」「こんなところで、おしっこして。いったいどういうつもりなんですか」と大声でしかる。

認知症の人の気持ち

A「トイレの場所がわからなくて、ウロウロしているうちにがまんできなくなったんだ」「あれッ、トイレで用を足したはずなのに」
B「知らないうちに、おしっこをしてしまったんだ。ごめんな」

理由

A 症状が重くなって、トイレの場所がわからなくなったのです。
B 知らないうちに出てしまった、いわゆる失禁です。

どうしたらいい?

排泄の失敗は、恥ずかしいもの。自尊心がとても傷ついています。しかったりせずにやさしく接することが大事です。
A トイレの場所をわかりやすく　トイレの場所がわかりやすいように、トイレのドアに「便所」と大きく書いた紙を貼っておきます(高齢者は、トイレより便所のほうが理解しやすい)。廊下や浴室をトイレと思い込んで排泄してしまう場合は、そこにポータブルトイレを置いておきます。あるいは、「ここは便所ではありません」と貼り紙をしておく方法もあります。
B タイミングを見てトイレに誘う　「下着が冷たくありませんか」と、やさしく着がえさせます。1日の排泄メモをとって、排泄パターンをキャッチ。ころあいを見はからって、トイレに連れていきましょう。

こんなときにはどうしたら……

汚れた下着を隠す

家族がしてしまいがちな対応

「なんで汚いものを押し入れに入れておくんですか」「汚いじゃないですか。ちゃんと洗濯に出してください」としかる。

認知症の人の気持ち

「粗相して恥ずかしいから、下着をこっそり隠しておいたのに」「エッ、汚れた下着なんて、私は知りませんよ」

理由

失敗したことが恥ずかしくて、下着を隠したのです。自分が隠したことを、すっかり忘れてしまうこともあります。

どうしたらいい?

こっそり片づける

責めたり、しかったりすれば、相手の気持ちを傷つけ、プライドを粉々にしてしまいます。本人に気づかれないように、こっそり片づけておきましょう。また、失禁した原因を探すことも大事です。失禁したことを怒ると、また失禁するのではないかと心配で、頻繁にトイレに通うことにもなりがちなので、注意してください。

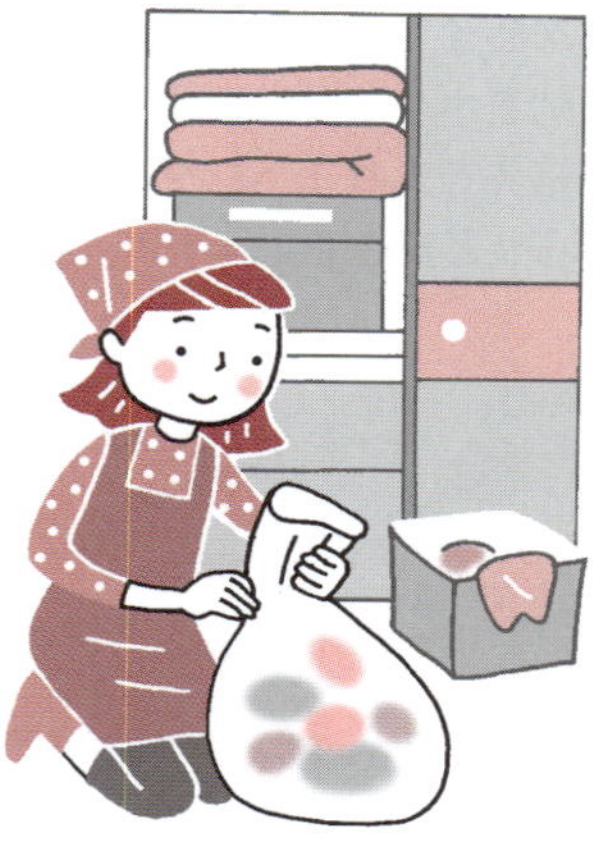

こんなときにはどうしたら……

弄《ろう》 便《べん》

家族がしてしまいがちな対応

「なんてことをしているんですかッ」「汚いものにさわらないでください」と大声でしかる。便をさわらないよう、つなぎ服を着せる。

認知症の人の気持ち

「おしりがベタベタして気持ち悪いからさわっただけなのに、なんで怒るんだろう」「手についたベタベタしたものが離れないから、とろうとしただけなのに。悪いことをしたんだろうか」

理由

認知症の症状が重くなって、便が出たという感覚がなくなり、便を便として認識できなくなったのです。便をなめたり、丸めたりすることもあります。

どうしたらいい?

おむつの中が便で気持ち悪いので、なんとかしようとさわってしまうのです。つなぎ服を着せられたら、おしりの不快感が解消できず、もがいたり、イライラしたり、叫んだりするかもしれません。便が出たらすぐにおむつを交換してあげればいいのですが、タイミングをつかむのはなかなか難しいものです。

（山田理恵子・佐藤典子）

こんなときにはどうしたら……

おむつをはずしてしまう

家族がしてしまいがちな対応

「失敗ばかりするから、おむつはしかたがないんですよ。がまんしてください」「また布団をぬらして。おむつはとらないで」としかる。

認知症の人の気持ち

「ぬれているから、気持ち悪いんだよ」「ダブダブして、不快だ」「なんだ、これは。暑くてたまらないよ」

理由

おむつをすると、だれでも違和感があります。また、不快感を助長する原因があることも考えられます。

どうしたらいい?

おむつが汚れていないか。からだに合ったサイズか。おしりに湿疹ができていないかを確かめましょう。また、おむつにしたからといって、トイレでの排泄をやめてしまうのは考えものです。1日に1回でも、2回でもトイレで排泄するように辛抱強くケアしましょう。認知症が進んでも、排泄の世話をしてもらうことには恥辱感があります。おむつをはずしてしまったからといって怒るのは、酷なことです。

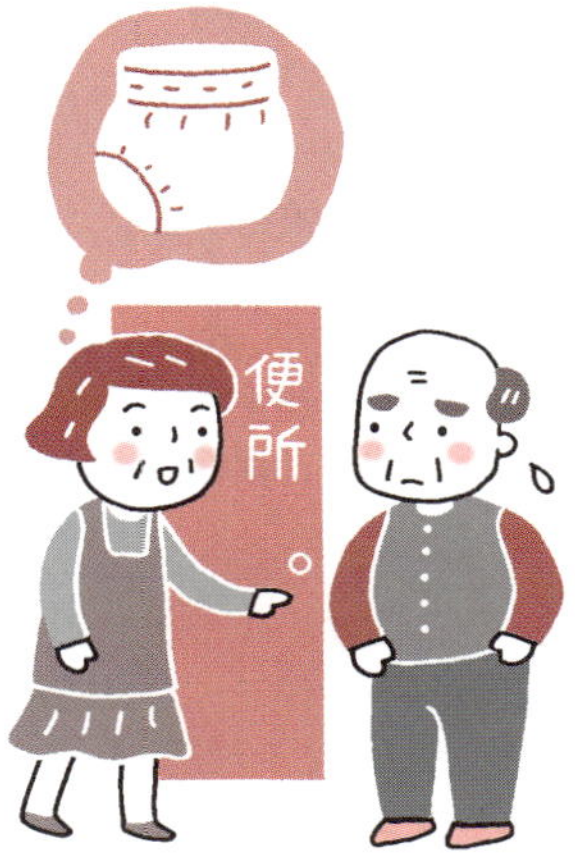

食事の介助①
すわって食事をする

＊姿勢＊

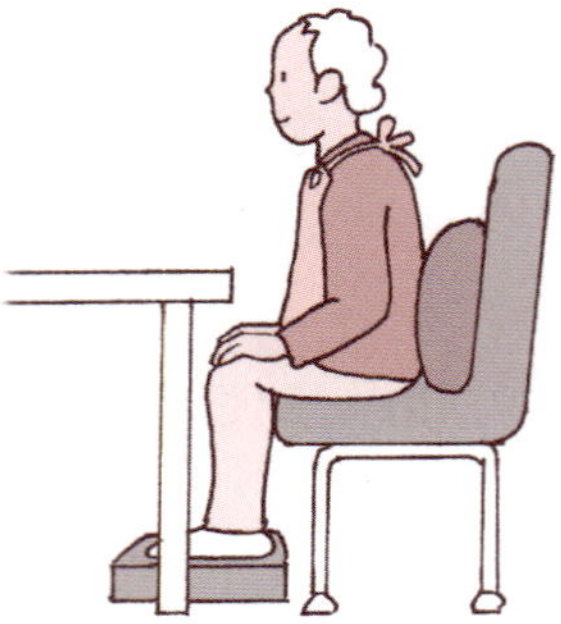

いすに深くすわらせる。足が床に届かないときは、足台を置く。背中にクッションなどを当て、少し前傾姿勢にしてあげると食べやすい。テーブルと体の間が開きすぎないように注意。

＊食事の手順＊

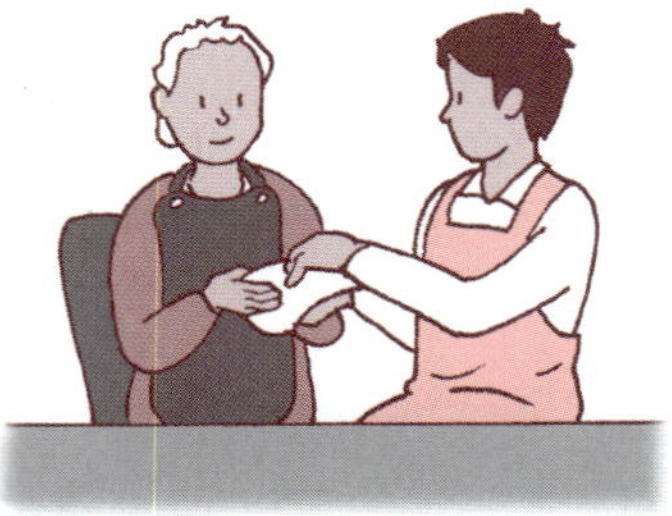

介助者も本人も手を洗うかおしぼりでふく。衣服が汚れないようエプロンやタオルなどを当てる。食べ物が適温かどうかを確かめ、汁物からすすめる。できるだけ自力で食べてもらうこと。食後は30分程度は起きているよう心がけ、その間に歯磨きやうがいなどの口腔ケアを行う。

＊食事中の留意点＊

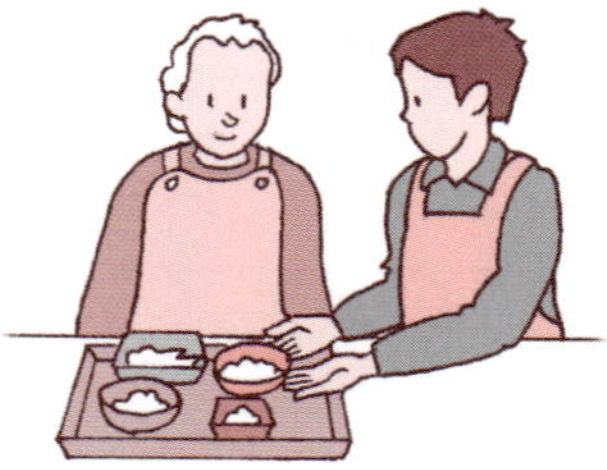

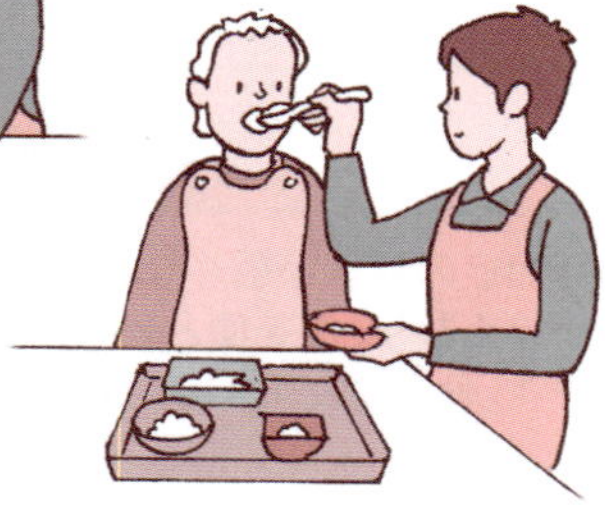

スプーンや箸をうまく使えない場合には、食べ物をすくいやすい食器や箸、スプーンなどに変更することで使いやすくなる場合がある。また、ごはんをおにぎりにかえるなど形状を工夫すると食べやすくなる。ごはんだけを食べてしまっておかずを食べない場合には１品ずつ出して、集中して食べてもらうようにする。

また、食事に集中できるように、テレビや大きな音の音楽などは、できるだけ消すようにする。

食事の介助②
一般的ないすにすわりにくくなってきた場合

1 寝ている際に、ベッドのギャッジアップの膝の位置、腰の位置をしっかりと合わせます。

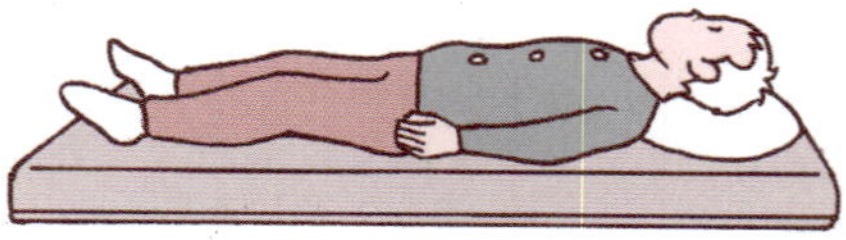

2 足側からギャッジアップをします（頭側から起こしていくと、おしりが滑ってしまい、膝やおしりの位置がずれてしまいます）。30度程度、膝が曲がったら、頭側を起こします。

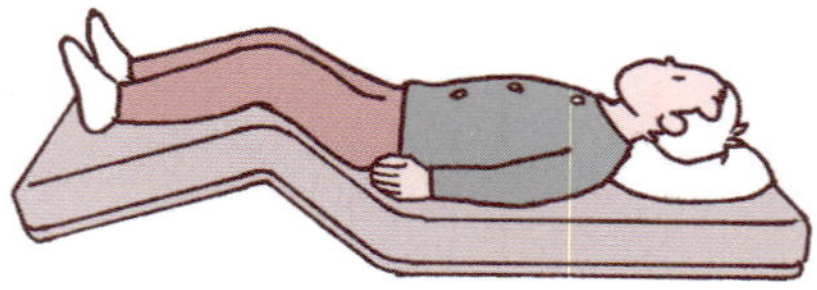

3 **頭側を起こす場合は、30度以上、ギャッジアップをします。**
何度かギャッジアップをすることで、姿勢が崩れやすい方向、部分などを理解します。姿勢がとりにくくなる部分にクッションなどを利用し、いい姿勢がとれるように工夫しましょう。

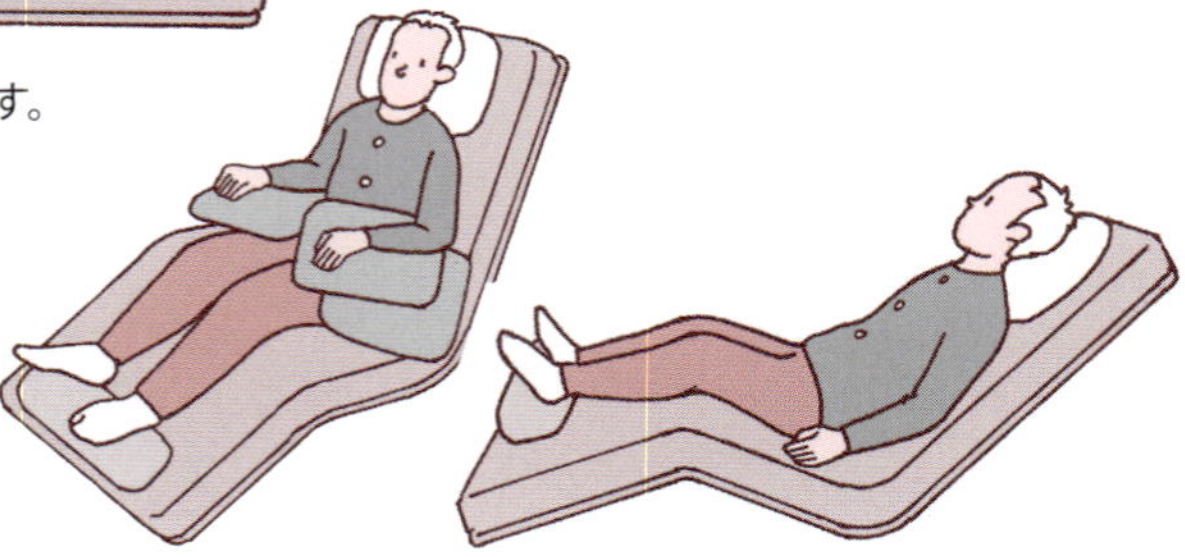

体位変換①
横向きになる

1 **横向きになる方向の腕と足を外側に広げます。**顔を横向きになる方向へ向かせます。

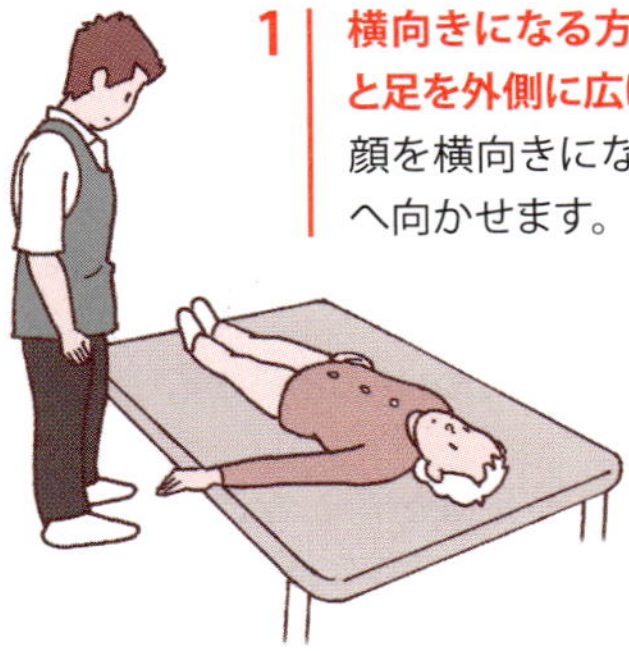

2 ベッドの奥の腕をおなかの上に置き、膝を立てます。（できるだけ、足とおしりが近くなるようにします）

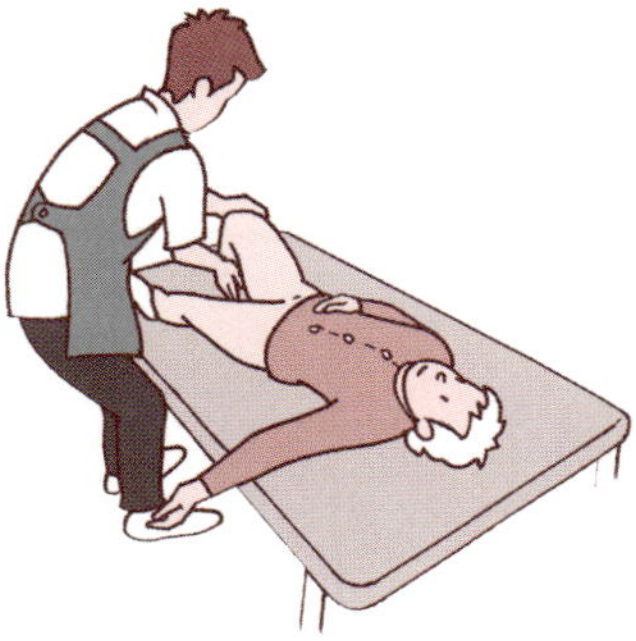

3 介助者の左手は膝の上に、右手は患者のおしりに持っていきます。

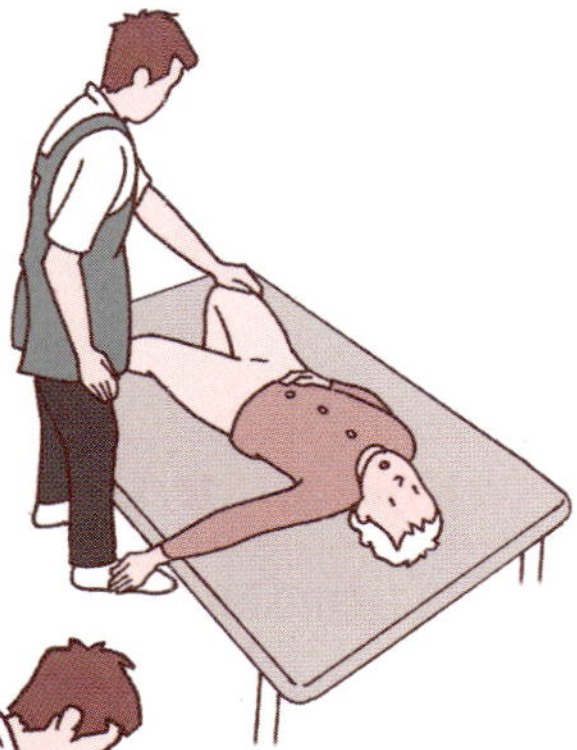

4 患者は右の足でベッド面を蹴るようにします。介助者は左手で患者の膝を押し、患者の蹴る動作を補助します。

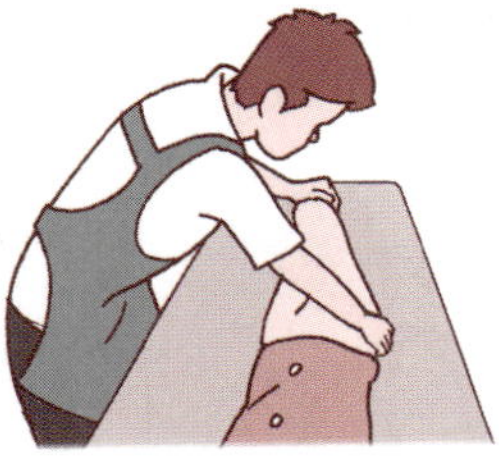

5 同時に介助者は右手で、おしりを向けたい側へ引き寄せます。

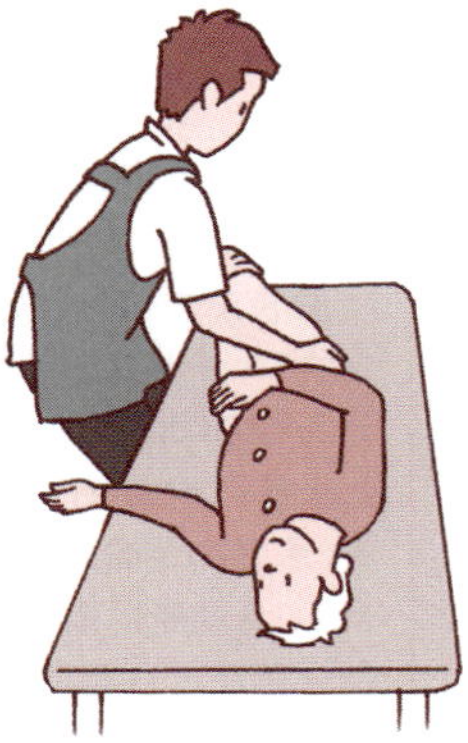

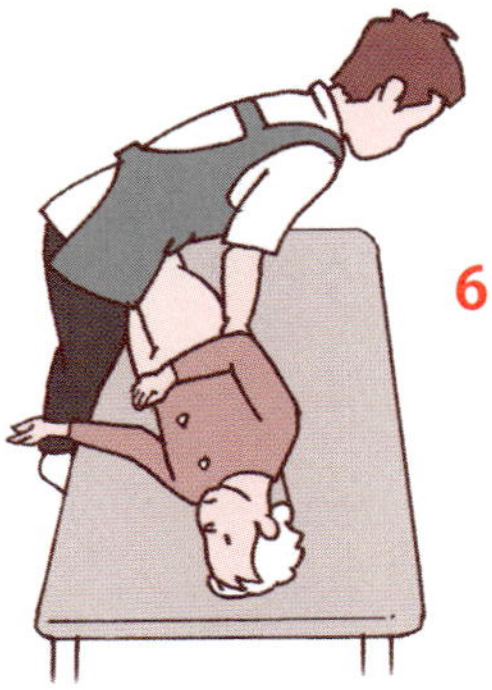

6 右肩を手前にひき、横向きの安定した姿勢をとらせます。

体位変換②
頭の方向へ移動する

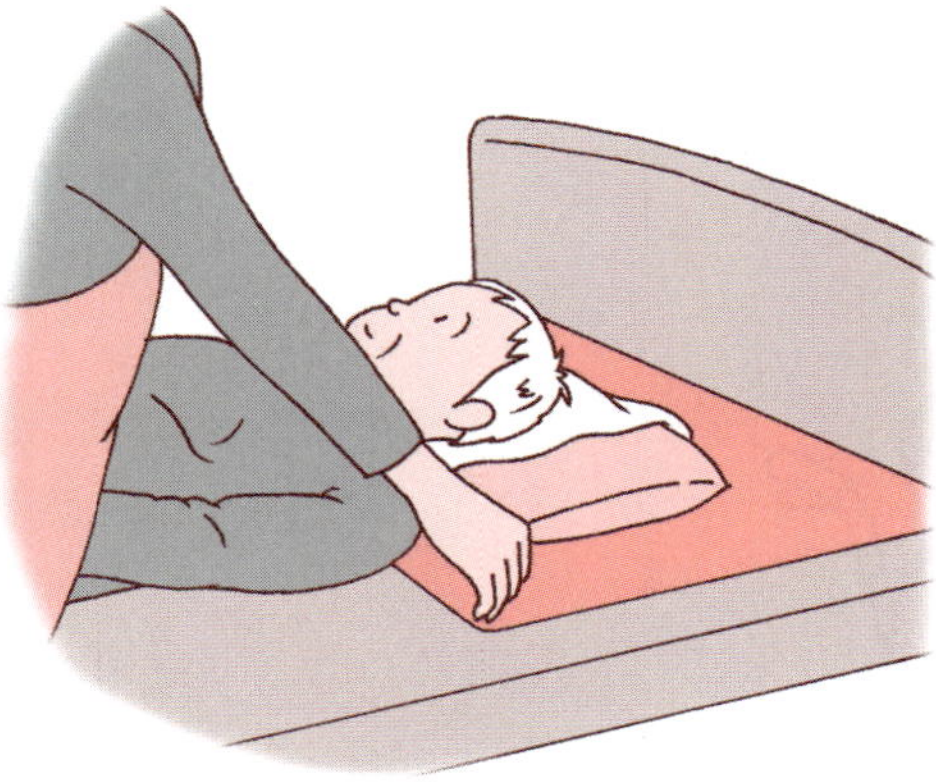

1 枕の下からシートを挿入します。または、横を向いてもらい、横からシートを挿入します。シートはループ状になっていて輪っかが移動することで滑るしくみなので、行きたい方向にループの面を向けるように入れます。（シートを、できるだけベッドに押しつけるように敷きこむとよいでしょう）

2 頭・胸・おしりの下まで敷きこむことができたら、患者の両膝を立てます。

3 介助者は両手で、患者のおしりを押します。同時に患者は、両足でベッドを蹴るようにします。

4 頭部が適切な位置まで移動したら、シートを引き抜きます。（シートはループ状になっているので、下側を引くと簡単に抜くことができます）

ベッドから車いすへ移動する

★車いすへの移乗の基本

・移乗する際は、痛みの少ない側・手足の筋力が強い側へ移乗します。
・車いすは30〜45度の角度で設置します。できる限り車いすは近づけ、方向転換をすればすわれるところに置きます。
・ベッドの高さは、足が床につき、膝が90度程度（若干高め）になる高さにしましょう。（座位の安定性と兼ね合いを考えて）
・車いすは、アームレスト（膝かけ部分）やフットレスト（足置き部分）などがはずせるものが、介護保険でレンタルできるようになりました。介助を容易にするためにもできるだけ積極的に利用するようにしましょう。
・介助者が動作の全てを行うのではなく、できる限り本人の力も使うようにしましょう。

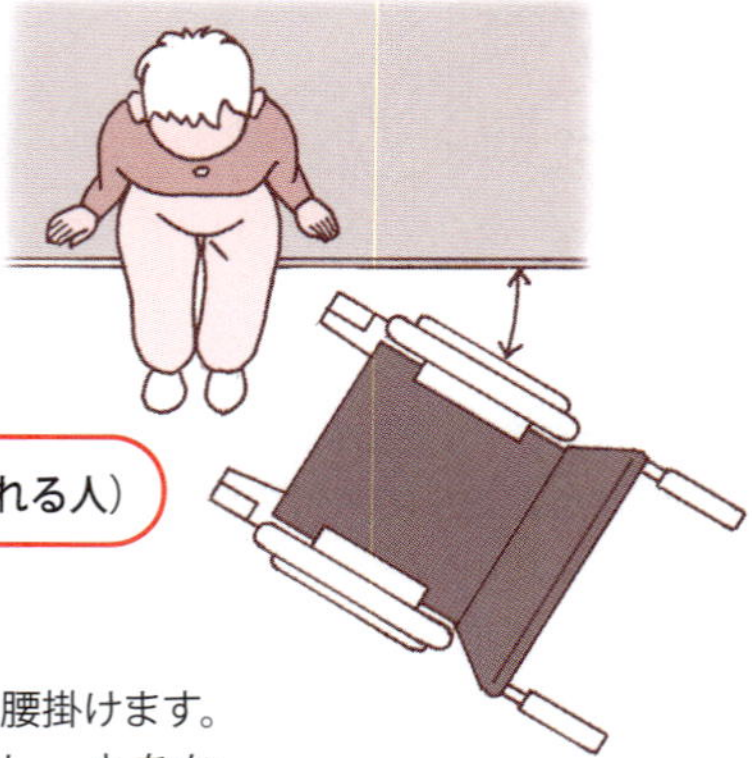

★ベッドから車いすへの移動のしかた（少し介助すれば立位をとれる人）

●患者の右側の車いすに移乗する場合

1 ベッドに浅く腰掛けます。車いすにブレーキをかけ、レッグレストを上げておきます（アームレストやフットレストがはずせるものははずすようにします）。介助者の右足を、患者の足の間に入れます。介助者は前後にバランスがとれるように、左足を後方へ引きます。

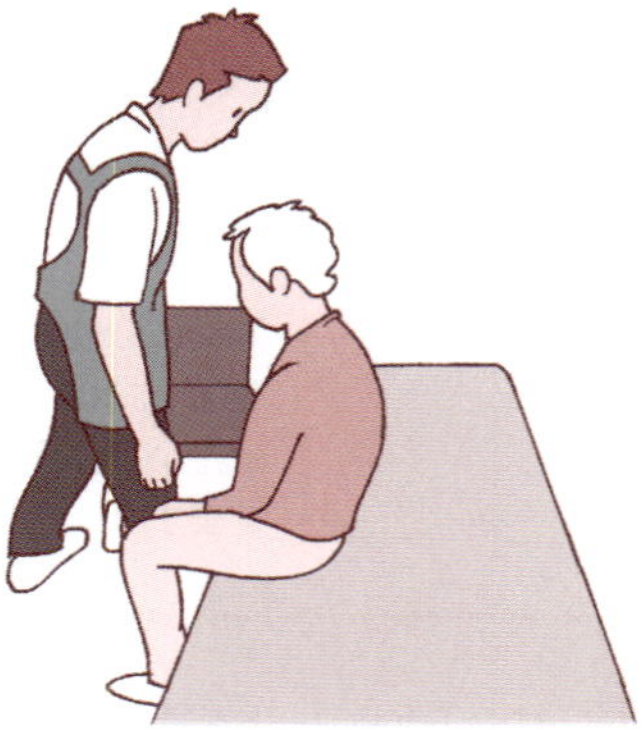

2 介護する人は重心を低くします（できるだけ患者の腰の高さと介助者の腰の高さが同じくらいになるように）。患者の顔は左側を向けます。介助者は、患者と車いすとの間に入るようにします。

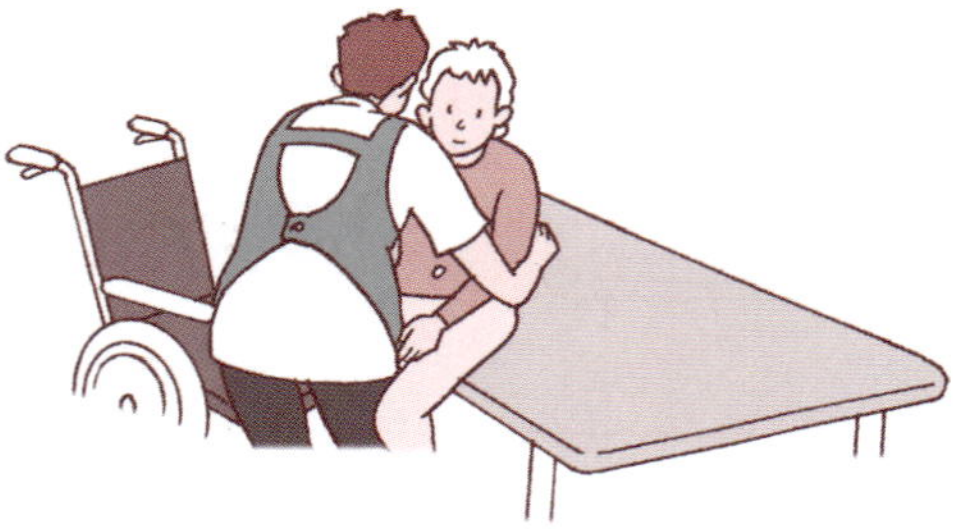

3-1 介助者は、右手を患者の腰に、左手を肩甲骨に置きます。患者を前傾させ、徐々に足に重心を移動させせます。

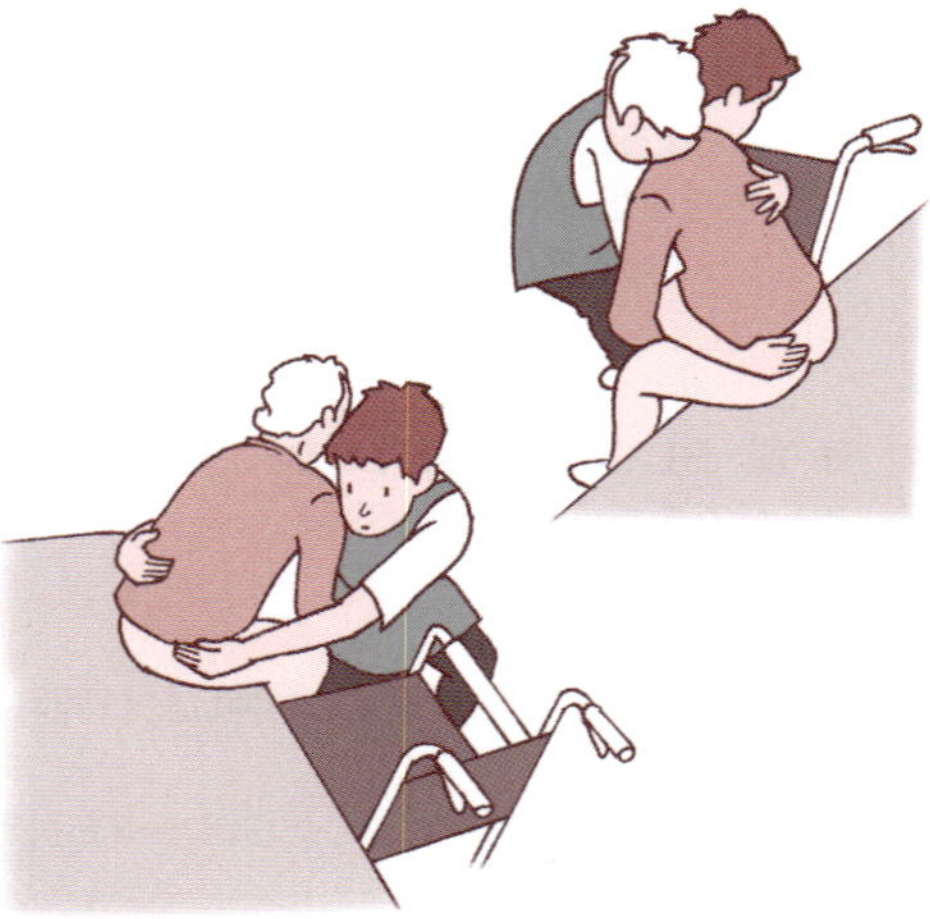

3-2 スライドするように移動させ、車いすにすわらせます。

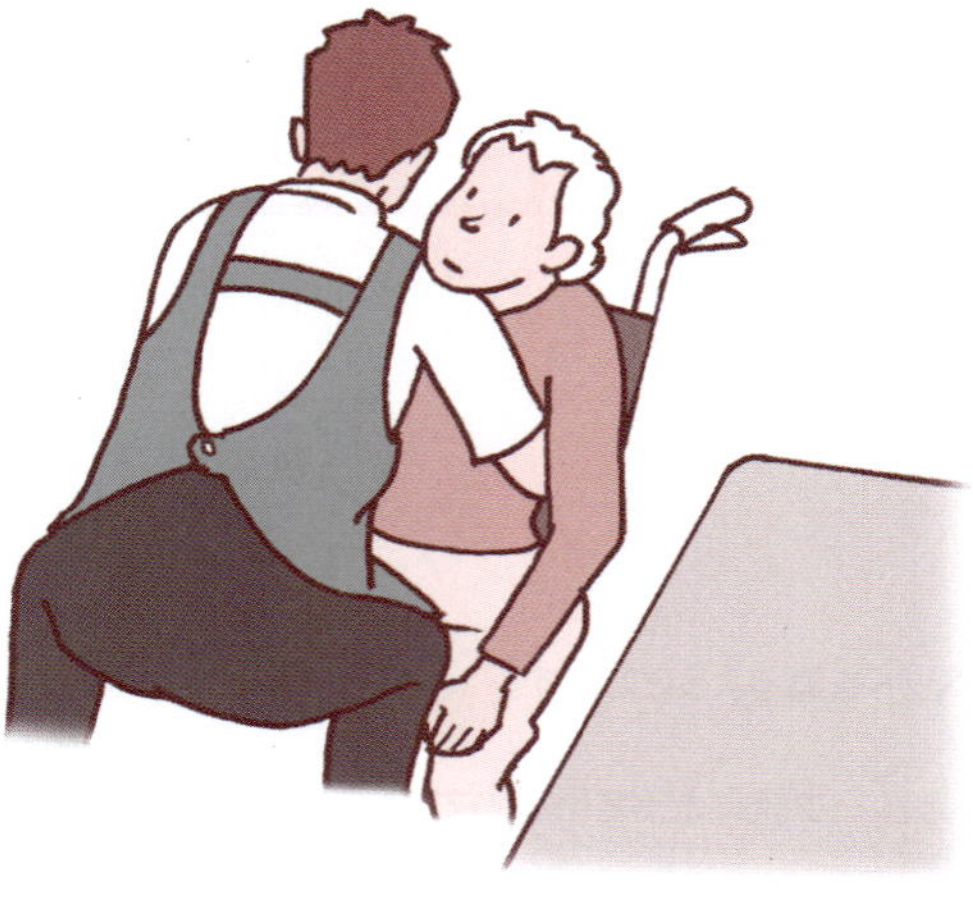

★ベッドから車いすへの移動のしかた（立つことが不安定な人）トランスファーボードを利用する

1 安定した座位をとらせます。

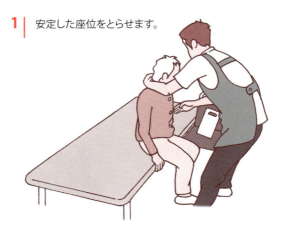

2 トランスファーボードを手に持ちます。

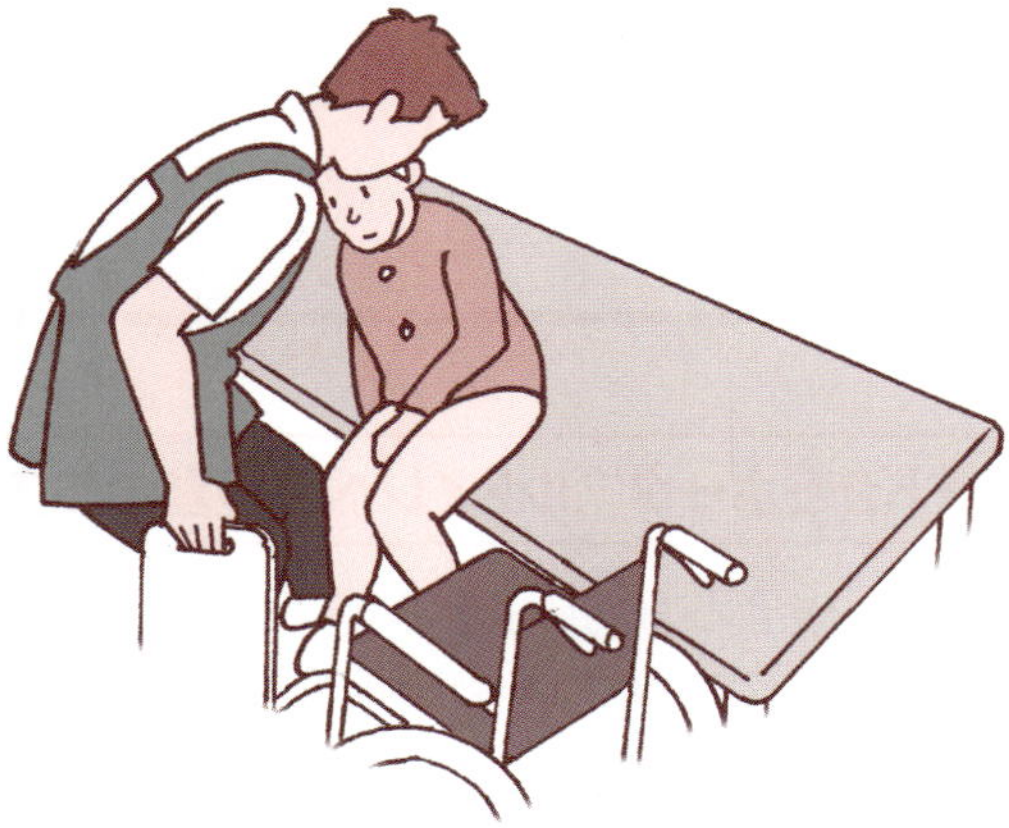

3 トランスファーボードを差し込む側と反対側にからだを傾けます。

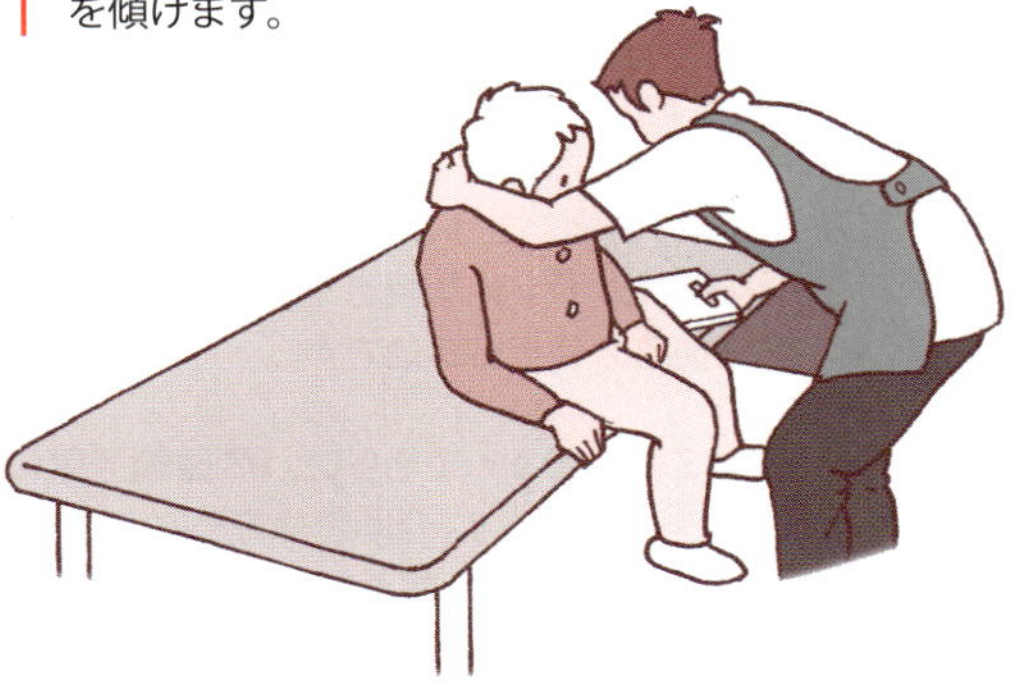

4 ボードを差し込んだら、車いすよりもベッドの面を少し高くして、再度安定してすわらせます。

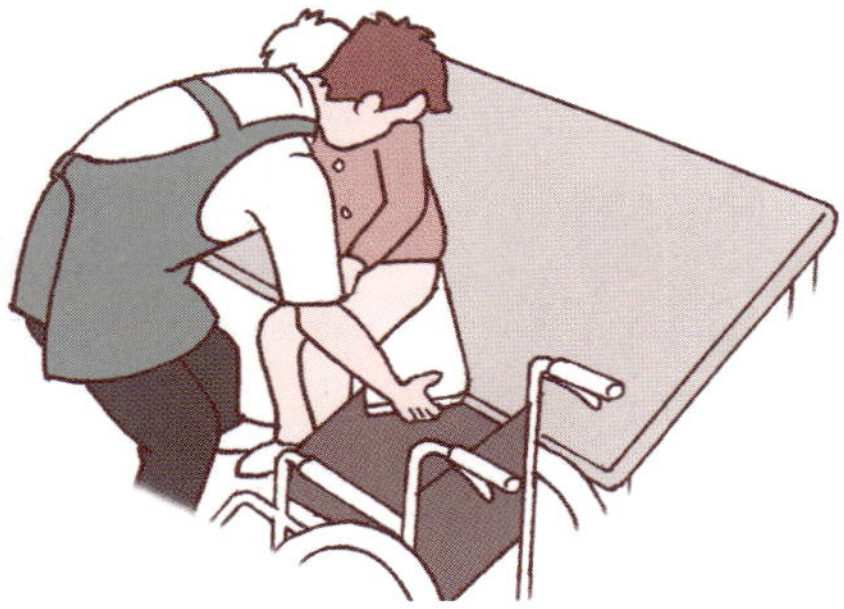

5 左手で車いすのアームレストを持っていただきます。介助者は車いすの反対側にすわり、介助者の左腰やももをしっかりと患者に接触させます。

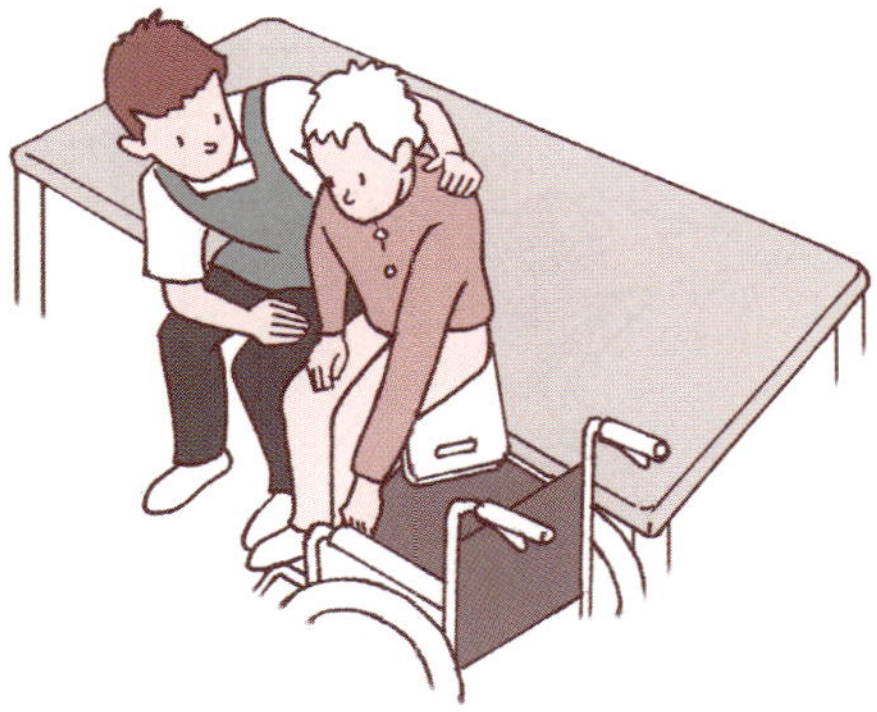

6 介助者は、左手で腰を持ちます。右手は肩に手を置きます。

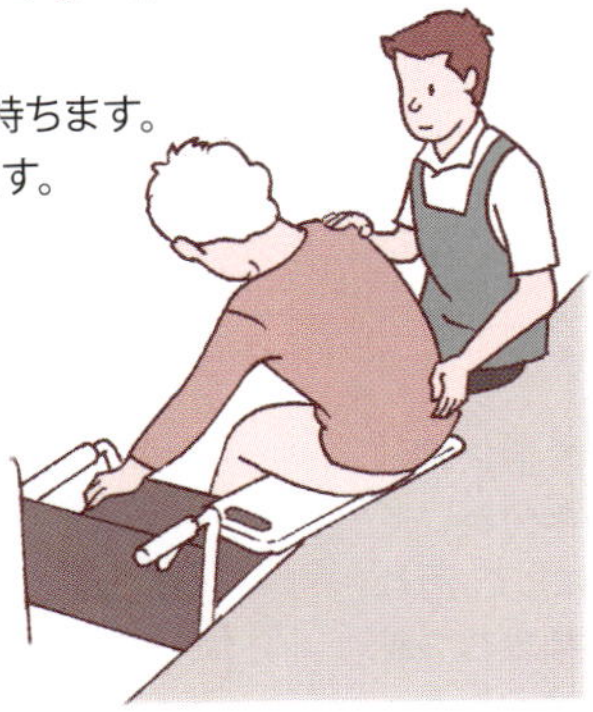

7 ボードの上を滑らせるように移動させ、車いすにすわらせます。

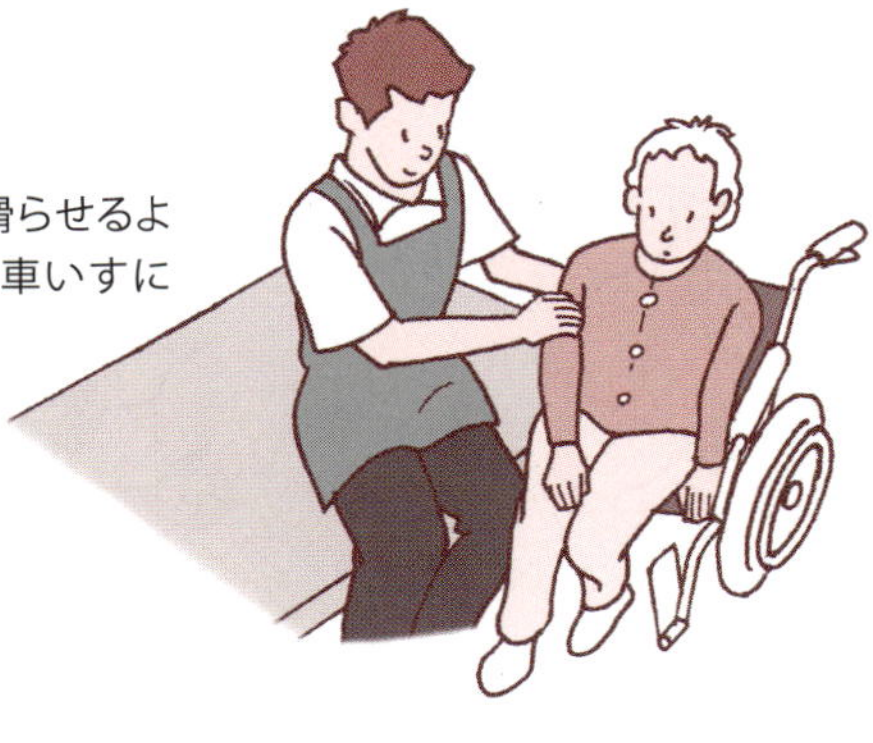

8 介助する人は後方へ回り、わきの下から両手を差し込んですわり直しを行います。

排泄の介助①
トイレやポータブルトイレでの介助

トイレでの立ちすわり介助の工夫

1 トイレでの介助は限られた空間での動作となります。介助者は下着などの上げ下ろしをしながら、患者が安定して立つことができるように介助を工夫します。トイレに入ったら、患者を手すりにつかまらせ、壁によりかかるように立ってもらうことで、壁や手すりを支えとして安定した立位を保つことができます。介助者は、からだを支えながらズボンや下着を下ろします。

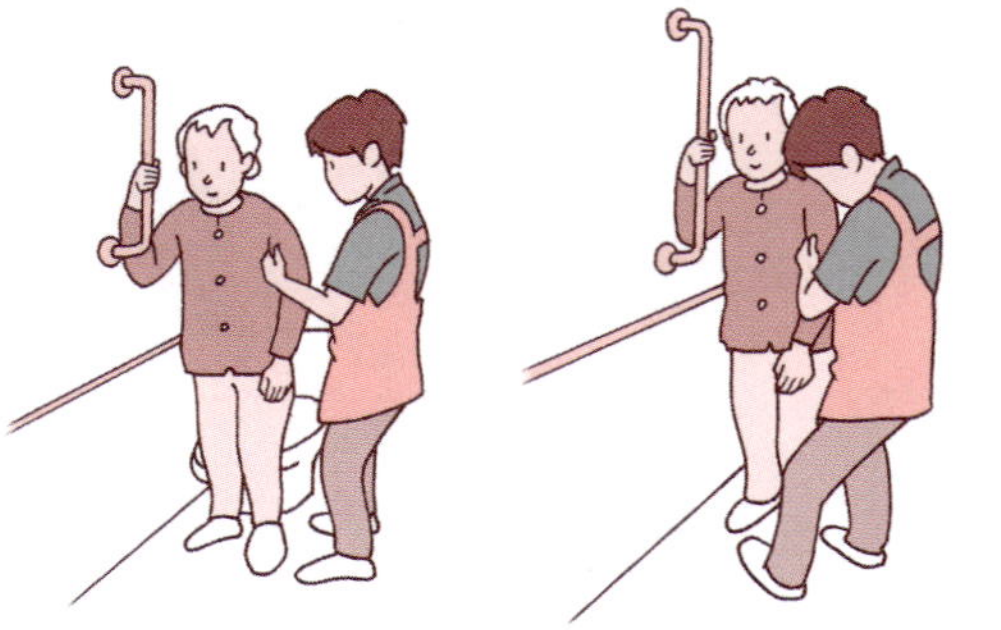

2 便座にすわってもらったら、プライバシーを守るために、患者の前をバスタオルなどでおおって、介助者は外に出ます。患者から終了の合図があったら中に入り、ふき取りが十分かどうかを確認し、不十分な場合はふき取りの介助をします。温水洗浄便座の使用も有効です。

3 手すりを使って立ち上がってもらい、1の要領で壁によりかかりながら姿勢を保ちます。介助者は転倒に気をつけながら下着やズボンを上げます。排泄物の後始末をして、お互いの手を洗います。

トイレやポータブルトイレの介助は、介助者のスペースがとりづらいことも多いので、患者の前方からの介助方法にこだわらず、後方や側方からの介助方法も考慮します。必要な場合はケアマネジャーなどに相談することも。

ベッドからポータブルトイレへの移動の工夫

ポータブルトイレを設置するときは、介助者のスペースを考慮します（できれば50cm×50cm程度のスペースがあるとよいでしょう）。介助者の膝と患者の膝を突き合わせて、患者の膝を固定します。介護者は患者の肩のあたりを支え、お辞儀をするように立たせることで、患者は踏ん張りやすくなり、立ち上がることができます。

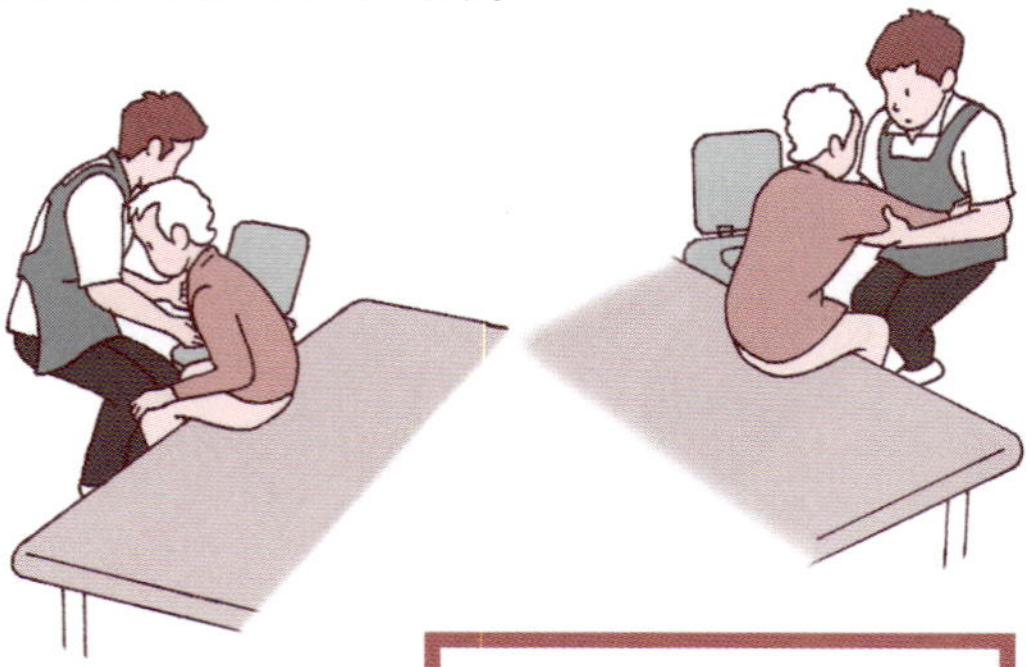

排泄の介助②
おむつの交換

おむつ交換の手順

1 おむつを開き、横を向いてもらい、シャワーボトルで陰部を洗い流すか、蒸しタオルでふき取ります（女性は前から後ろにふきます）。

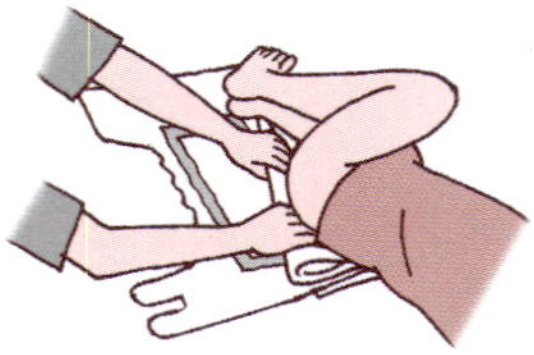

2 汚れたおむつをおしりの下に押し込み、新しいおむつを奥半分巻いて差し込みます。あおむけにして、汚れたおむつを抜き、きれいなおむつを広げます。おむつがまっすぐあたっているか確認し、位置を整えます。

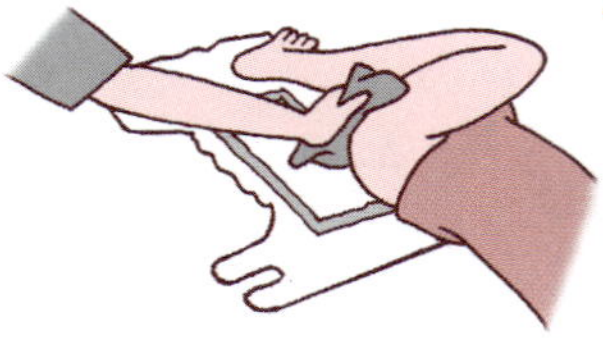

3 股ぐりにそっておむつをあてます。その際、おむつの股あて部分を山型に折っておむつをあてると、陰部とおむつの間に空間ができることで尿をもれにくくすることができます。

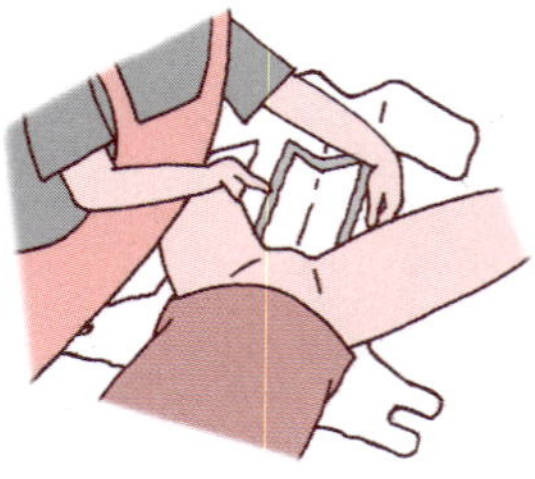

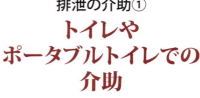

4 一度テープで仮止めをした後に、股ぐりのギャザー部分がしっかりあたるように整えながら上部に向かってしごき、下側のテープで隙間ができないようしっかりとめます。

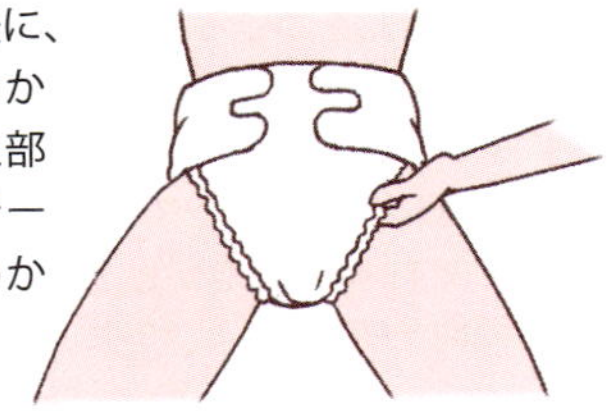

5 上側のテープはおなかが苦しくならないように手が差し込めるぐらいの隙間を持たせて、テープをとめます。

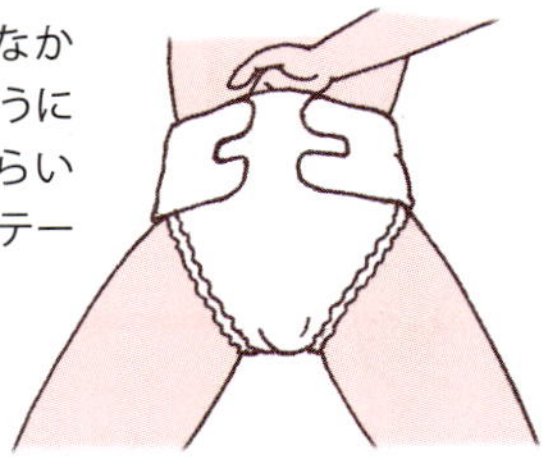

入浴の基本

1 一般にはお湯の温度は40度くらい。高血圧や心臓病の持病がある人や、夏の間は低めに。湯温を確認のうえ、足元から少しずつお湯をかけます。下半身や陰部を洗い、全身にかけ湯をします。

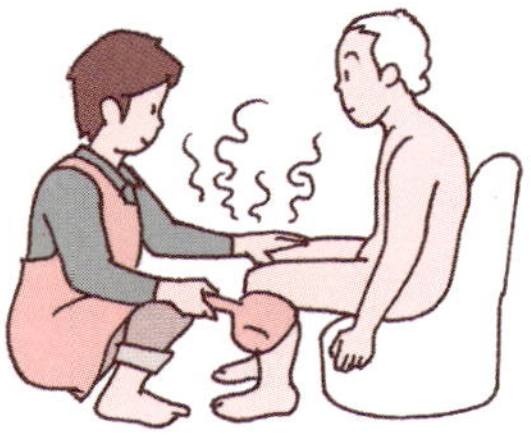

2 浴槽に入り、温まります。時間は5分以内で。浴槽を出て髪を洗い、乾いたタオルでふきます。タオルにせっけんをつけ、ていねいにからだを洗います。再び浴槽に入り、1 ～ 2分温まります。

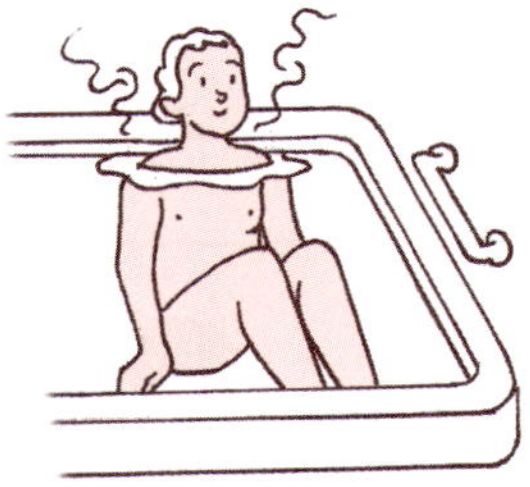

3 浴槽を出たら、手早く水分をふきとり、脱衣室でさらにていねいにふきます。着衣後、ドライヤーで髪を乾かし、耳の中を綿棒で軽く掃除します。

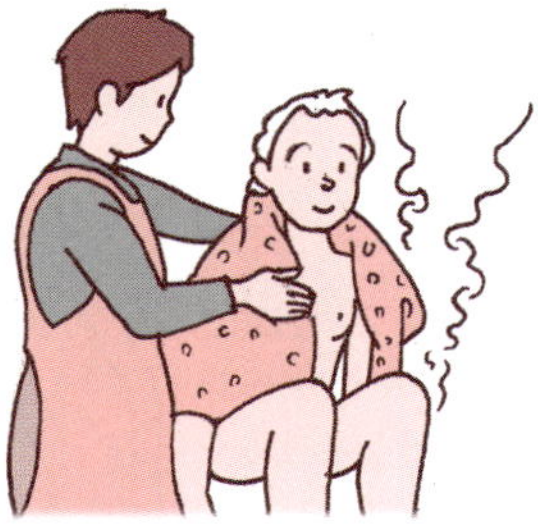

4 水分をとり、休憩します。湯冷めしないように注意。入浴の介助も、しすぎないことがたいせつ。できないところだけを手伝うようにします。

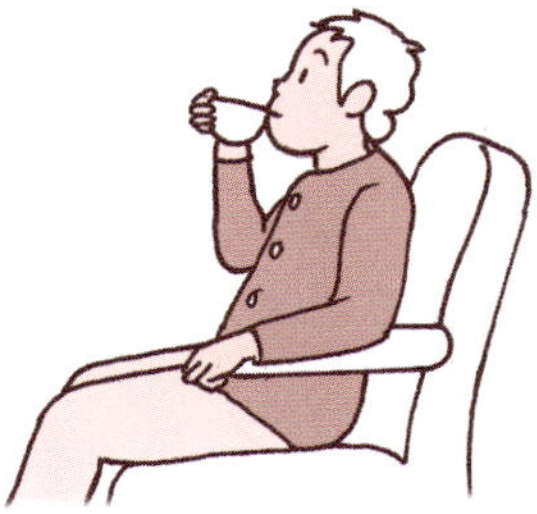

陰部の洗浄

1 腰の下にビニールシートを敷きます。紙おむつを敷いてもよいでしょう。腰枕をあて、おなかにバスタオルをかけます。差し込み便器があれば、両膝を軽く立てて開き、入れます。

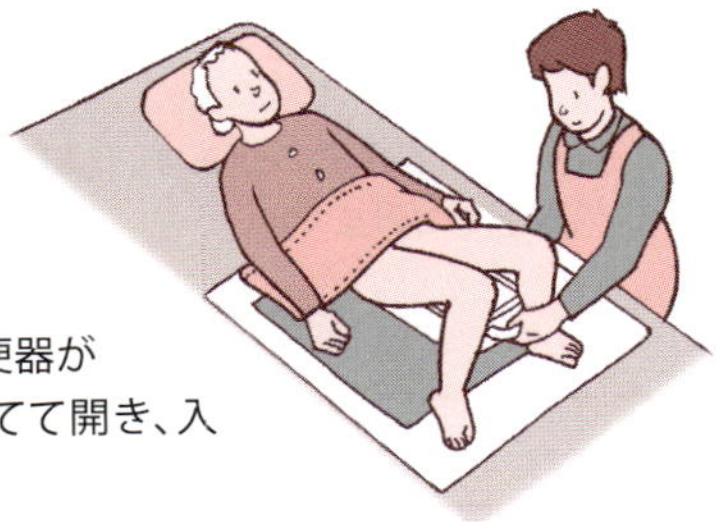

2 ぬるめのお湯をシャワーボトルに入れ、洗い流します。タオルにせっけんをつけ、前から後ろにていねいに洗います。

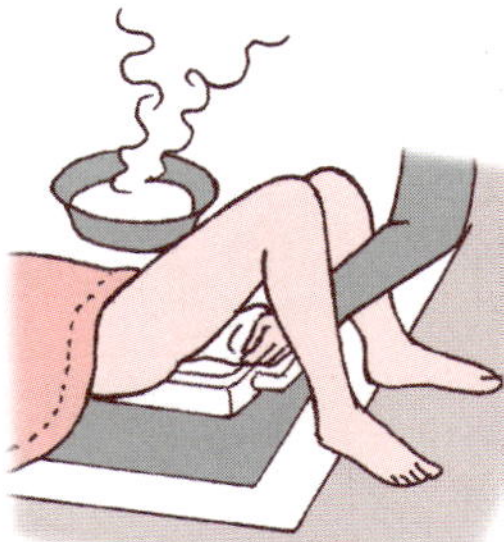

3 シャワーボトルかお湯につけたタオルでせっけんを洗い流します。タオルをしぼり、陰部をきれいにふき、さらに乾いたタオルでふきます。

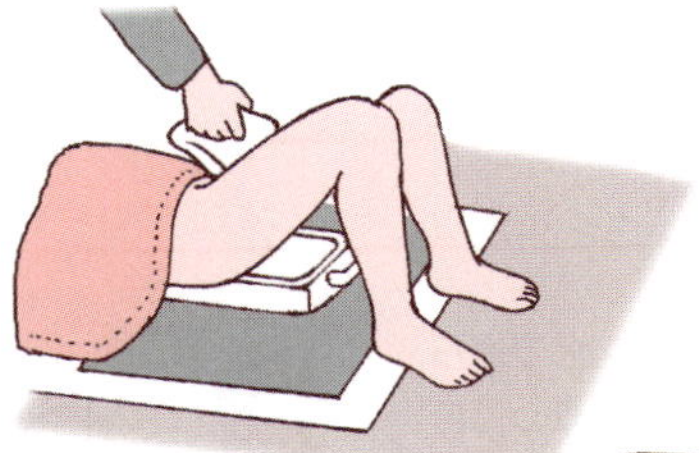

4 横向きにし、おしりをシャワーボトルで洗い流すか、お湯でしぼったタオルでふきます。もう一度、乾いたタオルでふきます。

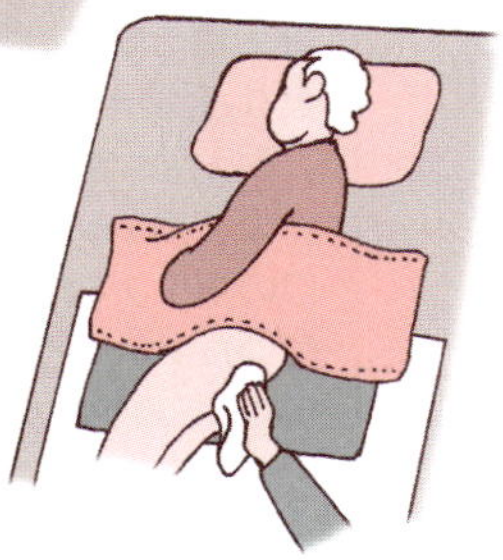

全身清拭

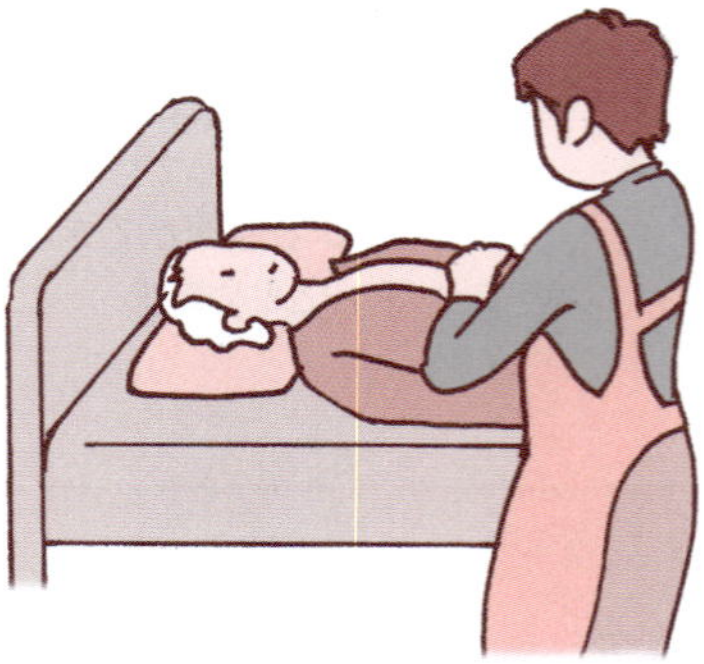

1 室温を上げ、声をかけながら衣服を脱がせます。ふく部分以外はバスタオルやタオルケットでおおいます。

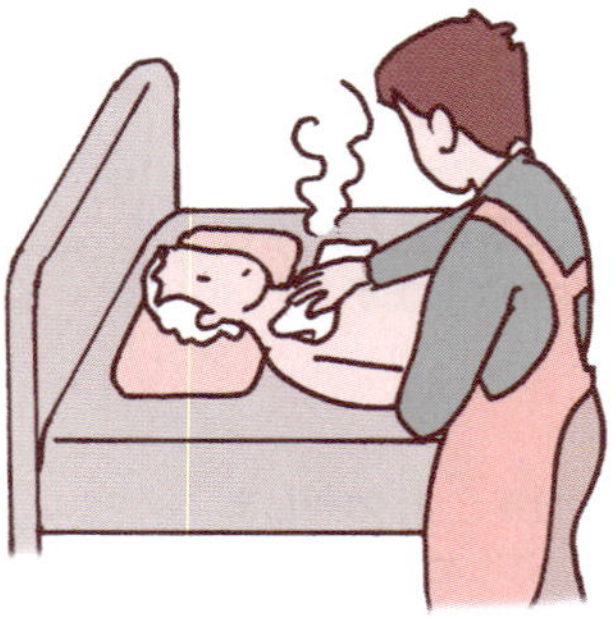

2 まず熱いタオルでふき、次に乾いたタオルでマッサージをするように水分をふき取ります。

3 せっけんをつけるときは、十分に泡立てます。熱いタオルで、2～3回せっけん分をふき取り、最後に乾いたタオルでふきます。時間がないときは、清拭剤を使ってもよいです。

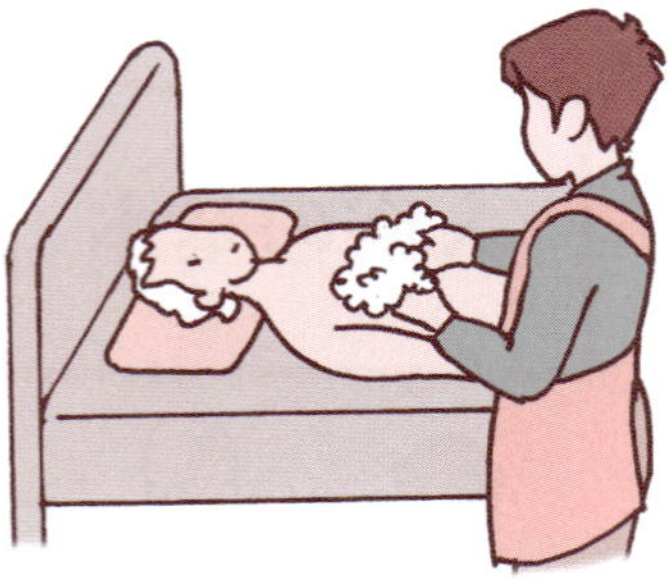

4 洗髪は、市販されているドライシャンプーで頭皮をマッサージしてから、熱いタオルでふき取ります。

洗顔・歯磨き

洗顔のしかた

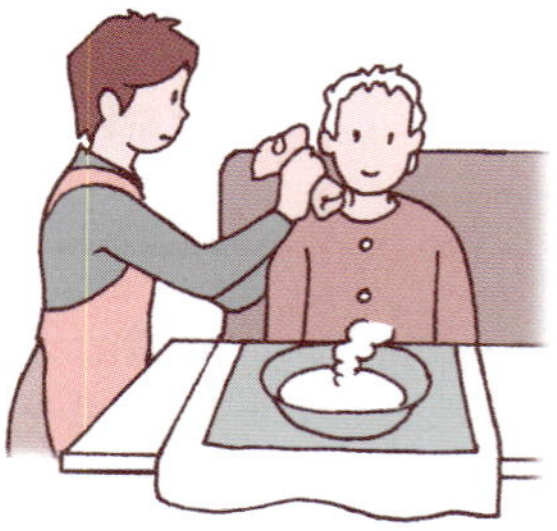

1 上体を起こします。湯にひたし、絞ったタオル、もしくは電子レンジで20～30秒ほど温めたおしぼりを使用します。適温であることを確かめてから顔にあて、顔全体を蒸して温めます。次に、片手で頭部を支えながら、一方のまぶたを目頭から目尻の方向にふきます。タオルの面を変え、もう一方のまぶたをふきます。その後、額、鼻、頬、耳、首の順にふきます。

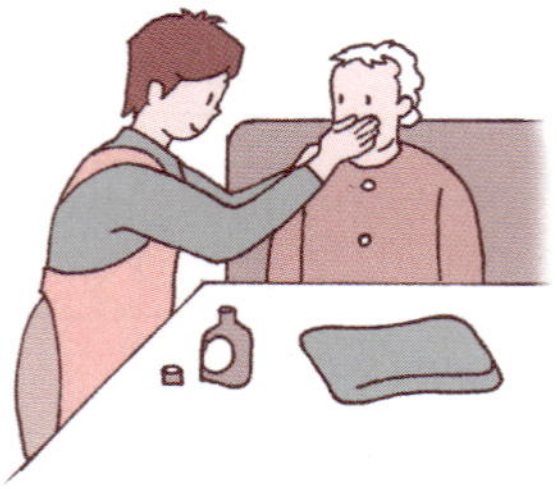

2 乾いたタオルでふきます。化粧水や乳液などをつけます。

歯磨きのしかた

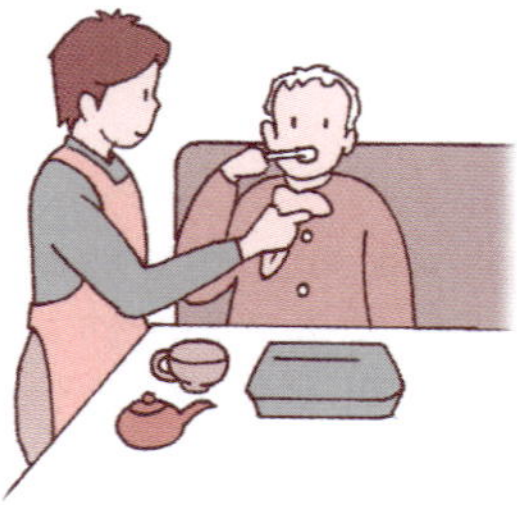

1 歯ブラシを水でぬらし、きき手を使って自分で磨きます。歯の奥など、磨きにくいところは介助者が手伝います。ぬるま湯で口の中をよくすすぎ、乾いたタオルで口のまわりをふきます。

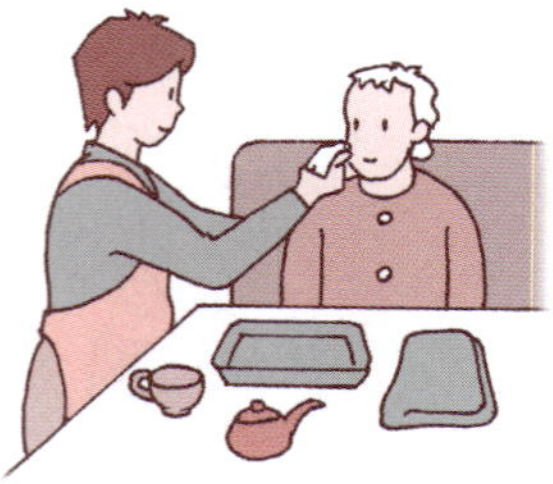

2 自分で磨けないときは、口腔ケア用スポンジやティッシュ、綿棒で、ていねいにふいてあげます。歯科衛生士の指導のもと、歯間ブラシや舌ブラシなどを使用するのもよいです。ふいたあと、ぬるま湯でよくすすぎます。

（山田理恵子・齋藤正洋）

漢方薬はなぜ効くのか

漢方療法の特色と漢方薬の用い方

矢数圭堂

西洋医学との違い

4000年の歴史をもつ漢方医学は、その根底に東洋思想を残していて哲学的であり、病気も局所的にみるより全体的、総合的にみます。

したがって、考え方や治療方法は、西洋医学とは対照的になっています。

普通、西洋医学では、くわしい検査をしたうえで、病名が決まらなければ、処方を含めて治療の方針は決まりません。治療も主として、一つ一つの症状に合わせて、個別的かつ対症的に行われます。

それに対して漢方は、病名よりは自覚症状を重んじます。それも一つ一つの症状ではなくて、全体的、総合的な観察にもとづいて、それに合致した「証」を明らかにしていくというやり方です。

西洋医学は細菌の病原を突き止めることにすぐれています。したがって、細菌性の病気であるとか、救急手当てを必要とするような場合は、救急病院へ行くことが大切です。

一方、慢性病でなかなか快方に向かわないようなときは漢方を試みて、効果の上がる場合も多いのです。

証を明らかにする

漢方の診断では、まず、「証」を明らかにします。

それでは、その証をどのようにして明らかにするのかといえば、まず①脈、②腹、③舌、④本人の自覚症状、の四つから総合的に判断して決めるのです。

一、二の例をあげてみましょう。

Aさんは、頭から肩、背中にかけてこわばり、悪寒《おかん》や頭痛などがありますが、汗は出ません。脈は、指でさわってみると浮かんだ感じで、頻数（1分間に80回以上の脈）で、しかも力があります。

これだけの確証があれば、漢方ではそれは、「太陽病表熱症」（漢方の病気分類の一つ）であり、同時に「葛根湯《かっこんとう》の証」であるというふうにいいます。つまり、Aさんは、葛根湯を飲めば治る病気であると判断するわけです。

事実、そうした確証があるときには、今日でいう何病であろうと、葛根湯がすばらしい効果を上げるということに、変わりがないのです。

次はBさんです。口が苦く、粘ついて口内の不快感があり、のどが渇いて、悪寒と発熱が交互にあらわれ、胸やあばらのあたりが苦しく、そして胸脇《きょうきょう》苦満《くまん》といって両季肋《きろく》下（肋骨弓下）に抵抗と圧痛が認められ、脈をさわると、脈が浮かび上がっていないで、強く押すと弓の弦《つる》のように打っているのがわかります。

これだけの確証によって、それは「少陽病」という部類に属していて、熱は「半表半裏」（体の表面と内臓の間）のところにある。そして、それはすなわち「小柴胡湯《しょうさいことう》の証」である、と決まるのです。すなわち、Bさんは小柴胡湯という漢方薬を飲めば、ぐあいがよくなるとするわけです。

漢方は西洋医学の対症療法とは違い、あくまでも全身的な見方で漢方薬は処方されるのです。

病気の状態と体質を陰陽虚実でみる

漢方では、「証」を決めるに際して、陰陽虚実という独特のものさしをもっています。

陰証

陰証とは、病気の状態が、消極的、静的、女性的、潜伏的、寒冷性のものの総称です。

したがって、炎症、充血、発熱などの熱を伴うような症状がなく、病勢は沈滞、潜伏して、はなばなしく表にあらわれるということはありません。

脈は沈んで遅く、力がなく、患者は寒けを訴え、手足が冷えて顔色や皮膚が青白くなってきます。

こういう陰証の場合には、乾姜《かんきょう》や附《ぶ》子《し》など温熱性の生薬《しょうやく》によって、あたためるというのがたてまえです。

陽証

陰証とは逆に、病気の状態が積極的、動的、男性的、開放的、熱性傾向のあるものの総称です。

多くの場合、炎症、充血、発熱などを伴い、脈は浮かんで数が多くなり、また力があって、肌が赤く充血してきます。

こういう場合には、黄芩《おうごん》、石膏《せっこう》などのいわゆる寒剤や、桂枝《けいし》、麻黄《まおう》などの発散剤を使って熱をとる方法が用いられます。

虚証

病毒がまだ体内にあるにもかかわらず、これと闘う精気、体力が欠乏している状態をいいます。陰証に似ていて、脈は細く小さく、かすかで弱くなります。皮膚、筋肉、腹部も軟弱となり、全体に無力性の病態をあらわします。

このような状態に対しては、普通は、人参《にんじん》、黄耆《おうぎ》などの賦活《ふかつ》温補剤が用いられます。

また、病気がなくても、このような体質の人を虚証の体質といいます。

実証

虚証とは逆に病毒が体じゅうに充満していて、精気、体力がこれと相拮抗《あいきっこう》できる状態のことをいいます。陽証と似ていて、脈は充実していて力があり、皮膚、筋肉、腹部もかたく緊張して、弾力があります。

この場合には、大黄《だいおう》、芒硝《ぼうしょう》などの下剤や、黄連《おうれん》、黄芩《おうごん》などの寒冷剤を使って病毒を攻撃、排除するようにします。

また、こういう体質の人を、実証の体質といいます。

以上のように漢方では、すべての病態を四つの証に分け、それらを総合して証を決め、それに応じた治療法が指示されることになります。

そのほか、皮膚病などの場合には、「乾《かん》」と「湿《しつ》」、つまり、皮膚にあらわれている状態がカサカサに乾いているか、ジメジメと湿潤しているかという尺度を加え、全体として総合的に観察して、それに対応する処方を選ぶことになります。

病気の原因となる気《き》・血《けつ》・水《すい》

このほかに漢方には、「気・血・水」という病理概念があります。

漢方では、人体を構成している組織や臓器に対して活力や生命力を与えているのは、「気」と「血」と「水」の三つであると考えています。

そしてそれらが、滞りなく循環して調和しているときには、私たちは元気で、もしそのうちの一つでも停滞すると病気になるというわけです。

それぞれの停滞によって、気滞、血滞（瘀血《おけつ》）、水滞（水毒）と呼び、さらにそれに食滞（食毒）を加えて、それぞれの停滞に対する処方が立てられます。

気によって起こる症状

気というのは、心、情緒など心因性のものも含まれるため、病《やまい》は気からという表現がよくその実態を伝えています。

漢方では古くから、この気を重要視して、万病は気のうっ滞から起こるとさえいわれます。

気が留滞すると、つかえる感じや圧迫される感じ、込み上げる感じ、のぼせる感じ、あるいは気分が悪い、気がめいる、腹が立つ、怒りやすい、動悸がしやすい、息が切れるなど、現代医学でいえば血管運動神経や精神神経障害によって起こるいろいろの症状が出てきます。

したがって、気は自律神経と関係が深く、喜怒哀楽の感情に支配されやすいのも当然です。

このような場合、漢方薬には気の運行を円滑にする薬物があり、これを気剤と呼んでいます。たとえば、気が上《じょう》衝《しょう》すれば桂枝《けいし》を用います。

また、気がうっ滞すれば、水も血も運行が悪くなるので、一つの処方の中には気剤のほかに、水や血に働く薬物も同時に配剤されています。

血によって起こる症状

血の留滞によって起こる病を、漢方では「瘀血《おけつ》」といって、たいへん重要視してきました。そして、そうした血をめぐらす薬を用いることが、漢方の一つの特徴とされています。

血が留滞すると、頭痛やめまい、動悸や耳鳴り、のぼせや顔面紅潮、全身の灼熱感や腹部の寒冷感、しびれや鈍麻感など、血管運動神経系や精神神経系の症状、知覚障害性の症状が起きてくるわけです。

また、瘀血のある人は腹部の独特の腹証をあらわすことが多いものです。すなわち、へそのそばやへその下に抵抗や圧痛、腫塊《しゅかい》などが認められます。

血の道症と呼ばれる女性の月経に関係する病態では、この瘀血証があらわれてきます。

このような場合には、桃仁《とうにん》、牡丹《ぼたん》皮《ぴ》、水蛭《すいてつ》、虻虫《ぼうちゅう》などの配剤された駆瘀《くお》血剤《けつざい》を用います。たとえば、桂枝茯《けいしぶく》苓丸《りょうがん》、桃核承《とうかくじょう》気湯《きとう》、四物湯《しもつとう》、加味《かみ》逍遙散《しょうようさん》などがよく使用されるわけです。

水によって起こる症状

水分の留滞によって起こる主な症状としては、動悸や息切れ、全身倦怠や多汗症、めまいや耳鳴り、頭重、頭痛、不眠、疼痛、ケイレン、手足のふるえなど、種々の神経症状をあげることができます。

水の留滞を改善する漢方処方としては、茯苓《ぶくりょう》、朮《じゅつ》、沢瀉《たくしゃ》、猪苓《ちょれい》、麻黄《まおう》、細辛《さいしん》、防已《ぼうい》、半夏《はんげ》、杏仁《きょうにん》、黄耆《おうぎ》などがあげられます。

処方の五苓散《ごれいさん》は代表的な利水剤で、そのほか苓桂甘棗湯《りょうけいかんそうとう》、猪苓湯《ちょれいとう》、沢瀉湯《たくしゃとう》、真武湯《しんぶとう》など数多くの処方があります。

以上、気と血と水のそれぞれの留滞によって起こる症状を述べましたが、実際には、それぞれ単独の場合と、二つ三つが重なってあらわれる場合があり、治療法もそれによって異なってくるわけです。

医師の五感で総合的に診断する

漢方の診断法の特色は、西洋医学が検査と器械中心であるのに対して、医師の五感を非常に大事にします。

最も代表的なのが、望診《ぼうしん》、聞診《ぶんしん》、問診《もんしん》、切診《せっしん》の四診です。

望診

患者の外貌から判断する方法です。

たとえば、顔色が赤黒くて、暑がりで、太っていて、筋骨ががっしりしている人は、一般に実証で陽証であることが多く、こういうタイプの人には、大柴胡湯《だいさいことう》、防風通聖散《ぼうふうつうしょうさん》、大承気湯《だいじょうきとう》、桃核承気湯《とうかくじょうきとう》などの大黄《だいおう》、芒硝《ぼうしょう》を中心とした攻撃的な処方がよく用いられます。

逆に、顔色が青白く、貧血性でやせ型で筋骨の弱そうに見える人は、虚証で陰証であることが多く、小建中湯《しょうけんちゅうとう》や補中益気湯《ほちゅうえっきとう》、六君子湯《りっくんしとう》などの人参《にんじん》、黄耆《おうぎ》、膠飴《こうい》の入った、あたためる処方が好んで用いられます。

聞診

聴覚、嗅覚などによって病態を判断する方法です。患者の声、呼吸、せき、しゃっくり、うわ言、嘔吐、腹部をたたいたときの振水音、排泄物の色やにおいをかいで診断の助けとします。

聞診

遺伝関係や既往症、生活状態や嗜好、本人の自覚症状などを聞くことです。

西洋医学と同じようですが、症状のとらえ方や判断基準に違いのあることがあります。

たとえば、発熱の場合、西洋医学では高熱であれば一様に解熱剤を与えます。

漢方では、高熱であっても、患者があまり熱感を覚えないで、逆に悪寒《おかん》を訴えたり、手足が冷えるという場合には、むしろ乾姜《かんきょう》や附子《ぶし》の入った、あたためる薬剤を与えるといったぐあいです。

切診

医師が直接患者の体にさわって行う方法で、脈診と腹診の二つが中心です。

●脈診　左右の腕の橈骨《とうこつ》動脈に3本の指を当てて、寸、関、尺の3カ所の脈の状態をみます。

脈の種類は、全部で33種類あり、主なものは13種です。これらの脈の幾つかが組み合わされて診断されます。

●腹診　主な腹診には次のものがあり、それぞれに合った処方が用いられます。

①心下部（みずおち）に振水音があるとき（胃内停水《いないていすい》）

②みずおちがつかえて抵抗感があるとき（心下痞硬《しんかひこう》）

③みずおちがつかえるだけのとき（心《しん》下痞《かひ》）

④季肋下を押すと苦しく痛いとき（胸《きょう》脇苦満《きょうくまん》）

⑤腹直筋が緊張しているとき（腹皮拘《ふくひこう》急《きゅう》）

⑥へそから下がふわふわしているとき（臍下不仁《さいかふじん》）

漢方薬の購入法

漢方専門医の診断を受け、処方してもらう

本来の漢方というのは、きちんと漢方専門医の診断を受け、証に合った正しい処方を決めてもらうことが大切です。そのほうが効果が上がり、症状の変化に応じて臨機応変の手だてを講じてもらえます。

また、漢方薬も、すべての処方ではありませんが健康保険が適用されますので、医師にご相談ください。

漢方専門医の処方箋で、薬局で調剤してもらう

専門医の診断を受け、処方箋だけもらって、漢方薬局で調剤してもらうこともできます。

少なくとも2～3カ月は病院に通って経過をみてもらったうえで、今後一定期間これを飲むとよいというように決まった段階で、処方箋を書いてもらうとよいでしょう。

漢方専門医がいない場合

現実の問題として、漢方専門医につこうと思っても、なかなか近所にはいないということもあります。

そんな場合には、漢方専門店に行って相談してみるとよいでしょう。近ごろは漢方の薬局では、かなり熱心に勉強する方も出てきましたし、また、いろいろな煎薬をはじめ、エキス剤、錠剤、顆粒《かりゅう》剤などが幾つかのメーカーから売り出されるようになりました。

漢方薬の煎じ方・飲み方

土びんか土なべが理想的

煎じる容器は、土びんか土なべが最もよく、ホーローやアルマイトも悪くありません。銅や鉄などの金属類は化学変化を起こすことがあるので避けましょう。

土器類は底がぬれたまま火にかけると壊れやすいので、よく水分をふきとり、初めは弱火、しだいに火力を強めていくようにすることが大事です。アルマイトの場合は、必ず火力は弱めにし、時間をかけて煎じるようにしてください。

専用の薬袋を作っておくと便利

ハガキ二つ折り大のガーゼの袋を作り、少し長めのひもをつけておきます。ひもはなべの外に出したまま煎じ、終わったらひもを持って引き上げます。

一般的な漢方薬の煎じ方

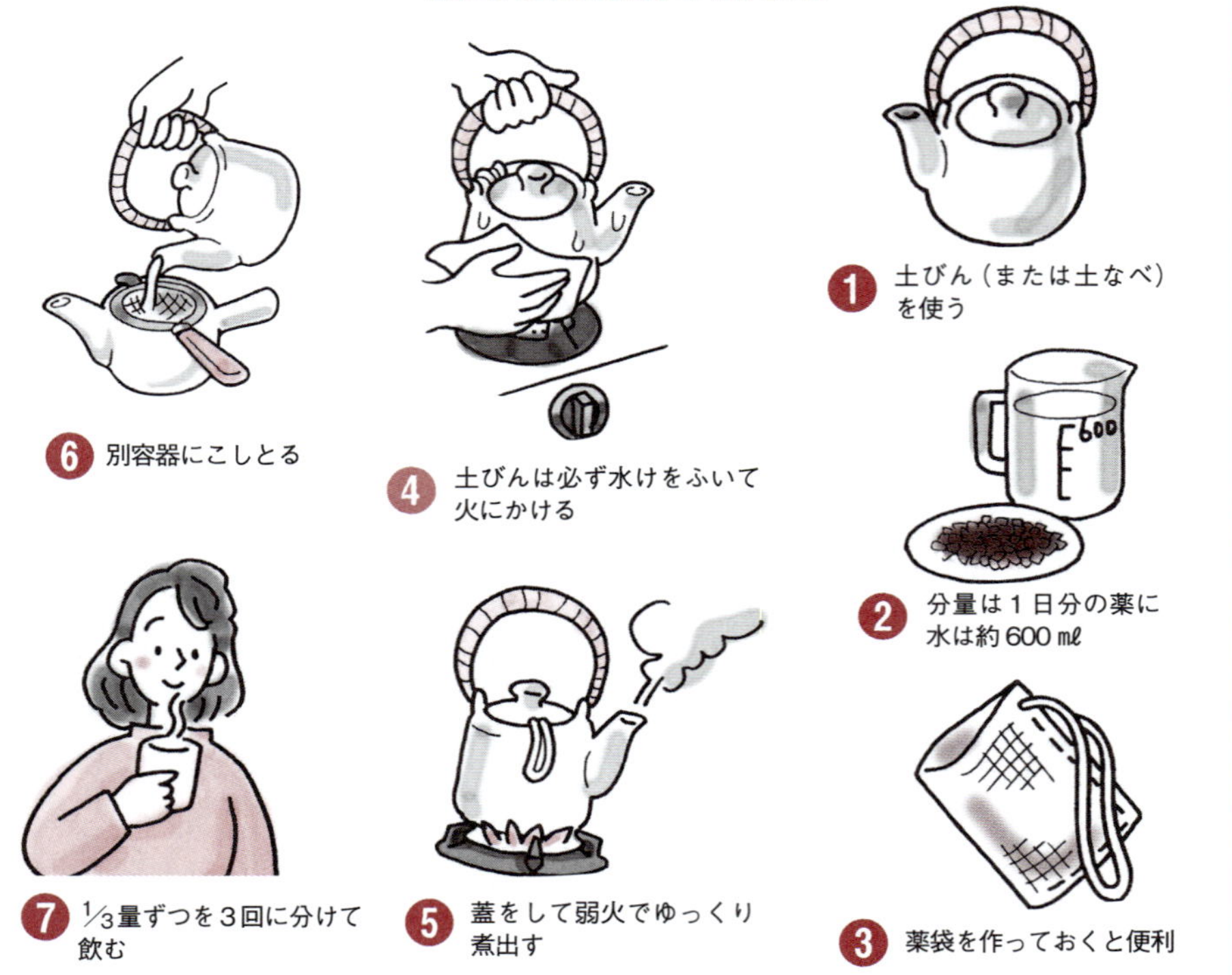
1 土びん（または土なべ）を使う
2 分量は1日分の薬に水は約600㎖
600
3 薬袋を作っておくと便利
4 土びんは必ず水けをふいて火にかける
5 蓋をして弱火でゆっくり煮出す
6 別容器にこしとる
7 1/3量ずつを3回に分けて飲む

煎じ方

普通は、処方の1日分をそのまま一緒に入れ、水600㎖を加えて蓋をし、ふきこぼれない程度の火で50～60分煮て、300㎖になるまで煎じ詰めます。

★子供の場合の生薬《しょうやく》の量は、赤ちゃんは大人の1/4、5才前後は1/3、10才前後では1/2程度と心得ておくとよいでしょう。

★急いで、初めからお湯を使ったり、強火で煮立てるのはよくありません。

★原則として蓋をします。有効成分が逃げ出さないためです。ふきこぼれるような場合には、半開きにします。

★水の量が半分まで煮詰まったら、液をよくこしとって別の器に移します。

飲み方

100㎖ずつ3回に分け、毎食前30分から1時間に、あたためて飲みます。昼間勤めているサラリーマンの場合などは、朝夕2回に分けて飲んでもかまいません。

★めんどうだからといって、何日分もまとめて煎じ、まとめて飲むのはよくありません。その日飲む分だけをその日に煎じるのが原則です。

★夏は涼しい場所か冷蔵庫に保存しますが、飲むときは少しあたためてください。

★あたためて飲むのが原則ですが、吐きけがひどいとき、鼻血、吐血、喀血などがあるときは、冷まして飲みます。

保存法

生薬は、缶などに入れて保存します。1年以上たって香りがなくなったものは薬効が期待できないので、捨ててください。

漢方の瞑眩《めんげん》について

漢方には、瞑眩といわれる独特の現象があります。漢方を服用していると、一時的に症状が悪化したようになり、その時期を過ぎると、症状がよくなるという現象です。

しかし瞑眩という現象はそうあることではないので、もし、はげしい病状の変化や悪化が起きたら、直ちに医師に報告することが大切です。

錠剤やエキス末も便利

漢方薬は煎じ薬が圧倒的に多いのですが、患者はいつも家の中で生活しているわけではないので、煎じ薬だけを飲むわけにいきません。

勤め先や旅先でも便利なように、煎じて飲むべきものが錠剤やエキス末になっています。

忙しい人は、これらを利用するとよいでしょう。

ツボ刺激はなぜ効くのか

特効ツボの見つけ方と刺激法

芹澤勝助

西洋医学との違い

東洋医学では、内臓に異常があるときは、それと関連する体の表面に、特別な反応があらわれる縦の道筋（頭から胸、胸から腕というふうに）があると考えます。これを経絡《けいらく》といい、この道筋にある特別に反応の強い場所を経《けい》穴《けつ》＝ツボといっています。

人間の体には365のツボがあり、14の経絡の流れに沿って、順序正しく配列されています。

ツボは赤信号が点滅する場所

経絡は五臓六腑《ごぞうろっぷ》が調和を保ち、機能が正常に働くためのエネルギーが循環する通路です。

これらのエネルギーの通路は、それぞれの臓腑と深いつながりがありますから、体に異常があれば、たちまち反応して赤信号がつきます。赤信号が点滅する場所、これが経穴、つまりツボと呼ばれるものです。

ですから逆に、赤信号が点滅するツボを調べることによって、どの経絡に、そしてどの臓腑に異常があるかを知ることができます。また、そのツボに刺激を与えることによって、異常を起こしている臓腑そのものに影響を与え、機能を正常に戻すこともできるのです。

ツボを見つけるポイント

●人によってツボの位置は違う

ツボ療法はツボを見つけることから始まります。一般には、ツボの位置を示す人体図などでさがしますが、そこに示されたツボの位置はあくまでも目安であり、人によって違います。ですから、ツボ図でおおよその位置を見つけ、次に、そのあたりにある自分のツボを発見しなくてはなりません。

●ツボ図にある「寸《すん》」「分《ぶ》」とは？

ツボの位置を示すとき、寸や分という単位が使われます。これは尺貫法でいう寸や分《ぶ》とは違う、ツボ療法独特のものです。基本的にいうと、一寸はその人の親指のいちばん広い横幅（約2㎝）で、五分《ぶ》はその半分です。本書でも、ツボの位置を寸や分で示していることもあるので、下図を参照して、はかり方を覚えておいてください。

●ツボには押すと痛みやこりがある

さて、おおよその位置が見つかったら、ツボのあたりを親指か、人さし指と中指で軽く押してみます。そのとき、痛みを伴う感じのあるところがツボです。押されたと感じるところはツボではありません。さらに圧を強くして深く押すと、なんともいえない痛みに加えて、押している指先に、こりを感じます。そこが「生きたツボ」、反応の強い、効くツボなのです。

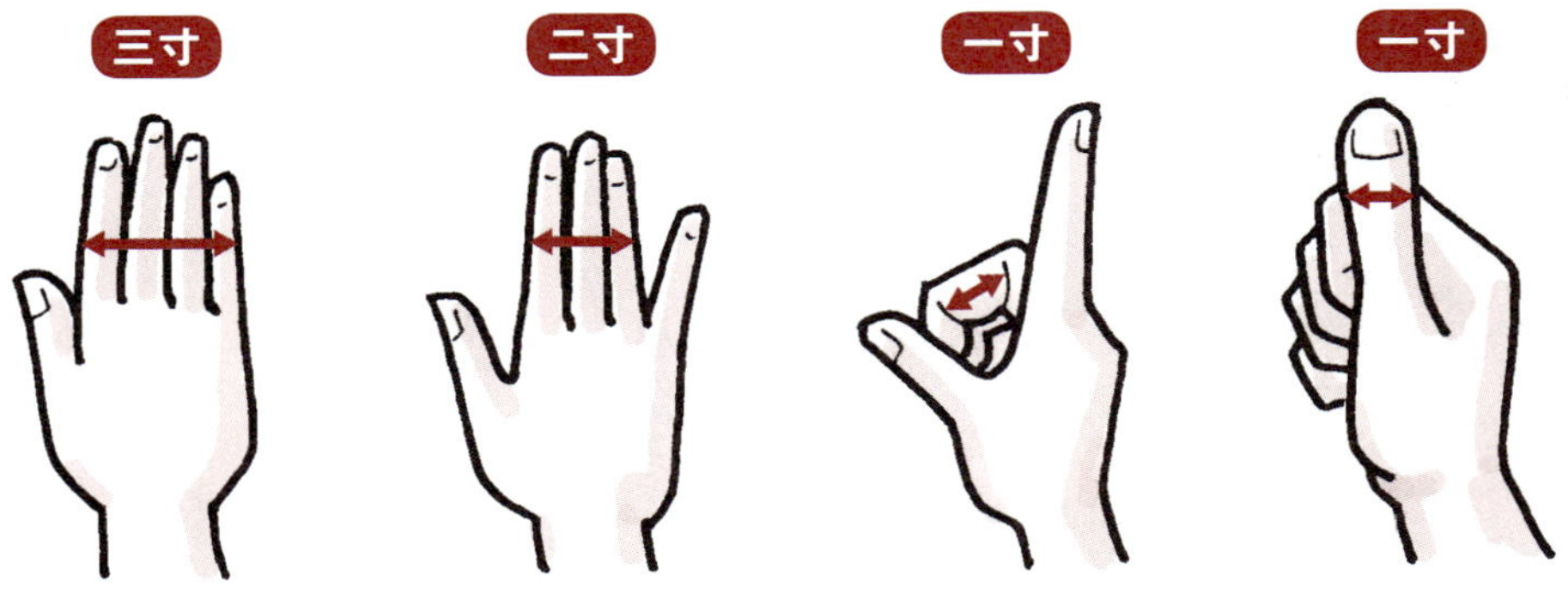

見てわかる全身の特効ツボ

人間の体には365のツボがあるといわれます。なかでもよく使われ、効果のあるツボを選んで、そのさがし方を紹介しましょう。各病気の「ツボ刺激」の参考にもしてください。なお、ツボはいずれも、体の中央にあるもの以外は左右対称の位置にあります。

頭と顔のツボ

●**百会**《ひゃくえ》

頭のてっぺんにあるツボ。左右の耳から上にまっすぐ上がった線と、みけんから上に上がった線とが交差するところが**百会**です。このツボは「頂門の一針」といわれ、体全体にエネルギーが循環するすべての道筋がここに会するため、あらゆる病気に効くツボとされています。特に頭痛、高血圧、痔、乗り物酔いに有効です。

●**印堂**《いんどう》　●**四白**《しはく》

印堂は、左右の眉のまん中にあり、小児のひきつけ、鼻血、めまい、頭痛、不眠症に効きます。

四白は、指で目の下縁をたどっていくと、皮膚の下にかたい骨があります。その中央から約一寸下がったところで、小さな骨のくぼみのところ。顔の神経痛や疲れ目に特効があり、蓄膿症や上歯の痛みなどにも効きます。

●**人迎**《じんげい》

人迎は血圧を下げるツボとして知られています。人さし指を、のどぼとけの外側約二寸のところに当ててみてください。ドキドキと脈打つのがわかるでしょう。ここは人体の胴と頭を結ぶ重要なところで、人迎のツボはここです。このツボはぜんそく、せき、扁桃炎、バセドウ病にも使われますが、あまり強く押さないように注意してください。

●**大迎**《だいげい》

耳下からあごにかけて指の腹でさわっていくと、指が止まるところがあります。そこが**大迎**のツボで、押すとあごの奥に痛みを感じます。下歯の痛みに特効があり、また顔面のけいれんやまひ、三叉《さんさ》神経痛にもよく効きます。下歯の痛みには大迎をよく押すと、痛みがやわらいできます。

●**完骨**《かんこつ》　●**風池**《ふうち》

完骨は、耳の後ろ側にある勾玉《まがたま》のような形をした骨（乳様突起という）の縁で、とがった部分から親指の太さ1本分ほど後頭部に上がった骨のくぼみにあるツボ。片頭痛、めまい、のぼせなどに効きます。

風池は同じく後ろの髪の生えぎわで、天柱の外側にあり、その名のように、かぜの治療に特効があります。また、寝違え、疲れ目にも効きます。

●**天柱**《てんちゅう》

天柱は頭痛の名穴といわれ、頭痛の治療には欠かせないツボです。

ぼんのくぼ（くびの後ろの中心にあるくぼみ）から左右へ約一寸五分《ぶ》離れたところ、ちょうど髪の生えぎわにあって、親指で押すと頭や目がすっきりします。

古典に「熱病《や》みて頭、頸《くび》に始まるものはうなじの太陽を刺す……」とあり、このツボの大切さを説いています。

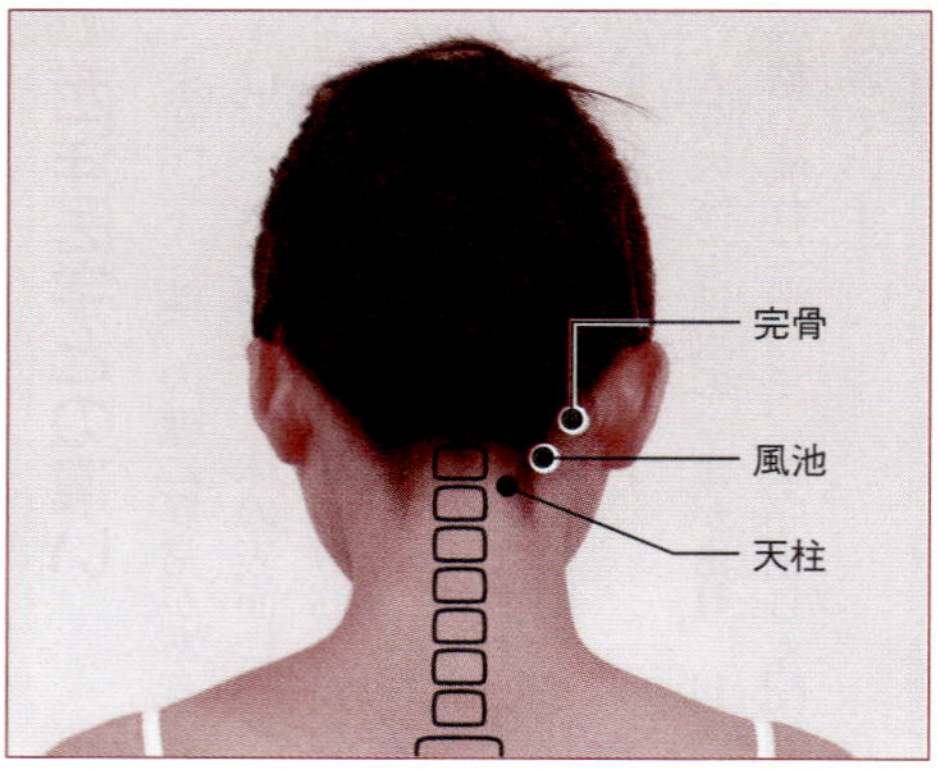

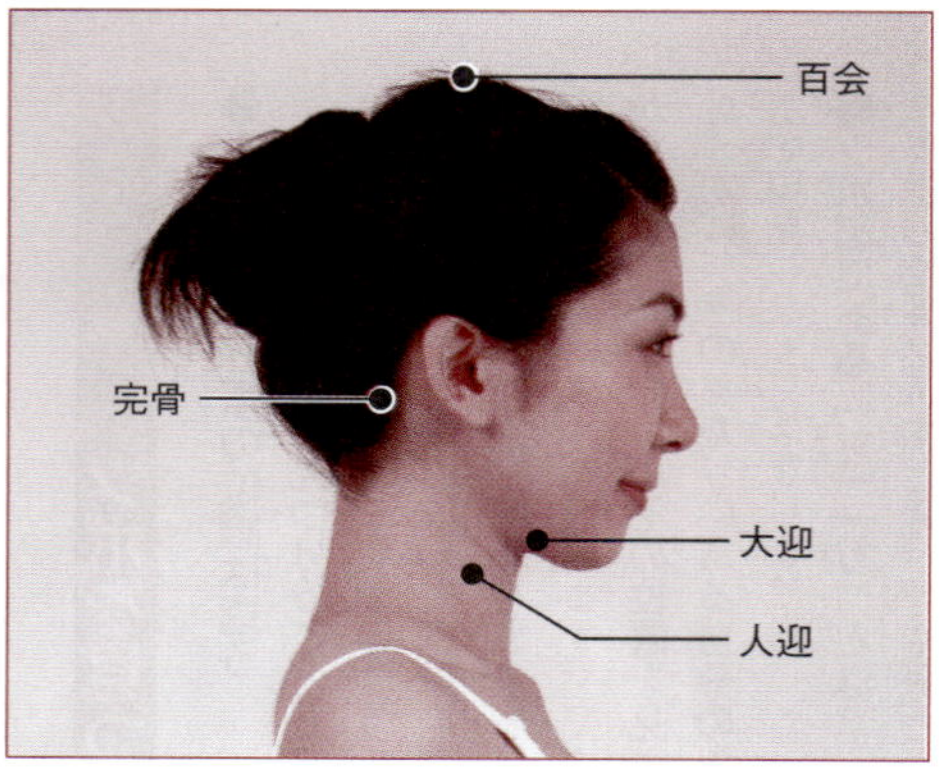

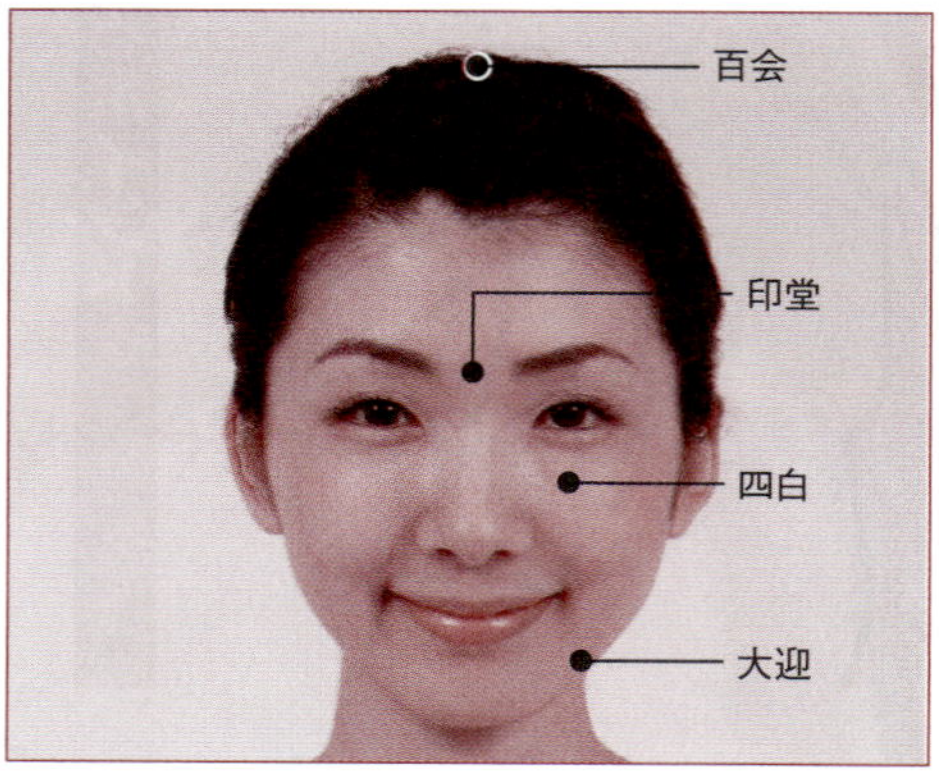

胸とおなかのツボ

●天突《てんとつ》

胸骨のすぐ上にあるくぼみの、まん中にあるツボです。あごを上げて、のどの中央を下へ指でふれていくと、胸の骨にぶつかったところのくぼみが**天突**です。

鼻カタル、扁桃炎、せき、声がれ、しゃっくりなどに使います。疲れからくるのどのいがらっぽさは天突を押すと楽になります。

●膻中《だんちゅう》

左右の乳くびを結んだ線のまん中にあたるツボで、胸骨の中央になります。

膻中は心臓の動悸やせき、息苦しさに特効があり、また、神経性の胸痛やヒステリー、肋間神経痛などにもよく効きます。このツボのある部分一帯の体表には、内臓の異常があらわれてくるところであることから、現代医学でも重視されています。

●中府《ちゅうふ》

ぜんそくの発作に特効のあるツボとして知られています。鎖骨から一寸五分ほど下がったところを、左右同じように軽く押すと、しこりのようなものを感じます。ここが**中府**のツボです。動悸、息切れ、せきなど、胸苦しい、息苦しいというときに使うツボです。

●中脘《ちゅうかん》

へその上約四寸のところで、みずおちとへそのまん中にあるツボ。

中脘の脘は胃の口のことで、胃の下口を下脘《げかん》（へそ上約二寸）、胃の上口を上脘《じょうかん》と呼んでいます。中脘は胃の中心に位置していることから、胃に関する病気に特効があります。

●神闕《しんけつ》

神闕は、へそにあたるところにあり、おなかをあたためるツボです。

●巨闕《こけつ》

巨闕は、膻中《だんちゅう》と中脘《ちゅうかん》の間にあり、二つのツボのほぼまん中、すなわちみずおちのところにあって、漢方では、この部分がつかえて抵抗感があるとき「心下の痞硬《しんかひこう》」と呼んで、体調をみるバロメーターとします。

動悸、息切れのほか、胸痛や慢性の胃の病気、ぜんそく、不眠症などにも効くツボです。

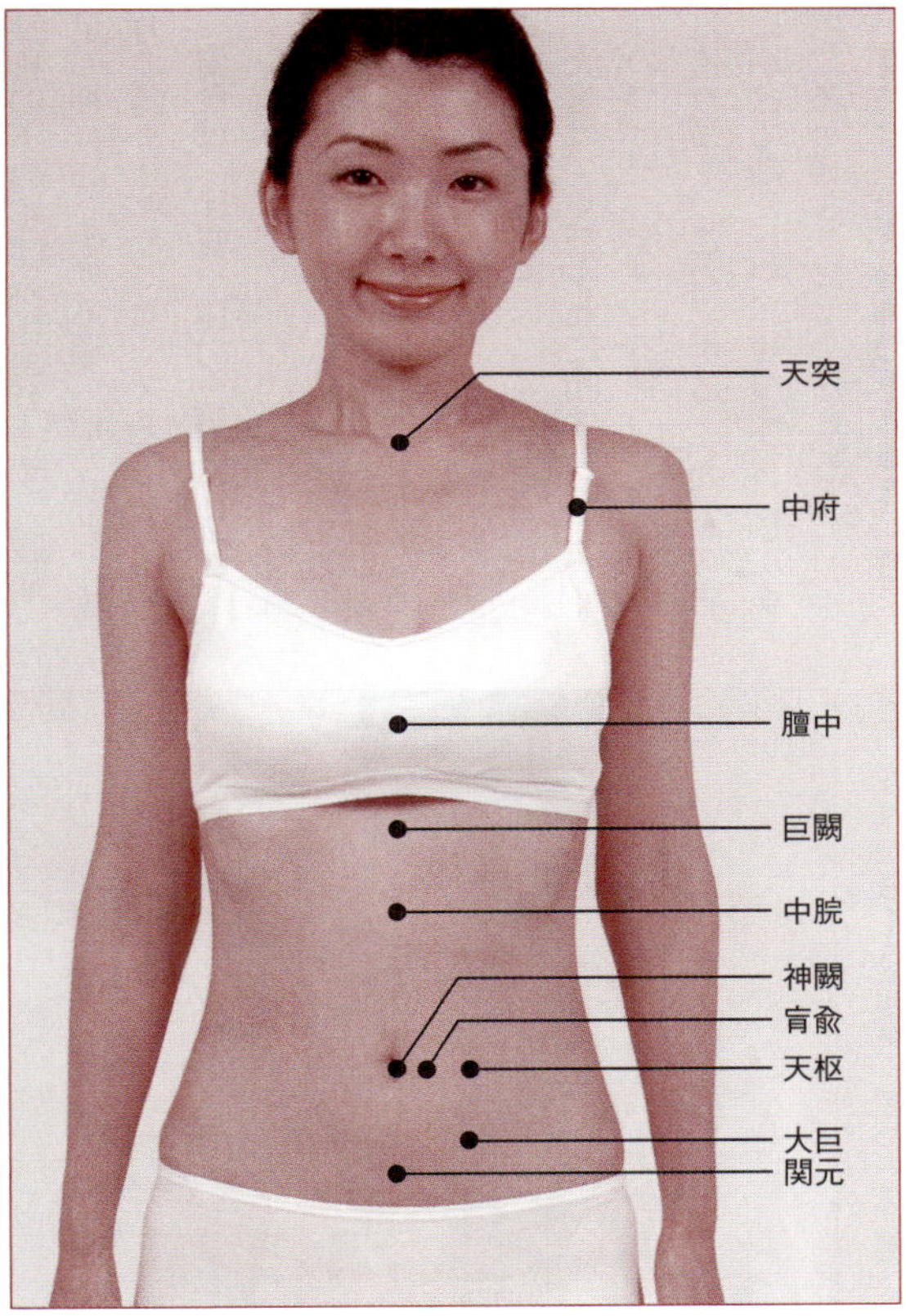

●肓兪《こうゆ》

肓兪は、へその両側約五分《ぶ》のところで、やや下がったところにあります。

このツボは精力増強のツボで、「男子の子なきを治す」といわれ、男性に異常があって子供ができないときの特効ツボとされています。

●天枢《てんすう》

おなかをこわしたときに用いると、効きめがあるツボです。

へその左右二寸のところにあり、おなかをこわして下痢したときや、便秘のときなどに、このツボを指圧するとよく効きます。

東洋医学ではへそから上を天、下を地と分けますが、へその高さが天地の分かれる枢要なところなので、**天枢**と名づけられました。

●大巨《だいこ》

生理異常や便秘の特効穴です。

位置は天枢《てんすう》から約二寸下がったところにあります。このツボは、体のへそから下の病気があらわれるところ。**大巨**の大は大きいという意味だけでなく、大切という意味もあります。

特に左側の大巨は、昔から女性の瘀《お》血《けつ》（古血《ふるち》）の有無を調べたり、その治療に使われています。

下痢、腎炎、不妊症、坐骨神経痛などにも効きます。

●関元《かんげん》

関元は、へその下約三寸のところにあり、人間が先天的にもつ元気をつかさどるツボとされています。

また、小腸の疾患からくる消化不良や生理不順、便秘などの特効穴として用いられます。

そのほか、精力減退や冷え症のほか、男女の性器の疾患を治療するのには欠かせないツボです。

背中と腰のツボ

●肩井《けんせい》 **●肩髃**《けんぐう》

肩井は肩こりに特効のあるツボ。くびの根元と肩先とのほぼまん中で、乳頭からまっすぐ上へ引いた線が肩と交わるところにあります。文字どおり肩の井戸、エネルギーのわき出るところです。くびのこり、寝違え、後ろ頭の神経痛様の痛み、気持ちの高ぶり、高血圧にも効果があります。

肩髃は五十肩に特効のあるツボで、腕を水平に上げたとき、肩の関節部にできるくぼみにあります。

●心兪《しんゆ》

動悸や息切れ、胸苦しさなどをととのえるツボです。第5胸椎棘突起の下、背骨の両側約一寸五分のところにあります。肩甲骨の下の端より少し上になります。

昔から**心兪**は心の臓に邪気が注ぐところといわれ、心臓発作などのときはここが痛みます。こんなときには、自分で心兪と膻中《だんちゅう》、巨闕《こけつ》、左手のひらの小指側を強く指圧するとよろしい。

●命門《めいもん》 **●腎兪**《じんゆ》

命門は、へその上縁の線を背中にたどって背骨に当たったところで、第2腰椎の下のくぼみにあります。腰痛、足の神経痛、生理不順、精力減退、体力の弱まりなどに効くツボです。

腎兪は、体質や体力を調べ、スタミナをつけるツボで、命門の左右一寸五分のところにあります。肝兪《かんゆ》と同様にいろいろな症状の治療に使われるツボです。

●大椎《だいつい》 **●身柱**《しんちゅう》

大椎は、くびを前に曲げたとき、くびのつけ根に突き出る骨の下のくぼみにあります。このツボは、くびから肩にかけてのこりや、ぜんそく、じんま疹、鼻かぜなどによく効きます。

身柱は、第3胸椎の下にあり、特に子供の体力づくり、保健強壮に有効です。また、呼吸器系の熱をとる効果もあります。

●肝兪《かんゆ》

肝兪は、第9胸椎の下から左右一寸五分のところにあり、肝臓病や全身の疲れ、だるさ、精力減退、視力低下、めまい、中風など、ほとんど全身の病気に適応します。

●大腸兪《だいちょうゆ》 **●小腸兪**《しょうちょうゆ》

大腸兪は大腸の働きをととのえ、**小腸兪**は小腸の機能をととのえるツボです。大腸兪は第4腰椎の下、左右約一寸五分、小腸兪は第1仙椎の下、左右約一寸五分のところ。

大腸兪は、ほかにじんま疹、足やひざの疲れからくる痛み、ぎっくり腰などに使われ、小腸兪は女性の生理痛や生理不順などに有効です。

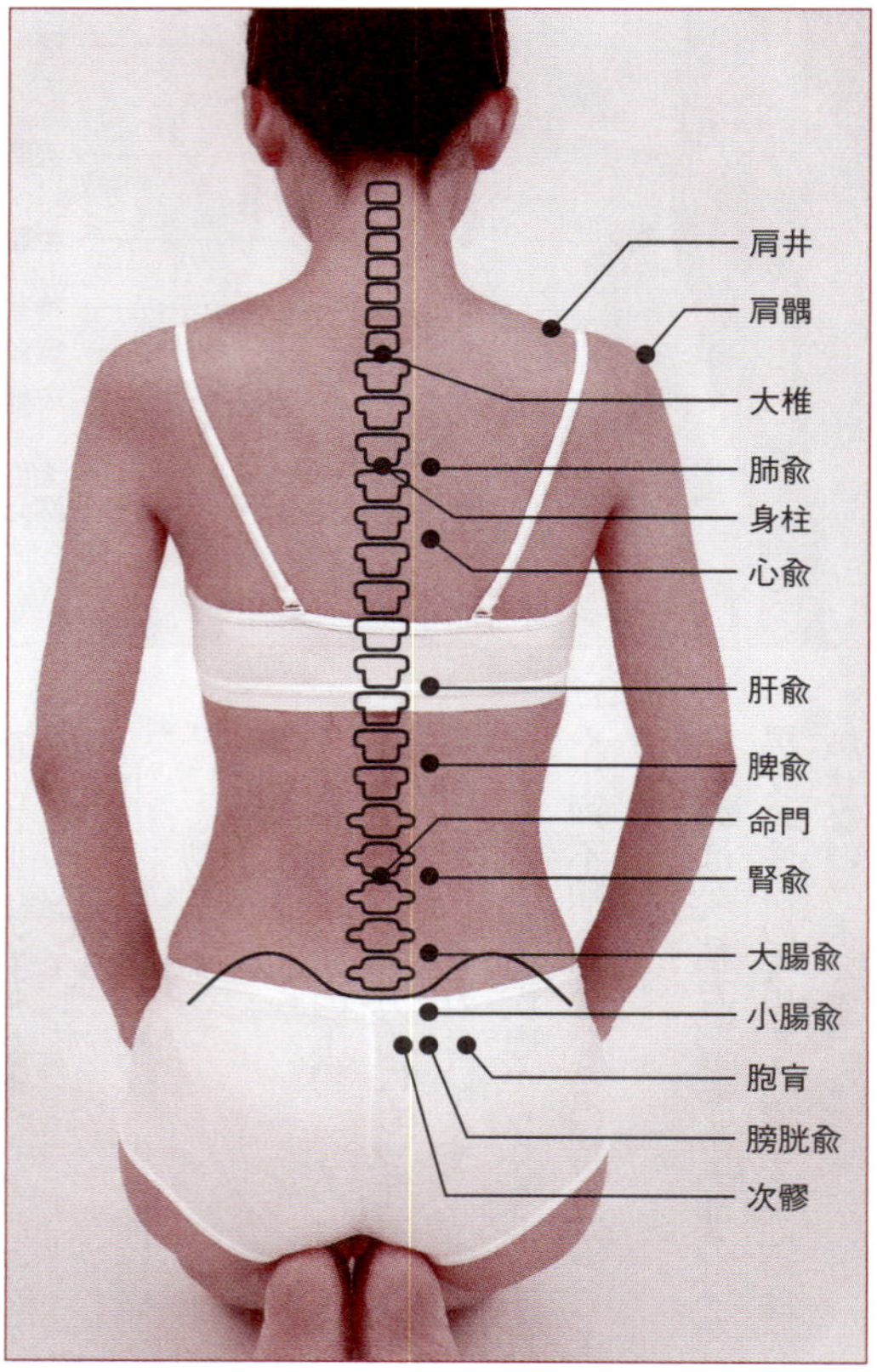

●肺兪《はいゆ》

肺兪は、肺の機能の弱りをととのえるツボです。左右の肩甲骨の最も突き出た部分を結んだ線上で、脊椎から左右約一寸五分のところにあります。

兪のつくツボは全部で17カ所あり、後頭部から背中、腰、しりにわたって背骨の両側に並んでいます。兪は胸、おなかの臓腑に邪気の注ぐところという意味です。

●脾兪《ひゆ》

脾兪は、第11胸椎の下で、背骨の左右約一寸五分のところにあります。

脾というのは、現代医学でいう膵臓をさし、膵臓をととのえるツボです。膵臓からはインスリンというホルモンが分泌されますが、その出が悪くなると糖尿病になり、そこからくる黄《おう》疸《だん》、体のだるさ、疲れやすさなどに効きます。

●膀胱兪《ぼうこうゆ》 **●次髎**《じりょう》 **●胞肓**《ほうこう》

膀胱兪は第2仙椎の下、左右約一寸五分のところで、夜尿症や膀胱の冷えに用います。

次髎は膀胱兪と背骨の中間で、やや下寄り。坐骨神経痛の特効穴です。泌尿器疾患や生理異常、冷え症などに使います。

胞肓は、膀胱兪の外側約一寸五分にあり、婦人病および性器に関する病気の治療には必ず使われるツボです。

手と腕のツボ

●陽池《ようち》 ●合谷《ごうこく》

陽池は、手の甲側の関節のちょうどまん中にあるツボ。腕の痛みや手関節のリウマチ、精力増強などに効きます。

合谷は、親指と人さし指のつけ根から、人さし指の骨のほうにわずかに寄ったところ。押すと圧痛があり、ペンなどを長く握ったときにもむと楽になります。目の疾患、高血圧、耳鳴り、小児のひきつけなどにも効きます。

●労宮《ろうきゅう》 ●少府《しょうふ》

労宮は、手のひらのほぼ中央にあるツボ。全身疲労や体の節々が痛いとき、関節リウマチ、小児のかんの虫などによく効きます。手のひらをもみほぐすと疲れがとれるのは、自然に労宮を刺激しているからです。

少府は手のひらの内下方、第4手骨と第5手骨との間を指で押し上げていくと止まるところです。手やひじが痛い、半身不随、インポテンツに使うツボです。

●曲池《きょくち》 ●手三里《てさんり》

曲池は、ひじを曲げたときにできる横じわの、親指寄りのところ。押すと圧痛がある場所です。頭痛、下痢、腕の痛みやしびれなどに効くツボです。

三里は足にもありますが、これは手の**手三里**。ひじの曲がり目から約二寸、人さし指の指先のほうに寄ったところにあり、押すと圧痛があります。

手から前腕、ひじが痛むとき、歯痛、ほおからおとがい（下あご）にかけてのはれ、顔面まひ、腫瘍、蓄膿症などによく効きます。

●尺沢《しゃくたく》 ●神門《しんもん》 ●内関《ないかん》

尺沢は、ひじの内側のほぼまん中で、やや親指側に寄ったところ。吐血、ぜんそく、種々の肘痛《ちゅうつう》、扁桃炎《へんとうえん》、遺尿症《いにょうしょう》に用いられ、すぐれた効果があります。

神門は、手のひら側の関節の横じわのところで、脈のふれるところ。心臓疾患、便秘のほか、だるいとき、疲れやすいときにもよく効くツボです。

内関は、手くびを曲げた手のひら側に2本の太い筋肉があるのがわかりますが、この筋肉の間で手くびから約二寸上のところ。ひじから前腕の痛み、狭心症の発作などに効きます。

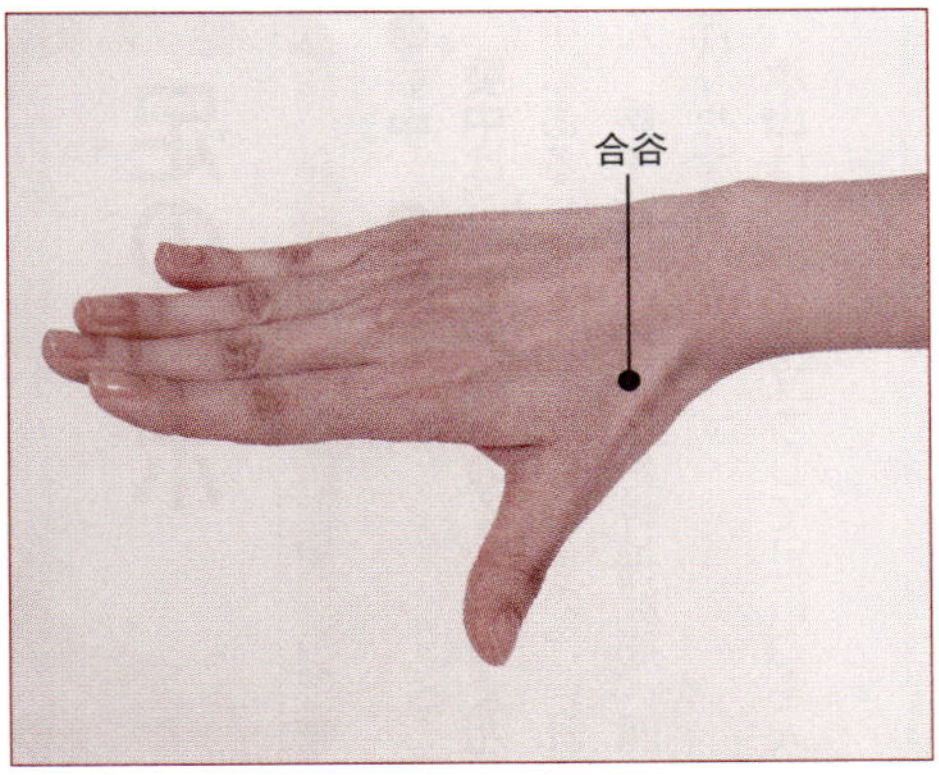

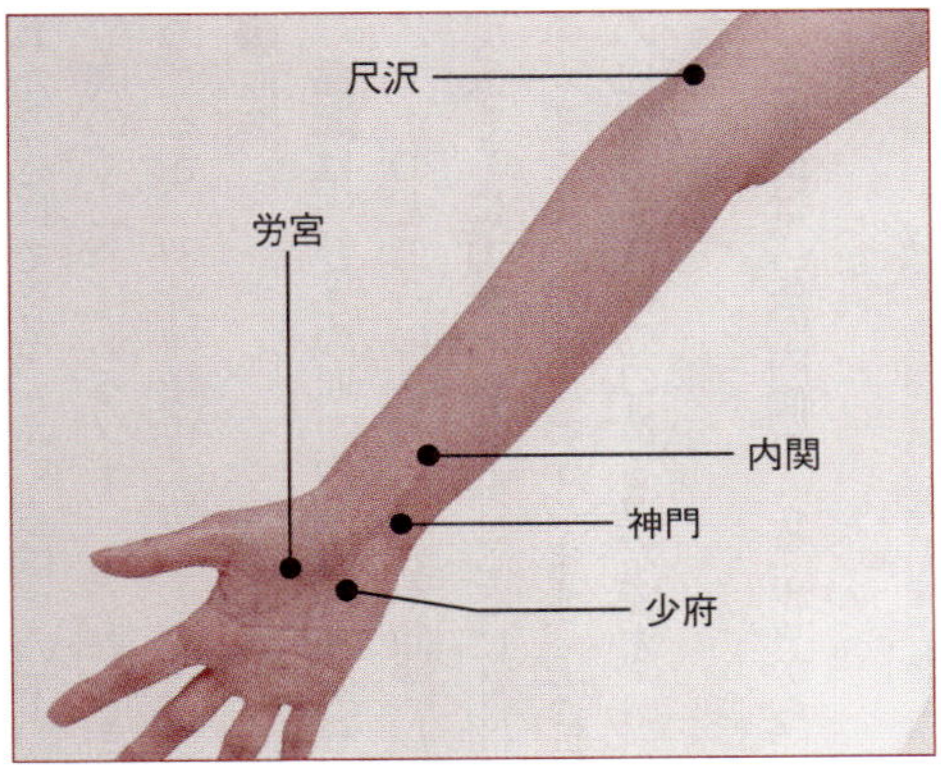

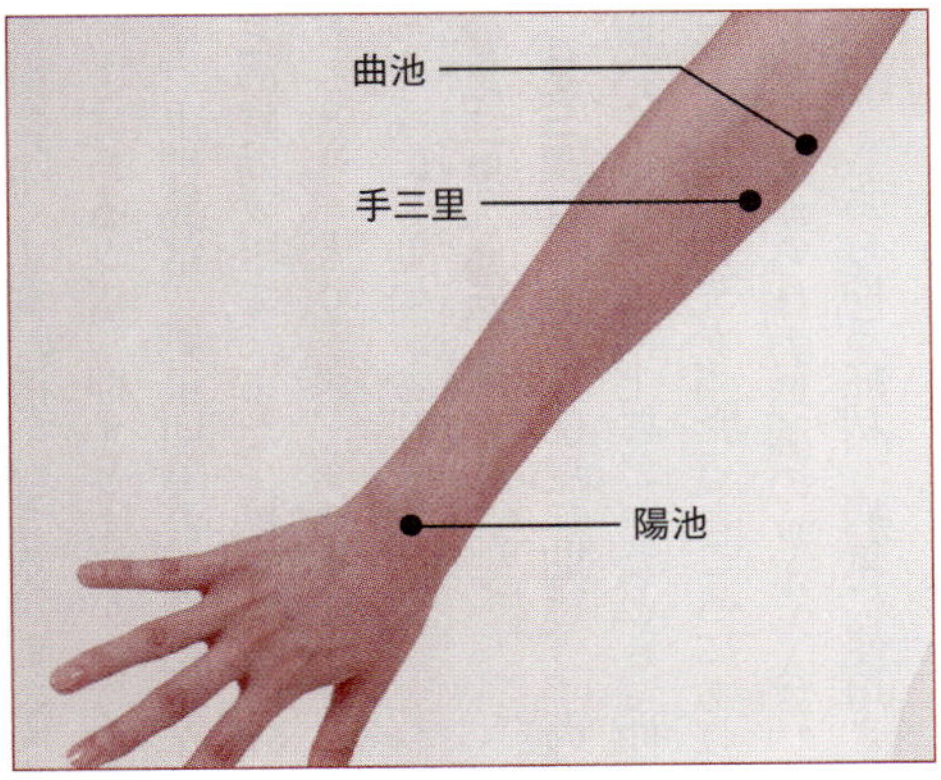

身近なものを使って、家庭でできるツボ刺激

●**蒸しタオルであたためる**

疲れやこり、冷えのある部分をあたためる方法です。タオルをやけどしない程度の湯に浸し、かたくしぼってから体に当てます。血液の循環がよくなり、気分もすっきりします。

●**氷で冷やす**（冷灸）

大きめのダイヤアイスをビニール袋に入れ、ツボに当てます。冷たい刺激でツボ周囲の筋肉や血管が収縮しますが、そのあと筋肉の緊張がほぐれて血管が広がり、急性の痛みやこりをやわらげます。

●**ようじでつつく**

つまようじを10本ほど輪ゴムで束ねて、ツボをつつく方法。マッチ棒を束ねて頭のほうでつついても有効です。多少、〝痛い〟感じにつつくと効果的です。

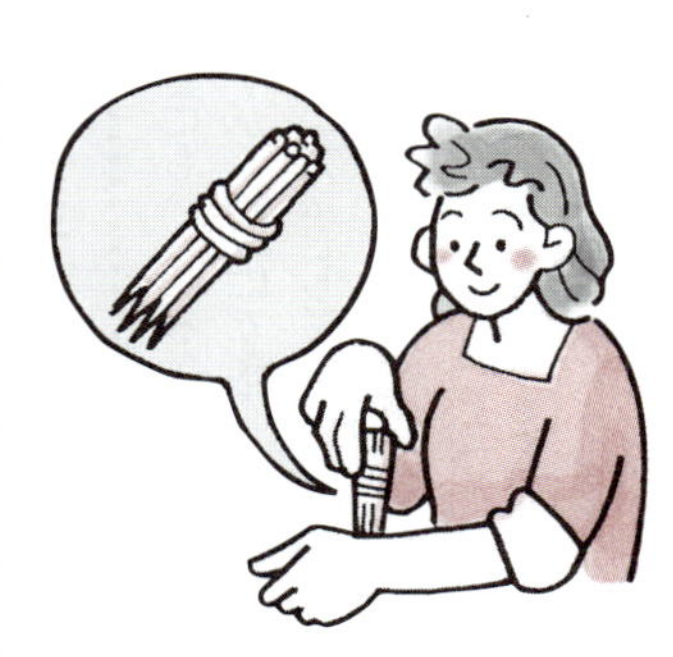

足のツボ

●委中《いちゅう》　●承山《しょうざん》

委中は、ひざの後ろのくぼみのまん中にあるツボで、ふくらはぎのけいれん、腰や背中の痛み、坐骨神経痛、関節リウマチのツボです。

承山は、つま先立ちして足に力を入れたときにできる、ふくらはぎの下の筋肉のくぼみにあるツボ。ふくらはぎのだるさ、坐骨神経痛に効きます。

●血海《けっかい》

血海は、ひざの皿の内側の上端から二寸上のところにあり、ひざを伸ばして太ももに力を入れると、ここにくぼみができるのですぐわかります。女性の血の道症に特効のあるツボです。

●三陰交《さんいんこう》

三陰交は、足の内側のくるぶしから、親指を除く4本の指を当てて、すぐその上にあるツボ。押すと圧痛があります。生理異常、更年期障害、冷え症などの特効ツボで、また、足やひざの疲れをとり、太りすぎ、やせすぎ、胃病や下痢にも効果があります。

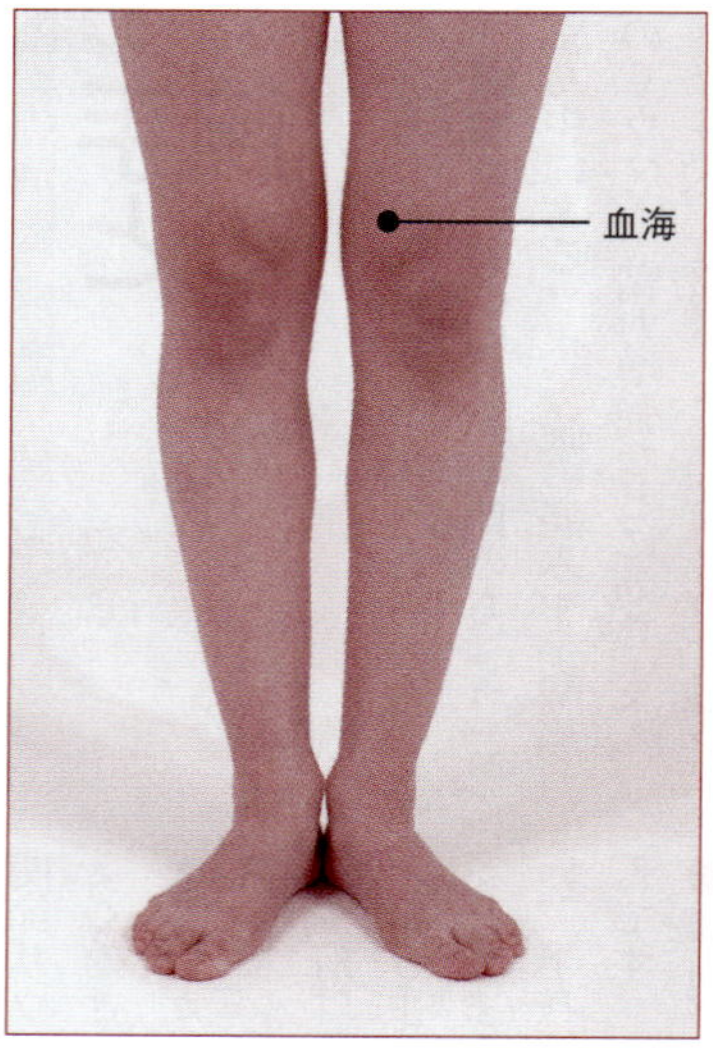

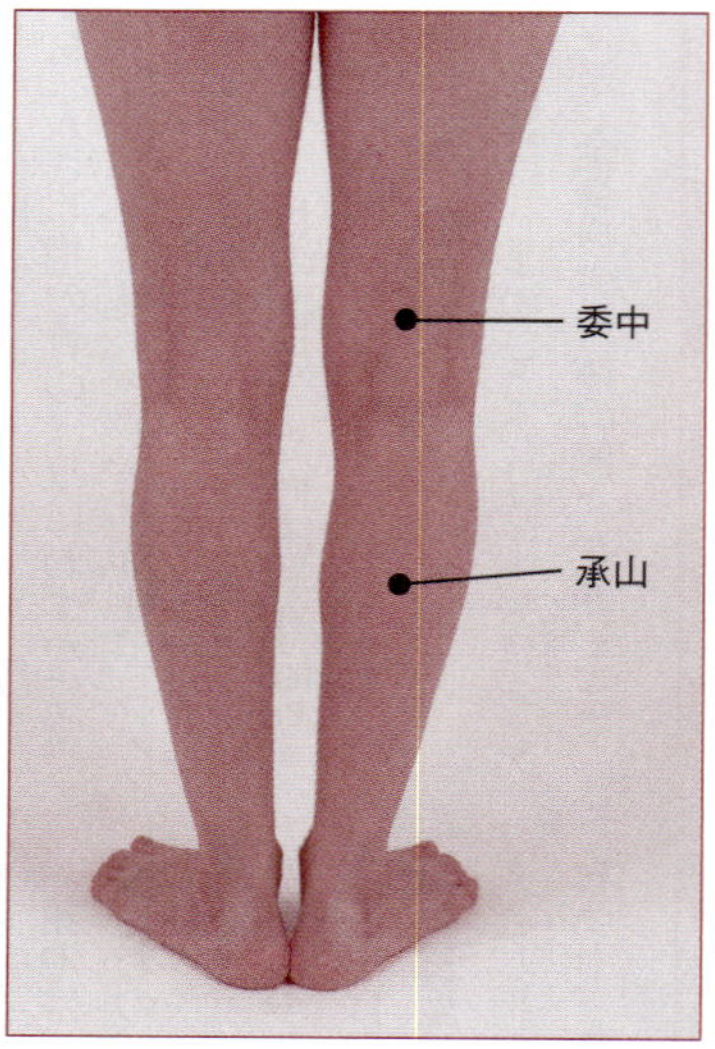

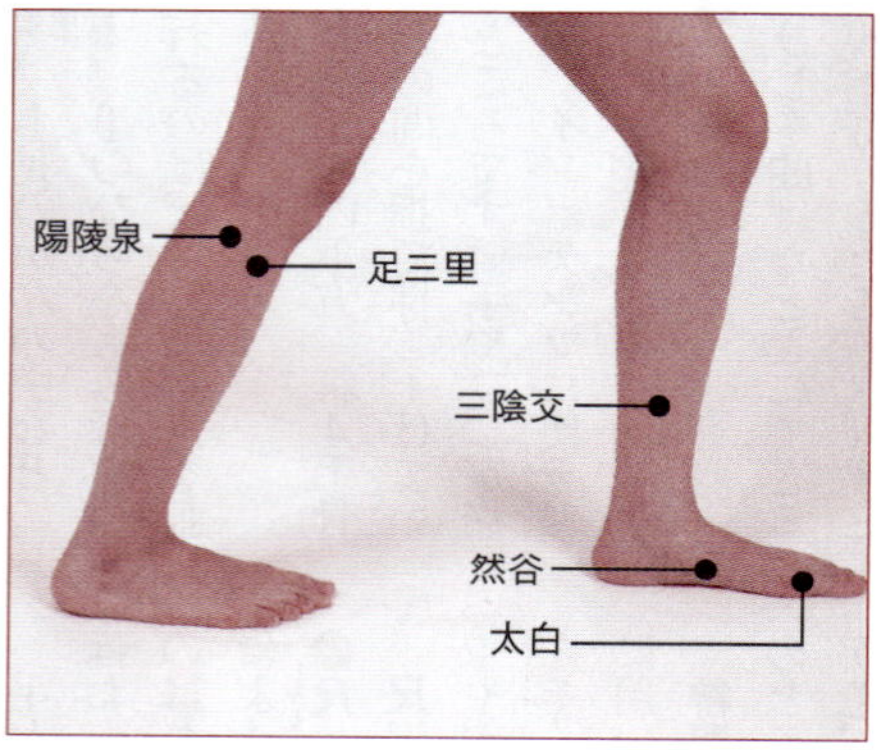

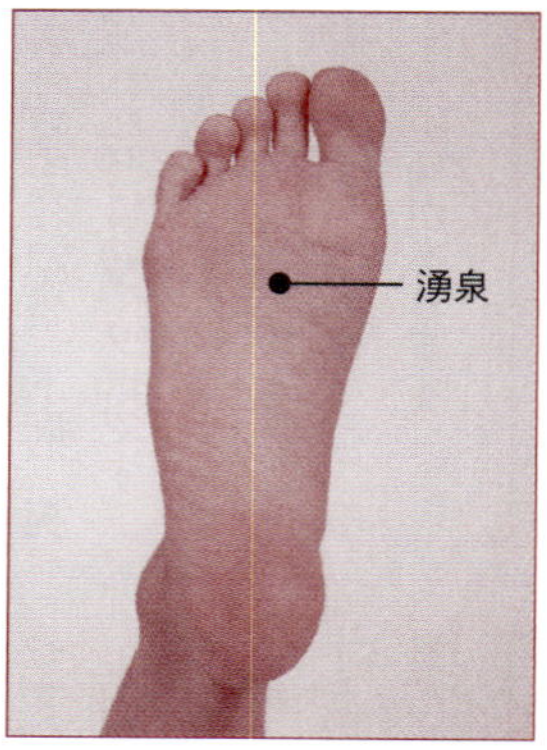

●足三里《あしさんり》　●陽陵泉《ようりょうせん》

足三里は、ひざを60度に曲げ、手の親指をひざの皿の上においたとき、伸ばした中指の先が当たるところにあります。昔から体力増強のツボとされ、あらゆる症状、病気に使用される基本穴です。

陽陵泉は、ひざ関節の外側のすぐ下に突き出た骨の下にあり、筋肉の病気、坐骨神経痛などに効果があります。

●然谷《ねんこく》　●太白《たいはく》

然谷は、内側のくるぶしの下を前のほうにさすっていくと、土踏まずのところでふれる、とがった骨の下にあります。足のうらの痛み、扁桃炎、膀胱炎、冷え症に有効です。

太白は、足のうらの親指のつけ根の関節の後ろのくぼみにあるツボ。便秘、吐きけ、消化不良、消化器疾患からくる頭痛などに用います。

●湧泉《ゆうせん》

湧泉は、足のうらのまん中よりやや指側に寄ったところにあるくぼみにあり、押すと圧痛があります。土踏まずは、神気の流れ注ぐところとして大事にされてきたところ。婦人科疾患、精力減退、疲労などに効果があります。指圧のほか、青竹踏みなどでこのツボを刺激するのも効果的です。

灸のすえ方

灸にもいろいろなやり方がありますが、簡単にできて、あとを残さない方法としては、知熱《ちねつ》灸と無痕《こん》灸がすすめられます。

●知熱灸

親指の頭大のもぐさをピラミッド形にし、ツボにのせて火をつけ、熱さを感じたらすぐピンセットか指でもぐさをとり去る方法です。あともつかず、効果もあります。

●無痕灸

皮膚の上に薄切りにしたショウガやニンニクをおき、その上から灸をすえる方法です。ネギやニラ、みそなどをおいてすえることもあります。この方法だと、熱が途中で吸いとられ、間接的なのでほとんど熱くありません。また、用いたものの成分が体に作用する効果もあります。

最近は、一般の方にも簡単にできるように工夫された灸も市販されています。

家庭でできるツボ刺激 指圧・マッサージ

●コツと注意

押して痛ければ強めに、逆なら弱めに

ツボを軽く手指で押してみて、痛ければ機能が高ぶりすぎているので、これをしずめる治療を行います。つまり、強めに押せばいいのです。押してみて、逆に痛みを感じず、気持ちがよければ機能が鈍り衰えているので、これを補う治療、つまり軽く押します。

きき手側に相手を寝かせて行う

治療する人の体全体の重みを指先で調節して、適当な強さで押すこと。そのためには、治療を行う人の身構えが大切で、いつもきき手側に相手を寝かせ、片ひざを立てた姿勢か正座位で行います。

押す方向は常に相手の体の中心に向かっているようにします。圧迫はだいたい3～5cmくらいの間隔で、指先を移動させながら、次々に押していきます。

ベルトや帯をはずして行う

おなかや腰を治療するときは、食後30分以上たってから、よく排便、排尿したあとでするようにします。また、ベルトや帯などははずしてリラックスした状態で行います。治療を行う人は、爪を短く、手指をきれいにしてください。

なで、さする（軽擦法《けいさつほう》）

マッサージの手技のうち最もよく使われる方法。手のひらを相手の皮膚にぴったりとつけ、適当な圧力を加えながら、なでたり、さすったりします。なで始めから終わりまで同じ強さでマッサージするのがコツ。手指と皮膚の間にすき間ができると、指先だけに力が入ってしまい、治療を受ける人は痛みを感じるだけで、効果は上がりません。

マッサージする体の部分の面積によって、手のひらを使ったり、親指だけ、あるいは親指以外の4本の指をそろえて使ったり、親指と人さし指ではさむようにするなど、使い分けます。

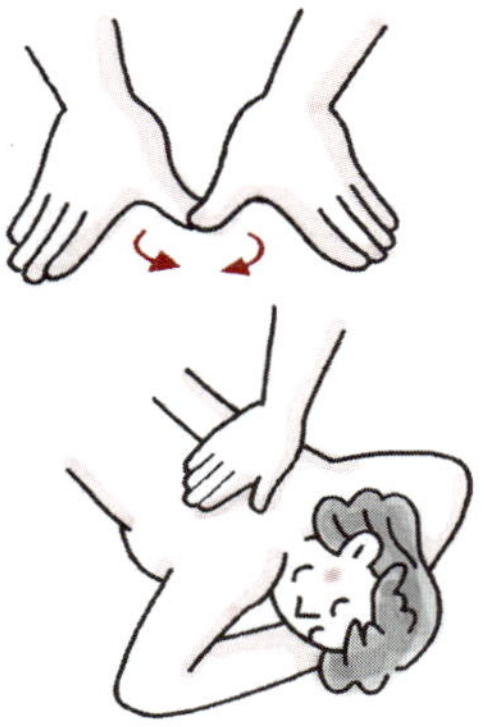

もむ（揉捏法《じゅうねつほう》）

主に筋肉を対象として行います。筋肉をしっかりとつかみ、指先だけに力を入れず、ひじや手くびを動かして、手のひら全体、もしくは指の腹全体で、軽く、やわらかに、小さな輪を描くようにして、もみ、こねます。指先だけでもむと皮膚をすりむきます。かたい筋肉は強く、やわらかいところは弱くがコツ。

ふるわせる（振《しん》せん法《ほう》）

手のひらや指先をぴったり体に押し当てながら、これをふるわせて、こまかいリズミカルな振動を与える方法。

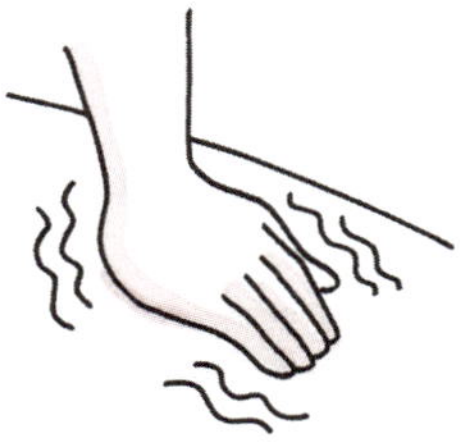

たたく（叩打法《こうだほう》）

片手または両手を使ってたたきます。コツは、ひじから先を上下に動かし、手くびをやわらかくして、軽く、早く、リズミカルにたたくこと。広い場所やかたい大きな筋肉は、軽く握ったこぶしの小指側でたたき、やわらかく狭いところは、指先か親指以外の4本の指で物を切るようにたたきます。

この叩打法は、軽く短時間行うと、神経や筋肉の機能を高めますが、強く長時間たたくとかえって機能を抑制します。

押す（圧迫法《あっぱくほう》）

手のひら、あるいは親指か親指以外の4本の指を用いて体表を圧迫する方法です。

押し方は、各ツボに3～5kgくらいの圧力を、3～5秒間加えます。このとき大切なのは、治療する人の体重を指先にかけ、圧力は相手の体に応じて調節しながら、押す方向は体の中心に向かうようにします。徐々に力を加え、徐々に引いていくように押すのがポイントです。

この方法は、神経痛の痛みをとったり、筋肉のけいれんなどを除くのに適します。

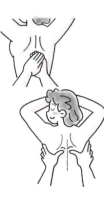

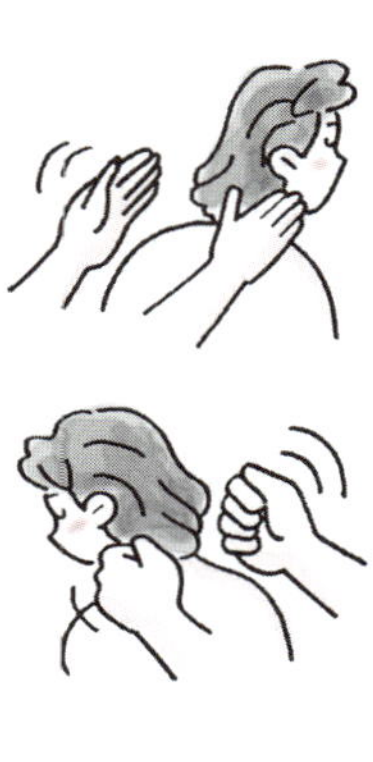

とっさのときに役に立つ

応急手当

監修／東京防災救急協会

■救命処置と応急手当

救命処置とは、傷病者の命を救うために行う「心肺蘇生」「AEDを用いた除細動」「のどに詰まった異物の除去」の三つの処置をさし、医療従事者や救急隊員でなくても、だれでも行うことができます。

救急車が到着するまでに適切な処置が行われたかどうかで、傷病者の今後を大きく左右します。

応急手当とは、心肺停止や気道異物以外の病気やけがに対して悪化防止を目的として行う最小限の手当をいいます。また、広い意味で、救命処置と応急手当を合わせて応急手当と呼ぶこともあります。

応急手当の目的は、①命を救うこと、②悪化防止、③傷病者の苦痛を減らすという三つです。そのためには、多くの人が応急手当についての正しい知識と技術を覚え、勇気を出して実行することです。

カーラーの救命曲線

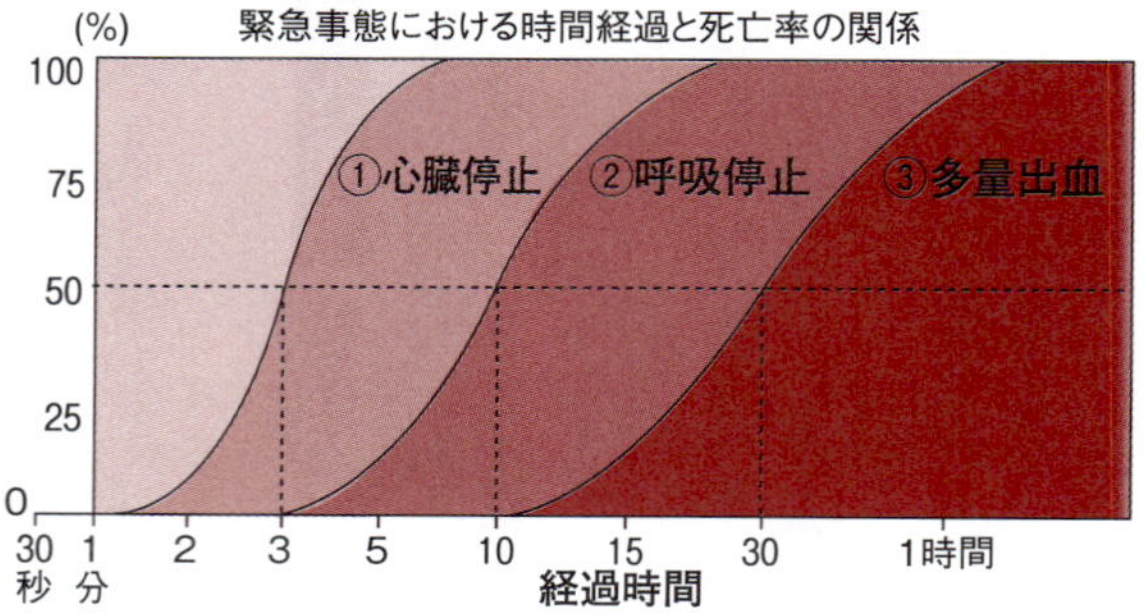

(M.Cara:1981.「カーラーの曲線」より一部改変)

■応急手当の必要性

突然の事故に遭遇したり、急病の人を目にしたら、救急隊員や医療従事者がかけつけるまでの間に行う応急手当。救急車は要請を受けてから現場に到着するまでにかかる時間は全国平均でも7～8分とされています。この空白の7～8分が、実は生命を大きく左右する重要な時間です。

カーラーの救命曲線が示すように、心臓が停止した傷病者を3分間放置すると、死亡率は50パーセントにもなり、7分後にはさらに確率は高くなります。

居合わせた人＝バイスタンダーによる応急手当が傷病者のその後を左右するといえるわけです。

突然の心肺停止を起こした人の命を救うためには、心停止の予防、心停止の早期認識と通報、早い心肺蘇生とAED、救急隊や病院での処置の四つが連続して行われることが必要です。これを救命の連鎖といいます。

救命の連鎖

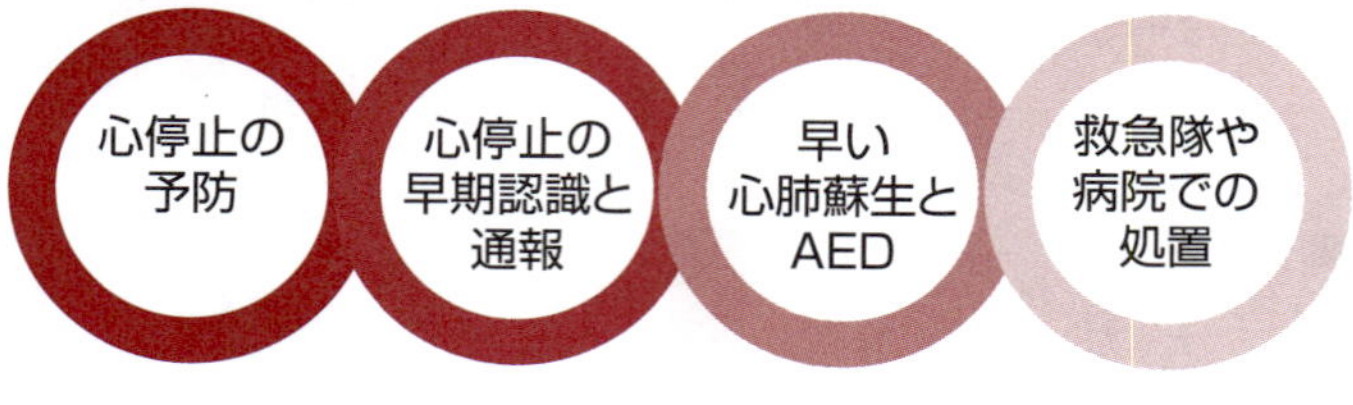

心停止の予防
心停止の早期認識と通報
早い心肺蘇生とAED
救急隊や病院での処置

この四つのどこが途切れても、救命効果は格段に下がってしまうのです。四つの要素のうちの真ん中の二つを行えるのはそばに居合わせた人です。自分が傷病者の立場に立ったときのことを考え、勇気を出して手助けしたいものです。

応急手当は早ければ早いほうがいいけれど、遅れたからといって全く意味がなくなるわけではありません。少しでも可能性があれば手助けできるためには、日ごろから応急手当に対して正しい知識と技術を身につけておくことが大切なのです。

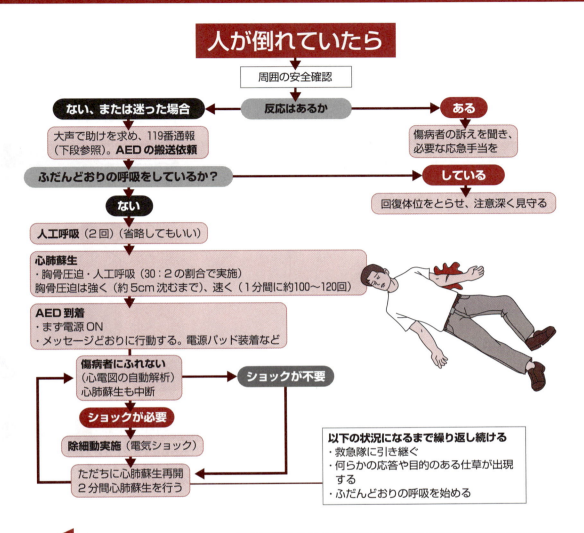

人が倒れていたら

周囲の安全確認

↓

反応はあるか

- **ある** → 傷病者の訴えを聞き、必要な応急手当を
- **ない、または迷った場合** → 大声で助けを求め、119番通報（下段参照）。**AEDの搬送依頼**

↓

ふだんどおりの呼吸をしているか？

- **している** → 回復体位をとらせ、注意深く見守る
- **ない** ↓

人工呼吸（2回）（省略してもいい）

↓

心肺蘇生
・胸骨圧迫・人工呼吸（30：2の割合で実施）
胸骨圧迫は強く（約5cm沈むまで）、速く（1分間に約100～120回）

↓

AED到着
・まず電源ON
・メッセージどおりに行動する。電源パッド装着など

↓

傷病者にふれない
（心電図の自動解析）
心肺蘇生も中断

- **ショックが不要** → ただちに心肺蘇生再開
- **ショックが必要** → **除細動実施**（電気ショック） → ただちに心肺蘇生再開

ただちに心肺蘇生再開
2分間心肺蘇生を行う
（→ 傷病者にふれない（心電図の自動解析）に戻る）

以下の状況になるまで繰り返し続ける
・救急隊に引き継ぐ
・何らかの応答や目的のある仕草が出現する
・ふだんどおりの呼吸を始める

救急車の手配

■まず119番

緊急を要するけが人や病人を見つけたら、まず119番に電話をかけ、救急車の手配をします。落ち着いて119番をダイヤルし、あわてずに必要なことをきちんと伝えます。

■119番通報の流れ（例）

●**消防**　火事ですか？　救急ですか？
●**通報者**　救急です
●**消防**　住所を教えてください
●**通報者**　何市（何区）、何町、何丁目、何番地、何号です（のように救急車の来てほしい場所を伝えます。ビル名、階数など、できるだけ詳しく説明します）
●**消防**　どうしましたか？
●**通報者**　交通事故です。歩いている人が自家用車にはねられて倒れています（など、簡潔に状況や傷病者の状態を説明します。けが人や病人が複数いる場合には、人数も伝えます）
●**消防**　電話番号を教えてください
●**通報者**　通報に用いている電話番号を伝えます（事故現場が不明なときなど、折り返し電話をかけることがあるため）
●**消防**　わかりました

※携帯電話などから通報した場合には、しばらく電源を切らないように。所在地や目標物を確認するために、消防署から電話をかけることがあります。

通報を終えたら、救急車の到着を待ちます。救急車が到着するまでの間、通報を受けた消防職員または現場に向かっている救急隊員が電話で応急手当の指導を行うこともあります。その場合には指示に従いましょう。

■救急車が到着したら

救急車のサイレンが聞こえてきたら、協力者がいる場合には、道路まで案内に出てもらい、誘導するといいでしょう。

■救急隊員に伝えること

●事故や病気の状況
●行った手当の内容
●持病があれば病名とかかりつけの医療機関（病院、医院など）を伝えます

東京防災救急協会（あなたにできる応急手当）　いざというときのために、応急手当についての知識を身につけておきましょう。東京防災救急協会では、都内を対象に救命講習会を行っています。くわしくは直接問い合わせてください。
■東京都千代田区麹町1-12　東京消防庁麹町合同庁舎3階　☎03（5216）9995　http://www.tokyo-bousai.or.jp

救命処置❶ 観察

人が倒れたり、事故にあった場合、適切な処置を行うために、まず情報の収集をすることが最も重要です。

観察を行うときの基本は、傷病者と手当をする人が安全な場所にいるかどうかと、救命に必要な観察から優先して行うことです。また、傷病者を不安にさせないように、落ち着いてすばやく行うことも大切です。

呼吸の確認

呼吸の有無を10秒以内で確認します。

傷病者の口と鼻先に自分のほおを近づけて、呼気を感じるか、呼吸音が聞こえるかどうか耳で確認します。

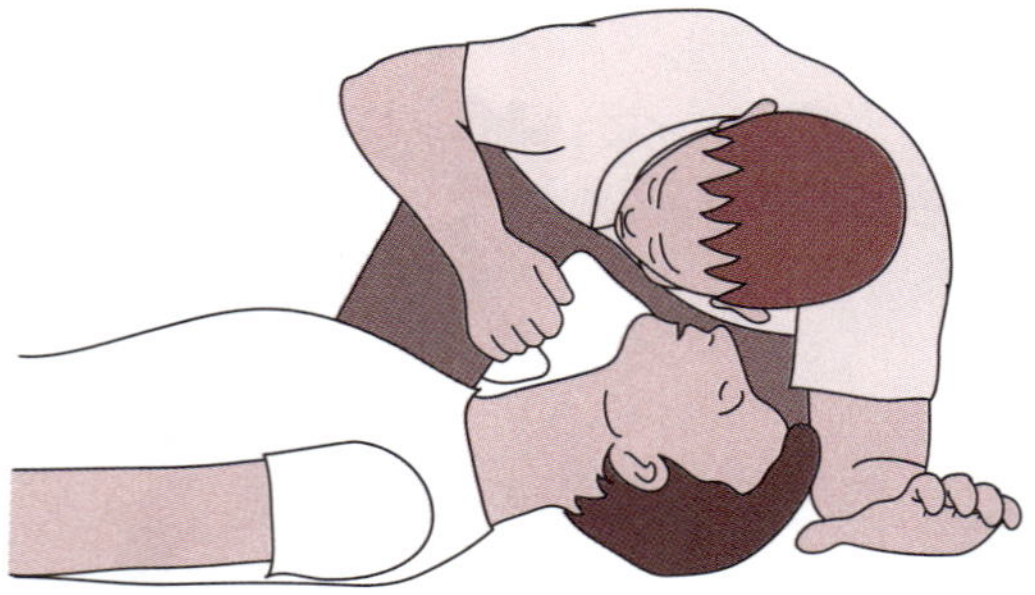

さらに、目で胸腹部の動きを見ます（胸とお腹が上下しているか確認）。

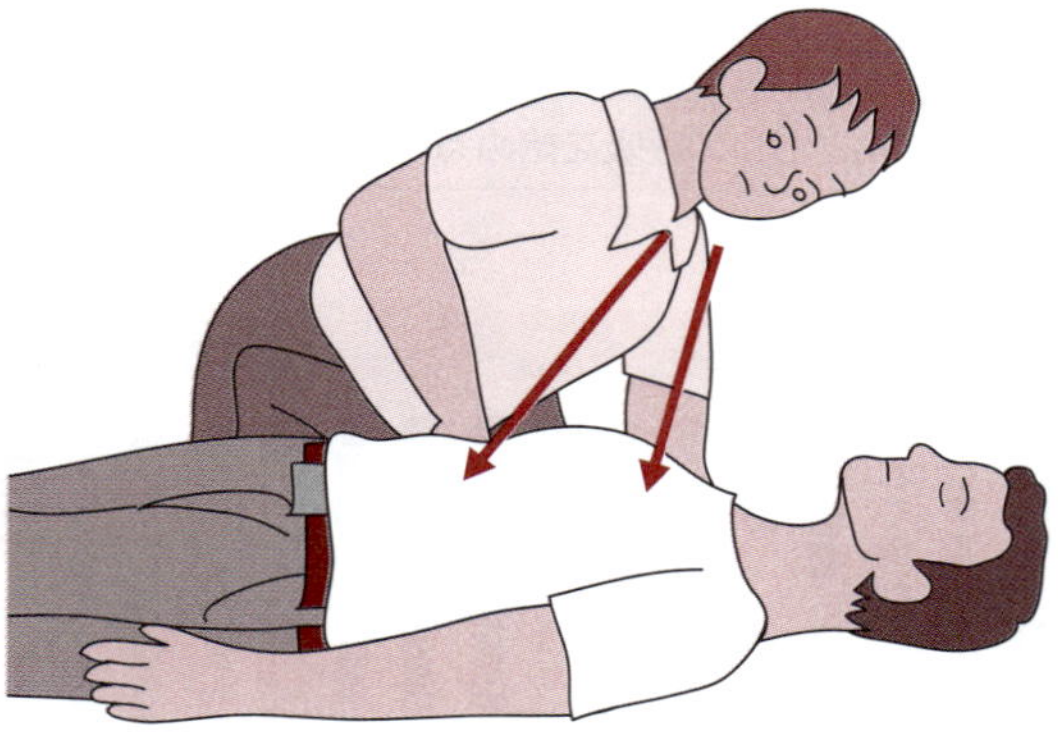

ふだんどおりの息がある場合

回復体位（P783 参照）をとらせ、救急車の到着を待ちます。

ふだんどおりの息がない場合

心肺蘇生を行います（P784 参照）。呼吸の有無がわからない、もしくは自信のない場合も、すぐに心肺蘇生を行いましょう。

安全確認

まず、周囲の安全を確認します。車の往来など、二次的な危険がないかをチェックし、安全であることを確かめます。

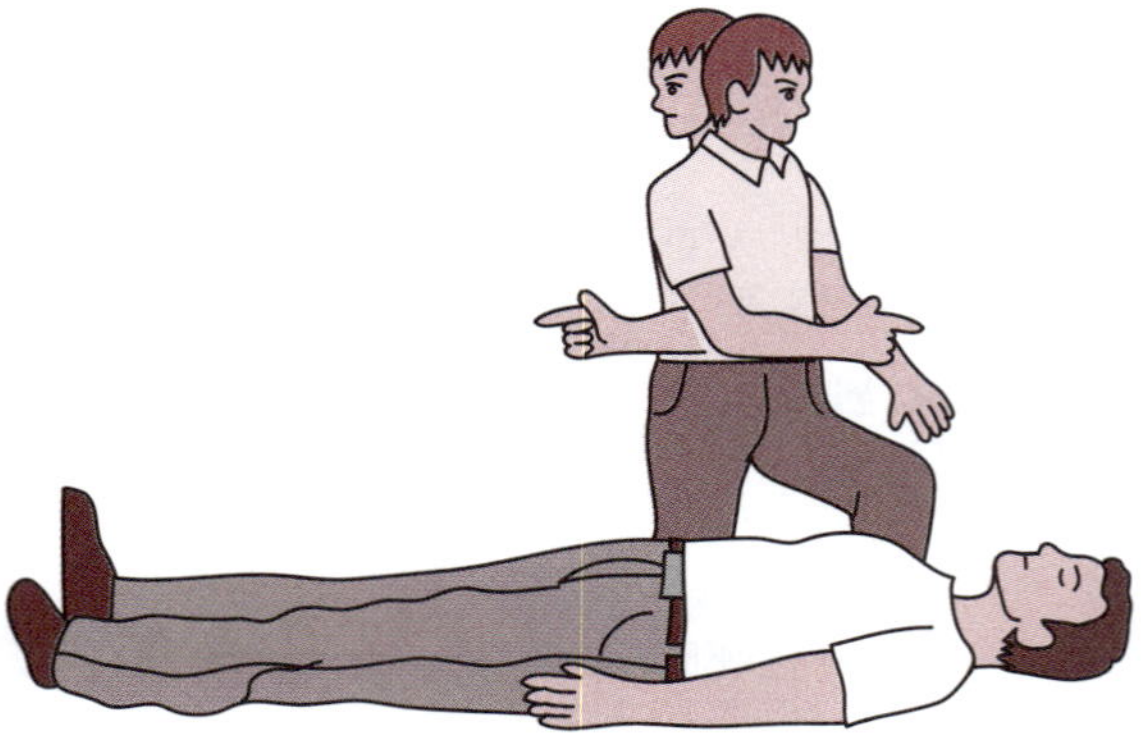

反応の確認

次に、傷病者に「わかりますか？」などと声をかけてみます。会話ができれば、傷病者の訴えを聞き、必要な応急手当を行い、悪化の防止と苦痛の軽減に努めます。

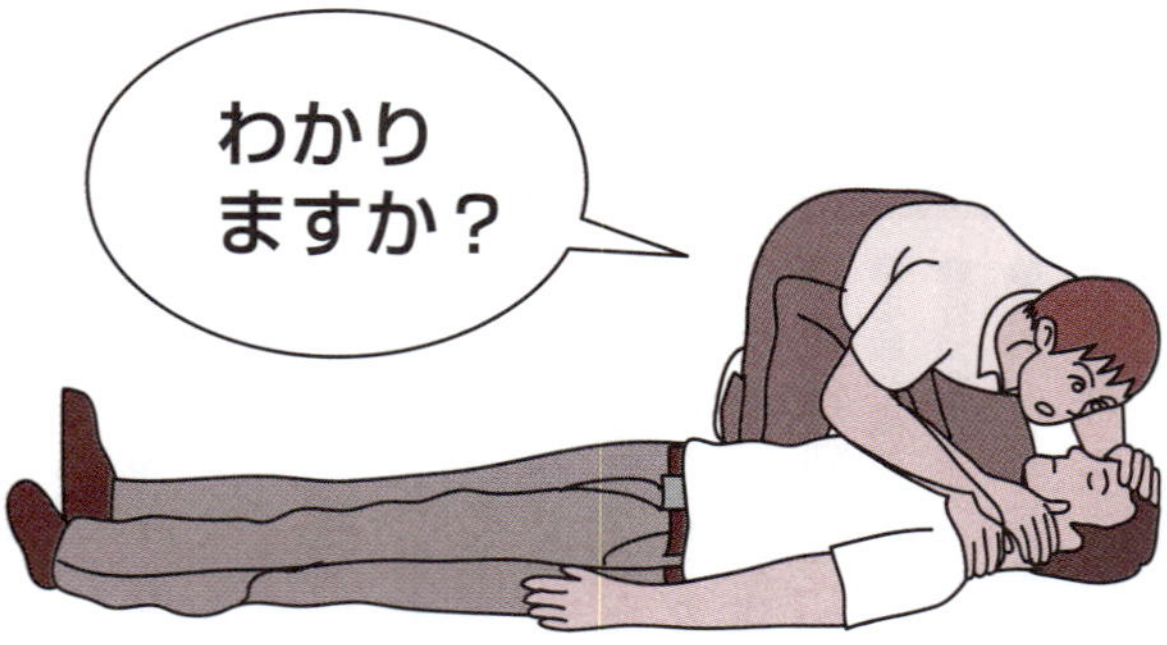

119 番通報と AED の手配

反応のない場合には、直ちに周囲の人に協力を求め、119 番通報をし（P781 参照）、AED の搬送を依頼します。「○○さん、救急車を呼んでください」「あなたは AED を持ってきてください」というように、具体的に協力を求めます。

救助者が一人きりで傷病者が成人の場合には、まず救助者が 119 番通報し、AED が近くにある場合はとりに行きます。

保温

保温とは傷病者の体温を適正に保つために行います。熱中症の場合や本人が拒否した場合以外は、原則的に毛布等で包んで保温を行い、体温の低下を防ぎます。特に悪寒を感じていたり、体温低下やショック症状がみられるときには、積極的に保温を行います。

ただし、人工的に熱を加えることではないので、注意が必要です。寒冷地などでは、移動や移送が可能であればあたたかい環境に移します。

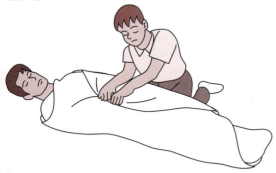

毛布を広げて傷病者を対角線上に寝かせ、まず足を包む。右側左側の順に傷病者にかけて包む。

回復体位（側臥位）

あごを手の上にのせて頭を後ろにそらせ、あごを軽く突き出させて気道を確保します。嘔吐《おうと》した場合に自然に流れ出るように、口元を下に向けます。意識のない傷病者に適しています。長時間回復体位にするときは、下になった部分の血液の循環が悪くならないように、約30分おきに反対向きの回復体位に変えるといいでしょう。

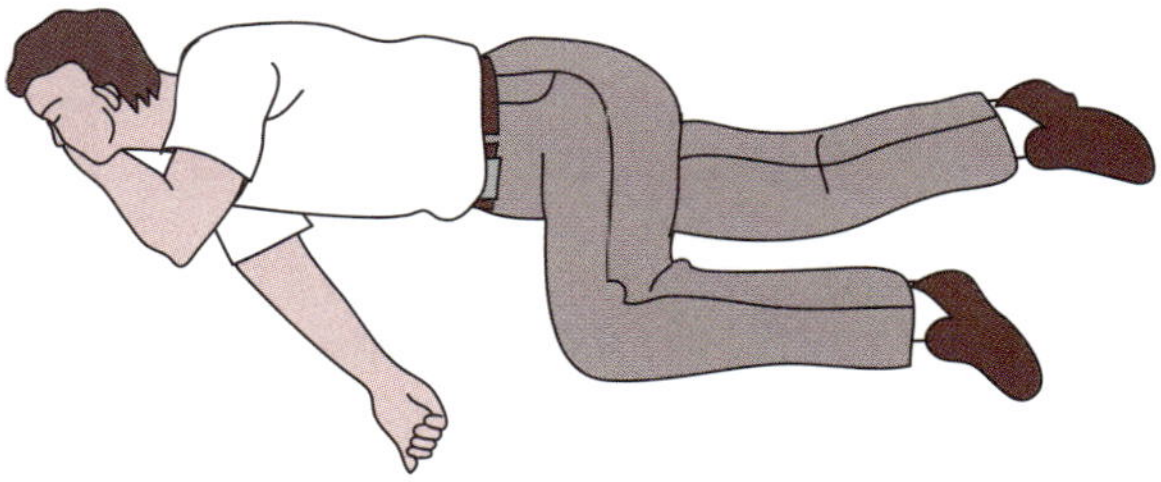

体を横向きにし、上側の腕はひじを曲げ、顔の下に入れる。姿勢を安定させるために上側の足はひざを曲げ、腹部に引き寄せるようする。

その他の傷病者の休ませ方

あおむけ（仰臥位《ぎょうがい》）

背中を下にして寝かせます。最も安定した自然な姿勢ですが、気道の確保に注意が必要です。

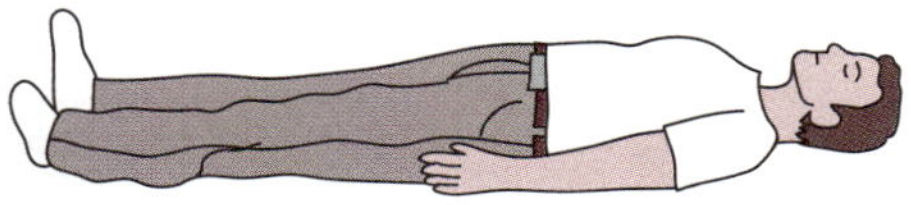

うつぶせ（腹臥位《ふくがい》）

腹ばいで顔を横に向けさせます。食べ物を吐いているときや、背中にけがをしているときに適しています。

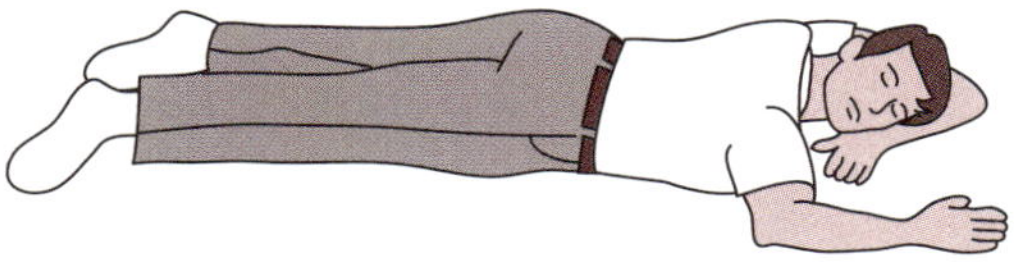

腹部をゆるめる姿勢（膝屈曲位《ひざくっきょくい》）

ひざの下と頭部に枕などを置いて高くします。腹部に外傷を受けたり、腹痛を訴える場合に適した姿勢です。

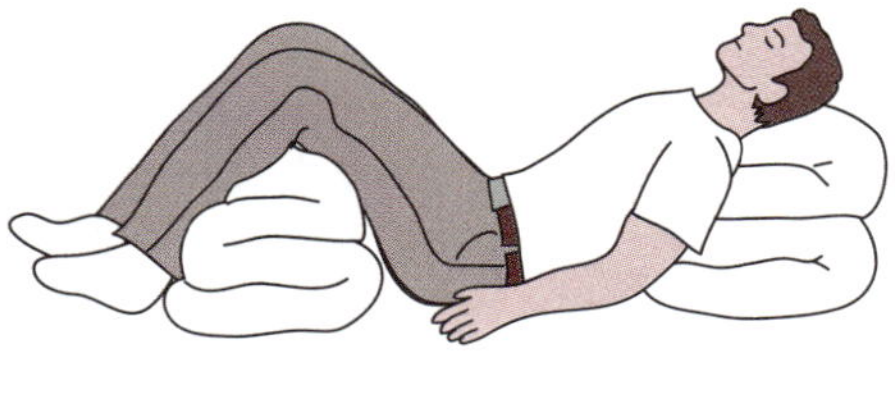

上体を軽く起こす（半坐位《はんざい》）

布団などに寄りかからせます。呼吸の苦しさを訴えるときや、頭のけが、脳卒中の発作などに適しています。

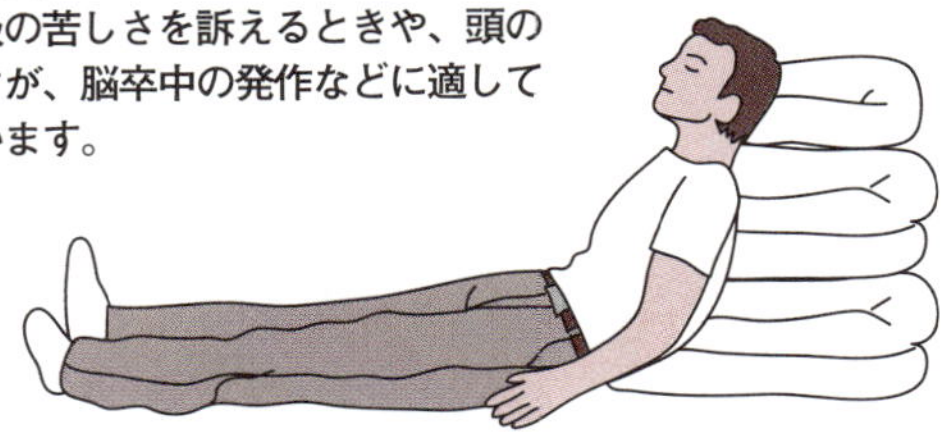

救命処置❷ 心肺蘇生

呼吸と心臓の両方が停止している傷病者に対して、呼吸（酸素を体内にとり入れる）と循環（心臓から血液を送り出す機能）を助けるための手当が心肺蘇生です。

心肺蘇生を行うことで、脳への酸素を供給し、傷病者の救命率を高め、その後の回復を早めて、後遺症を防ぐ、または最小限にすることが目的です。

心肺蘇生とは

ふだんどおりの息をしていない、または呼吸の有無がわからない場合は、呼吸だけでなく脈拍もないと判断し、ただちに胸骨圧迫と人工呼吸を併用した心肺蘇生を行います。手順どおりに行うことで、脳へ酸素を供給し、傷病者の救命率を高めます。

その❶ 胸骨圧迫

呼吸の確認をして、ふだんどおりの息をしていない場合はすぐに胸骨圧迫を行います。胸骨（胸の中央にある骨）を強く押すことで、最低限の血流を確保して、特に脳および心臓の冠動脈への血流を促します。心停止かどうか迷ったら、まずは胸骨圧迫を開始することが重要です。また、腕の力ではなく、体重で押すようにすると疲れにくくなります。十分な強さと十分な速さで絶え間なく圧迫することによって、救命率は大幅に向上します。

胸骨圧迫の手順

圧迫位置に手を置いたら、30 回圧迫します。十分な強さと速さで絶え間なく圧迫することが重要です。

成人に対する圧迫の強さは、胸が約 5cm 沈む程度です。圧迫の速さは 1 分間に約 100 ～ 120 回のペースです。30 回は目安なので、必ずしも 30 回でなくてもかまいません。

もう一つの重要なポイントは、圧迫したら確実に解除することです。沈んだ胸が元の位置に戻るように完全に手の力を抜きましょう。ただし、手を胸から浮き上がらせたり、圧迫位置がずれたりしないように注意が必要です。

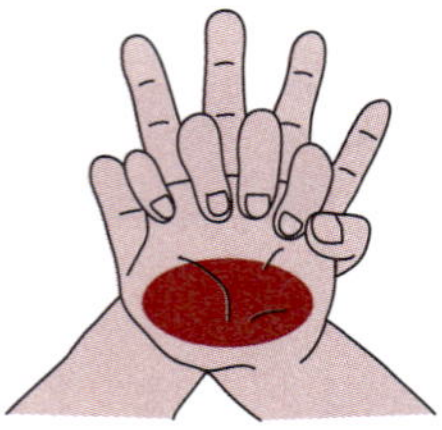

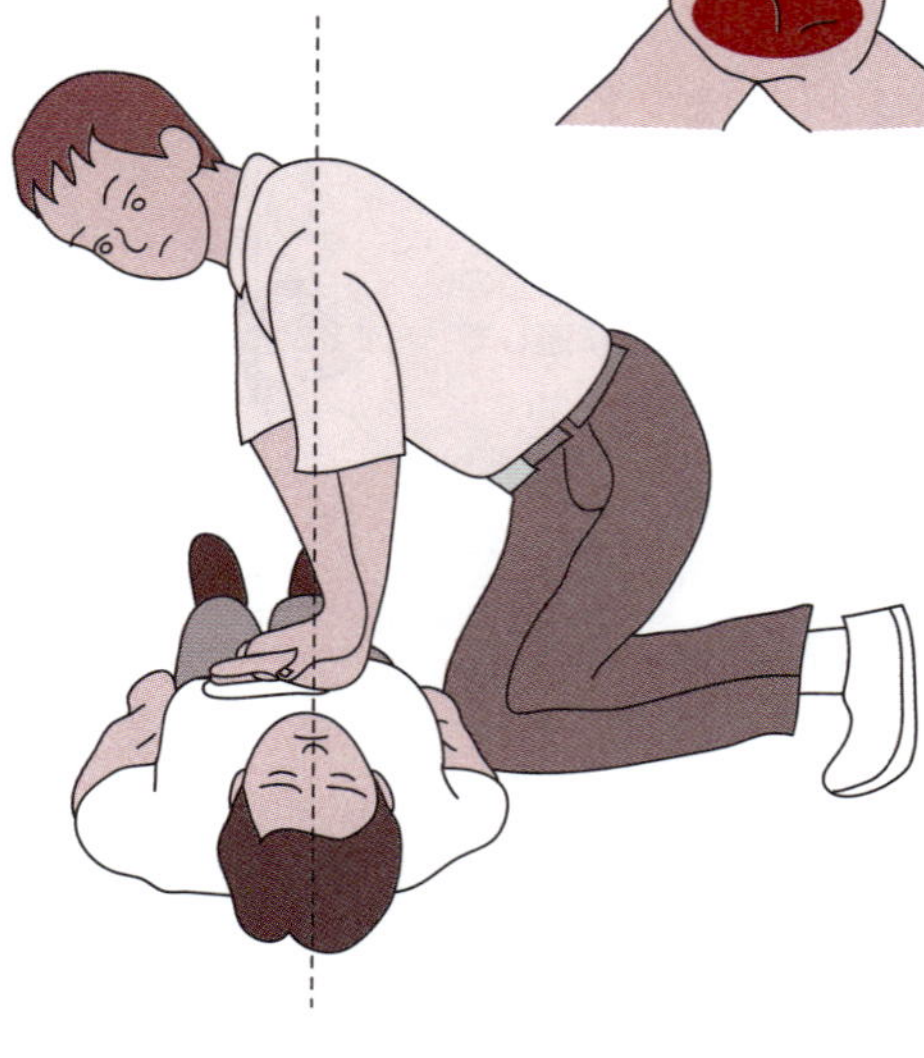

胸骨圧迫の行い方

心臓を規則的に圧迫して、血液を循環させる方法です。ふだんどおりの息をしていない人に行います。口対口の人工呼吸がためらわれるような場合、人工呼吸を省略しても胸骨圧迫だけはぜひ行うようにしましょう。

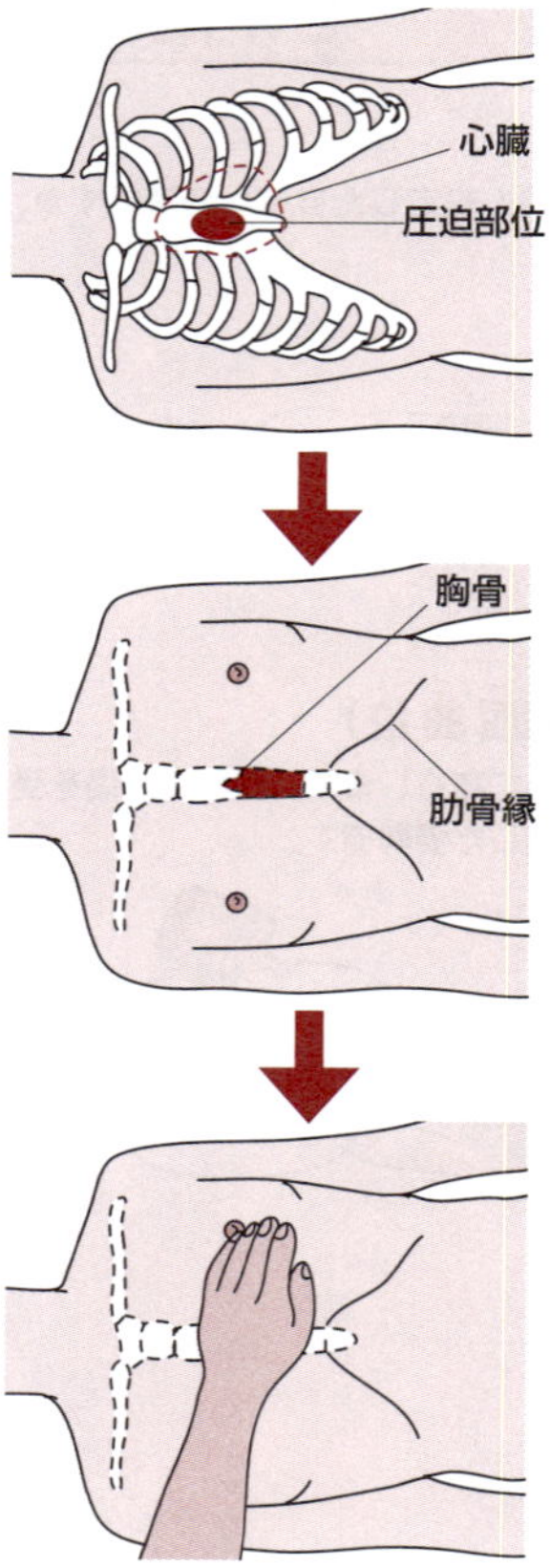

手の当て方と圧迫位置

胸骨圧迫を効果的に行うためには、正しい圧迫位置を知ることが大切です。まず、傷病者の胸の横にすわり、一方の手のひらのつけ根（足でいうとかかとの部分）だけを胸骨（圧迫位置）に平行に当て他方の手を重ねます。肋骨などの胸骨以外の場所に手が当たらないように注意して圧迫を行います。

心肺蘇生の行い方

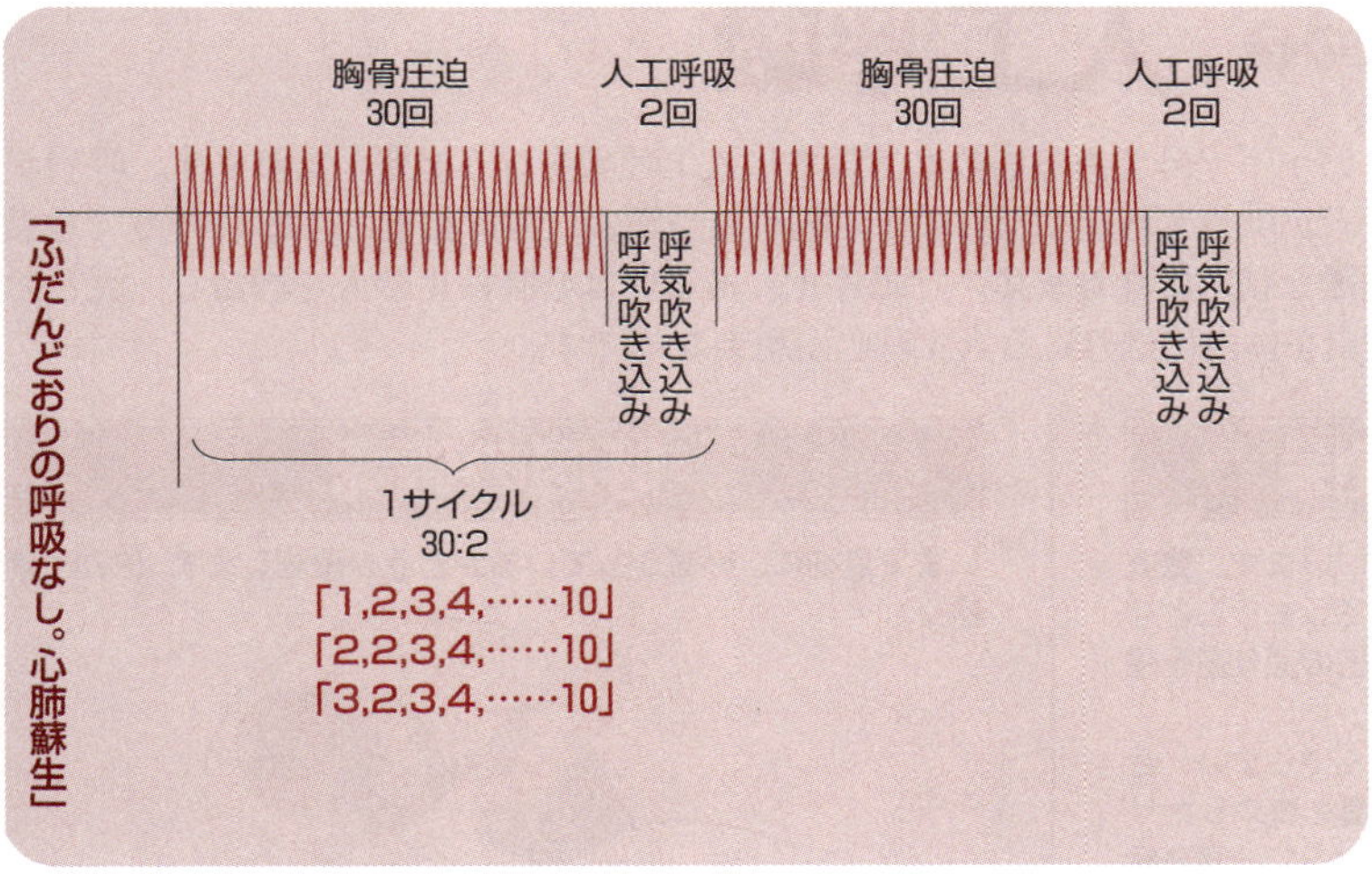

呼吸をしていないことを確認したら、1分間に100～120回のリズムで30回胸骨圧迫を行います。その後、2回呼気を吹き込み、さらに胸骨圧迫を30回、呼気吹き込みを2回繰り返します。これを続けて行います。

胸骨圧迫は非常に体力を必要とします。時間とともに圧迫が弱まったり、遅くなったりしないように注意が必要です。救助者が複数いる場合、2分を目安に交替するといいでしょう。

心肺蘇生を中止する時期

- ●救急隊員に引き継いだとき
- ●傷病者に何らかの応答や目的をもった仕草などがあらわれたとき
- ●ふだんどおりの息をし始めたとき

救助者が複数いた場合

救助者が2人いる場合は、1人が胸骨圧迫を行い、もう1人が人工呼吸を担当し、30：2の割合で行います。救助者が複数いる場合には、心肺蘇生法と119番通報、二次災害の防止などを分担し、同時に並行して行えることが理想です。

★胸骨圧迫の練習は、絶対に人体で行わないこと。

小児、乳児、新生児の心肺蘇生

小児や乳児、新生児の場合にも、反応がなく、ふだんどおりの呼吸をしていなければ、心肺蘇生を行います。観察、手当の手順は、成人と同様です。

小児や乳児では手当が先

小児や乳児では呼吸停止が心停止を招く可能性が高いので、救助者が単独で、周囲に協力者がいない場合、119番通報よりも、まず2分間（5サイクル）の心肺蘇生を優先させます。

小児の心肺蘇生

●胸骨圧迫の圧迫位置

胸骨の下半分が圧迫位置。成人と同じ方法で圧迫位置を確認する。

●胸骨圧迫の方法

・片手または両手で圧迫する。
・胸の厚さのおよそ1/3くらいの深さまで圧迫する。
・圧迫は1分間で100～120回のリズムで行う。

●心肺蘇生法

胸骨圧迫30回に人工呼吸2回の割合で行う。

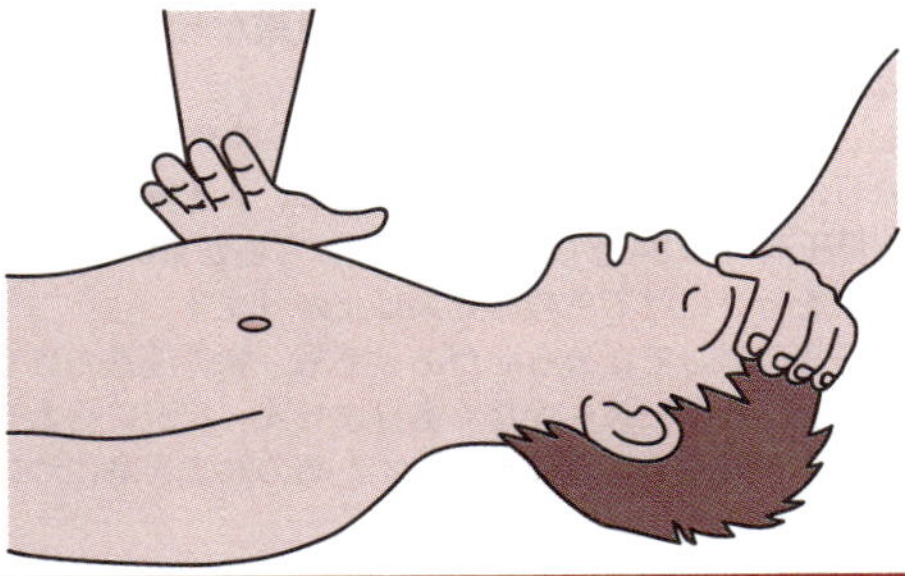

乳児の心肺蘇生

●胸骨圧迫の圧迫位置

成人同様に胸骨の下半分を圧迫する。

●胸骨圧迫の方法

・指2本で圧迫する。
・胸の厚さのおよそ1/3の深さまでしっかりと圧迫する。
・1分間に約100～120回のリズムで圧迫する。

●心肺蘇生法

胸骨圧迫30回に人工呼吸2回の割合で行う。

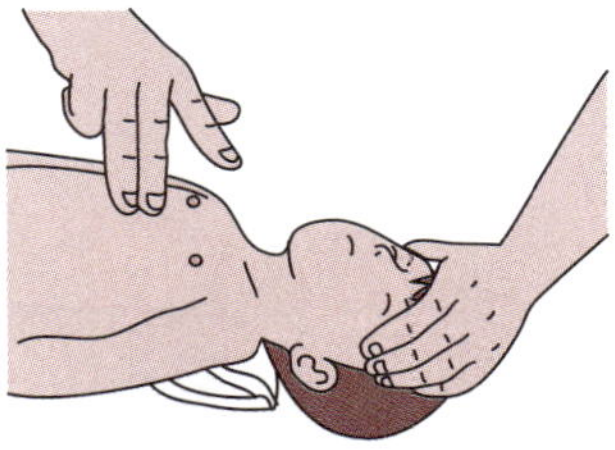

救命処置❷ 心肺蘇生

その❷ 人工呼吸

気道の確保を行っても呼吸をしていないか不十分である場合は、直ちに人工呼吸を行う必要があります。呼吸が止まったまま時間が経過すると、脳へ酸素が供給されなくなります。脳が無酸素の状態になると、15秒程度で意識がなくなり、３～４分経過すると回復困難な状態になります。呼吸停止、あるいは心肺停止の人を救命し、元どおりに元気に回復させるには、人工的に酸素を体内に送り込む人工呼吸が重要なのです。

気道閉塞と気道の確保

気道とは、呼吸の際に空気の通る道のことをいいます。気道閉塞とは、何らかの理由でこの気道がふさがってしまうことです。気道の確保とは、この通路を開通させ、空気の通り道を確保するために行います。

意識障害を起こすと、あごや舌の筋肉がゆるんでしまい、舌のつけ根がのどに落ち込んで（舌根沈下）、気道を狭くしたりふさいだりし、呼吸が困難になったり、場合によっては窒息状態になります。これが気道閉塞です。

また、意識に障害を起こした人は、口の中に吐いたものや血のかたまりなどの異物があっても自分でそれを吐き出すことができず、気道閉塞を起こすことがあります。

いずれの場合も気道の確保を行ってください。

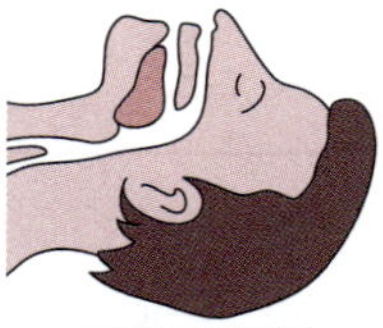

正常気道状態

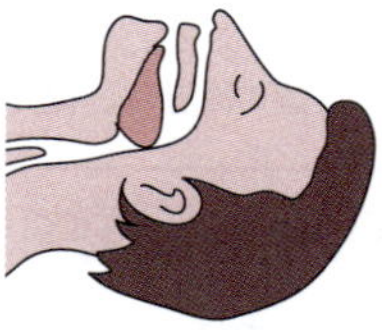

舌根沈下による気道閉塞状態

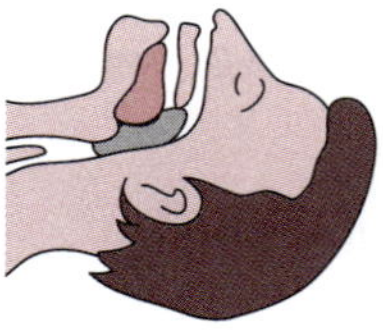

異物による気道閉塞状態

気道の確保

意識のない人は、舌がのどの奥に落ち込み、気道（空気の通り道）をふさいでしまい、呼吸ができなくなっていることがあります。意識のない人の場合には、必ず気道の確保を行います。中指と人さし指であごを引き上げ、同時にひたいを静かに後方にそらせて気道を確保します（頭部後屈あご先挙上法）。

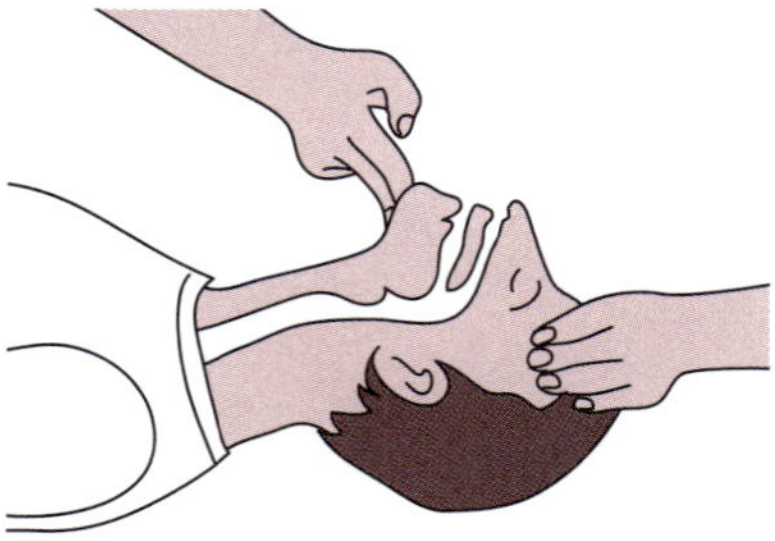

呼吸の確認

まず最初に、呼吸をしているかどうか確認します（P782 参照）。

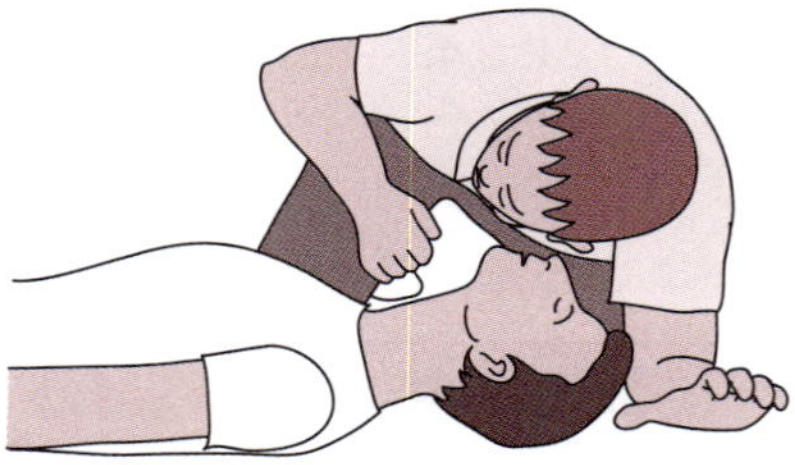

ふだんどおりの息とは

呼吸の確認を行って、ふだんどおりの息をしていないと判断したら、人工呼吸を行います。ふだんどおりの呼吸とは、胸の上がりなどを目で見て、呼吸音が聞こえるかを耳で聞き、口や鼻先にほおを近づけて呼気を感じるかで確認します。明らかに呼吸があるとわかるとき以外は、ふだんどおりの息をしていないと判断します。

心臓が止まった直後などは、しゃくり上げるように途切れ途切れの呼吸がみられることがありますが、これはふだんどおりの息ではありません。ただちに心肺蘇生を行います。

感染の防止

人工呼吸を行うときに、傷病者の血液や唾液、嘔吐物などから感染することが懸念され、口対口の人工呼吸をためらう気持ちがある場合、人工呼吸用のマウスピースや人工呼吸マスクなどの感染防御具があれば、これを使用するといいでしょう。

これらの感染防御具はシートやマスクに一方向弁がとりつけられ、救助者の吹き込む息は通し、傷病者から吐き出される空気や、血液、唾液などは逆流しない仕組みなので、感染を防止することができます。

特に人工呼吸用のマウスピースはコンパクトで場所をとらないものなので、携帯したり、救急箱などに準備しておくといざというときに役に立ちます。

もし、これらの人工呼吸用マウスピースやマスクがなかったり、準備に時間がかかりそうなら、人工呼吸は行わず、胸骨圧迫（P784 参照）だけを行ってもかまいません。胸骨圧迫を行うだけでも救命効果は上がります。

人工呼吸に対してためらいがあっても、胸骨圧迫だけなら行えるというケースも少なくありません。状況に合わせて、冷静な判断の元に最善を尽くすための知識を身につけておきましょう。

人工呼吸の注意

注意！	・吹き込みすぎに注意しましょう。吹き込む量が多すぎると、胃に空気が流れ込んで嘔吐を引き起こすことがあります。 ・吹き込む前に深呼吸をしないこと。吹き込み量が多くなりすぎたり、救助者の気分が悪くなることがあります。
ポイント	・胸の上がりを必ず目で確認します。
ステップアップ	・不十分な人工呼吸の3大原因は「不十分な気道確保」「鼻孔がふさがれていない」「口の開け方が小さい」です。しっかりと気道確保を行い、鼻を忘れずにつまみ、傷病者の口全体をしっかりとおおいましょう。 ・吹き込み終わったら口を離し、胸が下がるのを目で見て、吐き出される息をほおで感じて、人工呼吸がうまく吹き込まれたかを確かめます。

乳児の人工呼吸

口と鼻の距離が短い乳児や新生児では、頭部後屈あご先挙上法で気道を確保し、口と鼻を同時に救助者の口でおおい、約1秒かけて胸が上がる程度まで静かに２回息を吹き込みます。

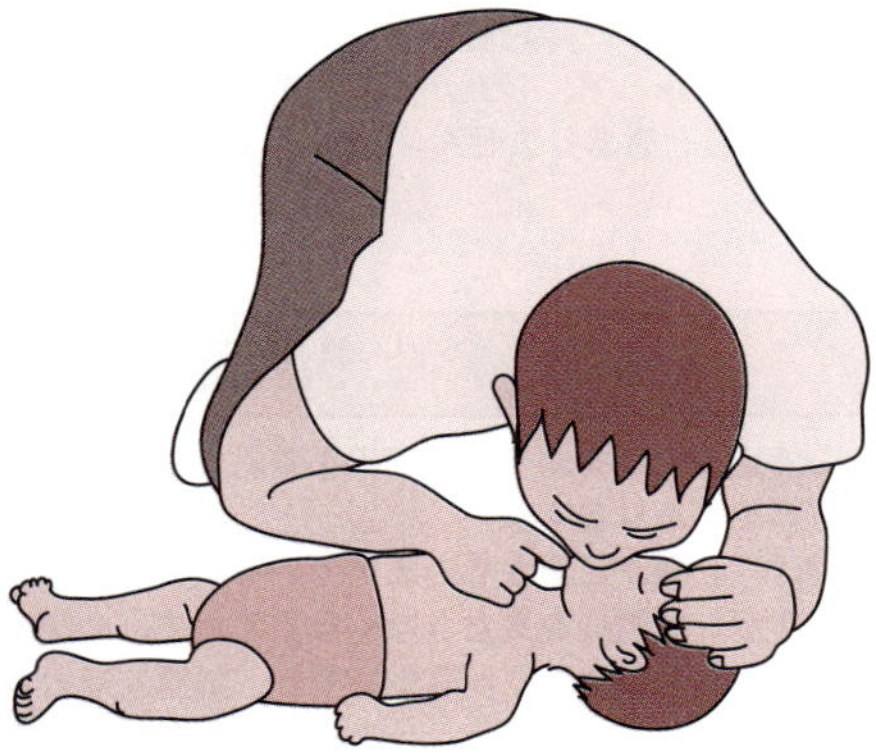

参考　口対マスクの人工呼吸

頭部後屈あご先挙上法で気道を確保し、口と鼻を専用のマスクでおおって息を吹き込む方法です。人工呼吸用のマスクは感染防止の効果が高く、人命救助の備えとして準備しておくといいでしょう。

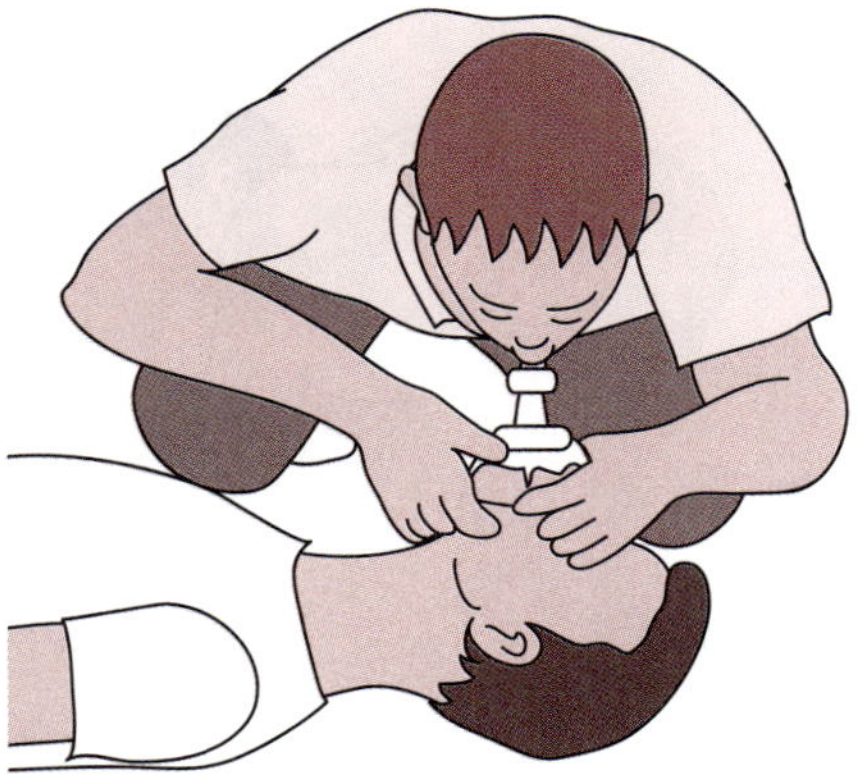

口対口の人工呼吸

気道を確保（P786 頭部後屈あご先挙上法参照）しても、ふだんどおりの息をしていなければ、人工呼吸を行います。最も一般的な方法は口対口の人工呼吸ですが、感染を防止するために、傷病者の口や鼻に直接ふれないように人工呼吸用マウスピースなどを使用するのがのぞましいでしょう。

気道を確保したまま傷病者の鼻をつまみます。自分の呼気（吐く息）を傷病者に２回連続で吹き込みます（１回１秒かけて、胸が軽くふくらむ程度）。１回めの人工呼吸を行っても胸の上がりが確認できなければ２回めの人工呼吸を行います。２回めで胸の上がりが確認できなくても人工呼吸は２回までとして、胸骨圧迫に進みます。

頭部後屈あご先挙上法で気道を確保し、鼻をつまむ。

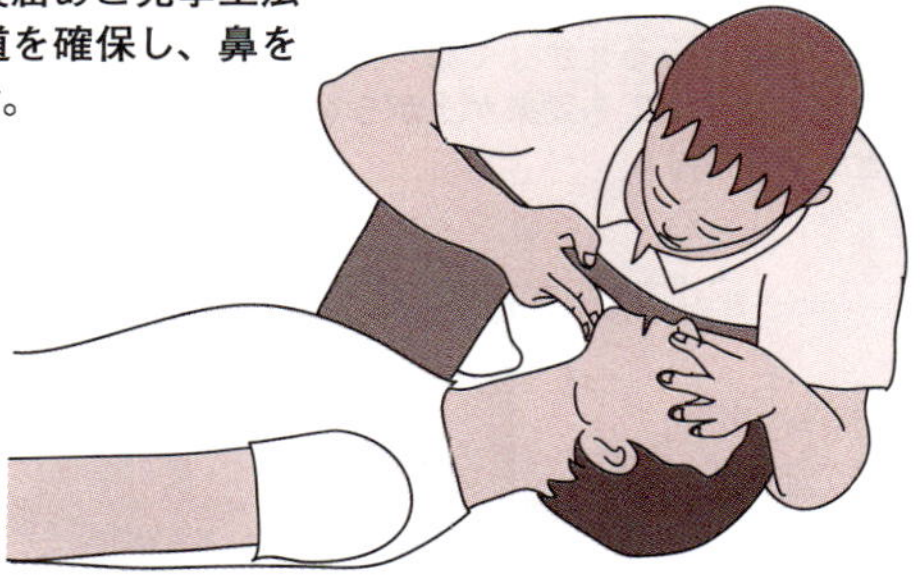

傷病者の口を口でおおうようにし、胸部が上がる程度に２回連続で呼気を吹き込む。

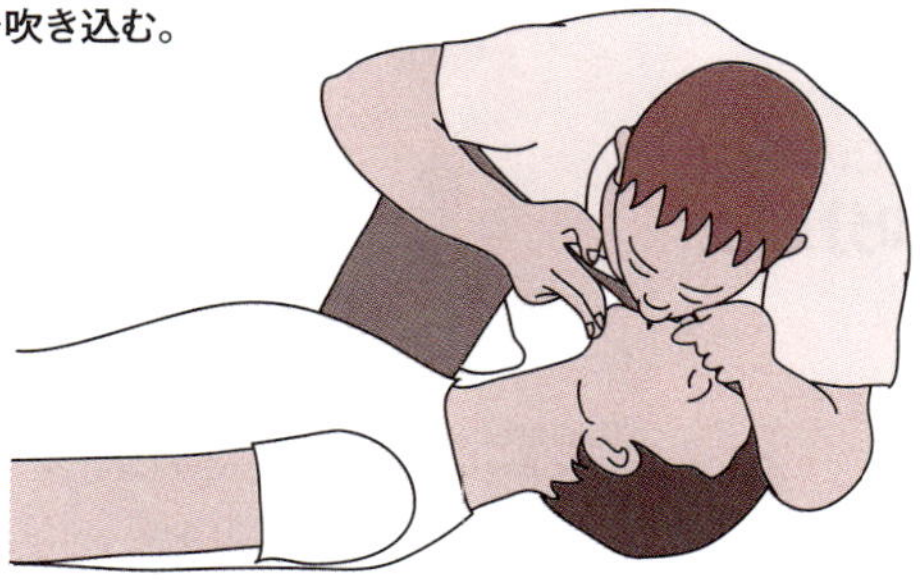

２回行って、胸の上がりが確認できてもできなくても、人工呼吸は２回までとし、胸骨圧迫（P784 参照）へ進む。

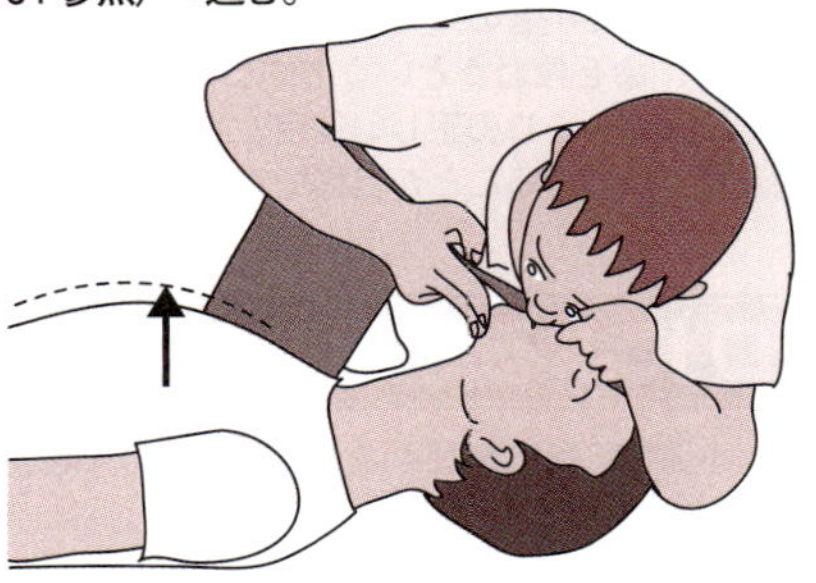

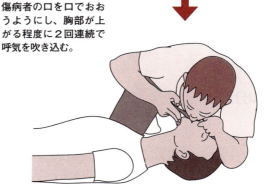

救命処置③ AEDによる除細動

突然の心停止などで呼吸や心拍が停止している人を発見した場合に、できるだけ早く電気ショックを与えることが救命につながることから、さまざまな場所に設置され始めたのがＡＥＤ。その目的と使用方法を知り、いざというときに役立てましょう。

早期除細動の必要性

心停止すると、血液が各部に運ばれなくなり、そのままにすると短時間で死に至ります。除細動によって心拍が再開すれば生存の可能性が高くなりますが、除細動の効果は１分経過するごとに７～10％低下し、10 分後には０％近くになってしまうので、できるだけ早く除細動を行うことが傷病者の生死を決めることになります。

心臓の小さなふるえがなくなり、完全に止まってしまうと電気ショックを与えても効果が上がらないので、心肺蘇生を続けることも重要です。

心肺蘇生と除細動の効果

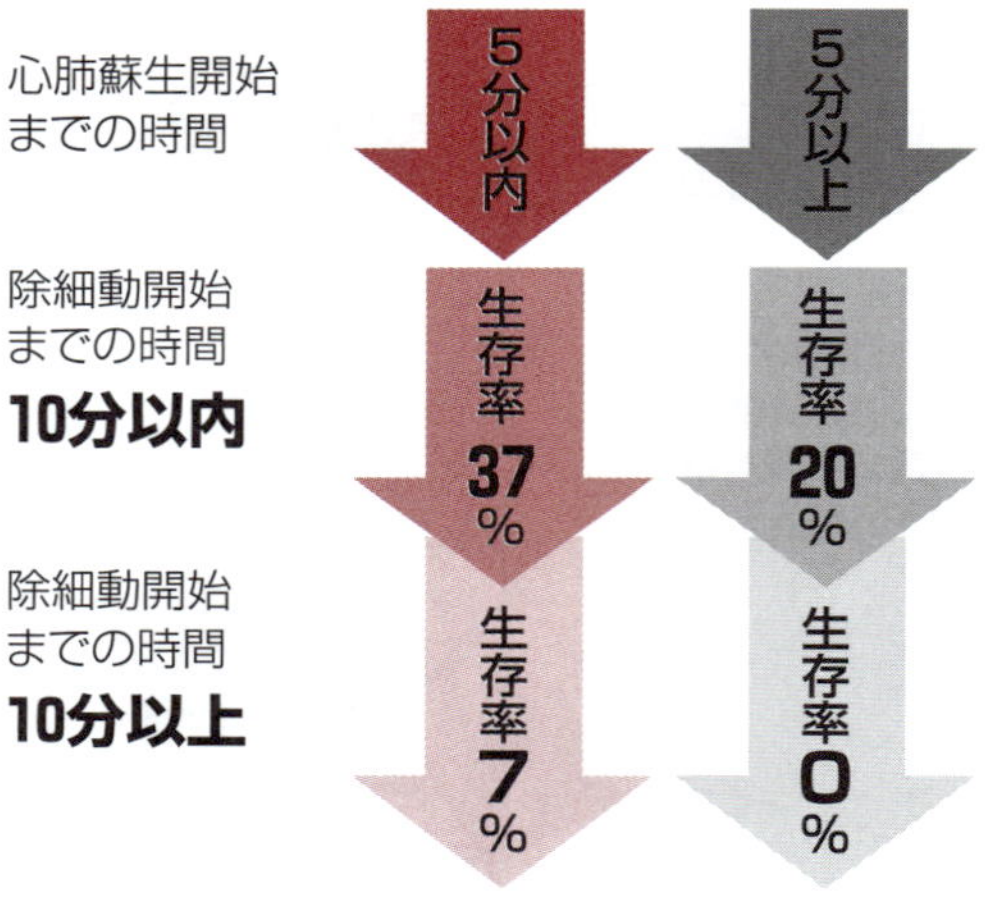

「Guidelines 2000 for Cardiopulmonary Resuscitation and Emergency Cardiovascular Care」より

除細動を行える人

以前はＡＥＤの使用は医師、看護師、救命救急士などに限られていましたが、平成 16 年から市民によるＡＥＤの使用は医師法違反にはならないとされ、普及に向けて指導やガイドラインが示されました。傷病者の近くに居合わせた人が、正しい処置をすることで、命を救おうという方向に向かっている現在、一人でも多くの人がＡＥＤの正しい使用法を知り、もしものときに命を救えるようになることが目標です。

AED による除細動の対象者

成人または小児で、反応がなくふだんどおりの呼吸をしていない傷病者が対象です。

除細動とは

重症の不整脈など、突然の心停止の原因となる症状に対し、心臓に電気ショックを与えて心拍を回復させるために行うものです。

AEDとは

AED とは、Automated External Defibrillator の略で、自動体外式除細動器と訳されます。高性能の心電図解析装置を内蔵した医療機器で、装着することで心電図を解析して除細動（電気ショック）が必要な不整脈を判断し、必要な場合、スイッチを入れると通電され、電気ショックを与えることができます。除細動が必要ない場合にはスイッチを押しても通電されず、したがって不要な電気ショックを与えてしまうこともありません。

突然の心停止の原因

突然の心停止を起こすような重症の不整脈には、心室細動と無脈性心室頻拍があります。

心室細動は、心臓がこまかくふるえているような状態で、血液を送り出すポンプ機能を果たさなくなることで、心臓がふるえている間なら電気ショックが有効ですが、放置するとふるえが止まって全く動かなくなり、こうなると電気ショックを与えても反応しません。

心室頻拍とは、心室のみが規則的ではあるが非常に速く動いている状態で、動きが速すぎて空回りし、ポンプ機能が低下してしまいます。心室頻拍でも、ある程度のポンプ機能が保たれた状態と、ほとんど機能が失われた状態があり、後者を無脈性心室頻拍といい、すぐに電気ショックを与える必要があります。

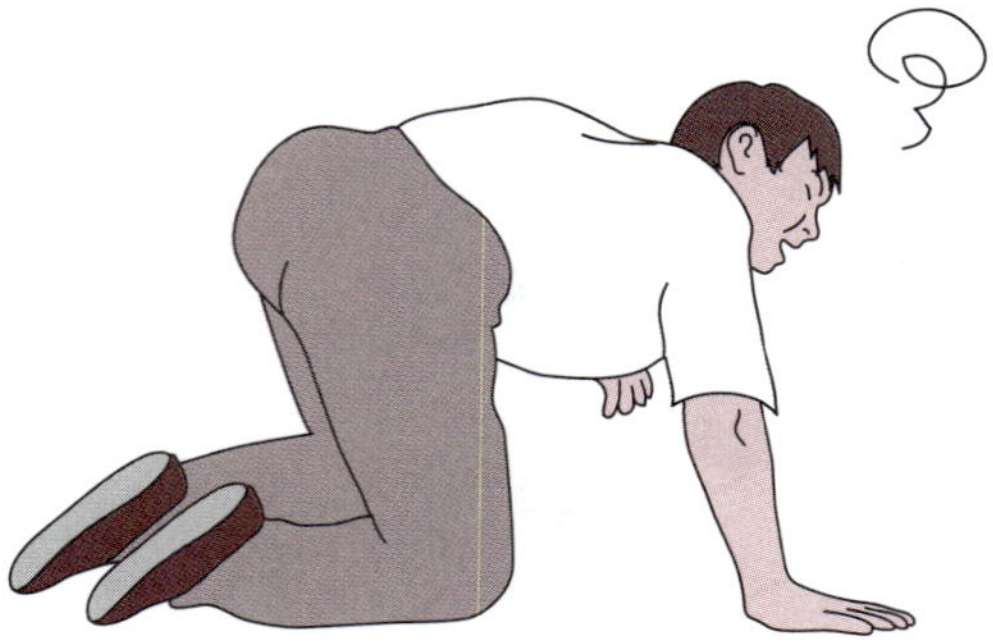

4　除細動を行う
電気ショックが必要な場合は、自動的に充電され、「ショックが必要です」というメッセージが流れ、ショックボタンが点滅するので、だれも傷病者に手をふれていないことを確認してショックボタンを押す。なんらかの理由でショックボタンが押せなかった場合には、自動的にキャンセルされる。その後はメッセージに従う。

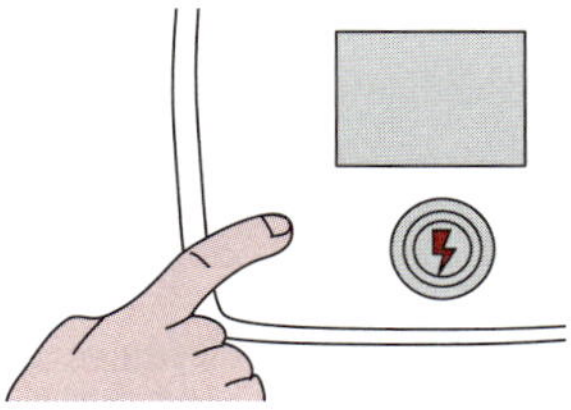

5　除細動を行ったあと
電気ショックを与えたら、ただちに心肺蘇生を再開する。

6　心電図の自動解析
2分経過すると自動的に心電図の解析が始まる。メッセージに従い、傷病者から離れ、「ショックが必要です」というメッセージが流れたらショックを与える。「ショックは不要です」というメッセージの場合は、心肺蘇生を再開する。

★心肺蘇生とAEDの手順を繰り返し、傷病者がなんらかの反応を示したり、ふだんどおりの呼吸を始めるか、救急隊に引き継ぐまで継続する。

注意！	救急隊に引き継ぐまで、AEDは電源オンし、電極パッドは貼ったままにしておく。
ポイント	最初に電源を入れればあとはメッセージの指示に従うだけなので、あわてずに電源を入れること。協力者がいる場合には、離れる指示がでるまでは心肺蘇生を継続する。
ステップアップ	救急隊が到着した場合、実施した電気ショックの回数など、救命処置の内容を伝えること。

AEDによる除細動

呼吸をしていない傷病者を発見したら、すみやかにAEDを用意します。

駅やデパート、空港、スポーツ施設など、大勢の人が集まる場所から順次AEDの設置が進んでいます。オレンジ色や赤などの目立つボックスにAEDの文字が書かれているのが目印です。その施設の人に場所を聞くといいでしょう。

周囲に医療従事者がいないか確認します。いる場合は医療従事者にまかせましょう。いない場合は、使いやすい位置にAEDを設置し、救助者が複数いる場合には、一人が心肺蘇生を続け、もう一人がAEDの操作を始めます。救助者が一人なら、心肺蘇生を中止してAEDを操作します。

1　まず電源を入れる
電源ボタンを押すもの、カバーをとると自動的に電源が入るものなどがある。

2　メッセージどおりに行動する
電源を入れると使用方法が音声メッセージで流れるので、指示どおりに行動する。
・電極パッドを傷病者の胸に直接貼る。パッドを貼ったあと、コネクターへの接続が必要な機種もあるので、メッセージに従う。

3　傷病者にふれない(心電図解析)
AEDが心電図の自動解析を行うので、メッセージに従い、傷病者から離れ、だれも手をふれていないか確認する。心肺蘇生を行っている人も中断する。

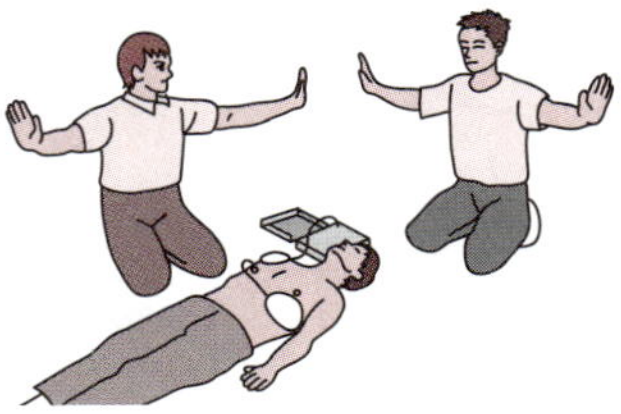

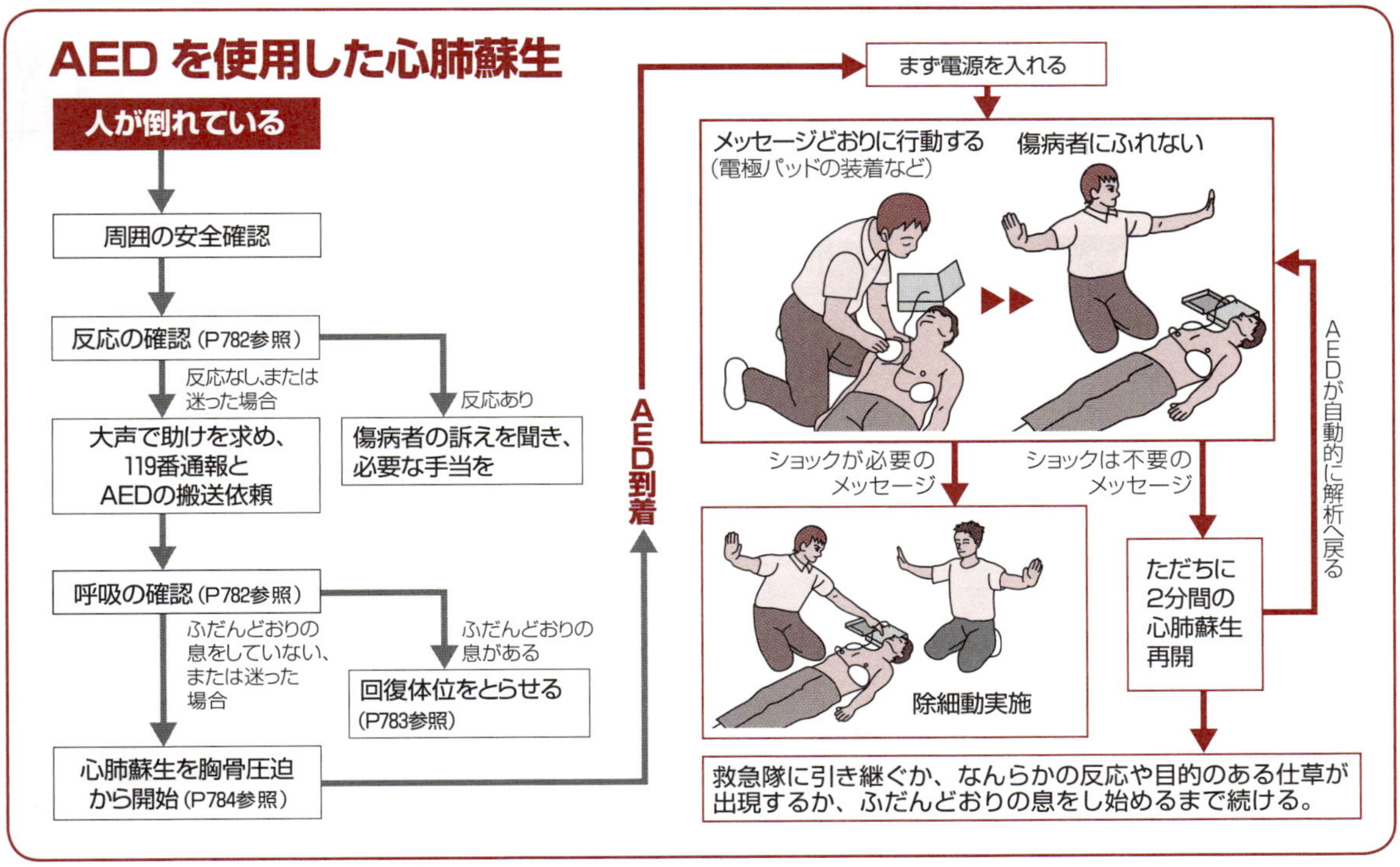

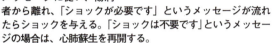

応急手当❶ 止血法

止血とは、大量出血している人に対して、応急で出血を抑える手当です。出血には、「動脈性出血」「静脈性出血」「毛細血管性出血」があり、命にかかわるような大量出血につながるのは主に「動脈性出血」です。多量の出血があると、ショック症状（顔が青ざめ、表情がぼんやりし、冷や汗をかく、血圧が下がるなど）があらわれます。出血の量が多い場合ほど止血を急がなければなりません。

基本は直接圧迫止血法

出血部分を直接ガーゼや布などで強く押さえて、血液の流出を抑えます。

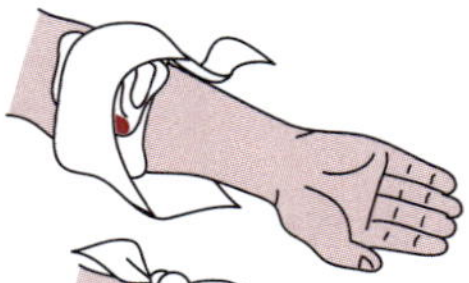

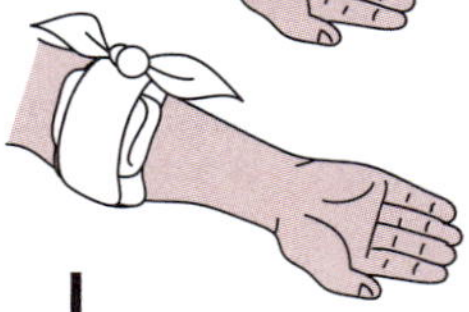

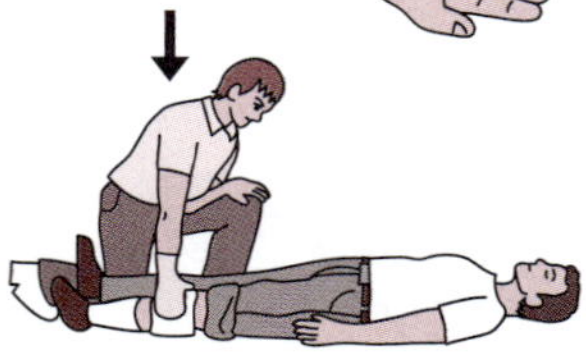

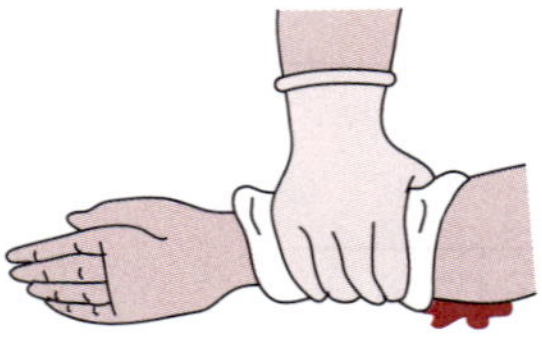

出血部分を直接ガーゼや布などで強く押さえて、血液の流出を抑える。

傷口に当てるガーゼや布は、清潔で厚みがあり、傷口を十分におおうことができるものが理想的。

傷口にガーゼや布を押し当て、その上から圧迫する。片手で止血できなければ両手を使って圧迫したり、場合によっては体重をかけて押さえる。

感染防止のため、ゴム手袋やビニール袋を使用することがのぞましい。

圧迫してもさらに血液がにじみ出てくる場合はさらにタオルなどを重ねて圧迫する。初めに当てたタオルなどははずさないこと。

包帯や三角巾があれば、傷口にガーゼを当てた上から強く圧迫するように包帯を巻く（圧迫包帯止血）。

出血の種類

動脈性出血	噴き出すような出血。真っ赤な血液が脈打つように噴出する。瞬時に多量の血液を失うので緊急に止血する必要がある。
静脈性出血	わき出るような出血。赤黒い血液が持続的にわき出すように流れ出る。 すぐに死に至ることは少ないが、大きな静脈からの出血が長引けば、多量出血となりショックを起こす危険がある。
毛細血管性出血	にじみ出るような出血。指先を切ったり、手足をすりむいたときのような傷口から赤い（静脈血と動脈血がまざったような色）血液がにじみ出る。 大出血とはいえないので、圧迫、包帯などで止血する。

血液感染の防止

止血時の血液感染を防止するためには、できるだけ血液に直接ふれないようにします。ゴム手袋やビニール手袋などがあれば着用してから止血を行います。

救急箱や車内などに感染防止の手袋を常備しておくといいでしょう。ゴム手袋などが近くにない場合には、ポリ袋などを手にはめて代用します。

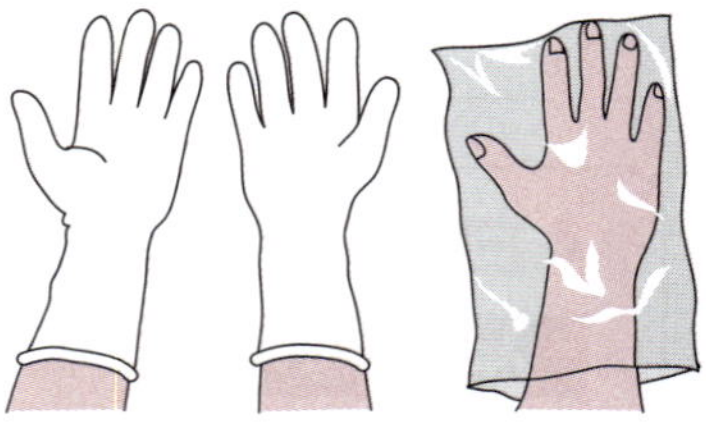

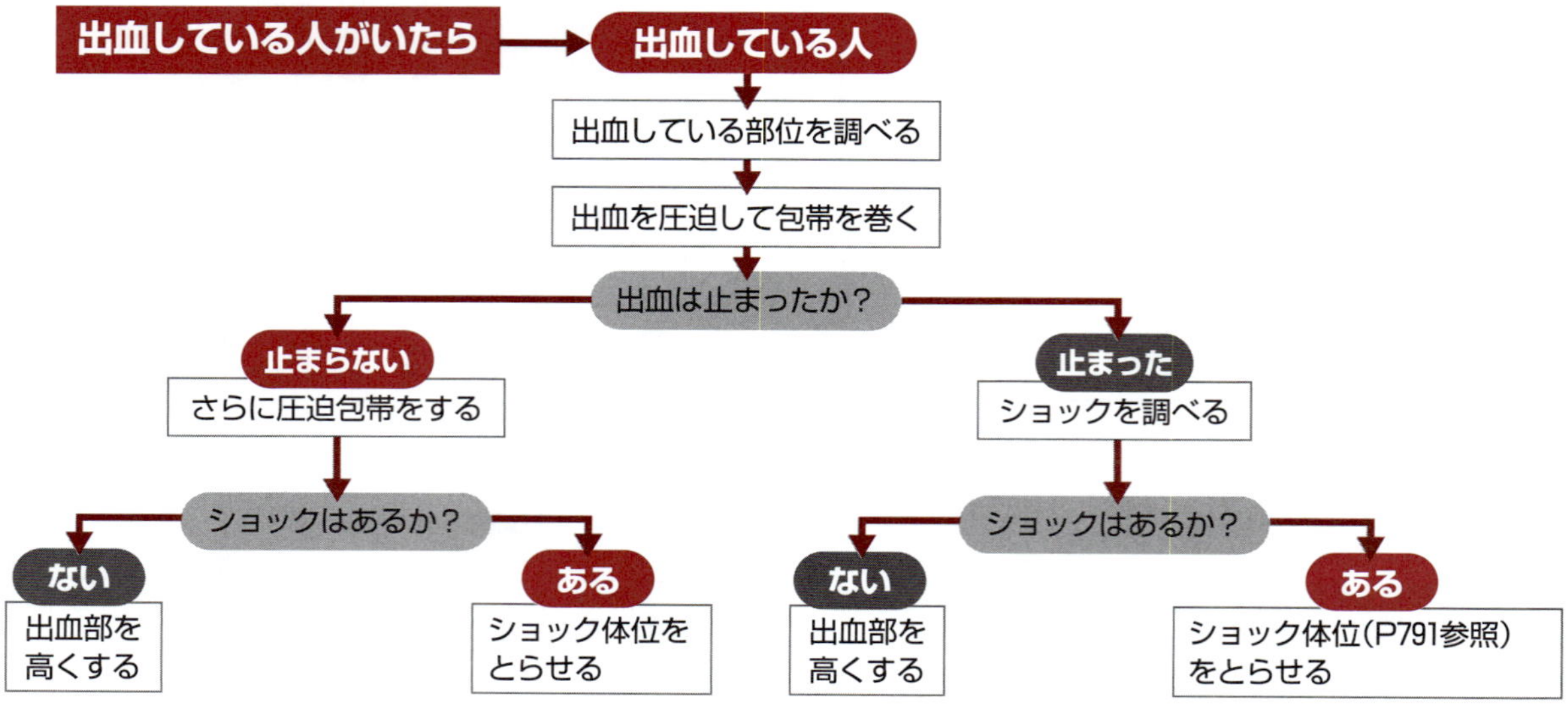

応急手当❷ やけど

やけどのひどさは、熱におかされた深さと広さによって決まります。表皮だけの１度の熱傷では、日焼けのように全身に及んでもまず心配いりませんが、呼吸が苦しく感じるようであれば、病院へ行きましょう。２度の熱傷は、指先などの小さなもの以外は治療が必要です。２度の熱傷でもタオルなどでおおいきれないくらい広範囲の場合はすぐに医療機関で受診しましょう。３度の熱傷は特定の医療機関や熱傷センターでの集中治療が必要です。

顔面のやけど

顔面など、水につけることのできない部位であれば、氷の入った水に浸したタオルなどで患部を冷やし、ときどきとりかえます。鼻毛などが焼けていて、気道へのやけどが疑われる場合には、至急、病院へ行きましょう。

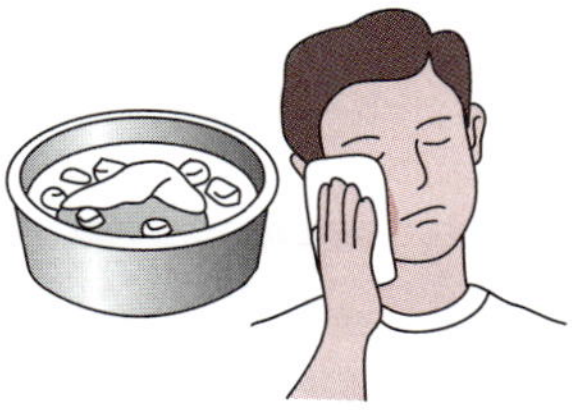

重傷のやけど

２度以上のやけどの範囲が広い場合には、冷やして皮膚の熱を除き、そのあと清潔なガーゼやシーツに体を包んで（包み方はP783の保温を参照）救急車を待ちます。

ショック体位をとらせる

意識障害やショック症状がみられるときは、気道を確保し、足を高くするショック体位で、ショックを防ぐようにします。

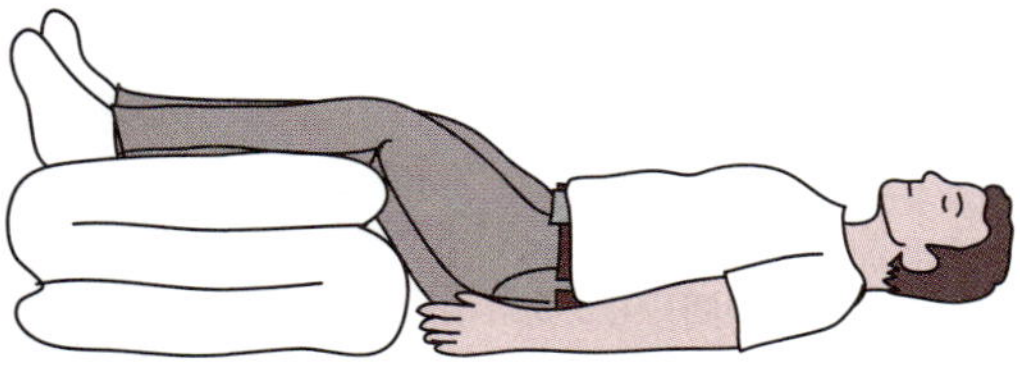

化学薬品によるやけど

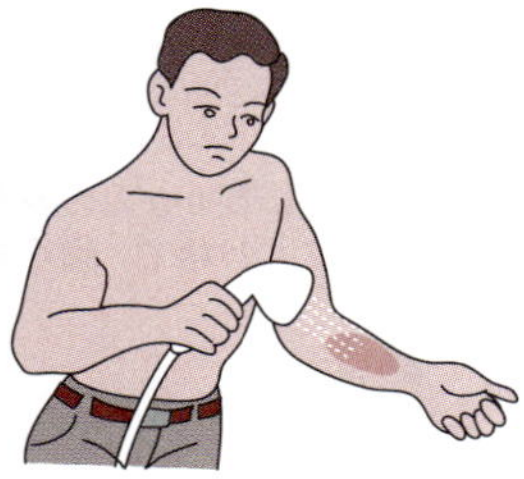

化学薬品が体に付着したときには、直ちに水道水で洗い流します（20分以上）。化学薬品のついた衣服や靴などはすぐにとり除きます。目に入ったときは、20分以上水で洗い流します。目をこすってはいけません。薬品を洗い流すときは、ブラシなどでこすらないこと。

冷やしすぎに注意

広範囲のやけどの場合、冷やしすぎによる悪影響にも注意が必要です。気温の低い時期などに、冷水で冷やしすぎると低体温になり、ショックを起こすこともあるので気をつけましょう。

やけどの面積算定

傷病者の手のひらの面積が体表面積の約１%に相当します。これを目安にして患部に手をふれないで面積を測るのが手掌法。

片手の手のひらが
体表の１%

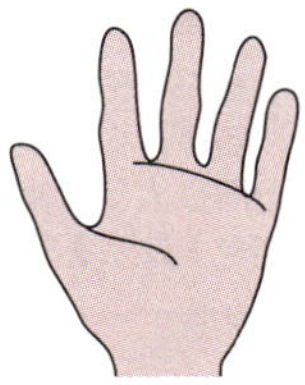

やけどの深さ

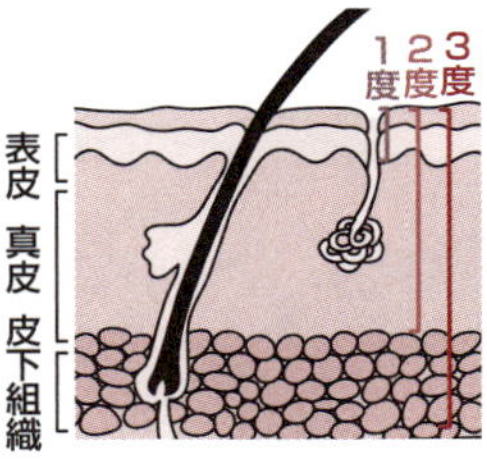

１度熱傷＝熱が表皮だけにとどまっているもので、皮膚が少し赤くなり、少しはれる。
２度熱傷＝熱が真皮に及んで、水ぶくれができ、ただれもみられる。
３度熱傷＝熱が真皮より深く達していて、皮膚が黒あるいは白色に変色する。

やけどの際の手当

救命処置が優先

反応や呼吸に異常があれば、救命処置が優先です。

流水で冷やす

まず、やけどをした部分を冷やすことが先決です。水道の水を流したまま、15～20分冷やし続けます。冷やすことで、熱がそれ以上深部に及ぶのを防げるからです。また、冷やすことで痛みもやわらぎます。

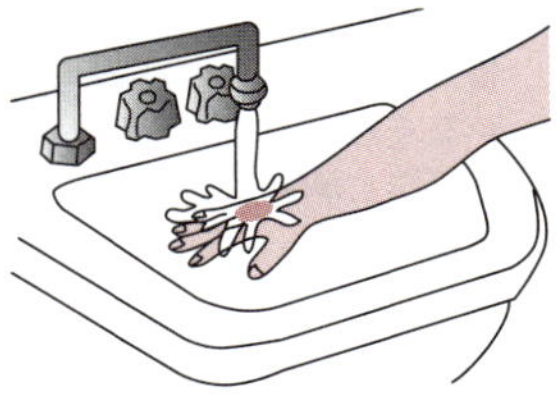

衣服を脱がさずに冷やす

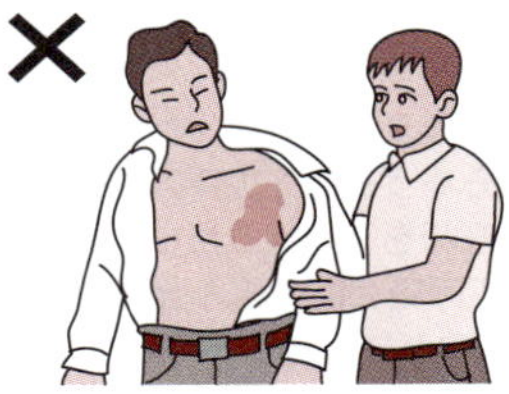

衣服の上から熱湯をかけてしまったようなときは、衣服を着たまま水に浸してください。衣服を脱がすと皮膚が衣服についてむけることがあるからです。

応急手当③ のどに異物を詰まらせたとき

のどにものが詰まる（気道異物）と息ができなくなり、救急車が到着するまでの間に心肺停止の状態になることも少なくありません。子供がまちがって何かを飲み込んだ、お年寄りがおもちをのどに詰まらせたなど、比較的耳にすることの多い事故です。すぐに手当をして気道の異物をとり除くことができれば、確実に命を救うことができるので、覚えておきたい救命手当です。

小児・乳児の場合

赤ちゃんや子供の場合、呼吸ができていない、泣き声が出せない、顔が青くなっているなどを判断の基準にします。小児は成人と同じように背部叩打法で手当を行います。背部叩打法と胸部突き上げ法を交互に行います。

背部叩打法

指であごを支え、腹部の下に腕を通し、上半身がやや低くなるような姿勢にします。

手のひらのつけ根で両側の肩甲骨の間を4〜5回すばやくたたきます。

※子供を落とさないように、しっかり支えることが大切です。

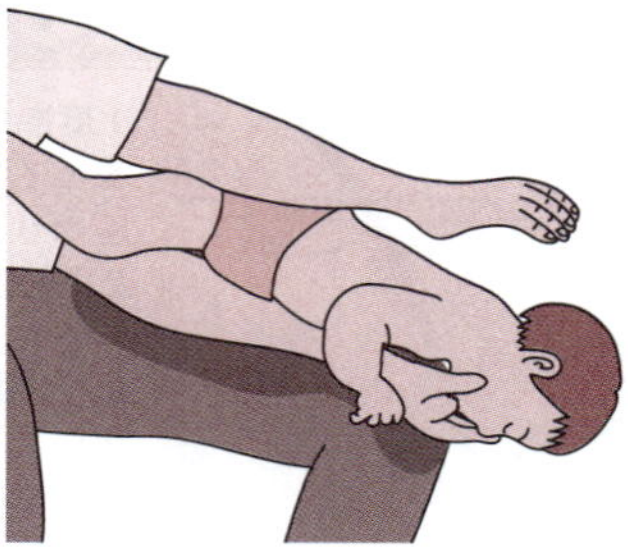

胸部突き上げ法

反応のある乳児で、背部叩打法で異物を吐き出せないときの方法です。あおむけにして、胸骨の下半分の部分を胸骨圧迫と同様にして4〜5回圧迫します。異物がとり除けるか反応がなくなるまで、背部叩打法と胸部突き上げ法を繰り返します。

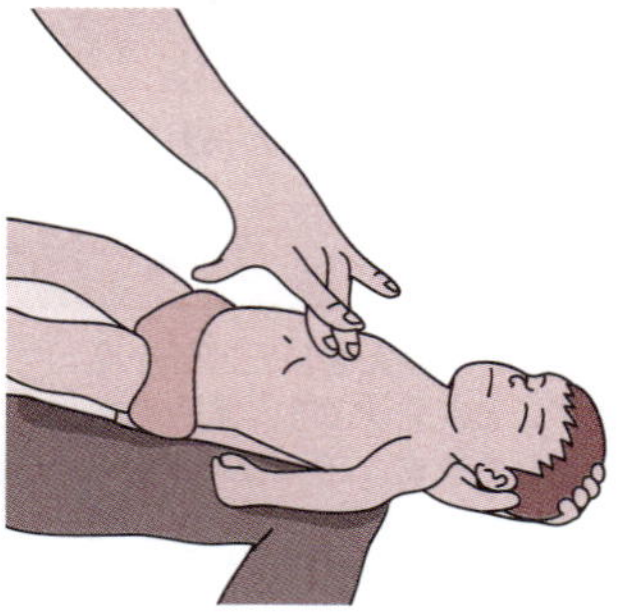

反応がない場合

反応がない人や、気道異物除去中に反応のなくなった人には、心肺停止のときと同様に心肺蘇生を行います。

119番通報とAEDの搬送依頼をし、その後心肺蘇生を行います。

気道を確保して人工呼吸を行い、うまく呼気が入れられない場合には、気道を確保し直してからもう一度人工呼吸を行います。呼気が入れられなくても人工呼吸を2回行ったら、胸骨圧迫を開始し、胸骨圧迫30回と人工呼吸2回の組み合わせを続けます。口の中を見て、詰まったものが見えたらとり除きます。見えない場合は指で探ったりしてはいけません。

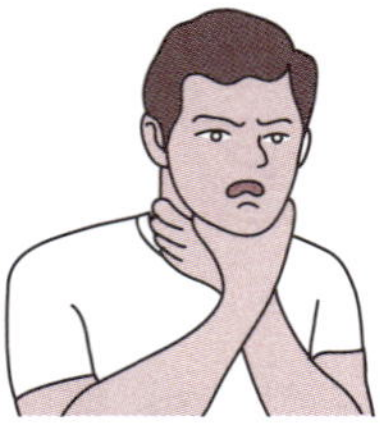

チョークサイン

異物で気道がふさがり、窒息して呼吸ができないことを他人に知らせるサインです。

まずは反応があるか確認

のどに異物を詰まらせている人を見たら、まず反応があるかないかを確認します。反応があっても、のどにものが詰まると話ができないので、「のどにものが詰まったの？」と聞いてみます。声を出すことができずにうなずいた場合や、顔色が急に真っ青になるのは、窒息です。すぐに大声で助けを呼び、119番通報とAEDの搬送を依頼します。

反応がある場合

反応がある場合は、次の方法で異物を吐き出させる手当を試してみます。

腹部突き上げ法

腹部を圧迫して異物を吐き出させる方法です。

傷病者の後ろに回り、抱きかかえるように腕を回します。みずおちとへその中間くらいの位置で片方の手を握り、もう片方の手で握りこぶしを包み、体を密着させ、傷病者の腹部に回した両手を上内側方向に瞬時に引き上げます。

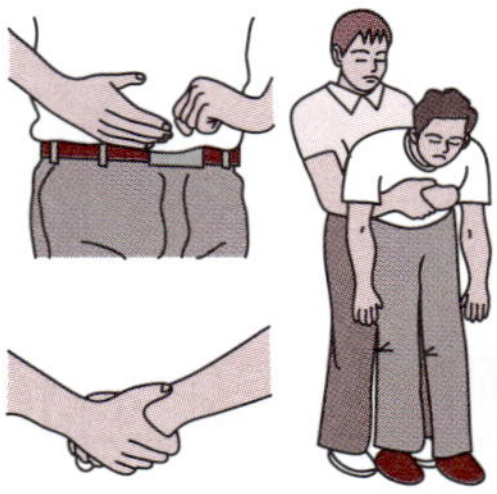

背部叩打法

背中を強くたたいて吐き出させる方法です。前かがみの姿勢をとらせ、肩甲骨と肩甲骨の間を手のひらのつけ根で、強くすばやくたたきます。

傷病者が立っている場合には、後ろから片手をわきの下に入れて胸と下あごを支え、あごを突き出させるようにしてそらせます。倒れている場合には、手前に引き起こして横向きにし、足で傷病者を支えて背部をたたき、片手で下あごを支えて突き出させます。

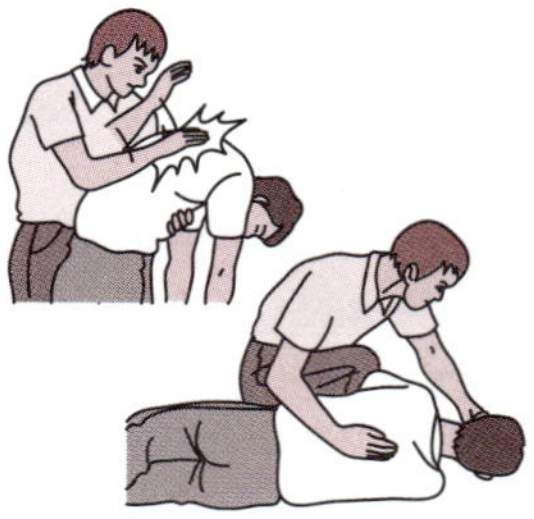

応急手当④ けいれん

けいれんを起こすと、自分の意思とは関係なく筋肉が強く収縮し、「ひきつけを起こす」「体がこわばる」「白目をむく」といった症状があらわれます。主な原因としては、熱を出したときに起こる熱性けいれん、てんかん、頭部外傷、脳疾患などがあげられ、なかでも乳幼児は発熱時にけいれんしやすいといわれています。まずは、傷病者がけがをしない環境をつくり、発作がおさまらなかった場合はすぐに病院に行くことが重要です。

発作がおさまらない場合

けいれんは数分でおさまる発作が多い症状ですが、数分以上続く、短時間に繰り返す、目の動きが左右で異なる、意識が回復しないなどの場合には、救急車を呼ぶなどしてすぐに病院へ行きましょう。

口の中にものを入れないように注意

けいれんしているときに口の中にものがあると、窒息や歯の損傷の原因になるだけではなく、救助者が指をかまれる危険性があるため、傷病者の口の中にはものを入れないようにします。

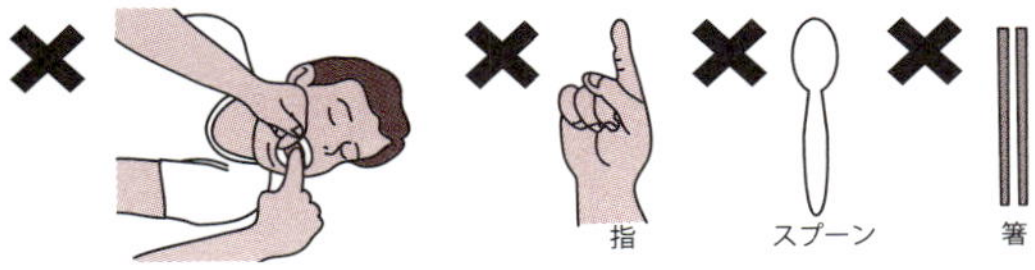

発作によるけがを防ぐ

けいれんしている人を発見したら、まずは二次的なけがを防ぐため、とがったものや階段から傷病者を遠ざけ、座布団や枕などのやわらかいもので頭を保護します。頭や体を無理に押さえてはいけません。けいれんがおさまったら、気道確保をします（P786 参照）。

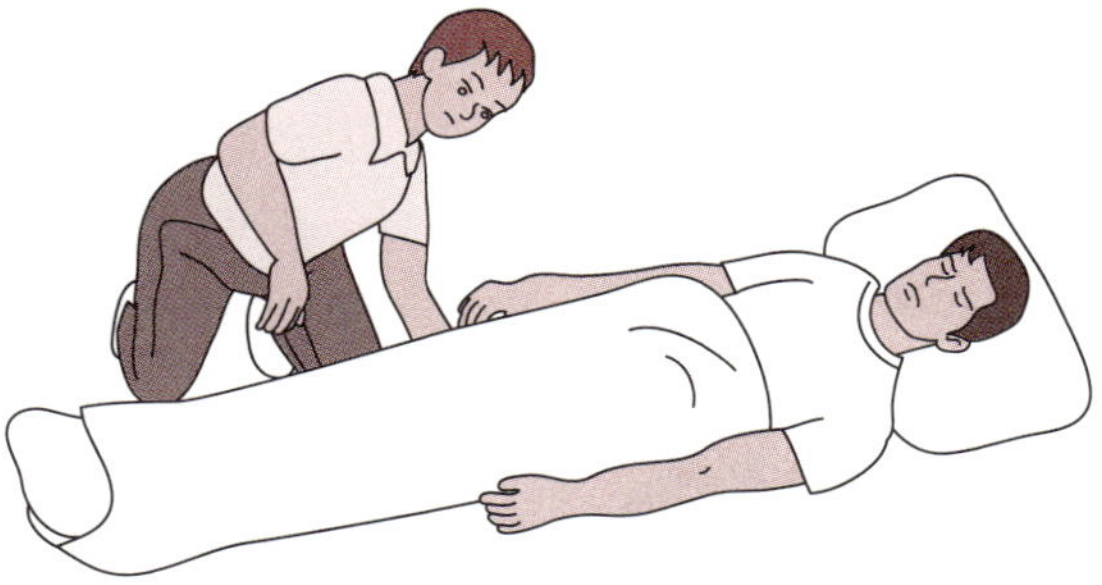

応急手当⑤ 気管支ぜんそく

肺が慢性的に炎症を起こし、気道が細くなったり、過敏になってしまいます。喘鳴（呼吸時にヒュウヒュウ、ゼーゼーという音が聞こえること）やせき、呼吸困難などが典型的な症状。ダニやペットの毛、ほこり、乳製品、魚介類といったアレルゲンが体内に入ることが一因です。アレルゲンを除去するのも重要ですが、重症化するとチアノーゼ（酸素不足で顔や唇、手足の先が青紫色になる）を起こすため、応急手当を覚えておきましょう。

軽度の発作

軽い喘鳴や陥没呼吸（息を吸うときに、のどの下、肋骨の間、胸部周辺が陥没するような呼吸）が起きる程度の軽度の症状のときは、まずは安静を保持します。かかりつけの医師から吸入薬（気管支拡張剤）を処方されている場合は、傷病者自身で吸入をします。

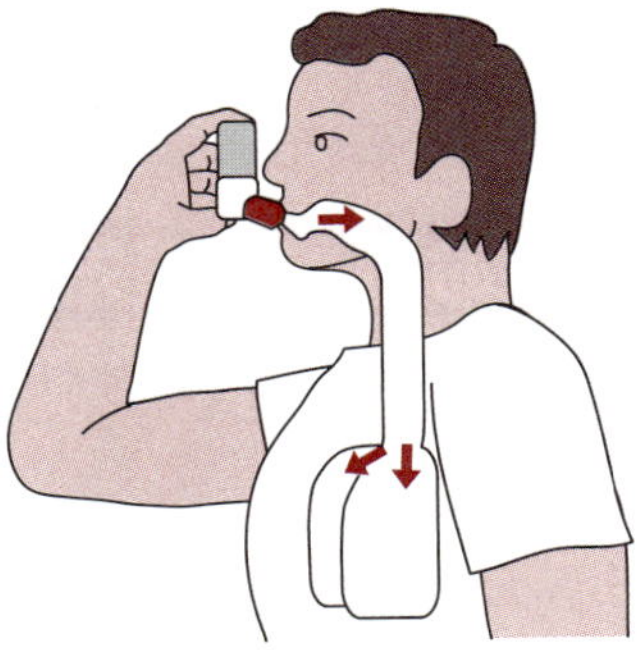

中度～重篤の場合

喘鳴や陥没呼吸がひどい、呼吸困難やチアノーゼが起きているといった重篤な発作が起きている場合は命に関わることもあります。まわりの人が吸入薬の準備・使用などを手伝います。しばらくしても症状がおさまらないときは、救急外来やかかりつけの病院へ行きましょう。

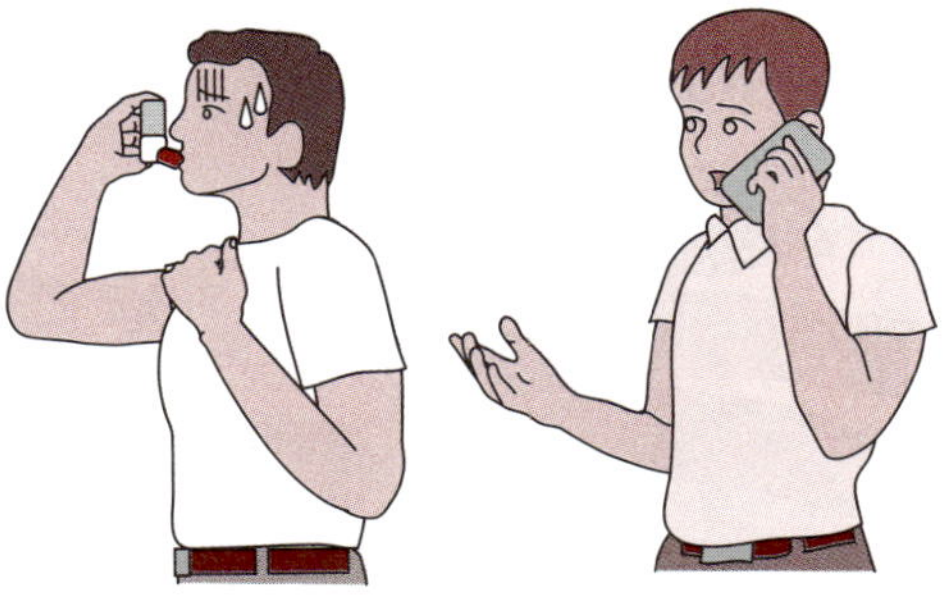

応急手当⑥ アナフィラキシー

「そばや乳製品を食べた」「ハチに刺された」「薬物の投与」など、アレルゲン（アレルギーの原因になる物質）を摂取・接触したときに起こります。じんましん、口や手足のしびれ、咽頭《いんとう》のかゆみ、呼吸困難、嘔吐といった全身の症状があらわれます。放置すれば、血圧の低下や意識障害が起き、場合によっては命を落とすことも（アナフィラキシーショック）。数分から数十分で急激に進行するため、素早い対応が必要です。

救急車を呼ぶ

あおむけで寝かせ、吐いたものがのどに詰まらないように、顔を横に向けます。ふるえや顔面蒼白などのショック状態が起きている場合は衣服をゆるめ、体の冷えがあれば毛布などで体を保温し、救急車を待ちます。アドレナリン自己注射薬はあくまでアナフィラキシー症状を緩和するものですから、使用した際にも医師の診察を受けましょう。

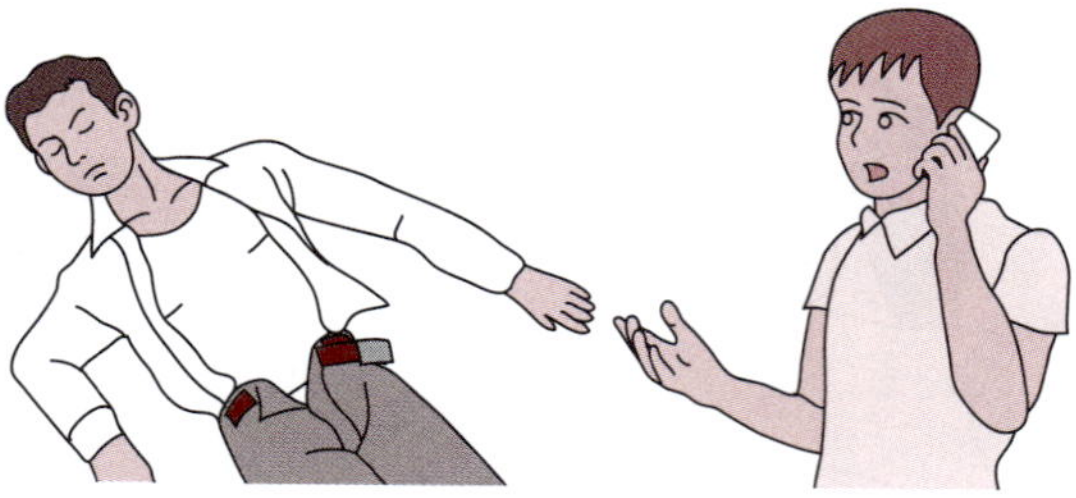

救命処置を優先

反応がなく、呼吸に異常がある場合はすぐに心肺蘇生を始めます。

アドレナリンを投与

アナフィラキシー症状を緩和する補助治療剤であるアドレナリン自己注射薬（過去に重篤なアナフィラキシーを経験し、医師から救急時のために処方されている場合がある）を持っているか確認し、あれば使用します。

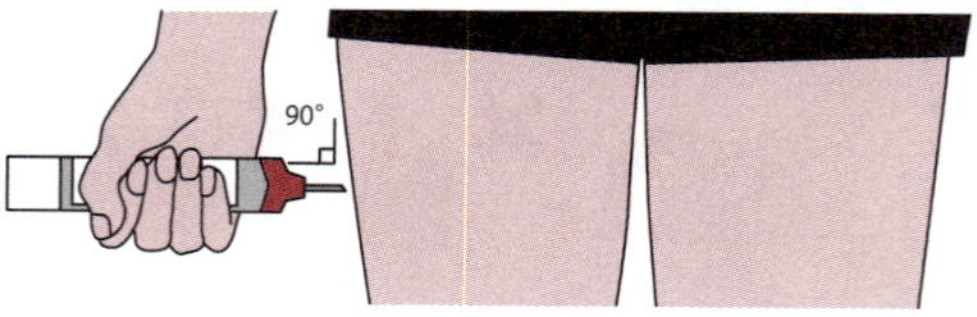

応急手当⑦ 熱中症

熱中症は、熱や暑さによって体に障害が起こる状態で、放置すれば死に至ることもあります。そのため、熱中症が疑われる場合は、すぐに応急手当を行います。また、炎天下や暑い環境でのスポーツや作業はなるべく避けるなどの予防も非常に重要です。スポーツドリンクや薄い食塩水などを補給し、帽子や日傘を利用して直接日光に当たらないようにするのも大切。また、閉め切った自動車などに子供だけを残すことはやめましょう。

体を冷やし、水分補給する

衣服をゆるめて、冷房がきいた場所や風通しのよい日陰に移動させます。保冷剤や冷やしたタオルをわきの下、大腿部のつけ根、首筋に置いたり、皮膚を水でぬらして扇風機などで風を当て、体を冷やしましょう。

自力で水分補給ができるようであれば、スポーツドリンクや薄い食塩水を飲ませます。傷病者の意識がもうろうとしているなど、自力で飲めない場合は無理に水分補給させるのではなく、すぐに救急車を呼びましょう。

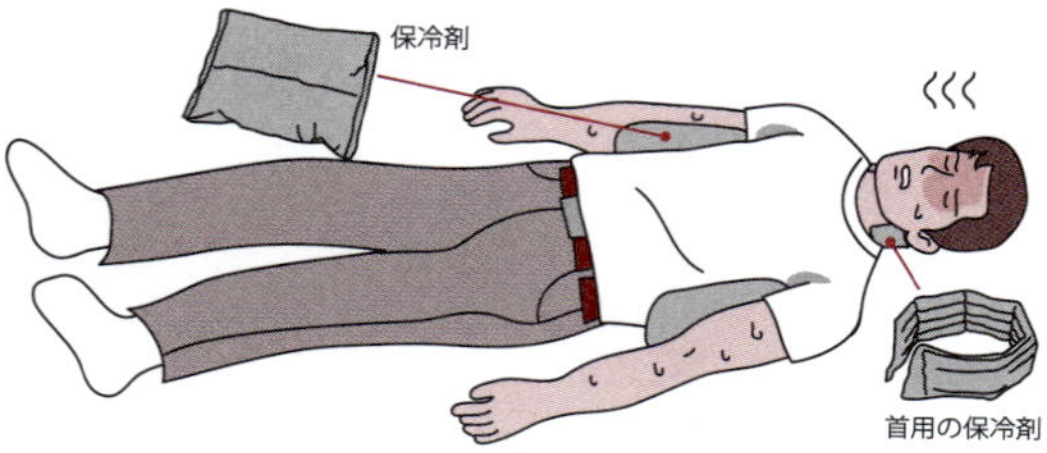

主な症状

・痛みを伴う筋肉のけいれん	・顔のほてり
・めまい	・体温の上昇
・のどが渇く	・多量の発汗
・吐きけ・嘔吐	・体のだるさ
・脱力感	・皮膚の乾燥
・全身のけいれん	・意識障害

救命処置を優先

反応がなく、呼吸に異常があるときは、すぐに心肺蘇生を行います。

応急手当❽ 低体温症

低体温症は、冬山での遭難や海難事故などだけではなく、路上での睡眠、エアコンや扇風機の風を直接受けることによる体温の低下といったふだんの生活のなかでも起こりうるもの。特に、高齢者や小児、脳血管障害、内分泌系疾患、低体温などの場合になりやすいので、注意が必要です。症状が出ている人がいたら、風や雨、雪を避け、湿った衣類を乾燥したものにとりかえて、毛布などで傷病者を覆い、すみやかに救援要請をしましょう。

重度の場合

深部体温が 28 度以下では、心肺停止や凍死に至る可能性が高くなります。反応、呼吸に異常がある場合は心肺蘇生を始め、119 番通報を行います。

アルコール・カフェインに注意

コーヒーや紅茶に含まれるカフェインには利尿作用があるため、脱水を助長させてしまいます。また、アルコールも血管を広げて熱を奪うものですので、絶対に避けましょう。また、タバコに含まれるニコチンは血管を収縮させるため、凍傷になる危険性が増してしまいます。

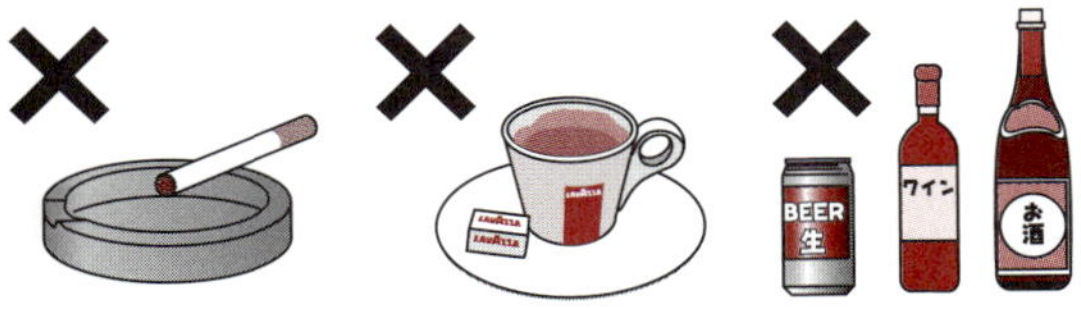

重症度	
軽度	深部体温 35 ～ 32 度
中等度	深部体温 32 ～ 28 度
重度	深部体温 28 度以下

軽度の場合

体内の深部温度（直腸温度）が 35 ～ 32 度の場合。救急隊を待つ間にあたたかい環境に移動させて、衣類が濡れていたら乾いた衣服や毛布で覆い、体を温めます。炭水化物を含む温かい飲み物をゆっくりと飲ませるのも有効です。

中等度の場合

深部体温が 32 ～ 28 度になると、少しの刺激でも不整脈を起こすおそれがあるため、体を動かさないようにして、救急車を要請します。また、中等度以上の場合、体表面を温めると冷たい血液が心臓に戻り、臓器の温度が下がってショックを起こすことがあるため、わきの下やそけい部など体の深部を温めるようにします。

応急手当❾ 溺水

海や川、プールといった場所はもちろん、高齢者や乳幼児の場合、浴槽などの水深のない場所でも溺水する危険がありますから、覚えておきたい応急手当の一つです。おぼれている人がいたら、ライフセーバーや消防隊などの専門的な知識のある救助者に任せるのが原則。知識のない人が救助しようとすると、二次災害のおそれがあります。また、水を吐かせようとすると誤嚥する可能性があるので、無理に吐かせる必要はありません。

応急手当てをする

反応がなく、呼吸に異常がある場合は、すぐに心肺蘇生を始めます。

飲んでしまった水は無理に吐かせることはありません。傷病者の腹部を押して水を吐かせようとすると、吐いた水を誤って飲んでしまうおそれがあります。心肺蘇生をしているときに水を吐いた場合、顔を横に向けて水を出します。

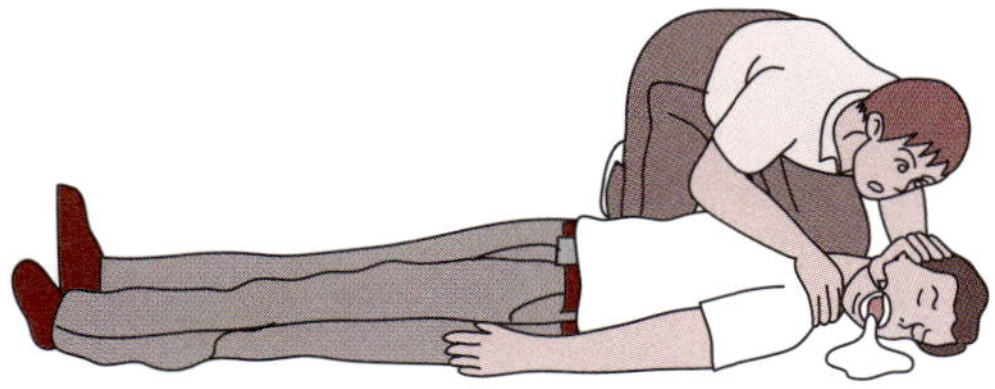

水中から救助する

おぼれている人がいたら、すぐに消防隊やライフセーバーなどの専門の救助者に通報し、救助を任せます。子供用プールなど、水の深さが腰より低いことが明らかな場合以外は必ず救助には入らないでください。また、流れの急な場所、水底の確認ができないところでは、水の深さが浅そうに見えても深みがある危険性があるので、救助には向かわないようにしましょう。どちらのケースも二次災害のおそれがあります。

ただし、水面に浮いて助けを求めているときは、つかまって浮きそうなものを投げ入れます。もし、対象者が水に沈んでしまったら、その地点を覚えておいて専門の救助者に伝えましょう。また、お風呂でおぼれている人がいたら、まずは浴槽の栓を抜くことが重要です。

応急手当⑩ 歯の損傷

転倒や衝突、転落、打撲などで顔を強く打つと、歯を傷つけてしまうことがあります。歯が折れたり、抜けたりして、歯科医院を受診するというケースは意外と多いもの。このような状況の場合、あわてずに迅速に適切な対応をすれば、歯を元通りにできる可能性があります。重要なのは、歯の根元の表面にある歯根膜。この組織を乾燥させないように牛乳に浸して、直ちに歯科医院を受診しましょう。

歯が抜けた場合

歯の根元の表面にある歯根膜を乾燥させないように、歯を牛乳に浸して、すぐに歯科医院を受診します。水道水やミネラルウォーターは、歯根膜の組織が変性するおそれがあるため、避けるようにします。抜けた歯を持つときには、つけ根には触れないことが重要です。

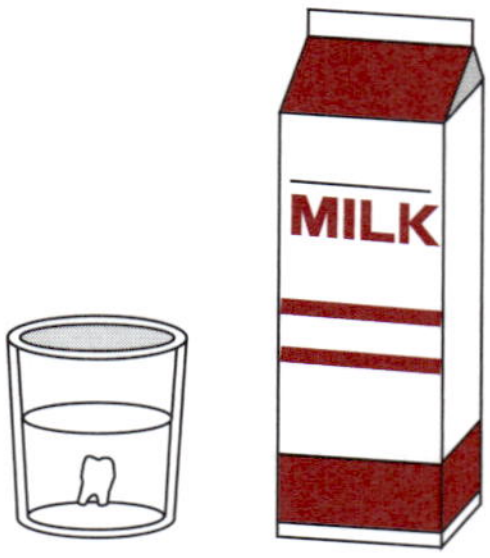

歯ぐきからの出血

出血部分を直接ガーゼや布などで強く押さえて、血液の流出を抑える直接圧迫止血法を行います（P790 参照）。

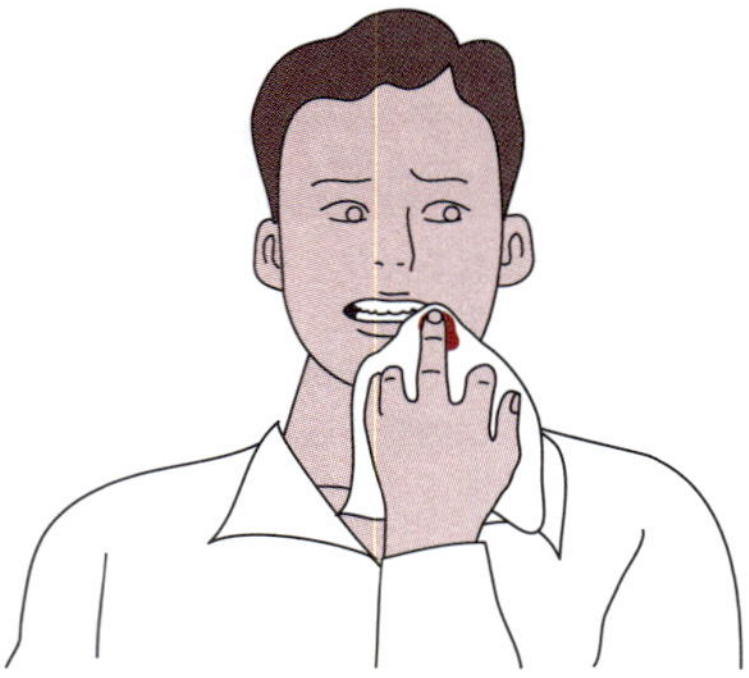

応急手当⑪ 骨折

骨折とは、骨が折れる以外にも、骨にひびが入ったり、一部が欠けたり、凹んだ状態のことをいいます。速やかに固定処置を行えば、悪化防止と苦痛の軽減が期待できます。氷水などで冷却する場合は、20 分以上続けてはいけません。手や足の骨折だけではすぐに命を落とす危険性は低いですが、折れた骨が血管や神経、内臓を傷つけることも。意識がないなどの全身症状があらわれているときには、すぐに救急車を呼ぶ必要があります。

固定処置をする

骨折した姿勢のまま、添え木（副子）などで固定します。損傷部が変形していても、矯正してはいけません。添え木は、新聞紙を折りたたんだもの、雑誌、杖、かさ、毛布や座布団などの身近なものを利用したり、三角巾があればそれを用います。もし、骨折した部分に傷がある場合は、傷口を滅菌ガーゼでおおったあとに固定しましょう。

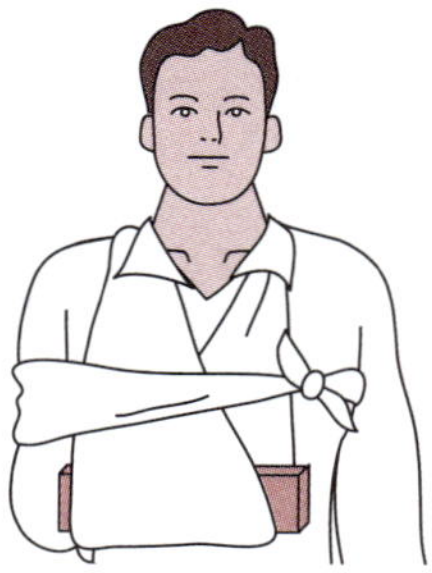

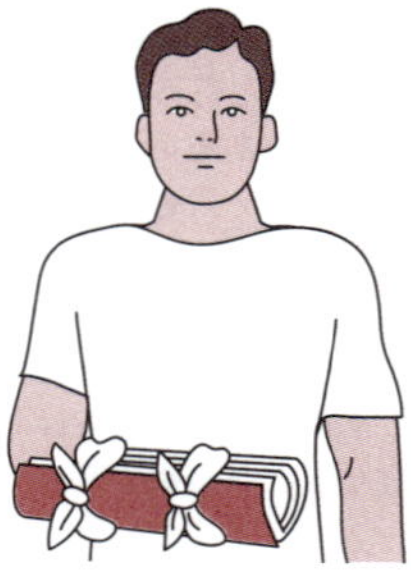

主な症状

- 痛み　・変形　・はれ
- 損傷部に隣接した関節を動かせない
- 折れる音を聞いた、もしくは折れた部分が見える
- 内出血、外出血などのショック症状

救命処置を優先

反応がなく呼吸に異常がある場合は、すぐに心肺蘇生を始めます。

応急手当⑫ 毒へびにかまれたとき

日本には、マムシとヤマカガシ（日本全土）、ハブ（沖縄県、奄美群島、鹿児島県トカラ列島など）の３種類の毒へびが生存しています。マムシとハブは頭部が三角形で、かまれると激痛や内出血、はれに襲われます。ヤマカガシの頭は比較的細く丸い形。かまれてすぐにははれ・痛みがあらわれることはありませんが、数時間から１日ほどで出血します。どの毒へびの場合も手当が遅れると命に危険が及ぶため、速やかに医療機関を受診しましょう。

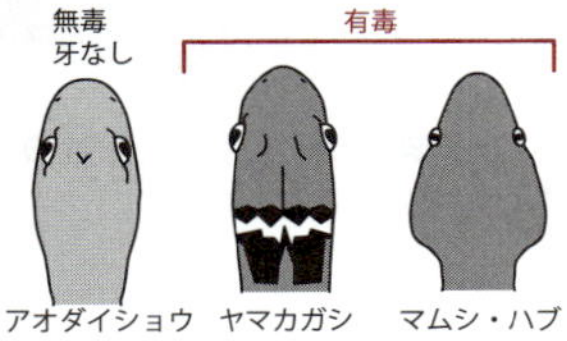

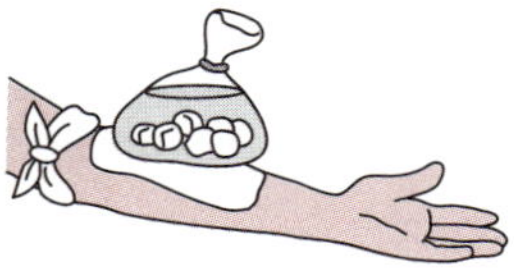

医師の診療を受ける

かまれた部分を動かすと毒の吸収が早くなってしまうため、もし毒へびにかまれた場合は、まず安静に保ち、すぐに医療機関を受診します。傷口から毒を吸引することは、その効果が明らかにされていないため、おすすめしません。

応急手当⑬ 毒物を飲んだとき

私たちのまわりには、口にすると毒になるものが意外とたくさんひそんでいます。たとえば、漂白剤、洗剤、乾燥剤、化粧品、殺虫剤、園芸用薬剤、タバコ、灯油などを飲むと中毒を起こしてしまいます。手当には専門的な知識が必要となるため、すぐに専門施設に連絡しなければいけませんが、特に子供に多い事故ですから、手の届くところに置かないなど、ふだんから気を配っておくことも非常に大切です。

毒物が付着した場合

衣類や靴についた場合は、すぐに脱ぎます。体についたとき、目に入ったときには、直ちに水道水で洗い流します。ブラシなどでこすらないこと。

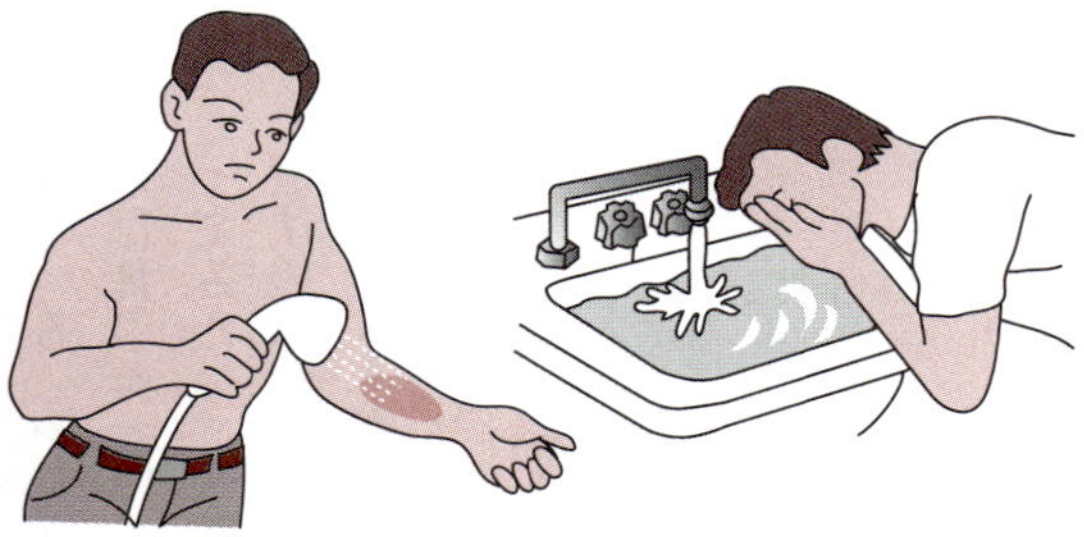

専門施設に連絡

直ちに医療機関や公益財団法人日本中毒情報センターなどの専門施設に連絡をして、指示を仰ぎます。飲んだ毒物によって対応が異なるため、自己判断で吐かせたり、水や牛乳を飲ませることは避けましょう。ただし、毒物を飲んだ時間、品名、摂取量について情報があるときは、専門施設に伝えます。

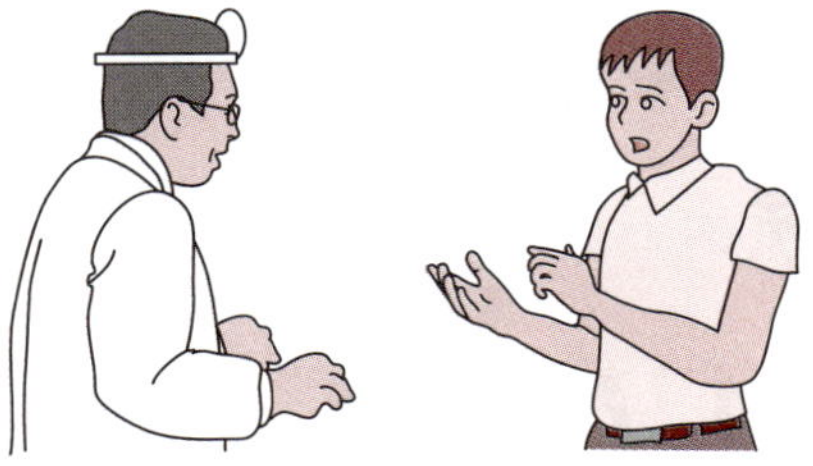

救急安心センター事業

＃ 7 1 1 9

【実施団体】

都道府県全域

宮城県、埼玉県、東京都、大阪府、奈良県、福岡県

一部実施

北海道札幌市周辺、神奈川県横浜市、兵庫県神戸市、和歌山県田辺市周辺

急な病気やけがをした場合、「救急車を呼んだほうがいいのか」「すぐに病院に行くべきか」と迷うことも多いもの。こうした状況のなか、専門家（医師、看護師、救急隊経験者など）から電話でアドバイスを受けることができる相談窓口が、救急安心センター事業です。

主なサービスは、病気やけがの症状を把握し、緊急性の有無、応急手当の方法、受診手段、適切な医療機関の案内など。消防庁は全国への普及を推進しています。

【＃7119 以外の番号の団体】（24 時間体制ではない）
山形県、栃木県、香川県、千葉県

総務省消防局ホームページ（2017年12月調べ）より

あとがきにかえて

主婦の友社の101年と『家庭の医学』

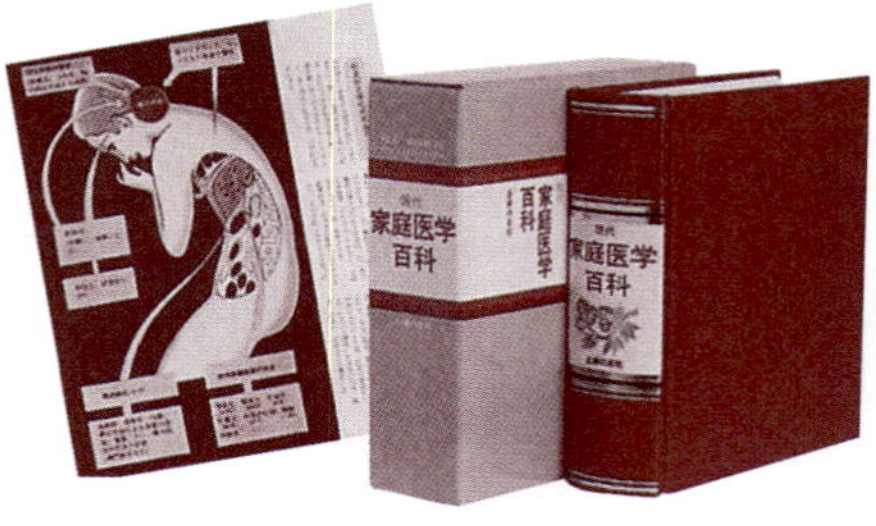
『家庭医学百科』では医学博士号をもつ漫画家の手塚治虫もイラストレーターとして活躍

「医学書なら主婦の友」

こんなキャッチフレーズを聞くと、違和感をおぼえる人もいらっしゃるのではないでしょうか。創業101年を迎えた主婦の友社は、いわゆる医学専門書の出版社ではありません。さまざまなジャンルの出版物を刊行たなかで、それでもその歴史の長い期間、多くの読者のみなさまから冒頭の言葉のような評価をいただいてきているのには、いくつか理由があるように思います。

大正5(1916)年の創業以来、主婦の友社は家庭の女性、主婦にとって役に立つ実用情報をお届けしてきました。

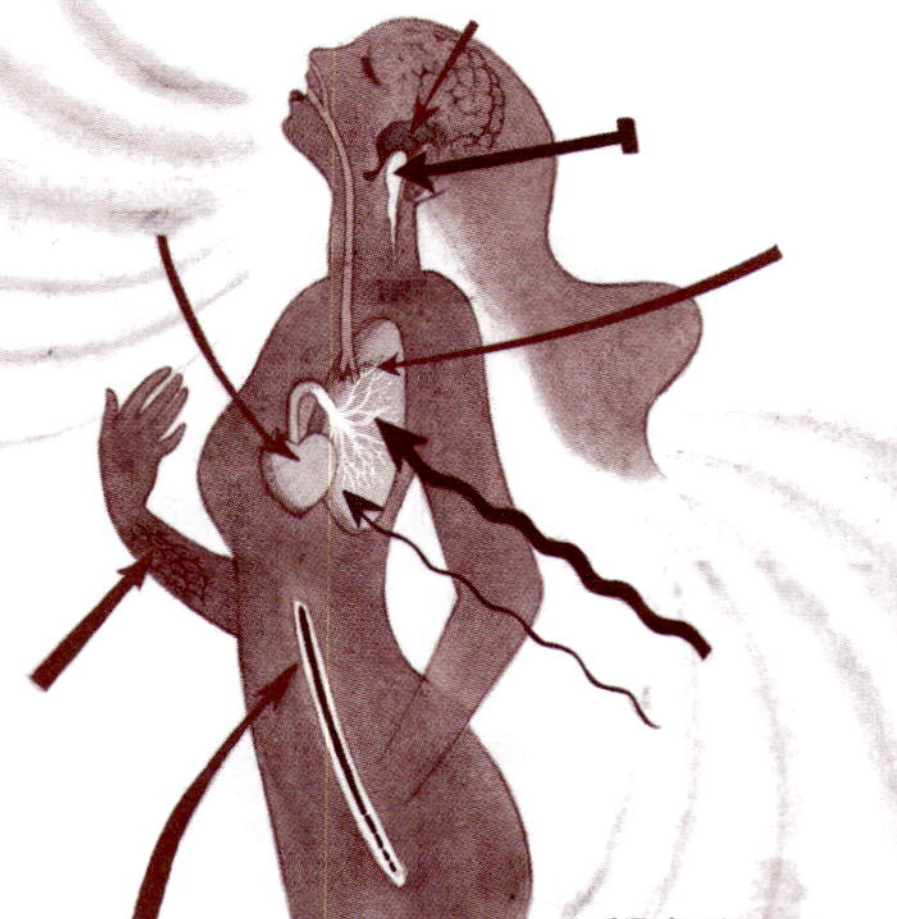
© 手塚プロダクション

全国津々浦々の主婦にとって、家族が病気になったとき、けがをしたときの手当ては、必須の知識です。近くに病院がないかもしれません。それは夜中に起こるかもしれません。そんなときのための知識を、私たちはさまざまな雑誌の記事、あるいは書籍という形で世に送り出してきました。

太平洋戦争の終戦まもなく、主婦の友社2代目の社長に就任した石川数雄は放射線科の医師でもありました。やがて彼は「家庭の主婦に、正しく役に立つ家庭における医学の知識をわかりやすくとどけること」という使命感から、「あらゆる病気について説明されている、いわば病気についての百科事典といったものをつくってみたい。病気のことや、治療法の意味がただちにわかる、そういう本がつくりたい」という企画を立ち上げます。彼の理念にこたえ、当時若手の教授、助教授、大病院の各科医長などが執筆にあたり、昭和49(1974)年に誕生した『現代家庭医学百科』は40万部ものヒットとなりました。

さらに、いま手にとっていただいている、この『家庭の医学』のもとになったのは、創業70周年記念企画として昭和62(1987)年に刊行された『すぐわかる よくわかる 家庭の医学』です。はじめてのムック判として大判化し、平成6(1994)年に改訂されるまでに50万部という、こちらも記録的な部数となりました。

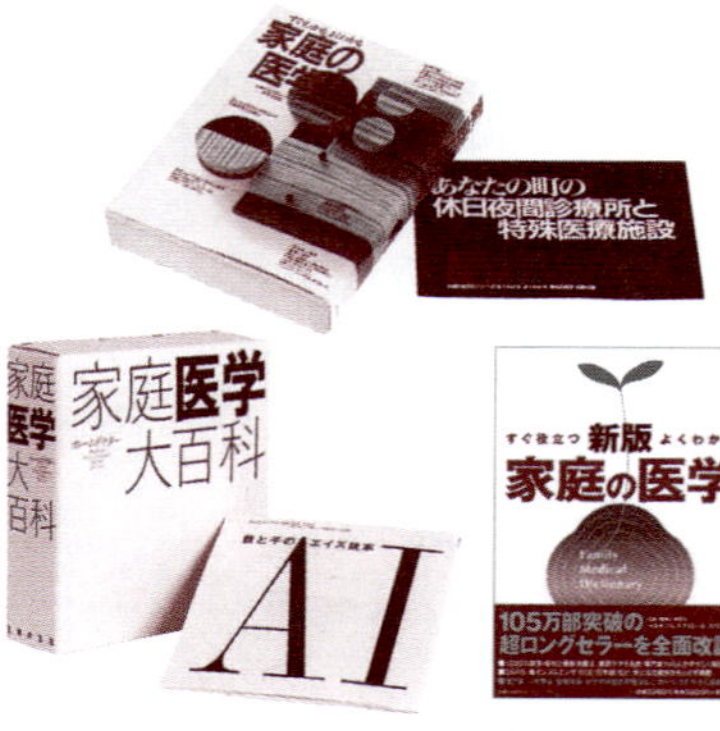

歴代の『家庭の医学』

この『家庭の医学』は、いわゆる専門的な医学事典と少し異なる特徴をもっています。現代医学による治療法の解説はもちろんですが、加えて家庭でのケア、漢方薬やツボ療法などの東洋医学、さらには民間療法、健康法の知識なども幅広くとり入れ、家庭で、職場で、あるいは外出先で、病院に行く前に「自分でできること」に力を入れています。

医学の進歩はすさまじく、『家庭の医学』の記述は改訂のたびに多くをあらためて現在に至っています。しかし、人間の体そのものが大きくは変わってしまわないように、元気に過ごしたい、家族がすこやかでいてほしいという願いは、これまでの100年も、これからの100年も変わらないものだと思います。そのために役立つ「医学書」の原点ともいえる今回の『家庭の医学』を、末永くお手元に置いていただければと願っています。

薬草と民間療法の索引

ア 行

カ 行

サ 行

タ 行

ナ 行

ハ 行

マ 行

ヤ 行

ラ 行

ツボ療法の索引

ア 行

カ 行

サ 行

タ 行

ナ 行

ハ 行

マ 行

ヤ 行

ラ 行

漢方療法の索引

ア 行

カ 行

サ 行

タ 行

ナ 行

ハ 行

マ 行

ヤ 行

ラ 行

ワ 行

わ行

ら行

や行

ま行

は行

な行

た行

さ行

か行

あ行

索引

数字中の太字は、くわしく解説しているページです。
赤ちゃん・子供の病気については、
それぞれの項目のあとに〔子供〕をつけています。

家庭《かてい》の医学《いがく》

2018年２月20日　第１刷発行
2024年８月20日　第５刷発行

編　者　主婦の友社
発行者　丹羽良治
発行所　株式会社主婦の友社
〒141-0021
東京都品川区上大崎3-1-1　目黒セントラルスクエア
電話　03-5280-7537（編集）
03-5280-7551（販売）
印刷所　大日本印刷株式会社

ISBN978-4-07-426414-8

■本のご注文は、お近くの書店または主婦の友社コールセンター
（電話0120-916-892）まで。
※お問い合わせ受付時間　月～金（祝日を除く）10：00～16：00
※個人のお客様からのよくある質問のご案内　https://shufunotomo.co.jp/faq/